Essentials of
NURSING
INFORMATICS

护理信息学

[美] Virginia K. Saba
[美] Kathleen A. McCormick | 原著

骆金铠　李春燕　| 主译
李小妹　| 主审

中国科学技术出版社
·北 京·

图书在版编目（CIP）数据

护理信息学 : 原书第 7 版 / (美) 弗吉尼亚·K. 萨巴 (Virginia K. Saba), (美) 凯瑟琳·A. 麦考密克 (Kathleen A. McCormick) 原著 ; 骆金铠, 李春燕主译 . — 北京 : 中国科学技术出版社 , 2023.9

书名原文 : Essentials of Nursing Informatics, 7th Edition

ISBN 978-7-5236-0148-8

Ⅰ . ①护… Ⅱ . ①弗… ②凯… ③骆… ④李… Ⅲ . ①护理学－医学信息学－医学院校－教材 Ⅳ . ① R47-05

中国国家版本馆 CIP 数据核字 (2023) 第 050623 号

著作权合同登记号：01-2023-1100

策划编辑	宗俊琳　郭仕薪
责任编辑	方金林
装帧设计	佳木水轩
责任印制	徐　飞

出　　版	中国科学技术出版社
发　　行	中国科学技术出版社有限公司发行部
地　　址	北京市海淀区中关村南大街 16 号
邮　　编	100081
发行电话	010-62173865
传　　真	010-62179148
网　　址	http://www.cspbooks.com.cn

开　　本	889mm×1194mm　1/16
字　　数	1498 千字
印　　张	56
版　　次	2023 年 9 月第 1 版
印　　次	2023 年 9 月第 1 次印刷
印　　刷	北京盛通印刷股份有限公司
书　　号	ISBN 978-7-5236-0148-8 / R·3045
定　　价	298.00 元

版权声明

译校者名单

主　　译　骆金铠　首都医科大学附属北京友谊医院
　　　　　李春燕　北京护理学会
主　　审　李小妹　西安交通大学护理学系
副 主 译　蒋　艳　四川大学华西医院
　　　　　岳丽青　中南大学湘雅医院
　　　　　李葆华　北京大学第三医院
　　　　　杨　磊　河南宏力医院
学术秘书　毛文平　首都医科大学附属北京友谊医院
译 校 者　（以姓氏笔画为序）

刁冬梅　四川大学华西医院　　　　　　李佩涛　北京大学第三医院
王　斗　首都医科大学附属北京友谊医院　吴　颖　四川大学华西医院
王　聪　四川大学华西医院　　　　　　张　琼　中南大学湘雅医院
王　璟　北京大学第三医院　　　　　　张志琴　河南宏力医院
王艳艳　河南宏力医院　　　　　　　　张瑞雪　四川大学华西医院
王攀峰　北京大学第三医院　　　　　　张鹤立　北京大学第三医院
邓述华　北京大学第三医院　　　　　　陈秀文　中南大学湘雅医院
付佳丽　河南宏力医院　　　　　　　　周川茹　四川大学华西医院
丛　雪　首都医科大学附属北京友谊医院　钟丽霞　首都医科大学附属北京友谊医院
孙铃钰　中南大学湘雅医院　　　　　　徐艳朵　河南宏力医院
李　幸　中南大学湘雅医院　　　　　　谢长清　首都医科大学附属北京友谊医院
李宏洁　首都医科大学附属北京友谊医院　廖竹君　中南大学湘雅医院

内容提要

本书引进自 McGraw-Hill 出版社，由来自世界各地的专家学者共同编写而成，是一部助力护理人员学习应用科学技术使护理经验尽可能获得回报和成功的绝佳资源。全书共九篇 50 章，介绍了在护理管理、实践、教育和研究中如何使用计算机、计算机系统和信息论、电子病历、连续护理信息技术系统和个人健康档案、编码等内容，可为读者提供管理和处理数据所需的信息和见解。本书为全新第 7 版，对护理信息技术、护理实践应用、系统的标准化、第四次护理 IT 革命的高级应用、系统生命周期、教育应用、信息学理论标准、研究应用程序、医疗保健政策和质量措施等方面进行了全面细致的修订，涵盖了技术、管理、政策及其对美国医疗保健信息学影响的最新变化。相信本书可以帮助读者借由护理信息学家的视角，掌握国际护理信息学的发展脉络，通过处理和管理数据来提高医疗护理质量及改善临床结局，并在提升价值和科学驱动的医疗保健方面发挥核心作用。

原 书 序

Essentials of Nursing Informatics, 6e 出版以来，美国医院近乎普遍采用了电子健康档案系统。诊所在加入数字行列方面仅略微落后，现在美国各地的卫生专业人员在日常实践中均使用电子健康档案系统。《经济和临床健康卫生信息技术法案》永远地改变了健康信息学，而我们目前在提高这些系统的可用性、互操作性和学习能力等方面面临着新挑战。这个新版本描述了新的《21 世纪治愈法案》，该法案支持电子健康档案系统信息访问和交换的安全性。随着人工智能的兴起和当前电子健康档案系统要求减少文件负担的需求，我们看到了医疗保健提供者应对这些挑战的重大机会和责任。护理信息学专家是这一转型机遇的核心所在。

历史上，护理团队主要通过患者病历中的书面记录进行沟通。纸张代表了一个技术障碍，因为最好的患者护理依赖于数据可用性，这种可用性跨越了时间、地点和医疗保健团队成员（包括患者）之间的限制。获取最准确和最完整的信息至关重要，而护理信息学家正在领导着目前的许多工作，以提高临床信息的速度、准确性和实用性。

我们在迅速获取患者数据和循证决策支持方面取得了进展，使护士、医生和其他临床医生能够对患者护理做出更好的决策。然而，这些科技需要技术、互操作性和工作流程的持续优化，以推动提升用户体验、减轻文件负担和改善患者结局。

通过收集和使用数据来改善患者护理和临床操作的需求不断提高，这促进了人们对信息学作为核心技能的认识，增强了临床医生更好地理解这些日益普遍的技术的需求。这个版本包含更新的教学辅助工具，可以帮助教育工作者开发更尖端的技术用户，他们有能力改进程序和工作流程，从而实现更安全、更有效和更高效的患者护理。

护理信息学作为集护理学、计算机科学、信息学于一体，融合管理和沟通数据、信息和知识，并最终将智能技术纳入护理实践的专业，其独特的定位有助于引领数据捕获的简化，促进移动环境下数据共享的优化，并创造高性能、以患者为中心的临床信息系统。

对医疗保健更美好未来的憧憬与健康信息技术的未来紧密相连，而数据正是这一旅程的燃料。因此，护理信息学专家是 21 世纪的关键医疗保健领导者，专家在合适的时间、合适的地点，将临床、技术和领导技能结合在一起，在其众多支持者（领导小组、临床医生、数据科学家、信息技术专家等）之间建立有效的伙伴关系。他们在促进价值和科学驱动的医疗保健方面起着核心作用，因此他们将医疗保健信息学从数据管理转移到决策支持方面的工作至关重要。

自 2004 年美国总统国情咨文呼吁建立电子健康档案至今的 15 年间，我们目睹了健康信息技术的快速发展及其在医疗保健系统中的应用。

在未来的 15 年里，正规医疗环境之外无数来源的数据将越来越多地融合到临床护理领域。我们将把分析层次从描述性上升到诊断性、预测性和最终规定性及自主性系统。因此，这一领域的未来为事先准备好的参与者带来了挑战和机遇。

正如该领域已经进化，护理信息学亦然。它的实践者已经在帮助建立必要的基础设施，提升医疗技术能力、信息素养及改善医疗保健结局方面提供了巨大的能量、敏锐的洞察力和出色的领导力。现在，我们比以往任何时候都更相信，护理信息学在提高医疗保健的质量、连续性、价值和经验方面有巨大的前景。

Jonathan B. Perlin, MD, PhD, MSHA, FACP, FACMI
President, Clinical Services Group and Chief Medical Officer
HCA Healthcare

Jane D. Englebright, PhD, RN, CENP, FAAN
Senior Vice President and Chief Nurse Executive
HCA Healthcare

译者前言

　　美国护理信息学专家 Virginia K. Saba 博士是护理信息学领域的先驱，在美国和国际护理信息学发展中发挥着重要的领导作用。她不仅领导制订了护理信息学专业标准和专科护士培养认证标准、本科和研究生阶段护理信息学专业课程，还领导团队研发了国际护理术语，即临床护理分类系统。该分类系统已被翻译成多个语言版本，在各个国家推广应用。*Essentials of Nursing Informatics* 就是由 Saba 博士带领权威团队编著而成，该书涵盖了护理信息学领域前沿思想和最新进展，对于帮助护理工作者了解护理信息学、指导护理信息技术的临床应用具有重要意义。该书自问世以来，广受业内人士青睐，历经几度增删优化，目前已修订至第 7 版。

　　Essentials of Nursing Informatics, 7e 是在 COVID-19 席卷全球期间编写完成的。在特殊的时代背景下，大量重症患者的增加及不同性质医疗机构的交互，都在时刻催动着护理"数字化"的发展。信息技术的可读性、共享性、交互性在护理专业与管理领域的应用前景巨大，逐步造就了今日护理信息学在医疗卫生保健系统中的发展性与必需性，成就了现阶段"简化数据采集，促进移动环境中的数据共享，并创造高性能、以患者为中心的临床信息系统"的独特优势。

　　全新第 7 版由来自世界各地的护理学专家及信息学专家联袂编撰，在秉承先前版本卓越品质的基础上，增加了信息技术、管理、政策方面的最新变化，以及这些变化对美国医疗保健信息学的影响。Saba 博士本人也表示："新的版本将提供新的理论、联邦政策及新的内容，它们影响着不断变化的护理信息学领域。"

　　新版本修订更新了科学技术、管理模式、美国联邦政策和法规的最新变化及其对美国医疗保健信息学的影响，并且从国际视角对全球电子健康和信息学的发展进行了阐述。全文共九篇 50 章，每章开头添加了摘要和（或）概述，以便能完全呈现本章所述内容的重点和范围，同时每章还增加了自测题。第七篇"第四次护理信息技术革命的高级应用"中新增加了一些章节，此部分主要涵盖了"医疗保健提供的新模式和大数据生产的零售商""医疗保健领域的人工智能""远程健康：技术时代的医疗改革""护理在基因组学和信息技术中对精准健康的作用""电子健康档案数据的大数据分析""护理数据科学与高质量的临床结局""护理信息学创新提高各大洲患者护理质量""全球电子健康和信息学"。新增的内容还涵盖了因 COVID-19 大流行引起的数字健康要求、政策及规则更新，可为护理工作者提供有关护理信息学领域最新的参考、政策和技能。

　　护理信息学是一个集护理学、计算机科学、信息学于一体的交叉专业领域，通过实现数据、信息和知识的互联沟通，可有效提升医疗保健的质量和延续性。然而，护理信息化之路任重道远，护理信息系统如何切实帮助我们减轻文件负担、辅助临床决策、改善患者结局？护理专业人员又如何面对其易用性、安全性挑战？读完这本书，我们或许会有所启发。能够翻译 *Essentials of Nursing Informatics, 7e*，我们倍感荣幸，为做好翻译工作，我们还邀请了中南大学湘雅医院、北京大学第三医院、四川大学华西医院及河南宏力医院等护理信息化发展处于国内领先水平的护理学专家和信息学专家共同参与翻译。在此感谢所有译者的辛勤付出与贡献！

　　本书信息学内容丰富、数据图表众多，中文版中可能存在疏漏或欠妥之处，恳请大家谅解，并对不足之处给予批评指正，我们会虚心接受并不断修订完善，共同助力护理信息学新的发展纪元。

首都医科大学附属北京友谊医院　骆金铠

原书前言

Essentials of Nursing Informatics, 7e 是为了响应教育工作者、护士及第 6 版的其他用户的要求，为全体人员提供一个数字和在线版本以供其在开发课程工作中使用。因出版商未计划为该版本生成一份学习指南，故为保持最新状态，我们扩展了内容。为此，我们在每一章添加了自测环节，并在正文的九篇和书末附录中分别新增了概要。为与更新的 ANA 认证考试相同步，我们在基本的、详细的基础篇章上推陈出新，以便这些篇章完全解决它们的重点和范围。

此版本的九篇均有单独的篇主编来协作著者完成他们的内容：第一篇"护理信息技术"为 Carol J. Bickford 和 Marisa L. Wilson，第二篇"系统的标准化"为 Virginia K. Saba 和 Joyce Sensmeier，第三篇"系统生命周期"为 Denise D. Tyler，第四篇"信息学理论标准"为 Virginia K. Saba，第五篇"医疗保健政策和质量措施"为 Kathleen Smith，第六篇"护理实践应用"为 Heather Carter-Templeton，第七篇"第四次护理信息技术革命的高级应用"为 Kathleen A. McCormick，第八篇"教育应用"为 Diane J. Skiba，第九篇"研究应用程序"为 Veronica D. Feeg。对于这个新版本，编辑建议我们汇总编写一个附录，以便概要介绍各篇中出现的重要概念。

该书由护理学专家和信息学专家共同撰写，但当我们编辑这本书的时候，最不寻常的情况发生了。COVID-19 疫情席卷了全球各大洲。实践中的护士在大量的重症患者护理中筋疲力尽。因而，我们现场开发了独特的数字概念，并应用于 ICU、医院、附近当地临时医院、初级卫生办公室、专业医疗保健工作者网络、有技能的护理机构和疗养院中的大量医疗保健专业人员。互联互通的医疗保健、远程医疗和数字教育的授权迅速成为被采纳的规范。

第七篇"第四次护理信息技术革命的高级应用"（Kathleen A. McCormick 担任篇章主编）中新增了几章内容，包括"医疗保健提供的新模式和大数据生产的零售商"（第 36 章）、"医疗保健领域的人工智能"（第 37 章）、"远程健康：技术时代的医疗改革"（第 38 章）、"护理在基因组学和信息技术中对精准健康的作用"（第 39 章）、"电子健康档案数据的大数据分析"（第 40 章）、"护理数据科学与高质量的临床结局"（第 41 章）、"护理信息学创新提高各大洲患者护理质量"（第 42 章）、"全球电子健康和信息学"（第 43 章）。我们要求著者涵盖因 COVID-19 大流行引起的数字健康要求、政策及法规更新。

篇章的更新包括护士在该领域需要的新的参考、政策及技能。我们代表所有美国联邦部门的专家描述了联邦医疗保健部门护理信息学的完整更新和概述，并且介绍了美国退伍军人管理护理计划的护理框架。不同于国际部，来自澳大利亚、韩国、芬兰、南美、加拿大、英国和北美的护士著者描述了他们在六西格玛管理、测量和质量评估、描述社区和家庭中慢性疾病患者的消费者－患者参与度及连接情况，以及护理信息学中全球电子健康计划的专长。这些相关内容代表了他们给 *Essentials of Nursing Informatics, 7e* 带来的专业知识。

我们的新媒体编辑 Diane J. Skiba 正在考虑为幻灯片、摘要，以及著者感兴趣的将支持教师和（或）加强教育过程的其他资料建立一个网站。我们认为新版本将提供新理论、美国联邦政策及新内容，这些已影响护理信息学领域的不断变化。

我们认为，在过去 20 年里，前面的 6 个版本和专业著者在该领域提供了当时最新且最可靠的信息，这一新的护理专业随着技术进步而发展和变化，影响着不断变化的医疗保健过程。让我们感到荣幸的是，本书被该领域的主要行政领导人、教育工作者、研究人员使用。我们认为，本书有助于将护理信息学保持在学科的前沿。我们希望您会对这第 7 版感到满意，就像过去的版本一样。希望它能帮助教师教授相关内容，协助护士掌握认证要求，并帮助我们推进 21 世纪的护理信息学。

Dr. Virginia K. Saba
Dr. Kathleen A. McCormick

致　谢

Essentials of Nursing Informatics, 7e 是献给所有参与本书编写者的专著。这些参编者中的每一位都是在各自岗位上实施系统、政策、研究和教育计划以支持和推进国内外护理信息学的知名专家。

我们感谢在护理信息学领域的国际同事。我们也感谢 McGraw Hill 的工作人员 Susan Barnes Oldenburg、Richard Ruzycka 和 Christina Thomas，以及来自 MPS 有限公司的承包商 Touseen Qadri，他们为本书的出版做出了贡献，完成了本书的制作，并为本书的扩展提供了新的资源。

我们也要特别记住去年离开我们的那些护理信息学的著者和其他支持者：Helen Connors、Kathleen（Milholland）Hunter、Margaret Ross Kraft、Melissa Barthold、Julie McAfoos、Andrew McLaughlin、Donald 博士、Lindberg 及其他在此领域留下印记的人。

感谢各位参编者的家人，没有他们的鼓励和帮助，本书将不会成为现实。我们感谢有这样的机会着手编写第 7 版，感谢我们在编写过程中得到的帮助。

Dr. Virginia K. Saba

Dr. Kathleen A. McCormick

目　录

第四篇 信息学理论标准

第五篇 医疗保健政策和质量措施

第六篇 护理实践应用

第七篇 第四次护理信息技术革命的高级应用

第八篇 教育应用

第九篇 研究应用程序

第一篇　护理信息技术

Nursing Informatics Technologies

Carol J. Bickford　Marisa L. Wilson　**著**

李　幸　**译**　　孙铃钰　吴　颖　**校**

全新第 7 版《护理信息学》的一个新特点是对该版九篇都有一个总结概述。每个部分聚焦护理信息学专业的一个重点内容，为读者提供了恰到好处的信息。在出版过程中发生的 COVID-19 大流行也让一些作者阐述了其对特定实践领域的影响。

信息学护士使用数据来创建信息和知识以支持最佳护理实践。他们利用技术将数据和信息转化为知识，以支持患者护理、提高效率、确保质量和改善结果。为了做到这一点，信息学护士需要了解计算机硬件和软件的基础知识，以及管理数据和信息的整个流程。了解计算机硬件和软件的工作原理是实现美国护士协会（American Nurses Association，ANA）护理信息学原则的核心，该原则在第 2 版的《护理信息学：实践范围和标准》（*Nursing Informatics: Scope and Standards of Practice*）中有概述。第一篇内容描述如下。

第 1 章 "护理信息学的历史视角"，由 Virginia K. Saba 博士、Bonnie L. Westra 博士和 Julie J. Brixey 博士撰写，本章提供了护理信息

学（nursing informatics，NI）的历史概述，在 20 世纪 60 年代至 70 年代的 10 年期间，计算机技术逐渐被引入医疗保健领域。本章列出了影响护理信息学作为一门新的护理专业发展的里程碑事件，尤其是增加了自上一个版本以来的最新活动，包括在哪里、哪些人参与了推进该专业的发展。该章节还涵盖由护理信息学先驱建立的新标准，涉及护理实践标准、教育内容、认证要求等。同时这一章还更新了计算机和护理领域的里程碑事件和先驱者，并以护理信息学主要先驱者的名义更新了护理信息表。

第 2 章 "计算机系统基础：硬件"，由 Mary L. McHugh 博士撰写，主要是对计算机基本硬件组件、它们的特性和功能的概述。由于计算机在个人生活和医疗保健行业中无处不在，因此了解这种基础设施的操作是信息学护士的基本功。本章描述了计算机的 5 种基本类型及相关的内部部件和各种外围设备，还包括网络硬件提供的关键连接。

第 3 章由 David J. Whitten 博士撰写，他更新

了 Kathleen Charters 博士早期关于"高级硬件和移动医疗"支持创新的移动医疗模式的描述。本章将向读者介绍越来越复杂的机械设备和电子系统的使用，这些设备和系统允许医疗保健人员在各种各样的环境中提供护理、咨询和交流。本章回顾了高级平板计算机、智能手机、可穿戴设备和可植入或可注射设备的使用，这些都是由于支持这些活动的基础设备内的硬件日益复杂、强化和加速发展而实现的。

Mary L. McHugh 博士撰写的第 4 章"计算机系统基础：软件"，阐明了 3 种基本软件类型的区别及三者间互补的关系，它们分别是系统软件、实用程序和应用软件。文中对于编程语言的进化和演变层次的讨论促进了对当今复杂信息系统环境的认识，以及提升了专业程序员、相关同行和专家与信息学护士合作的价值，以确保操作和服务的连续性。

在第 5 章中，David J. Whitten 博士扩展了前作者 Peter Murray 和 W. Scott Erley 博士对"开源与自由软件"或"免费 / 开源软件"（Free/Libre Open Source Software，FLOSS）这一重要话题的观点。大多数信息学护士将与厂商的软件产品合作。无论如何，他们需要意识到免费和开源的可用资源的存在。信息学护士需要熟悉使用该软件的风险和回报，以及在做出选择时，清楚该软件和专有软件之间的区别。作者介绍了 FLOSS 的历史，以及可以追溯到 20 世纪 50 年代的开发模型，同时描述了选择使用 FLOSS 与使用专有软件相关的好处和可能出现的问题。Whitten 还提供了在选择软件（无论是 FLOSS 还是专有软件）时需要考虑的详细步骤。同时谈到了使用许可的问题，其通过 FLOSS 模型鼓励共享软件以促进传播。

第 6 章涵盖了"数据和数据处理"，Irene Joos、Cristina Bahm 和 Ramona Nelson 博士深入介绍了这个主题。Nelson 的数据 – 信息 – 知识 – 智慧模型的巨型结构和概念强调护理信息学的作用，以及通过照护提供者收集的数据来创建知识的过程。在本章中，作者描述了生成数据的重要概念，介绍了关于大数据、数据存储库、数据库管理系统、数据库模型和数据管理流程的信息，同时还包含了互操作的功能和过程，以及阐释了以分析的形式审计数据、创建信息和解释数据。临床决策支持和专家系统就是使用数据支持以价值为导向的照护的例子。

第 1 章　护理信息学的历史视角
Historical Perspectives of Nursing Informatics

Virginia K. Saba　Bonnie L. Westra　Juliana J. Brixey　**著**

李　幸　**译**　　孙铃钰　吴　颖　**校**

学习目标

- 认识护理信息学的简要历史观点。
- 思考从护理信息学先驱那里学到的经验教训。
- 列出护理信息学的主要里程碑事件。

关　键　词

计算机；计算机知识；计算机系统；数据标准；电子健康档案；卫生信息技术；信息系统；互联网；护理信息学

一、概述

护理信息学是一个由法语"informatique"演变而来的短语，它指的是与护理信息处理相关的计算机科学应用领域。计算机被视为一种可以在很多环境中使用的工具。

20 世纪 60 年代初，计算机被引入医疗保健机构，用于处理基本的行政任务。因此，卫生保健中的计算机革命开始了，并促成了今天的卫生信息技术（healthcare information technology，HIT）和（或）电子健康档案（electronic health record，EHR）系统。

计算机作为一个在卫生信息技术系统和现代医疗服务中的基本工具，其重要性是毋庸置疑的。HIT 是一个包罗万象的术语，指的是捕获、处理和生成医疗保健信息的技术。计算机化和（或）电子处理影响到医疗保健服务的各个方面，包括：①为患者提供护理并进行相关记录；②对医疗保健服务人员进行教育；③促进医疗保健服务的科学研究；④医疗保健服务的管理；⑤患者治疗费用的报销；⑥法律和伦理问题；⑦安全和质量问题。

自从计算机出现以来，从使用大型机、迷你或微型计算机（personal computer，PC）到集成多种技术和电信设备（如无线、手持、移动计算机和智能手机）的转变，旨在支持整个医疗保健机构和卫生信息技术系统的延续性护理。存储设备也在向云存储转移。此外，由于现在的应用程序是基于图标、用户友好和菜单驱动的，因此对开发软件程序的书面说明的需求减少了。另外，许多程序都可以使用视频教程。触屏设备正在取代鼠标。

目前，计算机在护理领域被用来管理患者的护理信息、监测质量和评估结果。计算机和网络也被用于通过互联网传输（发送和接收）数据和信息，访问资源，并在网上与患者互动。护士越来越多地使用计算机系统来对患者的护理服务进行计划、预算和决策制订。计算机还用于记录和处理实时护理计划，支持护理研究，测试新系统，设计新的知识数据库，开发数据仓库，并提高护理在医疗保健行业和护理学科中的作用。此外，计算机正通过新媒体模式促进护理教育和远程学习。

本章"护理信息学的历史视角"（Saba 和 McCormick，2015）是第 6 版《护理信息学》对应章节（Saba 和 Westra，2015）的更新和修订版本。本章分析了影响护理信息学专业发展的重大事件，包括：①七个时期；②护士使用的最新技术创新情况一览；③对 NI 先驱的概述，包括从 NI 先驱的采访录像中获得的经验教训；④从历史角度看电子健康档案；⑤护理和计算机领域的里程碑事件，表 1-1 列出了影响计算机进入护理行业的主要事件，包括主导该事件的关键"计算机 / 信息学"护士。同时，表 1-2 列出了目前支持护理信息学的组织机构。

二、护理和计算机的主要历史视角

（一）七个时期

40 多年前，计算机被引入护理行业。护理的里程碑事件与计算机和信息技术的进步、对护理数据需求的增加、护理应用的发展及护理专业成为一门独立学科的变化交织在一起。本文通过介绍每十年的主要活动和事件，提供一个发展背景

和事件序列，以证明护理致力于计算机和信息技术发展。

1. 20 世纪 60 年代之前

计算机最早出现于 20 世纪 30 年代末至 40 年代初。随着计算机的发展，计算能力也在不断增强，这是因为集成电路中晶体管或芯片的数量不断增加。20 世纪 60 年代中期，Gordon Moore 指出，这个数字大约每 2 年翻一番，这一论点被称为摩尔定律（Techopedia，2019）。

直到 20 世纪 50 年代和 60 年代，计算机才开始进入医疗保健行业。在这期间，只有少数国内外的专家组成了一支先锋队伍，将计算机应用于正在发生重大变化的医疗和护理工作。一些专业的进步为医疗行业提供了接受计算机这一新技术工具的动力。计算机最初在医疗保健设施中用于基础办公、行政和财务会计。早期的计算机使用打孔卡存储数据，读卡器读取计算机程序、分类和准备数据以进行处理。计算机连接在一起，用纸带操作，再用电传打字机打印输出。随着计算机技术的进步，医疗保健技术也在进步。主要进展按时间顺序列于表 1-1。

2. 20 世纪 60 年代

20 世纪 60 年代，人们开始探索计算机技术在医疗保健领域的应用。围绕如"为什么要用计算机？"及"哪些领域应该计算机化？"进行了讨论。这期间开始利用计算机回顾护理实践标准，并对护理资源进行分析。为了确定计算机技术在医疗保健行业的有效利用及哪些护理领域应该实现自动化，进行了大量研究。医院护士站被视为信息交流的中心；因此，许多计算机应用程序最初都是在这里开发和实施的。

到了 20 世纪 60 年代中期，临床实践为护士提供了使用计算机的新机会。患者日益复杂的护理需求和重症监护病房（intensive care unit，ICU）的激增要求护士成为计算机技术的超级用户，因为护士可以通过心电监护仪监测患者的状态，通过呼吸机和其他计算机化设备（如输液泵）实施治疗方案。护士用于患者护理记录的时间显

表1-1　计算机、护理和护理信息学的里程碑事件和先驱者

年　份	标题/事件	主办方	协调者/主席/护理信息学代表
1973年	第一次邀请会议：公共卫生和社区卫生机构的管理信息系统	美国全国护理联盟/公共卫生服务护理部（弗吉尼亚州阿灵顿）	• Goldie Levenson（NLN） • Virginia K. Saba（DN/PHS）
1974—1975年	在美国为公共卫生和社区卫生机构举办的5场管理信息系统研讨会	美国全国护理联盟/公共卫生服务护理部（美国）	• Goldie Levenson（NLN） • Virginia K. Saba（DN/PHS）
1976年	公共卫生和社区卫生机构管理的技术发展水平会议	美国全国护理联盟/公共卫生服务护理部（华盛顿特区）	• Goldie Levenson（NLN） • Virginia K. Saba（DN/PHS）
1977年	首届护理信息系统技术发展水平会议	伊利诺伊大学护理学院（伊利诺伊州芝加哥）	• Harriet H. Werley（伊利诺伊大学） • Margaret Grier（伊利诺伊大学）
1977年	首个本科学术课程：计算机与护理	纽约州立大学布法罗分校（纽约布法罗）	• Judith Ronald（纽约州立大学布法罗分校）
1979年	首届计算机在护理中的应用军事会议	TRIMIS陆军护理顾问小组，Walter Reed医院（华盛顿特区）	• Dorothy Pocklington（TRIMIS陆军） • Linda Guttman（军队护理顾问）
1980年	第一场研讨会：计算机在医疗保健中的应用	阿克伦大学护理学院继续教育系（俄亥俄州阿克伦）	• Virginia Newbern（阿克伦大学护理学院） • Dorothy Pocklington（TRIMIS陆军） • Virginia K. Saba（DN/PHS）
1980年	第一本计算机教材：计算机在护理中的应用	护理人力资源（马萨诸塞州波士顿）	• Rita Zielstorff（主编）
1981年	"计算机在医疗保健中的应用"研讨会："计算机在护理中的应用"第一次特别兴趣小组会议	"计算机在医疗保健中的应用"年会筹备组（华盛顿特区）	• Virginia K. Saba（主席）（DN/PHS）
1981—1991年	护理论文首次在第五届"计算机在医疗保健中的应用"研讨会上发表	"计算机在医疗保健中的应用"年会筹备组（华盛顿特区）	• Virginia K. Saba（DN/PHS） • Coralee Farlee（美国国家卫生服务研究中心）
1981—1984年	4次美国全国大会：计算机技术和护理	美国国立卫生研究院临床中心、TRIMIS陆军护理顾问小组，公共卫生服务护理部NIH校区（马里兰州贝塞斯达）	• Virginia K. Saba（DN/PHS） • Ruth Carlson和Carol Romano（临床中心） • Dorothy Pocklington和Carolyn Tindal（TRIMIS陆军）
1981年	"计算机在护理中的应用"早期学术课程（临床中心/美国国立卫生研究院）	美国国立卫生研究院高等教育科学研究所（马里兰州贝塞斯达）	• Virginia K. Saba（DN/PHS） • Kathleen A. McCormick（NIH/PHS）

（续表）

年　份	标题/事件	主办方	协调者/主席/护理信息学代表
1982 年	护理信息系统研究小组	克利夫兰大学医院、凯斯西储大学，美国国家卫生服务研究中心（俄亥俄州克利夫兰）	• Mary Kiley（凯斯西储大学） • Gerry Weston（美国国家卫生服务研究中心）
1982—2013 年	国际护理计算机技术年度会议	罗格斯、新泽西州立大学、护理学院，行政学院（选定的城市）	• Gayle Pearson（罗格斯） • Jean Arnold（罗格斯） • Mary Anne Rizzolo
1982 年	第一届国际研讨会：计算机对护理的影响	伦敦医院（英国）；国际信息处理联合会-IMIA（英国哈罗盖特）	• Maureen Scholes（英国） • Barry Barber（英国）
1982 年	第一期通讯：计算机在护理中的应用	得克萨斯大学奥斯汀分校护理学院（得克萨斯州奥斯汀）	• Gary Hales（得克萨斯大学）
1982 年/1984 年	2 次波士顿大学计算机和护理研讨会	波士顿大学护理学院（马萨诸塞州波士顿）	• Diane Skiba（波士顿大学）
1982 年	PLATO 四代计算机辅助教学网络系统	伊利诺伊大学护理学院（伊利诺伊州芝加哥）	• Pat Tymchyshyn（伊利诺伊大学）
1982 年	美国首都地区护理信息学圆桌会议成立	华盛顿特区	创始成员 • Susan McDermott • P. J. Hallberg • Susan Newbold
1983 年至今（每 3 年一次）	护理论文在世界医学信息学大会上发表，国际医学信息学协会	• 1983 年：荷兰阿姆斯特丹 • 1986 年：美国华盛顿特区 • 1989 年：马来西亚、新加坡 • 1992 年：瑞士日内瓦 • 1995 年：加拿大温哥华 • 1998 年：韩国首尔 • 2001 年：英国伦敦 • 2004 年：美国加州旧金山 • 2007 年：澳大利亚布里斯班 • 2010 年：南非开普敦 • 2013 年：丹麦哥本哈根 • 2015 年：巴西圣保罗 • 2017 年：中国杭州 • 2019 年：法国里昂 • 2021 年：澳大利亚悉尼	• Elly Pluyter-Wenting（第一位护理主席）

（续表）

年　份	标题／事件	主办方	协调者／主席／护理信息学代表
1983 年	第二届联合 SCAMC 会议和 IMIA 会议	SCAMC 和 IMIA（加州旧金山，马里兰州巴尔的摩）	• Virginia K. Saba（护理主席）
1983 年	早期研讨会：计算机在护理中的应用	得克萨斯大学奥斯汀分校（得克萨斯州奥斯汀）	• Susan Grobe（得克萨斯大学奥斯汀分校）
1983 年	第一次医院工作坊：计算机在护理临床实践中的应用	St. Agnes 医院（马里兰州巴尔的摩）	• Susan Newbold
1983 年	第一次：患者护理和敏度系统的护理模式	TRIMIS 项目办公室（华盛顿特区）	• Karen Rieder（NNC） • Dena Nortan（NNC）
1983—2012 年	国际研讨会：计算机和信息科学的护理应用，国际医学护理信息学协会第八工作组	1983 年：荷兰阿姆斯特丹 1985 年：加拿大卡尔加里	• 1983 年：Maureen Scholes（第一主席） • 1985 年：Kathryn J. Hannah 和 Evelyn J. Guillemin
2008—2014 年（每 2014 年至今每 3 年一次）	重新命名：国际医学信息学协会护理信息学特别兴趣小组（IMIA/NI-SIG）	• 1988 年：爱尔兰都柏林 • 1991 年：澳大利亚墨尔本 • 1994 年：美国得克萨斯州圣安东尼奥市 • 1997 年：瑞典斯德哥尔摩 • 2000 年：新西兰奥克兰 • 2003 年：巴西里约热内卢 • 2006 年：韩国首尔 • 2009 年：芬兰赫尔辛基 • 2012 年：加拿大蒙特利尔 • 2014 年：中国台湾台北 • 2016 年：瑞士日内瓦 • 2018 年：墨西哥瓜达拉哈拉 • 2021 年：澳大利亚悉尼	• Noel Daley 和 Maureen Scholes • Evelyn S.Hovenga 和 Joan Edgecumbe • Susan Grobe 和 Virginia K.Saba • Ulla Gerdin 和 Marianne Tallberg • Robyn Carr 和 Paula Rocha • Heimar Marin 和 Eduardo Marques • Hyeoun-Ae Park • Anneli Ensio 和 Kaija Saranto • Patricia Abbott（JHU） • Polun Chang • Patrick Weber • Diane Skiba • Judy Murphy
1984 年	美国护士协会举办首届计算机在护理中的应用理事会议	美国护士协会	• Harriet Werley（主席） • 第一编委 　– Ivo Abraham 　– Kathleen McCormick 　– Virginia K. Saba 　– Rita Zielstorff

（续表）

年　份	标题 / 事件	主办方	协调者 / 主席 / 护理信息学代表
1984 年	第一次研讨会：护士使用微型计算机	加州大学旧金山分校护理学院（加州旧金山）	• William Holzemer（主席）
1984 年	第一本护理计算机杂志：《计算机在护理中的应用》（Computers in Nursing, CIN），更名为《计算机、信息学和护理》（Computers, Informatics, Nursing）	JB Lippincott（宾夕法尼亚州费城）	• Gary Hales（得克萨斯大学奥斯汀分校） • 第一编委 　– Patricia Schwirian（OSU） 　– Virginia K. Saba（GT） 　– Susan Grobe（得克萨斯大学） 　– Rita Zielstorff（MGH Lab）
1984—1995 年	第一届护理教育软件年度目录	Christine Bolwell 和美国全国护理联盟	Christine Bolwell
1985 年	美国全国护理联盟举办首届美国全国论坛会议：计算机在医疗和护理中的应用	美国全国护理联盟（纽约州纽约市）	• Susan Grobe（主席） • 第一执行官 　– Diane Skiba 　– Judy Ronald 　– Bill Holzemer 　– Roy Simpson 　– Pat Tymchyshyn
1985 年	首届计算机和护理临床实践年度研讨会	纽约大学医疗中心（纽约州纽约市）	• Patsy Marr（NYU） • Janet Kelly（NYU）
1985 年	首届护理最小数据集会议	伊利诺伊大学护理学院（伊利诺伊州芝加哥）	• Harriet Werley（伊利诺伊大学） • Norma Lang（UM）
1985 年	早期学术课程：计算机基础、本科和研究生课程	乔治敦大学护理学院（华盛顿特区）	• Virginia K. Saba（乔治敦大学）
1985—1990 年	早期 5 年计划：护理继续教育 – 计算机技术（重点是护理学院）	南部地区教育委员会（乔治亚州亚特兰大）	• Eula Aiken（SREB）
1985 年	第一个测试编写程序	Addison-Wesley 出版公司（纽约州纽约市）	• William Holzemer（UCSF）
1985 年	第一个人工智能护理系统	克莱顿在线综合医疗教育服务中心，克莱顿大学	• Sheila Ryan（院长和教授） • Steven Evans（开发人员）

（续表）

年　份	标题／事件	主办方	协调者／主席／护理信息学代表
1986 年	2 所早期微型计算机护理学院	乔治敦大学护理学院（华盛顿特区），西南路易斯安那大学护理系（洛杉矶拉法叶）	• Virginia K. Saba（乔治敦大学） • Dorothy Pocklington（西南路易斯安那大学） • Diane Skiba（BU）
1986 年	第一期护理教育者通讯：微世界	Christine Bolwell 和 Stewart 出版公司（弗吉尼亚州亚历山大）	• Christine Bolwell（主编）
1986 年	在 MEDLINE 和 CINAHL 中首次检索 CIN	J. B. Lippincott 出版社（宾夕法尼亚州费城）	• Gary Hales（主编）
1986 年	第一个护理信息学金字塔：护理信息学研究模型	发表在 MEDLINE 和 CINAHL 的 CIN 索引中	• Patricia Schwirian（OSU）
1987 年	开发并创建了交互式光盘软件程序	美国护理杂志（纽约州纽约市）	• Mary Ann Rizzolo（美国护理杂志）
1987 年	国际教育工作组	国际医学信息学协会／护理信息学国际咨询师协会第八工作组和瑞典联合会（瑞典斯德哥尔摩）	• Ulla Gerdin（护理信息学） • Kristina Janson Jelger 和 Hans Peterson（瑞典联合会）
1987 年	医疗会议影像磁盘：交互式医疗保健会议	Stewart 出版公司（弗吉尼亚州亚历山大）	• Scott Stewart（出版商）
1988 年	建议 3：支持自动化信息系统	美国全国护理实施项目委员会，护士短缺问题秘书委员会	• Vivian DeBack（主席）
1988 年	特级专家小组 E：护理信息学工作组	美国国家护理研究中心，美国国立卫生研究院（马里兰州贝塞斯达）	• Judy Ozbolt（主席）
1988 年	供应商的第一套标准	美国护士协会／护理科学事会	• Mary McHugh（主席） • Rita Zielstorff • Jacqueline Clinton
1989 年	国际会议：护理信息系统（华盛顿特区）	美国全国护理实施计划委员会，ANA、NLN、NIS 行业	• Vivian DeBack（主席）
1989 年至今	开设第一个护理信息学硕士和博士研究生课程	马里兰大学护理学院（马里兰州巴尔的摩）	• Barbara Heller（院长） • 项目主席：Carol Gassert，Patricia Abbott，Kathleen Charters，Judy Ozbolt 和 Eun-Shim Nahm
1989—2009 年	互联网虚拟学习资源	富尔德网护理教育技术学院	• Julie McAfoos（先锋软件开发员）

（续表）

年 份	标题 / 事件	主办方	协调者 / 主席 / 护理信息学代表
1989 年	国际护士理事会决议发起的项目：国际护理实践分类	国际护士理事会会议（韩国首尔）	• Fadwa Affra（ICN）
1990—1995 年	年度护理学者项目	（HBO）医疗科技公司和健乐（HealthQuest）公司	• Roy Simpson（HBO） • Diane Skiba（BU） • Judith Ronald（纽约州立大学布法罗分校）
1990 年	美国护士协会众议院通过护理最小数据集定义护理成本和质量	美国护士协会众议院	• Harriet Werley（UM）
1990 年	国际会议：信息系统的最新进展	美国全国护理实施计划委员（佛罗里达州奥兰多）	• Vivian DeBack（主席）
1990 年	美国护士协会更名：支持护理实践的数据库指导委员会	美国护士协会（华盛顿特区）	• Norma Lang（主席） • Kathy Milholland Hunter（ANA）
1990 年	工作小组：护理信息系统	NCNIP、ANA、NLN、NIS 行业工作组，希望工程（弗吉尼亚州）	• Vivian DeBack（主席）
1991—2001 年	首届欧洲暑期学院	国际护理信息学专家	• Jos Aarts 和 Diane Skiba（美国）
1991 年	第一个护理信息惯例	马萨诸塞大学（阿默斯特）	• Gordon Larrivee
1991 年	联合成立"计算机在医疗保健中的应用"研讨会特别护理信息工作组和美国医学信息学协会护理信息学工作组	AMIA/SCAMC 赞助商（华盛顿特区）	• Judy Ozbolt（第一主席）
1991/1992 年	2 次世界卫生组织研讨会：护理信息学	世界卫生组织和美国公共卫生服务（华盛顿特区，瑞士日内瓦）	• Marian Hirschfield（世界卫生组织） • Carol Romano（PHS）
1991 年至今	举办护理信息学年度暑期学院	马里兰大学护理学院（马里兰州巴尔的摩）	项目主席:Carol Gassert, Mary Etta Mills, Judy Ozbolt 和 Marisa Wilson
1992 年	美国护士协会批准护理信息学作为一个新的护理专业	美国护士协会数据库指导委员会（华盛顿特区）	• Norma Lang（主席）

（续表）

年　份	标题/事件	主办方	协调者/主席/护理信息学代表
1992 年	成立 Virginia Henderson 国际护理图书馆	Sigma Theta Tau 国际荣誉协会（印第安纳州印第安纳波利斯）	• Judith Graves（理事）
1991 年/1992 年	美国护士协会"公认"四个护理术语：临床护理分类系统、奥马哈系统、北美护理诊断协会和护理干预分类系统	美国护士协会数据库指导委员会（华盛顿特区）	• Norma Lang（主席）
1992 年	临床同义词典在一体化医学语言系统/美国国家医学图书馆中增加了护理术语	临床术语代码，第 3 版	• Ann Casey（英国）
1992 年	加拿大护士协会：护理最小数据集会议	加利福尼亚护士协会（加拿大亚伯达省埃德蒙顿）	• Phyllis Giovannetti（主席）
1992 年	美国护理信息学协会成立	加利福尼亚州南部	• Melodie Kaltenbaugh • Constance Berg
1993 年	美国护士协会"认可"的四个护理术语集成到一体化医学语言系统	美国护士协会数据库指导委员会和美国国家医学图书馆	• Norma Lang（主席） • Betsy Humphreys（NLM）
1993 年	通过互联网创建了 Virginia Henderson 在线电子图书馆	Sigma Theta Tau 国际荣誉协会（印第安纳州印第安纳波利斯）	• Carol Hudgings（理事）
1993 年	通过互联网启动美国护理杂志网络在线	美国护理杂志公司（纽约州纽约市）	• Mary Ann Rizzolo（理事）
1993 年	美国陆军护士部队研究生课程：计算机在护理中的应用	美国陆军护士部队（华盛顿特区）	• Army Nurse Corps（ANC）
1993 年	护理信息学奖学金项目成立	合作医疗系统（马萨诸塞州韦尔斯利）	• Rita Zielstorff（理事）
1993 年	初版版本：国际护理实践分类工作报告	国际护士理事会（瑞士日内瓦）	• Fadwa Affara（国际护士理事会）
1993 年	成立 Denver 自由网	科罗拉多大学健康科学中心（科罗拉多州丹佛）	• Diane Skiba（UC，开发人员）
1993 年	特级专家小组 E：护理信息报告 - 护理信息学 - 加强患者护理	美国国家护理研究中心（马里兰州贝塞斯达）	• Judy Ozbolt（主席）
1994 年	美国护士协会在线网络	美国护士协会（华盛顿特区）	• Kathy Milholland（ANA）

（续表）

年　份	标题/事件	主办方	协调者/主席/护理信息学代表
1994 年	4 次护理教育工作者关于"计算机在教育中的应用"研讨会	南部地区教育委员会和马里兰大学（华盛顿特区，马里兰巴尔的摩，乔治亚州奥古斯塔大，乔治亚州奥古斯塔）	• Eula Aiken（南部地区教育委员会） • Mary Etta Mills（马里兰大学）
1994 年	新一代：临床信息系统会议	护理管理委员会和 Kellogg 基金会（华盛顿特区）	• Sheila Ryan（主席）
1994 年、2008 年和 2014 年	第一护理：护理信息学实践范围和标准	美国护士协会数据指导委员会	• Kathy Milholland（ANA） • Carol Bickford（ANA）
1995 年	第一届国际护理信息学电话会议：三国联合	国际护理信息学专家 • 护理信息学（美国） • 健康信息系统（澳大利亚） • 护理信息学（新西兰）	• Sue Sparks（美国） • Evelyn Hovenga（澳大利亚） • Robyn Carr（新西兰）
1995 年	纽约大学医院和纽约大学护理学院首次联合会议：护理信息学和患者护理项目——一个新时代	纽约大学护理学院和纽约大学医学中心（纽约州纽约市）	• Barbara Carty（主席） • Janet Kelly（联合主席）
1995 年	沉浸在护理信息学的第一个周末	关怀小组（弗吉尼亚州沃伦顿）	• Susan Newbold（CARING） • Carol Bickford（ANA） • Kathleen Smith（USN，已退休）
1995 年	首届圣公会 Davies 卓越成就奖研讨会	以计算机为基础的患者记录研究所（加利福尼亚州洛杉矶）	• 山间医疗（UT 盐湖城） • 哥伦比亚长老会 MC（纽约州纽约市） • 美国退伍军人事务部（华盛顿特区）
1995 年	推出"同心展关怀"网站	"同心展关怀"（CARING）	• Susan Newbold（CARING） • Marina Douglas
1995 年	护理信息学首次在美国护士协会获得认证	美国护士资格认证中心	• Rita Zielstorff（主席）

（续表）

年　份	标题 / 事件	主办方	协调者 / 主席 / 护理信息学代表
1996 年	美国护士协会建立护理信息和数据集评估中心	美国护士协会数据库指导委员会（华盛顿特区）	• Rita Zielstorff（主席） • Carol Bickford • Connie Delaney（联合主席）
1996 年	第一个在线护理信息学课程	威奇托州立大学（堪萨斯州威奇托）	• Mary McHugh（副教授）
1996—1997 年	Nightingale 项目：远程健康教育、3 个研讨会和 2 个国际会议	希腊雅典大学和欧洲联盟	• John Mantas（主席）（希腊） • Arie Hasman（联合主席）（荷兰） • Virginia K. Saba（顾问）（美国） • Evelyn Hovenga（顾问）（澳大利亚）
1996 年	启动远程护士项目	丹麦卫生与护理研究所和欧洲联盟	• Randi Mortensen（理事） • Gunnar Nielsen（联合理事）
1996 年	美国医学信息学协会首届 Harriet Werley 最佳护理信息学论文奖	美国医学信息学协会护理信息学工作组（华盛顿特区）	• Rita Zielstorff（MGH 计算机实验室）（第一名获奖者）
1997 年	美国国家护理信息工作组	美国全国护士教育和实践咨询委员会，美国公共卫生服务护理部	• Carol Gassert（主席）
1997 年	美国护士协会发布了护理信息和数据集评估中心标准和评分指南	美国护士协会数据库指导委员会	• Rita Zielstorff（主席） • Connie Delaney（联合主席）
1997 年	美国国家护理质量指标数据库	美国护士协会	• Nancy Dunton（PI）
1997 年	启动护理信息化档案收集	美国国家医学图书馆 – 病史采集	• Virginia K. Saba（主席）（GT）
1998 年	创建 NursingCenter.com 网站	JB Lippincott（纽约州纽约市）	• Maryanne Rizzalo（理事）
1999 年	测试版：国际护理实践分类发布	国际护士理事会（瑞士日内瓦）	• Fadwa Affara（ICN）
1999—2008 年	年度暑期护理术语峰会	范德比尔特大学（田纳西州纳什维尔）	• Judy Oxbolt（主席） • Suzanne Bakken（项目主席）

（续表）

年　份	标题 / 事件	主办方	协调者 / 主席 / 护理信息学代表
1999 年	达成一致的护理术语组	医学分类命名法 /RT 国际（伊利诺伊州诺克斯布鲁克）	• Suzanne Bakken（主席）（纽约大学） • Debra Konicek（CAP）
1999 年和 2004 年	美国健康信息知识库综合护理数据	美国国防部（卫生事务）、CMS、美国疾病控制和预防中心、美国医疗保健研究和质量机构	• Luann Whittenburg（OASD/HA） • Glenn Sperle（CMS） • M. Fitzmaurice（AHRQ）
1999 年	网络毕业就职：在线博士后 -ANP 证书课程	• 美国政府网际服务网，美军健康科学大学 • 弗吉尼亚州电话会议网络（马里兰州贝塞斯达） • 美国 8 个全国性退伍军人管理委员会	• Faye Abdellah（USU） • Virginia K. Saba（USU） • Charlotte Beason（VA）
1999 年	首次会议：中央组织和巴西的护理数据标准项目	泛美卫生组织（华盛顿特区）	• Roberto Rodriquez（中央组织） • Heimar Marin（巴西）
2000 年	首个专业事务署署长	美国医疗卫生信息和管理系统协会	• Joyce Sensmeier
2000 年	国际护理实践分类项目办公室成立	国际护士理事会（瑞士日内瓦）	• Amy Coenen（第一护理主任）
2000 年	基于计算机的患者记录研究所 2000 年会议	基于计算机的患者记录研究所（美国加利福尼亚州洛杉矶）	• Virginia K. Saba（护理主席）
2001 年	美国医学信息学协会护理信息学领导人	• 威斯康星星州大学（威斯康星州麦迪逊市） • 哥伦比亚大学（纽约州纽约市）	• Pattie Brennan（院长 / 主席） • Suzanne Bakken（项目主席）
2002 年	国际护理实践分类战略咨询小组成立	国际护士理事会（瑞士日内瓦）	• Amy Coenen（主任）
2002 年	健康信息技术和电子健康供应商会议	美国医疗记录研究所（马萨诸塞州波士顿）	• Peter Waegemann（院长 / 主席）
2002 年	美国护士协会会议：运用创新技术	美国护理学会（华盛顿特区）	• Margaret McClure（主席） • Linda Bolton（联合主席） • Nellie O'Gara（联合主席）
2002 年	组建美国护士协会护理信息学专家小组	美国护理学会年会（佛罗里达那不勒斯）	• Virginia K.Saba（联合主席） • Ida Androwich（联合主席）
2003 年	芬兰护理信息学研讨会	芬兰护士协会和西门子医疗系统（芬兰赫尔辛基）	• Kaija Saranto（芬兰） • Anneli Ensio（芬兰） • Rosemary Kennedy（西门子）

（续表）

年　份	标题／事件	主办方	协调者／主席／护理信息学代表
2003 年	第一个国际标准化组织批准的护理标准：护理综合参考术语模型	国际医学信息学协会护理信息学特别兴趣小组和国际护士理事会（挪威奥斯陆）	• Virginia K. Saba（主席）（NI/SIG） • Kathleen McCormick（联合主席）（NIWG） • Amy Coenen（联合主席）（ICN） • Evelyn Hovenga（联合主席）（NI/SIG） • Susanne Bakken（主席）（技术部）
2004 年	首个国际护士理事会研发中心	Deutschsprachige 国际护理实践分类（德国弗莱堡）	• Peter Koenig（主任）
2004 年令	在美国健康信息管理系统学会会议和展览上举办年度护理信息研讨会	美国健康信息管理系统学会（佛罗里达奥兰多）	• Joyce Sensmeier（主席）
2004 年	护理信息学联盟初步成立	美国医学信息学会／健康信息管理系统学	• Connie Delaney（主席） • Joyce Sensmeier（联合主席）
2004—2012 年	美国国家生命健康统计标准小组委员会首个护士委员	美国国家生命健康统计标准小组委员会（华盛顿特区）	• Judy Warren（KUMC）
2004 年	美国国家卫生信息技术协调员办公室成立	美国国家协调机构	• David Brailer 博士（第一协调员） • Robert Kolodner 博士（第一协调员） • David Blumenthal 博士（第一协调员） • Farzad Mostashari 博士（第一协调员） • Karen DeSalvo 博士（提名主任）
2004 年	信息技术指导教育改革：第一阶段	美国全国委员在线电话会议	• Marion Ball（主席） • Diane Skiba（联合主席）
2006 年	首届信息技术指导教育改革峰会	来自 70 个卫生保健组织的 100 名代表应邀参会；峰会在美军健康科学大学举行（马里兰州贝塞斯达）	• Marion Ball（主席） • Diane Skiba（联合主席）
2006 年	振兴护理信息学档案馆藏：启动护理信息学先驱文献征集	美国医学信息学会／护理信息学工作组执行委员会	• Kathleen McCormick（主席） • Bonnie Westra（联合主席） • Virginia K. Saba（顾问）

（续表）

年　份	标题／事件	主办方	协调者／主席／护理信息学代表
2005 年 /2008 年 / 2009 年	国际护理实践分类 1.0 版本、1.1 版本和 2 版本	国际护士理事会（瑞士日内瓦）	• Amy Coenen（主任）
2006 年 /2008 年	护理信息学研讨会	巴西医学信息学学会	• Heimar Marin（主席）
2007 年 /2008 年	首个美国国家护理术语标准：临床护理分类系统	美国国家标准协会和医疗信息技术系统小组：医疗信息技术系统小组委员会获得医疗信息技术标准小组生物监测委员会获得医疗信息技术标准小组和美国卫生与公共服务部秘书组批准	• Virginia K. Saba 及其同事（医疗信息技术系统小组委员会发动者）
2007 年至今	美国护理信息学协会 /CARING 联合会议	拉斯维加斯、华盛顿特区	• Victoria Bradley（创始主席）
2009 年至今	2009 年《美国复苏与再投资法案》-HITECH 法案；美国国家卫生信息技术协调员办公室成立了 2 个国家委员会，每个委员会有 1 名护士委员	ONC 美国国家卫生信息技术委员会：卫生政策委员会、卫生标准委员会	专注于医院卫生信息技术 / 电子健康档案系统集成和互操作的术语标准 • Judy Murphy（密苏里州奥罗拉卫生系统） • Connie Delaney（UMN）
2009 年	国际护理实践分类被世界卫生组织认定为首个国际护理术语	国际护士理事会和世界卫生组织（瑞士日内瓦）	• Amy Coenen（主任）
2010 年至今	护理信息学训练营	医院、护理学院、供应商、医疗保健成员组织	• Susan K. Newbold（院长）
2010 年	启动：信息学护理实践专业博士	明尼苏达大学（明尼苏达州明尼阿波利斯）	• Connie Delaney（护理学院院长）UMN • Bonnie Westra（主席）
2010 年	美国护理信息学协会（美国护理信息学协会和 CARING）合并	美国护理信息学协会和 CARING	• Victoria Bradley（首任院长）
2011 年	TIGER 倡议基金会有限公司	TIGER 倡议	• Patricia Hinton Walker（主席）
2011 年	首个护士作为美国国家卫生信息技术协调员办公室的项目和政策副协调员	美国国家协调员办公室	• Judy Murphy
2012 年至今	美国护理信息学协会更名及首届年度 ANIA 会议	美国护理信息学协会与 CARING 合并	• Victoria Bradley（院长） • Patricia Sengstack（院长）（2013/2014）
2013 年	首个护理信息学护士成为美国医学信息学会的主席	美国医学信息学会	• Hyeoun-Ae Park（韩国首尔国立大学）

（续表）

年　份	标题／事件	主办方	协调者／主席／护理信息学代表
2013—2019 年（每 2 年一次）	临床护理分类系统用户会议	美国医疗集团（田纳西州纳什维尔）	• Virginia K. Saba（主席） • Jane Englebright（联合主席）
2013 年至今	护理知识大数据倡议年会	明尼苏达大学护理学院	• Connie Delaney（主席） • Bonnie Westra（联合主席）
2014 年	收集护理信息文物捐赠给 McGovern 历史中心	得克萨斯大学生物医学信息学学院	• Juliana 和 Jack Brixey
2016 年	首个美国国家医学图书馆护理主任	美国国家医学图书馆	• Patricia Brennen
2016—2020 年	美国医学信息学会护理信息学特别兴趣小组主席	护理信息专家 -UC	• Diane Skiba（主席）
2019 年	将临床护理分类系统转移到美国医疗集团（HCA）	田纳西州纳什维尔	• Virginia K. Saba（CCC CNO 兼总裁，HCA） • Jane Englbright（高级副总裁兼首席护理主管，HCA）
2020 年	护理信息学基础第 7 版	McGraw-Hill 出版社	• Virginia K. Saba（合著者） • Kathleen McCormick（合著者）
2021 年	世界医药信息学大会／联合国际医学信息协会和国际医学信息学特别兴趣小组	澳大利亚悉尼	• 澳大利亚护理信息学

表 1-2　护理知识大数据科学工作组

组　别	释义 / 举例
照护协调	确认可共享和可比较的数据设置，以支持护理协调活动并改善患者的预后
临床资料分析	阐述了可共享、可比较的护理敏感数据的价值，为医疗保健转型、提高患者质量和安全性的实践和转化研究提供支持
照护背景	使用 Kruchten4+1 模型开发测试大数据集和统一建模语言创建一个整合协调的框架，用于整个护理过程中可共享和可比较的护理数据，其中包括护理管理最小数据集，并将工作组的主要活动联系起来
教育培训	加强大学本科及专业层面上的信息化教育，以及强化对护理专业学生进行信息学教学的教育者的能力，以便通过护士的工作获得可共享和可比较的护理数据
编码和建模	制订和传播用于电子健康档案护理评估的 LOINC 和 SNOMED 临床术语，并将其纳入一个框架和存储库进行传播
用卫生信息技术政策装备所有护士	为护士提供教育、工具和资源，让其成为知识渊博的健康信息科技政策的倡导者，这对护理工作至关重要
电子知识库	开发和实施一个资料库，旨在收集护理信息学的最佳证据，包括文档、研究、工具、算法等
移动医疗	探讨护士使用移动健康工具和数据，包括护士生成的数据和患者生成的数据。支持相关活动并提供资源，以解决未满足的需求，并在护理工作流程中创造利用移动健康数据的机会
护理价值	衡量护理的价值及每个护士对临床结果和成本的贡献。开发二级数据分析的大数据技术，提供护理质量、成本、性能、有效性和效率的监测指标
健康社会决定因素	支持健康社会决定因素（SDOH）数据在电子健康档案、个人和移动健康工具、各护理机构社区和公共卫生门户网站的兼容性、互操作性和数据交换。授权护士（从事临床、教育、研究、政策）使用 SDOH 数据作为护理计划的背景。绘制蓝图，让护士通过大规模采用 SDOH 数据来改善人口健康
文档转换	探讨如何减轻护理文书负担，在工作流程中适时提供电子健康档案信息，以支持循证、个性化护理。提升以目的为导向、基于角色、以患者为中心、循证的文档转换，以记录护士的观察结果和所实施的干预措施，并推动有目标的循环使用和精准护理

著增加，有调查显示大约为 40%，加之药物管理错误的显著增加，促使了开发新兴的医院计算机信息系统（Sherman，1965；Wolkodoff，1963）。

3. 20 世纪 70 年代

在 20 世纪 60 年代末至 70 年代，医院开始开发基于计算机的信息系统，最初的重点是电子化医嘱输入（computerized physician order entry，CPOE）和结果报告，药房、实验室和放射科报告，财务和管理方面的资料，还有重症监护病房的生理监测系统，有些还包括护理计划、决策支持和跨学科问题清单。虽然早期医院信息系统所包含的内容往往不是专门针对护理实践的，但有些系统确实为一些护理先驱者提供了建立未来的护理信息系统的基础（Blackmon 等，1982；Collen，1995；Ozbolt 和 Bakken，2003；Romano、McCormick 和 McNeely，1982）。不管重点是什么，它仍然主要集中在医疗实践上，而护士经常参与 HIT 系统的实施。

在 20 世纪 60 至 70 年代，对计算机和护理的兴趣开始出现在公共卫生、家庭卫生和教育领域。鉴于标准化数据收集程序和提供全国范围的公众活动和健康报告所带来的压力，公共卫生机构开始实行自动化（Parker、Ausman 和 Ovedovitz，1965）。在 20 世纪 70 年代，护理部门（Division of Nursing，DN）、美国公共卫生服务局（Public Health Service，PHS）和美国全国护理联盟（National League for Nursing，NLN）主办的会议帮助公共卫生和家庭保健护士了解了护理数据的重要性，以及它们与 1966 年通过的新的医疗保险和医疗补助立法要求的关系。这些会议提供了计算机在获取和汇总家庭健康和公共健康信息方面实用性的信息。政府主办的其他会议侧重于计算机在护理教育方面的应用（PHS，1976）。同时，医院和公共卫生机构开始对计算机和护理进行研究，从此出现了利用计算机技术改善教育的机会。Bitzer（1966）报道了一种名为 PLATO 的计算机化教学系统的首次使用，该系统被用于校外授课，作为传统课堂教学的替代物。

早期的护理网络是在卫生信息组织会议上构想出来的，它帮助扩展了计算机在护理方面的应用意识和卫生信息技术对护理实践的影响。最初的技术状况限制了护士为卫生信息技术设计做出贡献，但是到 20 世纪 70 年代后期，随着技术发展及护士在全国范围内举办讲习班，护士对使用计算机来改善护理实践有了信心。美国国家护理组织联邦机构（公共卫生服务、军队护士队）和几所大学的护理学院举办了计算机技术及其对护理的影响的最先进水平的教育会议和讲习班。在此期间，美国国立卫生研究院临床中心实施了 Technicon 数据系统（Technicon Data System，TDS）；Eclippsys 和 Allscripts 是最早的临床信息系统之一，也是第一个包含护理实践方案的系统。

除了计算机的使用，护士使用的其他技术和（或）设备也在不断进步。例如，第一台即时血糖监测仪在 1970 年开始用于临床（Clarke 和 Foster，2012）。20 世纪 80 年代，设备变得越来越小，应用也越来越普遍。

4. 20 世纪 80 年代

20 世纪 80 年代，护理信息学呈现爆发式发展，并在医疗保健行业和护理领域崭露头角。计算机技术在护理应用方面对创造性专业人才提出了挑战。随着计算机系统的实现，护理需求呈现出一种因果关系模式；也就是说，随着新的计算机技术的出现和计算机体系结构的进步，对护理软件的需求也在不断发展。显然，护理行业需要更新其实践标准，确定具体的数据标准、词汇表和分类方案，以便在基于计算机的患者记录系统中使用。

20 世纪 80 年代，微型计算机 / 个人计算机出现了。这项革命性的技术使护士和其他医疗保健人员更容易获得，也负担得起计算机的使用了。个人计算机把计算能力带到了工作场所，更重要的是带到了护理领域。此外，个人计算机可以作为连接到主机的哑终端和独立的系统（工作站）。个人计算机是用户使用友好型的，护士可以设计和编制他们自己的应用程序。计算机技术的影响扩展到设备引进，以改善患者的安全。例如，自动配药柜（automated dispensing cabinet，ADC）是在 20 世纪 80 年代引入的（Grissinger，2012）。计算机控制的 ADC 取代了药品车和药品库，其能在护理实施的同时清查药物。在临床环境中，使用 ADC 能减少用药差错。

从 1981 年开始，越来越多的护理先驱们组织了国内、国际会议和研讨会，用以帮助护士了解和参与这个新兴的护理专业。同样，在 20 世纪 80 年代，通过举办会议的方式开发了护理数据集和词汇，并在护理信息技术大学举办了许多讲习班来将这个新专业引入护理教育。在此期间，随着护理子系统的发展，出现了许多大型医疗信息系统（health care information system，HIS）。这些系统涵盖了病历的几个方面，包括医嘱和结果报告、Kardex 报告、生命体征及其他使用文字处理软件包的系统记录的叙述性护理记录。出院系统的发展和使用，在患者转诊到社区、公共和家庭保健设施的延续性护理中发挥了作用。

护士开始在多学科会议上发言，并在卫生信息技术组织内成立了自己的工作组，例如，在

1981 年美国的"计算机在医疗保健中的应用研讨会"召开期间，第一个关于计算机的护理特别兴趣小组首次进行组会。随着医学信息学的发展，护理学开始专注于信息学背景下护理学的独特之处。1985 年，美国护士协会通过了关于计算机在护理中的应用的决议，并批准成立了护理计算机应用理事会（Council on Computer Applications in Nursing，CCAN）。CCAN 执行委员会发起的首批活动之一是征求几位早期先驱者的意见，以编写关于计算机在护理实践、教育、研究和管理中的地位的专著。CCAN 董事会针对参与该领域的知名护士制订了一份年度计算机护士目录，在 ANA 年度会议上进行了计算机应用程序演示，并在第一份 CCAN 通讯《输入 – 输出》（Input-Output）中与数量日益增长的成员共享信息。在这期间，护理信息学相关的通讯、期刊和书籍，如 1986 年出版的《护士计算机基本知识》（Essentials of Computers for Nurses）第 1 版，被用于护理学术教育课程，以及用于计算机和护理讲习班。CCAN 在整合计算机应用到护理专业方面成为一股非常强大的力量。1988 年，CCAN 委托 3 名护理信息学专家为电子健康档案供应商制订了一套护理实践整合的标准（Zielstorff、McHugh 和 Clinton，1988）。1989 年，ANA 将 CCAN 更名为临床护理实践数据库支持指导委员会，该委员会后来成为护理实践信息基础设施委员会（Committee for Nursing Practice Information Infrastructure，CNPII）。CNPII 的目标是支持制订和开发国家卫生数据标准（Coenene 等，2001）。

5. 20 世纪 90 年代

到 20 世纪 90 年代，大型综合医疗服务系统不断发展，这些大型系统内的医疗保健设施进一步产生了对信息的需求，以标准化流程、控制成本和确保护理质量（Shortliffe、Perreault、Wiederhold 和 Pagan，2003）。关系数据库、客户端 – 服务器体系结构和新的编程方法的进步为以更低的成本进行更好的应用程序开发创造了机会。20 世纪 90 年代中期的立法活动通过了

1996 年的《健康保险流通与责任法案》（Health Insurance Portability and Accountability Act，HIPAA）（第 104～191 号公法），为 EHR 的发展铺平了道路，该法案强调了标准化交易，以及患者可识别信息的隐私和安全（Gallagher，2010）。技术、工作流程分析和规章制度的复杂性塑造了护理工作的新角色。

1992 年，ANA 将护理信息学认定为一门新的护理专业，并制订了单独的护理信息学实践标准范围，以及为其设立了专门的资格考试（ANA，2008）。许多当地、国家和国际组织为信息学护士提供了网络教育和继续教育的论坛（Sackett 和 Erdley，2002）。在医疗保健行业和护士工作的其他环境中，对重症监护专业知识的需求不断增加，技术革命继续影响着护理行业。

对基于计算机的护理实践标准、数据标准、护理最小数据集和国家数据库的需求与对统一护理语言（包括命名法、词汇表、分类法和分类方案）的需求几乎同时出现（Westra、Delaney、Konicek 和 Keenan，2008）。护理管理人员开始要求 HIT 包括护理方案，护理教育者要求在各级和各类型的护士教育和患者教育中使用创新技术。此外，护理研究者需要基于允许聚合数据的标准的知识表达、决策支持和专家系统（Bakken，2006）。

1997 年，ANA 开发了护理信息和数据集评估中心（Nursing Information and Data Set Evaluation Center，NIDSEC）来评估和认证护理信息系统（ANA，1997）。其目的是指导护理系统的开发和选择，其中包括在适当的时候将标准化的护理术语整合到整个系统中。这里有四个高级标准：①包括美国护士协会认可的术语；②以合乎逻辑和可重复使用的方式保留术语所代表的概念之间的联系；③临床数据存储库中包含的数据；④系统的一般特性。卫生信息技术认证委员会（Certification Commission for Health Information Technology，CCHIT）对电子健康档案认证也有类似的标准，后来被美国国家卫生信息技术协调

员办公室（Office of the National Coordinator for Health Information Technology，ONC）采用；然而，护理数据不包括在内。ANA 在思想和发展上走在了时代前沿。这些标准现在正由 ANA 进行修订，以支持护士倡导他们对新出现的 HIT 系统的要求。

20 世纪 90 年代，技术迅猛发展，护理单元内部和护理单元之间及整个医疗机构都在使用计算机。计算机硬件（个人计算机）继续变得更小，笔记本计算机变得更便宜，供护士使用的计算机技术种类也越来越多。通过医院和卫生系统内部及系统之间的网络连接计算机，促进了患者信息的流动，从而有助于护士为患者提供更好的护理。到 1995 年，互联网开始提供对信息和知识数据库的访问，以集成到台式计算机系统。这是一场信息技术革命。互联网随着电子邮件（e-mail）、文件传输协议（file transfer protocol，FTP）、Gopher 和 Telnet 及万维网（World Wide Web，WWW）协议进入主流社交环境，极大地提高了它的可用性和用户友好性（Saba，1996；Sparks，1996）。互联网被用于高性能计算和通信（high-performance computing and communication，HPCC）或"信息高速公路"，并随着时间的推移，促进了跨设备和设置的计算机化病历系统之间的数据交换。互联网促进了网络的改进，WWW 浏览器使各机构之间能够更有效地交流，并增加了对支持护理实践的信息的访问。WWW 也成了 HIT 系统及护士浏览互联网和搜索全球资源的手段的一个组成部分（Nicoll，1998；Saba，1995）。

6. 2000—2010 年

随着越来越多的医疗保健信息数字化和新技术的出现，在这个新世纪发生了很多重大变化。2004 年，美国第 13335 号行政命令成立了 ONC，并发布了一项建议，呼吁所有医疗服务人员至少在 2014 年或 2015 年之前采用可互操作的电子健康档案系统（http://healthhit.gocv/topic/about-onc）。这要求护士参与系统的设计，以支持他们的工作流程，并集成多源化信息以拓展护士的技术知识。21 世纪最初 10 年后期，随着医院开始推行"无纸化"，一批"无纸化"新护士产生了。

对医疗保健和护理技术发展产生影响的包括数据采集和数据共享技术工具。无线、点护理、区域数据库项目和信息技术解决方案在医疗保健环境中激增，但主要是在医院和大型卫生保健系统中。条形码和射频识别（radiofrequency identification，RFID）成为一种有用的技术，可以将"正确的患者与正确的药物"相匹配，从而提高患者的安全性。条形码药物管理（barcode medication administration，BCMA）系统于 2000 年在一家急诊医院首次实施，药物管理实现电子化（Wideman、Whittler 和 Anderson，2005）。射频识别技术还可以帮助护士找到设备或扫描患者，以确保患者体内所有的手术器械在手术切口关闭前被取出（Westra，2009）。具有无线或互联网接入的小型移动设备，如笔记本计算机、平板计算机、个人数字助理（personal digital assistant，PDA）和智能移动电话，有利于医院和社区内护士获取信息。基于网络协议的语音传输（voice over internet protocol，VoIP）的开发和后续改进为医疗保健组织提供了性价比很高的语音通信功能。

1995 年出现的互联网为临床应用的发展提供了一种手段。此外，电子健康档案可以通过互联网远程托管，降低了实现电子健康档案的成本。从单一地点对多个重症监护病房进行远程监控，增加了安全有效的心脏监护途径（Rajecki，2008）。家庭医疗保健越来越多地与信息技术合作，为患者提供护理。远程医疗自 20 世纪 90 年代末成为公认的护理专业，为护士提供了监测居家患者的手段，并支持在农村和缺医少药地区进行专科会诊。护理信息学的研究趋势促进了 HIT 系统中护理数据的集成，这些数据也将生成用于分析、重用和聚合的数据。

对护理最小数据集（nursing minimum data set，NMDS）影响的历史分析表明，需要长期持续的共识和努力才能将最小护理数据的愿景落实到临床实践中（Hobbs，2011）。NMDS 仍然是新 HIT 系统关注的重点。2008—2018 年新的 NI 研究议题（Bakken、Stone 和 Larson，2012）对该领域至关重要。新议题建立在 1993 年美国国家护理研究所（National Institute for Nursing Research，NINR）最初制订和公布的议题之上（NINR，1993）。作者聚焦在护理信息学的新研究议题的"三个方面的内容——基因组健康护理、研究范式的转变和社会（Web2.0）技术"（原文第 280 页）。

经济衰退和医疗成本的不断上升导致了 2009 年的《美国复苏与再投资法案》（American Recovery and Reinvestment Act，ARRA）和 2009 年的《经济和临床健康卫生信息技术法案》（Health Information Technology for Economic and Clinical Health，HITECH）的出台，这些法案为实施 HIT 和（或）EHR 系统提供了资金，支持了卫生信息交流，加强了以社区和大学为基础的信息教育，并支持前沿研究以改善卫生信息技术的使用（Gallagher，2010）。ONC 的首批举措之一是设立医疗信息技术标准小组（Healthcare Information Technology Standards Panel，HITSP），旨在确定从入院到出院使用何种编码系统来处理患者护理数据。调查发现，现有的电子健康档案中缺失护理资料。最初，在 2005—2007 年，临床护理分类（clinical care classification，CCC）系统符合已建立的互操作性标准，并被接受和批准为免费、可编码的护理分类法，可用于评估和记录护理措施，以提供高质量的护理（Saba 和 Whittenburg，2015）。该项目于 2009 年 HITECH 法案出台后终止。

7. 2010 年至今

2010 年期间，ONC 召开了两个国家委员会会议，分别是美国国家卫生政策委员会和美国国家卫生标准委员会，旨在解决 2009 年 HITECH 法案相关问题。委员会推行了"有效使用"（Meaningful Use，MU）计划，该计划将分三个阶段实施，由相互构建的法规组成，最终目标是在美国所有医院实施完整、可互操作的 EHR 和（或）HIT 系统。在每个阶段，法规都由美国国家委员会提出，在最终定稿前由公众审查，并提交给医疗保险和医疗补助服务中心（Centers for Medicare and Medicaid，CMS）和医疗机构实施。

2011—2012 年，MU 计划第一阶段启动，主要关注 CPOE 系统。推行这一计划的医院成功地为其 HIT 系统获得了联邦资金。2013—2015 年，启动了 MU 计划第二阶段，主要侧重于质量指标建立和实施，这些指标要求将电子数据作为卫生信息技术系统的一个组成部分进行收集。质量指标将用于指导医院的患者安全，不按此实施的医院将会受到经济处罚。重点关注护理质量结果的 MU 计划第三阶段并未实施，取而代之的是 2015 年的《医疗保险准入和 CHIP 再授权法案》（Medicare Access and CHIP Reauthorization Act，MACRA）。MACRA 立法创建了一个新的医疗保险质量支付计划，优先考虑医疗保险受益人所获得的医疗保健的价值，并修订医疗保险对符合条件的提供者的补偿。此次立法将医生质量报告系统（Quality Reporting System，PQRS）、基于价值的医疗保健（Value-Based Payment Modifier，VBM）和 EHR 激励计划的组成部分合并到基于绩效的激励支付系统（merit-based incentive payment system，MIPS）中。MIPS 计划于 2017 年启动，其目的是根据基于价值的医疗保健模式，对医疗专业人员的绩效评分建立医疗保险支付。因此，CMS 开始将报销重点放在提升结果的高质量支付项目上（MIPS，2019）。他们预计这一举措可通过将多个患者的健康信息整合到单个电子应用程序中，最大限度地减轻临床医生的支付负担。

从 2018 年开始，医疗保险和医疗补助服务中心提出了加强互操作性的政策。ONC 和 CMS 将 MU 更名为"促进互操作性"。该倡议将利用新技术，将多个患者的健康信息整合到单个电子应用程序中。2019 年，ONC 通过峰会、网络研讨会和公众评论，继续实施最新立法和推进互操作性。

护士一直参与 MU 计划的所有阶段及其他相关立法过程，从系统的实施到对影响 HIT 和（或）EHR 系统的健康政策的使用和适应。因此，NI 领域继续发展，MU 法规继续影响美国的每一家医院。迄今为止，美国大多数医院都设立了医疗保健部门，并至少设立一名护士作为护理信息学专家以协助实施 MU 计划的相关要求。随着 MU 要求的改变，这也影响了医院护理信息学专家的角色，并最终影响了住院和门诊设施中所有护士的角色，使护理信息学成为所有专业护理服务的一个不可或缺的组成部分。护理参与的一个例子就是实施 CCC 系统，用于记录美国医疗集团（Hospital Corp of American，HCA）医疗机构的护理实践（Saba 和 Whittenburg，2015）。

（二）从历史的角度看电子健康档案

1989 年，美国国家科学院医学研究所（Institute of Medicine，IOM）/ 美国国家医学研究院（National Academy of Medicine，NAM）召开了委员会，会上提出了这样一个问题："为什么在如此多新计算机信息技术出现的情况下，医疗保健机构仍然主要使用纸质记录？" IOM 邀请了医疗保健领域主要利益相关方的代表，请他们定义问题、确定问题，并提出前进道路上的解决方案。委员会的审议得出了两个主要结论。第一，基于计算机的病历（computerized patient record，CPR）是医疗保健的一项基本技术，是所有专业人员一个不可或缺的工具。第二，委员会在听取了众多利益相关方的意见后认识到，目前没有国家机构协调或支持 CPR。因此，IOM 组织委员会建议成立一个独立的机构来提供国家层面的支持。国际电子病历协会（Computer-Based Patient Record Institute，CPRI）成立于 1992 年，其任务是发起并协调迫切需要的活动以开发、部署和常规使用 CPR 从而在医疗保健质量、成本和可及性方面达到更好的效果。

1993 年，国际电子病历协会的一个工作组效仿鲍德里奇国家质量奖（Baldridge Award），制订了 CPR 项目评价标准。这个评价标准构成了自我评价的基础，可由各组织内部和外部审查员来衡量和评价 CPR 项目成果。初步标准的四个主要领域（①管理；②功能性；③技术；④影响）提供了一个观察记录计算机化的框架。这些标准为 Nicholas E. Davies 卓越成就奖提供了基础，同时也反映了美国从纸质卫生数据采集到电子数据采集的发展历程。Davies 卓越成就奖项目经过多次修订，其术语从 CPR 更新到电子病历（electronic medical record，EMR），后又更新到 EHR。现如今，在 HIMSS 的管理下，Davies 卓越成就奖包含四个类别：① 1995 年首次设立的"企业"奖（前身为老年或急救护理）；②始于 2003 年的"门诊服务"奖；③ 2004 年启动的"公共卫生"奖；④于 2008 年首次提出的社区卫生组织（Community Health Organizations，CHO）奖（http://apps.himss.org/davies/index.asp）。

（三）可用性

由于在住院和门诊护理中的广泛应用，电子健康档案的可用性受到越来越多的关注。因此，电子健康档案可用性的积极和消极方面都已被确定。可用性被定义为"在特定的使用环境中，特定的用户能够有效、高效和满意地使用产品达到特定的目标的程度"（Aydin 和 Beruvides，2014；ISO，2010）。美国国家标准和技术研究所（National Institute of Standards and Technology，NIST）一直处于建立描述并评估卫生信息技术框架的最前沿。该项目是与美国国家 ONC 和 AHRQ 合作实施的。

美国医疗卫生信息和管理系统协会（HIMSS，2019）确定了 9 条可用性原则，用于开发和评估 EHR。在 EHR 中应用可用性原则是非常必要的。此外，作为最终使用者的医生、专业护士和其他医疗保健专业人员必须参与电子健康档案的设计和升级。"可用性"的确定不应该结束于设计或实现阶段，而应该持续到实施后的评估过程。收集的数据可用于预示未来 EHR 可用性的升级。

以消费者为中心的医疗保健系统

医疗成本不断上升的另一个影响是医疗保健体系转变为以消费者为中心，并鼓励消费者在个人健康管理方面成为积极的伙伴。各种技术的发展使消费者能够自如地获取自己的健康信息，并选择是否在医疗保健机构中与医疗保健人员共享这些信息。个人健康档案既可以是独立的系统，也可以与电子健康档案相连。随着消费者要求更多地参与管理自己的健康，他们的医疗信息素养也越来越高。

（四）患者信息门户系统

电子健康档案的一个特点是患者信息门户系统替代了个人健康档案系统。门户是一个安全的在线网站，患者可以在此获取自己的健康信息，并与自己的医疗保健团队进行交流。访问患者信息门户需要用户名和密码。只要患者在网络正常的情况下，该门户就可在任何时间、任何地点被访问。通过访问门户，患者可以查看医疗保健人员对信息的浏览次数、实验室和放射学检查结果、药物使用和过敏情况。

此外，医疗保健人员还可以向患者发送关于体检、即将到来的预约、药物补充和账单等提醒信息。患者信息门户的一个新兴特点是电子访问。通过电子问诊，患者可以就非紧急的健康问题向医疗保健人员进行咨询。患者信息门户和个人健康档案有时可以交叉使用，但有一个重要的区别就是个人健康档案由患者管理，未经患者的许可没有人可以访问个人健康档案系统，包括医疗保健人员。然而，医疗保健人员可以访问患者信息门户来上传相关信息。

（五）可穿戴技术

传感器的激增影响了追踪健康参数的消费者可穿戴产品的发展。传感器被嵌入到可穿戴设备或织物中，记录心率、心律、呼吸、血氧饱和度、体温、睡眠时间、血糖水平和健身活动等。可穿戴设备可以与消费者的智能手机同步，消费者可收到设备对健康参数的实时反馈。设备收集的数据可以与其他消费者或医疗保健专业人员共享，但由消费者控制并决定是否共享。在电子健康档案中存储消费者收集的数据还没有被广泛接受。随着科技公司和大学研发活动的进步，可穿戴设备的数量不断增加。

（六）护理知识大数据科学计划

护理在信息学方面有着悠久的历史，它开发了用于记录护理实践的卫生信息技术系统和数据标准；然而，由于缺乏监管要求和财政激励措施，目前还缺乏包含护理数据标准的信息技术系统。2013 年，明尼苏达大学护理学院发起了一项全国性合作，将来自临床、教育、研究、软件开发商、信息机构和其他相关专业及政府机构的护士聚集在一起。在过去的 7 年里，每年都会召开智库会议，为 11 个虚拟工作组规划活动以完成国家议题，即实现可共享和可比较的护理数据，确保在所有护理领域及时采用大数据方法（Delaney 和 Weaver，2018）。11 个虚拟工作组的用途如表 1-2 所示。过去 7 年的审议程序和所有证明文件可在 http://z.umn.edu/bigdata 上查到。

ANA 发布了一项立场声明，即所有护士工作的环境都应该采用免费、可编码、标准化的护理术语，如 CCC 系统；然而，为了实现互操作性，术语标准应该映射到医学系统命名法 – 临床术语（Systematized Nomenclature of Medicine-Clinical Terms，SNOMED-CT）和观察指标标识符逻辑命名与编码系统（Logical Observation Identifiers Names and Codes，LOINC）。2019 年的 ONC 互操作性标准支持这一立场，为未来的监管要求奠定了基础（ONC，2019）。

三、护理信息学先驱

这部分提供了一个正在进行的项目的具体信息，描述了影响护理信息学融入护理专业的早期先驱者及他们的重要性。

（一）历史项目

1995 年，Saba 在美国国家医学图书馆发起了一项关于护理信息学的历史研究，包括从 NI 先驱者那里收集档案文件。这个历史研究项目是基于 Morris Collen 博士的建议发起的，他在 1995 年出版了《医学信息学的历史》（*History Of Medical Informatics*）（Collen，1995）。然而，直到 2001 年，美国医学信息学协会（American Medical Informatics Association，AMIA）的护理信息学工作组（NI History Committee，NIWG）才参与进来，并成立了护理信息学历史研究委员会来引领这个项目。委员会请求护理信息学的先驱们提供档案材料，作为美国国家医学图书馆历史收藏的一部分。

从 2004 年开始，护理信息学先驱丰富的故事通过美国医学信息学协会护理信息学工作组（AMIA-NIWG）发起的一个项目被收集。AMIA-NIWG 历史研究委员会列出了护理信息学历史的先驱者和贡献者。先驱者被定义为在护理信息学发展中"打开"一个新领域并持续做出贡献的人（Newbold 和 Westra，2009；Westra 和 Newbold，2006）。通过多次联系和查阅文献，自 20 世纪 50 年代以来，先驱者和贡献者名单已经扩大到 145 名。最初，我们联系每一位已知的先驱者，将他们未公开发表的文件和（或）历史材料提交给美国国家医学图书馆，以编入护理信息学历史馆藏。

大约有 25 位护理信息学先驱者提交了历史材料，这些材料被编上目录并附有简要说明。目前，已编目的文档可在网上搜索（https://www.nlm.nih.gov/hmd/manuscripts/accessions.html）。这些文件也可以在美国国家医学图书馆查阅。最后，每一份存档的文献被编入索引，并可在护理信息史馆藏中在线获取。同样通过查阅原始列表，我们在 4 年的时间里在各种护理信息学会议上对先驱者进行了采访。33 名先驱者的故事被录制下来，现在可以在美国医学信息学协会的网站上看

到（https://www.amia.org/working-groups/nursing-informatics/history-project）。

1. 背景

早期的先驱者来自不同的背景，因为在 20 世纪 60 年代，护理信息学教育还不存在。几乎所有的先驱者都受过护理教育，只有少数例外。少数先驱者接受过计算机科学、工程、流行病学和生物统计学的教育。还有部分则涉及人类学、哲学、生理学和公共卫生学。他们独特的职业道路影响了医疗保健技术的使用。一些护理人员将技术视为改善教育的一种方式；其他人则在临床环境中工作参与信息系统的"推广"。这些系统通常不是为了改善护理工作而设计的，但先驱者们有一个愿景，那就是技术可以使护理实践变得更好。其他先驱者则通过研究项目或为软件开发商工作来获得经验。所有这些先驱者的共同点是，他们看到了护理工作中存在的各种问题和低效之处，并且强烈希望利用技术来"让事情变得更好"。

2. 录像采访

美国医学信息学协会护理信息学历史页包含了丰富的信息。33 个采访录像被分为 2 个库，完整的访谈可在库 1 获取：护理信息学先驱。对于每一位先驱者，除了录影采访外，还包括一张照片、简介、采访过程的文字记录和一个 MP_3 音频文件。库 2 的内容包括采访主题、采访中选取的片段，以便于在先驱者之间进行比较。采访主题如下。

- 护理信息学：它是什么，它的现在，它的未来，护理能带来什么。
- 塑造护理信息学领域的重大事件。
- 先驱者之路：通向（护理）信息学的职业之路。
- 什么时候首次意识到自己是信息学护士。
- 先驱者首次参与的护理信息学事件：能回忆的最早的事件。
- 信息学：它的价值，先驱们对信息学价值的认识，他们是如何理解信息学的价值的。
- 先驱者的一般资料，包括姓名、教育背景和

目前任职。

- 个人抱负和成就，引导先驱者工作的总体愿景，以及与先驱者合作实现他们的愿景和目标的人。
- 先驱者学到并且愿意传承下去的经验。

该网站还提供了"用例"，以便于访问者了解如何使用这些信息来教授和学习更多有关先驱者的信息。这些资源对信息学、领导力和研究等课程特别有用，对于想要了解更多有关护理信息学历史的护理人员来说也非常重要。

3. 学到的经验

先驱们慷慨地分享了他们的工作经验及在医疗保健中使用相关技术的经验。顾名思义，先驱者是努力探索未知领域的护士，他们对可能实现的目标有远见，即使他们暂时还不知道如何实现目标。其中一位先驱者建议说："不要害怕接受你以前从未做过的事情。你可以学习如何去做。诀窍在于找到知晓这一领域的人，向他们请教，必要时使出绝招让他们教你！"另一位先驱者说："只管去做，克服一切障碍去做，是专业人士，你必须为自己和患者谋利益。"许多先驱者描述了导师的重要性，导师可以教他们信息学或计算机技术，但将新知识应用于改善护理工作仍取决于他们自己。不可否认的是，导师在倾听、交换意见、与他人建立联系、新方向上提供支持等方面是无价的。人脉是先驱者们提到的另一个重要主题。属于专业组织，特别是跨专业组织，是成功的关键。在会议上，先驱者们互相交流思想，向他人学习哪些方法有效，更重要的是知道哪些方法无效。他们强调参加组织会议这类社交活动的重要性，通过参加会议可以建立稳固的关系，以便在将来呼吁同事进一步建立社交网络并交换意见。

护理信息学的发展并非毫无阻力，在促进护士加入影响卫生政策决定的组织方面（如加入美国国家卫生委员会的技术政策和标准委员会）做出了重大努力。护理先驱们通过卫生政策和资金支持，影响了信息学作为一门专业的演变，使其从粒度级数据发展成一个专业从而形成了这门不断发展和高度可见的护理专业。

（二）近代委员会活动

护理信息学历史研究项目继续作为 AMIA-NIWG 的活动委员会。在 5 年多时间里成立了一个新委员会，新主席是 Juliana J. Brixey。他们每月召开的会议形成了若干新举措，以推进该领域发展。新委员会制订的年度目标与 AMIA-NIWG 保持一致。已达成的重要目标包括：先驱们主要著作列表，11 位没有参与采访录像的先驱们的传记摘要，一个附加的视频库，《护理计算机系列》（*Computers in Nursing Series*），以及网站上 Harriett Werley 博士的传记摘要。

此外，委员会成员还致力于通过出版物和在不同场所向护士进行讲座来传播知识。例如，Newbold 在每一次护理信息学新兵训练营上提供先驱者的概述讲解，并被邀请作为许多护理活动的主讲者。此外，Newbold 和 Brixey 还在各种国家和国际信息技术及护理信息会议上进行壁报展示。

2014 年，历史研究委员会的一项重大成就是，为得克萨斯医学中心图书馆的 John P. McGovern 历史收藏和研究中心创建了护理信息学历史收藏馆，该项目由得克萨斯大学休斯顿生物医学信息学学院（School of Biomedical Informatics at Houston，SBMI）赞助。有兴趣探索先驱者历史的人都可以参观这些收藏品。通过护理信息学先驱们的慷慨捐赠，这些藏品不断增加。图书馆接受书籍、期刊和其他出版物，同时也接受技术类资料，如 CD、DVD、缩微胶片、通信、专业会议资料和其他任何可以代表护理和计算机（包括 IT）进步的宝贵资料。

四、结论

在过去的 50 年里，计算机及随之而来的信息技术在医疗保健行业崭露头角。医院开始使用计算机作为更新纸质病历的工具。医疗保健机构的计算机系统提供了在患者护理中进行评估、记录、处理和沟通所需的信息管理功能。从此，"人机"交互护理和计算机成为一种新的、持久的共生关系（Blum，1990；Collen，1994；Kemeny，1972）。

本章从信息学先驱的角度对信息学发展史进行了描述。完整的视频、音频和文字记录可在美国医学信息学协会网站（www.amia.org/niwg-history-page）上找到。在过去的50年里，护士一直在使用并致力于改进处于发展中的HIT或EHR系统，以改善护理实践。为了建立护理实践和教育标准，规范专业术语，创建电子健康档案标准结构，以及为电子信息交换创造统一标准，许多组织应运而生。本章重点介绍了几个关键组织。

最后一部分着重于讲述护理信息学中的里程碑事件，包括国家和国际会议、专题讨论会、讲习班及对护士计算机素养做出贡献的组织举措，如表1-1所示。各种会议的成功和护理文章、期刊、书籍和与这个主题相关的文献的出现，是护士有强烈兴趣学习更多计算机和信息技术的体现。这些进展奠定了护理信息学作为一个新兴的ANA护理专业的地位，并为21世纪的护理改革提供了动力。

本章重点介绍了相关事件的历史日期及涉及的主要先驱者，这有助于我们更好地理解信息技术和（或）护理信息学是何时以及如何融入护理专业的（表1-1）。在《护理信息学基础》（Saba和McCormick，2015）第6版中"护理信息学的历史视角"（Saba和Westra，2015）章节中也对此进行了整理和描述。在第7版中，主要里程碑事件更新如表1-1所示。里程碑事件按时间顺序列出，包括首次参与事件的主要护理信息学先驱者或专家，以及第一次发生的关键事件（可能正在进行）。这期间可能还有许多其他事件发生，但此表格代表了护理信息学专业发展最完整的历史。

目前护理信息学社区参与了几个关键的活动，其中大部分活动每年举行一次。会议、专题讨论会、研究机构和研讨会为护理信息学新手和专家提供了一个建立网络并分享他们经验的机会，还提供了这个不断变化的领域的最新信息、最新展品和相关演示，如表1-3中所示。

表1-3　护理信息学的活动和会议

会议和研讨会
- 美国医学信息学协会年度研讨会
  - 护理信息学研讨会
  - 护理信息学工作组会议
  - Harriet Werley 奖
  - Virginia K. Saba 奖
- 美国医疗卫生信息和管理系统协会年会和展览
  - 护理信息学研讨会
  - 护理信息学特别工作组会议
  - 护理信息学领导力奖
- 马里兰大学护理信息学暑期研修班，巴尔的摩市，马里兰州（年度）
- 美国护理学会年会
  - 护理信息专家小组会议
- Sigma Theta Tau 国际会议：每年2次
  - Virginia K. Saba 护理信息学领导力奖（每年2次）
  - 技术奖；信息资源（每年1次）
- 国际医学信息学协会（IMIA/NI-SIG）护理信息学特别兴趣小组会议：每年3次
  - 2014年开始改为每年2次
- 国际医学信息学协会会议：每3年1次
  - 护理会议和相关论文
- 明尼苏达大学护理知识大数据科学倡议年会，明尼阿波利斯，明尼苏达州
- 新英格兰护理信息学年度会议
- 新英格兰护理信息学联盟会议

专业委员会
- 美国护士协会
  - 护理信息数据库指导委员会
- 美国全国护理联盟
  - 教育技术和信息管理咨询委员会
- 美国护理学会
  - 护理信息专家小组
- 美国医学信息学协会
  - 护理信息学工作组

资格证书 / 认证 / 奖学金
- 美国护士协会；美国护士资格认证中心
  - 信息护理认证
- 美国医疗卫生信息和管理系统协会
  - 医疗信息和管理系统专业认证

致谢

感谢第 5 版第 3 章"历史视角下的电子健康档案"的作者 Patricia B. Wise，该章的内容已被整合到本章中。

自测题

1. 在 20 世纪 70 年代，以下哪个被认为是第一个用于记录护理实践的主要临床信息系统？

   A. Technicon 数据系统

   B. 美国国家医学图书馆词表

   C. PLATOU.S.ANC 教育研讨会

   D. 以上皆是

2. 以下哪个是 20 世纪 80 年代护理、计算机和（或）护理信息学最重要的里程碑事件？

   A. 互联网是为公众使用而出现的

   B. 美国军队在欧洲召开了一次国际计算机会议

   C. 美国护士协会批准成立护理计算机应用委员会

   D. 出现了记录护理实践的生理监测系统

   E. 以上皆是

3. 20 世纪 90 年代信息学最重要的里程碑事件是什么？

   A. 在"计算机在医疗保健中的应用研讨会"上发表了第一篇护理论文

   B. 通过《经济和临床健康卫生信息技术法案》

   C. 美国护士协会认可最初 4 个护理术语

   D. 美国全国护理联盟通过护理信息学标准

   E. 以上皆是

4. 以下哪个是 21 世纪医疗保健信息学的重要里程碑事件？

   A. 条形码技术出现

   B. 射频识别技术出现

   C. 美国国家卫生信息技术协调员办公室成立

   D. 推行"有效使用"计划

   E. 以上皆是

5. 以下哪个是护理信息学历史研究项目中出现的最重要的事件之一？

   A. 护理先驱的录像

   B. 美国国家医学图书馆的护理信息学先驱历史馆藏

   C. 美国全国护理联盟的护理信息学互动教育光碟

   D. 护理信息学导师标准

   E. 以上皆是

6. 从护理信息学先驱们的采访中我们了解到了什么？

   A. 护理信息学可以让护理实现清晰可见的愿景

   B. 主要通过实践经验学习护理信息学相关知识和技术

   C. 医疗保健系统的发展需要考虑纳入护理信息学

   D. 护理信息学是一个新兴的护理专业

   E. 以上皆是

7. 美国护士协会护理信息学实践的范围涉及什么？

   A. 护理流程

   B. 护理研究、管理、教育和实践的标准

   C. 护理信息学教育规范

   D. 护理信息学术语

   E. 以上皆是

8. 什么历史事件引发了对基于计算机的患者记录系统的需求？

   A. 美国国家医学研究院建议成立 CPR 机构

   B. 美国护士协会建议成立国际电子病历协会

   C. 美国国家生命健康统计标准委员会提出护理信息学技术标准

   D. Davies 卓越成就奖标准

   E. 以上皆是

9. 建议将以下哪些护理软件集成到电子健康档案系统中？

A. SNOMED-CT 批准的 HHS 护理术语

B. 护理流程框架

C. 护理计划体例

D. 以上都是

10. 以下哪项可为新兴的护理信息学教育计划所用？

A. 护理信息学教材

B. 美国护士协会护理信息学认证标准

C. 护理信息学标准

D. 美国全国护理联盟互动视频和（或）光碟

E. 以上皆是

答案

1. A　　2. C　　3. C　　4. A　　5.B

6. E　　7. A　　8. A　　9. A　　10. E

参考文献

[1] American Association of Colleges of Nursing. (2008, October). *The essentials of baccalaureate education for professional nrsing practice*. Retrieved from http://www. aacn.nche.edu/education/essentials.htm.

[2] American Nurses Association. (1997). *NIDSEC standards and scoring guidelines*. Silver Springs, MD: ANA. Retrieved from http://ana.nursingworld.org/DocumentVault/NursingPractice/NCNQ/meeting/ANA-and-NIDSEC.aspx.

[3] American Nurses Association. (2008). *Scope and standards of nursing informatics practice*. Washington, DC: ANA.

[4] American Association of Nurses. (2010). *Nursing informatics: scope & standards of practice*. Washington, DC: ANA.

[5] Aydin, B., & Beruvides, M. G. (2014). Development of a decision tool for usability cost justification. *Proceedings of the 2014 Industrial and Systems Engineering Research Conference. Retrieved from:* https://publons.com/journal/35982/proceedings-of-the-2014-industrial-and-systems-eng

[6] Bakken, S. (2006). Informatics for patient safety: A nursing research perspective. *Annual Review of Nursing Research, 24*, 219-254.

[7] Bakken, S., Stone, P. W., & Larson, E. L. (2012). A nursing informatics research agenda for 2008-2018: Contextual influence and key components. *Nursing Outlook, 60*, 28-29.

[8] Bitzer, M. (1966). Clinical nursing instruction via the Plato simulated laboratory. *Nursing Research, 15*(2), 144-150.

[9] Blackmon, P. W., Mario, C. A., Aukward, R. K., Bresnahan, R. E., Carlisle, R. G., Goldenberg, R. G., & Patterson, J. T. (1982). *Evaluation of the medical information system at the NIH Clinical Center. Vol 1, Summary of findings and recommendations* (Publication No. 82-190083). Springfield, VA: NTIS.

[10] Blum, B. I. (1990). Medical informatics in the United States, 1950-1975. In B. Blum, & K. Duncan (Eds.), *A History of Medical Informatics* (pp. xvii). Reading, MA: Addison-Wesley.

[11] Burchan, A., Mario G., & Beruvides, M. G. (2014). Development of a decision tool for cost justification of software usability. *International Journal of Information Technology and Business Management*, 24-28, 45-73. Retrieved from http://www.jitbm.com/JITBM%2028%20 VOLUME.html

[12] Clarke, S. F., & Foster, J. R. (2012). A history of blood glucose meters and their role in self-monitoring of diabetes mellitus. *British Journal of Medical Science, 69*(2), 83-93.

[13] Coenen, A., McNeil, B., Bakken, S., Bickford, C., & Warren, J. J. (2001). Toward comparable nursing data: American Nurses Association criteria for data sets, classification systems, and nomenclatures. *CIN: Computers, Informatics, Nursing, 19*, 24-28.

[14] Collen, M. F. (1994). The origins of informatics. *Journal of the American Medical Informatics Association, 1*(2), 91-107.

[15] Collen, M. F. (1995). *A history of medical informatics in the United States, 1950 to 1990*. Bethesda, MD: American Medical Informatics Association.

[16] Delaney, C.W., & Weaver, C.A. (2018, Dec.). Nursing knowledge and the 2017 Big Data Science Summit: Power of partnership. *CIN: Computers, Informatics, Nursing, 35*(2), 615-616.

[17] Dick, R. S., & Steen, E. B. (Eds.). (1991). *The computer-based patient record: an essential technology for healthcare*. Washington, DC: National Academy Press.

[18] Gallagher, L. A. (2010). Revising HIPAA. *Nursing Management, 41*(4), 34-40.

[19] Grissinger, M. (2012). Safeguards for using and designing automated dispensing cabinets. *Pharmacy & Theraputics, 37*(9), 490-491, 530. Retrieved from https://www.ncbi. nlm.nih.gov/pmc/articles/PMC3462599/

[20] The Health Information Management Systems Society (HIMSS). (2019). What is EHR usability: EHR usability101. Retrieved from https://www.himss.org/what-ehr-usability

[21] Hobbs, J. (2011). Political dreams, practical boundaries: The case of the Nursing Minimum Data Set, 1983-1990. *Nursing History Review, 19*(2011), 127-155.

[22] Kemeny, J. G. (1972). *Man and the computer*. New York, NY:Charles Scribner.

[23] Merit-Based Incentive Payment System (MIPS). (2019). What's the Merit-based Incentive Payment System (MIPS). Retrieved from https//www.aafp.org/practicemanagement/payment/medicare-payment/mips.html

[24] National Institute of Standards and Technology (NIST). (n.d.). *Health IT usability*. Retrieved from https://www.nist.gov/programs-projects/health-it-usability

[25] Newbold, S. K., Berg, C., McCormick, K. A., Saba, V. K., & Skiba, D. J. (2012). Twenty five years in nursing informatics: A SILVER pioneer panel. In P. A. Abbott, C. Hullin, S. Bandara, L. Nagle, & S. K. Newbold (Eds.), *Proceedings of the 11th International Congress on Nursing Informatics, Montreal, QC, Canada*. Retrieved from http://knowledge. amia.org/amia-55142-cni2012-1.129368?qr=1

[26] Nicoll, L. H. (1998). *Computers in nursing: Nurses' guide to the Internet* (2nd ed.). New York, NY: Lippincott.

[27] NINR Priority Expert Panel on Nursing Informatics. (1993). *Nursing informatics: enhancing patient care*. Bethesda, MD: U.S. Department of Health and Human Services, U.S. Public Health Services, National Institutes of Health.

[28] Office of the National Coordinator for Health Information Technology (ONC). (2019). *2019 Interoperability standards advisory*. Retrieved from https://www.healthit.gov/isa/section-i-vocabularycode-setterminology-standardsand-implementation-specifications

[29] Ozbolt, J. G., & Bakken, S. (2003). Patient-care systems. In E. H. Shortliffe, L. E. Perreault, G. Wiederhold, & L. M. Pagan (Eds.), *Medical informatics computer applications in healthcare and biomedicine series: Health informatics* (2nd ed., pp. 421-442). New York, NY: Springer.

[30] Parker, M., Ausman, R. K., & Ovedovitz, I. (1965). Automation of public health nurse reports. *Public Health Reports, 80*, 526-528.

[31] Public Health Service. (1976). *State of the art in management information systems for public health/community health agencies*. Report of the Conference. New York, NY: National League of Nursing.

[32] Rajecki, R. (2008). eICU: Big brother, great friend: Remote monitoring of patients is a boon for nurses, patients, and families. *RN, 71*(11), 36-39.

[33] Romano, C., McCormick, K., & McNeely, L. D. (1982). Nursing documentation: A model for a computerized data base. *Advances in Nursing Science, 4*(2), 43-56.

[34] Saba, V. K. (1995). A new nursing vision: The information highway. *Nursing Leadership Forum, 1*(2), 44-51.

[35] Saba, V. K. (1996). Developing a home page for the World Wide Web. *American Journal of Infection Control, 24*, 468-470.

[36] Saba, V. K., & McCormick, K. A. (2015). *Essentials of nursing informatics* (6th ed.). New York, NY: McGraw-Hill.

[37] Saba, V. K., & Westra, B. L. (2011). Historical perspectives of nursing and the computer. In V. K. Saba, & K. A. McCormick (Eds.), *Essentials of nursing informatics* (6th ed., pp. 11-29). New York, NY: McGraw-Hill.

[38] Saba, V. K., & Westra, B. L. (2015). Historical perspectives of nursing and the computer. In V. K. Saba & K. A. McCormick (Eds.), *Essentials of nursing informatics* (6th ed., pp. 3-22). New York, NY: McGraw-Hill.

[39] Saba, V. K., & Whittenburg, L. (2015). Appendix A: Overview of the Clinical Care Classification (CCC) System. In V. K. Saba, & K. A. McCormick, (Eds.), *Esstentials of nursing informatics*. (6th ed., pp. 833-853). New York, NY: McGraw-Hill.

[40] Sackett, K. M., & Erdley, W. S. (2002). The history of healthcare informatics. In S. Englebardt, & R. Nelson (Eds.), *Healthcare informatics:an interdisciplinary approach* (pp. 453-476). St. Louis, MO: Mosby.

[41] Sherman, R. (1965). Computer system clears up errors, lets nurses get back to nursing. *Hospital Topics, 43*(10), 44-46.

[42] Shortliffe, E. H., Perreault, L. E., Wiederhold, G., & Pagan L. M. (Eds.). (2003). *Medical informatics computer applications in healthcare and biomedicine* (2nd ed.). New York, NY: Springer.

[43] Sparks, S. (1996). Use of the Internet for infection control and epidemiology. *American Journal of Infection Control, 24*, 435-439.

[44] Techopedia. (2019). Moore's Law. Retrieved from https://www.techopedia.com/definition/2369/moores-law

[45] Westra, B. L. (2009). Radio frequency identification—Will it reach a tipping point in healthcare? *American Journal of Nursing, 109*(3), 34-36.

[46] Westra, B. L., Delaney, C. W., Konicek, D., & Keenan, G. (2008). Nursing standards to support the electronic health record. *Nursing Outlook*, 56, 258.e1-266.e1.

[47] Westra B. L., & Newbold S. K. (2006). American Medical Informatics Association Nursing Informatics History Committee. *CIN: Computers, Informatics, Nursing, 24*:113-116.

[48] Wideman M. V., Whittler M. E., & Anderson T. M. (2005). Barcode medication administration: Lessons learned from an Intensive Care Unit implementation. In K. Henriksen, J. B. Battles, & E. S. Marks, et al. (Eds.), *Advances in patient safety: From research to implementation (Vol 3: Implementation issues)*. Rockville, MD:Agency for Healthcare Research and Quality. Retrieved from https://www.ncbi.nlm.nih.gov/books/NBK20569/

[49] Wolkodoff, P. E. (1963). A central electronic computer speeds patient information. *Hospital Management, 96*, 82-84.

[50] Zielstorff, R., McHugh, H., & Clinton, J. (1988). *computer design criteria for systems that support the nursing process*. Kansas City, KS: American Nurses' Association Council on Computer Applications in Nursing.

相关资源

[1] American Association of Colleges of Nursing. (2006, October). *The essentials of doctoral education for advanced nursing practice*. Retrieved from http://www. aacn.nche.edu/education/essentials.htm

[2] American Association of Colleges of Nursing. (2011). *The essentials of master's education for professional nursing practice*. Retrieved from http://www.aacn.nche.edu/ education-resources/MastersEssentials11.pdf

[3] Branchini, A. Z. (2012). *Leadership of the pioneers of nursing informatics: A multiple case study analysis*. Doctoral Dissertations. Paper AAI3529472. Retrieved from http://digitalcommons.uconn.edu/dissertations/AAI3529472

[4] Hammond, W. E. (1994). The role of standards in creating a health information infrastructure. *International Journal of Bio-Medical Computing, 34*, 29–44.

[5] Humphreys, B. L., & Lindberg, D. A. B. (1992). The unified medical language system project: A distributed experiment in improving access to biomedical information. In K. C. Lun, P. DeGoulet, T. E. Piemme, & O. Reinhoff (Eds.), *MEDINFO 92: Proceedings of the Seventh World Congress of Medical Informatics* (pp. 1496–1500). Amsterdam: North-Holland.

[6] International Council of Nursing & International Health Terminology Standards Development Organisation. (2010, June). Harmonization [Press Release]. *ICN Bulletin,* p. 2.

[7] International Standards Organization (ISO). (2010). *Ergonomics of Human-System Interaction – Part 210: Human-centered Design for Interactive Systems*. ISO 9241-210. Retrieved from https://www.nist.gov/programs-projects/health-it-usability

[8] Newbold, S., & Westra, B. (2009). American Medical Informatics Nursing Informatics History Committee update. *CIN: Computers, Informatics, Nursing, 27*, 263–265.

[9] Saba, V. K. (1998). Nursing information technology: Classifications and management. In J. Mantas (Ed.), *Advances in health education: A nightingale perspective*. Amsterdam: IOS Press.

[10] Van Bemmel, J. H., & Musen, M. A. (Eds.). (1997). *Handbook of medical informatics*. Germany: Springer-Verlag.

[11] World Health Organization. (1992). *ICD-10: international statistical classification of diseases and health related problems*. Geneva: WHO.

第2章 计算机系统基础：硬件
Computer Systems Basics—Hardware

Mary L. McHugh **著**

陈秀文 **译**　张琼 吴颖 **校**

学习目标

- 识别计算机的基本硬件组件。
- 列出连接到大多数计算机的关键外围设备。
- 描述中央处理单元的4个基本操作。
- 解释如何测量计算机的功率。
- 描述常见的计算机输入、输出和存储设备。
- 列出6种类型的计算机名称，并描述它们的区别。
- 描述计算机网络硬件设备及其功能。

关 键 词

CPU；主板；内存；外围设备；硬件

一、概述

本章涵盖了计算机硬件的各个方面：使计算机完成其工作的组件及其功能，以及各种类型的计算机及其特性；基本的计算机概念，以及用于通信、存储和处理数据的设备和媒体。为了解计算机如何处理数据，有必要研究组成计算机硬件的组件和设备。

计算机是一种机器，它使用电子元件和对元件的指令来执行计算及重复复杂的程序，从而处理文本，并且操控数据和信号。今天，在人们生活的大多数领域都会遇到计算机处理器。从杂货店到社区的电网，从核电站到一个州的投票机，从输液泵到生理监测仪，从病历系统到放射机器和其他诊断设备，计算机处理器的应用如此广泛，以至于今天的社会没有它们就无法运转。

事实上，社会已经如此依赖于计算机处理，以至于专注于打击恐怖主义的美国国家机构的一个主要担忧是美国社会基础设施的脆弱性（Derene，2019）。不仅电网（控制全国所有社区的电力流动）主要由计算机系统控制，还有水、污水处理设施、金融网络、天然气和石油管道、大部分军事（包括核弹头目标）和几乎所有美国工业，包括医疗设施，都由计算机系统控制。也许计算机对我们生活影响的最好例子是，可能有人利用（或者可能已经使用）入侵投票机来影响美国的选举，许多人对此表达深切担忧。鉴于计算机在维护社会方面的本质，今天的护士应该了解计算机组件的基本知识及它们是如何工作的。

二、硬件组件

计算机硬件被定义为计算机的所有物理组件。计算机的基本硬件构成了计算机的结构，包括电子电路、微芯片、处理器、随机存取存储器（random access memory，RAM）、只读存储器（read-only memory，ROM）、BIOS 芯片及显卡和声卡。这些组件被连接到一个被称为主板的组件上。主板是计算机的"内脏"。它是一块方形或矩形的方板，由玻璃纤维或耐热塑料等非导电材料制成。主板由用树脂密封的材料层组成，并用铜箔片"印刷"的材料层组成（Oettinger，2016；Padilla，2019）。铜束看起来有点像螺纹线路，并且是相互连接的，因此电脉冲可以发送到整个主板。铜质线路创造了一个电路系统（脉冲传输的路径），它最大限度地提高了将电脉冲传输到焊接于主板上的各种组件上的速度。

可能位于计算机机箱内但不属于结构部分的设备通常包括主存储设备（通常是内部硬盘驱动器、光驱或固态驱动器）、冷却系统（包括散热器和风扇）、调制解调器、以太网连接器、通用串行总线（universal serial bus，USB）连接器和多格式媒体读卡器。此外，连接到计算主机箱外部的设备是系统硬件的一部分。这些设备包括输入和输出设备，如键盘、显示器（带或不带触摸屏）、鼠标、打印机、扫描仪和传真。它们还包括存储组件，如外部数据存储设备、U 盘、软盘驱动器和磁带驱动器。大多数个人计算机系统也

有声音和视频系统，包括麦克风、扬声器、低音炮、耳机和摄像机。通常，计算机系统由许多不同的组件组成，使用户能够与计算机通信，并与其他计算机通信进行工作。组成一个计算机系统的所必需的和可选的硬件项目的组合称为其配置。当计算机被出售时，许多关键组件都被放置在一个硬质塑料外壳或机箱内，这被称为盒子。通常从外部看到的是盒子（图 2-1），其中包含内部组件及键盘、鼠标、扬声器、显示器和打印机等外围设备。

20 世纪后期计算机硬件的进步和 21 世纪的继续发展，使卫生保健行业发生了许多变化。第一个被修改的业务流程包括特殊的管理功能，如财务、工资和账单。后来，计算机和相关的软件程序被开发出来，以协助医院的病床分配、护士人员配备和调度支持，以及基于计算机进行制图。今天，医院的许多通信过程都是基于计算机的，包括支持患者与系统通信的程序（通常称为患者门户），从实验室、放射科、药房和饮食中心订购，以及所有其他支持患者护理的服务的订购。

微型化和计算机成像领域的重大进步使放射科发生了令人难以置信的变化，不仅可以实现内部结构的无创可视化，甚至可以实现代谢和运动功能的可视化（Cammilleri 等，2019；Falke 等，2013；Gropler，2013；Hess、Ofori、Akbar、Okun 和 Vaillancourt，2013；Ishii、Fujimori、

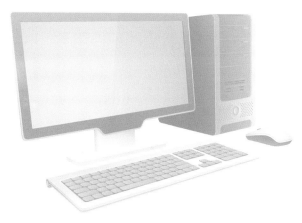

▲ 图 2-1 台式计算机

Kaneko 和 Kikuta，2013；Modesti，2018；O'Neill 等，2018；Suff 和 Waddington，2017）。计算机增强型手术器械使外科医生能够插入内镜工具，从而实现可视化和精确切除病变组织，最大限度地减少对健康组织的损伤，并使患者无瘢痕（Botta 等，2013；Gumbs 等，2009；Roner 等，2019；Vilmann 等，2019）。手术中的虚拟现实程序和机器人技术极大地提高了手术的范围和复杂性，从而现在可以进行微创手术（Quero 等，2019）。因此，许多手术消除了对皮肤、皮下组织、肌肉和器官的巨大损伤。今天，数百万以前需要在医院里数周才能从器官和骨骼的大手术中恢复过来的患者，可以在手术当天或 1～2 天内出院。

计算机在整个医疗保健行业中无处不在。它们的应用预计将继续扩大，从而提高医疗保健质量，同时降低一些成本。最重要的是，计算机在医疗保健中的应用将极大地扩展从业者的诊断和治疗能力，并扩大医疗服务对象的诊断和治疗选择。计算机可实现远程可视化并与偏远地区的患者进行交流。远程医疗现在被用来减少距离和地点对医疗保健可及性和可用性的影响（Baroi、McNamara、McKenzie、Gandevia 和 Brodi，2018；Evans、Medina 和 Dwyer，2018；Raikhelkar 和 Raikhelkar，2019）。在 COVID-19 疫情期间，通过远程医疗预约，患者和医疗服务提供者的安全得到了加强，且患者不需亲自到场。如果没有计算机硬件方面的巨大进步，这些变化都不可能发生。

三、机算机所需的硬件组件

任何计算机的核心都是主板（图 2-2），主板是一种由坚固或柔性的非导电材料制成的薄薄的平板，上面安装了计算机的内部组件，如印刷电路、芯片、插槽等。主板是由非导电性的塑料或玻璃纤维材料制成的。铜（或其他金属）导线（电路）被嵌入板中。主板有孔或穿孔，通过这些孔可以固定组件，以便它们通过电路传输数据（图

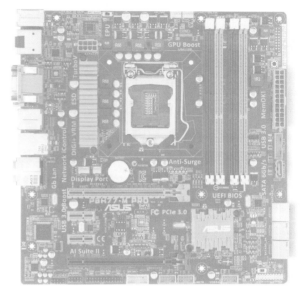

▲ 图 2-2　主板

2-3）。一般情况下，一侧看起来像一个带有尖锐突起的焊接金属轨迹的迷宫（这是粘贴在主板上的芯片和其他组件附件）。主板上包含微芯片（包括 CPU）、线路和用于添加组件的插槽。主板上组件的具体设计（特别是中央处理器和其他微处理器）构成了计算机架构的基础。

计算机的一个关键组件被称为 BIOS 芯片，是基本输入 / 输出系统（basic input/output system，BIOS）的缩写。BIOS 本身是一个存储在主板芯片上的永久（非易失性）计算机程序。该芯片能够控制计算机的几个基本操作，包括启动、对系统进行自检以确保操作系统能够运行，以及与输入和输出设备进行通信。如果它出现故

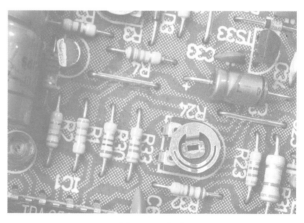

▲ 图 2-3　电路板

障，计算机甚至不会"启动"，以致用户无法输入命令。它可能会显示一些错误信息，但计算机不会运行，因为 BIOS 是加载操作系统的工具，而没有操作系统，计算机根本不会运行。

尽管大多数计算机拥有更多的附加组件，但一台计算机由 4 个基本组件组成。在最基本的情况下，一台计算机必须由主板上的印刷电路和插槽的通信总线、CPU、输入和输出控制器及存储媒介组成。主板的存储媒介被称为内存。内存包括计算机内部或主要工作存储器的位置。内存由寄存器（少量非常高速的内存位置）、计算机放置正在处理的程序和数据的主要存储区域的 RAM 和高速缓存（存放最近访问的数据的小型内存存储区域）组成。

（一）存储器

存储器是指计算机主板上的电子存储设备或芯片。计算机中储存器有 3 种主要类型。它们是 RAM、ROM 和缓存。

1. 随机存取存储器

随机存取存储器是指用于主存储的工作存储器。它被 CPU 和其他处理器用作临时存储器，用以保存处理器正在使用的数据和命令。RAM 也被称为主存储器，可以被反复访问、使用、更改和写入。RAM 是 CPU 可用于所有处理应用程序的工作区域。当用户点击一个程序图标时，如一个文字处理程序，计算机会将程序的全部或部分加载到 RAM 中，以便可以非常快速地访问它。它保存用户程序所做的工作，直到用户将工作保存在永久存储上或丢弃它。RAM 是计算机的永久性组成部分。因为当计算机关闭时，RAM 中的所有内容都会卸载（丢失），所以 RAM 被称为易失性内存储器。用户在他们的计算机上安装工作或游戏的计算机程序存储在如硬盘驱动器之类的媒介上。它们不是计算机本身的组件，如果需要，可以由用户更换。从硬盘运行程序将是一个非常缓慢的过程，因此一部分程序会根据需要从速度更快的 RAM 中加载和卸载。当用户关闭程

序或关闭计算机时，它们会被卸载。每当关闭计算机电源时，RAM 中的内容都会被删除。因此，当计算机再次打开时，RAM 已为新程序做好了准备。

2. 只读存储器

只读存储器是计算机中的一种永久存储形式。它携带着允许计算机被启动的指令和其他基本的机器指令。它的编程由制造商存储在 ROM 芯片上，用户不能更改。这意味着 ROM 中的数据和程序只能由计算机读取，而用户不能删除或更改。因此，ROM 芯片被称为固件（与程序员可以更改的软件相反）。ROM 通常包含 CPU 的控制单元用于监督计算机功能的程序。在微型计算机中，这也可能包括用于将计算机的高级编程语言翻译为机器语言（二进制代码）的软件程序。ROM 存储器永远不会被删除。

3. 缓存

缓存是 RAM 的一种较小形式。它的目的是通过将经常被调用（使用）的数据和命令存储在一个小的、快速访问的存储器位置来加快处理速度。要了解高速缓存是如何工作的，可以想想外科护理单位。在 20 世纪 80 年代之前，许多医院的护理病房并没有很多输液泵。输液泵通常存放在中央供应部门，通常在很远的地下室。每当护士需要一个泵（当时只用于特别危险的静脉注射药物）时，护士就必须去中央供应部门去取。当患者不再需要时，就将输液泵送回中央供应部门。这个缓慢的过程类似于没有缓存的系统。因为存储空间总是有限的，所以在单位很少使用泵的时候，这是一个很好的系统。然而现在，临床实际和患者敏锐的变化导致需要为每位患者使用一个或多个输液泵。新计划是在每张床上至少配备一个，并在护理室的存储区配备额外的输液泵，以便附近始终有泵。这个系统对于护士来说效率更高。将泵放在床边（及在附近存放泵的空间）大大减少了护士在需要时获取泵所需的时间。很少使用的设备仍然经常存放在中央供应部门，但经常需要的物品必须存放在附近的存储室中，

以便快速有效地取回。这类似于缓存。在高速缓存发展之前，所有信息都必须从硬盘驱动器甚至软盘中获取，然后存储在 RAM 中。为了处理所有工作，处理器必须将信息移入和移出 RAM（并返回硬盘驱动器），以便管理所有来自程序及其输出的所有数据。鉴于 RAM 很大，计算机需要更多时间来搜索 RAM 以找到所需的部分。缓存比 RAM 小得多，因此从缓存中获取所需的时间比从 RAM 中获取所需的时间少得多。将经常使用的信息保存在高速缓存中，可以大大减少在内存位置之间移动数据所需的时间。这是提高计算机速度的一种相对便宜的方法。

（二）输入和输出

要完成工作，计算机必须有一种从外部接收命令和数据的方法，并有报告其工作的方法。主板本身无法与用户进行通信。然而，当它有插槽和电路板，就允许 CPU 与外部世界通信。输入和输出设备被连接到一个插入计算机插槽或电路板的控制器上。有些设备可以作为输入和输出设备，接收和存储信息，并将其程序发送到计算机本身。

1. 输入设备

这些设备允许计算机从外部世界接收信息。最常见的输入设备是键盘和鼠标。其他常见的护理工作站包括触摸屏、光笔、麦克风和扫描仪。触摸屏实际上是一个输入和输出设备的组合。当屏幕的某个特定部分被按下或触摸时，电子设备可以让计算机"感知"。通过这种方式，用户可以将信息输入到计算机中。触摸屏会向用户显示信息，就像任何电脑显示器一样。光笔是一种连接在计算机上的设备，它有特殊的软件，允许计算机感知光笔何时聚焦在屏幕的指定部分。它允许比触摸屏更小的屏幕位置鉴别。对于触摸屏和光笔，软件都将用户识别的屏幕位置的含义解释为程序。还有许多其他的输入设备。一些设备用于安全保护，可以检测用户的指纹、视网膜印、声印或其他个人独特的物理特征，以识别已获准使用该系统的用户。

在卫生保健计算机中，许多医疗设备用作输入设备。例如，放置在患者身体上的电极为计算机化的生理监测器提供输入。放置在患者手指上的血氧仪使用光波来检测发送到计算机的脉冲，然后将其解释为血液中的氧含量。语音系统允许护士对着麦克风（输入设备）说话，以记录数据、提交实验室指令或从计算机请求信息。在放射学领域，当今大多数机器将来自 X 线机的数字图像输入计算机，而不是将它们存储在射线胶片上。事实上，最先进的成像机器，如计算机轴位断层扫描（computerized axial tomography，CAT）和医学磁共振成像（medical resonance imaging，MRI）机器，如果没有计算机技术就不可能存在。

2. 输出设备

这些设备允许计算机将其结果报告给外部世界。输出设备被定义为将计算机信息转换为人或其他机器可用的东西的任何设备。输出的形式可以是文本、数据文件、声音、图形或向其他设备发送的信号。最明显的输出设备是监视器（显示屏）和打印机。其他常用的输出设备包括存储设备，如 USB 驱动器（也称为闪存或拇指驱动器）和光学媒介。在卫生保健环境中，各种医疗设备都可以作为输出设备。心电监护仪是记录和显示心律模式的输出设备，当满足某些条件时启动警报。容积式输液泵输出包括注入患者体内的液体和屏幕上显示的图像。泵根据护士输入的命令输送特定容积的静脉输液，以便在正确的时间段内注入所需的液体量。

（三）存储媒介

存储器包括主存储器，但也包括存储程序和数据的外部设备。最常见的存储设备是计算机的硬盘驱动器。其他常见媒介包括外接硬盘驱动器、闪存驱动器、读 / 写数字多功能磁盘（digital versatile disk，DVD）和光盘（compact disk，CD）。硬盘驱动器和软盘都是磁性存储媒介。DVD 和 CD-ROM 是一种光存储器。光学媒介是通过激光的"眼睛"而不是磁来读取的。

1. 硬盘驱动器

这是一个外围组件，具有非常高的速度和密度（图 2-4）。也就是说，它是一种非常快的存储和检索数据的方法，而且与一些其他类型的存储相比，它具有很大的存储容量。硬盘是许多个人计算机的主要存储设备，通常都装在其他内部硬件的机箱或盒子内。内部硬盘驱动器不是便携式的，它们直接插入主板。硬盘驱动器的存储容量已经增加，并继续每隔几年呈指数级增加。2014年，大多数个人计算机出售时的存储容量在 500 千兆字节（GB）至大约 1 太字节；在 1990 年，存储容量约为 500 兆字节（MB）（表 2–1）。这增加了 1000%～2100%。在最大的计算机上，存储空间以千兆兆字节为单位进行测量（表 2–1），这是一个几乎难以想象的巨大数字。

2. USB 闪存驱动器

随着人们对越来越多的可移动存储需求的增加，U 盘的普及率也有所上升。USB 闪存驱动器实际上是一种小型、可擦除、可编程的只读存储器（erasable，programmable，read-only memory，EPROM），有点像计算机上的 ROM 芯片。它的

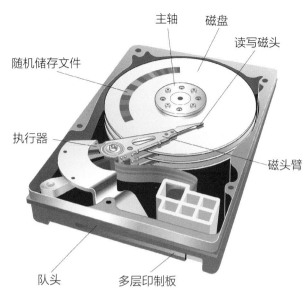

▲ 图 2-4 硬盘驱动器

功能有点像一个插入计算机 USB 端口的可移动硬盘驱动器。它有很多名字，包括笔驱动器、跳转驱动器、蓟式驱动器、口袋驱动器等。一个可以存储 4GB 的设备，售价约为 10 美元。闪存驱动器在某些情况下可以非常小，只有大约 1.27cm×2.54cm。它们也可以大得多，可以存储 128GB 或更多。

表 2–1 存储容积术语的含义

字节数	术 语	公 式	以打字页或其他方式比较的大致尺寸
1024	1K	$2^{10}≈1000$	一个单行本打字页面的 1/3
1 048 567	1M（或 MB）	$2^{20}≈1024^2$	600 页的平装书或 30s 的低清晰度视频
1 073 741 824	1G（或 GB）	$2^{30}≈1024^3$	一本百科全书或 90min 的低清晰度视频
1 099 511 627 776	1T（或 TB）	$2^{40}≈1024^4$	20 万张照片或 MP$_3$ 歌曲，10TB 等于美国国会图书馆的印刷材料
1 125 899 906 842 624	1PB	$2^{50}≈1024^5$	大约 1000 万亿字节
1 152 921 504 606 846 976	1EB	$2^{60}≈1024^6$	大约 1 万亿字节
1 180 591 620 717 411 303 424	1ZB	$2^{70}≈1024^7$	大约 1 亿兆字节或 10 亿 TB
1 000 000 000 000 000 000 000 000	1YB	$2^{80}≈1024^8$	大约 1000 的 8 次方字节或 1000ZB 或 1 万亿 TB
1 后面跟 27 个 0	1XB	$2^{90}≈1024^9$	感觉就像无限大

闪存驱动器非常可靠，体积小，可以舒适地放在裤子口袋里或挂在项链、钥匙链上。该设备插入电脑的一个 USB 端口，用户无须将内容保存到硬盘、CD-ROM 或磁盘上，只需保存到闪存盘。由于闪存驱动器可以在一个比 CD 或 DVD 小得多的包装中存储如此多的数据，这种便利性使得它对于许多用户来说值得略高的价格。当然，随着它的普及，价格也会下降。

需要注意的是，闪存驱动器并没有真正用于临床环境，至少没有用于商业或患者护理。然而，它们经常被工作人员携带，把它们插到医院的电脑上以进行个人工作。这些设备最终有可能被用来损害患者或公司的机密。护士不应该将患者或公司的机密信息保存到他们的个人闪存驱动器（或任何其他个人存储设备）上。丢失驱动器本身太容易了，并且机密信息可能会出现在任何地方！在处理纸质医疗记录时，想要对机密性造成重大风险，一个人不得不费力地将机密信息复制到一张纸上。有了电子媒介后，复制机密信息并破坏这些信息的安全是非常容易的。由于个人和公司政策及 HIPAA 隐私规则（https://www.hhs.gov/hipaa/for-professionals/privacy/index），所有护士都有责任来保护患者的机密和公司信息。

3. 光媒体

光媒体包括光盘、数字多功能光盘和蓝光光盘。CD-ROM 和 DVD 是具有更高信息密度和更高速度的硬盘。直到 20 世纪 90 年代末，CD-ROM 都是严格意义上的输入设备。它们被设计用来存储声音和数据，可容纳大约 737MB 的信息量（表 2-1），并且需要大型激光写入器来存储数据。因此，它们是只读媒体。然而，飞利浦公司在 20 世纪 80 年代开发的技术允许开发一种用户可以写入的新型 CD。这些被称为 CD-RW，意思是可擦写光盘（compact disc read-write，CD-RW）。随着技术的进步，人们希望将电影存储在计算机可读媒介上，DVD 被开发出来，它可以容纳大约 4.3GB 的信息，可以处理一部普通的 2 小时的电影。它们最初受到限制，无法处理高清电影和超过 2 小时的电影，因此媒体转向了更高存储容量的蓝光光盘。双层蓝光光盘可存储 54GB 或 4.5 小时的高清电影媒体。该技术已发展到存储 128GB 媒体的四层光盘。这个名称来源于写入媒体的激光器的蓝色和读取媒体的光学射线。

4. 其他存储设备

随着计算机在 20 世纪 90 年代成为办公室的标配，越来越多的企业和个人信息只存储在计算机上。即使保留了硬拷贝备份，硬盘驱动器上的信息丢失通常是不方便的，最糟糕的是成为一场灾难。软盘无法存储大量数据，因此人们开始寻找经济且快速的方法来备份硬盘上的信息。Zip 驱动器是一种迷你磁带设备，是一种相对快速（在当时）用于数据的备份存储形式。USB 和外置硬盘比磁带媒体更快，并取代它成为首选的备份媒体。今天，许多人购买允许他们在线备份数据的服务，这意味着数据被存储在本身具有备份设施的商用计算机上。

5. 云存储

各个供应商提供的在线存储服务的扩展是云存储。存储在"云"中的数据仍然存储在称为服务器的商业计算机上。然而，"云"是指由许多商业、联网的服务器组成的分布式系统，这些服务器通过互联网进行通信并紧密协作，以至于它们基本上可以作为一个大型系统运行。大量存储数据的服务器在实际上位于许多仓库大小的建筑物中（图 2-5）。这些数据存储站点称为数据中心。多个数据中心被连接在一起，形成云存储。对于客户来说，其优势是存储数据的安全性。所有个人拥有的存储设备都会在某个时候出现故障，人们很难记住定期备份他们的数据。结果，许多人遭受了宝贵的个人数据的丢失。由于多种安全和备份设施，云存储解决方案提供了更高的数据安全性。

云存储中的一个关键因素是冗余性。存储供应商必须维护他们所存储的数据的多个副本。如果数据中心的一台服务器发生故障（无法操作），则该服务器上的数据副本将存储在其他地方，因

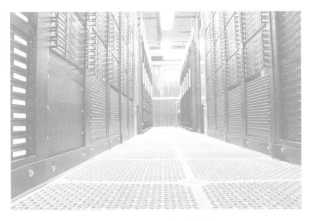

▲ 图 2-5　云存储中心

此数据不会丢失。它们可以从另一台服务器上检索到。有相当多的供应商为其客户的个人文件提供免费的云存储空间，如照片、音乐等。他们还以适度的月费或年费提供存储空间。有些连续备份数据，有些则在指定时间备份数据，通常情况下，用户可以在他或她希望时随时订购备份文件。云存储比个人硬盘或备份驱动器安全可靠得多。

大多数智能手机、平板计算机和其他便携式设备的用户将他们的数据存储在云中，这不仅是因为数据的安全性，还因为小型设备中的存储在一定程度上受到了限制。云计算允许的数据存储量超过了大多数人的个人使用需求。

四、主要计算机类型

到目前为止讨论的计算机都是通用机器，因为用户可以对它们进行编程以处理所有类型的问题，并且可以解决任何可以分解为一组逻辑顺序指令的问题。此外，还开发设计了用于仅执行极少数不同类型任务的特殊用途机器。一类特殊用途的计算机包括平板计算机、个人数字助理和智能手机。

今天，人们普遍承认5种基本类型的计算机。每一种计算机都是随着计算机行业的发展和不同的目的而开发的。计算机的基本类型包括超级计算机、大型机、微型计算机、手持机和PDA。它们在尺寸、组成、内存和存储容量、处理时间和成本上都有所不同。它们通常有不同的应用程序，并且在医疗卫生行业的许多地方应用。

（一）超级计算机

最大类型的计算机是超级计算机（图2-6）。最早的超级计算机是在1972年开发的Semour Cray，早期的超级计算机的研究、开发和生产由Cray公司或其附属公司进行（Cray Corp，2014）。超级计算机是一种面向计算的计算机，专为需要大量计算的科学应用而设计，这些计算必须以超快的速度进行处理才能发挥作用。超级计算机是真正的世界级的"数字运算器"。主要用于分析科学和工程问题，以及完成需要数百万或数十亿次计算操作和计算的任务，它们庞大而昂贵。超级计算机主要用于国防和武器装备、天气预报、高级工程和物理及其他数学密集型科学研究应用等工作。该超级计算机还为高性能计算和通信（high-performance computing and communication，HPCC）环境提供了计算能力。

（二）大型机

大型计算机是大型企业（包括医院和其他大型医疗机构）中用于处理、存储和检索数据的最常见的快速、大型和昂贵的计算机类型，是满足大中型公、私机构计算需求的大型多用户中央计算机。几乎所有大中型医院（300张病床及以上）都依靠大型计算机来处理其业务和办公

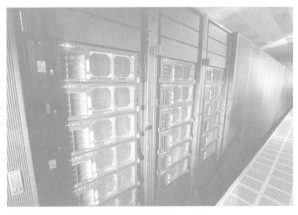

▲ 图 2-6　超级计算机大型机

室运作。他们可能将医院的电子病历（electronic medical record，EMR）也放在该计算机上，或者他们可能将主机计算分包给专业计算机系统支持供应商。

大型机用于处理大量的重复性计算，包括处理账单、工资、库存控制和商业运营计算。例如，杂货连锁店和"大卖场"商店等大批量销售企业都有跟踪所有销售交易的大型计算机。事实上，在大批量业务中处理交易的机器和软件被称为交易处理系统（transaction orocessing systems，TPS）。护士在住院护理设施中对患者的信息图表可以看作是交易。例如，护士每次记录用药清单时，该清单就会记录一种或多种药物的使用情况。该记录图表依次被传送到药房，这样库存中的药物就减少了。通常情况下，当剩余库存的数量下降到一定水平时，TPS 会自动向药店发起订单，以获得更多的药物供应。记录患者生命体征等的操作会进入该患者的医疗记录，如果患者的生命体征超出范围，可能会触发对护士的警告。例如，如果血压过高或过低，系统可能会被编程以发出警告警报，以便护士评估患者并采取适当的行动。考虑到临床设施中这类"交易"的数量，需要一台功能强大的计算机来处理所有这些交易，因此，医院的 EMR 和其他临床应用通常是通过大型计算机来处理。

大型机总是具有非常高的处理速度（以每秒数百万次进程计算，或以每秒百万条指令（million instructions per second，MIPS）计算，或以每秒浮点运算计算（floating point operations per second，FLOPS）。在更早的时候（在 2000 年之前），大型机通常几乎完全由其高处理速度来定义。然而，计算机的处理速度变化如此之快，以至于今天的大型计算机更多地由以下特征来定义，而不仅仅是处理速度。

- 具有广泛的输入和输出功能，来支持它们的多用户环境。
- 复杂的工程，支持长期稳定性和高可靠性，使这些机器能够不间断地运行几十年。

- 能够处理大容量业务事务和业务办公室操作所需的海量吞吐量。

在医院中，大型计算机经常被用于支持整个医院信息技术（hospital information technology，HIT）系统，也被称为医院信息系统（hospital information system，HIS），可从一个大型 HIT 供应商那里购买。HIT 不仅包括业务和护理操作部分，而且还支持许多临床系统。如前所述，护士在医院和其他大型医疗机构中使用应用程序来记录患者护理、获得实验室和放射学结果、记录用药医嘱和管理记录，以及执行许多其他护理记录保存和信息检索任务，通常涉及使用医院大型计算机。

几乎所有的综合医院部门都需要大量的计算机支持。通常在医院的大型计算机上有其系统部门的部分，包括实验室和放射科系统、餐饮部、入院部及其患者定位系统、药房和中央供应部门的库存控制系统。有时临床监测系统，如心脏和胎儿监测仪，以及手术信息系统可能安装在主机上，这些系统也可能驻留在它们自己独立的计算机硬件上。

今天，一般规模或大型的急症护理医院都有一个 HIT 系统，其主机的硬件配置可能位于现场（一般位于医院），也可能位于其他地方。在某些情况下，大型机不是由医院所有，而是由一个为多个客户提供大型机计算能力的计算机服务供应商所有。在这种情况下，医院的信息会被处理并存储在供应商的计算机系统上。

大型机每秒能够处理和访问数十亿（GB）的数据字符或数学计算。大型机可以同时为大量（数千个）的用户提供服务。在某些情况中，数百个工作站（输入和输出设备可能有或可能没有自己的任何处理能力）直接连接到大型机，以实现比无线通信更快的处理和通信速度。通常，也有无线和电话连接在计算机中，以便远程用户可以访问大型机。与台式计算机相比，大型机具有极大的内存容量，操作和处理时间快，并且可以同时处理大量的功能（多处理）。

（三）微型计算机

虽然大型机为医疗保健行业提供关键服务，但小得多的计算机也是医疗保健计算系统的重要组成部分。设计用来支持单个用户的计算机被称为微型计算机或个人计算机。个人计算机比大型机小得多，功能更弱，被设计成一次只能由一个人使用。

在医院中，PC 被用于越来越多的独立应用程序，同时也作为与大型机程序的智能链接。医院护理部门使用 PC 来处理特定的应用程序，如患者分类、护士人员配备和调度，以及人员管理应用程序。微型计算机也出现于教育和研究环境中，它们被用来进行许多特殊的教育和科学功能。台式机正在取代许多大型机属性。台式机可以用作独立的工作站，也可以连接到网络系统以增加其功能。这是有利的，因为软件多用户许可费用通常比让每个用户购买他或她自己的单独的副本更便宜。自发明以来，计算机的大小一直在稳步减小，而功率却呈指数级增长。台式计算机的组件通常安装在硬盒中。虽然机箱的尺寸可能有很大差异，但一种常见的尺寸是 5.08cm 长、15.24～25.4cm 宽的机箱，机箱通常通过有线或无线技术连接到网络、键盘、显示器、鼠标和打印机。

微型计算机也可作为便携式或手提式计算机、笔记本计算机、平板计算机和手持式计算机。手提式计算机非常便携，因为它们比标准的台式微机要小得多，许多的厚度都不到 5.08cm。在长度和宽度上有很大的差异，但如果使用 38.1cm 的显示屏幕，外壳大小通常在 40.64cm 左右。笔记本计算机更小更轻，尽管手提式计算机和笔记本计算机之间的界限很小，尺寸约为 30.48cm×21.59cm，均非常轻巧，但笔记本计算机的计算能力往往稍差一些。

无线连接到医院计算机网络的台式机和笔记本计算机系统通常被放置在一个滚动推车上，供护理人员记录护理记录、安排实验检查和治疗、查找药物及住院和诊所环境中的其他工作。这些放在推车上的计算机通常被称为"WOW"（workstation on wheels），即移动工作站，或"CAB"（computer at bedside），即床旁计算机。许多护士发现，由于各种原因，这些移动工作站比患者床边的固定计算机更有用。此外，一个工作站可以分配给一个护士使用，用于他或她分配的患者，从而消除了每张床配备单独计算机的需要。这个解决方案允许护士根据他们当天的身体舒适度调整 WOW 的屏幕高度和鼠标的位置，而不必在每个床边重新调整单独的计算机（框 2-1）。

（四）手持式计算机

手持式计算机是一种小型、拥有特殊功能的计算机，尽管 20 世纪 90 年代末推出一些"全功能"手持式计算机。虽然比手提式计算机和笔记本计算机要小，但一些人声称其拥有几乎相同的功能和处理能力。然而，它们扩展的可能性、作为办公室网络的完整参与者的能力及它们可以支持的外围设备都是有限的。更受欢迎的是手掌大小的计算机，包括个人数字助理，这是最小的掌上计算机。PDA 是一种非常小的特殊功能的手持式计算机，提供日历、联系人和笔记功能，并可以提供文字处理、电子表格和各种其他功能（Anonymous，2019）。

PDA 最初是作为独立设备销售的，如今大多被智能手机取代，智能手机将有限的计算能力与电话功能相结合。智能手机无处不在，世界各地的人大量拥有，包括南非的贫民窟及最发达国家的商业人士。智能手机已经取代了手表、口袋日历和其他人们用来维持生活的个人物品。对于许多人来说，冬天出门可以没有外套，但不能没有智能手机。这些设备提供持续互联网和电话的连接和访问功能。它们特别有用，因为它们可以与其他技术同步，并为用户的电子日历等事物提供自动支持。

大多数智能手机、平板计算机和其他小型但功能强大的设备的处理器由多家公司制造，如苹

框 2-1　家庭计算机建议

如今，在家里需要计算机的人越来越少了，因为他们可以用智能手机做很多事情。然而，许多护士希望在家里有一台个人计算机（台式机或笔记本计算机），需要关于购买什么家庭系统的建议以满足他们的需求。一个好的经验法则是把家庭计算机视为是一个系统，因为大多数用户需要的远不止基本硬件。除了 CPU、内存、硬盘和显卡外，家里的计算机还应该有以下组件来满足大多数人的需求：打印机、显示器屏幕、键盘和鼠标。

多功能打印机至少能够进行黑白和彩色打印。一个更好的机器还可以让用户扫描图片和文档，进行黑白或彩色复印，并提供传真功能。这些多功能打印机被称为"一体式"打印机，可以打印 - 传真 - 扫描 - 复印。它们的价格往往和一台简单的黑白打印机差不多。当然，用户必须有一个鼠标、键盘和显示器屏幕来进行基本输入和输出。虽然许多笔记本计算机都配有内置的摄像机和麦克风，但台式计算机通常没有。幸运的是，只需 30 美元就可以买到一个带有麦克风的基本摄像头，该设备可以让用户与家人、朋友和商业伙伴进行视频对话。

虽然大多数笔记本计算机和台式电脑都配有操作系统和基本的文字处理软件，但有些却没有。对于这些计算机，用户还必须为购买基本软件做出预算，如操作系统和安全软件。大多数人还希望有好的软件来编写文档、创建图形、编辑照片和视频，并可能需要其他应用程序。操作系统是必须购买的最基本的软件。大多数都带有网络浏览器，这是一个允许用户访问互联网的程序。如果不喜欢操作系统自带的免费浏览器，那么可以从互联网上下载几个优秀的免费浏览器。除了 Microsoft 自带 Windows 操作系统的 IE 浏览器和 Mac 操作系统自带的 Safari 浏览器外，一些非常受欢迎的免费网络浏览器还包括 Google Chrome 浏览器、火狐浏览器和 Opera 浏览器。许多人用家用计算机在家工作，需要办公生产力软件包，包括强大的文字处理器、电子表格和演示图形程序；生产力软件包可能还包括数据库管理系统。

一旦买家为基本的外设和软件做好了预算，剩下的预算就应该购置买家能负担的最强大的处理器和最大的内存和缓存。处理器和缓存的大小为什么会过时？因为应用程序每隔几个月就会更新一次（许多软件是自动更新的），它们总是消耗更多的处理器功率和内存存储。在大约 5 年的时间内，一台普通的计算机将会变得非常慢，因为它的处理器、内存和缓存将不再大到足以处理买家想要运行的程序。更糟糕的是，操作系统可能会过时，并且不再足够快来运行一些更新的程序。

果（Apple）、三星（Exynos）、高通（骁龙）和华为（Ferrare-Herrmann，2019；Miller，2018）。

智能手机和平板计算机有两个主要的硬件平台和操作系统。它们是 Apple 公司使用 iOS 操作系统的 iPhone 和 iPad，以及使用 Android 操作系统的智能手机和平板计算机（包括三星产品）。

有成千上万的软件应用程序为这些平台开发，其中许多免费或以非常低的价格出售。一般来说，这些应用程序只在其开发平台上运行，但相当一部分应用程序可以在使用该平台的智能手机和平板计算机上运行。例如，许多可以在 iPad 平板计算机上运行的应用程序也可以在 iPhone 上运行。智能手机的临床应用程序可以让护士获得如心电图、心率和呼吸频率、听力、血氧饱和度和血压等评估结果。有一些计算机可以使药物剂量的计算更安全。有一些程序可以帮助核对药物，如作用和剂量，以及药物的相互作用，并提醒护士注意潜在的并发症及对各种药物采取特殊

护理措施。可以帮助或提醒护士避免忘记按时进行治疗或给药。明智地使用平板计算机、智能手机和其他 PDA 技术，有可能在所有护理环境中支持患者护理安全和质量。

尽管这些手持设备很好，但护士在临床领域的使用中也存在一些隐患。它们同时具有静态照片和视频功能。在这种技术下，人们很容易忘记关于拍摄患者身上或周围有关任何事物的法律要求，包括患者的面部照片。智能手机是非常容易存储信息的媒体。将存储在智能手机上的信息上传到互联网上是一件相当简单的事情。一些护士忘记了 Facebook、Twitter 和 LinkedIn 等社交媒体不是私人空间，他们在社交媒体上上传了患者的照片或患者的机密信息，从而发现自己陷入了严重的麻烦。护士必须记住，他们工作场所的大多数信息都有保密要求，只有通过复杂的技术屏障才能保护信息免于未经授权的访问。这些屏障通常在个人的智能手机中不可用。

五、连接、兼容性和不兼容性问题

各种硬件设备之间不能进行通信。鉴于单个组织内的部门经常购买小型系统来支持其工作，因此一家医院可能有数百台不同的计算机和这些计算机上的应用程序。简单地给不兼容的机器进行接线，以便它们之间的电源可以流动，并不能达到什么目的。通常，计算机之间不能有意义地传输数据。想一想，要确保一个应用程序与智能手机兼容，而事实上，一个 Android 应用程序是无法在 iPhone 上运行的。将这种不兼容性乘以一家医院可能存在大约 20 种不同类型的系统。不兼容问题使得为单个患者创建一个完整的医疗记录变得困难。因此，存储在某家医院的信息无法供其他医疗单位使用，并无法基于此有用信息做出最佳护理决策。

随着人们更多地关注患者安全、质量改进和绩效数据分析以进行计划和评估，因此需要从多个患者护理操作的计算机和系统中获取和组合这些数据。不幸的是，不同的计算机有不同的架构、硬件配置和存储方案。软件必须专门设计与另一个程序通信，以便两者之间通信并交换数据和信息。因此，如果没有添加复杂的翻译程序（通常不存在），非专门设计用于协同工作的系统就不能相互交流信息和进程；也就是说，它们不具有互操作性。

由于互操作性问题，跨不同计算机和程序之间移动数据在经济上可能不可行。互操作性问题限制了医院和临床医生获取、组合和分析为提供高质量、安全的患者服务所需的数据的能力。在组织上，当数据和信息无法用来进行必要的分析，以发现问题和安全风险、寻求改进机会、预测未来需求时，进度和绩效就会受到阻碍。

作为 2009 年 HITECH 法案的一部分，互操作性对于满足 Medicare 和 Medicaid EHR 激励计划（该计划为认证 EHR 技术的"有意义的使用"提供经济激励）的要求是必要的。互操作性通常需要使用如 SNOMED-CT、LOINC 等标准的互操作软件程序（见第 4 章）。

六、计算机功率

术语"位和字节"指的是机器如何在最低级别或"最接近机器寄存器和内存"的级别存储信息。计算机不以字或数字处理信息。它们以字节数来处理信息。一个字节由 8 位组成。

位和字节

位（二进制位）是二进制编号系统中的数据单位。二进制意味着两个，所以一个位可以假设两个位置中的一个。实际上，位是一个 ON/OFF 开关，ON 等于 1，OFF 等于 0。位被分组为 8 个集合，然后作为一个单元起作用。该单位描述计算机中的单个字符，如字母 A 或数字 3，称为字节。一个字节看起来如下显示。

0	0	0	0	1	1	0	0

在一个 8 个字符（或 1 字节）的单元中，有 255 种不同的 0 和 1 的组合。这构成了在计算机中可以直接表达的字符数量的基本限制。因此，连接到大多数 PC 中的基本字符集包含 255 个字符。在个人计算机的早期，这是一个问题，因为它严重限制了可以生成的图像。然而，随着显卡的出现和显卡所允许的额外字符集和图形的出现，几乎任何字符或图像都可以在计算机屏幕上生成或在打印机上打印。即使没有显卡，也可以通过编程技术创建额外的字符集。各种计算机功能和组件的大小是由它们一次能处理或存储多少字节来衡量的（表 2-1）。

与几年前相比，主存储器，包括今天主板上的 ROM，已经非常大了，并且随着每年新计算机的出现而不断增加。由于内存的大小是计算机能够处理的工作量的一个重要因素，所以大的主存储器是衡量计算机能力的另一个关键因素。在 20 世纪 70 年代中期，市场上出售的个人计算机的主存储器容量通常在 48～64K。到 2019 年，出售给公众的计算机的主存储器的大小呈指数级增长，2019 年大多数计算机的广告中，主存储器在 8～32GB。缓存也已成为计算机功率的一个重要变量，因此也成为宣传计算机能力的重要因素。

计算机的另一个重要卖点是已安装的硬盘或固态硬盘的大小。20 世纪 70 年代，微型计算机出售的第一批硬盘驱动器是存储约 1500 千字节的外部设备，价格约为计算机本身的一半。当时，家用计算机并没有出售内部硬盘。当用户打开计算机时，他们必须确保操作系统（operating system，OS）软盘在磁盘驱动器中，否则计算机无法工作。这种结构严重限制了程序的大小和功能。因此，消费者对程序和数据的内部存储的需求使得硬盘驱动器的大小呈指数级增长，同时存储器的成本呈指数级下降。到 1999 年底，家用计算机的硬盘通常有 6～20GB 的空间，而在 2014 年，典型的笔记本计算机出售时有 300～500GB 的硬盘。台式机通常配备了提供 1TB 或更多存储空间的硬盘。到 2019 年，大多数台式计算机的宣传广告中都有 500GB～2TB 的固态（或硬盘）驱动器。内部存储的大小可能会增加，但随着越来越多的用户开始依赖云存储，对不断扩大的内部存储的需求可能会更多地关注于存储程序和应用程序的需求，而不是用户数据。应用程序已经变得如此庞大，以至于主存储器和硬盘存储空间也不得不以指数级增长。

七、计算机速度

CPU 的基本操作被称为周期，这四种周期或 CPU 的操作包括获取、解码、执行和存储。这些操作都可以称为"周期"。计算机执行这些功能或循环都需要时间。CPU 速度以秒为周期测量，这被称为计算机的时钟速度。每秒 100 万个周期被称为 1 兆赫（megahertz，MHz），每秒 10 亿个周期被称为 1000 兆赫（gigahertz，GHz）。CPU 速度非常快，但因为计算机每秒可能执行数十亿

个周期，如果处理器的速度不足以处理所需的工作，它们就可能会变慢。与大多数其他组件一样，时钟的速度也随着时间的推移而大大提高。例如，1981 年推出的最初的 IBM PC 的时钟速度为 4.77 兆赫（每秒 477 万次循环）。在 2010 年，家用计算机通常会有大约 1.8GHz 速度。2019 年，其中一款英特尔 i5CPU 的速度超过 3GHz。

一般来说，CPU 的时钟速度越高，计算机的速度越快（在一维上），功能就越强大。然而，时钟速度可能会产生误导，因为不同类型的处理器可能在一个周期内执行不同的工作量。例如，通用计算机被称为复杂指令集计算机（complex instruction set computer，CISC），其处理器准备执行大量不同的指令集。因此，CISC 计算机中的一个周期可能比被称为简化指令集计算机（reduced instruction set computer，RISC）的特殊类型计算机的周期更长。此外，RAM 和高速缓存内存的数量也会影响计算机的速度。尽管如此，时钟速度是衡量计算机功率的一项重要指标。

八、网络硬件

网络是一组用于信息交换为目的的协作式互联计算机。最受关注的网络包括局域网（local area network，LAN）、广域网（wide area network，WAN）和互联网（它是网络的网络）。局域网通常支持单个公司或机构的互联计算机需求。这些计算机的物理位置彼此靠近，而且通常只有公司或机构的成员才能合法访问网络上的信息。广域网支持地理上分散的设施，如全国性连锁店中的各个杂货店。广域网的一个子集包括城域网（metropolitan area network，MAN），它支持和连接地方政府机构或大学校园的许多建筑。

网络硬件中最重要的组件是适配器或接口卡、电缆和服务器。网络中的硬件的作用是提供计算机之间的互联。一台计算机要参与网络，必须至少有两个硬件。

网络适配器或网络接口卡。

网络接口卡（network interface card，NIC）是安装在计算机中的一块以使其能够连接到网络上的计算机电路板或卡，以便连接到网络。局域网上的 PC 和工作站通常包含一个专门为局域网传输技术设计的网卡，如以太网。NIC 提供与网络的专用、全时连接。大多数家庭和便携式计算机通过调解器以按需拨号的方式连接到互联网。调制解调器提供与互联网服务提供商的连接接口。

最早的网络接口（或"适配器卡"）是以太网卡。然而，现在无线网络调制解调器的使用越来越频繁。其他选项还包括 ARCNET 网络、串行端口板等。大多数时候，网卡的选择取决于通信媒介。

- 通信媒介。"通信媒介"是指将数据从一个站点实际传输到另一个站点的手段。常用的通信媒介包括双绞线、同轴电缆、光纤、电话线、卫星和压缩视频。大多数时候，通讯媒介的选择是基于距离、数据数量等。
- 距离。无线、压缩视频和同轴电缆系统需要相对较短的距离。对于更远的距离，可以使用光纤、电话线和卫星传输。
- 数据传输的数量。大量数据（尤其是视频）最好使用同轴电缆和压缩视频及卫星通信（卫星和压缩视频非常昂贵）来处理。较小数量的数据或串行（非视频）最好通过其他电线处理，如双绞线铜线和光纤，比较便宜。
- 需要转移的频率。同轴网络最适合用于数量非常有限的用户经常使用的本地有线网络。电话线在相对使用率较高的公共网络（如互联网）使用得很好，但当许多用户试图同一时间使用该系统时，更有可能被超载。例如，当龙卷风或飓风袭击一个社区时，繁忙的互联网或电话线就会被堵塞。
- 可用性。可用性取决于成本，传输速度、用户数量（可能堵塞系统的用户）、天气条件（卫星）等。

九、结论

计算机通常用其硬件的几个主要特性来描述。速度取决于每秒可以处理多少个周期，以及主存储器、缓存和硬盘驱动器的大小。将所有这些因素结合起来，可以确定有多少程序和数据可以永久存储在硬盘驱动器上，以及计算机运行程序的速度。反过来，这些因素又决定了用户可以用计算机做什么样的工作。玩网络游戏是一种需要花费大量计算能力的活动。因此，"游戏计算机"被认为拥有强大的计算能力。计算机本身的物理组件及其外围硬件构成了计算机的结构，这些因素决定了计算机的使用方式。今天在计算机上的大量工作和游戏都涉及与其他人和机器的交互。因此，多台计算机必须能够相互连接或联网。所有用计算机完成的工作和游戏都需要基本的组件，包括主板、印刷电路、CPU、其他处理器、内存芯片、控制器和外围设备。本章介绍了计算机和网络的基本硬件结构。

（一）定义

1. 架构

计算机架构。

2. BIOS 芯片

BIOS 代表基本的输入/输出系统。BIOS 本身是一个存储在主板上的非易失性内存芯片上的计算机程序，被称为 BIOS 芯片。这个芯片是个人计算机的一个组件，它控制着计算机的几个基本操作，包括启动、执行自检系统，确保操作系统能够运行，并与输入和输出设备进行通信。

3. 芯片

计算机芯片是一块有印刷电路的半导体材料的小晶圆。芯片上的集成电路可以执行计算机的关键功能，如作为计算机的"大脑"的 CPU 芯片，以及可以进行高度复杂的数学运算的数字协处理器。

4. 时钟

计算机的内部时钟是主板上的一个石英晶体，在通电时以恒定的速度振动。根据晶体的厚度，它能以每秒数百万个周期 [兆赫（MHz）] 和数十亿个周期或其他可能的速度（千兆赫或GHz）振动。

（二）配置

1. 中央处理单元

CPU 也被称为计算机的"大脑"，它执行计算机的 4 个基本功能。

2. 散热器

散热器是一种热导体。也就是说，它将计算机处理器产生的热量吸收到散热器表面的凸起中。与平面相比，这些凸起允许更大的表面积来收集热量，就像大脑中的许多褶皱允许更多的大脑表面积一样。散热器通过吸收热量将热量从处理器散发出去。然后需要一个风扇将热量从散热器吹到计算机外部。

3. 主板

这是一种薄的塑料矩形，上面印有薄的金属线或线。这些线被称为电路。当电脉冲沿着电路从一个组件传播到另一个组件时，这些电路允许计算机的各种基本组件进行电子通信。

4. 外围设备

外围设备添加到计算机以增强其可用性和实用性，并允许用户从计算机输入和检索信息。外围设备包括键盘、显示器、打印机、鼠标或操纵杆及许多其他可能的配件。

5. 随机存取存储器

随机存取存储器是主板上的一种易失性存储器芯片，用于临时存储 CPU 和其他处理器工作所需的数据和命令。当计算机关闭时，RAM 中的信息将消失。

6. 只读存储器

只读存储器是主板上的一种非易失性存储器芯片，用于永久存储启动计算机和执行其他基本功能的关键程序。顾名思义，在 ROM 上不能写入任何东西；计算机只能读取出厂时永久刻录在该芯片上的信息。

7. 易失性存储器

计算机中的易失性存储器是指仅在计算机打开时保存数据的内存。当计算机关闭时，易失性存储器中的信息就会丢失。不过，它只被计算机处理器用于在执行工作时存储数据和命令，因此用户的文件永远不会存储在易失性存储器中。

自测题

1. 以下哪些组件是机器成为计算机所必需的组件？
   A. 操作系统
   B. 中央处理单元
   C. 视频卡
   D. 监控

2. BIOS 芯片在计算机中的位置是哪里？
   A. 插在 USB 接口中
   B. 在视频卡上
   C. 放在其中一个插槽中
   D. 在主板上的非易失性芯片上

3. 以下哪一个是 CPU 的 4 个基本功能？
   A. 输入 / 输出、Word 处理、算术、提取
   B. 运算、存储、输入 / 输出、执行
   C. 存储、解码、获取、执行
   D. 获取、解码、计算、存储

4. 以下哪些部分被认为是计算机基本体系结构的一部分？
   A. 主板
   B. 打印机
   C. 中央处理单元
   D. 只读存储器

5. 以下哪个医疗部门因计算机化而改变最大？

A. 放射学

B. 内科

C. 皮肤病学

D. 胃肠病

6. 以下哪一部分硬件最有可能加快计算机的运行速度？

　　A. 用于制造主板的塑料类型

　　B. 硬盘驱动器

　　C.ROM 芯片

　　D. 高速缓存存储器

7. 以下哪种计算机在天气预报中最有用？

　　A. 超级计算机

　　B. 主机

　　C. 台式计算机

　　D. 手持式计算机

8. 以下哪项是医院护理人员使用计算机最严重的担忧？

　　A. 护士不知道如何使用系统来制作图表

　　B. 无意地违反患者保密规定

　　C. 患者记录上的所有数据都丢失了

D. 一个护士犯了一个错误，破坏了整个计算机系统

9. 2 名护士正计划开设一家咨询业务，他们将需要大量的计算机功率（机器的速度和能力）。在购买计算机时，以下哪些功能对他们最重要？

　　A. 协同处理器的数量和时钟速度

　　B. 用来存储程序和数据的硬盘的大小

　　C. 用于打印报告的打印机的质量

　　D. 只读存储器芯片的大小

10. 以下哪一项不是国际网络系统的重要组成部分？

　　A. 网络适配器卡

　　B. 双绞线

　　C. 卫星

　　D. 双显示器屏幕

答案

| 1. B | 2. D | 3. C | 4. ACD | 5. A |
| 6. D | 7. A | 8. B | 9. A | 10. D |

参考文献

[1] Anonymous. (2019). *Personal Digital Assistant*. Science Direct. Elsevier. Retrieved from https://www.sciencedirect. com/topics/computer-science/personal-digitalassistant. Accessed on April 16, 2019.

[2] Baroi, S., McNamara, R., McKenzie, D., Gandevia, S., & Brodi, M. (2018). Advances in remote respiratory assessments for people with chronic obstructive pulmonary disease: A systematic review. *Telemedicine and eHealth, 24*(6), 415-424.

[3] Botta, L., Cannata, A., Fratto, P., Bruschi, G., Trunfio, S., Maneggia, C., & Martinelli, L. (2013). The role of the minimally invasive beating heart technique in reoperative valve surgery. *Journal of Cardiac Surgery, 27*(1), 24-28.

[4] Cammilleri, S., ArnaudLe, S., Chagnaud, T., Mattei, J., Bendahan, D., & Guis, S. (2019). Knee psoriatic enthesitis assessed using positron emission tomography (PET)—FNA merged to ultrahigh field magnetic resonance imaging (UHF-MRI). *Joint Bone Spine, 86*(3), 387-388.

[5] Cray Corp. (2014). *Cray History*. Retrieved from: http://www.cray.com/About/History.aspx. Accessed on March 20, 2014.

[6] Derene, G. (2019). How vulnerable is U.S. infrastructure to a major cyber attack? *Popular Mechanics*. Retrieved from https://www.popularmechanics.com/military/ a4096/4307521/. Accessed on February 27, 2019.

[7] Evans, C., Medina, M., & Dwyer, A. (2018). Telemedicine and telerobotics: from science fiction to reality. *Updates in Surgery, 70*(3), 357-362.

[8] Falke, K., Krüger, P., Hosten, N., Zimpfer, A., Guthoff, R., Langner, S., & Stachs, O. (2013). Experimental differentiation of intraocular masses using ultrahigh-field magnetic resonance imaging. *PLoS ONE, 8*(12), e81284. doi:10.1371/journal. pone.0081284. Retrieved from http://www. plosone.org/article/info%3Adoi%2F10.1371%2Fjournal. pone.0081284. Accessed on December 12, 2013.

[9] Ferrare-Herrmann, E. (2019). What's the fastest Smartphone

processor in 2019? Retrieved from https://www.androidpit.com/fastest-smartphone-processors. Accessed on April 16, 2019.

[10] Gropler, R. (2013). Recent advances in metabolic imaging. *Journal of Nuclear Cardiology, 20*(6), 1147-1172.

[11] Gumbs, A., Fowler, D., Milone L., Evanko., J., Ude, A., Stevens, P., & Bessler, M. (2009). Transvaginal natural orifice translumenal endoscopic surgery. *Annuals of Surgery, 249*(6), 908-912.

[12] Hess, C., Ofori, E., Akbar, U., Okun, M., & Vaillancourt, D. (2013). The evolving role of diffusion magnetic resonance imaging in movement disorders. *Current Neurology and Neuroscience Reports, 13*(11), 400-416.

[13] Ishii, M., Fujimori, S., Kaneko, T., & Kikuta, J. (2013). Dynamic live imaging of bone: opening a new era of 'bone histodynametry'. *Journal of Bone and Mineral Metabolism, 31*(5), 507-511.

[14] Miller, M. (2018). *Mobile Processors of 2018: The Rise of Machine Learning Features*. PC Mag. Retrieved from https://www.pcmag.com/article/359986/mobile-processors-of-2018-the-rise-of-machine-learning-fea. Accessed on April 16, 2019.

[15] Modesti, M. (2018). Fluorescent labeling of proteins. *Methods of Molecular Biology, 1665*, 115-134.

[16] Oettinger, R. (2016). How are printed circuit boards made? *Streamline Circuits*. Retrieved from http://streamlinecircuits.com/2016/10/printed-circuit-boards-made/. Accessed on February 27, 2019.

[17] O'Neill, B., Hochhalter, C., Carr, C., Strong, M., & Ware, M. (2018). Advances in neuro-oncology imaging techniques. *Ochsner Journal, 18*(3), 236-241.

[18] Padilla, J. (2019) How are motherboards made: understanding the process of motherboard manufacturing. *WePC*. Retrieved from https://www.wepc.com/tips/how-aremotherboards-made-manufacturing/. Accessed on March 27, 2019.

[19] Quero, G., Lapergola, A., Soler, L., Shabaz, M., Hostettler, A., Collins, T., Marescaux, J., Mutter, D., Diana, M., & Pressaux, P. (2019). Virtual and augmented reality in oncologic liver surgery. *Surgical Oncology Clinics, 28*(1), 31-44.

[20] Raikhelkar, J., & Raikhelkar, J. K. (2019). Advances in telecardiology. In: M. Koenig (Ed.), *Telemedicine in the ICU*. New York, New York: Springer.

[21] Roner, S., Bersier, P., Fürnstahl, P., Vlachopoulos, L., Schweizer, A., & Wieser, K. (2019). 3D planning and surgical navigation of clavicle osteosynthesis using adaptable patient specific instruments. *Journal of Orthopedic Surgery and Research, 14*(1), 115.

[22] Suff, N., & Waddington, S. (2017). The power of bioluminescence imaging in understanding host-pathogen interactions. *Methods, 127*, 69-78.

[23] Vilmann, A., Norsk, D., Svendsen, M., Reinhold, R., Svendsen, L., Park, Y., & Kongel, L. (2019). Computerized feedback during colonoscopy training leads to improved performance: a randomized trial. *Gastrointestinal Endoscopy, 88*(5), 869-876.

第3章 高级硬件和移动医疗
Advanced Hardware and mHealth

David J. Whitten　Kathleen G. Charters　著

李　幸　译　孙铃钰　王　聪　校

学习目标

- 介绍提供通信框架的标准。
- 介绍互联网协议。
- 介绍提供互操作性框架的标准。
- 描述协同护理的实现技术。
- 列出 3 个提升移动医疗的硬件元素。
- 列出 2 个使用协作工具的例子。

关 键 词

高级硬件；蓝牙；卫生信息交换国际标准；移动医疗；移动设备；传输控制协议 / 网际互联协议；无线网络

概述

医疗保健计算技术依赖于硬件，即"硬件 – 软件 – 人"三者中的硅、金属和塑料部分。当具有前瞻性思维的专业人员考虑到新硬件的进步，并利用它们创新护理模式时，他们就可以产生对患者有积极影响的医疗创新，以及改进护士描述和提供医疗保健服务的方式。"电子健康"即信息和通信技术的实践和使用，由新硬件塑造而成，有助于推动增加机械设备和电子系统的复杂性。卫生专业人员和普通公众通过发展新的服务并提供信息来了解疾病和实践的新模式。这类活动不仅推动了现有的发展，同时开发和促进了使用硬件的新方法。由于智能手机等移动设备已融入患者的日常生活，医疗保健和高级公共卫生的实践依赖于这些移动设备作为提供目标医疗保健的基础。

3 个关键的硬件元素协同工作，使移动医疗（mobile health，mHealth）能够创建一个更强大的协同整体。它们依次是：①便携的物理设备大小；②无处不在的无线网络访问；③长续航电池。近年来，得益于先进基础设施日益普及以及移动设备内部计算机的能力和容量不断增强，移动医疗领域飞速发展。智能手机、高级平板计算机及可穿戴／可植入／可注射的设备通常都具备以下能力：这些设备具有更快的处理能力和更强大的内存，通过本地移动设备上的大容量存储及云计算服务提供的离线存储的大量信息，可以实现更大功率的应用程序。长续航电池构成了这个三角形的最后一个支柱。

（一）硬件

计算机硬件发展的三大现存趋势是：①现成、易于包装的信息处理器，能够提供高影响力的程序，并且医疗保健提供者可以随时访问；②广泛的基础通信设施，如电子网络和移动通信系统，以及可以与本地移动医疗设备连接的云平台；③多个强大的中央处理中心，可以增强本地医疗设备功能。这种本地机器的结合、电子基础设施和强大云服务的有效利用，使得针对医疗保健和护理特殊需求的软件和用户界面的创新成为可能。例如，过去平板计算机的功能虽不如笔记本计算机，但仍然可以充当固定台式计算机和智能手机内部计算机之间的桥梁。这种链接可以提供更多的信息，并利用更高密度的显示器来快速、及时地呈现信息。平板计算机用于运行与笔记本计算机或台式计算机不同的程序，但可以与计算机程序通信。这意味着护理可以通过便携平板计算机上的专门程序来支持工作，而远程计算机可以提供大量的计算资源，这些资源需要更强大的计算能力、电稳定性和对所生成的信息进行集中存储。智能手机是一种功能强大的手持式计算机，拥有操作系统和访问互联网的能力。具备多种物理形态的可穿戴设备，如手表，其大小相当于一件首饰。这些可穿戴设备能够通过专门的设备来收集生理数据，如心率和心律、呼吸、睡眠周期，甚至快速血液分析（Zhu，2013），以及其他可通过与佩戴者身体接触所获得的信息。数据收集完成后，设备不需要具备长期存储和分析的能力。这方面功能由计算机提供，计算机通过互联网收集智能手机无线发送的数据。可植入的设备，如体内的心脏复律除颤器，不仅提供干预措施，还有监测生理反应的能力。由于许多医疗状况发生紧急，植入这些装置减少了从外部快速获取它们的需要，并使患者的生活方式更加灵活，从而改善生活质量。目前，可注射微电路是许多隐私、安全和伦理问题的研究热点。

大容量冗余存储中可用的大量数据，还允许稳步改进不受可移植性限制的容错设计。这些机器体积庞大，可以形成用于复制和共享数据的独立冗余磁盘阵列（redundant arrays of independent disk，RAID）。相较于单个存储设备来说，磁盘之间的刻意复制使得存储更大的信息块成为可能，并且允许专门的电路检查信息是否丢失或损坏。通过可访问性和容量的结合，可以促进基因组数据和机器学习，因为这两项都是识别模式的关键，而这些模式只有在检查大型数据集时才会出现。基因组数据和历史记录的多重模式需要有针对性的算法和神经网络。组织这些模式并使得结果可以通过互联网访问，这需要强大的计算机处理能力和存储能力，超出了移动设备中有限的本地存储和计算能力。云计算是一种简便表达方式，指移动设备访问通过网络连接的大量计算机的能力，从而在并发计算机资源的并行平台上运行或应用程序。这允许智能手机用户拍摄照片、编辑照片，并在分享照片之前用与临床相关的背景对其进行注释。这是一个利用移动设备访问云服务的常见示例，而不需要让患者回到具有允许临床医生编辑和共享能力的台式计算机面前。

移动计算的一个限制因素是移动设备在连接到非移动电源之前能够独立工作的时间长度。现代可充电电池增强了设备的灵活性，对患者位置不作要求，无论是在床旁还是在其他护理场所都可以使用设备。许多人抱怨电池容量，因为这实际上限制了移动设备的便携性。当移动设备对后台处理的需求增强用以支持用户活动的时候，就会产生相关问题，因为当有高水平的后台程序运行时，内部计算机和内存需消耗大量的电能，但这对于用户来说并不是那么显而易见。例如，在后台运行多个交互式移动应用程序（application，App），每个都会消耗电量，并将缩短设备在必须给电池充电之前可以使用的时间（Schmier、Lau、Patel、Klenk 和 Greenspon，2017）。移动数据和视频业务正在迅速扩张（Moore，2011），推动了关于如何大幅提高功率密度的研究（Williams，2013）。

（二）无线通信

移动计算和移动医疗的基础是移动设备以多种方式连接网络的能力。用于与移动设备进行无线通信的技术包括移动通信技术、Wi-Fi、蓝牙和射频识别。移动通信技术持续发展（FCC，2012），性能更快和功能更多的第五代（5G）网络正在取代第四代（4G）和第三代（3G）网络。5G 网络支持所有网际互联协议（internet protocol，IP）通信。它使用新技术以非常高的比特率传输数据，与以前的网络技术相比，显著提高了数据传输的速度和数量（Nikolich，2017）。国际电信联盟（International Telecommunications Union-Radio，ITU-R）通信部门为高级国际移动电信（International Mobile Telecommunications-Advanced，IMT-Advanced）技术制订标准。4G 服务的峰值速度要求是，高移动性通信（如乘坐汽车或火车时的通信）的速度为 1000 兆 / 秒，低移动性通信（如走路或静止时的通信）的速度为 1000/ 秒。技术上虽然没有达到 4G 的要求，但通过无线宽带接入代表了 4G 的先驱服务水平，包括全球微波接入互操作系统（Worldwide Interoperability for Microwave Access，Mobile WiMAX）和长期演进技术（Long-Term Evolution，LTE），是移动电话高速数据无线通信的标准（虽然标准制订机构是国际性的，但由于不同国家使用的频率和频带不同，在所有支持 LTE 的国家中只有多频带手机才能使用 LTE）。

无线通信技术一般用于在单一建筑物或其他有限区域内的一般本地网络接入。有限的访问区域称为无线局域网（wireless local area network，WLAN）。Wi-Fi 是指电子设备使用 2.4GHz 特高频（ultra high frequency，UHF）和 5GHz 超高频（super high frequency，SHF）无线交换数据或连接到互联网的技术。高级硬件通过无线网络接入点（或热点）实现这种连接。Wi-Fi 基于 IEEE802.11 标准，为了提高无线连接的安全性，采用了多种加密技术，如 Wi-Fi 网络安全存取（WPA/WPA2）协议。为了保证设备之间的互操作，采用了一种可扩展认证协议（Extensible Authentication Protocol，EAP）。Wi-Fi 安全问题涵盖在美国国家标准和技术研究所《无线局域网安全指南》（Guidelines for Securing Wireless Local Area Networks）（NIST Special Publication 800-153，2012b）中。

蓝牙是为无线个人区域网络（wireless personal area network，WPAN）设计的。Wi-Fi 和蓝牙是互补的。Wi-Fi 以接入点为中心，所有路由通过接入点，接入点通常是互联网从互联网服务提供商引入建筑物的调制解调器或路由器。路由器允许多台计算机、平板计算机和其他设备通过一个接入点连接到互联网。蓝牙用于 2～7 个蓝牙设备之间的对称通信，它是连接在一起的设备之间传递信息的工具。由于是低带宽的情况，设备与设备之间的物理距离必须比较近。例如，用户可以将智能手机连接到汽车的收音机上，这样就可以通过（免提功能）收音机安全地进行通话，而不需要一边开车一边拿着手机。通常，多个设备与单个设备配对，例如，蓝牙键盘、鼠标、活动检测仪和照相机与单个台式机、平板计算机或智能手机配对。覆盖无线设备的协议包括无线应用环境（Wireless Application Environment，WAE）和无线应用协议（Wireless Application Protocol，WAP），前者指定了一个应用框架，后者是一个开放的标准，为移动设备提供电话和信息服务。蓝牙是一种无线技术标准，用于设备之间的控制和通信，允许在短距离内交换数据。其可用于无线连接键盘、鼠标、光笔、计步器、睡眠监测仪、脉搏血氧仪等，有特定的应用程序范围。蓝牙使用 2.4～2.485GHz 的 UHF 无线电波，可以连接多个设备。蓝牙特别兴趣小组（Special Interest Group，SIG）负责制订蓝牙相关标准。蓝牙安全问题在 NIST 的《蓝牙安全指南》（Guide to Bluetooth Security）（NIST Special Publication 800-121，2012a）中可以获得答案。

射频识别是一种利用射频电磁场传输数据的技术，它使用包含电子存储信息的标签。通常，RFID 用于设备跟踪和库存管理。例如，在手术室中，RFID 用于自动调查手术中的设备，并交叉对比显示设备已认证的库存，以及最近的使用日期。标签包含集成电路，用于存储和处理信息，以及调制和解调射频，同时还包含一个接收和发送信号的天线。标签不需要在阅读器的视野内，可以嵌入待识别的对象中。阅读器是一个双向无线电收发器，它向标签发送信号并读取其反馈出来的信息。高级硬件使用越来越小型化的 RFID，有些芯片具有防尘功能。其中，国际标准化组织（International Organization for Standardization，ISO）和国际电工委员会（International Electrotechnical Commission，IEC）制订了 RFID 的相关标准。ISO/IEC18092 和 ISO/IEC21481 是信息技术、电信和系统间信息交换的标准（尽管标准制订机构是国际性的，但目前美国用于特高频 RFID 的频率与欧洲或日本的频率不兼容）。安全问题可以通过加密来解决。射频识别安全问题在 NIST《确保 RFID 系统安全指南》（Guidelines for Securing Radio Frequency Identification Systems）（NIST Special Publication 800-98，2007）中能够找到答案。

（三）标准和协议

协议是一种允许信息在信息通道上共享的方法。信息的发送方和接收方必须遵照相同的协议才能通信。这些协议通常以标准和最佳实践的形式由供应商开发建立。当遵循这些协议时，可全面且轻易地对数据或记录进行访问，并可利用网络和网络信息以便更多设备能以标准化方式使用公共网络基础设施。

由于互联网的覆盖范围是全球的，它需要特定的网络模型和通信协议。信息被分割成信息包，这些信息包使用通常被称为传输控制协议（Transmission Control Protocol，TCP）和 IP 或 TCP/IP 的方法进行组织。这套标准的通信方式提供了协作软件和硬件之间的端到端连接。TCP/IP 规定了复杂的细节，包括如何格式化数据，如何定位各种网站和设备（通过使用通用地址方法），以及从一台计算机到另一台计算机复制数据包的专用传输方法，使通信中的计算机可以有效地找到彼此的路由信息，带有校验和纠错模式能保证发送的信息在经过多台计算机后不被更改（损坏），最后保证目的地接收所有以正确顺序发送的信息。做到快速和准确需要特殊设备，这些设备都遵循了关于如何将信息组织到 TCP/IP 协议中的共同协议。

过去，这些协议是由国际互联网工程任务组（Internet Engineering Task Force，IETF）建立的，IETF 负责维护 TCP/IP 套件及多个其他标准和协议（IETF RFC Index，2019）。对于网络用户界面服务和支持服务的所有公共需要的协议也有相关规定。例如，电子邮件通信有简单邮件传输协议（Simple Mail Transfer Protocol，SMTP）。计算机用来查找本地网络信息的方法是通过网络文件系统（Network File System，NFS）指定的。这些方法需要使用文件传输协议（FTP，始于 1971 年的 RFC238）和超文本传输协议（HTTP-RFC1945，始于 1996 年），这两个协议都有保障安全的形式（SFTP 和 HTTPS）。安全性是由使用国际互联网工程任务组（IETF）开发的加密标准提供的，IETF 还为通过网络发送的数据提供保密性和完整性。电子邮件安全性依赖于可追溯到 1987 年的隐私保护措施。当数据在计算机之间传输时，保护数据的加密网络协议是安全套接字层（Secure

Sockets Layer，SSL）和传输层安全（Transport Layer Security，TLS）。静态数据的加密协议包括完美隐私（Pretty Good Privacy，PGP）和 GNU 隐私保护（GNU Privacy Guard，GPG）（注意：GNU 是一个名称，而不是首字母缩写）。

在六级网络标准的基础上，还有确保健康信息正确识别、正确传输和完整传输的标准。该标准的第七个（应用）级别被称为卫生信息交换第七层协议（Health Level Seven，HL7）（HL7 International，2018）。FHIR 标准及其所有审议意见可以通过网站（https://build.fhirorg/history.html）免费查询。

卫生信息交换国际标准组织（https://www.hl7.org）是 ANSI 认可的标准开发组织，负责制订用于交换、集成、共享和检索电子健康信息的框架和标准。这些标准是全球最常用的标准，用于使用允许系统间无缝集成的语言、结构和数据类型，将健康信息从一方打包并传递到另一方。大量的医疗设备，如实验室检测设备、药丸灌装机、患者识别卡生成器、心脏监测仪和成像设备，无论是彼此之间还是与电子病历系统和电子健康信息系统之间都使用 HL7 协议进行通信。HL7 标准支持卫生服务和临床实践的管理、交付和评估（HL7，2014）。

HL7 有多种形式，其中一些看起来像简单的文本行，其他形式包括被组织为 JavaScript 对象简谱数据结构（HL7 FHIR，2019）的 FHIR，甚至是为患者保存医疗活动账簿而加密处理的区块链记录。

临床内容对象工作组（Clinical Content Object Workgroup，CCOW）是一个 HL7 标准协议，它允许不同的应用程序在用户界面实时同步。这个标准允许应用程序以统一的方式呈现信息。例如，启用 CCOW 后，医务人员可以在住院患者电子记录应用程序中打开患者记录，然后在不同应用程序中打开门诊患者的电子记录，而此时 CCOW 将在门诊患者应用程序中打开同一个患者的记录。

现有技术、标准的改进和采用使得用户在无须精通专业知识的情况下即可从高级硬件中获益。例如，人们可以在不知道基本硬件和软件如何运作的情况下用智能手机看电影。硬件和虚拟化方面的进步支持新的护理模式应运而生。

（四）移动医疗的驱动因素

2012 年的纪录片《逃生：美国医疗救援之战》（*Escape Fire: The Fight to Rescue American Healthcare*）迫切呼吁人们从不同的角度来思考医疗保健问题。临床医生从关注疾病管理转向关注终结不良生活方式相关疾病，这可能会提高移动平台的使用。例如，在一次门诊期间，Natalie Hodge 博士给患者设计了一款自我健康管理的应用程序，就像开药物或任何其他干预处方一样（Wicklund，2014 年 2 月 13 日）。根据 mHIMSS 路线图，"患者和医务人员正在利用移动设备寻求、参与和提供治疗。移动设备代表了在办公室之外进行交流互动和提供护理的机会"（HIMSS，2012b）。

技术进步、联邦医疗保健政策，以及以具有成本效益的方式提供高质量护理的承诺，促进了新方法的出现（mHIMSS，2014b 和 2014c）。《平价医疗法案》（Affordable Care Act，ACA）利用创新技术实现了"一个更强大、更好整合、更容易获得的医疗保健系统"（HIMSS，2012b）。例如，移动应用程序使远程医疗和远程健康服务得以扩展。目前的医疗保健重点是预防和初级保健，以减少住院患者人数和急诊科的使用率。让患者参与慢性疾病的管理，有助于他们保持独立并实现高质量的生活。患者可以使用安全消息传递或患者信息门户等协作工具与医疗团队进行交流，并通过博客上的社交互动获得支持。

（五）移动医疗技术

在《平价医疗法案》下，创新技术被视为一个集成、可访问、以结果为导向的医疗系统中不可或缺的组成部分。移动技术可能是提供更有效的预防保健、改善患者预后，以及更易获得专业医疗服务和推动整体成本降低的关键。借助移动技术，可由配备智能手机、平板计算机和笔记本计算机应用程序的医疗人员为居家患者和家庭成员提供个性化的服务（Powell、Landman 和 Bates，2014）。

美国国立卫生研究院将移动医疗定义为"使用移动和无线设备改善健康结果、医疗保健服务和卫生研究"（HIMSS，2012a）。移动医疗的一个主要组成部分包括及时获取临床信息，如电子健康档案、个人健康档案（personal health record，PHR）和患者信息门户中包含的数据。临床医生、患者和用户应通过医院、诊所或其他工作场所的各种无线媒体安全地访问这些信息（HIMSS，2012b）。Apple（iPhone）和 Android 操作系统使得移动数据使用激增。到 2015 年，移动数据流量是 2010 年的 20 倍（Moore，2011）。

移动医疗的概念可以追溯到 20 世纪 90 年代初，当时第一代 2G 蜂窝网络和设备被引入市场。笨重的手机设计和有限的带宽阻碍了其发展。通信标准的缺乏阻碍了互操作性，并且电池续航时间不足 6 小时。1997 年出现了一个重大的标准突破，使得具有 Wi-Fi 功能的条形码扫描仪应用于医院库存管理。这降低了从业人员对专业知识的需求，并有利于医疗机构节约成本（Ray，2018）。此后不久，临床医生开始对使用新技术产生了越来越多的兴趣。当时，护士开始使用个人数字助理来运行应用程序，如常规护理和医疗文献、药物交互及日程和任务的同步化。在临床医生经常被认为"反对技术"的情况下，其对技术的快速采用率是相当引人注目的。不断增强的处理能力和板载内存激发了对更高级应用程序的需求。网络制造商开始提供国际个人计算机存储卡协会（Personal Computer Memory Card International Association，PCMCIA）的无线设备，在该环境中，经过改造的医院计算机或新笔记本计算机允许护士在不增加网络电缆的情况下就能访问互联网。

2000 年，联邦通信委员会（Federal Communications Commission，FCC）将部分无线电频谱用于无线医疗遥测系统（WireLess Medical Telemetry Systems，WMTS），这使得远程监测患者健康的设备被广泛采用。光纤网络和其他专用通信设备提高了数据传输速率，使医院可以在其本地无线网络上运行视频或语音应用程序。医院电子记录和特定应用程序设备（Application-Specific Device，ASD）的连接软件可以越来越方便地与护士呼叫系统和医疗遥测技术集成在一起，从而使护士及时接收到与他们正在进行的护理相关的特定患者的警报及提示消息。许多厂商现在开始在广泛应用的智能手机上提供同样类型的护士呼叫集成和语音 Wi-Fi 功能（HIMSS，2012b）。

护士们很快就熟悉了"车轮上的计算机"（Computers on Wheels，COW），后来演变成了"车轮上的工作站"（Workstations on Wheels，WOW）。更多的无线设备被集成到网络中，并更加强调错误检测和预防、药物管理安全及 CPOE。与 Wi-Fi 技术发展并行的是蜂窝技术的发展。在许多医疗保健机构中，这两个系统之间的无缝漫游已成为现实。护士现在可以在床旁立即获取患者的数据。

（六）基础设施

移动医疗是一个广阔、不断扩展的领域，它包含了各种各样的用户故事（使用案例），从连续的临床数据访问到远程诊断，甚至是访客网络访问。视频在医疗保健领域的作用与标准本身一样在迅速演变。配备高分辨率摄像机的远程医疗车上包括为非母语者和听力受损者提供的远程翻译和口译服务。在过去，WOW 主要用于获取临床数据，并且这些手推车已经获得了广泛的认可，以至于临床医生在查房时经常使用它们。医院系统和门诊医疗也开始使用诸如 FaceTime、Skype、Google Hangouts 等产品，以及其他面向患者的可视电话和网际网络语音协议（Voice-Over Internet Protocol，VOIP）软件应用程序，用于患者咨询、随访和护理协调（mHIMSS，2014a）。

将医疗设备连接到中央记录存储计算机的 Wi-Fi 基础设施已经淘汰了专用覆盖网络。这些多用途网络允许医院利用现有的 Wi-Fi 基础设施实现多种用途，从而实现规模经济。这确实增加了医院对信息技术（information technology，IT）部门和计算机专业人员的依赖，以确保医院、诊室或其他医疗场所无线网络的安全。此外，还需要在一个强大的网络规划和设计上投入大量的资金，该网络要能够支持各种类型的医疗设备，如输液泵、移动心电图设备、床旁实验室设备、移动 X 线设备、便携式超声设备和血气分析仪，这些设备可以在一个单一的紧密结合的网络基础设施上运行。

同时还需要对这些设备进行检测和监管，以防止传染病的传播。这些设备的便携性和易操作性使得医疗机构可以高效地为患者进行床旁诊断。在需要的时候，它们还通过减少周转时间来加速诊断。这降低了传染病的死亡率和发病率，同时限制了抗生素耐药性等机构风险的影响（Bissonnette，2017）。

移动医疗的一个重要且经常被忽视的方面是患者或其他访客对无线系统的访问。需要注意将患者访问的无线网络与卫生专业人员访问的网络区分开来。无线访客访问为患者及其家属提供了一种访问互联网的方式，它成了医院与患者及其家属沟通的宝贵工具。在医疗保健环境中，医疗机构通常选择免费的非加密访问，并提供一个概述条款和条件的醒目页面。这使得医院可以解决患者网络流量的问题，并允许患者及其家属快速访问网络。

近年来发展极其迅速的实时定位服务（real-time location services，RTLS）的概念可以追溯到 20 世纪 90 年代。RTLS 可用于实物资产的位置跟踪，使用 RFID 标签作为光标、温/湿度显示器、险情警报标牌，甚至可以用于跟踪洗手的情况（mHIMSS，2014e）。合理配置的 RTLS 系统可以最大限度地减少医疗设备跟踪任务，并向护士展示设备的当前状态。RFID 技术的广泛应用使得许多创新实践成为可能。医院的生物医学室、药房、安保等部门都在使用这种技术（表 3-1）。

（七）移动设备

智能手机和平板计算机在医疗保健环境中无

表 3-1　主要技术趋势

趋　势	释义/举例
患者无线监控系统	通过使用植入患者体内的和体外佩戴的设备，实现远程监测患者重要生命体征的技术 举例：无线监测心脏起搏器和自动除颤器
移动系统访问	可远程/虚拟访问当前临床系统的移动技术，如电子健康档案和图像存档与通信系统 举例：网站、信息门户、移动应用程序
医疗设备	移动和（或）无线技术，捕获和跟踪与护理依从性和疾病管理相关的关键数据 举例：血糖仪、血压仪、计步器
远程咨询	通过远程连接和多媒体方案，使远程护理咨询、教育和治疗成为可能 举例：远程问诊、移动视频方案
居家养老	远程技术使老年人的居家养老独立生活得到临床监测 举例：个人应急响应系统、视频咨询/问诊、运动/活动监测、跌倒监测、聚集、转运

经许可转载，引自 Healthcare Information and Management Systems Society. (2012b). HIMSS mHealth Roadmap. Copyright © 2012 Healthcare Information and Management Systems Society (HIMSS). http://www.himss.org/ResourceLibrary/ mHimssRoadmapLanding.aspx? ItemNumber=30480&navItemNumber=30479.

处不在。一开始是消费类设备，直到现在几乎所有的临床医生都拥有这些设备。在很短的时间内，移动设备的性能有了显著的提高，使得其性能越来越接近笔记本计算机和台式计算机等通用计算机设备。电池技术也明显改善，大多数设备充电一次可以持续工作 12 小时或更长时间。护士手握一个功能齐全的计算机设备，就能执行复杂而强大的操作，其中许多移动设备都采用高分辨率的触摸屏。当被设计在智能手机和平板计算机上的临床信息系统显示良好时，这些移动设备将成为临床用户的主要计算机设备，它们具备短信、语音和视频功能。

（八）远程医疗

携带自己的设备办公（bring your own device，BYOD）是医疗保健信息技术领域的最新趋势之一，意思是指医疗机构允许职工携带他们自己的设备到工作场所，并且可以访问和获取那些只有工作人员才有访问权限的信息。移动设备，特别是智能手机及其他在市场上可供消费者使用的产品，如 iPhone、iPad 和其他厂商的类似设备，已经拥有了忠实的客户，他们不希望有多个移动通信设备同时绑在腰带上或者在他们实验室的外套口袋中被装满。他们更喜欢一个属于他们自己的设备。在许多医院，信息技术部门已经确保他们的设备是安全的，并且能够满足政府相关规定。这同时需要后台信息技术系统来确保给定的设备不会将病毒引入系统中。移动设备管理产品提供对终端用户设备的策略实施、远程擦除和端点完整性功能。要实现 BYOD，设备所有者必须愿意遵守医院的移动设备相关政策，并允许他们的设备被管理（Brandt，2014）。随着统一通信概念的不断发展，以及在实现工作与生活平衡的挑战的推动下，BYOD 对于许多机构而言变得越来越有吸引力。

（九）医疗保健机构内移动医疗的未来

美国的医疗保健模式正朝着统一、协调、基于价值的方向发展。信息技术工具、移动应用程序和临床信息系统为有效提供临床服务、提高运营效率和控制成本提供了一个不断发展的平台。无线网络，特别是 Wi-Fi，大约在 10 年前开始在医院被广泛应用。起初，很少有机构能够实现 100% 的 Wi-Fi 覆盖，但不断增长的需求促使医院和周边地区的 Wi-Fi 覆盖范围不断扩大。医院的蜂窝网络覆盖范围也在扩大。最初，移动设备的用户习惯了不稳定的信号和经常掉线，甚至接受了禁止使用手机的政策。近年来，由于移动运营商的投资，信号覆盖范围有所扩大，用户对高质量信号的期望也有所提高。分布式天线系统（Distributed Antenna Systems，DAS）通常用于提供蜂窝无线信号，同时也提供双向无线电、寻呼和第一应答器通信系统（HIMSS，2012b）。

不过，统一通信（消息、视频和语音的组合）在医疗保健机构中还没有充分发挥潜力。毋庸置疑，急诊室护士能远程与患者立即创建视频会话是很有价值的。然而，实现这一目标的基础设施仍处于起步阶段。通信平台厂商已将这些设备与特定设备集成，而与智能手机和平板计算机等常见设备的更广泛集成则需要持续付出努力。

（十）移动医疗规划的考虑因素

蜂窝网络在视频和语音应用中的作用正在迅速扩大。4G 技术的进步开始为视频会议和视频远程口译（Video Remote Interpreting，VRI）提供必要的网络带宽。新出院的患者由护士用设备对其进行追踪随访，这些设备可以让护士看到患者和听到患者的声音，监测其伤口愈合情况，并解决其家人所关心的问题。对哮喘、慢性阻塞性肺疾病（chronic obstructive pulmonary disease，COPD）、心力衰竭和糖尿病等慢性疾病患者的早期干预，将警示照护人员并避免住院。对患者的远程监控越来越被视为移动医疗计划的必要条件。

人们普遍认为，到 2020 年大多数计算将是边缘计算，它的定义是：由不断变化的企业和私有的移动设备与无线设备组成，并与公司或企业云通信。因此，医疗保健将更加以患者为中心，移动和健康访问将发生在家里、学校和办公室（mHIMSS，2014d）。从家庭监控设备到健身应用程序的数据引发了以下问题：哪些类型的数据将被汇总，以及对这些数据的来源进行元标记的约定。必须解决伦理、法律、隐私和安全问题。如何保护数据？谁被授权使用它，用于什么目的？如何从数据库的大量数据中揭示出隐含的、先前未知的并有潜在价值的信息（数据挖掘）？

（十一）为移动医疗奠定基础

智能手机和平板计算机为患者、家庭成员及医疗保健服务人员提供了一种新的参与模式。这些设备跟随它们的用户从医院到家里甚至更远的地方。在互联网上搜索医疗保健应用程序将出现数千个结果，而且这个数量还在不断增大。随着公众对健康的兴趣日益浓厚，大型健身行业也在努力扩大他们的业务，健身外围设备正逐渐向智能手机进军。传感器现在可以测量心率、脉搏、氧饱和度、速度和运动距离。用于日常血液检测、体重监测和睡眠监测的设备也层出不穷。心电图可以通过一个比创可贴还小的设备进行记录和传输。家庭保健的概念是远程监测设备激增的一个驱动因素（HIMSS，2012b）。由于机器之间通信（Machineto-Machine，M2M）技术的进步，患者不再需要前往诊所或医院进行常规监测，而是可以在家中通过无线传输的方式检测血糖、血压、血氧水平和其他生命体征。应用移动通信或Wi-Fi将门诊和患者家里连接起来是一种发展趋势，同时附属医院医生办公室可与更大的医疗系统合作访问 EHR，并利用企业信息技术服务为他们的办公室提供 Wi-Fi。

（十二）隐私和安全

在使用计算机系统的医疗机构中，安全和隐私对于在患者与专业人员之间建立信任至关重要。移动医疗及其数据所需的移动环境对安全性和数据完整性提出了更大的挑战，因为这些数据是本地创建和本地访问的。数据也被收集和储存在云存储访问设施和防火墙后面。在限制不当访问的同时，确保医疗保健卫生人员在需要时可访问，这是一个独特的挑战且需要专门的解决方案。许多相同的规则被应用于移动医疗，使其设备在医疗环境中被顺利应用。移动医疗必须遵守所有HIPAA 的规定、美国食品药品管理局（Food and Drug Administration，FDA）的法规、公民权利办公室（Office of Civil Rights，OCR）的规定，以及来自其他管理机构的要求。大小和容量是智能手机、个人计算机和企业服务器的唯一区别。在存在大量的安全漏洞情况下，窃贼只需要把设备搬到门外，或把它从汽车或仓库里拿出来。体积的减小对数据的保护起不到任何作用。数据保护需要持续努力和关注细节（CISA，2016）。

机构的职责之一是使用主动测试来定位系统中的漏洞，以确保和验证安全性。有关这方面的一些细节由美国国家网络安全卓越中心（National Cybersecurity Center of Excellence，NCCoE）在《保护移动设备上电子健康档案的安全》（*Securing Electronic Health Records on Mobile Devices*）中发布（NCCoE，2018）。隐私和安全的目标是尽最大努力来保护患者的个人健康信息（personal health information，PHI）不被未经授权的人访问，从而损害医疗机构和患者之间的关系。隐私基准必须是 100% 安全的 PHI。

（十三）法规和政策

国际和国家的政策法规没有跟上技术创新的速度。移动医疗技术的普及带来了与医疗信息管制相关的几个基本问题：谁拥有这些信息，谁可以访问这些信息，以及在什么情况下可以访问。随着信息变得更加便携，人们提出的问题是，其他机构提供的记录在多大程度上应纳入诊所、医院或专家的临床记录当中。考虑到医院或独立的诊断中心都可以向医务人员的智能手机传输数字放射影像，而用户和患者使用多种设备收集健康数据，那么应该将所有数据纳入电子病历，还是仅将部分数据纳入？来自所有设备的数据都被纳入，还是只纳入来自一个或几个设备的数据？过多的数据是否会掩盖潜在的关键信息？在什么情况下医务人员需要保留这些传输记录？如果接收到传输信息，必须审查所有的数据吗？从法律角度看，记录应该是什么样的？数据的来源（例如，患者提供、可穿戴设备提供等）必须透明吗？

临床意义是决定健康数据、监测数据和其他数据是否应该被纳入患者的电子健康档案的核心考虑因素。合并大量的常规数据可能会减少临床相关发现。当患者和临床医生通过这些设备共享数据时，治疗团队和患者之间应该对如何审查数据、如何将数据纳入（或不纳入）记录及如何在患者护理中使用数据有充分的了解（Harman，2012）。

回顾历史，除了在医院或诊所内收集的信息外，人们一直不愿接受除常规保健咨询外的其他任何数据。不愿意接受外部数据是由于他们无法验证数据的准确性。然而，这种模式正在发生改变。护理专业人员必须在整个连续护理过程中负责护理协调工作。排除其他来源数据可能会导致对患者的护理情况了解不完整，从而导致不恰当或不符合标准的治疗。

通过 Instagram、Facebook、LinkedIn 和 Twitter 等社交媒体提供的协作工具，用户可以在需要的任何时间、任何地点通过智能手机获取信息和通信。联邦贸易委员会的确收到了一份关于 Facebook 处理健康数据的投诉（AHIMA，2019）（Trotter，2018），Twitter 在许多场合向世界提供了突发爆炸性新闻。我们通过 YouTube 等平台可以开发和共享用户内容，通过 Skype 和 FaceTime 等共享视频。尽管收到所爱之人的新照片令人愉快，但社交媒体也提出了法律和监管方面的几个担忧。

- 专业性：由于社交媒体无处不在，医疗保健人员可能会面临新的问题，例如，是否应该将患者"加为好友"。
- 隐私：医务人员在社交媒体网站上发布与患者相关的数据的事件已被广泛报道。即使没有透露患者的姓名，发布没有完全隐去身份

的数据也违反了 HIPAA 隐私标准。
- 谁拥有发布在社交媒体网站上的健康数据？与所有权有关吗？

巨大的变化正在推进医疗保健发展和增强医务人员的能力。移动计算机技术是一项必不可少的技术，医疗保健的新面貌将是移动医疗。

自测题

1. 支持移动医疗的 3 个关键硬件要素是什么？
   - A. CPU 位数、覆盖广的无线网络、长续航电池
   - B. 长续航电池、便携的终端设备、调制解调器
   - C. 覆盖广的无线网络、CPU 位数、长续航电池
   - D. 长续航电池、覆盖广的无线网络、便携的终端设备

2. 计算机硬件演进的 3 个关键趋势是什么？
   - A. 多个高性能中央处理中心
   - B. 便捷的打包信息处理器
   - C. 广泛的通信基础设施
   - D. 连接台式机和云计算的平板计算机
   - E. D 除外的全部选项
   - F. 以上都是

3. 以下描述云计算最恰当的是什么？
   - A. 云计算利用移动设备访问大量的计算机
   - B. 云计算通过通信网络连接多台计算机
   - C. 云计算在并发计算机资源的并行平台上运行计算机程序
   - D. 云计算主要应用于储存
   - E. 以上都是
   - F. D 除外的全部选项

4. 以下描述无线通信最恰当的是什么？
   - A. 能提供性能更快的网络
   - B. 支持所有互联网通信的网络
   - C. 使用移动计算设备以多种方式连接网络
   - D. 使用新技术以高比特速率传输数据

E.以上都是

F.C除外的全部

5.以下描述 Wi-Fi 用途最恰当的是什么？

A.用于一般本地网络访问的技术

B.允许电子设备交换数据的技术

C.允许电子设备连接到互联网的技术

D.为无线连接提供一定程度安全性的技术

E.仅用于云计算的技术

F.以上都是

G.E除外的全部选项

6.以下描述蓝牙无线技术标准最恰当的是什么？

A.蓝牙适用于无线个人区域网络

B.蓝牙允许在连接的无线设备之间传输信息

C.蓝牙是一种用于设备控制和通信的无线技术标准

D.蓝牙用于无线连接键盘、鼠标、光笔、脉搏血氧仪等

E.蓝牙是用来传输数据的射频识别技术

F.E除外的全部选项

G.以上都是

7.以下描述 HL7 标准覆盖范围和（或）协议最恰当的是什么？

A.HL7 维护电子健康信息的交换、集成、共享和检索的框架和标准

B.HL7 标准用于将健康信息从一方打包并传递给另一方

C.HL7 使用系统之间无缝集成的语言、结构和数据类型

D.HL7 是美国国家标准协会认可的标准

E.以上都是

F.A除外的全部选项

8.以下最能概括移动医疗范围的是什么？

A.mHealth 是使用移动和无线设备来改善健康结果、医疗保健服务和健康研究

B.mHealth 是对临床信息的及时访问，如电子健康档案、个人健康档案和患者信息门户中包含的数据

C.mHealth 使用云端处理数据

D.mHealth 提供更有效的预防性护理，改善患者治疗效果，增加获得专业医疗服务的机会，并降低整体成本

E.mHealth 通过配备了手机、平板计算机和笔记本计算机应用程序的供应商为患者和家庭提供服务

F.以上都是

G.C除外的全部选项

9.以下描述标准和（或）协议范围最恰当的是什么？

A.允许在信息渠道上共享信息

B.要求信息的发送者和接收者使用相同的协议相互通信

C.提供协作软件和硬件之间的端到端连接

D.协议遵循组织结构

E.以上都是

F.D除外的全部选项

10.以下最能突出移动医疗技术法律影响的是什么？

A.日常数据无关紧要，不需要保存

B.临床意义是患者数据所有权的核心考虑因素

C.来自外部医疗机构的数据不属于医务人员

D.访问用户 Facebook 上数据的相关性

E.只有 B 和 C

F.以上都是

答案

1.D	2.E	3.F	4.D	5.G
6.G	7.E	8.F	9.F	10.E

参考文献

[1] AHIMA. (2019, May 8). Critics argue that Facebook's new health privacy changes don't go far enough. *Journal of American Health Information Management Association*. Retrieved from https://journal.ahima.org/2019/05/08/ critics-argue-that-facebooks-new-health-privacy changes-dont-go-far-enough/. Accessed on May 13, 2019.

[2] Bissonnette, L. (2017, March). *Expert review of molecular diag nostics: Portable devices and mobile instruments for infectious diseases point-of-care testing*. Retrieved from https:// www.researchgate.net/publication/315674152_Portable_ devices_and_ mobile_instruments_for_infectious_diseases_ point-of-care_ testing. Accessed on May 1, 2019.

[3] Brandt, J. (2014, August 18). *HIMSS newsletter: Bring your own device (BYOD)*. Retrieved from https://www.himss. org/bring-your-own-device-byod. Accessed on October 10, 2018.

[4] CISA (2016, October 1). *Security tip (ST04-017): Protecting portable devices: Physical security*. Retrieved from https://www.us-cert.gov/ncas/tips/ST04-017. Accessed February 22, 2019.

[5] Coleman, B. (2019, March 1). Point-of-care colorimetric analysis through smartphone video. *Sens Actuators B Chem*. Retrieved from https://www.ncbi.nlm.nih.gov/ pmc/articles/PMC6391882/. Accessed on April 2, 2020.

[6] Federal Communications Commission. (2012). *mHealth Task Force: Findings and recommendations*. Retrieved from http:// transition.fcc.gov/cgb/mhealth/mHealthRecom mendations.pdf. Accessed on April 13, 2014.

[7] Harman, L. (2012, September). Electronic health records: Privacy, confidentiality, and security (original Virtual Mentor 2012). *AMA Journal of Ethics*. Retrieved from https://journalofethics.ama-assn.org/article/electronic health-records-privacy-confidentiality-and-secu rity/2012-09. Accessed on September 27, 2018.

[8] Health Level Seven. (2014). *Introduction to HL7 standards*. Retrieved from https://www.hl7.org/ implement/stan dards/. Accessed on April 13, 2014.

[9] Healthcare Information and Management Systems Society. (2012a). *Definitions of mHealth*. Retrieved from http://www.himss.org/ResourceLibrary/GenResourceDetail.aspx?ItemNumber=20221. Accessed on April 13, 2014.

[10] Healthcare Information and Management Systems Society. (2012b). *mHIMSS roadmap*. Retrieved from http://www. himss.org/files/mHIMSS%20Roadmap-all%20pages.pdf. Accessed on March 2, 2014.

[11] HL7 FHIR. (2019). *Summary-FHIR v4.0.0 HL7* Multiple authors. Retrieved from https://www.hl7.org/fhir/sum mary.html. Accessed January 12, 2019.

[12] HL7 FHIR Current Build. (2018, Dec 27). *FHIR version his tory*. Retrieved from https://build.fhir.org/history.html. Accessed February 14, 2019.

[13] HL7 Introduction. (2018). *Introduction to Health Level Seven—HL7.org*. Retrieved from https://www.hl7.org/ permalink/?HL7 OrgAndProcessPresentation. Accessed February 12, 2019.

[14] IETF RFC Index. (2019, May). *Request for Comment (RFC) Index*. Internet Engineering Task Force. Multiple authors; detailed information from RFC-1 created in 1969 through the present. Retrieved from https://tools.ietf.org/rfc/ index. Accessed on April 2, 2020.

[15] mHIMSS. (2014a, February). *Case study: Decreasing costs and improving outcomes through community-based care transitions and care coordination technology*. Retrieved from http://himss.files.cms-plus.com/FileDownloads/User%20Case%20Study%20Decreasing%20Costs%20and%20Improving%20Outcomes%20through%20Community-Based%20 Care%20Transitions%20and%20Care%20Coordination%20 Technology.pdf. Accessed on March 2, 2014.

[16] mHIMSS. (2014b, February). *Case study: Geisinger Health System: Weight management text program*. Retrieved from http://himss.files.cms-plus.com/FileDownloads/ Use%20Case%20Study%20Geisinger%20Health%20 System%20Weight%20Management%20Text%20Program. pdf. Accessed on March 2, 2014.

[17] mHIMSS. (2014c, February). *Case study: Improving quality of care for the underserved*. Retrieved from http:// himss.files.cms-plus.com/FileDownloads/User%20 Case%20Study%20Improving%20Quality%20of%20 Care%20for%20the%20Underserved.pdf. Accessed on March 2, 2014.

[18] mHIMSS. (2014d, February). *Case study: Reducing patient no-shows*. Retrieved from http://himss.files.cms-plus. com/FileDownloads/Use%20Case%20Study%20 Geisinger%20Health%20System%20Reducing%20 Patient%20No-Shows.pdf. Accessed on March 2, 2014.

[19] mHIMSS. (2014e, February). *Case study: Vanderbilt University Medical Center: Hand hygiene monitoring app*. Retrieved from http://himss.files.cms-plus. com/FileDownloads/Case%20Study%20Vanderbilt%20 University%20Medical%20Center%20Hand%20 Hygiene%20Monitoring%20App.pdf. Accessed on March 2, 2014.

[20] Moore, T. (2011, July 27). *Fortune: Spectrum squeeze: The battle for bandwidth*. Retrieved from http://tech.fortune. cnn.com/2011/07/27/spectrum-squeeze-battle-forband width/. Accessed on April 9, 2014.

[21] National Institute of Standards and Technology. (2007, April). *Guidelines for securing radio frequency identification (RFID) systems* (NIST Special Publication SP 800-98). Retrieved from http://csrc.nist.gov/publications/ nistpubs/800-98/SP800-98_ RFID-2007.pdf. Accessed on April 9, 2014.

[22] National Institute of Standards and Technology. (2012a, June). *Guide to bluetooth security* (NIST Special Publication 800-121 revision 1). Retrieved from http:// csrc.nist.gov/publications/nistpubs/800-121-rev1/sp800- 121_rev1.pdf. Accessed on April 9, 2014.

[23] National Institute of Standards and Technology. (2012b, February). *Guidelines for securing wireless local area networks* (NIST Special Publication 800-153). Retrieved from http://csrc.nist.gov/publications/nistpubs/800-153/ sp800-153.pdf.

Accessed on April 9, 2014.

[24] NCCoE. (2018, July). *Securing Electronic Health Records on Mobile Devices (NIST* Special Publication SP 1800-1). National Cybersecurity Center of Excellence. Retrieved from https://www.nccoe.nist.gov/sites/default/files/ library/sp1800/hit-ehr-nist-sp1800-1.pdf. Accessed on April 1, 2019.

[25] Nikolich, P, Chih-Lin, I., Korhonen, J., Marks, R., Tye, B., Li, G., Ni, J., & Zhang, S. (2017, June). Standards for 5G and beyond: Their use cases and applications. *IEEE Tech Focus.* Retrieved from https://futurenetworks.ieee.org/ tech-focus/june-2017/standards-for-5g-and-beyond. Accessed on May 1, 2019.

[26] Powell, A. C., Landman, A. B., & Bates, D. W. (2014, March 24). In search of a few good apps. *Journal of the American Medical Association.* Retrieved from https://jama.jama network.com/article.aspx?articleid=1852662. Accessed on April 9, 2014.

[27] Ray, B. (2018, February). *A breakdown of 7 RFID costs: From hardware to implementation.* Retrieved from https:// www.airfinder.com/blog/rfid-cost. Accessed on April 2, 2020.

[28] Schmier, J. K., Lau, E. C., Patel, J. D., Klenk, J. A., & Greenspon, A. J. (2017). Effect of battery longevity on costs and health outcomes associated with cardiac implantable electronic devices: A Markov model-based Monte Carlo simulation. *Journal of Interventional Cardiac Electrophysiology, 50*(2), 149-158.

[29] Trotter, F. (2018, December 14). *Letter to Division of Privacy and Identity Protection, Federal Trade Commission.* Retrieved from https://missingconsent.org/downloads/ SicGRL_FTC_Compliant.pdf. Accessed on May 13, 2019.

[30] Wicklund, E. (Ed.). (2014, February 13). A doc's-eye view of mHealth. *mHealth News.* Retrieved from http://www.mhealthnews.com/news/docs-eye-view-mhealth?singlepage=true. Accessed on March 2, 2014.

[31] Williams, M. (2013, October 1). Battery life hasn't kept pace with advances in mobile computing—but that could change soon. *Techradar.* Retrieved from http://www. techradar.com/us/news/phone-and-communications/ mobile-phones/why-are-mobile-phone-batteries-still so-crap--1162779/2#articleContent. Accessed on April 9, 2014.

[32] Zhu, H. (2013, April). Cost-effective and rapid blood analysis on a cell-phone. *Lab Chip.* Retrieved from https://www. ncbi. nlm.nih.gov/pmc/articles/PMC3594636/. Accessed on May 13, 2019.

第4章 计算机系统基础：软件
Computer Systems Basics—Software

Mary L. McHugh **著**

孙铃钰 **译** 李 幸 王 聪 **校**

学习目标

- 认识 3 类软件和它们的功能。
- 描述信息学中 4 个重要的分析主题。
- 解释 5 种编程语言和它们的一般功能。
- 讨论智能手机应用程序在体格检查中的应用。
- 解释局域网、广域网和城域网之间的区别。

关 键 词

软件；程序；编程语言；只读存储器；随机存取存储器；操作系统

一、概述

软件是指导计算机硬件执行工作的指令的总称。它与硬件的区别在于它的概念性而不是物理性。硬件包括物理组件，而软件则包含以电子方式传达给硬件的指令。软件有两个用途。第一，计算机不能直接理解人类语言，需要软件将人类语言创建的指令翻译成机器语言。在机器层面上，计算机只能理解二进制数，而不能理解英语或任何其他人类语言。

第二，可打包或储存的软件是使计算机成为一个经济的工作工具的必要条件。执行工作的软件包称为程序。理论上，用户可以创建自己的软件来使用计算机。然而，编写软件指令（编程）是极其困难且耗时的工作，并且对于大多数人而言十分乏味。更经济实用的做法是让高技能人才或编程团队来开发其他人可以直接购买的用于执行常见任务的程序。软件是一系列按照特定顺序组织的指令集（称为程序或"应用程序"），或通常被认为是一组相关的程序（称为软件包）。

例如，一些著名的软件公司销售他们自己的软件包，这些软件包通常是应用于电脑办公，包括文字处理程序、电子表格程序、幻灯片制作程序，有时还有数据库管理器。程序将用户需要的操作转换成计算机能够理解的语言和指令。就计算机硬件本身而言，其仅仅是印刷电路、塑料、金属和电线的集合。没有软件，硬件就无法实现任何功能。

二、软件类别

软件有3种基本类型，即系统软件、实用程序和应用软件。系统软件"启动"（开机和初始化）计算机系统，它不仅控制输入、输出和存储，还控制所有其他软件的操作。实用程序由旨在支持和优化计算机系统本身功能的程序组成，它有助于保持计算机系统的速度，清除不需要的程序，保护系统免受病毒攻击，访问万维网等。应用软件包含的程序可用于需用计算机完成的商务工作或私人工作。有时候，程序究竟是实用程序、系统软件还是应用程序会引起混淆，这是因为今天的系统软件包通常包含着各种与基本系统软件包捆绑的实用程序，而且许多实用程序可以作为独立程序购买，并由用户单独运行。

（一）系统软件

系统软件由多种控制个人计算机并使用户的应用程序与硬件协同工作的程序组成。系统软件由各种程序组成，这些程序在计算机首次开机时初始化或启动计算机，然后控制计算机硬件和应用软件的所有功能。系统软件有助于加快计算机的处理速度，通过创建缓存来扩大计算机的功率，减少多个程序同时运行时的混乱程度，"清理"硬盘以便有效地管理存储，以及执行其他类似的系统管理任务。

1. 基本输入 / 输出系统

第一级系统控制由存储在主板只读存储器芯片上的基本输入/输出系统处理。BIOS芯片上的软件是系统打开后计算机首先运行的部分。它首先搜索一个操作系统并将其加载到随机访问内存中。鉴于BIOS是由一组永久刻录在计算机芯片上的指令组成的，它实际上是硬件和软件的

结合。芯片上的程序通常称为固件，因为它们跨越了硬件和软件之间的界限。由于这个原因，许多计算机工程师对固件和软件加以了区分。从这个角度来看，OS实际上是系统软件的第一级。

2. 操作系统

操作系统是计算机工作的总控制器。OS是计算机启动后立即从硬盘驱动器加载到RAM中的软件。固件的升级需要更换硬件芯片，而OS可以通过软件进行升级或完全改变。用户只需从硬盘中删除一系列操作系统文件，然后安装一个新的OS。大多数用户购买的计算机上已经安装了OS，但是，OS也可以单独购买并由用户安装。操作系统处理中央处理器和外围设备之间的连接。CPU与外围设备或用户之间的连接称为接口。OS管理所有外围硬件的接口、调度任务、在内存和磁盘上分配存储、从存储中检索程序和数据，并提供机器和用户之间的接口。

从用户的角度出发，OS执行的最关键任务之一就是存储的管理。在早期的计算机中，没有OS。每个程序员都必须在每个程序中包含明确的指令，告诉CPU在执行过程中要使用的程序代码和数据行在RAM中的准确位置以便定位。这意味着用户必须跟踪数以千计的内存位置，并确保避免将一行代码写在另一行活动的代码之上。此外，程序员必须谨慎，以免一部分正在处理中的输出意外地覆盖在另一部分正在处理中的输出上。可以想象，存储的管理消耗了大量的时间和编程代码，并在程序中产生了许多错误。由于这些错误必须在程序正确运行之前被发现和纠正，缺乏OS使得编程非常耗时和乏味。相比之下，今天的编程虽然仍然是一项困难和耗时的任务，但效率要高得多。事实上，就目前程序、内存和存储介质的大小而言，没有一个程序员能够真正地管理所有的存储。操作系统不仅支持更复杂的程序和系统，且如果没有它们，就不会有家用计算机的存在，而只有专业程序员才能使用的计算机。

（二）实用程序

实用程序包括为保持计算机系统高效运行而设计的程序。它们通过增加系统软件的功能或支持操作系统或应用软件程序来做到这一点。因此，尽管一些作者将实用程序定义为系统软件类别的一部分，但它其实是一种介于系统软件和应用软件之间的软件。尽管对于实用程序没有正式的分类系统，但 6 种类型的实用程序可以概括绝大多数的实用程序。这些类别至少包括安全程序、系统管理实用程序、用户数据备份程序、屏幕保护程序、存档辅助软件和编程环境支持程序。

1. 安全程序

主要包括防病毒程序、防火墙和加密程序，保护计算机及其数据免受具有破坏性的程序和数据的攻击。防病毒实用程序主要用于防止恶意程序无意中通过电子邮件或从互联网下载被访问。防火墙是一种安全程序，它使未经授权的个人或系统更难进入计算机并劫持或破坏计算机上的程序或数据。防火墙可以包括附加硬件和实用软件。加密软件对数据进行编码，以便在解码之前无法读取数据。网页地址上的 HTTPS 字母表示该网站对通过该网站发送的数据进行加密。加密级别足够高到在接收端如果没有程序就无法解码。这种加密技术使得通过互联网进行交易变得更加安全。如果没有这种加密，通过信用卡和其他非常私人的数据在互联网购买任何东西都是不安全的。因为有些设备可以大大提高计算机系统的安全性，所以安全性也可能是硬件问题（Markov，2019）。

2. 系统管理实用程序

其设计是为了帮助用户保持计算机系统高效运行。例如，磁盘管理实用程序通过分析磁盘空间的使用情况、磁盘碎片整理、根据用户发出的命令删除重复文件来保持硬盘空间的清洁和高效。随着时间的推移，当用户存储和删除数据和程序时，磁盘上的信息可能会以一种低效或碎片化的形式残留在磁盘上。碎片整理程序在磁盘上移动数据，从而消除小的空白空间，并重新定位数据和程序，以更好地利用可用空间。这些程序还可以压缩数据以释放磁盘空间，对磁盘进行分区以便用户更好地控制不同类型的信息存储位置，并通过消除不必要的数据和信息来清理磁盘。

其他系统管理实用程序可定位和删除由某些程序创建的"临时"文件，搜索系统和应用程序的更新（可能自动应用更新），并清除注册表中已过时的、损坏的或无用的条目。临时文件的堆积可能会阻塞系统。许多程序和互联网站点会将信息作为其操作的一部分暂时存储在硬盘驱动器上，但当这些操作结束时，它们不会自动清除这些临时文件。随着时间的推移，这些文件可能会消耗相当多的磁盘空间，并降低计算机的运行速度。当然，磁盘清理程序有时也可以通过删除那些不需要的"临时"文件来释放大量的磁盘空间。其他系统管理实用程序包括：用来发现程序或操作系统的问题并进行修复的诊断程序；控制谁可以访问计算机或某些文件的程序；测试计算机内存和其他任务的程序。

3. 用户数据备份程序

致力于帮助用户备份他们的数据。这些备份系统不同于外部驱动器和云存储。应用程序虽然可以被备份，但通常不需要，因为购买了许可证的用户可以重新加载程序的合法副本（非法或盗版程序就不能相提并论了，这种情况下计算机所有者可能没有非法下载程序的备份副本）。由于任何计算机组件都可能出现故障，因此用户必须及时备份数据，从而降低数据永久丢失的风险。当一个硬盘发生故障（或者崩溃），没有备份该硬盘的用户将面临永久丢失照片、个人和工作信息、歌曲、视频及存储在计算机上的其他任何资料的风险。当然，在同一个硬盘上备份数据并不一定有多大的保护作用。更好的选择是将数据备份到云端或外部（可移动）硬盘或其他备份位置。

4. 屏幕保护程序

此为一种计算机程序，当用户离开计算机，

但未将主机（和显示器）完全关闭时，其会使显示器屏幕空白，或用不断移动的图像填充屏幕。它们原是为老式技术屏幕（阴极射线管或等离子屏幕）开发的，对于老式屏幕而言，长时间显示同样的图像会对屏幕造成损坏。现代计算机屏幕拥有截然不同的技术，因此不会遭受这种风险。屏幕保护程序常兼顾趣味性和美观性，同时其切实为用户提供了部分的隐私保护，因为当用户离开电脑时，屏幕保护程序就会将用户正在处理的事情隐藏起来。然而，除非链接到一个要求用户重新登录才能进入常规屏幕的程序，否则它们不提供安全保护作用，因为路过的人只需轻点一个键就可以返回常规屏幕。大多数人都有良好的自觉性不去碰别人的电脑，所以屏幕保护程序可以避免他人无意瞥到用户私人或机密的数据。屏幕保护程序有时确实需要用户重新登录到他们的计算机才能关闭屏幕保护程序，它们确实兼具安全功能。通常，如果计算机在预设的时间段内没有收到任何来自用户的输入，屏幕保护程序就会自动激活。

5. 存档辅助程序

通常至少有两个功能。首先，可压缩要存档的文件中的信息，然后以压缩形式将它们存储在某些长期的存储设备中。对于 Microsoft 操作系统来说，WinZip 和 WinRar 等程序是众所周知的存档工具。当文件被检索时，必须使用软件来解压数据以便读取。用于描述通过存档软件进行的数据压缩的术语包括打包（packing）、压缩（zipping）、压缩和存档（compressing and archiving），以及解包（unpacking）、解压（unzipping）、解档（de-archiving）和提取（extraction）。压缩可以大大减少一个大文件的大小，使其小到可以通过电子邮件发送出去。

6. 编程环境支持程序

程序开发人员使用其来支持编程工作或运行程序。计算机不能阅读或理解英语或任何其他人类语言。最终，程序必须将开发人员编写程序的语言（源代码）改写成计算机可以理解的机器语言（汇编语言或机器语言）。执行这些翻译的程序称为编译器或解释器。反之，如果程序员想把机器语言程序翻译成人类可以理解的高级语言，那么则需要使用反编译程序。编程是很困难的，程序员不仅需要详细阐明其中复杂的逻辑，还必须用特定的语法编写控制程序的命令。这里的"语法"（syntax）指的是一系列非常详细的规则，包括特定计算机语言中的词、标点符号、词用法和词序。语法必须完全正确，计算机才能正确地编译或解释代码并运行程序。逻辑或语法方面的问题将导致程序运行失败或执行错误。这种类型的问题被称为"bug"，而纠正它们则被称为"调试"（debugging）程序。为帮助程序员调试程序而设计的应用程序称为调试程序。其中程序员最常用的实用程序就是编程辅助程序及各种类型的编译器和调试器。

（三）应用软件

应用软件包括人们用来做工作、处理数据、玩游戏、社交及观看视频和多媒体文件的所有程序。不同于系统和实用程序，应用软件是为使用计算机的系统用户编写的。当用户命令操作系统运行应用程序时，操作系统将程序从硬盘或可移动媒体上传输并执行。

应用程序是用特定的程序语言编写的。然后程序被"编译"（或翻译）成机器语言，方便计算机理解指令并执行程序。最初，程序是为一台特定的计算机编写的，并只能在那台模型机器上运行。然而，编程语言及其转换最终发展到今天的程序通常可以跨机器"移植"（或翻译）。这一进步允许程序员开发可以在一类机器上使用的程序，如 Microsoft 操作系统（Windows）类型或 Apple 操作系统（Mac）类型的计算机（但这两者通常仍不兼容）。这一进步也打开了一个全新的行业，因为程序可以作为现成的软件包大规模销售。到目前为止，最常用的程序集是办公软件包（Office package）里的程序。最受欢迎的办公软件包包括 Microsoft Office、Office365、Google

Docs、Google Apache OpenOffice 和 LibreOffice，但还有许多其他的办公软件包。当然，这些软件包中最有用的程序是文字处理程序。不过，电子表格和幻灯片演示也被广泛使用，数据库管理系统软件包如 Microsoft Access 也是如此。其中许多产品还提供电子邮件系统、发布程序、流程图软件和其他各种应用程序。

护理应用程序通常是医院或医疗卫生信息系统的一部分。医院通常有一个大型的信息系统，称为医院/卫生信息系统或医院/卫生信息技术系统。这些系统包括大多数所需的业务应用程序，如账单、工资单、预算管理、库存控制（针对医院的中央供应部门）、人事管理应用程序等。它们还包括了一些临床和半临床系统，如实验室、药房、住院和患者定位系统、医嘱录入/结果报告，以及电子病历或电子健康档案，这其中包含患者的临床文件或医疗记录。

在临床场景中，护士可以使用数以百计的应用程序，以及专门为所有的护理工作场景设置的应用程序。例如，护士使用心电监护，这种监护仪配有协助分析心律的程序，甚至可以为护士提供输入数据和记录的功能。胎儿监护仪、静脉注射泵、一些外科手术工具，以及无数其他工具都有计算机处理器和程序，来支持护士在患者护理中使用这些工具。收集来自患者监护仪的数据（包括血压监测、心率和节律、体温、氧合水平、血糖水平和其他参数），输入计算机并传输到护士工作站，以便进行进一步分析和及时进行干预。同时，家庭健康护士可以使用远程监测仪器监测患者在家中的健康状况。

（四）编程语言

编程语言是一种与计算机通信的方式。实际上，CPU 只能理解二进制或机器语言。一些高度敏感的防御应用程序仍然是用机器语言编写的，尽管让程序员学会使用二进制是有可能的，但使用过程确实痛苦又乏味。对于大多数应用程序来说，这是对人力资源的低效利用，更糟糕的是，机器语言程序很难更新和调试。自从计算机发明以来，用户一直渴望有一台能够接受日常人类语言指令的机器。虽然这个目标在很大程度上对于程序员来说是一个难题，但基于图形用户界面（graphical user interface，GUI）的指令，像办公支持程序（文字处理程序、电子表格、幻灯片演示等应用程序）已经变得更易于使用了。

（五）编程语言世代和层级

编程语言分为五代，或分为三个层级。层级指的是语言与实际机器的距离。第一级包括前两代编程语言，即机器语言和汇编语言（或组合语言）。第二级包括后两代语言，即高级程序语言和非程序语言。第三级（第五代）是自然语言。

机器语言是低级语言。当然，机器语言是二进制的。它由 0 和 1 组成，可以被计算机直接理解。如前所述，机器语言难以使用和编辑。

1. 机器语言

机器语言是计算机的真正语言。任何程序都必须翻译成机器语言，然后计算机才能执行。机器语言只包括二进制数字 1 和 0，代表一个由电脉冲控制 ON 和 OFF 的"开关"。单个开关称为二进制数字，简称为"比特"。所有数据（数字、字母和符号）都可由二进制数字组合表示。计算机中的单个字母或数字需要 8 比特。例如，数字 3 由 8 个二进制数（00000011）表示，6 由 00000110 表示。传统上，机器语言依赖于机器，这意味着每种型号的计算机都有自己独特的机器语言。

2. 汇编语言

汇编语言比机器语言更像英语，但它仍然接近机器语言。机器语言中的一个命令就是给处理器的一条指令。汇编语言指令与机器语言指令具有一一对应关系。汇编语言仍被系统程序员大量使用，而应用程序员则希望使用机器语言来进行功能操作。从图 4-1 可以看出，汇编语言虽然比机器语言更像英语，但对于非程序员来说依然是

```
PRINT_ASCII PROC
            MOV DL, 00h
            DL MOV CX, 255
PRINT_LOOP:
            CALL WRITE_CHAR
            INC DL
            LOOP PRINT_LOOP
            MOV AH, 4Ch
            INT 21h ;21h
PRINT ASCII            ENDP
```

▲ 图 4-1　汇编语言代码行

极其晦涩难懂的。

3. 第三代语言

第三代语言包括程序语言，是编程语言第二级的开端。过程语言要求程序员既指定计算机具体要做什么及如何做的过程。这些语言比汇编语言和机器语言更像英语。然而，要学会使用这些语言还需要大量的学习。程序员必须学习语言识别的单词，并且必须以正确的风格和顺序使用这些单词。一个逗号或字母错位将导致程序失败或崩溃。语言的风格和顺序称为语法。公式翻译（FORmula TRANslation）和通用商业语言（Common Business Oriented Language）是早期第三代语言的例子。

麻省总医院多用途程序设计系统（Massachusetts General Hospital Utility Multi-Programming System，MUMPS）是专门用于医疗环境的第三代语言。MUMPS 最初是为了麻省总医院的医疗记录应用而开发的。MUMPS 提供了强大的工具来支持数据库管理系统，这在许多用户必须同时访问相同数据库的情景中特别实用。因此，MUMPS 现在应用于许多不同的行业，如银行、旅行社、证券交易所，尤其是医院。最初，MUMPS 既是一种语言，又是一个完整的操作系统。然而，现在大多数都是在自己的计算机操作系统上加载 MUMPS。现如今，最流行的用于编写新操作系统和其他系统程序的计算机语言是C、C++ 和 C#（发音为 C-Sharp）语言。Java 广泛应用于互联网编程应用（Anonymous，2019）。

随着互联网重要性的提升，两种重要的第三代后期语言的分量也逐步提高。它们包括可视化编程语言和 Java。Java 是由 Sun Microsystems 公司开发的，是一种相对简单的语言，同时兼具跨不同计算机平台的可移植性，以及具备在互联网这样庞大的公共网络上使用所必需的安全性。全世界的软件开发人员和网络内容提供商都热情地接纳了 Java。Java 编程技能对于任何专业 Web 开发人员都是至关重要的。

（1）可视化编程语言：随着图形用户界面技术的普及，人们开发了多种语言来促进基于图形环境中的程序开发。其中，Microsoft 公司推出了两个非常受欢迎的此类程序：Visual BASIC（初学者通用符号指令代码）和 Visual C++。这些程序和其他公司销售的类似程序被用于各类应用，尤其是那些让用户与电子公司在网上互动的应用。

（2）并发式和分布式语言：对程序进行分类的另一种方法是它们是被设计成依次工作还是同时工作。最初，所有的程序设计语言都是严格按顺序进行的。也就是说，中央处理器一次处理一行代码，直到执行完前一行命令才读取下一行代码。大量的计算工作和操作，如工资单和发票处理，确实需要在下一步流程开始之前完成上一步流程的每一部分。数学和统计计算通常必须是有顺序的，因为每次计算工作的完成都依赖前一步的计算结果。提高计算机速度的一种方法是使用专门的、可以支持数学函数的处理器来支持 CPU。但是，CPU 仍需等待数学处理器的结果方能执行程序。由于编程涉及更复杂的进程，程序的许多部分不依赖于先前的进程。这意味着程序的不同部分，至少在理论上可以同时处理。但是，单个处理器一次只能处理一个命令。时钟频率的提高多少受到了快速处理产生热量的限制。

起初，计算机只有一个 CPU，所以它们只有一个核心处理器。随着程序变得越来越复杂，特别是随着互联网进入多媒体环境，单个处理器的时钟频率已经跟不上了。在加载图片时等待加载文本是非常慢的，但是单个处理器不能同时执行两个操作。20 世纪 90 年代早期使用计算机的人可能还记得，载入大量图像的网页速度极慢，这至少有部分原因是个人计算机只有一个处理器。即使 CPU 时钟频率稳步提高，单个处理器也无法跟上互联网页面的视频、图形和声音需求。据 Igor Markov 所言，"计算机速度不再增长了"（Markov，2014）。需要另一种策略来提高速度。解决方案是增加更多的 CPU 处理器，这种解决方案就是多重处理器平行（并行）工作的多元处理。

大约在 2000 年，双核处理器问世（Varela，2013）。虽然它们很贵，但对于需要运行复杂工程和科学程序的人，以及喜欢玩复杂又拥有精美画面的线上游戏的人（这些人被称为"游戏玩家"，他们的高功率电脑被称为"游戏电脑"）来说，双核处理器是必不可少的。多元处理的优势在于，到 2014 年，所有家用和商用个人电脑都配备了两个或两个以上的处理器，用以加速复杂和图形密集型程序的运行。为了处理当今程序和网页中的大量图形，高速精密的显卡也是必不可少的。英特尔 I7 产品除了显卡外，还有 6 个微处理器。为了利用多个处理器而设计的程序语言称为并发式语言。并发式语言不是为了顺序运行单个处理器的程序设计的，而是为并行使用多个处理器的程序而产生的。C++ 就是并发式语言的一个例子。

与需要同时运行程序的多个部分紧密相关的是需要同时容纳多个用户。这就是所谓的多线程（Oracle，2019）。虽然多线程更多的是一个执行问题，而不是严格意义上的编程问题，但现代高级语言能比旧语言更轻易地应对多重处理和多线程。像太阳微系统公司（Sun Microsystems）的 Java 和 Haskell 这样的编程语言就是为同时应对多重处理和多线程而设计的。较新的 C11 和 C++11 及其他语言也被设计用于多重处理和多线程环境。当 2019 年《患者保护与平价医疗法案》政府网站无法容纳大量用户同时访问该网站时，优秀的多线程编程产品的重要性得到了体现。

4. 第四代语言

第四代语言专用于应用程序，需要用户更多地参与指导程序以完成必要的工作。部分计算机专业人员并不认为这些是编程语言。过程性语言包括电子表格、统计分析程序和数据库查询语言等程序。这些程序也可以被看作是专门设定满足特殊工作的应用程序。这些语言和早期语言的区别在于，用户指定程序要执行什么任务，而不是程序如何执行任务。语言 / 应用程序的制造商已经编写好了"如何执行"的程序。例如，要在 FORTRAN 执行卡方计算（chi-square calculation），用户必须指定执行卡方公式所涉及的每个步骤，并且还必须在 FORTRAN 程序中输入所有要执行操作的数据。而在社会科学统计软件包（SPSS）中，作为一个统计分析程序，用户（从命令菜单中）输入一个命令，命令计算机对一组特定数字进行卡方统计。也就是说，用户在 SPSS 输入数据，并选择对所选数据执行卡方检验的命令。但是用户不必编写代码告诉计算机哪些数学过程（加、减、乘、除）需要执行来完成卡方统计。卡方公式已经成为 SPSS 软件的一个组成部分。

一个重要的第四代语言是结构化查询语言（Structured Query Language，SQL），这是一种用于在关系数据库中进行管理和查询操作的语言。它不仅仅允许用户查询数据库，还支持数据插入、数据定义、数据库模式创建、更新和删除及数据修改。对于非程序员来说，SQL 可能并不是一种用户友好型的语言，但是在信息检索方面，它的强大功能是毋庸置疑的。

5. 第五代语言

第五代或第三级语言被称为自然语言。在这类程序中，用户通过自己的自然语言或一组类似英语的命令来告诉机器要做什么。理想情况下，语音识别技术与语言系统的结合能促使语音命令被有效识别和执行。真正的第五代语言仍在兴起中。21 世纪初，自然语言识别技术开始出现在人们的视野中。用户在向计算机发出指令时，无须特别更改自己本身的语言风格和口音，计算机也能理解用户命令。然而，自然语言系统无疑是未来的个人计算机。当然，最大的困难在于如何将人类的自然语言准确地译成计算机能够理解的语言。

为自然语言准备的翻译程序的分析需要完成以下工作。首先，分解句子确定主语，并将它们与言语的基本组成成分（解析）相关联。再进行下一层级的语义分析，即分析句子中每个单词的语法来识别描述的动作和动作的对象。有几种计算机程序可以根据英语的基本规则翻译自然语言。这些通常是为了与特定主题的数据库进行交互而专门编写的计算机程序，通过限制程序查询数据库，可以处理自然语言形式的术语。

生物医学文本挖掘（BioNLP）是一个振奋人心的自然语言处理应用。其目的是帮助用户在生物医学文献中找到关于某一特定主题的信息。这种在 PubMed 或其他数据库中搜索专业文献的方法有利于检索和提取该主题相关信息，从而增加全面信息提取过程的可能性。举个例子，一个名为 DNorm 的程序在期刊文章或其他文本文件中检测特定疾病名称（由搜索者输入）时，会将检索词与 PubMed 中的医学主题词（Medical Subject Headings，MeSH）术语和医学系统命名法 – 临床术语（Systematized Nomenclature of MEDicine-Clinical Terms，SNOMED-CT）中的术语进行关联（Leaman、Dogan 和 Zhivong，2014；Omicx，2020；Przybyla 等，2016）。SNOMED-CT 是一个包含临床术语综合列表的数据库，所有主要的护理专业术语均在 SNOMED-CT 中列出。它由国际医疗术语标准开发组织（International Health Terminology Standards Development Organization，IHTSDO）所有、维护和发布，并更名为国际医学系统命名法（International SNOMED）。

6. 文本格式化语言

严格来说，文本格式化语言不是真正的编程语言。它们被用来格式化内容（最初是文本），以便在系统中进行可视化显示。然而，学习文本格式化所需的技能与学习编程语言所需的技能相似，所以它们也被非正式地称为编程语言。

最著名的是超文本标记语言（HyperText Markup Language，HTML）。HTML 是用来为 WWW 格式化文本的，是较早的格式化语言之一。此类语言指定计算机如何在显示器上进行文本和图形展示。最初的标记语言是标准通用标记语言（Standardized General Markup Language，SGML），它实际上是一种元语言和标记语言的标准。还有许多其他的格式化语言，像可扩展标记语言（eXtensible Markup Language，XML），它是 SGML 的精简版本，在大多数文字处理程序中使用。HTML 和 XML 都沿用了 SGML 模式。

三、通用微型计算机软件包

如上所述，随计算机出售的最常见的软件包是标准办公软件包（标准办公软件包包括一个文字处理程序、一个电子表格程序和一个图形演示程序）。升级版或专业版通常增加了某种形式的数据库管理系统、电子邮件系统和一个用于制作传单、小册子和其他栏目格式文件的"出版商"程序。最常用的两个程序是电子邮件系统和文字处理器。事实上，有些人在购买电脑时只安装了操作系统、文字处理器和互联网浏览器，并注册了他们的电子邮件账户，很少使用其他程序。另一个常见的产品是桌面出版的应用程序。这些常见的程序大多都有两个版本：一个用于 IBM 个人电脑平台，一个用于 Apple Mac。通常情况下，软件包是以数字多功能光盘（DVD）或闪存驱动器的形式出售。现在，许多软件公司在线上推广其产品，客户则可以直接通过互联网从供应商的网站上下载软件。

安全程序也是一个重要的市场产品。鉴于在互联网上，有大量的人试图窃取用户身份或以其他方式进行犯罪或恶意活动，每个访问互联网的用户都应该有安全软件。

四、软件包所有权

保护软件的所有权对于计算机软件行业来说是一个挑战。卖给一个客户的程序可以安装在不同的设备上，但这种做法无疑严重损害了软件开发商的利益。如果程序是直接出售的，用户完全有权利按照自己的意愿出售它们；然而，在这样的市场条件下，这个行业是无法生存的。因此，比起大多数商业产品供应商采用的直接出售所有权，软件行业所遵循的所有权模式与图书出版业更为相似。

大多数商业产品如家具或电器被出售后，必要时购买者可以将产品转售或借给朋友。因为实体产品售出后，一次只能由一个客户使用，无法复制给他人共享。然而，知识产权是一个全然不同的领域：其出售的是想法，而储存该想法的媒介并不是（实体）产品。尽管如此，当个人计算机行业刚刚兴起时，顾客常把购买的软件当成用于存储知识产权的物理磁盘。事实则是，软件很贵，但磁盘很便宜。因此，经常有顾客和朋友集资购买某软件，再复制给团队内的每一个人。当然，这种做法也激怒了软件供应商。

因此，版权法被扩展到软件领域，只有原始购买者才有合法权利在自己的计算机上安装该程序。任何其他的安装都被视为非法拷贝，这种拷贝被称为盗版拷贝。软件的购买者并不购买该软件的全部权利。他们购买的只是使用该软件的许可证。单独购买的软件被授权给一台计算机，或者有时许可证明允许多次安装。如果个人同时拥有台式机和笔记本电脑，则可以例外。合理使用原则允许购买者在个人所有的机器上安装软件，只要这些电脑只供该用户个人使用。当有多台电脑供不同员工使用的公司购买软件时，其必须为每台电脑购买一份单独的软件副本，或者可以直接购买一个"网站许可证"。网站许可证是一种批量购买的方式，公司和软件供应商商定该软件可以在多少台机器上使用，并为使用的拷贝数量支付一笔特别费用。当需要添加超过协议数量的机器时，就要支付更高的网站许可费，或者单独为添加的机器购买软件副本。安装比购买更多的软件副本是一种盗窃行为，通常是不被允许的。

五、对护士有用的通用软件

在大多数医院，护士使用的大部分软件都是基于医院信息系统，这是一个旨在支持医院及其相关部门综合管理的多用途程序。护士用得最多的组件包括用于患者护理记录的电子病历、帮助跟踪患者的入院 – 出院 – 转院（admission-discharge-transfer，ADT）系统、用药记录（medication administration record，MAR）软件、用于安排化验和报告结果的实验室系统，以及通过其收取静脉输液、敷料和其他护理用品相关费用的用品库存系统，还有临床医生记录临床医嘱的系统。质量和安全小组 [如飞跃集团（Leapfrog Group）] 认为 CPOE 系统非常重要，并将其作为一个单独的项目列入质量检查表。此外，计算机系统还可以帮助护士处理放射科的医嘱和结果报告，电子化患者病情系统可用于协调护士人力分配，医院邮件系统可用于院内通信。越来越多的护士发现，他们能够通过使用线上的聊天室、论坛、会议系统和电子邮件，与其他护理同仁建立区域、国家和国际的关系网。

鉴于许多人都在手机内拥有个人数字助手，护士们可以在 PDA 上下载数以千计的软件应用程序来协助他们护理患者。大多数程序是非常便宜的，甚至有些是免费的。这些程序包括药物指南、医学词典和针对各种患者群体和临床问题的咨询指南（如儿科袖珍咨询、病理学指南、临床程序指南、实验室结果指南等）。现在可以将软件下载到 PDA 上，以测量患者的心率和呼吸频率，对各种器官进行超声波检查、听力检测、进行简单的心电图检查，以及获得其他体格检查的参数。

由于如今许多医疗设备都有计算机处理器，

护士可能不一定意识到自己正在使用软件。例如，容积泵通过计算机处理器控制静脉输液流速。心脏监护仪、心电图机和脑电图机都有内部计算机监测模式，并提供相关的解释说明。医院病床可能有处理器来检测湿度、温度、重量和其他指标。如今大多数放射学设备都是基于计算机的，并且许多手术设备的运行也需要依靠计算机处理器。

一些护理应用程序包括一个便利的"商业智能仪表盘"，这是一个护士可以从菜单式选项中进行选择的应用程序。通常情况下，仪表盘为护士提供了一种快速的途径，使其能够从某些（或所有）屏幕上选择常用的输出模版，或者提供某种任务即将执行的预警。

六、计算机系统

每台正常运行的计算机都是一个系统；也就是说，它是一个复杂的实体，由一组有组织、有关联的部件或要素组成，它们作为一个单元共同发挥作用，实现某部分单独不能完成的结果。计算机系统也可能指的是与其他任何计算机没有连接的单机（及其外围设备和软件）。然而，大多数医疗卫生专业人员使用的是由多台设备相互连接的计算机系统，这个系统的功能是帮助医疗服务提供者及相关支持人员在一个被称为网络（network）的系统中开展工作。当计算机与网络中的其他计算机相连，或像互联网一样让计算机之间实现相互通信，就能实现功能最大化。

常见的计算机网络类型有点对点、局域网、广域网和城域网。点对点网络非常小，其系统全都通过电线或无线（通常由一个建筑物内的路由器提供的）直接连接。局域网、广域网和城域网的规模依次增大，并且考虑到用户数量，都需要通信架构来确保能服务到网络上的所有用户。如果网络容量太小，就会出现某些用户在使用过程中需要长时间的等待，或许系统会因过载而崩溃

（停止工作，不得不重新启动）。

计算机网络必须为许多用户分配时间和内存空间，因此为了服务所有用户，必须有一种策略来组织网络资源的分配使用。在网络中，有多种高层通信的分配策略。最常见的是令牌环网（由IBM公司开发）、星形网（也叫多点连接，所有通信都通过一个中心计算机）、总线形网（所有计算机都连接到一条线路上）和树状网。而非常大的网络，则越来越频繁地使用骨干网通信技术。

计算机技术中系统的应用是以系统理论为基础的。系统理论及其子集，即网络理论，为理解如何通过将多台计算机连接成系统和网络，从而提高单个计算机的影响力提供了基础。

信息科学

信息科学是一个跨学科的领域，主要涉及信息的分析、收集、分类、操作、存储、检索、移动、传播和使用（ASIS和T，2019；Stock和Stock，2013）。它关注的是技术、策略和方法，以便在人们需要的时候将正确的信息传递给他们，而不至于让人们被不相关和不需要的信息所淹没。所有的科学都与测量和分析有关，信息科学也不例外。

信息科学分析的关键主题包括优化、性能、复杂性和结构（Luenberger，2012）。最优性因情况而异，但一般指的是达到某种期望结果的最优值。例如，当一名护士想获得出现并发症患者的预后信息，以确定他们是否得到了救治，最佳结果是信息系统中的搜索工具检索到所有真正处于危险的患者的病例记录，不遗漏任何一个。此外，该系统检索到的没有遭受任何高危并发症的患者记录很少。最优性几乎可以指任何以数字尺度衡量的变量，如成本、时间（如回应患者呼叫铃的时间）和工作量。

性能通常会考量信息系统中一系列通信实例的平均表现。相较单个实例性能的长列表，平均性能更有代表性。例如，一封电子邮件到达预定

收件人的平均时间比每封电子邮件及其传输时间的长列表要有用得多。

大量数据和信息产生、收集、存储和检索增长的同时，复杂性也随之增长。在信息学中，衡量复杂性的一个典型标准是完成一项任务所需的时间。所需的时间往往是完成任务必须处理的信息量的函数，但也很大程度上可能受到数据库结构化程度的影响。

结构是指开发一个对数据和信息进行排序和编目的系统，特别是在数据库中。优秀的结构有助于减少对数据库进行操作所需的时间，如搜索、检索、更新、排序等。当数据在数据库中被很好地结构化和编目时，复杂性实际上是可以降低的，因为系统将不必审查所有的数据来寻找特定的项目。相反，它只需要搜索要找到数据的扇区，而结构帮助在数据库上操作的程序明确要搜索哪些扇区。

信息科学是一个快速发展的领域，大部分进展是基于与信息管理任务有关的数学算法的开发和测试，如存储和检索、数据库结构、信息价值的测量，以及其他涉及提高使用信息效率以做出更好决策的工作。在护理工作中，这些关键问题包括护士如何利用信息做出更好的护理诊断和护理决策。护理信息科学非常关注患者的护理效果，以及什么护理方案能产生最佳效果。作为一个相对较新的领域，信息科学才刚刚开始帮助人们有效地检索和使用存储在多个数据库中的大量数据来改善健康状况。在未来，数据挖掘和其他旨在从庞大的数据库中获取信息的技术可能会成为健康研究的一个主要焦点，并通过向决策者提供准确的信息来改善医疗卫生服务。

七、结论

软件是对计算机的指令集，它提示系统用户想要完成什么，也是描述计算机指令代码的一般术语，而软件的特定项目被称为程序。软件的三种一般类型是系统软件、实用程序和应用软件。

系统软件控制机器的运行，以及它如何与外围设备一起工作，并支持实用程序和应用软件。实用程序提高系统软件和应用软件的效率、生产率和安全性。应用软件包括用户需要使用计算机完成工作时所用到的所有程序。这类软件包括系统软件的操作系统，实用程序的杀毒程序，以及应用软件的文字处理程序。

计算机不能直接"理解"人类语言。计算机的语言是机器语言，由一系列 0 和 1（0，1）组成，代表一个开/关按钮。一个开关是一个二进制数字，称为"比特"。8 比特加在一起可以向用户表示一个字母或数字。由于机器语言对于程序员来说是难以理解的。因此，更多类似英语的语言已经被开发出来，以方便编程。随着语言变得越来越像英语，它们以级别来分类，级别越高，语言越像英语。语言也可以按代来分类。第一级包括前两代的编程语言：机器语言和汇编语言。第二级语言包括第三代语言和第四代语言：高级语言和面向问题的语言。第三级（第五代）是自然语言。各种语言使程序员能够开发出能满足工作场所和个人用户需求的程序。

对于护士来说，在许多工作场所都有大量的程序可以使用，以支持临床记录、解释波形（如心律和呼吸节律）、控制静脉滴注速度、计算药物剂量及许多其他工作。有数以千计的 PDA 程序可供工作和个人使用。每天都有更多医学应用程序出现，可以被个人智能手机下载。游戏也层出不穷。计算机和软件在护士的生活中无处不在，而且已经成为护士日常提供高质量护理服务的利器了。

自测题

1. 以下哪些程序是系统软件的一部分？
   A. 护士病例书写系统软件
   B. 操作系统程序
   C. 杀毒软件
   D. 屏幕保护程序软件

2. 以下哪项列出了软件的基本类别？

A. 应用软件、计算软件、调度软件

B. 办公软件、操作系统、安全软件

C. 系统软件、实用软件、应用软件

D. 实用软件、BIOS 软件、编程软件

3. 以下哪项软件控制计算机的关键进程？

A. 操作系统

B. BIOS 系统

C. 输入 – 输出控制系统

D. 系统备份软件

4. 当一个程序员谈到"编译"程序时，该程序员要执行什么操作？

A. 编写程序，使其执行所需的功能

B. 检查程序的错误（调试）

C. 将程序并入医院信息系统并检查它是否与 HIS 的其他部分相冲突

D. 将用高级语言编写的程序转换为机器语言

5. 以下哪种语言是计算机可以直接理解的？

A. Java

B. 机器语言

C. 汇编语言

D. C++

6. MUMPS（一种专门为医疗机构使用的语言）是哪一代语言？

A. 第一代

B. 第二代

C. 第三代

D. 第四代

7. Angela 是一名专门为医院的护理部门设计网页的信息学护士。在设计和完成复杂的网页制作时，以下哪种语言会给她带来最大的灵活性？

A. FORTRAN

B. COBOL

C. MUMPS

D. Java

8. SQL（一种为关系数据库的管理和查询而设计的语言）属于哪一代语言？

A. 第一代

B. 第二代

C. 第三代

D. 第四代

9. 在 HIS 中，以下哪些应用程序常被护士在护理工作中使用？（标出所有适用的程序）

A. 用药记录

B. 生命体征图表

C. 关于临床问题的书目检索

D. 患者入院和出院

10. 定义一个系统的关键因素是什么？

A. 复杂性

B. 多个相互依赖的组件

C. 若干不同的部分

D. 机器加工

答案

1. B   2. C   3. A   4. D   5. B

6. C   7. D   8. D   9. C   10. B

参考文献

[1] Anonymous. (2019). *Computer programming languages.* Computer Science.org. Retrieved from https://www.computerscience.org/resources/computer-programming languages/. Accessed on June 10, 2019.

[2] ASIS&T. (2019). *What is information science?* Association for Information Science and Technology. Retrieved from https://

www.asist.org/about/information-science/. Accessed on June 12, 2019.

[3] Leaman, R., Dogan, R., & Zhivong, L. (2014). *DNorm: Disease name normalization with pairwise learning to rank*. National Center for Biotechnology Information (NCBI): National Library of Medicine. Retrieved from http://www.ncbi.nlm.nih.gov/ CBBresearch/Lu/Demo/ DNorm/. Accessed on February 15, 2014.

[4] Luenberger, D. (2012). *Information science*. Princeton, NJ: Princeton University Press.

[5] Markov, I. (2014). *Next-generation chips and computing with atoms. Igor Markov: Material for graduate students*. Retrieved from http://web.eecs.umich.edu/~imarkov/. Accessed on February 14, 2014.

[6] Markov, I. (2019). *Next-generation chips and computing with atoms*. Material for Graduate Students. Retrieved from http:// web.eecs.umich.edu/~imarkov/. Accessed on June 12, 2019.

[7] Omicx. (2020). *DNorm*. Retrieved from https://omictools. com/ dnorm-tool. Accessed on April 12, 2020.

[8] Oracle Corporation. (2019). *Understanding basic multithreading concepts*. Multithreading Programming Guide. Retrieved from https://docs.oracle.com/cd/E19455- 01/806-5257/6je9h032e/ index.html. Accessed on June 10, 2019.

[9] Przybyla, P., Shardlow, M., Aubin, S., Bossy, R., Eckart de Castilho, R., Piperidis, S., McNaught, J., & Ananiadou, S. (2016). Text mining resources for the life sciences. *Database: Journal of Biological Databases and Curation, 2016*, 130.

[10] Stock, W. G., & Stock, M. (2013). *Handbook of information science*. Berlin: De Gruyter Saur.

[11] Varela, C. (2013). *Programming distributed computer systems*. Cambridge, MA: MIT Press.

第 5 章　开源与自由软件

Open Source and Free Software

David J. Whitten　**著**

张　琼　**译**　　廖竹君　张瑞雪　**校**

学习目标

- 描述开源软件与免费 / 自由软件的基本概念。
- 描述开源软件、自由软件、专用软件的不同，特别是许可证方面。
- 讨论为什么在医疗环境下，理解开源和自由软件很重要，特别是考虑在专有软件和开源软件或自由软件之间进行选择时。
- 描述目前可用的一些开源软件和自由软件的应用程序，包括医疗专用和一般办公 / 生产使用程序。
- 介绍一些可用于帮助有兴趣探索开源软件潜力的护士的组织和资源。
- 创建和开发一个 OSS 的例子。
- 描述卫生数据库组织。
- 利用布尔逻辑形成查询条件。
- 了解数据库（VistA FileMan、SQL）查询和报告的方法。

关 键 词

查询数据库；布尔逻辑；开源软件；自由软件；Linux

一、概述

据估计，在全球范围内，超过 78% 的公司使用开源软件（open source software，OSS）。在 2010 年，这个数据仅为 42%（Vaughn-Nichols，2015）。据估计有超过 3.5 亿人定期使用这些产品，数千家企业和组织使用开源代码（Anderson 和 Dare，2009）；自由和开源软件越来越被认为是一种专利产品的可靠的替代品。大多数护士在每天日常活动中都在使用开源软件和自由软件（OSS/FS）（表 5-1）而毫无察觉。而当搜索 Web 时，以首字母缩略词 FLOSS 的软件的使用频率大约是 OSS/FS 的 10 倍；FLOSS 代表着免费、自由和开源软件。由于牙线（floss）作为一

表 5–1 常用缩略语和术语

许多首字母缩略词被用来表示自由软件和开源软件的组合。OSS/FS 是本章中优先使用的术语，其他包括以下内容

- **OSS**：开源软件
- **OSS/FS**：开源软件 / 自由软件
- **FOSS**：自由和开源软件
- **FLOSS**：免费 / 自由 / 开源软件
- **GNU**：GNU 不是 Unix 项目（递归首字母缩写）。这是一个由 Richard Stallman 发起的项目，后来变成了自由软件基金会（FSF）（www.fsf.org），目的是开发和推广可替换专有 Unix 实现的方案
- **GNU/Linux 或 Linux**：完整的操作系统包括 Linux 内核、GNU 组件和许多其他程序。GNU/Linux 是一个更准确的术语，因为它将 Linux 内核与大部分由 FSF 联合开发的 GNU 项目开发的软件区分开来

个在 Web 上的常见物品，所以搜索时应包括"开源软件"和 FLOSS。每个发送邮件或是使用 Web 的人，绝大部分时间都使用 FLOSS，因为大多数允许 Internet 运行功能的硬件和软件（Web 服务器、文件传输服务器、邮件系统）都是 FLOSS。正如被许多人视为"互联网之父"的 Google"首席互联网传道者"Vint Cerf 曾经所说：互联网"根本上说是基于开发的、非专有的标准的存在"（Openforum Europe，2008）。许多流行的网站站点都托管在 Apache（FLOSS）服务器上，而且越来越多的人正在使用 FLOSS Web 浏览器，如 Chrome 和 Firefox。虽然在计算机早期，软件往往是免费使用，但是自由软件（按照自由软件基金会定义）（表 5–1）在 20 世纪 80 年代中期就存在了，"GNU 不是 Unix"项目（GNU）/Linux 操作系统（表 5–1）在 20 世纪 90 年代就开始发展，但开源倡议（open source initiative，OSI）（表 5–2）对开源软件的定义自 20 世纪 90 年代末就已存在。直到最近，人们才开始对 FLOSS 在卫生、健康保健、护理、护理信息学和卫生信息学领域中的可能性产生广泛兴趣。

在许多国家的医疗机构中，无论是医院还是社区，医疗保健信息技术最初是作为一套以设施为中心的工具来管理患者数据。由于主要是出于管理目的，现在在许多设施中存在着大量不同的、通常是不连接的系统，现代医院通常使用 100 多种不同的软件应用程序。护士和所有其他卫生专业人员目前面临的主要问题之一是许多应用程序和系统不能很好地进行数据和信息交流以使患者护理受益。在所有国家的一个主要挑战是转向一个更以患者为中心的系统，整合医院、医生办公室、社区或家庭保健提供者等设施，使他们能够轻松地分享和交换患者数据，并允许围绕患者进行协作护理。在 2010 年，84% 的机构仍然保留纸质记录而不是使用软件。医疗保健行业是唯一需要付费才能让他们转向使用软件存储信息的行业，2010—2013 年期间我们花费了 200 亿美元让 60% 的医院以电子方式存储信息（Barrata，2014）。FLOSS 方法的支持者认为，只有通过开放，在开放标准和访问应用程序的源代码方面，用户才能控制软件，并能够调整应用程序以适应当地需求，并防止与供应商锁定有关的问题（Murray、Wright、Karopka、Betts 和 Orel，2009）。

然而，许多护士对什么是自由和开放软件及这些可能的应用与护理和护理信息学的关系只有一个模糊的认识。本章旨在提供对这些问题的基本理解，因为只有充分了解专有软件和 FLOSS 范围的相对优点和潜在局限性，护士才能做出明智的选择，无论他们是为自己的个人需求选择软件，还是参与大型医疗机构的采购。本部分将概述 FLOSS 的背景，解释开源代码和自由软件之间的异同，并介绍一些特殊的应用程序，如 GNU/Linux 操作系统。许可证问题将被讨论，因

表 5–2　自由软件与开源定义

自由软件

自由软件一词由自由软件基金会定义如下（Version1.122，2013，www.gnuorg/philosophy/free-sw.html，着重强调）

自由软件是以自由（liberty）而不是价格来看待的。要理解这个概念，需要把"自由"看作是言论自由，而不是指"免费的啤酒"。在英语外的一些语言中，这种差异更容易理解，因为在这些语言中，自由一词的使用不那么含糊。例如，在法语中，使用 libre（自由）软件与 gartis（无偿，零价格）软件的术语有区别。自由软件是根据用户运行、复制、分发、学习、更改和改进软件的自由的方面来描述的。更准确地说，它指的是软件用户的四种自由

- 以任何目的的运行程序的自由（自由 0）
- 研究程序如何工作的自由，并改变它使之能做想做的（自由 1）。获取源代码是实现这一自由的前提条件
- 重新分配副本的自由，以便可以帮助邻居（自由 2）
- 向他人分发个人修改版本的副本的自由（自由 3）。通过这样做，个人可以让整个社区有机会从个人的修改中受益。获取源代码是这样做的前提条件

如果用户拥有所有的这些自由，那么这个程序就是自由软件

开源软件

开源软件一词由开源倡议准确定义如下（www.opensource.org/docs/osd）

概述

开源并不仅仅意味着对源代码的访问。开源软件的发行必须符合以下标准

- 自由再分发

本许可证不应限制任何一方将该软件作为包含几个不同来源的程序的集成软件的组成部分进行销售或赠送。许可证不应要求对此销售收取特许权使用费或其他费用

理由：通过限制许可证要求自由再分发，我们消除了为了赚取一些短期销售费用而放弃许多长期收益的诱惑。如果我们不这样做，那会产生巨大的压力从而导致合作者的叛离

- 源代码

该程序必须包括源代码，而且必须允许以源代码的形式和编译的形式发布。如果某种形式的产品没有发布源代码，就必须有一种广为宣传的方式，以不超过合理的复制成本，最好是通过因特网免费下载获得源代码。源代码必须是程序员能修改程序的首选形式。不允许故意混淆源代码。不允许使用中间形式，如预处理器或翻译器的输出

理由：我们要求获取未被混淆的源代码，是因为开发程序就要修改源代码。我们的目标是让开发程序变得容易，所以我们要求修改也要变得容易

- 衍生作品

该许可证必须允许修改和衍生作品，并且必须允许它们在与初始软件许可证相同的条款下分发

理由：仅有阅读源代码的能力不能支持独立的同行评审和快速开发程序的选择。为了实现快速开发程序，人们需要能够进行实验和重新分配修改

- 作者源代码的完整性

许可证可以限制源代码以修改过的形式发布，但前提条件是许可证允许随源代码发布"补丁文件"，以便在构建时修改程序。许可证必须明确地允许发布由修改过的源代码构建的软件。许可证可以要求衍生作品使用与原始软件不同的名称和版本号

理由：鼓励大量的改进是一件好事，但用户有权利知道谁对他们使用的软件负责。作者和维护者也有对等的权力知道，哪些代码是需要他们去支持和保护他们的声誉

因此，开源许可证必须保证源代码的随时可用性，但可能要求它以原始的基础源码加上补丁的形式发布。通过这种方式，可以获得"非官方"的修改，也可以很容易地与基础源码区分开来

- 无个人或团体歧视

许可证不得歧视任何个人或团体

理由：为了从这个过程中获取最大的利益，最大多样化的个人和团体应该有相同的资格为开源做出贡献。因此，我们禁止任何开源许可证将任何人排除在这个过程之外

一些国家，包括美国，对某些类型的软件有出口限制。符合 OSD 标准的许可证会警告被许可人适用的限制，并提醒他们有义务遵守法律；然而，它本身可能不包含这些限制

（续表）

- 无应用领域歧视

许可证不得限制任何人在某一特定领域使用该程序。例如，它不得规定该程序不能用于商业目的或者遗传学研究领域

理由：本条款的主要目的是禁止阻止开源的商业使用的许可证陷阱。我们希望商业用户加入我们的社区，而不是感到被排斥在外

- 许可证的发布

程序所附带的权利必须适用于该程序被重新分发的所有对象，而不需要由这些当事方获取额外的许可

理由：该条款旨在禁止通过间接手段关闭软件，如要求签订保密协议

- 许可证不能特定某一产品

附在程序上的权利不能取决于该程序是某一特定软件发行的一部分。如果该程序从该发行版中提取，并在该程序的许可条款范围内使用或发布，那么该程序被重新分发的所有各方都应该拥有与原始软件发行相同的权利

理由：该条款预防其他类许可陷阱

- 许可证不能限制其他软件

许可证不得对与授权软件一起发布的其他软件施加限制。例如，许可证不得坚持要求在同一媒介上分发的所有其他程序必须是开源软件

理由：开源软件的发行商有权对自己的软件做出自己的选择

- 许可证必须是技术中立

许可证的任何规定都不得以任何个别技术和界面风格为前提

理由：本条款专门针对那些需要明确表示同意才能在许可人和被许可人之间建立合同的许可。规定所谓"点选合同"的条款可能与重要的软件分发方式相冲突，如 FTP 下载、CD-ROM 选集和网络镜像；这种条款还可能妨碍代码的再利用。符合要求的许可证必须允许以下可能性：①软件的再发布将通过不支持点选合同下载的非网络渠道进行；②覆盖的代码（或覆盖代码的重复使用部分）可能在不支持弹出式对话框的 non-GUI 环境下运行

为它们是使负责决策的人员头脑发热的主要问题之一，而如 FLOSS 和专有软件的接口，或者是使用 FLOSS 组件等问题还没有完全解决。本文将介绍一些常用的和特定于医疗保健的应用程序，并讨论一些案例。还将介绍一些致力于探索 FLOSS 在医疗保健和护理领域应用的组织，以及一些额外的资源。

本章最后将对被许多人认为可能成为"FLOSS 医疗保健应用程序之母"的美国退伍军人健康信息系统和技术体系结构（Veterans Health Information System and Technology Architecture，VistA）（Tiemann，2004）进行案例研究，并介绍其近期开发完整版本 FLOSS 的举措。

二、FLOSS 理论

（一）背景

虽然在本章中我们使用开源一词（和 FLOSS 的首字母缩写），但我们是不精确地（有部分人认为不正确地）使用，以涵盖包括 OSS、FS 和 GNU/Linux 等几个概念。每个概念和应用都有着各自的定义和属性（表 5-2）。在 FLOSS 领域中两个主要的哲学，即自由软件基金会（Free Software Foundation，FSF）哲学和开源倡议哲学，今天常常被视为是具有不同观点和目标的独立运动，但是它们的追随者们常常在具体的实际项目中进行合作（FSF，2010a）。

FSF 和 OSI 理念之间的关键共同点是，程序员可以向用户提供源代码。FSF 和 OSI 在对源代码再发布的源代码的限制上有所不同。FSF 承诺没有任何限制，因此，如果个人修改并重新发布自由软件，作为聚合软件的一部分或整体，个人不允许对由此产生的源代码的开放性施加任何限制（Wong 和 Sayo，2004）。两种运动的区别在于，自由软件运动的基本问题是伦理和哲学问题，而对于开源运动来说，问题更多的是实践问题而不

是伦理问题；因此，FSF 声称开源是一种开发方法，而自由软件是一种社会运动（FSF，2010a）。

FLOSS 软件与专有软件形成对比。FLOSS 软件可用于商业用途、商业开发和商业发行。商业和专有这两个词经常混为一谈，但严格来说需要区分。专有软件是指个人或公司拥有独家版权，同时限制其他人访问软件的源代码和（或）复制、修改和研究软件的权利（Sfakianakis、Chronaki、Chiarugi、Conforti 和 Katehakis，2007）。商业软件是由企业或个人开发的，目的是通过授权和使用软件赚钱。大多数商业软件是专有的，但也有商业自由软件，以及非商业性的非自由软件。

FLOSS 不能与免费软件或者共享软件混淆。免费软件是免费提供的软件，但是没有修改源代码和重新发布更改的自由，所以它不是自由软件（根据 FSF 所定义）。共享软件是专有软件的另一种形式，它以"先试后买"的方式提供。如果客户在短时间试用期后继续使用该产品，或希望使用其他的功能，他或她需要支付特定的（通常是象征性的）许可费。共享软件作者要单独决定是否要发布他们的源代码。

（二）自由软件的定义

自由软件被 FSF 定义为软件用户的四项自由权利：拥有以任何方式使用、研究、重新发布和改进软件的自由。根据 FSF 的定义，只有当用户拥有所有这些自由时，那么这个程序就是自由软件（表 5-2）。FSF 认为，用户应该自由地向任何人、任何地点重新发布副本，无论是否经过修改，无论是免费还是通过收取分发费用的方式，而无须请求或支付许可（FSF，2010a）。

围绕自由软件一词的使用和含义的混乱来自英语中"自由"一词的多重含义。在其他语言中，这问题较小，不同的词被用来表示"自由"和"无成本"的意思，例如法语中使用 libre（自由）软件与免费（零价格）软件的措辞。自由软件的"自由"是以自由权而不是价格来定义的，因此要理解这个概念，常见的区分是把 free 看作是言论自

由，而不是免费的啤酒（FSF，2010b）。首字母缩写词如 FLOSS（free/libre/OSS，即上述两个术语的组合，强调 libre 一词的"自由"含义）或 FLOSS 越来越多地被使用，特别是在欧洲，以解决这个问题（International Institute of Infonomics，2005）。

（三）开源软件的定义

开源软件是任何符合开源软件倡议定义的软件（OSI，n.d.）。开源的概念被认为是通过支持独立的同行评审和源代码的快速演变，以及免费提供软件的源代码，来促进软件的可靠性和质量。除了提供自由访问程序员以编程语言编写的计算机指令外，许多版本的开放源码许可证允许任何人修改和重新发布软件。

开源倡议已经创建了一个认证标志，即"OSI 认证"。为了获得 OSI 认证，软件必须在一个保证自由阅读、重新发布、修改和使用该软件的权利的许可下发布（OSI，n.d.）。不仅源代码必须向所有人开放，而且发行条款也必须符合 OSI 定义的 10 项标准（表 5-2）。

（四）FLOSS 发展模式和系统

自从 20 世纪 50 年代以来，FLOSS 一直作为开发计算机应用程序和软件的一种模式而存在（Waring 和 Maddocks，2005）；当时，软件通常是免费的，在购买硬件时也是免费提供的。在 20 世纪 80 年代初，随着专有软件的兴起，自由软件所体现的自由被理解为例行常规。然而，直到 20 世纪 80 年代自由软件一词（Stallman，2002）和 20 世纪 90 年代我们今天所认识的开源软件一词才出现，以区别于专有的模式。

Richard Stallman 主张将自由软件作为一种道德要求。他认为，制作一个被人使用的程序所需的软件应该始终是可用的。"自由软件"坚持四个软件自由。这些编号从零开始，就像计算机内部所做的那样。自由 0 确保用户可以自由地以任何他们认为合适的方式使用软件。自由 1 的用户

可以自由地研究它的源代码，并且他们可以出于自己的目的自由地修改软件。自由 2 意味着用户可以重新分发副本以帮助他人。最后，自由 3 意味着用户可以自由地与他人分享他或她修改过的程序（Finley，2019）（GNU Operating System，2019）。

使用 FLOSS 模型开发软件的方式有助于它们与专有软件的区别。Shaw 等（2002）指出，由于 FLOSS 是"在一个开放的论坛上开发和传播的"，它"重塑了历史上开发和传播软件的方式"。英国政府的一份报告中也有类似的描述，强调了源代码的公开发布，而开发通常主要是通过自愿努力（Peeling 和 Satchell，2001）

虽然 FLOSS 经常被描述为由自愿努力开发的，但这种描述可能掩盖了许多开发者的专业技能和专业知识。许多提供志愿工作的人都是高度熟练的程序员，他们免费为 FLOSS 的发展贡献时间和精力。此外，许多 FLOSS 的应用程序是通过正式的组织进行协调。例如，Apache 软件基金会（www.apache.org）负责协调 Apache 超文本传输协议服务器和许多其他产品的开发。

FLOSS 的力量很大程度上来自那些致力于改进、修改或定制程序的人员的合作努力，这些人员认为他们必须回馈 FLOSS 社区，以便其他人能够从他们的工作中受益。FLOSS 的发展模式是独特的，尽管它与科学方法的开放性有很大的相似之处，并且由于互联网的通信能力使得合作和快速共享发展成果变得更加便利，因此，常常每天都可以获得新版本的软件。

关于 FLOSS 和软件开发的专有模式之间的区别，最著名的描述是 Eric Raymond 的名篇《大教堂和集市》（The Cathedral and the Bazaar）（Raymond，2001）。Raymond 说，大教堂是由一小群熟练的工人和工匠按照精心设计的方案建造的。这项工作通常是在单独完成的，所有的东西都是一次性建成的，几乎没有后续的修改。许多软件，尤其是专有软件，传统上都是以类似的方式建立的，由一群程序员按照严格控制的计划

和管理进行工作，直到他们的工作完成并向世界发布程序。相比之下，FLOSS 的发展被比喻为一个集市，从最初的一小群商人或爱好者的建立结构、发展业务中有机地发展起来。集市以一种看似混乱的方式发展，从一个最小的功能结构开始，后来根据情况的需要进行补充或修改。同样，大多数 FLOSS 的开发开始时也是高度非结构化的，开发者发布早期的、最小功能的代码，然后根据反馈修改他们的程序。其他开发者可能会加入，并修改或建立在现有的代码上；随着时间的推移，整个操作系统和应用程序套件不断发展、演变和改进。

随着时间的推移，集市的发展方法被证明具有若干优势，包括以下几点。

- 通过能够审查其他人的工作和通过大量贡献者使用其技能的潜力，减少了工作的重复。正如 Moody（2001）所描述的，没有必要浪费精力重复工作（每次都重新造轮子），因为专利产品的源代码不能以这些方式使用。
- 在他人的工作基础上构建，通常通过使用开放标准或其他应用程序的组件来进行。
- 更好的质量控制；由于许多开发人员在一个项目上工作，代码错误（bug）很快就会被发现，甚至可能更快得到修复 [通常被称为 Linus 定律，"只要眼球足够多，所有的 bug 都好捉"（Raymond，2001）]。
- 减少维护成本，成本和精力可以由潜在的数千名开发者共同承担（Wong 和 Sayo，2004）。

三、选择或者不选择 FLOSS

（一）选择 FLOSS 的好处

FLOSS 被描述为仿制药的电子等同物（Bruggink，2003；Goetz，2003；Surnam 和 Diceman，2004）。就像仿制药的配方是公开的一样，FLOSS 的源代码也是用户可以访问的。任何一个人都可以看到软件是如何工作的，并可以

对功能进行修改。许多人还认为,开源精神与传统的科学方法(得到了大多数科学家和科学哲学家的支持)有很大的相似之处,因为后者是基于开放、信息的自由共享和最终结果的改进。由于 FLOSS 可以免版税而获得,因此与专有替代品相比,它的成本要低。这意味着 FLOSS 可以像仿制药的供应那样改变发展中国家的医疗保健。

这只是为 FLOSS 提出的几个益处之一,其他的益处包括不会经常冻结创新的专有锁定,以及 FLOSS 项目支持开放标准和提供一个公平竞争环境,通过给软件消费者更大的选择来扩大市场(Dravis,2003)。

除了 FLOSS 的低成本外,还有许多其他原因使公众和私人组织采用 FLOSS,包括安全性、可靠性和稳定性,以及开发本地软件能力。这些建议中的许多好处还没有得到广泛地证明或测试,但是其中许多已经有了越来越多的证据,我们将在下文中讨论其中的一部分。

(二)FLOSS 中的问题

在使用 FLOSS 方面有许多问题,我们不能在此详细讨论。重要的是,正在探索、使用或者打算使用 FLOSS 的护士应得到一个基本的指引,其中应包括其他额外资源的指向。一般来说,通过对问题的积极认识,可以促进决策。本部分旨在为感兴趣的护士的决策提供支持。我们介绍的问题包括以下,不一定按重要性排序。

- 许可证。
- 版权和知识产权。
- 总拥有成本。
- 支持与迁移。
- 商业模式。
- 安全性与稳定性。

许可证和版权问题将在下文讨论,本部分简单介绍其他问题,最后简单介绍一个关于选择 FLOSS 的策略(或者其他软件,因为这些问题与任何经过适当考虑的购买和实施策略有关)。

1. 总拥有成本

总拥有成本(total cost of ownership,TCO)是指在一定时期内拥有和使用一个产品直接相关的所有费用的总和。关于 FLOSS 的流行的错误说法是,它总是免费的。这在一定程度上是正确的,因为大多数 FLOSS 发行版 [例如,Ubuntu(www.ubuntu.com)、Red Hat(www.redhat.com)、SuSE(www.opensuse.org)、Debian(www.debian.org)] 均可从互联网上免费获取;然而,副本也可以出售。

开源软件 / 自由软件的定义的一部分是,一个应用程序不能收取使用许可费。这意味着,就许可成本而言,FLOSS 应用程序几乎总是比专有软件便宜。然而,许可成本并不是软件包或者基础设施的唯一成本。人力成本、硬件要求、迁移时间、员工效率的变化及培训成本也是需要考虑的其他成本。如果不仔细考虑所有这些信息,就不可能真正知道哪些软件解决方案是最经济有效的。FLOSS 真正的成本集中在软件的配置和对软件的支持,以及培训人们使用软件(Wheeler,2007;Wong 和 Sayo,2004)。这些成本也包括在专有软件供应商中,但不一定会详细说明。

Wheeler(2007)列出了 FLOSS 便宜的主要原因,主要包括以下几点。

- FLOSS 由于没有许可费,最初的收购成本低。
- 由于稳定性和安全性的提高,升级和维护成本通常要少的多。
- FLOSS 通常可以比专用系统更有效地使用旧的硬件,降低了硬件成本,有时还消除了对新硬件的需求。
- 越来越多的使用 FLOSS 的案例表明,它在服务器环境中尤其便宜。

2. 支持与迁移

在整个组织范围内,从专有软件到开源软件的转变代价可能会是昂贵的。谨慎地说,有时候成本会超过收益。当许多 FLOSS 软件包刚刚创建时,它们的文档、培训和支持资源级别不像普通的专有软件的那么高。根据采用的程度，有些 FLOSS 软件包并不完全与其他专有软件对接。这一点很重要，因为一个组织可能需要与其他依赖专有软件的组织共享信息（如不同医疗机构系统之间的患者数据交换）。近年来，这种情况已有改变。专有的供应商可能不提供与他们自己系统以前版本的后向兼容性，从而迫使用户升级到最新的版本。一旦 FLOSS 软件包加入了访问旧版本的方法，就没有什么理由去删除它们，所以它们比原来的系统更具有兼容性（Apache Open Office Migration Guide，2018）。

从一个平台迁移到另一个平台应该采用一种谨慎的分阶段的方法来处理。欧盟委员会发布了一份题为"IDA 开放源码迁移指南"（European Communities，2003）对如何进行迁移提供了详细的建议。这些建议包括要清楚地了解迁移的原因，确保 IT 工作人员和用户对改变的积极的支持，提升与开源运动的专业知识和关系，从非关键的系统开始，并确保迁移的每一步都是可控的。

3. 安全性与稳定性

虽然没有完全安全的操作系统或平台，但是如开发方法、程序结构和目标市场等因素会极大地影响系统的安全性，从而使其更容易或更难被破坏。有一些迹象表明，FLOSS 系统在安全性方面优于专有系统，已经鼓励许多公共组织转向或考虑转向 FLOSS 解决方案。例如，法国海关和间接税局迁移到 Red Hat Linux，主要是因为对专有软件的安全问题的考虑（International Institute of Infonomics，2005）。

在 FLOSS 中更好的安全性记录中，经常提到的原因是源代码的可用性（使漏洞更容易被发现和修复）。许多 FLOSS 都具有主动的安全性重点，因此在添加特性之前，会考虑到安全性因素，只有在确定不会损害系统安全的情况下才会添加特性。此外，基于 Unix 模式的 FLOSS 应用程序中所固有的强大的安全和权限结构，是为了最大限度地减少用户破坏系统的可能性（Wong

和 Sayo，2004）。FLOSS 以其稳定性和安全性而闻名，有许多关于 FLOSS 服务器运行多年而不需要维护的有趣的故事。然而，定量研究方面资料却很难得到。

信息安全在卫生保健领域非常重要，特别是在任何可能访问患者记录、维护和存储记录及在两个组织之间传输患者记录的过程中。FLOSS 软件的支持者认为它比专有软件更安全，而且在一份给英国政府的报告认为，使用自由软件的产品没有安全方面的缺陷（Peeling 和 Satchell，2001）。根据同一报告，甚至美国政府的国家安全局（National Security Agency，NSA）也支持了一些与 FLOSS 安全有关的项目。美国国家安全局实际上维护一个网站，即 https://code.nsa.gov，以提供其代码。Ghidra 是由 NSA 研究理事会为支持网络安全任务而开发的软件逆向工程（software reverse engineering，SRE）工具套件也已发布（Ghidra，2019）。Stanco（2001）认为，之所以美国国家安全局认为自由软件可以更安全，是因为当任何人和每个人都可以检查源代码时，将后门隐藏到代码中会是非常困难的。

在考虑 FLOSS 迁移时，不论是日常办公还是生产使用，或者是健康相关的应用，都常常可能面临一些挑战。传统上认为的挑战包括以下。

- 相对缺乏成熟的 FLOSS 桌面应用程序。
- 许多 FLOSS 工具对用户并不友好，学习起来很困难。
- FLOSS 和专有应用软件之间的文件共享困难。

随着近年来 FLOSS 应用的成熟和用户群体的壮大，许多这样的挑战已经基本克服了，因此，今天许多开放源码软件 OSS/FA 应用在功能、易用性和一般用户友好性方面与专有的同类产品没有区别。

4. 选择正确的软件：FLOSS 决策三步法

不管是使用 FLOSS 还是专有软件，选择合适的软件是个困难的过程，在决策前需要一个全面彻底的审查。一个简单的 FLOSS 决策三步法可以指导组织完成这个过程，并且适用于所有类型的软件，包括服务器、桌面和网络应用（Surman 和 Diceman，2004）。

第一步，定义需求和约束条件。必须明确定义需求，包括组织和个人用户的需求。其他需要考虑的具体问题包括功能范围、语言、预算（如培训或与整合其他系统）、实施时间框架、与现有系统的兼容性，以及组织内现有的技能。

第二步，识别选项。通过将软件包与上一步骤列出的需求和约束条件进行比较，可以形成一个可能满足需求的 3～5 个软件包的简短清单列表。有许多关于 FLOSS 软件包的信息来源，包括现有用户的推荐、评论和目录（如 OSDir.com 和 OpenSourceCMS.com），以及包含宣传信息、文档和通常有助于审查过程的演示版本的软件包网站。

第三步，进行详细审查。一旦确定了选项，最后一步是审查，并从简短的清单中选择一个软件包。这时的目的是评估哪些可能的选项对组织来说是最佳的。这种评估可以通过根据一系列标准对每个软件包进行评级来完成，这些标准包括质量、易用性、易迁移性、软件的稳定性、与其他正在使用的系统的兼容性、灵活性和可定制性、用户的反应、组织的接受程度、广泛使用的证据及软件使用的支持机制等。实践测试是关键，每一个软件都应该安装并测试其质量、稳定性和兼容性，包括由一组关键用户进行测试，以评估如易用性、易迁移性和用户反应等因素。

5. **做出决策**。

一旦审查完成，如果两套方案的分数接近，在做出最终决定时，对正确方案的直觉可能比实际数字更重要。

（三）关于 FLOSS 的采用或与政策的案例

FLOSS 的发展已超越程序员与热爱者的封闭世界。世界各地的政府已经开始关注到 FLOSS，并发起倡议来探索它的益处。将 FLOSS 纳入采购和发展政策是一个重要的趋势，表明对 FLOSS 的认可、明确的政策声明和采购决定的案例越来越多。许多国家、地区和当局现在都有现行的或者拟议的法律规定或鼓励使用 FLOSS（Wong 和 Sayo，2004）。

MITRE 公司（2003）的一项调查显示，美国国防部（Department of Defense，DoD）当时使用了超过 100 种不同的 FLOSS 应用程序。他们研究的主要结论（MITRE Corporation，2003）是 FLOSS 软件起着关键的作用，包括基础设施支持、软件开发研究，而且在安全性方面对 FLOSS 的依赖程度是出乎意料的。在 2000 年,（美国）总统信息技术咨询委员会（PITAC，2000）建议中，美国联邦政府应该鼓励 FLOSS 用于高端计算机的软件开发。在 2002 年，英国政府公布了一项政策（Office of the e-Envoy，2002），后来又进行了更新，"在 IT 采购中考虑开源码软件解决方案与专有软件的解决方案"（原文第 4 页），"在所有未来 IT 发展中只使用支持开放标准和规范的互操作性产品"（原文第 4 页），并且探讨了使用 FLOSS 作为政府资助的研究与开发软件默认的利用途径的可能性。丹麦、瑞典和荷兰也制定了类似的政策（Wong 和 Sayo，2004）。

欧洲鼓励探索和使用自由软件的政策是由欧洲委员会的 eEurope2005-An Information Society for All 倡议（European Communities，2004）及其前身，如 i2010 战略（European Communities，2005）及其相关行动计划产生的。这些都鼓励了经验和最佳实践案例的交流，以便在欧盟委员会和欧洲联盟（European Union，EU）成员国中促进 FLOSS 在公共部门和电子政务中的使用。此外，欧洲联盟还资助与健康相关的 FLOSS 应用程序的开发，并鼓励在更广泛的政策倡议中酌情采用开放标准和 FLOSS。

在世界其他地区，巴西和秘鲁等国家的政府正积极向 FLOSS 解决方案迈进，其原因包括通过使用开放标准（不依赖将来可能无法互操作的专利软件）和降低成本来确保对数据的长期访问。

南非政府制定了有利于 FLOSS 的政策，日本正在考虑将电子政务项目转向 FLOSS，中国台湾及马来西亚、韩国和其他亚太国家或地区也正在实施或认真考虑支持 FLOSS 的举措。

四、开源许可证

虽然 FLOSS 被许多人视为一种哲学理念和发展模式，但将其视为一种许可模式也很重要（Leong、Kaiser 和 Miksch，2007；Sfakianakis 等，2007）。在本部分中，我们将简要介绍一些适用于 FLOSS 的软件许可问题，将包括许可的定义、现有的一些许可类型及许可与版权的不同之处。虽然我们将讨论一些法律概念，但本部分不能代替适当的法律顾问，在审查许可证或合同的影响时，应寻求法律顾问的帮助。许可证在 FLOSS 社区中起着至关重要的作用，因为它是"传达权利和再分配条件的有效工具"（Anderson 和 Dare，2009，原文第 101 页）。

《韦氏词典》（Merriam-Webster）（2010）对许可的定义是指给予某物的使用者使用该物的许可；在这里，该物是软件。大多数软件都带有某种类型的许可，通常称为最终用户许可协议（end-user licensing agreement，EULA）。许可证可能对软件的使用、修改或复制有特定的限制。例如，Microsoft 的 EULA 明确禁止任何形式的软件分解、检查或逆向工程（Zymaris，2003）。在一些国家，特别是欧洲，这是无法强制执行的，因为法律明确赋予所有人这一权利。该法律旨在支持互操作性（Directive 20009/24/EC of the European Parliament，2009）。大多数许可证也有声明限制软件制造商对用户的责任，以防在使用软件时可能出现的问题。

从这个许可证的基本定义，以及 EULA 中能找到的一些例子，我们可以研究版权。许可证给予一个人使用软件的权利，在某些情况下有限制，而版权被描述为独家授予或拥有的出版、复制和（或）销售作品的法律权利（Merriam-

Webster，2010）。原始作品的所有权和使用权之间的区别是很重要的，对于专有软件和 FLOSS 来说，处理这些问题的方式也有区别。对于软件来说，作品指的是用编程语言做出的源代码或语句。一般来说，创造作品的人拥有作品的版权，并有权允许他人复制它或拒绝这种权利。在某些情况下，版权属于一家公司，软件开发人员为该公司工作，通常在他们的雇佣合同中声明将其作品的版权转让给该公司。在 FLOSS 的情况下，项目的贡献者通常会将版权转让给项目的管理者。

在专有软件情况下，许可通常是以限制的方式来处理的（用户不允许做什么；对于 FLOSS，许可是以许可、权利和鼓励用户做事的方式来看待的）。大多数软件制造公司拥有其员工所创造的软件的版权。从经济学角度来说，这些作品被认为是知识产权，这意味着它们有一定的价值。对于大型软件公司，如甲骨文或 Microsoft，知识产权可能是其资本资产的很大一部分。开放源码社区对软件的评估价值观念不同，FLOSS 许可证旨在促进软件的共享，防止个人或组织控制软件的所有权。参与 FLOSS 项目的个人一般都意识到他们所创造的东西的货币价值；然而，他们认为如果整个社区都能开放使用，并能对项目做出贡献，那么它就更有价值。

一个常见的误解是，如果一个软件或任何其他产品被免费提供，并开放给人们使用和修改，那么原创者的知识产权就不会受到保护，材料也不会受到版权的约束。开源社区，特别是 FSF，已经采用了一些约定，其中一些是内置于许可证中，以保护作者和开发者的知识产权。其中一种形式的版权，被称为 copyleft，以区别于商业版权条款，它通过声明软件是受版权保护的，然后添加发布条款来实现。这些条款是一种法律文书，赋予每个人使用、修改和重新发布程序代码或由其衍生的任何程序的权利，但前提是发布条款不改变。代码和自由支配权在法律上变得不可分割，并加强了发起者和贡献者的权利（Cox，

1999；FSF，2010c）。

FLOSS 许可证类型

大量的 FLOSS 许可证出现并且不断增加。表 5-3 列出了一些比较常见的许可证，Wong 和 Sayo（2004）列出了各种许可和术语的更完整的列表。OSI 目前列出了超过 60 个，而 FSF 列出了 40 余个通用公共许可证（general public license，GPL）兼容的自由软件许可证。两个主要的许可证是 GNU GPL 和 Berkeley（BSD）风格的许可证。据估计大约 75% 的 FLOSS 产品使用 GNU GPL（Wheeler，2010），该许可证旨在确保许可证下的用户自由得到永久保护，用户可以对 GPL 程序做几乎任何他们想做的事情。当许可证被分发到另一个用户时，许可证的条件主要影响到的是用户（Wong 和 Sayo，2004）。BSD 风格的许可证之所以被命名，是因为它们在本质上与加州大学 Berkeley 分校发行的原始许可证相同。这些都是最宽松的许可证，基本上允许用户对软件做任何他们想做的事情，只要在源代码文件中包括原始版权声明，承认原始许可人，并且不试图起诉或要求原始许可人承担损失（Wong 和 Sayo，2004）。

这里有一个 GUN GPL 的关于限制的案例。

16. 责任的限制。在任何情况下，除非适用的法律要求或书面同意，任何版权持有人或任何其他可能按上述规定修改和（或）重新发布程序的人，都不对您的损害负责，包括任何一般、特殊、偶然或由于使用或无法使用程序而引起的间接的损害（包括但不限于数据丢失或数据不准确，或您或第三方遭受的损失，或该程序无法与任何其他程序一起运行），即使该持有人或其他方已被告知有可能发生此类损害（FSF，2007，原文第 16 段）。

与 Microsoft EULA 一样，在使用软件和可能造成的损害方面存在与责任相关的限制，但与 Microsoft EULA 不同的是，GPL 明确规定了个人可以用软件做什么。一般来说，个人可以复制和重新分配它，出售或修改它。限制条件是个人必须遵守许可证中分发源代码的要求部分。在 FLOSS 中使用 GPL 的主要动机之一是为了确保一个程序一旦以 FLOSS 的形式发布，它将永久保持这种状态。商业软件公司不能合法地修

表 5-3　常用的开源软件 / 自由软件许可证

- **GNU GPL**：自由软件许可证和版权许可证。由 FSF 推荐用于大多数软件包（www.gnu.org/licenses/gpl.html）
- **GNU 较小通用公共许可证（GNU LGPL）**：自由软件许可证，但不是一个强大的版权许可，因为它允许与非自由模块的链接（www.gnu.org/copyleft/lesser.html）
- **修改后的 BSD 许可证**：原始的 BSD 许可证，通过删除广告条款进行修改。它是一个简单、宽松、不允许复制的自由软件许可证，与 GNU GPL（www.oss-watch.ac.uk/resources/modbsd.xml）兼容
- **W3C 软件公告和许可证**：一个自由软件许可，与 GPL 兼容（www.w3.org/Consortium/Legal/2002/copyright-software-200221231）
- **MySQL 数据库许可证**：（www.mysql.com/about/legal）
- **Apache 许可证，2.0 版**：一个简单、宽松、不允许复制的自由软件许可证，与 GNU GPL（www.apache.org/licenses/LICENSE-2.0）不兼容
- **GNU 自由文档许可证**：一个旨在用于版权自由文件的许可证。它也适用于教科书和字典，其适用性不限于文本作品（如书籍）（www.gnu.org/copyleft/fdl.html）
- **公共领域**：处于公共领域并不是一种许可证，而是意味着该材料没有版权，不需要许可证。公共领域状态与所有其他许可证兼容，包括 GNU GPL
- 关于许可证的进一步信息，参考 www.gnu.org/licenses/licenses.html 和 www.opensource.org/licenses

改 GPL 程序，然后以不同的专有许可证出售它（Wong 和 Sayo，2004）。

关于在医疗环境中使用 FLOSS，就像使用任何软件一样，应该咨询法律顾问以审查任何许可协议；然而，一般来说，在使用 FLOSS 时，没有任何义务不去应用任何版权作品。人们不能合法地将一个作品的源代码作为自己的作品。应必须像其他软件一样遵守许可条款。

也许最困难的问题是当把 FLOSS 组件整合到一个更大的基础设施中时，特别是当它可能必须与专有软件对接时。关于开放源码许可证的"病毒"性质已经说得很多了，这来自如果软件被重新分发，就必须提供源代码的要求。必须注意的是，在创建专有软件时使用的组件要么以促进代码分发的方式使用 FLOSS 组件，要么避免使用它们。如果该组件不能在不提供所有源代码的情况下使用，那么开发者可以选择不使用该组件或将整个应用程序开放源代码。一些项目已经创建了单独的许可方案以维持 FLOSS 许可，并提供给了那些希望集成组件而不使其产品开放源代码的供应商。MySQL（一个流行的开源数据库服务器）提供了这样的选择（表 5-3）。

许可证是个复杂的问题；我们只触及了其中一些要点，但总的说来，最好的建议就是始终阅读许可协议并理解它。如果是关于软件购买或者使用的商业决定，应该始终咨询法律顾问；但是应记住，FLOSS 的许可证更多的是提供自由，而不是限制使用。

五、FLOSS 应用

对于更常见的应用程序是有着许多 FLOSS 替代方案。这里不能涵盖所有，但如果想到大多数护士日常使用的常见应用程序，可能包括以下内容。

- 操作系统。
- 网络浏览器。
- 电子邮件客户端。
- 文字处理或集成办公套件。
- 演示工具。

对于其中的每一个都存在 FLOSS 应用程序。使用 FLOSS 不需要全有或全无的方法（Dravis，2003），很多 FLOSS 可以与专有软件混合使用，许多组织或个人都可以选择逐步迁移到 FLOSS。但是，当混合使用 FLOSS 和专有或商业软件时，可能会发现不兼容性，必须评估其导致问题的严重性。许多 FLOSS 应用程序都有将在非 FLOSS 操作系统上运行的版本，因此不一定需要更改操作系统，例如，将操作系统更改为 Linux 的众多发行版本的一种。现在大多数 FLOSS 操作系统的图形界面，看起来与 Windows 或 Apple 的界面非常相似。

（一）操作系统：GNU/Linux

GNU/Linux 发行版（为了纪念 GNU 项目的重大贡献而命名，但通常只称为 Linux）的核心是 Linux 内核，以及所有生成完整操作系统功能所需的 FLOSS 组件。*GNU/Linux* 是一个被许多人越来越多地用来涵盖操作系统和其他相关软件组件的发行版的术语。然而，Linux 最初是由 Linus Torvalds 在 1991 年创建的内核的名字，它已经从个人的操作发展到现在有 200 多个维护者，代表 300 多个组织。

内核是操作系统的核心程序代码。内核控制中央处理单元的使用、内存管理和硬件设备。内核还必须允许在操作系统上运行的不同程序之间进行通信。由于内核会影响性能和限制或包含 FLOSS 系统可以运行的硬件平台，因此免费获得其源代码是很重要的。Linux 内核已经被移植到各种各样的硬件上运行，从充满特殊空调房间的大型计算机，如大型机和超级计算机，到更常见的消费者计算机，如台式电脑、笔记本电脑和平板电脑。Linux 内核甚至已经被转换到手机和其他移动设备上运行。Linux 内核是 FLOSS，根据 GNU GPL 获得许可。近年来，一个有趣的发展是在物理硬件上运行开源操作系统，这些硬件是使用开放处理器核心的硬件规范作为开源的一种形式构建的（Katz，2018）。

随着时间的推移，个人和企业开始用他们自己选择的围绕 Linux 内核的 FLOSS 软件包来发行 Linux；发行版的概念诞生了，它所包含的内容远远超出内核（通常只有发行版的二进制文件大小的 0.25%）。Linux 没有单一的发行版，有许多商业发行版和免费提供的变体，还有许多针对不同用户的独特需求而定制的发行版（表 5–4）。虽然所有发行版都包含 Linux 内核，但有些发行版只包含 FLOSS 材料，而其他发行版则另外包含非 FLOSS 组件，所包含的 FLOSS 和其他应用程序的组合及所支持的配置各不相同。Debian GNU/Linux 发行版是少数几个致力于在其核心发行版中只包含 FLOSS 组件（由开源倡议定义）的发行版之一。

Ubuntu、Linux Mint 和 MX Linux 被视为最简单的发行版，适合于那些希望简单测试或获得对 Linux 的一般熟悉的新用户（MUO，2018）。甚至即使没有安装新的操作系统，也可以在 Microsoft Windows 机器上访问 Linux 环境。Microsoft Windows10 现在包括了 Linux 的 Windows 子系统。这允许兼容 Linux-only 专用软件。

还有其他的 Linux 系统，如 Slackware Linux、Gentoo Linux 和 FreeBSD，如果要有效地使用它们，就需要一定程度的专业知识并熟悉 Linux。就复杂性和易用性而言，openSUSE、Fedora、Debian GNU/Linux 和 Mandriva Linux 都是中端发行版。

Google 发布了他们的开源操作系统 Android 版本。它适用于各种设备，从手机或平板电脑等移动设备到个人电脑。也许您的智能手机运行的就是 Android 系统。全球超过 86% 的智能手机使用 Android 系统（Finley，2019）。市场上有许多设备声称完全兼容 Android。由于是制造商决定 Android 所包含的部分，所以在购买之前测试想使用的软件是一个不错的做法。

表 5–4　部分常用的 Linux 发行版

- **Ubuntu**：Ubuntu 是一个基于 Linux 的操作系统，用于桌面、服务器、上网本和云计算环境。它于 2004 年首次发布，松散地基于 Debian 操作系统。Ubuntu 现在以 6 个月为周期发布更新。有越来越多的 Ubuntu 定制版本，例如针对教育用途（Edubuntu）、专业视频和音频编辑（Ubuntu Studio），以及服务器的版本（www.ubuntu.com）
- **Debian**：Debian GNU/Linux 是一个基于 Linux 操作系统的自由发行版。它包括大量预先包装好的应用软件，加上先进的软件包管理工具，可以在单个系统和工作站集群上轻松安装和维护（www.debian.org）
- **Mandriva（以前的 Mandrakelinux）**：有多种语言版本（包括英语、瑞典语、西班牙语、中文、日语、法语、德语、意大利语和俄语）。Mandrakelinux 最初创建于 1998 年，是为了在服务器和家庭及办公系统上方便使用而设计的（www2.mandriva.com）
- **红帽（企业）**：红帽企业版 Linux 是一个高端 Linux 发行版，面向有关键任务需求的企业（www.redhat.com）
- **Fedora**：Fedora 项目是在 2003 年 Red Hat Linux 停产的后期创建的。Fedora 是一个社区发行版（fedoraproject.org）
- **SuSE**：SuSE 最早开发于 1992 年，是一个流行的主流 Linux 发行版，是 VMware、Microsoft 和 SAP（www.suse.com 和 www.opensuse.org）推荐的唯一 Linux
- **KNOPPIX**：KNOPPIX 是一个可在 CD-ROM 或 DVD 上启动的 Live 系统，包括一个有代表性的 GNU/Linux 软件集，自动硬件检测，并支持许多显卡、声卡和外围设备。KNOPPIX 可以用于桌面、教育光盘，作为一个救援系统，或者改编为商业软件产品演示的平台。由于它不需要在硬盘上安装任何东西，可以完全从 CD-ROM 或 DVD 上运行，所以它是 Linux（www.knoppix.net 或 www.knoppix.org）演示的理想选择
- **Centos**：CentOS Linux 发行版是一个稳定的、可预测的、可管理的、可复制的平台，源自红帽企业 Linux（RHEL）（centos.org）的源代码
- 有许多网站和组织维护着最常用的 Linux 发行版名单：distrowatch.com/dwres.php?resource=major 和 en.wikipedia.org/wiki/Comparison_of_Linux_distributions，以及 www.linux.com/directory/Distributions

（二）Web 浏览器和服务器：火狐和阿帕奇

虽然对于大多数人来说，重点可能是他们的客户端使用的应用程序，但许多人依赖于其他服务器端应用程序来运行。Web 浏览是一个同时需要服务器端和客户端应用程序的典型例子。Web 服务器（如 Apache），负责接收和满足来自 Web 浏览器的请求。Apache HTTP 服务器是一个 FLOSS 应用程序，为 Unix、Windows NT 和其他平台开发，目前仍然是最受欢迎的 Web 服务器，占有 38% 的市场份额，其次是 NGINX Web 服务器，市场份额为 28%，Microsoft Web 服务器为 19%。自从 1996 年成为第一大网络服务器，Apache 长期以来一直主导着公共互联网网络服务器市场（Wheeler，2007；NetCraft Ltd.，2019）。Apache 于 1995 年初开始开发，是由一个正式的组织 Apache 软件基金会维护的 FLOSS 项目的一个案例。

Firefox（技术上说是 Mozilla Firefox）是一种 FLOSS 图形化 Web 浏览器，为符合标准而设计，具有大量的浏览器特性。起源于 Mozilla 应用程序套件，旨在将 Netscape Communicator 作为一个开放项目而延续，由 Mozilla 组织和其他几家公司的员工及来自社区的贡献者来维护。Firefox 源代码是 FLOSS，并且是三层许可，即 Mozilla 公共许可证（Mozilla Public License，MPL）、GNU GPL 和 GNU Lesser General Public 许可证（Lesser General Public License，LGPL），允许任何人查看、修改和（或）重新发布源代码，几个公开发布的应用程序都是在它的基础上构建的。截至 2019 年 5 月，Google Chrome 占 62.4%，Safari 占有 14.56%，Firefox 占 5.1%，UC 浏览器占 4.17%，Opera 占 3.13% 的全球 Web 浏览器的使用份额，因此最常用的浏览器 Google Chrome 是 FLOSS 的一个例子（Wikipedia，2019a）。这并不意味着 Chrome 浏览器的可执行文件完全是 FLOSS，因为包含了 Google 的特定代码，是由 Google 发布的专有免费软件，完全开源的 Chrome 浏览器的子集被命名为 Chromium（Wikipedia，2019b）。

（三）文字处理或综合办公套件：开放式办公室（办公室生产力套件）

虽然 FLOSS 产品在服务器方面很强大，但 FLOSS 桌面应用程序相对较新且数量较少。OpenOffice（严格地说，是 OpenOffice.org）是基于以前专有的 StarOffice 的源代码，它是一个与 Microsoft 相当的 FLOSS，具有其大部分特性。它支持用于数据交换的 ISO/IEC 标准 Open Document Format（ODF）作为默认文件格式，以及 Microsoft Office 格式等。截至 2009 年 11 月，Open Office 支持超过 110 种语言。它包括一个功能齐全的文字处理程序、电子表格和演示软件。考虑从 Windows 桌面环境转向 Open Office 的优势之一是，Open Office 可以毫无问题地读取大多数 Microsoft Office 文档，并将文档保存为许多格式，包括 Microsoft Word（但反之则不然）。这使得这种转变相对轻松，而且 Open Office 已经被用于最近从 Windows 到 Linux 的高调转换中。Open Office 有可以在 Windows、Linux 和其他操作系统上运行的版本（请注意，本章的文本最初是用 OpenOffice.org Writer 编写的，它是 OpenOffice.org 套件中的文字处理包）。

PowerPoint 这个词几乎已经成为演示软件的同义词，甚至经常被用作教学工具。OpenOffice.org 套件包含一个名为 Impress 的演示组件，可以生成与 PowerPoint 非常相似的演示文稿；它们可以在 Windows 或 Linux 桌面环境下以 OpenOffice 格式保存和运行，也可以导出为 PowerPoint 版本。

（四）其他一些 FLOSS 的应用

1. BIND

伯克利互联网名称域（Berkeley Internet Name Domain，BIND）是一个域名系统（domain name system，DNS）服务器，换句话说，是一个

Internet 命名系统。互联网地址，如 www.google.com 或 www.openoffice.org，没有 DNS 就无法运行。这些服务器接收这些对人类友好的名称，并将它们转换成对计算机友好的数字互联网协议地址，反之亦然。如果没有这些服务器，用户将不得不记住如 74.125.19.104 这样的数字才能使用 Web 站点，而不是简单地输入 www.google.com。

BIND 服务器是一个 FLOSS 程序，由加州大学伯克利分校开发和发布。它是在互联网软件联盟的 BSD-style 的许可下进行的。它运行着 95% 的 DNS 服务器，包括大部分的 DNS 根服务器。这些服务器持有互联网上所有域名的主记录。

2. Perl

实用报表提取语言（Perl）是一种高级编程语言，经常用于创建通用网关接口（common gateway interface，CGI）程序。它始于 1987 年，现在作为一个 FLOSS 项目开发，是为处理文本而设计，源自 C 编程语言和许多其他工具和语言。它最初是为 Unix 开发的，现在可用于许多平台。Perl 模块和插件几乎可以做任何事情，因此有些人把它称为编程语言中的"瑞士军刀"（Raymond，2003）。

3. PHP

PHP 是 PHP 超文本预处理器的缩写。这个名称是递归首字母缩略词的一个例子（首字母缩略词的第一个字母也是首字母缩略词），这是 FLOSS 社区命名应用程序的一种常见做法。PHP 是一种嵌入 html 的服务器端脚本语言，用于快速创建动态生成的 Web 页面。在 HTML 文档中，PHP 脚本（类似于 Perl 或 C 的语法）包含在特殊的 PHP 标记中。PHP 可以执行任何 CGI 程序可以执行的任务，但它的优势在于它与许多类型的关系数据库的兼容性。PHP 可以在所有主要的操作系统上运行，包括 Unix、Linux、Windows 和 Mac OS X，并且可以与所有主要的 Web 服务器交互。

GT. M 和 YottaDB 都是同一个数据库引擎的版本。它的可扩展性已在全球金融业生产中的最大实时核心处理系统及大型知名医疗机构中得到证明，但其占地面积较小，可在小型诊所、虚拟机和软件应用中使用。内部数据模型是一个 NoSQL 层次关联内存（多维数组），它对索引的数据类型没有限制，应用逻辑可以施加任何适合其问题领域的模式、字典或数据组织。

MUMPS 是麻省总医院实用多编程系统。GT. M 和 YottaDB 都基于一个用于标准 M（也称为 MUMPS）语言的编译器，这是用于 VistA 医院信息系统实现的开源堆栈的基础。

4. LAMP

Linux、Apache、MySQL、PHP/Perl/Python（LAMP）构架已经成为一种非常流行的方式，可以负担得起部署可靠、可扩展和安全的网络应用程序（LAMP 中的"P"也可以代表 PHP、Perl 或 Python）。MySQL 是一个多线程、多用户、SQL 关系数据库服务器，使用的是 GNU GPL。PHP-MySQL 的组合也是一个跨平台的应用（也就是说，它可以在 Windows 和 Linux 服务器上运行）（Oyri，2005）

5. 内容管理系统

许多 FLOSS 应用程序使用 LAMP，特别是现代的内容管理系统（content management systems，CMS），是今天许多互动网站的基础。内容管理系统有一个灵活、模块化的框架，将网站的内容（文本、图像和其他内容）链接页面和控制页面显示方式的框架分开。在大多数情况下，这样做是为了使网站比完全由平面的 HTML 页面构建的网站更容易维护。现在有超过 FLOSS200 的内容管理系统（见 php.opensourcecms.com 的详细列表）用于开发具有动态、完全可搜索内容的门户和网站。例如，Drupal（drupal.org）是最著名和最广泛使用的 CMS 之一，目前被用于白宫（www.white-house.gov）和联合国世界粮食计划署（www.wfp.org）的官方网站，并被用于南非政府的 2010 年国际足联世界杯官方网站（www.sa2010.gov.za）。MyOpenSourcematrix 是为大型组织设计的 CMS，已被英国皇家护理学院用于为其 400 000

位成员提供内容和通信门户（Squiz UK，2007）。

内容管理系统允许在线社区成员在多个层面上进行轻松的管理和审核。这就完全控制了出版材料是否符合组织的政策，并为在线社区成员提供了更大的互动性和归属感。此外，与出版材料和网站的整体维护有关的工作量可以在许多成员之间分摊，而不是只有一个网站管理员。这保证了内容的频繁更新，减少了个人的工作量，使成员参与的可能性更大。初始用户注册、重新分配密码和访问可以根据用户请求自动执行，而用户组的分配则由网站管理员或版主手动完成。

FLOSS 应用程序在教育部门得到了广泛的应用，其中一个广泛使用的在线学习应用程序是 Moodle（www.moodle.org）。Moodle 是一个完整的在线学习课程管理系统，或称虚拟学习环境（virtual learning environment，VLE），采用模块化结构，旨在帮助教育者创建高质量的、基于多媒体的在线课程。Moodle 被翻译成 30 多种语言，可以处理主题或基于主题的课程。因为 Moodle 基于社会建构主义教学法（moodle.org/doc/?frame=philosophy.html），它也允许构建基于讨论和互动的在线学习材料，而不是静态的内容（Kaminski，2005）。

六、FLOSS 在卫生保健应用

有人认为，在卫生保健领域，就像在许多其他领域一样，FLOSS 的开发可能会为相对封闭的商业、专有软件市场提供急需的竞争（Smith，2002），从而鼓励创新。这可能产生成本更低、质量更高的系统，对不断变化的临床需求反应更灵敏。FLOSS 也可以解决许多卫生信息系统目前所面临的问题，包括缺乏互操作性和供应商锁定、成本、鉴于健康领域信息需求的变化速度和规模的记录、系统维护的困难，以及缺乏对安全、隐私和同意的支持。这是因为 FLOSS 更符合标准，并且它的源代码对检查和修改是开放的。支持在卫生保健领域使用 FLOSS 和开放

标准的一个重要动机是，卫生信息系统的互操作性要求始终如一地实施开放标准（Sfakianakis等，2007）。正如国际电信联盟（International Telecommunications Union，ITU）所描述的那样，开放标准是向公众提供的，并通过协作和共识驱动的过程来开发、批准和维护（ITU，2009；Sfakianakis 等，2007）。该过程的一个关键因素是，通过开放，被任何单一利益集团所支配的风险较小。

Bowen 等（2009）总结了开源软件与专有软件相比所具有的一些优势，包括但不限于以下几点：①易于修改和（或）定制；②大型开发者社区和其好处；③更加符合开放标准；④增强的安全性；⑤在供应商或公司倒闭的情况下，增加了源代码可用性的可能性；⑥更容易适应卫生保健学生的使用；⑦源代码的灵活性以适应研究工作。开放源码软件的成本效益也有适合需要这种方法的社区或组织 [如养老机构、辅助生活社区、诊所（公共卫生和教育场所诊所）和家庭护理]。

Yellowlees、Marks、Hogarth 和 Turner（2008）等认为，目前许多电子健康档案系统往往昂贵、不灵活、难以维护，而且很少在卫生系统之间实现互操作；这通常归咎于它们是专有系统。这使得临床医生不愿意使用它们，认为它们并不比基于纸张的系统更好。FLOSS 在其他信息密集型行业中非常成功，因此被认为有潜力将功能性 EHR 系统整合到更广泛的卫生系统中。他们认为可互操作的开源 EHR 系统将有可能改善美国的医疗保健，并引用了世界其他地区的例子。

目前，人们对系统的互操作性测试非常感兴趣，不仅在专有系统之间，而且在 FLOSS 系统之间，以及 FLOSS 系统和专有系统之间。医疗信息系统集成（Integrating the Healthcare Enterprise，IHE）已经开发了一系列开源互操作性测试工具，称为 MESA、KUDU 及其下一代工具 GAZELLE，以根据 IHE 在其技术框架中提出的标准测试医疗互操作性。卫生信息技术认证委员会已经开发了一个名为 Laika 的开源程序，以测试 EHR 软件是

否符合 CCHIT 互操作性标准。

当然，开源的 EHR 也有潜在的限制。技术人员可能需要接受教育，以便能够熟练地理解和支持开源解决方案。开源工作更有可能资金不足，这不仅影响升级能力，也影响对软件的支持。另一个限制是，人们将开源解决方案是被遗忘的继任者（至少在美国是这样）。直到最近（2009 年年中），CCHIT 才修改了要求，允许不仅仅是专有的 EHR 获得认证。其他障碍包括有限的互操作性、不明确的投资回报率 ROI、用户的接受速度比专有软件慢、人员对这种变化的抵制，以及如前所述，IT 员工不熟悉 OSS。已经确定了使用 FLOSS 实现电子病历或卫生信息系统的其他障碍，包括用户和 IT 部门之间对更改的抵制、缺乏与一些 FLOSS 项目相关的文件，以及一些国家的语言障碍，特别是由于许多 FLOSS 开发的文档都是英文版而无翻译（Bagayoko、Dufour、Chaacho、Bouhaddou 和 Fieschi，2010）。

在案例研究中，我们将关注于一个可能是最大的、最复杂的和发展最远的项目，即 VistA。在这里，我们将简要介绍一下目前存在的其他项目的例子，其中一些项目已经开发了 15 年以上。许多项目在开发 EHR 方面有共同之处，其中一些项目还提供了可供探索的在线演示版本。AMIA OSWG（Valdes，2008）对已知的项目和产品进行了有用的总结，一些网站则提供了已知的卫生 FLOSS 发展目录（www.medfloss.org）。

FLOSS 电子病历、医院管理系统、实验室信息系统、放射科信息系统、远程医疗系统、图像存档和通信系统及实践管理系统（Janamanchi、Katsamakas、Raghupathi 和 Gao，2009）都是实例。一些例子说明了这一范围，在几个门户网站上可找到更广泛的列表和描述，包括 www.medfloss.org。

（一）Indivo（indivohealth.org）

Indivo 是最初的个人健康平台，使个人能够拥有和管理自己健康和健康信息的完整、安全的数字副本。Indivo 整合了不同护理地点和不同时间的健康信息，是免费和开源的，使用开放的、不受约束的标准，包括来自 SMART 平台项目的标准，并被积极地部署在不同的环境中。Indivo 是一个使用开放标准的 FLOSS 的个人控制的健康记录（personally controlled health record，PCHR）系统。PCHR 使个人能够拥有并管理其健康和保健信息的完整、安全的数字副本。Indivo 整合了不同护理地点和不同时间的健康信息，并被积极部署在不同的环境中，如波士顿儿童医院和美国加州大学洛杉矶分校（Bourgeois、Mandl、Shaw、Flemming 和 Nigrin，2009；Mandl、Simons、Crawford 和 Abbett，2007）。

（二）SMART 平台项目（smartplatforms.org/）

SMART 平台项目是一个开源的、开发人员友好的应用编程接口，其可扩展的医学数据表达和标准是基于临床词汇表。SMART 允许医疗保健客户进行自己的定制，然后，这些应用程序可以被授权在整个安装的基础上运行。截至2014 年，SMART 与波士顿儿童医院的 Cerner Millennium 合作，运行 SMART 应用程序 BP Centiles、i2b2（一个在超过 75 家美国学院型医院使用的临床探索系统）、Indivo（一个先进的个人控制健康记录系统）、Mirth Results（一个用于 HIE 的临床数据存储系统）、OpenMRS（一个发展中国家医疗信息学工作的共同框架）、Think!Med Clinical（一个基于开放 EHR 的临床信息系统），以及 WorldVistA（一个基于美国退伍军人事务部 VistA 系统的开源 EMR）。

（三）GNUMed（gnumed.de）

GNUmed 项目建立了免费、自由、开源、多语言的 EMR 软件，以帮助和改善纵向护理（特别是在非住院环境中，即全科诊所）。该软件可免费使用，并能在 GNU/Linux、Windows 和 Mac

OS X 上运行。它是由来自世界各地的少数医生和程序员开发的。

（四）OpenMRS（openmrs.org）

OpenMRS® 是一个社区开发的、开源代码的 EMR 系统平台（Wolfe 等，2006）。本项目特别感兴趣的是支持发展中国家积极建立和（或）管理卫生系统的努力，以解决艾滋病、结核病和疟疾问题，这些问题困扰着数百万的生命。他们的使命是通过同行的指导、积极的合作和等同于或超过任何专利的代码库，在这些环境中促进自我维持的卫生信息技术的实施。OpenMRS 是一个由 Regenstrief Institute 公司（regenstrief.org）和 Partners In Health（pih.org）领导的多机构、非盈利合作组织，已经在南非、肯尼亚、海地、中国和美国等世界各国实施了这一项目。这项工作得到了世界卫生组织（World Health Organization，WHO）、疾病控制和预防中心（Centers for Disease Control and Prevention，CDC）、洛克菲勒基金会和美国总统艾滋病紧急救援计划（President's Emergency Plan for AIDS Relief，PEPFAR）等组织的部分支持。

（五）地区卫生信息系统

地区卫生信息软件 2（DHIS2）是开源软件，使用 Web 提供一个卫生管理信息系统（"http://www.dhis2.org" \t "_blank" www.dhis2.org）。DHIS2 于 20 世纪 90 年代在南非开始使用，是世界上最大的 HMIS 平台之一，目前有 67 个中低收入发展中国家在使用。包括非政府组织的项目，DHIS2 在 100 多个国家使用，人口总数超过 23 亿。DHIS2 的核心软件开发是由奥斯陆大学（University of Oslo，UiO）的卫生信息系统项目管理的 https://www.mn.uio.no/ifi/english/research/networks/HISP/。他们专注于一种参与式方法，支持发展中国家的地方信息流管理和地方卫生保健服务，重点关注选定的卫生设施、地区和省份。

（六）OpenEHR（www.openehr.org）

openEHR 基金会是一个国际性的、非盈利性的组织，致力于开发可互操作的、终身的 EHR。然而，它也在寻求重新定义健康记录的问题，不是用狭隘 IT 实施术语，而是通过理解信息社会中电子记录对医疗保健的社会、临床和技术挑战。openEHR 基金会的创建是为了支持为卫生信息系统，特别是 EHR 系统开发开放规范、软件和知识资源。它将其所有规范发布为 FLOSS，并构建参考实现。它还开发了用于电子病历的原型和术语。

（七）欧洲项目与倡议

欧盟通过欧盟委员会资助了研究和开发项目。在欧盟成员国和组织中，已经有许多项目和倡议来探索和推广 FLOSS 的使用（www.dhis2.org）。虽然许多早期的倡议是一些项目，其产出没有得到进一步发展，或不再可用，但其中一些项目为当前的倡议奠定了基础，如开源软件观察与存储库（www.osor.eu）。欧盟早期的项目中包括以下几个。

- SMARTIE 努力提供一套综合全面的医疗软件决策工具套件，从临床计算器（风险因素评分）到高级医疗决策支持工具（急性腹痛诊断）。

- openECG 寻求在欧洲和国际水平上加强计算机化心电图的互操作性，鼓励使用标准。该项目旨在促进计算机化心电图格式和通信标准的一致使用，并为制订运动平板心电图、动态心电图和实时监测的类似标准铺平道路。openECG 仍然提供数字心电图互操作性的信息，该项目的成果之一，计算机辅助心电图标准通信协议（SCP-ECG）被批准为 ISO 标准，即 ISO/DIS11073-91064。

- 开放源码医学图像分析（open source medical image analysis，OSMIA）在 www.tinavision.net/projects/osmia.php，旨在为医学图像分析

研究提供一个 FLOSS 开发环境，以促进观点和技术的自由和开放交流。

- Minoru Development 的 PICNIC 旨在帮助区域医疗卫生服务提供者开发和实施下一代安全、用户友好的区域卫生网络，以支持提供医疗和社会护理的新模式。

- 自由 / 开放源码软件。政策支持 (FLOSSpols)（www.flosspols.org）的目标是在三个具体的轨道上工作：政府对 FLOSS 的政策，开放源码中的性别问题，以及开放源码作为合作解决问题的系统的效率。然而，应该注意的是，其中许多项目只是研发项目，不保证在项目的生命周期之后有任何持久的影响或认可。

- 欧洲公共管理部门的开源软件——观察与存储库（www.osor.eu）是一个主要的门户网站，支持、鼓励、开发和再利用公共资助的 FLOSS 应用程序开发，以供欧洲公共管理部门使用。它是一个基于 FLOSS 的交流信息、经验和代码的平台。它还促进和联系国家软件库的工作，鼓励一个泛欧洲开放源码软件库联盟的出现。OSOR.eu 是由欧盟委员会通过"向公共管理、企业和公民提供欧洲电子政府服务的互操作性倡议"（IDABC）资助的，并得到欧洲国家、地区和地方政府的支持。

- OSOR.eu 列出并描述了一些与健康有关的倡议，其中一些与提供卫生保健直接相关，另一些则具有可能适用于包括卫生保健在内的多个部门的经验。在列出的具体健康倡议如下。

    – 爱尔兰卫生地图集（www.hse.ie/eng/about/Who/clinical/Health_Intelligence/About_us/）：一个使用地理信息系统（GIS）、卫生相关数据集和统计软件的 FLOSS 应用程序。它因其创新能力和提高卫生服务质量和效率的能力而获得爱尔兰总理卓越公共服务奖。爱尔兰健康地图集是一个开源应用程序，它使用 Web 环境为现有的健康数据增加价值；还能控制地获取地图、数据和分析的访问，用于服务规划和提供重大事件响应、流行病学研究，以改善患者和人群的健康。

欧盟的许多医院和卫生保健机构正在增加对开源软件（OSOR.eu）的使用。Clermont Ferrand 大学医院开始使用 FLOSS 来整合来自多个计算机系统的数据，以改进其财务工作。比利时 Louvière 的 Centre Hospitalier Universitaire Tivoli 在 2006 年估计其 25% 的软件是 FLOSS，包括企业资源规划（enterprise resource planning，ERP）软件、电子邮件应用程序、VPN 软件 openVPN 和 K-Pacs FLOSS DICOM 浏览软件。此外，许多医院正在将它们的 Web 站点和门户转移到 FLOSS 内容管理系统，如 Drupal。荷兰 Utrecht、Nieuwegein 市的 St.Antonius 医院正在迁移到几乎完全的 FLOSS IT 环境中，有 3000 台桌面运行 Ubuntu GNU/Linux，并使用 OpenOffice 作为办公生产力工具。特别是在发展中国家，越来越多的例子表明，利用社区卫生服务促进医院和社会卫生服务的发展。

七、组织和资源

在过去 10 年中，许多组织都在寻求探索并在适当的情况下提倡在卫生、保健和护理领域使用 FLOSS。虽然其中一些组织仍然活跃，但其他组织由于不得不主要依靠自愿努力而难以长期维持。因此，目前促进和宣传 FLOSS 方面的努力似乎是围绕着比较松散的合作和不太正式的团体进行的，这些团体通常致力于开发和维护信息资源。美国医学信息学协会、国际医学信息学协会（International Medical Informatics Association，IMIA）和欧洲医学信息学联合会（European Federation for Medical Informatics，EFMI）都有处理 FLOSS 的工作组，这些工作组编写立场文件，为会议提供研讨会和其他活动，并开展各种其他推广活动。这些团体中的每一个都有护士积极参与其中。

各国（世界各地）和国际卫生信息组织似乎很晚才认识到需要考虑 FLOSS 的潜在影响。AMIA 于 2002 年成立了一个开源卫生信息学工作组，其目标是在 IMIA 内部及通过鼓励与其他 FLOSS 组织的联合工作，来探索围绕在医疗保健和卫生信息学中使用 FLOSS 的问题。AMIA-OSWG（www.amia.org/workinggroup/open-source）的使命是作为 AMIA 和更广泛的开源社区之间的主要渠道。它的具体活动包括向 AMIA 的其他工作组提供关于 FLOSS 的好处和缺陷的信息，确定有用的开源项目及资金来源，并为开源项目提供拨款申请支持。AMIA-OSWG 在 2008 年底编写了一份白皮书，不仅解决和总结了本章提到的许多关于定义和许可的问题，还提供了一份当时美国使用的 FLOSS 电子医疗记录系统主要名单（Valdes，2008）。AMIA-OSWG 确定了 12 个系统，在超过 2500 个联邦政府和近 900 个非联邦政府中使用，在这些网站中，有超 3200 万份患者记录（Samuel 和 Sujansky，2008；Valdes，2008）。

IMIA-OSWG 与包括 AMIA-OSWG 在内的其他几个组织合作，于 2004 年在英国温彻斯特和美国旧金山组织了一系列智库会议。这些活动的主要目的是"识别关键问题、机会、障碍，可能需要的工作和研究领域及其他有关方面，围绕着在英国和欧洲的医疗卫生领域，特别是在卫生信息领域使用开源软件、解决方案和方法的可能性"（Murray，2004，原文第 4 页）。在第一次会议（英国，2004 年 2 月）中，3/4 的与会者描述了他们对未来在医疗卫生领域中使用软件的理想愿景，即至少包含一定比例的 FLOSS，近 1/3 的与会者希望看到在医疗卫生领域的软件"完全开放"。2004 年 9 月的美国会议也得出了类似的结论，该会议有更广泛的国际参与。在医疗保健领域出现 FLOSS 与专有软件对接的情况是可以实现的，也是理想的。如果正确的驱动力到位，障碍得到解决，这种使用也是可能的。与会者认为

最有力的驱动因素包括以下几点。

- 采用和使用正确的标准。
- 开发一个 FLOSS 的"杀手级应用"。
- 对使用 FLOSS 的政治授权。
- 制作积极的案例研究，比较 FLOSS 预算减少的财务效益。

参与者认为最重要的问题是为什么人们会在卫生领域使用或正在使用 FLOSS，因为软件和数据的质量、稳定性和稳健性，以及重要健康数据的长期可用性，它们不会被"锁定"在限制互操作性和数据迁移的专有系统中。他们认为 IMIA-OSWG 和其他 FLOSS 团体在 FLOSS 活动中最重要的两个领域是政治活动和努力提高医疗工作者和广大公众的意识。有一种认知，特别是在美国的会议上，认为 FLOSS 团体之间缺乏相互交流是阻碍卫生保健领域采用 FLOSS 的一个障碍。

2008 年和 2009 年的会议讨论，特别是 2008 年 9 月在伦敦举行的欧洲医学信息学联合会专题会议，在波斯尼亚和黑塞哥维那萨拉热窝举行的 2009 年欧洲医学信息学会议（Medical Informatics Europe，MIE）上，回顾了自 2004 年以来取得的进展（Murray 等，2009）。结论是，其中确定的许多问题仍然与 2004 年相关事项有关，虽然在提高卫生和护理界对 FLOSS 的可能性的认识方面取得了一些进展，但同样的问题仍然具有相关性。

到目前为止，很少有护理或护理信息学组织试图从护理的角度来解决 FLOSS 的影响。第一个建立处理 FLOSS 问题的护理或 NI 组织是 IMIA 的护理信息学特别兴趣小组（IMIA/NI-SIG）。IMIA-NI 开源护理信息学工作组成立于 2003 年 6 月，其许多目标与 IMIA-OSWG 的目标一致，但重点是识别和解决护理的具体问题，并在多专业或多学科领域内提供护理贡献。然而，很难维持以护理为重点的具体活动，许多成员现在在其他小组工作，提供护理方面的投入。

在资源提供者中（表 5-5），医学自由 / 自由和开放源码软件网站（www.medfloss.org）为医

表5–5 部分信息和资源网站 *

- **Linux 医疗新闻**：开源软件和自由软件（OSS/FS）的健康和医疗应用方面的主要新闻资源。该网站提供有关事件、会议和活动、软件开发的信息，以及贡献者认为与 OSS/FS 在医疗保健中的应用有关的任何其他问题（www.linuxmednews.com）

- **医学自由 / 自由和开放源码软件**：对医疗领域的自由 / 自由和开源软件项目的全面和结构化概述。该网络资源还提供了一个开放的内容平台，以促进有关项目的思想、知识和经验的交流（www.medfloss.org）

- **SourceForge**：SourceForge 是最大的开放源码软件的储存库和开发网站。许多医疗保健应用程序和其他 OSS/FS 应用程序将其作为最新版本的官方存储库（sourceforge.net）

- **自由和开放源码软件（FOSS）用于健康的网络门户**：免费开放源码软件为健康服务的网络门户，旨在成为一个动态的、不断发展的资料库和场所，用于互动、分享和支持那些有兴趣在健康和电子健康领域使用 OSS/FS 的人。它是 PANAsian Collaboration for Evidence-based eHealth Adoption and Application（PANACeA）的开源和标准 PCTA（PANACeA 共同主题活动）的一部分（www.foss-for-health.org/portal）

- **FOSS 入门手册**：IOSN 正在制作一系列关于 FOSS 的入门读物。这些入门读物是对 FOSS 进行一般介绍的文件，同时也涵盖了更详细的特定主题领域。它们的目的是提高对 FOSS 的认识，特别是在政策制定者、从业者和教育者中。以下网站载有已经出版或正在制作的入门文件的摘要（www.iosn.net/publications/foss-primers）

- **开源软件（OSS）观察**：OSS 观察是一项咨询服务，为自由和开放源码软件的使用、开发和许可提供无偏见的建议和指导。OSS 观察是由 JISC 资助的，其服务对英国的高等教育和继续教育是免费的（www.oss-watch.ac.uk）

- **开放源码观察站和储存库（OSOR）**：OSOR 是一个交流信息、经验和基于 FLOSS 的代码的平台，供公共管理部门使用（www.osor.eu）

- **FOSS 的开放标准 / 政府的国家开放标准政策和倡议**：世界各地的许多政府都制定了倡导和支持开放源码和开放标准的政策和（或）倡议，以便从特定的供应商和技术中获得更多的独立性，同时容纳 FOSS 和专利软件（en.wikibooks.org/wiki/FOSS_Open_Standards/Government_National_Open_Standards_Policies_and_Initiatives）

- **自由和开放源码软件门户**：与自由软件和开放源码技术运动有关的资源门户（UNESCO）（www.unesco.org/new/en/communication-and-information/access-to-knowledge/free-and-open-source-software-foss）

- **为医疗专业人士提供的顶级开源 100 软件工具**：www.ondd.org/the-top-100-open-source-software-tools-for-medical-professionals，http://www.ondd.org/the-top-100–open-source-software-tools-for-medical-professionals

- **开源方法、工具和应用，开源下载**：www.openclinical.org/opensourceDLD.html

- **Medsphere OpenVista 项目**：sourceforge.net/projects/openvista

- **公共卫生的开源软件**：www.ibiblio.org/pjones/wiki/index.php/Open_Source_Software_for_Public_Health

- **Clearhealth**：www.clear-health.com

- **VistA 资源**

- **VistA 专著**：www.ehealth.va.gov/VistA_Monograph.asp

- **VistA CPRS 演示**：www.ehealth.va.gov/EHEALTH/CPRS_demo.asp

- **VistA 文档库**：www.va.gov/vdl

- **WorldVistA 的最新版本**：worldvista.org/Software_Download

- **关于 VistA 历史发展的描述**：WorldVista，worldvista.org/AboutVistA/VistA_History；Hardhats，www.hardhats.org/history/HSTmain.html

- **VistApedia-A Wiki about VistA**：vistapedia.net

*. http://web.archive.org/web/20130829185049 和 http://www.ibiblio.org/pjones/wiki/index.php/Open_Source_Software_for_Public_Health.

疗领域的 FLOSS 项目提供了一个全面和结构化的概述；它还提供了一个开放的内容平台，以促进关于项目的想法、知识和经验的交流。

由联合国开发计划署（United Nations Development Programme，UNDP）资助的国际开源网络（International Open Source Network，IOSN）是亚太地区 FLOSS 的一个卓越中心。它的任务是促进该地区 FLOSS 倡导者的发展和联

网，使该地区的发展中国家能够通过使用负担得起的、有效的 FLOSS 解决方案来缩小数字鸿沟，实现快速和可持续的经济和社会发展。虽然其工作和个案研究的重点是发展中国家，特别是亚太区域的发展中国家，但他们生产的资料具有更广泛的价值。他们出版了一系列的自由 / 开源软件入门，作为一般的 FLOSS 入门文档，并更详细地介绍了特定的主题领域。他们的目的是提高对 FLOSS 的认识，特别是对于政策制定者、实践者和教育者。虽然目前还没有提供健康服务，但关于教育、开放标准、FLOSS 许可和 FLOSS 的一般入门知识对希望更详细地探讨这些问题的任何人来说都是有用的材料（IOSN，n.d.）。

八、结论

FLOSS 被描述为一种颠覆性的范例，但它不仅有可能改善医疗服务的提供，也有可能改善医疗效果（Bagayoko 等，2010）。本章对 FLOSS 进行了简单的介绍。虽然我们试图解释两个主要阵营的基本理念，但只有在深入了解的情况下，才能有助于澄清差异。

我们所处理的许多问题都处于变化之中；因此，我们不能对其中的许多问题给出明确的答案或解决办法，辩论和理解因此而都会继续进行。正如我们已经指出的，对许可问题的详细探讨最好在法律顾问的帮助下进行。希望进一步发展的读者，建议阅读国际开放源码网络的《自由和开放源码软件入门》（Wong 和 Sayo，2004）。表 5-5 中列出了其他资源。

九、案例 5-1: VistA

本案例研究的重点是长期存在的美国退伍军人事务部（Veterans Affairs，VA）的 HIS。如上所述，VistA 是美国退伍军人健康信息系统和技术架构的首字母缩写。20 世纪 80 年代早期，美国退伍军人健康管理局开始通过分散医院计算机计划

（Decentralized Hospital Computer Program，DHCP）信息系统努力保存电子记录，到 90 年代早期，该系统在全国范围内推广。VistA 的名字可以追溯到 1996 年，当时之前被称为 DHCP 的项目被重新命名为 VistA（VistA Monograph，2019）。

人们普遍认为 VistA 是世界上最大的综合 HIS。由于 VistA 最初是由美国退伍军人事务部开发和维护的，用于退伍军人医院，因此属于公共领域。它的开发是基于美国公共卫生局与国家标准局共同开发的系统软件架构和实施方法。今天，从小型门诊诊所到大型医疗中心，VistA 在全国各地数百家医疗机构中积极使用。目前，在有美军驻扎的国家，所有的退伍军人事务部设施都在使用该系统，同时也在以军事和民事为主的非军事诊所使用。

VistA 本身并不是严格意义上的开源或自由软件，它在技术上是政府开发的软件。根据版权法，这类软件被发布并保持在公共领域。由于这种免费可用性，它得到了许多 FLOSS 组织和个人的推广，有些人认为它是 "FLOSS 医疗保健应用程序之母"（Tiemann，2004）。

多年来，VistA 通过支持各种临床环境和医疗服务系统来证明其灵活性，包括住院和门诊护理设施，从面向门诊患者的小型诊所到拥有大量住院患者和相关专业的大型医疗中心，如外科护理或皮肤科。许多国家的医院和诊所依靠它来管理患者记录、处方、实验室结果和其他医疗信息。除其他组件外，它包括综合医院管理、患者记录管理、药物管理（通过条形码）和医疗成像系统等组件。

在美国国防部军事卫生系统中，有许多版本的 VistA 系统作为综合卫生保健系统（Composite Health Care System，CHCS）在使用，在美国内政部的印第安人卫生局中作为资源和患者管理系统（Resource and Patient Management System，RPMS）在使用，在国际上，包括德国柏林心脏研究所（Deutsches Herzzentrum Berlin，Deutschland）和埃及开罗大学的国家癌症研究所

等。自 2010 年起，VistA 被用于约旦王国的 EHR（EHS，2019）。加州的 Oroville 医院和北卡罗来纳州卫生与公共服务部的中央地区医院也在使用它。

VistA 的使用显示了 FLOSS 的拟议优点。与购置和支持 HIS 相关的成本会限制对电子患者记录的及时和准确访问，从而间接影响医疗服务质量。一种解决方案是通过使用由开源自由软件组成的软件堆栈来降低获取 HIS 的成本。由于 VistA 是在公共领域，并可通过美国信息自由法案（FOIA）获得，因此在部署方面，软件许可费不是一个问题。

与 VistA 相关的、源自 VistA 的几个 FLOSS 组织有 WorldVistA（worldvista.org）、Medsphere OpenVista（medsphere.com）、DSS vxVistA（https://www.dssinc.com/news/2016/6/28/dss-increleases-new-version-of-open-source-ehr-vxvista-to healthcare-it-communithy）、开源电子健康档案软件联盟（oshra.org）和 VISTA Expertise Network（www.vistaexpertise.net）。

WorldVistA 成立于美国，是一个非营利组织，致力于 VistA 的持续开发和部署。它的目标是开发和支持全球 VistA 社区，通过帮助使医疗保健 IT 在美国和国际上更实惠和更广泛地使用。WorldVistA 通过开发儿科、产科和其他退伍军人医院未使用的医院服务包等活动，扩展和改进 VistA，以便在其原始环境之外使用。WorldVistA 还帮助那些选择采用 VistA 的人学习、安装和维护该软件。WorldVistA 向采用 VistA 的人提供建议，但不为采用者实施 VistA。其他组织确实提供这些服务。

历史上，运行 VistA 要求使用者为运行它的系统支付许可费用：编程环境（麻省总医院实用多编程系统）和底层操作系统（如 Microsoft Windows、Linux 或 VMS）。WorldVistA 通过允许 VistA 在 GT.M 编程环境和 Linux 操作系统上运行而消除了这些费用，这两者都是开源和自由的。通过减少许可成本，用户可以把钱花在药品、医疗专业人员和其他更有可能直接改善患者

护理的资源上。WorldVistA 项目还传递了知识和专业知识，并在全球 VistA 社区的用户和其他用户之间建立了长期的关系。

完整的 WorldVistA 软件包包括以下内容。
- GNU/Linux 操作系统 GT.M，是标准 M 编程系统的实现，（M=MUMPS）VistA。
- 关于 VistA 和 WorldVistA 的信息及软体下载可在一些网站上获得，包括以下网站。
  - https://www.va.gov/vdl/（VistA 文档库）。
  - https://www1.va.gov/vista_monograph/（VistA 专著）。
  - https://sourceforge.net/projects/worldvistaehr/（最近的 WorldVistA EHR）。
  - http://www.vistapedia.net（社区和用户创建的有关 VistA 的文件）。

关于 VistA 历史发展的描述可以在 http://worldvista.org/AboutVistA/VistA_History 中找到。

自 20 世纪 80 年代美国国防部最初安装 CHCS 以来，美国国防部和退伍军人事务部之间的退伍军人健康信息共享一直是一项持续的努力。一个管理局（VA/DoD 健康信息共享局）负责管理这两个机构之间关于互操作性的工作，以及与 IT、医疗保健和数据共享相关的其他举措。目前，由该中间组织协调和支持的工作包括双向卫生信息互操作性交换（bidirectional health information interoperability exchange，BHIE），2006 年开始的临床和卫生信息库工作（临床数据库 / 卫生数据库），通过国防部和退伍军人之间的联邦健康信息交换计划，现役人员向退伍军人身份的转变，实验室数据共享（实验室数据共享互操作性），不仅在国防部和退伍军人之间，而且在商业实验室供应商之间，由于数据交换而提高了对多发伤患者的护理质量。该局还为退伍军人事务部、国防部、管理和预算办公室（Office of Management and Budget，OMB）协调报告的生成。2010 年 4 月，退伍军人事务部、国防部扩展了他们的虚拟生命周期电子记录（Virtual Lifetime Electronic Record，VLER）计划，以交换更多类

型的临床数据。2013 年，美国国会发起了退伍军人事务部和国防部之间的 iEHR 努力，以促进各机构之间的共享。

退伍军人事务部还通过 VistA 为退伍军人提供网络访问。其中包括 "HealtheVet" 项目，该项目提供 24×7 的基于网络的退伍军人健康服务和信息；补偿和养老金记录交换（Compensation and Pension Records Interchange，CAPRI），使退伍军人服务机构（veterans service organization，VSO）能够在必要时只查看成员的 EHR，以协助个人申请福利和药品补充。

（一）VistA 的未来方向

随着医学实践的变化，VistA 软件也在不断地更新当前的技术和增强功能。使用数据和编程语言访问 VistA 的新方法一直在变化。非常重要的是，目前正在向开放源码、开放标准环境的转变，并努力支持和改进 VistA 的发展。2019 年 5 月 17 日，退伍军人事务部代理部长 Robert Wilkie 与 Cerner 政府服务公司签署了一份为期 10 年、价值 100 亿美元的合同，以替换 VistA170 个应用程序中的大约 25 个非退伍军人专用应用程序。基础设施更新和项目管理预计将使项目的总成本再增加 60 亿美元。同一份报告指出，"被替换的 VistA 系统将继续运行，直到迁移到 Cerner 系统完成，这一过程可能需要长达十年的时间"。

2020 年，退伍军人事务部部长 Robert Wilkie 表示，退伍军人事务部仍致力于这一进程。在 2 月 12 日和 4 月 6 日的两次重大延迟后，该软件还没有在任何医院取代 VistA。

2020 年 4 月 21 日，美国退伍军人事务部发布新闻稿称："鉴于 COVID-19 大流行，美国退伍军人事务部电子健康档案现代化办公室（Office of Electronic Health Record Modernization，OEHRM）目前正在重新评估和修订其新的电子健康档案系统的实施时间表。"

截至 2020 年 5 月初，Cerner 的专有非开源软件的首次推出至少推迟到 2020 年 7 月。

（二）创建软件的案例

在健康卫生设施中使用的软件很少能像供应商最初交付的那样完全可用，无论该软件许可证是开放源码软件、自由软件，或者是专业的专有软件。调整医疗卫生软件以满足特定机构的需求的过程通常包括开发附加模块，或创建只有特定机构需要的专门报告。

这些变化是作为顾问或机构雇员工作的人的工作。就像原始软件有许可证规定了它的使用方式，更改也有一个许可证。护理信息是进行修改的必要条件，并确保它在使用环境中的意义。

虽然这些本地更改可能以独立形式存在，如磁盘上的文件，但很多时候必须使用软件系统本身中的工具来更改它们。其中一些更改涉及修改软件的默认设置。其他更改包括为没有默认值的设置创建新值。

更改软件的一种非常常见的方法是创建关于存储在医疗计算机系统中的信息的报告。本部分将通过 SQL 和 VistA 的 FileMan 中的具体例子来回顾这些过程。

十、案例 5-2：组织卫生数据库中的数据

数据库是计算机软件的一部分，其功能与纸质记录的档案室一样。在纸质档案中，关于患者的信息是用标准表格和笔记来存储的。在健康数据库中，也采用了类似的模式。

在表格上可以回答问题的地方，数据库记录会有字段。就像患者的纸质记录可能有多种形式的标准信息一样，计算机数据库也可能有多种记录，这些记录都是与某个特定患者的共同引用联系在一起的。

将有关健康记录的各种信息可视化的一种常见方法是将其视为一个电子表格，无论是在纸上还是在计算机上。这个模式有不同类型信息的

列，这些列通常在列的顶部有一个描述。电子表格中的每一个连续的行或条目都对应着一个特定事件或个人的信息。

数据库模型通过各种电子表格来识别纸质记录中的各种表单。这些电子表格在 SQL 中称为表，在 VistA FileMan 中称为文件。每种纸质表单的问题都由电子表格中各列顶部的描述来识别。电子表格的各个行对应于人，而放入表格的答案是行和列相交的单元格。

这种行和列的组织很容易可视化，并且与 SQL 的简单数据库模型相对应。VistA FileMan 建立在这个简单的模型之上，它允许将单元格进一步细分为子列和子行。如果需要，这些子电子表格内的单元格可以进一步细分，以准确反映数据的组织结构。VistA FileMan 包含了简单的 SQL 模型，但对其进行了增强，允许以更自然的方式存储更复杂的医疗数据。

医疗数据通常具有多对一和关系性质。任何给定的患者可能有多个预约，每个预约都有多个诊断。一名患者的预约对于一个特定的诊所和一个特定的临床医生来说只有一个单一的开始时间。从诊所的角度来看，它可能有多个预约在同一个时间发生，有多个临床医生参与。对于一个特定的患者可能有多个诊断和日期时间间隔，但它们都来自一个标准的诊断列表。每个诊断可能有多种治疗选择，包括特定的药物和手术。

（一）字段的数据类型

正如电子电子表格可能对每个单元格都有格式一样，数据库也需要在其数据库元素中存储什么。通常这种信息称为元素的数据类型。通常，SQL 数据类型用 INTEGER 或 TIMESTAMP 这样的词来描述。VistA 档案人数据类型被描述为自由文本或数字或代码集。这些数据类型中的每一个都对应着一些限制，因为这样可以使数据库的组织更加可预测和有效。当输入数据库的信息没有限制时，例如输入病程记录或出院总结，通常很少有办法来组织这些信息。

（二）索引和交叉引用

为了帮助查找数据库记录中的特定条目（或行），通常会在一个特殊的交叉引用中对部分条目进行索引，其中一些字段（或列）是按排序顺序存储的。当检索记录时，数据库将沿着这个交叉索引信息搜索，并将所有具有相同索引的记录分组。当纸质记录存储时，文件夹上的标签也具有同样的功能。当一个字段被交叉引用时，信息可以更快地被检索到，任何使用字段的打印过程都将更快地工作。

（三）数据库实例

这个示例数据库特意具有真正的健康数据库的关系方面，因为这些事情很复杂，而且在创建可能有软件许可的示例报告的过程中收效甚微。

在我们的示例数据库中，SQL 中的表名和 VistA FileMan 中的文件名都是简单的 PATIENT。

第一个字段名为 PATNAME，其数据类型为 SQL 中的 VARCHAR（60）或 VistA FileMan 中的 FREETEXT 字段。这个字段将保存患者的名字，没有额外的填充。PATNAME 字段将被编入索引。

第二个字段名为 DATEOFBIRTH，数据类型为 SQL 中的 DATE 或 VistA FileMan 中的 DATE/Time。这个字段将保存患者出生的日期。

第三个字段将是 AGE，它的数据类型在 SQL 中是 SMALLINT，在 VistA FileMan 中是 NUMBER。在 SQL 中，数据类型总是有相同的下限，如 0~255，而在 VistA FileMan 中，数字范围是专门为每个字段定义的，如 0~120。这个字段将保存患者出生后的年数。在 VistA FileMan 中，这个字段通常会是一个 COMPUTED 字段。

第四个字段名为 GENDER，在 SQL 中是一个 "M" 或 "F" 或 "U" 的 CHARACTER 值，在 VistA FileMan 中是一个 SET OF CODES，使用 "M" 对应 MALE，"F" 对应 FEMALE，"U" 对应 UNKNOWN。

（四）比较运算形成简单条件

每种数据类型都有特定的比较值的特殊方法。如何比较值取决于特定报告的需要。一个值可以是我们示例数据库中某个字段的名称，如 AGE 或 PATIENT name。值可以是常数，如 70 或 "SMITH"。比较运算符使用两个或多个值一起生成条件。条件可以用于包含或过滤数据库中的行或条目，这同样取决于报告需要什么。

数值型数据类型有运算符，允许测试该字段是否比另一个字段或某个特定数字大还是小。表 5-6 列出了一些数字比较运算符的列表的例子。并非所有这些比较运算符都适用于所有系统。医疗工作者必须在自己使用的软件系统上测试它们，以查看哪种适用。

基于字符的数据类型可以是 VARCHAR 或 SQL 中的字符或 MEMO 字段。自由文本数据类型或在 VistA 文件中的代码集数据类型也是一种基于字符的数据类型。CHARTER 或 SQL 中的 MEMO 字段。VistA FileMan 中的 FREE TEXT 数据类型或 SET OF CODES 数据类型也是一种基于字符的数据类型。字符数据类型具有查找特定文本的操作符。CONTAINS 运算符用于检查特定字段中是否包含一些文本。LIKE 运算符和 MATCHES 运算符匹配模式，如文本中的通配符或按特定顺序不变的文本。

大多数数据类型允许使用 NULL 操作符来检查一个字段是否为空。

（五）布尔运算符形成复杂条件

最后，可以使用布尔逻辑将这些条件组合在一起，形成一个更复杂的 Condition。这种逻辑允许报表编写器具有足够的灵活性，可以包含和排除由多个字段和值组成的条件。

布尔逻辑（Boolean Logic）是以 George Boole 命名的，他在 19 世纪研究了布尔逻辑。他从两个值开始，如 TRUE 和 FALSE，并展示了一个逻辑系统，将它们以所有 16 种可能的方式组合在一起。20 世纪后期，Charles Pierce 证明，只要使用其中一种方法，即使用 NAND 或 NOR，就构成了一个唯一的充分运算。电子工程师利用这一点简化了创建计算机电路的过程。

如果有两个条件，有 16 种方法将它们组合在一起。如果有三个条件下，则有 32 种方法可以这样做。当添加更多的条件时，可能的方法的数量每次都会翻倍。这就是为什么有些人觉得布尔逻辑如此复杂的原因。下面的讨论将尝试简化这一过程。

表 5-6　（案例 5-2）数字比较运算符组合而成的条件

- FirstValue ＞ SecondValue，其中第一个值大于第二个值
- FirstValue ＜ SecondValue，其中第一个值小于第二个值
- FirstValue=SecondValue，其中第一个值等于第二个值
- FirstValue ＜＞ SecondValue，其中第一个值不等于第二个值
- FirstValue!=SecondValue，其中第一个值不等于第二个值
- FirstValue′=SecondValue，其中第一个值不等于第二个值
- FirstValue ＜ =SecondValue，其中第一个值小于或等于第二个值
- FirstValue! ＞ SecondValue，其中第一个值小于或等于第二个值
- FirstValue′ ＞ SecondValue，其中第一个值小于或等于第二个值
- FirstValue ＞ =SecondValue，其中第一个值大于或等于第二个值
- FirstValue! ＜ SecondValue，其中第一个值大于或等于第二个值
- FirstValue′ ＜ SecondValue，其中第一个值大于或等于第二个值
- BETWEEN（FirstValue，SecondValue，ThirdValue），其中第一个值小于第二个值，第二个值小于第三个值

将这些值组合在一起的两种最简单的方法是完全忽略这些条件，总是得到相同的答案。因为有两个可能的答案，一个叫作 Contradiction 的运算符总是给出 FALSE 的值，而另一个叫作 Tautology 的运算符总是给出 TRUE 的值。没有人会特意使用这些运算符，但可能会意外地这样做。使用 Contradiction 运算符最常见的方法是当使用两个条件时，每个条件都使用比较运算符，但没有一个值可以同时满足这两种比较，如大于 70 和小于 10，或者在 BETWEEN 上得到错误的顺序，所以测试它是否大于最高值和小于最低值。同样，如果寻找的条件总是"真"的，那么 Tautology 运算符可能会被意外地使用。一些组合条件的方法可以做到这一点，并产生一个无用的搜索，因为没有任何东西被排除在搜索之外，或者包含所有内容。

当有一个条件列表必须全部为 TRUE 才能包含一个条目或行时，就可以使用 AND 运算符。通常每个条件会测试不同的字段，如测试 GENDER='M'，同时寻找年龄 AGE > 70。由于 AND 要求对这两个条件在同一个条目中都要成功，所以它会有效地过滤掉任何失败的条目。可以将多个条件与 AND 结合在一起，创建易于理解的搜索条件，这些条件针对数据库中非常具体的子集。

当有一个条件列表，其中任何一个条件对一个特定的入口或行都可能为真时，就会使用 OR 运算符。有多个条件包含相同的字段名是很常见的，因为要尽可能多地包含可能的条目。很少有条件会排除条目，例如测试 GENDER='M' 或测试 GENDER='U'。当多个条件与 OR 组合在一起时，就会产生所有条件的超集，并增加数据库子集的大小。

在一个条件上使用 NOT 操作符来否定其意义。如果该条件最初包含特定条目，则使用 NOT 将其排除。如果条件使结果缩小，则被否定的条件将增加结果。例如，NAND 运算符是简单地将 NOT 运算符应用于 AND 运算的结果。NOR 运

算符是简单地将 NOT 运算符应用到 OR 运算的结果中。如果一个特定的操作产生一个较大的子集，NOT 将产生双小子集，反之亦然。

（六）使用布尔运算符来形成查询

在 SQL 中，查询是用一种特定的语言创建的。每个查询都会使用 SELECT 语法和各种可选部分。每个 SELECT 查询都必须包括数据库的字段（列）和表名，可能还有一些额外的语法来限制包括哪些条目（行）。最后，对结果进行排序，以便输出符合所需的报告。

在 VistA FileMan 中，查询包括三个部分：SEARCH 条件、SORT 范围和 PRINT 输出。首先说明个别的 SEARCH 比较，然后将这些条件组合在一起形成一个总的条件。通过指定用于分组的字段（允许小计或特殊排序顺序）来组织条目。之后，在 PRINT 输出中指定报告需要输出的数据。

1. 示例 1

最简单的 SQL 查询只是说明需要从一个特定的表中选择哪些列。

```
SELECT column1，column2……columnN
FROM table_name；
```

使用我们的示例数据库，这将是以下内容。

```
SELECT PATNAME，DATEOFBIRTH，AGE，GENDER
FROM PATIENT；
```

由于没有过滤条件，数据库中的每个患者都将被输出。

VistA FileMan 的查询将只使用 PRINT FILE。

```
ENTRIES
OUTPUT FROM WHAT FILE：PATIENT//
SORT BY：NAME//
START WITH NAME：FIRST//
FIRST PRINT FIELD：PATNAME
THEN PRINT FIELD：DATEOFBIRTH
THEN PRINT FIELD：AGE
THEN PRINT FIELD：GENDER
```

THEN PRINT FIELD：]

Heading（S/C）：PATIENT LIST//

STORE PRINT LOGIC IN TEMPLATE：EXAMPLE

Are you adding 'EXAMPLE' as a new PRINT

TEMPLATE? No//YES（Yes）

对于 VistA FileMan 来说，数据库中的每个患者都将被输出，但这也将输出字段的列表添加为 PRINT 模板，所以我们不必每次都告诉 VistA FileMan 要使用什么列表。这不仅节省了精力，而且使过程更简单。

2. 示例 2

这个例子是打印出刚好满足我们指定条件的患者子集。

这将使用一个更复杂的 SQL 语法。

SELECT column1，column2……columnN

FROM table

WHERE CONDITION；

如果我们的条件是年龄必须大于 70，并且 PATNAME 必须等于 SMITH，我们将在 SQL 中写出这个条件为以下内容。

SELECT PATNAME，DATEOFBIRTH，AGE，GENDER

FROM PATIENT

WHERE（AGE＞70）AND（PATNAME='SMITH'）；

在 VistA FileMan 中的相同查询将使用选择。

Select OPTION：SEARCH FILE ENTRIES

OUTPUT FROM WHAT FILE：PATIENT//

-A-SEARCH FOR PATIENT FIELD：NAME

-A-CONDITION：=EQUALS

-A-EQUALS：SMITH

-B-SEARCH FOR PATIENT FIELD：AGE

-B-CONDITION：＞GREATER THAN

-B-GREATER THAN：70

-C-SEARCH FOR PATIENT FIELD：

IF：A&B NAME EQUALS(case-insensitive)"SMITH"and AGE GREATER THAN"70"

OR：

STORE RESULTS OF SEARCH IN TEMPLATE：

EXAMPLE2

Are you adding 'EXAMPLE2' as a new SORT

TEMPLATE?No//Y（Yes）

DESCRIPTION：

1＞

SORT BY：NAME//

START WITH NAME：FIRST//

FIRST PRINT FIELD：[EXAMPLE]

请注意，VistA FileMan 使用一个对话框来设置条件，并使用字符 & 来表示 AND。它也会自动询问 OR 条件，但 SQL 要求输入 OR 这个词作为条件的一部分。如果想在 VistA FileMan 的条件中使用 OR，必须使用感叹号！来这样做。

每个软件系统都会有这样的差异。本部分以两个不同的系统为例，但必须学习最终使用的系统的具体查询编写方式。就像对比表 5-6 显示了说同一对比的不同方式，使用的每个系统都需要具体研究。

十一、报告写作总结

护理信息学包括理解计算机系统中的信息及如何组织这些信息。每个临床信息系统必须独立学习。创建报告时的灵活态度是最成功的。

除了报告结果外，使用布尔逻辑构造查询也很有用，因为大多数临床决策支持系统也需要这种正式的方式来指定关于患者数据的规则。注意细节和持久性，使用正式的布尔逻辑实际上是组织比较和条件的最简单的方法。

十二、未引用的参考文献

Murray（2003）；Murray 等（2005）；Murray 等（2002）；Netmarketshare（2010）；Oyri 和 Murray（2005）；U.S.Department of Veterans Affairs（2008）；U.S.Department of Veterans Affairs（2010）；WorldVista and Hardhats（2019）；Williams（2002）；Certification Commission for Health Information Technology（CCHIT）（n.d.）；WorldVista（n.d.）。

自测题

1. 自由软件的范围是什么？
   A. 金融服务是由四种自由定义的：使用、研究、再分配和改进
   B. FS 更实用，也更专有
   C. FS 不允许它被修改和（或）重新分发
   D. FS 向所有用户提供他们的源代码
   E. 以上都是
   F. 只有 A 和 D

2. 开放源代码软件和自由软件之间最重要的发展差异是什么？
   A. 秘密开发并传播，收取许可费
   B. 革新了编程语言的开发方式
   C. 由高度熟练的程序员自愿努力开发
   D. 通过孤立的专家进行协调
   E. 以上都是
   F. 只有 B 和 C

3. 哪些代表开放源码软件 / 自由软件的拟议好处？
   A. 开放源码软件 /FS 可以免收版税、低价或免费提供
   B. OSS/FS 需要许可，而且成本很高
   C. OSS/FS 缺乏安全性和稳定性
   D. OSS/FS 缺乏资源
   E. 只有 A
   F. 以上都是

4. 哪个最能代表开放源码软件 / 自由软件使用中的问题？
   A. 许可、资源和商业模式
   B. 版权 / 知识产权、创新和安全 / 稳定
   C. 版权 / 知识产权、许可和安全 / 稳定
   D. 商业模式、安全 / 稳定和创新
   E. 以上都是
   F. 只有 A 和 C

5. 什么代表开放源码软件 / 免费软件决策的三步法之一？
   A. 定义了许可证 / 版权问题
   B. 审查业务模式和资源
   C. 对硬件选择进行详细审查
   D. 确定了软件选择的选项
   E. 以上都是
   F. 只有 C 和 D

6. OSS/FS（FLOSS）软件许可的主要优势是什么？
   A. 限制了一个人使用开放源码软件 / 自由软件的权利
   B. 不允许用户合法地出售该软件
   C. 从用户的许可或权利方面来看
   D. 一个限制权利和再分配条件的模式
   E. 只有 C
   F. 以上都是

7. 在迁移到开放源码软件 / 自由软件的过程中，传统上有哪些挑战？
   A. 缺乏桌面应用，对用户不友好，文件共享困难重重
   B. 不方便使用，有版权问题，文件共享困难重重

C. 文件共享困难，缺乏桌面应用程序，以及版权问题

D. 缺少桌面应用，不便于用户使用，以及许可费用问题

E. 以上都是

F. 只有 A 和 C

8. 大多数护士每天都在使用哪些常见的应用程序？

A. 网络浏览器、电子邮件、PowerPoint 和操作系统

B. 网络浏览器、电子邮件、文字处理和操作系统

C. Power Point、Word Processing、Email 和 Operating System

D. 电子邮件、操作系统、Power Point 和网络浏览器

E. 以上都是

F. 只有 B

9. 什么是可接受的开放源码软件 / 自由软件应用？

A. 接入局域网、广域网或互联网的费用清单

B. 硬件架构的结构模型

C. 操作系统，如 GNU/Linux 的操作系统

D. 软件收费和用户付费许可清单

E. 以上都是

F. 只有 C

10. 在医疗保健领域，开放源码软件 / 自由软件与专利软件对接需要什么条件？

A. 采用和使用正确的标准，开发 FLOSS 的"杀手级应用"，使用 FLOSS 的政治任务，以及证明 FLOSS 的经济效益

B. 证明 FLOSS 的经济效益，开放源码软件观察，采用和使用正确的标准，以及开发 FLOSS 的"杀手级应用"

C. 开发 FLOSS 的"杀手级应用"，采用和使用正确的标准，证明 FLOSS 的经济效益，以及开放源码软件观察

D. 采用和使用正确的标准，开放源码软件观察，FLOSS 的经济效益证明，以及开发 FLOSS 的"杀手级应用"

E. 以上都是

F. 以上都不是

答案

1. F	2. F	3. E	4. F	5. E
6. E	7. E	8. E	9. F	10. E

参考文献

[1] Anderson, H., & Dare, T. (2009). Passport without a visa: Open source software licensing and trademarks. *International Free and Open Source Software Law Review, 1*(2), 99-110. Retrieved from http://www.ifosslr.org/ifos slr/article/view/11. Retrieved 11 April 2019

[2] Apache Open Office Migration Guide. (2018). Sharing in a mixed application environment. Retrieved from https:// wiki. openoffice.org/wiki/Documentation/UserGuide/ Migration_Guide/Sharing_Files. Retrieved 11 April 2019

[3] Bagayoko, C-O., Dufour, J-C., Chaacho, S., Bouhaddou, O., & Fieschi, M. (2010). Open source challenges for hospital information system (HIS) in developing countries: A pilot project in Mali. *BMC Medical Informatics and Decision Making, 10*(22). doi:10.1186/1472-6947-10-22. Retrieved from https://bmcmedinformdecismak.biomedcentral. com/articl es/10.1186/1472-6947-10-22. Retrieved 11 April 2019

[4] Barratta, N. C. (2014, October 31). How to train your doctor … to use open source. Retrieved from https://opensource. com/health/14/10/hospitals-save-using-open-source. Retrieved 11 April 2019

[5] Bourgeois, F.C., Mandl, K.D., Shaw, D., Flemming, D., & Nigrin, D.J. (2009). AMIA Annual Symposium Poceeding, (2009): 2009:65-69. Published online 2009, Nov.14. PMCID: PMC2815447. Acessed, May 20, 2019.

[6] Bowen, S., Valdes, I., Hoyt, R., Glenn, L., McCormick, D., & Gonzalez, X. (2009). Open-source elec tronic Health records:

Policy implications. In *Open Source EHR public policy wiki*. Retrieved from https://www.open-emr.org/wiki/index.php/Open_Source_EHR_Public_Policy.

[7] Bruggink, M. (2003). *Open source in africa: Towards informed decision-making*. The Hague, The Netherlands: International Institute for Communication and Development (IICD). Retrieved from https://core.ac.uk/ download/pdf/48027535.pdf.

[8] Certification Commission for Health Information Technology (CCHIT). (n.d.). *Project Laika*. Retrieved from http://laika.sourceforge.net/.

[9] Cox, A. (1999). *The risks of closed source computing*. Retrieved from http://www.ibiblio.org/oswg/oswg nightly/oswg/en_US.ISO_8859-1/articles/alan-cox/risks/ risks-closed-source/index.html.

[10] Directive 2009/24/EC. (2009). Directive 20009/24/EC of the European Parliament and of the council of 23 April 2009 on the legal protection of computer programs. Retrieved from https://eur-lex.europa.eu/LexUriServ/LexUriServ. do?uri=OJ:L:2009:1 11:0016:0022:EN:PDF.

[11] Dravis, P. (2003). *Open source software: Perspectives for development*. Washington, DC: Global Information and Communication Technologies Department, The World Bank. Retrieved from http://www.infodev.org/en/ Publication.21.html.

[12] European Communities. (2003). *The IDA open source migration guidelines*. Morden, Surrey: Netproject Ltd. and Interchange of Data between Administrations, European Commission. Retrieved from http://ec.europa.eu/idabc/ en/document/2623/5585.

[13] European Communities. (2004). *e-Europe Action Plan 2005*. Brussels: European Commission, Directorate General Information Society. Retrieved from http:// europa.eu/legislation_summaries/information_society/ l24226_en.htm.

[14] European Communities. (2005). *i2010: A European infor mation society for growth and employment*. Brussels: European Commission, Directorate-General Information Society. Retrieved from http://www.epractice.eu/ node/281014.

[15] EHS. (2019). FAQ Electronic Health Solutions. Retrieved from https://ehs.com.jo/faq.

[16] Finley, K. (2019). *The WIRED guide to open source soft ware*. Retrieved from https://www.wired.com/story/ wired-guide-open-source-software/.

[17] Free Software Foundation (FSF). (2007). *GNU general public license. Version 3, 29 June 2007*. Boston, MA: Free Software Foundation. Retrieved from http://www.gnu. org/licenses/gpl.html.

[18] Free Software Foundation (FSF). (2010a). *Why 'free software' is better than 'open source'*. Boston, MA: Free Software Foundation. Retrieved from http://www.gnu.org/philoso phy/free-software-for-freedom.html.

[19] Free Software Foundation (FSF). (2010b). *The free software definition. Version 1.92*. Boston, MA: Free Software Foundation. Retrieved from http://www.gnu.org/philoso phy/free-sw.html.

[20] Free Software Foundation (FSF). (2010c). *What is copyleft?* Boston, MA: Free Software Foundation. Retrieved from http://www.gnu.org/copyleft/copyleft.html.

[21] GNU Operating System. (2019). *What is free software ?* GNU Operating System. Retrieved from https://www.gnu.org/philosophy/free-sw.en.html.

[22] Goetz, T. (2003). Open source everywhere. *WIRED, 11*(11), 158-167, 208-211. Retrieved from http://www.wired. com/wired/archive/11.11/opensource.html.

[23] Goulde, M., & Brown, E. (2006). *Open source software: A primer for healthcare leaders*. California Healthcare Foundation/Forrester Research. Retrieved from http://www. chcf.org/publications/2006/03/ open-source-software-a-primer-for-health-care-leaders.

[24] Guidra. (2019). *Ghidra is a software reverse engineering (SRE) framework*. Retrieved from https://www.nsa. gov/resources/everyone/ghidra/ https://ghidra-sre. org/ and https://github.com/NationalSecurityAgency/ ghidra.

[25] International Institute of Infonomics. (2005). *Free/libre and open source software: Survey and study: FLOSS final report*. University of Maastricht, The Netherlands: International Institute of Infonomics. Retrieved from http://flossproject.merit.unu.edu/.

[26] International Open Source Network (IOSN). (n.d.). *FOSS Primers*. ISBN 983-3094-00-7. Retrieved from https://en.wikibooks.org/wiki/FOSS_A_General_Introduction.

[27] International Telecommunications Union (ITU). (2009). *Definition of "open standards."* Retrieved from http:// www.itu.int/ITU-T/othergroups/ipr-adhoc/openstan dards.html.

[28] Janamanchi, B., Katsamakas, E., Raghupathi, W., & Gao, W. (2009). The state and profile of open source software projects in health and medical informatics. *International Journal of Medical Informatics, 78*(7), 457-472.

[29] Kaminski, J. (2005). *Moodle: A user-friendly, open source course management system*. Retrieved from http://www. nursing-informatics.com/moodle_article.pdf.

[30] Katz, A. (2018). A survey of open processor core licensing. *International Free and Open Source Software Law Review, 1*(2), 99-110. Retrieved from http://www.ifosslr.org/ ifosslr/article/view/130.

[31] Leong, T. Y., Kaiser, K., & Miksch, S. (2007). Free and open source enabling technologies for patient-centric, guideline-based clinical decision support: A survey. In: A. Geissbuhler, R. Haux, & C. Kulikowski (Eds.), *IMIA yearbook of medical informatics 2007*. Retrieved from http://www.schattauer.de/de/magazine/uebersicht/ zeitschriften-a-z/imia-yearbook/imia-yearbook-2007/ issue/special/manuscript/8416/show.html.

[32] Mandl, K. D., Simons, W. W., Crawford, W. C. R., & Abbett, J. M. (2007). Indivo: A personally controlled health record for health information exchange and communication. *BMC Medical Informatics and Decision Making, 7*(25). doi:10.1186/1472-6947-7-25.

[33] Merriam-Webster. (2010). *Merriam-Webster OnLine*. Retrieved from https://www.merriam-webster.com/ dictionary/license.

[34] Moody, G. (2001). *Rebel code: Inside linux and the open source revolution*. Cambridge, MA: Perseus.

[35] MUO. (2018). The 3 easiest way to install Linux operating systems. Retrieved from https://www.makeuseof.com/ tag/

easiest-way-install-linux/.

[36] Murray, P. J. (2003). Open source and free software—What's in it for nurses? *Information Technology in Nursing, 15*(1), 15-20.

[37] Murray, P. J. (2004). *Open steps, release 1.0. Report of a think-tank meeting on free/libre/open source software in the health and health informatics domains.* Retrieved from http://www.peter-murray.net/chiradinfo/marwell04/ marwell%20release%20 1.0.pdf.

[38] Murray, P. J. & Oyri, K. (2005). Developing online communities with LAMP (Linux, Apache, MySQL, PHP)— The IMIA OSNI and CHIRAD experiences. In: R. Englebrecht, A. Geissbuhler, C. Lovis, & G. Mihalas (Eds.), *Connecting medical informatics and bio-informatics: Proceedings of MIE2005— The XIXth international congress of the european federation for medical informatics* (pp. 361-366). Amsterdam: IOS Press.

[39] Murray, P. J., Oyri, K., & Wright, G. (2005). Osni.info—Using open source tools to build an international community of nurse informaticians. *Revista Cubana de Informatica Medica, 2*(5). Retrieved from http://www.cecam.sld.cu/ pages/rcim/revista_8/ articulo_htm/osni_info.htm.

[40] Murray, P., Shaw, N., & Wright, G. (2002). Open source and health informatics: Taking forward the discussions. *British Journal of Healthcare Computing and Information Management, 19*(5), 14.

[41] Murray, P. J., Wright, G., Karopka, T., Betts, H., & Orel, A. (2009). Open source and healthcare in europe—Time to put leading edge ideas into practice. In: K. P. Adlassnig, B. Blobel, J. Mantas, & I. Masic (Eds.), *Medical informatics in a united and healthy europe, proceedings of MIE2009* (pp. 963-967). Amsterdam: IOS Press. Retrieved from http://person.hst.aau.dk/ ska/MIE2009/papers/ MIE2009p0963.pdf.

[42] Netcraft Ltd. (2019). *February 2019 Web server survey.* Retrieved from https://news.netcraft.com/ archives/2019/02/28/ february-2019-web-server-survey. html.

[43] Netmarketshare. (2010). *Browser market share.* Retrieved from http://marketshare.hitslink.com/browser-market share.aspx?qpri d=0&qptimeframe=M&qpsp=136&q pnp=2.

[44] Office of the e-Envoy. (2002). *Open source software: Use within uk government, version 1.* London: Office of the e-Envoy, e-Government Unit. Retrieved from http:// archive.cabinetoffice. gov.uk/e-envoy/frameworks-oss-policy/$file/oss-policy.pdf.

[45] Open Source Initiative (OSI). (n.d.). *The open source definition, version 1.9.* Retrieved from http://www.opensource. org/docs/osd.

[46] Openforum Europe Ltd. (2008). *The importance of open standards in interoperability (OFE onepage brief no.1 (31.10.08.)).* Retrieved from http://www.openforumeu-rope.org/ library/onepage-briefs/ofe-open-standards onepage-2008.pdf.

[47] Oyri, K., & Murray, P. J. (2005). Osni.info—Using free/ libre/ open source software to build a virtual international community for open source nursing informatics. *International Journal of medical Informatics, 74*, 937-945.

[48] Peeling, N., & Satchell, J. (2001). *Analysis of the impact of open source software.* Farnborough: QinetiQ Ltd. Retrieved from http://citeseerx.ist.psu.edu/viewdoc/dow nload?doi=10.1.1.115. 8510&rep=rep1&type=pdf.

[49] President's Information Technology Advisory Panel (PITAC). (2000). *Developing open source software to advance high end computing.* Arlington, VA: National Coordination Office for Computing, Information, and Communications. Retrieved from http://www.itrd.gov/ pubs/pitac/pres-oss-11sep00.pdf.

[50] Raymond, E. S. (2001). *The cathedral and the bazaar: Musings on Linux and open source by an accidental revolutionary* (Rev. ed.). Sebastopol, CA: O'Reilly and Associates.

[51] Raymond, E. S. (2003). *The jargon file, version 4.4.7.* Retrieved from http://www.catb.org/~esr/jargon/html/S/ Swiss-Army-chainsaw.html.

[52] Samuel, F., & Sujansky, W. (2008). *Open-source EHR systems for ambulatory care: A market assessment.* California Healthcare Foundation. Retrieved from http://www.chcf.org/~/media/Files/ PDF/O/ OpenSourceEHRSystemsExecSummary.pdf.

[53] Sfakianakis, S., Chronaki, C. E., Chiarugi, F., Conforti, F., & Katehakis, D. G. (2007). Reflections on the role of open source in health information system interoperability. In: A. Geissbuhler, R. Haux, & C. Kulikowski (Eds.), *IMIA yearbook of medical informatics 2007.* Retrieved from http://www.schattauer.de/ de/magazine/uebersicht/ zeitschriften-a-z/imia-yearbook/imia-yearbook-2007/ issue/special/manuscript/8412/download.html.

[54] Shaw, N. T., Pepper, D. R., Cook, T., Houwink, P., Jain, N., & Bainbridge, M. (2002). Open source and international health informatics: Placebo or panacea? *Informatics in Primary Care, 10*(1), 39-44.

[55] Smith, C. (2002). *Open source software and the NHS: A white paper.* Leeds, UK: NHSIA.

[56] Squiz UK Ltd. (2007). *Royal College of Nursing case study.* Retrieved from http://www.squiz.co.uk/clients/ case-studies/ royal-college-of-nursing.

[57] Stallman, R. M. (2002). *Free software free society: Selected essays of Richard M. Stallman.* Boston, MA: GNU Press/ Free Software Foundation.

[58] Stanco, T. (2001). *World Bank: InfoDev presentation.* Retrieved from http://lwn.net/2002/0117/a/stanco-world-bank.php3.

[59] Surman, M., & Diceman, J. (2004). *Choosing open source: A guide for civil society organizations.* Toronto, Canada: Commons Group. Retrieved from http://commons.ca/ articles/ fulltext.shtml?x=335.

[60] The MITRE Corporation. (2003). *Use of free and open-source software (FOSS) in the U.S. Department of Defense, version 1.2.04.* Retrieved from http://www.microcross.com/ dodfoss.pdf.

[61] Tiemann, M. (2004). *Open source: The solution in many countries.* Presentation at HIMSS Annual Conference and Exhibition 2004, Orlando, FL.

[62] US Department of Veterans Affairs. (2020). VistA mono-graph. Retrieved from https://www1.va.gov/ vadodhealthitsharing.

[63] Valdes, I. (2008). *Free and open source software in healthcare 1.0. American Medical Informatics Association open source working group white paper.* Retrieved from https://www.amia. org/files/Final-OS-WG%20White%20 Paper_11_19_08.pdf.

[64] Vaughan-Nichols, S. J. (2015). *It's an open-source world: 78 percent of companies run open-source software.* Retrieved from https://www.zdnet.com/article/its-an-open-source-world-78-

percent-of-companies-run-open-source-software/.

[65] VistA Monograph. (2019). Retrieved from www.ehealth. va.gov/ VistA_Monograph.asp.

[66] Waring, T., & Maddocks, P. (2005). Open source software implementation in the UK public sector: Evidence from the field and implications for the future. *International Journal of Information Management, 25*(5), 411-442.

[67] Wheeler, D. A. (2007). *Why open source software/free software (OSS/FS, FLOSS or FOSS)? Look at the numbers!* Retrieved from http://www.dwheeler.com/oss_fs_why.html.

[68] Wheeler, D. A. (2010). *Make your open source software GPL compatible. Or else.* Retrieved from http://www.dwheeler. com/ essays/gpl-compatible.html.

[69] Wikipedia. (2019a). Usage share of Web browsers. Retrieved from https://en.wikipedia.org/wiki/ Usage_share_of_web_ browsers.

[70] Wikipedia. (2019b). *Google Chrome article.* Retrieved from https://en.wikipedia.org/wiki/Google_Chrome.

[71] Williams, S. (2002). *Free as in freedom: Richard Stallman's crusade for free software.* Sebastopol, CA: O'Reilly and Associates.

[72] Wolfe, B. A., Mamlin, B. W., Biondich, P. G., Fraser, H. S. F., Jazayeri, D., Allen, C., Miranda, J., & Tierney, W. M. (2006). The OpenMRS system: Collaborating toward an open source EMR for developing countries. *Proceedings of the AMIA Annual Symposium, 2006,* 1146.

[73] Wong, K., & Sayo, P. (2004). *Free/open source software: A general introduction.* Kuala Lumpur, Malaysia: International Open Source Network (IOSN). Retrieved from http://hdl.handle. net/10625/50702 and https://en.wikibooks.org/wiki/ FOSS_A_ General_Introduction.

[74] WorldVista. (n.d.). *VistA history.* Retrieved from http:// worldvista.org/AboutVistA/VistA_History.

[75] WorldVista and Hardhats. (2019). Retrieved from http:// worldvista.org/AboutVistA/VistA_History and www. hardhats. org/history/HSTmain.html.

[76] Yellowlees, P. M., Marks, S. L., Hogarth, M., & Turner, S. (2008). Standards-based, open-source electronic health record systems: A desirable future for the U.S. health industry. *Telemedicine and e-Health, 14*(3): 284-288. doi:10.1089/ tmj.2007.0052.

[77] Zymaris, C. (2003). *A comparison of the GPL and the Microsoft EULA.* Retrieved from http://asyd.net/docs/ misc/comparing_ the_gpl_to_eula.pdf.

第 6 章　数据和数据处理
Data and Data Processing

Irene Joos　Cristina Robles Bahm　Ramona Nelson　**著**
陈秀文 **译**　张 琼　张瑞雪 **校**

学习目标

- 描述数据到智慧连续体中数据和数据库系统的数据相关影响。
- 解释数据库模型。
- 描述数据库管理系统的目的、结构和功能。
- 描述生成、存储、管理、检索和解释数据及相关问题。
- 探讨与数据仓库、数据集市、数据存储、大数据、仪表盘和数据分析相关的概念和问题。
- 解释数据库中的知识发现，包括数据挖掘、数据分析和基准测试，以及它们与循证实践和基于价值的以患者为中心的护理关系。

关 键 词

大数据；策划；仪表盘；数据；数据库；数据分析；数据湖；数据挖掘；数据仓库；信息；知识；数据库中的知识发现；智慧

一、概述

2012 年，白宫发布了一份名为"情况说明书：美国联邦政府的大数据"的文件（White House，2012），列出了美国联邦政府已经开展的大数据项目。该文件描述了美国退伍军人管理局、美国卫生与公共服务部、FDA、NIH 等众多政府机构的举措。

还有其他一些政府机构，如国防部、国土安全部，以及基础能源科学办公室的大数据项目，它们都直接或间接地影响到医疗卫生界。例如，一些项目表明联邦政府正在利用数据，尤其是大数据革命，推动包括提供优质医疗保健和个性化医疗保健在内的等一系列科学发现和创新。最近，美国卫生资源和服务管理局（Health Resources and Services Administration，HRSA）开设了一个数据网站（https://data.hrsa.gov），该网站是"致力于使企业家、研究人员和政策制定者更容易获得高价值的健康数据，希望为所有人获得更好的健康结果"（US Department of Health and Human Services，2018，原文第1段）。该网站提供了包括孕产妇保健、获得性免疫缺陷综合征、移植和初级保健等领域的相关知识。它提供了互动性，人们可以通过查询工具、互动地图、仪表盘等方式与站点进行互动（Marcus，2018）。

还有一些卫生信息技术立法法案直接影响到医疗保健中的数据、数据处理和数据管理。这些问题通常涉及数据安全、隐私、传输、访问、数据交换和互操作性（Office of National Coordinator for Health Information Technology，2019）。主要立法举措包括以下内容。

- •《21世纪治愈法案》。
- • 2015年《医疗保险准入和CHIP再授权法案》。
- • 2009年《经济和临床健康卫生信息技术法案》。
- • 2012年《食品药品管理局安全与创新法案》第618条（Food and Drug Administration Safety and Innovation Act，FDASIA）。
- • 1996年《健康保险流通与责任法案》。
- • 2010年《平价医疗法案》。

描述这些法律是如何直接影响医疗保健中的数据、数据处理和数据管理的更多信息可以通过以下网址查阅：https://www.healthit.gov/topic/laws-regulation-and-policy/health-it-legislation。

在现代医疗保健中，从数据收集到实施和评估然后提供给个人、家庭和社区的这一护理过程，高度依赖于自动化数据库系统和护士有效使用HRSA等数据网站的能力。医疗保健和大数据分析的目标是通过减少服务的过度利用，改善编码和计费结果，赋予患者权利，测量趋势，预测结果，以及研究改进工作流程和生产力对质量结果的影响（Barlow，2013）。本章向护士介绍了有效使用自动化数据库系统及参与有关数据分析、基准、仪表盘和结果的对话所必需的基本概念、理论、模型和问题。

二、纳尔逊数据到智慧连续体

数据、信息、知识和智慧模型（Nelson D-W）

描述了护理信息学实践所依据的巨型结构和概念，Nelson数据模型首次被纳入2008年美国护士协会《护理信息学：实践范围和标准》（American Nurses Association，2008）。在这份文件中，该模型被用来构建护理信息学的实践范围。这一纳入意味着计算机的功能和计算机处理的应用程序类型不再定义护理信息学的实践范围。相反，在实现这些护理目标的过程中，护士与计算机交互定义了实践的范围。换句话说，技术并不能定义实践，而是护士使用技术来实现了护理目标，定义了实践。

该模型的第一个版本发布于1989年，只包含了对这些概念的简单定义（Nelson和Joos，1989）。自最初发布以来又有三个版本的模型发布。该模型的每次修订都在尝试更好地说明数据、信息、知识和智慧这四个概念的共同性质，以及这四个概念之间与环境之间的复杂互动性质（Nelson，2018；Ronquillo、Currie和Rodney，2016）。

Nelson数据模型到智慧的连续体，是从数据到信息到知识再到智慧，在这些概念内部和环境之间不断互动（Joos、Nelson和Smith，2014；Nelson，2018）。如图6-1所示，数据是原始的、不间断的、没有意义的事实。例如，以下一系列的数字为没有任何意义的数据：98、116、58、68、18。重新排序并标记为生命体征，它们便有了意义，现在代表的信息是：体温98.0 ℉，脉搏58次/分，呼吸18次/分，血压116/68mmHg。这些数据提供了一个人的基本生命信息。然后，利用护士的知识对这些信息进行解释。护士将这些数据纳入有关生命体征的现有知识模式中。再例如，如果护士将这些生命体征作为高中运动员体检的一部分进行记录，它们就属于正常范围；然而，如果这些数字是对充血性心力衰竭老年患者评估的一部分，脉搏慢和血压值就可能表明有问题。因此情境和专业知识使护士能够理解这些数据的意义和重要性，并根据这些信息做出护理行动的决定。虽然数据本身无意义，但是根据定

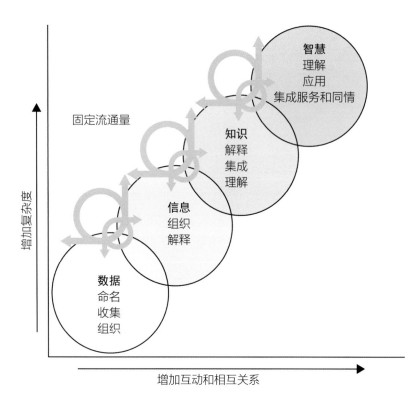

◀ 图 6-1　**Nelson** 数据模型到智慧的连续体。修订后的数据信息知识智慧模型，**2013 年版本**

经许可转载，©2013 Ramona Nelson, Ramona Nelson Consulting 版权所有，保留所有权利

义，信息和知识是有意义的。当护士利用知识做出适当的决定并根据这些决定采取行动时，护士就会表现出智慧。换句话说，当护士在护理行动中综合并适当地使用各种知识类型来满足人类的需求时，护士就表现出了智慧。

　　要将数据放在允许生产信息的上下文中，必须对数据进行处理。这意味着必须对数据进行标记或编码，并组织数据，以便能够识别数据之间的模式和关系，从而产生信息。当用户理解并解释数据中的模式和关系时，就会产生知识。最后，用户将应用这些知识作为临床判断和决策的基础，选择实施护理行动。"从数据到信息，到知识，再到智慧"的过程是建立在准确、相关、适当收集和组织的数据为前提的。这意味着数据必须被生成、存储、管理、检索、解释和使用。

三、数据生成

（一）数据定义（上下文）

　　数据是"表示为脱离上下文的项目或事件的事实"（Mullins，2013，原文第 686 页）。数据

本身并不能提供洞察力。如上文所述，没有上下文很难单独对数据做出判断。正因为如此，数据在这里被呈现为数据过程的集合，用于存储、管理、检索和解释数据，最终目标是获得智慧。

（二）数据状态

　　在讨论数字数据时，必须讨论数据的三种状态：静态数据、动态数据和使用中的数据（Rouse 和 Fitzgibbons，2019）。数据状态可以快速且频繁地更改，因此了解这些状态以确保敏感信息的安全非常重要。这在医疗保健、银行或具有严格合规要求的企业中尤其如此。静态数据通常是指存储设备上的数据，如 USB 存储器、硬盘驱动器、文件服务器、云服务器或异地备份服务器等可移动设备，这是存档数据，很少更改的。患者既往的医疗记录数据被视为静止数据。在如今的网络犯罪世界中，保护这些数据免遭未经授权的访问和使用非常重要。这些数据受安全协议的约束，以保护这些数据的机密性。

　　使用中的数据是指该信息系统当前正在更新、访问、读取或处理的数据。这是它最脆弱的

状态，因为它变得开放，可以被他人访问或改变。其中一些数据可能包含敏感的数据，如社会安全号码、出生日期、健康保险号码、诊断测试结果等。人们可以尝试通过密码和用户 ID 来保护这些数据，但这些数据的安全性只取决于个人保持信息私密性的能力，以及所使用的加密技术的性质。

动态数据是在应用程序之间、在计算机系统的位置（RAM 到硬盘、文件从一个文件夹移动或复制到另一个文件夹）、通过网络或通过 Internet 移动的数据。动态数据在医疗保健领域越来越受到关注，因为现在可以从传感器、监控设备、移动设备等获得实时数据。当数据从源数据库转移到目标数据库时，患者在其家中的监测活动会使这些数据处于风险之中。医疗保健提供者越来越需要通过移动设备访问护理点的数据。对于这些设备来说，在移动之前和移动过程中，对这些数据进行加密是很重要。虽然运行中的数据会带来安全风险，但它们也提供了我们从未想象过的机会。例如，在患者家中实时监测患者可以改善患者的护理和依从性。

（三）数据资源（包括患者生成的数据和人口健康数据）

数据一直是医疗保健的重要组成部分。在数字化之前，护士手写的和医生的笔记、图表和图纸为健康的判定和健康趋势提供了洞察力。John Snow 博士绘制了 1854 年霍乱流行的地图，显示大多数疾病集中在一个特定的环境周围（Johnson，2007）。直到存储和分析数据足够强大的计算机技术的出现，改变了我们收集、管理、分析和呈现数据的方式，以便对患者健康做出最佳决策。

人和系统在现代医疗保健中以多种方式生成数据。从医疗图像到使用物联网（Internet of Things，IoT）Fitbit 的等设备，再到患者门户和人口健康数据，现代卫生保健专业人员有能力从许多来源访问患者数据。表 6-1 列出了一些数据来源的例子（Fry 和 Mukherjee，2018；

表 6-1　患者数据源的示例

实验室测试	医学图像	患者门户
遗传谱	医疗索赔	处方信息
物联网设备（如 Fitbit）	医生的手写病历	电子病例
紧急情况数据	指纹	手写实例
脉搏读数	血压读数	社会经济
传感器	社交媒体	更多

Raghupathi 和 Raghupathi，2014）。

（四）数据输入操作

由于数据来源于各种各样的设备，因此需要注意的是，数据处理中最重要的方面之一是仔细定义与数据输入相关的医疗过程。例如，手动输入的数据，出现随机数据输入错误的风险要高得多，特别是在紧急情况下，这就是为什么在医疗保健领域通常有明确的分步程序来输入数据。

由于数据来源的多样性和这些来源的性质，数据越来越非结构化。技术和非技术的数据输入操作都很重要，因为它们确保进入系统的数据是明确的。达成一个共识并将该共识传达给相关方，因此对于数据系统至关重要。在处理非结构化数据时，明确定义变得更加困难。这一困难挑战是推动医疗卫生领域标准语言化和规范发展的主要动力。根据 Kemp 的说法，"正是这种对越来越大的数据量、速度和种类的数据的捕获，如果得到有效利用，就会为组织提供大数据机会"（Kemp，2014，原文第 23 页）

（五）大数据

在过去 10 年里，大数据一词得到了越来越多的认可。几十年来，护士一直在收集和存储数据，但直到最近几年才具备分析或"做"大数据的能力。但究竟"大"有多大呢？表 6-2 总结了不同的规模和示例。

据估计，每名患者每年产生约 80MB 的数据，

表 6-2　不同规模的数据

大　小	缩　写	有多少字节	样　例
1 Gigabyte	GB	1024MB	4.7GB 是一个 DVD 光盘的容量（Gavin，2018）
1 Terabyte	TB	1024GB	1TB 是 2000 首 5min 的歌曲（Gavin，2018）
1 Petabyte	PB	1024TB	1PB 是大约 50 亿个包含单页文本数据的文本文档（Gavin，2018）
1 Exabyte	EB	1024PB	如果我们把人类说过的每一个字都写在一个文本文档中，那大概是 5EB（Gavin，2018）
1 Zettabyte	ZB	1024EB	1ZB 是 10 亿 TB（Barnett，2016）
1 Yottabyte	YB	1024ZB	要容纳 1 尧字节，需要 100 万个特拉华州和罗德岛州大小的数据中心。在文章发表的时候，这仍然是一个理论上的数据量（Jackson，2011）

世界上 30% 的数据来源于医疗保健数据（Huesch 和 Mosher，2017）。

行业通常用 IBM 创造的 4V 来定义大数据。它们是数量、种类、速度和真实性（IBM，2018）。最近又增加了两个变量：价值和可变性（Andreu Perez、Poon、Merrifield、Wong 和 Yang，2015；Rouse，2018）。

1. 数量

当谈到大数据的量时，这意味着在给定日期创建的数据量。据估计，每天要创建 2.555 亿字节的数据。

2. 种类

大数据的第二个方面是产生和组合的各种数据，以获得洞察力。在医疗保健方面，这类数据可以是已数字化的医生手写笔记、实验室结果、医学成像、社交媒体帖子等。

3. 速度

IBM 定义的大数据的第三个方面是数据的速度。简而言之，大数据的速度方面描述了从传感器或其他实时数据源收集数据的趋势，如 Fitbit，这些数据源将信息直接流到我们的数据存储库中。

4. 真实性

依赖大数据的一个潜在隐患是，数据的真实性往往没有得到验证。正如下文将讨论的，大量的数据经常被收集，但这些数据不会随着时间的推移而被清理或整理。

5. 价值

大数据的第五个方面是为患者和医疗卫生系统带来价值的临床相关数据。大数据的价值在于它可以带来基于价值的、以患者为中心的护理，并降低成本。

6. 可变性

可变性是指数据结构变化的程度和速度，以及变化的频率。在医疗卫生方面，流感毒株的季节性变化和流行病的暴发表明了疾病的可变性。

四、数据存储库（存储数据）

（一）数据库管理系统

根据定义，数据库是一个有组织的数据集合。数据库管理系统（database management system，DBMS）是包含数据库，以及用于访问和处理数据库中这些数据的程序集合或程序集的软件，以此来识别数据之间的关系。认识到不同的数据库可以管理同一个数据库非常要。在医疗卫生领域中，一个常见例子是许多不同的基于图书馆的 DBMS，用于访问 MEDLINE 数据库中的数据。另一个明显的例子是医疗机构的不同供应商用来管理患者数据的各种电子病例系统。

1. 数据库管理系统的优点

DBMS 的主要优点是它在数据上施加了一个结构，允许终端用户和数据之间进行交互。通常，DBMS 允许存储、管理和检索，将没有上下文的数据转换为可用来产生信息和知识的数据，从而做出明智的患者护理决策。

DBMS 的两个主要组件是一个是"前端"和一个"后端"，前者提供了一个用户可以查看、操作和解释数据的应用程序，后者是一个存储数据区域。图6-2 显示了这种关系。需要注意的是，数据在前端和后端之间都有流动。

这种 DBMS 结构包括在中央存储库中存储数据的能力，以及在中心位置管理数据的能力，从而减少数据冗余，提高数据一致性，并改善对数据的访问（Mullins，2013）。

当一个人在数据库中多次存储相同的数据或将其存储在多个相互关联的数据库中时，就会发生数据冗余。在医疗卫生领域，有很多数据冗余的例子。患者可能与几位医生一起合作，他们都可能将患者的记录存储在自己的数据库中，其他医疗服务提供者或医疗机构无法访问，因此要求患者再次提供这些信息，或从其他医生或机构那里获取他们的记录。患者的有效药物清单可能存在于主治医生保存的电子记录中、填写药物处方的药房中及医疗机构的电子记录中。一个设计良好的自动化数据库将这些记录联系起来，并在一个地方进行更新，然后允许用户从这个单一位置访问它，而不管终端用户的位置在哪里。

当每个使用不同数据库的用户更新或改变数据时，就会产生数据不一致的情况。例如，当医生将患者送往医院时，不同的护理人员会要求患者确定他或她正在家里服用的药物。有时患者只会列出处方药，有时还会列出日常服用的非处方药，有时患者会忘记，包括药物。如果护理人员在医疗记录的不同部分中记录了这些不同的清单，就会出现不一致的情况。在一个设计良好的综合自动化数据库中，每个护理人员在每次审查数据时都使用相同的清单。如果对相同的数据使用不同的术语，则会出现另一个问题。例如，有时可能使用药物的通用名称，而其他时候可能使用该药物的商品名称。这就是为什么标准语言（SNOMED）等标准是 RHR 设计的关键。使用公认标准及一致的输入和数据访问的自动化数据库设计，对于创建高效和有效地提供优质医疗服务所必需的数据库是必不可少的。

2. 客户端 – 服务器配置

因为 DBMS 是一种允许个人构建和组织数据的软件产品，所以开发人员已经开发了几个组织系统。在评估这些系统时要考虑以下三件事：前端是什么样的，后端是什么样的，数据存储在哪里。大多数现代 DBMS 都使用客户端 – 服务器模型。在这种情况下，客户端包含前端，并与在后端存储数据的服务器进行通信。客户端和服务器通常位于不同的计算机上，而数据库位于服务器上。

- 云服务与内部。最近最大的发展之一是云计算。在一个云托管的 DBMS 中，后端可以通过互联网访问，而在内部托管的系统中，存储数据库的服务器就在现场。

- 分配式与集中式。需要做出的决策之一是数据库是分布式的还是集中式的。集中式系统是指有一个单一的中央计算机来承载数据库

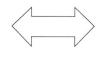

前端：向用户提供数据库的视图

后端：数据库本身

◀ 图 6-2 数据库管理系统的前端和后端

和 DBMS 的系统。今天的许多医院都是这类系统的例子。医院是一个"枢纽"，它承载着网络上的许多用户访问该数据库的系统。分布式系统是一个有多个数据库文件位于不同站点的系统。这两种选择之间的主要区别在于控制问题。在一个集中式系统中，有一个中央控制机制。相反，在分布式系统中，没有集中的控制结构。随着医疗保健方向的不断变化，通过在家中监控患者，使患者隔离与医院之外，所有患者记录、患者门户网站等的数字化，都在向更多的分布式系统或去中心化系统转化（Wiler、Harish 和 Zane，2017）。

3. DBMS 的结构

通常，DBMS 由数据组成，设计者将这些数据构造成表并通过关系连接。每个表都由属性和与这些属性相关的数据点组成。表 6-3 显示了一个表的示例。该表名为患者信息表，显示 4 名患者的信息。对于此表，属性将是患者 ID、患者的名字、患者姓氏、患者年龄和患者的保险。开发人员为这些属性分配一个数据类型，如整数、实数、字符、字符串、布尔值等。数据类型很重要，因为它们可以防止数据输入错误发挥一些控制作用。

4. 关系数据库模型

关系数据库模型仍然是最流行的 DBMS 形式，但非关系数据库（如 MpSQ）正在兴起。在关系数据库模型中，表通过键系统相互关联。每个表都有一个主键，允许系统一次请求一条记录。表格可以以这样的方式组合，以允许系统能够基于所有的表格生成报告。这种类型的系统的主要特征是表、属性和键，其中属性是表中的列，键是允许我们在表中找到一条记录的东西。它们提供的功能包括创建、更新或更改数据、删除数据，以及一般通过结构化查询语言语句进行查询。广泛使用的 RDBMS 示例包括 Oracle、MySQL、Microsoft SQL Server 和 DB2。

5. NoSQL 数据库模型

NoSQL 是一个敏捷的系统，它可以轻松地处理非结构化数据和半结构化数据。它对云端很友好，是数据库的一种新思维方式。NoSQL 不拘泥传统的 RDMS 结构，具有丰富的查询语言，并且易于扩展（Mongo DB，2019）。

NoSQL 包括一系列不同的数据库技术，以满足处理不同数据类型的日益增长的需求，如非结构化和半结构化。在 NoSQL 数据库模型中，系统中没有传统的主键，而是键值存储（Mullins，2013）。这在大数据系统中非常有用，因为搜索数据库应用程序中的所有键可能需要太长时间。

6. 实体关系型模型

在实体关系（entity relationship，ER）模型中，数据库的特征是围绕实体的数据组织（Mullins，2013）。它是一个关于实体、人、对象和概念如何相互关联的流程图。ER 模型使用符号和连接线来描述相互关联的实体、它们之间的关系和属性。ER 模型与关系数据库模型紧密相关，经常作为表和关系的底层组织。实体通常是一个系统的参与者。

表 6-3　患者信息的数据库表样本

患者 ID	患者的名字	患者姓氏	患者年龄	患者保险
1234	John	Smith	32	Highmark
2345	Jacob	Barry	24	UPMC
7812	Micah	Thomas	45	Etna
4587	Lynda	Roberts	72	Coventry

7. 面向图形的对象数据模型

在一个面向图形的对象数据（Graph-Oriented Object Data，GOOD）模型中，底层组织不是一个包含表和关系的系统，而是一个数据库中对象的图形表示。这个组织方式允许数据之间存在不同类型的关系，而不仅仅是关键关系（Paredaens、Van Gucht、Van Den Bussche 和 Gyssens，1994）。

（二）数据仓库

DBM 为数据提供了一个结构，而数据仓库则提供了一种特殊性。许多组织开发了特定的系统来满足他们的需求：这些都是数据仓库。根据定义，数据仓库是"提取、集成、转换和清理数据并将其存储在统一数据库中的过程"（Mullins，2013，原文第 638 页）。

1. 数据仓库的目的

数据仓库是提供一个以一种轻度概括的方式存储多种形式的数据的地方。一旦数据被生成、清理并存储在数据仓库中，它就不会被修改。尽管可以将新的数据添加到数据仓库中，但系统中存在的数据已经提供了一个供组织使用的信息档案。

数据仓库的开发需要大量的时间、精力和金钱。一个组织开发一个数据仓库的决定是基于几个目标和目的的。仓库不再需要医疗服务提供者访问实验室报告系统来查看实验室工作，并使用带有不同界面的不同应用程序来查看放射学结果。当用户查看几个不同的应用程序时，有几个不同的"真相版本"。这可能是因为在不同的时间查看数据库及使用不同的定义造成的。例如，薪资数据库显示的护士人数可能显示与自动化人员配置系统的不同。这是因为薪资数据库会包括担任行政职位的护士；然而，人员配备系统可能只包括分配给患者护理的护士。

开发人员在构建仓库时做出这些类型的决策，以提供一个基于数据进行决策的更一致的方法。数据仓库使分析处理和操作处理的分离成为可能。通过这种分离，我们为支持决策信息需求

的数据仓库提供了一个构架设计。用户可以从不同的角度和不同的细节水平来切分数据。

2. 数据仓库的功能

数据仓库的功能是作为一个中央信息存储库。一旦数据被管理并存储在数据仓库中，就不需要在其他任何地方搜索数据。为了做到这一点，数据仓库必须能够从各种计算机系统中提取数据，并将这些数据导入到仓库中。医疗卫生行业有许多遗留系统和多供应商应用程序。医疗卫生机构可以使用其数据仓库进行临床分析、财务预测等。然而，这只有在系统中有正确的数据时才会实现。例如，美国国家护理质量指标数据库（Nursing Quality Indicators，NDNQI）的开发是为了提供特定单位的质量指标，有助于观察人员配置比例、观察患者护理和质量结果之间的相关性（Montalvo，2007）。该数据库涉及 15 个质量指标，如跌倒、压力性损伤、每日护理时间等。数据必须包含在系统中，以便提供质量、结果和过程。

数据仓库必须能够以信息的形式将仓库中的数据返回给用户。管理人员和直接护理人员都可以使用数据仓库中的信息来支持决策。这些信息可以支持临床和研究、教育、质量改进、感染控制及医疗机构中的许多其他决策活动。医院收集的数据已经被用于支持规划、营销和项目管理，以及认证和向监管机构报告。将其放在数据仓库中将大大提高开发报告的效率。数据仓库的发展有望将临床信息从仅对单个患者可用的资源转换为可用于临床有效性审查、临床研究和新发现的资源。通过这些方式，临床数据最终将改善临床护理从而使人们受益。

（三）其他类型的存储

除了数据仓库之外，系统还可以使用其他类型的存储器。

1. 数据集市

数据集市是一种用于单个工作单元的 DBMS，它可能包含存储在仓库中的数据的子集。例如，

一家医院可能有一个存放所有信息的数据仓库，而一个部门可能有一个数据集市。尽管定义和区别仍然没有达成一致（Mullins，2013），但重要的是要认识到，它们之间主要的区别在于访问数据的人的范围。数据集市的优点包括，由于数据比仓库少，所以响应时间快，实现简单，比数据仓库具有更大的成本效益，对医院中的某个单位或部门等特定群体有价值，并且易于维护。数据集市的主要缺点是它不能为组织提供全组织范围内的数据分析，它只能提供部门或单位范围内的分析（Guru99，2019）。

SPIRIT 护理系统是护理智能系统的一个例子，通过重复使用护理文档数据来支持护理和护理的质量管理。该系统利用二级护理数据来衡量与护理过程相关的质量指标，并确定护理质量。为此，设计人员从现有的数据仓库中构建了一个数据集市。有了这些数据，SPIRIT 系统允许护士轻松回答质量指标的数量、时间和频率等问题，从而显示数据中的模式和趋势（Hackl、Rauchegger 和 Ammenwerth，2015）。对于更复杂的查询，需要使用更先进的方法和机器学习技术。数据集市为监测问题提供了更方便的途径，如对其部门或单位的使用情况进行审查、趋势和异常检测、与特定条件相关的药物使用情况等。

2. 数据湖

数据湖是 DBMS 的一种更自由的形式，其中数据的结构是松散和多样的，包括结构化、半结构化和非结构化的数据。输入处理可以是批处理、实时加载或一次性加载的。数据湖的数据来源可以是数据库、社交媒体、监控设备、电子邮件等（AWS，2019）。数据湖的特征通常是数据流入中央存储库，类似于河流流入湖泊。通常数据湖的数据本质上是多样的，可能包括图像和声音片段。对大小或文件类型没有固定的限制。数据湖和数据仓库或数据集市之间的主要区别是，数据湖中的数据保持其原始形式。它不被提取、集成、转换、清理或处理。

3. 数据存储

数据存储是一个通用术语，用于描述将多个不同的数据源组合在一起的 DBMS。由于现代 DBMS 的主要优点是能够查看不同的数据集并对它们施加一个结构，因此设计者选择的结构类型应该首先与数据存储的目的相联系。

（四）选择数据存储库

在选择任何形式的 DBMS 时，重要的是要意识到，随着云计算的出现，确实有数百种不同的配置，但有一些 DBMS 标准可能有助于选择一个系统（Wasson、Wilson、Buch、Salomaki 和 Lee，2018）。

1. 比较和对比

大多数现代的系统都是客户服务器系统。这使得许多用户可以访问的一个共享 DBMS。在考虑选择哪种解决方案时，重要的是要考虑几件事，其中一些事情如下（表 6-4）。

- 网络配置：系统将在什么类型的网络上运行？例如，局域网、广域网和无线局域网。
- 被存储的数据的类型：如果会有大量的医疗图像、视频或声音，必须认识到这些需要大量空间。
- 数据量：有多少数据？如果有大量数据，可能需要一个能从系统中更快检索的系统。
- 系统互操作性：是否要求系统与其他系统接口？
- 预算考虑事项：在这个数据库项目上投入了多少钱？

2. 访问

最后，讨论数据库管理系统的另一个考虑因素是谁需要访问数据。由于大多数系统都是客户端，即服务器系统，因此重要的是要认识到让客户端与服务器位于不同的机器上存在漏洞。一般来说，在访问方面，回答以下问题是很重要的（Mullins，2013）。

- 是谁？谁正在登录到该系统？
- 谁能做到？他们在 DBMS 中有哪些权限？

表 6-4　关系数据与 NoSQL 模型的比较

	关系数据模型	NoSQL 模型
型号	关系	非关系
数据支持	结构化	非结构化或半结构化
一般检索速度	慢	快
可靠性	高	低
一致性	高	低
存储容量	大大小小的数据集	针对超大数据集（大数据）进行了优化
支持	广泛可用	基于社区的网站，不那么容易找到
分析	有几个"开箱即用"的分析程序	执行分析的能力通常需要技术技能
示例	SQL Server、Oracle、MySQL、DB2、PostgreSQL	MongoDB、Amazon Firebase、Cassandra、HBase、CouchDB

- 谁能看到它？该系统是否已加密？
- 是谁做的？是否有系统审计可以追踪谁做了什么？

五、管理数据

在数据和数据处理中经常被遗忘的一方面是整理数据的想法。就像图书馆员在图书馆管理馆藏一样，利用数据的医疗服务专业人员必须确保他们收集的数据的质量。

（一）确保数据质量

在考虑数据的质量时，我们必须考虑到几个方面。其中一个最重要的方面是，数据的质量直接关系到被允许进入系统的数据类型。例如，如果一名护士在系统中输入血压读数，他们需要确保读数准确、输入正确并明确定义。质量也与数据输入的程序/政策有关。例如，数据在一个环境中输入一次，并在不同的医疗环境中被许多其他人访问。它们必须使用标准术语或代码，因为具有相同或相似含义的不同词汇不会被自动化系统解释为相同含义。

在数据仓库中，数据被输入一次，但可以被多次用于多种不同的目的。因此，输入数据的质量具有全新的重要性。在这种情况下，数据管理的概念发生了变化。在处理一个部门信息系统时，该部门通常被视为对数据质量负有主要责任。例如，人们可能期望护理人员对采集护理文档的应用程序中的数据质量负责。

然而，当考虑谁对数据仓库中的数据负责时，数据管理员的概念就有了额外的意义。"健康数据管理是指确保适当使用个人健康数据的责任"（Health Data Stewardship，2009，原文第 2 页）。健康数据管理方面的关键做法要求个人权利、健康数据管理员的责任、安全保障和控制，以及问责和执行。一个好的数据管理员是其领域内数据的监护人或守护者（Eliason 和 Anderson，2016）。这意味着他们非常了解数据领域。这也意味着在医疗卫生领域将会有多个数据管理员。例如，药剂师、医生、护士、实验室主任等，每个人都对自己的数据领域负责。数据管理员并不拥有这些数据，但要确保其质量。数据管理员是"数据的守护者"，而不是"数据的所有者"。这意味着我们需要"以正确的方式，在正确的地方记录事物，以便能够适当地测量和正确地分析"（Zaino，2016，原文第 5 段）。这意味着护士需要使用标准的护理语言和护理敏感的质量护理指标，了解数据管理和质量护理之间的关系，并认识到护士在数据治理和政策中的作用。

（二）互操作性（在系统间移动数据）

数据移动及一般 DBMS 的使用的最大优势之一是能够从一个系统导出数据并将其输入到另一个系统。但是，在实现这一优势之前，数据必须采用自动化系统可以使用的格式。例如，许多医疗机构为新患者提供记录其健康史的纸质表格。如果一家医院正在开展一个项目，将这些记录在入院时进行数字化，那么用于数字化的系统创建一个可以轻松导入医疗记录数据库的数字化记录将非常重要。通常，系统互操作性需要双方都有干净的数据。如果数据不干净，那么它的有用性确实值得怀疑。

（三）审计数据方面

DBMS 的另一个有用的特性是能够为用于审计的目的而提取报告。例如，如果医疗服务专业人员为了检查报销的编码进行审计，那么系统中的数据必须是正确的。为了确保数据是正确的，终端用户必须管理和监督数据的质量。

六、检索数据（生产信息）

在系统中存储和管理数据的主要原因之一是能够在以后检索数据。数据检索可以有多种形式，但最简单的方法是，它是以一种系统的方式从系统中检索数据。

（一）检索示例

门户网站的一个示例是患者门户网站，它允许患者通过互联网或通过其他类型的应用程序查看他或她的医疗数据。当患者登录以查看其数据时，他或她并没有查看电子表格或原始数据。患者看到的是结构化的数据，这使他或她能够处理和理解这些信息。

检索的另一个例子是医院的信息台。人们期望看到什么样的数据视图？管理信息台的工作人员应该获得哪些信息？他或她的视图是否应该只包括患者姓名和病房号？他或她是否应该"看到"患者的诊断？医生？保险？地址吗？如果对谁可以访问患者有限制，应该如何处理？

（二）结构化查询语言

数据检索的方法通常是通过使用 SQL 查询。SQL 表示结构化查询语言，是大多数开发人员使用的从数据库中检索原始数据并在前端显示的语言。在上面的示例中，开发人员使用 SQL 与数据库进行交互，并将数据插入到应用程序或网站中供患者查看。SQL 本质上是数据检索的语言。

1. 基本 SQL 结构

基本 SQL 命令是在表上执行 ACTION 的形式，WHERE 标准以定义的方式被约束。例如，在表 6-5 可以看到 SQL 被分解为一个基本的模板。第二列显示了一个示例，其中我们从包含患者数据的表中 SELECTing 患者的数据，其中患者年龄为 18 岁。理论上，这应该返回一个 18 岁患者的姓名和年龄列表。

表 6-5　SQL 模板和 SQL 示例 *

SQL 模板	SQL 示例 – 选择
ACTION 属性列表	SELECT 患者姓名，患者年龄
FROM 表	FROM 患者表格
WHERE 决策准则	WHERE 患者年龄 =18

*.注意选择查询用于通过报表构建工具来构建报表

2. SQL 函数

在前面的示例中，使用了 SELECT 函数。虽然最容易理解，但数据库还可以通过 SQL 处理其他几个函数（表 6-6）。

最大的功能之一是更新记录或报告。医疗领域的常见功能是存储数据、更新数据、检索数据，或报告数据的同一方面，以回答问题或做出决策。

七、解释数据（产生知识和进行决策）

（一）数据分析和演示

一旦数据以可检索的形式存储，那么产生知识并以决策的形式呈现数据是很重要的。

1. 分析

一旦数据被存储、管理和检索，终端用户就有责任对数据进行检查并执行分析。许多时候，执行医疗分析是为了寻找一个统计学上的结果。例如，医护人员可能想知道哪些 18 岁以上的患者今年接种了流感疫苗；他们会搜索一个统计数据或数字，例如这个医疗系统中有 55% 的 18 岁以上患者注射过流感疫苗。这个数字，再加上医护人员的专业知识，将提供计划注射流感疫苗的诊所的时间和地点所需的信息。分析可以有三种类型：描述性分析、预测性分析和规范性分析。上面的例子是描述性的。一个预测性分析的例子是：在新年前一天晚上未使用的救护车的最佳等待地点可能在哪里？也许它们不应该都待在机构通常停放救护车的车库里。最后，一个规范性分析的例子是一个人员配置系统，它测量患者的敏感度，并规定在每周的特定日子里一个临床单元所需的工作人员的数量和类型。更多信息请参见文中其他部分。

数据分析有潜力：①根据对患者预测改善人员配置；②通过佩戴可持续收集数据的设备提醒医生对潜在的危险，使患者远离医院，以避免高昂的住院费用；③帮助防止阿片类药物滥用；④防止了不必要的急诊室就诊；⑤减少欺诈，增强数据安全性等（Lebied，2018）。

2. 仪表盘

数据的展示也可以采用仪表盘的形式。仪表盘的主要特征是同时查看几个关键指标的快照视图。仪表盘的数据通常来自不同的数据源，系统会实时更新数据。仪表盘的目的是使人们能够在一目了然中获得数据库快照或关键性能指标的快照。有关仪表盘资源的示例，请参见表 6-7。

（二）数据挖掘

从数据库中检索信息的传统方法已经不再适用于现在的医疗行业，因为它时时刻刻都在产生海量的数据，生成和存储数据的速度远远超过分析和理解数据的速度。从大规模数据库中提取信息和知识的过程称为知识发现和数据挖掘（knowledge discovery and data mining，KDD）。数据挖掘的定义是"在大型数据集中发现异常模式并运用相关性来预测结果的过程"（SAS，2019，原文第 1 段）。更详细地说，数据挖掘是一种计算过程，它允许我们使用我们的数据来

表 6-6 其他 SQL 函数

SQL 模板 - 更新记录	SQL 示例 - 更新
UPDATE 表名	UPDATE 患者表
SET 列名	SET 患者年龄 =18
WHERE 准则	WHERE 患者 ID=1234
SQL 模板：创建表和添加记录	SQL 示例：创建和添加记录
CREATE TABLE 表名（列数据类型，……继续执行所有列）	CREATE TABLE 患者表（患者标识号、患者年龄数、患者名称文本）
INSERT INTO 表名	INSERT INTO 患者表（患者 ID、患者年龄、患者姓名）
VALUES 价值列表	VALUES（1234、18、'John Smith）

表 6-7　仪表盘资源示例

名　称	位　置
Excel 的护理仪表盘	http://www.qimacros.com/store/nursing-dashboard/
数据集和文档：运行状况 IT 仪表盘	https://dashboard.healthit.gov/index.php
超越护理质量测量：全国第一个区域护理仪表盘	http://www.ahrq.gov/professionals/quality-patient-safety/safety-2/vol1/Advances-Aydin_2.pdf
护理质量仪表盘	https://www.parklandhospital.com/summary-indicators
药物安全仪表盘	https://apps.nhsbsa.nhs.uk/MOD/MedicationSafety/atlas.html
门诊患者与住院患者的发展趋势	https://www.datapine.com/dashboard-examples-and-templates/healthcare
KPI 和仪表盘	https://www.datapine.com/kpi-examples-and-templates/healthcare

"挖掘"我们在没有计算机帮助的情况下可能看不到的方面。通常，数据挖掘是在庞大的数据集上执行的，仅靠观察是无法执行的。在医疗领域，数据挖掘的目的是协助提供优质护理、预测最佳治疗选择，并以成本效益的方式合理利用医疗保健资源。KDD 开发的传统方法包括七个步骤。这些步骤是任务分析、数据选择、数据清洗、数据转换、数据挖掘、模式解释和评估及部署。Bagga 和 Singh（2011）提出了一个三步步骤：预处理、数据挖掘和后处理。无论采用哪种方法，首要任务是定义流程的目标。问题规格是什么？一旦任务完成后，就必须确定适当的数据需求，并准备（清理）和处理适当的数据。这将产生完整且准确的适当的数据集（Bagga 和 Singh，2011）。

下一个任务是数据挖掘。这意味着应用计算技术来寻找模式和趋势。数据挖掘技术的一些例子包括规则集分类器，如 IF 条件、THEN 结论、决策树算法、逻辑回归分析、神经模糊技术和基于记忆的推理（Chen 和 Fawcett，2016；Cummins、Luangkesorn 和 Staggers，2018）。

一旦数据被挖掘出来，结果就会被可视化。这里的问题是如何将研究结果呈现给决策者。这意味着什么？我们如何使用这种"新"知识？根据数据挖掘的目标，可能出现的一些问题是：这对评估治疗效果意味着什么？我们将如何利用这种知识优势来影响医疗保健的管理？这将如何有助于发现欺诈和滥用行为？这如何预测谁将面临某种健康问题的风险？我们将如何提供个性化的护理和治疗（Kob 和 Tan，2005）？

（三）预测性分析

数据挖掘的主要结果之一通常是预测性分析。预测性分析允许我们分析和挖掘来自过去的数据，以便能够预测未来。具体到医疗保健，预测性分析可能会告诉我们，如果一个 25 岁的人正在服用一种特定的药物，他或她也可能在 45 岁时出现肾衰竭。这个预测是基于之前使用数据挖掘的研究，表明 90% 成年患者服用这种药物的 20 年后都出现了肾衰竭。

（四）基准测试

基准测试的过程是"一个连续的过程，通过这个过程，一个组织可以衡量和比较自己的过程与特定领域的领导者的过程"（Benson，1994，原文第 1 段）。具体到医疗保健方面，有四种类型的基准测试：内部性、竞争性、功能性和通用性（Crockett 和 Eliason，2017）。内部性是比较一个单位与其他单位或一个部门与另一个部门。竞争性是将个体的组织与个体所在地区的其他组织或被称为一流组织的组织进行比较。功能性是会将个体的组织与不同业务但具有类似指标的组织进行比较。最后，通用性是将个体的组织与其他组织进行比较。改进基准测试的目的是降低成本以便实现高质量护理的流程。

（五）决策分析和决策支持系统

将数据打包到决策分析和决策支持系统中是医疗保健领域的一个关键步骤。该系统的目的不是要取代医疗专业人员的决策能力，而是通过显示趋势或支持专业人员的决策来补充决策能力。例如，决策支持系统可能会注意到某特定患者的某些异常实验室结果，并建议进行更多的实验室检查，而不是提供对患者问题更多的见解。医疗服务提供者将根据患者所呈现的临床情况来评估这一建议，并决定是否需要进行额外的实验室检查。

八、使用知识（生产智慧）

数据和数据处理的最终目标是获得智慧，以便做出更好的决策，从而改善患者的治疗效果、实现以患者为中心的护理，以及基于价值的医疗。通过理解这些知识含义，护士能够管理各种人类健康问题。智慧还包括适当的和在道德基础上合理使用这些知识来管理人类健康问题。图6-3 展示了数据、信息、知识和智慧的概念之间的关系，因为它们与当前的自动化或计算机系统有关。

多年来，随着计算机变得越来越强大，并且能够管理越来越大的数据集，一个有争议的问题被提出来了："任何方面都能被智慧自动化吗？"一个相关且同样重要的问题是，"我们如何设计和实施自动化系统，特别是决策支持和专家系统，以便最好地支持专家护士的智慧的同时，保持明确的指导方针和实践标准"？还有一个问题是，"开发专家系统的障碍是什么"？

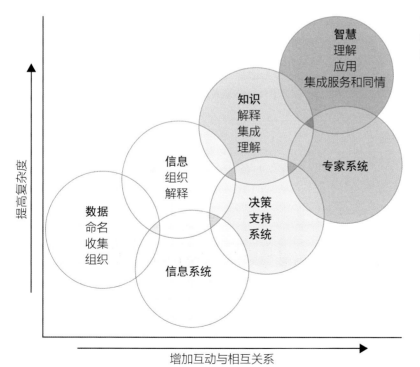

◀ 图 6-3 从数据转向专家系统

经许可转载，©2013 Ramona Nelson，Ramona Nelson Consulting 版权所有

（一）专家系统

专家系统代表了当前和未来护理信息学的先锋。这些系统旨在帮助护士"更智能"地提供基于证据的高质量的护理。专家系统使用人工智能（artificial intelligence，AI）来模拟相关专家护士将做出的决策。他们提供"最佳决策"的建议是基于专家护士会做什么，而决策支持系统提供护士选择的几种选项。

专家系统的一些优势如下。

- 比人更快地提供一个解决方案。
- 减少浪费，削减成本。
- 通过分享人类专家的知识和智慧来改善患者的护理。

专家系统有四个主要组成部分：自然语言、知识库、数据库和推理引擎，以及捕获专家知识的手段和向终端用户解释建议背后的理由。这些术语的定义见表 6-8。

表 6-8　专家系统的组成部分的定义

组　件	定　义
自然语言	用于与终端用户进行对接和互动
知识库	包含用于决策的规则
数据库	特定于领域重点的事实，如护理学
推理引擎	将知识库规则与数据库进行链接

早在 20 世纪 80 年代中期和 90 年代初早期发表的文章就描述了专家系统的组成部分和在护理中的用（Darlington，1997；Turley，1993）。其中一些早期系统包括克莱顿在线多模块专家系统（Creighton OnLine Multiple Modular Expert System，COMMES）、计算机辅助护理诊断和干预（Computer-Aided Nursing Diagnosis and Intervention，CANDI）和帮助患者护理信息系统（Petrucci、Petrucci 和 Jacox，1991）。最近，可以看到"远程医疗、移动医疗使护士在医疗卫生领域发挥关键作用"（Wicklund，2018）和"临床决策支持应用程序帮助护士诊断疾病"（Reardon，2015）等标题发表的文章，每篇文章都描述了有助于提供以患者为中心的优质护理的系统。为了不断推动护理工作在专家系统的发展，需要解决的问题包括行政支持、缺失值和标准语言等数据质量、数据安全、隐私、数据收集和使用的道德规范、责任和数据监督。

（二）循证实践

循证实践的概念在每个医疗学科中都被广泛接受；然而，现实是从护理角度上提供循证实践护理往往是一个难以实现的目标。随着能够分析大数据的数据分析技术的出现，以及能够分析非结构化数据和使用自然语言展示所得出的结论的专家系统的出现，实时循证实践是一个潜在的现实。但是，在护理人员能够实现这一潜在的现实之前，护理数据、信息、知识和智慧必须始终被包括在构建自动化的医疗系统中。

（三）以价值为基础的以患者为中心的护理

基于价值的医疗保健是一种交付模式，其重点是结果。这意味着医疗服务提供者收到的报酬是基于结果，而不是基于服务的费用。其理念是，患者将为实现更好的健康支付更少的费用，患者满意度将提高，支付者的成本将降低，社会将变得更健康（NEJM Catalyst，2017）。在这种模式中，成本下降，而价值和质量上升。

Douglas、Arob、Colella 和 Quadri（2016）详细介绍了基于价值的护理模型，它描述了四个主要组成部分，其中之一是分析了包括 EMR、数据分析、根本原因分析和信息学内的知识管理及技术。他们概述了以价值为基础的一系列高级实践项目，包含护士的 10 个工作职能（原文第 53 页）。其中一些功能包括分析护理实践中的差异模式，协调制订循证护理实践标准，以及收集、汇编和分析基于价值的数据。这种提供护理的方法在很大程度上依赖于数据、数据库、分析和专家系统。

九、结论

本章介绍了数据、数据处理和数据管理。本章的重点是理解在提供医疗服务中有效使用和管理数据库系统所需的概念和问题。本章首先介绍了什么是数据及我们如何处理数据，这对于提供医疗服务至关重要。然后提出了将数据到智慧的连续统一体呈现为从数据到智慧的框架。接下来介绍的概念涉及数据处理：生成数据、存储数据、管理数据以确保数据质量、检索数据以产生信息、解释数据以产生知识和做出决策，以及使用知识库产生智慧。最后介绍了数据管理和使用的好处。

自测题

1. 运行中的数据在医疗卫生领域中越来越受到关注，这是为什么？
   A. 流媒体应用程序
   B. 监测设备
   C. 移动设备
   D. 以上都是

2. 一个 NoSQL 数据库模型是什么？
   A. 一个通过键关联的数据库表
   B. 一个易于处理非结构化数据和半结构化数据的灵活的系统
   C. 一个具有围绕实体组织数据的数据库
   D. 在数据库中的对象的图形表示形式

3. 数量、种类、速度、真实性、价值和可变性描述是什么？
   A. 大数据
   B. 数据分析

C. 基准
D. 仪表盘

4. DBMS 的两个主要组成部分是什么？
   A. 数据和存储数据的结构，如表格
   B. 在数据库系统中的对象的识别和存储
   C. 一个"前端"，提供了一个用户可以查看、操作和解释数据的应用程序，以及一个存储数据的"后端"
   D. 以上均不是

5. 仪表盘被用于哪里？
   A. 一目了然地获取数据库或关键性能指标的快照
   B. 在大数据集中寻找异常、模式和相关性来预测结果
   C. 描述、预测和开处方，目的是改善人员配置，让患者远离医院，帮助防止阿片类药物滥用，防止不必要的急诊室就诊，减少欺诈和加强数据安全
   D. 以上所有内容

6. 策划数据是指什么？
   A. 将数据加密，使其他人无法读取它
   B. 确保数据的质量
   C. 准备要在数据仓库中存储的数据
   D. 在系统之间移动数据

7. 对急诊室入院高峰期和人员配置的调整提出建议，以减少住院时间，调整优先次序，使工作人员能够尽可能多地看到患者，并保持护理质量。这个场景将涉及哪种类型的数据分析？
   A. 描述性
   B. 规定性
   C. 预测性
   D. 以上都是

8. 在大数据集中寻找异常、模式和关系以预测结果的过程是什么？

    A. 基准测试

    B. 以患者为中心的护理

    C. 数据挖掘

    D. 数据分析

9. 您刚刚和您的主管开会，他给您看一个在他或她的电脑上的仪表盘。这个仪表盘是用来协助主管做出决策的。在为了做到这一点，仪表盘提供了什么？

    A. 关键绩效指标一目了然

    B. 用上周的指标更新数据

    C. 从一个关键来源收集的数据

    D. 以上都是

10. 专家系统使用人工智能来为专家护士的决策建模。医疗保健领域的专家系统的主要优点是什么？

    A. 提供比人类更快的解决方案

    B. 通过分享人类专家的知识和智慧来改善患者的护理

    C. A 和 B 都是

    D. A 和 B 都不是

答案

1. D	2. B	3. A	4. C	5. A
6. B	7. B	8. C	9. A	10. C

参考文献

[1] American Nurses Association. (2008). *Nursing informatics: Scope and standards of practice.* Silver Spring, MD: Nursesbooks.org.

[2] Andreu-Perez, J., Poon, C., Merrifield, R., Wong, S., & Yang, G. (2015). Big data for health. *IEEE Journal for Biomedical and Health Informatics, 19*(4), 1193-1208.

[3] AWS. (2019). *What is a data lake?* Retrieved from https:// aws. amazon.com/big-data/datalakes-and-analytics/what is-a-data-lake. Retrieved on May 13, 2020

[4] Bagga, S., & Singh, G. (2011). Three phase iterative model of KDD. *International Journal of Information Technology and Knowledge Management, 4*(2), 695-697.

[5] Barlow, R. (2013). Making clinical data analytics count: Does size, volume really matter? *Health Management Technology, 43*(12), 8-11.

[6] Barnett, T. (2016). *The zettabyte era officially begins (how much is that?).* Retrieved from https://blogs.cisco.com/ sp/the-zettabyte-era-officially-begins-how-much-is-that. Accessed on May 5, 2020.

[7] Benson, H. (1994). An introduction to benchmarking in healthcare. Retrieved from https://www.ncbi.nlm.nih. gov/pubmed/10139084. para 1. Accessed on May 5, 2020.

[8] Chen, L., & Fawcett, T. (2016). Using data mining strategies in clinical decision making: A literature review. *CIN: Computers, Informatics, Nursing, 34*(10), 448-454.

[9] Crockett, D., & Eliason, B. (2017). What is data mining in healthcare? Retrieved from https://www.healthcatalyst. com/data-mining-in-healthcare

[10] Cummins, M. R., Luangkesorn, L., & Staggers, N. (2018). Data science and analytics in healthcare. In: R. Nelson & N. Staggers (Eds.), *Health informatics: An interprofessional approach* (2nd ed.). St Louis, MOs: Elsevier/Mosby.

[11] Darlington, K. (1997). *Expert systems in nursing.* Retrieved from http://www.bcs.org/upload/pdf/nsg-itin-vol9- darlington1.pdf

[12] Douglas, C., Arob, D., Colella, J., & Quadri, M. (2016). The hackensackUMC value-based care mode. *Nursing Administration Quarterly, 40*(1), 51-59.

[13] Eliason, B., & Anderson, N. (2016). Why the data steward's role is critical to sustained outcomes improvement in healthcare. Retrieved from https://www.healthcatalyst. com/why-are-data-stewards-so-important-for healthcare. Accessed date May 14, 2020.

[14] Fry, E., & Mukherjee, S. (2018). Tech's next big wave: Big data meets biology. Retrieved from http://fortune. com/2018/03/19/big-data-digital-health-tech. Accessed date May 14, 2020.

[15] Gavin, B. (2018). How big are gigabytes, terabytes, and petabytes? Retrieved from https://www.howtogeek. com/353116/how-big-are-gigabytes-terabytes-and-petabytes. Accessed date May 14, 2020.

[16] Guru99. (2019). Data mart tutorial: What is data mart, types and example. Retrieved from https://www.guru99.com/ data-mart-tutorial.html. Accessed date May 14, 2020.

[17] Hackl, W., Rauchegger, F., & Ammenwerth, E. (2015). A nursing intelligence system to support secondary use of nursing routine data. *Applied Clinical Informatics, 6*(2), 418-428.

Retrieved from https://www.ncbi.nlm.nih.gov/ pmc/articles/ PMC4493340. Accessed date May 14, 2020.

[18] Health Data Stewardship: (2009). What, why, who, how. Retrieved from https://www.ncvhs.hhs.gov/wp-content/ uploads/2014/05/090930lt.pdf

[19] Huesch, M., & Mosher, T. (2017). Using IT orlos ing IT? The case for data scientists inside health care. Retrieved from https:// catalyst.nejm.org/ case-data-scientists-inside-health-care/

[20] IBM. (2018). The 4 V's of Big Data. Retrieved from https:// www.ibmbigdatahub.com/infographic/four-vs-big-data. Accessed date May 14, 2020.

[21] Jackson, N. (2011). Infographic: How big is a yottabyte? Retrieved from https://www.theatlantic.com/technology/ archive/2011/05/infographic-how-big-is-a-yottabyte/239034. Accessed date May 14, 2020.

[22] Johnson, S. (2007). *The ghost map: The story of london's most terrifying epidemic--and how it changed science, cities, and the modern world*. London: Penguin.

[23] Joos, I., Nelson, R., & Smith, M. (2014). *Introduction to computers for healthcare professionals*. Burlington: MA, Jones & Bartlett Learning.

[24] Kemp, R. (2014). Legal aspects of managing big data. Retrieved from http://www.kempitlaw.com//wp-content/ uploads/2014/10/ Legal-Aspects-of-Big-Data-White-Paper-v2-1-October-2014. pdf. p. 23. Accessed date May 14, 2020.

[25] Kob, H., & Tan, G. (2005). Data mining applications in healthcare. *Journal of Healthcare Information Management, 19*(2), 64-72.

[26] Lebied, M. (2018). 12 Examples of Big Data analytics in healthcare that can save people. Retrieved from https:// www. datapine.com/blog/big-data-examples-in-healthcare. Accessed date May 14, 2020.

[27] Marcus, S. (2018). HRSA launches new open data website. Retrieved from https://healthdata.gov/blog/hrsa-launches-new-open-data-website. Accessed date May 14, 2020.

[28] MongoDB. (2019). What is NoSQL? Retrieved from https:// www.mongodb.com/nosql-explained. Accessed on May 5, 2020.

[29] Montalvo, I. (September 30, 2007). "The National Database of Nursing Quality IndicatorsTM (NDNQI®)" OJIN: The Online Journal of Issues in Nursing. Vol. 12, No. 3.

[30] Mullins, C. S. (2013). *Database administration: The complete guide to DBA practices and procedures* (2nd ed., pp. 638, 686). Boston, MA: Addison-Wesley.

[31] Nelson, R. (September 19, 2018). "Informatics: Evolution of the Nelson Data, Information, Knowledge and Wisdom Model: Part 1" OJIN: The Online Journal of Issues in Nursing Vol. 23, No. 3.

[32] Nelson, R., & Joos, I. (1989). On language in nursing: From data to wisdom. *PLN Visions, 1*(5), 6.

[33] Office of National Coordinator for Health Information Technology (ONC). (2019). Health IT legislation. Retrieved from https://www.healthit.gov/topic/laws-regulation-and-policy/ health-it-legislation. Accessed date May 14, 2020.

[34] Paredaens, J., VanGucht, D., Van Den Bussche, J., & Gyssens, M. (1994). *A graph-oriented object database model*. Retrieved

from http://doi.ieeecomputersociety. org/10.1109/69.298174. Accessed date May 14, 2020.

[35] Petrucci, K., Petrucci, P., & Jacox, A. (1991). Expert systems and nursing. *Nursing Economics, 9*(3), 188-190.

[36] Raghupathi, W., & Raghupathi, V. (2014). Big data analytics in healthcare: Promise and potential. *Health Information Science and Systems, 2*(1), 3.

[37] Reardon, S. (2015). *Clinical decision support app helps nurses diagnose diseases*. Retrieved from https://healthitanalytics. com/news/clinical-decision-support-app-helps-nurses-diagnose-diseases. Accessed date May 14, 2020.

[38] Ronquillo, C., Currie, L., & Rodney, P. (2016). The evolution of data-information-knowledge-wisdom in nursing informatics. *Advances in Nursing Science, 39*(1), E1-E18.

[39] Rouse, L., & Fitzgibbons, L. (2019). *States of digital data*. Retrieved from https://searchdatamanagement.techtarget.com/ reference/states-of-digital-data. Accessed date May 14, 2020.

[40] Rouse, M. (2018). *Big Data*. Retrieved from https://search-datamanagement.techtarget.com/definition/big-data. Accessed date May 14, 2020.

[41] SAS. (2019). *Data mining what it is and why it matters*. Retrieved from https://www.sas.com/en_us/insights/ analytics/ data-mining.html. para 1. Accessed date May 14, 2020.

[42] The White House. (2012). *FACT SHEET: Big Data across the federal government*. Retrieved from https://obam-awhitehouse. archives.gov/the-press-office/2015/12/04/ fact-sheet-big-data-across-federal-government. Accessed date May 14, 2020.

[43] Turley, J. (1993). *The use of artificial intelligence in nursing information systems*. Retrieved from http://project.net. au/ hisavic/hisa/mag/may93/the.htm. Accessed date May 14, 2020.

[44] US Department of Health and Human Services. (2018). *Welcome to HealthData.gov*. Retrieved from https:// healthdata. gov/content/about. para 1. Accessed date May 14, 2020.

[45] Wasson, M., Wilson, M., Buch, A., Salomaki, T., & Lee, R. (2018). *Choose the right data store*. Retrieved from https:// docs.microsoft.com/en-us/azure/architecture/ guide/technology-choices/data-store-overview. Accessed date May 14, 2020.

[46] NEJM Catalyst. (2017). *What is value-based healthcare?* Retrieved from https://catalyst.nejm.org/what-is-value-based-healthcare. Accessed date May 14, 2020.

[47] Wicklund, E. (2018). *Telehealth, mHealth make nurses pivotal presence in healthcare*. Retrieved from https://mhealthin-telligence.com/features/telehealth-mhealth-make-nurses-pivotal-presence-in-healthcare https://www.dataversity. net/ nurses-embrace-role-data-governance-healthcare-organizations-win. Accessed date May 14, 2020.

[48] Wiler, J., Harish, N., & Zane, R. (2017). *Do hospitals still make sense? The case for decentralization of health care*. Retrieved from https://catalyst.nejm.org/hospitals-case-decentralization-health-care. Accessed date May 14, 2020.

[49] Zaino, J. (2016). *When nurses embrace their role in data governance, healthcare organizations win*. Retrieved from https:// www.dataversity.net/nurses-embrace-role-data governance-healthcare-organizations-win/#

第二篇　系统的标准化

System Standards

Virginia K. Saba　Joyce Sensmeier　著

张鹤立　王　璟　译　钟丽霞　谢长清　校

非常荣幸能请到 Joyce Sensmeier 撰写"健康数据标准：开发、协调和互操作性"这个章节（第7章）。Joyce 一直在引领国内和国际上的健康数据标准开发、协调和互操作性等相关工作。这一章的基本前提是当今医疗环境包括多种护理设施、利益相关者和不同的信息系统。在医院内、医院之间、从医院到社区及全球范围内的电子健康数据的开发、应用和交换的基础是标准。Joyce 强调，在数据意义和技术层面上，需要一套统一的规则和定义来进行数据交换和访问。她的重点是认识到在采用和实施互操作性标准中共享信息和采取激励措施可以改善健康结局。这不仅是一章更新的章节，也是包括一个整合了医疗保健企业测试连续体的新示例。这是一个新工具，包括各类产品在卫生保健中应用方法的阐述。2018年，电子健康信息交换成红杉项目的一个部分。本章所述的红杉项目中另一个部分是照顾质量和公共健康联盟。受到《21世纪治愈法案》的影响，以及该法案中拟定的规则，推动了应用编程接口（Application Programming Interface，API）

和快速医疗保健互操作性资源（Fast Healthcare Interoperability Resources，FHIR）的发展，作为 APIS 的标准。本章进一步聚焦于美国国家医学研究院 2018 年的报告，该报告建议采取更好的采购做法，包括标准和系统的互操作性，以加强患者护理质量，以及减少护士的行政工作负担。

由 Jane Englebright、Nicholas R. Hardiker 和 Tae Youn Kim 博士共同编写的更新版第 8 章"标准化护理术语"中将标准化护理术语描述为在一个标准化格式中提供数据元素，可与其他数据相结合。该书的作者是国内外标准化护理术语领域的专家，其在其他医疗人员录入的电子健康档案和护理数据元素整理方面，以及将这些标准与国际标准协调融合方面，有着丰富的经验。本章提供了相关历史背景，以便了解我们当今在理解标准化术语和数据元素方面的情况。本章不仅仅是概括的描述了基于目前科学的现状，提供使用护理术语如何去改善和解决护理实践中实际问题的例子，更提供了由美国国家卫生信息技术协调员办公室定义的接口技术的新概念。这些使用中的参考术语会被清晰描述。在这最新的章节中，提供了在静脉护理和感染监测中如何使用标准化护理术语的宝贵示范。

由 Gregory R. Alexander 博士撰写的关于"人机交互"的第 9 章中提供了人因工程的最新定义。这一章更新了用户在卫生信息技术设计 / 可用性、信息技术与工作流程的配合、过多的文件、互操作性和缺乏支持护理流程的信息等方面的人机交互经验。本版新增了对捕捉终端用户体验的人机交互方法的宝贵对比。在这一版中，本章增加了很多关于解决护士在健康信息技术方面可用性的问题的重要且全新的参考内容。

我们有幸请到了隐私 / 安全方面的专家 Dixie B. Baker 博士，他更新了第 10 章"安全和私人医疗保健的可信系统"中的内容。本章的一个关键点是，护士必须能够信任他们所需的关键信息是准确的，并且在需要时可以得到，同时还要维护个人隐私。自上一版以来，医疗信息技术监管框架的新的内容是《21 世纪治愈法案》，它扩大了个人隐私、安全的保护，并保证患者的健康和福祉不受威胁。Baker 博士提供了关于个人信息泄露的最新数据和最近攻击医疗系统的例子。本版中新增内容是对不安全医疗设备的描述。该框架包括相同七大层次：风险管理、信息保障政策、物理保障措施、操作保障措施、架构标准、安全技术保障和使用性服务。每个组成部分都会随着新增加的风险而更新，例如，来自内部人员入侵和基因组数据的风险。

第 11 章为该版新增内容，题为"健康的社会性决定因素、电子健康档案和健康结局"，由护理信息专家 Marissa L. Wilson 和 Paula M. Procter 博士共同撰写。它们涵盖了在整合重叠的社会、环境和导致健康不平等的经济结构中复杂领域。本章介绍了护理信息学家揭示了数据纳入 EHR 的准入标准。将个人数据与社区联系起来的问题和挑战包括：系统地收集全部患者的数据，用有效和可靠的方法进行结构化处理，使用标准化的通用数据集进行标准化处理。在这个令人兴奋的新章节中提供了一个跨文化的例子。

第 7 章 健康数据标准：开发、协调和互操作性

Health Data Standards: Development, Harmonization, and Interoperability

Joyce Sensmeier **著**

张鹤立 王攀峰 **译** 钟丽霞 谢长清 **校**

学习目标

- 讨论健康数据标准的必要性。
- 描述标准制定过程和相关组织。
- 阐述卫生信息交换和互操作性的重要性。
- 描述当前的健康数据标准倡议。
- 界定医疗消费者在获取健康数据方面的角色。
- 探讨健康数据标准的商业必要性。

关 键 词

应用编程接口；医疗信息交流；互操作性；知识表述；标准；术语

一、概述

当今的医疗格局由各类医疗机构和利益相关者组成，它们在提供医疗服务时都使用许多不同的信息系统。标准化是开发、实施和交换电子健康档案的基础。医疗服务的有效性取决于临床医生在需要的时间和地点，安全地获取健康信息的能力。跨组织和系统边界交换健康信息的能力，无论是在一个机构的多个部门之间，还是在不同的提供者、支付者、监管者和其他人之间，都是至关重要的。为了实现这一目标，无论是在数据意义层面，还是在数据交换和访问技术层面，均需要一套统一的规则和定义。此外，这里必须有一个社会政治结构，承认共享信息的好处，激励采用和实施这种标准以改善健康结局。

本章从以下主题领域对健康数据标准进行

研究。

- 健康数据标准的必要性。
- 标准制定过程、组织和类别。
- 知识表述。
- 标准协调和统一。
- 创新和互操作性。
- 健康数据标准倡议。
- 医疗消费者的作用。
- 健康数据标准的商业需要。

二、健康数据标准概述

标准决定了信息被接收和内容被理解的沟通方式及能力。数据标准是为了减少沟通中的模糊性，以便使基于健康数据所采取的行动与该数据反应的实际含义相一致。正在进行的医疗转型需要数据采集和共享及先进的临床流程，这将使健康结局得到改善。这种最终的状态只能通过以下方式来实现，有组织地构建和有效地使用信息，以支持更好地制订决策和更有效的护理流程，从而改善健康结局和减少花费。

虽然，目前的信息技术能够调动和处理大量数据，但它在处理结构模糊问题上并不熟练。健康数据标准这一术语通常用于描述那些与健康信息的结构和内容有关的标准。然而，将数据与信息和知识区分开来可能是有益的。数据是医疗决策的基石。数据是存在于任何特定环境之外的非结构化的、离散的实体（事实）的集合。当数据在一个特定的背景下解释，并在该背景下给予有意义的结构，它们就成为信息。互操作性这一术语描述了不同的信息系统、设备或应用程序以协调的方式在组织内部和跨组织边界连接的能力，以便在利益相关者之间访问、交换和合作使用数据，目的是优化个人和人群的健康（HIMSS，2018）。数据标准既代表了数据，也代表了它们向信息的转化。数据分析产生了知识，它是专业实践标准的基础。

标准的建立有几种方法（Hammond，2005）：

①一群利益相关者将达成一致的观点形成标准；②政府批准一个标准制定；③市场竞争和采用技术而引入一个实际性标准；④标准开发组织（Standards Development Organization，SDO）采用正式的共识程序。标准开发过程通常从一个用例或业务需求开始，该用例或业务需求描述了一个系统对来自该系统之外的请求的响应行为。然后，技术专家考虑需要使用哪些方法、协议、术语或规范来满足案例使用的要求。一个公开的采纳或投票过程是可取的，确保所制定的标准有代表性的利益相关者的参与，这将最大限度地减少偏见和鼓励市场对标准的采用和实施。

立法化的、政府制定的标准能够获得广泛地接受，因为它们需要通过监管或参与政府资助的大型项目，如医疗保险。由于政府制定的标准属于公共领域，它们只需很少的费用或无需费用，就可以被纳入任何信息系统。然而，它们通常是为支持特定的政府倡议而制定的，可能不适合一般的私营部门使用。此外，鉴于立法和监管过程中官僚主义，它们很可能会滞后于技术和一般商业环境的变化。

SDO 制定的标准通常是基于共识的，并反映了广泛的利益相关者的观点。他们一般不与特定系统相联系。正是由于这个原因，它们往往是强大的，并适应一系列的实施方式。然而，大多数 SDO 都是非营利性组织，依靠敬业的志愿者的忠诚来制定和维持标准。这往往限制了可进行的工作数量。另外，共识制定过程可能会很耗时，导致过程缓慢，不能总是跟上技术变化的步伐。也许，在基于共识的标准中，最成问题的方面是没有机制来确保它们被行业采用，因为通常没有足够的基础设施让 SDO 积极地和主动地推销它们。这导致制定了许多技术上可行的标准，但从未被实施。美国标准战略（ANSI，2005）指出，"所有国际标准论坛的目标应该是制定与全球相关的、国际公认和接受的标准，支持贸易和商业，同时保护环境、健康、安全和安保"。

在当前标准领域，有许多驱动因素正在努

力，通过解决收费问题而提出的创新性努力和激励措施，进一步加速卫生数据标准的采用和实施。

三、标准的分类

由四个广泛的领域对健康数据标准进行分类（Department of Health and Human Services，2010）。传输标准用于在系统之间建立一个共同的、可预测的、安全的通信协议。词汇标准包括用于描述临床问题和程序、药物和过敏的命名和代码集。内容交换标准和价值集用于共享临床信息，如临床摘要、处方和结构化电子文件。安全标准用于通过认证和访问控制来保障健康数据的传输。

（一）传输标准

传输标准主要涉及计算机系统之间交换的信息格式、文件结构、临床模板、用户界面和患者数据链接（Committee on Data Standards for Patient Safety，2004）。为了实现系统之间的数据兼容，有必要优先将需要交换信息的语法达成协议。接收系统必须能够将传入的信息分成不连续的数据元素，以反映发送系统希望传递的内容。下面介绍参与制定传输标准的一些主要 SDO。

1. X12N/ 保险认证标准委员会

X12N 认证标准委员会（Accredited Standards Committee，ASC）已经制订了广泛的电子数据交换（Electronic Data Interchange，EDI）标准，促进电子商业交易。在医疗保健领域，X12N 标准已被采纳为国家标准，用于行政管理，如根据 HIPAA 的要求进行索赔、登记和健康计划资格及首次受伤报告等。HIPAA 指示美国卫生与公共服务部部长采用业务标准，以使健康信息能够以电子方式交换。《行政简化法案》（Administrative Simplification Act，ASA）是 HIPAA 的规定之一，要求以电子方式提交的医疗业务必须使用的标准格式。美国国家标准协会（American National

Standards Institute，ANSI）开发了这些，ANSI X12N 837 实施指南已被确立为索赔交易的合规标准。

2. 电气和电子工程师协会

美国电气和电子工程师协会（Institute of Electrical and Electronic Engineers，IEEE）制订了一系列标准，统称为 P1073 医疗信息总线（Medical Information Bus，MIB），支持实时、连续、全面的采集，以及从床边医疗设备中获取数据的实时、连续和全面的通信，例如在重症监护室、手术室、急诊室的设备。这些数据包括生理测量参数和设备设置参数。IEEE 的 IT 标准侧重于电信和系统之间的信息交换，包括局域网和城域网。支持局域网和城域网的 IEEE802.xx 无线网络标准套件推动了通信市场的发展。最广为人知的标准是802.11，通常称为Wi-Fi，让任何拥有"智能"移动设备或电脑的人可以通过无数个接入点无线连接到互联网。IEEE11073 标准旨在帮助医疗保健产品供应商和集成商为疾病管理、健康和健身创建可互操作的设备和系统。

3. 美国国家电气制造商协会

美国国家电气制造商协会（National Electrical Manufacturers Association，NEMA）与美国放射学会（American College of Radiologists，ACR）和其他机构合作，成立了医学数字成像与通信（Digital Imaging and Communications in Medicine，DICOM），为生物医学图像和图像相关信息开发通用数字格式和传输协议。DICOM 使医疗图像在多供应商环境中传输，并促进了医疗影像存档与传输系统（Picture Archiving and Communication Systems，PACS）的发展和扩张。DICOM 标准是生物医学成像领域最主要的国际数据交换信息格式。

4. 万维网联盟

万维网联盟（World Wide Web Consortium，W3C）是开发万维网的主要国际标准组织（缩写为 WWW 或 W3）。W3C 还发布了可扩展标记语言（Extensible Markup Language，XML），它

是一套规则，用于将文件编码为机器可读的格式。XML 最常被用于互联网的数据交换。XML 的设计目标是强调简单性、通用性和互联网的可用性，这也使得它在跨企业健康信息交换中的应用更为理想。尽管 XML 的设计侧重于文档，但它被广泛用于表示任意的数据结构，如网络服务。网络服务使用遵循简单对象访问协议（Simple Object Access Protocol, SOAP）标准的 XML 信息，并一直受到传统企业的欢迎。其他传输协议包括表述性状态传递（representational state transfer, REST）的架构风格，它是与 Web 浏览器中使用的超文本传输协议并行开发的。符合表述性状态传递架构风格的最大应用是万维网。

5. 通信协议

在电信领域，协议是一个数字规则系统，用于计算机内部或之间的数据交换。当数据通过计算机网络进行交换时，这个规则系统就称为网络协议。通信系统使用被明确定义的格式进行信息交换。一个协议必须定义通信的语法、语义和同步性。通信协议的相关例子如传输控制协议/互联网协议（Transmission Control Protocol/Internet Protocol，TCP/IP），它是用于连接互联网上主机的通信协议套件。文件传输协议（File Transfer Protocol，FTP）是一个标准的网络协议，用于通过基于 TCP 的网络（如互联网）将文件从一台主机传输到另一台主机。简单邮件传输协议（Simple Mail Transfer Protocol，SMTP）是一种用于电子邮件（e-mail）传输的互联网标准。

（二）词汇标准

有效沟通的基本要求是能在消息的发送者和接收者之间以一种明确的方式表示概念。人类自然语言在传达信息的语义内容或意义的微妙差异方面具有令人难以置信的丰富能力。虽然，计算机处理自然语言的能力有了很大的进步，但卫生信息系统之间的交流大多依靠使用结构化词汇、术语、代码集和分类系统来表示健康概念。标准化术语能促使在护理方面收集数据，并检索数据、信息和知识以支持临床实践。下面的例子描述了几个主要的词汇标准系统。

1. 当前程序术语

由美国医学协会（American Medical Association，AMA）维护的当前程序术语（current procedural terminology，CPT）代码集准确地描述了内科、外科和诊断服务。它目的是在医生、编码员、患者、认证组织和付款人之间传达有关医疗服务和程序的统一信息，以用于行政、财务和分析。除了描述性的术语和代码外，它还包括修饰语、注释和指南。

2. 疾病和相关健康问题国际统计分类：第 10 版

《国际疾病和有关健康问题的国际统计分类：第 10 版》（ICD-10）是 ICD 死亡率和发病率分类系统的最新修订版，已在全世界范围内使用。在 2015 年，向 ICD-10-CM 和 ICD-10 程序性编码系统（ICD-10 Procedural Coding System，ICD-10-PCS）的转型预计将改善健康信息的采集，并使美国与全世界的编码系统保持同步。

3. 护理和其他特定领域的术语

美国护士协会已经认可如下能支持护理实践的护理术语：ABC 代码、临床护理分类、国际护理实践分类、观测指标标识符逻辑命名与编码系统、北美护理诊断协会（North American Nursing Diagnosis Association，NANDA）、护理干预分类（nursing interventions classification，NIC）、护理结局分类（nursing outcome classification，NOC）、护理管理最小数据集、护理最小数据集、奥马哈系统、患者护理数据集（已停用）、围术期护理数据集和医学系统命名法 – 临床术语。这些标准术语使护理内容的知识表示成为可能。护士使用评估测量数据和护理判断来确定护理诊断、干预措施和结局。2015 年，ANA（2015）重申支持使用公认的术语作为护理实践的有价值代表，并推动将这些术语整合到信息技术解决方案中。在这份立场声明中，ANA 指出，标准化术语已经成为促进不同概念、术语和信息系统之间的互操作性的重要工具。

4. 术语表

RxNorm 是由美国国家医学图书馆制作的临床药品和药物传递设备的标准化命名法。由于每一个药品信息系统都遵循一些不同的命名规则，因此需要一个标准化的术语，以便在各组织之间，甚至在同一组织内进行一致的信息交流。RxNorm 包含了美国现有的处方药和许多非处方药制剂的名称及管理这些药物的设备。

5. 统一医学语言系统

统一医学语言系统（Unified Medical Language System，UMLS）由一个大型的生物医学术语库组成，该术语库多个词汇表中的概念之间的关系，包括含义、概念名称和关系。几乎每一个卫生保健实践领域均有专门词汇表、代码集和分类系统。作为 HHS 内部临床术语标准的中央协调机构，NLM 支持发展、加强和分发临床特定的词汇表，以方便词汇表，以促进临床数据的交流，提高健康信息的检索率（National Library of Medicine，2010）。

（三）内容标准

内容标准与信息交流中的数据内容有关。信息内容标准定义了电子信息或文件的信息内容的结构和内容组织。它们也可以定义一个内容标准（信息或文件）的"包"。除了对健康数据信息的格式及这些信息中使用的词典和值集进行标准化外，人们还对为特定消息类型定义的常见的数据集有广泛感兴趣。最小数据集的概念被定义为"涉及医疗保健系统的特定方面或维度的最低统一定义和类别，以满足多个用户的基本需求"（Health Information Policy Council，1983）。

一个相关的概念是核心数据元素。它被定义为："具有统一定义和编码规则的标准数据元素，用于收集关于个人资料、事件或涉及人员的数据"（National Committee on Vital and Health Statistics，1996）。核心数据元素被认为是构成良好的最小数据集的基石，并可能出现在几个最小数据集中。许多 SDO 对将特定领域的数据集纳

入其信息传递标准中越来越感兴趣。

1. 美国材料与试验协会

美国材料与试验协会（American Society for Testing and Materials，ASTM）是世界上最大的 SDO 之一，其发布的标准涵盖了所有经济行业。全球有超过 13 000 个 ASTM 标准被用于改善产品质量、提高安全性和促进贸易。美国材料与试验协会的医疗保健信息学委员会 E31 制定了一系列支持健康信息的电子化管理标准。

2. 临床数据交换标准协会

临床数据交换标准协会（Clinical Data Interchange Standards Consortium，CDISC）是一个全球性的、多学科的联盟，建立了支持临床研究数据和元数据的获取、交换、提交和存档的标准。CDISC 开发和支持全球性的、与平台无关的数据标准，使信息系统具有互操作性，进而改善医学研究和卫生保健相关领域。

3. 标准化医学信息传输协议

标准化医学信息传输协议（Health Levol seven，HLT）是一个 SDO，开发多个类别的标准，包括传输和内容。HL7 标准侧重于促进数据交换，以支持机构内部和跨机构的临床实践。HL7 标准涵盖了广泛的信息交换领域，包括医疗订单、临床观察报告、检验结果、入院 / 转院 / 出院、文件架构、临床模板、用户界面、EHR 及收费和计费信息。HL7 信息传递标准已被医疗卫生行业广泛采用，并在国际上实施了几十年。

HL7 快速医疗保健互操作性资源是一个逐渐出现标准，描述格式和原始（被称为"资源"）及用于交换健康信息的应用编程接口。FHIR 规范作为下一代 EHR 数据交换的标准框架在被迅速采用。

4. 国际医学术语系统开发组织

国际医学术语系统开发组织（SNOMED International）是一个非营利性组织，拥有、管理和开发 SNOMED-CT，是全球健康术语的通用语言。SNOMED-CT 的开发是合作性的，保证它能满足全球医学界和卫生保健界的不同需求和期

望。在美国，NLM 根据会员的权利和责任，免费发放 SNOMED-CT。

5. 观测指标标识符逻辑命名与编码

观测指标标识符逻辑命名与编码（Logical Observation Identifiers Names and Codes，LOINC）是一个数据库和通用标准，用于识别医学实验室观察结果。它是由 Regenstrief 研究所开发和维护。LOINC 的目的是为了协助临床结果（如实验室测试结果、临床评估结果、结局管理和研究）的电子化交换和收集。自成立以来，该数据库已扩大到，不仅包括医疗和实验室代码名称，还包括护理诊断、护理干预、结局分类和患者护理数据集。

6. 美国国家处方药计划委员会

国家处方药计划委员会（National Council for Prescription Drug Programs，NCPDP）为医疗卫生行业的药学服务部门制定内容和传输标准。自 1992 年引入这个标准以来，零售药店行业已经实现 100% 的实时电子索赔处理。电子处方交易是在医疗服务提供者（药房软件系统和处方者软件系统）之间流动的、与处方单有关的电子数据交换信息。NCPDP 的电信标准 5.1 版命名为 HIPAA 内部药房索赔官方标准，NCPDP 也被其他美国联邦立法命名为《医疗保险处方药、改进和现代化法案》（*Medicare Prescription Drug, Improvement, and Modernization Act*）。其他 NCPDP 标准包括 SCRIPT 电子处方标准和制造商返利标准。

7. 美国全国统一索赔委员会推荐的非机构性索赔数据集

美国全国统一索赔委员会（National Uniform Claim Committee，NUCC）成立于 1995 年，其工作范围是开发、推广和维护一个标准数据集，用于非机构索赔和涉及人员。在 HIPAA 行政简化部门，NUCC 已正式被任命是 ANSI 认可的 SDO 和 HHS 部长在开发、采用或修订医疗交易的国家标准时的咨询组织之一。因此，NUCC 对美国非住院医疗索赔的国家标准内容和数据定义有权威性的声音。

（四）安全标准

1. 保护电子健康信息的 HIPAA 安全标准

见美国联邦法规第 45 篇第 160 部分及第 164 部分的 A 和 C 小节制定 HIPAA 安全规则是为保护电子健康信息，实施合理和适当的行政保障措施，为涵盖实体的安全项目奠定基础（CMS，2007）。在 HIPAA 之前，医疗行业没有一套公认的安全标准或保护健康信息通用要求。国会通过了 HIPAA 的行政简化条款，保护一些健康信息的隐私和安全，并通过使用标准化的电子交易促进医疗保健行业的效率。

2. ISO/IEC27002：2013 标准

ISO/IEC27002：2013 为组织的信息安全标准和信息安全管理实践提供了指导方针，包括将选择、实施和管理控制纳入组织信息安全风险环境的考虑因素。

它被设计供机构使用的目的如下。

- 在实施基于 ISO/IEC27001 的信息安全管理系统的过程中选择控制措施。
- 实施公认的信息安全控制措施。
- 制定属于他们自己的信息安全管理指导。

四、标准的协调和统一

公立和私立部门的标准制定工作已逐渐清晰，但没有一个实体有足够的资源来创建一套详尽的健康数据标准，以满足所有需求。新的重点放在利用和协调现有标准，以消除造成复杂、难以引领卫生数据标准环境的多余的和单一的努力。通过行业团体的联合，标准协调已取得进展，加快和简化标准的制定和采用过程。

除了上述各种 SDO 之外，从国家和国际层面上，下列组织努力在各组织之间建立协同关系。这些新兴组织参与了所有经济部门的标准制定、协调和统一。由于许多健康数据标准问题，如安全问题，并不是医疗部门所独有的，其广泛性为跨多个部门的技术转让和发展提供了潜力。

以下是对参与广泛标准制定、协调和统一的一些主要国家和国际组织的简要描述。

（一）美国国家标准协会

美国国家标准协会（American Nation Standards Institute，ANSI）是美国自愿标准活动的协调机构。标准由 SDO 成员提交给 ANSI，通过一种由 ANSI 开发的共识方法后方可批准为美国国家标准。ANSI 是美国在国际标准化组织的代表，因此它负责将美国的标准提交给该组织审批。

（二）欧洲标准化技术委员会

1990 年，欧洲标准化委员会（European Committee for Standardization，CEN）成立了关于医疗信息学的技术委员会（Technical Committee，TC）251。CEN/TC251 致力于制定医疗数据管理和交换领域的各种标准。CEN 标准被欧洲成员国采用，还通过组织进行提交，保证和 ISO 标准协调统一。

（三）医疗信息技术咨询委员会

卫生信息技术咨询委员会（Health Information Technology Advisory Committee，HITAC）依据《美国联邦咨询委员会法案》（U.S.Federal Advisory Committee Act）的规定于 2017 年成立，并由 21 世纪国家治疗办公室负责医疗信息技术的协调员颁布（2018）。HITAC 将向国家卫生信息技术协调员建议有关在国家和地方实施卫生信息技术基础设施的政策、标准、实施规范和认证标准，以推进卫生信息的电子获取、交换和使用。在《21 世纪治愈法案》颁布前，该委员会取代了当时的医疗信息技术政策委员会和医疗信息技术标准委员会。

（四）实施指南

标准虽然是互操作性生态系统的必要组成部分，但它本身不足以满足数据共享的需求。仅仅使用一个标准并不一定能保证组织和系统内部或之间的健康信息交流。标准可以通过各种方式实施，因此，实施规范或指南对于实现互操作性很重要（Sensmeier，2010）。标准实施规范旨在为某一特定标准或一组标准的实施提供具体的配置指令或约束条件。图 7-1 强调了标准和实施指南之间的区别。

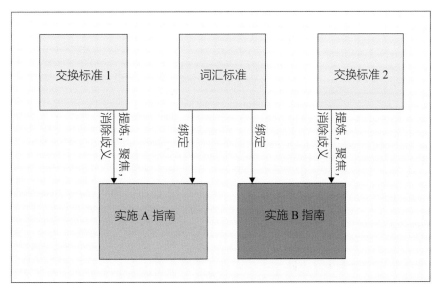

▲ 图 7-1 2013 年美国医疗卫生信息和管理系统协会健康信息标准工作小组

经许可转载，引自 HIMSS Health Information Standards Work Group.（2013）.*Evaluating HIT standards*（p.3）.Chicago，IL：HIMSS.
Copyright©2013 Healthcare Information and Management Systems Society（HIMSS）

（五）医疗信息系统集成

医疗信息系统集成（Integrating the Healthcare Enterprise，IHE）是一个国际标准剖析组织，它提供了一个详细的框架来实施多个标准，解决特定案例，填补标准和实施之间的差距。IHE 已经发布大量详细的规范，称为集成配置文件，由医疗服务提供者和区域实体单位在全球范围内实施，实现基于标准的安全、可靠和高效的健康信息交换。供应商发布 IHE 集成声明，记录其产品支持的 IHE 集成配置文件，在 IHE 连接上成功测试。用户可以在招标书中引用适当的集成配置文件，从而简化系统采购过程。

在提高安全性、广泛性、具有可互操作性的健康信息交换方面，很多国家和地区使用 IHE 建立其基础，其互操作性方法上得到很大提升。IHE 使用以案例为基础的方法去分析标准增加了巨大的价值，体现在解决当今世界的现实问题需要推进以标准为基础的互操作性方面。

（六）合格评定程序

为了更好地区分那些能够在生产系统中提供强大集成能力的产品，IHE 实施了一项合格评定程序，在上市产品的特定版本中，对 IHE 配置文件和规范进行正式、严格和独立的测试和验证（IHE，2018）。在合格评定方案的基础上，测试实验室按照 ISO/CEI17025 标准进行认证。IHE 国际公司授权指定的测试实验室来评估产品对于特定的 IHE 配置文件要求是否合格。通过该评估的产品会得到 IHE 的商标，以确保它们在满足 IHE 规范的情况下正常运行以实现互操作性。图 7-2 描述了 IHE 合格评定程序的测试连续性。

（七）国际标准化组织

国际标准化组织在国际上制定、统一和发布标准。ISO 标准制定在很大程度上是由成员国提出，然后通过与其他 SDO 的联络活动。这些标准往往会进一步扩大，以反映国际社会较高的多样性。1998 年，ISO/TC215 健康信息学技术委员会成立，致力于协调国际健康信息标准的发展，包括数据标准。委员会发布的第一个关于护理内容的国际标准，名为护理学参考术语模型集成。这个标准包括为护理诊断和护理操作制定参考术语模型，并提供相关的术语和定义供实施。

为了满足全球标准协调的需要，作为 ISO/TC215 下一级的联络小组，联合倡议理事会（Joint Initiative Council，JIC）成立。其目标是通过处理和解决差距、重复的内容及无作用的标准，能形成通用的、时效性高的健康信息学标准。JIC 的会员资格仅限于与 ISO 有正式关系的国际 SDO。

（八）对象管理组织

虽然，迄今为止所阐述的组织是由基于自愿的形成组成的 SDO，对象管理组织（Object Management Group，OMG）是一类不同标准开发方法的代表。OMG 是一个国际联盟，主要由信息系统技术的营利性供应商组成，他们对基于面向患者的技术标准开发感兴趣。虽然，其标准是由私立组织开发的，但 OMG 已制定一个程序用于减少前文中描述的专利性标准的潜在问题。OMG 开发的标准要求其开发者在接受标准后 1 年内在商业产品中实施，标准的规范必须公开。OMG 中制定的标准要求，在标准使用的 1 年内，由其开发者在商业化的产品中实施，并且标准的规范是公开可下载的。

五、创新性和互操作性

（一）测试与认证

为了加速整个行业中的互操作性标准的制定、使用、维护和采用，并激励创新，ONC 开发了一些工具促进标准的整个生命周期，并最大限度地重复使用概念和组件，包括用于浏览、筛选和实施合适的标准的工具和存储库。ONC 已经与 NIST 合作，提供了测试工具，验证某个特定的实施方案是否符合一套标准和实施规范。

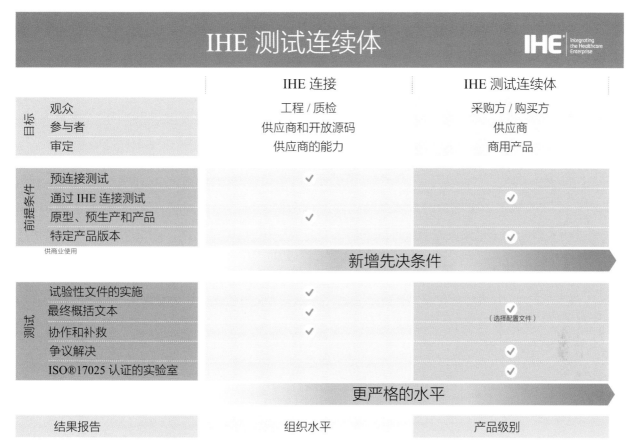

▲ 图 7-2　2018 年医疗信息系统集成（IHE）符合性评估计划委员会

经许可转载，引自 IHE. (2018).IHE testing continuum.Copyright©2018 Integrating the Healthcare Enterprise (IHE).

建立了一个认证流程，便于各个组织被批准为认证实体，供应商可以通过提交 EHR 系统材料进行审查和认证。《健康信息技术：电子健康档案技术的初始标准、实施规范和认证标准》（*Health Information Technology*：*Initial Set of Standards*，*Implementation Specifications*，*and Certification Criteria for Electronic Health Record Technology*）（45CFR 第 170 部分）最终规则，2010 年由 HHS 发布，并于 2015 年更新，确定了认证过程中必须满足的技术标准，并将这些要求与有效使用目标统一。2015 版的健康信息技术认证标准是在过去的规则基础上制定，促进更高的互操作性，以达到多种临床医学信息目的，并通过新的和加强的认证标准、规格和实施规范实现卫生信息交流。2015 版测试方法是以结果为中心的格式构建，附加的指南文件（认证指南），可帮助利益相关者实施操作，包括测试程序、测试工具和测试数据。

（二）卫生信息交互和互操作性

正式实体组织的建立为独立的及政府、地区或州层面的卫生信息交流工作提供结构和职能。这些组织名为卫生信息交换组织，是地理上定义的实体，它们开发和管理一套合同公约和条款，安排电子信息交换的方式和管理方法。

战略卫生信息交流协作组织（Strategic Health Information Exchange Collaborative，SHIEC）成立于 2015 年，旨在使 HIE 能够分享最佳实践，促进可持续的商业模式，为合资企业提供机会，提高公共和私立实体对 HIE 观点的认识。今天，SHIEC 是一个全国性的合作组织，代表 70 多个卫生信息交流中心，共同覆盖全美 2 亿多人，远远超过美国人口的一半。

（三）电子健康信息交互

2009 年，社会安全局和维吉尼亚大学医学院之间开始了第一次生产交流，随后，美国退伍军人健康管理局和恺撒医疗集团（Kaiser Permanente）进行了交流。这就是现在的电子健康交易所的前身。2012 年，红杉项目（Sequoia Project）从 ONC 接手了全国范围内健康信息网络交换的管理权。电子健康交易所已发展成美国最大的公私合作、健康信息网络。虽然，该计划是由红杉项目推动的，但该网络的规模扩大了 2 倍，连接了所有 50 个州的参与者，支持了超过 1.2 亿名患者。认识到该网络的成熟度和可持续性，电子健康交易所于 2018 年成为红杉项目的子公司。今天，电子健康交换中心是连接联邦机构和非联邦组织的主要网络，使它们能够共同努力，改善患者护理和公共卫生。

（四）Carequality

Carequality 是红杉项目的一个子项目，为一个网络到另一个网络的信任框架，由来自不同医疗保健领域的代表开发，用于将现有和未来的数据共享网络相互连接。该功能使医疗机构能够与使用不同网络的医疗机构间可以安全地共享数据。不同网络的例子包括供应商网络、付款人网络、实验室网络和其他网络，如电子健康信息交换网络。

（五）通用健康联盟

通用健康联盟（CommonWell Health Alliance）服务于 2013 年推出，包括患者登记、记录位置、患者身份识别和链接，以及数据查询和检索。如今，CommonWell 为其 80 个成员和 11 000 多个医疗机构提供互操作性服务。2018 年，CommonWell 开始通过其网络为其成员提供护理质量框架。这是通过真正的全国性卫生信息技术互操作性道路的一个重要里程碑，推进了个人和

供应商有权力去使用健康数据的愿景，不必考虑时间和地点。

（六）21 世纪治愈法案

奥巴马政府于 2016 年 12 月 13 日签署了《21 世纪治愈法案》，以促进、资助和加速预防和治疗严重疾病等相关研究、加速药物和医疗设备的开发、解决阿片类药物滥用危机，并专注于改善精神健康服务提供情况。该法案还包括一些提倡加强互操作性和采用电子病历的条款。法案主要以注重精准医疗而闻名，但它还包含了一些改善医疗保健信息技术的条款，特别是通过扩大全国范围内的互操作性和减少信息阻塞等方面。这项法案标志着重点转移，重点强调为患者提供"易于理解、安全和自动更新"的电子健康信息的重要性。随后，美国 ONC 和 CMS 都公布了全面的、备受期待的规则，旨在于减少信息封锁，让患者更容易获取他们的健康数据。这些政府的努力正在提醒人民注意健康消费者能以简单和易于使用的方式获取自己的健康信息的作用。简单地说，"患者的数据属于患者"（CMS，2019）。

（七）APIS 和 HL7 FHIR

通过其基于《21 世纪治愈法案》的拟议规则，ONC（HHS，2019）呼吁健康信息技术开发商发布 API，并允许通过使用这些技术来访问、交换和使用健康信息，而无须特别努力。通过这些开放的 API，开发者还必须在适用的隐私法允许的范围内提供患者 EHR 的所有数据元素 [美国互操作性核心数据（United States Core Data for Interoperability，USCDI）] 的访问。拟议的规则还进一步要求使用 HL7 快速医疗保健互操作性资源标准的 API。随着这项规则成为最终规则，患者和消费者参与自己的医疗决策将很快成为现实。

（八）消费者的角色

CARIN 联盟致力于提高消费者及护理人员能力，让他们能够在任何时候、任何地点、以任

何方式轻松获得、使用和分享他们的数字健康信息，特别是通过开放的 API（CARIN Alliance，2019）。他们设想的未来是任何消费者都可以选择任一的应用程序，从自己国家的任何医疗机构或健康计划中检索自己完整的健康记录和医疗索赔信息。联盟正与其他主要利益相关者密切合作，致力于克服政策、文化和技术方面的障碍，推进以消费者为导向的数据交换。

六、健康数据标准的商业需求

国家和国际领导层正逐渐地认识到数据标准对提高卫生保健服务的质量和效率、改善卫生成果的重要性。了解定义和使用健康数据标准的商业必要性对于推动这些标准进入应用程序和实际系统至关重要。拥有数据交换和信息建模的数据标准将提供一个机制，可以对已部署的系统进行验证（Loshin，2004）。减少人工干预将提高工人的生产力并简化操作。定义信息交换需求将增强与外部合作伙伴的自动化交互能力，反过来又将提高效率和降低成本。

使用标准化的护理语言是必要的，只有这样，护理知识才能在护士和其他医疗人员之间得到一致地表达和交流。确定关键的数据元素，对其进行统一地定义，并将其记录在数据库中，将建立一个可测量和验证的循证护理图书馆（Rutherford，2008）。加强数据采集有助于更好地遵守护理标准、护理能力的评估和健康结局的评估，从而提高护理干预措施对改善患者护理的可见度和影响。标准承诺的实现取决于跨越时间和地点从多个设备、系统和组织中访问和共享信息的能力。

根据美国国家医学研究院的一份报告（NAM，2018），阻碍进步的一个主要障碍不是技术方面，而是组织需求和采购要求的失败。该报告指出，与许多其他行业相比，医疗保健技术的购买者并没有利用他们的购买力推动互操作性作为一个关键要求。2018 年，NAM 报告声称，"在基于标准、兼容的互操作性平台和架构的支持下，更好的采购做法将使患者护理更加安全，减少临床医生的管理负担，以及节省大量财政支出"。

波士顿咨询公司发表的一份报告称，美国复杂且高度分散的医疗系统使其难以制定全国性的基于价值的医疗卫生保健，呼吁建立更好的数据标准和患者注册制度。报告研究了 12 个国家的卫生系统在维持或降低费用的同时为改善卫生成果所做的努力。该报告着眼于 12 个国家在改善卫生系统结局时，保持或降低成本的努力，包括澳大利亚、奥地利、加拿大、德国、匈牙利、日本、荷兰、新西兰、新加坡、瑞典、英国和美国。

该报告（Soderlund、Kent、Lawyer 和 Larsson，2012）概述了四个关键的成功因素。

- 临床医生参与：当临床医生不仅负责收集和解释数据，以及引领工作改进时，就会有最大的改善。
- 国家基础设施：它寻求在患者层面跟踪诊断、治疗、结局和成本的共同标准，有限数量的共享 IT 平台，以及规范患者数据使用的通用法律框架。
- 高质量数据：收集相关数据的最有效方法是通过疾病登记以促进更有效的和更具有成本效益的护理。
- 基于结果的激励措施：数据驱动的激励措施应促使临床医生的工作方式、付款人的报销方式及药品和医疗设备供应商开发和提供产品和服务的方式发生变化。

HIMSS 发布了一份行动呼吁（2017），鼓励一种综合的护理方法，可以识别和建立在许多成熟的、基于共识的标准和概况的基础上，同时允许创新性的试点工作和纳入新的和新兴的标准。HIMSS 呼吁 HHS 和更广泛的卫生信息技术界表现出以下领导力。

- 要求整合互操作性方法和可信的交换框架去促进公共利益。
- 教育社区适当地实施现有的和新出现的标

准、数据格式和案例，确保全面、综合的护理方法。

- 确保利益相关者参与整个连续性护理工作中，包括患者和护理人员。
- 确定可信任流通的"最低需要"业务规则，以加强护理协作。
- 标准化和采用身份管理办法。
- 提高数据使用的可用性，支持护理和研究。

HIMSS 声称，现在是采取大胆行动的时候了。通过共同努力，我们可以实现安全的、适当的和无处不在的数据访问和健康信息的电子化交换。

七、结论

本章介绍了健康数据标准，开发、协调和统一这些标准的组织，开发这些标准的过程，目前在创新和互操作性方面的活动，以及讨论实施健康数据标准的商业必要性。描述了四个广泛的领域对健康数据标准进行分类。传输标准用于建立系统间通信协议。词汇标准用于描述临床问题和程序、药物和过敏。内容交换标准和标签集用于分享临床信息，如临床处方和结构化电子文档。安全标准用于健康数据的认证、访问控制和传输。本部分描述了参与制定、协调和分析健康数据标准的组织。在验证卫生信息技术系统标准实施中，强调测试、符合性评估和认证的重要作用。

对标准制定过程的讨论强调了制定标准的国际和社会政治背景，以及它们对改善个人和人群健康的潜在影响。讨论了监管、立法和联邦政府在推动健康数据标准的发展、采纳和使用在实现健康信息交换和数据共享方面日益重要的作用。介绍了能够建立全国健康信息网络的几个关键举措，包括 HIE、电子健康交换、照护质量和公共健康联盟。强调了医疗消费者在获取和分享他们自己的数字健康信息方面的作用日益重要。最后，强调了健康数据标准对提高医疗服务质量和效率的商业必要性和重要性，以及采用这些标准对改善健康状况所起的作用。

自测题

1. 下列哪项是我们需要健康数据标准的主要原因？
   A. 代表卫生保健数据库
   B. 描述卫生保健信息的结构和内容
   C. 编码护理数据
   D. 确定描述健康信息所需硬件

2. 下列哪项阐述了互操作性的定义？
   A. 标准制定组织使用的一种正式的共识形成过程
   B. 一种旨在解决案例要求的开放接受过程
   C. 系统和设备可以交换数据并解释共享数据的程度
   D. 存在于任何特定环境之外的非结构化、离散的实体的协调

3. 下列哪项是卫生数据标准的四大分类领域？
   A. 内容交换，隐私，安全性，安全
   B. 安全性，安全，数据，隐私
   C. 传输，词汇，安全性，内容
   D. 安全性，传输，隐私，交换

4. 在 EHR 系统中使用了下列哪项标准化的术语？
   A. CPT、ICD-10、CCC 和 RxNorm
   B. IEEE、CPT、CINAHL 和 CCC
   C. ICD-10、UMLS、RxNorm 和 DICOM
   D. CCC、ICD-10、CINAHL 和 UMLS

5. 下列哪些 SDO 开发了特定于领域的传输标准？
   A. LOINC、HL7、CINAHL 和 ASTM
   B. ASC X12N、IEEE、NEMA 和 W3C
   C. CCC、HL7、LOINC 和 CINAHL
   D. ASTM、HL7、IHTSDO 和 LOINC

6. 数据标准如何提高卫生保健服务的质量和效率？

　A. 通过降低工人的生产力

　B. 通过加强与外部合作伙伴的自动化互动能力

　C. 需要使用额外的时间和精力

　D. 需要一个标准化的术语交流

7. 以一种确保接收消息和内容理解的方式进行沟通交流的能力，依赖于下列哪一项？

　A. 数据标准

　B. 知识展示

　C. 创新

　D. 协调

8. 以下哪项标准能够通过监管要求或为了参与政府资助的大型项目而获得广泛的接受？

　A. NEMA 运输图像

　B. SNOMED 内容标准

　C. 法律规定的、政府制定的标准

　D. W3C XML 协议

9. 下列哪项实体机构是美国自愿标准的协调机构？

　A. 美国国会

　B. ANSI

　C. ASTM

　D. HITAC

10. 下列哪项可被描述是国家性正式卫生保健信息交换实体？

　A. 电子化健康信息交换

　B. SHIEC

　C.《21 世纪治愈法案》

　D. CMS

11. 以下哪些工作要求健康信息技术开发人员发布 API，允许无特别限制就可以访问、交换和使用健康信息？

　A. CARIN Alliance

　B. 通用健康联盟

　C.《21 世纪治愈法案》

　D. 快速医疗保健互操作性资源

12. 在最近的一项研究中，确定了四个关键的成功因素可以改善健康结局，同时保持或降低成本。以下哪一项不是关键因素？

　A. 临床医生的参与性

　B. 国家的基础设施

　C. 高质量的数据

　D. 财政激励措施

答案

1. B。卫生数据标准一词通常用来描述与卫生信息的结构和内容有关的那些标准。

2. C。术语互操作性描述了系统和设备交换数据的程度和解释共享数据的程度。为了使两个系统能够互操作，它们必须能够交换数据，并随后呈现该数据，以便用户能够理解它。

3. C。确定了四个用来分类卫生数据标准的广泛领域。传输标准用于在系统之间建立一个通用的、可预测的、安全的通信协议。词汇标准包括用于描述临床问题和程序、药物和过敏症的命名法和代码集。安全标准用于通过认证和访问控制来保护健康数据的传输。内容标准和价值集用于共享临床信息，如临床摘要、处方和结构化电子文档。

4. A。CPT 是由美国医学协会维护的代码集，描述医疗、外科和诊断服务。ICD-10 是全世界使用的死亡率和发病率的分类系统。CCC 是 ANA 认可的护理术语。RxNorm 是由 NLM 公司生产的临床药物和药物传递装置的标准化命名法。

5. B。ASCX12N 标准已被采用为健康计划中的索赔、登记和资格等行政交易的国家标准。IEEE 标准侧重于电信和信息之间的系统，包括本地和大都市区域网络之间的交换。NEMA 组成

DICOM 开发生物医学图像和图像相关信息的通用数字格式和传输协议。W3C 是开发万维网的主要国际标准组织。

6. B。国家和国际上领导层正在认识到数据标准对提高提供卫生保健服务的质量和效率及改善卫生成果的重要性。减少人工干预将提高工人的生产力和简化操作。

7. A。以一种确保接收消息和理解内容的方式进行通信的能力取决于标准。数据标准旨在减少通信中的歧义，以便使基于数据所采取的行动与该数据的实际含义相一致。

8. C。立法化的、政府制定的标准能够获得广泛的接受，因为它们需要监管或参与大型、政府资助的项目，如医疗保险。由于政府制定的标准属于公共领域，它们花费很少或免费，可以纳入任何信息系统。

9. B。美国国家标准协会是美国自愿标准活动的协调机构。标准由成员 SDO 提交给 ANSI，并通过 ANSI 开发的共识方法被批准为美国国家标准。

10. A。电子健康交换中心是连接联邦机构和非联邦组织的主要健康信息网络，使它们能够共同努力，改善患者护理和公共卫生。

11. C。通过其基于《21 世纪治愈法案》提出的规则，ONC 呼吁卫生 IT 开发人员发布 API，并允许在无须费力的情况下就可以访问、交换和使用来自这类技术的卫生信息。

12. D。以数据为导向的、基于结果的激励措施，而不是财务激励措施，应该刺激临床医生的实践、支付者的报销及药品和医疗设备供应商，开发和提供产品及服务的方式发生变化。

参考文献

[1] American Nurses Association. (2015). *Inclusion of recognized terminologies supporting nursing practice within electronic health records*. Retrieved from https://www. nursingworld.org/ practice-policy/nursing-excellence/ official-position-statements/ id/Inclusion-of-Recognized-Terminologies-Supporting-Nursing-Practice-within-Electronic-Health-Records/Accessed on February 21, 2019

[2] ANSI. (2005). *The United States standards strategy*. New York, NY: American National Standards Institute.

[3] CARIN Alliance. (2019). *CARIN code of conduct*. Retrieved from https://www.carinalliance.com/our-work/trust-framework-and-code-of-conduct/

[4] Centers for Medicare and Medicaid Services (CMS). (2007). *HIPAA security series: Security 101 for covered entities* (Vol. 2, paper 1, pp. 1-11). Washington, DC: Centers for Medicare and Medicaid Services.

[5] Centers for Medicare and Medicaid Services (CMS). (2019). *Interoperability and patient access for Medicare advantage organization and Medicaid managed care plans, state Medicaid agencies, CHIP agencies and CHIP managed care entities, issuers of qualified health plans in the federally-facilitated exchanges and health care providers*. Retrieved from https:// s3.amazonaws.com/public-inspection.federalregister.gov/2019-02200.pdf Accessed on February 21, 2019.

[6] Committee on Data Standards for Patient Safety. (2004). *Patient safety: Achieving a new standard for care*. Washington, DC:

Institute of Medicine.

[7] Department of Health and Human Services (HHS). (2010). *Health information technology: Initial set of standards, implementation specifications, and certification criteria for electronic health record technology*. (45 CFR Part 170). Washington, DC: Office of the Secretary.

[8] Department of Health and Human Services (HHS). (2019). *21st Century Cures Act: Interoperability, information blocking, and the ONC health it certification program*. Retrieved from https:// www.healthit.gov/sites/default/ files/nprm/ONCCuresActNPRM. pdf Accessed on February 21, 2019.

[9] Hammond, W. E. (2005). The making and adoption of health data standards. *Health Affairs, 23*(5), 1205-1213.

[10] Health Information Policy Council. (1983). *Background paper: Uniform minimum health data sets*. Washington, DC: Department of Health and Human Services.

[11] HIMSS. (2017). *HIMSS Call to Action: Achieve nationwide, ubiquitous, secure electronic exchange of health informa tion*. Retrieved from https://www.himss.org/library/ himss-call-action-achieve-nationwide-ubiquitous-secure-electronic-exchange-health-information Accessed on February 21, 2019.

[12] HIMSS. (2018). The definition of interoperability. Retrieved from https://www.himss.org/news/himss-redefines interoperability Accessed on February 21, 2019.

[13] Integrating the Healthcare Enterprise (IHE). (2018). IHE conformity assessment. Retrieved from https://www. ihe-europe.

net/testing-IHE/conformity-assessments Accessed on February 21, 2019.

[14] National Academy of Medicine (NAM). (2018). *Procuring interoperability: Achieving high-quality, connected, and person-centered care.* Retrieved from https://nam.edu/ procuring-interoperability-achieving-high-quality-con-nected-and-person-centered-care/Accessed on February 21, 2019.

[15] National Committee on Vital and Health Statistics (NCVHS). (1996). *Report of the National Committee on Vital and Health Statistics: Core health data elements.* Washington, DC: Government Printing Office.

[16] National Library of Medicine (NLM). (2010). *Health infor-mation technology and health data standards at NLM.* Retrieved from http://www.nlm.nih.gov/healthit.html

[17] Office of the National Coordinator for Health IT (ONC). (2015). The 2015 Edition Health IT Certification Criteria. Retrieved from https://www.healthit.gov/topic/certifica-tion-ehrs/2015-edition Accessed on February 21, 2019.

[18] Office of the National Coordinator for Health IT (ONC). (2018). *Recommendations to the National Coordinator for Health IT.* Retrieved from https://www.healthit.gov/ topic/federal-advisory-committees/recommendations-national-coordinator-health-it Accessed on February 21, 2019.

[19] Rutherford, M. A. (2008). Standardized nursing language: What does it mean for nursing practice? *The Online Journal of Issues in Nursing, 13*(1).

[20] Sensmeier, J. (2010). *The impact of standards and cer-tification on EHR Systems.* HIMSS10. Atlanta, GA: Foundations of Nursing Informatics.

[21] Soderlund, N., Kent, J., Lawyer, P., Larsson, S. (2012). *Progress toward value-based health care: Lessons from 12 countries.* Retrieved from https://www.bcgperspectives.com/con-tent/ articles/health_care_public_sector_progress_toward_ value_based_health_care/Accessed on February 21, 2019.

相关网址

数据标准领域是一个非常动态的领域，现有标准正在修订并正在制订新标准。了解特定标准活动的最佳方法是参与该过程。本章讨论的所有组织都提供了参与支持标准制订、协调、统一和实施的活动机会。下面列出的是每个组织的万维网站地址。大多数站点描述了当前可用的活动和出版物，许多站点包括指向其他相关站点的链接。

[1] Accredited Standards Committee (ASC) X12. www.wpcedi. com

[2] American Medical Association (AMA). www.ama-assn.org

[3] American National Standards Institute (ANSI). www.ansi.org

[4] American Nurses Association (ANA). www.nursingworld.org

[5] American Society for Testing and Materials (ASTM). www.astm. org

[6] Clinical Data Interchange Standards Consortium (CDISC). www. cdisc.org

[7] CommonWell Health Alliance. www.commonwellalliance.org

[8] Digital Imaging Communication in Medicine Standards Committee (DICOM). www.nema.org

[9] eHealth Exchange. www.ehealthexchange.org

[10] European Committee for Standardization Technical Committee 251 Health Informatics (CEN/TC 251). www.cen.eu/cen

[11] Health Level Seven (HL7). www.hl7.org

[12] Institute of Electrical and Electronic Engineers (IEEE). www. ieee.org

[13] Integrating the Healthcare Enterprise (IHE). www. iheusa.org

[14] International Organization for Standardization (ISO). www.iso. org

[15] International Statistical Classification of Diseases and Related Health Problems (ICD-10). www.cdc.gov/nchs

[16] Logical Observation Identifiers Names and Codes (LOINC). loinc.org

[17] National Council for Prescription Drug Programs (NCPDP). www.ncpdp.org

[18] National Electrical Manufacturers Association (NEMA). www. nema.org

[19] National Library of Medicine (NLM). www.nlm.nih.gov/ healthit.html

[20] National Uniform Claims Committee (NUCC). www.nucc.org

[21] Object Management Group (OMG). www.omg.org

[22] Office of the National Coordinator for Health Information Technology (ONC). www.healthit.gov

[23] RxNorm. www.nlm.nih.gov/research/umls/rxnorm

[24] Strategic Health Information Exchange Collaborative (SHIEC). www.strategichie.com

[25] The Sequoia Project. www.sequoiaproject.org

[26] Unified Medical Language System (UMLS). www.nlm.nih. gov/ research/umls

[27] World Wide Web Consortium (W3C). www.w3.org

第 8 章　标准化护理术语

Standardized Nursing Terminologies

Jane Englebright　Nicholas R. Hardiker　Tae Youn Kim　**著**

张鹤立　王攀峰　**译**　　钟丽霞　谢长清　**校**

学习目标

- 定义"标准化的护理术语"。
- 探讨标准化术语对护理的影响。
- 描述高级护理术语系统特点。
- 标准化的护理术语应用于护理服务。

关 键 词

分类；概念；数据；本体论；术语；词汇表

一、概述

电子健康档案广泛采用护理实践提供的数据，推动护理科学持续发展。临床医生在护理点产生的数据可以从 EHR 中获得，并与其他数据结合，进行研究。从这些分析中获得经验可以纳入 EHR 内的文档评分标准，促进改变实践并产生更多数据。

要实现从数据到了解到改进的循环，需要采用具有编码概念的标准化术语。这些术语以标准格式提供数据元素，可与其他数据源相结合，评估护理服务和持续改进实践。标准化编码数据可以作为质量指标和研究指标，并可促进不同组织之间的分析（Englebright，2014）。

标准化的护理术语体现了代表护理领域的护理概念。这些护理实践的基本建构模块可以与其他医学学科数据结合起来，为个别患者提供护理，也可以汇总起来为整个患者群体的护理提供深入了解（McCormick 等，1994）。

本章提供了理解标准化术语、概念和数据元素所必需的背景知识，概述了护理术语的特点、如何开发它们，以及如何在 EHR 系统中使用它们。它考虑了当前护理术语工作的"科学现状"，并提供了一个例子，说明如何利用护理术语来解决护理实践中的实际问题（Englebright，2014）。

请注意："术语"一词在整个章节中也是指

"分类"、"词汇"、"分类学"、"命名法",为计算机处理而编码的概念和术语被称为"数据"或"数据元素"。

二、健康术语

医疗保健术语广泛应用于行政管理。长期以来,医疗机构一直使用国际疾病分类(international classification of diseases,ICD)在国际上报告死亡率和发病率的统计数据(WHO,1992)。包括美国联邦政府在内的一些行政部门已经采用了这个术语来支付医疗服务的费用。其他专业团体为其特定服务支付创建了额外的术语,如用于外科手术的现行程序术语(Current Procedural Terminology,CPT)(AMA,2014)和用于实验室测试和评估的观测指标标识符逻辑命名与编码系统(Regenstrief Institute,2014)。

医疗保健中的管理功能,如计费,是第一个被计算机化的。标准化、编码术语的广泛应用支持了这些职能快速转变。随着这些系统日益成熟,行业和政府监管机构试图利用这些管理数据来衡量护理质量、患者诊疗结果和资源消耗。

当计算机化进入医疗保健领域临床功能时,还没有一套被广泛接受的标准的编码的临床术语来指导 EHR 发展(Elfrink、Bakken、Coenen、McNeil 和 Bickford,2001)。2012 年,美国医学研究所谴责了临床数据的糟糕状况,指出患者护理数据的采集和管理都很差,科学证据也没有得到充分使用。该报告呼吁护理时实时采集临床护理数据,以便更好地协调和管理患者的护理。报告还建议,数据必须具有互操作性,支持在患者整体制护理中提供更好的护理干预(IOM,2012)。

三、护理术语

虽然护理术语的发展早于 IOM 的报告,被推动也来自许多同样的担忧。当时有必要量化护理资源,有效利用进入护理环境的 EHR 系统,推动电子知识库中越来越多的循证护理实践得以应用(Saranto、Moss 和 Jylha,2010)。

早在 1859 年,Florence Nightingale 在她的《护理笔记》(Notes on Nursing)(1859)一书中将她的六条护理准则命名为"护士做什么"。她认为这六条准则是对护理"良好标准"的衡量标准,对护理实践至关重要。又过了 80 年,当 Virginia Henderson 出版《护理原则与实践教科书》(Textbook of the Principles and Practices of Nursing)(1939)时,她的工作才在美国得到扩展,她在书中描述了她的"14 种日常生活模式"。在她的作品之后,又有几位护理学理论家提出了他们的理论和护理实践标准,如 King 的"护理过程"、Roger 的"四大基石"或 Abdellah 的"21 个问题"(Fordyce,1984)。这些模式都是作为患者护理方法而开发,但是,没有一个模式提到或预测了使用计算机来支持护理实践标准的实施(Englebright,2014)。

1970 年,美国护士协会批准将护理过程作为专业护理实践的标准。护理过程提供收集患者护理数据框架,从评估阶段开始,通过诊断、目标指定、计划和评估来进行(Yura 和 Walsh,1983,原文第 152~155 页)。

1989 年,ANA 的数据库指导委员会为支持护理实践创建了一个程序,确认支持护理实践的术语和词汇表(表 8-1)。ANA(2008)确认支持护理实践的最小数据集、接口术语和参考术语(表 8-2)。

(一)最小数据集

ANA 可识别的两个最小数据集,即护理最小数据集(narsing mimimum data set,NNDS)和护理管理最小数据集(nursing minimum management data set,NMMDS)。NMDS 定义了描述了护理实践或护理管理的一套基本数据元素。每个数据元素都有一个标准的定义和代码,使其能够在各种环境和系统中使用,当从原始系统转移到更大

表 8-1 ANA 护理实践和经济学分会承认的术语认可标准（2008）

2008 年，美国护士协会（ANA）的护理实践和经济学分会批准了以下标准，作为支持护理实践术语的评价过程框架

1. 该术语支持护理过程的一个或多个组成部分
2. 发展支持该术语的原因是作为一个新术语或对护理 / 医疗保健有独特的贡献
3. 术语特点包括以下内容
- 支持一个或多个护理领域
- 数据元素的说明
- 内部一致性
- 信度、效度、灵敏度和特异度的测试
- 实践中显示使用范围和用户数量
- 使用与上下文无关的唯一标识符进行编码
4. 术语开发和维护过程特点如下
- 术语的预期用途
- 内容的中心点（患者、社区等）
- 用于开发的基于研究的框架
- 公开呼吁参与初步和持续的发展
- 系统的、已定义的持续开发过程
- 与护理工作和护理科学的相关性
- 合作伙伴关系
- 决策的记录
- 定义修订版和版本控制机制
- 已确定的维护计划
- 可持续发展长期计划
5. 已定义了访问和分发机制
6. 确定了未来发展的计划和战略

由于美国国家生命与健康统计委员会（National Committee on Vital and Health Statistics，NCVHS）建议给健康信息技术解决方案选择标准化语言，联邦政府与美国国家医学图书馆采购 SNOMED-CT 许可证有关的行动，美国国家卫生信息技术协调员办公室及其各部门和委员会的成立，以及由此产生的确定互操作性和数据信息报告与交流所需的标准化术语的决定，2012 年，ANA 选择退出其术语识别项目（附件详细信息，见网址 http://www.healthit.gov/policy-researchers-implementers/meaningful-use-stage-2-0/standards-hub）。

经许可转载，引自 Westra B.L. (2010). *Testimony Vocabulary Task Force, Standards Committee, Office of the National Coordinator.* CIN; Computers, Informatics, Nursing, 28(6), 380-385.

表 8-2 目前美国护士协会公认的术语和数据集

最小数据集	• 护理最小数据集 • 护理管理最小数据集
界面术语	• 临床护理分类系统 • 国际护理实践分类 • 国际北美护理诊断协会（North American Nursing Diagnosis Association International，NANDA-I） • 护理干预分类系统 • 护理结局分类 • 奥马哈系统 • 围术期护理数据集 • 替代计费概念 [Alternative Billing Concepts（ABC）Codes] 编码
参考术语	• 观测指标标识符逻辑命名与编码系统（LONIC） • SNOMED 临床术语（SNOMED Clinical Terms，SNOMED-CT）

的数据池时可以保持相同的含义。

（二）护理最小数据集

NMDS 确定了为所有接受护理的患者 / 委托人收集的基本、公共和核心数据元素（Werley 和 Lang，1988）。NMDS 通常包括三大类元素：①护理；②患者或客户人口学；③服务要素（表8-3）。在整个医疗机构，许多 NMDS 要素在大多数患者 / 客户记录中持续收集，尤其是患者和服务相关要素。一些国家也将 NMDS 作为国际护理最小数据集（International Nursing Minimum Data Set，i-NMDS）（Westra、Matney、Subramanian、Hart 和 Delaney，2010）。

（三）护理管理最小数据集

与 NMDS 类似，护理管理最小数据集定义了 18 个元素，这些要素对于支持所有类型环境下的护理管理至关重要（Kunkle 等，2012）。这些要素被分为三类：环境、护理资源和财政资源（表8-4）（Werley、Devine、Zorn、Ryan 和 Westra，1991）。NMMDS 支持许多构建变量及数据的

表 8-3　美国护理最小数据集数据元素

护理	• 护理要素 • 护理诊断 • 护理干预 • 护理结局 • 护理强度
患者或客户人口统计元素	• 个人身份证件 • 出生日期 • 性别 • 种族和民族 • 住址
服务要素	• 唯一的设施或服务机构标识符 • 主要注册护士的唯一标识符 • 突发事件入院或事件的日期 • 出院日期或死亡日期 • 患者或客户处置情况 • 大部分账单主要付款人

表 8-4　护理管理最小数据集的元素层次结构

环境	01. 设施唯一标识符 02. 护理服务单位的类型 03. 患者 / 客户群体 04. 护理服务提供单位 / 服务的服务量 05. 护理提供的结构和结局 06. 患者 / 客户端可访问性 10. 认证、许可、执照
护理资源	13. 人员配置 14. 满意度 19. 每个单元或服务区护士人口统计资料 20. 临床心理工作 21. 环境条件 22. 电子健康档案实施阶段

汇总。例如，单元级别、机构级别和网络级别。NMMDS 为收集直接和间接影响患者护理质量的统一信息提供了结构。NMMDS 的环境和护理类别已经接受审查，并按照国家数据定义标准进行了规范化处理，纳入了 LOINC，而财政类被除外（Regenstrief Institute，2014）。

（四）界面术语

界面术语是为在护理点使用而设计的。它们使用执业护士熟悉的术语和概念。界面术语在范围、结构和内容上有所不同。它们是由不同的组织开发的，有不同的资金来源、不同的目的、不同的重点、不同的版权。大多数早期的术语最初都是为基于纸质文件系统开发的。然而，随着时间的推移和技术的进步，所有的护理术语都被调整为自动数据处理和汇总（ONC，2017）。

一些界面术语适用范围非常广泛，用于各种护理环境，但另一些则比较狭窄。例如，CCC 最初是一个家庭卫生保健系统，但已扩展到解决应对急症和社区。奥马哈最初是一个康复系统，现已扩展到其他环境。围术期护理数据集（perioperative nursing data set，PNDS）是为程序领域而开发的，并保持了这个专业重点。

（五）参考术语

ANA 还承认两种参考术语，即 LOINC 和 SNOMED-CT（Nursing Resources for Standards and Interoperability，2017）。参考术语作为一个共同的参考点，可以促进接口术语之间的交叉映射。

1. SNOMED-CT

SNOMED-CT 是由美国病理学家协会（College of American Pathologists，CAP）和英国全民健康服务（UK National Health Service）合作开发的（Wang、Sable 和 Spackman，2002）。它现在由国际医学术语系统开发组织负责。SNOMED-CT 同时具有参考属性和用户界面术语。SNOMED-CT 被认为是世界上最全面、最多语言的医疗保健术语，并整合了许多护理术语的概念。

在国际医学术语系统开发组织从 CAP 收购 SNOMED-CT 之前，许多被 ANA 认可的护理学界面术语整合到 SNOMED-CT 中。SNOMED-CT 是由成员国所在的国家协调中心免费发放的，如美国的 NLM。SNOMED-CT 是健康信息电子交换的一套指定标准之一，也是美国健康信息技术标准小组（Health Information Technology Standards Panel，HITSP）互操作性规范中一个必要标准（National Library of Medicine，2019）。

2. LOINC

观测指标标识符逻辑命名与编码（LOINC）系统是在 1994 年由 Regenstrief 研究所发起，该所是一个与印第安纳大学相关的非营利性医学研究组织。LOINC 是一个通用的标准，由超过 71000 个观测术语组成，主要用于实验室内的测试、测量和观测。它也是一个临床术语，用于实验室化验单和结果，以及临床指标（如生命体征）和其他患者观察指标（LOINC，2015）。在 1999 年，LOINC 被标准化医学信息传输协议标准发展组织确定为医疗机构、实验室、实验室检测设备和公共卫生机构之间交易中实验室检测名称的首选代码集。2002 年，LOINC 成立了一个临床 LOINC 护理小组委员会，主要为患者评估提供 LOINC 代码。LOINC 是被免费提供的，也是美国联邦政府系统中用于临床健康信息电子交换的指定标准套件之一（Nursing Resources for Standards and Interoperability，2015）。

（六）护理术语的挑战

目前，有一个统一护理和多学科术语的运动。然而，这里有两个主要的挑战。首先，多种专业术语的存在导致了内容重叠区域、没有内容的区域，以及针对相同概念的大量不同代码和术语（Chute、Cohn 和 Campbell，1998；Cimino，1998a）。第二，现有的术语开发常是供人类理解的一系列术语和概念的定义，而计算机解释只是次要目标（Rossi Mori、Consorti 和 Galeazzi，1998）。后者对大多数护理术语来说尤其如此，这些术语主要是为护士在临床护理过程中直接使用而设计的（AORN，2007；Martin，2005；Saba 和 Taylor，2007）。然而，支持各种功能的 EHR 系统，例如决策支持可能比现在的界面术语需要更多的语法数据（Campbell 等，1997；Chute、Cohn、Campbell、Oliver 和 Campbell，1996；Cimino，1998b；Cimino、Hripcsak、Johnson 和 Clayton，1989），将界面术语映射到参考术语，也许可以提供一个解决方案。

（七）护理学高级术语

许多专家已经研究了适合在 EHR 系统中实施的医疗保健术语，他们提供了一个不断发展的框架，列举了一些可取的特性。这些特性适用于医疗保健行业中使用的任何术语，包括护理。高级术语必须面向概念（有明确的语义），而不是基于表层的语言学（Chute 等，1998；Cimino，1998b；Cimino 等，1989）。其他推荐的标准包括区域完整性和多层次组织。适用于概念本身的附加标准包括：原子级（单一概念编码为单一数据元素）、非冗余（唯一标识符）、无歧义性（明确定义）、概念永久性（不能重复）、组合性（结合概念形成新的唯一概念的能力）和同义词（单一概念支持具有相同含义的多个术语）（de Keizer 和 Abu Hanna，2000；Henry 和 Mead，1997；Whittenburg，2011；Zielstorff，1998）。

为了理解概念导向的意义，重要是要理解世界上事物（对象）的定义和它们之间的关系，我们对世界上事物的想法（概念），我们用来表示和交流我们对世界上事物的想法的标签（术语），以及需要计算机来展示和处理编码的数据元素（Bakken 等，2000；Moss、Damtongsak 和 Gallichio，2005）。术语关系由一个描述性模型描写，常称为符号三角形（图 8-1）（Ingenerf，1995；Ogden 和 Richards，1923）。国际标准化组织中的国际标准 ISO：1087-1：2000 提供了与三角形的每个顶点对应的元素的定义（ISO，2000）。

- 概念（思想或参考）：由一种独特特征组合所创造的知识单位，特征是对一个物体或一组物体的属性的抽象化。
- 对象（参照物）：任何可感知或可想象的事物。
- 术语（符号）：对特定学科领域一般概念的口头称呼，一般概念对应于两个或更多的对象，这些对象因共同的属性而形成一个群体（ISO，2000）。

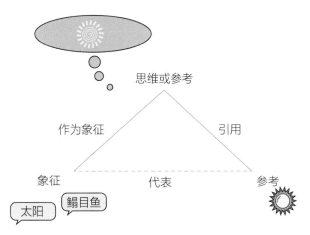

▲ 图 8-1 三角形符号描绘了可感知或可想象世界中物体之间的关系、对世界事物的思考，以及用于表示对世界上事物的想法的标签（符号或术语）之间的关系

如表 8-5 中的标准和图 8-2 中所示，单个概念可能与多个术语（同义词）关联。

（八）本体论

术语模型可以用本体语言制订和阐明，本体语言表示类（也称为概念、类别或类型）及其属性（也称为关系、槽、角色或属性），如 Web 本体语言（Web ontology language，OWL）（Rector，2004）。这样，本体语言或术语就能够通过明确的语义来支持概念的正式定义，以及与其他概念的关系（图 8-2）；它们也有助于对这些概念进行推理，例如，两个概念是否等同，或者一个

表 8-5 与概念为导向方法相关的评价标准

- 基于原子：概念必须被分成不同的组成部分（Chute 等，1998）
- 组合性：将简单的概念组合成组合概念的能力，例如，"疼痛"和"急性"="急性疼痛"（Chute 等，1998b）
- 概念的持久性：一旦定义了一个概念，就不应该从一个术语中删除它（Cimino，1998b）
- 语言独立性：支持多种语言表达（Chute 等，1998）
- 多层次结构：通过所有合理的分层路径实现概念的可及性，并保持观点的一致性（Chute 等，1998；Cimino，1998b；Cimino 等，1989）
- 非歧义性：每个术语都有明确的定义，例如，"与坚持用药有关的患者教育"被定义为"教育"的行动、"患者"的接受和"坚持用药"的目标（Chute 等，1998；Cimino，1998b；Cimino 等，1989）
- 非冗余性：一种表示某个概念或想法的首选方式（Chute 等，1998；Cimino，1998b；Cimino 等，1989）
- 同义词：支持同义词以及术语内部和之间的同义词的一致性映射（Chute 等，1998；Cimino，1998b；Cimino 等，1989）

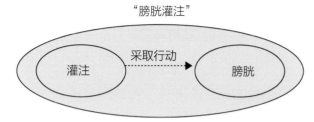

"膀胱灌注"

灌注 —— 采取行动 ——▶ 膀胱

▲ 图 8-2　一个关于简单"膀胱灌注"护理活动的概念图形案例

概念，如"生命体征"，是否包含（是另一个概念），如"体温、脉搏和呼吸"（Hardiker、Hoy 和 Casey，2000）。本体语言通常用于支持高级术语，一个例子是使用 OWL 来代表国际护理实践分类。

（九）网络本体语言

在健康领域之外，与语义网络相关的工作已经导致 OWL 被认为是一种新兴的标准（如一个 W3C 推荐）（McGuiness 和 van Harmelen，2004）。OWL 旨在用于应用程序而非人为的数据处理。OWL 建立在现有的建议之上，如可扩展标记语言（Extensible Markup Language，XML）（结构化文档的表面语法）、资源描述框架（Resource Description Framework，RDF）（资源的数据模型）和 RDF 架构（描述资源属性和类的词汇表），通过提供额外的词汇表和正式语义。专有和开放源码的软件可用于：①管理术语模型或用 OWL 开发的本体（Protégé，2010）；②对术语模型进行推理（如 FaCT++）（Tsarkov，2009）。ICNP 是在 OWL 中维护的，它是一个基于标准组合性的护理实践术语（Hardiker 和 Coenen，2007）。表 8-6 提供了护理活动概念"膀胱灌注"的 OWL 表示（XML 格式）。

（十）术语模型

术语模型是对特定领域的术语（数据元素）集合的基于概念的表示，对术语定义管理进行了优化。它包含"模式"和"类型定义"（Campbell、Cohn、Chute、Shortliffe 和 Rennels，1998；

表 8-6　护理活动概念"膀胱冲洗"的可能 OWL 表示（XML）

```
<owl：Class rdf：ID="BladderIrrigation">
<owl：equivalentClass>
<owl：Class>
<owl：intersectionOf rdf：parseType="Collection">
<owl：Class rdf：about="#Irrigating" />
<owl：Restriction>
<owl：onProperty>
<owl：FunctionalProperty rdf：about="#actsOn" />
</owl：onProperty>
<owl：someValuesFrom>
<owl：Class rdf：about="#Bladder" />
</owl：someValuesFrom>
</owl：Restriction>
</owl：intersectionOf>
</owl：Class>
</owl：equivalentClass>
</owl：Class>
```

Sowa，1984）。模式包含了关于现实世界中实体、属性和事件典型组合的特定领域知识，因此，反映了命名护理工作中相关概念的合理组合，例如，"疼痛"可以与"急性"或"慢性"相结合，成为"急性疼痛"或"慢性疼痛"；或者命名临床护理干预，例如，"生命体征"可以与"教学"相结合，成为"教学生命体征"。

模式可以由正式或非正式的组合规则（语法）来支持。类型定义涉及强制性的条件，只说明一个概念的基本属性（Sowa，1984），例如，一个护理活动必须有一个接受者、一个行动和一个目标。用于指导或支持护理术语的术语模型的案例包括国际技术标准 ISO18104：2003《护理参考术语模型的整合》（*Integration of a Reference Terminology Model for Nursing*）（Bakken、Cashen 和 O'Brien，1999；Hardiker 和 Rector，1998；International Council of Nurses，2001；ISO，2003；Saba、Hovenga、Coenen 和 McCormick，2003）及其后续标准 ISO18104：2014《护理诊断和护理行动的分类结构》（*Categorical Structures for Representation of Nursing Diagnoses and Nursing Actions in Terminological Systems*）（ISO，2014）。

2003 年，负责确定卫生保健信息学国际标准的 ISO 批准了 ISO18104：2003《护理参考术语模型的整合》（*Integration of a Reference Terminology Model for Nursing*），其中包括两个参考术语模型：一个用于护理诊断（图 8-3），一个用于护理行为（图 8-4）（ISO，2003）。该标准由 ISO 技术委员会 215（健康信息学）第三工作组（语义内容）内的一组专家制定，其中包括国际医疗信息学协会 – 护理信息学工作组（International Medical Informatics Association-Nursing Informatics Working Group，IMIA-NI）和国际护士理事会（International Council of Nurses，ICN）的代表。该模型建立在欧洲标准化委员会（European Committee for Standardization，CEN）内部的工作之上（CEN，2000）。

制定 ISO18104：2003 及其后续版本的部分动力是希望协调统一世界各地使用的大量护理术语（Hardiker，2004）。另一个主要的激励措施是与其他不断发展的术语和信息模型标准相结合，制定 ISO18104：2003 目的是"与其他特定卫生术语模型的目标和目的相一致，以便提供一个更加统一的可参考卫生模型"（ISO，2003，原文第 1 页）。术语模型的潜在用途包括：①促进护理诊断和护理行为概念及其关系以一种适合计算机

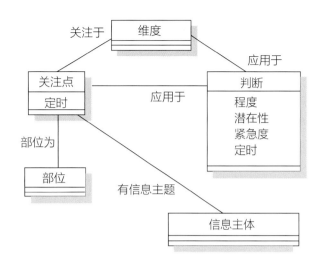

▲ 图 8-3　护理诊断的参考术语模型

经 ANSI on behalf of ISO 许可转载，引自 ISO18104：2014, Figure 1 on page 9, ©ISO2015. 版权所有

处理方式表示出来；②提供一个关于从参考术语中的原子概念生成组合表达式的框架；③促进护理诊断和护理行为之间的概念映射；④能够系统地评价术语和相关术语模型，以达到协调统一的目的；⑤提供一种语言来描述护理诊断和护理行动的结构，以便能够与信息模型进行适当的整合（ISO，2003）。

该标准并不是为了让执业护士直接受益。它的目的是为那些开发编码系统、术语、其他领域的术语模型、健康信息模型、信息系统、自然语言处理软件和医疗保健文档表示标准的人提供帮助。ISO18104：2003 模型在开发和独立研究

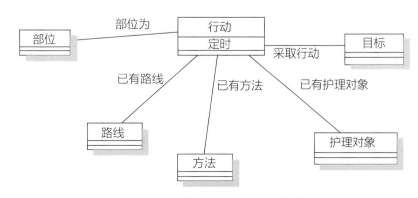

▲ 图 8-4　护理行为的参考术语模型

经 ANSI on behalf of ISO 许可转载，引自 ISO18104：2014, Figure 2 on page 10, ©ISO2015. 所有权利保留

中经历了大量的台式测试（Hwang、Cimino 和 Bakken，2003；Moss、Coenen 和 Mills，2003；Saba 等，2003）。2014 年，发布的 ISO18104：2014 模型进一步澄清了护理概念的术语表达结构，以确保医疗保健采用的信息系统的标准化术语的互操作性（ISO，2014）。图 8-3 和图 8-4 分别展示了护理诊断和护理行为的更新模型。

四、护理术语的使用

在实践环境中，护理术语以各种方式使用。它们可以提供概念指导和数据模型，并可以将实践中的概念与参考术语所提供的细化数据定义联系起来。随着对复杂数据分析的需求不断增加，护理管理层们越来越希望将护理数据纳入这些分析中（Englebright 和 Jackson，2017）。案例 8-1 中展示了如何使用标准化的护理术语，在本案例中，临床护理分类创建护理文件系统，为改善绩效而生成数据。

五、结论和对护理的意义

护理和卫生保健术语开发人员，以及信息学科学家已经取得了重大进展。从几十年的护理研究中，有一套广泛的术语来描述患者的问题、护理干预和行为，以及对护理敏感的患者的结局（ANA，2008；AORN，2007；Coenen，2003；Dochterman & Bulechek，2004；International Council of Nurses，2009；Martin，2005；Moorhead、Johnson & Maas，2004；NANDA，2008；Ozbolt，1998；Saba，2012，2019）。对表示护理相关概念有用的术语已被集成到或链接到大型医疗保健参考术语中（Bakken 等，2000；Bakken 等，2002；Henry、Holzemer、Reilly 和 Campbell，1994；Lange，1996；Matney、Bakken & Huff，2003）。护理部门和更大的医疗保健领域的许多努力都旨在实现高级术语系统，支持医疗保健信息系统之间的语义互操作性。由成套软件工具支持的本体语言是在广泛覆盖医疗保健领域的术语范围内开发出来（Campbell 等，

案例 8-1

  一个大型医疗系统决定承担重建电子文档系统的艰巨任务，其愿景是创建一个以患者为中心的记录，以指导和告知安全、有效和高效的护理提供，产生数据评估个体患者和群体患者的护理情况。减少记录负担是一个明确的目标，然而，这需要可共享的、可比较的数据，才能推动护理工作的改进，这对从花费在记录上的临床时间中提取价值也至关重要。我们选择了 CCC 来指导构建过程并组织数据。

  内容开发是围绕着分类法中定义的 21 个护理要素和 4 个行动类型开展的。当工作小组解决了这些要素中的每一个时，内容开发也就完成了。内容展示是围绕着四种健康护理模式组织的，以便在整个系统中提供一个一致的心理模型和展示方向。

  标准分类法的使用有助于为每个患者创建真正个性化的护理计划。例如，一个患者诊断为严重脓毒症而被送进重症监护病房。患者由多学科团队照护，包括几名内科专家。接诊护士对患者进行评估，并确定患者四个优先问题或护理诊断，护理团队将给予患者护理支持。他的护理诊断包括"精神错乱"（D07.1）、"有感染风险"（K25.5）、"组织灌注改变"（S48.0）和"家庭应对能力受损"（E11.2）。这些选择反映了对该患者护理的本质，并为该患者制订了个性化的护理计划。护理计划有助于多学科护理计划的实施。目标或预期结果是"改善"患者在所有这些问题领域的功能（D07.1.1、S48.0.1 和 E11.2.1），并通过预防医院感染来"稳定"目前的状况（K25.5.2）。针对每个问题的干预措施包括：①"评估"；②"执行"；③"教导"；④"管理"。

  随着护理干预记录增加，数据积累在一个数据库中。在库内，数据可以与行政、人力资源、质量和劳动管理数据相结合，并显示在仪表盘上，协助管理和改善护理。例如，当对"氯己定洗澡"（43.0）和"静脉护理"（79.1）进行干预时，"感染风险"（K25.5）护理诊断的结果可以记录为稳定（K25.5.2）。在数据库内，这些文件元素可以与患者人口统计学资料、人员配置水平和感染率相结合（图 8-5 和图 8-6）。由此产生的洞察力可用于改善机构感染预防计划。

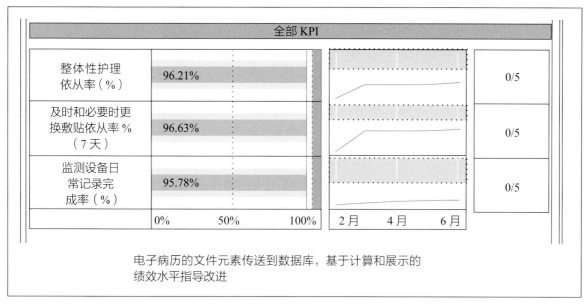

▲ 图 8-5 静脉注射护理的关键绩效指标（KPI）
经 HCA Healthcare 许可转载

1998）。这些工具在护理领域的适用性已被证明（Hardiker & Rector，1998；Zingo，1997）。

需要标准化的护理术语来起到以下作用：①提供有效的临床护理数据；②允许在当今的EHR系统中共享数据；③支持基于证据的决策；④促进对护理过程的评估；⑤允许对结果进行测量。需要标准化的护理数据元素来促进临床、转化和比较有效性研究的汇总和比较，以及基于实践的护理协议和循证知识的开发，包括医疗保健政策的产生（Hardiker、Bakken、Casey 和 Hoy，2002）。为了支持护理的连续性和数据的交换，例如，在美国实施"有效使用"的联邦规定，标准化的护理概念必须在 EHR 系统之间，以及在不同的医疗环境和人口群体之间实现互操作。这种需要要求最初的标准化护理术语概念用适合计算机处理结构编码。

今天，以概念为导向的高级术语系统越来越多地被认为是临床实践的重要基础架构。它们提供了明确的概念定义，促进了从更原始的概念中组成复杂的概念，并且支持术语之间的映射（Campbell 等，1997；Chute 等，1996；Cimino、Clayton、Hripcsak 和 Johnson，1994；Henry 等，1994）。通过使用高级术语系统，正在实现一些好处，例如：①促进以证据为基础的实践（例如，在医护人员接诊过程中，将临床实践指南与适用的患者联系起来）；②将潜在的研究对象与他们可能有资格参加的研究方案相匹配；③检测和预防潜在的不良后果；④在线信息资源的链接；⑤提高质量评估数据的可靠性和有效性；⑥为临床研究、健康服务研究或知识发现等目的，对电子病历中的未知关系进行数据挖掘。

此外，补充研究的重点是研究术语模型和高级术语系统如何与支持语义互操作性的其他类型的模型相联系，① HL7 参考信息模型（Health Level 7 Reference Information Model，RIM）（Goossen 等，2004）；②开放式 EHR 原型（Beale，2003）；③详细临床模型（Goossen，2008）；④用于文件命名的本体论（Dykes、Dadamio 和 Kim，2012；Hyun 等，2009）。这种互操作性是满足复杂的医疗保健、管理和护理环境中的信息需求的先决条件。

		结局指标		概述视图								
				年度目标进度			PoP 比较			YoY 比较		5 个季度趋势
				目标	基线	过度	CP*	PP*	%Δ	CP PY	%Δ	
质量与安全	4 个季度滚动	导尿管相关尿路感染标准化感染率	较低的是	0.411	0.862	6%	0.833	0.862	-3.4%	0.858	-2.9%	
		中心静脉导管相关血流感染标准化感染率	较低的是	0.354	0.874	10%	0.822	0.874	-5.9%	1.011	-18.7%	
		艰难梭菌标准化感染率	较低的是	0.497	0.718	---	0.665	0.718	-7.4%	0.796	-16.5%	
	月度	导管相关尿路感染	较低的是	---	74.0	---	73.0	73.0	0.0%	93.0	-21.5%	
		中心静脉导管相关血流感染	较低的是	---	67.0	---	60.0	56.0	7.1%	71.0	-15.5%	
	季度	艰难梭菌感染	较低的是	---	847.0	---	781.0	861.0	-9.3%	1126.0	-30.6%	
患者体验	QTD	IP 总体评级	较高的是	78	71.0	6%	71.5	71.4	0.0%	71.7	-0.3%	
		ED 总体评级	较高的是	74	70.8	0%	69.5	69.7	-0.3%	69.6	-0.2%	
		护士领导 RO	较高的是	93	93.8	100%	94.0	94.2	-0.1%	69.6	0.9%	
		常见疼痛事件	较高的是	---	69.7	---	69.5	69.4	0.2%	78.2	-0.1%	
		助产士 / 护士常见事件	较高的是	---	78.1%	---	78.2	78.2	0.0%	71.4	-0.1%	
		员工常见事件	较高的是	---	71.5	---	71.5	71.3	0.3%	74.6	0.2%	
		护士长们	较高的是	---	74.2%	---	74.7	74.4	0.4%	76.5	0.2%	
		护士们聆听关怀	较高的是	---	76.2%	---	76.2	76.2	-0.1%	83.7	-0.4%	
		护士护理相关	较高的是	---	83.7%	---	83.7	84.0	-0.3%	67.8	0.1%	
		员工讲述关于	较高的是	---	68.0	---	67.5	67.5	0.0%	93.2	-0.5%	
护理效能	月度	合同时间百分比 %	较低的是	---	4.5%	---	5.2%	5.3%	-2.3%	5.4%	-3.5%	
		加班小时 %	较低的是	---	5.3%	---	4.6%	6.1%	-25.5%	4.5%	0.4%	
		FTE 方差		---	3092.41	---	1395.46	2090.16	-33.2%	1075.66	29.7%	
		PCT 方差	负向的是	---	.00	---	-326.00	-398.00	18.1%	.00		
		FTE 方差	正向的是	---	1293	---	5307	2698	96.7%	3908	35.8%	
		全职工作数	较低的是	---	2032.76	---	1935.98	1897.21	2.0%	2073.68	-6.6%	
		护理员工作小时数	较低的是	---	.45	---	.42	.40	5.0%	.47	-10.5%	
员工参与	月度	有学士学位的注册护士或……	较高的是	---	42.3%	---	44.5%	44.6%	-0.4%	38.4%	15.9%	
		有证书注册护士数	较高的是	---	7.6%	---	8.1%	8.0%	1.4%	5.9%	36.9%	
	R12	(R12)FT/PT RNT	较低的是	17%	16.5%	100%	16.4%	16.5%	-0.4%	17.3%	-4.8%	
		(R12)FT/PT FYR	较低的是	17%	22.0%	8%	21.5%	21.8%	-1.3%	23.2%	-7.0%	

▲ 图 8-6 感染数据结果汇总总为记分卡，用于单位、医院或系统层面绩效监测和改进

自测题

1. 1970 年，美国护士协会批准了护理程序作为专业护理实践的标准，其框架提供下列哪项护理服务？

   A. 评估阶段

   B. 诊断

   C. 目标设定

   D. 计划

   E. 实施

   F. 评价

   G. 以上均是

   H. 以上均不是

2. 一个标准化的护理术语到底需要下列哪项树状结构？

   A. 可以向上汇总数据

   B. 可以向下分析数据

   C. 属于原子级的数据元素

   D. 代表护理程序框架数据

   E. 以上均是

   F. 以上均不是

3. ANA 承认下列哪项类型标准化语言？

   A. 最小数据集

   B. 接口术语

   C. 参考术语

   D. 支持护理实践

   E. 只有 B 和 C

   F. 以上都是

4. 下列哪项是最小数据集？

   A. 描述护理实践 18 个数据元素的基本集合

   B. 一套有不同定义和代码的 28 个数据集

   C. 一组不同的概念，每个概念都是独特的

   D. 一组只有最小管理数据的集合

   E. A 和 D

   F. 只有 A

5. 下列哪项是界面术语？

   A. 用于护理点文件的术语

   B. 是执业护士所熟悉术语和概念的术语

   C. 用于记录护理教育的术语

   D. 国际护理专业术语

   E. A 和 B

   F. 以上均是

6. 下列哪项是参考术语？

   A. 一种可作为公共参考的术语

   B. 一种可以促进界面术语之间交叉映射的术语

   C. 一种 ANA 能识别的术语，如 LOINC 和（或）SNOMED-CT

   D. 一种具有多种用途的术语

   E. 以上均是

   F. A 和 B

7. 主要为护士在护理实践过程中直接使用而设计的护理术语，可能无法提供 EHR 功能所需的颗粒化的原因是什么？

   A. 颗粒化护理概念不需要被定义和（或）编码

   B. 将界面术语映射到参考术语可能会提供一个潜在的解决方案

   C. 电子病历中没有记录颗粒化护理实践文件

   D. 颗粒化概念的映射是不必要的

   E. 以上均是

   F. 只有 B

8. 护理学高级术语的标准是什么？

   A. 高级术语必须是面向概念的

   B. 高级术语必须具有域完整性

   C. 高级术语必须具有多层次的组织

   D. 高级术语必须有唯一的定义和代码

   E. 以上均是

   F. 以上均不是

9. 本体语言的功能是什么？

   A. 本体语言是一组类别（也称为概念、类别或

155

类型）

B. 本体语言具有属性（也称为关系、插槽、角色或属性）

C. 本体语言由概念的正式定义和它们与其他概念的关系组成

D. 本体语言有助于对这些概念进行推理，例如，两个概念是否等价，还是一个概念，如"生命体征"，包含（是一种概括）另一个概念，如"温度、脉搏和呼吸"

E. 以上均是

F. 只有 D

10. 下列哪项是护理术语模型?

A. 护理术语模型是一个基于概念的特定领域术语集合（数据元素）

B. 护理术语模型包含"模式"（关于现实世界中实体、属性和事件的典型组合的特定领域知识）

C. 护理术语模型包括定义的类型（只说明一个概念的基本属性的强制性条件）

D. 护理术语模型必须获得国际组织标准的标准批准

E. 以上均是

F. 只有 B 和 C

答案

1. G	2. E	3. F	4. F	5. E
6. E	7. E	8. E	9. E	10. F

参考文献

[1] American Medical Association. (2014). *CPT-2014: Current procedural terminology*. Chicago, IL: AMA.

[2] American Nurses Association. (2008). *Nursing informatics: Scope and standards of practice*. Silver Spring, MD: ANA.

[3] Association of Operating Room Nurses. (2007). *PNDS—Perioperative nursing data set* (2nd ed., rev.). Denver, CO: AORN.

[4] Bakken, S., Cashen, M., & O'Brien, A. (1999). Evaluation of a type definition for representing nursing activities within a concept-based terminologic system. In N. Lorenzi (Ed.), *1999 American Medical Informatics Association Fall Symposium* (pp. 17-21). Philadelphia, PA: Hanley & Belfus.

[5] Bakken, S., Cimino, J. J., Haskell, R., Kukafka, R., Matsumoto, C., Chan, G. K., & Huff, S. M. (2000). Evaluation of the clinical LOINC (Logical Observation Identifiers, Names, and Codes) semantic structure as a terminology model for standardized assessment measures. *Journal of the American Medical Informatics Association, 7*(6), 529-538.

[6] Bakken, S., Warren, J. J., Lundberg, C., Casey, A., Correia, C., Konicek, D., & Zingo, C. (2002). An evaluation of the usefulness of two terminology models for integrating nursing diagnosis concepts into SNOMED clinical terms. *International Journal of Medical Informatics, 68*(1-3), 71-77.

[7] Beale, T. (2003). Archetypes and the EHR. *Studies in Health Technology and Informatics, 96*, 238-244.

[8] Campbell, J., Carpenter, P., Sneiderman, C., Cohn, S., Chute, C., & Warren, J. (1997). Phase II evaluation of clinical coding schemes: Completeness, taxonomy, mapping, definitions, and clarity. *Journal of the American Medical Informatics Association, 4*(3), 238-251.

[9] Campbell, K., Cohn, S., Chute, C., Shortliffe, E., & Rennels, G. (1998). Scalable methodologies for distributed development of logic-based convergent medical terminology. *Methods of Information in Medicine, 37*(4-5), 426-439.

[10] Chute, C., Cohn, S., & Campbell, J. (1998). A framework for comprehensive terminology systems in the United States: Development guidelines, criteria for selection, and public policy implications. ANSI Healthcare Informatics Standards Board Vocabulary Working Group and the Computer-based Patient Records Institute Working Group on Codes and Structures. *Journal of the American Medical Informatics Association, 5*(6), 503-510.

[11] Chute, C. G., Cohn, S. P., Campbell, K. E., Oliver, D. E., & Campbell, J. R. (1996). The content coverage of clinical classifications. *Journal of the American Medical Informatics Association, 3*(3), 224-233.

[12] Cimino, J. (1998a). The concepts of language and the language of concepts. *Methods of Information in Medicine, 37*(4-5), 311.

[13] Cimino, J. (1998b). Desiderata for controlled medical vocabularies in the twenty-first century. *Methods of Information in Medicine, 37*(4-5), 394-403.

[14] Cimino, J., Hripcsak, G., Johnson, S., & Clayton, P. (1989). Designing an introspective, multi-purpose, controlled medical vocabulary. In L. C. Kingsland III (Ed.), *Symposium on Computer Applications in Medical Care* (pp. 513-518). Washington, DC: IEEE Computer Society Press.

[15] Cimino, J. J., Clayton, P. D., Hripcsak, G., & Johnson, S. B. (1994). Knowledge-based approaches to the maintenance of a large controlled medical terminology. *Journal of the American Medical Informatics Association, 1*(1), 35-50.

[16] Coenen, A. (2003). Building a unified nursing language: The ICNP. *International Nursing Review, 50*(2), 65-66.

[17] deKeizer, N. F., & Abu-Hanna, A. (2000). Understanding terminology systems II: Experience with conceptual & formal representation of structure. *Methods of Information in Medicine, 39*, 22-29.

[18] Dochterman, J., & Bulechek, G. M. (2004). *Nursing interventions classification* (4th ed.). St. Louis, MO: C. V. Mosby.

[19] Dykes, P. C., Dadamio, R. R., & Kim, H. E. (2012, June 23). A framework for harmonizing terminologies to support representation of nursing practice in electronic records. *Nursing Informatics: Proceedings of the International Congress on Nursing Informatics. 2012* (p. 103). Montreal, Canada.

[20] Elfrink, V., Bakken, S., Coenen, A., McNeil, B., & Bickford, C. (2001). Standardization of nursing vocabularies: A foundation for quality care. *Seminars in Oncology Nursing, 17*(1), 18-23.

[21] Englebright, J. (2014). Defining and incorporating basic nursing actions into the electronic health record. *Journal of Nursing Scholarship, 46*, 50-57.

[22] Englebright, J., & Jackson, E. (2017). Wrestling with big data: How nurse leaders can engage. In C. Delaney, C. Weaver, J. Warren, T. Clancy, & R. Simpson (Eds.), *Big data-enabled nursing*. Cham, Switzerland: Springer.

[23] European Committee for Standardization. (2000). *CEN ENV Health Informatics: Systems of concepts to support nursing*. Brussels, Belgium: CEN.

[24] Fordyce, E. M. (1984). Theorists in nursing. In J. M. Fynn, & P. B. Heffron (Eds.), *Nursing from concept to practice* (pp. 237-258). Bowie, MD: Brady.

[25] Goossen, W., Ozbolt, J., Coenen, A., Park, H., Mead, C., Ehnfors, M., & Marin, H. (2004). Development of a provisional domain model for the nursing process for use within the Health Level 7 reference information model. *Journal of the American Medical Informatics Association, 11*(3), 186-194.

[26] Goossen, WT. (2008). Using detailed clinical models to bridge the gap between clinicians and HIT. *Studies in Health Technology and Informatics, 141*, 3-10.

[27] Hardiker, N. (2004). An international standard for nursing terminologies. In J. Bryant (Ed.), *Current perspectives in healthcare computing* (pp. 212-219). Swindon, UK: Health Informatics Committee of the British Computer Society.

[28] Hardiker, N. R., Bakken, S., Casey, A., & Hoy, D. (2002). Formal nursing terminology systems: A means to an end. *Journal of Biomedical Informatics, 35*(5-6), 298-305.

[29] Hardiker, N. R., Hoy, D., & Casey, A. (2000). Standards for nursing terminology. *Journal of American Medical Association, 7*(6), 523-528.

[30] Hardiker, N. R., & Rector, A. (1998). Modeling nursing terminology using the GRAIL representation language. *Journal of the American Medical Informatics Association, 5*(1), 120-128.

[31] Hardiker, N. R., & Coenen, A. (2007). Interpretation of an international terminology standard in the development of a logic-based compositional terminology. *International Journal of Medical Informatics, 76S2*, S274-S280.

[32] Harmer, B., & Henderson, V. (1939). *Textbook of the principles and practices of nursing*. New York, NY: McMillan.

[33] Henry, S. B., Holzemer, W. L., Reilly, C. A., & Campbell, K. E. (1994). Terms used by nurses to describe patient problems: Can SNOMED III represent nursing concepts in the patient record? *Journal of the American Medical Informatics Association, 1*(1), 61-74.

[34] Henry, S. B., & Mead, C. N. (1997). Nursing classification systems: Necessary but not sufficient for representing "what nurses do" for inclusion in computer-based patient record systems. *Journal of the American Medical Informatics Association, 4*(3), 222-232.

[35] Hwang, J. I., Cimino, J. J., & Bakken, S. (2003). Integrating nursing diagnostic concepts into the medical entities dictionary using the ISO Reference Terminology Model for Nursing Diagnosis. *Journal of the American Medical Informatics Association, 10*(4), 382-388.

[36] Hyun, S., Shapiro, J., Melton, G. B., Schlegel, C., Stetson, P., Johnson, J. B., & Bakken, S. (2009). Iterative evaluation of the Health Level 7—LOINC clinical document ontology for representing clinical document names: A case report. *Journal of the American Medical Informatics Association*, 16 (3), 395-399.

[37] Ingenerf, J. (1995). Taxonomic vocabularies in medicine: The intention of usage determines different established structures. In R. A. Greenes, H. E. Peterson, & D. J. Protti (Eds.). *Proceedings: MedInfo '95* (pp. 136-139). Vancouver, BC: HealthCare Computing and Communications, Canada.

[38] Institute of Medicine. (2012). *Best care at low cost: The path to continuously learning healthcare in America*. Washington, DC: IOM.

[39] International Council of Nurses. (2001). *International classification for nursing practice* (beta 2 version). Geneva, Switzerland: International Council of Nurses.

[40] International Council of Nurses. (2009). *International classification for nursing practice* (version 2). Geneva, Switzerland: International Council of Nurses. Retrieved from http://www.Icn.ch/PillarsPrograms/International classification-for-nursing-practice-icnpr/. Accessed on June 1, 2014.

[41] International Organization for Standardization. (2000). *International Standard ISO 1087 1:2000 terminol-ogy: Vocabulary: Part 1: Theory and application*. Geneva, Switzerland: International Organization for Standardization.

[42] International Organization for Standardization. (2003). *International Standard ISO 18104:2003 Health Informatics—Integration of a reference terminology model for nursing*. Geneva, Switzerland: International Organization for Standardization.

[43] International Organization Standardization. (2014). *International Standard ISO 18104:2014 Health Informatics: Categorical structures for representation of nursing diagnoses and nursing actions in terminological systems*. Geneva, Switzerland:

International Organization for Standardization.

[44] Kunkle, D., Westra, B. L., Hart, C. A., Subramanian, A., Kenny, S., & Delaney, C. W. (2012). Updating and normalization of the nursing management. Minimum data set: Element 6: Patient/ Client accessibility. *Computers in Nursing, 30*(3), 134-141.

[45] Lange, L. (1996). Representation of everyday clinical nursing language in UMLS and SNOMED. In J. Cimino (Ed.), *1996 American Medical Informatics Association Fall Symposium* (pp. 140-144). Philadelphia, PA: Hanley & Belfus.

[46] *Logical Observation Identifiers Names and Codes (LOINC)* (2015, February, 17). Retrieved from the U.S. National Library of Medicine: https://www. nlm.nih.gov/research/ umls/LOINC_ main.html. Accessed on March, 10, 2019

[47] Martin, K. S. (2005). *The Omaha System: A key to practice, documentation, and information management.* St. Louis, MO: Elsevier.

[48] Matney, S., Bakken, S., & Huff, S. M. (2003). Representing nursing assessments in clinical information systems using the logical observation identifiers, names, and codes database. *Journal of Biomedical Informatics, 36*(4-5), 287-293.

[49] McCormick, K., Lang, N., Zielstorff, R., Milholland, K., Saba, V. K., & Jacox, A. (1994). Towards Standard Classification Schemes for Nursing Languages: Recommendations of the American Nurses Association Steering Committee on Databases to Support Clinical Nursing Practice. *Journal of the American Medical Information Association, 1*(6), 421.

[50] McGuiness, D. L., & van Harmelen, F. (Eds.), (2004). *OWL Web Ontology Language overview.* World Wide Web consortium. Retrieved from www.w3.org/TR/owl-features/. Accessed on July 27, 2010.

[51] Moorhead, S., Johnson, M., & Maas, M. (Eds.), (2004). *Nursing outcomes classification* (3rd ed.). St. Louis, MO: C. V. Mosby.

[52] Moss, J., Coenen, A., & Mills, M. (2003). Evaluation of the draft international standard for a reference terminology model for nursing actions. *Journal of Biomedical Informatics, 36*(4-5), 271-278.

[53] Moss, J. A., Damtongsak, M., & Gallichio, K. (2005). *Proceedings of 2005 AMIA Annual Symposium* (pp. 545- 549). Washington, DC: AMIA.

[54] National Library of Medicine. (2019). SNOMED CT. Retrieved from: https://www.nlm.nih.gov/healthit/ snomedct/. Accessed on March, 10, 2019

[55] *Nursing Resources for Standards and Interoperability.* (2017, February 10). Retrieved from U.S. National Library of Medicine web site: https://www.nlm.nih.gov/research/ umls/Snomed/ nursing_terminology_resources.html. Accessed on March, 10, 2019

[56] *National Resources for Standards and Interoperability.* (2015, July 28). Retrieved from U.S. National Library of Medicine web site: https://www.nlm.nih.gov/research/ umls/SNOMED/Nursing_ terminology_resources.html. Accessed on March, 10, 2019

[57] Nightingale, F. (1859). *Notes on nursing.* Commemorative edition. Philadelphia, PA: J. B. Lippincott.

[58] North American Nursing Diagnosis Association. (2008). *NANDA nursing diagnoses 2009-20011: Definitions and classification 2009-2011.* Philadelphia, PA: North American Nursing Diagnosis Association.

[59] Office of the National Coordinator for Health Information Technology (ONC). (May 15, 2017). *Standard nursing terminologies: A landscape analysis.* MBL Technologies, Clinovations, Contract # GS35F0475X, Task Order # HHSP2332015004726. https://www.healthit.gov/sites/ default/ files/snt_final_05302017.pdf. Accessed April 18, 2019.

[60] Ogden, C., & Richards, I. (1923). *The meaning of meaning.* New York, NY: Harcourt, Brace & World.

[61] Ozbolt, J. G. (1998). *Ozbolt's Patient Care Data Set (Version 4.0).* Nashville, TN: Vanderbilt University.

[62] Protégé. (2010). *What is Protégé-OWL?* Retrieved from http:// protege.stanford.edu/overview/protege-owl.html. Accessed on July 27, 2010.

[63] Rector, A. L. (2004). Defaults, context, and knowledge: Alternatives for OWL-indexed knowledge bases. *Pacific Symposium on Biocomputing* (pp. 226-237), January 6-10, 2004, Hawaii.

[64] Regenstrief Institute. (2014). *Logical Observation Identifiers Names and Codes (LOINC).* Indianapolis, IN: Regenstrief Institute.

[65] Rossi Mori, A., Consorti, F., & Galeazzi, E. (1998). Standards to support development of terminological systems for healthcare telematics. *Methods of Information in Medicine, 37*(4-5), 551- 563.

[66] Saba, V. (2019). *Clinical care classification system.* Retrieved from www.sabacare.com. Accessed on June 10, 2010.

[67] Saba, V., Hovenga, E., Coenen, A., & McCormick, K. A. (2003, September). *Nursing language: Terminology models for nurses.* Geneva, Switzerland: ISO Bulletin.

[68] Saba, V. K. (2012). *Clinical Care Classification (CCC) System, Version 2.5: User's guide.* New York, NY: Springer.

[69] Saba, V. K., & Taylor, S. L. (2007). Moving past theory: Use of a standardized, coded nursing terminology to enhance nursing visibility. *CIN: Computers, Informatics, Nursing, 25*(6), 324- 331.

[70] Saranto, K. A., Moss, J., & Jylha, V. (2010). Medication counselling: Analysis of electronic documentation using the Clinical Care Classification System. In C. Safran, H. Marin, & S. Reti (Eds.), *Proceedings of the MEDINFO 2010.* The Netherlands: IOS Press.

[71] Sowa, J. (1984). *Conceptual structures.* Reading, MA: Addison- Wesley.

[72] Tsarkov, D. (2009). *Factplusplus.* Retrieved from http://code. google.com/p/factplusplus/. Accessed on July 27, 2010.

[73] Wang, A., Sable, J. H., & Spackman, K. (2002). The SNOMED clinical terms development process: Refinement and analysis of content. In I. Kohane (Ed.), *2002 American Medical Informatics Association Fall Symposium* (pp. 845-849). Philadelphia, PA: Hanley & Belfus.

[74] Werley, H. H., Devine, E. C., Zorn, C. R., Ryan, P., & Westra, B. L. (1991). The Nursing Minimum Data Set: abstraction tool for standardized, comparable, essential data. *American Journal of Public Health, 81*(4), 421-426.

[75] Werley, H. H., & Lang, N. M. (Eds.), (1988). *Identification of the Nursing Minimum Data Set*. New York, NY: Springer.

[76] Westra, B., Matney, S., Subramanian, A., Hart, C., & Delaney, C. (2010). Update of the NMMDS & mapping to LOINC. In C. Weaver, C. Delaney, P. Weber, & R. Carr (Eds.), *Nursing and informatics for the 21st century: An international look at practice, education, and EHR trends* (2nd ed., pp. 269-275). Chicago, IL: AMIA & HIMSS.

[77] Whittenburg, L. (2011). *Postpartum nursing records: Utility of the clinical care classification system*. Doctoral Dissertation, Fairfax, VA: George Mason University.

[78] World Health Organization. (1992). *International statistical classification of diseases and related health problems: ICD-10* (10th ed.). Geneva, Switzerland: WHO.

[79] Yura, H., & Walsh, M. B. (1983). *The nursing process* (4th ed.). Norwalk, CT: Appleton-Century-Crofts Publishing.

[80] Zielstorff, R. D. (1998, September 30). Characteristics of a good nursing nomenclature from an informatics perspective. *Online Journal of Issues in Nursing*, *3*(2). Manuscript 4. Retrieved from http://ojin.nursingworld. org/MainMenuCategories/ ANAMarketplace/ ANAPeriodicals/OJIN/TableofContents/ Vol31998/ No2Sept1998/CharacteristicsofNomenclaturefrom InformaticsPerspective.html Accessed on March, 10, 2019

[81] Zingo, C. A. (1997). Strategies and tools for creating a common nursing terminology within a large health maintenance organization. In U. Gerdin, M. Tallberg, & P. Wainwright (Eds.), *Proceedings: Nursing Information 1997* (pp. 27-31). Stockholm, Sweden: IOS Press.

第9章 人机交互
Human-Computer Interaction

Gregory L. Alexander **著**

张鹤立 王攀峰 **译** 钟丽霞 谢长清 **校**

学习目标

- 定义人机交互。
- 认识人机交互的理论基础。
- 描述医疗保健中人机交互方法。

关 键 词

人机交互；信息技术；患者护理；患者安全；系统设计

一、概述

人机交互（human-computer interaction，HCI）被广泛定义为一种受四个学科影响的、具有丰富智力和高度影响力的现象：①人因工程与人体工学；②信息系统；③计算机科学；④图书馆和信息科学（Grudin，2012）。在过去的几十年里，羽翼未丰的HCI研究人员和从业者的愿望是开发更好的菜单，加强图形用户界面的使用，推进输入设备，构建有效的控制面板，并提高信息的理解力（Waterson 和 Catchpole，2016）。很少有像人机交互这样的领域可以在随处可见的设计领域有如此快速的扩张和强大的影响，包括全世界至少有50亿用户使用的桌面、网络和移动设备（Shneiderman，2012）。特别

是医疗保健领域，表9-1中列出HCI领域中迅速变得重要的数字技术（Gulliksen，2017）。

本章为从事人机交互工作的护士提供了重要信息，以改善医疗保健系统和流程。本章的目的是提高护士对评估临床技术HCI方法的理论基础理解；在这个快速和持续变化的时期，通过确定重要人机交互方法来渗透人机交互概念；最后，描述人机交互评估如何能推动护士主导的系统性能和结果的改善（Nelson，2018）。

二、人因工程：人机交互的一个组成部分

人因工程是一门试图优化技术和人类之间关

表 9-1　以人机交互为重点的方法论的数字医疗技术案例

- **促进预防性健康和自我管理的技术**：通过在线知识数据库和资料库，帮助人们收集用于慢性病的自我管理的相关症状和疾病信息
- **提升行政管理有效性的技术**：在行政活动中，增加信息技术使用，为临床程序和风险管理提供更好的行政监督，对识别居民危险因素和改善护理服务可提供一定作用
- **电子健康档案**：通过互操作性健康信息交换，实现在各医疗机构间（医院和居家护理）共享临床信息，支持患者入院和出院需求决策
- **信息交流数字化技能**：为提升健康消费者的电子健康素养水平，建立一个现实的、可衡量的基准
- **支持同步和非同步医疗决策的技术**：在偏远的农村地区，支持慢性病患者同步和非同步医疗诊断、治疗和监测等技术的获取和可用性
- **传感器技术和远程监控**：使用来自传感器系统有意义界面和数据的可视化技术，整合从社区居民抓取的多种类型临床信息，包括日常生活活动、跌倒风险和生命体征（如心率、呼吸、卧床）
- **创伤和灾害管理中的计算机应用**：人体创伤后，通过扩增虚拟现实系统促进康复和功能恢复
- **药物管理技术**：针对患者的电子药物提醒系统或针对医疗保健提供者的临床决策支持工具，确保正确药物剂量和管理

系的学科（Kantowitz 和 Sorkin，1983；McCormick 和 Sanders，1982）。一些专家已经采用多种方式定义人因工程（表 9-2）。人因工程专家运用人类特征和行为有关信息来确定人们在日常生活中使用的工具（如技术）的最佳设计规格（Johnson 和 Barach，2007）。在以护士主导系统中，人因工程方法的目标是优化护士和他们用来执行工作的工具之间的互动，尽量减少错误，最大化效率，优化健康，提高生活质量。

HCI 涉及人与计算机之间的互动，是人因工程专家集中研究的一个领域（Staggers，2002）。HCI 定义是研究人们如何在用户任务和工作环境中设计、实现和评估交互式计算机系统（Nelson 和 Staggers，2014）。人机交互出现于 20 世纪 80 年代，是一个融合了计算机科学、认知科学和人因工程理想的跨学科领域，但自此以后，它已经发展成为一门融合了许多其他学科的概念和方法的科学。由 Grudin 撰写的一部优秀的人机交互历史可以在《人机交互手册》（*Human Computer Interaction Handbook*）中找到（Grudin，2012）。一些批判者认为现在需要有人机交互描述的广泛定义。批判者认为，当前的定义并没有反映出无处不在的、普遍的、社交的、嵌入式的、看不见的面向用户的技术（Shneiderman，2012）。此外，一些人机交互评论家希望其超越计算机使用，强调人机交互其他组成部分，包括"用户体验、交互设计、情感影响、美学、社会参与、同理心互动、建立信任和人类责任"（Shneiderman，2012）。

三、人机交互护理研究框架

护理信息学早期先驱为护理信息系统的发展及护理活动中的信息存储、知识发展和技术发展应用奠定了基础（Graves 和 Corcoran，1989；Schwirian，1986；Turley，1996；Werley 和 Grier，1981）。这些早期模型有一些局限性，包括缺乏环境和任务导向元素，不同框架之间的概念差异，以及缺乏时间维度；随后，提出了护理框架，用以说明护士、计算机之间发生的动态交互，优化用户使用计算机处理信息能力的有利因素（Staggers 和 Parks，1993）。这些是将人因工程方法纳入护士使用的信息技术的早期基础。然而，在这些早期模型中仍然存在一定局限性，它们没有明确地将患者作为模型的一部分，也没有定义背景或包括护理元范式的所有元

表 9-2 人因工程定义

作　者	年　份	人因工程定义
Weinger, Pantiskas, Wiklund 和 Carstensen	1998	人因工程是指研究人类之间的相互关系，他们使用的工具，以及他们生活和工作的环境
Rogers, Lamson 和 Rousseau	2000	人因工程设计的一个普遍原则是，应该通过系统的设计来确保安全。如果潜在危险不能被设计出来，那么就应该对它们进行防范。如果不可能防止危险，那么就应该开发合适的警告系统
Lin, Vicente 和 Doyle	2001	这个学科侧重于技术，人员和他们的工作环境之间的交互作用。人因工程有时与人机交互设计指南紧密地联系在一起
Gosbee	2002	一门关于工具，机器和系统设计的学科，考虑到人的能力，有限性和特点
Bates 和 Gawande	2003	使用人因设计原则表明，重要的是要使那些比较严重的警告与那些不太严重的警告看起来不同
Potter, Boxerman, Wolf, Marshall, Grayson, Sledge 和 Evanoff	2004	研究人类及其在执行任务和活动中与产品，环境和设备的相互作用
Boston-Fleischhauer	2008	这是一个研究人类能力和局限性的学科，并将这些知识应用于为相关人员设计安全，有效和舒适的产品，过程和系统
Sharples, Martin, Lang, Craven, O'Neill 和 Barnett	2012	人因工程学科已经证明，如果一个设备的设计好，将对其可用性产生积极影响，可用性被定义为"在特定的使用环境下，特定的用户可以有效地，高效地，满意地使用一个产品来实现特定的目标"（ISO9241-11）
Vincent, Li 和 Blandford	2013	为提高人类健康和优化系统整体性能，将理论，原则，数据和方法应用于设计中
Guastello	2014	尽管它仍然坚持对人机界面的最初关注，但已经扩展到包括压力分析和预防，事故分析和预防，非线性动态系统理论（系统如何随时间变化）的新发展，以及人类群体动力学和环境心理学等方面
Wachter 和 Gupta	2018	人因工程是一门系统设计的应用科学，它关注人，机器及其工作环境之间相互作用。它的目标是确保设备，系统和工作环境的设计能够最大限度地减少地减少出错并优化安全性
Alexander, Frith 和 Hoy	2019	是涉及及理解人类与系统的其他要素之间的相互作用的科学学科，应用理论，原则，数据和方法进行设计，以优化人类福祉和整体系统性能

Alexander, S., Frith, K., & Hoy H. (2019). *Applied clinical informatics for nurses* (2nd ed.). Burlington, MA: Jones & Bartlett Learning.
Bates, D. W. & Gawande, A. A. (2003). Improving safety with information technology. *New England Journal of Medicine, 348*, 2526-2534.
Boston-Fleischhauer, C. (2008). Enhancing healthcare process design with human factors engineering and reliability science, part 1: Setting the context. *Journal of Nursing Administration, 38*, 27-32.
Gosbee, J. (2002). Human factors in engineering and patient safety. *Quality and Safety in Health Care, 11*, 352-354.
Guastello, S. J.(2014) *Human factors engineering and ergonomics: A systems approach* (2nd ed.). Boca Raton, FL: CRC Press.
Lin, L., Vicente, K. J., & Doyle, D. J. (2001). Patient safety, potential adverse drug events, and medical device design: A human factors engineering approach. *Journal of Biomedical Informatics, 34*, 274-284.
Potter, P., Boxerman, S., Wolf, L., Marshall, J., Grayson, D., Sledge, J., & Evanoff, B. (2004). Mapping the nursing process: A new approach for understanding the work of nursing. *Journal of Nursing Administration, 34*, 101-109.
Rogers, W. A., Lamson, N., & Rousseau, G. K. (2000). Warning research: An integrative perspective. *Human Factors, 42*, 102-139.
Sharples, S., Martin, J., Lang, A., Craven, M., O'Neill, S., & Barnett, J. (2012). Medical device design in context: A model of user-device interaction and consequences. *Displays, 33*, 221-232.
Vincent, C. J., Li, Y., and Blandford, A. (2014). Integration of human factors and ergonomics during medical device design and development: It's all about communication. *Applied Ergonomics, 45*(3), 413-419.
Wachter, R., & Gupta, K. (2018). Human factors and errors at the person-machine interface (Section 2, Chapter 7). *Understanding patient safety* (3rd ed.). New York, NY: McGraw-Hill.
Weinger, M., Pantiskas, C., Wiklund, M. E., & Carstensen, P. (1998). Incorporating human factors into the design of medical devices. *Journal of the American Medical Association, 280*, 1484.

素（Effken，2003）。Effken（2003）提出了信息学研究组织模型，它强调了护理元范式的所有要素，包括系统、护士、患者和健康。后来，亚历山大的护士 - 患者轨迹框架被提出（Alexander，2007）。亚历山大框架利用护理程序理论、人因工程及护理和患者的轨迹作为框架的组成部分，评估患者护理系统。中端框架特别强调人因工程的使用，包括 HCI，连接患者护理过程的方法，护理和患者轨迹，以及护理和患者的结局（图 9-1）。针对用户体验（user experience，UX）的 HCI 设计和研究的实例将用于实现这些目标。

四、HCI 设计

人机交互的学科包含了交互设计的支持者。交互设计师关心的是塑造数字化事物供人们使用，以做到最大化效率和最小化错误（Lowgren，2013）。人机交互专家在医疗领域提出的概念对医疗机构和患者正在开发和采用的普适性技术设计有重大影响（Staggers、Elias、Makar 和 Alexander，2018）。交互设计师的特性是通过使用数字设备来塑造和改变过程；他们考虑数字设计空间的所有未来的可能；设计师在创造解决方

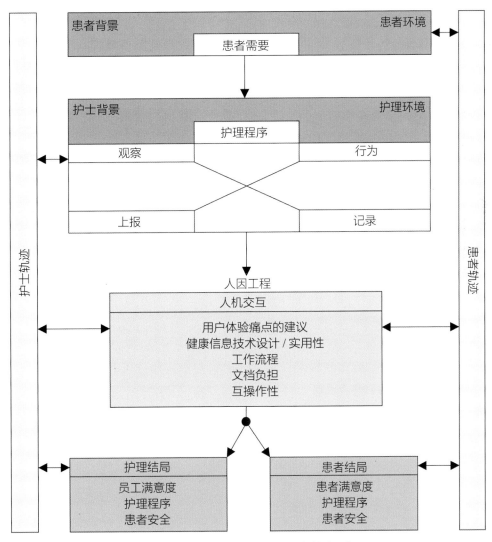

▲ 图 9-1　亚历山大护士 - 患者轨迹框架

经 Gregory L. Alexander, PhD. 许可转载，引自 Alexander G.L. (2007).The nurse-patient trajectory framework. Studies in Health Technology and Informatics, 129(2), 910-914.

案的同时，也在构思一个问题；最后，设计师处理数字媒体工具性和技术性问题时，也认识到设计美学和伦理方面问题（Lowgren，2013）。

五、HCI 的用户体验

用户体验包括终端用户全部方面的体验（Norman 和 Nielsen，2019）。目前影响临床护理实践的用户体验痛点包括：医疗 IT 设计 / 可用性、IT 与工作流程的契合度、过多文件、互操作性及缺乏支持护理程序信息等（Staggers 等，2018）。表 9-3 提供了一个 HCI 方法的比较，感兴趣的读者可以使用这些方法来获取最终用户体验。

六、卫生保健设计 /HCI 可用性

可用性评估通过确定一项技术是否很好地适应用户、他们的任务，以及使用的负面结果，从而决定了该技术容易使用和愉快使用的程度（Bastien，2010）。在过去的 30 年里，可用性评估一直是 HCI 研究人员的主要内容，随着世界各地技术进步，它不断增长。人机交互设计者提出，可用性在所有的电子技术中都是可测量的，可用性评估决定了一个交互式系统是否可用，如果一个系统是可用的，那么可用性评估就可以使用严格的可用性指标来确定可用性的程度。最后，可用性评估是一种可获得分析形式，在人机交互文献中很容易了解（Cockton，2013）。

（一）背景调查

背景调查本质上是定性研究。这种方法来自民族志，它侧重于对社会群体和系统的科学描述和说明。语境调查通常是在现场进行的，使用广泛的、精心设计的、系统的观察来捕捉人们在真实世界环境中如何与技术互动。通过这种方法，研究者沉浸在群体或系统中，了解互动是如何发生的。这种方法提供了丰富的数据，数据的体量取决于所涉及的环境、在环境中花费的时间及在环境中捕获的观察数量。通常，样本研究对象是具有研究人员感兴趣的专业知识、地位或技能的关键信息提供者。通常情况下，可以在一段时间内对一个、两个或更多的受试者进行单独或双人的观察，以了解互动是如何发生的，或技术如何影响互动。样本和环境会对背景调查研究的成本产生影响，导致成本可能会很高。在研究人员使用背景调查的方法，利用他们对观察后结果的解释来回答有关社会群体或系统的重要问题。许多研究中，其他方法与背景调查同时使用，如焦点小组，以验证研究人员对在该领域观察到现象的解释。

（二）认知任务分析

认知研究用于描述与知识的获取、组织和使用相关的心理过程（Hollnagel 和 Hollnagel，2003）。人机交互中的认知过程是复杂的，涉及操作员和他们所使用的机器之间持续的信息交换，这是一种共享的认知。例如，护士和医生协同工作，为每个患者提供最佳护理。人机界面的设计，如用于记录和审查病历的护理和医生界面，必须考虑跨学科工作的性质。遗憾的是，评估护理工作流程重点的典型研究中没有评估医疗流程的类似研究中重点。例如，在实施临床信息系统时，调查护理角色和活动如何受到医嘱影响，将为电子病历设计提供有宝贵的设计意见（Lee 和 McElmurry，2010）。医疗设备也是一个重要的人机界面，有时是共享的，需要由跨学科的医疗团队合作测试，但这些评估是有限的。例如，对药房和药物管理系统的计算机化供应商订单输入的评估应包括药剂师和护士。跨学科的联合研究可能会确保更安全地执行订单和交付药物，因为商定的设计考虑对两个学科都有利（Alexander 和 Staggers，2009）。

人机系统的认知过程包括操作者向机器提供内容输入，机器根据输入采取行动，并将信息反馈给操作者；操作者通过感知机制处理信息，如视觉、听觉、体感和前庭系统；最后，操作者

表 9–3 健康信息技术人机交互设计方法的比较

方　法	背景调查	认知任务分析	可用性测试	启发式方法	认知演练	焦点小组	德尔菲技术
相关花费	中等/高等	中等	中等	低	低	低	低
时间	中等/高等	中等	中等	低	低	中等	中等
场所	现场	现场/实验室	现场/实验室	实验室	实验室	会议室	办公室
产品开发阶段	前期概念/概念	评估	从概念到评估	评估	评估	所有	前期概念/概念
数据类型	定性	定性	定性和定量	定量	定性和定量	定性	定量
用户类型	真实用户	真实用户	真实用户和代理商	代理商	代理商	真实用户和代理商	真实用户
调查员所需专业水平	中等/高等	中等/高等	中等	中等	中等	中等	中等
信息领域	中等/高等	中等/高等	中等/高等	低/中等	低/中等	低/中等	中等

经许可转载，引自 Martin, J.L., Norris, B.J., Murphy, E., &Crose, J.A.(2008).Medical device development: The challenge for ergonomics.Applied Ergonomics, 39, 271-283.
Copyright © Elsevier.

确定来自机器的信息是否准确，提供正确的通信，并决定采取什么行动，向机器提供新的输入（Proctor、Proctor 和 Gavriel，2006）。试图了解和利用人类在认知能力方面的能力和优势，对技术的安全设计至关重要。安全设计包括对人类压力的反应，是 HCI 研究中的一个重要变量。例如，护士在连续工作 12 小时的夜班时，在睡眠不足的情况下，能否做出及时准确的决定，并对机器报警保持警惕，这是一个常见的工作场景，值得人机交互研究的关注。此外，护理方面的人因工程专家已经开始使用名为链接分析的映射技术来映射护理工作中认知过程，以了解护士在工作中遇到了哪些压力或干扰，从而导致了认知延迟（Potter、Boxerman 和 Wolf，2004）。了解医疗卫生领域操作人员的认知能力，有助于更好地理解影响临床决策和可能导致潜在系统故障的临床原因。

用于评估任务负荷认知任务分析（cognitive task analysis，CTA）已用于医疗环境中。这些类型的分析通常是定性的，涉及与"真实"用户的互动，为新设备的设计提供信息，这些设备的可用性结果已经确定（Martin、Norris、Murphy 和 Crowe，2008）。在卫生保健研究中，CTA 的例子包括识别早产时使用特布他林的电脑输液装置可能出现的潜在错误；在心脏麻醉中使用基于计算机的生理监测系统时，评估高负荷和高压力时期的认知和身体负担；在护理过程的工作中获得新的视角，了解在急症护理环境中干扰因素如何导致护理错误（Cook 和 Woods，1996；Obradovich 和 Woods，1996；Potter 等，2004）。

（三）可用性测试

国际标准化组织对可用性的定义是："在特定的使用环境下，特定的用户能够有效、高效、满意地使用产品以实现特定目标的程度"（Iso/Iec，1998）。可用性评估被认为是为医疗设备产品开发全阶段提供信息的一个重要组成部分，从最初的概念到评估。设计良好的医疗设备可用性

研究的潜在影响是减少用户错误和加强患者安全。例如，美国商务部的国家标准和技术研究所发布了一份报告，阐述了电子医疗记录的可用性是至关重要的原因（Lowry、Quinn 和 Mala，2012）。在报告中，作者概述了电子健康档案评估和人类用户性能测试的三步程序，包括以下内容：①在电子健康档案的设计阶段，用户、工作环境和工作流程要记录下来，以确定可能存在的系统可用性问题，并开发一个工作模型将潜在的安全风险降到最低；②进行专家分析，比较原型界面设计与严格建立的设计标准，如接下来讨论的启发式设计，以建立对有效性、效率和潜在风险的估计；③检查与真实用户一起执行的关键任务，记录客观的实施措施，如任务完成时间、错误数量和失败情况等。此外，主观测量方法很重要，例如，在用户被鼓励大声谈论他们的经历时，识别出用户期望之间的不匹配。受试者措施可以用简单的可用性量表来测量，如系统可用性量表，它可以免费提供给研究人员。这些过程，如果以严格的方式进行，可以应用于任何医疗设备的可用性评估，而不仅仅是 EHR。

可用性研究通常是在项目的早期概念和原型阶段在实验室进行。然而，可用性研究也应该一直进行到领域的最终评估阶段。这一点很重要，因为现场实验可能会因用户与设备互动过程中遇到的工作流程和过程而带来意想不到的后果。有文献证据表明，对于在患者护理环境中使用的重要医疗设备，没有必要频繁地进行实地研究（Alexander 和 Staggers，2009）。缺乏实地可用性研究的原因可能是成本增加，以及由于评估所需时间过多对服务造成干扰。

（四）启发法

这个类型 HCI 评估涉及一小部分专家，他们定量地评估一个设备如何已符合设定的设计标准，成启发法（Sharp、Rogers 和 Preece，2008）。启发式评估的程序是迭代设计过程的一部分，该过程能够识别并有望消除可能导致危险结果的潜

在风险。例如，一个老龄化传感器系统的设计者使用三位接受过人机交互方法培训的外部专家，支持对传感器数据显示进行广泛的启发式分析（Alexander 等，2011）。在概念阶段，根据16个启发式方法对传感器数据显示进行了评估，共包括 96 个启发式标准，然后在临床环境中部署，护理协调员使用传感器界面协调护理。评估是在一个可用性实验室中进行的，在这里专家评审员可以与传感器界面进行互动。评审人员向设计团队提出了许多建议，改进传感器数据接口，并将其纳入到后续的界面设计中。

启发式评估产生了 26 项设计变更建议。研究结果根据其重要性进行了分类，最重要的是不被满足的启发式标准。没有达到最重要设计变化包括：由于缺乏提供界面组件的功能描述，使用界面的灵活性和效率不高，没有提供给用户的帮助和常见问题（frequently asked question，FAQ）文档，缺乏支持用户所有技能水平的界面，以及由于缺乏关于用户在交互过程中在系统中的位置的反馈而导致的导航问题。正面的评价是界面的美学吸引力和简约设计相关的启发式标准。通过这个过程，设计团队能够在实施前发现系统设计的弱点，通过重新设计界面加强对这些既定标准支持，并减少使用该系统而潜在负面结果的风险。

（五）认知演练

与启发式评价类似，认知演练是使用专家评价者进行的，他们不一定是技术设备的终端用户群体的一部分（Martin 等，2008）。认知性演练评价是针对具体任务的，与启发式评价相比，启发式评价提供了对界面和系统功能的整体看法。为了取得成功，进行认知演练的研究人员必须了解谁是系统用户，要分析有哪些任务，以及要进行的任务顺序，而且评估人员必须了解界面的功能（Mahatody、Sagar 和 Kolski，2010）。这意味着评估者必须熟悉任务、任务组成、任务如何分配，以及对任务的反馈。

1. 任务

任务涉及身体和认知活动之间的相互作用，可以认为是一个连续的过程，在几乎纯体力任务之间，例如将患者运送到 X 线室，到评估血流动力学状况等几乎纯认知性的任务。任务倾向于描述执行功能所需的离散的、详细的行为，而功能倾向于描述连续的、宏观的行为，如分析或检测现象（Sharit，1997）。

2. 任务组成

一个任务或行动序列从目标开始，然后根据用户意图启动步骤，接着是要执行或打算执行的行动序列，以及执行任务步骤。在任务执行后，他们会根据用户的感知、解释和对行动的解释的评价来进行评估。任务结构可能是浅的、窄的、宽的和深的。占据人类大部分时间的大多数日常任务是浅层的、狭窄的结构，在本质上是机会主义的，在分析方面不需要太复杂，是最少意识活动的。在浅层和窄层结构中，人类只需检查替代行动并采取行动；相反，宽层和深层结构需要相当多的有意识的计划和思考，并且通常需要故意的试错功能（Norman，2002）。

3. 反馈

已发现阻碍医疗环境中反馈条件包括：对系统故障的不完全认识、时间和工作压力、行动或结果序列的延迟、病例不多、后续行动不足、沟通失败、报告系统不足、病例审查偏见、轮班工作和交接（Croskerry，2000）。反馈是一个重要的元素，可以从人机界面的显示信息中得到，在任务的感知、执行和评估中非常重要。并非所有的系统反馈机制本质上都是技术性的，有时反馈机制是通过人类质量审核、同行评议和数据挖掘建立的。与未能提供反馈有关的情感风险包括丧失信心、对表现的不确定性和增加压力。

反馈机制是 HCI 中的重要组成部分。在养老院信息系统中，无线计算机化信息系统中护理机制协调的可见性和标准化已经得到了改进。在这些环境中，改进的反馈机制对自动化无线养老院环境中工作人员记录和沟通模式已经产生了积极的影响，助理护士使用移动设备来记录日常生活活动；同时，护士能够看到已完成护理工作和护理有关结果。这种无缝过渡带来了更好的护理质量和工作效率（Rantz、Alexander 和 Galambos，2010）。其他报告显示，使用自动反馈机制对关键实验室结果的反应时间进行评估，在发出适当的治疗指令后，导致反应时间减少（Kuperman、Teich 和 Tanasijevic，1999）。促进患者重要数据传输的信息技术发展可以提高护理质量。

（六）焦点小组

焦点小组是一个很好的定性描述方法，可以积累人与技术系统互动过程的丰富资料。这些都是低成本方法，不需要很过多开销，但可以提供关于人们对技术有用性、系统流程和使用技术满意度相关的大量信息。焦点小组方法可以在任何产品设计阶段使用，通常是由对用户熟悉特定现象感兴趣的研究人员对一小群用户进行采访（Krueger，1994）。焦点小组通常是在一个受控的环境中进行的，以避免分散注意力，如一个会议室，在那里人们可以自由地、公开地分享他们的经历。通常，焦点小组使用经过深思熟虑问题开展，研究人员使用这些问题是为了保持方法上的一致性。人们提前花费一定时间考虑这些问题将提高焦点小组的可靠性，并减少随机提问参与者时可能出现的偏见。通常，多个焦点小组数据分析有利于寻找支持研究问题的新主题。数据分析直到资料饱和时停止，从数据中获取全部主题。

（七）德尔菲技术

德尔菲技术可以获得专家们对某一主题的共识。这种方法使用了从多轮专家咨询中收集的数据，并且每一轮数据都使用了前几轮的分析结果。提出的问题集中于专家对某一特定主题的意见、预测和判断。每一轮完成的问题均进行分析、总结，并将新的调查问卷返回给专家。在每一轮问题中，专家们会查看小组之前提供的信息，并根据整个小组的反馈形成意见，直到达成

共识。这种回应、反馈、再回应的过程通常至少要重复 3 次，或者直到获得普遍群体的共识。

这种方法的好处包括从不同地区、分散分布的多位专家获得资料；此外，实施方法的管理费用和成本通常较低。这种方法有一定局限性，它可能会很耗时，而且共识小组成员合作人数可能会随着研究时间延长而减少。

七、HCI 结果

与人机交互方法相关的传统结果是效率、有效性和满意度，如前所述，它们与一项技术的可用程度高度相关。多年来，这些成果一直是人机交互领域的长期核心特征。随着，国家标准和技术研究所等国家研究所强调将 HCI 方法纳入发展技术的生命周期，HCI 原则和方法的重要性将逐渐提高。使用任何形式技术进行临床护理理论框架或模型，均应包含和临床医生及患者相关的人机交互结果。例如，对特定技术满意度将取决于所评估的交互是患者和计算机之间，还是护士和计算机之间的交互。随着新技术形式发展，传统 HCI 结果可能需要根据开发步伐进行更新。

自测题

1. 患者的经历往往在与医疗保健提供者接触之前就已经开始了。

A. 真

B. 假

2. 在测试可互操作的健康信息交换时，建议使用人机操作方法。

A. 真

B. 假

3. 认知任务分析方法使用定量数据。

A. 真

B. 假

4. 电子病历中的文档是 IT 设计研究中应考虑的护理环境的一部分。

A. 真

B. 假

5. 德尔菲技术主要使用定性数据来得出最终决定。

A. 真

B. 假

6. 任何对人因工程的评价都应考虑环境变量。

A. 真

B. 假

7. 代理可用于认知演练方法。

A. 真

B. 假

8. 人机交互设计人员在设计 IT 系统时，通常会将问题与解决方案分开。

A. 真

B. 假

9. 背景调查方法在本质上是定量的。

A. 真

B. 假

10. 启发式设计方法在本质上是迭代的。

A. 真

B. 假

答案

1. A	2. A	3. B	4. A	5. B
6. A	7. A	8. B	9. B	10. A

参考文献

[1] Alexander, G. L. (2007). The nurse-patient trajectory framework. *Studies in Health Technology and Informatics, 129,* 910-914.

[2] Alexander, G. L., & Staggers, N. (2009). A systematic review on the designs of clinical technology: Findings and recommendations for future research. *Advances in Nursing Science, 32*(3), 252-79.

[3] Alexander, G. L., Wakefield, B. J., Rantz, M. J., Aud, M. A., Skubic, M., & Erdelez, S. (2011). Evaluation of a passive sensor technology interface to assess elder activity in independent living. *Nursing Research, 60*(5), 318-325.

[4] Bastien, J. M. (2010). Usability testing: a review of some methodological and technical aspects of the method. *International Journal of Medical Informatics, 79,* e18-e23.

[5] Cockton, G. (2013). *Usability evaluation. "The Encyclopedia of Human-Computer Interaction."* Retrieved from http:// www. interaction-design.org/encyclopedia/interaction_ design.html Accessed 08/28/2020.

[6] Cook, R. I., & Woods, D. D. (1996). Adapting to new technology in the operating room. *Human Factors, 38*(4), 593-613.

[7] Croskerry, P. (2000). The feedback sanction. *Academic Emergency Medicine, 7*(11), 1232-1238.

[8] Effken, E. (2003). An organizing framework for nursing informatics research. *Computers Informatics Nursing, 21*(6), 316-325.

[9] Graves, J. R., & Corcoran, S. (1989). The study of nursing informatics. *Image Journal of Nursing Scholarship, 21*(4), 227-231.

[10] Grudin, J. (2012). A moving target: The evolution of Human-Computer Interaction. In J. Jacko (Ed.), *Human-computer interaction handbook*. London: CRC Press.

[11] Gulliksen, J. (2017). Institutionalizing human-computer interaction for global health. *Global Health Action, 10*. doi:https://doi.org/10.1080/16549716.2017.1344003

[12] Hollnagel, E. (2003). Prolegomenon to cognitive task design. In: E. Hollnagel (Ed.), *Handbook of cognitive task design* (pp. 3-15). Mahwah, NJ: Lawrence Erlbaum Associates.

[13] Iso/Iec. (1998). Ergonomic requirements for office work with visual display terminals (VDT)s—Part 14 Menu dialogue. International Standards Organization (ISO), ISO 9241-14. Retrieved from https://www.iso.org/standard/16886. html. Accessed April 30, 2020.

[14] Johnson, J. K., & Barach, P. (2007). Clinical microsystems

in health care: The role of human factors in shaping the microsystem. In: P. Carayon (Ed.), *Handbook of human factors and ergonomics in health care and patient safety* (pp. 95-107). Mahwah, NJ: Lawrence Erlbaum Assoc.

[15] Kantowitz, B. H., & Sorkin, R. D. (1983). *Human factors: Understanding people-system relationships*. New York, NY: John Wiley & Sons.

[16] Krueger, R. A. (1994). *Focus groups: A practical guide for applied research*. Thousand Oaks, CA: Sage.

[17] Kuperman, G. J., Teich, J. M., Tanasijevic, M. J, et al. (1999). Improving response to critical laboratory results with automation. *Journal of the American Medical Informatics Association, 6*, 512-522.

[18] Lee, S., & McElmurry, B. (2010). Capturing nursing care workflow disruptions: Comparison between nursing and physician workflows. CIN: Computers, Informatics, *Nursing, 28*(3), 151-159.

[19] Lowgren, J. (2013). *Interaction design-brief intro. "The Encyclopedia of Human-Computer Interaction."* Retrieved from http://www.interaction-design.org/encyclopedia/ interaction_ design.html. Accessed 08/28/2020.

[20] Lowry, S. Z., Quinn, M. T., Mala, R., et al. (2012). *Technical evaluation, testing, and validation of the usability of electronic health records*. Gaithersburg, MD: National Institute of Standards and Technology.

[21] Mahatody, T., Sagar, M., & Kolski, C. (2010). State of the art on the Cognitive Walkthrough Method: Its variants and evolutions. *International Journal of Human Computer Interaction, 26*(8), 741-785.

[22] Martin, J. L., Norris, B. J., Murphy, E., & Crowe, J. A. (2008). Medical device development: The challenge for ergonomics. *Applied Ergonomics, 39*,271-283.

[23] McCormick, E. J., & Sanders, M. S. (1982). *Human factors in engineering and design*. New York, NY: McGraw-Hill.

[24] Nelson, R. (2018). The evolution of health informatics. In: R. Nelson, & N Staggers (Eds.), *Health informatics: a interprofessional approach* (2nd ed. pp. 594-611). St. Louis, MO: Elsevier.

[25] Nelson, R., & Staggers, N. (2014). *Health informatics*. St. Louis, MO: Mosby.

[26] Norman, D. A. (2002). *The design of everyday things*. New York, NY: Double Day.

[27] Norman, D., & Nielsen, J. (2019). *The definition of user experience (UX)*. Retrieved from https://www.nngroup.com/ articles/ definition-user-experience/ Accessed 08/28/2020.

[28] Obradovich, J. H., & Woods, D. D. (1996). Users as designers: How people cope with poor HCI design in computerbased medical devices. *Human Factors, 38*(4), 574-592.

[29] Potter, P., Boxerman, S., Wolf, L., et al. (2004). Mapping the nursing process: A new approach for understanding the work of nursing. *Journal of Nursing Administration, 34*, 101-109.

[30] Proctor, R. W., & Proctor, J. D. (2006). Sensation and percep tion. In: S. Gavriel (Ed.), *Handbook of human factors and ergonomics* (pp. 53-88). Hoboken, NJ: Wiley.

[31] Rantz, M. J., Alexander, G. L., Galambos, C., et al. (2010). Evaluation of the use of beside technology to improve quality of care in nursing facilities: A qualitative analysis. *CIN: Computers, Informatics, Nursing, 29*(3), 149-156.

[32] Schwirian, P. M. (1986). The NI pyramid: A model for research in nursing informatics. *Computers in Nursing, 4*(3), 134-136.

[33] Sharit, J. (1997). Allocation of functions. In: G. Salvendy (Ed.), *Handbook of Human factors and ergonomics* (pp. 302-337). New York, NY: John Wiley & Sons.

[34] Sharp, H., Rogers, Y., & Preece, J. (2008). *Interaction Heuristic Evaluation Toolkit. from the Interaction Design: Beyond Human-computer Interaction* (3rd ed).White Sussex, UK: Wiley & Sons..

[35] Shneiderman, B. (2012). Expanding the impact of human computer interaction. In: J. Jacko (Ed.), *Human-computer interaction handbook* (pp. xv-xvi). London: CRC Press.

[36] Staggers, N. (2002). Human-computer interaction. In: S. Englebardt & R. Nelson (Eds.), *Information technology in health care: An interdisciplinary approach: harcourt health science company* (pp. 321-345).

[37] Staggers, N., & Parks, P. L. (1993). Description and initial applications of the Staggers & Parks nurse-computer inter action framework. *Computers in Nursing, 11*(6), 282-290.

[38] Staggers, N., Elias, B., Makar, E., & Alexander, G. L. (2018). The imperative of solving nurses' usability problems with health information technology. *Journal of Nursing Administration, 48*(4), 191-196. doi:10.1097/NNA.0000000000000598.

[39] Turley, J. (1996). Toward a model for nursing informatics. *Image Journal of Nursing Scholarship, 28*(4), 309-313.

[40] Waterson, P., & Catchpole, K. (2016). Human factors in healthcare: Welcome progress, but still scratching the surface. *BMJ Quality and Safety, 25*, 480-484.

[41] Werley, H. H., & Grier, M. R. (1981). *Nursing information systems*. New York, NY: Springer.

第 10 章 安全和私人医疗保健的可信系统

Trustworthy Systems for Safe and Private Healthcare

Dixie B. Baker 著

王　璟　张鹤立 译　　钟丽霞　谢长清 校

学习目标

- 概述美国保护电子健康信息的法律和法规。
- 解释安全、隐私和信任间的关系及它们与护理专业人员的关系。
- 举例说明建立可信赖系统的风险背景。
- 介绍和描述一个由七层保护措施组成的信任框架，对保护敏感和安全关键的健康信息和服务至
  关重要。

关 键 词

卫生信息技术；隐私；安全问题；可靠的系统

一、概述

十多年来，医疗保健行业一直在经历着一场巨大的变革，从如何提供、向谁提供、由谁提供照护，到如何诊断和治疗疾病，生物医学如何发展，以及如何收集、保护和利用个人和群体健康方面的信息等影响着医疗保健的方方面面。降低护理成本和提高护理质量的法律规定所带来的颠覆性变化，信息技术的进步和更多参与合作的群体，导致人们更加关注以团队为基础的护理，以价值为基础的报销，以及对卫生信息技术的依赖性越来越强。

正如 MPP 前国家协调员 David Blumenthal 博士所指出的，"信息是现代医学的生命线"，HIT 是其循环系统，没有它，无论是个人医疗专业人员还是医疗机构都无法发挥最佳效果或提供最高质量的护理（Blumenthal，2009）。将 Blumentha 博士的类比更进一步，现代医学的核心在于"信任"。在过去的 20 年里，盖洛普民意调查的受访者根据护士的诚实和道德将护士评为"最值得信赖的职业"（Stone，2019）。为了保持他们的可信度，护士必须能够相信他们需要的关键信息资源是准确的且在需要时可用，同时还能保护个人隐私权。他们必须相信患者的电子健康档案中的

信息是准确和完整的，并且没有被意外或故意损坏、修改或破坏。患者必须相信他们的照护者会对他们最私密的健康信息进行保密，以合法、合乎道德和被授权的方式在必要的范围内使用这些信息，并与个人的期望和偏好相一致。最重要的是，患者必须相信他们的照护者和他们使用的技术会"不造成伤害"。

护理领域牢牢立足于道德、患者权益、护理质量和人类安全。注册护士有责任在临床实践中尊重个人隐私，保护机密信息和生命关键信息服务。美国护士协会《护士道德守则解释声明》（*Code of Ethics for Nurses with Interpretive Statements*）中称护理专业的基础应"促进、倡导和保护患者的权利、健康和安全"。国际护士理事会（International Council of Nurses，CN）《护士道德守则》（*Code of Ethics for Nurses*）表明护士应"对个人信息保密并在共享此信息时判断"（ICN，2012）。履行这些道德义务是每个护士的个人责任，他们必须相信自己所依赖的信息技术会帮助而不是伤害患者，并会保护患者的私人信息。

以电子方式记录、存储、使用和交换信息，确实会带来风险。使用电子邮件、短信或社交媒体的人都知道，只需要很少的努力，就可以让全世界数以百万计的人（受信任的和其他的）和人工智能技术即时获得个人信息。我们还知道，不法分子及其软件代理潜伏在互联网上，将其插入我们的网站、笔记本电脑、平板电脑和智能手机，渴望获取我们的密码、身份、联系人列表和信用卡号。同时，我们可以通过 HIT 在测试后几秒钟内收到实验室结果。无论患者和护理团队成员在哪里，我们可以同患者的整个护理团队一起工作，持续监测病情。此外，我们使用经过验证的、基于结果的自动化协议和决策支持软件来调整治疗，并根据患者的病情、家族史和遗传学来进行个性化医疗。

（一）监管基金会

在美国，管理医疗保健隐私和安全的基础

法律是 1996 年《健康保险流通与责任法案》（HIPAA，1966）及其隐私和安全规则（CFR，2013）。安全规则要求遵守一套行政、物理和技术标准，而隐私规则（CFR，2013）规定了需要实施的隐私政策和做法。HIPAA 法规建立了最低的统一隐私和安全标准。然而，HIPAA 规定，任何比 HIPAA 法规更严格的适用州法律将优先于 HIPAA 规则。美国所有州和地区都制定了法律，要求在个人信息被泄露时进行通知，18 个州制定的法律对个人信息的保护比 HIPAA 和其他联邦法规更为广泛（Holzman 和 Nye，2019）。

《欧洲通用数据保护条例》（*European General Data Protection Regulation*）也可能适用（GDPR，2019）于任何向欧洲居民提供现场或虚拟服务的医疗机构。由于 HIPAA 法规只适用于"承保实体"及其"业务伙伴"，而不是所有可能持有健康信息的人，因此更严格的州法律可能优先于 HIPAA。由于一些医疗保健组织向欧洲人提供服务，个人隐私保护和健康信息的安全保护会因谁持有信息、患者居住地和提供服务的地点而有所不同。每个护理专业人员都有责任了解并遵守在提供护理服务的管辖范围内所适用的法律和法规。

作为《美国复苏与再投资法案》（USC，2009）的一部分，2009 年美国《经济和临床健康卫生信息技术法案》提供了重大的结构性变化、资金和财政激励措施，旨在大大加快和加速美国医疗的转型，以提高效率、护理质量和患者安全，并通过健康信息的数字化降低成本。HITECH 法案规定了美国国家协调员办公室负责卫生信息技术，并指定其负责开发一个全国性的基础设施，以促进电子卫生信息的使用和交流，包括政策、标准、实施细则和认证标准。在颁布《HITECH 法案》时，国会认识到，有意义地使用和交换电子健康信息是提高美国医疗系统质量、安全和效率的关键。

同时，HITECH 法案认识到，随着更多的健康信息（包括协调护理、监测质量、确保结果和报告公共健康威胁）以电子方式被记录和交换，个人隐私和患者安全的风险将增加。这种认识反映在 HITECH 法案确定的 ONC 优先考虑的八个领域中，其中有四个具体涉及个人隐私和信息安全的风险。

- 在合格的电子健康档案中保护健康信息隐私和促进安全的技术，包括分割和保护特定和敏感的个人可识别健康信息不被披露，目的是根据适用的法律，最大限度地减少患者因隐私问题而不愿寻求治疗（或披露有关病情的信息），并使用和披露此类信息的有限数据集。
- 一个全国性的 HIT 基础设施，允许电子使用和准确交换健康信息。
- 作为合格的电子健康档案的一部分，允许对受保实体（定义见 1996 年 HIPAA）因治疗、支付和医疗保健业务而公开信息进行会计核算的技术。
- 在全国范围内的健康信息网络中或在医疗保健提供者、健康计划或医疗保健信息交换所的安全物理边界之外进行物理传输时，未经授权的个人无法使用、无法读取或无法识别个人可识别健康信息的技术。

HITECH 法案是 HIPAA 进行了自该规则成为法律以来最重要的修订，其中包括违反通知规则（CFR，2009）、未经授权的个人无法使用、无法阅读或无法解读受保护的健康信息的指南（HHS，2013），以及创建严重违反受保护健康信息的"耻辱墙"报告（HHS，2019）。

2016 年末颁布的《21 世纪治愈法案》明确将医疗创新、提高效率和患者安全作为 21 世纪的优先事项。该法的明确使命是"加速 21 世纪方法的发现、开发和交付，并用于其他目的"（USC，2016）。在这些"其他目的"中，有几个条款专门针对个人隐私、安全保护，以及确保保护措施不会危及患者的健康和福祉。

首先，HIPAA 强调的重点是"保护健康信息"（为治疗、支付和医疗运作而交换的可识别的健康信息的一个定义的子集），而《21 世纪治愈法案》则涉及可识别的敏感信息，其定义为，"在研究过程中收集或使用的有关个人的信息，通过它来识别个人；或根据目前的科学实践或统计方法，至少存在一个非常小的风险，即信息、信息请求和其他可用数据源的某种组合可用于推断个人身份"。该定义体现了其内涵扩充的灵活性，随着"可用数据源"的不断扩大和信息分析能力的不断加强，使解释得以发展。

第二，在提出使用新的、有益的治疗方案能更快地提供给患者的措施时，法律包括在保护研究参与者的安全和隐私的同时加快临床研究的规定。具体来说，法律允许放弃对临床试验的知情同意权，这些试验被认为对所涉及的个体对象构成的风险不超过最低限度，并且包括保护参与者的个人权利、安全和福利的适当保障措施。作为主要的研究监督机构，机构审查委员会（Institutional Review Board，IRB）对研究方案的相关风险是否"最小"拥有决定权。为了提高 IRB 审查过程的效率，法律要求消除重复的规定和活动，并使 IRB 在各监管机构之间共享。

第三，该法律承认，医疗界对 HIPAA 隐私规则允许共享精神疾病和药物滥用障碍患者信息的方式感到困惑。由于担心这种困惑会妨碍对精神疾病患者的健康和安全至关重要的信息交流，法律要求澄清其规律性，美国 HHS 民权办公室在（HHS，2017）发布了这一要求。

（二）安全、隐私和信任

自 2009 年 HITECH 法案颁布以来，HIT 在提供护理和医疗决策中发挥了越来越重要的作用，特别是对于根据国家临床功能和安全保护标准独立认证技术的电子健康档案系统技术的医院和医疗服务提供者。截至 2017 年，80% 的诊所医生、99% 的大医院和 97% 的中型医院都在使用经过认证的 HIT（ONC，2019）。值得注意的是，仍有许多专家的做法不在 HITECH 的范围内，他们在未经认证的电子记录系统或悬挂在文件夹中的纸质文件中捕获和存储患者信息，并且仍然依靠传真机进行信息交流。

消费者对 HIT 仍然有点谨慎。90% 以上的供应商已经实施了门户网站，使消费者能够查看自己的健康数据，但只有不到 33% 的消费者在使用这些门户网站（Heath，2018）。美国 HIT 国家协调员办公室收集的数据显示，尽管大多数消费者（74%）表示相信他们的医疗记录是安全的，不会受到未经授权的查看，但许多消费者（66%）报告了对其健康信息的电子交换的担忧。10% 的人报告说，由于隐私和安全问题，他们甚至拒绝向他们的医疗服务提供者提供相关信息（ONC，2019）。

今天，在这些"有线"环境中工作的护士依赖 HIT 提供即时、准确且完整的健康信息和有价值的决策支持，并保证敏感数据和个人隐私得到适当的保护。法律义务、道德标准和消费者的期望推动了对技术和操作保证的要求：在需要的时候可以使用数据和软件应用，私人和机密信息将得到保护，数据不会在授权之外被修改或销毁，技术将是反应灵敏和可用的，设计用于执行健康关键功能的系统将安全地执行。这些都是值得信赖的 HIT 的技术的属性。Markle 基金会的"连接健康"合作项目将隐私和安全作为信任的基本技术原则。"所有的健康信息交流，包括支持提供护理、进行研究和公共健康报告，都必须在信任的环境中进行，并符合患者隐私、安全、保密、完整性、审计和知情同意的适当要求"（Markle，2006）。

许多人认为"安全"和"隐私"是同义的。的确，这些概念是相关的，因为安全机制可以帮助保护个人隐私，确保只有被授权的个人和实体可以访问个人信息。然而，隐私不仅仅是安全，而安全也不仅仅是隐私。美国卫生、教育和福利部在 1973 年发表的一份题为"记录、计算机和公民权利"的报告中首次阐述了医疗保健隐私原则，即"公平信息实践原则"（DHEW，1973）。Markle 基金会的"连接健康"合作项目更新了这些原则，以纳入网络环境所产生的新风险，在这个环境中，健康信息经常被电子化地获取、使用和交换（Markle，2006）。基于这些工作及其他国家和国际组织专注于电子化环境中的个人身份信息（包括但不限于健康）的隐私和安全原则，ONC 制定了全国范围内个人身份健康信息电子交换的隐私和安全框架，并确定了八项原则，旨在指导参与网络化、个人身份健康信息电子化交换的全部个人或集体的行动（ONC，2008）。这些原则基本上阐明了个人在收集和使用其健康信息方面的公开、透明、公平和选择的"权利"。

隐私是指个人控制与自己有关信息的访问和使用的权利，而安全是指对有价值信息资产的保护。安全机制和保证方法用了保护信息和数据的保密性、真实性、完整性和可用性，包括获取对信息的所有访问和使用的准确记录。这些机制和方法对保护个人隐私至关重要，对保护患者安全、护理质量和机构完整性及建立信任也至关重要。例如，如果实验室结果在传输过程中被破坏，如果电子健康档案系统中的数据被覆盖，或者如果收到欺诈性的电子信息，护士很可能会失去对 HIT 可以被信任以帮助提供优质护理的信心。如果对手改变了临床决策支持规则，或对追踪走失的阿尔茨海默病患者的传感器系统发起拒绝服务攻击，那么个人的生命就会受到威胁。

可信性是每个系统组件、每个软件应用程序及整个综合企业系统的一个属性，包括那些可能存在于"云"或"衣袋"中的组件。可信性是非常难以更改的，因为它必须被设计和整合到系统中，并在系统发展的过程中有意识地保存下来。发现一个运行中的系统不能被信任，通常表明需要对系统和它的运行环境进行广泛而昂贵的改变。在这一章中，我们介绍了一个在 HIT 中实现和保持可信性的框架。

二、危机中的信任：当事情出错时

虽然我们希望我们的通信技术、网络、云、智能手机和软件应用程序是值得信赖的，但不幸的是，情况可能并非如此。当计算机系统、网络基础设施和软件应用程序无法保护个人信息和安全关键数据，或在需要时无法提供关键服务时，我们的信任就会受到破坏，个人隐私和安全也会受到威胁。

（一）个人信息的泄露

自 2009 年 HITECH 法规实施以来，HIPAA 下的实体被要求向 HHS 报告影响涉及 500 以上人数的违规事件。HHS 有一个公共网站，经常被称为"耻辱之墙"，用于列出报告中涉及的违规事件。2018 年共报告了影响了 13025814 人的 353 例违规事件，这是 2017 年数量的 2 倍多。当年报告记录总数 2018 年十大医疗违规事件的近 68%（HHS，2019）。

也许比这些数字更重要的是这些违规行为的原因发生了巨大变化。在 2009—2017 年期间，所有报告的违规行为中，只有不到一半是由"黑客 /IT"和"未经授权的访问"造成的。2018 年有 86% 的违规事件是由这些原因引起的。显然，随着越来越多的医疗信息以电子化形式提供大众，作为入侵者和内部人员的目标，其感知价值正在增加。

以康涅狄格大学（University of Connecticut，UCONN）和康涅狄格大学健康中心的攻击为数据泄露的潜在影响提供了一个戏剧性的例子。2019 年 2 月，UCONN Health 宣布，攻击者通过网络钓鱼攻击获得了对数名员工电子邮件账户的访问权限，该攻击诱使员工点击似乎来自可信来源的电子邮件链接，但实际上是恶意软件。来自 326000 名患者的敏感个人信息遭到泄露，包括患者姓名、出生日期、地址、医疗信息和社会安全号码。根据取证评估显示，UCONN 系统于 2018 年 8 月遭到入侵，但直到 2018 年 12 月 24 日才发现该漏洞，而患者 2 个月后才收到通知（Davis，2019）。其中一名患者收到一个违规通知，发现了银行账户上的欺诈性交易，并将其归咎于康涅狄格大学的违规行为。她随后对 UCONN 提起集体诉讼，声称除了检测到的欺诈性银行活动外，违规行为还增加了她未来几年金融欺诈和身份盗窃的风险。请注意，如下所述的有效入侵检测系统（intrusion detection system，IDS）的实施可能会更早地检测到这种威胁。

（二）拒绝提供系统服务

服务中断的原因可能有以下几点的因素，包括自然行为和恶意人为活动。安全技术和运营实践可帮助组织检测关键服务中存在的潜在威胁，管理紧急情况并从服务中断和中断中恢复。

分布式拒绝服务（distributed denial-of-service，DDoS）可能特别难以检测和控制。2014 年春天，一个名为"Anonymous"的黑客组织对一家心理健康诊所和波士顿地区的儿童医院发起了 DDoS 攻击。这些袭击是名为 OpJustina"运动"的一部分，旨在让公众关注一名年轻女孩在波士顿儿童医院被医务人员误诊后与父母分离的案件。具体来说，父母因消化问题将女儿带到医院接受治疗，声称她被诊断出患有线粒体疾病。波士顿儿童医院的医生认为孩子的症状与精神疾病有关，她可能受到父母的虐待。医院对父母提起虐待指控，女孩被送往心理健康治疗机构。

作为报复，匿名组织针对医院的网站和网络发起了攻击，在 40 000 多个网络路由器中安装了恶意软件，导致波士顿儿童医院和波士顿地区的其他几家医院无法使用。这一年晚些时候，在 HIMSS 隐私和安全论坛上，波士顿儿童医院高级副总裁兼首席信息官 Daniel Nigrin 详细介绍了这次攻击和吸取的教训，其中包括实施 DDoS 对策的重要性，并列出了关键数据和服务，并且可以替代电子邮件进行外部通信，例如短消息服务和消息传递（Ouellette，2014）。2018 年 8 月，联邦陪审团判定 Martin Gottesfeld 实施了袭击（Cimpanu，2019）。

（三）不安全的医疗设备

2018 年，监察长办公室在一份与 FDA 正在批准的医疗设备的漏洞有关的报告中写道：随着越来越多的医疗设备使用无线、互联网和网络连接，网络安全对患者和医疗保健行业的风险越来越大。研究人员表明，如果设备缺乏足够的安全控制，由 FDA 批准的联网医疗设备可能容易受到网络安全威胁，如勒索软件和未经授权的远程访问。这些联网的医疗设备包括医院的输液泵、诊断成像设备和心脏起搏器（Murrin，2018）。

就在这份报告发表的几个月后，负责监督包括医疗设备在内的关键基础设施安全的美国国土安全部提醒消费者，由美敦力公司生产并在全球销售的 16 种不同型号的植入式除颤器存在严重的网络安全漏洞。老练的攻击者通过这些漏洞更改植入设备中的软件编程来伤害患者。多达 750 000 个人面临着被恶意攻击者改变或删除其植入设备中程序的风险。这些漏洞还影响到从患者家中的设备中读取数据的床边监测器和临床编程设备。这些漏洞是由两个安全研究小组发现的，并报告给美敦力公司，该公司调查了这个问题，然后报告给当局（Carlson，2019）。

（四）彻底浩劫！

当一个企业放弃基本的安全实践，无视安全警告，忽视关键的软件更新及未能预测或计划网络灾难时，最好的例子也许是发生在 2017 年 5 月的 WannaCry 勒索软件攻击。在一个周末的时间里，WannaCry 犯罪者在全球 150 个国家 / 地区劫持了超过 300 000 个组织，其中包括运营约 1/3 医院设施的英国国家卫生服务机构（National Health Service，NHS）。通过利用已知的且过时的安全漏洞微软视窗软件实现，该病毒控制了每台受影响的计算机，加密了所有的数据，有效地瘫痪了操作，因为攻击者要求用比特币支付 300 美

元的赎金。反应是对该事件的恐慌而不是对紧急情况的计划反应。在对该事件进行审查后，美国国家审计署指出，如果应用了基本的安全措施，WannaCry 的影响是可以避免的（Palmer，2017）。

归根结底，计算机系统、网络、软件应用程序、医疗设备、人员和企业都非常复杂，唯一安全的假设是"事情会出错"。可信度是用于管理个人健康信息并帮助提供安全、高质量医疗保健的系统、软件、设备、服务、流程和人员的基本属性。

三、打击信任框架

可信性绝不是通过实施一些政策和程序及购买一些被销售代表描述为"整体解决方案"的安全技术就能实现的。保护敏感和安全关键的健康信息，保证护士在需要时可以提供优质护理的系统、服务和信息，需要一个完整的 HIT 信任框架，该框架从对风险的客观评估开始，并在建立在坚实系统架构上的政策、操作程序和安全保障措施的制订和实施过程中认真应用。这个信任框架如图 10-1 所示，包括七层，每层都依赖于下面的保护层（如图 10-1 中箭所示），所有这些保护层必须共同发挥作用，为医疗服务提供一个值得信赖的 HIT 环境。这个信任框架并没有规定一个物理架构；它可以在一个医疗机构内实施，也可以在多个机构内实施，并且可以包括企业、移动、设备和云端组件。

（一）第一层：风险管理

风险管理是 HIT 信任框架工作的基础。客观的风险评估为决策提供依据，并使组织能够纠正那些对企业内的信息资产构成最高风险的物理操作和技术缺陷。对企业的数据和软件应用的识别和评估是风险评估的关键步骤。在今天的医疗环境中，持续的风险评估是网络安全保护的一个基石。

客观风险评估还提供保护措施，使组织能够

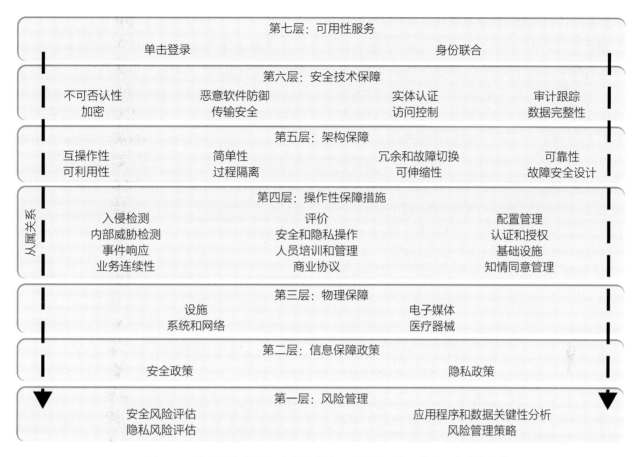

▲ 图 10-1　信任框架包括一个分层方法，以实现一个可信的卫生系统环境

管理任何剩余的风险和责任。患者安全、个人隐私和信息安全都与风险有关，而风险只是一些"坏事"发生的概率。风险总是被考虑到一个特定的环境，包括相关的威胁、脆弱性和有价值的资产。威胁可以是自然事件（如地震，飓风）、事故或恶意的人和软件程序。脆弱性存在于设施、硬件、软件、虚拟环境（"云"）、通信系统、业务流程和人。有价值的资产可以是任何东西，从声誉、商业基础设施、信息到人的生命。

安全风险是指威胁利用漏洞暴露机密信息、破坏或摧毁数据（数字化信息）、中断或拒绝基本信息服务的概率。如果这一风险可能导致未经授权披露个人的私人健康信息、泄露个人身份或剥夺个人控制有关个人信息的权利，那么这也意味着隐私风险。如果该风险可能导致临床数据的损坏或安全关键系统的可用性中断，造成人员伤害或生命损失，它也是一种安全风险。

信息安全（有时被称为"网络安全"）被广泛认为是对信息保密性、数据完整性和服务可用性的保护。事实上，这也是《HIPAA 安全规则》（CFR，2013）中涉及的技术保障措施直接涉及的三个领域。一般来说，安全与数据完整性、生命攸关的信息和服务的可用性的保护措施关系最密切，而隐私则更多地与保密性保护联系起来。然而，私人健康信息未经授权的暴露，或由于身份盗窃而导致个人电子健康档案的损坏，也会使个人的健康和安全受到威胁。

风险管理是一个持续的、个性化的过程，在这个过程中，每个人或每个组织都会检查自己的威胁、脆弱性和有价值的资产，并自行决定如何处理已确定的风险（如是否减少或消除这些风险，用保护措施应对它们，还是容忍它们并为后果做好准备）。在制订管理组织内部和外部风险的总体战略时，必须考虑到个人隐私、患者安全、护理质量、财务稳定和公众信任等方面的风险。在过去的时代，风险评估的重点是由明确的实体和电子边界构成"企业"的资源。在今天的环境中，资源可能包括虚拟"云"组件、自带设备、远程办公及无线接入点信号范围内的任何 Wi-Fi 设备，风险评估要复杂得多，需要仔细分析潜在的数据流，密切检查企业和云服务的服务级别协议及与 HIPAA 商业伙伴、服务分包商和合作者的数据共享协议。

（二）第二层：信息保障政策

风险管理战略将确定哪些安全和隐私风险需要通过管理业务、信息技术和个人行为的机构政策来解决。这些机构政策包括指导组织决策的高级规则，定义行为预期和对不可接受的行为的制裁。这些政策（可以单独或一起记录）定义了对组织运营及患者安全和隐私至关重要的数据和软件应用程序资产的保护规则。这些规则涉及保护机密信息免受未经授权的访问，包括患者个人信息和对企业保密信息。这些规则涉及保护关键数据和应用程序的完整性，以及对运营连续性的技术和操作保证，还有处理紧急情况的规则，包括安全漏洞。隐私规则涉及对患者和雇员的隐私权的操作保护，以及对个人的个人信息如何被使用和共享的选择和透明度的保证。这些政策保护包括患者、雇员、家庭成员和访客等人群不受数据披露、腐败或服务中断可能造成的身体伤害的规则。总的来说，信息保障政策定义了要执行的规则，通过保护组织的有价值的信息资产使其免受已确定的保密性、数据完整性和服务可用性的风险，并确保个人隐私权得到维护。执行是通过操作实践和程序及授权技术中的规则来实现的，如 OAuth 授权 2.0 服务（IETF，2012）

一些政策规则是由适用的州、联邦和国际法律和法规规定的（见上文）。其他规则可能是由医疗服务提供者所在的责任医疗组织（Accountable Care Organization，ACO）规定的。患者同意书中规定的分享规则也必须得到执行。

《ICN 护士道德守则》体现了护士保护患者隐私和安全的义务（ICN，2012）。

- 护士对个人信息进行保密，并在分享这些信息时进行判断。
- 护士在提供护理时，确保技术和科学进步的使用与人们的安全、尊严和权利相一致。
- 当个人、家庭和社区的健康受到同事或其他任何人的威胁时，护士会采取适当的行动来保护他们。

信息保障政策为制定和实施物理、操作、建筑和安全技术保障措施奠定了基础。护理专业人员可以提供有价值的见解、建议和宣传，在他们执业的组织内，以及在他们的专业组织和州政府及联邦政府中制定信息保障政策。

（三）第三层：物理保障措施

对健康信息及用于收集、存储、检索、分析和交换健康数据的信息技术进行物理保护，对于确保在护理节点和护理时间所需的信息是可用的、可信赖的，这对于提供安全、高质量的医疗服务至关重要。尽管代表健康信息的电子信号本身并不是"物理"的，但产生、处理、储存、显示和使用数据的设施，记录数据的媒介，用于处理、访问和显示数据的信息系统硬件，以及用于传输和路由数据的通信设备都是物理的。产生、访问和使用数据所代表的信息的人也是如此。物理保障措施对于按照信息保障政策保护这些资产至关重要。

HIPAA 安全规则规定了四种物理保护电子健康信息的标准，受 HIPAA 保护，包括设施访问控制、工作站使用政策和程序、工作站安全措施和设备和媒体控制。这些保护可能不适用于今天的"物联网"环境，在这种环境中，它嵌入到植入设备（如起搏器、除颤器）、患者监测设备和家庭健康设备中，并跨越多个物理计算中心的"云"服务虚拟化。今天，连续的护理可能跨越多个医疗服务提供者、交付系统、家庭护理设备和消费者应用程序。在这种广泛、复杂、虚拟化的环境中，对计算设备、网络设备、传感器、媒体和人员的物理保护是至关重要的，使得物理边界难以界定。

医疗机构越来越多地选择与一个或多个第三方提供的设备和服务签订合同，而不是在他们自己的设施内托管和运营这些服务。购买的服务包括数据中心外包和云服务，前者是指组织雇用第三方从服务提供商运营的数据中心管理他们的应用和数据，后者是指服务在多个计算机和物理位置的"虚拟"化。云服务通过四种商业模式提供。

- 软件即服务（Software-as-a-Service，SaaS），云供应商提供一个或多个软件应用程序，用户（客户）可以从任何支持互联网的设备上访问。这种模式特别适合于小型医生诊所，因为它使电子健康档案系统应用程序可用，而不需要每个诊所有自己的应用服务器和维护人员。
- 平台即服务（Platform-as-a-Service，PaaS）：在这种情况下，云供应商托管用户自己的软件，以便从任何支持互联网的设备上访问。
- 网络即服务（Network-as-a-Service，NaaS）：云提供商提供一个网络，客户端通过门户访问该网络，同时在本地运行应用程序和存储数据。
- 基础设施即服务（Infrastructure-as-a-Service，IaaS）：云提供商在用户需要时将所有计算硬件、网络基础设施和存储设备提供给用户，并可从任何支持互联网的设备进行访问。该模型特别适合于积累大量数据（如基因组数据、成像）的医疗机构，因为资源是"按需"提供的。

HIPAA 安全规则要求这些服务的提供者签署一份商业伙伴协议（见下文），其中服务提供者同意满足所有 HIPAA 安全标准，包括物理保护。

（四）第四层：操作性保障措施

操作性保障措施是指根据信息保障政策对健康信息的创建、处理、使用、处置和共享进行管理的过程、程序和做法。图 10-2 所示的 HIT 信任框架包括以下操作性保障措施。

1. 安全和隐私操作

HIPAA 法规要求每个医疗机构指定一名"安全官员"和一名"隐私官员"，分别负责制定和实施安全和隐私政策和程序。保护健康信息和患者隐私有关的服务管理涉及医疗机构的每个职能部门。每位护士都应确定承担这些责任的个人，因为他们是有关一个组织安全和隐私政策和程序的最佳可靠信息来源。

2. 人员培训和管理

医疗机构为维护公众信任所能采取的最有价值的行动之一就是灌输一种安全、隐私和保障的文化。如果每个受雇于一个组织或与之相关的人，都觉得自己有责任保护健康信息的保密性、完整性和可用性，以及患者的隐私和安全，那么该组织的风险就会大大降低。HIPAA 安全和隐私规则要求对包括组织内最高级别的管理人员在内的所有员工进行安全和隐私方面的培训，这反映了对员工培训价值的认可。要求至少每年完成正式的隐私和安全培训，并通过简单和频繁的提醒来加强。这种培训应包括保护健康信息资产的适用政策和程序、保护隐私和安全的个人责任、报告可疑违规事件的程序，以及对违反政策的机构制裁。

3. 商业协议

商业协议有助于管理风险和约束责任，明确责任和期望，并确定解决各方争端的程序。HIPAA 隐私和安全规则要求每个向 HIPAA 承保的实体提供涉及受保护健康信息服务的商业伙伴（个人或组织）签署的一份"商业伙伴"合同。规定服务提供者有义务遵守 HIPAA 要求，并受到与承保实体相同的执法和制裁。然而，如果发生违规行为，受保实体将承担报告和应对违约行为的主要责任。因此，医疗保健实体必须进行尽职调查，以确保其业务伙伴了解并能够提供所需级别的安全保护、活动监控、违规检测和违规报告。

商业伙伴可以在协议授权的任何地点提供服务，包括在承保实体自己的场所、在服务提供商经营的设施、在患者的家中或在"云"中。HIPAA 隐私规则还要求，在授权第三方使用已删除某些身份信息的数据（"有限数据集"）之前，第三方必须签署一份"数据使用协议"，用于特定目的和数据集的使用期限。协议的可信度仅次于签署协议的实体。各组织在决定与谁签订商业协议时，应进行尽职调查。

4. 配置管理

配置管理是指在一个系统的整个生命周期中，对其物理和功能属性进行准确和一致核算的过程和程序。从信息保障的角度来看，配置管理是控制和记录对硬件、固件、软件和文件的修改，以保护信息资产的过程。

5. 认证和授权基础设施

可以说，操作过程对技术保障措施的有效性最为关键是对于管理个人和软件应用程序的身份及分配授权规则管理实体对系统的使用。这个过程包括积极确定个人和软件应用程序的身份，为其分配权利和特权的程序，为这些身份分配授权的程序，以及当个人在组织内改变角色或离开组织，或当需要改变分配给应用程序的访问权限时，修改或撤销授权的程序。许多技术保障措施（如认证、访问控制、审计、数字签名）依赖并假定个人或实体在系统中注册时建立的身份的准确性。

身份管理首先是验证每个人和软件应用的身份，然后再分配凭证和授权权利和特权。这个过程被称为"身份证明"，可能需要一个人出示一个或多个政府颁发的包含个人照片的文件，如驾驶执照或护照。对于软件应用来说，是通过在认证服务机构的注册过程中完成的。一旦身份得到确认，个人或软件应用就会得到一个凭证，以便在他们寻求访问时证明身份。对于个人来说，凭证的形式是个人拥有的东西（如智能卡）、自设的东西（如密码、私人加密密钥）或生物特征（如指纹）。对于软件应用，凭证通常是一个数字证书，包含应用的公共 – 私人加密密钥对。为个人或应用程序授权的权利和权限也是在这个时候分配的。

认证和授权基础设施周期包括当个人离开组织或不再需要分配给他的资源和特权时，及时终止权利和特权，以及持续维护支持这一生命周期的治理过程。

6. 知情同意管理

在获取任何涉及个人身体或个人信息之前，获得个人的同意是尊重其隐私权的基础，大量的州和联邦法律规定了保护和执行这一权利的要求。医学伦理和州法律规定，服务提供者在提供医疗服务或进行诊断测试或治疗之前，必须获得患者的"知情同意"。旨在保护人类研究对象的《共同规则》（The Common Rule）要求在使用个人作为研究项目的参与者之前必须获得知情同意（HHS，2009）。HIPAA 隐私规则规定了使用和交换个人健康信息的条件，包括使用和交换个人信息时，需要个人明确"授权"的某些类型，如心理治疗记录和药物滥用记录，有特殊的限制和授权要求（HHS，2017）。管理个人的同意和授权并确保一贯遵守个人的隐私偏好，是保护个人隐私的一个复杂但重要的过程。

今天，知情同意书管理主要是一个手工过程，同意书是在一个机构内收集和管理的。然而，随着对健康信息和生物标本的访问在多个机构之间共享，同意书管理变得更加复杂。与此同时，个人隐私的风险也增加了。为了使个人同意的管理更加自动化，健康七级标准组织指定了用于电子交换患者同意的 FHIR 标准（HL7，2018）和用于分割数据以进行特殊保护的实施指南（HL7，2014）。

7. 入侵检测

检测外部威胁企图渗入一个组织的网络或系统的最有效手段之一是使用 IDS。IDS 通常包括硬件和软件，持续收集有关网络和系统活动的信息，并检测可疑行为、未经授权的访问尝试和敏感信息的泄露。检测算法通常基于两个互补的模型，一个是寻找与正常情况的差异（统计异常），另一个是寻找与预定的特征（签名）相匹配。具体来说，统计异常检测使用系统和网络数据来建立一个"正常"活动的模型，然后寻找与"正常"的重大偏差。基于特征的检测存储已知威胁的预定义特征，然后监视与这些特征匹配的活动。HIPAA 安全规则要求组织维护系统活动的审计跟踪。一般来说，审计跟踪是针对系统的、复杂的，而且不适合人工审查。IDS 能够接收来自多个系统和网络的数据，以提供整个组织活动的全面视图。大多数大型医疗机构使用 IDS 来检测外部入侵。然而，最近对 680 家医疗服务提供商组织的 2464 名安全专业人员进行的调查发现，只有 7% 受调查的组织使用 IDS（BB，2018）。由于缺乏 IDS，医疗机构依靠人工审查审计日志来检测潜在的入侵，这使他们在早期检测潜在漏洞方面处于明显的劣势。随着更多临床数据的产生和交换，庞大的数量将压倒作为手工操作的系统审查活动。

8. 内部威胁检测

"内部"是指任何能够访问组织的网络工作、应用程序、系统或数据的雇员、兼职工作人员、商业伙伴雇员、供应商或医疗保健合作伙伴。内部威胁被描述为以下三种类型（Dtex，2019）。

(1) 泄露：其凭证被外部渗透者泄露和利用的用户。

(2) 疏忽：由于粗心行为或人为错误而引入内部风险的用户。

(3) 恶意：故意从事危害企业的活动的用户。

2019 年，美国 HIMSS 开展了一项网络安全调查，要求 239 名医疗安全专业人员描在其组织最近的重大网络安全事件中扮演威胁角色。他们的回答显示，65% 的事件是由内部人员造成的，如上文所定义的，其中 28% 是泄露，31% 是疏忽，6% 是恶意的内部人员（HIMSS，2019）。

检测内部威胁的主要挑战是在人群表现中确定"潜在有害"和"可疑"的活动，因为每个人都有独特的行为、工作方式、动机、习惯、目标和价值观。对于一个人来说被认为是可疑的行为，对于另一个人来说可能是正常行为。由于这个原因，IDS 技术用来检测统计学上的异常行为的方法，特别适合检测内部威胁。寻找威胁特征的技术也适用于此，但内部威胁的特征往往与外部入侵者的特征不同。例如，主动试图规避组织政策，如使用基于网络的个人电子邮件，将文件复制到 USB 驱动器，从 USB 驱动器执行软件应用，以及将文件上传到云存储库，这可能意味着内部威胁（Dtex，2019）。针对内部威胁的最佳防御措施之一是意识培训，强调个人有责任帮助确保遵守安全政策。

9. 事故应对

意识和培训应包括明确解释护士和其他专业人员在怀疑发生安全事故时应该做什么，如恶意代码渗透、拒绝服务攻击或机密信息泄露。组织需要计划他们对事件报告的反应，包括调查和解决事件的程序，通知其健康信息可能因事件而暴露的个人，以及惩罚事件的责任方。

并非所有的安全事件都是重大的或需要整个企业的响应。有些事件可能只是简单的，如用户在发送给服务台的请求中不小心包含了受保护的健康信息。事故处理程序不应要求用户或服务台操作员对信息披露的严重性做出判断，程序应明确规定个人在发现潜在安全事故时应采取的措施。

越来越多给 HHS 报告的数据泄露事件表明，在医疗保健领域，数据泄露不再是例外，而是不可避免的。因此，至关重要的是，每个医疗机构都要有一个明确的计划来应对数据泄露，而且医疗保健组织在实际违规发生之前执行该计划。在发生违规事件后，HIPAA 覆盖的实体需要立即评估违规事件的严重程度、数据可能被暴露的个人数量及威胁是否被控制。如果超过 500 个人的数据可能被泄露，HIPAA 泄露通知规则要求向 HHS 部长和受害者所在州的知名媒体报告该泄露事件。无论有多少人的数据可能已经被暴露，承保实体必须向每个受害者发送一封信，通知他们信息泄露的情况（CFR，2009）。《违规通知规则》（*The Breach Notification Rule*）对含有按照民权办公室发布的指南加密的 PHI 便携式媒体做出了具体的额外规定（HHS，2013）。

10. 行动的连续性

意外事件，包括自然的和人为的，确实会发生，而当它们发生时，重要的是可以继续提供关键的健康服务。随着医疗机构对电子健康信息和 HIT 的依赖程度越来越高，针对意外事件的计划、制订和实施，并能够使机构继续运作的操作程序的需求变得更加迫切。HIPAA 安全规则要求各组织建立和实施应对紧急情况的政策和程序。应急计划是一个组织的风险管理战略的一部分，第一步是作为风险评估的一部分来执行，用于确定那些在紧急情况下继续运作和恢复全面运作所必需的软件应用程序和数据。这些业务关键系统是那些应该应用架构保护措施的系统，例如故障安全设计、冗余和故障转移及可用性工程。

11. 评估

对现有的操作和技术保障措施进行定期、客观的评估有助于衡量安全管理计划的有效性。应至少每年进行一次正式评估，并应由不负责该计划的独立参与者参与。安全评估应包括企业内部维护的资源和服务，以及由商业伙伴（包括"云"服务提供商）提供和管理的资源和服务。独立评估员可以来自组织内部或外部，只要他们能够客观。除年度计划评估外，当发生影响组织风险状况的情况或事件变化时，应评估安全技术保障措施。

（五）第五层：架构保障措施

一个系统的架构包括其单独的硬件和软件组件，它们之间的相互关系，它们与环境的关系，以及指导系统设计和随时间演变的原则。如图 10-2 所示，具体的架构设计原则及支持这些原则的硬件和软件组件，共同建立了安全技术保障的技术基础。在更简单的时代，构成企业架构的硬件和软件组件处于企业自身的物理和逻辑控制之下，但在一个企业可能依赖企业服务的外部供应商（如健康交换服务、托管服务、SaaS、IaaS）的时代，情况可能并非如此。尽管如此，下面讨论的设计原则仍然适用于任何企业的架构，无论是集中式还是分布式，是物理还是虚拟。

1. 冗余和故障转移

对安全至关重要的系统组件应该结合和集成，以确保不存在单点故障。如果给定组件发生故障，系统应该使用第二个备份组件，并且不会泄露敏感信息、中断操作或损坏数据。

2. 可扩展性

随着更多的健康信息以电子信息被记录、存储、使用和交换，系统和网络必须能够处理这种增长。互联网发展的最新阶段通过将计算资源虚拟化为"云"服务，专门解决可扩展性问题。事实上，互联网本身就是在与云计算相同的原则下创建的，即通过共享不同实体拥有的资源（服务器），创建一个虚拟的、无处不在的、不断扩展的网络。每当用户在互联网上发送信息时，信息被分成小包，然后从源头到目的地的服务器之间发送（"跳转"），中间的所有服务器都是"公共"的。在这个意义上，它们可能属于发送者或接收者之外的其他人。云计算是一种通过互联网提供"按需"计算服务的模式，通过共享应用程序、存储空间和计算能力，将虚拟化推到一个新的水平，以提供超越经济上可能的扩展性。

3. 可靠性

可靠性是指一个系统或部件在特定时间段内持续执行其特定功能的能力，这是值得信赖的基本属性。

4. 故障安全设计

安全关键组件、软件和系统的设计应确保，如果出现故障，故障不会造成人员身体伤害。请注意，故障安全设计可能表明，在某些情况下，应关闭组件或强制违反其功能规范，以避免伤害他人。冗余和故障切换、可靠性和故障安全设计之间的相互关系很复杂，但对患者的安全至关重要。在紧急情况下，"打破玻璃"的功能使未经授权的用户能够获得患者信息，这就是故障安全设计的一个例子。如果在紧急情况下，电子健康档案系统不能为护士提供他或她所需的临床信息，"打破玻璃"功能将使系统"安全失败"。在对新治疗方案和设备进行安全性测试的研究中，故障安全方法尤为重要。

5. 互操作性

互操作性是指系统和系统组件一起工作的能力。为了有效地交换健康信息，HIT 必须不仅要在技术层面，还要在句法和语义层面进行互操作。互联网及其协议已被用于企业内部（有线和无线）和企业之间，在网络上以小包（电子比特）的方式包装和传输数据，到达目的地后，数据看起来与发送时一样（语法互操作性）。如果数据是加密的，接收系统必须能够解密数据，如果数据被包裹在一个电子信封中（如电子邮件信息、HL7 FHIR 资源），系统必须打开信封并提取内容。最后，系统必须将电子数据翻译成系统的应用和用户能够理解的健康信息（符号互用性）。开放的标准，包括加密和通信标准，以及用于编码数据交换的标准词汇，这是实现医疗系统互操作性的基础。

6. 可用性

所需的服务和信息在需要时必须是可用的，并且可以使用。可用性的衡量标准是系统处于运行状态的时间比例。安全技术保障和高可用性设计之间存在着相互依赖的关系，即安全保障取决于系统、网络和信息的可用性，而这反过来又使这些保障措施能够保护企业资产免受可用性的威胁，如拒绝服务攻击。资源虚拟化和"云"计算是帮助保证可用性的重要技术。

7. 简单性

安全、可靠的架构设计是为了尽量减少复杂性。最简单的设计和集成策略将是最容易理解、维护和在发生故障或灾难时恢复的策略。虽然系统、网络和设备可能会执行复杂的功能，但它们应该被构建成易于用户正确使用，易于经过培训的专业人员进行配置和维护。

8. 进程隔离

进程隔离是指在同一系统上运行的具有不同授权的进程、在同一硬件上运行的虚拟机或在同一计算机上运行的应用程序被分开的程度。进程隔离对于确保在一个进程、虚拟机或应用程序出现问题或受到损害时，其他进程、虚拟机或应用程序能够继续安全和可靠地运行至关重要。隔离对于保护操作系统本身的完整性尤为重要。操作系统是系统中最关键的组成部分，因为它负责管理、保护和配置所有的系统资源（如数据文件、目录、内存、应用进程、网络端口）。在今天的操作系统中，对系统的安全性和可靠性至关重要的进程在受保护的硬件状态下执行，而不受信任的应用程序在一个单独的状态下执行。然而，如果系统被配置成允许不受信任的应用程序以特权运行，那么这种硬件架构的等值性就会被破坏，这就使操作系统本身的完整性面临风险。例如，如果一个用户以管理权限登录一个账户，然后运行一个已被病毒感染的应用程序（或打开一个受感染的电子邮件附件），整个操作系统就可能被感染。

在云环境中，管理程序被指定负责确保虚拟机保持独立，以便在一个用户的虚拟机上运行的进程不会干扰另一个用户的虚拟机上运行的进程。一般来说，用于保护企业系统的安全保障措施在云环境中也同样有效，但前提是管理程序能够保持虚拟环境之间的隔离。另一个隔离的例子是在 Apple 的 iOS 环境中看到的。在 iPad 或 iPhone 上运行的应用程序是隔离的，它们不仅不能查看或修改彼此的数据，而且一个应用程序甚至不知道另一个应用程序是否安装在设备上（Apple 称这种架构特征为"沙盒"）。请注意，2018 年英特尔处理器中的一个严重缺陷违反了进程隔离原则，对所有使用该处理器的系统造成了严重的安全威胁。有关详细信息，请参阅 Greenberg（2018）。

（六）第六层：安全技术保障措施

安全技术保障措施是专门为执行安全相关功能而设计的软件和硬件服务。图 10-1 中描述了基本的技术保障措施。

1. 实体认证

当个人或软件应用程序请求访问系统内的资源时，系统采取的第一个行动是验证请求者的身份。如上所述，在个人或软件应用程序在系统中注册之前，AAI 过程被用来验证身份，分配信誉，并授权系统权利和特权（见上面的认证和授权基础设施）。每当个人或软件应用程序需要访问时，它都会声明其身份并使用其凭证来验证该身份。然后，系统会验证所提供的"证明"是否提供了所需的身份证据。如果是这样，系统会启动一个用户会话，并将其交给访问控制功能。

2. 访问控制

访问控制服务有助于确保用户会话只能够访问用户被授权的那些资源（如计算机、网络、应用程序、服务、数据文件、FHIR 资源），并且他们只能够在授权范围内使用这些资源。访问控制机制可以防止未经授权的访问、使用、修改和破坏资源，以及未经授权的系统功能的执行（如特权行动、应用程序的执行）。访问控制规则是基于联邦和州的法律和法规、企业的信息保障政策，以及患者选择的偏好。这些规则可以基于用户的身份、用户的角色、请求的背景（如地点、时间）和（或）数据的敏感性属性和用户的授权的组合。

3. 审计控制

安全审计控制用于收集和记录系统或网络中与安全有关的事件的信息。审计日志由系统内的多个软件组件生成，包括操作系统、服务器、防火墙、应用程序和数据库管理系统。审计日志是用于检测入侵和滥用行为的主要信息来源。

4. 数据完整性

数据完整性服务保证了电子数据在未经授权的情况下没有被修改或销毁。虽然访问控制机制有助于保护数据免遭未经授权的访问和修改，但数据完整性机制有助于验证数据未被更改。加密哈希函数通常用于验证传输数据的完整性。加密哈希函数是一种数学算法，它将一大块数据作为输入，并生成一个固定长度"哈希值"，这样，数据的任何变化都将改变代表它的哈希值，从而检测出完整性的破坏。数据备份、灾难恢复计划和存储复制等操作保护措施有助于保护存储数据的完整性。

5. 不可否认性

有时，不仅需要保证数据没有被不适当地修改，而且还需要保证数据实际上是来自真实的来源。这种对数据源真实性的证明通常被称为"不可否认性"，可以通过使用数字签名来满足。数字签名使用公共密钥（非对称）加密（见下文），使用签名者的私人密钥对数据块进行加密。为了验证该数据块是由声称的实体签署的，接收者只需尝试使用签署者的公开密钥解密该数据；如果数据块解密成功，其真实性就得到了保证。

6. 加密

加密仅仅是一个模糊信息的过程，它通过数学算法（有时称为"密码"）运行代表该信息的数据，使数据变得不可读，直到拥有适当加密"钥匙"的人将数据解密。"对称"密使用相同的密钥来加密和解密数据，而"非对称"加密（也称为"公开密钥加密"）使用两个在数学上相关的密钥，一个用于加密，另一个用于解密。一把钥匙被称为"私人"钥匙，是保密的；另一把钥匙被称为"公共钥匙"，是公开的。哪把钥匙用于加密，哪把钥匙用于解密，取决于保证目标。例如，安全电子邮件使用收件人的公钥对信息内容进行加密，这样只有持有私钥的收件人可以解密并查看信息，然后使用发件人自己的私钥对信息进行数字签名，这样如果收件人可以使用发件人的公钥对签名进行解密，从而保证发件人确实发送了信息（不可抵赖性）。加密技术既可用于加密静止的数据，也可用于加密运动中的数据。因此，它既可用于保护网络上的电子传输，又可用于保护存储中的敏感数据。

7. 恶意软件防御

恶意软件是任何旨在未经用户许可渗透系统的软件应用程序，其目的是破坏或破坏操作，或使用该应用程序无权访问的资源。恶意软件包括通常被称为病毒、蠕虫、特洛伊木马、勒索软件和间谍软件的程序。保护免遭恶意软件不仅需要技术解决方案来预防、检测和删除这些入侵性害虫，还需要有效的用户意识计划、组织政策执行及持续监测有关当前威胁的可信信息来源，如美国国家网络意识中心（NCAS，2019）。

8. 传输安全

通过易受攻击的网络（如 Internet）传输的敏感和安全关键电子数据必须受到保护，以防止未经授权的披露和修改。互联网协议没有提供任何保护来防止任何传输的披露或修改，也没有保证任何发送者或接收者（或窃听者）的身份。保护两个实体（人、组织或软件程序）之间的网络传输需要通信实体相互认证，使用类似加密哈希函数的东西确认数据的完整性，并对数据交换的通道进行加密。

传输层安全协议（Transport Layer Security，TLS）（IETF，2008）和互联网协议安全协议（Internet Protocol security，IPsec）（IETF，1998）都支持这些功能，但在开放系统互联模型（ISO，1996）的不同层次。TLS 在终端验证服务器的身份（也可以选择验证连接客户端的身份），然后在客户端和服务器之间建立一个加密的通道。TLS 在 OSI 传输层（第四层）运行，允许软件应用程序安全地交换信息。例如，TLS 可能被用来在用户的浏览器和商家的网络结账应用程序之间建立安全链接。TLS 的主要优点是，它被广泛实施（每一个最低限度的可信的服务器都有 TLS 保护），并且在浏览器中，当一个安全通道被建立时，它会显示一个指标（通过在 URL 前显示一个锁定的挂锁图标）。

IPsec 在 OSI 网络层（第三层）的两个互联网网关之间建立了一个受保护的通道。执行栈中的网络层是互联网协议本身执行的地方。IPsec 首先对两个网关终端进行认证，然后对通道进行加密，实现类似于隔离的物理网络的安全交换。例如，IPsec 可能被用来建立一个虚拟专用网络，使一个综合服务系统内的所有医院都能公开而安全地进行交流。因为 IPsec 是在网络层，它不太容易受到恶意的软硬件攻击。与 TLS 相比，在软件应用方面，对于用户来说也不太明显（如 IPsec 不显示锁定的挂锁图标）。

（七）第七层：可用性服务

信任框架的顶层包括使用户生活更轻松的服务，从而减少了试图规避安全控制的冲动。"单击登录"通常被称为"安全服务"，实际上是一种可用性服务，它可以帮助用户减轻身份验证过程的痛苦。单击登录和身份联合都允许用户对自己进行一次身份验证，然后访问多个应用程序、多个数据库或多个企业，而无须对每个应用程序、多个数据库或多个企业重新进行身份验证。单一登录使用户能够在单个组织内的授权应用程序和资源之间导航。身份联合使用户能够在不同组织管理的服务之间导航，通常使用名为 OpenID Connect 的 OAuth2.0 配置文件实现（OIDF，2014）。单点登录和身份联合都需要交换安全属性。一旦用户向系统进行了身份验证，该系统就可以将用户的身份及其他属性（如机构从属关系、角色、身份验证方法和登录时间）传递给另一个实体。然后，接收实体根据传递给它的标识和属性强制执行自己的访问控制规则。

单点登录和身份联合实际上都没有增加安全保护（除了减少用户将密码发布到他们的计算机显示器上的需要）。事实上，如果最初的身份验证过程或身份验证方法薄弱，与该弱点相关的风险将传播给经过身份验证的任何其他实体。因此，无论何时实施单点登录或联合身份，一个关键的考虑因素是用于对个人进行身份证明和认证的方法所提供的保证级别。

四、总结和结论

　　医疗保健正处于巨大和激动人心的转变之中，这将使个人健康信息能够使用 HIT 进行操作，以电子方式捕获、使用和交换。有利于个人和人群健康。基于结果的决策支持将有助于提高医疗保健的安全性和质量。大量去识别的临床信息和假名基因组数据的获得帮助科学家发现疾病的潜在基础，可实现更早、更准确的检测和诊断、更有针对性和有效的治疗，并最终实现更加个性化的医疗。

　　在本章中，我们解释了 HIT 的可信度和在采用和提供安全、私密、高质量的医疗服务中所发挥的关键作用。我们介绍并描述了一个框架，该框架由七层保护组成，这七层保护对于在医疗保健企业中建立和维护信任至关重要。框架中的许多保障措施已编入 HIPAA 标准和实施规范。在 HIT 中建立信任始终始于客观风险评估，这是一个持续的过程，是制定和实施健全的信息保障政策及物理、操作、架构和技术保障措施的基础，以减轻和管理患者安全、个人隐私、护理质量的风险，金融稳定和公众信任。

自测题

1. 美国有关医疗保健信息的法律和法规要求是什么？
　A. 安全保护
　B. 隐私保护
　C. 患者安全保护
　D. 以上都是

2. David Blumenthal 博士称健康信息是什么？
　A. "健康的骨干"
　B. "现代医学的命脉"
　C. "人体的结缔组织"
　D. "安全护理的处方"

3. 护理工作坚实的基础包括什么？
　A. 道德、友情和坚强的意志
　B. 伦理、患者权益、护理质量和人类安全
　C. 卫生信息技术
　D. 护理质量、道德、患者同情心和安全

4. 隐私、安全和信任这些术语是同义词吗？
　A. 对
　B. 错

5. HIT 的可信度是通过什么实施来实现的？
　A. 风险管理计划
　B. 安全和隐私政策
　C. 认证和授权基础设施
　D. 系统审计跟踪
　E. 以上皆是
　F. 上述所有情况及更多

6. 2018 年医疗数据重大违规的主要原因是什么？
　A. 被盗的手提电脑
　B. 没有粉碎患者的记录
　C. 黑客攻击和未经授权的访问
　D. 钓鱼式考察

7. 植入式设备和患者监护仪总是 100% 值得信赖的吗？
　A. 对
　B. 错

8. 一个安全威胁是什么？
　A. 恶意软件感染医院系统的概率
　B. 威胁利用漏洞暴露机密信息、破坏或摧毁数据、中断或拒绝基本信息服务的概率
　C. 违约行为发生的确定性

D. 怀恨在心的前雇员很有可能试图闯入该系统

9. "云"服务包括什么?

A. 软件即服务

B. 平台即服务

C. 网络即服务

D. 基础设施即服务

E. 以上皆是

10. 入侵和滥用检测系统都使用什么?

A. 系统活动的统计模型

B. 检测违规或误用的特征

C. 检测到违规行为时发出警报

D. 审计跟踪

E. A、B 和 C

F. A、B 和 D

答案

| 1. D | 2. B | 3. B | 4. B | 5. F |
| 6. C | 7. B | 8. B | 9. E | 10. F |

参考文献

[1] American Nurses Association (ANA). (2015). *Code of ethics for nurses with interpretive statements*. Silver Spring, MD: Nursesbooks.org. Retrieved from https://www.nursingworld.org/ practice-policy/nursing-excellence/ethics/ code-of-ethics-for-nurses/. Accessed on March 20, 2019.

[2] Black Book Market Research LLC (BB). (2018). *State of the healthcare cybersecurity industry: 2018 user survey results*. May 2018. Retrieved from https://blackbookmarketresearch. com/uploads/pdf/2018%20Black%20 Book%20State%20 of%20the%20Cybersecurity%20 Industry%20&%20User%20 Survey%20Results.pdf Accessed on July 20, 2020.

[3] Blumenthal, D. (2009). Launching HITECH. *New England Journal of Medicine*. December 31, 2009. Retrieved from https:// www.nejm.org/doi/full/10.1056/NEJMp0912825. Accessed on April 5, 2019.

[4] Carlson, J. (Carlson). (2019). 750,000 Medtronic heart devices vulnerable (sic) to attacks: feds. *North Bay Business Journal*. March 25, 2019. Retrieved from https:// www. northbaybusinessjournal.com/northbay/sonomacounty/9420738-181/medtronic-heart-devices-cyberattack. Accessed on March 28, 2019.

[5] Cimpanu, C. *Anonymous hacker gets 10 years in prison for DDoS attacks on children's hospitals*. ZDnet. January 10, 2019. Retrieved from https://www.zdnet.com/article/anonymous-hacker-gets-10-years-in-prison-for-ddos-attacks-on-childrens-hospitals/. Accessed on March 27, 2019.

[6] Code of Federal Regulations (CFR). (2009). *Notification in the case of breach of unsecured protected health information*. 45 CFR Subpart D. August 24, 2009. Retrieved from https://www. law.cornell.edu/cfr/text/45/part-164/ subpart-D. Accessed on March 26, 2019.

[7] Code of Federal Regulations (CFR). (2013). *Health Insurance Portability and Accountability Act (HIPAA) Privacy, Security, and Enforcement Rules*. 45 CFR Parts 160, 162 and 164. Most recently amended January 25, 2013. Retrieved from https://www. law.cornell.edu/cfr/text/45/ part-164. Accessed on March 18, 2019.

[8] Davis, J. 326,000 patients impacted in UConn Health phishing attack. *Health IT Security*. February 25, 2019. Retrieved from https://healthitsecurity.com/ news/326000-patients-impacted-in-uconn-health-phishing-attack. Accessed on July 20, 2020.

[9] Dtex Systems (Dtex). (2019). *Insider threat intelligence report*. Retrieved from https://dtexsystems.com/2019-insider-threat-intelligence-report/. Accessed on April 4, 2019.

[10] GDPR Requirements and On-Going Compliance (GDPR). (2019). *Absolute*. Retrieved from https://www.absolute. com/en/landing/ gdpr?utm_content=294466996307&utm_ medium=cpc&utm_source=google&utm_campaign= gdpr&gclid=Cj0KCQjw4fHkBRDcARIsACV58_ FE8fFRkO7mfRvq-CN530rotbU5HGvnUUCIjIH2w3_ VRW61sFTBCRcaAhdAEALw_wcB. Accessed on March 28, 2019.

[11] Greenberg, A. (2018). A critical Intel flaw breaks basic security for most computers. *Wired*. January 3, 2018. Retrieved from https://www.wired.com/story/critical-intel-flaw-breaks-basic-security-for-most-computers/. Accessed on April 4, 2019.

[12] Health Information and Management Systems Society (HIMSS). (2019). *2019 HIMSS cybersecurity survey*. Retrieved from https://www.himss.org/sites/himssorg/ files/u132196/2019_ HIMSS_Cybersecurity_Survey_ Final_Report.pdf. Accessed on April 4, 2019.

[13] Health Insurance Portability and Accountability Act of 1996. Public Law 104-191. August 21, 1996. Retrieved from http:// aspe.hhs.gov/admnsimp/pl104191.htm. Accessed on March 26, 2019.

[14] Health Level Seven (HL7). (2014). *HL7 Version 3 Implementation Guide: Data segmentation for privacy (DS4P)*. Release 1. May 2014. Retrieved from http:// www.hl7.org/implement/standards/ product_brief. cfm?product_id=354. Accessed on April 3, 2019.

[15] Health Level Seven (HL7). (2018). *FHIR R4: Resource consent*. Retrieved from https://www.hl7.org/fhir/consent. html. Accessed on April 3, 2019.

[16] Heath, S. (2018). Patient portal adoption tops 90%, but strong patient use is needed. *Patient Engagement HIT*. July 31, 2018. Retrieved from https://patientengagementhit. com/news/patient-portal-adoption-tops-90-but-strong-patient-use-is-needed. Accessed on April 10, 2019.

[17] Holzman, D., & Nye, J. *Healthcare privacy and cybersecurity: Outlook for 2019*. CynergisTek. January 31, 2019. Video Retrieved from https://www.youtube.com/ watch?v=ygdzeTg-BQk. Accessed on March 28, 2019.

[18] International Council of Nurses (ICN). (2012). *The ICN code of ethics for nurses*. Geneva, Switzerland. Retrieved from https://www.icn.ch/sites/default/files/inline-files/2012_ ICN_ Codeofethicsfornurses_%20eng.pdf. Accessed on March 20, 2019.

[19] Internet Engineering Task Force (IETF). (1998). *Security architecture for the internet protocol*. RFC 2401. November, 1998. Retrieved from http://www.ietf.org/rfc/ rfc2401.txt. Accessed on April 5, 2019.

[20] Internet Engineering Task Force (IETF). (2008). *The transport layer security (TLS) protocol*. Version 1.2. RFC 5246. August, 2008. Retrieved from http://tools.ietf.org/html/ rfc5246. Accessed on April 5, 2019.

[21] Internet Engineering Task Force (IETF). (2012). *The OAuth 2.0 authorization framework*. RFC 6749. Retrieved from https:// tools.ietf.org/html/rfc6749. Accessed on April 10, 2019.

[22] International Organization for Standardization (ISO). (1996). *Information technology—Open systems interconnection— Basic reference model: The basic model*. ISO/IEC 7498- 1:1994. Corrected version 1996. Retrieved from https://www. iso.org/ standard/20269.html. Accessed on April 19, 2019.

[23] Markle Foundation Connecting for Health (Markle). (2006). *The common framework: overview and principles*. 2006. Retrieved from https://www.markle.org/sites/default/files/ Overview_ Professionals.pdf. Accessed on March 25, 2019.

[24] Murrin, S. (Murrin). (2018). *FDA should further integrate its review of cybersecurity into the premarket review process for medical devices*. HHS Office of Inspector General. OEI-09-16-00220. September 2018. Retrieved from https://oig.hhs.gov/oei/ reports/oei-09-16-00220.pdf. Accessed on March 28, 2019.

[25] National Cyber Awareness Center (NCAS). (2019). U.S. Department of Homeland Security. Retrieved from https://www. us-cert.gov/ncas. Accessed on April 5, 2019.

[26] Office of the National Coordinator for Health Information Technology, U.S. Department of Health and Human Services (ONC). (2008). *Nationwide privacy and security framework for electronic exchange of individually identifiable health information*. December 15, 2008. Retrieved from https://www. healthit.gov/sites/default/ files/nationwide-ps-framework-5.pdf. Accessed on March 25, 2019.

[27] Office of the National Coordinator for Health Information Technology. U.S. Department of Health and Human Services (ONC). (2019). *Health IT dashboard*. Retrieved from https:// dashboard.healthit.gov/quickstats/quickstats.php. Accessed on March 20, 2019.

[28] Open Identity Foundation (OIDF). (2014). *OpenID Connect Core 1.0 incorporating errata set 1*. Retrieved from https:// openid.net/specs/openid-connect-core-1_0.html. Accessed on April 10, 2019.

[29] Ouellette, P. (2014). Boston Children's CIO talks DDoS threats, lessons learned. *Health IT Security*. September 16, 2014. Retrieved from https://healthitsecurity.com/ news/boston-childrens-cio-talks-ddos-threats-lessons-learned. Accessed on March 27, 2019.

[30] Palmer, D. (2017). *WannaCry ransomware: Hospitals were warned to patch system to protect against cyber-attack— but didn't*. ZDNet. October 27, 2017. Retrieved from https://www. zdnet.com/article/wannacry-ransomware-hospitals-were-warned-to-patch-system-to-protect-against-cyber-attack-but-didnt/. Accessed on April 1, 2019.

[31] Stone, A. (2019). Nurses ranked 'most trusted profession' in 2018. ONS Voice. February 1, 2019. Retrieved from https:// voice.ons.org/advocacy/nurses-ranked-most-trusted-profession-in-2018. Accessed on April 19, 2019. United States Congress, 104th Session (USC). (1996).

[32] United States Congress (USC). (2009). *American Recovery and Reinvestment Act of 2009 (ARRA)*. H.R. 1. February 17, 2009. Retrieved from http://frwebgate.access. gpo.gov/cgibin/getdoc. cgi?dbname=111_cong_ bills&docid=f:h1enr.pdf. Accessed on April 5, 2019.

[33] United States Congress (USC). (2016). 21st Century Cures Act. Public Law 114-255. December 13, 2016. Retrieved from https://www.congress.gov/114/plaws/publ255/ PLAW-114publ255.pdf. Accessed on March 12, 2019.

[34] U.S. Department of Health and Human Services (HHS). (2009). *Protection of human subjects*. 45 CFR Part 46. January 15, 2009. Retrieved from http://www.hhs. gov/ohrp/policy/ ohrpregulations.pdf. Accessed on April 3, 2019.

[35] U. S. Department of Health and Human Services (HHS). (2013). *Guidance to render unsecured protected health information unusable, unreadable, or undecipherable to unauthorized individuals*. July 26, 2013. Retrieved from https://www.hhs.gov/ hipaa/for-professionals/breach-notification/guidance/index.html. Accessed on July 26, 2020.

[36] U.S. Department of Health and Human Services (HHS). (2017). *HIPAA Privacy Rule and sharing information related to mental health*. Retrieved from https://www.hhs. gov/sites/default/files/ hipaa-privacy-rule-and-sharing-info-related-to-mental-health. pdf. Accessed on April 3, 2019.

[37] U.S. Department of Health and Human Services (HHS). (2019).

Breach portal: notice to the Secretary of HHS breach of unsecured protected health information. Retrieved from https://ocrportal.hhs.gov/ocr/breach/ breach_report.jsf. Accessed on March 26, 2019.

[38] U.S. Department of Health, Education, and Welfare (DHEW). (1973). *Records, computers and the rights of citizens: Report of the Secretary's Advisory Committee on Automated Personal Data Systems.* July 1973. Retrieved from http://epic.org/privacy/hew1973report/. Accessed on March 25, 2019.

[39] Wilkes hospital computer network down due to virus (Wilkes). (2018). *Wilkes Journal-Patriot.* September 18, 2018. Retrieved from https://www.journalpatriot.com/ news/wilkes-hospital-computer-network-down-due-to-virus/article_cd4b10f0-bc67-11e8-b282-0777ede880b6. html. Accessed on July 26, 2020.

第 11 章　健康社会决定因素、电子健康档案和健康结局

Social Determinants of Health, Electronic Health Records, and Health Outcomes

Marisa L. Wilson　Paula M. Procter　**著**

王　璟　张鹤立　**译**　　钟丽霞　谢长清　**校**

学习目标

- 评估健康的社会决定因素对患者照护和结局的重要性。
- 描述政府在纳入 SDOH 数据方面的势头。
- 考察 SDOH 数据的潜在来源。
- 评估纳入 SDOH 数据的战略。

关键词

负责任的卫生社区；医疗保险和医疗补助创新中心；社区指标；互操作性；健康的社会决定因素；健康的社会决定因素测量；标准化

一、概述

2010 年，颁布了《平价医疗法案》，是为了减少美国没有保险的人数，提高医疗服务的质量，并通过增加预防服务来降低医疗的总体成本。ACA 的主要目标是促进国家的健康，以提高生活质量和控制成本。ACA 将医疗行业的重点从对提供的服务量的支付转移到对医疗质量和实现的健康结局的问责上，而这并非仅在医疗和服务、测试或药品方面就可以实现。ACA 对传统医疗和照护服务以外的领域给予了更多的关注，并关注那些影响我们生活、工作和娱乐的整体健康的因素。这些因素是健康社会决定因素（social determinants of health，SDOH），可以理解为复杂、综合和重叠的社会、环境和经济结构是造成大多数健康不平等的原因。鉴于医疗服务估计只占健康结果可改变因素的 10%～20%，如果要实现目标，必须考虑 SDOH 因素（Hood、Gennys、

Swain 和 Catlin，2016）。

对于信息学家来说，考虑将 SDOH 数据与目前在医疗照护和治疗互动中收集的、通常存储在电子健康档案或其他专业数据库中的数据库一起纳入，会带来一些必须解决的问题，以实现健康和质量。这些问题如下。

- 什么是 SDOH 因素？
- 在 SDOH 数据收集过程中必须考虑哪些因素？
- 社区层面的 SDOH 数据可以使用吗？
- SDOH 数据的收集如何影响在任何环境中互动的人、过程和技术？
- 信息学家如何与一个跨专业和多组织的团队合作，设计成功的项目来解决 SDOH ？

本章的目的是向读者介绍可用于回答这些问题的最佳证据和资源。

二、背景

社会决定因素（图 11-1）对健康的影响这一话题已不再是一个争论的话题。众所周知的是，卫生设施、食品不安全、住房不稳定、交通短缺、环境问题、人际暴力等 SDOH 因素对患者的健康和福祉、医疗保健的使用和总体照护费用的影响已经得到了充分的证实（Brooke、Athens 和 Kindig，2010；Gottlieb、Quinones-Rivera、Manchanda、Wing 和 Ackerman，2017）。世界卫生组织健康问题社会决定因素委员会 2008 年的《缩小差距》（Closing the Gap）报告等里程碑式的文件提供了证据，证明收入、教育、社会地位和社会支持与发病率和早产死亡率的增加相关（British Medical Association，2011）。在美国，目前 90% 的医疗费用都花在了医院或医疗机构的办公室等医疗环境中的治疗上。然而，一个人的整体健康有 70% 是由社会和环境心理因素及影响这些因素的行为所驱动的，这些因素是在医疗和保健环境之外的（Schroeder，2007）。多个组织的分析认为，与健康结果的相关性如下（Goinvo，

2017）。

- 7% 由环境（污染、位置、接触枪支、过敏原）决定。
- 11% 通过医疗照护。
- 22% 由遗传学和生物学决定。
- 36% 由个人行为（心理、情绪和情感、风险、身体活动、睡眠和饮食）决定。
- 24% 由社会环境（社会关系、社会地位、文化和传统、种族、民族、性取向、兵役、性别认同、监禁、歧视和工作件）（Goinvo，2017）。

这些结构性决定因素和条件不仅影响人们的健康而且每年造成美国 1/3 以上的死亡原因（Galea、Tracy、Hoggatt、DiMaggio、Karpati，2011）。

人们越来越认识到，改善健康、降低成本和提高质量需要采取比目前医疗机构内提供的更广泛的方法。实际上，要实现健康，就必须认识到影响健康的社会、经济和环境因素，并对其做出反应。信息员需要了解目前与筛查、风险评估、数据传输有关的证据，以及对那些为解决 SDOH 因素而制订的评估计划。信息员需要考虑 SDOH 的数据如何与 EHR 中采集的医疗数据相互作用并被考虑。

国际上对 SDOH 的认可

请注意，对 SDOH 因素的关注不仅仅是以美国为中心的问题，其他国家也在解决这个问题，本章提供了来自英国的观点。从 2011 年开始，世界卫生组织健康的社会决定因素委员会、《关于社会决定因素的里约政治宣言》、联合国大会和世界卫生大会都表达了全球的政治承诺，即通过改善机会和解决基本条件，实施包含 SDOH 的方法来减少健康差异（Donkin、Goldblatt、Allen、Nathanson 和 Marmot，2017）。

与其他国家相比，美国人口的健康状况相对较差，这对于美国来说是一个相当新的视角。尽管在医疗方面花了很多钱，但与其他同类国家相比，美国在婴儿和产妇死亡率、伤害、凶杀、青

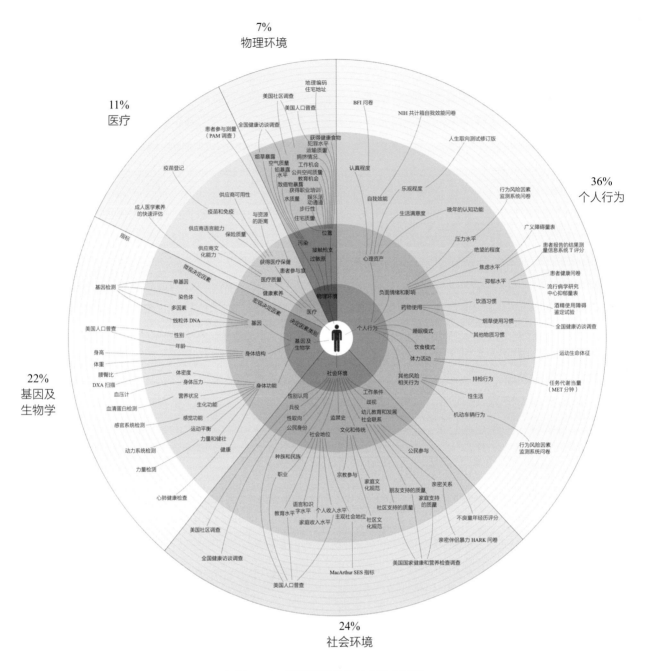

▲ 图 11-1　健康可视化的社会决定因素

经 Creative Commons Attribution 3.0 license 许可转载，引自 GoInvo at https://www.goinvo.com/vision/determinants-of-health/.

少年怀孕、心脏病、肥胖、糖尿病、慢性肺病和与药物有关的死亡率方面都很落后（National Research Council 和 Institute of Medicine，2013）。这些相对较差的结果促进了人们了解其原因的兴趣。尽管美国在医疗保健方面的花费比经济合作与发展组织（Organization for Economic Co-operation and Development，OECD）中的其他国家要多，但其发病率和死亡率较高这一事实创造了现有的美国医疗保健模式（Bradley 和 Taylor，2013）。这可能是因为一些 OECD 国家不仅注重提供照护，也将 SDOH 的信息纳入他们提供的照护和 EHR 中。美国在医疗保健方面的支出高于其他 OECD 国家，而在社会服务方面的支出则明显低于其他经合组织国家，而其他成果较好的 OECD 国家在随访和解决社会服务方面投入更多，这些服务可以解决 SDOH 因素并最终改善健康（Peterson-Kaiser，2017）。

鉴于 SDOH 导致了不良的结果和更高的成本，在美国目前的支付改革背景下，正在努力解决它们。2018 年，美国卫生与公共服务部部长 Azar 表示，医疗保险和医疗补助服务中心创新中心（Innovation Center，CMMI）正在认真考虑纳入健康的社会决定因素的作用，2017 年的 31 个负责的卫生社区健康社区成了如何在卫生领域解决 SDOH 问题的典范（http://www.hhs.gov/about/leadership/secretary/speeches/2018-speeches/the-root-of-the-problem-americas-social-determinants-of-health.html）。负责任的卫生社区模式解决了当前医疗保健服务系统中临床护理和社区服务之间的差距。选定领导模式和研究人员正在测试筛查和识别 SDOH，然后转介和导航到社区服务是否会影响成本，改善结果，并减少医疗保健的使用（CM，2019）。医疗补助管理式护理组织正越来越多地使用护理管理和协调来针对 SDOH 因素，如住所、行为健康、药物滥用和营养，使用筛查、数据收集和转介到协调的伙伴关系来解决风险（Institute for Medicaid Innovation，2019）。

尽管取得了一些成功，但仍有挑战。融资、数据收集、数据共享、筛查工具的标准化、质量指标及各系统之间的战略整合是护士领导影响国家健康的机会。

三、道德准则

在解决 SDOH 方面，护理信息员有很多工作要做。单位对护士能力和专业表现的期望引导护士解决数据、寻找原因和构建解决方案。此外，考虑到护士信息学家、信息学护理专家或护士临床分析师仍然是一名护士，因此，必须考虑在他们的专业实践中应用美国护士协会的道德准则和解释声明。具体而言，《美国护士协会道德守则》（American Nurses Association Code of Ethics）第 8 条规定，护士应与其他卫生专业人员和公众合作，保护人权，促进卫生外交，减少健康差距（ANA，2015）。美国护士协会的道德准则要求所有护士在创造符合道德、尊重人权和公平地建设健康差异的方面的具有创造性和革新性（ANA，2015）。道德规范还要求护士识别导致疾病的条件和环境，促进健康的生活方式，并参与机构和立法工作以保护和促进健康（ANA，2015）。

ANA 道德准则适用于从事信息学工作的护士，并要求该护士努力将 SDOH 数据纳入传统 EHR 的数据池中。道德规范支持信息学护士研究 SDOH 数据，计算患者和人群的风险，并与团队合作评估和实施对策，以减少差异和不良结果。

四、SDOH：健康的贡献者

WHO 将健康的社会决定因素定义为人们出生、工作、成长、生活和衰老的条件，包括更广泛的影响日常生活条件的力量和系统（WHO，2019）。其定义为 SDOH 数据元素的潜在元素留下了广阔的空间（表 11-1）。IMO 国家健康和 NRC 在一个两阶段项目中为 EHR 推荐了社会和行为领域和措施，列出了包括 31 项 SDOH 领域的清单，并应用了与健康结果的关联强度、临床和人口健康相关性和研究等方面的标准，通过删减形成了 17 个领域（National Academies of

表 11-1　世界卫生组织健康决定因素

社会环境	教育	运输
经济环境	社会支持	食物和营养
个人特征	基因	水
行为	文化	废物和污染
收入	服务获取和使用	放射
社会地位	性别	住所

引自 World Health Organization.

Sciences，Engineering，Medicine，2018）。为了进一步完善领域清单，IOM 根据标准措施的准备程度、收集的可行性、纳入 EHR 的有用性及委员会的判断来审查该清单（National Academies of Sciences，Engineering，Medicine，2018）。最终确定的特定领域和核心措施的清单反映了目标 SDOH，作为有效使用的第三阶段的一部分，将被纳入 EHR。然后，IOM 探讨并推荐了具体的数据元素和收集方法（National Academies of Sciences，Engineering，Medicine，2018）（表 11–2）。

IOM 向美国国家卫生信息协调员办公室提出了若干建议，可能将这些 SDOH 领域和数据元素纳入 EHR 有关的技术。其中两项建议如下（National Academies of Sciences，Engineering，Medicine，2018）。

- EHR 的认证程序应该包括已经收集的 4 个社会和行为领域的标准措施（种族 / 民族、烟草使用、酒精使用和居住地址）。

- EHR 的认证过程应该增加其他 8 个推荐领域（教育程度、财政资源紧张、压力、抑郁、体育活动、社会隔离、亲密伴侣暴力和邻里收入中位数）的衡量标准。

每个选定领域内数据元素的标准化将允许供应商建立产品，以获取、存储、传输和下载与 SDOH 因素相关的自我报告数据。标准化将允许在护理的各个阶段及在护理的各个地点和系统内共享可比较的数据。这将有助于了解 SDOH 因素的管理对改善结果和质量及降低成本的贡献。

五、SDOH 的数据来源

鉴于 SDOH 因素对个体和人群健康的重要性和关注度，许多医疗系统已经开始探索将这些数据与患者的临床数据相结合的方法。医疗补助和儿童健康保险计划（Children's Health Insurance Program，CHIP）的支付改革项目正在提供财政

表 11–2　医学研究所推荐的核心领域和措施

领　域	措　施
酒精使用	酒精使用障碍识别测试 –C（AUDIT-C）中的 3 个问题
种族和民族	2 个基于人口普查类别的问题
住宅地址	1 个接受调查的问题
烟草使用和接触	2 个基于美国国家健康访谈调查的问题
人口普查区收入中位数	人口普查跟踪邻里和社区组成特征
抑郁	患者健康问卷 –2（PHQ-2）中的 2 个问题
教育	2 个关于教育程度的问题
财政资源紧张	1 个关于整体财政紧张的问题
家暴	4 个来自羞辱、害怕、强奸、踢打（HARK）的问题
体力活动	2 个来自运动生命体征的问题
社会联系和社会孤立	美国国家健康和营养检查调查 Ⅲ 中的 4 个问题
压力	1 个来自 Elo A-L、Leppanen A. 和 Jahkola A.（2003）的问题

引自 Institute of Medicine of the National Academies.(2015).Capturing social and behavioral domains and measures in electronic health records：Phase 2.

激励，以便将 SDOH 数据收集的问题带给更多的提供者，而不仅仅是传统上一直致力于满足高危人群需求的社区卫生中心和安全网提供者（Cantor 和 Thorpe，2018）。EHR 供应商已经开始在他们的 EHR 中开发工具，用于采集和存储 SDOH 数据。供应商正在开发工具，将这些数据用于个人风险评估和转诊及人口健康管理。然而，这项工作不一定遵循推荐的策略，也不一定使用标准的问题和答案或统一编码的数据元素，这最终会阻碍数据在系统间的传输。这项工作虽然因为认识到 SDOH 对结果的重要性而受到欢迎，但也会带来挑战。此外，SDOH 的数据收集可以发生在一个组织的外部，也可以发生在与护理提供者互动的内部。

（一）社区层面的数据：社区指标

最明显的健康决定因素之一是地理环境。人们居住的地方和由此产生的后果为护理工作创造了障碍并加剧了差异（Graham、Ostrowski 和 Sabina，2015）。健康和长寿在很大程度上受到一个人生活地域的影响，与其他因素（如种族和遗传密码）相比，地域可以更有力地预测健康。考虑到这一点，考虑医疗系统外部产生的数据的实用性是很重要的。社区层面的 SDOH 数据在系统层面上是有用的，可以提高预测模型的性能，并且对于研究人员来说，他们希望确定社区环境对健康结果的影响。社区层面的数据使用通常需要社区成员的参与，以便所有人都知道指标的开发和如何使用，特别是如果最终产品是一个公开可用的社区之间可比较的工具。反映社区层面 SDOH 的开放资源和公共可用的数据集可用于创建单的数据集，这些数据集在处理和查询后映射到普查跟踪层面进行分析。这种数据的一些来源包括可从美国农业部、美国疾病控制和预防中心、美国人口普查局、美国社区调查，以及其他私人组织（表 11-3）。

2019 年，医疗保健研究和质量机构（Agency for Healthcare Research and Quality，AHRQ）发起了一项应用挑战，以推进社区级 SDOH 数据的可视化资源。该挑战的目标是支持工具的开发，使数据集群的可视化，以加强 SDOH 的研究和社区健康服务的分析（https://www.ahrq.gov/sdoh-challenge/about.html）。这项挑战将为评估社区级数据的其他工具打开大门。

（二）与收集社区层面数据有关的问题

社区层面的 SDOH 数据通常是开放的，可供公众使用。然而，为了考虑将其与 EHR 的数据结合起来，有一些问题需要考虑。首先，信息学家必须确定哪些数据是需要的，这一决定应以临床需要、标准建议（如 IOM 的建议）、可用性和数据字典描述的充分性为指导。在这之后，必须考虑将因素归于社区内任何个人的风险。考虑到一个人可以和其他人居住在同一个人口普查轨道或邻里，但却没有经历与该邻里的其他居民相同的风险。还必须考虑最低级别的测量。您是否只有州的数据或城市的数据，或者您能得到人口普查轨道层面的数据？考虑您能在多大程度上"放大"数据而不违反保密性。有些情况在一个社区可能相对罕见，所以可能会有无意中识别一个对象的风险。

信息员还需要考虑他或她在大数据技术方面的技能，因为在处理和存储社区层面的 SDOH 数据之前，必须考虑到数据的速度、数量、价值、种类和真实性。信息员可能还需要学习新的工具，以便理解数据 – 预测和可视化分析工具、地理编码、热力图对于习惯于处理 EHR 数据的信息员来说都是新技术。

（三）个人层面数据

另一种更直接的获取 SDOH 数据的方法是直接从个人身上获取。这可以通过电子筛查、清单或调查，甚至通过使用纸质版的调查来实现。收集工作可以在护理点进行，通过门户网站或个人健康记录，或者在个人等待时在平板电脑或信息亭上进行。一个重要的考虑因素是，该工具包含

表 11-3 选择社区级健康社会决定因素数据源

组 织	标 题	统一资源定位地址
AARP	AARP 生存指数	https://livabilityindex.aarp.org
Brookings	监控	https://www.brookings.edu/research/metro-monitor-2017/
CDC	行为风险因素数据	https://chronicdata.cdc.gov/browse?category=Behavioral+Risk+Factors
CDC	慢性病指标	https://nccd.cdc.gov/cdi/rdPage.aspx?rdReport=DPH_CDI.ExploreByLocation & rdRequestForwarding=Form
CDC	心脏病和脑卒中交互式图谱	https://www.cdc.gov/socialdeterminants/data/index.htm
CDC	美国国家 HIV/AIDS、肝炎、性病和结核病中心	https://www.cdc.gov/nchhstp/atlas/index.htm
CDC	社会脆弱性指数	https://svi.cdc.gov
社区公地	社区卫生需求评估	https://www.communitycommons.org/board/story/2019/03/04/chna/
纽约大学人口卫生部门	城市健康仪表盘	https://healthitanalytics.com/news/social-determinants-of-health-dashboard-expands-to-500-cities
再投资基金	政策图	https://www.policymap.com
美国人口普查局	美国普查	https://www.census.gov
美国国家医学图书馆	社区健康地图	https://communityhealthmaps.nlm.nih.gov

了标准化的术语和数据模型，并且对数据元素进行编码，以确保互操作性，从而促进护理阶段之间健康信息的交流。供应商已经在 EHR 中加入了 SDOH 筛查，包括家暴、孤独症、酒精和烟草使用、抑郁症、财务资源，以及食物、交通和住房不安全。然而，必须注意确保这些筛查工具包含可靠和有效的工具，并确保数据元素是标准化和编码的。

这里有一些护士信息员可能查阅的、有效的、可靠的和标准化的个人层面的工具的例子。由全国社区卫生中心协会开发的"应对和评估患者资产、风险和经历的协议"（Protocol for Responding to and Assessing Patients' Assets, Risks, and Experiences，PRAPARE）就是这样一个工具（http://www.nachc.org/research-and-data/prapare/about-the prapare-assessment-tool/）。

PRAPARE 是一个 SDOH 评估工具，但也包括一个实施和行动工具包。由加州大学旧金山分校支持的社会干预研究和评估网络（Social Interventions Research and Evaluation Network，SIREN）可以找到其他有效、可靠和标准化的个人层面的 SDOH 数据收集工具的汇编（https://sirenetwork.ucsf.edu/tools-resources/mmi/screening-tools-comparison）。SIREN 促进和传播研究，以推动解决 SDOH 的工作。SIREN 拥有一个证据库、工具、报告和资源。

（四）SDOH 个人层面工具比较

当选择一个工具作为 EHR 内的综合的数据或作为 EHR 外的独立数据收集过程时，有几个考虑因素会影响选择。决定目标人群是很重要的。

这个筛查是针对成人、儿童、孕妇还是所有人？收集这些数据的环境是什么？涵盖哪些领域？例如，如果该机构只关注解决食物不安全问题，那么对所有问题进行筛查可能不是最好的。该工具是否有效和可靠？阅读水平是多少？平均完成时间是多少，是否影响工作流程？使用该工具是否有成本？SIREN 和 PRAPARE 对工具的选择提供了重要的考虑。

如果您使用的是已经建立在 EHR 内的工具，信息学家应该进行尽可能调查，确定问题的来源和答案的标准。

（五）收集个人层面的数据有关的问题

正如在使用社区层面的 SDOH 数据方面存在的问题一样，在个人层面的 SDOH 数据收集和使用方面也有一些问题需要考虑。需要考虑项目与文件负担、工作流程的挑战、临床医生参与过程、患者拒绝回答、需要翻译、培训需求、操作挑战，以及在数据收集、风险计算和转诊到社区资源之间缺乏一个闭环。一个研究小组在三个西北太平洋社区卫生中心实施了一套 SDOH 数据工具，并使用混合方法来评估这些工具的采用情况（Gold 等，2018）。结果表明，患者和提供者都有机会。例如，尽管 1098 名筛查患者中 97%～99% 至少有一项 SDOH 需求记录在案，但只有 19% 的患者在 EHR 中记录了转诊，而且只有 15%～21% 的被筛查患者表示希望得到帮助（Gold 等，2018）。

诸如此类的结果表明，需要对所提问题的审议。

- 审议所提问题。
- 详细审查工作流程。
- 通过在不同类型的服务提供者和支持人员之间分享数据收集，避免了文件负担。
- 对服务提供者、工作人员和患者进行培训。
- 生成报告进行跟踪。
- 开发一个闭环，使医疗机构能够评估患者是否收到转诊并去了转诊地点。

六、SDOH 数据的三要素

健康信息和技术、评估和质量（Health Information and Technology，Evaluation and Quality，HITEQ）中心是由 JSI 和 Westat 开发和运营的美国国家培训和技术援助中心，它为 SDOH 数据创造了"三重 S"的说法（HITEQ，2017）。对于护士信息学家来说，考虑他们的建议是有用的。这些建议如下。

- 系统性的 SDOH 数据需要按照要求的时间间隔，对所有患者或某一目标人群中的所有患者进行收集（参见 IOM 推荐的频率作为例子）。
- 结构化。需要使用有效和可靠的工具来收集 SDOH 数据。
- 标准。SDOH 数据的收集需要使用具有共同定义和结构的标准化通用数据集，如 ICD-10/SNOMED 或 LOINC。

标准化

对 SDOH 的筛查越来越多地在初级和专业护理场所进行。至关重要的是，SDOH 数据的标准化和协调化可以使评估和风险缓解标准化、数据可跟踪和可互操作，并可评估影响的证据（Oson、Oldfield 和 Navarro，2019）。

截至目前，ICD-10–CM 确实包括了对 Z55–65 类中 SDOH 数据的编码（表 11–4）。为了解决具体的测量和观察问题，观测指标标识符逻辑命名与编码系统也对属于 IOM 推荐的领域来源的小组进行了编码（表 11–5）。

七、优化收集 SDOH 的数据

人员、流程和技术

在日常的临床数据收集中加入 SDOH 数据，需要详细了解所使用的人员、流程和技术。文档负担、工作流程效率低下、提供者、工作人员和

表 11-4 健康社会决定因素数据的 ICD-10-CM 代码

代 码	名 称
Z55	卫生知识（文盲和学校教育……）
Z56	就业和失业（工作环境）
Z57	职业暴露（辐射、灰尘、烟雾……）
Z59	住房和经济状况（无家可归、住房不足……）
Z60	社会环境（生活转变、独居……）
Z62	教养（父母监督不足、过度保护……）
Z63	主要支持成员（家庭成员缺席、失踪、死亡……）
Z64	心理社会环境（意外怀孕、不和谐……）
Z65	其他社会心理情况（定罪、监禁、犯罪……）

引自 American Hospital Association.Resources on ICD-10_CM Coding for Social Determinants of Health.https://www.aha.org/dataset/2018-04-10-resource-icd-10-cm-coding-social-determinants-health.

患者的意愿，这些都是需要作为跨专业规划和决策的一部分来考虑的实际问题。无论数据是来自外部来源还是在护理的互动中收集，都必须对这个过程进行规划。

需要考虑的一些问题如下。

• 谁是目标人群？

• 导致该人群中出现差异的主要问题是什么？

• 基于社区的数据能否提供答案，还是必须直接来自个人？

• 使用哪些工具？

• 使用哪些分析技术？

• 如果数据是在护理点收集的，谁来收集数据？团队中的不同成员，如支持人员、护理、医生、物理和职业治疗师、营养、社会工作和牧师等，能否为收集工作做出贡献？

• 进行哪些培训？

解决导致不良结果的 SDOH 因素是一个团队的努力。团队应该参与回答这些问题。

八、闭环

如果一个团队要解决其人口中不良结果的 SDOH 因素，必须在提供者、转诊机构和返回提供者之间建立起闭环。提供者必须有机会使用临床决策支持（clinical decision support，CDS）类型的工具，这些工具使用所收集的数据来提供适合该患者的社区服务，以满足他们的需求。例如，如果一个患者居住在一个特定的地区，有一定的家庭收入，然后筛选出食物不安全，CDS 工具应该能够提供适当的社区食物资源。如果该患者是新诊断的 2 型糖尿病患者，基于社区的资源应该得到转诊，以便当患者到达时，他或她可以选择适当的食物。然后，服务提供者应该有某种方式通过信息传递知道患者确实去了食品资

表 11-5 LOINC 编码支持健康社会决定因素面板

面 板	工 具
802167-5	• 2015 年健康 IT 认证标准患者健康问卷（Patient Health Questionnaire，PHQ-2） • 酒精使用障碍识别测试——消耗（Alcohol Use Disorder Identification Test-Consumption，AUDIT-C） • 羞辱、害怕、风险和踢打（Humiliation，Afraid，Risk，and Kick，HARK） • 美国全国健康和营养检查调查（National Health and Nutrition Examination Survey，NHANES）
82152-0	• 儿童不良事件（Adverse Childhood Events，ACE） • 行为风险因素监测系统（Behavioral Risk Factor Surveillance System，BRFSS）

引自 LOINC.Represent Social Determinants of Health with LOINC.https://loinc.org/sdh/.

源。EHR 供应商正在研究这些类型的资源和支持它们所需的数据库。此外，应用程序的开发者也在努力填补这一空间。NowPow（https://www.nowpow.com）和 Healthily（https://www.healthify.us）这样的应用只是试图建立这些联系和闭环的两个工具。

九、资源

护理信息学家很幸运，在他们做出将 SDOH 数据纳入信息环境的决定时，可以使用这些资源，无论这些数据是来自外部还是内部。这些资源是由处于计划发展和评估前沿的组织提供的，目的是为了解决差异、不良结果和由差异带来的成本增加等问题。表 11-6 中列出了一些最有用的资源。

十、英国看法

尽管其支付 / 提供者结构，英国通过 NHS 提供的医疗服务的财政负担引起了与美国类似的关注。在英国，与其他大多数西方经济体一样，主要的问题是人口结构的变化和医疗所需的不断增加的财政支持。2010 年，主要驱动力报告（Marmot Review：Fair Society，Healthy Lives，

2010）发表，强调了健康的社会决定因素对患者护理和结果的影响。在英格兰国家医疗服务系统内，社区护理（2014—2015 年有 21034 万次接诊）和医院护理（2015—2016 年有 1625 万次住院）之间的划分偏向于社区 / 初级护理；目前总体目标是减少昂贵的住院。2016 年，英国范围内国内生产总值的 9.75%（NHS Confederation，2017）用于支付社区 / 初级护理的费用。

2010 年的报告（Marmot Review：Fair Society，Healthy Lives，2010）中强调了六个决定因素，这些因素持续被监测，以便根据需要以更好的方式指导适当的医疗保健支持。这些决定因素如下。

- 建筑和自然环境。
- 工作和劳动力市场。
- 易损性。
- 收入。
- 犯罪。
- 教育。

通过英格兰公共卫生局（Public Health England，2019）在题为"更广泛的健康决定因素"的部分，可以免费获得上述每个决定因素的信息。与其他许多国家一样，这六个决定因素的统计信息可通过国家层面的不同政府部门获得。例如，易受影响的数字由住房、社区和地方政府

表 11-6 重要的健康社会决定因素项目资源

资　源	网　址
社区工具箱	https://ctb.ku.edu/en/table-of-contents/overview/models-for-community-health-and-development/social-determinants-of-health/main
医学研究所	https://nationalacademies.org/HMD/Activities/PublicHealth/Social-DeterminantsEHR.aspx
美国社区卫生中心协会 /PRAPARE	https://www.nachc.org/research-and-data/prapare/
美国疾病预防和健康促进办公室	https://www.healthypeople.gov
社会干预研究与评价网络	https://sirenetwork.ucsf.edu
美国规划协会	http://www.planning.org/policy/guides/

部收集和发布，收入信息主要由英国国家统计局提供。对社会决定因素的集体看法使人们能够更好地协调护理和有针对性地释放稀缺资源。

英国国家医疗服务系统的守门人是全科医生（General Practitioner，GP）。GP 位于当地社区内，因此非常了解当地的不平等现象和当地人口的潜在健康需求。全科医生与当地的临床委员会（Clinical Commissioning Group，CCG）（NHS Clinical Commissioners，2019）合作，负责规划和购买（委托）医疗服务，包括医院护理及人们在社区通过社区护士和专职医疗人员接受的服务，全科医生将把患者转到适当的服务，其中可能包括也可能不包括医院护理。最近，CCG 通过与"健康"边界以外的伙伴合作，参与塑造健康的城市和经济，不仅改善当地居民的健康，也改善他们的社会和经济福祉。2016 年 12 月出版的《塑造健康的城市和经济》（Shaping healthy cities and economies）（NHSCO，2010）的导言中指出，"消除健康不平等和社会排斥。通过支持早期干预和解决影响人口健康的更广泛的社会决定因素，CCG 可以帮助缓解和预防贫困，从而减少对健康和社会服务的压力"（原文第 3 页）。这一目标有望改善个人和整个社会的健康状况，同时有可能减少对医疗保健的财政支持。

由 CCG 带头发展的一个延伸是综合护理系统，地方合作倡议正在努力改善不平等现象，英格兰北部的一个例子是"南约克郡和巴塞特劳的健康和护理合作"（NHS England，2019），描述了综合护理系统是如何由 18 个 NHS 组织（GP/社区服务和医院的急性、精神健康和长期状况）组成，并与 6 个地方当局、志愿部门和独立合作伙伴联系。这种整合扩大了对生活在该地区的人们的需求的了解，并提供了分担健康负担的机会。

当然，似乎所有国家都同意，在 21 世纪要减少不平等现象，保持提供可负担得起的医疗服务的能力，需要更广泛的人口观点，但根据现有的医疗系统，方法可能有所不同。

自测题

1. 健康因素的社会决定因素结果包括哪些？
   A. 住房状况
   B. 一个人获得多少教育
   C. 拥有食物或能够获得食物
   D. 以上都是

2. 社会和行为因素对一个人的健康有多大程度的影响？
   A. 最高可达 25%
   B. 高达 40%
   C. 高达 50%
   D. 高达 70%

3. 健康的社会决定因素造成了多少比例的死亡原因？
   A.1/4
   B.1/2
   C.1/3
   D. 以上都是

4. 管理健康的社会决定因素只是美国的一个问题吗？
   A. 真
   B. 假

5. 美国护士协会的道德准则指导护士与其他卫生专业人员和公众合作，保护人权，促进卫生外交，并减少健康差异。这是真的吗？
   A. 真
   B. 假

6. 医学研究所向美国国家协调员办公室提出了两项与健康的社会决定因素有关的建议。正确的选择有哪些？
   A. EHR 的认证程序应该包括已经收集的四个社会和行为领域的标准措施（种族/民族、

烟草使用、酒精使用和居住地址）

B. EHR 的认证程序应该增加其他两个推荐领域（教育程度、财政资源紧张）的标准措施，以便纳入其中

C. 电子健康档案的认证程序应增加纳入其他的标准措施。八个推荐的领域（教育程度、财政资源压力、压力、抑郁症、体育活动、社会隔离、亲密伴侣暴力和社区中等收入）

D. EHR 的认证程序应该包括已经收集的五个社会和行为领域的标准措施（种族 / 民族、烟草使用、酒精使用、体重和居住地址）

7. 了解患者健康的社会决定因素特征，只能通过调查患者来确定吗？

　　A. 真

　　B. 假

8. 健康的社会决定因秦的特征不能适用于人口吗？

　　A. 真

B. 假

9. 健康的社会决定因素数据的"三重 S"是什么？

　　A. 系统化、结构化、标准化

　　B. 持续、结构化、标准化

　　C. 持续、结构化、系统

　　D. 系统、稳定、标准化

10. 一些健康的社会决定因素的数据是标准化的，在 ICD-10、SNOMED 和 LOING 中。这是真的吗？

　　A. 真

　　B. 假

答案

1. D	2. D	3. C	4. B	5. A
6. A 和 C	7. B	8. B	9. A	10. A

参考文献

[1] American Nurses Association. (2015). *Code of ethics for nurses with interpretive statements* (2nd ed.). Silver Spring, MD: American Nurses Association. Retrieved from https://www.r2library.com/ Resource/ Title/1558105999. Accessed on May 5, 2020.

[2] Bradley, E. H., & Taylor, L. A. (2013). *The American healthcare paradox. Why spending more is getting us less.* New York, NY: Public Affairs.

[3] British Medical Association. (2011). *Social determinants of health: what can doctors do?* London: British Medical Association.

[4] Brooske, B. C., Athens, J. K., Kindig, D. A., Park, H., & Remington, P. L. (2010). Different perspectives for assigning weights to determinants of health. University of Wisconsin Population Health Institute. Retrieved from http://www. countyhealthrankings.org/sites/default/files/ differentPerspectives ForAssigningWeightsToDeterminantsOfHealth.pdf. Accessed on May 5, 2020.

[5] Cantor, M. N., & Thorpe, L. (2018). Integrating data on social determinants of health into electronic health records. *Health Affairs, 37*(4), 585-590.

[6] Centers for Medicare & Medicaid Services [CMS]. (2019). Accountable Health Communities Models. Retrieved from https://innovation.cms.gov/initiatives/ahcm/. Accessed on May 5, 2020.

[7] Donkin, A., Goldblatt, P., Allen, J., Nathanson, V., & Marmot, M. (2017). Global action on the social determinants of health. *BMJ Global Health, 3*:e000603. doi:10.1136/ bmjgh-2017-000603.

[8] Elo, A-L., Leppänen, A., Jahkola, A. Validity of a single-item measure of stress symptoms. *Scandinavian journal of work, environment & health. 29,* 444-51. 10.5271/sjweh.752.

[9] Galea, S., Tracy, M., Hoggatt, K. J., DiMaggio, C., & Karpati, M. (2011). Estimated deaths attributable to social factors in the United States. *American Journal of Public Health, 101*(8), 1456-1465.

[10] Goinvo. (2017). Determinants of health. Retrieved from https:// www.goinvo.com/vision/determinants-of-health/#methodology. Accessed on May 5, 2020.

[11] Gold, R., et al. (2018). Adoption of social determinants of health EHR tools by community health centers. *Annals of Family Medicine, 16*(5), 399-407.

[12] Gottlieb, L. M., Quinones-Rivera, A., Manchanda, R., Wing, H., & Ackerman, S. (2017). States influences on Medicaid investments to address patients' social needs. *American Journal of Preventive Medicine, 52*(1), 31-37.

[13] Graham, G., Ostrowski, M. L., & Sabina, A. (2015). Defeating the zip code health paradigm: data, technology, and collaboration are key. *Health Affairs*. Retrieved from https://www.healthaffairs.org/do/10.1377/ hblog20150806.049730/full/. Accessed on May 5, 2020.

[14] Health Information Technology, Evaluation, and Quality Center [HITEQ]. (2017). Why collect standardized data on social determinants of health? Retrieved from https:// hiteqcenter.org/DesktopModules/EasyDNNNews/DocumentDownload.ashx?portalid=0&moduleid=865&articleid=330&documentid=179. Accessed on May 5, 2020.

[15] Hood, C. M., Gennuso, K. P., Swain, G. R., & Catlin, B. B. (2016). County health rankings: relationships between determinant factors and health outcomes. *American Journal of Preventive Medicine, 50*(2), 129-135.

[16] Institute for Medicaid Innovation. (2019). Medicaid plans to tackle social determinants of health bhut barriers remain. Retrieved from https://www.medicaidinnovation.org/ news/item/medicaid-plans-tackle-social-determinants-of-health-but-barriers-remain. Accessed on May 5, 2020.

[17] NHS Clinical Commissioners. (2019). Retrieved from https://www.nhscc.org/ccgs/. Accessed on May 5, 2020.

[18] NHS Confederation. (2017). NHS statistics, facts and figures. Retrieved from https://www.nhsconfed.org/resources/ key-statistics-on-the-nhs. Accessed on May 5, 2020.

[19] NHS England. (2019). Health and Care Working Together in South Yorkshire and Bassetlaw. Retrieved from https:// www.england.nhs.uk/integratedcare/integrated-care-systems/south-yorkshire-and-bassetlaw-ics/. Accessed on May 5, 2020.

[20] NHSCC. Shaping healthy cities and economies. (2010). Retrieved from https://www.nhscc.org/policy-briefing/ shaping-healthy-cities-and-economies/. Accessed on May 5, 2020.

[21] Olson, D. P., Oldfield, B. J., & Navarro, S. M. (2019). Standardizing social determinant of heath assessments. *Health Affairs*. Retrieved from https://www.healthaffairs. org/do/10.1377/hblog20190311.823116/full. Accessed on May 5, 2020.

[22] Peterson-Kaiser. (2017). Health Systems Tracker. *What do we know about social determinants of health in the U.S. and comparable countries?* Peterson Center on Healthcare and Henry J. Kaiser Family Foundation. Retrieved from https://www.healthsystemtracker.org/ chart-collection/know-social-determinants-health-u-s comparable-countries/#item-u-s-highest-rate-years-life-lost-disability-premature-death-due-firearm-assaults. Accessed on May 5, 2020.

[23] Public Health England. (2019). Wider determinants of health. Retrieved from https://fingertips.phe.org.uk/ profile/wider-determinants. Accessed on May 5, 2020.

[24] Research Council [NRC] and Institute of Medicine [IOM]. (2013). *U.S. heatlh in international perspective: shorter lives, poorer health*. Washington, DC: The National Academies Press.

[25] Schroeder, S. A. (2007). We can do better—improve the health of the American people. *New England Journal of Medicine, 357*, 1221-1228.

[26] The Marmot Review: Fair Society, Healthy Lives. (2010). Strategic review of health inequalities in England post 2010. Retrieved from http://www.instituteofhealthequity. org/resources-reports/fair-society-healthy-lives-the-marmot-review/fair-society-healthy-lives-full-report-pdf. pdf. Accessed on May 5, 2020.

[27] The National Academies of Sciences, Engineering, Medicine. (2018). Recommended social and behavioral domains and measures for electronic health records. Retrieved from http://nationalacademies.org/HMD/Activities/ PublicHealth/SocialDeterminantsEHR.aspx. Accessed on May 5, 2020.

[28] World Health Organization. (2019). Social determinants of health. Retrieved from https://www.who.int/social_determinants/en/. Accessed on May 5, 2020.

第三篇　系统生命周期

System Life Cycle

Denise D. Tyler **著**

孙铃钰 **译**　　李　幸　刁冬梅 **校**

第三篇提供了系统生命周期的概述，是信息学护士需要掌握的一项重要技能。美国护士资格认证中心（American Nurses Credentialing Center，ANCC）意识到系统生命周期的重要性，2018年认证考试中，关于这个主题的出题比例高达28%。这部分的每一章都为新手和有经验的信息学护士提供有价值的信息和实用工具。尽管系统生命周期和项目管理有共同的任务和功能；其主要的区别是，项目管理有明确的起点和终点。而系统生命周期像护理过程一样，是一个连续的过程。本部分的每一章都有宝贵的信息，可以在工作和学习认证考试时使用。

第12章"系统设计生命周期：一个框架"是一个由 Susan K. Newbold 博士提出的框架，介绍了电子健康档案及其为系统生命周期的每个阶段的重要性提供了一个开端的现状。这一章包括了系统生命周期方方面面的详细信息，从系统选择到系统实施和维护。此外，Susan K. Newbold博士还将系统生命周期与项目管理联系起来，在 Barbara Van de Castle 博士和 Patricia C. Dykes 博士撰写的第15章"医疗项目管理"中，有所涉及这一点。Newbold 博士还谈到了日益增长的遗留系统转换的趋势，并提供了像样本转换计划有价值的工具。

第13章在"系统设计生命周期：一个框架"一章之后，题为"系统和功能测试"，由 Theresa（Tess）Settergren 和 Denise D. Tyler 博士撰写。在这一章中，他们提供了测试信息学护士的有价值的信息，可以遵照执行并作为测试内容的指南，其中提供了测试工具的例子。本章介绍了测试计划应该包括的内容，以及不同类型的测试和阶段。作者提供了多个显示测试内容的表格和测试工作表的例子。这一章包含了测试对电子健康档案实施或升级的成功如此关键的缘由，以及信息学护士在测试中担任的角色。

　　第 14 章是第三部分结束部分，该章题为"系统生命周期工具"，Denise D. Tyler 博士撰写，系统生命周期工具在系统生命周期和项目管理中的使用。Denise D. Tyler 博士回顾了变更管理技术、工作流程分析和质量改进工具等，并且还包括衡量项目成功的指标的实例。不仅如此，本章还列举了在系统生命周期中，信息学护士使用到的不同工具。

第 12 章　系统设计生命周期：一个框架
System Design Life Cycle: A Framework

Susan K. Newbold　**著**

孙铃钰　**译**　　李　幸　刁　冬　梅　**校**

学习目标

- 描述一个系统设计生命周期各阶段的方法和检查表。
- 描述在实施中出现的障碍和成功关键因素。
- 描述信息学护士在临床系统的系统设计周期中的作用。
- 讨论监管和财务要求对电子健康档案的高度影响。

关 键 词

临床工作流程分析；沟通计划；可行性研究；上线计划；问题清单；项目范围；信息邀请书；
征求建议书；可用性；工作计划

一、概述

在过去，临床系统实施项目能够按时并且在预算范围内完成，便被认为是成功的。后来，结合终端用户对项目成功与否的认知，以及临床医生工作流程简化这两点，作为额外的成功标准来对临床系统项目进行分级。近年来，循证实践（evidence-based practice，EBP）一直是临床系统实施的重点，从而来提高患者的安全性，并且满足 2009 年《经济和临床健康卫生信息技术法案》（HHS.gov，n.d.）中相关的联邦法规。

作为 2009 年《经济和临床健康卫生信息技术法案》的一部分，医疗保险和医疗补助服务中心提出关于能够有效使用 EHR 来改善患者安全的组织提供重要的财政激励的一个项目。今天，成功的系统实施项目，必须在预算内按时完成，并为终端用户提供简化的工作流程，增加医疗保健交付的安全性，使组织满足有益需求的同时还能兼顾经济效益。

本章概述了系统设计生命周期（system design life cycle，SDLC），也称为系统生命周期（system life cycle，SLC），讨论了多学科以达到安全高效护理服务目的，共同建造拥有可靠技术、符合政策法规和方便用户使用的 EHR。美国护士资格认证中心的护理信息测试内容大纲（2018）描述系统设计生命周期框架，主要包括四个阶段：①计划和分析；②设计和构建；③实施和测试；④监测、维护、支持和评估。本章进一步将这些阶段定义为实用临床系统实施检查表和高级工作计划的关键任务，这些计划在急症护理环境临床实践中成功应用。本章中有许多例子提到了 EHR 的实施；然而，所讨论的框架、阶段和任务，可以并且也应该应用于任何临床系统或应用程序的实操中。

有两本教科书经常被用于指导医疗项目的系统分析和设计过程。一本是 Dennis、Wixon 和 Roth（2015）撰写的，其中也使用了四个阶段：①计划；②分析；③设计和④实施。另一本是 Kendall 和 Kendall（2014）撰写的，其将系统开发生命周期分为七个阶段：①识别问题、机会和目标；②确定人员信息需求；③分析系统需求；④设计推荐系统；⑤软件的开发和记录；⑥系统测试和维护；⑦系统实施和评估。分析人员有可能不同意某种理论的具体分段，但普遍认为需要一个有组织的方法来指导医疗项目的系统分析和设计过程。

二、电子健康档案

EHR 是指在一次或多次护理环境中生成的患者健康信息的纵向电子记录。这些信息包括患者人口统计资料、病情进展、护理问题、药物使用、生命体征、既往史、免疫接种、实验室数据和放射学报告。EHR 自动化和简化了临床医生的工作流程。EHR 能够生成临床患者的完整记录，并通过界面直接或间接地支持其他与护理相关的活动。关于电子化医嘱录入的内容请参阅本书中的其他章节。

提供患者直接护理所需的技能，包括具备理解和协调多学科和部门工作的能力。由于多部门协同工作有利于为患者提供最佳、安全的护理服务，而 EHR 各组成部分以协调的方式整合数据，

为组织的管理和临床医生提供人口、财务和医院信息，为 SDLC 提供了一个成功实施的框架。

三、现状

医疗保险和医疗补助服务中心是美国最大的医疗保健支付单位。近 9000 万美国人通过医疗保险、医疗补助和国家儿童健康保险计划（CMS，n.d.）获得医疗卫生福利。随着医疗成本的增加，美国人民和美国政府对付费医疗体系越来越不满。影响医疗支付和医院信息系统实施的 4 个因素分别是循证实践的发展、2009 年《HITECH 法案》中提出的联邦有效使用要求现在演变为促进互操作性计划、技术成本、项目管理原则的使用。

（一）循证实践

Melnyk 和 Fineout-Overholt（2015）将循证实践定义为一种结合最佳可用的科学证据、临床医生的专业知识及患者的偏好和价值观的问题解决方法。循证实践的目的是利用科学研究来确定患者的最佳治疗方案。EHR 有访问相关研究的功能，在实时查看患者数据的同时了解推荐的治疗方案。

（二）联邦倡议：2009 年《经济和临床健康卫生信息技术法案》

该法案旨在促进有效使用信息技术来提升医疗保健服务中的患者安全。该倡议要求组织或医疗服务者在信息技术使用中保持一致性和适当性。随着每个阶段的需求数量增长，这项技术的实施需要分阶段进行。联邦财政奖励每个阶段都符合要求的人。未能达到要求的组织将受到经济处罚（HHS.gov，n.d.）。

有效使用需求，利用了研究中公布的结果，表明当使用信息系统的指定功能时，患者安全性显著提高。此外，允许比较不同医疗机构的医疗保健治疗和结果的标准化术语标准被纳入后来的

HITECH 法案阶段。为了提高系统之间互用性使其达到更高水平，CMS 已逐步将有效使用演化为促进互操作性计划（www.CMS.gov）。信息学的立法和法规将在另一章中讨论。

（三）技术：成本、收益和风险

因为技术的成本很高，所以执行不力造成经济损失的风险会相对增加。供应商向每一位客户提供同样软件产品，周密计划和良好执行是信息系统项目成功的基础。一次精心策划的执行，应该与机构的战略目标和文化相契合，通过引进和吸收技术并改进工作流程，将其融入医疗服务的日常实践中。SDLC 提供了一种结构化的执行方法来实现这一点。

医疗保健信息系统的执行时间通常很长，需要 10～16 个月才能执行一个完整的医院信息系统。大多数机构至少使用了一种 EHR，并且正在升级他们现有的系统或者转换到一个新的系统。SDLC 方法仍在使用。

考虑到项目的风险水平，一个新技术现在只要几个月而不是几年的时间就能产生，在系统的第一次有效使用之前，可能会因新技术生成而导致系统部分过时或报废。另一方面，精心的策划和执行，可以提高风险缓解和成本控制的水平。重点是，技术并不是所有问题的最佳解决方案；未能从信息系统问题中识别出低效流程导致的问题，将增加系统的风险和潜在成本。

（四）项目管理

由于扎根于建筑业，规划和跟踪大型项目领域的重要知识体系已经逐步形成。项目管理协会（Project Management Institute，PMI）成为项目管理专业人员的核心和认证组织。PMI 努力制订的项目管理计划（Project Management Plan，PMP）已经覆盖到了信息技术领域，通常称为项目工作计划（Project Management Institute，2019）。它是IT 项目中描述了如何执行和管理项目的关键方面的重点计划文件。工作计划是一个灵活的文件，

在整个项目中不断更新。护士通常拥有协调和管理多种不同的护理场景的能力，这使他们的技能精进，并以项目工作计划作为主要工具来管理复杂的项目。K.Schwalbe 的《信息技术项目管理》（Information Technology Project Management）是包含卫生保健示例的优秀文本（Schwalbe，2016）（参见第 15 章）。

临床实施的第二个基本工具是项目的"问题列表"。当关注事项、异常情况、特殊的教育 / 培训需要、编程错误、排序问题影响工作流程、新规程的实施，这些问题都被放在"问题列表"上。问题被添加到列表中，并根据其他问题和项目目标排列优先顺序，再制订一个紧迫性标准。问题状态的示例有打开、进行中、测试和关闭。团队定期跟踪问题进度，并在问题中添加简短的进度说明。达成解决方案后，解决方案将记录在问题列表中，状态也会被更新。

解决方案详情文档可以减少团队对决策的再次审查。一个问题清单中的建议数据要素如下。

- 问题编号。
- 现状。
- 增加到列表中的日期。
- 识别问题 / 将其添加到列表中的人。
- 涉及的模块 / 应用程式。
- 问题 / 事项的描述。
- 问题类型（如编程、培训、流程、硬件、网络）。
- 注释日期。
- 注释（如为解决问题所做的工作 / 努力）。
- 责任方。
- 解决时间。
- 解决方案描述。

四、系统开发生命周期

系统生命周期的定义包括：①规划；②分析；③设计 / 开发 / 定制；④实施 / 评估 / 维护 / 支持。这一章讨论了与 EHR 在急症护理环境下

的使用相关的系统设计生命周期的不同阶段，但它同样适用于许多医疗保健场所和项目。为了继续满足新的监管和专业标准，EHR 和软件应用程序必须在维护阶段不断更新和升级。

无论系统的大小或类型，任何 EHR，单个应用程序的使用，或升级项目都应该完成临床系统实施清单上的每个条目（图 12-1）。虽然不是每个项目都需要接口、数据转换或添加新的设备，但检查清单的步骤将确保基本考虑因素不被遗漏（图 12-1）。

SDLC 的分段是使用解决问题的科学方法。解决问题首先要对当前系统或流程（也称"当前状态"）的操作进行观察和理解，第二阶段需要对新系统的需求进行深入的评估和定义，即"未来状态"。第三阶段是设计、开发并定制满足客户需求的计划。第四阶段是开始实施、评估、支持和持续维护，确保系统投入使用后的可持续性。

护理程序作为一种解决问题的方法途径，帮助护士在日常护理工作中成功应用临床信息学。在软件的执行和更新 / 升级过程中，解决问题的方法需要无数次的迭代。

在执行过程中，应及时地识别和管理在执行过程中产生的变化，以及对患者护理照护和临床医生工作模式 / 工作流程造成的影响。通常，需要在技术数据采集标准和临床工作流程之间找一个平衡点。详情请参阅第 14 章。

如前所述，供应商在购买时向客户提供大致相同的软件。项目成功与否，取决于项目团队成员和机构将变化引入、吸收进日常实践中的能力。项目管理协会和医疗卫生信息和管理系统协会将关注 EHR 对工作流程的影响和文化对机构的影响的文献妥善地存档。Lorenzi、Novak、Weiss、Gadd 和 Unerti（2008）都强调，管理对 EHR 实施至关重要的变革过程，是取得成功的关键。

当尝试执行或升级一个系统时，如果没有对 SDLC 框架内的每一个清单项目进行审查，通常

系统生命周期阶段	临床软件实施主要任务
计划	• 治理结构 • 项目目的 • 项目范围文档 • 资源规划
分析	• 技术要求 • 功能设计文档 • 系统提案文档
设计、开发、定制	• 设计方面 　– 功能规格 　– 技术规格 • 开发方面 　– 有针对性的计划 • 定制方面 　– 系统字典数据和配置文件 　– 政策和程序
实施、评估、支持、维护	• 实施方面 　– 计划 　– 政策和程序 　– 实际操作 　➢ 切割和上线计划 • 评估方面（上线后） • 日常支持操作 • 持续维护

▲ 图 12-1　与临床软件实施清单相关的系统设计生命周期阶段

会导致以下一个或多个方面的失败。

• EHR 或应用程序没有达到项目的规定目标。

• 无法获得终端用户认可。

• 支出超出预算。

• 预期的效益无法实现。

近年来，针对临床系统实施的在线资源越来越丰富、优质。在很大程度上是由于联邦 HITECH 有效使用的要求，PMI 和 HIMSS 都对医疗保健相关项目提供了培训和认证。

以下网站可提供其他的支持信息。

美国健康信息管理协会：http://www.AHIMA.org/。

美国医学信息学协会：http://www.AMIA.org。

医疗卫生信息和管理系统协会：https://www.himss.org/。

项目管理研究所：https://www.pmi.org/。

促进互操作性计划项目：https://www.cms.gov/EHRincentivePrograms。

美国国家卫生信息技术协调员办公室：https://www.healthit.gov/。

五、计划阶段

一旦机构确立了某个现存需求可以通过开发或实施 EHR 或应用程序来得到满足或解决，项目的计划阶段就开始了。第一步便是建立一个专门的委员会框架，对项目进行研究并提出相关建议是至关重要的。

在计划阶段需创建的关键文件如下。

- 项目治理结构。
- 差距分析。
- 可行性研究。
- 项目范围文件。
- 高水平的工作计划制订和所需资源。

（一）治理结构及项目人员

机构的临床领导需要高度参与 EHR 委员会结构的建立，并且必须审查和考虑组织的战略目标和优先事项。信息学护理专家和信息系统管理团队提供监督；任何时候，委员会都致力于发展组织结构并参与其中，分配适当的资源，无论是财力还是人力资源，都是成功的关键因素，从而最好地保证项目的成功。

无论系统实施成功与否，都需要对新系统在机构文化上的影响进行预判，并积极地采取措施，减轻变革对机构的影响（Lorenzi 等，2008）。过渡管理是一系列"经过深思熟虑的、有计划的干预措施，确保一个机构成功地适应 / 吸收理想结果"（Douglas 和 Wright，2003）。信息学护士经常负责"当前状态"的评估和记录，以及引领理想的"未来状态"的发展。新制度在过渡管理工作中发挥着显著的领导作用。

（二）指导委员会

在制订或选择 EHR 之前，组织必须任命一个 EHR 指导委员会。由内部和外部利益攸关方组成的 EHR 指导委员会，负责监督和指导 EHR 需求相关机构的战略目标选择和整合。在计划阶段，确定投资回报率（return on investment，ROI）。指导委员会成员了解机构的日常运作，有助于培养全球视野和提高解决问题的行政权力。在大多数机构中，指导委员会拥有最终决策权（图 12-2）。

（三）项目小组

项目小组由一名指定的项目经理（通常是信息学护理专家）领导，并为每个受系统选择、实施或升级影响的主要部门指定一个团队领导。项目小组的目标是：①了解拟议系统的技术和技术限制；②了解部门内部 EHR 决策的影响；③在跨部门层面做出 EHR 决策；④成为 EHR 应用的关键资源。改善患者的安全和护理质量是选择、执行或升级 EHR 的既定目标；但以牺牲另一个部门为代价，换取其他部门受益的做法很少能够改善整体患者安全和护理服务。项目组具备根据拟议系统的能力，评估多部门的信息需求素养，对项目的全面成功起到至关重要的作用。项目组未能解决的问题，会提交指导委员会处理（图12-3）。

项目经理负责管理项目的方方面面，包括软件应用程序开发、硬件和网络获取 / 准备，以及监督接口和转换任务的执行。若想促成一个项目的成功执行，项目经理必须拥有良好的沟通、促进、组织和激励技能，以及充分了解医疗服务、管理条例、医院文化、流程和政策。

（四）部门小组

部门小组的职责是：①全面了解部门的信息需求和工作流程；②全面了解软件的特点和功能；③完成部门需求与新系统功能之间的差距分

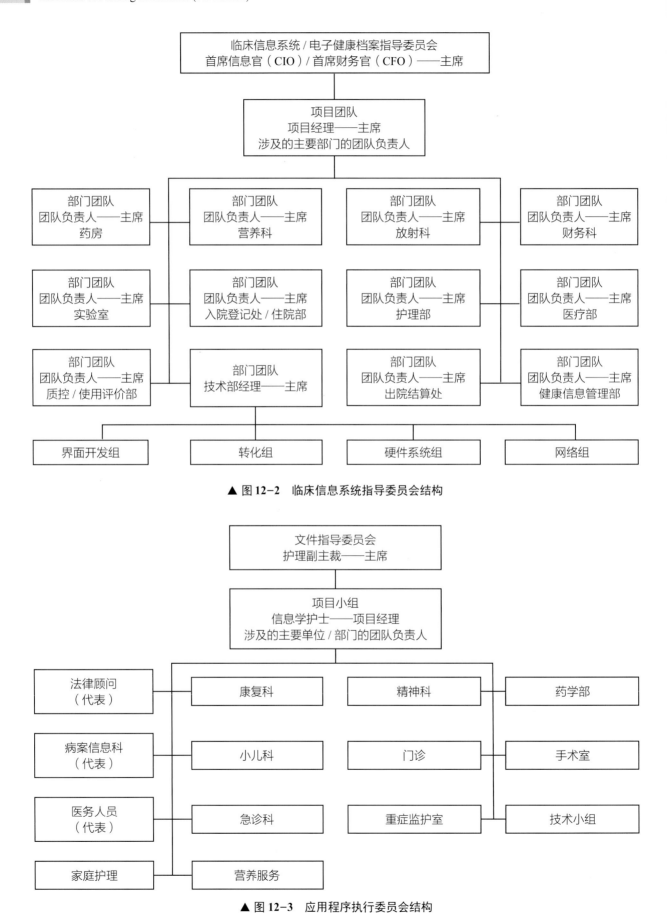

▲ 图 12-2　临床信息系统指导委员会结构

▲ 图 12-3　应用程序执行委员会结构

析；④协助系统测试工作；⑤参与开发和参与终端用户宣教；⑥在新系统启动初期提供全力支持。小组组长必须充分了解医院和部门的政策和程序（包括正式和非正式的），具备出色的组织和沟通技能，并善于解决冲突和达成共识。

在10～16个月的实施过程中，团队成员可能会发生变化。医院领导、远见卓识者和变革推动者的参与，必须平衡由组织需求决定的实用主义底线（例如，促进互操作性计划激励 vs. 患者结局）。

六、项目开发范围

在计划阶段，确定问题陈述和执行目标，建立委员会结构，确立机构的要求用以选择、实施或升级 EHR 或应用程序，以及包括遵从安全和高质量的临床实践的规章制度。商业软件开发人员和顾问，将这一阶段列为系统选择中最关键的因素，甚至比系统本身更重要。最佳规划需要时间和深思熟虑。由于花费在制订一个包含所有检查清单步骤的健全计划上的时间，会减少花费在规划阶段因为未审查而返工的时间。因此制订工作计划，并且遵照执行它。

计划阶段包括以下任务。
- 明确委员会结构的定义。
- 明确需求和（或）目标的定义。
- 可行性研究。
- 差距分析。
- 项目范围文件的制订和协商。
- 制订高水平工作计划。
- 资源分配。

（一）项目目标的定义

明确项目目的 / 明确目标，往往不是显而易见的，却是项目里必不可少的一部分。Schwalbe（2016）认为，一个项目应该有一个清晰可辨的目标，从而产生独特的产品、服务或结果。

项目定义包括对系统的评估进行描述。在流程早期建立评估标准，实践以目标为导向（从始至终）的成功管理理念。系统实施过程中，预期结果和改进程度可以用系统的现实目标来描述。它们可能包括增加功能、降低成本、提高人员生产力，以及满足联邦的促进互操作性计划的要求。在更新或扩展 EHR 或应用程序时，项目定义包括确定现有设备、设备使用年限、摊销程度，以及在进行升级项目之前对硬件或操作系统软件进行升级。

（二）可行性研究

可行性研究分析是一个初步的分析，以确定是否可以通过实施 EHR 或组件应用程序来解决所提出的问题。可行性研究不仅明确问题和（或）陈述目标，而且还有助于确定信息需求、目标和项目范围。可行性研究通过分析多个参数和提出可行解决方案，帮助 EHR 指导委员会理解真正的问题和（或）目标。它强调关注拟定的解决方案是否能产生可用的产品，以及拟定的系统带来的收益是否超过成本。为了确定拟定的解决方案是否在预期的环境中工作，需要对操作方面的问题进行审查。为了确保拟定的系统能够建成，与拟定的和（或）现有技术兼容，需要对技术方面的问题进行审查。了解法律和法规，以确保项目符合地方和联邦法律。可行性研究包括对所需人力资源的详细描述，以及如何开发、利用和实施选定的系统。可行性研究描述了为了项目的顺利推进而建立的行政、财务和技术批准管控。可行性研究旨在回答以下问题。

- 真正需要解决的问题和（或）要实现的既定目标是什么？
- 项目在组织的总体战略计划中处于什么位置？
- 项目期望得到的具体成果是什么？
- 从上述成果中得出有关项目成功的可衡量标准是什么？
- 支持实施项目的研究和假设是什么？
- 项目的已知限制和风险是什么？

- 项目其余阶段的时间安排是怎样的？
- 谁将负责实施这个项目？
- 以美元和人事时间为单位的估算成本是多少？
- 项目理由是什么，包括成本和收益之间的关系？

可行性研究包括以下主题领域。

1. 目标陈述

进行可行性研究评估的第一步是陈述构成系统宗旨的拟定系统目标。所有的目标都是以结果为导向的，并以可衡量的形式呈现。综上所述，目标通过确定 EHR 将为终端用户做什么来定义"最终产品"。

2. 环境评估

项目是根据它对机构的任务和战略计划提供支持来定义的。根据机构的竞争情况对项目进行评估，同时考量法律、监管和伦理方面的影响。

3. 范围管理计划

拟定系统的范围确定了系统限制，也会概述拟定系统将会产生和不会产生什么效果。范围管理计划中应描述团队如何准备范围说明书、创建工作分解结构，验证可交付项目的完成性，以及控制项目范围变更请求。此外，评判项目成功与否的标准也可能包括在内。范围文件概括了项目的范围，为每个团队成员确定职责，并设定验证和批准已完成工作的程序（Schwalbe，2016）。

4. 项目范围文件的制订和协商

项目团队起草项目范围文件，并提交给项目指导委员会验收。项目范围文件包括项目范围、应用级别管理要求、为实施 EHR 或应用而拟定的启动策略，以及实施和维护设备及项目所需的技术管理和人员。范围文件基于可行性研究结果。

项目范围文件成为项目的内部组织合同。它界定了短期和长期目标，确定了评价项目成功与否的标准，并且扩大了工作计划以纳入更详细的在开发或实施系统或应用程序过程中要完成的每个步骤的细节。

5. 时间线

制订项目时间表，概述项目的里程碑事件。确定项目各主要阶段的预计时间长度。项目时间表通常也被称为项目工作计划，项目所需的主要步骤会详细地列出，以便向指导委员会提供拟定的开发或实施过程的背景资料。

6. 建议

委员会可能会忽略一个事实，即并非所有项目都与本机构的战略使命不谋而合。选择并不是单一的，除了考虑继续推进项目外，反之也具有可行性。项目的可行性基于对可行性研究中多重因素的回顾。关键是要考虑是否需要更多的人员或设备，而不是更计算机化。除了确定潜在的硬件和软件改进之外，成本和拟定效益也被纳入项目的可行性决策中。在升级或考虑扩大一个系统时，并在决定采购新系统之前，应做出一致努力，最大限度地利用现有系统，改进现有系统的管理和协调程序。如果项目指导委员会根据可行性研究的调查结果决定继续实施该项目，一份项目范围协议就是必不可少的了。

（三）资源规划

规划阶段的一个重要步骤是确定哪些资源是在顺利执行商定项目范围过程中需要用到的。为了让整个 EHR 项目（在执行中的所有阶段）的发展有稳固的资源储备，并确保该系统实现其既定目标，在规划资源时应考虑以下几点。

- 目前的人事工作量。
- 人力资源（人员数目、经验和能力，以及投身于项目的时间百分比）。
- 目前的运营成本。
- 实施事件与非项目事件的关系（如联合委员会的认证程序、国家认证检查、高峰假期和普查时间、工会谈判和员工离职）。
- 预期培训费用。
- 空间可用性。
- 项目小组目前和预计的设备需求。

非常成功的项目通常都花费了必要的时间来

彻底完成计划阶段。此外，成功的机构也会通过向内部所有部门分发项目范围文件，传达高级管理层和行政部门对项目的期望。

七、分析阶段

系统分析阶段即是实况调查阶段，也是开发EHR的系统设计生命周期的第二阶段。与要求相关的所有数据需求都在分析阶段开发的项目范围协议中定义。

这一阶段创建的关键文件如下。

- 差距分析。
- 网络、硬件、软件的技术要求。
- 功能设计文件。
- 系统方案文件。

（一）数据收集

收集反映现有问题或目标的数据是系统分析阶段的第一步。通过全面的数据收集，可以对项目范围协议进行细化。仅仅通过一些小的改进，就可以为机构带来额外的好处。在要求重大项目范围变更之前，应该仔细研究和评估更大的项目范围细化（使用可行性研究中概述的步骤）。无论大小，所有的变更都必须继续支持项目的目标和机构战略计划。

通过数据收集，创建了两个重要文档。第一个是为每个主要目标或问题创建一个工作流程文件，以便通过实施新的软件或系统对其加以解决；第二个是一个功能设计文件，概述新系统将如何解决已确定的目标／问题。

（二）差距分析

根据计划阶段完成的工作、分析阶段的工作流程文件和系统方案文件，完成对现有流程中可用的内容和新系统中需要的内容的比较。这种比较通常被称为差距分析，它为项目团队提供了新系统／应用程序中需要但不能立即获得的特性和功能列表。各部门小组需要审查特点／职能

和估计费用，评估实现这些特点／职能的替代方案，并向指导委员会提出建议。其中，特点／功能可能会延迟到项目的后续激活阶段，也可能通过协商将其纳入当前激活计划，或直接从项目中删除。

为获得对当前系统的完整了解，数据被收集和分析，掌握如何使用"当前状态"，以及新系统需要什么。过程分析是实际系统设计的基础，因为它从终端用户需求、日常运作中的信息流及所需数据元素的处理等方面审查目标和项目范围。

通过分析工作，可以识别项目的单个数据元素、接口和EHR决策点（www.pmi.org）。"未来状态"（系统在执行完成后的外观和功能）开始形成。查阅《美国残疾人法案》（Americans with Disability Act）（www.ada.gov）要求，来确保员工的特殊需求得到满足。利益攸关方通过审查文件，以协助确定需要解决的问题／问题的优先次序。目前处理本机构数据量所需的费用和资源，与使用新系统处理数据的费用估计进行比较。如果一个系统正在升级或扩展，则描述现有设备和功能。必须进行认真的评估，以确保符合新系统的要求，并最大限度地利用现有设备。审查现有设备的折旧费用和预计预算支出。

这一阶段的重要性不应被低估。在分析阶段合理的设计修改能使项目的成本降到最低；随着项目进入开发和实施阶段，程序设计或设计更改的成本会大幅度增加。当一个项目处于计划阶段时，使设计变更或修正错误的相对成本为1；在分析阶段，修正错误／设计变更的相对成本为计划阶段的3～6倍。一旦系统投入运行，修复错误或更改系统设计的相对成本就会增加到40～1000倍。

（三）技术分析

在分析阶段对项目的技术要求进行审查。经过培训／认证的技术人员审查EHR软件的要求，保证其有效运行。这可能包括运行EHR软件、

硬件和网络的程序。需要考虑空间、电力需求和空调/冷却的物理要求。技术架构的开发，是为了确保数据传输的速度和足够的存储能力来满足临床和财务需求。这些需求连同成本一起加以评估，并汇编成项目的技术建议。

（四）确定信息需求

需求评估概述了多学科用户所需的高级别信息。为了达到联邦促进互操作性计划项目要求，使用 CMS 和 ONC 定义的标准术语至关重要。联邦政府授权的数据元素数量巨大。为了满足《HITECH 法案》要求，需要对一个机构多部门和临床医生的工作流程中的数据收集做出计划。工作流程审查和确定所需信息，明确用户对系统的期望，以及如何在日常操作过程中收集这些信息。这些知识在设计系统的输出、输入和处理要求中必不可少，并构成了新的"未来状态"的基础。

（五）工作流程文件

工作流程文件将收集的数据同化为终端用户为每个目标或问题领域执行的功能/任务的逻辑顺序。收集部门的护理标准、订购模式、程序、操作手册、（日常、规范和年终）报告及日常操作中使用的表格。为了保持连续性和重复性，对每个部门临床医生所需的单个数据元素进行确定和分析，并与所需的 HITECH 数据元素相互参照。工作流程文件包括以下内容。

- 关于流程或工作量的一系列假设。
- 关于过程或工作的一系列假设。
- 用户执行的主要任务清单。
- 用户完成和概述的子任务和步骤列表。
- 确定每项任务的可选或必要状态。
- 执行任务的频率。
- 任务/子任务的关键性和重要因素。
- 子任务的顺序。
- 可用于帮终端用户完成特定任务的备选方案的数量和频率。

完成工作流程文件有多个数据来源，具体如下。

- 书面文件、表格和流程表。
- 政策和程序手册。
- 问卷调查表。
- 访谈。
- 观察性资料。
- 工作流程图的开发利用现有软件，对记录"当前状态"所涉及的信息流、人员和流程非常有帮助。工作流图提供的图形说明使"未来状态"中的获益被清晰地可视化了。

（六）功能设计文件

功能设计文件是对新系统如何工作的概述。它以工作流程文档为基础，添加集成每个工作流程文档的关键文档，以创建新系统、实现商业软件应用程序或升级系统。在这个阶段，功能设计文件概述了人机程序、输入点、处理要求、数据输入的输出，以及从新系统产生的主要报告等内容。功能设计是对拟定的 EHR 系统或组件所需功能、如何完成任务等信息的描述。从功能设计文档中，数据库结构也同样被确定。

数据库中经常使用两种数据类型：自由文本数据（允许用户用自己的语言描述响应）和离散数据（通过复选框或下拉列表在应用程序中显示的结构化数据）。首选的数据类型是具有标准术语链接的离散数据元素，其提高了报告和比较数据的能力。有效使用要求 2014 版包括使用与标准术语相连的结构化数据，例如用于实验室测试的医学系统命名法 – 临床术语和观测指标标识符逻辑命名与编码系统（见第 8 章）。

当创建新软件时，功能设计文档为程序员提供屏幕、链接和完成任务的备选场景的视图。一旦功能设计被接受，初始的编程工作就可以开始了。在实现商用系统或应用程序的实例中，功能设计概述了终端用户将会如何使用系统程序来完成他们的任务。在某些情况下，商业软件提供多种途径来完成一项任务；功能规范可能会限制需部署的可用途径的数量。

（七）数据分析

对收集到的数据进行分析是分析阶段的第二步。该分析为制订临床需求和（或）项目范围协议中定义的目标提供了数据。

一些软件工具可用于工作流程和功能设计文档的开发，具体信息详见第 13 章。

（八）数据回顾

分析阶段的第三个步骤是审查可行性研究数据库、工作流程文档和功能规范，并为新系统的项目指导委员会提供建议。审查的重点在于系统需求和（或）实现在可行性研究中提出的项目目标，基于从工作流程文档和功能设计中衍生出来的最佳方法或途径。以此提出简化工作流程的建议。EHR 实施成功与否，取决于部门和项目团队的数据分析能力，并提出有利于整个组织的解决方案而不会顾此失彼。全面结构化分析的优点是其提供客观的数据来支持 EHR。已有证据表明，对终端用户需求和潜在解决方案的认真分析可降低设计和实施成本。

（九）明确收益

系统的总体预期收益是系统分析过程的第四步。收益是以量化的方式表述的，并成为衡量投资回报率和项目成功的标准。

（十）系统方案开发

在系统分析阶段创建的最终文档是系统方案文档。方案将提交到指导委员会接受审查和批准。它阐述了新系统总体设计的问题和（或）目标以及要求。它概述了项目管理控制的标准、文件和程序，并界定了所需信息、必要资源、预期效益、详细的工作计划和新系统的预计成本。该系统提案向项目指导委员会提供关于拟定的 EHR 或应用程序的建议。系统提案文件回答了以下四个问题。

- 考虑的主要问题和（或）目标是什么？

- 建议的 EHR 解决方案将如何纠正或消除问题和（或）实现既定目标？
- 预期成本是多少？
- 需要多长时间？

系统提案对项目进行了详细的描述，以便于管理层了解系统或应用程序，但对具体细节不作要求。系统提案中所需的大部分信息是在分析的早期阶段收集的。有人建议，最好将提案作为商业提案提出，并得到项目指导委员会一名成员的支持。最终系统提案应包括以下信息。

- 问题和（或）目标的简明陈述。
- 与该问题有关的背景资料。
- 与该问题有关的环境因素。
- 竞争。
- 经济。
- 政治。
- 伦理。
- 预期效益。
- 拟定的解决方案。
- 所需预算和资源。
- 项目时间表。

项目指导委员会接受系统提案，为项目高级管理层提供支持。在这之后，常见的做法是指导委员会向机构董事会提交 EHR 提案，供其审查和批准，以此来获得资金。通常，董事会批准的要求取决于系统的最终成本估计。项目指导委员会和董事会接受提案不仅保证了项目的资金，而且还可以确保为项目提供至关重要的自上而下的管理和行政支持。最终的系统方案是 EHR 委员会／小组(督导、项目和部门)与机构之间的内部合同。

正如前面提到的，所有高级管理人员积极支持和参与可行性研究是很必要的。支持最终系统提案大大增加了接受系统提案的可能性。

八、设计和建造阶段

在这一阶段，在功能组件和技术组件两个层面上，开发系统的设计细节及实现和评估系统发展的详细计划。数据字典中填充了条目和项目团队的工作，以确保功能设计对临床医生和部门的工作流程起到支持作用。审查和更新政策和程序，能反映在提供护理服务时使用新的应用程序 / 系统的情况。对新系统进行彻底的测试，并执行在这个阶段和以前阶段制订的详细计划。

在这一阶段创建了多个项目文件。

- 差距分析。
- 功能规范。
- 技术规范。
- 执行工作计划，其中包含针对以下方面的具体计划。
  - 硬件和外围设备。
  - 接口。
  - 转换。
  - 测试。
  - 终端用户培训。
  - 切割计划。
  - 上线计划。
- 上线后评价报告。

（一）系统设计

项目团队通常直接从供应商那里接受应用程序培训。在某些情况下，参加供应商培训的团队成员人数有限，所以期望他们再去培训其他团队成员。项目团队根据已确定的项目目标、范围、软件功能和组织工作流程的元素，确定功能得到充分利用。在分析阶段记录的当前工作流程的定义是支持新系统工作流程所需的变更的基础，包括基于程序和基于流程方面的变更。

功能规范

功能规范使用在 EHR 系统分析阶段开发的功能设计文档，并以设计为基础，对完成项目范围所需的所有系统输入、输出和处理逻辑进行详细描述。报告进一步完善了拟定系统的内容，并提供了其运作的框架。

商业软件供应商通常以手册的形式为他们的系统或应用程序提供详细的功能规范文档。手册（通常是特定于应用程序的）包括对每个工作流程和技术部分的介绍。根据提供的文件，医院部门和项目团队通过评估可用的商业软件的功能和组织的工作流程文件，并对机构使用的功能做出决策，从而制订机构的功能规范。

详细的功能规范对系统的验收至关重要，可以对用户期望看到的屏幕、数据流程和报告进行分析。这些实例把真实的数据融入了说明和图纸中。必须充分理解和认真遵循《HITECH 法案》和促进互操作性计划项目标准的技术方向，包括在临床工作流程中使用循证实践和临床决策支持规则，以确保患者的安全。关于其他的 ERH 的应用信息可以在 https://wwwHealthit.gov/playbook/electronic-health-records/ 找到。

在这一步骤中，部门团队和用户确定实际数据的输出形式，并就拟定的工作流程设计与部门团队达成共识。满足 HITECH 促进互操作性计划项目数据收集的要求，对于完成功能规范是不可或缺的。对联邦标准的深入理解，结合深思熟虑的计划实施，将帮助工作人员适应新的数据收集和数据共享程序。

功能规范和初始编程原型工作之间存在着流动性。创建新应用程序的设计团队与程序员通常需要密切合作，根据联邦要求、编程逻辑、新确定的信息需求和（或）技术调整设计和规范。随着功能规范的成熟和主要设计的确定（如选择基础应用技术和数据库结构），设计冻结点就建立了。这表明功能规范已经完成，可以开始全面编程工作。

一旦完成，功能规范不仅提供了编程工作的路线图，也是开发测试和培训计划的出发点。与功能规范的开发一起建立测试计划的优点是更全面的测试计划（其中，工作流程很难被忽略）和"如果……怎么样"类型的问题经常激发对开发或容许备用工作流程的需求。

（二）技术规范

在系统设计阶段，技术人员与项目小组和部

门小组密切合作，确保拟定系统的组成部分配合技术和终端用户需求，并协助制订实施计划。需要一个专门的技术经理，负责协调以下五个主要领域的工作：硬件、网络、软件、接口应用程序和遗留系统数据转换。同时，为每个领域制订详细的技术规范。项目的技术经理和团队领导确保EHR的所有组件/应用程序与所有其他组件协同工作。

（三）硬件

在新软件的开发中，技术项目经理需确保最好的技术平台供给新软件使用。新应用程序通常需要在多个硬件平台上进行操作。在研发实验室中开发和测试了推荐设备的技术规范。

当商业软件正在实施或升级时，技术项目经理需确保新系统的物理环境符合新系统的技术规范。这可能包括建立一个新的计算机机房、建立或升级网络，以及为新系统采购合适的设备。使用的设备类型（移动个人计算机、手提式、床旁设备）需要与团队领导和部门成员进行协商和测试。技术经理负责测试和部署新设备 [终端机、多种类型的打印机（如卡片、标签、处方）、互联网输出（如电子处方系统）和（或）无线装置]。新系统处理单元、操作系统和网络的持续维护需求由项目的技术经理协调。

从设计、应用程序和软件需求出发，为系统选择正确的硬件。技术条件可能会决定选择大型计算机、小型计算机，还是微型计算机，或以上几种的组合选择。计算机硬件可以通过几种不同的方式获得：从硬件供应商购买或租赁中央处理器供内部使用；但是，如果需要着重考虑成本，与其他设施一起进行分时计算机处理也是一个不错的选择。许多互联网托管的医疗应用程序，现也称为基于云平台的系统。技术经理必须根据主要医院信息系统的互操作性，以及在网络传输过程中的数据安全性来评估这些产品，选择输入、输出和处理介质，包括辅助存储器。

（四）外围设备计划

对临床工作流程的了解在外围设备的计划中是必不可少的一步。现在临床医生可以使用多类型的设备来辅助其日常工作流程。对于某些数据收集来说，当需要完整的功能和特性时（如医疗服务者/护士/辅助人员），无线平板电脑能提供相应的服务。对于其他数据收集，较小的手持设备也能为有限的数据收集需求提供连接。在审查每个利益相关者的重点需求的过程中，信息学护理专家是不可或缺的，他们提议一定数量的公司/设备进行试验，并提供试验评估数据的汇编。信息学护理专家和技术团队共同努力能确保所有硬件在适当的时候安装和测试。

（五）网络

基于网络的应用程序和参考/搜索引擎的激增，以及基于本地的 EHR，导致对彻底审查当前和预期的交易量（金融和临床）及访问 EHR 的高利用率时间的需求。EHR 不再简单地存在于医院内部。在确定网络的大小和类型时，需要考量的变量变成了由住院、门诊、长期护理、家庭卫生和患者访问组成的卫生系统。

（六）应用软件

项目技术经理负责制订概述新系统运行要求的技术规范。此规范详细说明了每天、每周和每月维护应用软件所需的程序。这些规范是作为确定系统和（或）机构的运作时间表的起点而编制的。操作计划包括系统进行例行维护的时间安排及详细资料、系统故障期间的操作计划、在必要情况下用户可接受的无法使用系统的周/月时期。在计划内和计划外的系统停机后，还开发了确保数据可靠性和可用性及停机后概述数据恢复的程序。确立了用于识别、跟踪、测试和应用软件修复的变更控制策略和程序。

随着基于 Web 的系统的普及，Web 设计、维护和安全性也增加了在医疗环境的安全规则（如

HIPAA）下维护系统的复杂性。通常利基软件（如患者门户、安全短信软件、电子处方、预约安排、健康体检）是对中央医院信息系统的补充。其中每一项要求都必须在技术规范中进行审查和概述。

（七）接口应用程序

接口系统是指在不同系统之间传输数据所需的程序和进程。项目的技术经理协调新应用程序的所有接口活动。虽然通过提供数据传输标准规范，使用行业 HL7 接口标准大大减少了建立临床接口所需的工作量，但 EHR 系统中临床接口的数量显著增加。EHR 系统与单独的入院登记、患者账单、辅助部门系统（如实验室、放射科、药房、ICU 系统）及多种类型的无线设备相连接并不少见。随着健康信息交换的出现，患者数据将通过医疗系统领域外的接口发送。接口开发提倡使用接口引擎来减少需要管理的单个接口的数量。系统安全详见第 10 章。

有效使用的第二阶段要求包括能够与联邦和地方机构及患者共享电子数据，并且要求患者使用互联网门户网站。因此，遵守联邦有效使用数据和传输标准是必不可少的。更复杂的环境可能包括生理监视器和无线便携设备的接口，并为医生及其工作人员提供可以进入医疗保健网络临床系统的远程访问的条件。

接口规范详细说明了接口是单向的还是双向的。双向接口意味着数据在系统之间流动。相反，单向接口可以向单独的系统发送数据或从单独的系统接收数据，但不能两者兼顾。

接口规范开发的一个重要过程是对每个系统中的数据元素进行比较，以确定数据元素及其技术格式包括在接口中。

九、遗留系统数据转换

从遗留系统到新系统的数据转换是项目技术经理需要协调的一个主要领域。大多数医院目前使用的是自动挂号和计费系统，确定转换需求并开发和测试转换程序是实施新系统或应用程序的关键步骤。

虽然所有步骤在执行新系统时都很重要，但接口和转换设计及测试任务是两个导致项目延迟的常见问题。不应低估项目技术经理的监督和沟通在技术任务按时完成的重要性。

（一）开发

在实施和测试阶段这一部分，制订了多个计划。详细的实施工作计划包括针对 EHR 具体方面的多项计划。通常，适当的部门团队负责为重点计划规划细节。与项目经理和团队领导一起，重点计划被纳入实施工作计划。至少需要以下重点计划。

- 通信计划。
- 硬件和外围设备计划。
- 接口计划。
- 转换计划。
- 测试计划。
- 终端用户培训计划。

开发的功能和技术规范为新的 EHR 系统明确了大量的形式和内容。下一步是评估最后范围文件确定的时间框架、系统设计期间确定的开发时间框架及接口和转换要求，用以制订详细的工作计划。工作计划确定责任方，每个阶段、步骤、任务，以及子任务的开始日期和结束日期。该计划协调完成新软件开发、实现新系统和（或）升级现有系统所需的所有任务。许多软件供应商和顾问为他们的系统或应用程序提供一个实现工作计划的模板。必须审查和修订所提供的工作计划，以满足本机构项目的具体需求和时间表。自动化工作计划软件可用于创建和监控项目 / 实施计划。实施检查表描述了临床执行工作计划中应包括的高级任务。最好利用自动化软件和现有的计划。图 12-4 提供了一个基于检查表的详细工作计划示例。

无论项目是否涉及软件开发或系统的执行或

临床实施工作计划示例
☐ 项目管理
确定初始项目团队
项目协调会议
确定目标硬件 / 软件交付日期
建立项目管控
项目监督 / 订单管理
⊞ 项目现状会议
⊞ 项目指导委员会会议
☐ 需求和计划
网络启动 / 审查应用程序网络概述
☐ 项目定义 –
项目定义规划会议
完成项目定义文档
完成工作计划
☐ 制订项目章程
确定量化基准的 3 个指标
制订系统前指标数据收集计划
执行系统前指标数据收集计划
最终确定 / 批准项目范围 / 工作计划
☐ 项目机构 –
组织实施项目团队 –
组织工作流程设计和项目任务小组
组织数据标准化工作小组

▲ 图 12-4 临床实施工作计划示例

升级，推行工作计划的详情如下。

- 人员。
- 时间框架。
- 成本和预算。
- 所需设施和设备。
- 操作注意事项。

一个成功的工作计划的实施应确保所有检查表内的项目都经过项目经理和项目团队领导的计划、执行和追踪。

（二）系统选择

在考虑使用商业软件的情况下（现在更为常见），在早期阶段完成关键文件有助于系统选择过程的启动。经过深思熟虑地评估功能规范和设计文件，一个新系统的选择才能更加客观。流程和文档为指导委员会和项目团队提供了客观评估商业系统产品所需的信息。系统提案文件还协助该机构的法律团队与软件供应商拟订合同，并为向潜在供应商开发征求建议书（request for proposal，RFP）或信息邀请书（request for information，RFI）提供基础。

（三）RFP/RFI

如果创建的 RFI 文件发送给选定的供应商，表示该机构有兴趣了解供应商的产品。机构在较高层次上列出了新系统所需的关键特性。供应商对 RFI 做出回应，他们的产品能够满足高层次需求。从 RFI 的答复中，往往可以获得与未被考虑的现有技术解决办法有关的额外知识。项目小组审查回复，并选择 2～4 个符合大多数高级需求的供应商。项目小组创建 RFP 文档，并将其发送给选定的供应商，更详细地列出新系统所需的特性和功能。临床和财务工作流程场景及项目团队开发的期望功能都可以包括在 RFP 中。供应商的 RFP 答复同样详细，无论是书面回复还是随后的面对面或网络研讨会形式的演示都会被仔细地评估。

许多系统评估工具现已发布，其中不乏免费使用的工具（Health it.gov）。

该工具将提供在审查和评价系统或应用程序期间需要评定的领域清单。项目小组成员在评估要购买的系统或应用程序演示的准备活动时，应包括对将使用的评价工具的各个方面的讨论，并确定标准以提高选择过程的客观性。

图 12-5 和图 12-6 是用于潜在供应商软件成本和可用性的评估工具实例。

（四）沟通计划

医疗系统或应用程序通常影响多个部门。临床医生审查实验室系统的结果，药房系统利用肌酸结果来调整肾损害患者的药物剂量。病例管理、医疗服务者和保险公司使用护理记录（如伤

信息系统应用		供应商 A 成本			供应商 B 成本			供应商 C 成本		
		第 1 年	第 2 年	第 3 年	第 1 年	第 2 年	第 3 年	第 1 年	第 2 年	第 3 年
护理文书										
	实施									
	许可证									
	硬件									
	培训									
	支持									
	接口									
	转换									
医嘱录入										
	实施									
	许可证									
	硬件									
	培训									
	支持									
	接口									
	转换									
年度总额		$	$	$	$	$	$	$	$	$
3 年总额			$			$			$	

▲ 图 12-5 样本成本比较工作表

审查者姓名：_____

部门：_____ 日期：_____

应用程序：_____ 供应商：_____

系统属性　　　　　　　　　　　　　圈出评分
　　　　　　　　　　　　　差（1）中（2~3）好（4~5）

标准的一致性和使用标准　　　　　1　2　3　4　5
系统状态的可见性　　　　　　　　1　2　3　4　5
系统与世界的匹配　　　　　　　　1　2　3　4　5
极简主义：没有额外的干扰　　　　1　2　3　4　5
最小化内存负载　　　　　　　　　1　2　3　4　5
信息反馈　　　　　　　　　　　　1　2　3　4　5
灵活性　　　　　　　　　　　　　1　2　3　4　5
良好的错误消息　　　　　　　　　1　2　3　4　5
错误预防　　　　　　　　　　　　1　2　3　4　5
清晰的关闭提示　　　　　　　　　1　2　3　4　5
可逆操作　　　　　　　　　　　　1　2　3　4　5
用户语言　　　　　　　　　　　　1　2　3　4　5
用户掌控度　　　　　　　　　　　1　2　3　4　5
帮助和文档可用性　　　　　　　　1　2　3　4　5
总体系统可取性　　　　　　　　　1　2　3　4　5
总体平均评分　　　　　　　　　　1　2　3　4　5
评论：_____

▲ 图 12-6 样本演示评估表

引自 Zhang, J., Johnson, T.R., Patel, V.L., Paige, D.L, &Kubose, T. (2003).Using usability heuristics to evaluate patient safety of medical devices.*Journal of Biomedical Informatics*, 36, 23-30.

口、导管、心理评估）。新的功能必须计划好并传达给所有的利益相关者。

沟通计划通常是与机构的公关部门共同制订的。该计划旨在促进各部门之间、各级行政部门和外部利益攸关方（如管理机构、付款人和所服务的当地社区）之间频繁的面对面交流。与受项目影响的所有利益相关者/成员进行沟通。制订细化的沟通计划，确定向每个利益攸关方传播信息的类型、内容级别和媒体。很少有员工抱怨收到太多有关新流程或变化的信息。更常见的抱怨是"没人告诉我们！"。此过程会使用到多种通信媒介，包括但不限于以下方面。

- 在部门/员工会议上口头介绍最新情况。
- 简报/通讯/传单。
- 传真、电子邮件和网站帖子。
- 社交媒体/博客。

沟通计划一旦制订和执行，必须随着执行的进展进行监督和修改。

到目前为止，已经进行了周密的规划和设计讨论。在开发过程中，通过将元素输入数据字典，并将临床和部门工作流程与系统中创建的工作流程进行比较，从而完成决策。通过填充数据字典，可以建立说明科室和临床医生希望系统如何工作的功能规范和描述过程如何执行的工作流程文档。接口、转换、测试、通信和培训计划正常进行。

（五）政策及程序

进行政策和程序审查，并根据新系统/应用程序工作流程的更改做出相应修订。最好在终端用户培训开始之前完成政策审查和程序修订。

（六）工作流程、字典和配置文件

在此阶段，项目团队成员审查以前记录的数据需求和工作流程。数据字典和配置文件中填充了已建立的所需新系统工作流程的条目。这变成了一个用支持工作流程设计和功能规范的值填充数据字典的迭代过程，与项目团队一起测试设计，评估测试结果所建议的方案，以及改进/重新评估功能规范。

随着数据字典的建立，项目团队开始开发临床决策支持功能。HIMSS将临床决策支持定义为"利用相关的、有组织的临床知识和患者信息，加强与健康相关的决策和行动，以改善健康和医疗服务的过程。信息接收者可以包括患者、临床医生和其他参与患者护理服务的人员；传递的信息可以包括一般临床知识和指导、智能处理的患者数据，或两者兼而有之；信息传递格式选项较丰富，包括数据和医嘱录入辅助器、筛选后的数据显示、参考信息、警报等"。

临床决策支持系统主要有两种类型。一类使用知识库，没有知识库的系统依赖于机器学习来分析数据。项目团队面临的挑战是为呈现给临床医生的警报数量和类型找到一个正确的平衡点。临床警报疲劳，是由于"……过多的警报项目，如具有潜在危险的患者活动等干扰警报呈现给临床医生，导致临床医生可能不太注意甚至忽视一些重要警报……"（Kesselheim、Cresswell、Phansalkar、Bates和Sheikh，2011），这是一个有充分证据的现象（见第26章）。

（七）测试

无论是新开发的还是商用系统，都必须经过测试，以确保所有数据都得到正确处理，并产生所需的输出。若测试核实计算机程序编写正确，当在生产（现场）环境中执行时，系统将按计划运行。系统实现需要三个级别的测试。第一级通常称为功能测试。在这一轮测试中，部门小组测试和验证数据库（文件、表格、数据字典），确保正确的数据已输入系统。审核预期的部门报告以确保正确性和准确性。直到部门团队确信系统设置和配置文件支持部门的工作之前，功能测试经常需要多次迭代。第二级测试是集成系统测试，当所有部门都表示功能测试成功完成后，第二级测试就开始了。集成测试需要对整个系统进行测试，这包括对系统之间的接口以及同一系统中应用程序之间的相互作用进行测试。集成测试必须在交易量、用户数量、接口系统及执行所有系统功能应遵循的程序方面模拟生产（现场）环境。此时，当系统不可用时，机构范围内建立的程序（也称为停机程序）都经过了彻底的测试。停机程序必须在终端用户培训期间进行示教。

在集成测试结束时，组织将做出继续还是推迟激活新系统的正式决定。这通常被称为"推进 - 推迟"决策，指导委员会成员、项目组成员和技术人员审查部门测试和集成测试中未解决的问题，以最终做出决定。最后一轮测试是在终端用户培训期间进行的。随着更多的用户与新系统交互，可能会出现一些以前未发现的问题。评估新发现的问题的严重性和提出解决措施是系统实施中的一个持续过程。关于测试过程和工具的重要信息可以在第 13 章中找到。

终端用户培训

培训终端用户，教其如何在日常工作流程中使用系统是必不可少的流程。EHR 只有在用户了解其运作并通过实际操作简化了工作流程的情况下，才能发挥作用。为了执行一个系统，需要进行两个级别的培训。项目团队和部门团队的选定成员接受开发商或供应商的培训。这个培训详细介绍了数据库（文件和表格）、处理逻辑及所有系统特性和功能的输出。一旦部门和项目小组完成了系统概况分析，以满足所制订的功能和技术规范，并完成了功能测试，就开始对终端用户进行培训。筹备终端用户培训，必须由教育 / 培训部门领导的小组制订一个小型工作计划并对其进行管理。终端用户培训强调用户将如何使用系统特性和功能性来完成工作流程。

新系统或应用程序的所有用户都必须接受培训。新系统的培训不应超过启动新系统之前 6 周。如果在系统启动前 6 周的更早时间进行培训，终端用户通常还需要额外的强化训练。

培训在新系统启动之前和启动期间进行。系统投入使用之后，机构通常会为新雇员提供有关系统使用的进修课程及入门培训。大量的医疗服务者、护理人员和辅助人员都需要接受培训，这自然就需要大量的提前规划。

培训最有效的方式是实际操作基础上的互动式教学。培训指南或手册对系统进行说明；但是，如果学习者能以模拟其与系统工作流程的方式与新系统进行交互，则知识的记忆就会增加。计算机辅助教学可以用来提供实践经验。通常，基于网络的培训为用户提供了自定进度、按需学习的机会。一般从两个视角来提供终端用户培训。第一视角提供了系统的一般概述，第二视角解释了用户将如何与系统交互以完成日常工作。虽然为培训课程编写了培训手册，但大多数终端用户都希望有一个小型知识簿或"备忘录"，概述新系统或应用程序的关键功能。应具备供部门使用的用户手册和小型知识簿。如果可能的话，应该在计算机系统上为机构建立一个培训环境。在启动新系统之前，建立培训实验室，并为各部门和护理单位提供进入培训环境的机会，使终端用户有机会在适当的时候进行实际操作，以此加强培训。

十、监控、维护、支持和评估

（一）系统文件

为所有用户编写该系统的描述文件是一项不间断的活动，随着各个系统阶段和步骤的完成，文件的编写也在进行。文档应该从最终的系统提案开始。需要编写的基本手册包括：一本用户手册、一本参考手册和一本维护手册。这些手册提供了系统组成部分的指南，并概述了整个系统是如何开发的。手册可以在线存储以方便更新，但也需要在意外停机期间可以访问。

（二）实施：上线

几乎没有任何医疗保健组织可以奢侈地在执行期间停止操作（Lorenzi 等，2008）。实施包括切割计划（数据驱动）和设备在此期间继续操作（人员 / 流程）的实施计划。"上线"期间的人员配置、患者护理及终端用户能获得的支持，在"上线"计划中有详细说明。该计划包括确保在旧系统关闭和新系统开始之间，尽可能顺利地进行患者护理功能。对停机功能/流程和表格进行审查，以确保对患者的护理服务，继续对数据进行处理，并能够准确地反映在患者的记录中。这通常包括开发表单，简化新系统可用时需输入的文档（图 12-7）。

（三）样本切割计划

有四种激活方式是可行的：①平行；②试点；③分阶段；④大量运用。在平行方法中，新系统与现有系统并行运行，直到用户能够适应为止。在试点方法中，一些部门或单位试用新系统，看看它是如何工作的，然后帮助其他单位或部门使用新系统。在分阶段执行的方法中，系统一次由一个单位或部门实施。在大量运动方法中，为机构确立切割的日期和时间，停止旧系统，所有单位/部门开始运行新安装的系统。目前，大量运用的激活似乎是最受欢迎的方法。

转换活动的时间安排和所有接口的启动都要求技术人员和项目小组之间进行特别协调。项目的技术经理与项目经理一起，确保制订全面的上线计划。建立一个指挥中心来协调所有问题、关注事项，并上线服务台功能。确保有足够数量的电话线路和手机，以支持迁移到实际生产环境中。团队成员和培训人员经常在执行后的 24 小时为终端用户提供资源。这些小组成员有时被称为"超级用户"，在使用新系统或应用程序的前 1～2 周内，他们在各部门和护理单位内为用户主动提供帮助。

所有活动的协调需要一个有凝聚力的团队。团队成员之间的沟通是基础；终端用户被告知序列事件、每个事件的预期时间框架，以及为报告和解决问题而建立的渠道。每天召开核心小组成员会议，审查问题并追踪新系统的进展。在考虑修改流程和计算机程序时，要在深思熟路下及时做出可能影响"上线"的决定。实施团队和高级管理团队与终端用户需保持同步。大多数临床执行的目标是改进向终端用户提供的信息。因此，必须跟踪和解决终端用户的建议和问题。对问题和建议及时采取后续行动对新系统的成功至关重要。通常，信息学护士负责此后续工作。

强烈建议在上线前 5～7 天，对所有终端用户登录、密码、系统设备和打印机进行测试。在新系统使用的最初几周内，对指挥中心服务台请

完成	日期	开始时间	目标结束时间	先后次序	任务描述	任务相关性	相关人员	交接	评论
	11 月 02 日	8：30	11 月 30 日	SMS-1	将配置文件 PRFDT 更改为 29 天。继续每天更改此配置文件（减去 1 天），直到 11 月 30 日变为 1	无			所有输入医嘱的区域。防止在遗留系统中放置开始日期大于转换日期的医嘱
	11 月 30 日	12：00	23：00	CAI-1	审查/最终配置更改	无			
	11 月 30 日				电话会议检查点	已安排	所有人		
	11 月 30 日	14：00	16：00	MD-1	医生重录医嘱。护理人员将保留任何可保留至 02：00 的医嘱	无			早上 6 点的实验室抽血不应等到下午 2 点在医嘱被重写时录入。我们不能重写医嘱！
	11 月 30 日	14：00	16：00	Nursing-1	进入遗留系统早上 6 点的实验室抽血医嘱	遗留实验室启动	护理人员		
	11 月 30 日	18：00	0：00	Nursing-2	在上线患者因素验证清单上验证过敏（包括食物过敏）和患者因素数据		只需护士	交接确认清单	为帮助解决这一问题而创建上线患者因素验证清单

▲ 图 12-7　样本切割计划

求登录和密码支持的次数最多。临床和部门经理要能确保所有员工都已登录新系统，并根据其工作要求承担合适的角色。在新系统使用的最初几周内，紧随登入问题之后的是打印机问题（如打印机脱机、打印机设置不正确、预计在某个位置打印但不打印）。如果给硬件团队成员提供一个脚本，其中概述了能够产生打印输出的一个或两个函数，那么他们可能最优地解决问题。确保这两个领域的问题在"上线"前完全解决，将极大程度上减轻终端用户的焦虑，并将减少"上线"期间大量对指挥中心的呼叫。

在全面而有组织的集成测试阶段，系统的首次生产性使用及随后的"上线"阶段很可能是一个"无聊"事件。终端用户和行政人员的反馈将有助于确定指挥中心 24 小时待命状态需持续多长时间。

指挥中心已经建立并准备好协调所有问题、关注事项和"上线"服务台功能。指挥中心拥有足够数量的电话线路，用以支持向实际生产环境的转移。在一段时间内，这将包括每天 24 小时的持续工作。通常，新软件公司的供应商代表 / 顾问都在现场协助指挥中心的"上线"支持服务和人员配备。拥有指挥中心的优势在于临床、管理、技术和供应商团队成员之间的紧密接触，能方便快速评估和优先处理问题。在新系统使用的最初几天，这种紧密接触促使快速通信，并能够实时解决问题。团队成员、培训人员和超级用户在"上线"期间 24 小时在线地为终端用户提供资源，这个时期通常需要持续约 12 周。

上线后评价。评价工作的重要任务如下。
- 收集上线后的成功标准。
- 完成系统 / 项目评价，包括成功标准的结果。
- 将终端用户支持从指挥中心转移到服务台。
- 项目结束。

对系统进行评估，以确定它是否完成了项目范围的既定目标。评估涉及将工作系统与其功能要求进行比较，以确定其多大程度上满足了要求，确定增长和改进的可能性，并将从执行项目中吸取的经验教训保存下来，便于应用到今后的工作中。"上线"后评估详细描述和评估了新系统的性能。利用规划阶段确定的标准评价了过程并总结了整个系统，确定了实施过程的优点和缺点。实施前和实施后成功标准数据的比较提供了新系统取得成功的定量数据。评估往往会导致系统的修订，并最终带来一个更好的系统。

评价一个已实施的医院信息系统，需要遵循多项原则。有权威建议评估重复的工作和数据录入、存储碎片、错位的工作、复杂性、瓶颈、审查 / 审批过程、通过问题跟踪机制的错误报告，或者内容的重复工作量、移动、等待时间、延迟、设置、低重要性和不重要的输出。

这个评估部分成为全面质量管理的一个连续阶段。对系统进行评估，以确定它是否依然满足用户的需要。完全实现系统需要不断地对其进行评价，以确定升级是否适当和（或）可以对现有系统进行哪些改进。正式评价一般至少每 6 个月进行一次，在系统实施后通常每 2～4 年进行一次。正式评价可由外部评价小组进行，以提高评价结果的客观性。每周进行一次非正式评价。

还有其他评估系统功能性能的方法。临床信息系统评估量表（Gugerty、Miranda 和 Rook，2006）共有 37 个项目，是一个评估员工对 CIS 满意度的测量工具。调查行政管理、医疗 / 护理命令、图表和文档、检索和管理报告等功能用于评估系统效益。每个领域都通过时间观察、工作抽样、业务审计和调查进行评估。系统性能可以通过检查护士士气和护理操作来评估。

如果要评估患者护理效益，必须对护理文件进行评估。以下问题应该被询问。
- 该系统是否有助于改进病历中患者护理文书记录？
- 该系统是否降低了患者护理成本？
- 该系统是否能防止错误并挽救生命？

评估护士士气需要评估护士对系统的满意度，以下问题可能被认为是有用的。

- 该系统是否有助于护士进行患者护理记录？
- 是否减少了在这类文书上花费的时间？
- 是否易于使用？
- 是否易于访问？
- 显示屏是否容易使用？
- 显示器是否真实反映患者的护理情况？
- 该系统是否改善了工作环境并有助于提高工作满意度？

评估部门效益需要确定临床信息系统是否有助于改善管理活动。下列问题必须被回答。

- 新制度是否提高了该部门的目标？
- 是否提高了部门效率？
- 是否有助于减少行政活动的范围？
- 这会减少文书工作吗？

评估技术性能还需要其他标准，这些标准包括可靠性、可维护性、使用性、响应时间、可访问性、可用性和满足不断变化的需求的灵活性。这些方面是从几个不同的角度来考察的，即软件的技术性能和硬件性能。必须回答下列问题。

- 系统是否准确可靠？
- 易于用合理的成本维护吗？
- 它灵活吗？
- 信息是否一致？
- 信息及时吗？
- 它是否能对用户的需求做出反应？
- 用户是否满意与系统的互动？
- 输入设备是否可使用且普遍可供用户使用？

一个临床系统的实施是一个项目；根据定义，一个项目有开始、中间和结束（Project Management Institute，2019）。将终端用户支持功能从指挥中心过渡到服务台，并向指导委员会提交上线后评价，这些都是确定实施项目结束、新系统维护和发展阶段开始的特别重要的事件。

（四）日常支持业务

日常支持工作从上线阶段开始。在上线后的前1～3周内，记录和跟踪终端用户求助电话/任务的服务台功能通常由指挥中心的上线团队管理。每天与上线团队和IT服务台工作人员召开会议，审查终端用户遇到问题的类型和频率。在上线期间最常见的求助电话类型是无法登录系统。主动建议在切割计划中包含一个任务，用以分配用户登录，并在启动前2～7天让所有用户登录到新系统。第二个最常接到的求助电话源于用户对如何完成特定任务缺乏了解。通过一对一的干预及通过大众宣教（电子邮件/传单/网站更新）加强培训。尽早解决问题并与员工沟通是当务之急，这有助于增强用户对项目团队和机构能够在紧张时期解决他们的需求的信心。

（五）持续维护

医院/卫生保健环境中对支持资源的需求是机构面临的一个挑战。许多机构利用技术、分析和护理信息资源来提供全天的支持覆盖。强有力的沟通和问题/任务解决程序有助于回应用户的需求。

技术经理审查网络、服务器、硬件和某些软件的需求。商业软件公司继续对其系统/应用程序进行升级和更新。持续审查新特性和功能、联邦和州要求及保险和计费要求。护理信息学人员必须将基本系统要求的支持与快节奏发布的患者护理使用新技术联系起来。购买和实施的成本很高，维护和改善系统以支持各方面的患者护理的功能是强制性的。

为了升级一个系统，必须进行与系统设计生命周期中相同的阶段和活动；然而，在升级时，为了使改变与现有系统相吻合，则需要进行密切的评估和规划。

十一、结论

本章描述了在患者医疗机构中设计、执行和（或）升级临床信息系统/EHR的过程。它概述并介绍了系统设计生命周期规划的四个阶段：计划，系统分析，系统设计、开发，系统执行、评估、支持和维护（图 12-8）。升级过程审查了所有描述的组成部分，以确保健全的技术、监管全面实施，以支持患者护理安全和精简工作流程。一个利用系统设计生命周期过程的临床系统/EHR 执行清单已经被开发（图 12-8）。

计划阶段确定问题范围，并概述整个项目，以确定系统是否可行，是否值得开发和（或）实施。分析阶段通过广泛的数据收集和分析评估正在研究的问题。设计阶段产生拟定系统的详细规范。开发工作包括系统的实际准备、工作流程的支持、对受新系统影响的政策和程序的审查，以及详细的实施计划。测试一般在三个层面进行，用于设计和实施商用系统。培训侧重于系统的使用，以改善其日常工作流程。系统实施概述了将新系统移入生产或生活环境的详细计划。对系统的评价决定了实施工作的积极和消极结果，并将提出改进系统的方法。系统升级涉及通过扩展能力、功能、添加全新的应用程序来扩展或增强初始功能。升级项目需要对所有实施阶段进行审查，以确保成功。

1. 规划阶段
- 项目治理结构
- 项目目的
  - 可行性研究
- 项目范围文件
- 资源规划

2. 分析阶段
- 数据收集
  - 确定信息需求
    - 差距分析
  - 工作流程文档
  - 功能设计文档
    - 数据分析
    - 数据审查
    - 收益识别
- 技术分析
  - 硬件
  - 软件
  - 网络
- 系统提案文档

3. 设计、开发和定制阶段
- 系统设计
  - 功能设计文档
  - 技术规范
    - 硬件和外围设备计划
    - 网络
    - 应用软件
    - 接口
    - 遗留系统的数据转换

3. 设计、开发和定制阶段（续）
- 制订详细的工作计划
  - 重点计划
    - 通信
    - 硬件和外围设备
    - 接口
    - 转换
    - 测试
    - 终端用户培训
- 定制
  - 系统字典数据和配置文件
  - 政策和程序
- 执行测试
  - 功能
  - 整合
- 进行终端用户培训
- 系统文档

4. 执行、评估、维护和支持阶段
- 实施
  - 确定上线方法
    - 切割计划
    - 上线计划
  - 执行上线操作
- 上线后评估
- 日常支持业务
- 持续维护

▲ 图 12-8 临床系统 / 电子健康档案实施清单

参考文献

[1] American Nurses Credentialing Center's Nursing Informatics Test Content Outline. (2018). Retrieved from https://www. nursingworld.org/~490a5b/globalassets/ certification/ certification-specialty-pages/resources/ test-content-outlines/27-tco-rds-2016-effective-date-march-23-2018_100317.pdf. Accessed on May 5, 2020.

[2] Centers for Medicare & Medicaid Services (CMS). (n.d.). CMS roadmaps overview. Retrieved from https:// www.cms.gov/ Medicare/Quality-Initiatives-Patient-Assessment-Instruments/ QualityInitiativesGenInfo/ Downloads/RoadmapOverview_ OEA_1-16.pdf. Accessed on May 5, 2020.

[3] Dennis, A., Wixon, B. H., & Roth, R. M. (2015). *Systems analysis and design* (6th ed.). Hoboken, NJ: Wiley.

[4] Douglas, M., & Wright, B. (2003). *Zoom-Zoom, turbo charing clinical implementation.* Presentation at Toward an Electronic Health Record —Europe, London.

[5] Gugerty, B., Miranda, M., & Rook, D. (2006). The Clinical information system implementation evaluation scale. *Student Health Technology Informatics, 122,* 621-625.

[6] Health IT.gov. How do I conduct a post-implementation evaluation? Retrieved from https://www.healthit.gov/ faq/how-do-i-conduct-post-implementation-evaluation. Accessed on May 5, 2020.

[7] Healthcare Information and Management Systems Society [HIMSS]. (n.d.). HIMSS. Retrieved from https://www. himss. org/library/clinical-decision-support. Accessed on May 5, 2020.

[8] HHS.gov. (n.d.). HITECH Act Enforcement Interim Final Rule. Retrieved from https://www.hhs.gov/hipaa/for-professionals/ special-topics/hitech-act-enforcement-interim-final-rule/index. html. Accessed on May 5, 2020.

[9] Kendall, K. E., & Kendall, J. E. (2014). *Systems analysis and design* (9th ed.). Upper Saddle River, NJ: Pearson Education.

[10] Kesselheim, A., Cresswell, K., Phansalkar, S., Bates, D., & Sheikh, A. (2011). Clinical decision support systems could be modified to reduce 'alert fatigue' while still minimizing the risk of litigation. *Health Affairs (Millwood), 30*(12), 2310-2317.

[11] Lorenzi, N., Novak, L., Weiss, J., Gadd, C., & Unerti, K. (2008).

Crossing the implementation chasm. *Journal of the American Medical Informatics Association, 15*(3), 290-296.

[12] Melnyk, B. M., & Fineout-Overholt, E. (2015). *Evidence-based practice in nursing and healthcare: A guide to best practice* (3rd ed.). Philadelphia, PA: Lippincott Williams & Wilkins.

[13] Project Management Institute. (2019). *What is project man-agement?* Retrieved from http://www.pmi.org/About-Us-What-is-Project-Management.aspx. https://www.pmi. org/about/learn-about-pmi/what-is-project-management

[14] Schwalbe, K. (2016). *Information technology project manage-ment* (8th ed.). Boston, MA: Course Technology, Cengage Learning.

推荐阅读

[1] Amatayakul, M. K. (2017). *Health IT and EHRs: Principles and practice* (6th ed.). Chicago, IL: American Health Information Management Association.

[2] American Nurses Association. (2015). *Nursing informatics: Scope and standards of practice* (2nd ed.). Silver Spring, MD: American Nurse Publishing.

[3] Centers for Medicare & Medicaid Services. (2019). Promoting interoperability programs. Retrieved from https://www.cms.gov/ Regulations-and-Guidance/Legislation/EHRIncentivePrograms/ index.html?redirect=/ehrincentiveprograms. Accessed on May 5, 2020.

[4] McBride, S., & Newbold, S. K. (2019). Systems development life cycle for achieving meaningful use. In: S. McBride, & M. Tietze (Eds.), Nursing informatics for the advanced practice nurse: patient safety, quality, outcomes, and interprofessionalism (2nd ed.). New York, NY: Springer.

第13章 系统和功能测试
System and Functional Testing

Theresa (Tess)Settergren　Denise D. Tyler　**著**

廖竹君 **译**　陈秀文　刁冬梅 **校**

学习目标

- 区分测试和质量保证。
- 区分与系统生命周期相关的测试类型。
- 描述测试级别、方法和工具。
- 检查与测试相关的障碍和成功因素。
- 讨论信息学护士在系统和功能测试中的角色和技能。

关 键 词

商业系统；实施战略；综合测试；互操作性测试；单元测试；可用性测试

一、概述

无论是处于新开发阶段的软件或系统，还是根据客户的特定需求所配置的商业软件、系统和功能测试，都是系统生命周期的关键组成部分。在过去的 60 年中，测试定义和目标，已经从最简单的"错误检测"过程，发展到设计和编码阶段的最后阶段。最新定义远超出了"错误检测"的范畴，包括"正确性"（Lewis，2009）的维度及技术与业务目标的一致性，最新定义的目的是让软件做它应该做的事情，在软件开发过程中早发现并解决错误，软件测试包括业务和最终用户影响。

测试和质量保证不是等同的（Beizer，1984）。测试包括在开发期间以不同间隔执行的活动，其总体目标是发现和修复错误。系统生命周期阶段通常决定测试活动的组织方式，但测试计划通常包括测试工作的协调（调度资源、准备脚本和其他材料）、测试执行（使用或不使用自动化工具运行准备好的测试脚本）、缺陷管理（错误和问题的跟踪和报告），以及测试总结的制订。质量保证是一个主动、有计划的过程，以确保无缺陷产品满足用户定义的功能需求。测试是一个不可或缺的工具，它代表了过程中最被动的方面。测试是发现缺陷，而质量保证是防止缺陷。理论上，一个理想的质量保证的过程，几乎可以消除需要修复的错误。尽管质量保证在更广泛的信息技术行业中被广泛使用，以帮助保证市场上销售的产品是"适合使用"的，但许多（甚至可能是大多数）医疗保健组织仅仅依靠测试。最好将质量保证设想为一种综合方法，包括测试计划、测试和标准（图13-1）（Ellis，2012）。

测试计划活动包括以下内容。

- 需求分析：将用户需求与记录的需求进行比较。
- 歧义审查：识别需求和规范中的缺陷、遗漏和不一致之处。
- 非冗余测试脚本设计：所有关键功能在脚本中只测试一次。
- 创建测试数据：测试患者和数据的正确类型，以测试所有功能。
- 问题分析：缺陷管理包括发现潜在问题。
- 覆盖率分析：这些脚本将测试所有关键功能，以及所有关键的非功能组件和特性。

标准是质量保证的第三个要素，涉及创建和实施测试标准、与质量保证相关的过程改进活动、评估和适当使用自动测试工具，以及质量措

施（将有效性度量应用于质量保证职能本身）。软件质量保证是一项旨在确保软件产品满足验证和确认测试标准及特定于项目的附加属性的计划工作，如可移植性、效率、可重用性和灵活性。本章将主要关注商业临床系统实施和维护中最常用的测试类型和级别，还将包括与软件开发紧密相关的概念。

二、测试模型和方法

随着医疗软件和系统日益复杂，测试模型也在不断发展。早期的软件开发模型源自 Deming 的计划－执行－检查－行动周期（Graham、Veenendaal、Evans 和 Black，2008；Lewis，2009）。例如，瀑布模型的特点是设计、开发和测试的相对线性阶段。测试是连续的，每个测试阶段在前一阶段完成后开始（Singh 和 Kaur，2017）。最终用户需求的详细定义包括重新设计任意期望的流程，逻辑设计流向（数据流、流程分解和实体关系图），然后流向物理设计（设计规范、数据库设计），再流向单元设计，最后流向编码（用编程语言编写）。对于任何实质性的代码修改来说，测试发生在瀑布式开发模型的末

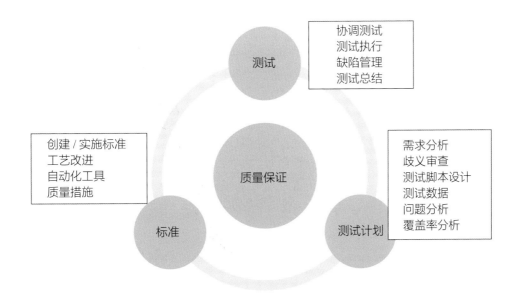

▲ 图 13-1　测试和质量保证
经许可转载，引自 Shari Ellis, 2012.

尾，都有点晚。这种迭代软件开发模型采用了循环重复阶段，在每个定义 – 开发 – 构建 – 测试 – 实施周期中对软件进行增量增强。原型的早期验证是迭代方法的主要优点，但多个周期的成本往往过高。随着软件开发模型的发展，测试级别与瀑布式技术开发阶段相关联（表 13-1），来说明开发阶段应如何通知测试计划，以及测试应如何证实开发阶段。

表 13-1 验证模型

发展阶段	相互作用	测试类型
用户需求	开发阶段通知适当的测试	用户接受度
规格		系统测试
设计	测试类型证实适当的开发	集成测试
实施		单元测试

与早期的一些模型相比，几乎同时进行设计、构建和测试是灵活软件开发的特点（Watkins，2009）。由于它可以在可变环境中很好地工作，因此灵活的方法可以在医疗项目中可以很好适用（Hakim，2019）。极限编程（extreme programming，XP）是一个著名的灵活开发生命周期模型，强调最终用户参与。其特点如下。

- 生成业务案例以定义功能。
- 现场客户或最终用户在场，进行持续反馈和验收测试。
- 程序员 – 测试人员配对，使编码与测试保持一致，事实上，在编写代码之前，组件测试脚本有望被编写并自动化。
- 代码的集成和测试预计每天会进行数次。
- 实施最简单的解决方案来解决当今的问题。

Scrum 是一种项目管理方法，它可以加速整个项目中所有团队成员（包括客户或最终用户）的沟通。认识到客户可能会改变他们对需求的想法（需求用户流失）是 Scrum 的一个关键原则。Scrum 将需求转换为快速响应新出现的需求并更好地满足客户业务需求的机会。与 Scrum 相关的

快速改进周期，在具有强大数据治理结构的组织中运行良好（Chopra 和 Bonello，2019）。灵活的软件开发（Scrum 项目管理模型）包含部分关键的质量保证原则，适用于医疗保健信息技术商业系统实施项目，并且最终用户的密集参与，提高了最终产品的"适用性"。

新型 DevOps 模型在测试和质量保证过程中，结合了传统上独立的技术开发和运营团队，并且有时还结合了安全和质量保证团队（CapGemini、Sogeti 和 MicroFocus，2019）。DevOps 合作的预期好处是为客户快速提供创新和交付，以及增强可靠性和安全性的系统。信息技术行业采用 DevOps 和 Agile 进行测试和质量保证的情况正在上升。自动化和分析，包括人工智能，在测试过程中的应用也在上升。

三、测试策略和过程

健康信息技术系统和功能测试的广泛目标包括构建和维护优质产品，通过预防缺陷降低成本，满足最终用户的要求并保持其可信度，以及使产品"适合使用"。系统开发中的故障成本可能与修复产品、操作故障产品和（或）使用故障产品造成的损害有关。在"随时可用"的临床信息系统（Clinical Information System，CIS）的环境中，解决缺陷所需的资源可以从组件级的程序员或分析员开始。缺陷解决包括多种人力资源：测试分析员、界面分析员、上游和下游应用程序分析员，集成模块分析员、数据库管理员、变更管理分析员、技术基础设施工程师、新系统和上下游接口系统的最终用户，以及其他人员。除了人力资源费用外，计划外的修复验证周期还需要大量额外的计算机资源，可能会影响项目里程碑，并且对关键路径活动和项目预算产生有害的连锁影响。操作有缺陷的软件产品，会在计算机资源和运营效率方面产生不必要的成本；潜在损害包括违反患者保密规定、医疗错误、数据丢失、虚假陈述或错误陈述患者数据、不准确的数

据分析和收入损失。也可能有与信誉丧失相关的成本。一个未经充分测试的系统，如果不符合"适合使用"的标准，将对最终用户的采用产生负面影响，这可能是不可修复的。

测试计划对于临床系统项目来说就像建筑师的图纸对于建筑项目一样是不可或缺的。正如不会在没有计划的情况下建造房子，人如何知道结果是否"正确"。测试计划应在系统生命周期的早期开始（Douglas 和 Celli，2011），并应与业务和临床目标保持一致。项目定义和范围、可行性评估、功能要求、技术规范、所需接口、数据流、工作流和计划流程重新设计，以及计划和分析阶段的其他输出成为测试计划的输入。软件和硬件的技术约束及支持工作流和用例的最终设计配置代表了测试计划的额外输入。可以预测，测试时间比预期的要长，而且测试时间表通常是第一个要压缩的项目里程碑，因此建议计划应急测试周期。根据临床系统实施的复杂性和规模，应在项目时间表中预留 3 个月或更长时间进行测试。图 13-2 描述了多个并行项目的测试时间表，并反映了项目的不同范围和复杂性。

四、待测试的系统元素

通常测试的临床系统元素包括软件功能或组件、软件特征、接口、链接、设备、报告、屏幕及用户安全和访问（Douglas 和 Celli，2011）。组件和功能包括临床文档模板和工具、医嘱和结果管理功能、临床医生之间的信息传递、护理计划及基于最佳护理实践的警报和提醒。文档功能的测试至少应包括如何捕获和显示临床数据。例如，在临床记录事件中捕获的数据是否准确、完整并按预期顺序显示在最终临床记录中。离散数据元素是否被适当地捕获以供二次使用，如用于构建药物、过敏、免疫和问题列表、驱动临床警报和提醒及补充操作和临床报告。临床医生和其他用户，如辅助部门或计费人员或审计员，能否轻松找到数据。用户能否以该字段中预期的方式

添加数据和修改数据，如结构化编码值与自由文本。是否可以使用最终用户可见的版本控制跟踪来删除或修改数据。输入的值是否显示在预期的显示中。

要测试的系统输出包括打印、传真和临床消息。打印通常很复杂，它可以是自动批量或按需本地打印作业，并且可以在工作站（如 Windows 打印）、应用程序（EHR 系统）、患者位置或网络服务（如 Citrix）级别进行控制（Carlson，2015）。打印失败可能会完全中断临床工作流程，因此必须进行彻底测试。测试申请单、患者教育、临床总结及信件是否在应该打印的地方打印。如果需要，预定药物的处方是否打印在带水印的纸张上。文档是否以正确的格式打印，并且没有额外的页面。传真对于彻底测试非常重要，特别是当它从系统自动发生时，以防止侵犯患者隐私。对物理传输进行测试，以确保其到达正确的目的地，包括所有要求的数据、正确的格式及包含联系信息，以防传真发送到错误的收件人。测试还应包括确保定期验证传真目的地的程序。

医嘱录入和传递测试在多个级别进行。最简单的测试级别是单元测试：每个可订购的过程是否都关联了相应的计费代码。所有医嘱内容都可以在列表或集合中通过搜索提供给医嘱提供者，并且医嘱内容是否以临床可识别和可搜索的方式命名，包括任何缩写或助记符。每个医嘱是否都去了它应该去的地方，并生成完成医嘱所需的消息、申请单、标签或其他材料。例如，ICU 护士采集的血液样本在电子健康档案系统中进行实验室测试的医嘱会生成一条医嘱消息，该消息会传输到实验室信息系统中，并且可能会生成一份本地纸质申请单或一条电子消息，告知护士采集的血液种类和数量，以及生成样本标签。测试护士采集的实验室标本医嘱的这些输出，以及静脉采血员采集的相同医嘱实验室标本的输出。在综合测试层面，对实验室信息系统（Laboratory Information System，LIS）中收到的订单信息和内容进行审查，以确保显示的完整性和准确性。

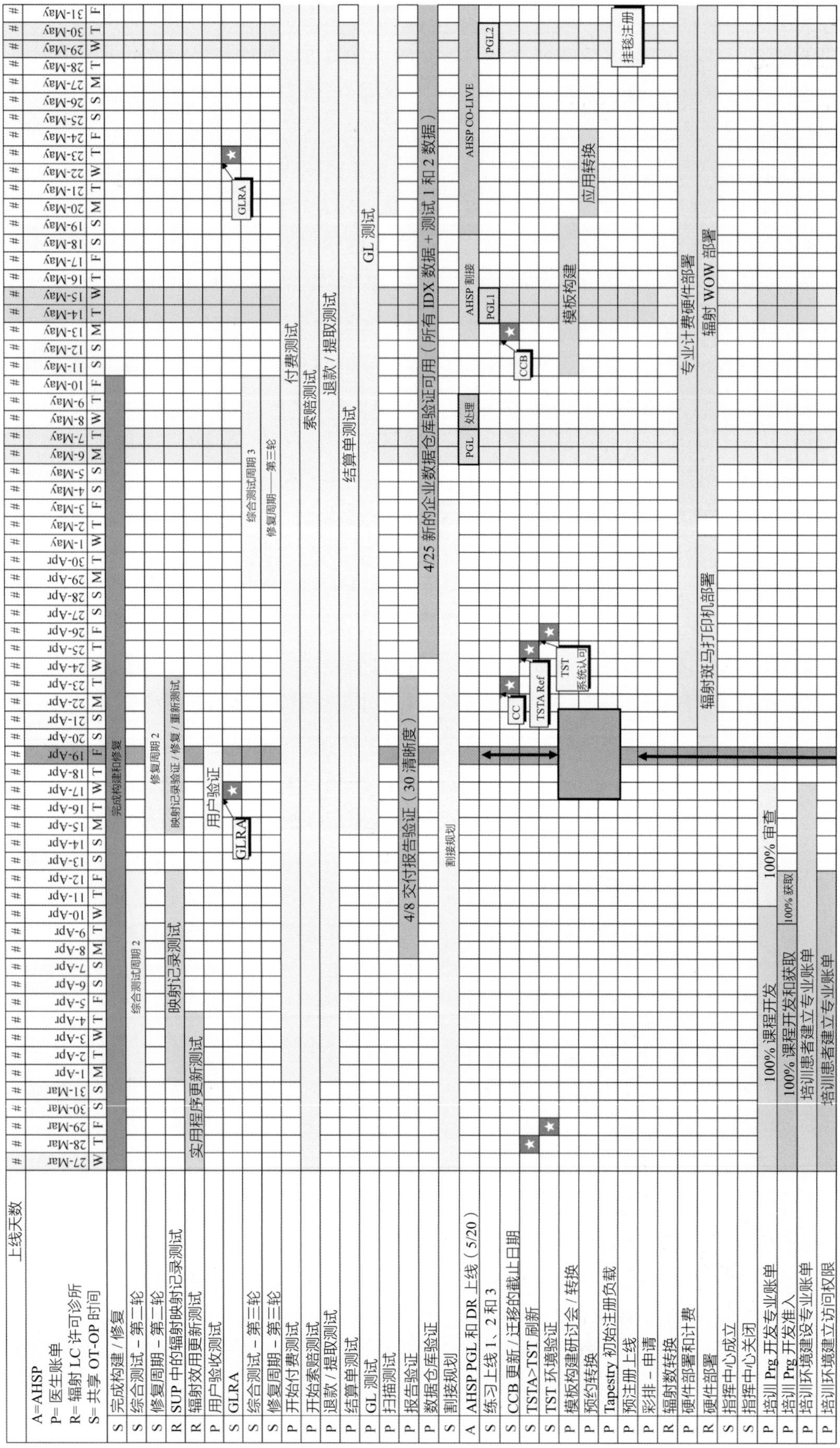

▲ 图 13-2 测试时间线示例

订购的测试是否与收到的测试完全匹配。从 LIS 收到的结果值是否正确显示，以及所有预期的详细信息，如参考范围和单位、收集位置、订购供应商和其他要求。

接口测试可能包括系统间甚至系统内模块、外部系统、医疗设备及文件传输。从一个系统到另一个系统的数据转换是一组单向接口，以及可能的批量上传。接口的测试包括消息传递和内容、数据转换和处理时间。接口消息通常采用 HL7 标准（Carlson，2015）。接口数据流可以是单向的或双向的。系统模块接口包括入院/出院/转院、临床文档、医嘱录入和结果管理、文档管理、患者和资源调度、费用输入和编辑、编码、索赔生成和编辑检查及其他主要功能。在完全集成的临床系统中，可以共享特定数据元素的主要文件，因此需要测试主文件中元数据的更改是否对模块产生意外影响。临床系统也可以在多个模块内具有冗余主文件，并且测试计划应确保主文件数据元素在模块和各种接口系统之间准确映射。数据转换测试必须确保从一个系统转换的数据将准确地填充到新系统。这通常需要在非生产环境中进行多个测试周期，并且在实际转换到实时生产环境之前测试每个转换数据元素的每个组件。将历史数据转换到生产系统可能需要几天时间，每次更新转换后都需要进行抽查测试。

临床系统测试包括用于患者教育、临床参考和同行的内容审查证据、编码支持系统等第三方内容的链接。为临床医生提供指向网络内容资源的链接，包括软件用户支持，可以在多个位置嵌入到软件中。这些链接应该在每个位置进行测试，以确保它们正常工作，并带给用户正确的内容显示。

医疗设备接口包括有创和无创生命体征监测、血氧测定、有线和无线心脏监测、血流动力学监测、呼吸机、输液泵集成、尿量监测和其他设备。中间件可用于获取数据，并为护士在将数据接收到临床系统之前提供验证数据的临时步骤。较新的医疗设备包括在医院或家中佩戴的无线连续生命体征监测、护士呼叫系统及床或椅子坠落报警系统。医疗设备的测试结果应考虑数据验证和警报或警报风险缓解步骤。数据验证指的是准确捕获生理和设备数据，如血压和同时泵输注速率、血管升压药的剂量，并要求护士审查和接受或拒绝数据。对于采集到临床系统中的数据，必须彻底测试警报和警报的相关设置，如范围和灵敏度。尽量减少可能导致警报疲劳的错误警报至关重要，但仍需提醒护士和其他临床医生真实的患者状态变化。

报告测试应在多个级别执行。报告可以是静态的，也可以是动态的。静态报告的示例包括文档事件的预格式化显示、从临床系统中的多个模块提取数据的专用报告、从医嘱生成的申请单、从数据仓库生成并在临床系统中访问的报告。数据仓库报告通常包含前一天的数据，旨在支持个人临床决策，并提供用于趋势分析、质量改进、运营评估和各种外部报告要求的总体级别信息的快照。动态报告（使用"实时"数据）为临床和操作人员提供单个或汇总患者的当前信息，并可实时更新。动态报告的示例包括患者列表或登记、预约不显示及与提供者（"我的所有服用他汀类药物的患者"）或护士（"我的所有心力衰竭患者"）相关的查询。报告测试检查格式和数据显示的准确性，还将源数据与报告中的数据进行比较。例如，电子健康档案系统必须产生符合卫生信息交换标准的数据传输，测试确保数据传输的准确性。报告也可以发送到其他系统，包括健康信息交换。需要测试健康信息交换传输的内容、结构和时间。

用户安全和访问可以决定上线成功的成败。用户访问通常被设计为基于身份，因此每个用户身份都有特定的功能和数据视图，以适应特定的用例。例如，医生需要能够使用专门定制的工具来安排测试和程序步骤，包括转诊和咨询、电子处方和记录。医生和其他提供者还可以管理电子药物管理和核对、更新问题列表和过敏列表、查看定制的数据显示、实时查询数据、计算和提交专业费用、生成健康信息交换等功能。注册护士在同一系统中执行的活动稍有不同，其中一些可能是必需的，并且通常会合并医生职能的子集。护理活动通常取决于护理地点。医院护士通常可能没有完全的医嘱特权，但在某些情况下可以输入医嘱，并且在某些州可以根据协议输入医嘱。其中一些医嘱需要医生共同签字。根据组织的政策，医院护士可能会也可能不会更新患者的问题列表，但通常可以更新过敏列表和入院前药物列表。在门诊临床环境中，医嘱所需的安全性可能不同，医生可能会委派一些医嘱任务。对于企业范围的 EHR 系统，必须彻底测试实践范围的差异，以确保每位临床医生在正确的护理地点有正确的访问权限。测试还应包括该人员身份不能执行的操作，如医院登记员订购药物。这有时被称为"阴性测试"，安全测试还应包括测试执行审计的能力。审计日志是联合委员会、HIPAA、有效使用和 HITECH 法案（Greene，2015）的监管要求。审核日志或审核报告可由患者或用户自动或手动运行。审计通常针对名人、贵宾、员工及其家人。

五、测试类型

所使用的测试类型根据系统生命周期测试计划的位置及所涉及的开发或编程程度而有所不同。表 13-2（Beizer，1984；Graham 等，2008；Lewis，2009；Watkins，2009）描述了为制订测试计划而建议的基于量级的常见测试类型。表 13-3 更详细地描述了在实施和升级期间进行的测试。测试计划的第一步是定义要完成的内容（Graham 等，2008）。目标应包括范围、期望、关键成功因素和已知约束，这些将用于制成计划的其余部分。测试方法定义了"如何"测试的技术或类型、入口和出口标准、缺陷管理和跟踪、开发的反馈循环、状态和进度报告，也许最重要的是作为基础组件的非常明确的需求。测试环境定义了物理条件：要包括在测试中的最终用户硬件（台式机、笔记本电脑、无线工作站、平板电脑、智能手机、胖客户端、瘦客户端、扫描仪、打印机、电子签名设备和其他），要包括的接口、要测试的应用程序和其他系统的测试环境、自动化工具、所需的帮助支持类型，以及支持测试所需的任何特殊软件或系统构建。

测试需要多个测试用户角色，以确保适当的基于角色的工具、功能和视图。创建测试患者记录，以便测试适合年龄和性别的文档工具和决策支持，包括警报和提醒。测试患者的实验室值和其他诊断结果可以手动构建或从真实患者复制，去除标识符，以允许测试预期结果驱动的决策支持、标志、显示和时间视图，如图形和图表。

接下来，开发测试规范、定义格式标准、确定要测试的特性、将特性与功能需求交叉引用，并将工作分解为可管理的部分。理想情况下，一个专门的测试团队将记录每个功能的测试方式、现有的相互依赖关系和测试工作流程，这些测试工作流程将被设计为包括所有所需的测试规范，但通常不会匹配最终的高效和非冗余流程在用户工作流程中。相比之下，模拟最终用户工作流的测试脚本通常用于用户验证和验收测试。

调度是一个重要的测试规划组件，涉及多种人力和技术资源的协调，包括前面讨论的集成测试的技术参与者，以及来自软件、基础设施、供应商、操作临床和业务领域的其他人员。理想情况下，最终用户参与了所有系统生命周期阶段，包括测试，但测试规划包括预定的正式用户验收测试（user acceptance testing，UAT）。理想情况下，测试人员将在同一地点共同工作，这可能需要新的工作站、打印机、扫描仪、电子签名设备、医疗设备和端到端的测试方案。测试场景所需的其他外围设备。系统的规模和复杂性及测试目标和截止日期是确定测试周期数量、计划资源、进度检查点和应急计划的输入。测试计划的最后一步是由参与方签字，这是审查目标、需求和资源的重要检查点，也是应急计划和"去 – 不去"决策的标准。

表 13-2 测试类型网格

测试名称	一般说明	新软件开发	COTS 系统配置	维护 / 优化
接收	终端用户验证测试或基于最终用户需求的最终测试	×	×	×
临时	旨在发现问题的脚本外测试,"试着打破它"	×	×	×(重大改变)
Alpha	客户首次使用接近开发完成的应用程序	×		
Beta	客户在开发完成时使用,以便在正式发布之前发现任何其他问题	×		
黑匣子	为功能测试开发的案例	×		
对照	针对竞争对手的产品进行评估	×	×	
共存	不同环境中的软件性能(使用各种软件、硬件、网络、操作系统)	×	×	×
覆盖范围	每个分支都有正确和错误的结果,每种情况都考虑了所有可能的结果	×		
数据库	数据库字段值的完整性	×	×	×
终端到终端	模拟真实环境的系统测试	×	×	
例外	错误消息和异常的识别及处理过程	×		
考察性	非正式测试,通常是未经培训的用户,用于识别无法想象的问题	×	×	
功能性	专注于满足用户定义的需求,包括单元 / 组件、集成、回归和验收测试	×	×	×
集成	测试应用程序部件,确保它们正确地一起工作,可以表示模块内或模块之间的"代码片段"	×	×	×
互操作性	不同的系统能够交换定义的数据集,如在健康信息交换中	×	×	×(重大改变)
负载	大容量测试,通常是自动化的,以确定系统响应时间下降的点	×	×	
无功能性	在定义功能的用户需求之外进行测试,通常包括互操作性、负载 / 容量、性能 / 可靠性、效率和安全性	×	×	×(重大改变)
对比	字面上的"并排"测试:在旧系统和新系统中完成相同的工作来比较结果	×	×(不太常见)	
执行	通常与压力互换使用,包括体积、可靠性	×	×	
恢复	测试软件崩溃、硬件故障或其他故障后的恢复时间	×		
回归	测试计划中的变更是否会产生意外的连锁反应	×	×	×
安全	系统如何防止未经授权的使用、损坏、数据丢失等	×	×	×

（续表）

测试名称	一般说明	新软件开发	COTS 系统配置	维护 / 优化
压力	与负载测试类似：针对高负载用户、查询、重复输入等的功能测试	×	×	
系统	包括使用黑匣子和白盒技术的功能性和非功能性测试	×	×	×
单元	最低级别，关注于选定的函数或代码段，以查看其是否按照通常由程序员或构建器执行的设计工作	×	×	
可用性	关注终端用户定义的易用性	×	×	
白盒	根据定义的规范测试逻辑路径	×		

临床系统的典型测试计划要求在第一个集成测试周期之前对所有功能模块、特性和接口（上游和下游）进行单元测试。三个或更多的集成测试周期对于新的实现开发或广泛的应用来说并不少见，尽管对较小的系统更改进行一部分测试。2 周的集成测试加上 2 周的修复和单元测试对于每个周期来说都是可取的，即始终在一个测试周期结束而永远不会在一个修复周期结束。日常状态更新对于监控测试结果和计划修改的潜在需求至关重要（图 13-3）。在 2 周的集成测试期间，除非绝对需要，否则不应引入新的软件更改。理想情况下，"代码冻结"是在最后一次计划集成过程中建立的测试周期，以便允许最高优先级的更改，以减少意外的连锁效应。测试团队通过所有脚本工作，并在指定工具中记录预期和意外结果。分析师和培训师也可以参与，但程序员 / 构建者通常不会在集成测试期间测试他们自己的工作。构建者固然希望他们的代码能够工作，他们知道如何使其工作，并且在单元测试期间做到了这一点。测试人员则希望测试失败。在他们试图"打破"系统的过程中，能够发现原本可能会遗漏的缺陷。缺陷可能包括未按设计工作的功能、在需求定义和工作流分析期间未识别的工作流问题，或意外影响。缺陷通常被优先考虑。项目团队应确定优先级的定义。优先权示例包括以下内容（Douglas 和 Celli，2011）。

- 严重：对患者安全、法规遵从性、临床工作流程或其他方面造成重大影响，无法解决这些问题。
- 高等：对工作流程、培训或其他方面产生重大影响，解决工作或解决方案本身就是一项重大工作，可能具有高风险。
- 中等：对工作流程或培训的影响值得注意，但存在合理的解决办法。
- 低等：对工作流程或培训的影响最小，不需要解决方法。

缺陷会反馈给程序员 / 构建者，并使用缺陷跟踪工具进行跟踪，直至解决。重复这些循环，直到至少解决所有关键和高等缺陷。应急计划应考虑额外的测试周期。

测试计划通常在回归测试和用户验收测试告终。回归测试确保在集成测试周期中实施的修复不会破坏其他东西。验收测试允许用户验证系统是否满足他们的需求，通常使用惯例脚本来反映工作分析阶段设计的流程。理想情况下，用户验收测试发生在成功的集成和回归测试周期完成后，以及在开始培训之前，以避免因用户本应参与整个项目，而产生需要重新培训的变更风险，用户验收测试应代表最终用户"适合使用"的最终确认。

表 13-3 测试实现和升级

系统转换验证	单元测试	综合试验	终端用户验证
比较转换的每个数据字段/数据元素	系统配置测试 - 数据显示 - 警报和提醒 - 基于图表的护理计划选项/建议 • 初始界面测试	所有系统和接口的最终多专业测试，测试每个系统的每个接口	用户验证或验收测试是系统设计和可用性的标志。可在整个设计过程中进行，但建议最终签署
需要了解新系统和旧系统	系统到系统的接口检查，例如，实验室到临床系统和返回	脚本应反映患者群体，包括具有挑战性的病例类型	多专业
数据验证器必须面向面细节	可测试单向和双向接口	包括所有接口，系统和报告	使用基于真实场景的脚本或场景
多阶段，小批量转换和审查，然后是大批量	可以分阶段进行 • 检查 ADT 到 LIS • 检查从 CIS 到 LIS 的医嘱 • 检查从 LIS 到 CIS 的医嘱 • 检查从 LIS 到 CIS 的医嘱状态更新 • 检查从 LIS 到 CIS 的结果 • 检查从 LIS 到 CIS 的费用金融体系	• 可以分阶段进行，最初利用分析师和信息学来解决错误和问题，并验证测试脚本和问题报告 • 下一阶段可能涉及终端用户，这允许他们提高系统的可用性，验证系统的舒适度，并报告问题	• 记录需要系统更改的问题，并对其进行优先级排序，包括易于打印和阅读报告 • 验证每个用户角色的安全构建
可能包括临床、人口统计和财务数据	• 检查每个屏幕，验证每个元件与辅助系统的接口是否正确。验证每个图表字段在显示器和报告上是否正确显示 • 最初由信息学团队完成，然后由终端用户完成	从最初登记到出院，包括日程安排、审查报告、费用和账单	

ADT. 入院 - 出院 - 转院；LIS. 实验室信息系统；CIS. 临床信息系统

Alpha 和（或）Beta 测试可能在新开发的软件或系统中安排，并且两者都模拟现实世界的使用。医疗保健组织可能会避免使用 Alpha 和 Beta 软件，因为测试不成熟系统的资源成本通常超过其收益，但一些医疗保健系统会设计新的软件。Alpha 测试通常以模拟方式进行。Beta 测试更容易在现场环境中进行。两种测试策略都可以包括并行测试，其中用户执行双重数据输入，即输入新系统和旧系统（电子或纸质）中的数据，以确定在正常使用条件下，新系统是否存在所有必需的功能，并且系统输出符合预期。与临床医生工作流程测试（如资源密集型"影子图表"）相比，

发信人：测试员，Happy
发送日期：2013 年 4 月 29 日周一下午 4：11
收件人：集团 EIS QAT 综合测试状态
主题：状态报告 PRC- 辐射 –AHSP（TST）第 2 周期第 3 天

脚本执行	正轨
缺点	许多正常缺陷
资源	AMB 的三类短缺资源

总体总结
• 第 2 周期第 3 天
• 今天发现了 12 个缺陷
• 由于资源问题，4 个脚本落后

缺陷总结

模块	非脚本错误缺陷总数	打开非脚本错误缺陷
ADT	2	1
AMB	4	4
Ancillary		
ASAP	1	0
Bridges		
Cadence	1	0
Canto		
CDR		
ClinDoc	6	2
Device Integration		
Epic Rx	1	1
Haiku		
HB	1	0
HID	2	1
Interfaces（SI）		
Orders	5	2
Radiant	3	1
PB		
Security		
总计	24	12

优先权（开放）	
高等	3
正常	8
低等	1
总计	0

▲ 图 13-3　测试状态更新示例
*. 由于分配了多个团队的缺陷，总数可能会有所不同

脚本总结

完成	6
进行中	8
后备	0
失败	0
未启动	30
脚本总数	44

执行时间表	周一	周二	周三	周四	周五		
AHSP-PRC-辐射第2周期	4/29	4/30	5/1	5/2	5/3		
脚本	第1天	第2天	第3天	第4天	第5天	状态	注解
PRC01-免疫管理		1	2	3		进行中	
PRC02-遇到错误			1			未开始	
PRC03-保险转介		1				已完成	
PRC04-心理健康			1			后备	没有可用的资源
PRC05-马赛克				1		未开始	
PRC06-研究	1					已完成	
PRC07-愿景办公室参观		1				已完成	
PRC08-注册员工		1				失败	未迁移安全文件
PRC09-注册双重商业保险		1	1			后备	
PRC10-注册交易医疗保险			1			失败	未迁移安全文件
PRC11-注册小调						未运行	
PRC12-自付						未运行	
PRC13-Schuyler			1	2		未开始	

▲ 图13-3（续） 测试状态更新示例

并行测试在确保生成适当的费用或其他与计费相关的功能方面可能更有用。

可用性和安全性是评估测试成功的重要指标。国际标准化组织根据用户有效、高效、满意地执行一系列任务来定义可用性，包括用户体验的可学习性、错误频率和记忆性方面（Rose 等，2005），特别关注易于理解和有吸引力的用户导航界面。可用性最广泛的定义"使用中的质量"，包括用户和任务维度及工具和环境（Yen 和 Bakken，2012）。理想情况下，可用性测试从设计阶段的早期开始，并在整个系统生命周期、优化和维护及实施过程中进行。由实际用户进行的迭代可用性评估有望使临床系统更好地满足用户效能和患者安全目标（Staffles 和 Troseth，2011）。

技术导致的错误正在上升，可用性因素，如小屏幕或非常密集的显示器及缺乏数据可见性（Borycki，2013），可能与较高的错误率有关。由于无法支持模式识别和其他认知任务的数据的组织和显示，与数字数据数量相关的信息过载变得更加复杂（Ahmed、Chandra、Herasevich、Gajic 和 Pickering，2011）。用户界面设计因素会导致技术引起的错误，与特定用户任务相关的数据显示应该是测试计划的一个组成部分。EHR 和其他健康信息交换系统中的数据完整性故障是 2014 年十大技术危害之一（ECRI，2013），原因如下。

- 患者 / 数据关联错误与其他患者记录关联的患者数据。
- 丢失数据或延迟数据传递。
- 时钟同步错误。
- 默认值的不当使用。
- 使用纸质和电子两种工作流程。
- 将旧信息复制和粘贴到新报告中。
- 基本数据输入错误，现在可以传播的距离远远超过纸质记录。

虽然这些问题不再是前十大健康技术危害之一，但它们仍然值得在临床系统测试和质量保证过程中加以考虑。当前，卫生信息技术发挥患者安全问题（ECRI，2018）的作用，包括使用

EHR 的诊断管理和检测结果管理、使用移动医疗的患者安全问题、识别外周静脉输液管线中的感染、早期识别败血症，以及医疗提供者倦怠及其对患者安全的影响。前十大健康技术危害包括黑客远程访问医疗保健系统、中断医疗保健操作和定制不适当的生理监测报警设置（ECRI，2018）。

安全性测试包括文献中确定的人员、流程、技术、环境和组织相关问题，重点是提供者医嘱录入、临床决策支持和闭环（条形码）药物管理（Harrington、Kennerly 和 Johnson，2011）。根据新的 ECRI（2018 和 2019）报告，信息学护士必须认识到与信息技术相关的多种患者安全危害，并包括适当的测试以减轻风险。

六、挑战和障碍

资源、时间压力和材料是充分测试最常见的障碍。将最终用户从他们的常规工作中解放出来进行测试是很困难的，尤其是在人手不足的护理环境中。具有不同计算机技能水平的直接护理或者临床医生，而不仅仅是培训师或护理"早期采用者"，对于纳入测试是必不可少的，因为他们代表了用户的真实横截面。这种方法会对预算产生重大影响，因为回填人员的成本"不计其数"，包括加班和（或）临时人员成本。如果允许培训与测试周期重叠，可能会加剧潜在的人员配置危机，这通常是为了满足上线日期。时间线压力可能是充分测试的重要障碍。达到项目里程碑的压力，可能会诱使即使是经验最丰富的项目经理，缩短测试周期或使用测试捷径。人员配备和其他测试成本可以通过使用充分测试和充分审查的临床系统来平衡，该系统使护士和护理团队能够高效、有效地提供安全护理，并对系统感到满意。

测试成功的第三个主要障碍是脚本开发不足。集成测试周期的测试脚本通常是非冗余的，并且不会紧密模拟特定的临床工作流程。这是有效且非常合适的，理想的测试脚本可以由街上的

随机人员成功运行。然而，用户验收测试需要模拟真实工作流的详细场景驱动脚本。这些更详细的脚本将在整个系统生命周期中不断更新，因为临床医生会对用例中被忽略的细微差别提供反馈。这些细微差别是弥合安全差距、避免潜在低效甚至不安全的工作环境的有价值的发现，护士可以非常有创造性。

护理信息学专家在测试过程中起着关键作用。信息学护士可以通过将测试结果与最初的项目目标联系起来，以实现采纳和护理改进，包括量化临床采纳失败的成本、患者安全问题及无法达到效率和有效性目标，从而有助于充分进行测试。信息学护士可以帮助制订和执行测试计划和脚本，确保以迭代方式记录适当的用例，以进行将持续到系统优化和维护阶段的测试。信息学护士在确保跨不同系统的数据验证方面发挥着关键作用。对测试有效性、可用性和用户接受度的评估，是信息学护士为测试带来的关键技能。信息学护士也通过研究工作带来价值。

护理信息学国际研究网络进行了一项调查，以确定护理信息学的研究重点。开发向护士提供实时安全相关反馈的系统、系统对护理的影响、护理决策支持系统和系统工作流程，即排名最靠前的国际研究重点（Dowding 等，2013）。这些方面是非常战术性的，接近护理实践，对各种类型的系统和功能测试都有影响。总之，系统和功能测试对于临床信息系统的成功实施和维护至关重要，信息学护士有责任告知、支持和评估测试过程和结果。

自测题

1. 哪个关于质量保证的描述是正确的？
   A. 质量保证是一种主动、有计划的工作，以确保无缺陷产品满足用户定义的功能要求
   B. 质量保证是一种用于评估患者满意度的方法
   C. 质量保证是解决人员配备问题的一种方法
   D. 质量保证方法必须经过认证

2. 哪个最能说明系统和功能测试的重要性？
   A. 发现系统缺陷
   B. 验证技术与业务和临床目标的一致性
   C. 测试新软件的接口
   D. 记录系统设计所需的活动

3. 以下哪项是测试和质量保证的正确描述？
   A. 测试的重点是修复缺陷，质量保证的重点是识别缺陷
   B. 测试的重点是发现缺陷，而质量保证的重点是防止缺陷
   C. 质量保证的重点是识别问题，测试的目的是验证问题

4. 以下哪项不是三种测试模型 / 方法之一？
   A. 瀑布是连续的，测试的每个阶段在前一阶段完成后开始，测试在构建的末尾。这种方法适用于一些软件开发项目
   B. Agile 的特点是同时进行设计、构建和测试。当与最终用户的参与结合时，Agile 工作得很好
   C. Scrum 是一种项目管理方法，它依赖于构建者和最终用户之间的沟通。与 Scrum 相关的快速改进周期在具有强大数据治理结构的组织中运行良好
   D. 缺陷检测，以发现系统设计中的问题

5. 关于功能(或单元)测试，以下哪项是正确的？
   A. 估算数据是否正确显示在报告和显示器上
   B. 报告、请购单和结果是否按预期打印
   C. 输入的数据是否正确显示，对于使用的其他途径，包括药物、过敏、免疫和问题列表、临床警报和提醒以及报告，离散数据元素是否正确显示
   D. 显示的插补数据是否定义

6. 以下哪项描述了主要的测试计划活动？
   A. 缺陷修复、问题和覆盖率分析

B. 需求分析、模糊性审查、问题分析和覆盖率分析

C. 问题分析、临床分析、测试和缺陷检测

D. 测试计划、培训计划、系统计划

7. 以下哪项最能描述接口测试？

　　A. 测试单向和双向界面，包括患者信息、医嘱和结果及设备的界面

　　B. 用户接受用户界面

　　C. 验证药房的药物是否显示在药物记录上

　　D. 验证屏幕是否按预期工作

　　E. 实验室医嘱，包括订单状态更新、订单取消和结果

8. 确定最能描述测试报告时要包括的三件事的选项是什么？

　　A. 准确性、及时性和字体大小

　　B. 大小、图形设计和准确性

　　C. 及时性、准确性和速度

　　D. 准确性、及时性和可读性（显示和打印）

9. 以下哪项最能描述用户安全测试？

　　A. 验证用户是否可以访问 Internet 和午餐菜单

　　B. 验证用户是否可以登录系统，以及他们是否具有适当的基于角色的访问权限，以执行其工作所需的功能和访问信息

　　C. 验证用户是否可以登录系统

　　D. 验证用户是否可以更改其密码

10. 系统和功能测试中最常见的障碍是什么？

　　A. 资源、人员不足和脚本开发不足

　　B. 资源、满足截止日期的压力和未充分开发的脚本

　　C. 满足截止日期的压力、通过脚本的压力、照明不良

　　D. 资源、缺乏兴趣、满足截止日期的压力

答案

1. A	2. B	3. B	4. D	5. C
6. B	7. A	8. D	9. B	10. B

参考文献

[1] Ahmed, A., Chandra, S., Herasevich, V., Gajic, O., & Pickering, B. W. (2011). The effect of two different electronic health records user interfaces on intensive care provider task load, errors of cognition, and performance. *Critical Care Medicine, 39*(7), 1626-1634.

[2] Beizer, B. (1984). *Software system testing and quality assurance*. New York, NY: Van Nostrand Reinholt.

[3] Borycki, E. M. (2013). Technology-induced errors: Where do they come from and what can we do about them? Retrieved from http://cshi2013.org/files/Elizabeth%20Borycki.pdf. Accessed on May 5, 2020.

[4] CapGemini, Sogeti, & MicroFocus. (2019). World quality report, 2018-19 (10th ed.) Retrieved from https://www.microfocus.com/media/analyst-paper/ world_quality_report_analyst_report.pdf. Accessed on March 21, 2019.

[5] Carlson, S. (2015). Testing in the healthcare informatics environment. In P. P. Sengstack & C. M. Boicey (Eds.), *Mastering informatics: A healthcare handbook for success* (pp. 61-86). Indianapolis, IN: Sigma Theta Tau International.

[6] Chopra, S. J., & Bonello, J. (2019). How to achieve a return on an EHR. *HFM (Healthcare Financial Management)*, 1-7.

[7] Douglas, M., & Celli, M. (2011). System life cycle: Implementation and evaluation. In V. A. Saba, & K. A. McCormick (Eds.), *Essentials of nursing informatics* (5th ed., pp. 93-106). New York, NY: McGraw-Hill Education.

[8] Dowding, D. W., Currie, L. M., Boryicki, E., Clamp, S., Favela, J., Fitzpatrick, G., Gardner, P., ... Dykes, P. C. (2013). *International priorities for research in nursing informatics for patient care*. Medinfo 2013. Retrieved from http://ebooks.iospress.nl/volumearticle/34021. Accessed on May 5, 2020.

[9] ECRI Institute. (2013). *Top 10 health technology hazards for 2014*. Plymouth Meeting, PA: ECRI Institute.

[10] ECRI Institute. (2018). *Top 10 patient safety concerns: Executive brief*. Retrieved from https://www.ecri.org/top-10-patient-safety-concerns. Accessed on March 26, 2020.

[11] ECRI Institute. (2019). *Top 10 health technology hazards: Executive brief*. Retrieved March 26 from https://www. ecri.org/top-ten-tech-hazards. Accessed on March 26, 2020.

[12] Ellis, S. (2012). Unpublished figure depicting a testing-quality assurance model (Personal communication).

[13] Graham, D., Veenendaal, E. V., Evans, I., & Black, R. (2008). *Foundations of software testing: ISTQB certification* (2nd ed.). London: Cengage Learning EMEA.

[14] Greene, S. (2015). Audit logs. *Journal of Legal Nurse Consulting, 26*(2), 21-24.

[15] Hakim, A. (2019). Hybrid Project management has Role in health care today. *Physician Leadership Journal, 6*(2), 38-39.

[16] Harrington, L., Kennerly, D., & Johnson, C. (2011). Safety issues related to the electronic medical record (EMR): Synthesis of the literature from the last decade, 2000- 2009. *Journal of Healthcare Management, 56*(1), 31-43.

[17] Lewis, W. E. (2009). *Software testing and continuous quality improvement* (3rd ed.). Boca Raton, FL: Auerback.

[18] Rose, A. F., Schnipper, J. L., Park, E. R., Poon, E. G., Li, Q., & Middleton, B. (2005). Using qualitative studies to improve the usability of an EMR. *Journal of Biomedical Informatics, 35*, 51-60.

[19] Singh, A., & Kaur, P. J. (2017). A simulation model for incremental software development life cycle model. *International Journal of Advanced Research in Computer Science, 8*(7), 126.

[20] Staggers, N., & Troseth, M. R. (2011). Usability and clinical application design. In M. Ball, et al. (Eds.), *Nursing Informatics: Where technology and caring meet* (4th ed., pp. 219-242). London: Springer-Verlag.

[21] Watkins, J. (2009). *Agile testing: How to succeed in an extreme testing environment*. New York, NY: Cambridge University Press.

[22] Yen, P-Y., & Bakken, S. (2012). Review of health information technology usability study methodologies. *Journal of the American Medical Informatics Association, 19*, 413-422.

第 14 章 系统生命周期工具
System Life Cycle Tools

Denise D. Tyler 著

廖竹君 译　陈秀文 周川茹 校

学习目标

- 确定两种工具来协助系统生命周期的每个阶段。
- 描述两个实施前和实施后的指标。
- 描述可用于临床工作流程和数据工作流程的图表。
- 讨论如何评估组织与各级员工之间的报告需求。

关 键 词

商业智能；变更管理；临床工作流程；数据工作流；失效模式与效应分析；精益方法；计划 – 实施 – 研究 – 行动；流程图；系统生命周期；系统优化

一、概述

美国护士认证中心将系统生命周期定义为四个阶段：计划和分析，设计和构建，实施和测试，以及监测、维护、支持和评估（American Nurses Credentialing Center，2018）。以上四个阶段可以有多种变化，例如，有些专家在分析阶段包含了功能测试，有些专家则在系统设计阶段包含了开发和定制过程。无论它们如何分解，每个阶段都有特定的元素和工具，可以帮助实现系统的安装和维护功能，以满足所有利益相关者的需求。

SCL 与护理程序一样，是一系列连续的系统变化或演变。即使在系统安装完成后，也会不断地分析、设计和实施新模块、升级和改进。SLC 和项目管理共享任务和功能；两者间最大的区别是项目管理有明确的起止点，而 SCL 则是一个连续的过程。表 14–1 提供了护理程序、SLC 和项目管理方法的直观比较。

二、分析和记录当前进程与工作流程

工作流程分析是一种记录流程中每个步骤或

表 14-1　在护理程序、系统生命周期和项目管理中的各个阶段

护理程序	系统生命周期	项目管理方法	
护理评估与诊断	计划与分析	• 系统计划 • 战略计划（长期和短期） 　– 信息需求评估 　– 教育 　– 工作流程 　– 制订项目计划 　　➤ 预算 　　➤ 确定团队 　　➤ 时间线	起始阶段	• 项目启动 / 整合 　– 收集信息 / 数据获取 　– 确定项目团队 　– 项目章程 　– 征求建议书 　– 项目启动 　– 制订沟通和市场营销计划 　　➤ 集成管理 　　➤ 质量管理 　　➤ 人力资源管理 　　➤ 采购管理（供应商） 　　➤ 确定关键绩效指标（KPI）
护理计划	设计和构建	• 临床内容构建 　– 报告 　– 系统设计和工作流程 　– 确定指标	计划	• 制订项目计划 　– 定义范围 　– 时间线 　– 预算 　– 风险评估 　– 确定资源 　– 标准 / 质量指标 　– 沟通 • 缺口分析 • 决策（记录它们） • 激活计划（包括测试、教育、准备评估和上线支持）
护理实施 / 干预	测试和实施	• 系统实施 　– 转换、备份和升级 • 测试（包括脚本） 　– 回归 　– 单元 　– 集成 　– 回归	启动或执行	• 监控状态、时间线和预算 　– 集成管理 　– 质量管理 　– 人力资源管理 　– 监测 KPI
护理评估	评估、优化、维护和支持	• 系统维护 　– 增强功能 　– 损坏修复 　– 更新 　– 监测系统性能 　– 用户满意度 　– 可用性 　– 人为因素 　– 人机界面 　– 支持终端用户 　– 教育 　– 优化 　– 评估采用情况和指标	监测和控制	• 测试 • 教育 • 执行 • 准备评估 • 上线
			结束阶段	• 实施后测量指标 • 项目汇报 • 经验教训 • 项目结束

任务的方法，通常作为系统实施和优化的一部分来完成。Karsh 和 Alper（2005）将系统分析和工作流分析描述为了解系统如何工作及系统中不同元素如何交互的一种方式。美国护士协会将工作流程分析方面的专业知识描述为提高安全性和减少低效性的基本能力（ANA，2015）。流程图和流程表是记录流程中的步骤以便对其进行分析的两种方法（California HealthCare Foundation，2011）。工作流程分析可用于在实施期间规划工作流程，并在实施后作为优化和改进计划的一部分。工作流程分析还可用于确定员工是否正在接受变更，并帮助确定员工不接受变更的原因。

记录工作流程可以通过以下方式完成：与非常熟悉流程的人员进行深入访谈、观察或两者结合。观察和访谈相结合是捕捉流程中所有细微差别的最有效方法。根据 Kulhanek（2011，原文第 5 页）的说法，分析提供了数据，个人将根据这些数据在培训项目的设计、开发、实施和评估阶段做出必需的决策。在规划系统实施时，使用工作流程图记录当前状态是非常有用的，并且可以识别现有系统或工作流程中的问题或改进机会。流程图记录了用户的流程，数据流程图记录了信息系统的交互和流程（National Learning Consortium，2012）。

以下几种类型的图表可用于记录流程，包括泳道图、数据流程图（data flow diagrams，DFD）、鱼骨图和流程图。泳道图表示一个流程，通常按"泳道"（列或行）分组，以帮助使用者可视化的了解流程中所涉及的用户或部门。可以使用流程中的简单步骤列表、泳道图或工作流程图来记录工作流程。无论用什么方法，都需要清晰完整地展现流程，才能进行准确分析。饮食医嘱的简化流程或许能够以下列方式记录和显示。

- 护理人员进行评估并记录患者没有与吞咽或饮食摄入相关的过敏或问题。
- 医生审查评估数据并输入医嘱。
  - 护理人员审查医嘱。
  - 供餐部门打印医嘱。

- 饮食助理提交医嘱。
- 饮食打印为配送线做准备。
- 饮食配送至病区。
- 饮食最终配送至患者。

图 14-1 利用泳道图展示了的饮食医嘱的类似简化流程示例。泳道可以垂直或水平显示。请注意，在图 14-1 中，每一行都是一条"泳道"同时可以使用便签而不是计算机程序有效地开发此流程图和其他流程图，但将其转录成电子版会增加流程图的阅读和信息共享能力。

工作流程和步骤可以通过个人或小组访谈或观察来进行。观察和访谈相结合是捕捉过程每个步骤的最有效方法。了解技术如何影响和改善工作流程和患者结果是一项重要的信息学技能。Simpson（2013）将记录和评估工作流程的能力视为重要的信息学技能。

（一）系统的选择与实施

信息系统应允许临床工作人员便捷的通过导航系统来输入有关系统的信息、监控和提醒变化以支持患者护理。选择一个能够满足所有级别参与方需求的系统，从床边工作人员到执行团队，是一个涉及多个因素的复杂过程。TIGER 可用性和临床应用设计团队提出了成功实施的以下属性（The TIGER Initiative，n.d.，原文第 20 页）。

- 用户和关键利益相关者在项目早期就开始参与系统需求开发和系统选择。
- 临床医生与开发人员合作创建代表工作流程的定义、措辞和图形。

在输入和获取数据和信息方面，系统必须易于使用。如今的临床系统包括嵌入式分析、临床决策支持，以向临床医生提供警告和循证建议，以及用于获取财务和运营数据的商业智能。临床和商业智能提供运营和临床领域的历史和预测视角，以改进业务和临床决策（Carr，n.d.）。

了解系统的不同部分如何协同工作及系统将如何影响临床工作流程是系统选择过程中需要考虑的关键因素。虽然拥有一个易于研究和使用的

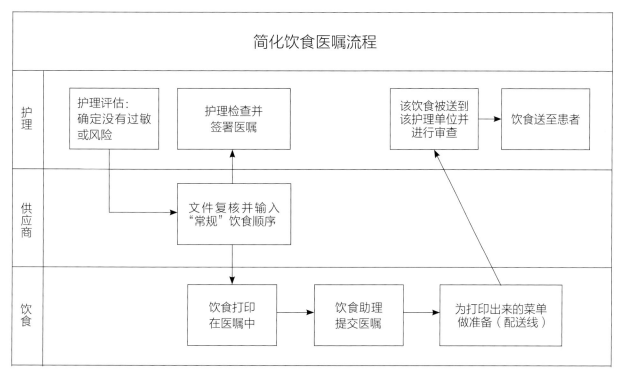

▲ 图 14-1 简化饮食医嘱流程的泳道演示

系统很重要，但如果无法报告或共享数据，其价值就会显著降低。图 14-2 是系统图或数据图的示例，它显示了临床信息系统与患者护理所需的其他系统的关联。例如，临床信息系统将报告发送到文档成像（document imaging，DI）系统，该系统还存储扫描的文档，如持久授权书，这些文档又在 CIS 中可用。药房系统与条形码药物管理（Bar Code Medication Administration，BCMA）系统和 Pyxis（此处未显示的智能泵将是药物安全的另一个组成部分）配合使用。收入周期管理的财务组件从注册、准入、转移和出库开始，通过编码、计费和应收账款（accounts receivable，AR）。随着患者在系统中移动。随着患者在系统中的进展，理想情况下，临床系统和财务系统将相互更新，以使系统保持最新和同步。实验室信息系统可以与类似于用于药物管理的条形码的应用程序一起使用，以确保绘制正确的测试；有些也可用于输血。医嘱可以从 CIS 发送到 LIS 和放射学信息系统（Radiology Information System，RIS），然后再将医嘱状态更新（Order Status Updates，OSU），连同结果、报告和图像一起发送回 CIS。

（二）系统实施

系统实施需要系统设计和构建及系统测试。系统设计涉及关键利益相关者，尤其是终端用户。测试包括确保系统的每个部分都能正常工作，并保证系统可以与其他模块和系统一起正常工作。表 14-2 是实验室接口所需的单元测试示例，无论 LIS、CIS 或两者都被替换或实施。每个医嘱都需要从头到尾进行测试，因此当实验室进行医嘱处理及发布初步和最终结果时，CIS 会收到医嘱状态更新。与医嘱关联的每个结果都应正确显示（许多实验室医嘱，例如 CBC 有多个与之关联的结果），还需要对每个医嘱的费用进行验证。表 14-3 是一个可以在测试放射学医嘱时使用的工具示例。与实验室一样，每个医嘱都需要从提交到执行和发布最终报告的时间进行测试。每次检查都需要验证是否能够显示来自医学影像存档与传输系统的报告和相关影像图片。验

临床系统

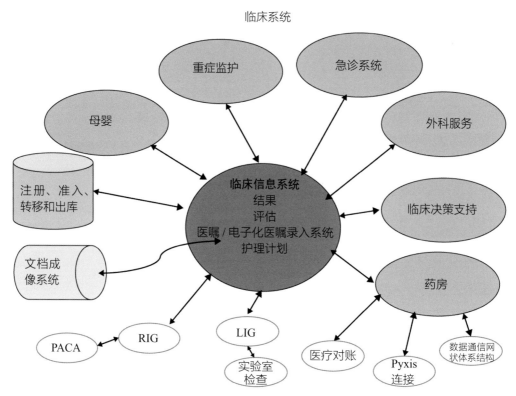

▲ 图 14-2 数据工作流示例，展示了系统如何在更困难的环境中工作与维护

LIG. 激光图像生成；PACA. 优先接入和信道分配；RIG. 远程

表 14-2 单元测试示例：实验室

日　期	检　查	实验室收到医嘱	实验室打印标签	临床信息系统接收到更新医嘱			临床信息系统接收到结果	结果在临床信息系统正确显示	停止计费
				进行中	初步结果	最终结果			
4/01	血常规	是	是	是	是	是	是	是	4/05
4/01	生化实验组	是	是	是	是	是	是	是	4/05
4/01	尿常规	是	是	是	是	是	是	是	4/05
4/01	血型与交叉配血	是	是	是	是	是	是	是	4/05

证适当的停止计费也很重要。

集成测试是在单元测试完成后完成的，是测试的最后阶段，确保所有共享数据的系统在现实生活场景中都能正常工作（National Learning Consortium，2012）。类似的工具可用于涉及接口系统的集成测试或转换验证，以确保转换后的信息是正确的。表 14-4 是一个工具示例，用于验证与患者信息相关的字段从一个系统转换到另

一个系统或从一个系统连接到另一个系统时是否正确。需要注意显示文档和打印文档上的每个字段。需对每一种类型的录入信息进行分析，确保对综合测试进行了良好的抽样，这将有助于确保测试是全面的。测试需要包括患者体验的所有方面，从注册到任何测试、记录和验证账单是否准确停止。

测试多个应用程序使用的字段的接口，如表

表 14-3 单元测试示例：放射科

日 期	检 查	实验室收到医嘱	实验室打印标签	临床信息系统接收到更新医嘱			临床信息系统接收到结果	结果在临床信息系统正确显示	停止计费
				进行中	初步结果	最终结果			
4/01	胸部 X 线	是	是	是	是	是	是	是	4/05
4/01	头部 CT	是	是	是	是	是	是	是	4/05
4/01	膝关节磁共振	是	是	是	是	是	是	是	4/05
4/01	腹部超声	是	是	是	是	是	是	是	4/05

表 14-4 综合测试第 1 天示例：人口统计学 （续表）

日 期	验证患者 1	正 确	记 录	日 期	验证患者 1	正 确	记 录
	姓名				雇主：电话		
	DOB	是	是		MRN#		
	SSN	是	是		访问 / 账户 #		
	婚姻状况	是	是		医院		
	母方的姓	是	是		护士站		
	民族				家		
	种族				隔离		
	器官捐献者				访问类型		
	Adv 指令				患者类型		
	地址				登记日期		
	电话 1				主诉		
	电话 2				担保人姓名		
	邮箱				担保人关系		
	联系人 1 的姓名				担保人电话 1		
	联系人 1 的电话				担保人电话 2		
	联系人 1 的关系				担保人地址		
	联系人 2 的姓名				保险人 1 的姓名		
	联系人 2 的电话				保险人 1 的地址		
	联系人 2 的关系				保险人 1 的电话		
	雇主：身份				保险人 1 的群组		
	雇主：姓名				保险人 1 的群组		
	雇主：职称						
	雇主：地址						

综合测试第 1 天：在线上和打印文档上验证患者人口统计学数据的正确性

14–5 中的身高、体重和过敏反应，说明了多个应用程序之间的接口测试。如果标准值和公制值都允许，则两者都需要进行测试。即使在单元测试时已经为辅助部门测试过接口，在集成测试时还需要再次测试。该测试应包括与医嘱相关的任何打印通知，以及如表 14–6 所示的填写工作清单和报告。每个评估的每个字段都需要在单元测试期间针对所有显示进行测试和验证，并且还需要在集成测试中包含大量真实的抽样。表 14–7 包括评估测试清单的示例，其中包括基于评估的护理计划和警报的集成。另外，任何打印文件，如出院指导也应包括在内。

从一个系统转换为新系统在医疗保健中很常见，这不是从纸质记录转换为电子记录，而是从一个电子系统转换为另一个系统。转换的原因包括缺乏对老化系统的支持、转换为更完整的系统或由于组织合并而转换为不同的系统。从现有或遗留系统转换为不同的系统会带来一系列挑战。用户要求及期望可能更高。从旧系统或纸质系统转换为新的电子健康档案的一个挑战是抓住机会对工作流程和屏幕设计进行更改和改进。

反向加载或手动将信息输入新系统，通常在新系统上线前 2～5 天内完成，以便获得重要的患者信息。表 14–8 是来自遗留系统的报告示例，其中包含相关信息。报告可能非常准确，但信息在打印和分发之前可能已经过时，需要第二次或第三次更新信息的报告。另一种选择是修改在线报告；进行反向加载的工作人员可以两人一组工

表 14–5　集成测试示例：接口

集成测试第 1 天：输入以下信息并验证患者信息的接口 / 集成					
		接　收	接　收	接　收	接　收
日　期	进入临床信息系统（CIS）的信息接口	药　学	放射学	心脏学	饮　食
	过敏反应（指定要输入的内容）				
	身高 / 体重（指定要输入的内容）				
	妊娠 / 哺乳期（指定要输入的内容）				
	运输（指定要输入的内容）				
日　期	进入药房的信息接口	CIS	放射学	心脏学	饮　食
	过敏反应（指定要输入的内容）				
	身高 / 体重（指定要输入的内容）				
	妊娠 / 哺乳期（指定要输入的内容）				
	运输（指定要输入的内容）				
日　期	进入放射学中的信息接口	CIS	放射学	心脏学	饮　食
	过敏反应（指定要输入的内容）				
	身高 / 体重（指定要输入的内容）				
	妊娠 / 哺乳期（指定要输入的内容）				
	运输（指定要输入的内容）				

表14-6 多个部门的测试医嘱示例（集成测试第1天：输入以下医嘱）

日期	实验室医嘱	实验室收到的医嘱	实验室打印的医嘱	在CIS接收到的OSU			在CIS接收到的结果	在CIS显示正确的结果
				进行中	初步结果	最终结果		
日期	血常规							在CIS显示正确的结果
	生化实验组							
	尿常规							
	血型与交叉配血							
日期	放射学医嘱	在放射信息系统收到的带有研究原因的订单	运输方式	进行中	初步结果	最终结果	在CIS接收到的结果/报告	在CIS显示正确的结果并链接到PACS
	Y							
	每天胸部X线							
日期	心脏病学医嘱	心脏病学系统收到的带有检查原因的医嘱	运输方式	进行中	初步结果	最终结果	在CIS接收到的结果/报告	在CIS显示正确的结果并附带图像
	多普勒							
	心电图							
日期	饮食医嘱						饮食系统接收到的医嘱	
	肾脏饮食，素食者，2000ml液体限制							
日期	遥测数据		在CIS中可见的波形				在中央监控区打印的医嘱	
	遥测							
日期	医 嘱		提供服务的部门的工作清单上的医嘱				在部门打印的医嘱	
	出院计划							
	吸氧							
	伤口护士咨询							

CIS. 临床信息系统；OSU. 医嘱状态更新；PACS. 医疗影像存档与传输系统

表 14-7　评估和工作流程：验证医嘱录入和图表路径按设计工作的方法示例

绘制图表（具体要记录的内容）	路径流（详述）	是 / 否	启动护理计划?（详述）	是 / 否	启动医嘱（详述）	是 / 否	启动警报（详述）	是 / 否	停止计费
皮肤风险									
跌倒风险									
自杀风险									
疫苗接种									

作，也可以使用双显示器工作，一台显示器上的旧系统和另一台显示器上的新系统。

定期状态报告可以提高利益相关者对项目的参与度（Pitagorsky，2012）。根据 Hanson、Stephens、Pangaro 和 Gimbel（2012）的研究，利益相关者包括临床医生、护士 / 辅助护士、患者和管理人员。在实施过程中，可以在内部网站上维护和更新培训的时间表、进度、团队和时间表。经理和主管可能需要更详细的报告。一般状态更新有助于可视化整体项目状态。表 14-9 是柱状报告的示例，图 14-3 是描述预期进度和预算的图表示例，将其与实际进度和预算进行了比较。

（三）系统优化和指标

虽然项目管理有一个预定的开始和结束日期，但系统生命周期与护理程序一样，是一个评估、诊断、计划、实施和评估的动态过程。系统实施后，系统变更的过程并没有结束。系统优化和支持、由于升级、监管和付款人变化及新研究导致的临床变化都会导致系统不断变化。随着利益相关者对该系统更加熟悉，他们将提出改进和增强的想法，以使系统更加用户友好，并提高系统提示员工改善患者护理的能力。系统实施后的系统和用户优化是信息学护士的重要技能（ANA，2015）。

三、衡量成功，持续改进

除了下面列出的流程改进策略外，获取实施前和实施后的指标也会有所帮助。可以在实施后进行调查，以评估员工对系统、教育和（或）支持的满意度。实施前和实施后指标的示例包括图表的准确性和完整性、收费的准确性和完整性及时间研究。收费的评估将包括及时性、准确性及收费是否得到医嘱和文件的支持。此外，还包括用于绘制疫苗接种和吸烟教育等核心措施的前后指标。可以使用类似于表 14-10 的工具来测量和记录特定类型图表的时间。

持续质量改进（continuous quality improvement，CQI）是基于每个过程都有改进机会的原则（Wallin、Bostrom、Wikblad 和 Ewald，2003）。信息学护士可以通过协助收集和分析数据以参与质量改进团队来帮助提高患者护理质量（American Nurses Association，2015）。CQI 始于变革和改进的文化，鼓励各级员工寻找改进当前流程的方法，以及可能产生错误的流程变化。有许多理念可用于实施 CQI 程序。有些可以组合使用。其中一些包括以下内容。

- 六西格玛（6σ）是一种"数据驱动的质量改进方法，它使用统计分析来减少过程变化。六西格玛非常注重减少变化，事实上，六西格玛这个术语指的是每百万机会中 3～4 个缺陷的缺陷率，代表了统计上的高质量标准"（Anderson-Dean，2012）。六西格玛利用五个步骤来评估指标，称为 DMAIC：定义、测量、分析、改进和控制。六西格玛专注于减少变化以改进流程（Lee，2016；Nave，2002），目标是通过关注底层流程来永久解

表 14-8　可用于将具有临床意义的信息反向加载到系统转换期间的新系统

Pt.Loc：4E	账户：12345678	MR/MPI#：54121	访问状态：IP
PT 姓名：John Doe	PT 日期：1979.05.25	PT 性别：男	

身高和体重

HT	获得	On	At	Wt	获得日期	At
6/1/	陈述	4/04	1950	210	经历时间 4/05	0600

过　敏

过敏物	类别	反应	严重性
花生	食物	快速	
花生凝集素	药品	快速	
青霉素	药品	快速	

风险事件

跌倒
跌倒的风险
营养
皮肤

疫苗接种

流感
肺炎
DPaT

病　史

冠状动脉疾病——否	心力衰竭——是	脑卒中——是
高血压——是	透析——是	癌症类型——前列腺
2001 关节炎——否	胃食管反流病——是	溃疡——否
阻塞性呼吸睡眠暂停——否	1 型糖尿病——是	2 型糖尿病——否
手术史		
教育		
MRSA 的病史——否	VRE 的历史——否	

用药部位	剂　量	途　径	频　率	适应证
肱骨	40mg	皮　下	每　周	关节炎

非药物治疗医嘱

实验室检查
每日 CBC 持续 5 天，实验室于 4 月 4 日开始收集
放射学
早上行胸部 X 线检查，肺炎运输：轮椅
饮食
从 4 月 4 日开始普通饮食
护理
每天给左足换敷料
坐在椅子上吃饭
在浴室坐着洗漱
行为规范
完整行为

合　法

持久的授权书	否
法定监护人	否

表 14-9　项目状态报告示例（单元测试：放射科）

应　用	预计完成百分比	实际完成百分比	原　因
护理评估	50%	40%	新规定
康复治疗评估	50%	40%	资源的改变
呼吸状态评估	50%	60%	充电部件的减少
护理计划	50%	55%	
医嘱	50%	45%	资源的改变
报告	50%	40%	依赖于医嘱和评估
预算	35%	45%	资源的减少

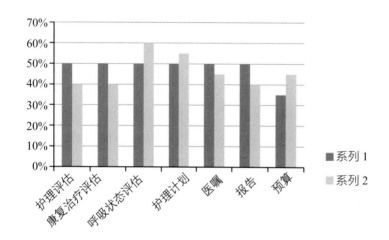

◀ 图 14-3　状态报告的表格和图表示例

表 14-10　时间研究

日　期	之前花费的时间			种　类	单位 / 地区	之后花费的时间		
	准许进入	转　移	其　他	注册护士	3S	准许进入	转　移	其　他
7/18	19		6	LVN	3S	22		4
7/18			8	LVN	3N			10
7/18	23		10		3S	20		9
7/18			6	RN	3N			5
7/20			2	RT	3W			2
7/20			3	RT	3W			3
7/20			3	RT	3W			3
7/20			2		3W			2

（续表）

日 期	之前花费的时间			种 类	单位/地区	之后花费的时间		
	准许进入	转 移	其 他	注册护士	3S	准许进入	转 移	其 他
8/10		6	2	RT	3N		9	2
8/10		15	4	FS	3W		12	3
8/11		6	4	RN	3N		6	3
8/11		5	4	RN	3S		7	3
8/11		5	5.5	RN	3S		5	6

决错误（DMAIC，n.d.）。

- 精益管理和六西格玛非常注重通过使用价值流程图（value stream mapping，VSM）消除非价值活动（包括缺陷、不必要或冗余步骤）来消除浪费。它专注于流程，如果所有员工都参与其中，效果最好（Clancy，2011）。精益管理和六西格玛创造了一种文化和实践，不断改进组织中所有级别的所有人的所有职能，并且还利用了 DMAIC 模型（Lee，2016；Sitterding 和 Everett，2013）。

- PDSA 循环（Plan-Do-Study-Act，PDSA）包含计划、实施、学习、行动四个阶段，是一个制订和评估变革的过程（Donnelly 和 Kirk，2015；Nakayama 等，2010），已被联合委员会和医学研究所推荐为复杂过程的有效工具。这是制订和评估变革的四步科学方法：计划、实施（或实施变革、研究结果、行动），其中可能包括根据初始测试的结果修改变革（AHRQ，2013）。

- 失效模式与效应分析（failure mode and effects analysis，FMEA）可用于整个 SLC 以评估实际或潜在故障点的过程。制订流程并记录流程的每个步骤。流程图、泳道流程图和鱼骨图可用于帮助可视化流程图。然后使用过程图或过程流来识别过程中哪里存在失败（或错误）的风险，以及相关的风险，包括严重性和可能性。失效模式与效应分析团队包括所有受影响地区的代表，然后确定解决方案并实施。

实施之后是一个评估和重新评估过程，直到没有发现故障为止（IHI，2018；Mohiuddin，2011）。

明确持续质量改进过程如何影响临床错误或降低错误风险。通过研究和记录当前系统（纸质或电子）的工作流程和流程问题，可以将临床系统设计为最小化错误风险，并通过良好的设计和嵌入 EBP 和 CDS 来降低错误风险，使用警报作为警告和建议。

信息系统设计问题可以创建一种可视化质量改进计划进度以及组织目标的方法，即使用报告和仪表板。表 14-11 是一个执行仪表板示例，它使领导层能够"可视化战略指标，以可操作的信息为基础指导决策"（Aydin、Bolton、Donaldson、Brown 和 Mukerji，2008）。每班打印、电子邮件或在线查看更详细的报告，可以为将信息输入 CIS 的员工提供及时和有意义的反馈，以便及时解决任何问题，从而提高研究和合规性。

变革管理

信息学护士通过沟通、协作、变革管理和教育来管理变革（ANA，2015）。信息学护士应该通过清晰的沟通、积极的倾听，引导多专业团队接受变革，并需要促进信任、团队合作和相互尊

表 14–11　战略报告：具有临床和非临床测量的执行仪表板

测　量	目　标	目标完成率	估计正好
脑卒中（静脉血栓栓塞症预防，抗血栓治疗出院，心房颤动 / 扑动的抗凝治疗，溶栓治疗，住院第 2 天结束时的抗血栓治疗，出院接受他汀类药物治疗，脑卒中教育，康复评估）	100%	99.70%	
免疫接种 [肺炎球菌免疫接种人群（年龄 65 岁及以上），肺炎球菌免疫接种高危人群（6—64 岁），流感免疫]	100%	95%	
烟草治疗（筛查、治疗、出院时提供的治疗、出院治疗、出院后状态评估）	100%	100%	
基于价值的采购（由加权部分组成，目标基于当前绩效和达到 90% 的目标）	90%	99%	
再入院（AMI、HF 和 PN 在 30 天内返回同一设施的综合评分）	10%	99%	
患者满意度（医院工作人员优先考虑患者偏好，了解服药目的，工作人员尽一切努力帮助缓解疼痛）	80%	85%	

远见：质量、愿景、诚信、关怀、尊重、管理；AMI. 急性心肌梗死；HF. 心力衰竭；PN. 肺炎

重（Bender、Connelly 和 Brown，2013）。信息学护士可以通过使用多专业协作团队让员工参与决策过程来鼓励采用变革。变革管理理论百家争鸣，但 Kotter 的变革管理理论和 Rogers 的创新传播理论在信息学项目中很适用。Kotter 的变革管理理论包括实施和维持变革的计划，并强调沟通和赋予员工权力的重要性（Mbmalu 和 Whiteman，2014）。Rogers 的创新理论传播还包括让最终用户参与整个变革过程。Mascia、Richter、Convery 和 Haydar（2009）的研究表明，教育可以提高合规性和对变革的采用。信息学护士可以通过让员工尽可能参与变革的规划和设计从而提高变革的采用率。

控制和管理变更在整个系统生命周期中都很重要。在实施过程中，需要控制变更以避免需求增加或范围蔓延。让终端用户参与设计有助于确保设计中包含可以防止范围蔓延的必要元素。有一个对更改进行优先级排序的过程是必要的，它能够确定成功实施需要采用哪些更改，以及哪些更改可以等待优化阶段。

系统"运行"后，需要根据对患者安全、监管要求和终端用户满意度的影响来确定更改的优先级。变更问题的风险、实现变更所需的时间（包括测试）、请求和批准的人员或团体都应被记录。表 14–12 是一个简单的变更管理工具的示例。理想情况下，系统可以跟踪初始的请求或问题单、更改的文档和批准。

四、结论

本章回顾了系统生命周期的各个阶段，以及在几乎任何情况下可用于协助每个阶段的一些工具。工作流程分析和文档等工具可以在多个阶段使用，并且能够以多种方式显示。与评估、诊断、结果 / 计划、实施和评估的护理程序（American Nurses Association，n.d.）一样，SLC 是一个涉及复杂团队的连续循环，需要涉及受影响的人，或终端用户和其他利益相关者的参与。设计是一个基于用户需求和建议，以及需要嵌入独联体的最佳实践的监管变化和新研究的连续循环。由于这些变化和升级，测试和评估也将在整个 SLC 中进行。

表 14-12 变更管理工具示例

描　述	反　应	评　论
申请日期	100%	99.7%
申请人	100%	95%
申请详情	100%	100%
问题或增强	90%	99%
监管（是 / 否）	10%	99%
Pt 安全（是 / 否）	80%	85%
批准人		
中断风险（高、中、低）		
退出计划		
需要教育吗？		
提供的教育		
更改批准?（是 / 否）		
优先级（高、中、低）		
开始时间		
完成时间		
总计时间		
概要		

自测题

1. 以下哪项是计划和分析所需的技能？

A. 规划教育、临床工作流程分析、协调项目计划

B. 规划支持、规划教育、系统设计

C. 规划教育、规划营销和传播、测试

D. 临床工作流程分析、规划营销和沟通、测试

2. 护理程序的哪个组成部分与系统生命周期无关？

A. 评估与诊断：系统规划与分析

B. 诊断、结果 / 规划：设计和建造

C. 实施 / 干预：测试和实施

D. 评估：评估、优化、维护和支持

3. 下列关于系统生命周期和项目管理的说法正确的是？

A. 系统生命周期和项目管理共享任务和功能，但突出的区别是项目管理有明确的起点和终点，而系统生命周期是一个连续的过程

B. 系统生命周期和项目管理都有明确的起点和终点

C. 系统生命周期和项目管理都是一个持续的过程

4. 项目管理类似于护理程序，为什么？

A. 与护理过程一样，项目管理需要观察和分析及计划的技能

B. 与护理过程一样，项目管理需要观察和分析、多专业团队之间的沟通及计划、启动和监控的技能

C. 与护理过程一样，项目管理需要分析、启动和监控技能

D. 与护理过程一样，项目管理需要计划、启动和监控方面的技能

5. 信息学护士使用工作流分析执行以下哪一项？（选择所有适用项）

A. 记录当前状态，在规划系统实施时很有用

B. 识别现有系统或工作流程的问题或改进机会

C. 记录测试问题

D. 评估与新系统或工作流相关的变更的影响

6. 哪一种不是工作流分析的方法？

A. 进行文献回顾以确定最佳实践

B. 通过与非常熟悉流程的人员进行深入访谈来完成这些步骤

C. 观察和工作流程

D. 访谈记录与观察验证相结合

7. 以下哪四种是工作流程图？

A. 泳道、项目目标、鱼骨图和流程图

B. 泳道、财务仪表板、鱼骨图和流程图

C. 泳道、数据流图、鱼骨图和流程图

D. 车道、数据流图、鱼骨图和流程图

8. 以下哪一项不属于测试阶段？

A. 单元测试

B. 综合测试

C. 用户验收测试

D. 最终用户支持

9. 以下哪项包括可用于衡量实施或变更项目成功与否的四个指标？

A. 衡量用户满意度的调查，图表（准确性和完整性），时间研究（在实施之前和之后完成特定评估或流程需要多长时间），收费（准确性、及时性和完整性）

B. 调查，测试结果，时间研究（在实施之前和之后完成具体评估或过程需要多长时间），收费（输入）

C. 测量用户满意度的调查，图表（准确性和完整性），时间研究，设备使用情况

D. 衡量员工对停车满意度的调查，图表（完整性），时间研究，计费（准确性、及时性和完整性）

10. 信息学护士可以帮助促进采用变革的两种方式是什么？

A. 信息学护士通过沟通、协作、变更管理和教育及鼓励早期和一致的用户 / 参与方参与来管理变更

B. 信息学护士通过承诺在系统实施后不停机并在所有会议上提供食物来管理变革

C. 信息学护士通过沟通和教育管理变革

D. 信息学护士通过教育和在会议上提供食物来管理变革

答案

1. A	2. C	3. A	4. B	5. ABD
6. BCD	7. C	8. E	9. A	10. A

参考文献

[1] AHRQ. (2013). *Quality tool: Plan Do Study Act (PDSA) cycle.* Retrieved from http://www.innovations.ahrq.gov/content. aspx?id=2398. Accessed on May 6, 2020.

[2] American Nurses Association. (2015). *Nursing informatics: Scope and standards of practice* (2nd ed.). Silver Spring, MD: Nursesbooks.org.

[3] American Nurses Association. (n.d.). *The nursing process.* Retrieved from https://www.nursingworld.org/practice-policy/ workforce/what-is-nursing/the-nursing-process/. Accessed on May 6, 2020.

[4] American Nurses Credentialing Center. (2018). *Test outline: Informatics Nursing Board Certification Examination.* Retrieved from https://www.nursingworld.org/~490a5b/ globalassets/ certification/certification-specialty-pages/ resources/test-content-outlines/27-tco-rds-2016- effective-date-march-23-2018_100317. pdf. Accessed on May 6, 2020.

[5] Anderson-Dean, C. (2012). The benefits of lean and Six Sigma for nursing informatics. *ANIA-CARING Newsletter, 27*(4), 1-7.

[6] Aydin, C., Bolton, L. B., Donaldson, N., Brown, D. S., & Mukerji, A. (2008). *Beyond nursing quality measurement: The nation's first regional nursing virtual dashboard.* Retrieved from https://www.ahrq.gov/downloads/pub/advances2/ vol1/ Advances-Aydin_2.pdf. Accessed on May 6, 2020.

[7] Bender, M., Connelly, C. D., & Brown, C. (2013). Interdisciplinary collaboration: The role of the clinical nurse leader. *Journal of Nursing Management, 21*(1), 165-174. doi:10.1111/j.1365-2834.2012.01385

[8] California HealthCare Foundation. (2011). *Workflow analysis: EHR deployment techniques.* Retrieved from https:// www.chcf. org/wp-content/uploads/2017/12/PDF-Work flowAnalysisEHRD eploymentTechniques.pdf. Accessed on May 6, 2020.

[9] Carr, D. M. (n.d.). *Clinical and business intelligence.* Retrieved from https://www.himss.org/library/clinical business-intelligence ?navItemNumber=17599. Accessed on May 6, 2020.

[10] Clancy, T. (2011). The integration of complex systems theory into Six Sigma methods of performance improvement: A Case Study. In V. A. Saba, & K. A. McCormick (Eds.) McGraw-Hill, San Francisco., *Essentials of nursing informatics* (5th ed., pp. 373-389).

[11] DMAIC Tools. (n.d.). Retrieved from http://www.dmaic-tools. com/. Accessed on May 6, 2020.

[12] Donnelly, P., & Kirk, P. (2015). Use the PDSA model for effec-tive change management. *Education for Primary Care, 26*(4), 279-281.

[13] Hanson, J. L., Stephens, M. B., Pangaro, L. N., & Gimbel, R. W. (2012). Quality of outpatient clinical notes: a stakeholder definition derived through qualitative research. *BMC Health Services Research, 12*(1), 407-418. doi:10.1186/1472-6963-12-407

[14] Institute for Healthcare Improvement (IHI). (2018). *Failure modes and effects analysis (FEMA) tool*. Retrieved from http://www.ihi.org/resources/Pages/Tools/ FailureModesandEffectsAnalysisTool.aspx. Accessed on May 6, 2020.

[15] Karsh, B. T. & Alper, S. J. (2005). *The key to understanding health care systems*. Agency for Healthcare Research and Quality (USA); 2005 Feb. Retrieved from http://www.ncbi.nlm.nih.gov/books/NBK20518/. Accessed on May 6, 2020.

[16] Kulhanek, B. (2011). Why Reinvent the Wheel? *ANIA-CARING Newsletter, 26*(3), 4-8.

[17] Lee, T. (2016). Lean and Six Sigma. *Contemporary OB/GYN, 61*(6), 28-42.

[18] Mascia, A., Richter, K., Convery, P., & Haydar, Z. (2009). Linking Joint Commission inpatient core measures and National Patient Safety Goals with evidence. *Baylor University Medical Center Proceedings*, 22(2), 103-111.

[19] Mbamalu, G., & Whiteman, K. (2014). Vascular access team collaboration to decrease catheter rates in patients on hemodialysis: Utilization of Kotter's change process. *Nephrology Nursing Journal, 41*(3), 283-287.

[20] Mohiuddin, N. (2011). FMEA: Uses in informatics projects. *ANIA-CARING Newsletter, 26*(4), 6-7.

[21] Nakayama, D., Bushey, T., Hubbard, I., Cole, D., Brown, A., Grant, T., & Shaker, I. (2010). Using a Plan-Do-Study-Act cycle to introduce a new OR service line. *AORN Journal, 92*(3), 335-343. doi:10.1016/j.aorn.2010.01.018

[22] National Learning Consortium. (2012). *Electronic health record (EHR) system testing plan*. Retrieved from https:// www.healthit.gov/sites/default/files/resources/ehr-system-test-plan.docx. Accessed on May 6, 2020.

[23] Nave, D. (2002). How to compare Six Sigma, lean and the theory of constraints. *Quality Progress, 35*(3), 73.

[24] Pitagorsky, G. (2012). *Status reporting, clarity and accountability*. Retrieved from http://www.projecttimes.com/ george-pitagorsky/status-reporting-clarity-and-accountability.html. Accessed on May 6, 2020.

[25] Simpson, R. L. (2013). Chief nurse executives need contemporary informatics competencies. *Nursing Economic$, 31*(6), 277-288.

[26] Sitterding, M., & Everett, L. Q. (2013, February). *Reaching new heights: A hospital system approach maximizing nurse work efficiency*. Symposium conducted at the meeting of the American Organization of Nurse Executives.

[27] The National Learning Consortium. (2012). *Workflow process mapping for electronic health record implementation*. Retrieved from https://www.healthit.gov/resource/ workflow-process-mapping-electronic-health-record-ehr-implementation. Accessed on May 6, 2020.

[28] The TIGER Initiative. (n.d.). *Designing usable clinical information systems: Recommendations from the TIGER Usability and Clinical Application Design Collaborative Team*. Retrieved from http://www.tigersummit.com/ Usability_New.html. Accessed on May 6, 2020.

[29] Wallin, L., Bostrom, A. M., Wikblad, K., & Ewald, U. (2003). Sustainability in changing clinical practice promotes evidence-based nursing care. *Journal Advanced Nursing, 41*(5):509-518.

第四篇 信息学理论标准

Informatics Theory Standards

Virginia K. Saba **著**

丛 雪 **译** 王 斗 **校**

本书的第四篇"信息学理论标准",定位了对护理信息学领域至关重要的主题。本篇第一个章节,即第15章"医疗项目管理",由 Barbara Van de Castle 博士和 Patricia C. Dykes 所著,其内容是对 Susan K. Newbold 博士所著的第12章"系统设计生命周期:一个框架"的补充。它提供了一个从计划阶段到项目结束的医疗保健项目管理的优秀概述。它们提供了多种工具的例子,并帮助读者理解为什么这些工具是有价值的,以及如何使用它们来确保项目的成功,而不仅仅是在时间和预算之内。他们提供了关于项目经理在医疗保健中的重要性,以及信息学护士为什么且如何转换到这个角色的优秀见解。

护理信息学角色包括项目管理专业(project management profession,PMP)的角色和项目管理协会推荐的认证。在这本书的上一版出版后,又出版了新的 PMI 书;那本书的内容将在本章讨论。该更新包括将项目管理定义为"一个能够在预算范围内,准时并符合客户质量期望来实施系统的系统化过程"。本章还包括7篇新的参考文献,其中包括 Bongiovanni 等的一篇,提供了可用的案例研究,以洞察项目可能出现的潜在挑战,并从利益相关者那里购买。本章内容还涵盖了 Garcia-Dia 于2019年出版的新书《护理信息学的项目管理》(Project Management in Nursing Informatics)的内容。本章预测了语音输入和移动技术在项目管理中的应用前景。美国护士资格认证中心考试所需的项目管理概念也在本次更新的章节中涵盖。

第16章"护理信息学实践专业",有了一位新的主要作者,即来自美国护士协会的 Carolyn Sipes 博士。与她一起的还有美国护士协会的 Carol J. Bickford 博士,她曾参与撰写了这一章节。这第7版的章节包括了自《护士道德规范与解释性声明》(Code of Ethics for Nurses with Interpretive Statements)、《护理:实践范围和标准》(第3版)和《护理信息学:实践范围和标准》(第2版)出版以来的十几篇新的参考文献。很荣幸美国护士协会的作者们参与了这些标准的制定,为参加信息学认证考试的护士更新了本章,以了解护理信息学的实践专业。本章的一个新章节描述了信息学护士的认证和重要的美国护士协会标准的链接。本章更新的内容是介绍护理信息学的理论模型，改编自 Sipes 博士编辑的新书《信息学和技术在护理实践能力、技能和决策中的应用》（Applications of Informatics and Technology in Nursing Practice Competencies, Skills, and Decision-Making）。一个主要的理论和模型的概述，提出了一个新的表格，有助于护理信息学，如项目管理和变化管理。在这次有价值的更新中，我们提出了七个理论 / 模型。

第 17 章 "护理信息学基础"，是由 Sarah Collins Rossetti 博士、Susan C. Hull 和 Suzanne Bakken 博士 3 位新的作者对章节进行了更新。在第 7 版中，2016 年 12 月授权 63 亿美元的《21 世纪治愈法案》是本章的重点。《21 世纪治愈法案》授权加强电子健康档案、互操作性、患者对健康信息的访问，以及采取措施防止信息阻塞等。对于 NI 行业来说，重要的是使用升级的医疗 IT、通过开放应用程序编程接口共享透明数据，以及改善医疗 IT 终端用户体验。本章描述了美国卫生与公共服务部和国家卫生信息技术协调办公室在改善治愈法案目标方面的作用。在这个政策章节中还讨论了可信交换框架和共同协议（Trusted Exchange Framework and Common Agreement, TEFCA），以改善全国范围内的信息网络，并提高互操作性。快速医疗保健互操作性资源是 API 的 HL7 标准，在本版本中是新的角色。讨论了医疗 IT 的维护和认证条件及美国互操作性核心数据的重要性。

本章还描述了建立基于价值支付的 2015 年医疗保险准入和儿童健康保险计划《医疗保险准入和 CHIP 再授权法案》的重要立法。如本章所述，MACRA 包括基于业绩的激励支付系统、替代支付模式（alternative payment model, APM）和提前替代支付模式，这些都需要使用经过认证的 EHR。护理信息学联盟对 ONC 的几份报告提供了评论。这个新政策章节的特别报道包括护理信息学联盟对文件负担的回应。本书提供了许多团体关于互操作性计划、战略计划的宝贵历史观点。通过具有里程碑意义的医疗保健政策，护士们描述了这些影响护理信息学的广阔领域，这些领域最终影响了美国患者护理的质量、效率和有效性。

第15章 医疗项目管理

Healthcare Project Management

Barbara Van de Castle　Patricia C. Dykes　**著**

丛　雪　**译**　廖竹君　**校**

学习目标

- 定义项目管理及为什么它对医疗保健信息学很重要。
- 描述项目管理方法中的五个流程组，并确定每个流程组的关键输入和输出。
- 说明范围、成本和时间之间的"三重约束"关系及其如何影响项目质量。
- 解释如何启动卫生信息技术项目及项目章程的作用。
- 确定将对卫生信息技术项目的质量、效率和有效性产生积极影响的沟通工具和技术。

关 键 词

卫生信息技术；处理组；项目管理；项目方法；三重约束

一、概述

如今，如果不了解信息技术的影响，就很难阅读报纸、杂志或网页。各种形式的信息传播速度比以往任何时候都快，并且被更多的人共享。思考一下，人们能以多快的速度在线购买几乎任何东西、预订机票或世界任何地方的酒店房间。参考一下人们与家人和朋友分享照片或视频片段的速度。这种无处不在的技术应用也渗透到了医疗保健行业，许多组织的未来可能取决于他们利用信息技术力量的能力。现在，有充分的证据表明，技术可以减少医疗保健环境中的医疗差错和不良事件，但这些环境的复杂性可能使技术实施具有挑战性。执行不力可能会导致意想不到的后果，从方案无法提供承诺的价值到医疗差错率的增加。在医疗保健环境中实施技术是一个"项目"，例如，"为创造独特的产品、服务或结果而进行的临时努力"（PMI，2017，原文第4页）。与常规操作不同，项目具有明确定义的开始日期、结束日期和相关资源。需要良好的项目管理来完成工作，促进变革，并通过卫生信息技术的实施提供所需的改进。项目管理是一个能够在预算范围内，准时并符合客户质量期望来实施系统的系统化过程。项目管理对于兑现IT的承诺至关重要，《护理信息学：实践范围和标准》（ANA，2015）指出，项目管理技能对于成功的项目至关重要。IT 创新改善了患者护理，但当需要更好的价值时，这些创新会推高医疗保健成本。

一致的项目管理方法将最大限度地提高效益，同时降低与劣质的或失败的 IT 项目相关的成本（Sellke，2018）。

项目管理并不是一个新概念，它已经实践了数百年，因为任何大型企业的项目管理都需要一套目标、计划、协调、资源管理和管理变革的能力。然而，如今，项目管理已经变得更加正式，具有特定的知识体系，许多医疗保健组织已经采用以项目为导向的方法作为一种技术来定义和执行其战略目标和目标。

人们迫切需要从事卫生 IT 项目的优秀项目经理。学术项目的回应是建立项目管理课程，并将其成为卫生信息学继续教育、证书和学位课程的一部分。本章提供了项目管理背后的方法视角，为项目经理技能的发展、实施工作过程的结构和项目任务的组织提供了一个框架。

（一）项目管理

本章增加了系统生命周期的章节，因为它概述了项目管理阶段，称为过程组。项目管理过程小组组织和构建系统生命周期，以确保项目的成功完成。这就介绍了项目管理、项目定义和项目经理的技能。接下来的每个部分都将回顾五个项目管理过程组。最后描述了卫生信息技术项目的一些额外考虑因素，例如医疗保健组织中项目管理的治理和定位。

（二）什么是项目?

对项目有很多不同的定义，但它们都有相同的组成部分：项目是临时的，有明确的开始和结束，并且在时间、预算和范围上是人为的。项目的显著特征是具体目标、确定的开始和结束日期、确定的资金限制及它们如何消耗资源（人力、设备、材料）；它们通常是多功能的或跨组

织的设计（PMI，2017）。Schwalbe（2014）通过将运营定义为为维持业务而进行的持续工作，从而将项目与运营区分开来。项目与运营的不同之处在于，项目在达到项目目标时结束，或者项目终止时结束，而运营是支持组织业务的日常服务（Garcia-Dia，2019）。

（三）什么是项目管理?

项目管理是促进为实现项目目标而必须完成的所有工作的计划、调度、监控和控制。项目管理协会指出，"项目管理是将知识、技能、工具和技术应用于项目活动以满足项目要求"（PMI，2017，原文第 10 页）。项目经理不仅必须努力满足特定的范围、时间、成本和质量项目目标，而且还要促进整个过程以满足参与项目活动或受项目活动影响的人员的需求和期望。

（四）五个流程组的介绍

项目管理流程包括从启动活动到规划活动、执行活动、监视和控制活动及关闭活动。这些都将在本章接下来的章节中详细描述。然而，这里需要注意的是，这些群体在本质上是综合性的，而不是线性的，因此在一个群体中所采取的决定和行动可以影响另一个群体。项目使用 PMI 定义的输入和输出，PMI 将输入定义为"任何项目，无论是项目内部或外部，在流程进行之前需要的项目"，PMI 将输出定义为"流程生成的产品、结果或服务"（PMI，2017，原文第 708 页和712 页）。图 15-1 显示了这五个组，以及它们在典型的活动水平、时间和重叠方面的相互关系。每个过程组的活动水平和长度因每个项目而异，并在整个进展过程中指导项目经理（Garcia-Dia，2019）。

（五）项目管理知识领域

项目管理知识领域描述了项目经理在每个过程组中必须开发和使用的关键能力。每一种能力都有与之相关的特定工具和技术，其中一些将在

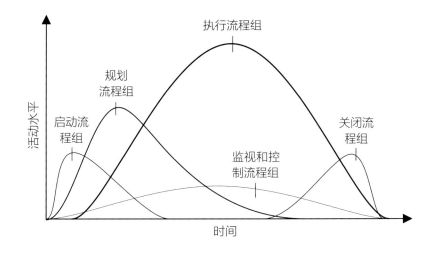

◀ 图 15-1 活动的水平与流程组的重叠

经许可转载，引自 Schwalbe K.(2006). *Information technology project management* (4th ed.,p.73).Cengage Learning Inc.HYPERLINK "http://www.cengage.com/permissions" www.cengage.com/permissions.

本章的后续章节中详细阐述。表 15-1 显示了项目管理的九个知识领域。项目管理的四个核心领域（表中粗体）是项目范围、时间、成本和质量管理。这些被认为是核心的，因为它们导致了特定的项目目标。项目管理的四个促进知识领域是人力资源、沟通、风险和采购管理。这些都被认为是便利的，因为它们是实现项目目标的过程。

第九个知识领域，即项目集成管理，是一项影响所有其他知识领域并受其影响的总体职能。项目经理必须具备所有这九个领域的知识和技能。

二、规划阶段

启动流程组由项目管理协会定义如下："通

表 15-1　每个流程组中使用的知识领域

知识领域	项目管理流程组				
	启　动	规　划	执　行	监视和控制	关　闭
项目集成管理	×	×	×	×	×
项目范围管理		×		×	
项目时间管理		×		×	
项目成本管理		×		×	
项目质量管理		×	×	×	
项目人力资源管理		×	×	×	
项目沟通管理		×	×	×	
项目风险管理		×		×	
项目采购管理		×	×	×	×

粗体表示这四个核心知识领域

引自 Schwalbe, K.(2010). *Information technology project management* (6th ed., pp.83-84).Independence, KY：Course Technology, Cengage Learning.

过获得启动阶段项目的授权来定义新项目或现有项目新阶段的过程"（PMI，2017，原文第 23 页）。IPG 的目的是正式定义一个项目，包括业务需求、关键利益相关者和项目目标。业务案例的明确定义对于定义项目的范围和确定与完成项目相关的机会至关重要。业务案例包括与给定时间点完成或不完成项目相关的潜在风险。整个 IPG 完成的工作为项目发起人的支持和承诺建立了基础，并建立了对相关挑战的理解。在 IPG 期间，对成功标准的共同理解出现了，其中包括与给定项目相关的收益和成本（PMI，2017）。在 IPG 期间收集历史信息，以确定相关项目或类似项目的早期尝试。历史信息和案例研究可以深入了解该项目可能出现的潜在挑战，并获得利益相关者的支持（Bongiovani 等，2015）。IPG 可能会导致正式的项目选择，也可能最终放弃或推迟一个项目的决定。

在 IPG 中完成的一系列工作通常是直接为企业赞助商完成的，并且可以在没有正式的项目团队的情况下完成。在 IPG 期间，将分析拟议项目的目标，以确定项目范围和相关的时间、成本和资源需求。确定关键利益相关者，并可能参与定义项目范围，阐明业务案例，并为项目可交付成果制订共同的愿景。支持 IPG 工作所需的输入包括支持项目集成管理知识领域的工具和信息。项目集成管理包括以下流程及识别、定义、合并、统一和协调项目管理过程组内各种过程和项目管理活动所需的活动（PMI，2017）。

良好的集成管理有助于深入了解项目是否适合组织，如果是，项目如何符合组织的使命和愿景。利益相关者参与项目集成管理的过程是他们参与项目、参与定义、努力使项目成功的基础。信息输入，如赞助商对项目的描述、组织战略计划、已发布的组织使命和相关项目的历史信息，支持了 IPG 的集成工作。有助于完成 IPG 期间所需的信息收集、研究和相关分析的工具和技术示例包括 SWOT（如优势、劣势、机会、威胁）分析、利益相关者分析和价值风险评估（表 15-2 和图 15-2）。

IPG 的有形输出包括正式定义项目的完整项目章程，包括业务案例、关键利益相关者、项目约束和假设。项目章程还包括项目发起人和团队成员的签名，表明了项目的共同愿景，并正式批准推进项目规划。IPG 的输出被用于告知项目规划，并在项目结束期间重复使用，以促进对项目可交付成果的评估。

三、规划流程组

规划流程组（Planning Process Group，PPG）通常是项目管理中最困难和最不受重视的过程，但它是最重要的过程之一，不应该仓促进行。在这个阶段，我们决定如何完成项目并完成 IPG 中定义的目标。创建项目计划，其主要目的是指导项目的执行阶段。为此，计划必须是现实而具体，因此需要花费大量的时间和精力，了解工作的人需要帮助计划工作。项目计划还为项目监控和控制过程提供了结构，因为它创建了在工作完成时被测量的基线。

在启动阶段，收集了大量信息来定义项目，包括范围文件和项目章程，为项目提供验证和批准。在规划阶段，将完成项目的方法定义到适当

表 15-2　支持启动流程组的工具

SWOT 分析	利益相关分析	价值风险评估
确定项目团队 / 组织与拟议项目相关的潜在优势和劣势，以及执行项目中固有的潜在机会和威胁的方法	记录有关利益相关者的重要信息，明确说明他们的支持、对项目的影响程度，以及管理关系以确保项目成功的策略	此工具支持使用与组织的使命、愿景和价值观相一致的预先建立的标准对项目进行客观评级

步骤 1：列出利益相关者并分配代码。根据影响水平对利益相关者进行分类

利益相关者分析编码密钥		
代码 / 名称		影响水平
A.		(H)
B.		(H)
C.		(H)
D.		(H)
E.		(H)
F.		(H)
G.		(H)
H.		(H)
I.		(M)
J.		(H)
K.		(L)
L.		(L)
M.		(H)
N.		(H)

步骤 2：确定产生阻力的来源和原因，以及克服这些问题的策略

阻力的来源	阻力的原因	克服阻力的策略
技术	• 缺乏编码技能 • 缺乏文档化技能 • 缺乏理解 • 用来支持技能水平的工具不足	• 教育和培训 • 使用传播工具（"随叫随到"、MOX 邮件控制器、电子邮件） • 让工作人员参与工具的开发，以支持新的技能
政治	• 负责工作 • 承包商范围 • 属地性 • 我们 vs. 自己（DAVID vs. GOLLITH）	• 明确责任 • 传播"电梯演讲" • 涉及利益相关者 • 过去的成功
文化	• 根深蒂固的部门 • 对变化的抵制 • 如果它没有坏的话	• 教育和培训 • 让工作人员参与工具的开发，以支持新的技能

步骤 3：制订管理利益相关者的策略

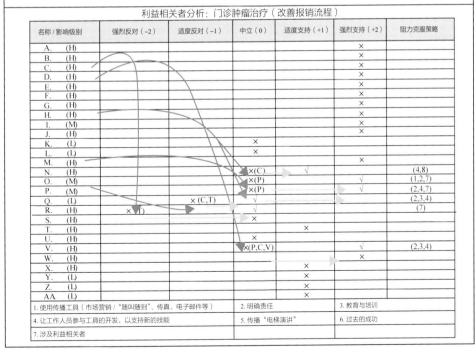

名称 / 影响级别		强烈反对（-2）	适度反对（-1）	中立（0）	适度支持（+1）	强烈支持（+2）	阻力克服策略
利益相关者分析：门诊肿瘤治疗（改善报销流程）							
A.	(H)					×	
B.	(H)					×	
C.	(H)					×	
D.	(H)					×	
E.	(H)					×	
F.	(H)					×	
G.	(H)					×	
H.	(H)					×	
I.	(M)					×	
J.	(H)					×	
K.	(L)			×			
L.	(L)			×			
M.	(H)					×	
N.	(H)			×(C)	√		(4,8)
O.	(M)			×(P)		√	(1,2,7)
P.	(M)			×(P)		√	(2,4,7)
Q.	(L)		×(C,T)	√			(2,3,4)
R.	(H)	×(T)					(7)
S.	(H)			×			
T.	(H)				×		
U.	(H)			×			
V.	(H)			×(P,C,V)		√	(2,3,4)
W.	(H)					×	
X.	(L)				×		
Y.	(L)				×		
Z.	(L)				×		
AA.	(L)					×	

1.使用传播工具（市场营销、"随叫随到"、传真、电子邮件等）	2.明确责任	3.教育与培训
4.让工作人员参与工具的开发，以支持新的技能	5.传播"电梯演讲"	6.过去的成功
7.涉及利益相关者		

▲ 图 15-2　利益相关者分析

的详细程度。这包括定义必要的任务和活动，以估计资源、进度和预算。未能充分计划会大大降低项目成功实现其目标的机会（PMI，2017）。

项目规划一般包括以下步骤。

- 定义项目范围。
- 修订项目目标。
- 定义所有必需的可交付成果。
- 为已计划的项目创建框架。
- 选择项目团队。
- 创建工作分解结构。
- 确定完成可交付成果所需的活动。
- 对活动进行排序，并定义关键路径活动。
- 估计这些活动的资源需求。
- 确定所需的技能和资源。
- 估计工作时间；开展活动的时间和成本。
- 制订时间表。
- 制订预算。
- 完整的风险分析和规避。
- 创建沟通计划。
- 获得正式批准，开始工作。

表 15-3 列出了 PPG 期间使用的一些工具和技术。其中最重要的一项是工作分解结构。通过将项目分解为层次结构来组织和理解项目，这些层次逐渐变小，直到它们成为包含任务的已定义"工作包"的集合。工作分解结构（Work Breakdown Structure，WBS）被用作大纲，为组织和管理工作提供框架。此阶段的可交付成果是一份全面的项目计划，由发起人批准并在项目启动会议上与项目团队共享（Garcia-Dia，2019）。

四、实施和测试

执行流程组

执行流程组由项目管理协会定义如下："为完成项目管理计划中定义的工作以满足项目需求而执行的流程"（PMI，2017，原文第 23 页）。EPG 的特点是执行项目的工作和项目计划定义的相关活动，以满足项目要求。在 EPG 期间，项目团队会遵循项目计划，每个团队成员都会对计划的持续进展做出贡献。项目在 EPG 期间，通过仔细跟踪范围、时间和资源使用情况来管理可交付成果，并不断更新项目计划和时间表，以反

表 15-3　规划流程组的工具和技术

范围声明	定义项目工作的边界，通常直接来自以下内容 • 客户的声音 • 承包商项目章程 • SWOT 分析（优势、劣势、机会和威胁） • 对利益相关者的分析 • 资产价值风险评估
项目章程	• 描述项目目标和成功标准的高级范围、时间和成本目标，实现项目目标的一般方法，以及项目利益相关者的角色和能力
RACI 图	帮助定义项目团队和团队成员的角色和职责 • 负责任的（responsible）：完成任务 • 负责任的（accountable）：结束任务 • 咨询（consulted）：有完成任务所需的信息 • 通知（informed）：需要通知任务状态或结果
工作分解结果（WBS）	以图形方式显示细分为可管理工作活动的项目，包括每个任务与其他任务的关系、责任的分配、所需的资源和分配的时间
风险登记册	确定项目风险列表的优先级，通常包括风险规避计划和风险缓解战略

映所取得的进度。

在 EPG 期间，项目经理的主要职责是整合项目团队和活动，以使项目工作朝着项目计划阶段（如 PPG）设定的既定里程碑发展。明确的沟通和有效的管理项目资源至关重要。支持 EPG 工作所需的投入包括有助于将以下知识领域纳入项目工作的工具和信息（PMI，2017；Schwalbe，2014）。

- 集成管理：协调项目资源和活动，在预算范围内，按照客户定义的项目范围，按时完成项目。
- 质量管理：监控项目绩效，确保可交付成果满足客户规定的质量要求。
- 人力资源管理：提高和激励项目团队成员的绩效，确保有效利用人力资源，推进项目交付成果。
- 沟通管理：完整、及时地分发信息，确保了解所有利益相关者，尽量减少沟通不当的渠道。
- 采购管理：从组织外部获取商品和服务，如识别和选择供应商和管理合同。

如上所述，支持 EPG 工作所需的投入包括促进清晰沟通、控制工作和管理项目资源的工具和信息。表 15-4 描述了 EPG 期间使用的常用工具的示例。

在 EPG 和相关文档编制过程中使用的工具和技术有助于项目工作的完成，并提供一种方法来识别和跟踪针对项目计划的持续活动。在项目执行期间可能会出现差异，并可能引发对活动的

评估和重新规划。通过使用 EPG 输入工具和技术产生的交付成果被用作输出，告知后续过程组阶段进行的工作。例如，在 EPG 期间，甘特图提供了一种方法来监视项目是否按计划进行，以及管理任务之间的依赖关系。此工具在监控流程中也很有用，其中甘特图用于主动确定何时需要采取补救措施，并确保项目按照项目计划达到项目里程碑。

五、监控、维护、支持和评价

（一）监视和控制流程组

监视和控制流程组（Monitoring and Controlling Process Group，MCPG）的目的是"跟踪、审查和规范项目的进度和绩效；确定其中需要变更计划的任何领域，并启动相应的变更"（PMI，2017，原文第 23 页）。这就可以及时识别争议和潜在的问题，并在必要时采取纠正措施，以控制项目的执行。它是衡量朝着项目目标发展的进度，监测偏离计划的偏差，并采取纠正措施以确保进度符合计划的过程。MCPG 在项目的所有阶段中执行，并在项目阶段之间提供反馈（Schwalbe，2014）。

项目经理通过在范围、资源、预算和时间等方面，根据项目计划中计划的或估计的执行情况来衡量实际的执行情况，从而促进项目的控制。项目控制的关键好处是，当定期观察和测量项目的执行情况时，可以快速识别和减轻与计划的差异，以最大限度地减少延迟和避免成本超支。根

表 15-4　执行流程组的工具和技术

项目会议	为推进项目工作而召集项目团队。所有参与者都有一个预定义的角色，行动项目和决策被跟踪并正式沟通
甘特图表	在项目的过程中，根据时间跟踪和沟通项目任务、资源和里程碑
征求提议	用于向潜在的供应商征求建议
问题日志	提供一种方法来对代表满足项目交付成果风险程度的项目进行优先级划分和跟踪
进度报告	让项目团队了解项目状态、里程碑和所关注的领域

据 Standish 集团 2015 年混乱报告（n.d.），19% 的项目失败，52% 的项目面临挑战，29% 的项目成功。造成这些失败的原因各不相同，但项目控制可以帮助改善项目的按时交付、按预算进行的交付和在项目范围内的交付。在控制阶段，项目经理需要通过经常检查和确认完成增量工作的完成情况来支持项目团队。这样，项目经理就可以根据需要调整工作。项目经理还需要与项目发起人合作，以确定及修改时间表或范围，更好地满足组织对项目需求比，保证时间和预算的风险（Garcia-Dia，2019）。

（二）三重约束

每个项目都在某种程度上受到范围、成本和时间的限制。这些限制被称为三重约束。它们通常是相互竞争的约束条件，需要由项目经理在整个项目生命周期中进行平衡（Schwalbe，2014）。范围是指为实现项目目标所需要完成的具体项目要求和工作。项目经理的主要职责是确保明确定义项目范围，并持续加强以管理利益相关者的期望。定义良好的范围为与项目目标和可交付成果相一致的任务优先级和资源分配提供了基础。成本是指完成项目所需的资源（材料和人员）。需要准确的成本估计，以获得足够的项目资金。整个项目生命周期的成本控制对于保持项目在正轨

和预算范围内至关重要。时间是项目的持续时间。来自类似项目的历史数据可以用来准确地告知项目持续时间的估计，然后可以用来创建项目进度。工作分解结构用于将项目分解为可管理的任务，然后对其进行优先排序和安排。甘特图可用于可视化项目进度表，包括里程碑、相关任务和依赖关系。三重约束的概念是，对项目的任何修改都将影响这三个约束中的一个或多个，并将需要进行可能对项目的成功产生负面影响的权衡。例如，如果范围增加了，成本或时间或两者都需要增加。或者在另一个例子中，如果时间随着截止日期的增加而减少，那么要么范围需要减少，要么成本（资源）需要增加。这是一种平衡行为。项目经理负责了解在不损害涉众对质量的期望的情况下，哪些方面可以在项目过程中进行调整。

表 15-5 描述了在监测和控制流程期间使用的工具和技术。

（三）关闭流程组

关闭流程组（Closing Process Group，CPG）由 PMI 定义为，"为正式完成或关闭项目、阶段或合同而执行的那些过程"（PMI，2017，原文第 23 页）。CPG 的目标是最终完成所有的项目活动，并正式关闭该项目。在 CPG 期间，将在 IPG 期

表 15-5　监视和控制流程组的工具和技术

项目管理方法	• 遵循一种方法，不仅描述管理项目时要做什么，还描述如何做。例如，Agile、Lean、Scrum 和 Waterfall
项目管理信息系统	• 目前，市场上有数百种项目管理软件产品，许多组织正在转向可以通过互联网接入的强大的企业项目管理系统。寻找同样提供移动视图的系统，以便团队成员可以随时更新任务
时间报告工具	• 通过资源和项目任务输入和跟踪项目工作。要使用的一些功能是仪表板、时间表和交互式的时间表
进度报告	回答以下问题 • 我的项目总体表现如何？ • 我的项目按时进行了吗？ • 我的估计准确了吗？ • 我的资源是否得到了适当的利用？

间设定的项目目标和目标与可交付成果进行比较和分析，以确定项目的成功程度。主要的利益相关者正在参与评估项目可交付成果的满足程度。支持 CPG 工作所需的投入包括早期过程分组阶段的产出，以及支持项目集成和采购管理知识领域的工具和信息（PMI，2017）。

- 集成管理：协调项目结束活动，包括项目交付成果的正式文件和将正在进行的活动从项目团队正式转移到已建立的业务资源。
- 采购管理：协调正式的合同关闭程序，包括解决开放问题和档案信息文件，为未来的项目提供信息。

表 15-6 描述了在关闭流程期间使用的一些常见工具。

在 CPG 使用的工具和技术及文件有助于项目的结束，并提供了一种确定经验教训的方法。在 CPG 期间，确定了项目团队可用于支持最佳实践的标准工具，并用于支持未来项目中最佳实践的应用（Garcia-Dia，2019）。包括在 CPG 期间调整项目管理工具箱的正式步骤，确保该工具箱保持相关性，并继续支持相对于组织中通常执行的项目类型的最佳实践。

六、专业项目管理实践

（一）项目管理

毫无疑问，成功的项目是由领导和员工拥有和发起的，他们将使实践发生改变，并将从改变中受益。在理想的情况下，治理委员会由顶级业务和临床领导带领，成员建立在关键业务和临床部门的广泛代表之上。除了评估和提交给他们的技术项目提案提名外，他们还负责生成一个总体路线图，用于比较每个提案。领导者为集成与最佳系统等概念制订指导原则。他们会考虑组织需要去哪里，以及需要进行哪些实践和护理方面的改变，然后向负责做出这些改变的战略业务部门征求建议。换句话说，领导者不仅仅认为自己是"管理"项目选择过程，还将"推动"支持战略计划和交付战略价值的项目的实施。这可能是一个细微的差别，但有一个真正的争论是，这些不是选择信息技术项目的治理委员会，而是将信息技术资源分配给战略项目的治理委员会（PMI，2017）。

（二）项目经理所需的技能

人们普遍认为，优秀的项目经理需要同时具备人际交往能力和领导能力。以下是一个描述项目经理角色的许多方面的技能列表。

- 沟通技巧：倾听、劝说、尊重、提供清晰度。
- 组织技能：制订计划、设定目标、进行分析。
- 团队建设技能：表现出同理心、激励、促进团队精神和凝聚力。
- 领导能力：树立榜样、提供愿景（大局）、代表、积极、精力充沛。
- 应对技巧：灵活、有创造性、有耐心、有持久性。

表 15-6　关闭流程组的工具和技术

实施后调查	为项目涉众提供了从多个角度评估项目的机会，包括产品有效性、三重约束管理、沟通管理和项目团队的整体绩效
实施后审查文件	提供一种记录正式项目评估的方法，并总结与给定项目相关的优点和增量。促进与可应用于未来项目的经验教训相关的讨论
项目收尾工作清单	用于确保完成与审批相关的项目关闭的商定特征：实施后审查、行政关闭程序和项目团队的正式确认

• 技术技能：工作经验、项目知识。

（三）项目管理办公室

在医疗保健组织中，有不同的方式来定位项目经理。项目经理可以在信息技术部门、临床部门和信息部门工作，还有一些人担任矩阵角色。许多项目经理已经创建了一个项目管理办公室，以提供最佳实践并支持管理组织中的所有项目。办公室还可以提供教育、辅导和指导，以及项目管理资源。随着联邦政府对健康信息技术的鼓励，行业实施的电子健康档案系统项目证明了有效使用。现在的重点是促进互操作性。为完成项目，对于优秀的项目经理和一致的项目管理方法的需求越来越大。包括在学校的项目管理经验将有助于学生发展这一技能（Sipes，2016）。

（四）项目管理协会

项目管理协会于 1969 年由一群项目经理创立，被认为是全球领先的项目经理专业组织。PMI 发布了《项目管理知识体系指南》（PMBOK 指南），这是一个基于共识的标准和最佳实践的集合。项目管理知识体系指南目前已出版第 6 版，并已被美国国家标准协会采纳（PMI，2017）。

（五）项目管理专业人士

PMI 提供了多种级别的认证，以帮助项目专业人员在项目、规划和项目组合管理中推进他们的职业生涯。PMI 证书可用于项目管理的许多方面，包括计划管理、调度和风险管理。认证不需要 PMI 会员资格（PMI，2017）。除了满足一系列公布的先决条件要求外，PMI 认证还要求考生成功通过认证考试。关于 PMI 凭据和认证过程的完整信息可以从 PMI 网站访问。

（六）项目管理前景

技术持续快速地转变，导致了我们日常工作方式的改变。项目管理方法将融入其他领域，以改善管理和结果，如临床研究（Bongiovanni 等，2015）。在项目管理领域的研究需要理解失败和成功（Gill，2017）。移动技术将进入医疗保健领域，包括患者床边的语音输入方法，项目管理将纳入这些新技术。新技术将有助于创造改善沟通和评估我们项目成果的方法，并有望使它们更加高效和有效。

七、结论

今天，正如历史上经常出现的那样，医疗资源是有限的。然而，有许多不同的、复杂的医疗保健技术项目需要资源。那么，如何确保医疗保健资金和临床医生的时间被明智地花在保证患者驱动结果的项目上呢？作者认为，除了明智地选择和资助项目外，良好的项目管理还能将风险最小化并提高成功率。我们进一步主张，临床医生，特别是护士，是优秀的候选人，一旦接受了项目管理技术培训，就可以成为好的项目经理。执行管理层应该支持，甚至要求，为组织的临床 IT 项目团队领导提供项目管理培训。

护理信息学自大约 34 年前成立以来一直在发展。项目管理技能包括在培训和正规教育项目中，是护理信息学专家的基本能力（Sipes，2016）。信息学护士正在加紧工作，在计划、选择、实施和评估当今医疗保健所需的关键临床系统中扮演关键角色。我们希望我们已经提供了一些能够实现这一目标的技能。良好的项目管理是当今医疗保健行业电子健康档案系统实现持续成功的关键之一。

自测题

1. 项目管理中使用的一个工具是 SWOT，这个首字母缩写代表了什么？
   A. 主观、警告、操作、治疗
   B. 优势、警告、操作、威胁
   C. 优势、劣势、机会、威胁
   D. 主观性、弱点、操作性、威胁

2. 在医疗保健领域实现技术需要了解项目管理的五个阶段。在规划阶段，启动流程小组将重点关注以下哪一项？（请选择所有适用的选项）

　　A. 确定关键利益相关者

　　B. 定义项目章程

　　C. 将目标与确定的数据进行比较，以完成项目

　　D. 制订详细的预算

3. 计划过程组中的工作分解结构用于哪里？（请选择所有适用的选项）

　　A. 在实施后拆解系统上线房间

　　B. 概述一个组织和管理工作的框架

　　C. 制订风险分析评估

　　D. 提供全面的项目计划

4. 帮助创建规划过程组范围声明的工具概述如下，哪些工具不属于这个列表？

　　A. 价值风险评估

　　B. 利益相关者分析

　　C. 甘特图表

　　D. 项目章程

5. 吸引关键的利益相关者是项目的重要组成部分。为了制订接触策略，需要考虑以下哪一种？

　　A. 提供详细的工作职责

　　B. 提供编程教育

　　C. 让关键利益相关方参与发展共享项目的愿景

　　D. 在所有的电子邮件中包括他们

6. 在计划过程组中使用了许多工具。下面哪一种工具将项目分解为更小、更早处理的部分的层次结构？

　　A. RACI 图

　　B. 工作分解结构

　　C. 风险登记

　　D. 项目章程

7. 三重约束影响每个项目的每个阶段。在项目的整个生命周期中，范围、成本和时间必须得到平衡。为了平衡这些约束，项目经理应该做以下哪一项？

　　A. 对项目有一个明确定义的范围

　　B. 使用来自类似项目的历史数据来指导评估

　　C. 准备有适当里程碑的甘特图表，以指导进展

　　D. 理解一个领域的权衡可能反映其他领域

　　E. 以上皆是

8. 哪一个是对五个过程组的重要理解？

　　A. 它们在本质上是线性的，在一个小组中做出的决定不会影响其他小组的过程

　　B. 每个过程的活动在进入下一个过程组之前应该完成

　　C. 集成管理的知识领域只出现在启动和计划过程组中

　　D. 他们是整合的，一个小组的决策可能会影响其他小组的进程

9. 对变化的抵制可以归因于哪一个来源？

　　A. 金融

　　B. 文化

　　C. 政治

　　D. 技术

10. 结束过程组的目标是确定所有项目活动并式结束项目。下面哪一个是讨论经验教训的最佳工具？

　　A. 实施后调查

　　B. 解剖检查

　　C. 后期复习

　　D. 项目收尾清单

答案

1. C	2. AB	3. BCD	4. C	5. C
6. B	7. E	8. D	9. B	10. C

参考文献

[1] American Nurses Association. (2015). *Nursing informatics: Scope and standards of practice* (2nd Ed.). Silver Spring, MD. Nursebooks.org.

[2] Bongiovanni, A., Colotti, G., Liguori, G. L., Di Carlo, M., Digilio, F. A., Lacerra, G., ... Kisslinger, A. (2015). Applying quality and project management methodologies in biomedical research laboratories: A public research network case study. *Accreditation and Quality Assurance, 20*(3), 203-213. doi:10.1007/ s00769-015-1132-57.

[3] Garcia-Dia, M. (2019). *Project management in nursing informatics*. New York, NY: Springer.

[4] Gill R, Borycki EM. The Use of Case Studies in Systems Implementations Within Health Care Settings: A Scoping Review. Stud Health Technol Inform. 2017;234: 142-149.

[5] Project Management Institute. (2017). *A guide to the project management body of knowledge (PMBOK guide)* (6th ed.). Newton Square, PA: Project Management Institute.

[6] Schwalbe, K., (2014). *Information technology project management* (7th ed.). Independence, KY: Course Technology, Cengage Learning.

[7] Sellke, C. (2018, December 28). *Healthcare project management techniques: a pragmatic approach to outcomes improvement.* Retrieved from https://www.healthcatalyst.com/insights/ healthcare-project-management-techniques-pragmatic-approach-outcomes-improvement. Accessed on March 10, 2019.

[8] Sipes, C. (2016). Project management: Essential skill of nurse informaticists. Studies in Health *Technology and Informatics*, 225, 252-256.

[9] Standish Group 2015 Chaos Report: Q&A with Jennifer Lynch. (n.d.). Retrieved from https://www.infoq.com/ articles/standish-chaos-2015. Accessed on March 4, 2019.

第 16 章　护理信息学实践专业
The Practice Specialty of Nursing Informatics

Carolyn Sipes　Carol J. Bickford　著

丛　雪　译　　廖竹君　校

学习目标

- 探讨护理信息学的定义及其作为一个独特的专业的特点。
- 讨论支持护理信息学的模型和理论。
- 确定可用的组织资源。
- 描述护理信息学的实践标准与实践陈述范围的关系。

关 键 词

胜任力；信息学；模型；护理过程；实践范围；实践标准；职业表现标准

一、摘要

护理信息学是一个成熟的护理专业。所有护士在其实践中都采用了信息技术和解决方案。信息学护士是这些技术和解决方案的设计、开发、实施和评估及专业发展和增强专业知识体系的关键人员。

本章介绍了护理、护理信息学和医疗保健信息学的相关概念、定义和相互关系。介绍了护理信息学定义的演变过程。讨论了对护理信息学作为一种独特的护理专业的认识。介绍了护理信息学和支持科学的选择模型和理论。对各种护理信息学能力集的识别是一种有效的方法解释。介

绍了对信息学护士感兴趣的国际和国家组织的集合。

本章还讨论了护理信息学的实践范围、实践标准和专业表现的组成部分。

二、概述

决策是日常生活中不可分割的一部分。好的决策需要准确和可获取的数据及处理信息的技能。护理信息学的核心目标是为护士提供数据、信息和信息处理支持，以便在临床护理、研究、教育、管理和政策制定过程中做出有效的护理实践决策。知识的产生和智慧的应用也会发生。

三、信息学护理专家

信息学护士（informatics nurse，IN）是对护理信息学有兴趣或经验的注册护士。信息学护士专家是在护理信息学、信息学或信息学相关领域拥有研究生及以上水平（硕士或更高学历）的注册护士。INS 的是研究生水平的专业护士。

基础文件指导护理信息学实践

护理信息学的实践和该专业的发展已由若干基础文件指导。这些文件在表 16–1 列出，并在本部分中描述。

2001 年，美国护士协会发布了《护士道德规范解释声明》，这是对以前指导所有护士实践的伦理规定和解释性陈述的完整修订，无论是在临床护理、教育、管理还是研究领域。在信息学专业工作的护士在专业上必须遵守这些规定。决策、理解、信息、知识、共享目标、结果、隐私、保密、披露、政策、协议、评估、判断、标准和事实文件等术语贯穿于解释性陈述的解释性语言（ANA，2001a）。尽管在"2015 年《护理信息学：实践范围和标准》第 2 版引用了该资源"，但该资源已被 2015 年《护士道德规范解释声明》所取代，可在以下网站获得：https://www.nursingworld.org/practice-policy/nursing-excellence/ethics/code-of-ethics-for-nurses/。

美国护士协会的《护理：实践范围和标准》第 2 版（2010），参考了《护理信息学：实践范围和标准》第 2 版（ANA，2015c），强化了对护理作为一个认知职业的认可，并提供了护理的定义为，"护理是保护、促进和优化健康和能力，预防疾病和伤害，通过诊断和治疗人类的反应减轻痛苦，倡导对个人、家庭、社区和人群的护理"（原文第 9 页）。由实践标准和专业表现标准组成的 16 项专业护理实践标准中的每一项都具有示范性能力，反映了当时注册护士所期望的特定知识、技能、能力和判断能力。这些标准包括

表 16–1 基础文件

《护士道德规范解释声明》	2001
《护士道德规范解释声明》	2015
《护理：实践范围和标准》第 2 版	2001
《护理：实践范围和标准》第 3 版	2015

数据、信息和知识管理活动，作为所有护士的核心工作。这项认知工作始于在护理行动开始之前发生的护理过程中的批判性思维和决策组成部分（ANA，2010）。参考《护理：实践范围和标准》第 3 版（ANA，2015b）关于护理的当代定义和护理实践和专业表现的修订标准。

护理过程为决策提供了一个明确的途径和过程。评估，或数据收集和信息处理，开启了护理过程。诊断或问题定义，即第二步，反映了对评估期间收集的数据和信息的解释。第三步是结果识别。第四步是规划。第五步是计划的实施。护理过程的最后一个组成部分是评价。护理过程通常是一个简单的线性过程，评价是最后一步。然而，护理过程确实是不断重复的，包括许多反馈循环，并在整个排序过程中纳入评估活动。例如，对计划实施情况的评价可能会促使进一步的评估、新的诊断或问题定义，以及对新的结果和相关计划做出决策。

关于医疗保健消费者、客户、患者、管理、教育或研究情况的数据的收集是由护理知识库进行指导的，该知识库建立在正式和非正式的教育准备、证据和研究及以前的经验之上。在医疗保健领域，就像在我们生活的大多数领域一样，DIKW 正在以天文数字的速度增长，需求越来越依赖计算机和信息系统来收集、存储、组织和管理、分析和传播。例如，在临床护理实践中，考虑在法律、法规、质量和其他原因必须收集的数据数量和类型的显著扩展。数据、信息、知识和智慧可能包括理解以下内容。

- 与特定的医疗保健消费者健康状况相关的基因图谱。

- 有关医疗保健的信息和知识。环境和服务包括与以下方面相关的数据。
  - 账单和报销。
  - 健康计划。
  - 可用的处方选项。
  - 标准化护理术语及其对护理服务提供的编纂、量化和评估的贡献能力（更详细的讨论见第8章）。

以系统、深思熟虑的方式收集数据，组织数据以有效和准确地转化为信息，并记录思维、决策和行动对成功的护理实践至关重要。护理信息学是一个护理专业，它努力使数据、信息和知识的收集、管理和传播变得更容易，以支持从业者和医疗保健消费者的决策，无论领域和设置如何。

四、信息学和医疗保健信息学

信息学是一门结合了领域科学、计算机科学、信息科学和认知科学的科学。因此，它是一门汲取各种理论和知识应用的多学科科学。医疗保健信息学可以被定义为，"整合医疗保健科学、计算机科学、信息科学和认知科学，以协助医疗保健信息的管理"（Saba 和 McCormick，2015，原文第232页）。医疗保健信息学是信息学和护理信息学的一个子集。想象一下一个名为信息学的大伞，由许多面板组成。每个面板代表一个不同的领域科学，其中之一是医疗保健信息学。医疗保健信息学面板可以由许多条纹组成，这些条纹描述了护理信息学、牙科信息学、公共卫生信息学等方面的组合。

因为医疗保健信息学是信息学大伞中的一个相对年轻的分支，可能会看到其他术语似乎是同一领域的同义词，如医学或健康信息学。医学信息学历史上在欧洲和美国被用作医疗保健信息学的首选术语，但现在正在发展到更清楚地作为医疗保健信息学的一个子集。同样，卫生信息学可以参考用于教育卫生保健消费者和（或）一般公众的信息学。随着医疗保健信息学的发展，术语的定义和相关实践范围的清晰度也会增加。

医疗保健信息学涉及医疗保健信息的研究和管理。重叠离散圆的模型通常被认为可以描述代表医疗保健信息学的多个不同方面的综合内容。医疗保健信息学将是围绕较小交叉圆的最大的包含圈。这些方面包括特定的内容领域，如信息检索、伦理、安全、决策支持、患者护理、包括电子健康档案实施在内的项目管理、系统生命周期作为项目管理、评估、人机交互或用户体验、标准、互联网医疗/远程健康、医疗信息系统、成像、知识表示、教育和信息检索的子组件。

（一）护理信息学

护理信息学作为医疗保健信息学的一个子集，与其他卫生专业人员共享共同的科学领域，因此，可以轻松地支持以医疗保健信息学为重点的跨专业教育、实践和研究。护理信息学还包括独特的组件，如标准化的护理术语，以满足护理专业和医疗保健消费者的特殊信息需求。护士在从事临床和行政护理实践时，可以进行跨专业和独立的实践。护理信息学也反映了这种二元性，随着情况和需求的变化，在整合和分离的连续体中前进。

1985年，Kathryn Hannah 提出了一个定义，即护理信息学是指在护士的任何护理职能和行动中使用信息技术（Hannah，1985）。在他们关于护理信息学科学的经典文章中，Graves 和 Corcoran 提出了一个更复杂的护理信息学定义。护理信息学是计算机科学、信息科学和护理科学的结合，旨在帮助管理和处理护理数据、信息和知识，以支持护理的实践和护理的提供（Graves 和 Corcoran，1989）。

随着第一份《护理信息学：实践范围声明》的制定，ANA 修改了 Graves 和 Corcoran 定义，将护理信息学确定为一门专业，将护理科学、计算机科学和信息科学整合在识别、收集、处理、管理数据和信息，以支持护理实践、管理、教育、研究和护理知识的扩展（ANA，1994）。1995 年，ANA 出版了《护理信息学：实践标准》（ANA，1995），随后对护理信息学的第一个实践标准进行了解释。

2000 年，美国护士协会召集了一个专家小组审查和修订护理信息学实践范围和标准。该小组的工作包括对不断发展的医疗保健和护理环境进行了广泛的检查，并最终出版了《护理信息学：实践范围和标准》（ANA，2001b）。本专业文件包括了护理信息学的扩展定义，并在 2008 年的《护理信息学：实践范围和标准》中进行了轻微修订，包括以下知识。

护理信息学是一门集护理科学、计算机科学和信息科学的专业，在护理实践中管理和交流数据、信息、知识和智慧。护理信息学支持消费者、患者、护士和其他提供者在所有角色和环境中的决策。这种支持是通过使用信息结构、信息过程和信息技术来实现的（ANA，2008，原文第 1 页）。

随后，在 2015 年，ANA 的第 2 版《护理信息学：实践范围和标准》提出了一个更新的定义。

护理信息学是一门将护理科学与多种信息管理和分析科学相结合的专业，旨在于护理实践中识别、定义、管理和交流数据、信息、知识和智慧。护理信息学支持护士、消费者、患者、跨专业医疗保健团队和其他利益相关者在所有角色和环境中进行决策，以实现预期的结果。这种支持是通过使用信息结构、信息过程和信息技术来实现的（ANA，2015c，原文第 1～2 页）。

ANA 已经召集了一个专家小组来审查和修订2015 年的《护理信息学：实践范围和标准》第 2 版，这可能会导致对当前定义的进一步细化。《护理：实践范围和标准》第 3 版（ANA，2015b）和《护士道德规范解释声明》（ANA，2015a）将为讨论和发展工作提供信息。这些多重定义说明了这个不断发展的护理专业的动态的、发展的本质。发展不同的定义和就这些定义进行健康的辩论促进了对关键要素和概念的验证。愿意继续探索可能的定义可以防止过早地概念固化，这可能导致综合和知识发展中的错误。

（二）将护理信息学作为一个专业

护理专业的特点包括差异化的实践、衍生良好的知识库、明确的研究计划、组织代表、教育计划和认证机制。在 1992 年初，ANA 承认护理信息学是一个具有独特知识体系的护理专业。在医疗保健专业中，这一专业提供了官方认可，护理信息学确实是护理的一部分，它有一个独特的实践范围。

护理的核心现象是护士、人、健康和环境。护理信息学侧重于解决这些核心现象所需的护理信息。我们关注的焦点是护理信息学的元结构或总体概念：数据、信息、知识和智慧。正是这种对护理信息的特别关注，使护理信息学不同于其他护理专业。

护理信息学在国际、国家、地区和地方组织中有代表。例如，在 AMIA 和 IMIA 中都有一个护理信息学工作组。护理信息学是 HIMSS 的临床部分的一部分。还有其他一些组织，如 ANIA 和 ITEP。

护理学校的课程越来越多地包括关于医疗保健和护理方面的信息技术的内容，有时甚至是完整的课程。1989 年，马里兰大学建立了第一个护理信息学的研究生课程。1990 年，犹他大学也相继成立。现在有几个建立的线上和线下的研究生项目及护理信息学博士项目。

（三）支持护理信息学专业课程的认证

在第一个护理信息学范围的实践和标准文件出版后，美国护士认证中心在 1995 年建立了一个认证程序和考试，以认可那些具有基础护理信息学专业能力的护士。美国护士认证中心利用护理信息学能力方面的学术研究和自身的角色界定研究来发展和维护护理信息学认证考试。美国护士认证中心指定的护理信息学内容委员会负责监督本次考试的内容，并在定义测试内容大纲时考虑当前的信息学环境和研究。申请的详细信息和测试内容的大纲可见 https://www.nursingworld.org/our-certifications/informatics-nurse/。

有关护理信息学是医疗卫生信息和管理系统协会医疗信息和管理系统认证专业人员（Certified Professional in Health Information and Management Systems，CPHIMS）和医疗信息和管理系统认证助理（Certified Associate in Health Information and Management Systems，CAHIMS）认证的信息，请访问 https://www.himss.org/health-it-certification。

支持护理信息学角色的其他认证项目

正如 McGonigle 和 Mastrar（2015）所指出的，护理信息学角色包括项目经理、顾问、教育家、研究人员、产品开发人员、决策支持 / 结果经理、倡导者 / 政策开发人员、临床分析师 / 系统专家和企业家，例如以下的认证。

项目经理为项目管理专业人员（project management professional，PMP），由项目管理学院支持：https://www.pmi.org/certifications/types/project-management-pmp。

护士主管和高级护士主管（Nurse Executive and Nurse Executive-Advanced，NE 和 NE-A）：https://www.nursingworld.org/our-certifications/nurse-executive-advanced。

高级护理管理人员，护士教育师 - 经认证的护士教育师（Certified Nurse Educator，CNE）：http://www.nln.org/Certification-for-Nurse-Educators/cne.</。

认证电子发现专家（Certified E-Discovery Specialist，CEDS）认证是一种新的认证，可从 https://www.aceds.orgt/page/certification 获得。CEDS 认证涵盖电子发现的全部范围，包括项目管理和规划、文档审查、数据处理、道德规范、国际发现、信息管理和预测编码。

美国健康信息管理协会（American Health Information Management Association，AHIMA）还提供了另外两个与信息相关的认证项目。第一个认证是作为一个注册的健康信息管理员（registered health information administrator，RHIA）。注册健康信息管理员管理患者的健康信息和医疗记录，管理计算机信息系统，收集和分析患者的数据，并使用各种分类系统和医疗术语。第二个美国健康信息管理协会认证是作为一个注册的健康信息技术人员（registered health information technician，RHIT）。在这个专业中，专业人员确保输入计算机系统的患者数据的完整性和准确性，并专注于诊断和患者程序的编码。

人们对信息、互联网和网络安全的兴趣和关注催生了其他认证，如认证信息系统安全专业人员（Certified Information Systems Security Professional，CISSP），包括的医疗保健认证信息系统安全专业人员（Healthcare Certified Information Systems Security Professional，HCISSP）（https://www.isc2.org/Certifications/CISSP），认证道德黑客（Certified Ethical Hacker，CEH）（https://www.eccouncil.org/programs/certified-ethical-hacker-ceh/）。CEH 是一名熟练的专业人员，知道如何寻找目标系统中的弱点和漏洞，并使用与恶意黑客相同的知识和工具，但以合法和正当的方式来评估目标系统的安全姿态。

（四）护理信息学模型

护理信息学的基础是核心现象和护理信息学模型。其核心现象是数据、信息、知识和智慧，以及它们所经历的转变。

模型是现实世界中某些方面的表示，显示了一个选定方面的视角，并可能说明关系。模型随着对所选择方面的知识的变化而进化，并依赖于那些开发模型的人的世界观。重要的是要记住，不同的模型反映了不同的观点，并不一定具有竞争力；也就是说，没有一个完全正确的模型。

临床信息系统模型展示了如何使用建模来将

不同的概念组织成一个逻辑整体。该模型的目的是描述系统组件、影响因素及在试图捕捉专业护理实践的复杂性时，需要考虑的关系。

选择模型提供了护理信息学的进一步视角，以展示学者和从业者描述同样的事情的不同观点，并表明护理信息学是一门进化的、理论的和实践的科学。同样，请记住，没有一个完全正确的模型，这里提出的模型并不是详尽的护理信息学的可能的观点。

Graves 和 Corcoran 的开创性工作包括一个护理信息学模型。他们的模型将数据、信息和知识放在顺序的框中，单向箭头指向从数据到信息再到知识。管理处理框在正上方，箭头指向一个方向，从管理处理到三个框中的每一个（Graves 和 Corcoran，1989）。该模型直接描述了他们对护理信息学的定义。

1986 年，Patricia Schwirian 提出了一种护理信息学模型，旨在刺激和引导该专业的系统研究。她关注到护理信息学方面的研究文献数量稀少。该模型为确定重要的信息需求提供了一个框架，而这反过来又可以促进研究。在这个模型中，有四个主要元素排列在一个三角形的金字塔中：原材料（与护理相关的信息），技术（由硬件和软件组成的计算系统），被上下文包围的用户，以及前面元素所指向的目标（或目标）。双向箭头连接原材料、用户和计算机系统的三个基本组件，形成金字塔的三角形基础。目标元素被放置在金字塔的顶端，以显示其重要性。同样，三个基本元素和目标之间的所有相互作用都用双向箭头表示（Schwirian，1986）。

1996 年，Turley 提出了另一个模型，其中信息学的核心组成部分（认知科学、信息科学和计算机科学）被描述为交叉的圆。在 Turley 的模型中，护理科学是一个更大的圆，完全包含了交叉的圆。护理信息学是针对特定学科的科学（护理）和信息学领域之间的交叉点（Turley，1996）。

2012 年，McGonigle 和 Mastrar 开发了知识模型的基础，该模式的基础是随机分布的数据和信息。在这个基础上，透明的圆锥体向上生长并相交。向上的椎体代表知识的获得、产生和传播。知识处理过程由这三个视锥体的交点来表示。反馈围绕并连接所有的锥体。锥体和反馈圈在本质上是动态的（McGonigle 和 Mastrar，2012）。

2015 年，McGonigle 和 Mastrian 扩展了该模式，作为 NI 实践的框架。三个 NI 实践的首要标准是将来自适当科学的理论、概念和原则纳入信息学实践，将人体工程学和人机交互整合到信息学护理计划中，系统地确定护理和医疗保健中信息学解决方案的社会、法律和伦理影响。不断发展的 NI 角色包括项目经理、顾问、教育家、研究人员、产品开发人员、决策支持 / 结果经理、倡导者 / 政策开发人员、临床分析师 / 系统专家和企业家（McGonigle 和 Mastrar，2015）。

授权信息学框架（Empowerment Informatics Framework，EIF）模型提供了一个框架，这个框架让护士使用技术：①整合患者自我管理和护理信息学以指导慢性病的干预；②专注于（患者）自我管理研究；③促进执业护士使用伦理技术。该模型用于指导干预研究设计，以及评估和支持护士对技术的伦理使用，以使用优先考虑患者需求的技术来指导护理实践（Knight 和 Shea，2014）。EIF 框架支持定量和定性研究，其中包括新的自我管理干预目标可以提供独特的可测量的结果。当患者主观地定义健康结果，以及系统水平的客观结果测量时，这提供了一种观察和提供以患者为中心的护理的新方式。这一观点支持信息学护士倡导以患者为中心的方法，将理论和证据应用于患者的自我管理（Knight 和 Shea，2014）。

（五）支持护理信息学的理论和其他模型

一个理论是对世界的某些方面（现实）的一种学术性的、有组织的观点。理论可以描述、解释、预测或规定现实中选定的现象。一个理论中的概念是相互关联的。通过研究来检验这些关系需要知道理论是如何获得或失去支持性证据的（Karnick，2013）。一个职业需要理论来建立证明一种独特的知识体系的存在的证据（Bond等，2011）。

理论可以分为宏大理论、中程理论、情境理论或实践理论。宏大的理论范围广，是三种分类中最复杂的。实践理论是这三种理论中最具体的一种，通常为从业者提供处方或指导。中程理论介于这两个目的的中间位置，它们比宏大理论更具体，但不像实践理论那样具有规定性。

理论是一个相互关联的循环三合一体的一部分：研究、理论和实践。例如，研究导致了理论的发展，这可以应用于实践。或者，从业者可以对客户和（或）与客户相关的活动提出问题，从而导致产生理论的研究。正如前面所指出的，理论产生了用于测试的研究。对一个理论的验证可以指导实践。

与护理信息学相关和支持的理论有很多。这些理论包括但不限于信息、认知、计算机科学、系统、变革管理、组织行为、管理和群体动力学。许多理论和概念提供了组织框架以适用于项目管理过程、由 NI 确定的其他角色。

1. 护理理论

护理理论是关于护理实践 [护士与个人、家庭、团体、社区或人群（也被称为患者、客户、医疗保健消费者）的互动或关系] 的专注于应用护理的过程。宏大护理理论从广义上讨论了护理实践，提供了关于护士如何、何时及为什么与患者、客户和医疗保健消费者有联系的不同世界观。中程护理理论可以描述护士感兴趣的特殊现象，解释一个现象如何与一个或多个其他现象联系，或预测一个现象如何影响护士和其他现象。任何护理理论都可能对信息学护士有用，因为信息学护士与个人、团体和社区合作。研究特定的理论及如何应用它们超出了本章的范围。我们鼓励信息学护士咨询有关护理理论的众多文献。表16-2列出了适用于 NI 和项目管理及其他流程的主要理论和模型的概述。

2. 从新手到专家

Benner 的理论是基于 1980 年的 Dreyfus 技能获取模型（Dreyfus 和 Dreyfus，1980；Benner，1984 和 2001），该模型认为护士的专业发展分为五个阶段，但如果他们转向不同的实践，可能会回到早期阶段。Patricia Benner 的新手专家理论（1984 和 2001）支持了一个框架，即知识发展是护理实践中技能获取所必需的。Patricia Benner 和其他护士教育工作者采用了这种模式（也被称为临床能力的阶段）来解释护理学生和专业护士是如何基于知识发展和经验获得护理技能的。

- 新手：很少有经验遵循每种情况的规则，在现实生活中难以适应新情况。
- 高级初级阶段：一些经验可以做出一些正确行动的决定。
- 胜任阶段：有 2～3 年的工作经验，学习者能够评估特定的情况下，什么是重要的，什么是不重要的。
- 专业的从业者：熟练的从业者可以看到基于经验的更大的环境或环境情况，在决策中使用直觉。
- 专家可以直观地理解一种情况，并立即将行动与这种理解联系起来（Ajay，2003）。

3. 变革管理理论

变革过程不仅需要执行任务的结构和方式，还需要所有相关各方的绩效、期望和感知。信息护士专家（informatics nurse specialist，INS）对可能影响变化过程的护理问题有独特的理解，因此，作为主要的变革推动者，在促进积极实施结果的关键位置，如在医疗保健环境中实施临床信息系统。虽然有许多关于计划变化的模型和理论，但最常用于提供变更管理框架的两个模型是 Lewin 的计划变革理论（也被称为力场分析）和罗杰斯的创新扩散模型。

Lewin 的基本计划变革模式有三个阶段：解冻、移动和刷新。解冻包括克服惯性和拆除现有的心态。必须减轻或绕过防御机制或抵抗模式。衡量那些将经历变化的人的看法是这一阶段的一

表 16-2　理论 / 模型：对护理信息学的贡献

理论 / 模型	对护理信息学的贡献
Benner：新手到专家模型——临床能力阶段（改编自 Dreyfus 和 Dreyfus，1980 和 1989）	一个关于人们如何通过教育和经验从新手过渡到专家的五个阶段的模型。一个例子就是通过以下阶段：从新手到高级初学者，熟练的计算机技能和经验，最终发展专业知识，第五阶段
混沌理论	理解在起点时考虑微小的变化可能会导致结果的差异，例如，注意如何在新的电子健康档案中记录药物
认知科学	通过吸收经验来理解可以提高记忆和从信息系统中获取知识的能力，如使用智能手机和计算机；是社会信息学的一部分；人工智能
计算机科学	信息学护士将使用技术和信息学应用算法来分析问题中的步骤，从而获得知识，然后建立自动信息来解决问题。计算机是这门科学的工具，而不是它的重点。计算机科学研究经常进入其他学科，如人工智能、认知科学、计算复杂性理论、编程语言理论、物理学、信息科学和语言学
更改管理理论，也被称为 Lewin 的力场分析	当应用于某种情况时，当期望被调整并与所有人共享时，可以提高电子健康档案实现或其他项目的成功机会。对于作为变革领导者的信息学护士来说，了解最初存在阻力是很重要的；回顾这三个阶段：解冻、移动和恢复。力场分析是一个审查要改变的障碍的过程
Rogers 改变理论：扩散的创新	人们在决定采用电子健康档案或其他变革时，会经历各个阶段；人们是创新者、早期采用者、早期多数者、晚期多数者和落后者。对于作为领导者的信息学护士来说，理解这一点是很重要的，因为最初存在阻力，采纳也有阶段
通用系统	通过将事情分解成更小的部分来洞察信息系统的复杂性，以便更好地理解一个过程，了解一个过程如何影响另一个过程。对于护理信息学来说，记录患者的护理记录需要理解记录的位置，以便每个人都能看到它的重要性。或者，如果给了一种药物，然后进行了记录，但没有出现在正确的区域，那么了解为什么和在哪里出现了"断裂"就很重要了

个重要组成部分。应用力场分析过程，变革推动者必须揭示将影响解冻或变革行为的障碍或奖励，也就是说，什么对人或 WIIFM 是重要的（其中对于"我"来说是什么）。

在第二阶段，被称为移动，行为就会发生变化。通常，这个阶段是一个混乱的时期。人们意识到旧的方法正在受到挑战，但还没有清楚如何取代旧的方法。第三个最后阶段是"复兴"。一种新的思维模式已经形成，舒适的水平正在恢复到以前的水平（Wells、Manuel 和 Cunning，2011）。

Rogers 的创新传播是一个传达如何、为

什么、新想法和新技术以何种速度在文化中传播的过程，并在 1962 年出版的《创新的扩散》（Diffusion of Innovations）一书中被正式确立。罗杰斯确定了五个特定的创新采用者群体：创新者、早期采用者、早期多数者、晚期多数和落后者。该分布（或在一个人群中的每个类别的百分比）接近于一条钟形曲线。每个采用者采用创新的意愿和能力将取决于他们的意识、兴趣、评估、试验和采用。Rogers 还提出了每个采用者类别的特征（Rogers，2003）。

Rogers 确定了最能影响采用率的创新特征，

定义为积极或消极的特征。

- 相对优势：一种创新被认为比它所取代的想法更好的程度。
- 兼容性：一种创新被认为与现有的价值观、过去的经验和潜在的采用者的需求相一致的程度。
- 可试验性：一个创新可能被尝试或试验的程度。
- 可观察性：一种创新的结果对他人可见的程度。

Rogers 将复杂性定义为一种负面的特征。它是一种创新被认为难以理解和使用的程度。总之，Rogers 断言，被潜在采用者认为具有更大的相对优势、兼容性、兼容性、可试验性和可观察性，以及更少的复杂性的创新将比其他创新更迅速地被采用（Rogers，2003）。

随着不同类别的创新采用者的概念，Rogers 提出了一个创新扩散的五阶段模型。

- 第一阶段是知识：对创新的存在和功能知识的学习。
- 第二阶段是说服：相信创新的价值。
- 第三阶段是决定：采用者做出一个决定，即承诺采用创新。
- 第四阶段是实施：将创新投入使用。
- 第五阶段是确认：对创新的最终接受（或拒绝）（Rogers，2003）。

这个理论是如何应用于信息学护士的工作呢？理解创新扩散背后的社会力量和态度，对于有效管理实施信息创新的过程至关重要，例如一个新的或替代的医疗保健信息系统。由于在实施信息系统方面投入了时间、精力、经济和人力资源。组织，特别是领导必须认识到影响成功实施和随后采用的人为因素。创新性要想被采纳，就必须吸引人。人们必须在他们喜欢的创新中看到一些东西，需要让他们的工作流程更有效率，或者是他们想要的。

4. 信息科学

信息科学侧重于收集、操作、分类、存储和检索所记录的知识。信息科学可以以社会为导向，关注人类和机器，并与通信和人类行为密切相关。信息科学试图从利益相关者的角度来理解问题，并根据需要应用信息和技术来解决问题。信息科学的三个重要分支分别是信息检索、从知识操纵的角度进行的人机交互及系统（人或机器）内的信息处理。

对于经典的信息论，一个中心关注的是在噪声信道上信息传输的工程问题。确立了信息论学科并立即引起全世界关注的决定性事件，是 1948 年 Shannon 的经典论文在《贝尔系统技术期刊》（Bell System Technical Journal）（Shannon，1948）的发表。在这本书出版后不久，Weaver 与 Shannon 合著了一本名为《传播的数学理论》（The Mathematical Theory of Communication）（1949）的书。这项工作介绍了通信渠道的概念。该通信信道由发送方（信息源）、传输介质（具有噪声和失真）和接收器（其目标是重建发送方的消息）组成。

其他的核心概念还包括编码和解码。编码通过加密和压缩技术转换内容，以保存信息，使其不可读，并使用更少的数字存储或传输带宽。接收方必须解码该消息。Weaver 与 Shannon 首次引入了沟通的定性和定量模型，作为信息论基础的统计过程。

5. 沟通

传播理论利用这些信息科学的核心概念和附加原则来分析信息传递及传播的有效性和效率。在一个通信模型中，Bruce Blum 提出了 NI 采用的数据、信息和知识概念的定义。

- 数据被定义为离散的实体，它们被客观地描述而没有解释，有时被称为"原始的"。
- 信息是被解释、组织、结构化或处理的数据，以便它能够显示或呈现以供人类使用（Blum，1985）。
- 知识是综合的信息，使数据和信息的相互关系被识别和形式化。

许多信息理论学家在 Blum 的理论中加入了

智慧的概念（Matney、Brewster、Sward、Cloyes 和 Staggers，2011）。把智慧看作是管理和解决问题时对知识的适当运用。如前所述，这些术语是从简单到复杂的连续统一体，从数据开始，向智慧前进。DIKW 框架是护理信息学实践的核心概念框架之一。然而，为了使该框架有效，护士必须在 EHR 中定义知识，以准确捕捉护理实践的背景（Matney，2013）。

6. 系统理论

系统理论涉及系统作为一个整体的属性，并关注系统内部关系的组织和相互依赖。系统是由相互依赖或暂时相互作用的部分组成的任何集合（组）。部件本身是系统的，由可以打开或关闭的其他部件组成。一个开放的系统可能会受到实际或概念边界之外的事件的影响。开放系统通常具有半渗透性的边界，这可能会限制选择性组件的交换，但允许在与周围环境相互作用时进行所有其他组件的自由交换。信息系统和人通常被认为是开放的系统，尽管在这些开放的系统中可以有封闭的系统。封闭系统具有一个不渗透的边界，不与周围环境相互作用。

系统的基本模型是一个跨越边界的输入，通过系统（吞吐量）处理输入，以及通过系统边界出现某种输出的输入。除了这个基本模型之外，每个开放系统都有其他的公共元素。这些都是反馈、控制、环境和目标。

系统不断变化。关于理解系统变化有六个关键概念：动态稳态、熵、负熵、专门化、混响和等量性。动态的内稳态通过系统的生长来保持系统的特性。从组织的角度来看，通过考虑开放的组织系统使用内部审查过程来修改其环境扫描、输入、转换和输出过程，以适应不断变化的环境，同时仍然关注其核心能力。这些修改导致了一个组织响应未来事件的能力的定量和定性的增长。同样的过程也适用于组织计划和项目，如信息系统的实施。

虽然熵有很多定义，但它们似乎都指向同一个方向，熵是对一个系统中无序程度或分解成最小部分的测量。在通信理论中，熵是对传输信息中信息丢失的一种度量。新熵是熵的反面，意味着事物变得更加有序、有结构化、有组织。专业化是对 NI 等领域的特别关注。混响是指当系统的一部分发生变化时，系统的其他部分就会受到影响。对系统的其他部分的影响可能会导致预期的和意想不到的后果。等价性是一个原理，即由一个系统可以从不同的路线到达相同的末端（或目标）。也就是说，相同的输入可以产生相同的输出，但会产生不同的过程。如果个人（作为一个子系统）需要通过系统的输入获取一本书（如一门信息学课程），其可以带着从朋友、书店或图书馆获取的书（一种输出形式）返回系统。

7. 行为和社会科学

行为学的研究是行为科学和社会科学的重点。当研究人们如何单独（作为个人）或与他人一起行动时，这两个术语经常被组合或互换使用。行为可以包括情绪、认知和动机。社会过程和行为可以是地位（人口统计学、经济或文化）、社会背景水平和生物社会互动（Office of Behavioral and Social Sciences，2010）。目前，人们越来越强调识别、跟踪和解决健康的社会和行为决定因素，这给医疗保健信息学社区带来了有趣的挑战和机遇。

8. 组织行为学

组织行为学是一个独特的领域，专注于研究组织，使用来自经济学、社会学、政治学、人类学和心理学的方法。研究了组织环境中的个人和群体动态，以及组织本身的性质。随着具有不同背景和文化价值观的人学习有效地合作，组织行为在全球经济中变得更加重要。一个健康的组织反映了自主、控制、合作和协作的参与者之间的平衡。了解组织的行为及特定组织的行为可以指导信息系统实现的规划。

9. 管理科学

管理科学使用数学和其他分析方法来帮助做出更好的决策，通常是在商业环境中。虽然通常被认为是运筹学（operations research，OR）的同义词，但管理科学与 OR 的区别在于一个更实际的方向，而不是学术的方向。更多的是，人们期望信息护士专家拥有管理科学的知识并应用。

管理科学的过程包括使用比例的、系统的、以科学为基础的技术来告知和改进各种各样的决策。当然，管理科学的技术并不局限于商业应用，而是可以应用于军事情况、临床决策支持、公共管理、慈善团体、政治团体或社区团体。管理科学中的一些方法，特别是与 INS 相关的方法，有决策分析、优化、仿真、预测、博弈论、图论、网络问题、交通预测模型、数学建模、排队论，以及其他许多方法。

10. 群体动力学

群体动力学是一个关注群体本质的社会科学领域。敦促归属或确定可能会导致明显不同的态度（被承认或未被承认），一个群体的影响可能迅速变得强大，影响或压制个人活动。

在任何组织中，正式的和非正式的团体都会对个人施加不同程度的压力。非正式的团体对一个组织的效力有强大的影响，甚至颠覆了它的正式目标。但这个非正式组织的作用并不仅限于抵抗。非正式群体对较大的正式群体的影响取决于非正式群体所设定的规范。因此，非正式小组也可以使正式组织更有效。

Bruce Tuckman（1965）为一个小组提出了一个四阶段的模型，称为 Tuckman 阶段。Tuckman 模型指出，理想的群体决策过程应该分四个阶段进行。

- 形成（假装与他人相处或和睦相处）。
- 风暴（放下礼貌障碍，即使情绪爆发，也试图解决这些问题）。
- 规范（互相适应，发展信任和生产力）。
- 执行（在高效和合作的基础上以共同目标小组工作）。

11. 其他

混沌理论、认知和计算机科学理论对 NI 角色、知识和能力的发展和应用非常重要。随着专业的发展，这些理论需要应用和整合，在高科技驱动的医疗保健环境中包括更高级的责任，这是当今临床实践的基础。

五、能力

Benner 的框架描述的是基于这样一个概念：要胜任某项技能需要知识和经验。Benner（1984 和 2001）提出，"基于经验的技能习得是建立在良好的教育基础之上的，更安全、更快"（原文第 6 页），并与护理领域（包括专业实践领域）的多年经验有关。这种期望的技能变化包括从新手水平到高级初学者、胜任到精通，最后是专家水平的演变。每一位护士都必须从最初的经验开始，不断展示获得并证明特定技能的能力。大多数人可以被描述为没有经验的新手，然后期望通过获取知识和执行任务来提高他们的技能，从而开始发展能力。在不断扩大的经验基础上，先进的初学者可以勉强演示出可接受的性能。这些层次的个人通常需要教师或有经验的同事的监督，以帮助构建学习经验，并支持适当和成功的工作场所决策和行动（Benner，2004）。

随着时间的推移，熟练程度的提高会导致能力的增强，反映掌握能力及应对和管理许多突发事件的能力。持续的实践，加上额外的专业经验和知识，使护士逐渐发展到熟练的水平，懂得欣赏实践的规则和准则，以及在没有正常画面时所反映的细微差别。专家有能力直观地理解一种情况，并立即瞄准问题的最小努力或解决问题（Benner，2004）。

Staggers、Gassert 和 Curran 的研究是最常被引用的第一个发表的研究，确定所有护士必需的信息学能力（Staggers、Gassert 和 Curran，2001）。他们的概念框架包括计算机技能、信息学知识和作为信息学能力的信息学技能。然而，他们的研究只确定了四个级别的护士的信息学能力：初级护士、有经验的护士、信息学专家和信息学创新者。这份 304 项能力的综合清单对专业发展和学术机构提出了重大挑战，他们希望在为所有技能水平的教育项目准备课程和教学时解决每一项能力。

Sipes（2016）和其他作者认为，"在当今的高科技世界，医疗保健行业的期望是，所有护士都将具备信息能力，包括项目管理技能，这对提高质量结果和患者安全至关重要。这不仅适用于临床实践管理角色的护士，也适用于行政管理、护士主管、教育工作者、政策发展、NI、其他领导角色，如 INS 角色"（原文第 1 页）。适用于护士、信息学护士和 INS 角色的项目管理知识和技能包括评估、计划、实施和评价跟踪。在每个领域，要求包括知识和技能，如沟通、协作、道德、实践质量和领导，本章前面已经讨论过（Sipes，2016）。这些能力也与本章稍后讨论的《护理信息学：实践范围和标准》第 2 版（ANA，2015c）中描述的实践标准有关。

护理信息学的发展已经超出了 Staggers、Gassert 和 Curran 早期定义的数据管理的范畴，但仍然被许多人认为是信息学护理专家的主要和唯一技能。McGonigle、Hunter、Sipes 和 Hebda（2014）提出，即使在今天，护理信息学在所需技能方面的确切含义及如何将其应用于实践方面仍缺乏理解（原文第 324 页）。制定 2008 年 NI 范围和标准文件的工作组完成了进一步的能力定义工作。他们的文献综述以 2 页的矩阵形式总结出来，其中包括计算机描述和信息素养（ANA，2008）。

技术信息学指导教育改革（Technology Informatics Guiding Educational Reform，TIGER）倡议从邀请会议转变为志愿任务小组，也被称为协作，系统地开发与离散主题相关的关键内容，包括护理信息能力。TIGER 在能力方面的合作集中于每个护士所需的信息能力的最小集合。这些能力分为三类：基本计算机技能、信息素养和信息管理（TIGER Initiative，n.d.）

美国国家护理联盟已经为护理教育者开发了一套能力。这些可以在 NLN 网站上找到（http://www.nln.org/professional-development-programs/

competencies-for-nursing-education/nurse-educator-core-competency）。Carter-Templeton、Patterson 和 Russell 在 2009 年的研究提出了一份更新的总结和分析，内容是关于发展护理信息学能力的其他工作。这些作者注意到在审查的能力集合中，内容、表示和受众的差异。

评估 NI 能力的感知水平的工具正在学术文献中出现。Yoon、Yen 和 Bakken（2009）描述了一种名为"护理信息学自我评估能力量表"的工具的有效性。该量表包含了 Staggers、Gassert 和 Curran 的作品中选定的项目，以及 NI 特定课程中涉及的项目（Yoon 等，2009）。2013 年，Hunter、McGonigle 和 Hebda 发表了一项针对所有护士的在线自我评估工具的效度和信度测试结果，该工具名为基于 TIGER 的护理信息学能力评估（TANIC）。TANIC 整合了 TIGER 研究所确定的所有能力（Hunter、McGonigle 和 Hebda，2013）。由 Staggers、Gassert 和 Curran 确定的高级 3 级和 4 级能力被 McGonigle、Hunter、Hebda 和 Hill 组织成一个在线工具。这个信息学护士专家的自我评估工具，名为护理信息学能力评估 3 级和 4 级（NICAL3/L4©），信度和效度良好（McGonigle、Hunter、Hebda 和 Hill，2013）。这些工具已应用于学术专业信息学课程，通过额外的研究来分析和提高信息学能力（Sipes 等，2016）。

另一个能力工具是 HIMSS 资助的卫生信息技术能力工具（Health Information Technology Competencies，HITComp），开发用于国际上的电子卫生和数字技能研究、教育发展、技能评估和职业发展。尽管该工具对各国护士工作的不同角色的定义并不一致，但从国际合作中吸取的经验教训具有价值（Sipes 等，2017）。

六、组织资源

许多组织已经出现，提供信息资源和增值会员福利，以支持那些对医疗保健和护理信息学感兴趣的个人。临床专业和其他专业组织也赞同不断发展的医疗保健－信息管理重点，并建立了组织结构，如信息学部门、部门、工作组或特殊利益小组。一些国家已经将信息学和信息系统技术倡议纳入战略计划，并有专门的人员配备和持续的财政支持。在许多情况下，非正式的网络团体已经发展为国际组织，有数百名成员通过互联网连接起来。

多个信息学组织的不同性质、目的和活动为每个对护理信息学感兴趣的人提供了机会和资源。这里提供了关于其中一些组织的信息。每一组的信息都取自于每一组的网站。只包括带有护理小组的国家或国际信息学相关组织。这里介绍的小组可以让个别护士获得更多的信息和（或）参与。这个内容绝不是一个详尽的陈述。要了解更多关于这些方面的信息组织和其他人，咨询互联网、信息学的同事和学术文献。这些组织的列表见表 16-3。

（一）美国护士协会和专业护理组织

美国护士协会及其附属机构和几个护理专业组织设有信息社区和政府事务办公室，处理信息技术、电子病历、标准和其他信息问题。这类专业组织的会员资格和积极参与证明了对《护士道德规范》解释性声明第 8 条、第 9 条（ANA，

表 16-3 护理信息学组织机构

- 美国护士协会
- AMIA 护理信息学工作组
- 美国护理信息学协会
- 英国计算机学会护理专家组
- HIMSS 护理信息学联盟
- NLN 教育技术与信息管理咨询委员会（ETIMAC）
- 澳大利亚护理信息学协会
- IMIA 护理信息学特殊兴趣小组
- 护理信息学联盟
- TIGER 倡议基金会
- 加拿大护理信息学协会
- 美国护理学会信息学和技术专家小组
- Sigma Theta Tau 国际会议

2001 和 2015）及《护理信息学：实践范围和标准》第 3 版的标准口的遵守（ANA，2015b）。

（二）AMIA 护理信息学工作组

AMIA 是一个由个人、机构和公司组成的非营利性会员组织，致力于开发和利用信息技术来改善医疗保健。AMIA 内的护理信息学工作组旨在在健康信息学的更大背景下促进和推进护理信息学。

NIWG 在许多领域追求这一使命，如专业实践、教育、倡导、研究、政府和其他服务、专业组织和行业。成员服务、外联职能、对国际医学信息学协会护理信息学特殊兴趣小组的官方代表，以及与其他国家和国际小组的联络活动，都是该工作组的一些活动。NIWG 已经设立了三个奖项来表彰护理信息学方面的卓越：学生奖、Harriet Werley 奖和 Virginia K.Saba 信息学奖。

（三）美国护理信息学协会

2010 年 1 月，两个护理信息学机构（美国护理信息学协会和护理机构）合并，成立了美国护理信息学协会。这个合并后的组织在 50 个州和 34 个国家拥有 3000 多名会员，是美国同类协会中最大的协会之一。该组织致力于通过传播、教育、研究和专业活动来推进护理信息学领域。每年都有一次春季会议。ANIA 推出了一份同行评议的在线期刊，即《护理信息学杂志》（Journal of Nursing Informatics），网址为 https://library.ania.org/ania/publications/5/view。ANIA 运行一个非常活跃的电子邮件列表，并提供对大型在线工作银行的访问。

（四）英国计算机学会护理专家组

英国计算机学会（British Computer Soc，BCS）通过推进信息技术、科学和实践来促进更广泛的社会和经济进步。护理专家小组（Nursing Specialist Group，NSG）是 BCS 内的八个健康信

息学专家小组之一。NSG 参与了关于医疗保健领域的信息管理和信息技术问题的国内和国际辩论。NSG 与英国境内的其他护理小组及国际信息学小组进行了交谈和合作。NSG 为由 BCS 卫生信息学委员会（HIC）举办的年度卫生保健计算（HC）会议做出贡献，并由各种焦点、地理和附属团体组织的专题会议。

（五）HIMSS 护理信息学联盟

HIMSS 负责管理医疗保健相关技术、信息并通过出版物、教育机会和会员服务进行变革。HIMSS 护理信息学社区反映了对信息学护士专业人员在医疗保健信息和管理系统中的角色的日益认识。该社区以统一的声音为在护理信息社区实践的 HIMSS 成员发言，并为 HIMSS 内部和全球护理信息社区提供护理信息专业知识、领导和指导。HIMSS 护理信息学委员会是这个社区的领导层。护理信息学社区拥有 8000 多名护士的成员，占 HIMSS 成员的近 40%，其中超过 20 000 名 HIMSS 成员积极参与广泛的、多利益相关者的志愿者团体。

（六）NLN 教育技术与信息管理咨询委员会

NLN 的使命是推进高质量的护理教育，为护理人员做好准备，以在不断变化的医疗保健环境中满足不同人群的需求。这个咨询小组在 NLN 促进使用教育技术作为教学工具，先进的信息教师能力，集成信息能力到护理学校课程，促进护理教育信息管理系统的发展，建议专业组织和其他团体信息能力，并与其他 NLN 咨询委员会和小组合作。NLN 网站包括一个工具包，可用于专业开发项目：http://www.nln.org/professional-development-programs/teaching-resources/toolkits/informatics-teaching。

（七）澳大利亚护理信息学

澳大利亚护理信息学（Nursing Informatics Australia，NIA）是澳大利亚卫生信息学协会（Health Informatics Society of Australia，HISA）的一个特殊利益集团（special interest group，SIG）。NIA 认为，澳大利亚护理信息学的优先事项是适当的语言、教育和正在进行的研究。它旨在鼓励护士接受信息和交流技术，并为推动这些发展奠定坚实的基础。NIA 致力于确保护理人员拥有数据和资源，以便在未来继续为患者和客户提供循证、质量、成本效益和结果驱动的护理。NIA 每年都会举行一次关于护理信息学的会议。

（八）国际医学信息学协会护理信息学特殊兴趣小组

这个特殊利益小组最初由 IMIA 于 1983 年成立，即 IMIA 的第 8 工作组，致力于服务于护理信息学领域的护士的特定需求。IMIA-NI 侧重于促进护士和其他对护理信息学感兴趣的人之间的合作；探讨护理信息学的范围及其对与护理提供、护理管理、护理研究和护理教育相关的信息处理活动的影响；支持成员国护理信息学的发展；提供适当的信息学会议、会议和后会议，提供知识分享的机会；鼓励传播护理信息学研究结果；并制订与护理信息学相关的建议、指南和课程。

（九）护理信息学联盟

护理信息学联盟是一个合作的组织，具有通过护理信息学转变健康和医疗保健的愿景。NI 汇集了超过 25 个护理信息学小组，主要是在美国，它们分别在地方、区域、国家和国际层面发挥作用。每个这些组织都有自己的已建立的计划、出版物和组织结构。ANI 设想通过护理信息学和创新来实现健康和医疗保健的转型。它的使命是通过护理信息组织的统一声音来推进护理信息实践、教育、政策、研究和领导。

（十）TIGER 倡议基金会

TIGER 是一个首字母缩写，代表技术信息学指导教育改革。TIGER 倡议是一个由个人和组织合作的组织，是为了更好地使执业护士和护理学生能够使用信息技术和信息学来改善患者护理的提供。TIGER 组织的重点是改善注册护士的执照前和执照后的信息学教育。TIGER 制作了一系列合作报告，描述了信息教育七个关键领域的现状，并提出了改善这些领域的行动计划。TIGER 倡议基金会成立于 2011 年，以开展这项工作。最近的更新包括 TIGER 的虚拟学习环境，这是一个一站式的在线健康信息和技术教育门户网站，提供电子健康模块和资源，以整合到课程中，以及现场和按需的网络研讨会。更多信息请见 https://www.himss.org/professional-development/tiger-initiative/informatics-teaching。

（十一）加拿大护理信息学协会

加拿大护理信息学协会（Canadian Nursing Informatics Association，CNIA）的组织是为了帮助加拿大护士学习信息学，分享、研究并创建与信息学相关的项目和经验。这些努力的结果有助于提高整个加拿大的护理信息学的能力、理论和实践。CNIA 的使命是为加拿大护理信息学的发声。认识到 CNIA 正在进行的工作的重要性，加拿大护士协会已经授予 CNIA 联合团体的地位。CNIA 还隶属于 COACH：加拿大健康信息学协会和 IMIA/NI-SIG。

（十二）美国护理学会信息学与技术专家小组

专家小组 ITEP 收集和传播卫生政策数据和信息，并代表美国护理学会提供以下问题的建议：健康信息管理问题、通过电子病历和个人健康档案（电子和个人健康记录）实现信息和信息技术、HIPAA、患者安全倡议、消费者和个人健康、劳动力问题和培训、生物恐怖主义和生物监测、循证实践、临床决策支持及在护理教育、实践、行政管理和研究中使用的与信息和信息技术相关的其他领域。

（十三）Sigma Theta Tau 国际会议

Sigma Theta Tau 国际会议（Sigma Theta Tau International，STTI）的使命是支持致力于改变全球健康状况的护士的学习、知识和专业发展。它已经建立了弗吉尼亚州的 K.Saba 护理信息学领导奖，授予从国家或国际角度有贡献能力和提高卫生和护理质量、安全、结果和决策的信息学专家。Ruth Lilly 护理信息学学者奖是一个为期 2 年的奖项，授予个人为 Virginia Henderson 国际护理图书馆对护理知识的持续贡献的愿景和计划做出贡献。STTI 是 TIGER 倡议基金会的合作者。

七、实践范围和实践标准

ANA 提供了护理的定义，并是护理专业的基础文件的管理者：《护士道德规范与解释性声明》（2015a）和《护理：实践范围和标准》第 3 版（2015b）。ANA 作为所有注册护士（RN）和高级执业注册护士（APRN）的专业组织，也作为召集机构，以促进制定和安排修订特定的专业护理范围的实践声明及伴随的实践和能力标准。本部分提供了与护理信息学作为一个护理专业的发展和识别相关的 ANA 行动的历史。护理信息学的范围和标准的实践内容遵循更详细的描述如下。

八、护理信息学实践声明的范围

当前，详细的护理信息实践范围声明在《护理信息：实践范围和标准》第 2 版（2015）中提供了护理信息的定义，在 2010 年《护理：实践范围和标准》第 2 版内容建立纳入 ANA2001 年具有解释性的护士道德规范中包含的内容。这样一个护理范围的实践陈述有望充分回答六个问题（谁、什么、何时、何处、如何及为什么），这样读者就可以闭上眼睛，很容易地想象护理信息学实践及信息学护士和信息学护士专家的角色。对实践陈述叙述范围内的六个问题的深思和精确的描述性答案，有助于清晰地理解，信息护士和信息护理专家的激情、实践特征和专业期望。专业同事、制订课程和教授必要的护理信息内容的教育工作者、管理人员和雇主、研究人员、医疗保健消费者、监管和认证当局及其他人都认为这些详细的护理信息实践范围声明很有帮助。

头衔和角色

该专业的注册护士对护理信息学有兴趣，有经验，并有学士学位水平的教育准备，被确定为信息学护士。信息学护士专家要求是一名注册护士，在信息学或相关领域接受了额外的正式研究生水平的教育。可用的美国护士认证中心护理信息委员会认证选项可以由符合定义的标准，通过初始认证考试，完成继续教育和工作时间要求的合格个人获得和维护。认证更新必须每 5 年完成一次，并需要有继续教育和终身学习经验的证据，以及所需的信息学实践时间数的证明。

信息学护士在他们的工作环境中拥有过多的头衔。在护理服务部门中遇到的信息学护士的职位头衔的多样性，相当于在医疗保健或企业信息系统 / 服务部门中存在的众多头衔惯例。勇敢地从事创业机会的信息学护士往往会创造出非常独特的头衔。对职位 / 职业机会委员会和服务的检查同样反映了许多头衔，这些头衔很少说明信息护士可能是一个优秀的候选人。因此，实践信息作者的护理信息学范围选择关注信息学护士给每个环境和角色带来的特征、知识、技能和能力。

护理信息学中"谁"的进一步描述涉及信息学中信息护士和信息护士专家的行动、决策和互动的接受者。专业同事、制订课程和教授必要的护理信息学内容的教育工作者、管理人员和雇主、研究人员、医疗保健消费者、监管和认证当局及其他人都有机会与信息学护士进行互动。这种互动包括期望在所有的实践环境中，IN 和 INS 很容易在跨专业团队中的领导者和成员角色之间轻松转换。请注意，IN 和 INS 通常是确保跨专业团队包括医疗保健消费者，并将重点转向以患者 / 医疗保健消费者为中心的个人。

多样性、变化和创新最好地描述了护理信息学实践的活动、决策、关注点、焦点、目标和结果。每天，有时是每个小时，都会产生独特的挑战和机会。人们所感知到的障碍需要得到解决并将最小化到"减速带"水平。"什么"通常包括一个功能失调的系统或企业的复杂的、不同的组成部分。护理信息学实践还解决了评估、定义、识别预期结果、计划、实施和评估从"现状"状态、环境或操作到预期和首选的"级别或实体"的转换评估的需要。数据、信息、知识和智慧框架，以及决策支持、分析和研究，构成了护理信息学范围的额外组成部分。

对时间和顺序的描述，理解一个项目或项目的历史，对项目管理知识和技能的欣赏，以及系统的生命周期，项目管理的所有组成部分，都是护理信息学实践声明范围的"何时"组成部分的范例。战略规划的重点是预防错误、问题和意想不到的后果，以及关注有效的变革管理实践和策略，为任何护理信息学倡议的成功提供了一些希望。信息学护士依赖他们丰富的对细节的关注历史，精确的时间和顺序，深入与药物管理，临床文件和护理计划相关的实践，这些开始于本科护理教育和实践经验。

护理信息学专业的演变见证了护理信息学实践的位置和设置或"地点"的爆炸。学术、专业发展和继续教育场所已经从一个离散的物理位置转移到一个全球虚拟存在，并越来越多地拥抱在线学习项目、游戏和模拟体验。IN 和 INS 通常是这个领域的关键开发人员、贡献者、创新者和领导者。随着连接健康、远程健康、远程 ICU、患者通过移动应用程序参与、家庭健康监测、电子邮件和其他虚拟通信技术的激增，临床环境中也发生了类似的演变。信息学护士不再局限于急症护理环境，可以在急症后和长期护理设施、公立和私立学校系统、保险和数据分析场所、公司办公室、研究和开发环境及令人兴奋的企业家世界中找到。

组织结构图和报告结构差异很大。信息学护士可能会发现自己被分配到护理或患者服务、信息技术或信息服务、质量改进和风险管理、法律顾问、临床信息学，或其他分部、部门或实体。它不是罕见的信息护士被分配到两个部门的主管报告，如护理服务和信息技术服务。IN 和 INS 作为联络人或翻译人员的知识、技能和能力都是极有用的推动者。

护理信息学的“如何”始于护士对将护理过程纳入所有思维行动和实践活动的依赖。相互关联和迭代的护理过程评估步骤；诊断、问题或问题识别，结果识别，计划，实施，评估反映在后面描述的护理信息学实践标准和伴随的能力中。护理信息学专业绩效标准和伴随的能力提供了更多关于 IN 和 INS 预期的专业角色绩效的细节。

护理信息学实践包括一个系统的视角，其中整体大于其部分的总和。主动和预防性思维和方法，如临床实践领域的方法，在评估、诊断、结果识别、规划和实施活动中特别有帮助。结果的定义在任何环境和项目中都是至关重要的。如果没有这样明确的规定，IN 和 INS 往往必须处理和调解随后出现的不明确的计划、困难的执行活动和不必要的结果。IN 和 INS 都依赖于项目和变更管理的知识和技能，以促进大型项目或较小的升级或变更的成功实施行动。

在当今的医疗保健环境中，安全、高质量、以患者为中心、具有成本效益和以团队为基础的护理是重点。在系统的设计、开发、测试、实现和评估环境中，信息护士和信息护士专家是以患者/医疗保健消费者为中心的主要观点，通常也是唯一的倡导者。IN/INS 的倡导角色还延伸到呼吁所有利益相关者，包括医疗保健消费者，成为团队的参与成员。每个 IN 和 INS 也有义务保护雇主、组织或企业免受不良结果的影响。

护理信息学实践的“为什么”源于要求所有注册护士遵守 2015 年《护士道德规范与解释性

声明》。2015 年的 9 项条款都适用于护理信息学实践，尽管 2001 年的条款包含在 2015 年《护理信息学：实践范围和标准》第 2 版的详细实践范围声明中。行业标准及关于数据和信息隐私、安全和保密性的最佳实践，为 IN 和 INS 提供了额外的详细指导和指南。

地方、州和联邦立法和法规提供了遵守和报告信息护士和信息护士专家在日常实践中提出的地址的授权，例如通过 ICD-10–CM、ICD-10–PCS、CPT4 和 DSM-5 报告发病率、死亡率和操作细节。由于呼吁医疗保健服务提供的开放性和透明度，以及对质量绩效的报销的演变，发布与安全、质量和预期结果的实现相关的指标变得越来越重要。通常，信息学护士扮演领导角色，以帮助开发和维护生成的仪表板和报告，向医疗保健消费者和医疗保健专业人员提供有意义的细节和信息。

与部门、设施和企业报告相关的数据、信息和知识管理策略和能力，对于识别和详细说明护理、注册护士和高级实践注册护士作为提供地方、地区、州、国家和全球医疗保健服务的领导者的贡献和影响也是必要的。提高循证最佳实践护理的公共问责制需要指标的标准化、差异的识别和补救，这是信息学护士解决支持医疗保健信息系统资源的可行性和可用性的关键问题。

风险缓解和对法律问题的担忧可能会促使信息学护士更深入地研究系统安全、审计跟踪的实施和监控、防止数据误用、取证和电子发现、企业或组织责任、去识别数据和大数据分析，以及信息治理。这些属性是关键的项目管理能力和要求，并使 IN 和 INS 成为完美的项目经理。IN 和 INS 试图防止实施医疗保健信息系统和设计不良的工作流程所造成的意外后果和危害。作为合作伙伴，每个信息护士也有责任通过思考和保持必要的数据、信息、知识获取、管理、通信和存储处理能力和行动，在应急准备和灾难恢复方面做出贡献。

总之，这里定义的头衔、角色和能力属于项

目管理框架的概念，该框架可适用，并可作为活动的组织框架，无论地点如何。

九、护理标准信息学实践

护理信息学实践声明的范围提供了对该专业护理实践的显著多样性、规模、影响和影响的叙述性描述。附带的护理信息学实践内容的标准必须被视为实践的组成部分，包括两个部分：实践标准和专业表现标准。每一个标准声明和附带的能力反映了在 2010 年《护理：实践范围和标准》第 2 版中描述的一般实践标准和专业表现的语言和影响。信息护士和信息护士专家都应该按照标准进行实践，并展示其附带的能力声明所特征的能力。在某些情况下，额外的能力适用于信息学护士专家，并旨在反映对该角色的高级实践水平的更高的期望。详细的能力陈述并不是一个完整的清单，可以补充与设置、角色或组织政策相关的额外描述的能力。

（一）实践标准

实践标准确定了信息护士和信息护士专家被期望如何将护理过程纳入所有的思维和实践活动。

标准 1：评估将数据、信息和新证据的收集作为护理过程的第一步。

标准 2：诊断、问题和议题识别要求信息学护士完成从评估中获得的内容的分析，以识别诊断、问题、议题和改进的机会，并将此行动与标准 1 联系起来。

标准 3：结果识别描述了信息学护士如何识别预期的结果，然后推动个性化计划的发展，以实现这些结果。

标准 4：计划确定信息护士建立计划和协会活动的细节，旨在实现所描述的信息学护士的预期结果完全的。

标准 5：实施解决，信息学护士实施确定的计划。

标准 5a：活动的协调。

标准 5b：健康教学和健康促进。

标准 5c：具体的咨询地址，描述了值得执行的实施活动额外的关注。

标准 6：评估确定了信息学护士评估在达到结果方面的进展的期望。

每个标准声明的附带能力提供了关于这些护理实践标准的实施的额外细节。

（二）专业绩效的标准

专业绩效标准表达了信息学护士和信息学护士专家的角色绩效要求。

标准 7：从伦理上确定了信息学护士的实践，并进一步详细说明了相关的能力，例如使用带有解释性声明的护士道德规范来指导实践。

标准 8：教育解决了信息学护士获得知识和能力的需要，并将终身学习的承诺作为相关能力纳入其中。

标准 9：循证实践和研究证实信息学护士将证据和研究结果整合到实践中。

标准 10：实践质量描述了对信息学护士在护理和信息学实践的质量和有效性方面的贡献的期望，还包括 INS 寻求和维护专业信息学认证的能力。

标准 11：沟通说明信息护士使用多种形式进行有效沟通。

标准 12：领导力促进信息学护士在专业实践环境和专业中处于领先地位。

标准 13：协作包括信息学护士与医疗保健消费者、家庭和其他人在进行护理和信息学实践中的协作努力。

标准 14：专业实践评估确定信息学护士根据专业实践标准和指南、相关法规、规则和规定对自己的护理实践进行评估。

标准 15：资源利用解决了信息学护士在规划和实施安全、有效和财务负责的信息学和相关服务时使用适当的资源。

标准 16：环境健康通过描述信息学护士支持

在安全和健康环境中的实践来结束专业绩效标准列表。

十、结论

本章解释了信息学、医疗保健信息学和护理信息学的概念，并讨论了它们之间的关系。提出并描述了护理信息学的核心概念。阐述了护理信息学专业的建立。描述了护理信息学的模型，并总结了所选择的支持模型和理论。介绍了与护理信息学实践相关的能力工作。为信息学护士提供了国际和国家的资源。关于护理信息学实践范围的讨论，详细说明了与该专业相关的"谁、什么、何时、在哪里、如何及为什么"。简要介绍了护理信息学的实践标准和专业绩效的标准。2015年《护理信息学：实践范围和标准》（第2版）包含了实践声明的官方范围、标准和所有伴随的能力，包括适用于信息学护士专家高级实践的额外能力。

自测题

1. 哪个最能描述护理信息学的目标？
   A. 为护士提供数据、信息和信息处理支持，以做出有效的护理实践决策
   B. 为程序员提供护理数据
   C. 为护士提供编程技能
   D. 为IT供应商提供护理实践信息

2. 信息学护士和信息学护士专家之间有什么区别？
   A. IN和INS有相同的准备工作
   B. IN需要一个BS，INS需要一个MS
   C. IN是一个在护理信息学方面有经验的人，INS是在研究生阶段准备的护理信息学、信息学或信息学相关领域的专业课程
   D. IN和INS都只需要护理信息学经验和ANCC的认证

3. 哪一个项目不是护理信息学所关注的元结构或总体概念？
   A. 智慧
   B. 数据
   C. 分析
   D. 知识
   E. 信息

4. 2015年《护理信息学：实践范围和标准》第2版工作中未包括的内容是什么？
   A. 护理信息学的定义
   B. 对护理信息学专业的描述
   C. 护理实践中只有4个标准
   D. 护理过程

5. 护理信息学的定义还在不断发展。这个专业的主要概念是什么？
   A. 这个护理专业有一个独特的知识体系和认证流程
   B. 元结构是数据、信息、知识和智慧
   C. 它侧重于一个衍生良好的知识库、定义的研究项目、组织代表、教育项目和一个认证机制
   D. 其核心现象是护士、人、健康和环境

6. 哪些学者开发了护理信息学模型？
   A. Graves 和 Corcoran，Schwirian，Turley，McGonigle 和 Mastrian
   B. Saba 和 McCormick，Nelson，Schwirian，Turley
   C. Schwirian，Graves 和 Corcoran，Saba 和 McCormick，Turley
   D. Nelson，Schwirian，McGonigle 和 Mastrian，Saba 和 McCormick

7. Staggers、Gassert 和 Curran 博士进行了关于信息学能力和什么四个级别的护士的研究？
   A. 新手水平，专家水平，计算机技能，信息学

知识

B. 新手水平，信息学知识，专家问题解决者，专家水平

C. 新手水平，高级初学者，能力 / 熟练水平，专家水平

D. 初级护士，有经验的护士，信息学专家，信息学创新者

8. ANA 认可护理信息学为护理专业在哪一年？

A. 1989 年

B. 1992 年

C. 1994 年

D. 1995 年

E. 2001 年

9. Rogers 的创新扩散模式的五个阶段是什么？

A. 知识、说服、采用者做出决定、实施和确认

B. 说服、知识、决策、确认和测试

C. 采用者做出决策、实施、测试、知识和评估

D. 评估、知识、测试、说服和确认

10. 信息学护士在其实践中需要纳入的实践标准是什么？

A. 评估、问题、预期结果、干预措施和实际结果

B. 护理组件、评估、诊断、实施和结果

C. 评估、诊断、目标、计划、干预行动和实际结果

D. 评估、诊断、结果识别、计划、实施和评估

答案

1. A	2. C	3. C	4. C	5. B
6. A	7. D	8. B	9. A	10. D

参考文献

[1] Ajay, B. (2003). Student profiling: the Dreyfus model revisited. *Education for Primary Care*, 14(3), 360.

[2] American Nurses Association. (1994). *The scope of practice for nursing informatics*. Washington, DC: American Nurses Publishing

[3] American Nurses Association. (1995). *Standards of nursing informatics practice*. Washington, DC: American Nurses Publishing.

[4] American Nurses Association. (2001a). *Code of ethics for nurses with interpretive statements*. Washington, DC: American Nurses Publishing.

[5] American Nurses Association. (2001b). *Scope and standards of nursing informatics practice*. Washington, DC: American Nurses Publishing.

[6] American Nurses Association. (2008). *Nursing informatics: Scope and standards of practice*. Silver Spring, MD: Nursebooks.org.

[7] American Nurses Association. (2010). *Nursing: Scope and standards of practice* (2nd ed.). Silver Spring, MD: Nursebooks.org.

[8] American Nurses Association. (2015a). *Code of ethics for nurses with interpretive statements*. Silver Spring, MD: Nursesbooks.org.

[9] American Nurses Association. (2015b). *Nursing: Scope and standards of practice* (3rd ed.). Silver Spring, MD: Nursesbooks.org.

[10] American Nurses Association. (2015c). *Nursing informatics: Scope and standards of practice* (2nd ed.). Silver Spring, MD: Nursesbooks.org.

[11] Benner, P. (1984/2001). Using the Dreyfus model of skill acquisition to describe and interpret skill acquisition and clinical judgment in nursing practice and education. *Bulletin of Science, Technology and Society, 24*(3), 188-199. doi:10.1177/0270467604265061

[12] Benner, P., Benner, P. E. (2004). From Novice to Expert: Excellence and Power in Clinical Nursing Practice. United Kingdom: Prentice Hall.

[13] Blum, B. I. (1985). *Clinical information systems*. New York, NY: Springer.

[14] Bond, A. E., Eshah, N. F., Bani-Khaled, M., Hamad, A. O., Habashneh, S., Kataua, H., ... Maabreh, R. (2011). Who uses nursing theory? A univariate descriptive analysis of five years' research articles. *Scandinavian Journal of Caring Sciences, 25*(2), 404-409. doi:10.1111/j.1471-6712.2010.00835.x

[15] Carter-Templeton, H., Patterson, R., & Russell, C. (2009). An analysis of published nursing informatics competencies. *Studies in Health Technology and Informatics, 46*, 540-545.

[16] Dreyfus, S., & Dreyfus, H. (1980). *A five stage model of the mental activities involved in directed skill acquisition*. Berkeley, CA: California University Berkeley Operations Research Center.

[17] Graves, J., & Corcoran, S. (1989). The study of nursing informatics. *Image: Journal of Nursing Scholarship, 21*(4), 227-231.

[18] Hannah, K. (1985). Current trends in nursing informatics: Implications for curriculum planning. In: K. Hannah, E. J. Guillemin, & D. N. Conklin (Eds.), *Journal of Nursing Scholarship* (pp. 181). The Netherlands: Elsevier Science.

[19] Hunter, K. M., McGonigle, D., & Hebda, T. (2013). TIGER-based measurement of nursing informatics competencies: The development and implementation of an online tool for self-assessment. *Journal of Nursing Education and Practice, 3*(12), 70-80.

[20] Karnick, P. M. (2013). The importance of defining theory in nursing: Is there a common denominator? *Nursing Science Quarterly, 26*(1), 29-30. doi:10.1177/0894318412466747

[21] Knight, E. P., & Shea, K. (2014). A patient-focused framework integrating self-management and informatics, *Journal of Nursing Scholarship, 46*(2), 91-97.

[22] Matney, S., Brewster, P. J., Sward, K. A., Cloyes, K. G., & Staggers, N. (2011). Philosophical approaches to the nursing informatics data-information-knowledge wisdom framework. *Advances in Nursing Science, 34*(1), 6-18.

[23] Matney, S (2013). Nursing knowledge: Big data research for transforming healthcare. University of Minnesota, School of Nursing, Center for Nursing Informatics, August 12-13.

[24] McGonigle, D., Hunter, K. M., Hebda, T., & Hill, T. (2013). *Assessment of Level 3 and Level 4 nursing informatics (NI) competencies tool development.* Paper presented at the Summer Institute on Nursing Informatics (SINI) Beyond Stage 7 and Meaningful Use: What's Next?, Baltimore, MD.

[25] McGonigle, D., Hunter, K., Sipes, C., & Hebda, T. (2014). Why nurses need to understand nursing informatics, *AORN Journal, September, 100*(3), 324-327. doi: 10.1016/j.

[26] McGonigle, D., & Mastrian, K. (2012). *Nursing informatics and the foundation of knowledge* (2nd ed.). Burlington, MA: Jones & Bartlett.

[27] Nursing Informatics and the Foundation of Knowledge Dee McGonigle, Kathleen Mastrian Jones & Bartlett Learning, 2017.

[28] Office of Behavioral and Social Sciences. (2010). *Behavioral and social sciences (BSSR) definition.* Retrieved from http:// obssr.od.nih.gov/about_obssr/BSSR_CC/BSSR_def inition/ definition.aspx. Accessed on December 31, 2013.

[29] Rogers, E. M. (2003). Diffusion of innovations (5th ed.). New York, NY: Free Press.

[30] Saba, V. K., & McCormick, K. A. (2015). *Essentials of nursing informatics* (6th ed.). New York, NY: McGraw-Hill.

[31] Schwirian, P. M. (1986). The NI pyramid—A model for research

in nursing informatics. Computers in Nursing, *43*(3), 1.

[32] Shannon, C. E. (1948). *A mathematical theory of communication.* Bell System Technical Journal, *27*(379-423), 623-656.

[33] Shannon, C. E., & Weaver, W. (1949). *The mathematical theory of communication.* Chicago, IL: University of Illinois.

[34] Sipes, C. (2016). Project Management: Essential Skill of Nurse Informaticists, *Studies in Health Technology and Informatics*, Vol. 225: Nursing Informatics; 252- 256. Retrieved from https:// www.ncbi.nlm.nih.gov/ pubmed/27332201.

[35] Sipes, C. (2019). Nursing informatics: roles, professional organizations, and theories. In: C. Sipes (Ed.), New York: Springer Publishing Company, *Applications of informatics and technology in nursing practice: Competencies, skills, decision-making* (p. 16).

[36] Sipes, C., Hunter, K., McGonigle, D., West, K., Hill, T., & Hebda, T. (2017). The health information technology competencies tool: Does it translate for nursing informatics in the United States? *Computers, Informatics, Nursing, 35*(12), 609-614. doi:10.1097/ CIN.0000000000000408

[37] Sipes, C., McGonigle, D., Hunter, K., Hebda, T., Hill, T., & Lamblin, J. (2016). Operationalizing the TANIC and NICA-L3/ L4 tools to improve informatics competencies. *Studies in Health Technology and Informatics, 225*, 292-296. doi:10.3233/978-1-61499-658-3-292

[38] Staggers, N., Gassert, C. A., & Curran, C. (2001). Informatics competencies for nurses at four levels of practice. *Journal of Nursing Education, 40*(7), 303-316.

[39] The TIGER Initiative. (n.d.). Informatics competencies for every practicing nurse: Recommendations from the TIGER Collaborative: Technology Informatics Guiding Education Reform. Retrieved 2018 from: https://www.himss.org/tiger-initiative-technology-and-health-informatics-education.

[40] Tuckman, B. (1965). Developmental sequence of small groups. *Psychological Bulletin, 63*, 384-399.

[41] Turley, J. (1996). Toward a model for nursing informatics. *Image: Journal of Nursing Scholarship, 28*(4), 309-313.

[42] Wells, J., Manuel, M., & Cunning, G. (2011). Changing the model of care delivery: Nurses' perceptions of job satisfaction and care effectiveness. *Journal of Nursing Management, 19*(6), 777-785. doi:10.1111/j.1365-2834.2011.01292.x

[43] Yoon, S., Yen, P., & Bakken, S. (2009). Psychometric properties of the self-assessment of nursing informatics competencies scale. In: K. Saranto, P. Flatley Brennan, H.-A. Park, M. Tallberg, & A. Ensio (Eds.), *Connecting health and humans* (Vol. 146, pp. 546-550). Amsterdam, The Netherlands: IOS Press.

第17章 护理信息学基础
Foundations of Nursing Informatics

Sarah Collins Rossetti　　Susan C. Hull　　Suzanne Bakken　**著**
李宏洁 **译**　　张　琼 **校**

学习目标

- 讨论过去 10 年的联邦立法和法规对卫生信息技术使用的重大影响。
- 描述国家卫生信息技术协调员办公室的设立，并总结其在卫生信息技术实施方面所发挥的主要作用。
- 讨论联邦科研政策在信息学研究中的作用。
- 讨论政策对护理信息学专业的影响。
- 确定以信息和信息技术为重点的国家趋势和事件对护理信息学实践的影响。
- 概述卫生信息技术在政府和私营企业新兴的基于价值的保健提供和支付计划中的作用。

关 键 词

电子健康档案；卫生信息技术；卫生政策；HITECH 法案；信息学；互操作性；MACRA；护理信息学；国家政策；科研政策

一、概述

2016 年 12 月，《21 世纪治愈法案》授权支付 63 亿美元用于科研和药物开发，精神疾病和药物滥用的预防和治疗，医疗保健获取和质量改进，推进电子健康档案互操作性、患者对健康信息的获取、防止信息阻塞的措施。该法案内容包括：①开发和使用升级的 HIT 功能；②对数据共享的公开期望，包括使用开放的应用程序编程接口；③改善 HIT 用户体验，包括减少管理负担。研究和药物开发的重点包括向美国国立卫生研究院提供资金，以减少阿片类药物滥用，以及精准医学和生物医学研究。该法案还旨在加快药品审批过程，更新知情同意和人类研究对象保护要求。美国卫生与公共服务部和国家卫生信息技术协调员办公室负责改善卫生信息的互操作性，并采取措施防止信息阻塞。

2018 年 1 月，ONC 发布了《可信交换框架草案》，其中包括《可信交换框架和共同协议》

的原则，以及全国卫生信息网络之间推进互操作性的最低要求条款和条件（ONC，2018a）。ONC正在领导修订后的《电子健康档案报告程序》，其中包括 HIT 供应商证明他们没有参与信息阻塞，系统已经进行真实世界的测试，并且应用程序编程接口是可用的，允许信息无须特别努力即可访问、交换和使用。ONC 发布了一项指导性规则（2018 年 2 月），"21 世纪治愈法案：互操作性，信息阻塞，ONC 卫生信息技术认证程序指导性规则"（ONC，2018b），呼吁医疗保健行业采用 FHIR 作为 API 的标准，同时也提出一个条款，要求患者可以通过一个新的"电子健康信息"出口以电子途径获取其所有数据。规则也实施了《21 世纪治愈法案》中的信息阻塞条款，针对信息阻塞的定义提出了七个例外情况。最后，该规则列出了 HIT 认证的条件和维护的要求，以及第 1 版《美国互操作性核心数据集》。这些最近基于《21 世纪治愈法案》的努力，是建立在 10 年前奥巴马政府指定的关注 HIT 的关键立法基础上的，特别是 2010 年《患者保护与平价医疗法案》、2009 年《美国复苏与再投资法案》及其关键的《经济和临床健康卫生信息技术法案》条款。

2012 年 6 月 28 日，美国最高法院做出了一项具有历史意义和里程碑意义的裁决，ACA 是一项经过艰苦斗争的联邦法规，代表了民主党第 111 届国会和奥巴马政府所设想的全面医疗改革议程。尽管存在法律挑战，有些人还在试图推翻"奥巴马医改"，但这项法律一直都致力于用一个确保所有美国人都能获得负担得起且符合质量标准的医疗保健的系统，来取代一个破碎的系统。它包括了改善医疗保健服务获取和提供的广泛条款，除非被宣布违宪，否则这些条款将一直持续到这个十年结束（U.S.Department of Health&Human Services，2013）。

对于奥巴马政府和整个国家来说，ACA 关注的焦点是，人们日益认识到，先进的 HIT 对于支持大量电子信息交换至关重要，而电子信息交换是行业改革的基础。事实上，人们普遍认为，

有意义的医疗改革不能与基于可接受的、标准化的、可互操作的数据交换方法的全国乃至全球的卫生信息技术整合分开，这一共识为其他至关重要的立法提供了支撑，为 ACA 铺平了前进的道路。

正是这种共识促成的广泛支持使 2009 年的 ARRA 及其关键的 HITECH 法案条款在奥巴马总统任期的最初几周获得通过。在大约 220 亿美元拨款的支持下，这项立法授权了医疗保险和医疗补助服务中心为符合条件的专业人员和医院提供补偿激励，这些专业人员和医院采取措施成为认证的 EHR 技术的"有意义的用户"，以提高护理质量和更好地管理照护成本（First Insight®，n.d.）。

HITECH 法案为全国符合条件的医院和供应商采用 EHR 提供了激励（通常被称为有效使用），导致 EHR 得到广泛使用，这是提高照护质量、满足临床和商业需求及提供汇总、跨患者数据分析和高级决策支持和发现功能的关键基础。然而，卫生组织之间缺乏电子信息的交流、临床医生在使用 EHR 时所经历的管理和可用性负担，仍然是在医疗保健系统中实现这些益处的重大障碍。《21 世纪治愈法案》旨在提高电子 EHR 的互操作性、信息获取的便利性和真实世界的用户测试。

2015 年《医疗保险准入和 CHIP 再授权法案》是同样重要的立法，为医疗保险受益人建立了新的基于价值的支付模式，这可能会减轻 EHR 的管理负担，并适用于医生和非医生的医疗保健提供者，包括开业护士、医生助理、临床护理专家和注册护士麻醉师。MACRA 将医疗保险《EHR 激励计划》（有效使用）转变为新的基于绩效的激励支付系统的四个组成部分之一（MIPS 本身就是 MACRA 的一部分）。MACRA 包括基于绩效的激励支付系统、替代支付模式和高级替代支付模式，该模式需要使用经过认证的 EHR。

HIT 与护理专业

EHR 用以患者为中心、安全且信息丰富的方

式管理医疗保健数据和信息。在整个连续护理过程中，通过改进信息访问和可用性，医疗保健的提供者和患者越来越能够利用增强的临床决策支持和定制的教育材料提供的功能，更好地管理每位患者的健康。

从互不相干、低效、基于纸质的护理服务"孤岛"，转变为一个由 EHR 和 HIT 革新驱动的全国性、互联的、可互操作的系统，在这一巨大的转变中，护士和护理信息学的重要性再怎么强调都不为过。几十年来，护士积极地为信息系统的开发、使用和评估贡献资源。今天，他们构成了最大的卫生保健专业人员群体，其中包括在美国国家委员会任职并参与互操作性倡议的专家，这些倡议侧重于政策、标准和术语开发，标准协调，消费者健康，健康的社会决定因素的纳入，以及 EHR 可用性和采用等。

在一线工作中，护士作为有效利用 HIT 来提高卫生保健服务的安全、质量和效率的领导者，继续对改善个人、人群和社区的健康产生深远影响（ANI，2009）。信息学护士是工作知识的关键贡献者，他们了解在信息系统中设计的循证实践如何支持和加强临床过程和决策，以改善患者安全和结果。护士是各种护理环境中的"黏合剂"，负责协调护理和促进健康，因此往往是患者的主要接触者，也是护理过程中的最后一道防线，在这里可以发现和纠正医疗错误或其他意外行为。此外，作为改善医疗保健服务系统的组织规划和流程再造的驱动力，信息学护士越来越多地受到护士、护理管理者和高管的青睐，因为他们能够将 IT 应用带入主流的医疗保健环境（ANI，2009）。

美国医学研究所和 Robert Wood Johnson 基金会（Robert Wood Johnson Foundation，RWJF）在 2010 年的里程碑式报告《护理的未来：引领变革，促进健康》中确认了护理在医疗改革中的重要性。根据这份报告的建议，RWJF 启动了《未来护理倡议》。在该倡议中，RWJF 继续支持报告提出的研究议程，并实施在护士培训、教育、专业领导

和人力资源政策等领域的建议（Committee on the Robert Wood Johnson Foundation 和 Initiative on the Future of Nursing at the Institute of Medicine，2010a）。为了配合这一努力，护士积极担任信息学领导角色，我们展示了最近"第一位护士"的几个例子：第一位卫生信息技术政策委员会的护士（Connie Delaney，PhD，RN，FAAN，FACMI，FNAP），第一位卫生信息技术标准委员会（HIT Standards Committee，HITSC）的护士（Judy Murphy，RN，FACMI，FHIMSS，FAAN），第一位在 ONC 担任美国国家副协调员的护士（Judy Murphy，RN，FACMI，FHIMSS，FAAN），第一位担任整合医疗企业主席的护士（Joyce Sensmeier，RN-BC，MS，CPHIMS，FHIMSS，FAAN），第一位管理 HITSC 的护士（Joyce Sensmeier，MS，FHIMSS，FAAN），第一位担任美国国家医学图书馆主任的护士（Patricia Flatley Brennan，PhD，RN，FAAN，FACMI），第一位担任《American Medical Informatics Association》（JAMIA）编辑的护士（Suzanne Bakken，RN，PhD，FAAN，FACMI）。

在实际工作中，护士参与卫生信息系统选择、设计、测试、实施、开发和优化的各个方面，对当今医疗改革和转型的成功越来越重要。此外，随着 EHR 和其他移动和虚拟护理技术在各种护理环境中的应用越来越多，必须将护理独特的知识体系与护理流程相结合，以支持顶级的许可实践。

改革的主要力量正在推动整个美国医疗保健领域对 HIT 人才的需求急剧增加。《纽约时报》的 Reed Abelson 在 2011 年底写道，"……美国的医疗保健已经发生了改变，这种改变不会轻易被撤销。一些规定已经落实到位，例如对医疗保险公司的更严格监管……已经得到了很好的巩固和普及"（Abelson、Harris 和 Pear，2011）。

《今日美国》中一篇类似的文章表示赞同，报道称医疗行业的整体重组推动了 HIT 就业的增长。这不仅包括 ACA，还包括 2009 年联邦刺激

资金、新的政府法规，以及整个行业对 HIT 越来越多的使用（Mitchell，2011）。美国劳工统计局的预测也支持了这一观点，即到 2020 年，HIT 领域的就业增长将达到 20%，到 2026 年将再增加13%，而网络和计算机系统管理员等部门的就业增长将达到 28%（U.S.Bureau of Labor Statistics，2013）。

随着用于医疗、研究、健康和社区的患者健康数据在一个多样化但碎片化的数字医疗生态系统中激增，信息隐私和安全问题也在增加。关于患者的丰富背景数据（由患者提供）的增加，包括环境、地理、社会行为和基因组数据，为患者的故事增加了数字定义，对护理和临床照护有显著的好处（AMIA Policy Invitational Planning Committee，2017）。

患者健康数据的生命周期正在发生变化，包括其新颖性、速度、使用、复用和交换。医疗保健机构意识到，由于患者健康数据管理的情况正在迅速变化，目前的隐私和安全措施往往不足以保护日益增长的患者的受保护的医疗保健信息（protected healthcare information，PHI）的隐私。随着 HIT 系统的升级、转向更新、更快和更多的移动网络，以及转向私有、公共和日益开放的云，这些动态变化将变得更加复杂。

作为这种动态的一个主要因素，卫生系统和医生实践对认证 EHR 的实施和证明有效使用越来越多，也将继续为 HIT 专业人员创造新的机会。截至 2017 年，超过 96% 符合 CMS《EHR 激励计划》的医院已经实现了有效使用认证的HIT，超过 60% 的美国诊所医生（MD/DO）已经在 CMS《EHR 激励计划》中有效使用认证的HIT。超过 20% 的开业护士（nurse practitioner，NP）和 2% 的医师助理（physician assistant，PA）已经有意义地使用了经过认证的 HIT。截至2017 年，96% 的非联邦急症救护医院拥有认证的 HIT。农村地区的小型关键接入医院（critical access hospital，CAH）的使用率最低，为 93%。近 9/10（86%）的办公室医生采用了各种类型

的 EHR，近 4/5（80%）采用了经过认证的 EHR（ONC，2019a）。

CMS 于 2018 年 4 月将"EHR 激励计划"更名为"促进互操作性计划"（promoting interoperability，PI）。2011 年 5 月 —2018 年 10月期间，美国联邦医疗保险 PI 计划支付了超过248 亿美元。2011 年 1 月（第一批州开始启动项目）—2018 年 10 月，美国联邦医疗保险 PI 计划支付了 60 多亿美元（CMS，2019）。

总而言之，当医院和医生开始采用 EHR 并连接到全州的健康信息交换系统（health information exchange，HIE）时，将需要大约50000 名合格的 HIT 工作者来满足他们的需求。事实上，美国劳工统计局、教育部和独立研究预估了劳动力短缺的问题。PwC 健康研究所（PwC's Health Research Institute）在 2013 年 3 月发布的一项最新研究显示，日益严重的短缺似乎比之前报道的更严重。该报告称，在接受调查的全球医疗行业首席执行官中，近 80% 的人预计 2013 年将增加技术投资，但超过半数（51%）的人担心员工跟不上技术变革的步伐。77% 的人表示，他们正在重新审视自己的招聘和晋升策略，以解决卫生信息技术领域的空缺（Monegain，2013）。

二、综述

鉴于护士和 HIT 专业人员对未来医疗保健转型的重要性，了解推动行业变革的关键因素非常重要：主要影响者、组织、计划和流程，他们为将影响医疗保健整合的 HIT 制定或定义了策略。因此，本章的目的是确定和界定这些影响者过去和现在的作用，包括以下各部分。

- 当今国家医疗保健体系的变革力量。
- 改革的任务：从 ARRA 和 HITECH 法案到《21 世纪治愈法案》和 MACRA。
- 州和地区 HIT 计划。
- HIT 联邦咨询委员会和机构。
- 护理信息学和医疗改革。

- 前进的道路。

三、当今国家医疗卫生体系的变革力量

ACA、ARRA、HITECH 法 案、MACRA 和《21 世纪治愈法案》的通过可以追溯到几十年前的漫长历程。1991 年，IOM 在其里程碑意义的报告《基于计算机的患者档案：医疗保健的一项基本技术》中得出结论，计算机化可以帮助改善患者档案和信息管理，从而提高护理质量（Dick 和 Steen，1997）。近十年后，又有其他突破性的报告呼吁使用 HIT 来提高美国医疗保健系统的效率、安全和质量，包括 1999 年的《人非圣贤，孰能无过》(To err is human)(Institute of Medicine，1999) 和 2001 年的《跨越质量鸿沟 》(Crossing the Quality Chasm)(Institute of Medicine，2001)。这些报告呼吁采取行动，从依赖纸面和口头沟通进行患者护理的模式转变为一个新的时代，即在为患者提供护理的同时，医疗保健专业人员也能够在其临床决策中得到技术支持。

2012 年，IOM 对这些报告进行了跟进，发布了《低成本的最佳医疗：美国持续学习型医疗服务之路》，敦促进行系统性改革，以减少医疗系统的低效情况（Institute of Medicine，2013b）。报告指出，美国医疗体系的复杂性和低效率不仅威胁到医疗质量，而且威胁到国家的经济稳定性和全球竞争力。

此外，关于基于计算机的患者档案的早期报告要求对持续改进做出紧急全面承诺，个别医院和其他供应商的渐进式升级将不再足够。该报告的主要观点之一是，更好的数据管理，包括 EHR 和移动技术，将是升级医疗服务同时降低低效率和低成本的关键方法（Dick 和 Steen，1997）。

美国国家医学研究院的学习型卫生系统系列的多卷内容反映了信息学在学习型卫生系统中的基本作用：《临床数据作为健康学习的基本内容：创建和保护公共利益》(Institute of Medicine，2010a)，《学习型卫生系统的数字基础设施：持续改善医疗卫生保健的基础——系列研讨会摘要》(Institute of Medicine，2011)，《卫生保健持续学习中数字数据改进优先事项——研讨会摘要》(Institute of Medicine，2013a)，《临床决策支持的优化策略：系列会议摘要》(Tcheng 等，2017)。最后一份报告中，Tcheng 等确定了与护理信息学特别相关的合作行动重点：创建国家临床决策支持资源库，开发评估 CDS 有效性的工具，发布绩效评估，促进融资和测评以加速 CDS 的采用，开发一个多利益相关者 CDS 学习社区以提高可用性，并建立 CDS 研究投资计划（Tcheng 等，2017）。

（一）ONC 从诞生至今

2004 年 1 月 20 日，George W.Bush 总统在他的国情咨文演讲中呼吁，"……到 2014 年为每个美国人建立一个 EHR……通过将健康记录电脑化，我们可以避免危险的医疗错误，降低成本，改善医疗"（Bush，2004a）。同年，他继续发布了一项行政命令，"鼓励使用卫生信息技术和建立国家卫生信息技术协调员职位"，这对美国的每一个医疗单位、供应商和信息学专业人员都产生了影响（Bush，2004b）。

该命令的内容包括：①设立一个国家 HIT 协调员职位；②开放一个全国可互操作的 HIT 基础设施；③制定、维护和指导实施一个战略计划，以指导在公共和私营部门实现可互操作的 HIT 技术。David Brailer 博士被时任 HHS 部长的 Tommy Thompson 任命为首位国家协调员。ONC 组织位于 HHS 秘书办公室内。

今天，ONC 仍然是负责协调全国实施和使用最先进的 HIT 和卫生信息电子交换工作的主要联邦实体。ONC 是执行 ARRA 及其 HITECH 法案条款的关键参与者，现在作为《21 世纪治愈法案》的一部分执行互操作性工作。ARRA 授权成立两个委员会，即卫生信息技术政策委员会和卫

生信息技术标准委员会，向 ONC 提出建议。如今，这两个委员会已被卫生信息技术咨询委员会（ONC，2019b）取代，作为《21 世纪治愈法案》的一部分，向 ONC 建议"政策、标准、实施规范和认证标准，涉及在国家和地方实施卫生信息技术基础设施，促进卫生信息的电子访问、交换和使用"（ONC，2019b）。

在 Brailer 离任后，Robert Kolodner 博士担任了 1 年的临时领导人，并于 2007 年 4 月被正式任命为协调员，一直工作到 2009 年 1 月。

Farzad Mostashari 博士于 2011 年 5 月由 HHS 部长 Kathleen Sebelius 任命，接替 David Blumenthal 博士，于 2009 年 4 月—2011 年 4 月担任国家协调员。Mostashari 于 2013 年 10 月辞职。Jacob Reider 博士于 2013 年 10 月—2014 年 1 月担任临时协调员。Karen DeSalvo 博士于 2014 年 1 月被 Sebelius 部长任命为国家协调员。Vindell Washington 于 2016 年 8 月—2017 年 1 月担任国家协调员，随后是医学博士 Jon White 于 2017 年 1 月—2017 年 4 月短暂担任代理国家协调员。Donald Rucker 博士（MBA）于 2017 年 4 月被任命为国家协调员。

（二）卫生信息技术培训项目：改革的基本要素

正如前言中所讨论的，当今对 HIT 专家的迫切需求受到了缺乏专业人员的挑战，而这些专业人员恰好是最能够推动转型的最佳人选。随着对先进 HIT 的基本需求达成共识，以及护理人员、HIT 专家和其他医疗专业人员日益短缺的压力，美国政府通过 HHS 招募了一些全国顶尖大学、社区学院和主要研究中心的人才和资源，以促进卫生信息技术的广泛和有效使用。这些学校提供各种各样的培训项目，帮助建立 HIT 员队伍的深度和广度，以作为美国医疗服务转型的一个关键组成部分。

HIT 的校内和在线项目均提供证书，包括大专、学士和硕士学位。这些项目补充了传统的

NIH 资助的博士和博士后培训项目，如 NLM 支持的项目。证书课程通常包括 15～30 个学时，通常是为在职专业人士设计的。美国医学信息学协会于 2005 年创建了一项革命性的"10×10"计划，目标是在 10 年内培训 10 000 名医疗专业人员应用卫生信息学，并成为基于认证的项目典范（AMIA，n.d.）。

通过 ARRA 资助的一项合作协议项目，联邦政府向 16 所大学和 82 所社区学院提供了总额约 1.18 亿美元的奖励和拨款，为 HIT 教育提供激励，以加速新的 HIT 专业人才的增长。这些项目支持了 2 万多名新的 HIT 专业人员的培训和发展。有关更多信息，请参阅下文。

卫生信息技术政策委员会（现为卫生信息技术咨询委员会）卫生信息技术人力发展工作组于 2012 年 7 月成立，旨在提出建议，以便在 1 年内确定 HIT 培训需求和能力，并推荐实施工具。该工作组建议对 ONC 资助的项目及其核心能力进行总结和公布，同时公布可用的教育和最佳实践的资源。

该工作组还推荐了新的计划和资金来解决新出现的需求，例如基于团队的护理、人口健康和患者参与，以及评估 HIT 对现有劳动力影响的研究。最后，HIT 需要在标准职业分类（Standard Occupational Classification，SOC）中得到体现，委员会正在征询意见，以便将其纳入将于 2018 年发布的下一版中（Health IT Workforce Development Sub Group，2013）。SOC 代码包括 HIT 和管理、卫生信息学从业者、卫生信息学专家和卫生信息学分析师（Bureau of Labor Statistics，n.d.）。

（三）健康保险流通与责任法案：隐私和安全

1996 年通过的《健康保险流通与责任法案》要求 HHS 制定法规，保护电子健康信息的隐私和安全，并促进其有效传输。HIPAA 的目标是允许提供和促进高质量医疗保健所需的健康信息的

流动，同时保护公众的健康和福祉。在 HIPAA 之前，医疗保健行业没有一套普遍接受的保护健康信息的标准或要求。与此同时，新技术的发展使医疗保健行业摆脱了纸质流程，并增加了对电子信息系统的依赖以执行一系列行政和临床功能，例如提供健康信息、支付索赔和回答资格问题（All Things Medical Billing，n.d.）。

为了遵守该法案的要求，HHS 发布了俗称的《HIPAA 隐私规定》和《HIPAA 安全规定》。这些规定适用于所有医疗计划、医疗清算中心和以电子形式传输医疗信息的任何医疗保健提供者。

1.《HIPAA 隐私规定》

2003 年 4 月 14 日生效的《HIPAA 隐私规定》制定了保护个人可识别健康信息的国家标准。因此，该规定规范了个人健康信息（称为受保护的健康信息）的使用和披露，并规定了个人隐私权的标准，以帮助了解和控制健康信息的使用。该规定适用于称之为涵盖实体的组织，包括医疗结算中心、雇主赞助的健康计划、健康保险公司和从事 PHI 转化的其他医疗服务提供者。PHI 的定义很宽泛，包括个人医疗记录或支付历史的任何部分（U.S.Department of Health&Human Services，2013）。

最终的 HIPAA/HITECH 法案隐私、安全、执行、违反通知规定于 2013 年 1 月 25 日在联邦公报上公布。最终的综合规定大大加强了对患者隐私的保护，并为个人提供了对其健康信息新的权利。虽然最初的 HIPAA 隐私和安全规定侧重于医疗服务提供者、医疗计划和其他处理医疗保险索赔的实体，但这些更改将许多隐私要求扩展到这些接收受保护的健康信息的实体的业务伙伴，如承包商和分包商。此外，该规定还根据过失程度增加了对违规行为的处罚，每项违规行为的最高罚款为 150 万美元（HHS Press Office，2013）。

2.《HIPAA 安全规定》

《HIPAA 安全规定》于 2003 年 4 月 21 日生效，大多数涵盖实体的合规日期为 2005 年 4 月 21 日。安全规定是隐私规定的补充；隐私规定适用于包括纸质和电子记录在内的所有 PHI，而安全规定专门处理受保护的电子健康信息（electronic protected health information，ePHI）。尽管如此，安全规定的一个主要目标是保护个人 PHI 的隐私，同时允许涵盖实体采用新技术来提高患者护理的质量和效率。鉴于医疗保健市场的多样性，安全规定的设计具有灵活性和可扩展性，以便所覆盖的实体可以实施适合实体特定规模、组织结构和消费者 ePHI 风险的政策、程序和技术（U.S.Department of Health & Human Services，n.d.）。

在 HIPAA 法案通过和实施后的几年里，该法案对卫生信息学产生了重大影响。例如，根据 HIPAA，患者必须被允许审查和修改他们的医疗记录。医疗保健提供者表示担心，选择查看自己病历的患者可能会感到焦虑加剧。然而，其他研究已经证实，该方法可加强医患沟通，并且增加患者对他们医疗记录的访问所带来的风险很小。

ARRA 的通过扩展了 HIPAA 的权限，对隐私和安全提出了新的要求。目前影响医疗保健社区和 HIT 专业人员的 HIPAA 的最大变化之一是 2009 年 1 月 16 日公布的《HIPAA 电子交易标准最终规定》中的修改。

在最初的框架中，用于 HIPAA 事务的美国国家标准协会 X12 标准的旧版本被 5010 版本所取代，该版本管理医院、医生实践、健康计划和索赔清算中心之间某些医疗保健事务的传输。此外，用于药房和供应商交易的国家处方药计划委员会（National Council for Prescription Drug Program，NCPDP）的旧版本标准将被 D.0 版本所取代（Blue Cross Blue Shield Blue Care Network of Michigan，n.d.）。

作为 HIPAA 实施以来的第一个重大变化，这些新标准的出台旨在增强业务功能、澄清歧义，并更好地定义情景和所需的数据元素。新规则适用于所有向医疗保险运营商、财政中介机构、医疗保险管理承包商（Medicare administrative contractor，MAC）和耐用医疗设备的医疗保险管理承包商开具账单的医生、提供者和供应商，用以向医疗保险受益人提供服务（Medicare Leadership Network，n.d.）。

当初宣布改用 5010 标准时，应该是在 2012 年 1 月 1 日开始实施。然而，2011 年 11 月，CMS 决定，虽然不会改变遵守标准的实际期限，但不会在 3 月 31 日前启动执法行动。此后不久，由于继续重新考虑其所谓的"阻碍全面实施的一些悬而未决的问题和挑战"，CMS 将执行日期推迟到 2012 年 7 月 1 日（Robeznieks，2012）。向 HIPAA5010 标准的转换被视为 2015 年从 ICD-9 临床编码系统到更详细的 ICD-10 系统的更大转换的关键。

如前文所述，HIPAA 的最终规定还加强了 HITECH 违约提醒的要求，明确了何时必须向 HHS 报告非安全健康信息的泄露。这些变化也加强了政府的执法能力。

最近的工作侧重于个人的访问权，以及消费者使用自己选择的技术手段轻松查看、下载和传输其健康信息带来的持续挑战。移动健康应用程序正在激增，消费者可以很容易地访问和整合他们的健康数据，并成为他们自己的健康交换的活跃中介。

HHS 民权办公室（Office of Civil Rights，OCR）认识到，需要改善照护协调，减轻 HIPAA 规定（特别是《HIPAA 隐私规定》）的监管负担，以促进协调的、基于价值的医疗保健。在征求公众意见的同时，预计 HIPAA 现代化即将到来，数字技术加快透明度及新的照护提供和支付模式将成为一个重要话题（Health and Human Services，2018）。

（四）电子健康档案认证和测试

随着 ARRA 和 HITECH 法案的通过，ONC 已经成为定义 EHR 有效使用和认证背后的驱动力。这一新的现实改变了医疗保健信息技术认证委员会（Certification Commission for Healthcare Information Technology，CCHIT）的运营环境，该委员会在 2009 年之前一直是唯一一个认证 EHR 系统的组织。

CCHIT 在三个医疗信息管理和技术行业协会的支持下于 2004 年成立：美国健康信息管理协会、美国医疗卫生信息和管理系统协会、美国全国健康信息技术联盟（National Alliance for Health Information Technology，NAHIT）。2005 年 9 月，HHS 授予 CCHIT 一份合同，为 EHR 制定认证标准和检查程序，并建立相互操作的网络。认证标准是通过一个自愿的、基于共识的过程制定的，涉及不同的利益相关者。许多 HIT 专业人员参与了这个过程，帮助定义医院和流动环境的认证标准，并概述 CCHIT 使用的测试流程（Certification Commission for Healthcare Information Technology，n.d.）。

然而，在 2009 年 ARRA 通过后的几个月里，关于 CCHIT 未来独特角色的问题浮出水面。2010 年 3 月 2 日，ONC 确认了这场辩论的优点，它发布了一份新的规则制定建议通知，建议为测试和认证 EHR 建立两个认证项目，一个是临时的，一个是永久的。这些新项目并不局限于 CCHIT。然后，在 2010 年 6 月 24 日，ONC 公布了 EHR 临时认证项目的最终规定。

根据临时认证项目，ONC 批准授权组织，即 ONC 授权的测试和认证机构（ONC-Authorized Testing and Certification Body，ONC-ATCB），对 EHR 和 EHR 模块进行测试和认证，从而确保在 ARRA 规定的报告期开始之前，可以获得认证的 EHR 技术。第 1 年之后，永久认证项目取代了临时认证项目，现在将执行测试和认证的职责分开，现在称为授权测试实验室（Authorized Test Lab，ATL）和授权认证机构（Authorized Certification Body，ACB）。除了 EHR 和 EHR 模块认证，永久认证项目还包括其他类型的 HIT 认证，如个人健康记录和 HIE 网络。随着 ONC 卫生信息技术认证计划的启动，临时认证计划于 2012 年 10 月 4 日结束（Office of the National Coordinator for Health Information Technology，n.d.）。

（五）标准和 eHealth Exchange

eHealth Exchange 以前被称为美国全国健康信息网络（Nationwide Health Information Network，NwHIN），或 NwHIN Exchange，是由红杉项目（Sequoia Project）管理，该项目是一个非盈利的非政府组织（Sequoia Project，n.d.）。eHealth Exchange 是在 ONC 的支持下发展起来的，现在由一个名为红杉项目的非营盈利性行业联盟管理，作为一个公私合作伙伴关系，以增加私营企业中健康信息交换系统的创新。

这一交换工作始于 2005 年底，当时 HSS 委托 HITSP 协助开发 NwHIN，它将在全国范围内建立一个可互操作的、私有的、安全的 EHR 之间的卫生信息交换（Enrado，2011）。红杉项目于 2012 年从 ONC 接管 NwHIN Exchange，即现在的 eHealth Exchange（Sequoia Project，n.d.）。

正如过去和现在的设想，eHealth Exchange 旨在提供一套标准，规范供应商、消费者和其他参与提供医疗保健的人员之间的连接。这些标准的目的是使规范化的健康信息能够跟随消费者；它旨在使健康记录、实验室结果、药物信息和相关的医疗数据能够通过互联网方便地提供给供应商、药剂师，甚至是消费者，从而帮助实现 HITECH 法案和《21 世纪治愈法案》的目标。与此同时，eHealth Exchange 还致力于确保消费者的健康信息在电子环境中保持安全和机密。

eHealth Exchange 是一组标准、服务和策略，支持通过网络进行安全的健康信息交换。这些标准已经被至少三个联邦项目所采用：直接项目（Direct Project）、NwHIN 交换项目和 CONNECT 软件项目。eHealth Exchange，当时仍被称为 NwHIN 时，随着政府作为促进者而不是基础设施建设者的角色而继续发展。事实上，它的发展依赖于一个协作、透明和自下而上的支持的环境，包括小型和大型的医生团体和卫生系统，这些团体和卫生系统正在努力在整个连续护理过程中与其他照护提供实体共享患者记录。

2012 年 10 月，ONC 启动了 NwHIN Exchange，其中包括共享患者信息以进行护理的联邦和非联邦机构。目前，该交易所在的所有 50 个州都很活跃，是连接联邦机构和非联邦组织以改善患者护理和公共卫生的主要网络（eHealth Exchange，n.d.）。据 ONC 称，全国一半以上的健康信息交换是在 eHealth Exchange 可信交换共同协议中进行的（eHealth Exchange，n.d.）。

（六）互操作性

根据《21 世纪治愈法案》原文第 4003 节，术语"互操作性"就 HIT 而言，是指 HIT 能够：①与其他健康信息安全地交换和使用电子健康信息而无须用户特别努力的技术；②允许根据州和联邦法律的授权，完全访问、交换和使用所有可通过电子方式访问的健康信息；③不构成第 3022 （a）节中定义的信息阻塞（Barr，2008；Connor，2007；ONC，2018c）。

根据 2009 年 HITECH 法案中 ARRA 的要求，ONC 向国会提交了关于《采用健康信息电子使用和交换系统》（Adoption of the System for the Electronic Use of and Exchange of Health Information）的年度报告。报告反映了《联邦卫生信息技术战略计划（2015—2020）》（Federal Health IT Strategic Plan 2015—2020）和《连接全国卫生和保健：共享的全国互操作性路线图》（Connecting Health and Care for the Nation：A Shared Nationwide Interoperability Roadmap）的实施进展情况（ONC，2015a 和 2015b）。2018 年的报告认识到，尽管取得了 10 年的进展，但仍存在一些问题：①患者往往无法获得自己的健康信息，这妨碍了他们管理自己健康和以更低价格购买医疗保健的能力；②医疗保健提供者通常在治疗点无法访问患者数据，特别是当多个医疗保健提供者维护不同的数据块、拥有不同的系统或使用从不同开发者处购买的卫生信息技术方案时；③支付者往往无法获得受保个人群体的临床数据，以评估向其客户提供的服务的价值（ONC，

2018d）。关于未来行动的建议包括以下内容
（ONC，2018d）。

- 改善 HIT 的互操作性并升级技术功能，使患者可以使用智能手机（或其他设备）安全地访问、整合和移动自己的医疗信息，医疗保健提供者也可以轻松地发送、接收和分析患者数据。

- 提高数据共享的透明度，加强 HIT 的技术能力，使支付者能够获得人口层面的临床数据，以提高经济透明度和业务效率，降低照护成本和管理成本。

- 优先改善 HIT，减少医疗保健提供者的文档负担、时间效率低下和麻烦，这样他们就可以专注于他们的患者身上，而不是他们的计算机上。

1. 健康信息交换系统管理和信息阻塞

2012 年 5 月，ONC 向公众发布了一份关于全国卫生信息网络治理的信息请求（request for information，RFI），认为这将是朝着实现全国范围内可信任和互操作的电子健康信息交换迈出的关键一步。ONC 认为，一套关于隐私、安全、商业和技术需求的共同规则是为全国电子健康信息交换能力的增长奠定必要基础的手段。布什政府和奥巴马政府提出的"21 世纪电子医疗系统"的构想也有可能得到实现，为所有美国人提供高效、优质的医疗服务。

RFI 要求公众就治理机制如何最好地使患者相信他们的健康信息正在适当和安全地被共享提出反馈意见；让提供者放心，他们在发送或接收患者信息时是在与可信的实体打交道；促进开放和竞争的电子卫生信息交换市场；推动创新蓬勃发展。对 RFI 的回应是，不希望进行监管，而是希望市场成熟并遵循非监管方式。因此，《可信电子健康信息交换管理框架》于 2013 年 5 月发布，旨在作为健康信息交换系统管理的指导原则（ONC，n.d.a）。它的目的是提供一个通用的概念基础，适用于所有类型的管理模型，并表达 ONC 认为对健康信息交换系统管理最重要的原则。《管

理框架》没有规定具体的解决方案，但列出了 ONC 对健康信息交换系统管理实体期望的里程碑和成果（Mostashari，2013）。

ONC 规定的交换标准与 CMS 有效使用措施相对应，以促进 EHR 的使用，通过提供完整和准确的患者信息和信息获取途径的增加，以及鼓励患者参与自己的医疗保健，从而改善医疗保健。"有效使用"的第一阶段提供激励措施以帮助医疗保健提供者使用 EHR。"有效使用"的第二阶段侧重于卫生信息交换，以改善医疗保健提供者和患者之间的信息流动。通过交换护理记录摘要实现的健康信息交换是"有效使用"第三阶段的八个目标之一，该阶段的总体重点是使用经过认证的电子健康档案技术（certified electronic health record technology，CEHRT）来改善健康结果。2018 年 4 月，CMS 的有效使用电子健康档案激励计划更名为《促进互操作性计划》。

2018 年 1 月 5 日，ONC 发布了可信交换框架草案，包括 A 部分和 B 部分。A 部分是可信交换原则，这是合格健康信息网络（Qualified Health Information Network，QHIN）和健康信息网络（Health Information Network，HIN）为了在参与者和最终用户之间产生信任应遵循的保障和一般原则（ONC，2018a）。B 部分是可信交换的最低要求条款和条件，将"被认可的协调实体（Recognized Coordinating Entity，RCE）纳入一个单一的共同协议"（ONC，2018a）。

2. IHE、卫生信息交换国际标准组织和 HL7 快速医疗保健互操作性资源标准

IHE 是一项全球倡议，目前已进入第 12 个年头，旨在创建一个框架，在多个医疗保健企业中实现应用程序到应用程序、系统到系统及环境到环境之间无缝传递重要的医疗信息。IHE 将 HIT 利益相关者聚集在一起，通过开发一个互操作性框架来展示在整个医疗保健企业中及在医疗保健企业之间有效传达患者信息的标准的实施。由于其经过验证的协作、演示过程和可互操作解决方案的现实实施过程，IHE 在显著加快电

子健康档案系统之间基于标准的互操作性的定义、测试和实施过程方面处于独特的地位（Health Information and Management Systems Society，n.d.）。

包括 EHR 供应商在内的多个利益相关者已经合作建立了支持互操作性的简化机制。快速医疗保健互操作性资源是一种 HL7 标准，近年来作为使用定义明确的有限资源集进行信息交换的机制而得到加强。建立在 HIR 基础上的可替代医疗应用和可重复使用技术（Substitutable Medical Applications and Reusable Technologies，SMART）平台使 EHR 系统像类似于 iPhone 的平台一样，通过应用程序编程接口和一组核心服务，支持轻松添加和删除第三方应用程序（Mandel、Kreda、Mandl、Kohane 和 Ramoni，2016）。在这种方法中，核心系统（EHR）是稳定的，应用程序是可替代的（Mandel 等，2016）。CDS Hooks 设计用于根据触发事件从 EHR 工作流中调用外部 CDS 服务。服务有三种形式：①信息卡，提供文本供用户阅读；②建议卡，通过可点击的 EHR 按钮提供特定的建议，从而导致随后转变为电子健康档案用户界面；③应用链接卡，提供到应用程序的链接。

3. 文档负担

根据《21 世纪治愈法案》的规定，ONC 和 CMS 正在积极开发一种策略，以减少临床医生的文档负担，这是互操作性的障碍。《关于减少卫生信息技术和电子健康档案使用相关监管和行政负担的战略》草案于 2018 年底发布，并概述了旨在减轻临床医生负担的三个主要目标（Office of the National Coordinator for Health Information Technology，2018）。

- 减少临床医生在 EHR 中记录健康信息所需的精力和时间。
- 减少为满足临床医生、医院和医疗保健组织的监管报告要求所需的精力和时间。
- 提高 EHR 的功能性和直观性（易用性）。

美国护理信息学联盟对 ONC 的战略草案提出了公开评论，指出"护理专业在这个围绕文档负担的战略和对话中基本上被忽略了"（ANI，n.d.a）。ANI 的回应继续说，"ONC 必须扩大他们对文档负担的关注，包括在许多不同的临床角色和环境中工作的护士……这需要使用包容性的语言，并考虑到医疗团队的所有成员，以及他们如何在提供护理、文件和报告中做出的贡献。此外，护士必须参与到他们使用的 EHR 功能的设计中，护理信息学家是以用户为中心的设计专家"。ANI 还强调，"开业护士被认为是合格的提供者，在美国 25 个州和一个地区拥有独立的执业权力"。

研究调查已经量化了护士所经历的重大文档负担，包括在 12 小时轮班期间每 1～2 分钟输入一次流程表数据（Collins 等，2018），超过 20% 的护士文档是在工作时间以外进行的（Ahn、Choi 和 Kim，2016）。医生和其他类型的卫生专业人员也面临着巨大的文档负担（Cox 等，2018；Mishra Kiang 和 Grant，2018；Sinsky 等，2016；Tai-Seale 等，2017）。这些比率是不可持续的，并与护士和医生的职业倦怠有关（Rao 等，2017）。此外，还缺乏可靠的测量文档负担的标准方法。总之，人们认识到需要从政策的角度解决文档负担的问题。证据表明，这是护士和医生都经历过的一个问题，突出了在政策战略和多方面解决方案中使用包容性语言的必要性。

（七）非营利组织和公私伙伴关系推动改革

当今推进 HIT 和护理信息的许多非营利组织和公私合作伙伴中，很少有像 AMIA 和 HIMSS 那样对行业产生如此积极的影响。这两个组织都有大量的 HIT 专业人员，包括护理信息学家（他们是专业信息学家）、HIT 社区的委员会、任务组和工作组。

1. AMIA

AMIA 致力于促进医疗保健领域信息的有效组织、分析、管理和使用，以支持患者照护、公

Foundations of Nursing Informatics

共卫生、教学、研究、管理和相关政策。30 多年来，AMIA 及其荣誉学院美国医学信息学院（American College of Medical Informatics，ACMI）的 5600 多名成员赞助了会议、教育、政策和研究项目。

AMIA 定期与联邦政府接触，通过公开评论、面对面会议和简报，向机构和国会官员提供公正的、基于证据的政策建议。由于这种参与，AMIA 经常被机构和国会领导人要求为紧迫的政策问题提供意见，包括在 EHR 中使用新兴的临床标准和支付激励，以通过新的和新颖的方式利用 HIT，以及技术的改变如何使临床工作人员的改变成为必要。AMIA 认识到，卫生信息政策是一个独特的政策领域，旨在通过收集、分析和应用数据来优化照护提供和照护体验，改善人口和公共健康，并推进生物医学研究。在基于证据的同行评审文献的支持下，一系列政策原则随着政策立场的发展而不断发展。

AMIA 的总体使命是推进信息学科学、信息学教育和信息学专业的发展，以确保 HIT 最有效地用于促进健康和医疗保健。AMIA 支持在转化生物信息学、临床研究信息学、临床信息学、消费者健康信息学和公共健康信息学中使用健康信息和通信技术。该协会还致力于扩大规模美国卫生信息学劳动力规模并和加强其能力，并支持卫生信息学专业的持续发展。

AMIA 的护理信息学工作组及其成员有着丰富的历史和传统，他们为推动政策的发展带来了强有力的护理声音，包括对护理专业、护理信息学的关注，以及对患者、成员和消费者的宣传。来自实践、教育、研究和政策领域的护理信息学家目前在 AMIA 的公共政策委员会、AMIA 的理事会工作，主持年度研讨会，以及召集和参与政策邀请（AMIA，2017）。2018 年，注册护士 Patricia Flatley Brennan 博士获得了享有盛誉的 Morris F. Collen 卓越奖，该奖项旨在表彰该领域的专家，是 AMIA 和 ACMI 颁发的信息学领域的最高荣誉。

多年来，AMIA 的护士在引介信息学新领域方面发挥了重要作用。例如，注册护士 Patricia Flatley Brennan 博士和 Bonnie Kaplan 博士 2000 年在 AMIA 春季大会上召开了题为"消费者信息学支持患者成为质量联合生产者"的研讨会（Kaplan 和 Brennan，2001），致力于研究消费者健康信息学的新领域。这一事件代表了信息学研究、设计和政策的重大轴心和范式转变，其首要重点是如何支持患者 – 医疗保健提供者 – 信息技术的伙伴关系，以提供更多以患者为中心的医疗服务。建议包括 AMIA 在消费者健康信息学方面发挥积极的领导作用，更具体地涉及研究、新患者记录系统、医疗保健提供者支持、信息获取和评估及政策和法规方面。AMIA NIWG 每年召开一次关于政策参与的护士专家讲座，包括最近召开的关于护理信息学政策在促进人口健康方面的作用（Ariosto 等，2018）和纳入健康的社会决定因素的专题讨论会。

2. HIMSS

HIMSS 成立于 1961 年，是一个全球性的、以公益为基础的非营利组织，致力于通过信息和技术改善健康。HIMSS 领导着利用信息和技术优化健康参与和照护结局的工作。HIMSS 总部位于芝加哥，在美国、欧洲和亚洲都设有办事处。HIMSS 拥有超过 70000 名个人、600 多家公司和 450 多家非盈利合作伙伴组织。

该协会成立的前提是，会员之间有组织的经验交流可以促进更好地理解医疗保健系统的基本原则，并提高指导 HIT 项目的人员和分析、设计或评估 HIT 系统的从业人员的技能。在当今快速改革和转型的环境中，HIMSS 通过其教育、专业发展和宣传倡议来制定和领导医疗公共政策和行业实践，旨在促进信息和管理系统对确保优质患者护理的贡献（ONC，2018c）。

HIMSS 与 AMIA 一样，经常就 HIT 问题和政府项目提供意见。像 AMIA 的 NIWG 一样，HIMSS 也包括一个活跃的护理信息学社区，具有丰富的领导能力和强大的话语权，能够推进与护理专业、护理信息学、患者和消费者相关的政策举措。公共政策原则文件每年由一个志愿委员会制定。它最近还向 ONC 提供了关于《卫生信息技术患者安全行动和监督计划》的评论（Fields 和 Lieber，2013）。

3. 护理信息学联盟

以通过护理信息学转变健康和医疗保健的愿景，ANI 通过护理信息学组织的统一声音推进护理信息学实践、教育、政策、研究和领导能力。ANI 成立于 2004 年，AMIA 和 HIMSS 的董事会同意提供持续的支持、协调和领导。ANI 是一个由多个组织组成的协作组织，代表着超过 8000 名护理信息学家，汇集了全球 25 个不同的护理信息团体。如今，ANI 跨越学术界、实践、行业和护理专业的界限，与超过 300 万名护士在实践中合作。ANI 有一个专门的政策协调员和一个联合协调员，并得到代表成员组织的一组积极的理事的支持。

纵观 ANI 的历史，护理信息学政策专业知识已被用于支持联邦卫生信息技术委员会、行业工作和多样化的护理社区。ANI 提供了数十个证言，参与了专家小组，任命了 ANI 成员加入董事会，召集成员参与，并在推进 HIT 方面拥有统一的声音（ANI，n.d.a 至 c）。重点活动包括以下内容。

- ANI 参加了医疗信息技术标准小组（2006—2007）。
- ANI 响应了 AHIC 的继任者（2007）。
- ANI 响应了美国劳工统计局的要求，将护理信息学纳入标准职业分类（2007）（Maughan、Effken 和 Cochran，2017）。
- ANI 参与了 TIGER 倡议的第一阶段（2008）。
- ANI 在 NeHC 利益相关者论坛上提供证言：护士在 HIT 实施中的关键作用（2009）。
- ANI 为美国医学研究所和 RWJF 的护理未来论坛提供证言（2009）。
- ANI 向 ONC《联邦信息技术战略计划（2011—2015）》发布立场（2011）。
- ANI 提交了支持 ONC 消费者电子健康计划

和 Blue Button 联盟的承诺书（2011）。
- ANI 获得了 30 个组织的认可，重新提交了《护理信息学标准职业分类（2014—2016）》。
- ANI 任命代表 CARIN 联盟董事会任职（2016）（Tiase 和 Hull，2018）。
- ANI 任命代表 XCERTIA 董事会任职（2018）。

4. 互操作性倡议

各种行业伙伴关系已经发展起来以支持提高互操作性。人们认识到持续存在的障碍制了传播和规模，包括对患者匹配语义互操作性没有通用的解决方案，标准成熟度 / 采纳的有限测量，以及这些交换伙伴关系的多管齐下的方法 / 成员的重叠。护理信息学的介入和参与对于中心人员的倡导和确保患者和家属的参与至关重要。护理信息学家为推进基于标准的健康数据的有意义交换带来了明智的政策声音，以使医疗保健的提供者、支付者和其他人受益，并确保数据质量以供使用、复用、护理协调以及个人 / 人群的健康改善。以下是示例内容（HIMSS，2018a）。

- 社区健康信息交换系统成立于 2005 年，是多元化的以人为本的网络，是健康信息交流的先驱。
- Surescripts 成立于 2008 年，是一个安全的信息网络 /RLS。
- Care Everywhere 由 Epic 于 2008 年创立，是一个提供者对提供者网络，供应商介导的交换。
- DirectTrust 成立于 2011 年，是一个安全的消息传递网络。
- eHealth Exchange 是 ONC 在 2008 年发起的一项倡议，旨在支持联邦机构和社区之间的关键数据共享，并于 2012 年更改为红杉项目，它被认为是历史最长的公私非营利性的提供者中心网络。该网络连接联邦机构、美国 75% 的医院、数万家诊所和 59 个地区和州的卫生信息交换网络，支持超过 1.2 亿的患者（Dyke，2019）。
- CommonWell 健康联盟成立于 2013 年，是一个网络对网络的交换平台，将服务延伸到各个护理机构。

- 美国可信任交易协会（National Association for Trusted Exchange，NATE）成立于2014年，是一个以人为本的网络。

- Care Equality 成立于2014年，是一个网络对网络的交换平台，计划在3～5年内实现80%的医院和70%的医生交换健康数据。

- 战略卫生信息交流协作组织成立于2015年，是一个以人为本的网络，致力于数据和分析、索赔和临床数据的整合。

- CARIN 联盟成立于2016年，是一个消费者导向的交换（consumerdirected exchange，CDeX）网络，支持消费者通过他们选择的 API/ 应用程序轻松下载他们的健康数据和索赔数据。

（八）战略计划及原则

1. FAIR 数据原则

可查找、可访问、可互操作和可复用（findable，accessible，interoperable，and reusable，FAIR）原则支持数据访问和开放科学（Wilkinson 等，2016）。在联邦层面，FAIR 原则通过 NIH 公共框架得到支持（美国国立卫生研究院，2015），该框架包括三个层面：①底层，包括高性能和云计算的计算平台；②中间层，参考数据集和用户定义数据；③顶层，服务（如 API、容器、索引，如 PubMed 和 DataMed）和工具（如科学分析、工作流）。

2. 美国国家护理研究所战略计划：推进科学，改善生活

NINR 的 2016 年战略计划（NINR，2016）（其主要研究政策文件）的多个方面都与护理信息学特别相关。NINR 的使命是促进和改善个人、家庭和社区的健康和生活质量。该使命通过四个核心科学领域来实现：症状科学（促进个性化健康战略）、健康（促进健康和预防疾病）、慢性疾病的自我管理（提高慢性疾病患者的生活质量）、

临终关怀和姑息治疗（同情的科学）。信息学、数据科学方法和卫生技术都与四个领域中的每一个都相关，以支持发现和支持干预措施的设计和交付。这在战略计划中通过对创新的跨领域关注得到了强调。此外，临床决策支持、移动健康、护理协调、共享决策和个性化方法也得到明确的确定。NINR 也支持研究培训，并资助匹兹堡大学和哥伦比亚大学护理学院的博士前和博士后培训项目，重点是护理科学家的信息学培训。

3. 美国国家医学图书馆 2017—2027 战略计划：一个生物医学发现和数据驱动的健康平台

正如标题所示，NLM 被设想为"一个生物医学发现和数据驱动的健康的平台，整合复杂和相互关联的研究成果流，这些成果可以很容易地转化为科学见解、临床护理、公共卫生实践和个人健康"（NLM Board of Regents，2017）。该计划由三个目标驱动：①通过数据驱动的研究加速发现和促进健康；②通过加强传播和参与，以更多方式接触到更多人；③为数据驱动的研究和健康建立一支工作队伍（NLM Board of Regents，2017）。该平台由三大支柱支撑，以实现这些目标。支柱一是创新、创造和维护一个可持续的数字生态系统，以跟上研究企业的数据需求。在这支柱中，NLM 计划创建一个连锁的环境，通过各种相互关联的可计算库（如数据、模型、文献）来支持发现。相比之下，支柱二侧重于广泛的受众参与，以确保在正确的时间向他们传递正确的信息。支柱二将通过以人为本和具有社区意识的设计和快速循环的方法来实施，以满足不同情况下不同人群的需要，这对于采用有针对性的信息传播方法至关重要。通过支柱三，激励和授权未来的数据驱动劳动力，NLM 将扩大其生物医学信息学和数据科学培训项目（NLM Board of Regents，2017）。

4. NIH 的数据科学战略计划

2018 年，NIH 发布了其首个数据科学战略计划，该计划建立在其对大数据到知识（Big Data to Knowledge，BD2K）的投资基础上（National

Institutes of Health，2018）。在 NIH 首席数据战略家的领导下，利用软件即服务框架，NIH 将过渡到通用架构、基础设施和工具集，在此基础上，各研究所、中心和科学界将根据具体需求进行构建和定制。该计划的目标是：①支持高效和有效的生物医学研究数据基础设施；②促进数据资源生态系统的现代化；③支持开发和传播高级的数据管理、分析和可视化工具；④加强生物医学数据科学的人才培养；⑤制定适当的政策来促进管理和可持续性（National Institutes of Health，2018）。这些目标及其相关目标的实现将导致 NIH 资助的数据资源的最佳使用和复用。

5. ONC 联邦卫生信息技术战略计划（2015—2020）

《联邦卫生信息技术战略计划（2015—2020）》的总体目标是通过具有复原力的 HIT 基础设施改善国民的健康和福祉（ONC，2015a 和 n.d.b）。该计划概述了"高质量保健、低成本、人口健康和人民参与"的总体愿景，以及"通过使用随时随地可获得的技术和健康信息来改善个人和社区的健康和福祉"的使命（ONC，n.d.b）。

该计划还描述了联邦政策和机构合作的七个卫生信息技术原则：①关注价值；②以人为本；③尊重个人喜好；④建立电子健康信息获取和使用的文化；⑤创建持续学习和改善的环境；⑥鼓励创新和竞争；⑦成为国家金钱和信任的负责任的管理者（ONC，n.d.b）。

该计划概述了四个目标，每个目标都有特定的小目标（ONC，2015a 和 n.d.b）。

- 目标 1：推进以人为本、自我管理的健康。
  - 目标 A：增强个人、家庭和照护者的健康管理和参与能力。
  - 目标 B：培养个人、医疗保健提供者和社区的伙伴关系。
- 目标 2：改革医疗保健服务提供和社区健康。
  - 目标 A：通过安全、及时、有效、高效、公平和以人为本的护理，改善医疗保健质量、获取机会和体验。

- 目标 B：支持高价值医疗保健的交付。
  - 目标 C：保护和促进公共健康和健康、有复原力的社区。
- 目标 3：培养研究、科学知识和创新能力。
  - 目标 A：增加对高质量电子健康信息和服务的获取和可用性。
  - 目标 B：加快创新技术和解决方案的开发和商业化。
  - 目标 C：投资、传播和转换有关 HIT 如何改善健康和护理服务的研究。
- 目标 4：加强国家 HIT 基础设施。
  - 目标 A：确定并实施全国互操作性路线图。
  - 目标 B：保护电子健康信息的隐私和安全。
  - 目标 C：确立、确定优先级并推进技术标准，以支持安全且可互操作的健康信息和 HIT。
  - 目标 D：提高用户和市场对 HIT 产品、系统和服务的安全性和安全使用的信任度。
  - 目标 E：推进支持健康、安全和照护提供的国家通信基础设施。

作为联邦委员会和机构间团体协调实施该战略计划的一部分，ONC 开发了一个公开可用的在线 HIT 网站，以展示其 HIT 战略举措的进展情况。可以通过 https://dashboard.healthit.gov/index.php 访问网站（ONC，2019a）。网站的内容包括"Apps：可视化和分析 ONC 开放数据的交互工具；Quick Stats：关键 HIT 数据和统计信息的可视化；The Library：ONC 数据简介、评估、报告和计划的目录；Data：来自政府资助的调查和项目的开放数据集"（ONC，2019a）。

四、改革的授权：从 ARRA 和 HITECH 法案到 MACRA

作为过去 10 年 HIT 倡议的开端，ARRA 及其重要的 HITECH 法案条款于 2009 年 2 月 17 日通过成为法律。这项具有里程碑意义的法案通常被称为"刺激法案"或"复苏法案",该法案拨出 7870 亿美元以刺激经济,其中 1470 亿美元用于拯救和改革国家严重衰退的医疗保健行业。在这些资金中,约 220 亿美元的财政激励措施被指定用于在相对较短的 5 年内通过使用先进的 HIT 和采用电子健康档案作为有"意义使用激励计划"的一部分来推动改革。如本章概述所述,这种激励是旨在帮助医疗保健提供者购买和实施 HIT 和 EHR 系统,HITECH 法案还规定,2015 年以后,将对未能有效使用 EHR 的医院和医生实施明确的惩罚。

2015 年之后,MACRA 为医疗保险受益人建立了基于价值的支付模式,并将"有效使用激励计划"转变为"促进互操作性",作为基于绩效的激励支付系统计划的一部分。本部分介绍了 ARRA、HITECH 法案和 MACRA 的一些关键组成部分。

(一)促进互操作性(以前称为"有效使用")

HITECH 法案的大部分资金被用来奖励医院和符合条件的供应商提供者,"有意义的用户""有意义地使用"经过认证的 EHR,增加了医疗保险和医疗补助支付。该法律规定,符合条件的医疗保健专业人员和医院在采用认证的 EHR 技术并以有意义的方式使用时,可以有资格参加这两项计划。确切地说,由 ONC 和 CMS 管理的 HITECH 法案,所谓有效使用是指一个动态的、演变的过程,旨在包括三个阶段(ONC,n.d.c)。

第一阶段:从 2011 年开始,作为对所有医疗保健提供者激励计划的起点;这里"有效使用"包括将数据转移到 EHR,并开始共享信息,包括电子副本和患者的就诊摘要。

第二阶段:2014 年实施的"有效使用"包括重要的新的交换功能,如患者在线访问其健康信息,以及在医疗保健提供者之间进行电子健康信息交换。

第三阶段:2017 年,作为第三阶段的一部分,

"有效使用"还包括证明医疗保健质量有所改善的措施。

促进互操作性:2018 年发布的最终规则旨在创建和推进一个以患者为中心的医疗保健系统,该系统具有更大的灵活性,以优化临床操作,通过提高价格透明度、互操作性和减轻负担,满足医疗保健消费者的需求。

有效使用计划的发展历程

标志性日期及其对美国"有效使用计划"的意义总结如下。

2009 年 12 月 31 日:CMS 根据 ONC 和 HIT 政策和标准委员会的意见,发布了一项关于有意义地使用 EHR 的第一阶段建议规则,并开始了 60 天的公众评论期。

2010 年 7 月 28 日:在审查了 2000 多条意见后,HHS 发布了第一阶段最终规则,满足"有效使用"的最终标准分为以下五个倡议(Goedert,n.d.)。

- 改善质量、安全和效率,并减少健康差异。
- 让患者和家属参与进来。
- 改善护理协调。
- 改善人口和公共卫生。
- 确保个人健康信息有足够的隐私和安全保护。

具体的目标是为了证明 EHR 的使用将对五项倡议中的一项产生有意义的影响。根据最终规则,参与的医疗机构必须满足针对医院的 14 个必要的核心目标和针对医疗保健提供者的 15 个必要的核心目标。对于医院和医疗保健提供者来说,该规则在一套列表中列出了 10 个其他目标,让他们从中选择并遵守 5 个。如果在指定的年份实现了这些目标,医院或医疗保健提供者提交了相应的测量结果,那么医院或医疗保健提供者就会获得奖励金。医院奖励金额是基于医疗保险和医疗补助的患者数量,每位医疗保健提供者的奖励是固定的。奖励是在 5 年内支付,医院或医疗保健提供者必须在每年提交测量结果,以持续获得资格。

2011 年 11 月 30 日：在发起一项名为"我们不能等"的倡议时，HHS 和奥巴马政府承认，在满足第二阶段时间表的要求方面存在挑战。根据最初的要求，从 2011 年开始参与医疗保险 EHR 激励计划的符合条件的医生和医院必须在 2013 年达到该计划的新标准。但是，如果他们选择在 2012 年之前不参加这个项目，他们可以等到 2014 年达到同样的标准，并且仍然有资格获得相同的奖励。因此，为了鼓励更快的使用，HHS 的公告为医生和医院在 2011 年采用 HIT 扫清了道路，不需要在 2014 年之前正式达到新标准。这些政策变化还伴随着更大的外联努力，用以向医生和医院提供更多关于最佳实践的信息。他们还试图帮助那些产品跟不上不断变化的技术要求的供应商，允许医疗保健提供者有意义地使用 EHR（HHS Press Office，2011）。

2012 年 2 月 23 日和 24 日：CMS 和 HHS 宣布了第二阶段的有效使用步骤，让医疗服务提供者使用 EHR 技术，并从医疗保险和医疗补助计划中获得第一阶段的奖励支付。提议的规则已在 2012 年 5 月 7 日结束的评议期提交给公众，旨在定义更多第二阶段标准，符合条件的医疗保健提供者必须满足这些标准，才能有资格获得奖励支付（Monticello，n.d.）。此外，最终确定的第二阶段规则定义，从 2015 年开始，如果医疗保健提供者未能有意义地使用认证的 EHR 技术，并且未能满足其他项目参与要求，他们将面临"支付调整"或罚款。

2012 年 8 月 23 日：联邦政府发布了有效使用第二阶段的最终规则，确保听取公众的意见。这些规则于 2014 年开始实施，重点是健康信息交换和数据获取。最终规则概述了 EHR 技术认证的认证标准，因此符合条件的专业人员和医院可以确保他们使用的系统能够顺利运行。该规则还帮助他们有意义地使用 HIT，并有资格获得奖励金。此外，这些规定还修改了认证程序，减少了繁文缛节，使认证过程更加有效（Manos 和 Mosquera，2012）。

在第二阶段，HHS 扩展了 EHR 技术的有效使用。第二阶段对有效使用的标准侧重于增加结构化格式的健康信息的电子采集，以及增加护理提供者之间在护理过渡期的临床相关信息的交流。为了实现这些目标，规则保持了与第一阶段相同的核心和次级结构。最终规则包含 20 项针对医生的措施，其中 17 项是核心目标，6 项中的 3 项是次级目标，针对医院的措施有 19 项，其中 16 项是核心目标，6 项中的 3 项是次级目标。第二阶段有效使用的最终规则包括许多旨在提高质量和效率、减少差异、使患者参与、改善护理协调、保护隐私等的措施。第二阶段规则包括以下内容（News Staff，2012）。

- 更改计算机化供应商订单录入的标准（在第一阶段可选，第二阶段必选）。
- 取消从第一阶段"交换关键临床信息"核心目标，改为"护理过渡"的核心目标，要求在第二阶段，该目标需要以电子方式交换护理文件摘要（第二阶段新增）。
- 将"为患者提供其健康信息的电子副本"目标替换为"在线查看、下载和传输"核心目标（第二阶段新增）。

第二阶段规则也提出了新的目标，对许多专业的医疗保健提供者具有更大的适用性。这些目标的增加承认了许多专业医疗保健提供者在有意义地使用 HIT 以提高质量方面发挥的领导作用（News Staff，2012）。

- 影像结果和信息可通过认证的 EHR 技术获得。
- 根据适用的法律和实践，有能力识别并向国家癌症登记处报告癌症病例，除非被禁止。
- 根据适用的法律和实践，识别并向专门登记处（癌症登记处除外）报告特定病例的能力，除非被禁止。

2015 年 10 月：CMS 发布第三阶段最终规则（Centers for Medicare and Medicaid Services，2015）。第一阶段的目标是数据采集和患者访问，第二阶段的目标是信息交换和护理协调，第三阶段有效使用的目标是改善结局。第三阶段的标准旨在简化和减少报告要求，从而更多地依赖于市场激励来促进创新和奖励良好行为（ONC）。该规则着重于使用 CEHRT 改善 2017 年及以后的健康结局，并修改了第二阶段以简化报告要求，并与其他 CMS 项目保持一致（Centers for Medicare and Medicaid Services，2019）。

2018 年 8 月 17 日：CMS 发布了 2019 年住院患者医疗保险预支付系统，适用于急症护理医院和长期照护医院预支付系统最终规则（促进互操作性）（Centers for Medicare and Medicaid Services，2019）。这一最终规则旨在赋予患者的权利，提高互操作性和灵活性，同时减轻负担。该规则修订了措施，以确保重点放在医疗保健提供者和患者之间的健康信息交换。此外，2019 年，所有符合条件的医院和重要通道关键接入医院都必须使用 2015 年版经过认证的电子健康档案技术（Centers for Medicare and Medicaid Services，2019）。

（二）质量测量

对于医院和医生来说，"有效使用"标准之一是要求向 CMS（医疗保险）或国家（医疗补助）报告临床质量测量（clinical quality measure，CQM）。根据 ARRA/HITECH 法案，质量测量被认为是激励计划最重要的组成部分之一，因为 HIT 激励的目的是促进美国医疗保健服务的交付、成本和质量方面的改革。前国家卫生信息技术协调员 David Blumenthal 博士强调了这一点，他说："HIT 是手段，而不是目的。"在医疗保健领域建立和运行 EHR 并不是联邦政府在 ARRA 下提供激励措施的主要目标。主要目标是改善健康，促进医疗保健改革（Blumenthal，2009）。

针对医疗保健提供者，第一阶段的最终规则列出了 44 项质量指标，并要求对其中 6 项进行报告。对于医院来说，第一阶段有效使用列出了 15 项措施，并要求对所有措施进行报告。

由于 HHS 本身在 2011 年还没有准备好接受

电子化的质量监测报告，第一阶段规则规定，医院和符合条件的医疗保健提供者可以向 CMS 提交临床质量监测的简要证明。

在第二阶段中，第一阶段的一些目标被合并或删除，第一阶段的大多数目标成为核心目标。为了在第二阶段实现有效使用，符合条件的医疗保健提供者必须满足 17 个核心目标和 3 个次级目标（从 6 个总列表中选择）或满足 20 个核心目标。符合条件的医院和关键接入医院必须满足 16 个核心目标和 6 个总列表中的 3 个次级目标，或满足 19 个核心目标。第二阶段的两个特定核心目标包括要求 5% 的患者能够：①在线浏览、下载和传送他们的健康信息或传送给第三方；②使用安全的经过认证的 EHR 技术与供应商进行电子信息沟通（Center for Medicare and Medicaid，2012）。

从 2014 年开始，所有的医疗保健提供者，无论他们是在有效使用第一阶段还是第二阶段，都被要求报告第二阶段规则中确定的 2014 年临床质量测量。CMS 还提供了有关 2013 年报告内容及如何开始向 2014 年报告过渡的信息。此外，从 2014 年开始，所有符合条件的提供者和医院在其有效使用的第 1 年之后都被要求以电子方式提交临床质量测量（Centers for Medicare and Medicaid Services，2013）。

美国国会并没有忽视 EHR 互操作性的缓慢进展。2012 年 10 月，美国众议院筹款委员会的四位重量级共和党成员致信 HHS 部长 Kathleen Sebelius。他们写道，"对 MU2 规则未能及时实现全面互操作性表示严重关切，这使我们的医疗保健系统陷入了信息孤岛"。这封信敦促 Sebelius 暂停奖励支付，推迟处罚，直到 HHS 颁布通用的互操作标准（Bendix，2013）。

当时，信息交换工作组（Information Exchange Workgroup，IEW）建议 HHS 和 CMS 简化和协调所需的文件，并为这些其他提供者和在这些备用场所的健康信息交换活动提供奖励。工作组还建议 CMS 将健康信息交换要求纳入所有项目，包括国家豁免。此外，HHS 应该为国家计划创建建模语言，并鼓励国家层面的健康信息交换政策的协调。

在第三阶段，为符合医疗保险条件的医院和重要通道医院制订了 6 个目标，为符合医疗补助条件的专业人员制订了 8 个目标，为符合医疗补助条件的医院制订了 8 个目标。这一阶段的某些目标具有灵活性，允许选择与每个患者群体或实践最相关的措施。这些目标是：①通过患者参与来协调护理；②健康信息交换；③公共健康报告。此外，第三阶段促进了应用程序编程接口的使用，以进一步增加互操作性和数据访问（Center for Medicare and Medicaid Services，2018）。

为了促进互操作性计划，符合条件的医院和重要通道医院必须在 2019 年报告四个目标：电子处方、健康信息交换、提供者 – 患者交换，以及公共卫生和临床数据交换。在最终的规则中，CMS 改变为基于绩效的评分方法，而不是之前的基于阈值的方法，目的是"鼓励医院自己采用最适用于向患者提供护理的方法，而不是提高可能不适用于单个医院的措施的阈值"（Centers for Medicare and Medicaid Services，2019；HIMSS，2018b）。

（三）ONC 和 HITAC 的建立

为了在这样一项积极的计划下推动快速的、以 HIT 为基础的改革，HITECH 法案以具体的责任和大量的资金为 ONC 重新注入活力。卫生信息技术咨询委员会（ONC，2019b）的成立是为了向 ONC 提出建议。目前，HITAC 包括以下工作组：可信交换框架工作组、NPRM 美国互操作性核心数据任务组、互操作性标准优先级任务组、年度报告工作组、信息阻塞工作组、认证条件工作组和卫生信息技术持续照护工作组（ONC，2019b）。HITAC 由至少 2 名患者或消费者 HIT 的倡导者组成；3 名成员由 HHS 部长任命，2 名成员由参议院多数党领袖任命；2 名成员由参议院少数党领袖任命；2 名成员由众议院

议长任命；2 名成员由众议院少数党领袖任命；其他成员由美国联邦政府总审计长任命（ONC，2019b）。

最初，在 2009 年，根据 ARRA 和 HITECH 法案的授权，ONC 在其控制下创建了两个联邦咨询委员会，即卫生信息技术政策委员会和卫生信息技术标准委员会，后来合并为 HITAC。这两个委员会负责获取广泛的信息，以利用 HIT 支持医疗改革和全国 HIT 基础设施的巨大变化。这两个委员会的成员也是公共和私营利益相关者，他们的任务是就 HIT 政策框架、标准、实施规范和认证标准为健康信息的电子交换和使用提供建议。

HITPC 从 2009 年到 2015 年 2 月一直积极参与服务（ONC，2018e）。在此期间，HITPC 的成员（包括护理信息学领导人）参与了主要委员会和各种各样的 FACA 工作组。HITPC 领导了审议工作，评估了对拟议规则制定的意见的回应，并就多样化和进步的问题提出了大量的建议。重点包括有效使用的功能性要求和认证标准，EHR 认证，全国卫生信息网络和可信交换条件，提供者身份验证的隐私和安全要求，促进互操作性，患者身份验证，第三阶段有效使用中患者生成的健康数据的消费者参与建议，《食品药品管理局安全与创新法案》，电子测量质量，JASON 工作组，联邦卫生信息技术战略计划，消费者电子健康与创新，ONC 的全国互操作性共享路线图，先进的健康模式。该委员会在对提交给国会的卫生信息技术政策委员会报告《互操作性的挑战和障碍》做出回应后，结束了任期。

HITSC 从 2009 年到 2017 年 2 月一直积极参与工作（ONC，n.d.d），负责就健康信息电子交换和使用的标准、实施规范和认证标准向国家卫生信息技术协调员提出建议。与 HITPC 一样，护理信息学领导人积极参与 HITSC 和 FACA 的各种工作组。HITSC 领导审议工作，评估对拟议规则制定的意见的回应，并就多样化和进步的问题提出了大量的建议。重点包括对受控词汇表、值

集和词汇子集的管理、资助和基础设施的标准提出建议，以通过有效使用目标的各个阶段进一步促进提供者和系统之间的互操作性；临床资料的源数据；为临床概念（数据元素）分配代码集用于质量测量；全国卫生信息网络标准规范；EHR认证的安全相关认证条件、标准和实施规范；电子健康档案技术（2014 版）的标准、实施规范和认证条件；测量开发人员对词汇标准的使用；美国 FDA 的唯一器械识别系统；2015 版电子健康档案技术标准、实施规范和认证条件；标准及互操作性框架；全国互操作性共享路线图；用户认证标准；精准医疗；互操作性标准咨询。

2015 年 1 月—2017 年 5 月，HITPC 和 HITSC 合并成一个新的委员会，即卫生信息技术政策和标准协作委员会。该委员会的活动于 2018 年 1 月被根据《21 世纪治愈法案》成立的卫生信息技术咨询委员会所取代（ONC，2019b）。ONC与 HITAC 合作，继续强调必须与所有利益相关者合作，制定在《2013 年联邦卫生信息技术战略计划报告》和《联邦卫生信息技术战略计划（2015—2020）》所强调的可行计划（ONC，2013b 和 2015a）。许多挑战依然存在。ONC 和联邦合作伙伴将继续通过公开对话与公众接触，包括 HITAC，以应对现存的和紧急的政策和市场变化。

（四）以患者为中心的效应研究

ARRA 和 HITECH 法案为疗效比较研究（Comparative Effectiveness Research，CER）增加了超过 10 亿美元的资金，并建立了联邦疗效比较研究协调委员会（Federal Coordinating Council for Comparative Effectiveness Research，FCC-CER）。该小组是一个由临床专家组成的咨询委员会，负责减少重复工作，鼓励资源的协调和互补使用，协调相关卫生服务研究，并就疗效比较研究基础设施需求向总统和国会提出建议。

作为这项法案的一部分，医疗保健研究和质量机构获得了 10 亿美元的额外资金用于疗效比较研究。作为 HSS 的 12 个机构之一，AHRQ 支持帮助人们做出更明智的决定和改善医疗保健服务质量的研究。AHRQ 的部分资金必须与 NIH 共享，以开展或支持疗效比较研究（AHRQ，n.d.）。

另外，以患者为中心的效应研究所（Patient-Centered Outcome Research Institute，PCORI）也获得了额外的资金，这是一个由立法当局于 2010 年 3 月创建的公私合作非营利组织，旨在开展研究，以提供有关最佳可用证据的信息，帮助患者及其医疗保健提供者做出更明智的决定。PCORI 的研究旨在让患者更好地了解现有的预防、治疗和照护选择，以及支持这些选择的科学知识（PCORI，n.d.）。

除了个人研究项目，PCORI 的一个关键成就是 PCORnet 的创建。PCORnet 由合作伙伴网络组成：13 个基于医疗保健系统的临床数据研究网络（Clinical Data Research Network，CDRN），20 个由患者及其合作伙伴群体管理的患者动力研究网络（Patient-Powered Research Network，PPRN），以及两个健康计划研究网络（Health Plan Research Network，HPRN）。PCORnet 成员利用电子临床数据进行以患者为中心的临床研究，包括大规模的观察性研究。

PCORI 通过 PCORI 信托基金获得授权，目前的授权将于 2019 年 9 月 30 日到期。预计 PCORI 的研究投入将支持到 2023 财年的研究费用。然而，如果国会不采取行动重新授权PCORI，用于新研究投入和基础设施建设的资金将失效。

（五）劳动力培训

正如本章概述中所讨论的那样，向技术支持的医疗保健系统的快速发展正在推动对 HIT 专业人员的需求不断增长，这些具有高度技能的HIT 专家能够支持医疗服务提供者采用并有意义地使用 EHR。为了满足这一需求，ONC 资助了《卫生信息技术劳动力发展计划》（Health IT Workforce Development Program）（ONC，n.d.e）。

该计划的目标是培训新的 HIT 专业人员队伍，这些人员将用于帮助医疗保健提供者实施 EHR，以改善医疗保健质量、安全性和成本效益。但现在，更重要的是对现有工作人员进行综合培训，目的是帮助他们了解如何将 HIT 作为一种工具，以实现医疗服务提供和支付改革。最近，该项目在与照护提供和支付改革相关的五个领域发布了新的教学材料：人口健康、护理协调和可互操作的卫生信息技术系统、基于价值的护理、医疗数据分析和以患者为中心的照护。护理信息学领导者一直积极参与这些课程的设计和开发。

（六）消费者 / 患者参与和电子健康

以患者为中心的照护被认为是一个高效、高质量的卫生保健系统的支柱之一。它是改革保健和改善人口健康的多项工作的一个关键组成部分，卫生信息技术和消费者电子健康工具的扩展，如患者和医疗保健提供者之间的安全电子邮件消息传递，或移动健康应用程序等电子工具和服务，为个人积极参与监测和指导其健康和医疗保健创造了新的机会。ONC 领导的战略是加强电子获取健康信息，支持工具开发，使人们能够利用这些信息采取行动，并改变对患者和医疗保健提供者的传统角色的态度（Ricciardi、Mostashari、Murphy、Daniel 和 Siminerio，2013）。

在上面引用的文章中，ONC 的作者写道，使用电子健康工具的患者更倾向于管理他们自身的照护。这类患者也往往更善于找到质量最好、成本最具成本效益的照护，但尽管移动技术不断发展，他们往往缺乏机会。为解决这一问题，ONC 正在努力扩大获得个人健康技术的机会，促进患者与其医疗保健提供者之间建立更加协作的伙伴关系，并提高患者的意识，让他们有能力要求以电子方式访问自己的健康数据。

ONC 在 2011 年成立了消费者电子健康和承诺联盟办公室，包括 Blue Button2.0 的后续发展，为消费者、消费者健康倡导者、科技初创企业和企业家打开了与信息学领导者和决策者并肩合作

的大门，真正将人置于护理的中心。最近的一个例子是《ONC 患者参与行动手册》的开发（ONC，n.d.f），这是一份为临床医生、实践人员、医院工作人员和其他创新者提供的不断发展的资源，汇集了通过 HIT 促进患者参与的技巧和最佳实践方法。护理信息学领导者一直积极参与领导消费者电子健康倡议、Blue Button 和 Blue Button2.0 及《患者参与行动手册》的制定。

（七）NIH 资助卫生信息技术研究

虽然 HIT 研究曾经主要是 NLM 和 AHRQ 的职权范围，但 HIT 和通用信息技术基础设施的日益普及，已经在 NIH 的研究所和中心带来了应用 HIT 资金的机会。NINR 的 HIT 和信息投资组合由本章前面所述的战略计划驱动，包括侧重于移动健康、传感器和临床决策支持等领域的项目。在 2018 年对 NIH Reporter（NIH RePORTER, n.d.）进行的以信息学为项目术语的课题搜索中，发现了 7000 多项在研课题，以 HIT 为项目术语搜索到 1600 项在研课题。HIT 基础设施和信息学进程在研究过程中的核心地位反映在国家转化科学推进中心（National Center for Advancing Translational Sciences，NCATS）临床和转化科学奖（Clinical and Translational Science Award，CTSA）计划（National Center for Advancing Translational Sciences，n.d.）。每个 CTSA 中心都需要有一个生物医学信息资源。此外，CTSA 计划的五个目标中有两个专门与 HIT 或信息学有关：①创新过程，以提高转化研究的质量和效率，特别是多点试验；②推进前沿信息学的应用。尽管 NIH 的研究所和中心对 HIT 和信息学的资助范围很广，但正如其战略计划所反映的那样，NLM 仍然是基础信息学研究的首要研究所和中心，并且只有少量的应用信息学投资组合。

（八）SHARP 前沿加速项目研究资助

除了 NIH 和 NLM 致力于激励研究之外，ONC 还提供了 6000 万美元用于支持战略性卫

生信息技术高级研究项目（Strategic Health IT Advanced Research Projects，SHARP）的发展。SHARP 计划资助的研究重点是实现突破性进展，以解决有据可查的阻碍 HIT 应用的问题，并加速实现全国范围内 HIT 有意义应用的进展，以支持高效、持续学习的卫生保健系统。ONC 授予了四项合作协议，金额为 1500 万美元，每个被授予者实施一项研究计划来解决一个特定的重点研究领域：HIT 安全、以患者为中心的认知支持、医疗保健应用和网络架构，以及 HIT 数据的二次使用。

2012 年，ONC 将 SHARP 拨款的重点转移，以解决在三个主要领域中的影响有效使用的障碍：EHR、HIE 和远程医疗，其中个人健康记录是一个主要的子课题。这一转变的另一个目标是创建一个整合的具有安全性和隐私性的信息技术研究社区，在 SHARP 基金到期后仍可以继续。该项目致力于将共享健康记录的复杂决策自动化，开发分析个人健康记录的访问日志的方法，以捕获违反政策的行为，并确保新兴远程医疗系统的安全性和隐私性（ONC，2012）。

2018 年，ONC 发布了一份为前沿加速项目（Leading Edge Acceleration Projects，LEAP）提供资助机会的通知，以"应对有据可查且快速出现的挑战，这些挑战阻碍了精心设计且可互操作的 HIT 的开发、使用和（或）推进步"（ONC，2018f）。这些项目有望加速 HIT 的发展，提供创新方法并克服主要障碍。2018 年的 LEAP 资助机会将有 3 年的开放申请期，重点关注两个领域：①扩大人口层面以数据为中心的应用程序编程接口的范围、规模和效用；②发展照护方面的临床知识。未来的资助可能取决于资金的可用性，并与 ONC 在 2019 年和 2020 年的优先事项保持一致。

（九）州和地区的卫生信息技术计划

由于认识到区域健康信息电子交换对国家信息网络的成功实施和国家医疗改革的成功至关重要，HITECH 法案批准并资助了一个国家健康信息交换系统合作计划和一个区域 HIT 推广计划。总的来说，这些资助项目为医疗保健提供者提供了急需的地方和区域援助和技术支持，促进了各州内部和各州之间的协调和结盟。最终，这将使得患者信息在美国医疗系统内的任何地方互联互通（ONC，n.d.g 和 h）。2010 年 2 月和 3 月，ONC 授予 56 项资助，总额为 5.48 亿美元，帮助各州（包括各地区）开发和推进资源，促进各辖区内和辖区之间医疗保健提供者和医院间的健康信息交流，以鼓励和支持各州之间的信息交流。目前对这些项目的资助已不再有效（ONC，2011），但各州仍在开发当地的 HIT 解决方案。

五、美国卫生信息技术联邦咨询委员会和机构

1972 年，在 ARRA、HITECH 法案、ACA 和 MACRA 的几十年前,《联邦咨询委员会法案》确立，至今仍然是定义联邦咨询委员会和机构（Federal Advisory Committees and Agency，FACA）应如何运作的法律基础。按照当时的规定，这些团体的特点包括开放性和包容性、被总统或监督机构负责人的具体授权、透明度、明确规定的运营、终止和恢复时间线。

（一）美国卫生信息技术咨询委员会

关于卫生信息技术咨询委员会的内容，参见文中其他部分的内容。

（二）美国国家生命和健康统计委员会

美国国家生命和健康统计委员会（National Committee on Vital and Health Statistics，NCVHS）最初是由国会在 60 多年前建立的，作为 HHS 关于健康数据、统计和国家健康信息政策的咨询机构（NCVHS，n.d.）。它履行与国家和国际关注的健康数据和统计问题有关的重要审查和咨询职能，促进或开展此类问题的研究，并提出

改进美国卫生统计和信息系统的建议。1996 年，NCVHS 进行了重组，以满足 HIPAA 扩大的职责。2009 年，该委员会首先开始听取证言，并就有效使用的标准向 ONC 提出建议，以衡量有效的 EHR 的使用。目前，NCVHS 是 ICD-10 实施的驱动力，ICD-10 是一套医疗诊断和住院治疗的新代码。由于其他 HIT 领域依赖于编码系统，NCVHS 建议 HHS 不要延迟 ICD-10 的转换。委员会还建议对那些必须采用新标准的人进行教育、宣传和实践指导（Green，2013）。护理信息学的领导者也曾在 NCVHS 任职。

（三）美国国家质量论坛

美国国家质量论坛（National Quality Forum，NQF）是一个非营利组织，旨在通过实现其三大使命来改善所有美国人的医疗保健质量：为绩效改善设定国家优先事项和目标，认可用于衡量和公开报告绩效的国家共识标准，并通过教育和外联计划促进国家目标的实现。NQF 率先定义了质量衡量标准，以符合 HITECH 法案下的有效使用激励措施。NQF 还致力于确定 HL7 第二次修订的具体目标和产出，HL7 是制定 HIT 互操作性标准的全球权威机构，成员遍及 55 个国家（NQF，n.d.）。最近，NQF 与 CMS 和美国健康保险计划（America's Health Insurance Plans，AHIP）合作，作为核心质量测量协作（Core Quality Measure Collaborative，CQMC）的一部分，目标是促进测量校准，并为临床医生和卫生组织减少管理负担（CQMC，n.d.）。护理信息学的领导者已经并将继续在 NQF 的工作组和委员会中效力。

六、护理学和护士的未来：21 世纪人口健康建设的催化剂

正如 RWJF 的《变革的催化剂：利用护士的力量促进 21 世纪人口健康》及美国医学研究所"护理的未来"报告中指出的那样，护理专业在人口健康方面一直有着坚实的基础和积极的领导作用，包括对健康的社会决定因素的考虑（Institute of Medicine，2010b；Storfjell、Winslow 和 Saunders，2017）。在 2009 年，HIMSS 的护理信息学联盟资助的一项名为"信息学护士影响调查"的研究得出结论，通过 ARRA 及其促进 EHR 有效使用的激励措施的通过，为信息学护士应用创造了新的机会，使他们能够"不仅要理解信息技术过程的各个方面，还要应用他们的能力，在那些理解技术语言的人、临床医生及患者的语言和需求之间充当翻译"（News Staf，2012）。HIMSS 在 2011 年发布了《通过技术和实践改变护理实践的立场声明》，强调了这一立场。声明中说，"护士是开发有效和高效的 HIT 基础设施的关键领导者，这些技术可以改变护理服务的提供。护理信息学专业人员是与医疗保健技术成功互动的纽带"（HIMSS Nursing Informatics，2011）。

多年来，信息学护士为医疗保健改革实施团队的工作做出了贡献，为帮助建立新的国家医疗保健基础设施创造不断加强的条件。然而，考虑到新的医疗改革立法案所规定的紧急的时间表，公共和私人医疗机构之间的合作变得前所未有的重要。这种对医疗保健行业转型的呼吁提高了一些受尊敬的护理和护理信息学专业组织的知名度，它们的使命是推动信息学护士的实践，并加强该行业的集体发言权和影响力。本部分重点介绍护士在 HIT 和医疗保健改革工作中的一些参与情况。

（一）护理信息能力

今天的信息学护士将临床知识和信息技术结合起来，以改善护士诊断、治疗、护理和管理患者的方式。从本质上说，信息学护士通过信息技术的设计和实施来支持、改变、扩展和转变护理实践。ANA 将护理实践定义为"将护理科学、计算机科学和信息科学相结合，在护理实践中管理和交流数据、信息、知识和智慧的专业"（Nursing Informatics Degree Programs，n.d.）。

在转型的医疗保健行业环境中，信息学护士帮助设计自动化工具，帮助临床医生、护理教育者、护生、护理研究人员、政策制定者和消费者日益寻求管理自己的健康。因此，通过建立信息学护士能力和帮助护士实现这些能力的教育过程、促进信息技术接受和使用的护理文化是至关重要的。

许多业内人士强调，每一位护士，无论是从事临床护理还是护理教学，都需要具备最低限度或用户水平的计算机知识和信息学理论。第二层包括中等水平的知识，包括可能在团队中兼职设计、修改或评估卫生信息系统的护士。第三个层次的能力是高级或创新水平，这一层级的护士已经开始专业化。本书中有关于护士胜任力和胜任力培养的更详细的讨论。

同样，要注意这里描述的信息学能力是针对护士和护理领导者（Collins、Yen、Phillips和Kennedy，2017；Yen、Phillips、Kennedy和Collins，2017），而不是信息学护士。临床护士对HIT在推动优质护理和医疗改革方面的作用的理解直接影响到他们对HIT的采用和对HIT最佳实践应用的定义。

（二）HIT政策与护理信息学的交集

信息学护士将在定义新政策中发挥关键的领导作用，帮助使ARRA和HITECH法案的目标在未来几年成为现实。为了在当今不断变化的医疗保健环境中产生如此深远的影响，护理信息学在实践、教育、研究和政策方面的领导者必须不断了解现有的和拟议的医疗保健政策。政策被定义为指导当前和未来决策的行动路线，它是基于既定的条件，并从确定的备选方案中选择出来的。医疗保健政策是在地方、州和国家各级层面上制定的，以指导实现满足人口健康需求的解决方案。医疗保健行业的现状和新兴趋势都会影响政策决定。政策决定和立场声明通常为影响信息学的未来趋势确定方向。因此，护理信息学专业人员必须更加了解将影响他们实践的事件和医疗保

健政策（Gassert，2006）。

作为护理界最活跃和最受尊重的组织之一，ANI恰当地总结了以下内容。

作为最大规模的医疗保健专业人员，长期以来被公认为最诚实、道德和值得信赖的专业人员，护士在推动发展具有健康信息交流和互操作性的强大生态系统方面发挥着重要作用。我们已做好充分准备，积极支持实现《21世纪治愈法案》，建立一个可互操作的卫生系统，使个人能够最大限度地使用其电子健康信息，使医疗保健提供者和社区能够提供更智能、安全和有效的医疗服务，并促进整个生态系统的各个层面的创新……护理专业拥有独特的专业知识，能够在护理事件和照护提供者之间架起桥梁，检查工作流程并建议实践改变。此外，护理信息学专业人员最适合从事与信息需求、工作流程重新设计和决策支持相关的护理领域（ANI，n.d.a）。

（三）通过证言和评论影响卫生信息技术转型

本章讨论了对HIT能力的需求，了解HIT如何改变我们诊断、治疗、护理和管理患者的方式，以及影响医疗保健实践和全球医疗保健状况的医疗保健政策。此外，医疗信息专业人员不应低估沟通的力量，以为国家的医疗服务系统带来有意义的改变。

2005年，世界卫生组织的"健康的社会决定因素研究委员会"提出了这样的问题："怎样的叙述才能激发政治决策者和大众的想象力、感情、智慧和意志，并激励他们采取行动？"（World Health Organization Secretariat of the Commission on Social Determinants of Health，2005）。多年以后，这个问题对于处于前所未有的位置上进行变革的HIT专业人员来说比以往任何时候都更加重

要。公众意见通过越来越多的互联网和社交媒体渠道将理论和知识转换为有意义的活动，可以驱动和定义本地、州和联邦政府的政策，解决关键的健康和社会问题，改善受其影响的患者的生活（Kaminski，2007）。

能够接触到医疗改革中的关键社会阶层和关键影响人物的沟通渠道不仅包括传统媒体（报纸、杂志、书籍），还包括新的大众媒体形式，如基于网络的视频和博客、Twitter 和其他社交媒体网站。无论是与 ANI、HIMSS 或 AMIA 等组织合作发表评论，还是作为积极参与医疗改革的个人进行评论，这种交流都可以改变公众对当前问题的看法，并有助于形成和影响公众的态度和决定。

许多 HIT 机构还与联邦委员会合作，并向其作证以影响医疗保健法律的制定。例如，积极参加 AMIA 政策委员会的护士信息学家为 Hill 简报做出了贡献，包括关注 API 在医疗保健和研究中的作用的会议，教育 Hill 的工作人员了解 CMS 支付政策如何影响卫生信息技术和信息学，呼吁 HIPAA 的现代化。护理信息学领导者有很多机会参与政策邀请、审查监管和立法摘要及新闻发布。在 HIMSS 工作的护士信息专家们出席了参议院财政委员会的医疗保健质量听证会。HIMSS 于 2013 年 7 月敦促财务委员会在引入新的质量措施之前，重点关注 HIT 基础设施（MacLean 和 Lieber，2013）。

七、前方的路

医疗行业的领导者们达成共识：未来取决于一个系统，该系统将继续利用 HIT 进行创新，并依靠信息学在患者安全、变革管理、质量改进和护理研究中发挥重要作用，质量结果、优化的工作流程、用户接受度和护理知识发现都证明了这一点。这些领域突出了受过信息学训练的劳动力的价值，以及他们在运用健康信息技术为医疗保健组织提供更高质量的临床应用方面的作用。

随着医疗领域新方向和优先事项的出现，这种价值只会增加。在所有医疗保健提供者的角色都多样化的环境中，信息学护士必须准备好在自己的岗位上引导行业，如项目管理者、顾问、教育者、研究人员、产品开发人员、决策支持和结果管理者、首席临床信息官、首席信息官、倡导者、政策开发者、企业家和企业主。尤其是信息学护士可以在有效设计和使用 EHR 系统方面发挥领导作用，从而减少文档负担。为了实现国家的医疗改革目标，医疗保健联盟必须利用信息护士提供的患者照护技术和信息管理能力，以确保国家对 HIT 和 EHR 的投资在未来几年得到适当和有效的实施。此外，通过数据科学和创新发现，护理知识和基础方面的进步对于发现系统重新设计和优化的新方法至关重要，可以支持护士在他们许可范围内最高水平的执业，并使患者在当今复杂的医疗保健环境中作为合作伙伴参与到照护中。

事实上，在 2009 年 10 月向 RWJF 提出的关于护理未来的建议中，ANI 认为护士对于实现一个需要在全国范围内以有意义的方式采用和实施 EHR 系统的愿景至关重要。"这是一个难得的机会，我们可以在对有效性研究、循证实践、创新和技术的理解基础上，优化患者照护和健康结局。护理的未来将依赖于这一转变，以及护士在实现这一数字革命中的重要作用"（ANI，2009）。

从许多富有成效的角度来看，没有哪个专业群体的未来比信息学护士更令人兴奋和充满希望。

八、结论

具有里程碑意义的医疗改革法案的通过，包括 2009 年的 ARRA 和 HITECH 法案，2010 年的 ACA 法案，以及 2016 年的《21 世纪治愈法案》，已经彻底改变了美国医疗行业的格局，可能比几年前任何专家预想的都要多。

奥巴马政府经过艰苦努力取得的立法成功证明，先进的 HIT 对于支持将被收集和交换的大量电子信息至关重要，并将成为行业转型和医疗改革的基础。随着从互不关联、低效、基于纸张的护理服务"孤岛"向由 EHR 和 HIT 创新驱动的全国性的、可互联和互操作的系统的大规模的转变，护士和护理信息学的重要性日益明显。在此转变过程中，挑战重重，特别是与互操作性和文档负担相关的挑战，以及联邦和非联邦伙伴关系被激活，以引导解决方案。几十年来，护士积极主动地为信息系统的开发、使用和评估贡献资源，并积极参与数据科学联盟的护理新发现和创新。今天，他们构成了最大的一支医疗保健专业人员群体，包括在国家委员会和重点关注 HIT 政策、标准和术语开发、标准协调和 EHR 采用的计划中服务的专家。护士发挥其前线作用，并作为合作研究伙伴关系的一部分，将继续对医疗保健的质量和效力产生深远影响，并且已经成为有效利用 HIT 以改善医疗保健服务质量和效率的领导者。

自测题

1. 什么能使数据从一个医疗保健信息技术系统交换到另一个系统，并且不需要对数据进行解释？
   A. HL7
   B. 数字交换
   C. 基本的互操作性
   D. 电子交换

2. MACRA 的一个主要原因是该法案改变了什么？
   A. 儿童健康保险
   B. 临床隐私控制
   C. 有助于支付医疗保险
   D. 将医疗支付系统转变为基于价值的服务

3. ARRA 的目的是什么？
   A. 促进经济发展
   B. 激励医院和符合条件的专业人员采用 HER

C. 有助于私人医疗实践
D. 惩罚未采用 EHR 的医生

4. 下列哪两项法案的通过明显地说明了对护理价值的重视程度的增加？
   A. MACRA
   B. ONC
   C. MIPS/APM
   D. ARRA

5. 以下哪三项属于 CDS Hooks 服务？
   A. 信息卡
   B. 建议卡
   C. 逻辑模块卡
   D. 应用链接卡

6. 下列哪三项是 ONC 和 CMS 为减少临床医生文档负担而达成的策略目标？
   A. 减少临床医生在 EHR 中记录健康信息所需的精力和时间
   B. 通过整合基于人工智能的方法，减少组织的工作和时间，以满足监管报告要求
   C. 减少临床医生、医院和医疗保健组织满足监管报告要求所需的精力和时间
   D. 改善 EHR 的功能性和直观性（易用性）

7. 以下哪项不是美国国立卫生研究院数据科学战略计划的目标？
   A. 支持高效和有效的生物医学研究数据基础设施
   B. 支持高级数据管理、分析和可视化工具的开发和传播
   C. 加强生物医学数据科学的人才培养
   D. 将 NIH 所有数据资源转化为商业云服务

8. 关于护理信息学联盟，下列哪两项是正确的？
   A. ANI 通过护理信息组织的统一声音推进护理信息学实践、教育、政策、研究和领导

B. ANI 由 AMIA 领导

C. ANI 是由多个组织组成的协作组织，代表着 8000 多名护理信息学家，汇集了全球 25 个不同的护理信息小组

D. ANI 由国际医学信息学协会护理工作组领导

9. 以下哪三些项联邦研究原则、政策或计划影响信息学研究的进行？

A. FAIR 原则

B. NIH 数据科学战略计划

C. 美国国家护理研究战略计划研究所

D. All of Us 精准医疗倡议

10. ONC 的电子健康档案报告计划（包括卫生信息技术供应商）承诺了什么？

A. 他们没有参与信息阻塞

B. 系统已经进行了真实世界的测试

C. 临床决策支持疲劳警报监测

D. API 不需要特别的努力就可以使用

11. 护士目前正通过以下哪些方式影响 HIT 政策和实践？

A. 担任美国国家委员会委员

B. 参与系统设计

C. 为政策草案提供公众意见

D. 领导消费者电子健康倡议

E. 以上皆是

答案

1. C	2. D	3. B	4. AC
5. ABD	6. ACD	7. D	8. AC
9. ABC	10. ABD	11. E	

参考文献

[1] Abelson, R., Harris, G., & Pear, R. (2011). Whatever court rules, major changes in health care likely to Last. The *New York Times*, November 14.

[2] Ahn, M., Choi, M., & Kim, Y. (2016). Factors associated with the timeliness of electronic nursing documentation. *Healthcare Informatics Research,* 22(4), 270-276.

[3] AHRQ (Agency for Healthcare Research and Quality). (n.d.). *What is comparative effectiveness research?* Retrieved from http://effectivehealthcare.ahrq.gov/index.cfm/what-is-comparative-effectiveness-research1/. Accessed on May 18, 2020.

[4] All Things Medical Billing. (n.d.). *The history of HIPAA.* Retrieved from https://www.all-things-medical-billing. com/history-of-hipaa.html. Accessed on May 17, 2020.

[5] Alliance for Nursing Informatics (ANI). (n.d.-a). ANI policy and position statements, 2016-2019. Retrieved from https://www. allianceni.org/statements-positions. Accessed on May 18, 2020.

[6] Alliance for Nursing Informatics (ANI). (n.d.-b). ANI policy and position statements, 2005-2010. Retrieved from https://www. allianceni.org/2005-2010. Accessed May 18, 2020.

[7] Alliance for Nursing Informatics (ANI). (n.d.-c). ANI policy and position statements, 2011-2015. Retrieved from https://www. allianceni.org/2011-2015. Accessed May 18, 2020.

[8] AMIA. (2017). AMIA 2017 policy invitational. Retrieved from http://api2017.strikingly.com/. Accessed on May 18, 2020.

[9] AMIA. (n.d.). AMIA 10 X 10 Program. Retrieved from https:// www.amia.org/amia10x10. Accessed on May 27, 2020.

[10] AMIA Policy Invitational Planning Committee. (2017). Redefining our picture of health: towards a personcentered integrated care, research, wellness, and community ecosystem (p. 16). In *A White Paper of the 2017 AMIA Policy Invitational.* Retrieved from https://www. amia.org/sites/default/files/API-2017-White-Paper Redefining-our-Picture-of-Health.pdf. Accessed May 27, 2020.

[11] ANI. (2009). *ANI testimony to the Robert Wood Johnson Foundation Initiative on the Future of Nursing: Acute Care.* https://www.allianceni.org/sites/allianceni/ files/11.5.2009_ANI_RWJ_IOM_TheFutureNursing.pdf Accessed May 28, 2020.

[12] Ariosto, D. A., Harper, E. M., Wilson, M. L., Hull, S. C., Nahm, E.-S., & Sylvia, M. L. (2018). Population health: A nursing action plan. *JAMIA Open,* 1(1), 7-10.

[13] Barr, F. (2008). Healthcare Interoperability: The big debate. *eHealth Insider.* Retrieved from https://www.digital-health. net/2008/11/healthcare-interoperability-the-big-debate/. Accessed May 28, 2020.

[14] Bendix, J. (2013). Meaningful Use 2: 2013's interoperability challenge. *Medical Economics.*

[15] Blue Cross Blue Shield Blue Care Network of Michigan. (n.d.). What everyone should know about HIPAA version 5010. *The Record.* Retrieved from https://www. bcbsm.com/newsletter/

therecord/2010/record_1210/ record_1210b.shtml. Accessed May 28, 2020.

[16] Blumenthal, D. (2009). In *National HIPAA Summit*, September 16. Washington, DC.Retrieved from http:// www.hipaasummit. com/brochures/HIPAA17.pdf. Accessed May 28, 2020.

[17] Bureau of Labor Statistics. (n.d.). *Standard Occupational Classification Policy Committee (SOCPC) responses on public comment*. Retrieved from https://www.bls.gov/ soc/2018/soc_ responses_May_2014.htm. Accesssed on February 19, 2019.

[18] Bush, G. W. (2004a). *State of the Union Address*. January 20, 2004. Washington, DC: The White House.

[19] Bush, G. W. (2004b). *Executive order, incentives for the use of health information technology and establishing the position of the national health information technology coordinator*. Washington, DC: The White House.

[20] Center for Medicare and Medicaid Services. (2018). S*tage 3 program requirements for providers attesting to their State's Medicaid Promoting Interoperability (PI) Programs*. CMS. gov. Retrieved from https://www. cms.gov/Regulations-and-Guidance/Legislation/ EHRIncentivePrograms/ Stage3Medicaid_Require.html. Accessed on March 4, 2019.

[21] Center for Medicare and Medicaid. (2012). *Stage 2 over-view tipsheet*. CMS.gov. Retrieved from www.cms.gov/ EHRIncentivePrograms. Accessed on May 18, 2020.

[22] Centers for Medicare and Medicaid Services. (2013). Clinical quality measures (CQMs). Retrieved from https:// www.cms.gov/Regulations-and-Guidance/Legislation/ EHRIncentivePrograms/cqm_through_2013. Accessed on July 10, 2020.

[23] Centers for Medicare and Medicaid Services. (2015). Medicare and Medicaid programs; Electronic Health Record Incentive Program-Stage 3 and modifications to meaningful use in 2015 through 2017. F*ederal Register*. Retrieved from https:// www.federalregister.gov/ documents/2015/10/16/2015-25595/ medicare-and-medicaid-programs-electronic-health-record-incentive-program-stage-3-and-modifications. Accessed on May 18, 2020.

[24] Centers for Medicare and Medicaid Services. (2019). Promoting Interoperability (PI). CMS.gov. Retrieved from https://www.cms.gov/Regulations-and-Guidance/ Legislation/EHRIncentivePrograms/index. html?redirect=/ EHRincentiveprograms. Accessed on May 18, 2020.

[25] Certification Commission for Healthcare Information Technology. (n.d.). Retrieved from https://www.cchit.org/ about/. Accessed May 28, 2020.

[26] CMS. (2019). D*ata and reports for the EHR incentive pro-grams*. CMS.gov. Retrieved from https://www.cms.gov/ regulations-and-guidance/legislation/ehrincentivepro grams/ dataandreports.html. Accessed on March 1, 2019.

[27] Collins, S., Couture, B., Kang, M. J., Dykes, P., Schnock, K., Knaplund, C., ... Cato, K. (2018). Quantifying and visualizing nursing flowsheet documentation burden in acute and critical care. *Proceeding of the American Medical Informatics Association Annual Fall Symposium;* November 3-7, 2018. San Francisco, CA, pp. 348-357.

[28] Collins, S., Yen, P., Phillips, A., & Kennedy, M. (2017). Nursing informatics competency assessment for the nurse leader (NICA-NL): The Delphi study. *Journal of Nursing Administration, 47*(4):212-218.

[29] Committee on the Robert Wood Johnson Foundation, Initiative on the Future of Nursing at the Institute of Medicine. (2010a). *The future of nursing: leading change, advancing health.* Health and Medicine Division. Washington, DC: National Academies Press.

[30] Connor, D. (2007). Healthcare pros debate interoperability standards. Network World. Retrieved from https://www. networkworld.com/article/2295757/healthcare-pros-debate-interoperability-standards.html. Accessed May 28, 2020.

[31] Core Quality Measure Collaborative (CQMC). (n.d.). *AHIP, CMS, and NQF partner to promote measure alignment and burden reduction.* National Quality Forum. Retrieved from https://www.qualityforum.org/cqmc/. Accessed on February 26, 2020.

[32] Cox, M. L., Farjat, A. E., Risoli, T., Peskoe, S., Goldstein, B. A., Turner, D. A., & Migaly, J. (2018). Documenting or operating: Where is time spent in general surgery residency? *Journal of Surgical Education. 75*(6), e97-106.

[33] Dick, R., & Steen, E. (1997). *The computer-based patient record: An essential technology for healthcare.* Washington, DC: Institute of Medicine, Committee on Improving the Patient Record.

[34] Dyke, D. (2019). eHealth exchange modernizes the nation's longest standing public-private health information network. *GlobeNewswire.* Retrieved from https://www.glo-benewswire. com/fr/news-release/2019/02/28/1744324/0/ en/eHealth-Exchange-Modernizes-the-Nation-s-Longest-Standing-Public-Private-Health-Information-Network.html. Accessed May 27, 2020

[35] eHealth Exchange. (n.d.). Retrieved from https://ehealthex change.org/. Accessed on May 18, 2020.

[36] Enrado, P. (2011). *NHIN evolution to NwHIN: From the ground up.* HIEWatch. Retrieved from http://www.hie-watch. com/perspective/nhins-evolution-nwhin-ground. Accessed on September 12, 2014.

[37] Fields, W., & Lieber, H. (2013). Comments to Farzad Mostashari, National Coordinator.

[38] First Insight®. (n.d.). ARRA and HITECH Act Resource Center. Retrieved from http://www.first-insight.com/ News_Events-ARRA-HEALTH ITECHACT.html. Accessed on February 19, 2019.

[39] Gassert, C. A. (2006). Nursing Informatics and healthcare policy. In: V. Saba, & K. McCormick (Eds.), *Essentials of nursing informatics.:* McGraw-Hill. New York, NY

[40] Goedert, J. (n.d.). A first look at final mu criteria. *Health Data Management.* Retrieved from https://www.health-datamanagement.com/news/a-first-look-at-final-mu-criteria. Accessed July 10, 2020.

[41] Green, L. (2013). Findings from the June 2013 NCVHS Hearing on Current State of Administrative Simplification Standards, Code Sets, and Operating Rules.

[42] Health and Human Services. (2018). *HHS seeks public input on improving care coordination and reducing the regulatory bur dens of the HIPAA Rules.* HHS.gov. Retrieved from https://www.hhs.gov/about/news/2018/12/12/hhs-seeks-public-input-improving-care-coordination-and-reducing-regula-tory-burdens-hipaa-rules.html. Accessed on May 18, 2020.

[43] Health Information and Management Systems Society. (n.d.). *Integrating the Healthcare Enterprise (IHE).* Retrieved from https://www.healthitanswers.net/himss-virtual-event-on-integrating-the-healthcare-enterprise/. Accessed May 28, 2020.

[44] Health IT Workforce Development Sub Group. (2013). *Health IT Workforce recommendations.* Retrieved from https://www.healthit.gov/sites/default/files/facas/recom-mendationsmay_2013_hitpc.pdf. Accessed May 28, 2020.

[45] HHS Press Office. (2011). We can't wait: Obama administration takes new steps to encourage doctors and hospitals to use health information technology to lower costs, improve quality, create jobs. Retrieved from https:// obamawhitehouse.archives.gov/blog/2011/11/30/we-can't-wait-new-steps-encourage-doctors-and-hospitals-use-health-it-lower-costs-im. Accessed May 28, 2020.

[46] HHS Press Office. (2013). New rule protects patient privacy, secures health information. *BusinessWire.* https:// www.businesswire.com/news/home/20130117006506/ en/New-rule-protects-patient-privacy-secures-health. Accessed on May 17, 2020.

[47] HIMSS. (2018a). HIMSS interoperability landscape assessment. Retrieved from https://www.himss.org/library/ interoperability-health-information-exchange/environmental-scan. Accessed on May 18, 2020.

[48] HIMSS. (2018b). *CMS finalizes changes to Interoperability Initiatives and EHR Incentive Program for Hospitals.* HIMSS.org. Retrieved from https://www.himss.org/ news/cms-finalizes-changes-interoperability-initiatives-and-ehr-incentive-program-hospitals. Accessed on March 4, 2019.

[49] HIMSS Nursing Informatics. (2011). HIMSS position state-ment on transforming nursing practice through technology and informatics.*Critical Care Nursing Quarterly, 34*(4), 367-376.

[50] Institute of Medicine. (1999). To err is human: Building a safer health system. L. Kohn, J. Corrigan, & M. E. Donaldson (Eds.). Washington, DC: National Academy Press.

[51] Institute of Medicine. (2001). *Crossing the quality chasm: A new health system for the 21st century.* Washington, DC: National Academy Press.

[52] Institute of Medicine. (2010a). *Clinical data as the basic staple of health learning: Creating and protecting a public good: Workshop summary.* Washington, DC: IOM; 2010.

[53] Institute of Medicine. (2010b). The future of nursing: lead-ing change, advancing health.Washington (DC): National Academies Press (US); 2011.

[54] Institute of Medicine. (2011). *Digital infrastructure for the learning health system: The foundation for continuous improvement in health and health care: Workshop series summary.* Washington, DC: IOM.

[55] Institute of Medicine. (2013a). *Digital data improvement pri-orities for continuous learning in health and health care: Workshop summary.* Washington, DC: IOM.

[56] Institute of Medicine. (2013b). Best care at lower cost: The path to continuously learning health care in America. M. Smith, R. Saunders, L. Stuckhardt, M. McGinnis (Eds.). Washington, DC: National Academies Press.

[57] Kaminski, J. (2007). Activism in education focus: Using com-municative and creative technologies to weave social justice and change theory into the tapestry of nursing curriculum. http://www.nursing-informatics.com/ICT_ technologies.pdf. Accessed May 28, 2020.

[58] Kaplan, B., & Brennan, P. F. (2001). Consumer informatics supporting patients as co-producers of quality. *Journal of the Americam Medical Informatics Association, 8*(4), 309-316.

[59] MacLean, S., & Lieber, S. (2013). Comments to Senate Committee on Finance.

[60] Mandel, J. C., Kreda, D. A., Mandl, K. D., Kohane, I. S., & Ramoni, R. B. (2016). SMART on FHIR: A standards-based, interoperable apps platform for electronic health record. *Journal of the American Medical Informatics Association, 23,* 899-908.

[61] Manos, D., & Mosquera, M. (2012). Final rules for Stage 2 meaningful use released. *Healthcare IT News.* August 23, 2012. Retrieved from http://www.healthcareitnews. com/news/final-rules-stage-2-meaningful-use-released. Accessed May 28, 2020.

[62] Maughan, E. D., Effken, J., & Cochran, K. (2017). Standard occupational classification codes: An update. *CIN Computers, Informatics, Nursing, 35*(5), 226-227.

[63] Medicare Leadership Network. (n.d.). An introduc-tory overview of the HIPAA 5010. *MLN Matters.* Retrieved from https://www.cms.gov/Outreach-and-Education/Medicare-Learning-Network-MLN/ MLNMattersArticles/Downloads/SE0904.pdf. Accessed May 28, 2020.

[64] Mishra, P., Kiang, J. C., & Grant, R. W. (2018). Association of medical scribes in primary care with physician workflow and patient experience. *JAMA Internal Medicine,178*(11),1467.

[65] Mitchell R. (2011). Health care jobs grow…in administration. *USA Today.*

[66] Monegain, B. (2013). Health IT worker shortage looms. *Healthcare IT News.* Retrieved from https://www.health-careitnews.com/news/health-it-worker-shortage-looms. Accessed May 28, 2020.

[67] Monticello, K. (n.d.). Public comments for meaningful use Stage 2 NPRM due May 7. Retrieved from https://www. legalhie.com/public-comments-for-meaningful-use-stage-2-nprm-due-may-7/. Accessed May 28, 2020.

[68] Mostashari, F. (2013). Electronic Health Information Exchange Governance Framework released. *Health IT Buzz.* Retrieved from https://www.healthit.gov/buzz-blog/from-the-onc-desk/electronic-health-information-exchange-governance-framework-released. Accessed May 28, 2020.

[69] National Center for Advancing Translational Sciences. (n.d.). *About the CTSA program.* Retrieved from https://ncats. nih.gov/ctsa/about. Accessed on February 19, 2019.

[70] National Committee on Vital and Health Statistics (NCVHS). (n.d.). Retrieved from https://ncvhs.hhs.gov

[71] National Institutes of Health. (2015). *The NIH Commons 2015.* Retrieved from https://www.cossa.org/2015/10/01/ nih-associate-director-for-data-science-discusses-opportunities-and-challenges-of-data-science/. Accessed May 27, 2020

[72] National Institutes of Health. (2018). *NIH strategic plan for data science.* Bethesda, MD: NIH.

[73] National Quality Forum (NQF). (n.d.). Retrieved from http://www.qualityforum.org/About_NQF/About_NQF.aspx. Accessed on May 18, 2020.

[74] News Staff. (2012). At a glance: Stage 2 final rule. *Healthcare IT News.* August 23, 2012. Retrieved from https://www.healthcareitnews.com/news/glance-stage-2-final-rule. Accessed May 28, 2020.

[75] NIH RePORTER. (n.d.). *NIH research portfolio online reporting tools expenditures and results.* Retrieved from https://projectreporter.nih.gov/reporter. cfm?frs=1&icde=42535751. Accessed on February 19, 2019.

[76] NINR. (2016). The *NINR strategic plan: Advancing science, improving lives.* Bethesda, MD: NINR.

[77] NLM Board of Regents. (2017). *A platform for biomedical discovery and data-powered health: National Library of Medicine strategic plan 2017-2027.* Bethesda, MD: National Institutes of Health.

[78] Nursing Informatics Degree Programs. (n.d.). Section on Nursing Informatics. RNDegrees.net.

[79] ONC. (2011). *Get the facts about State Health Information Exchange Program.* Retrieved from https://www.healthit. gov/sites/default/files/page/2017-09/get-the-facts-about-state-hie-program-2.pdf. Accessed May 28, 2020.

[80] ONC. (2012). *Strategic health IT advanced research projects (SHARPS) presentation.* Retrieved from https://www. scribd.com/presentation/167127147/Strategic-Health-IT-Advanced-Research-Projects-SHARP. Accessed Mat 28, 2020.

[81] ONC. (2013a). Meaningful use workgroup. Meaningful use Stage 3 recommendations Power Point. Retrieved from https://www.slideshare.net/brianahier/meaningful-use-workgroup-stage-3-recommendations. Accessed May 28, 2020.

[82] ONC. (2013b). *Federal Health IT Strategic Plan.* Retrieved from https://www.healthit.gov/sites/default/files/9-5-federalhealthitstratplanfinal_0.pdf. Accessed May 28, 2020.

[83] ONC. (2015a). *Federal Health IT Strategic Plan 2015-2020.* Retrieved from https://www.healthit.gov/sites/default/ files/9-5-federalhealthitstratplanfinal_0.pdf. Accessed May 28, 2020.

[84] ONC. (2015b). *Connecting health and care for the nation: A shared nationwide interoperability roadmap.* Retrieved from https://www.healthit.gov/ buzz-blog/electronic-health-and-medical-records/ interoperability-electronic-health-and-medical-records/ connecting-health-care-nation-shared-nationwide-interoperability-roadmap-version-10. Accessed May 28, 2020.

[85] ONC (Office of the National Coordinator for Health Information Technology). (2018a). *Trusted exchange framework and common agreement.* HealthIT.gov. Retrieved from from https://www.healthit.gov/topic/ interoperability/trusted-exchange-framework-and-common-agreement. Accessed on February 19, 2019.

[86] ONC. (2018b). 2*1st Century Cures Act: Interoperability, information blocking, and the ONC Health IT Certification Program proposed rule.* Retrieved from https://www.federalregister.gov/ documents/2020/05/01/2020-07419/21st-century-cures-act-interoperability-information-blocking-and-the-onc-health-it-certification Accessed May 28, 2020.

[87] ONC. (2018c). *Interoperability.* HealthIT.gov. Retrieved from https://www.healthit.gov/topic/interoperability. Accessed on May 18, 2020.

[88] ONC. (2018d). *2018 Report to Congress: Annual update on the adoption of a nationwide system for the electronic use and exchange of health information.* Retrieved from https:// www.healthit.gov/sites/default/files/page/2018-12/2018- HITECH-report-to-congress.pdf. Accessed May 28, 2020.

[89] ONC. (2018e). *Health IT Policy Committee: Recommendations to the National Coordinator for Health IT.* HealthIT.gov. Retrieved from https://www.healthit. gov/topic/federal-advisory-committees/health-it-policy-committee-recommendations-national-coordinator. Accessed on May 18, 2020.

[90] ONC. (2018f). *Leading edge acceleration projects (LEAP) in health information technology (health IT) notice of funding opportunity (NOFO).* HealthIT.gov. Retrieved from https:// www.healthit.gov/topic/onc-funding-opportunities/leading-edge-acceleration-projects-leap-healthinformation. Accessed on February 26, 2019.

[91] ONC. (2019a). *Health IT dashboard.* HealthIT.gov. Retrieved from https://dashboard.healthit.gov/index.php. Accessed on March 4, 2019.

[92] ONC. (2019b). *Health Information Technology Advisory Committee (HITAC).* HealthIT.gov.Retrieved from https://www.healthit.gov/hitac/committees/health-information-technology-advisory-committee-hitac. Accessed on February 19, 2019.

[93] ONC. (n.d.-a). *Governance framework for trusted electronic health information exchange.* Retrieved from https://wiki.ihe. net/images/a/a1/ GovernanceFrameworkTrustedEHIE_Final. pdf. Accessed May 28, 2020

[94] ONC. (n.d.-b). Federal Health IT Strategic Plan: 2015-2020 executive summary. HealthIT.gov. Retrieved from https:// dashboard.healthit.gov/strategic-plan/federal-health-it-strategic-plan-exec-summary.php. Accessed on May 18, 2020.

[95] ONC. (n.d.-c). HITECH and funding opportunities. Retrieved from https://www.healthit.gov/topic/ onc-funding-opportunities/onc-grant-programs-and-awards. Accessed on July 10, 2020.

[96] ONC. (n.d.-d). *Health IT Standards Committee: Recommendations to the National Coordinator for Health IT.* HealthIT.gov Archived. Retrieved from http://way-back.archive-it.org/10194/20180323115108/https://www. healthit.gov/hitac/health-it-standards-committee/health-it-standards-committee-recommendations-national-coordinator. Accessed on May 18, 2020.

[97] ONC. (n.d.-e). *Health IT Workforce Development Program.* Retrieved from http://www.healthit.gov/providers-professionals/workforce-development-programs. Accessed on May 18, 2020.

[98] ONC. (n.d.-f). *Patient Engagement Playbook.* HealthIT. gov. Retrueved from https://www.healthit.gov/playbook/pe/.

Accessed on May 18, 2020.

[99] ONC. (n.d.-g). *State Health Information Exchange Cooperative Program.* Retrieved from https://www. healthit.gov/topic/onc-hitech-programs/state-health-information-exchange. Accessed May 28, 2020.

[100] ONC. (n.d.-h). *Regional extension centers (RECs).* Retrieved from http://www.healthit.gov/providers-professionals/regional-extension-centers-recs. Accessed on May 18, 2020.

[101] PCORI (Patient-Centered Outcomes Research Institute). (n.d.). Retrieved from http://www.pcori.org/. Accessed on May 18, 2020.

[102] Rao, S. K., Kimball, A. B., Lehrhoff, S. R., Hidrue, M. K., Colton, D. G., Ferris, T. G., & Torchiana, D. F. (2017). The impact of administrative burden on academic physicians: results of a hospital-wide physician survey. *Academic Medicine, 92*(2), 237-243.

[103] Ricciardi, L., Mostashari, F., Murphy, J., Daniel, J. G., & Siminerio, E. P. (2013). A national action plan to support consumer engagement via e-health. *Health Affairs (Millwood), 32*(2), 376-384.

[104] Robeznieks, A. (2012). CMS delays 5010 enforcement, again. *Modern Healthcare.* Retrieved from https://www.modern-healthcare.com/article/20120315/NEWS/303159955/cms-delays-5010-enforcement-again. Accessed May 28, 2020.

[105] Sinsky, C., Colligan, L., Li, L., Prgomet, M., Reynolds, S., Goeders, L., … Blik, G. (2016). Allocation of physician time in ambulatory practice: A time and motion study in 4 specialties. *Annals of Internal Medicine. 165*(11), 753-760.

[106] Storfjell, J. L., Winslow, B. W., & Saunders, J. (2017). *Catalysts for change: harnessing the power of nurses to build population health in the 21st century.* Princeton, NJ: Robert Wood Johnson Foundation. Retrieved from https://www.rwjf.org/content/dam/farm/reports/ reports/2017/rwjf440276. Accessed May 28, 2020.

[107] Tai-Seale, M., Olson, C. W., Li, J., Chan, A. S., Morikawa, C., Durbin, M., … Luft, H. S. (2017). Electronic health record logs indicate that physicians split time evenly between seeing patients and desktop medicine. *Health Affairs (Millwood). 36*(4), 655-662.

[108] Tcheng, J. E., Bakken, S., Lomotan, E. A., Bates, D.W., Bonner III, H., Ghandi, T. K., …. Weingarten, S. (2017). *Optimizing strategies for clinical decision support: Summary of meeting series.* Washington, DC: National Academies Press.

[109] The Office of the National Coordinator for Health Information Technology. (2018). Strategy on reducing regulatory and administrative burden relating to the use of health IT and EHRs: Draft for public comment. Retrieved from https://www.healthit.gov/topic/usability-and-provider-burden/strategy-reducing-burden-relating-use-health-it-and-ehrs. Accessed May 28, 2020.

[110] The Office of the National Coordinator for Health Information Technology. (n.d.). T*emporary certification program.* Retrieved from https://www.healthit.gov/topic/ certification/certification-program-health-it. Accessed May 28, 2020.

[111] The Sequoia Project. (n.d.). Retrieved from https://sequoi-aproject.org/. Accessed on May 18, 2020.

[112] Tiase, V., & Hull, S. C. (2018). Alliance for Nursing informatics involvement with consumer-directed exchange and the CARIN alliance. *Computers, Informatics, Nursing, 36*(2), 68-69.

[113] U.S. Bureau of Labor Statistics. (2013). *Medical records and health information technicians.* Occupational Outlook Handbook. Network and Computer System Administrators Job Outlook.

[114] U.S. Department of Health & Human Services. (2013). *Summary of the HIPAA Privacy Rule.* HHS.gov. Retrieved from: https://www.hhs.gov/hipaa/for-professionals/privacy/laws-regulations/index.html. Accessed on February 19, 2019.

[115] U.S. Department of Health & Human Services. (n.d.). *Health information privacy: Summary of the HIPAA Security Rule.* Retrieved from https://www.hhs.gov/hipaa/for-professionals/security/laws-regulations/index.html. Accessed May 28, 2020.

[116] Wilkinson, M. D., Dumontier, M., Aalbersberg. I. J., Appleton, G., Axton, M., Baak, A., … Mons, B. (2016). The FAIR guiding principles for scientific data management and stewardship. *Scientific Data, 15*(3), 160018.

[117] World Health Organization Secretariat of the Commission on Social Determinants of Health. (2005). 2005 Background Report: Action on the social determinants of health: Learning from previous experiences. Retrieved from https://www.who.int/social_determinants/ resources/action_sd.pdf?ua=1. Accessed May 28, 2020.

[118] Yen, P., Phillips, A., Kennedy, M., & Collins, S. (2017). Nursing informatics competency assessment for the nurse leader (NICA-NL): Instrument refinement, validation, and psychometric analysis. *Journal of Nursing Administration, 47*(5):271-277.

第五篇　医疗保健政策和质量措施

Policies and Quality Measures in Healthcare

Kathleen Smith　**著**

王　璟　王攀峰　**译**　王　斗　李宏洁　**校**

这一部分涉及医疗卫生领域的政策和质量措施，以及用于改善患者护理的应用，为护士提供工具，以实现医疗卫生改进研究所的四重目标：改善患者的护理体验（包括质量和满意度），改善人群的健康，降低人均医疗成本，改善医疗服务提供者（包括临床医生和工作人员）的工作生活。

由 Rebecca freeman 和 Allison viola 撰写的第18章讨论了在"公共政策中建立护理信息学"。其中一个主要问题是联邦机构和利益相关者之间需要进行交叉协作和参与，以实现技术和健康信息的互通性。本章已在 2020 年进行了修订，以反映由于 COVID-19 大流行而导致的公共政策的巨大变化。

由 JeanD. Moody-Williams 撰写的第19章讨论了"护理信息学的质量测量及重要性"，测量临床质量来改善医疗保健和衡量患者的护理体验。电子化的临床质量测量是使用提取的数据来测量医疗质量。需要持续促进健康记录之间的互通性并提高临床质量测量的价值。本章已经过

修订，以确定数据在 COVID-19 疫情中测量的重要性。

由 Evelyn J. S. Hovenga，Lois hazelton 和 Sally britnel 撰写的第20章讨论了"运用精益管理和六西格玛进行质量测量"。六西格码工具可用于通过消除危及生命的错误来提高患者安全性。如果希望通过简化服务交付、患者旅程、减少变化、浪费和周期时间来提高整体效率，则可以采用精益管理和六西格码。COVID-19 的影响引发了创新的高潮，其中一些涉及精益管理和六西格玛的应用。

由 AmyJ. Barton 撰写的第21章介绍了基于四重目标的"支持农村和偏远地区健康的信息学应用"。改善患者健康护理的应用包括远程监控、个人警报器、移动应用程序和远程医疗。对于医护人员来说，应用包括电子咨询、同行学习网络和访问在线资源。2020 年的 COVID-19 疫情将许多此类应用推向了农村和远程医疗护理的前沿。

由 Elizabeth（Liz）Johnson 和 Karen Marhefka 撰写的第22章描述了"健康信息技术

领域的沟通技能，建立强大的团队以取得成功的健康信息技术领域成果"。包括 ARRA、HITECH 等在内的激励计划构建了医疗保健行业如何转变以加速使用卫生信息技术的框架。如果没有制订和遵循有效的沟通计划，挑战就会持续存在，这可能会影响医生、护士、管理人员和患者。协调的沟通策略是卫生信息技术计划的关键部分。沟通计划中的工具可以包括项目网站、电子邮件、社交媒体工具、印刷媒体、路演、市政厅会议和标准会议的使用，这些会议将在项目的所有阶段使用。在 COVID-19 大流行期间，这些通信技术在卫生信息技术项目中仍然至关重要。

由 Karlene M. Kerfoot 和 Kathleen Smith 撰写的第 23 章讨论了如何使用"护士调度和资格认证系统"来提供最低的人员配置水平并证明护理的价值。使用电子排班和认证软件是为了通过提供适当的护理和管理患者的成本来改善患者的结果。本章已被修订，以扩大在 COVID-19 大流行期间电子护士排班、认证和劳动力管理。

由 Melissa Barthold 的撰写的第 24 章介绍了如何"掌握支持护理实践的技能"。护士和其他临床医生将数据输入临床记录，但查询、管理和报告这些数据并不经常被护理人员使用或理解。护士需要学习如何分析数据、报告数据，并利用这些信息来改善患者护理和护理过程。本章在 2020 年进行了修订，以反映越来越多地使用仪表盘进行数据展示，以及 COVID-19 大流行对远程医疗和数据展示的影响。

Melissa Barthold 于 2020 年 10 月 6 日突然去世，Melissa 是终身学习的倡导者，通过使用证据和数据提高护理技能，通过使用护理信息学和数据报告改善护理效果。她教导她护理信息学学生，将数据和证据展示作为代表护理工作的宝贵技能。她的丈夫 Dennis Barthold（于 2020 年 8 月 19 日去世）也是一名护士，同样是护理信息学和 Melissa 对护理信息学领域贡献的有力支持者和拥护者。我们将深深地怀念这两位杰出的护士，他们对护理信息学的贡献将活在他们所写的文字和他们所触及的生活之中。

第 18 章　在公共政策中建立护理信息学

Establishing Nursing Informatics in Public Policy

Rebecca Freeman　Allison Viola　**著**

王　璟　王攀峰　**译**　　王　斗　李宏洁　**校**

学习目标

- 认识到联邦卫生信息技术政策中推进数据共享、互通性和其他途径的关键举措，以建立一个数据赋能的学习型卫生系统。
- 确定医疗 IT 领域内影响政策、行业专业人士和其他利益相关者的关键挑战。
- 综合已确定的关键举措和挑战，描述学习健康系统的当前状态，并预测未来状态。

关 键 词

健康信息技术；互操作性；护理信息学；标准；技术

一、概述

美国医疗行业正在经历一场深刻的变革，特别是在医疗信息技术领域。这将挑战政策制定者、行业专家和其他利益相关者，重新思考提供临床和商业解决方案的方式。精准医疗计划（precision medicine initiative，PMI）只是在寻求治疗患者疾病、技术和信息的互通性、研究、药物基因组学、隐私和安全挑战、移动健康等方面的一个开始。该计划的成功需要与各种联邦机构和其他利益相关者进行交叉合作和参与，以推动这一举措，并允许前所未有地收集和使用基因组

数据来改善健康和医疗保健。然而，这些复杂举措的数据支持成功取决于尚未完全成熟的核心概念，尤其是互通性。未能实现技术和卫生信息的互通性仍然是一个挑战，在这方面仍需要做大量工作来支持 PMI、新的支付模式及其他需要收集、汇总和使用数据的举措。联邦和州政府要求实施的方案及行业领袖和专业组织的倡议，正在取得进展，但大多数参与组织认为进展相当缓慢。立法者、创新者、临床医生和技术领导者必须继续共同努力，解决标准化和互通性问题，以便真正创建必要的框架，以最终具有临床意义的方式实现患者数据的无约束移动。

二、卫生政策与健康信息系统之间的联系：为什么重要

随着降低医疗成本、改善患者健康和护理经验的压力越来越大，美国医疗系统已经并将继续利用技术的进步来帮助实现这些目标。但是，随着技术带来的机遇，也需要制定一个全国性的政策支持框架。在某些情况下，还需要个别学科确定在实践中使用卫生信息技术的一致指导。2009 年通过的《美国复苏与再投资法案》建立了医疗保险和医疗补助服务中心电子健康档案激励计划，并将 ONC 编成法典，以实施标准和政策支持 EHR 有效使用的认证要求。通过联邦、州和地方政策推动医疗保健行业向前发展，加速了向数字化记录的发展。如果没有健康信息从一个医疗机构轻松地传输到另一个医疗机构，支持患者护理和研究，这些举措都不可能成功。可互操作的健康信息技术和健康信息政策已经实施，通过隐私保护及标准、管理和认证要求来实现数据的流动。如果没有这些护栏，美国医疗系统不可能真正成为一个系统，特别是不可能成为一个以数据授权的学习型医疗系统。

（一）减轻监管负担

奥巴马政府于 2016 年 12 月将第 114～255 号公法（又称《21 世纪治愈法案》）签署成为法律。更具体地说，第 4001 部分协助医生和医院提高患者照护质量，修订了《经济和临床健康卫生信息技术法案》。该法案是 2009 年《美国康复和再投资法案》的一部分，要求美国卫生与公共服务部制定目标，制定战略，并提出建议，以减轻与 EHR 使用相关的监管或行政负担。ONC 与 CMS 合作，于 2018 年 11 月发布了一份报告草案，以满足第 4001 部分的法定要求。

在过去几十年中，卫生信息技术的使用增加改变了医疗服务提供者的行医方式，也改变了患者与医生之间的关系，使患者更多地参与在护理和决策中。尽管医疗 IT 带来了更多的好处，但仍有一些挑战继续困扰着生产力、成本增加、医生倦怠和患者安全问题。

通过广泛的利益相关者宣传和医疗社区参与，ONC 能够抓住并概述三个主要目标。

- 减少医疗服务提供者在提供护理过程中在 EHR 中记录信息所需的努力和时间。
- 为临床医生、医院和医疗机构减少满足监管报告要求所需的努力和时间。
- 提高 EHR 的功能性和直观性（易用性）（Strategy on Reducing Regulatory and Administrative Burden Relating to the Use of Health IT and EHRs，2018）。

根据从社区收到的反馈，ONC 成立了四个工作组，其中包括来自 HHS 内部几个机构以及其他机构的代表。这些工作组包括临床文件、健康信息技术和用户体验、EHR 报告和公共健康报告等小组。报告中的调查结果涉及问题和挑战，以及相应建议的战略以在 3～5 年的短期内实现报告中概述的减负目标，并应利用现有或容易扩展的权力来管理这些战略。

（二）互操作性

美国医疗系统仍然是一个技术复杂的系统，需要患者、医疗机构、医院和医疗生态系统中的其他利益相关者能够交换健康信息，并能够利用这些信息对医疗服务做出明智的决策。成功的互通性使医疗信息系统能够在组织内部和跨组织边界一起工作，以促进对个人和社区的有效医疗服务。它还使国家更接近学习赋能型卫生系统的承诺，在这个系统中，数据与证据相结合，知识被应用于实践，数据被完善以影响证据和实践的循环（Learning Health Systems，2019）。为实现这一目标，有以下三个层次的互通性。

- 基础性的协同工作允许从一个医疗信息系统到另一个医疗信息系统进行数据交换，不需要对数据进行解释。
- 结构上的互通性定义了在医疗数据从一个系统到另一个系统的统一交换中所交换的数据

格式。临床或操作目的在数据交换时保持不变，并且能够在数据字段级别进行解释。

- 最高级别的语义互通性，允许两个或更多的系统或元素交换信息，并使用已交换的信息。这一层次的互通性利用了数据交换的结构化和数据的分类，使接收者有能力解释数据。

由于 CMS EHR 激励计划的实施鼓励了医疗信息技术的采用、实施和使用，国会于 2015 年颁布了《医疗保险准入和 CHIP 再授权法案》。通过这项法律，国会宣布在 12 月 31 日之前通过可协同工作的认证 EHR 技术在全国范围内实现广泛的健康信息交流是一项国家目标。MACRA 于 2018 年 4 月将互通性定义为，"两个或更多的健康信息系统或组件交换临床和其他信息的能力，以及使用通用标准交换的信息，为医疗服务提供者提供纵向信息，以促进协调护理和改善患者的结果"。作为这项立法的结果，CMS 已经发布了拟议的法规，以实施法律条款中列出的要求。

三、可信交换框架和共同协议

实现协同工作的一个重要组成部分是制定《21 世纪治愈法案》中规定的可信交换框架和共同协议。国会承认继续支持可协同工作网络和安全交换健康信息的能力的价值和重要性。法律规定，ONC 与国家标准和技术研究所和 HHS 的其他相关机构合作，召集公共 – 私营和公共 – 公共伙伴关系，以建立共识，制定或支持可信的交换框架，包括卫生信息网络之间的共同协议（21st Century Cures Act，2016）。

ONC 于 2018 年 1 月发布了其《可信交换和共同协议》草案，其中概述了一套共同的原则及一套可信交易所的条款和条件。A 部分中概述的可信交换原则是 ONC 定义的可信交换定义六项原则，以实现卫生信息网络之间的信任。这六个类别如下。

- 原则 1：标准化。遵守行业和联邦认可的标准政策、最佳做法和程序。
- 原则 2：透明性。公开、透明地进行所有交流。
- 原则 3：合作和不歧视。与整个护理过程中的利益相关者合作，交换电子健康信息，即使某个利益相关者可能是商业竞争对手。
- 原则 4：安全和患者安全。以促进患者安全和确保数据完整性的方式，安全地交换电子健康信息。
- 原则 5：访问。确保患者和他们的照护人员能够方便地访问他们的电子健康信息。
- 原则 6：数据驱动的问责制。一次性交换多个记录，以实现数据的识别和趋势分析，从而降低医疗成本，改善人口健康状况（A User's Guide to Understanding the Draft Trusted Exchange Framework，2018）。

B 部分为受信任交易所的最低要求条款和条件，概述了特定条款和条件，这些条款和条件将由公认的协调实体（Recognized Coordinating Entity，RCE）纳入一个单一的共同协议（Trusted Exchange Framework and Common Agreement，2018）。RCE 是一个由 ONC 选定的实体，与 HIN 签订协议，并作为政府机构来运作和监督 TEFCA 的遵守情况。ONC 需要在整个行业内协同工作，以确保其成功实施和合作。

信息阻断

《21 世纪治愈法案》的通过也解决了交换健康信息中更具挑战性的内容之一，即信息阻断。无论医疗保健利益相关者是否真实地意识到，阻止患者照护的健康信息交换和阻止数据自由流动都会产生实际后果，可能会影响患者安全、照护质量，并增加成本。根据国会的要求，2015 年 ONC 向国会发布了关于健康信息阻断的报告，强调了信息阻断的程度和解决这一问题的综合战略。在这份报告中，ONC 将信息阻断定义为"当个人或实体故意和不合理地干扰电子健康信息的交流或使用"（Report to Congress：Report on Health Information Blocking，2015）。此外，必须满足以下三个条件。

- 干扰。信息阻断要求有一些行为或行为过程干扰授权人或实体访问、交换或使用电子健康信息的能力。这种干扰可以有多种形式，从禁止共享信息的明确政策到更微妙的业务、技术或组织实践，这些做法使得成本更高。

- 知识。从事信息阻断的决定必须是在知情的情况下做出的。除非个人或实体知道（或在这种情况下应该知道）其行为可能会干扰电子健康信息的交换或使用，否则不会进行信息屏蔽。

- 没有合理的理由。并非所有有意干扰电子健康信息交流的行为都是信息阻断。对信息阻断的指控是严重的，应该保留给那些根据公共政策客观上不合理的行为（Report to Congress：Report on Health Information Blocking，2015）。

在这份报告和《21 世纪治愈法案》之后，ONC 于 2019 年 3 月发布了一份拟议规则制定通知（Notice of Proposed Rulemaking，NPRM），其中涉及法律中概述的若干条款。

第 4002 部分：认证条件和维护确定了初始和持续需求，适用于卫生信息技术开发人员和认证卫生信息技术模块。

第 4003 部分：互通性定义与治愈法案定义一致；ONC 提出互通性意味着无须特别努力即可与其他健康信息系统安全交换和使用电子健康信息，允许完全访问、交换和使用电子可访问的健康信息以供授权使用，并且不构成信息阻塞。

第 4004 部分：信息阻断通过七种拟议的实践类别来定义的，这些做法在满足某些条件时是合理和必要的，并不构成信息屏蔽。如果受监管的参与者（提供者、健康 IT 开发人员等）遇到某些例外情况，他 / 她的行为将不会受到法律的处罚。

四、使数据共享更容易：额外的政策框架

除了《21 世纪治愈法案》之外，还引入了其他指南和立法，目的是使共享健康数据变得更容易。下文将回顾其中的五项工作：2014 年《改善医疗保险急性期后护理转型法案》，互通性标准咨询、个人健康电子信息、患者对文书工作的关注（由住院患者预期支付系统和长期护理医院预期支付系统最终规则支持）和 Blue Button2.0。

（一）2014 年改善医疗保险急性期后护理转型法案

卫生信息技术领域的热门话题（如文档负担、数据标准化、协同工作）通常集中在急症护理和门诊环境。这是一种合乎逻辑的方法，因为他们受到 ARRA/HITECH 立法和融资机制的影响最大。然而，2014 年《改善医疗保险急性期后护理转型法案》[Improving Medicare Post-Acute Care Transformation（IMPACT）Act] 对所有护理文件都有影响，尽管它侧重于急性后照护（postacute care，PAC）领域。IMPACT 法案对一些基础工作提出了要求，以实现真正的可共享、可比较的数据，它要求在各种 PAC 环境（如长期护理医院、专业护理设施、家庭保健机构和患者康复设施）中采集和传输标准化数据（IMPACT Act of 2014 Data Standardization & Cross Setting Measures，2014b）。

这项立法的三个首要目标如下。

- 要求 PAC 的提供者报告标准化的患者评估数据、质量措施的数据、资源使用和其他措施的数据，都要符合特定的要求。

- 要求数据的标准化和互通性，以便在 PAC 和其他提供者之间进行交流，使他们能够获得纵向信息，从而促进协调护理和改善医疗保险受益人的结果，包括在出院规划过程中。

- 修改适用于 PAC 提供者的 PAC 评估工具，以提交有关此类提供者的标准化患者评估数

据，并在所有此类提供者之间进行评估数据 比 较 [H.R.4994-113th Congress（2013—2014），2014]。

IMPACT 法案对于护理工作来说是值得注意的，因为"要求报告有关质量测量和标准化患者评估数据，包括标准化患者数据元素"（MPACT Act of 2014 Data Standardization & Cross Setting Measures，2014b）。护理评估数据不常被标准化和（或）编码。事实上，许多使用 EHR 的医院都是围绕历史上的纸质表格建立其电子内容。在同一家医院内，护理评估数据不标准的情况并不少见，即使是从一个护理单元到另一个护理单元。对标准化、可协同工作的 PAC 评估的呼吁是独一无二的，为了促进这些评估的创建，CMS 建立了一个数据元素库作为"……CMS 评估工具数据元素（如问题和响应）及其相关的卫生信息技术标准"（IMPACT Act of 2014 Data Standardization & Cross Setting Measures，2014a）。

数据元素库的目标如下。

• 作为 CMS 评估数据元素（问题和回应选项）的集中资源。

• 促进 CMS 电子评估数据集和卫生信息技术标准的共享。

• 影响和支持行业，努力促进电子健康档案和其他卫生信息技术的协同工作。

医疗保健正朝着使用标准化、逻辑模型、术语、可衡量的结果和重新关注文件的适当性的协同工作的目标前进。使用标准化数据元素的立法要求，如 IMPACT 法案中的要求，可能是减少文档负担和提高互通性的关键驱动力。

（二）协同工作标准咨询

协同工作标准公告（Interoperability Standards Advisory，ISA）是一份每年发布的报告，由 ONC 汇编和发布。目前它以互动的在线格式提供，每年发布都包含了公众对前一年版本的评论（Interoperability Standards Advisory，2019）。 从 2017 年的版本开始，ISA 扩展到包括公共卫生和

健康研究的，以及医疗卫生的行政功能（支付、运营）。

ISA 有三个目的。

• 为业界提供一个单一的、公开的标准和实施规范清单，这些标准和实施规范可以最好地用于解决特定的临床健康信息互通性需求。目前，ISA 的重点是实体之间共享信息的互通性，而不是组织内部使用。

• 为了反映行业利益相关者之间持续对话、辩论和共识的结果，当一个以上的标准或实施规范可用于解决特定的互操作能力需求时，将通过 ISA 公共评论流程进行讨论。ISA 的网络版改进了现有流程，使评论更加透明，并允许多线程讨论以促进进一步对话。

• 记录已知的限制、先决条件和依赖性，并以参考标准和实施规范的安全模式的形式提供安全最佳实践建议，用于解决特定的临床医疗 IT 互通性需求。

ISA 本质上是一个庞大的、需要标准的主题目录，每个主题都有一个建议标准。ISA 包括四个主要的小标题，在线版本可以搜索，也可以作为单个文件查看。公告文件的四个主要小标题如下。

• 词汇 / 代码集 / 术语标准和实施规范。
　– 语义学。
• 内容 / 结构标准和实施规范。
　– 语法。
• 服务的标准和实施规范。
　– 为解决具体的协同工作需求的基础设施组件。
• 行政标准和实施细则。
　– 支付、操作和其他临床的互操作性需求。

图 18-1 代表临床表现 / 护理评估的 ISA 条目格式。

护理包括在 ISA 中，在词汇 / 代码集 / 术语部分有四个关键的小标题：①临床 / 护理评估；②护理干预；③护理结局；④护理的患者问题。

ISA 指定 LOINC 为观测值的标准，SNOMED-

类型	标准 / 实施规范	标准流程成熟度	实施成熟度	采用级别	联邦政府要求	成本	测试工具可用性
观测标准	LOINC® ⤴	最终的	产品	●●○○○	无	免费	N/A
观测值标准	SNOMED-CT® ⤴	最终的	产品	●●○○○	无	免费	N/A

▲ 图 18-1　ISA：临床表现 / 护理评估

CT 为观测值的标准。还可以查看每个 ISA 条目的组成部分：规范、成熟度、采用级别、联邦政府要求、成本和测试工具可用性。ONC 网站（www.healthit.gov）上的 ISA 概述描述了各个组成部分，并提供了更多关于公众意见的途径和影响的细节，ISA 中语言的使用，以及与互通性试验场（ISA 中标准的真实世界使用案例）的链接。

虽然可以在例子中看到，但"联邦政府要求"一栏表示希望通过其他监管要求强制遵守；在可能的情况下，ISA 中包含进一步了解联邦授权的一个链接。虽然某些标准是必需的（如 ICD、CPT 用于报销），但许多标准是一种建议，没有与使用这些标准相联系的激励或惩罚措施。

（三）准确的患者识别和匹配

加强互通性和病历电子共享带来的一个副作用是凸显了患者匹配的难度。由于缺乏国家采用的识别患者的策略，作者将不会详细概述这段历史，但值得注意的是，1996 年的 HIPAA 法律要求唯一患者 ID 号（unique patient ID，UPI），但在 1998 年，Ron Paul（R-TX）成功地通过了一项全面立法，禁止为国家患者身份证的开发提供资金，并且该语言已被保留在后续立法中，阻碍了研究 UPI 使用的各种努力。

误认患者的影响是显著的。在回应众议院筹款小组委员会关于使用社会保障号码的问题时，医疗保健信息管理高管学院（College of Healthcare Information Management Executives，CHIM）指出以下情况。

- 在 2012 年的一项研究中，近 20% 的 CHIM 成员报告称，他们可以将不良医疗事件追溯到不准确的患者识别和匹配。
- Intermountain Healthcare 的官员报告说，每年花费 400 万～500 万美元来提高患者身份识别的准确率。
- 在 2014 年的一份报告中，ONC 指出，每一个错误识别的案例都让梅奥医学中心至少损失 1200 美元。
- 根据达拉斯儿童医学中心进行的一项研究，一个拥有大约 100 万条记录或独特患者的数据库可能包括多达 12 万条重复记录。该研究发现，这些重复记录使医疗机构为每条重复记录花费了约 96 美元。在 4% 涉及确认重复记录的案例中，临床护理受到了负面影响。照护质量问题包括由于无法获得以前的测试结果而导致的重复测试，以及由于缺乏患者病史和身体报告而导致的手术延误。平均而言，重复检查或治疗延误使患者的费用增加了 1100 美元（Statement of the College of Healthcare Information Management Executives，2017）。

根据《21 世纪治愈法案》中的一项规定，美国政府问责局于 2019 年 1 月发布了一份报告，进一步概述了美国患者匹配的现状（Health Information Technology：Approaches and Challenges to Electronically Matching Patients'Records Across Providers，2019）。该报告指出，两个最常见的患者匹配错误是：①不同患

者的记录被错误地匹配；②同一患者的记录不匹配。该报告还提出了几个解决方案，以帮助解决误认患者的行为。

- 实施输入人口统计数据的通用标准。
- 分享最佳实践和其他资源。
- 发展公私合作以解决这些问题。

对报告有贡献的利益相关者对ONC或其他政府机构在这些建议的努力中的作用并不一致；一些人建议ONC可以要求使用标准化的人口数据，而另一些人则建议ONC可以促进对这些标准的自愿使用。所有人都认为这个问题是多方面的，不可能通过单一的努力来解决。

（四）医疗保险和医疗补助服务中心：患者对文书工作的关注

特朗普总统发布了一项行政命令，指示联邦机构"减少繁文缛节"，以减轻一些法规的负担。利用该指令，CMS"……建立了一个内部流程来评估和简化法规，目的是减少不必要的负担，提高效率，并改善受益人体验"（Patients Over Paperwork，2019）。在执行这一内部程序的过程中，CMS正在推动并消除妨碍医疗服务提供者与患者共度时光的监管障碍（Patients Over Paperwork，2019）。患者对文书工作的关注网站为临床医生、医院、护理机构、DME和药房供应商、健康计划和各州提供了关于该倡议影响的具体信息；该网站还包含了对可能减少临床医生监管和行政负担的不同努力的描述，如评估和管理代码的变化，减少报告的负担，以及对医疗审查程序的澄清（Patients Over Paperwork，2019）。

（五）医疗保险和医疗补助服务中心：MyHealthEData

MyHealthEData倡议旨在利用对协同工作的推动，使患者对其健康数据有更多的控制权。该倡议由美国白宫创新办公室的一个政府团队支持，参与者包括美国卫生与公共服务部、CMS、ONC、VA和美国国立卫生研究院（Trump Administration Announces MyHealthEData Initiative at HIMSS18，2018）。CMS局长Seema Verma在2018年医疗卫生信息和管理系统协会年会上宣布了该倡议。该倡议的目的是让患者更容易使用他们选择的设备或系统访问自己的健康数据，并允许他们选择的供应商安全访问他们的记录。MyHealthEData的观点是以患者的角度来处理医疗数据的问题（Monica，2018）。

（六）医疗保险和医疗补助服务中心：Blue Button2.0

当在各种协同工作倡议中经常听到的一个术语是API，即一种应用程序编程接口。在不涉及太多技术问题的情况下，API有点像一座桥梁，从一个请求数据的实体到另一个存储所需数据的实体。医疗保险的Blue Button2.0是CMS的一个API，可让5300万医疗保险受益人访问4年的医疗保险A、B和D部分的数据（Blue Button2.0，2019）。最初的程序，即Blue button，使患者能够下载和保存他们的数据，打印/邮寄这些数据，或将他们保存的数据文件导入其他程序。Blue Button2.0通过API框架使受益人能够在各种应用程序上利用他们的数据，这些应用程序旨在帮助他们管理健康，长期跟踪健康，并通过各种图形表示（Blue Button2.0，2019）操作数据。到2018年12月，超过700名应用程序开发人员签署了使用Blue Button2.0，包括Amazon、Google、IBM和Microsoft等行业巨头（Heavily promoted Medicare Blue Button2.0 will speed up machine learning in healthcare，2018）。使用API还可以让医疗技术公司探索受益人的数据，为移动设备创建可能对医疗保险患者有益的应用程序。

五、参与（倡议！）

本章作者想全心全意地鼓励您参与到联邦规则的制定过程中来！这比您想象的要容易，ONC和CMS的联邦工作人员会阅读每一条关于修改建议的公众意见。

在我们告诉您如何进行修改之前，让我们退一步讨论一下《联邦公报》。《联邦公报》是联邦政府的"日报"，由国家档案和记录管理局的联邦公报办公室每天出版（About the Federal Register，2018）。《联邦公报》包含各种项目，但您应该最感兴趣的是公布拟议的规则和对公众的通知。当联邦机构准备修改规则时，他们需要给公众充分的通知，并为他们提供评论的机会。通知和评论的过程很简单，概述如下（About the Federal Register，2018）。

- 《联邦公报》上公布的一项拟议规则向公众通报了一项悬而未决的法规。

- 任何个人或组织都可以直接对其进行评论，可以是书面的，也可以是在听证会上口头的。许多机构也在网上或通过电子邮件接受评论。评论期各不相同，但通常为 30 天、60 天或 90 天。在每个联邦公报的文件中，发布机构对如何、何时、在何处表达观点给出了详细的指示。此外，各机构必须列出和电话号码，以获得更多的信息。

- 当机构公布最终法规时，在《联邦公报》上，他们必须解决评论中提出的重大问题，并讨论为回应这些问题而做出的任何改变。各机构还可以利用通知和评论程序与选民保持联系，征求他们对各种政策和计划问题的意见规则制定的。

真正厉害的部分是，您有机会告诉联邦机构您对他们提出修改的看法。即使您的意见没有被纳入拟议规则的修改中，您可能会发现该机构对您的意见的答复是实质性的，并被保存下来以便日后检索或加强。您所要做的就是在《联邦公报》上签到，不需要每天都读它，您可以注册博客、机构的规则更新或您有兴趣的主题……许多方法可以看到《规则》何时被放入公共领域供审查。在图 18-2 中，您可以看到找到拟议的规则并点击提交评论的按钮是多么容易。

我们还建议，如果您对某个特定的实践领域

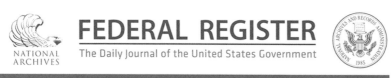

FEDERAL REGISTER
The Daily Journal of the United States Government

NATIONAL ARCHIVES

(PR) Proposed Rule

Medicare and Medicaid Programs; Patient Protection and Affordable Care Act; Interoperability and Patient Access for Medicare Advantage Organization and Medicaid Managed Care Plans, State Medicaid Agencies, CHIP Agencies and CHIP Managed Care Entities, Issuers of Qualified Health Plans in the Federally-Facilitated Exchanges and Health Care Providers

A Proposed Rule by the Centers for Medicare & Medicaid Services on 03/04/2019

Comments on this document are being accepted at Regulations.gov.

SUBMIT A FORMAL COMMENT

▲ 图 18-2 《联邦公报》提议的规则

引自 Federal Register.https://www.federalregister.gov/documents/2019/03/04/2019-02200/medicare-and-medicaid-programs-patient-protection-and-affordable-care-act-interoperability-and#.Accessed June 24, 2020.

有兴趣,您可以在《联邦公报》上搜索一下,看看是否有您可以评论的待定规则,现在就可以!政策可能是一个枯燥的领域,但您的合作者在这个领域花了很多时间。真诚地希望您能够进行宣传和政策评论!

自测题

1. 以下哪项立法启动了将电子健康档案数字化并鼓励健康数据共享的努力?
   A. 2009 年《美国复苏与再投资法案》
   B. 2014 年《改善医疗保险急性期后护理转型法案》
   C. 2016 年《21 世纪治愈法案》
   D. 2010 年《患者保护与平价医疗法案》

2. 数据收集、分析、证据整合、对实践的影响和进步的数据分析的持续、反复循环被称为什么?
   A. 大数据
   B. 学习卫生系统
   C. 商业智能
   D. 社会网络分析

3. 作为 2009 年《美国复苏与再投资法案》的一部分,以下哪个机构被编入美国卫生与公共服务部?它负责实施标准和认证要求以支持电子健康档案的使用
   A. 美国卫生与公共服务部
   B. 美国国家卫生信息技术协调员办公室
   C. 美国退伍军人管理局
   D. 美国医疗保险和医疗补助服务中心

4. 成功的什么内容允许医疗保健 IT 系统在组织边界内和跨组织边界一起工作,共享数据以优化个人和人群的健康状况?
   A. 组织文化
   B. 招聘实践

C. 互通性
D. 数据分析

5. 允许两个或多个系统交换信息并使用这些信息的互通性类型称为哪种互操作性?
   A. 结构性
   B. 交通工具
   C. 语义学
   D. 组织机构

6. 《21 世纪治愈法案》的以下哪项内容的目标是建立共识,并开发或支持一个可信的交换框架,包括在全国范围内的健康信息网络之间达成一个共同协议?
   A. 互通性
   B. 可信的交换框架和共同协议
   C. 信息阻断
   D. 患者数据访问

7. 当个人或实体干扰数据或电子健康信息的交换时,以下哪项被确定为所采取的行为?
   A. 信息阻断
   B. 未能实现标准化
   C. 文件负担
   D. 知识产权保护

8. 以下哪项立法是第一个要求采集和传输标准化患者评估数据的?
   A. 2009 年《美国复苏与再投资法案》
   B. 2014 年《改善医疗保险急性期后护理转型法案》
   C. 1996 年《健康保险流通与责任法案》
   D. 2010 年《患者保护与平价医疗法案》

9. 互操作性标准咨询中确定的用于传输护理评估、干预、结果和问题的两个术语之一是什么?
   A. 疾病和相关健康问题国际统计分类

B. 当前程序术语

C. 医学上的数字成像和通信

D. SNOMED-CT

10. 作为联邦政府的日刊，并公布公众感兴趣的拟议规则和通知的文件是什么？

    A. 华盛顿邮报

    B. 联邦公报

C. 政府出版署年度报告

D. 美国人口普查

答案

1. A	2. B	3. B	4. C	5. C
6. B	7. A	8. B	9. D	10. B

参考文献

[1] 21st Century Cures Act, Public Law 114-255 C.F.R. (2016). About the Federal Register. (2018). Retrieved from https://www.archives.gov/federal-register/the-federalregister/about.html. Accessed on April 23, 2019.

[2] Blue Button 2.0. (2019). Retrieved from https://bluebutton.cms.gov/. Accessed on April 23, 2019.

[3] H.R.4994-113th Congress (2013-2014). (2014). Accessed on April 23, 2019.

[4] Health Information Technology: Approaches and Challenges to Electronically Matching Patients' Records Across Providers. (2019). Retrieved from https://www.gao.gov/products/GAO-19-197. Accessed on April 23, 2019.

[5] Heavily promoted Medicare Blue Button 2.0 will speed up machine learning in healthcare. (2018). Retrieved from https://www.medicaldevice-network.com/comment/heavily-promoted-medicare-blue-button-2-0-will-speedup-machine-learning-in-healthcare/. Accessed on April 23, 2019.

[6] IMPACT Act of 2014 Data Standardization & Cross Setting Measures. (2014a). Retrieved from https://www.cms.gov/Medicare/Quality-Initiatives-Patient-Assessment-Instruments/Post-Acute-Care-Quality-Initiatives/IMPACT-Act-of-2014/IMPACT-Act-of-2014-Data-Standardization-and-Cross-Setting-Measures.html. Accessed on April 23, 2019.

[7] IMPACT Act of 2014 Data Standardization & Cross Setting Measures. (2014b). Retrieved from https://www.cms.gov/Medicare/Quality-Initiatives-Patient-Assessment-Instruments/Post-Acute-Care-Quality-Initiatives/IMPACT-Act-of-2014/IMPACT-Act-of-2014-Data-Standardization-and-CrossSetting-Measures.html. Accessed on April 23, 2019.

[8] Interoperability Standards Advisory. (2019). Retrieved from https://www.healthit.gov/isa/. Accessed on April 23, 2019.

[9] Learning Health Systems. (2019). Retrieved from https://www.ahrq.gov/professionals/systems/learning-health-systems/index.html. Accessed on April 23, 2019.

[10] Monica, K. (2018). MyHealthEData initiative to improve EHR patient data access. Retrieved from https://ehrintelligence.com/news/myhealthedata-initiative-to-improve-ehr-patient-data-access. Accessed on April 23, 2019.

[11] Patients Over Paperwork. (2019). Retrieved from https://www.cms.gov/Outreach-and-Education/Outreach/Partnerships/PatientsOverPaperwork.html. Accessed on April 23, 2019.

[12] Report to Congress: Report on Health Information Blocking. (2015). Washington, DC: Department of Health and Human Services. Retrieved from https://www.healthit.gov/sites/default/files/reports/info_blocking_040915.pdf. Accessed on April 23, 2019.

[13] Statement of the College of Healthcare Information Management Executives. (2017). Retrieved from https://chimecentral.org/wp-content/uploads/2014/11/CHIME-Statement-for-the-Record-Protecting-Americans-Identities-Examining-Efforts-to-Limit-.pdf. Accessed on April 23, 2019.

[14] Strategy on Reducing Regulatory and Administrative Burden Relating to the Use of Health IT and EHRs. (2018). Retrieved from https://www.healthit.gov/sites/default/files/page/2018-11/Draft%20Strategy%20on%20Reducing%20Regulatory%20and%20Administrative%20Burden%20Relating.pdf. Accessed on April 23, 2019.

[15] Trump Administration Announces MyHealthEData Initiative at HIMSS18. (2018). Retrieved from https://www.cms.gov/newsroom/fact-sheets/trump-administration-announces-myhealthedata-initiative-himss18. Accessed on April 23, 2019.

[16] Trusted Exchange Framework and Common Agreement. (2018). Retrieved from https://www.healthit.gov/topic/interoperability/trusted-exchange-frameworkand-common-agreement. Accessed on April 23, 2019.

[17] A User's Guide to Understanding the Draft Trusted Exchange Framework. (2018). Retrieved from https://www.healthit.gov/sites/default/files/draft-guide.pdf. Accessed on April 23, 2019.

第19章 护理信息学的质量测量及重要性

Quality Measurement and the Importance of Nursing Informatics

Jean D. Moody-williams 著

邓述华 李佩涛 译 王 斗 李宏洁 校

学习目标

- 了解质量测量的演变和提高医疗保健质量的重要性。
- 阐述获取质量指标的各种机制。
- 描述不同的质量指标在价值导向的提升计划中的应用。
- 讨论在照护的全过程中促进互操作性的重要性，以支持健康协作的改善。
- 描述不断发展的医疗保健支付模型，以及在模型设计中的质量指标和改善活动的重要性。

关 键 词

健康信息交换；互操作性；有意义的测量

一、概述

随着新的基于价值的支付模式的发展，使用临床质量指标来改善医疗保健和告知基于绩效的支付方法正变得越来越重要。各种形式的健康信息技术被允许用来收集数据，这些数据分析之后可提供给临床人员、医疗保健系统去测量照护的协调性，也可提供给联邦、州和地方政府作为监察和支付依据，最重要的是，给患者、家庭和照护者提供医疗保健决策依据。健康信息的收集和交换让医生、护士、药师和其他医疗保健提供者，以及患者能以电子化的方式适当地访问和安全地共享患者的重要医疗信息，从而提高临床质量测量的速度和质量。电子化临床质量指标（electronic clinical quality measure，eCQM）运用从电子健康档案中提取的数据，以及健康信息技术系统来测量所提供的医疗保健的质量。虽然收集临床数据用以照护过程的决策很重要，同样重要的是收集信息来测量患者的照护体验，关于他们想从治疗中得到什么，以及让他们参与决策过程。患者报告的结局指标为其他患者提供了如何从临床医生那里实现其预期目标的信息，并为临床医生提供提高其照护质量的信息。对于医疗照护信息学领域，有持续的改进的需求，以提高健康记录的互操作性，降低收集负担，并提高临床质量指标的价值。

二、质量测量的重要性

我们经常认为质量测量作为复杂且耗时的数据收集方法，其作用或价值并不确定。有时，质量测量被认为是一种行政时间消耗。然而，当我们考虑去旅行时，我们常常会树立我们的目的地，然后描绘出我们将如何到达，旅行的方式，沿路的停留，要花费多长时间，我们到达之后要做什么，以及我们的预算。沿路我们可能会遇到困难，于是我们必须重新计算、走弯路，但我们始终牢记我们试图要到达的目的地。

在医疗保健的过程中，质量测量起着同样的作用。我们确立通过干预或预防的方法想要达到的结局，然后描绘路径，运用质量指标和标准来确定是否达到了目标。质量测量帮我们确定我们是否实现预期目标和结局，以及我们与同行或最佳比较起来如何。测量揭示出我们能进行改进的领域，并指出最佳实践的领域。测量为消费者提供信息，这些信息能帮他们做出为他们想要照护的人或他们所爱的人提供照护的人员类型的决策。

三、质量测量的演变

质量测量尽管经常被视为一种新的活动，但其实已经应用了几个世纪。在克里米亚战争期间，Florence Nightingale 和其他 38 名护士前往军营时，强调了质量测量的重要性。当她到达时，她注意到了医疗所在地的恶劣环境。Nightingale 女士把自己的热情帮助与可获得的科学证据结合起来，通过监测近 60% 的死亡率开始进行照护质量的测量。她通过提供卫生设施和营养干预来降低死亡率，成功将死亡率降低到 42%，随后降低到 2.2%。

Ernest Codman 医生是波士顿的一名外科医生，通过长时间测量患者的结局以进行照护的改善。他以 1911 年随访了出院患者的结局而闻名。他认为，医院和外科医生应该随访患者足够长的时间，以确定治疗是否成功，并从那些有并发症的患者中吸取教训（Brand，2009）。当时，Ernest Codman 医生成立了美国外科医生学会医院标准化委员会并担任该委员会的主席。该委员会后来演变成为医疗保健组织认证联合委员会，现在称为联合委员会（Warshaw，2014）。

20 世纪 50—60 年代，Avedis Donabedian 在发明一种测量医疗保健质量的方法中起了重要作用。他通过分析医疗保健系统和资源来确定其对整体照护质量的影响，从而推进了该领域的发展。

在 2000 年和 2001 年，美国医学研究所（Institute of Medicibe，IOM）发布了两份里程碑式的出版物。第一份是《犯错是人的天性》，第二份是《跨越质量鸿沟》，甚至到现在也继续指引着质量的测量和改善。IOM 将质量定义为"为个人和人群提供的健康服务多大程度上能增加获得预期健康结局的可能性，并与目前的专业知识相符"（IOM，1990）。在第一份报告《犯错是人的天性》中"建立一个更安全的健康系统"章节，IOM 得出结论，每年有几万的美国人死于不当的照护，几十万人遭受着或几乎无法逃脱非致命伤害，这些伤害在真正高质量的照护系统应很大程度上避免发生。该报告确立了一个质量测量目标，即在 5 年内差错至少减少 50%（IOM，2000）。

《跨越质量鸿沟》放大了美国进行紧急变革的必要性，来缩小当前医疗保健状态和理想状态之间的差距。该报告强调了这样一个事实，即美国人并没有得到满足他们需求的照护，以及基于最佳科学知识的照护（IOM，2001）。《跨越质量鸿沟》概述了一个组织框架，以更好地将支付的内在激励与改善质量的责任性进行协调一致，并强调循证实践、质量测量和更好的临床信息系统的必要性。其中一项建议呼吁国会授权并适当地资助美国卫生与公共服务部建立监测和跟踪体系，用于评价健康系统实现其安全性、有效性、以患者为中心性、及时性、效率性和公平性目标的进展。

四、质量指标的分类（结构、过程、结局和经验）

1966 年，Avedis Donabedian 介绍了一种质量指标的分类法，包括三个组成部分：结构、过程和结局。他指出，结构包括行政架构，提供照护及财政组织的项目和机构的运作。许多关于卫生信息交换的早期电子激励目标都侧重于制订允许信息交换的结构。2009 年《美国再投资和复苏法案》中的《经济和临床健康卫生信息技术法案》制定了全国性的有效使用目标，以刺激电子健康档案的应用（Blumenthal，2010）。复苏法案明确了有使用意义的以下三个组成部分：①以有意义的方式使用经认证的电子健康档案（如电子处方）；②使用经认证的电子健康档案技术进行健康信息电子交换，以提高医疗保健的质量；③使用经认证的电子健康档案技术审校临床质量测量指标和其他秘书处选择的指标（Centers for Medicare & Medicaid Services，2011a 和 2011b）。

Donabedian 所描述的第二类指标被称为过程指标。过程指标被用来评估已知的良好的照护实践的应用。例如，过程指标包括评估推荐的诊断性试验和筛查试验的性能。试验过程可能会导致预防或早期发现疾病过程的预期结局。他将结局指标描述为照护的组成部分，重点是干预后的恢复、功能恢复和生存(Donabedian，2005)。今天，结果指标往往集中在死亡率、再入院、功能改善和无并发症等方面。

（一）有意义的测量框架

"有意义的测量框架"是美国医疗保险和医疗补助服务中心的新倡议，它确定了质量测量和改进的最高优先级（CMS，2018a 和 2018b）。它聚焦于对提供高质量照护和改善个人结局最关键

的核心问题。这个有意义的指标倡议是各种利益相关者合作制订的。它借鉴了"医疗保健支付学习和行动网络"（HCPLAN）、其他联邦机构、美国国家质量论坛和美国国家医学研究院之前所进行的工作。它还包括来自患者代表、临床医生和提供者、指标开发人员和其他专家（如核心质量指标协会）的观点。

有意义的指标领域是 CMS 战略目标和个人测量 / 倡议之间的连接器，展示了如何为医疗保险、医疗补助和儿童健康保险计划等的受益人实现高质量的结局。它们包括的质量主题，能体现对高质量的照护和更好的患者结局至关重要的核心问题。有意义的指标领域的例子包括医疗保健相关性感染及阿片类药物和药物使用障碍的预防和治疗。每个有意义的指标都有助于与特定的 CMS 战略目标联系起来，如"授权患者和医生对他们的医疗保健做出决策"和"支持创新的方法，以提高质量、安全性、可获得性和可负担性"。

有意义的指标旨在通过将每个人的努力集中在相同的质量领域，使支付更有价值。为明确一个指标是否有意义，CMS 确定以下重要原则。

- 解决保障公共卫生的高影响性测量领域。
- 以患者为中心，对患者有意义。
- 尽可能以结局为基础。
- 满足项目法规中的要求。
- 尽量减少对服务提供者的负担水平。
- 有重要的改善机会。
- 通过替代支付模式解决基于人群的支付需求。
- 项目和其他支付者（医疗补助计划、商业支付者）保持一致。

有意义的指标框架包含 19 个有意义的指标领域，组成了具体的、全面的医疗质量优先级内容。有意义的指标领域第 9 条关注医疗保健信息系统之间互操作性的需求（表 19–1）。

（二）医疗保健支付的学习和行动网络

医疗保健支付学习与行动网络（Health Care

表 19-1　有意义的指标领域第 9 条

有意义的指标领域 #9	质量优先级	需求的描述
健康信息的传输和互操作性	促进有效的沟通和照护的协调性	只有不到 10% 的医生拥有功能齐全的电子病历 / 电子健康档案系统。有必要促进互操作性，以确保当前和有用的信息跟随患者到每个机构并在每次医疗保健交互中都可用

引自 CMS Meaningful Measures Resource Hub. https://www.cms.gov/Medicare/Quality-Initiatives-Patient-Assessment-Instruments/QualityInitiativesGenInfo/MMF/General-info-Sub-Page.html#General Info.

Payment Learning 和 Action Network，HCPLAN）是一个公私合作模式，其宗旨是通过调整私立机构和公共部门的创新、权力和影响力，加速医疗保健系统向 APM 的过渡。HCPLAN 成立于 2015 年，其成员来自各种利益相关者，包括联邦和州政府、学术中心、协会和专业团体、商业支付者、医疗保健提供者、患者和消费者权益倡导者、私人雇主、健康计划和其他人等。HCPLAN 的目的是促进从服务收费（Fee-For-Service，FFS）支付模式向支付高质量照护、改善健康和降低成本的模式的转变。

HCPLAN 提供了资源和学习的机会，以推动 APM 的应用，其既定的目标是，到 2018 年底，美国 50% 的医疗保健支付将采取 APM（HCPLAN，2018）。

美国医疗保健系统的公共和私营部门中，使支付方式保持一致的努力不太可能自主实现。需要许多主题来推进这些目标，并且必须探索一些主题，以支持临床医生和服务提供者的努力。HCPLAN 为支持这项运动已经发布了一些资源和白皮书，这些白皮书是在多学科利益相关者的参与下开发的，并在确定前供公众评价。

其中一篇白皮书探讨了基于人群的绩效支付方法中的质量绩效指标。HCPLAN 得出的结论是，基于质量和结局来评估提供者的绩效测量是人群的绩效模型成功的基础，因为它有助于确保患者得到高质量的照护，并实现他们的健康目标。该白皮书提供了关于基于绩效的支付模型中绩效衡量方法的原则和建议。其中一项原则强调了国家

基础设施必须足以系统地收集、使用和报告贴近临床的丰富数据和患者报告的数据。

HCPLAN 还发布了一份关于基于人口的支付模式中共享数据重要性的白皮书（HCPLAN，2016）。数据共享白皮书关注共享重要患者数据对于临床决策提供信息的重要性，允许支付者评估提供者的表现，并支持公共和私立支付者之间增加的一致性。虽然每个人都意识到，在信息交换方面的改进是协调照护的必要条件，但实现这些目标仍然具有挑战性。信息交换领域的发展速度低于许多人的希望。HCPLAN 就数据共享的关键特征提供了建议，这有利于支持基于人口的支付模式。数据共享的原则如下。

- 基于人口的支付中的数据共享将需要不同于 FFS 模型中的数据共享。
- 个人资料应跟随患者。
- 人口层面的数据应被视为一种公共利益。
- 广泛的数据共享可能使第三方中介机构成为必需。

（三）核心质量指标协会

关于质量衡量的一个冲突领域是监督认证实体、临床注册机构、健康系统和其他实体等不同支付者之间缺乏一致性。每个机构可能要求以略微不同的方式或完全不同的质量指标报告。目前正在进行协调许多利益相关者之间的措施。核心质量指标协会（Core Quality Measure Collaborative，CQMC）是一个基础广泛的医疗保健领导人联盟，由美国健康保险计划（America's

Health Insurance Plans，AHIP）于 2015 年开始发起。协会广泛召集了包括 CMS、健康保险提供者、医疗协会、消费者团体和购买者在内的利益相关者。

CQMC 正在致力于：①继续维护现有的核心指标集，以反映不断变化的测量背景，包括但不限于临床实践指南、数据来源或风险调整的变化；②扩展到新的临床领域；③识别测量方面的差距和实施中的挑战，以推进核心指标集的应用（CQMC，2019）。

（四）收集质量指标数据的方法

质量测量的好坏取决于它所来自的数据。对质量指标数据的收集是通过几种方法来完成的。在质量测量的早期开始，大多数指标要么使用行政索赔数据计算，要么手动提取医疗记录。

1. 索赔数据

行政索赔数据用于计算多种类型的过程和结局指标。根据索赔数据计算出的常见指标，可能包括评估筛查试验的完整性，在某时间段内患者再入院情况，以及核实多种疾病的死亡率。由索赔衍生的指标有许多好处，因为这些数据很容易从账单数据中获得，因此不需要临床医生进行额外的工作。它们还允许比较大量患者的基于人群的测量方法。数据分析能力也有所改进，允许使用人工智能进行更快速的分析和预测模型。行政索赔数据也有其缺点，因为索赔可能包含错误或有缺失的计算指标所必需的重要字段。制订这些指标所需的许多临床结局可能不包括在管理数据中，因为索赔数据的来源是账单信息而不是临床信息。

2. 图表提取

图表提取通常选择一个医疗记录的随机样本，通过医疗记录找到某些数据元素，然后在提取工具上手动记录这些元素。例如，提取人员可以回顾医疗记录来确定出院计划的开始、出院计划完成的时间，以及患者是否能用语言表达对这些信息的理解。图表提取有很多优点，因为它直接从官方记录中提供信息，并且信息可以在记录的不同领域中进行验证，而且类似情况或程序相关的临床资料可以很精确被提取出来，可以找到关于风险调整措施的信息。图表提取的缺点是，它通常是资源密集型的，需要使用大量人力来选择和审查医疗记录。通过图表提取收集大量信息的方法也可能受到限制，因为合理地手动提取数据的量有限的。

3. 混合质量指标

随着测量负担的增加和其他数据收集方法的发展，纯图表提取的数据不断减少。还有一些混合的指标，其中包括部分图表提取的数据配对使用索赔数据或其他数据来源，如注册表。混合质量指标也是一种可靠的数据来源，因为这是行政数据和信息的结合，但由于需要由经过培训的专业人员来审查医疗记录的额外信息，数据收集也耗费大量时间。

4. 从电子健康档案中获取质量指标

电子临床质量测量系统使用从电子健康档案和健康信息技术系统中提取的数据来测量所提供的医疗保健质量。医院、专业人员和临床医生使用 eCQM 对照护系统提供反馈，并帮助他们识别临床质量改进的机会。商业支付者、CMS 和其他实体，如联合委员会，在基于价值的护理项目中使用 eCQM，根据质量报告补偿提供者（eCQM Resource Center，2019）。

要想高效地从电子健康档案中收集高质量的数据，仍有大量的工作要做，但它也有几个好处。这种方法减少了人工图表提取数据相关的负担，并且混合质量指标允许将数据分析应用于更广泛的临床信息，以获得更广泛的患者照护视角和改进的机会。来自电子健康档案的质量数据也更及时，可以为快速周期性质量改进和临床决策支持提供可能。

5. 来自调查和患者报告的结局指标的质量指标

医疗保健不是单纯的事件降临在人们身上，而是发生在他们身上并可能影响他们的事情。作为专业人士，我们在做出决定时往往没有考虑患者、家庭和照顾者的目标、价值观和声音。虽然收集临床数据并对照护过程做出决策很重要，但收集关于患者的照护体验的信息，他们想从治疗中获得什么，并让他们参与决策过程也同样重要。

有几种方法可以收集有关患者的体验、愿望和结局的数据。多年来广泛使用的方法是医疗保健提供者系统的消费者评估（Consumer Assessment of Healthcare Providers and Systems, CAHPS），这始于 1995 年的医疗保健研究和质量机构。雇主、CMS、商业保险公司和其他公司将 CAHPS 作为他们基于价值的购买计划的一部分，来确定患者的体验。AHRQ 将患者体验定义为患者与医疗保健系统之间的一系列互动，包括他们来从健康计划、医生、护士和医院及其他健康机构的所有工作人员身上获得的照护。他们指出，患者满意度和患者体验这些术语通常可以互换使用，但它们不是同样的。CAHPS 调查涵盖的主题包括医疗服务提供者与患者的沟通以了解患者健康状况、能够获得的照护、得到礼貌和尊重的治疗及许多其他项目（AHRQ, 2019）。

虽然对患者体验进行评估很重要，但患者也希望确保他们寻求医疗保健时能获得好的结局。患者报告的结局指标向患者提供了关于其他患者如何从临床医生那里实现其预期目标的信息，并向临床医生提供了如何改进照护质量的信息。目前已经出现了几种从患者身上收集信息的方法。一种收集信息的方法是为了增强临床照护中患者的声音和加强研究质量的方法是 PROMIS。PROMIS 是一套以人为本的指标，用于评估和监测成人和儿童的生理、心理和社会健康状况。它可以用于一般人群，也可以用于有着慢性疾病的个人。

美国国家质量论坛（National Quality Forum, NQF）通过一些共识小组和教育组织探讨了患者报告结局的重要性。在他们的患者报告结局（Patient-Reported Outcomes, PROs）中，NQF 认为患者是照护经验之外的结局信息的权威信息来源。患者提供健康相关生活质量、功能状态、症状和症状负担、健康行为等有价值的信息。NQF 建议有两个关键的步骤来吸引患者。首先，应培养患者上报的能力和建立上报系统，以定期捕获患者报告的结局。其次，使用这些数据来开发绩效指标很重要，才能够对质量和效率进行准确的评估。NQF 的指导原则之一是，患者报告的结局测指标必须是"可行"的。在考虑实施时，许多因素都至关重要，但从 PROM 收集和报告数据的能力，并使数据适应计算机平台或其他格式的能力是至关重要的和具有挑战性的（NQF, 2013）。

6. 临床数据注册处和质量数据库

另一种为质量测量、改进和临床研究收集信息的方法是通过临床数据注册处。注册处收集有关个人、疾病、流程、健康状况、人口统计数据和其他信息，这些信息有助于告知临床医生、患者、研究人员和其他患者有关群体的信息。注册处的信息可以由各种实体开发和维护，如专业临床协会和学会、地方政府、州和国家政府、私立公司和其他机构。

注册处可用于跟踪趋势，确定质量改进时机，确定对各种治疗反应的差异，并为关于特定条件、流程或预防工作的未来研究提供信息。目前有 100 多种不同类型的临床数据注册处。

美国国家护理质量指标数据库是收集数据的一个来源，来提高护理科研。该数据库是一个 Press Ganey 的解决方案，有 2000 多个美国医院和健康机构参与了 NDNQI 项目。NDNQI 提供数据来衡量护理质量，提高护士参与性，加强护理工作环境，评估人员配备水平，并提高当前绩效薪酬政策下的补偿（ANA, 2019）。该数据库的应用已支持了一些研究工作。单元级别的数据可用于审查质量指标和结局。通过使用该数据库，已经证明了护士人员配备水平和患者结局之间的联系（Montalvo, 2007）。

7. HEDIS 收集

医疗保健有效数据和信息集（Healthcare

Effectiveness Data and Information Set，HEDIS）是一套广泛使用的管理式健康行业的绩效衡量标准，由美国国家质量保证委员会（National Committee for Quality Assurance，NCQA）开发和维护。NCQA 报告称，有 1.9 亿人参加了报告 HEDIS 结果的健康计划（National Committee for Quality Assurance，2019）。NCQA 指出，HEDIS 旨在让消费者将健康计划的表现与其他计划及国家或地区的基准进行比较。许多支付者、健康机构和雇主使用 HEDIS 收集的数据来评估照护质量。CMS 在其医疗保险优先计划中使用 HEDIS 数据，并在其网站上公示研究结果。许多州在授予医疗补助管理的医疗合同时，将 HEDIS 数据用于合同用途。

8. 健康信息交换系统

电子健康信息交换系统允许医生、护士、药剂师、其他医疗保健提供者和患者适当地通过电子方式访问和安全地共享患者的重要医疗信息，以提高患者照护的速度、质量、安全性和成本（Healthit.gov）。HIE 有助于促进患者照护的协调性，减少重复治疗，并避免代价高昂的错误。这种做法在卫生保健提供者中日益增多。交换的方法因州、地区和国家各级而异；然而，主要的理念是在需要获取信息以提供协调照护的多个实体之间交换信息。通过 HIE 提供的数据也可以作为一种提高医疗保健质量的机制，因为它可以提供来自多个机构的信息，以便临床医生可以对提供给患者的照护有一个完整的了解，即使不是在他们执业的同一医疗保健机构中。

通过健康信息交换系统的信息进行质量改进和测量的一个例子是一项使用来自 Healthix 的数据完成的研究，这是美国最大的公共健康信息交换系统之一，为纽约的各种组织提供服务。参与者包括健康系统、社区卫生中心和医生。通过回顾性比较，研究人员与仅使用特定地点的数据相比，运用 HIE 数据能将他们识别急诊常见症状的能力提高了 16%。通过使用 HIE 数据，研究人员还将他们识别 72 小时 ED 回报的能力平均提高了

11.16%。通过使用 HIE 提示，调查人员发现使用基于 EHR 的报告比使用 ED 用户的频率高 34%（Icahn School of Medicine at Mount Sinai，2018）。

9. 通过手机应用程序、监控器和数字设备来协调照护和提高质量

医疗保健系统越来越多地通过创新技术来进行协调，使健康信息更贴近在家、在外旅行及特定地点的患者和临床医生。消费者已经习惯于在他们的智能手机、手表或个人设备上寻找任何类型的信息。当患者前来就诊或直接转诊至临床医生时，照护改善数据经常被抓取并提供给临床医生。可穿戴设备现在被用于跟踪产前照护，如监测胎儿心率、血压控制和糖尿病的血糖控制。可穿戴设备还可以追踪身体活动、心率、睡眠模式和其他形式的有价值的信息。

Text4Baby 在它的程序中使用智能手机，该项目是规模最大的免费移动信息服务之一，旨在通过短信促进妇幼健康（Text4Baby，2019）。该服务使用了短信技术，基于 99% 的短信被阅读，90% 的短信在 3 分钟内被阅读的事实。CMS 和 Text4Baby 合作，让妈妈们更容易掌控家庭健康。通过该计划，母亲们获得有关医疗保健的信息、在哪里获得免费或低成本的医疗保险及安全方法（Connecting Kids for Coverage，2019）。

利用技术来生成、收集、分析有关健康、医疗保健和质量改进的数据仍在不断发展。要将患者生成的数据提取有用的信息，以告知医疗保健结局，仍有很多工作要做。许多工具可以用于移动技术和远程医疗让患者参与其医疗保健工作。使用患者生成的数据可以提高医疗保健的质量和成本。我们进行了一项研究，以确定一种新的自动化数字患者参与（Digital Patient Engagement，DPE）平台对潜在可避免的成本、住院费用和髋关节和膝关节置换术后出院后并发症的影响。该研究得出的结论是，髋关节和膝关节置换术后使用自动 DPE 平台的患者 90 天费用显著降低，并且 90 天并发症发生率显著降低了 54.4%（Rosner、Gottlieb 和 Anderson，2018）。

五、改善数据交换的互操作性

美国国会、联邦政府及联邦机构认识到有必要激励信息交换，以改善医疗保健服务。鼓励急症住院医院等医疗保健机构促进医疗保健信息的交换，并电子化提供高质量的服务。早在 2009 年，《美国再投资与复苏法案》中就已涵盖许多改变国家基础设施的措施，这些内容在《经济和临床健康卫生信息技术法案》中概述。HITECH 法案介绍了使用有意义的电子健康档案的概念。CMS 和美国国家卫生信息技术协调员办公室为 HITECH 制定了某些要求，以促进在整个美国医疗保健提供系统中有意义地使用互操作性的电子健康档案作为一个关键的国家目标。HITECH 制定了非常具体的目标，目的如下。

- 根据适用的法律，确保每个患者的健康信息安全和得到保护。
- 提高医疗保健质量，减少医疗差错，减少健康差距，并推进以患者为中心的医疗照护。
- 减少因效率低下、医疗错误、不适当的照护、重复的照护和信息不完整而造成的医疗成本。
- 提供适当的信息，以帮助指导进行照护的时间、地点的医疗决策。
- 确保在发展这类基础设施的过程中纳入有意义的公共投入。
- 通过建立有效的基础设施，以安全和经授权的交换医疗保健信息，改善医院、实验室、医生办公室和其他实体之间对照护和信息的协调。
- 改善公共卫生活动，促进及早识别和快速应对公共卫生威胁和突发事件，包括生物恐怖事件和传染病暴发。
- 促进健康和临床研究及医疗保健质量。
- 促进对慢性病的早期发现、预防和管理。
- 促进更有效的市场化，更激烈的竞争，更深入的系统分析，扩大消费者的选择，并改善医疗保健服务的结局。

- 加强减少健康差距的努力（American Recovery and Reinvestment Act，2009）。

在促进互操作性的框架下，有效使用的概念在急症照护机构中依然存在。在 2019 财政年，急症照护医院和长期照护医院（Long-term Care Hospital，LTCH）的住院患者预期支付系统（Inpatient Prospective Payment Systems，IPPS）最终规则中，CMS 对符合医疗保险条件的医院、医疗保健机构和符合 CMS 条件的双合格医院的促进互操作性计划进行了修改。

目前的法规继续推进认证电子健康档案技术的应用，减轻负担，增加互操作性和患者对其健康信息的访问。从 2019 年开始，联邦医疗保险促进互操作性计划要求参与者使用 2015 年版的 CEHRT。符合条件的医院和医疗保健中心必须成功证明以避免负面的医疗保险支付调整。

质量支付计划（Quality Payment Program，QPP）是根据 2015 年的《医疗保险准入和 CHIP 再授权法案》制定的。参与 QPP 有两种方式。一种方法是基于绩效的激励计划，即基于绩效的支付计划，绩效影响着医疗保险支付，包括质量、成本、改进活动并促进互操作性。或者，临床医生也可以参加一个合格的高级 APM。这两种参与 QPP 的途径都鼓励通过 CEHRT 进行医疗保健信息的电子交换，以实现透明化、患者参与和照护协调。

提升互操作性的类别侧重于四个主要目标（Centers for Medicare & Medicaid Services，2009）。

- 电子处方，鼓励符合基于绩效的激励计划条件的临床医生使用电子技术查询药物处方，并使用经认证的电子健康档案技术通过电子方式传输合格的处方。
- 健康信息交换，鼓励符合基于绩效的激励计划条件的临床医生在转诊或介绍患者到其他照护机构时，以电子方式传输和接收医疗保健信息，从而促进更安全和更协调的照护。

- 提供者与患者交换，通过应用程序接口促进患者的意识和参与其医疗保健，并确保患者能够访问他们的医疗数据。
- 公共卫生和临床数据交换，支持持续的系统的数据收集、分析和解释，这些数据将通过预测健康状况和行为而用于预防和控制疾病。

QPP 还包括预防阻碍健康信息交换行动的规定，要求符合 MIPS 条件的临床医生证明他们没有故意限制其认证的 EHR 技术的兼容性或互操作性。符合 MIPS 条件临床医生通过证明关于他们如何实施和使用 CEHRT 的三个声明来证明他们满足了这一要求。这三项声明一起被称为 "防止信息阻塞认证"（Centers for Medicare & Medicaid Services，2018a 和 2018b）。

声明 1：符合 MIPS 资格的临床医生必须证明，他们并没有故意或无意中采取行动（如禁用功能）来限制 CEHRT 的兼容性或互操作性。

声明 2：符合 MIPS 条件的临床医生必须证明他们实施了合理的技术、标准、政策、实践和协议，以确保合理计算后在法律允许的情况下任何时候都符合 CEHRT。

- 按照适用的法律进行连接。
- 符合适用于信息交换的所有标准，包括 45CFR 第 170 部分所采用的标准、实施规范和认证标准。
- 允许患者及时获取其电子健康信息（包括查看、下载和传输这些信息的能力）。
- 与其他医疗保健提供者及时、安全和可信的双向交换 [定义为 42U.S.C.300jj（3）]，包括非附属供应商，以及不同的 CEHRT 和健康 IT 供应商。

声明 3：符合 MIPS 条件的临床医生必须证明他们做出了良好的贡献，并及时响应了检索或交换电子健康信息的请求，包括从患者、医疗保健提供者 [根据 42U.S.C.300jj（3）的定义] 和其他人，无论请求者的归属或是技术供应商。

六、COVID-19 大流行时测量数据的重要性

事实证明，对 COVID-19 大流行期间的数据进行收集和分析，对于确定病毒的传播和范围、所有照护机构中的个人防护设备和其他医疗用品的需求至关重要。美国疾病和预防中心开发了一个专门为医院收集 COVID-19 数据的信息来源。国家医疗保健安全网络是这个国家的最广泛使用的医疗保健相关感染跟踪体系，NHSN 为机构、州、地区和国家提供所需的数据，以确定问题领域，并最终消除医疗保健相关感染（Centers for Disease Control and Prevention，2020）。CMS 在其质量程序中使用 NHSN 数据，用于绩效测量、绩效付费和公开报告。

在大流行之初，美国疾病控制和预防中心迅速采取行动开发了上报模块用于专门在全国范围内抓取医院和护理院的 COVID-19 的信息（Centers for Disease Control and Prevention，2020）。

医院模块支持每日上报计数疑似或确诊的 COVID-19 患者数量，医院当前使用床位和空床数量及机械通气机，以及医护人员配备和供应状况和可用性。该模块要求每天上报每个数据元素的汇总数据。

在医院模块发布后，美国疾病控制和预防中心开发了用于报告长期急性照护、住院康复、住院精神病和长期照护设施，包括养老院的 COVID-19 的模块。长期照护机构的 COVID-19 模块可以通过机构上报的信息评估 COVID-19 的影响，包括：①疑似和实验室阳性的机构住院人员和工作人员的数量；②机构住院人员和工作人员中疑似和实验室阳性的 COVID-19 相关死亡的数量；③人员短缺情况；④个人防护设备（personal protective equipment，PPE）供应状况；⑤依赖呼吸机设备单元的呼吸机数量和供应。该模块不收集个人级别的信息。这些数据随后由 CMS 公开报告，以达到透明化和公共卫生规划的目的。CMS 对长期照护机构未能上报数据进行罚款。

七、从测量到改进

我们需要继续推进健康信息学领域，以支持临床医生提供和改善照护，并支持研究人员推进健康和医疗保健的质量测量领域。如果不能采取行动用于不断改善、告知和激励患者及其家属获得最佳质量的照护，即使是最好的数据来源也可能毫无意义。牢记用户，采取协调一致的方法生成数据，将有助于达到改进和无缝地收集和使用质量指标的目标。

自测题

1. Avedis Donabedian 认为测量的概念包括什么？
   A. 过程、结构和结果
   B. 短期住院的特定条件的工具
   C. 没有价值的任务
   D. 缺乏科学证据

2. 以下哪项是结局指标的一个例子？
   A. 结肠镜检查率
   B. 流感疫苗接种率
   C. 出院后 30 天内再次入院率
   D. 因心脏病发作到达医院时服用阿司匹林的时间

3. 以下哪项医学研究所具有里程碑意义的出版物放大了当前医疗保健状态和理想状态之间的质量差距？
   A. 有意义的测量框架
   B. 跨越质量鸿沟
   C. Florence Nightingale 和克里米亚战争
   D. 启动 HITECH

4. 联邦医疗保险和医疗补助服务中心的"有效使用框架"描述了什么？
   A. 措施开发组织的类型
   B. 今后将取消的指标清单
   C. 在法规中采取指标的过程
   D. 质量测量和改进的最高优先级

5. 医疗保健支付和学习行动网络是什么？
   A. 一种公私合作的关系，以加速先进的替代支付模式
   B. 负责任的照护组织
   C. 美国卫生与公共服务部的一个联邦机构
   D. 一个索赔支付和处理网络

6. 收集质量指标的一种常用方法是通过索赔数据，为什么？
   A. 索赔是无错误的
   B. 它们通过使用现有的计费数据来减少负担
   C. 有丰富的临床数据
   D. 以上所有内容

7. 从电子健康档案中收集质量指标数据的优点是什么？
   A. 降低了收集数据的负担
   B. 及时提供数据
   C. 将分析方法应用于广泛的临床数据的能力
   D. 以上所有内容

8. 医疗保健提供者系统的消费者评估主要测量什么？
   A. 患者的照护体验
   B. 患者的住院时间
   C. 手术结束后患者的功能状态
   D. 患者将如何支付医疗服务的费用

9. 临床数据注册处收集以下什么数据？
   A. 个体状况
   B. 运行状况
   C. 人口学信息
   D. 以上所有内容

10.《经济和临床健康卫生信息技术法案》介绍了什么？

A. 有意义地使用电子健康档案的概念

B. 医院质量支付计划

C. 对养老院的电子健康档案的支付

D. ICD-10 代码的支付率

答案

1. A。在 1966 年，Avedis Donabedian 引入了一种质量指标的分类，包括三个组成部分：结构、过程和结果。

2. C。出院 30 天内重新入院。

3. B。跨越质量的鸿沟。

4. D。质量测量和改进的最高优先级。

5. A。一种公私合作的关系，以加速先进的替代支付模式。

6. B。它们通过使用现有的计费数据来减少负担。

7. D。以上所有内容。

8. A。患者的照护体验。

9. D。以上所有内容。

10. A。有意义地使用电子健康档案的概念。

参考文献

[1] About PROMIS. Retrieved from http://www.healthmeasures.net. Accessed on September 3, 2019.

[2] Agency for Healthcare Research and Quality: About CAHPS. Retrieved from http:www.ahrq.gov/cahps/about-cahps/ index. html. Accessed on February 16, 2019.

[3] American Nurses Association, Nurse Quality Research Studies. Retrieved from https://www.nursingworld. org/practice-policy/ innovation/quality/. Accessed on February 24, 2019.

[4] American Recovery and Reinvestment Act of 2009, Public Law 111-5 111th Congress.

[5] *Blumenthal, D. (2010).* Launching HITECH. *N Engl J Med, 362(5), 382-385.*

[6] Brand, R. A. (2009). Ernest Amory Codman, MD, 1869- 1940. *Clin Orthop Relat Res, 467*(11), 2763-2765. doi:10.1007/s11999-009-1047-8

[7] Centers for Disease Control and Prevention (2020) About the National Healthcare Safety Network. Retrieved on June 3, 2020. https://www.cdc.gov/nhsn/about-nhsn/ index.html

[8] Centers for Disease Control and Prevention (2020). NHSN-COVID 19 Module. Retrieved on June 2, 2020 https:// www.cdc. gov/nhsn/acute-care-hospital/covid19/index. html

[9] Centers for Medicare & Medicaid Services. (2011a). CMS EHR Meaningful Use overview. EHR Incentive Programs. Center for Medicare & Medicaid Services. Archived from the original. Accessed on October 31, 2011. https://www.cms.gov/ Regulations-and-Guidance/Legislation/ EHRIncentivePrograms/ downloads/MU_Stage1_ ReqOverview.pdf Accessed July 27, 2020

[10] Centers for Medicare & Medicaid Service. (2011b). CMS meaningful measurement framework: Meaningful measures hub. Retrieved on January 20, 2019. https:// www.cms.gov/

Medicare/Quality-Initiatives-Patient-Assessment-Instruments/ QualityInitiativesGenInfo/ CMS-Quality-Strategy Accessed July 27, 2020

[11] Centers for Medicare & Medicaid Services. (2018a). Calendar year 2019 physician fee schedule final rule: Updates to the Quality Payment Program final rule. Federal Register 83 FR 59718-59939. Retrieved on July 27, 2020 from: https://www. cms.gov/newsroom/fact-sheets/ final-policy-payment-and-quality-provisions-changes-medicare-physician-fee-schedule-calendar-year

[12] Centers for Medicare & Medicaid Services. (2018b). The merit-based incentive payment system (MIPS) promoting interoperability prevention of information blocking attesta tion: Making sure EHR information is shared 2019 performance year. Retrieved on January 20, 2019 https://qpp.cms. gov/mips/ promoting-interoperability Accessed July 27, 2020

[13] Connecting Kids to Coverage and Text4Baby Factsheet. Retrieved from https://partners.text4baby.org/index. php/get-involved-pg/partners/local-organizations-and-advocates/54-get-involved/partners/188. Accessed on March 3, 2019

[14] Cook, ES. (1913) The Life of Florence Nightingale. London: McMillan.

[15] Core Quality Measures Collaborative. Retrieved from http:// www.qualityforum.org/cqmc/. Accessed on February 23, 2019.

[16] Donabedian, A. (2005a and 2005b). Evaluating the quality of medical care: 1966. The *Milbank Quarterly, 83*(4), 691-729.

[17] eCQM Resource Center: About eCQM. Retrieved from https:// ecqi.healthit.gov/content/about-ecqi. Accessed on April 16, 2019.

[18] Health Care Payment Learning & Action Network. *Measuring Progress: Adoption of Alternative Payment Models in*

Commercial, Medicaid, Medicare Advantage, and Medicare Fee-for-Service Programs. (2018). Retrieved from https://hcp-lan.org/2018-apm-measurement/. Accessed on February 12, 2019.

[19] Health Care Payment Learning & Action Network. Data Sharing White Paper. (2016). Retrieved from https://hcp-lan.org/ds-whitepaper/. Accessed on February 12, 2019.

[20] Healthit.gov: Health Information Exchanges. Retrieved from https://www.healthit.gov/topic/health-it-and-health-information-exchange-basics/what-hie. Accessed on February 24, 2019.

[21] Icahn School of Medicine at Mount Sinai, Advancing Quality Measurement and Care Improvement with Health Information Exchange. (2018). Grant Award Number: 5R01HS021261-05, Funded by the Agency for Healthcare Research and Quality. Retrieved from https://healthit.ahrq.gov/sites/default/files/docs/citation/r01hs021261-shapiro-final-report-2018.pdf.

[22] Institute of Medicine. (1990). *Medicare: A strategy for quality assurance* (Vol. I). Washington, DC: The National Academies Press. Retrieved from https://pubmed.ncbi.nlm.nih.gov/25144047/ Accessed June 5, 2020.

[23] Institute of Medicine. (2001). *Crossing the quality chasm: A new health system for the 21st Century Committee on Quality of Health Care in America.* Washington, DC: N.A. Press.

[24] Institute of Medicine (US) Committee on Quality of Health Care in America; Kohn LT, Corrigan JM, Donaldson MS (Eds.). (2000). *To err is human: Building a safer health system.* Washington, DC: National Academies Press. Accessed on February 24, 2019

[25] Montalvo, I. (2007). The National Database of Nursing Quality Indicators TM (NDNQI®). *OJIN: Online J Issues Nurs, 12*(3), 2.

[26] National Committee for Quality Assurance, HEDIS, and Performance Measurement. Retrieved from https://www.ncqa.org/hedis/. Accessed on February 24, 2019.

[27] National Quality Forum. (2013). Patient-reported outcomes (PROs) in performance measurement. Contract HHSM-500-2009-00010C; Task order 14.2.

[28] Rosner, B. I., Gottlieb, M., & Anderson, W. N. (2018). Accuracy of internet-based patient self-report of post discharge health care utilization and complica tions following orthopedic procedures: Observational cohort study. *J Med Internet Res, 20*(7), e10405. doi:10.2196/10405.

[29] Text4baby: About Text4Baby. Retrieved from https://www.text4baby.org/. Accessed on March 2, 2019.

[30] Warshaw, A. (2014). Presidential Address: Achieving our personal best: Back to the future of the American College of Surgeons. *Bull Am Coll Surgeon.* Retrieved from bulletin.facs.org. Accessed on February 10, 2019.

第 20 章 运用精益管理和六西格玛进行质量测量

Using Six Sigma and Lean for Measuring Quality

Evelyn J. S. Hovenga　Lois M. Hazelton　Sally R. Britnell　**著**

邓述华　李佩涛　**译**　　王　斗　李宏洁　**校**

学习目标

- 解释质量和精益管理和六西格玛技术的理论概念。
- 探索工作场所的生态系统，并评估精益管理和六西格玛技术实施的准备状态。
- 评估学术文化，以确定质量项目实施方案。
- 评估质量测量选项和数据 / 信息要求。
- 促进一致的数据分析，以确定患者照护和（或）组织绩效风险和结局。
- 学习企业家精神的知识和思维，以促进质量项目的成功实施。

关 键 词

数据分析；企业家精神；精益管理；元数据；组织文化；生产率；质量；六西格玛

一、概述

质量需要被视为一个多个利益相关方的整体系统的一部分，包括个人健康服务提供者及使用健康服务程序的患者或客户。质量度量的有效性在很大程度上取决于信息的可得性、所有相关的先验知识及其应用。提供健康服务的卓越程度，需考虑护理和国家卫生生态系统，包括影响工作场所内个人和整体员工表现的限制因素。绩效测量项目及所获得的结果的运用，取决于目标、领导风格、组织文化、标准数据的使用，所选择的绩效指标 / 结局指标，有效的绩效 / 质量测量工具，以及数据分析。当人们希望通过来改善整体效率，达到流畅的健康服务供给、患者流程及信息和沟通减少变异、浪费和重复时间，建议采用精益管理和六西格玛工具。这些活动主要得益于有企业家精神的人。我们采用以患者为中心的照护哲学作为优先价值观，只能通过共同有智慧的努力，从而用一致的方式来提供服务。这些价值观会影响到质量测量项目的目标和收益。本章将更详细地探讨这些概念。

二、质量是什么

质量是否应该用整体健康服务的绩效来衡量？Braithwait 认为，衡量健康系统绩效的关键指标几十年来都没有改变。他指出，60% 的照护是基于证据或指南，即系统浪费了 30% 的费用支出，约 10% 的患者经历了不良事件（Braithwait，2018）。质量作为概念也可以应用于任何医疗保健服务或护理活动。

有许多员工很难或没法控制的工作场所限制因素会影响他们的表现。质量指标，包括精益管理和六西格玛，可以适用于任何情况、活动、流程或系统，但这些必须有背景评估。例如，护理模式构建了护理实践（Bender、Spiva、Hites 和 Su，2018），但这取决于包括员工技能组合的可及性资源。同样，护理文书是一个高水平的活动，涉及许多后续的护理实践和患者的治疗结局。患者和护理文书的质量，以及其可获得性和使用，会影响护理实践的质量。

一项综述（De Groot、Triemstra、Paans 和 Francke，2018）发现，文书的循证质量指标和护理过程之间缺乏一致性。它证实了前瞻性地使用标准术语、用户友好型的格式和系统对高质量护理文书重要性。另一项综述发现有证据表明，电子护理文件的采用和使用促进或改善了急性医疗机构中的照护质量和患者安全（McCarthy 等，2018）。这些例子表明，质量是衡量任何个人及整体所进行的任何活动或过程的结果。

在美国，应用于临床实践的价值概念往往倾向于评估医疗保健干预的成本收益比，这可能会有伦理方面的影响（DeCamp 和 Tilburt，2017）。质量衡量投资回报，不仅用美元或定量的方法来衡量投资，也用定性方法来衡量。有许多混杂的变量独立地和共同地影响所提供医疗保健服务的质量，这需要从因果关系、绩效结局或生产率的角度来考虑，这与优化产出和投入比有关。

生产率适用于任何商业、产业或整个经济行业。因此，必须考虑所使用的所有资源（投入）、为创造变革所进行的过程或活动，以及所实现的成果（产出）。大型和复杂的操作流程可以而且应该被分解为许多更小、更简单的流程，以更好地理解更大的图景。

领导者和管理者在提高生产率和质量方面起着重要作用。管理者负责获取事实、计划、指导、协调、控制和激励员工，以提供所有健康服务。他们需要确保在适当的时间和地点提供服务所需的所有资源（投入），卫生工作人员需要应用正确的知识和技能，以确保每个流程都正确地进行，并适当地利用现有资源。精益管理和六西格玛活动可运用于所有这些过程。

三、护理工作生态系统

护理工作生态系统很复杂。有很多因素会影响对护理服务的需求。护士需要处理和与众多的利益相关者打交道，并处理照护、治疗、管理和行政概念，这些共同构成了他们的生态系统。生态系统本质上指的是复杂而相互关联的组织系统和服务，它们共同创造了直接影响员工生产能力的工作场所"氛围"或文化。人和文化创造或阻碍识别和实施精益管理和六西格玛活动。这些需要有适当的系统和程序来支持。

任何医疗保健组织中不同层次的领导风格和管理者，都会和员工一起影响着"氛围"，这氛围对整体生态系统起着积极的、鼓舞人心的、参与的、支持的或消极的、非协作或组织文化性作用。一个协作的工作场所对于能够成功地采用精益管理和六西格玛原则并获得益处是至关重要的。护理和助产工作场所生态系统构成了一个重要的资源投入因素。护理生态系统概念模型如图

20-1 所示，将以患者为中心的视角和患者结局层面视角纳入整体集成性的医疗保健系统的四个层次中。

护士面临的挑战是，将快速增长的健康知识、法规和高质量的患者照护转化为专业活动。生态系统范围的维度和质量影响因素，包括信息学、企业家思维、专业实践、标准、技术、教育、文化、伦理、协作性、团队合作和协作方法的采用，为护士提供丰富的领域以确定新的机会去增强医疗保健和患者满意度的价值。这使得在提供护理服务时，在符合护理过程原则基础上融入充满同情、照护、卓越和专业的"活的"文化。

以患者为中心的照护

患者可以在共同创造服务价值方面发挥重要作用，因为他们通过寻求信息和共享信息、与照护和治疗过程的互动及提供反馈来影响服务。这种以患者为中心的信息可用于提高为其提供的服务质量（Zhang 等，2015）。患者的满意度直接受到他们与卫生服务提供者互动时所接受的照护的影响，需要加以衡量。照护是以患者为中心的，

它是所有医疗保健团队成员的人际行为，他们负责与利益相关者、他们的家人和（或）其他重要人员进行有意义的沟通。经过广泛的研究，我们界定了三个照护概念（Strachan，2016），如图20-1 所示。

这些定义为识别或开发合适的患者满意度测量工具提供了有用的标准。各层级的高效人力管理，包括教育、人力计划和工作条件，都是员工们表现出这些照护行为能力的先决条件。

四、质量项目

质量项目需要包括各种工具的使用，如精益管理和六西格玛，可以根据以下六个质量维度来评估绩效（IOM，2018）。

- 安全：避免伤害。
- 有效性：避免过度使用不适当的照护和不充分利用有效的照护。
- 以人为本：尊重和响应个人的偏好、需求和价值观，必须指导临床决策。
- 可获得性、及时性和可负担性：避免有害的

个性化，是医疗保健团队了解个体的程度，包括那些表现出联系、了解和共情的人际关系行为

a. 联系，是指表现出对这个人的真正兴趣，并让他们感到轻松
b. 了解，是指了解作为个体的一个人，并理解他们的健康如何影响他们的生活
c. 共情，是指对一个人的经历和感受表示关心和理解

参与，是医疗保健团队尊重个人及其周围人员参与其医疗保健的程度，包括那些参与、目标设定和分享决策的人际行为

d. 参与，是给予他们及他们的家人及周围亲近人员可以理解的信息，并鼓励他们为自己的医疗保健做出贡献
e. 目标设定，是探索人们对其健康和幸福的期望和可能性
f. 分享决策，是探索个人的健康和照护需求的选择，并共同商定一个照护计划，以满足他们的健康目标

响应性，是指医疗保健团队监测和响应个人的健康和照护需求的程度，包括那些表现出关注、期待和互惠的人际交往行为

- 关注，是指与个体在一起或给他们提供帮助，满足他们的健康需求和目标
- 期待，是指提前计划和共同努力来协调人们的医疗保健
- 互惠，是指监测和鼓励个体的进步，并在必要时相应地调整他们的照护计划

▲ 图 20-1　三个照护概念的界定

延误，并减少患者、家庭和社区的可及性障碍和财政风险。

- 效率：避免浪费，充分利用现有资源。
- 公平：为所有人提供相同的质量，不论性别、民族、种族、地理位置或社会经济地位。

（一）"精益"和"六西格玛技术"：为什么要将其应用于健康行业

精益理念的基本原理是通过消除缺陷和简化工作流程来提高效率。这种原理通常与术语"思考"、"管理"或"方法论"相结合。"精益"符合新西兰健康战略，该战略要求护士使用"智慧系统"进行工作，以精简健康服务的提供和健康信息的使用（Ministryof-Health，2016）。六西格玛的概念也是关于减少过程中的缺陷和变化的。当两者结合时，"精益管理和六西格玛"可以被视为一种解决问题的方法，以提高运营效率（绩效）和效能（质量）。

精益管理和六西格玛非常适合创新协作的使用。跨职能团队已经开发并使用了许多工具，以促进应用精益管理原则的持续改进。一个常用的方法是 5S 方法：分类、排序、标亮、标准化和维持（Witt、Sandoe 和 Dunlap，2018）。精益管理和六西格玛问题解决方法通常通过五个步骤来实现：定义、测量、分析、改进、控制（Define，Measure，Analyse，Improve，Control，DMAIC）。美国质量协会（American Society for Quality，ASQ）提倡使用精益管理和六西格玛，通过消除危及生命的错误和解决低效问题提高患者的安全。ASQ 提供认证服务，并将精益管理和六西格玛定义如下。

……一种基于事实的、数据驱动的改进哲学，它重视缺陷预防，而不是缺陷检测。它通过减少变化、浪费和周期时间来推动客户满意度和最低结局，同时促进工作标准化和流程的使用，从而创造竞争优

势。它适用于任何存在变化和浪费的地方，每个员工都应该参与其中（ASQ，n.d.）。

"精益"的应用通常在日常护理中最为明显，例如优化资源，注重减少浪费，或通过持续改进和工作场所重组来消除不必要的工作。"六西格玛"强调减少变异和标准程序的采用，并经常使用统计数据分析、实验设计和假设检验等方法（ASQ，n.d.）。

尽管术语"精益"和"六西格玛"对于许多在日常实践中工作的护士来说是相对较新的术语，但它自 20 世纪 50 年代以来已被充分记录地广泛应用于基础理论研究。这些理论基础保持不变，并产生了新标记的应用和技术，以前被称为"工作研究"、"内部试验工程"或"运筹学"的方式和方法（Barnes，1980；ILO，1979；Zandin，2001），并被丰田应用产生了他们的"精益"方法。当应用于任何行业时，它需要识别共同决定生产力的输入、过程和产出因素，而这反过来又与 Donabedian 的结构 - 过程 - 结局理论有关。

精益管理和六西格玛过程可以使用不同层次的细节来实现和测量，而基础过程保持不变，因为质量的测量代表了与所应用的输入和变化过程相关的输出因素。例如，可以使用大纲流程图或泳道图来绘制一系列关键事件，并协助进行可视化工作或通信或数据 / 信息流。这种流程图提供的框架可以形成一个大的图景，从中可以将详细说明重大操作 / 活动的个别流程，如出现瓶颈或延迟，是否需要更详细的调查。这是关于细节层面的。

通过健康系统的健康之旅对于每个人来说都是独一无二的。任何健康机构的入院都取决于许多因素。数据和信息在任何人健康旅程的各个点均可进行收集。每次旅程都有不同（一个到多个）的照护点与不同数量的卫生工作者和卫生保健机构成员的互动。在这个过程中，我们需要考虑人口统计学、临床信息和沟通流程，以确保照护的连续性。这是采用精益管理和六西格玛技术最有

益的一个领域。图 20-2 展示了这些生产率概念如何应用于护理（Hovenga，2019）。输出因素是组织的整体绩效和所提供的个体服务质量共同作用的结果。

以这种方式映射关键事件也可以称为"价值流映射"，这是一种用于分析、记录和简化当前操作流程的精益管理方法。这种方法与进行"系统"或"商业"分析活动没有什么不同，通常被比作工作流程图，这是卫生信息和通信技术专业人员使用的一种著名技术。此外，虽然有许多图表和映射技术或方法是可行的，但每个都有自己的一组符号用于图解目的，所以重要的是应重

点关注理论基础，而不是使用最新或最流行的术语。

根据国际劳工组织（ILO，1979）的规定，工作可以根据执行任何工作活动所需的时间来进行量化。工作基本上包括生产性工作和低效性工作，如图 20-3 所示。这种低效率会影响医疗保健的运营效率（输出因素）。这些低效是任何精益管理和六西格玛方法都需要关注的领域，以消除或尽量减少无效的执行结果。

关于每个过程 / 活动，有一系列关于目标、地点、顺序、人员和方式的问题，以确定停机时间（缺陷、生产过剩、等待、未利用的人才、运

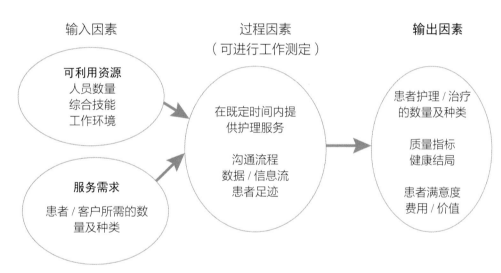

▲ 图 20-2 护理工作环境（Hovenga，2019）（©Elsevier 版权所有）

工 作	基本内容
低效的结局指标	• 因设备缺陷或供应不足或难以获取而增加的工作内容 • 在知识、技能或治疗 / 照护制度方面的缺陷 • 通过使用低效的方法而添加的工作内容 • 由于组织或管理方面的缺陷而损失的时间 • 由于工人的时间管理效率低下而损失的时间 • 由于不当使用可用资源而损失的时间
无效的结局指标	• 不良事件，可预防的死亡 • 健康结局不佳，过度进行不恰当的照护，或未充分使用有效照护，不平等 • 员工和患者 / 客户的不满，未以人为中心 • 不必要的或有害的延误、成本 • 在需要时无法提供数据、信息、设备 / 服务

▲ 图 20-3 生产性工作和低效性工作

输、库存、转移和额外加工）。然后，收集到的信息可以用于消除、合并、重组或简化一个活动。这些问题如下。

- 其目的是什么，又实现了什么？（价值主张）
- 为什么这个活动是必要的，还有什么可以或应该做的呢？
- 在哪儿做，为什么在这个地方，还有什么可以做，应该做什么？
- 什么时候完成，为什么在那个特定的时间，什么时候可以或应该完成？
- 谁在做，为什么是那个人，还有谁能或应该做？
- 它是如何做的，为什么以特定的方式做，还有什么可以或者应该做？

系统地对每个过程 / 活动提出这些问题，有助于反思、学习和采用循证实践，它本质上是解决问题的第一步，可以应用于任何行业。任何管理者 / 主管都可以随时提出这些问题，以使从事该活动的人进行反馈。人们通常会简单地说，"我们一直都是这样做的。新的解决方案不应导致无意的不良后果，这些后果可能是因人员行为失调或不遵守专业行为规范，或由于不道德的做法、缺乏知识或人际交往能力而导致"。

在数字健康生态系统，信息存储在多种类型的数字格式，以便那些需要使用该设备的人及那些已授权的人确定哪些可以使用，哪些不能使用，以促进照护的连续性和最大限度地减少延误照护的风险。对数据和信息流的分析和反馈往往可以确定那些可进行更改，从而降低成本和提高业务效率的缺陷领域。这一过程能够识别患者健康之旅中不同决策点所需的汇总数据。这些知识为设计信息系统仪表板提供了有用的基础，其中来自多个来源的数据显示在一个屏幕上，以帮助医疗保健机构内的任何层级的决策。组织文化决定了价值和可观察到的行为模式，这些会影响所做决策、服务交付过程和绩效结局。

（二）共同创造或创新：服务提供的协作方式

精益管理和六西格玛技术的重点是共同工作，共同努力建立"创新协作"。机会是触发创业和创新行为的核心，以简化流程实现原型化、客观验证、资源开发，并在医疗保健生态系统的工作环境中获得认可，以解决问题和寻求解决方案。共同创造是一个资源整合过程，涉及服务生态系统中的参与者和分享公共机会或价值观的人，以及他们协作活动和互动的资源（Frow、McColl-Kennedy 和 Payne，2016）。另一种选择是使用创新协作管理流程（Hazelton、Gillin、Kerr、Kitson 和 Lindsay，2019）来提供具有质量价值的结局。

医疗保健和社会企业家精神都需要投入稀缺资源，以实现战略性的未来回报，不仅使患者受益，而且使所有纳税人（资助者）和医疗保健生态系统的潜在用户受益。与实验室研究和测试相比，这种"活的"合作的新模式强调"以人为本"的视角，而不是在"实验室"或临床试验环境中的测试、控制和实验的视角。这就需要将卫生专业人员和健康用户纳入，与所有护理生态系统部门的人员一起共同设计项目。上述创新协作概念可以被描述为一个有用户社区参与的管理生态系统，同时由参与的核心组织的结局保持某种形式的控制（Altman、Nagle 和 Tushman，2019）。

传统的医疗保健管理治理观点侧重于基于授权的层次结构的概念，其中精益管理和六西格玛应用程序产生的任何创新活动都在组织的边界内，控制集中程度高。另一种基于共识的治理层次模型支持知识转移（Nickerson 和 Zenger，2004）仍然在组织内部，但组织内的控制集中更加分散，更适合"搜索解决方案空间"。"事实上，信息成本的急剧降低和信息学的力量提供了一种增强创新的经典手段，并为患者和医疗保健用户提供高增值效益"。图 20-4 展示了这种共生关系，跨组织和用户利用信息 / 信息吸收的护理生

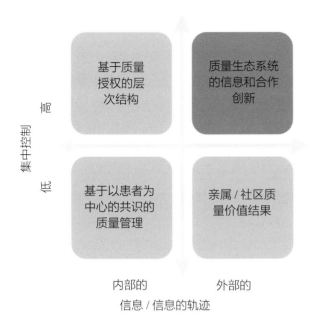

▲ **图 20-4** 在控制和信息学 / 信息的背景下的质量生态系统

改编自 Hazelton and Gillin from Altman, E. J., Nagle, F., &Tushman, M. L. (2019). *Managed ecosystems and translucent institutional logics: Engaging communities.*Working Paper 19-096. Retrieved from https://hbswk.hbs.edu/item/managedecosystems-and-translucentinstitutional-logics-engaging-communities?cid=wk-rss.

态系统。

就"控制集中"而言,基于一致看法的、以患者为中心的模式(左下象限),允许工作人员围绕观察到的机会和实现预期结果的决定承担更多的责任(更少的控制集中)。然而,这两种治理模式都表明,信息学 / 信息的使用都依赖于内控点。

在认识到更广泛的机会应用和基于价值的问题解决的背景下,进入亲属 / 社区用户市场(右下角象限)通过分散控制给那些拥有有价值的、专门知识的人来确定搜索的路径。这种获得广泛的外部信息 / 信息资源仍然使工作人员能够在组织范围内更民主地运作。

通过创新协作网络,与外部社区的新知识、质量绩效和创新(右上象限)相关的活动,使这些独立组织能够提供指导、编排和(或)帮助,以实现传统层次与用户市场二分法中没有考虑到的增值结果。

控制的背景是关于组织结构、等级制度、地位象征,如职位头衔、角色、实践边界、相互尊重或其缺失、合作与竞争、团队合作,包括多学科团队、商定的价值观,以及个人对这些价值观的遵守程度。重要的是将流程、工作流程和组织系统与期望的价值观和文化保持一致,并有一种加强和维持的方法,以确保患者 / 客户以及所有员工 / 员工的积极体验。协作基础设施、云计算、移动应用程序和其他数字技术的采用是促进需要新的和创新的组织工作场所设计概念的工作转换的关键。一个充满活力的数字工作场所生态系统使生产力的提高得以实现,同时提高了患者 / 客户和员工的整体满意度。

决策往往会受到决策者最受重视的价值观的高度影响。研究发现,绩效指标会导致一系列意外的和功能失调的后果,包括违反信任,如游戏误解(Mannion 和 Braithwaite,2012)。变革的障碍包括根深蒂固的官僚主义、根深蒂固的政治或文化,这些改变被认为是肤浅的,或者缺乏那些抵制或拒绝变革的人的支持(Braithwaite,2018)。

(三)绩效结局指标和数据收集工具

所有的性能故障都需要通过采用一个持续改进的质量计划来解决,包括使用精益管理和六西格玛原则和工具。精益管理和六西格玛从业者能够使用失效模式和影响分析(Failure Mode and Effects Analysis,FMEA)工具,这是一种系统的、积极主动的方法,用于识别潜在的风险、可能的影响和原因。这些结果通常显示在一个电子表格中。这使他们能够探索和发现新的预防或使其最小化策略。

从护理的角度来看,能够识别那些已知的或可能已经受到护理服务绩效影响的结果是很重要的。护理专业需要确保定期收集相关的护理数据以供操作使用,这样不仅能够识别护理工作量需求,而且还能够收集基于实践的证据。这一要求对任何卫生服务都是基本的,因为这使服务能够公布与其护理能力有关的证据。

当地活动的设计需要使当地的利益相关者受益。理想情况下，地方质量方案也能够有助于衡量国家卫生服务绩效，这些指标通常与政策或筹资战略有关。有许多研究证实了意外或有时有危害的不良事件与使用药物、设备或各种卫生服务实践是相关的，包括人员配备水平和综合技能（Butler 等，2011；Kohn、Corrigan 和 Donaldson，2007；Olley、Edwards、Avery 和 Cooper，2018；Spence Laschinger 和 Leiter，2006；Van den Heede、Clarke、Sermeus、Vleugels 和 Aiken，2007）。

目前正在使用各种结果元数据，包括用于统计报告的数据，如一个不同于参考术语的分类系统，即国际疾病分类，患者的预后它本质上代表了一个新的患者评估的结果，以确定患者健康状况的变化。

患者的预后受到任何类型的不良事件的影响，如错过和差点错过护理。这些事件会给保健服务提供者和患者造成不必要的额外费用。这些事件影响住院时间，并由于延误或并发症导致不必要的患者不适。

美国以患者为中心的结果研究所（Patient-Centered Outcomes Research Institute，PCORI）（PCORI，2018）的重点是资助旨在改善高负担健康状况患者的护理和结果的项目。它是关于帮助患者和那些照顾他们的人对医疗保健选择做出更好的知情的决定。通过确保提供护理数据的能力的存在，护理专业人员从这些举措中进行贡献和获得新的知识是至关重要的（Brennan 和 Bakken，2015）。例如，护理诊断数据被发现在预测医院死亡率方面具有独立的能力（Sanson 等，2019）。护理专业需要确保它能够收集这些数据，并使其对人类健康的贡献可见。这些转型活动对护士领导有重大影响（Westra 和 Clancy 等，2015）。要实现差异，不仅需要反映绩效指标的正确数据，还需要协作、团队合作、学院文化和创业思维。

（四）学院文化

学院是指由同事平等分担责任和权力的工作环境。这就决定了区分专业人员对患者和组织绩效结果的贡献的集体心态。它涉及价值体系、多学科团队合作、跨学科团队合作、相互尊重相关学科知识，以及对满意成果的贡献。同事关系强调信任、独立思考和同事之间的分享。对护理的质量有重要贡献是有效团队合作的一个重要方面。

问责制是共同合作的重要组成部分，因为护士要对自己的集体实践负责（Padgett，2013）。共同合作发现会影响错过的护理，以及其他传统上定义的因素为了营造护理实践的环境（Menard，2014）。作为护理服务质量的主要贡献者，合作需要作为评价标准。

（五）创业思维

创业现在已成为更广泛领域的一个热门话题。创业领导能力产生了一种支持创新发展的创业文化。"创业思维"能够识别组织内部和外部环境中出现的变革机会，并承诺、做出决定并采取行动，特别是在通常伴随快速和重大环境变化的不确定性情况下。当护士领导采取创业思维时，组织行为者会增加他们感知机会的能力，并动员资源和所得到的知识。

创业本质上是要思考和做一些以前没有做过的事情，来实现一个理想的目标或结果。它是关于评估一种情况，用设计替代方案，并选择一种让工作做得更好的新方法，即精益管理和六西格玛方法。这种专业的医疗保健实践是通过应用护理程序、数据采集和分析来利用机会、解决问题和提供解决方案而产生的。

创业的思维方式并不是通过制订商业计划来实现的。它需要发展与这种方法相关的个人属性和行为，并以激情和承诺去追求它们，寻求必要的物理、人力和经济资源来"实现它"。表 20-1 说明了组织中的创业思维如何为医疗保健系统中运行的六西格玛项目增加有效的益处。

表 20-1　六西格玛的好处和创业效益

六西格玛的好处	增加了对创业心态的好处
更好的操作效率	能够感知和运用机会，并为患者提供价值
成本效益	通过调动所需的资源和知识运用优质机会
更高的过程质量	提高以患者为中心的交付质量，作为护理微 / 中观生态系统的一部分
感染控制	热情致力于从数据收集到可交付创新的知识转移
药物递送	使药物知识和实践适应以患者为中心的利益和价值
增强技术性能和用户能力	致力在科技创新方面提供增值
信息能力	了解风险承担行为的管理能力
诊断可靠性	在寻求积极的结果方面表现出韧性

引自 Hazelton 等，2019.

重要的是，创新是企业家的"工具"。这同样适用于护理生态系统。创新作为一种文化，被认同为致力于个人或群体"实现"。这种创业行为本身并不是创新，而是对成功实施具有成本效益的服务和流程至关重要。实际上，当最终用程序转化为有益的已交付应用程序，创新就发生了。与创新相关的整个"创造性"过程因此被最终用户以其"价值单位"换取利益的使用权来"验证"，从而实现其目的。

由此产生的创新文化需要与以机会为中心的创业心态和在护理生态系统中实现目标的承诺相关联，以便生态系统接受新的或改变的结果，有利于利益相关者。所有的上述活动只能通过利用数据、信息和知识才能有效地进行。尽管这取决于（元）数据标准的使用及共享、联系和处理源数据的能力，但在数字健康环境中，收集和使用这些资产可能更具成本效益。

五、目的性数据和信息收集

护士运用并提供患者信息，以告知和报告他们其提供的服务，促使照护有连续性。护士通常负责协调以患者为中心的活动，包括根据需要运送患者，以及分配额外的资源或重新分配可用的资源，以满足临时非计划性的新服务需求。临床照护需要一个良好的协作和沟通实践的团队。有关信息流的延迟是损失巨大的，并有可能由于信息缺失而导致临床的不良事件。

使护理数据能够集成到大数据和科学的临床数据存储库中的一个基本要求是在电子健康档案中实现护理标准化术语、通用数据模型和标准化信息结构（Westra 和 Latimer 等，2015）。信息模型是"域的信息需求以图形和（或）叙述表示的结构化规范"。信息模型描述了所需信息的类别和这些类别的性能，包括属性、关系和状态"（JIGSH，n.d.）。

临床护理分类（Sabacare，2018）系统有一个适用于该系统中包含的编码概念的框架。有四个级别，可以为每个级别分别编写概念，以便编码的数据可以向上汇总为汇总信息，也可以向下解析，以查看原子级数据元素。四种医疗保健模式是生理（1级）、心理（2级）、功能（3级）和健康行为（4级）。有三个结果限定符和四个动作类型限定符。该框架的护理组成部分（第2级）代表了三个相互关联的 CCC 术语，护理诊断、护理干预和护理结局。这个结构是为了适应数字时代而设计的。所有的术语概念都使用一个五个字母数字字符代码来进行信息交换和互操作性。编码可用于跟踪整个疾病发作期间的患者护理，并在所有医疗保健机构中度量随时间推移的照护。

提示需要入院和护理、干预和行动的体征和症状都会被编码，并映射到"系统化临床医学术语集"、"编码系统"和"国际护理实践分类系统"参考术语。护理生态系统识别了许多不同的实体，每个实体都有自己的数据"容器"或数据存储库，根据它们自己独特且通常复杂的数据结构进行数据的存储。每一小点数据都有它自己的相互关联的特征。这些数据代表了任意数量的概念，包括对服务能力的贡献。

数字环境需要标准的数据定义，因为这些定义提供了数字识别，并促进了遗留的资源集成和系统互操作性。总的来说，这些元数据代表了任何健康服务中照护领域的词汇本体。适合照护的数据需求的一套商定的元数据必须符合 Wilkinson 等（2016）所描述的适用于任何科学数据的原则。这需要改进所描述的基础设施，以便能够可靠地再次使用这些数据。所确定的许多限制使我们无法从迄今为止所进行重大投资中获得最大的利益。

虽然分类结构存在，但现有注册处中没有最低的护理或助产（元）数据集（USHIK，n.d.；AIHW，n.d.），作为国际标准（ISO18104，2014）。该标准的总体目标是支持护理诊断和护理行为方面的信息系统之间的互操作性，并改进数据分析工具的应用。

数据分析

在进行任何数据分析之前，人们需要确定数据的准确性、完整性并适当陈述被评估的概念。在数据输入、归档、数据传输或系统之间的链接过程中，很有可能会发生数据错误。在应用任何数据分析之前，数据可能需要进行预处理和清理。数据清理是关于识别和纠正输入错误，删除或使缺失的数据保持一致。

在应用任何用于生成新信息和知识所需的数据处理的数学算法之前，需要访问源数据。精益管理和六西格玛测量工具的应用可能不需要各种研究所要求的严格性，但必须注意确保产生的结果具有意义和连贯性，从而实现趋势分析。

六、结论

在我们复杂的健康系统中，护理工作基于强有力的临床实证是非常必要的。互联性使组织系统和服务在监控和管理时有效地工作。创造力是人们有机会被认可、发展并转化为积极结果的理想动机。人际关系和相关的文化是在病房、部门或办公室中创建的，这将直接影响系统对使用精益管理和六西格玛技术的反应或不反应的程度。

来自管理者、专业人员、员工和同事的领导力（和追随力）创造了一种文化，这种"氛围"可以是即积极的、鼓舞人心的，也可以是消极的、不合作的。这最终决定了这个系统的生产效率。理解工作场所的生态系统对于理解任何医疗保健组织的输入、过程和输出因素都是一个显著的优势。协作性的工作场所对于能够成功地实施并实现精益管理和六西格玛原则的收益是至关重要的。

"精益管理和六西格玛"可以看作是在一个由流程图表示的过程中解决问题的方法。它涉及输入、过程和输出因素，以提高运营效率（性能）和有效性（质量）。精益的应用通常在日常护理中最为明显，作为资源的优化，注重减少浪费，或通过持续改进、工作场所组织和视觉控制来消除不必要的工作。无论在哪儿被用来评估和衡量绩效，项目的最终要求是预防而不是检测。

创业和创新的概念代表了一种思考机会的新方式，对于许多读者来说可能是新的。将护理工作和高质量的患者照护视为一个契机，使护士能够在组织里任何实践层面中成为个人或团队中的一员。对患者的承诺"作为契机"是提供优质照护的激励因素。最终，质量控制的活动和用于收集数据和开发信息的系统，共同产生知识，提供洞察力和成熟的智慧，以产生最大的有益影响。

这就是卫生保健和护理服务提供者开展高质量项目的原因。

致谢

作者要感谢教授 L. Murray Gillin AM.[DPed（Honoris causa）（North Eastern），DBus（Honoris causa）（Swinburne），BMetE，MEd，MENgSc（Melb），Phd（Cantab），ASMB（Bll't），FTSE，Hon FIE Aust，Hon FWACE，FAIM]，感谢他参与讨论和协助进行图表开发，将创业和创新纳入医疗保健机构。他在创业教育方面的工作在澳大利亚和国际上都得到了广泛的认可。

自测题

1. 卫生服务质量应按以下什么标准来衡量？
   A. 整体健康服务性能
   B. 符合临床治疗方案
   C. 价值护理服务结果
   D. 患者满意

2. 在建立质量项目时，需要考虑的最重要的质量输入因素是什么？
   A. 领导者和管理者
   B. 创业心态
   C. 劳动力文化
   D. 工作场所环境

3. 质量和精益西格玛技术的理论概念是什么？
   A. 都与基本的工作学习原则有关
   B. 有很多相似之处
   C. 需要被独立地考虑
   D. 是质量测量目的的最佳组合

4. 成功实现精益管理和六西格玛技术所需的最关键的因素是什么？
   A. 协作性的领导风格
   B. 质疑的方法
   C. 管理者愿意改变工作流程的意愿
   D. 充满信任和透明的工作场所文化

5. 评估照护功能的最有用的质量测量工具是什么？
   A. 患者满意度调查
   B. 根据员工数量和技能组合来衡量护理人员的能力
   C. 已收到的事件报告、投诉和嘉奖
   D. 差错照护率调查工具

6. 如果一个质量项目显示出缺陷，需要调查哪些影响因素？
   A. 护理生态系统和工作流程
   B. 劳动力技能组合
   C. 组织 / 部门的人员和文化
   D. 质量计划的目的，与战略方向的联系，以及测量工具的选择

7. 选择一个合适的质量测量工具的主要决定因素应该是什么？
   A. 数据 / 信息要求
   B. 有具有创业思维的员工
   C. 质量测量项目的目的
   D. 以前使用过的工具

8. 确定患者的照护风险和预期结局需要什么？
   A. 重点关注源数据的准确性
   B. 一套商定的标准绩效 / 成果指标
   C. 使用过去的实践证据
   D. 护理诊断数据

9. 组织绩效风险和结局主要取决于什么？
   A. 较高水平的国家标准绩效指标
   B. 与组织的战略方向相关的绩效指标
   C. 整体组织文化
   D. 数据分析的使用

10. 一个具有创业思维的人最富有成效的个人属性是什么？

    A. 具备识别新的发展机会的能力

    B. 横向思考，跳出框架

    C. 利用理性、情感和精神上的智慧来说服他人

    D. 愿意承担风险

答案

1. A。整体健康服务性能。

2. D。工作场所环境。

3. A。都与基础工作学习原则有关。

4. D。充满信任和透明的工作场所文化。

5. A。患者满意度调查。

6. C。组织 / 部门的人员和文化。

7. C。质量测量程序的目的。

8. C。使用过去的实践证据。

9. C。整体组织文化。

10. A。具备识别新的发展机会的能力。

参考文献

[1] AIHW. (n.d.). *Metadata Online Registry (METeOR)*. Retrieved from http://meteor.aihw.gov.au/content/index. phtml/itemId/181162

[2] Altman, E. J., Nagle, F., & Tushman, M. L. (2019). *Managed ecosystems and translucent institutional logics: Engaging communities*. Working Paper 19-096. Retrieved from https:// hbswk. hbs.edu/item/managed-ecosystems-and-translu-cent-institutional-logics-engaging-communities?cid=wk-rss

[3] ASQ. (n.d.). *Lean and Six Sigma in healthcare*. Retrieved from http://asq.org/healthcaresixsigma/lean-six-sigma.html

[4] Barnes, R. M. (1980). *Motion and time study: Design and measurement of work (7th ed.).* John Wiley & Son.

[5] Bender, M., Spiva, L., Su, W., & Hites, L. (2018). Organising nursing practice into care models that catalyse quality: A clinical nurse leader case study. *Journal of Nursing Management, 26*(6), 653-662.

[6] Braithwaite, J. (2018). Changing how we think about healthcare improvement. *BMJ, 361*, k2014.

[7] Brennan, P. F., & Bakken, S. (2015). Nursing needs big data and big data needs nursing. *Journal of Nursing Scholarship, 47*(5), 477-484.

[8] Butler, M., Collins, R., Drennan, J., Halligan, P., O'Mathúna, D. P., Schultz, T. J., ... Vilis, E. (2011). Hospital nurse staffing models and patient and staff-related outcomes. *Cochrane Database of Systematic Reviews, *(7). doi:10.1002/14651858. CD007019.pub2

[9] De Groot, K., Triemstra, M., Paans, W., & Francke, A. L. (2018). Quality criteria, instruments, and requirements for nursing documentation: A systematic review of systematic reviews. *Journal of Advanced Nursing, 0*(0). doi:doi:10.1111/jan.13919

[10] DeCamp, M., & Tilburt, J. C. (2017). Ethics and high-value care. *Journal of Medical Ethics, 43*(5), 307. doi:10.1136/medethics-2016-103880

[11] Frow, P., McColl-Kennedy, J. R., & Payne, A. (2016). Co-creation practices: Their role in shaping a health care ecosystem. *Industrial Marketing Management, 56*, 24-39.

[12] Hazelton, L. M., Gillin, L., Kerr, F., Kitson, A. L., & Lindsay, N. (2019). An ageing well collaboration: Opportunity or wicked problem. *Journal of Business Strategy, 40*(1), 18-27.

[13] Hovenga, E. (2019). Nursing work measurement methods and their use. In: *Measuring capacity to care using nursing data* (Vol. in press). Cambridge, USA: Elsevier Inc.

[14] ILO. (1979). *Introduction to work study* (3rd ed.). Geneva: International Labour Office.

[15] IOM. (2018). *Crossing the global quality chasm: Improving health care worldwide*. Washington DC: Institute of Medicine, The National Academies press (US).

[16] ISO18104. (2014). *Health informatics—Categorial structures for representation of nursing diagnoses and nursing actions in terminological systems*. International Organsation of Standardisation (ISO).

[17] JIGSH. (n.d.). *Joint Initiative for Global Standards Harmonization (JIGSH) Health Informatics Document Registry and Glossary, Standards Knowledge Management Tool (SKMT)*. Retrieved from http://skmtglossary.org/ Doc/SKMTUserGuide.pdf

[18] Kohn, L. T., Corrigan, J. M., & Donaldson, M. S. (Eds.). (2007). *To err is human: Building a safer health system*. Washington DC: Institute of Medicine, National Academy Press.

[19] Mannion, R., & Braithwaite, J. (2012). Unintended consequences of performance measurement in healthcare: 20 salutary lessons from the English National Health Service. *Internal Medicine Journal, 42*(5), 569-574.

[20] McCarthy, B., Fitzgerald, S., O'Shea, M., Condon, C., Hartnett-Collins, G., Clancy, M., ... Savage, E. (2018). Electronic nursing documentation interventions to promote or improve patient safety and quality care: A systematic review. *Journal of Nursing Management, 0*(0). doi:doi:10.1111/jonm.12727

[21] Menard, K. I. (2014). *Collegiality, the nursing practice environment, and missed nursing care*. Doctor of Philosophy Doctoral. University of Wisconsin-Milwaukee.

[22] Ministry-of-Health. (2016). *New Zealand health strategy*. Retrieved from https://www.health.govt.nz/publication/ new-zealand-health-strategy-2016

[23] Nickerson, J. A., & Zenger, T. R. (2004). A knowledge-based theory of the firm—The problem-solving perspective. *Organisation Science, 15*(6), 617-632.

[24] Olley, R., Edwards, I., Avery, M., & Cooper, H. (2018). Systematic review of the evidence related to mandated nurse staffing ratios in acute hospitals. *Australian Health Review*. doi:10.1071/AH16252. [Epub ahead of print]

[25] Padgett, S. M. (2013). Professional collegiality and peer monitoring among nursing staff: an ethnographic study. *International Journal of Nursing Studies, 50*(10), 1407-1415.

[26] PCORI. (2018). *Patient-Centred Outcomes Research Institute (PCORI)*. Retrieved from https://www.pcori.org/about-us

[27] Sabacare. (2018). *Clinical Care Classification (CCC™) system*. Retrieved from https://www.sabacare.com/

[28] Sanson, G., Welton, J., Vellone, E., Cocchieri, A., Maurici, M., Zega, M., ... D'Agostino, F. (2019). Enhancing the performance of predictive models for hospital mortality by adding nursing data. *International Journal of Medical Informatics, 125*, 79-85.

[29] Spence Laschinger, H. K., & Leiter, M. P. (2006). The impact of nursing work environments on patient safety outcomes: The mediating role of burnout engagement. *Journal of Nursing Administration, 36*(5), 259-267.

[30] Strachan, H. (2016). *Person-centred caring: Its conceptualisation and measurement through three instruments (Personalisation, participation and responsiveness)*. Doctoral thesis. Glasgow Caledonian University, Glasgow, Scotland.

[31] USHIK. (n.d.). *United States Health Information Knowledgebase registry and repositry of healthcare-related metadata, specifications and standards*. Retrieved from https://ushik.ahrq.gov/mdr/portals

[32] Van den Heede, K., Clarke, S. P., Sermeus, W., Vleugels, A., & Aiken, L. H. (2007). International experts' perspectives on the state of the nurse staffing and patient outcomes literature. *Journal of Nursing Scholarship, 39*(4), 290-297.

[33] Westra, B. L., Clancy, T. R., Sensmeier, J., Warren, J. J., Weaver, C., & Delaney, C. W. (2015). Nursing knowledge: Big data science—Implications for nurse leaders. *Nursing Administration Quarterly, 39*(4), 304-310.

[34] Westra, B. L., Latimer, G. E., Matney, S. A., Park, J. I., Sensmeier, J., Simpson, R. L.,... Delaney, C. W. (2015). A national action plan for sharable and comparable nursing data to support practice and translational research for transforming health care. *Journal of the American Medical Informatics Association: JAMIA, 22*(3), 600-607.

[35] Wilkinson, M. D., Dumontier, M., Aalbersberg, I. J., Appleton, G., Axton, M., Baak, A., ... Mons, B. (2016). The FAIR Guiding Principles for scientific data management and stewardship. *Scientific Data, 3*, 160018.

[36] Witt, C. M., Sandoe, K., & Dunlap, J. C. (2018). 5S your life: Using an experiential approach to teaching lean philosophy. *Decision Sciences Journal of Innovative Education, 16*(4), 264-280.

[37] Zandin, K. B. (Ed.). (2001). *Maynard's Industrial Engineering Handbook (5th ed.)*. New York: McGraw-Hill.

[38] Zhang, L., Tong, H., Demirel, H. O., Duffy, V. G., Yih, Y., & Bidassie, B. (2015). A practical model of value co-creation in healthcare service. *Procedia Manufacturing, 3,* 200-207.

第21章 支持农村和偏远地区健康的信息学应用

Informatics Applications to Support Rural and Remote Health

Amy J. Barton 著

邓述华 王攀峰 译 王 斗 李宏洁 校

学习目标

- 确定在农村和偏远社区实现四元目标的独特挑战。
- 列举具体的信息学战略，以促进在农村和偏远社区实现更好的照护、更好的健康、更低的成本和令人满意的服务提供者。
- 描述在农村和偏远社区实施信息学战略中存在的基础设施问题。

关 键 词

ECHO；电子健康；农村人群健康；四元目标；偏远；远程监控；远程健康

一、摘要

四元目标，改善患者的护理体验（包括质量和满意度），改善人口的健康，减少医疗保健的人均成本，以及改善医疗保健提供者的工作生活，作为一个框架来描述信息应用程序来支持农村和远程健康。改善患者护理体验的应用程序包括远程监控、个人警报、移动应用程序和远程医疗。改善人口健康状况的应用程序包括地理信息系统和电子健康档案。改善医疗保健提供者工作生活的应用程序包括电子咨询、同伴学习网络和对在线资源的访问。最后，虽然各种技术可能会减少每一种人均医疗保健成本，但目前尚未获得明确的数据。

二、概述

四元目标是三元目标的延伸，最初是由 Don Berwick 担任首席执行官时的医疗保健改善研究所设想的。三元目标的目标是改善患者的护理体验（包括质量和满意度），改善人口的健康状况，并降低人均医疗保健成本。Berwick 开始领导了奥巴马政府下的医疗保险和医疗补助服务中心在正在向基于价值的医疗保健项目过渡时，该机构同样采取了更好的个人护理，改善人口健康状况，降低成本目标。Bodenheimer 和 Sinsky（2014）引用了与医疗保健提供者职业倦怠相关的患者满意度和健康结果的下降，并增加了第四个目标，即改善医疗保健提供者的工作生活。四元目标框架是本章的中心，以描述支持农村和远程卫生的信息学应用程序。

与城市环境中的同龄人相比，农村和偏远地区的个人、家庭和社区往往会遇到差异。这些问题包括"地理隔离、社会经济劣势、医疗保健提供者短缺、获得电子保健服务的能力下降、更容易面临受伤风险及面对疾病时忍耐"（Banbury、Roots 和 Nancarrow，2014，原文第 211 页）。因此，最大限度地利用信息学来提高偏远地区和农村地区的医疗保健质量是很重要的。

三、改善患者体验的应用

（一）电子健康的历史背景

远程药疗的基本根源可以追溯到古代，在那里，简单的远程通信形式，如使用光反射和烟雾信号，被用来传递有关外部威胁、饥荒和疾病的信息。长途通信从这些不起眼的开端发展到电报、无线电等系统，再发展到先进的数字通信和通信系统（Bashshur 和 Shannon，2009）。

远程医疗应用程序已经从简单的通信发展到利用无线、可穿戴、机器人和多感官技术的复杂、广泛和广泛的家庭系统。在过去，远程医疗应用的趋势是根据各种媒体进行分组：声音、数据和视频。但随着这些技术的融合，新技术在这些媒体上相互融合。尽管有这些新的技术，语音应用程序仍然是远程医疗应用程序的支柱。远程医疗工具为慢性病患者的远程监测提供了有效和有效的解决方案，并为那些由于地理限制而无法获得医疗保健的个人提供了诊断和治疗途径（Bashshur 和 Shannon，2009）。

改善患者体验的信息学应用程序被广泛地归类为电子保健协议。电子保健是医学信息学的一个新兴领域，涉及卫生服务的组织和提供卫生服务使用网络和相关技术提供的信息。在从更广泛的意义上说，这个术语不仅代表技术发展，而且还代表一种新的工作方式、一种态度和对网络、全球思维的承诺，通过使用信息和通信技术来改善本地、地区和全球的医疗保健。电子健康代表乐观，允许患者和专业人员做以前不可能做的事情（Pagliari 等，2005）。

电子健康技术为定制化和有意义的交流提供了机会，使患者能够获得个性化定制的信息，这些信息可以在他们方便时查看并回复。世界卫生组织（2012）确定了"技术部门–加州的进步，经济投资，以及社会和经济投资结构上的变化也有助于人们认识到卫生部门当今必须将技术纳入其卫生领域经营方式"（原文第 1 页）。电子健康可以增强患者的消费能力，它打开了新型关系的大门，如患者与其医疗保健提供者之间的共同决策。

（二）远程医疗

远程保健可以被认为是电子保健概念的另一个组成部分，不同之处在于交付机制，其中可以包括实时视频会议；存储和转发系统，如用于存储数字图像的系统；电话会议；通过安全的网络门户进行远程患者监测和电子访问。电话会议和数字网络系统现在正在合并，这就带来了"团体咨询"的机会（Waegemann，2010）。

然而远程医疗的变化和远程医疗的定义，有一个协议的广泛概念领域"通过信息和通信技术提供个人和非个人的健康服务与消费者和提供者教育及维护生活环境的手段"（原文第 601 页）（Bashshur 和 Shannon，2009）。

（三）移动医疗

电子保健的另一个组成部分是移动健康，这

可以被认为是电子保健的一种提供机制。移动保健通常指的是使用支持公共卫生和临床实践的无线通信设备（Eytan，2010）。随着健康和健康数据数字化的增加，移动健康被视为一个有价值的工具。假如有许多工具是必需的，因为没有一个单一的工具将满足所有人的所有需求。因此，有必要停止单独关注技术组件，而是努力将这些通信技术集中在一个集成的系统中。一旦完成了这一点，就可以实现一个综合的、广泛部署电子保健工具的生态系统（Eytan，2010）。

移动健康是新一代的远程医疗，它为新一代的医疗保健奠定了基础（Waegemann，2010）。电子保健侧重于使用电子医疗记录和其他技术，而移动保健则侧重于行为和结构上的变化。目前关于远程医疗需要专用连接的想法并不符合移动健康的新世界观。移动健康革命正在将一个以健康患者为中心、以沟通为基础的护理引入到包括健康和医疗保健提供者的系统中。医疗保健模式本身正在从提供者驱动的模式转变为主要参与的模式，包括所有利益相关者，如长期护理人员、牙医、保险公司、医院、公共卫生官员、初级保健提供者、消费者和参与健康的卫生系统。

必须注意的是，这些变化的分布将是全球性的。移动保健将允许在非洲、亚洲和南美洲地区可能无法提供基本保健的地区提供。在发展中国家，移动电话的数量远远超过个人电脑，它们在卫生和技术方面都提供支持服务。这些技术在改善健康和人类状况方面的力量不可低估。对于世界上大多数人来说，这将是他们唯一拥有的电脑；它可以上网，并且他们可以携带到任何地方。这对医疗保健的影响可能会很大。

随着移动保健技术的不断进步，护理服务将需要不断发展。传统上，护士是动手护理者；现在，护士面临着开发新护理模式的挑战，利用手机和短信等创新来解决"远程护理"。沟通是护理的核心，沟通的方式正在迅速变化和发展。护士将能够利用一个安全的网络上的短信来发送自动预约提醒、健康提示和关于该地区可用资源的信息。护士需要考虑他们的护理标准，以及这些新模式将对护理提供的影响。

移动手机的全球快速普及将在未来 10 年推动手持医疗保健的巨大增长。无线通信技术正在迫使医疗保健交付的方式和地点发生转变。协作的能力，共享高分辨率的图像，甚至对手术的现场直播都是由新技术实现的。

移动健康的应用领域包括消费者教育、应急响应系统、专业人员和患者沟通等（如短信、电子邮件、社交网络）、健康促进和社区动员，以及公共和人口健康（Waegemann，2010）。

移动保健在世界各地一直在增长，来自农村地区的"金字塔底部"消费者的需求巨大。目前正在印度尼西亚、巴西、苏丹和乌干达等国进行试点项目。在非洲，卫生人员使用移动电话提供紧急医疗服务，他们的手机使用太阳能充电。在坦桑尼亚、肯尼亚和乌干达的偏远地区正在推出免费移动服务。在发展中经济体中，移动保健将成为电子保健的重要组成部分。移动保健将需要纳入卫生保健工作者的培训，从而使专业人员拥有安全有效地使用该技术所需的知识和技能。

一项关于农村地区移动保健的定性研究揭示了应用价值和一些障碍的主题。参与者发现移动健康应用程序对药物和疾病信息、饮食信息和更快的交流有很大作用。其中的一些障碍是应用程序的复杂性、隐私、有限的通信和成本（Serafica 等，2019）。

（四）远程监控

增强患者体验的一种特定的电子保健方法是使用远程监测。可穿戴健康监测系统设计使用无创传感器，记录或传输呼吸频率、心率、血压、体温和其他生理测量方法，如心电图、血糖监测、脉搏血氧仪或运动检测。传感器可以嵌入到一件轻型背心中，供个人不显眼佩戴而不妨碍运动。无线技术用于将这些措施传递给远处的医疗保健提供者。

远程监测几年前被认为是实验性的，现在已

经成熟且有许多应用程序可用。VitalJacket 是一个利用微电子技术的可穿戴 T 恤，连续监测心电图波和心率。这款 T 恤可以适用于患者或参与健身活动或运动的健康受试者（The Future of Things，2019）。

有许多可穿戴的监测系统专注于减肥、健康和健身。这些都以手表、手机和臂章的形式出现。与移动应用程序配对时，它们可以通过加速器跟踪活动，以及心率和血压。此外，许多它们附带的应用程序都允许个性化的健身机制，以满足用户的目标，包括力量、耐力或灵活性（Nichols，2017）。

退伍军人管理局一直在使用远程监控平台，提供护理协调员和慢性疾病患者之间的日常接口；该系统在过去 10 年中有良好的记录（Sedlander 等，2018）。该设备还可以连接血糖计、体重秤、血压袖口和其他医疗设备，以便将额外的患者数据发送给医疗保健专业人员。远程监测已用于多种患者，包括冠状动脉搭桥术、慢性心力衰竭、糖尿病和哮喘患者。护理提供者访问的数据可以提供患者病情恶化的早期预警，它在病情恶化前之前解决了护理方面的问题。

四、改善人群健康的应用

（一）地理信息系统

地理信息系统（Geographical Information Systems，GIS）允许收集和显示面向空间的数据。许多人现在都知道，在考虑健康结果时，邮政编码比遗传密码更重要（Graham，2016）。这些主张背后的科学原理在很大程度上是通过使用地理信息系统而实现的。

GIS 在改善人口健康方面有许多用途。一种是通过疾病监测。使用 GIS 可以"汇编和跟踪有关疾病的发病率、流行率和传播的数据"（Shaw 和 McGuire，2017，原文第 229 页）。使用 GIS 允许各种变量相互叠加，以呈现基于位置的疾病信息。对这些数据的可视化可能有助于加速或停止传染病传播的因素。

第二次利用 GIS 来改善人口健康是通过风险分析。对接触不同致癌物或其他环境污染物的社区进行分析，可能有助于确定这些地区居民的健康风险。

第三次使用 GIS 是获得保健服务。可以绘制出社区内和整个社区之间的初级保健和专业服务的位置。这一分析除了促进对新设施的规划外，还可以促进识别护理设施的障碍。这一特征对农村社区在确定卫生人力的分布方面尤为重要。

最后，GIS 可用于社区卫生规划。健康问题的发生率可以与促进健康的环境特征一起被绘制出来。步行性指数通常用于城市社区，但不适用于农村和偏远地区。然而，使用 GIS 可以通过使用附加参数来促进规划，如社会化和促进行为，以减少隔离。从远程医疗的角度来看，可以绘制宽带覆盖率，以确定如何更好地提高农村和偏远社区的覆盖率（Soares、Dewalle 和 Marsh，2017）。

（二）电子健康档案

可以通过使用电子健康档案来促进改善人口健康。目前正在进行研究，以确定预测建模的最佳算法，将电子记录从记录一个患者的护理转变为跨患者评估的模式，以支持更好的健康（Rajkomar 等，2018）。此外，目前正在努力制定有关在电子记录中获取健康的社会决定因素的标准，以提供更多的重点人群（Cantor 和 Thorpe，2018）。然而，农村地区的实践在维持"有效使用"方面面临着挑战。"这些挑战包括不可靠的互联网服务、获得熟练的硬件顾问、软件、安全和培训资源的成本"（Green 等，2015；Yadav、Steinbach、Kumar 和 Simon，2018）。

尽管农村地区的患者可能会向三级护理中心寻求护理，并能够获得强大的患者门户，但他们也面临着互联网连接、低卫生知识水平和缺乏资源方面的挑战（Slight 等，2015）。尽管电子记录带来了希望，但它也存在风险。最近的报告引用了对提供者的不满和对患者的潜在伤害（Howe、Adams、Hettinger 和 Ratwani，2018；Schulte 和 Fry，2019）。无论居住的地区如何，重新努力提高电子记录的效率和效力将对所有人都有利。

（三）健康门户网站和 Web 2.0

许多基于 Web 的应用程序可供偏远和农村社区的居民与他人进行虚拟联系，以获得支持、教育和帮助。Facebook、Twitter 和 YouTube 等 Web2.0 社交网站正在激增。健康消费者感到有权力，现在想要参与有关他们的医疗保健的决策。支持小组正在使用网络作为一个新的平台来组织、分享经验，寻求在线咨询，并简单地与他人联系。医疗保健提供者现在正用网站作为与同事讨论临床和非临床问题的地方。

目前正在开发医院门户网站，患者可以在网上预约、更新处方、在线检查检测结果及其医疗记录。例如 My Healthevet，它为退伍军人、现役军人、他们的家属和护理人员提供随时访问退伍军人事务的医疗信息和服务，包括跟踪工具和期刊，帮助用户跟踪他或她的健康活动（U.S.Department of Veterans Affairs，2019）。

WebMD 是一个消费者门户网站，是提供在线健康信息的领导者。它提供了浏览特定条件和健康相关主题的能力。个人有能力参与有调节的交流，在那里他们可以获得关于各种类型的专家反馈，如骨质疏松症、皮肤问题和妇科问题。此外，还有会员创建的交流活动，用户在这里讨论育儿问题或参加饮食俱乐部（WebMD，2019）。

这是一个很流行的社交网站。这个网站包含了一些社区来提高患者的主动性。社区论坛包括患者、医生和组织。用户可以了解治疗方法和症状，参加该论坛或进行一对一的讨论。该网站是为患有肌萎缩性侧索硬化症（amyotrophic lateral sclerosis，ALS）、帕金森症和癫痫等改变生活的疾病患者开发的（PatientsLikeMe，2019）。

五、改善医疗保健提供者生活的应用

在过去 10 年中，在改善医疗保健提供者生活的同时，增强患者护理体验的主要信息学举措之一是开发协作学习和能力建设模型，如 ECHO 项目。最近提交给国会的一份报告（Office of the Assistant Secretary for Planning and Evaluation，2019），评估了自《扩大卫生结果能力法案》[Expanding Capacity for Health Outcomes（ECHO）Act] 颁布以来，即第 114-270 号公法以来所取得的进展。

（一）协作学习和能力建筑模型

ECHO 项目是由新墨西哥大学（University of New Mexico，UNM）的 Sanjay Arora 教授发起的，旨在扩大全州对感染丙型肝炎病毒（hepatitis C virus，HCV）的患者的治疗，并消除患者前往大学医疗中心接受治疗的需要。他创建了一个中心和演讲模式，新墨西哥大学的专家作为中心，并使用电话会议技术指导各地的初级保健提供者以促进 HCV 患者的治疗。该模式有助于提高初级保健工作人员的能力和减少卫生差距。该模型在美国各地的快速扩展导致了 ECHO 和类似于 ECHO 的模型的创建。

RAND 公司被委托评估 EELM（Office of the Assistant Secretary for Planning and Evaluation，2019）的进展情况。它将 EELM 定义为"由一个或多个与专家共享专业知识的专家之间协作，并通过视频会议接受远程通信的项目"。因此，它定义了 EELM 的以下特征。首先，它由一个专业领域专家 – 综合类专家框架组成。该模型的存在是为了促进在一个专业领域的知识转移到全科医生，以努力提高护理患者的能力。第二，专家和综合类专家之间的关系是互动的，并基于咨询的方法。第三，该方法使用了一个基于案例的学习模型，允许综合类专家参与到这个过程中来。第四，EELM 使用了视频会议技术。第五，中心和辐条模型通常与学术医疗中心的专家一起使用，与初级保健的分布式网络或其他综合类提供者合作。最后，该模型由多个会话组成。

RAND 公司完成了对 EELM 的 SWOT 分析，并发现了几个优势（Office of the Assistant Secretary for Planning and Evaluation，2019）。对于患者来说，减少出行时间和减少等待护理的时间是可能的。如果患者仍然需要看专家，有可能减少 EELM 的积压，以促进更及时的护理。对于综合类专家来说，他们很可能会获得知识和自我效能感。这可以让他们对工作感到自豪，并有助于减少职业倦怠。与农村和偏远社区的提供者相关，与其他综合类专家的联系可以减少专业隔离，扩大专业网络。对于专业导师，他们可以通过指导过程体验到专业满意度。他们也可以将更常规的案例转移到全科医生身上，专注于复杂的案例，在他们的范围内进行实践。EELM 有潜力提高护理的技术质量及接受治疗的患者的比例。由于全科医生提供的护理，护理进行更及时，以及患者避免前往专科护理，因此可能有节省成本的潜力。

EELM 的一个关键的潜在弱点是支付。由于服务费用是主要的支付模式，专家不通过患者的账单来支付。综合类专家继续照顾他们的患者，并为随后的就诊支付报酬。第二个潜在的弱点是对其他患者或其他情况的普遍性有限。尚未进行过研究来评估将新知识应用于未报告病例的患者。最后，随着时间的推移，综合类专家可能会对指导计划失去兴趣。

实施 EELM 的机会与其他举措保持一致。以患者为中心的医疗之家和初级保健环境中的负责任的护理机构都与 EELM 有一致的理念。另一个机会是通过 ECHO 研究所提供实施支助。一个明确定义的需求以及宽带技术的可用性也支持实施。

最后，一些可能阻碍 EELM 进一步实施的威胁包括按服务收费的支付模式、领导能力和支持该模式的可用资金。需要进一步的评估来扩大支持 EELM 使用的证据基础。

（二）继续教育

使用远程学习技术来提供吸引人的继续教育项目是提高服务提供者工作生活的另一种方式。农村的教育提供者在追求继续教育时往往会遇到各种障碍。这些问题包括财政资源的缺乏、人员配备不足，以及缺乏现场教育工作者。此外，农村供应商还遇到了与旅行相关的障碍，如所需的距离和旅行时间、有限的交通选择、航班时刻表有限的小型机场及不断增加的机票成本（Hendrickx 和 Winters，2017）。

（三）访问在线资源

提高提供者工作生活质量的另一个信息学工具是提供高质量的数字资源。与继续教育的限制类似，农村和偏远地区的医疗提供者往往不隶属于学术医疗中心，也无法获得他们的护理资源来支持循证实践。Eldredge 和他的同事（2016）报道了一项随机对照试验，该试验允许农村医疗服务提供者免费获得两种不同的护理点资源。其中一个电子订阅包括熟悉的在线教科书。第二种选择是一个允许对具有强大搜索能力的综合和总结证据的系统。结果表明，与随机进入数字教科书组的供应商相比，供应商对后者更满意，使用量也更多。因此，在护理点提供高质量的资源也使农村提供者满意。

六、减少人均医疗费用的应用

在最近一项对前 10 个高收入国家的医疗保健支出的分析中，美国的支出几乎是排名第二的国家的 2 倍（Papanicolas、Woskie 和 Jha，2018）。本章中回顾的许多应用程序代表了降低人均成本的潜力。减少通过远程监测进行交通运输的需要，或减少通过 EELM 或远程医疗向专家那里旅行的需要，这可能发生在个别患者身上。更早和更一致地获得治疗也可以节省成本。不幸的是，关于在医疗保健中使用技术的成本分析还不够可靠，不足以做出强劲的声明。此外，与美国医疗保健系统相关的复杂性使得对这种类型的分析更加困难。例如，在考虑电子保健选项时，在提供者在远程站点和患者接触的远程保健应用程序可以按服务收费的模式进行报销。同样，提供者对另一个提供者的电子咨询也可以由专家进行收费。项目 ECHO 应用程序涉及向一组提供商提供专业知识，目前没有资格进行计费。

各种信息技术正在让农村和偏远地区的人口更容易获得护理。在电子保健应用程序和协作学习模式方面的创新有望以远程方式提供高质量的护理，并提高服务提供者的满意度。同时需要进行更多的评估，以确定对人口健康和成本的影响。

自测题

1. 农村卫生方面的差异可归因于什么？
   A. 地理隔离
   B. 社会经济劣势
   C. 医疗保健提供者的短缺
   D. 以上所有内容

2. 作为四元目标的一部分而确定的最新或第四个改进目标是指什么？
   A. 患者结局
   B. 照护费用
   C. 提供者满意度
   D. 患者照护体验

3. 对远程医疗应用的最新和最完整的描述是什么？
   A. 存储和转发
   B. 无线、可穿戴设备、机器人和多感官技术
   C. 视频会议
   D. 远程监控

4. 移动医疗工作的重点是什么？
   A. 数字图像
   B. 电子医疗记录
   C. 行为上的变化和结构上的变化
   D. 提供者驱动的干预

5. 移动医疗应用包括什么？
   A. 消费者教育
   B. 应急响应系统
   C. 健康促进
   D. 以上所有内容

6. 可穿戴技术使用的传感器可以传输以下哪些信息？
   A. 运动
   B. 呼吸
   C. 心率
   D. 以上所有内容

7. GIS 技术的适当使用是为了什么？
   A. 疾病监测
   B. HgbA1c 监测
   C. 血压监测
   D. 脉搏血氧仪监测

8. ECHO 项目用于什么？
   A. 协作学习
   B. 能力建设
   C. A 和 B
   D. 以上均无

9. 在医疗保健中使用创新信息学应用程序的一个主要障碍是什么？
   A. 成本
   B. 安全
   C. 质量
   D. 安全措施

10. 技术可以消除农村教育提供者中继续教育的
    哪些障碍？

    A. 与出行有关的障碍

    B. 缺乏现场教育工作者

    C. 人员配备不足

    D. 以上所有内容

答案

1. D	2. C	3. B	4. C	5. D
6. D	7. A	8. C	9. A	10. D

参考文献

[1] Banbury, A., Roots, A., & Nancarrow, S. (2014). Rapid review of applications of e-health and remote monitoring for rural residents. *Australian Journal of Rural Health, 22*(5), 211-222. doi:10.1111/ajr.12127

[2] Bashshur, R., & Shannon, G. W. (2009). *History of telemedicine: Evoluation, context, and transformation.* New Rochelle, NY: Mary Ann Liebert, Inc.

[3] Bodenheimer, T., & Sinsky, C. (2014). From triple to quadruple aim: Care of the patient requires care of the provider. *Annals of Family Medicine, 12*(6), 573-576. doi:10.1370/afm.1713

[4] Cantor, M. N., & Thorpe, L. (2018). Integrating data on social determinants of health into electronic health records. *Health Affairs, 37*(4), 585-590. doi:10.1377/ hlthaff.2017.1252

[5] Eldredge, J. D., Hall, L. J., McElfresh, K. R., Warner, T. D., Stromberg, T. L., Trost, J., & Jelinek, D. A. (2016). Rural providers' access to online resources: A randomized controlled trial. *Journal of the Medical Library Association, 104*(1), 33-41. doi:10.3163/1536-5050.104.1.005

[6] Eytan, T. (2010). 6 Reasons why mHealth is different than eHealth. Retreved from https://www.tedeytan. com/2010/02/18/4731. Accessed on May 14, 2020.

[7] Graham, G. N. (2016). Why your ZIP code matters more than your genetic code: Promoting healthy outcomes from mother to child. *Breastfeeding Medicine, 11*, 396-397. doi:10.1089/bfm.2016.0113

[8] Green, L. A., Potworowski, G., Day, A., May-Gentile, R., Vibbert, D., Maki, B., & Kiesel, L. (2015). Sustaining "meaningful use" of health information technology in low-resource practices. *Annals of Family Medicine, 13*(1), 17-22. doi:10.1370/afm.1740

[9] Hendrickx, L., & Winters, C. (2017). Access to continuing education for critical care nurses in rural or remote settings. *Critical Care Nurse, 37*(2), 66-71. doi:10.4037/ccn2017999

[10] Howe, J. L., Adams, K. T., Hettinger, A. Z., & Ratwani, R. M. (2018). Electronic health record usability issues and potential contribution to patient harm. *Journal of the American Medical Association, 319*(12), 1276-1278. doi:10.1001/jama.2018.1171

[11] Kreps, G. L., & Neuhauser, L. (2010). New directions in eHealth communication: Opportunities and challenges. *Patient Educ Couns, 78*(3), 329-336. doi:10.1016/j. pec.2010.01.013

[12] Nichols, H. (2017). The 10 best fitness apps. *Medical News Today*. June 1.

[13] Office of the Assistant Secretary for Planning and Evaluation (ASPE), U.S. Department of Health and Human Services. (2019). *Report to Congress: Current state of technology-engable collaborative learning and capacity building models*. Retrieved from https://aspe.hhs.gov/pdf-report/ report-congress-current-state-technology-enabled-collaborative-learning-and-capacity-building-models. Accessed on May 14, 2020.

[14] Pagliari, C., Sloan, D., Gregor, P., Sullivan, F., Detmer, D., Kahan, J. P., ... MacGillivray, S. (2005). What is eHealth (4): a scoping exercise to map the field. *Journal of Medical Internet Research, 7*(1), e9. doi:10.2196/jmir.7.1.e9

[15] Papanicolas, I., Woskie, L. R., & Jha, A. K. (2018). Health care spending in the United States and other high-income countries. *Journal of American Medical Association, 319*(10), 1024-1039. doi:10.1001/jama.2018.1150

[16] PatientsLikeMe. (2019). *PatientsLikeMe*. Retrieved from https:// www.patientslikeme.com/. Accessed on May 14, 2020

[17] Rajkomar, A., Oren, E., Chen, K., Dai, A. M., Hajaj, N., Hardt, M., ... Dean, J. (2018). Scalable and accurate deep learning with electronic health records. *NPJ Digital Medicine, 1*(1), 18. doi:10.1038/s41746-018-0029-1

[18] Schulte, S., & Fry, E. (2019). Death by 1,000 Clicks: Where electronic health records went wrong. *Kaiser Health News.* Retrieved from https://khn.org/news/death-by-a thousand-clicks/. Accessed on May 14, 2020.

[19] Sedlander, E., Barboza, K. C., Jensen, A., Skursky, N., Bennet, K., Sherman, S., & Schwartz, M. (2018). Veterans' preferences for remote management of chronic conditions. *Telemedicine and e-Health, 24*(3), 229-235. doi:10.1089/ tmj.2017.0010

[20] Serafica, R., Inouye, J., Lukkahatai, N., Braginsky, N., Pacheco, M., & Daub, K. F. (2019). The use of mobile health to assist self-management and access to services in a rural community. *Computers, Informatics, Nursing, 37*(2), 62-72. doi:10.1097/cin.0000000000000494

[21] Shaw, N., & McGuire, S. (2017). Understanding the use of geographical information systems (GIS) in health informatics research: A review. *Journal of Innovation in Health Informatics, 24*(2), 6. doi:10.14236/jhi. v24i2.940

[22] Slight, S. P., Berner, E. S., Galanter, W., Huff, S., Lambert, B. L., Lannon, C., ... Bates, D. W. (2015). Meaningful use of electronic health records: Experiences from the field and

future opportunities. *JMIR Medical Informatics, 3*(3), e30. doi:10.2196/medinform.4457

[23] Soares, N., Dewalle, J., & Marsh, B. (2017). Utilizing patient geographic information system data to plan telemedicine service locations. *Journal of the American Medical Informatics Association, 24*(5), 891-896. doi:10.1093/ jamia/ocx011

[24] The Future of Things. (2019). *Vital Jacket will monitor your health*. Retrieved from https://thefutureofthings.com/6389-vital-jacket-will-monitor-your-health/. Accessed on May 14, 2020.

[25] U.S. Department of Veterans Affairs. (2019). *My Health e-Vet*. Retrieved from https://www.myhealth.va.gov/mhv-portal-web/home. Accessed on May 14, 2020.

[26] Waegemann, C. P. (2010). mHealth: The next generation of telemedicine? *Telemedicine and e-Health, 16*(1), 23-25. doi:10.1089/tmj.2010.9990

[27] WebMD. (2019). *Web MD*. Retrieved from https://www. webmd.com/. Accessed on May 14, 2020.

[28] World Health Organization. (2012). *National eHealth strategy toolkit overview*. Retrieved from http://www.who.int/ ehealth/publications/overview.pdf?ua=1. Accessed on May 14, 2020.

[29] Yadav, P., Steinbach, M., Kumar, V., & Simon, G. (2018). Mining electronic health records (EHRs): A survey. *ACM Computing Surveys, 50*(6), 1-40. doi:10.1145/3127881

第22章 健康信息技术沟通技能，建立强大团队实现健康IT成果成功

Communication Skills in Health IT, Building Strong Teams for Successful Health IT Outcomes

Elizabeth (Liz) Johnson　Karen M. Marhefka　**著**

李佩涛　邓述华　**译**　　　王　斗　李宏洁　**校**

学习目标

- 讨论在健康信息技术领域中，沟通对使用和优化电子健康档案的重要性。
- 确定有效沟通计划的要素。
- 确定沟通计划中要考虑的利益相关者。
- 确定影响健康信息技术领域的联邦机构、法规和其他因素。

关 键 词

沟通；电子健康档案；治理；信息学家；优化；患者；医师

一、概述

在21世纪的美国医疗保健系统中，2009年颁布了具有里程碑意义的联邦改革立法，开始通过采用电子健康档案（electronic health record，EHR）的健康信息技术（health IT）使得医疗服务组织现代化。这些法律中最值得注意的是美国复苏和再投资法案（American Recovery Reinvestment ACT，ARRA）及其健康信息技术和经济与临床健康（Health Information Technology and Economic and clinical Health，HITECH）法

案条款，该条款建立了医疗保险和医疗补助中心（Centers for Medicine and Medicaid's，CMS），使得电子健康档案激励计划（Blumenthal 和 Tavenner，2010）更有作用。这些计划为符合电子健康档案实施要求的合格医生和医疗保健提供者提供了超过220亿美元的奖励金。10年后，2019年2月CMS拟议规则公告中显示，这些计划已经支付了350亿美元，促使96%的医院和78%的医生使用经过认证的电子健康档案技术（Medicare and Medicaid Programs 和 Patient Protection and Affordable Care Act，2019）。

尽管整个行业的提供商要成功集成健康信息技术还需要很长的路要走，但现在已经有了必须解决的挑战。致力于扩大和优化健康信息技术计划的医疗保健组织存在着巨大的复杂性，这突出了在住院和门诊环境中获取、实施、采用和优化电子健康档案的整个生命周期中，开展有效沟通活动的必要性。诸如此类的努力，要以有效的沟通作为核心战略，支持实现医学研究所指出（IOM，国家医学研究院现状）的六个目标，是提高护理服务质量使其安全、公平、有效、以患者为中心、及时、高效（IOM，2001）。

美国的医疗保健系统在努力成为一个"持续学习"的系统，医疗保健领导者和提供者意识到沟通、改善和患者的参与是提高医疗保健价值的核心（IOM 和 Best Care at Lower Cost，2013）。临床医生、临床信息学家、卫生组织和健康信息技术决策者作为改革的实施者，不仅努力让患者参与决策，而且还需要提供关键的卫生数据。为了加强这些工作，国际医学组织于 2013 年推出了证据交流创新合作组织，探讨了增强患者参与医疗保健的障碍、解决方案和策略（IOM，2013）。该合作产生的两个项目是"最佳护理的共享决策策略"和"患者对数据共享的态度"，这两个项目提供了鼓励医疗保健中医患沟通和透明度的方法。

研究继续表明，良好的医患沟通可以提高患者满意度，提高患者分享相关数据、坚持医疗治疗和遵循建议的意愿。在这种情况下，患者也不太可能提出正式的投诉或提起医疗事故诉讼（Ha 和 Longnecker，2010）。

这些研究结果表明，在电子健康档案实施之后，需要开展强有力的电子健康档案推广活动。加强信息技术工具的引入，要求临床医生适应使用不符合之前长期工作习惯的系统。新的系统可能产生繁琐的文档工作，并可能导致很多使用电子健康档案的用户抵制。曾经医生自己的工作习惯现在受到规则的约束，标准化已经取代了个性化。如果没有有效的沟通策略，电子健康档案在实施以后用户接受和优化是不太可能的。Ashley

Barrett 写道，在实施计算机化供应商订单输入（CPOE）方面的大量投资很可能会遇到医生的强烈抵制。临床医生抵制的发生很大程度上是因为医生对正在实施的临床决策支持（COS）工具的使用没有得到充分的培训和了解（Barrett，2017）。根据医学博士 David Bates 在 2006 年贝勒大学医学中心（Baylor University Medical Center Proceedings）学报的一篇论文中说到，由于未能获得领导支持或大量使用该系统的提供者的临床支持，导致绝大多数医生的强烈反对，从而使整个倡议偏离了正轨（Bates，2006）。

考虑到供应商组织在过去 10 年中在健康信息技术实现方面遇到的挑战和所获得的经验教训（Kaplan 和 Harris-Salamone，2009），这种代价高昂、高风险的经验，特别是在日益以患者为中心的医疗行业中，强调了有效的、跨企业的、以患者为中心的沟通计划和策略的重要性。沟通必须包括医生和临床医生、管理人员、临床信息学家、IT 专业人员和高管人员，随着新技术的不断引入，他们都扮演着关键角色。有效的沟通计划仍然是医院和医生实践的重中之重，这些医院和医生已经实施并正在优化整个行业的电子健康档案技术。美国"持续学习"的医疗保健系统依赖于所有利益相关方的参与，从患者到提供者，到管理层，再到供应商，有效地管理沟通，并在整个医疗保健社区内公开分享。本章的目的是概述沟通策略，这些策略已被证明在推动实施和优化电子健康档案以满足患者、医生和护理人员的需求方面是有效的。本章各节包括：①沟通在卫生信息技术举措中的重要性；②注重以患者为中心的透明护理；③沟通计划的组成部分；④行业因素（联邦机构的作用、联邦法规、移动应用程序、社交媒体、健康信息交换的作用）；⑤章节回顾。

二、沟通在建立卫生信息技术中的重要性

正如 George Bernard Shaw 所说："沟通中

最大的一个问题是，人们误以为事情已经发生了。"在当今的医疗机构中，这一说法十分正确。在 2008 年发表的一篇文章中，佐治亚理工学院（Georgia Tech）教授 William Rouse 指出：医疗保健组织作为复杂的自适应系统存在，具有非线性关系、独立和智能的媒介，以及系统碎片化的特点（Rouse，2008，原文第 18 页）。虽然它们之间的差异随着实践和系统日益的标准化而逐渐减少，但许多供应商文化仍然在与分散化和依赖不同的遗留系统做斗争。随着健康信息交换（health information exchange，HIE）技术的改进及国家向基于价值的护理提供模式的过渡，这种情况正在发生变化。HIE 的目标主要是捕获和共享信息，并将信息转化为可操作的信息（Van Gilder，2014）。正如我们所述，全国大多数医疗保健组织已经实施了电子健康档案，医疗保健服务提供商也在不断努力优化其健康信息技术应用程序。正如 IOM（现为美国国家医学研究院）证据传播创新协作所中指出的，"沟通对于改变如何产生证据和如何利用证据来提高卫生保健的效力和价值至关重要"（IOM，2012）。诊断和治疗方案的迅速变化，以及不同程度健康素养的患者数量越来越多，转向互联网获取健康信息只是为了强调清晰和一致的沟通的重要性。下面的部分深入介绍了沟通在健康信息技术实施和优化计划中的重要性：在治理中，介绍了治理模型的结构和治理工作的规则。

（一）医疗保健沟通的复杂性

医疗保健系统中的沟通面临独特的挑战。与企业或其他组织不同，在所谓的复杂适应系统中，医疗保健涉及各种利益相关者，通常有相互竞争的目标和质量定义（Rouse，2008，原文第 18 页）。William B. Rouse 对复杂自适应系统的描述如下。

- "它们是非线性的、动态的，本质上不会达到固定的平衡点。"因此，系统行为可能看起来是随机的或混乱的。例如，美国的医疗

保健不是由一个单一的实体管理的。联邦政府已经为供应商实施和采用电子健康档案提供了激励措施，而合规要求的水平和时间仍在供应商的特权范围内。在一个社区内，照护者有不同的归属和财务结构。有盈利、非营利性、单一实体、多提供商组织等，这影响了他们使用电子健康档案技术的年度商业计划进度。沟通方法应去适应环境，因为环境不是一成不变的。

- 医生群体最符合"他们是由独立的个体组成的，他们的行为是基于生理、心理或社会规则，而不是系统动力学的要求"这一特征。医生有不同的偏好，通常采用的工作流程是经过长时间的磨合和基于个人习惯的。组织对这些医生使用已实施的电子健康档案的依从性的影响，仅限于医生在使用电子健康档案时对治疗患者所感知到的好处。为所有利益相关方明确划分和分发利益是影响使用的有效方法，可在促进用户使用和解决用户问题方面发挥作用。

- "因为代理商的需求或愿望，反映在他们的规则中是不同质的，他们的目标和行为很可能发生冲突。为了应对这些冲突或竞争，代理商倾向于适应彼此的行为。"医生再一次为这种情况提供了一个很好的例子。以在一家医院服务的两个相互竞争的心脏病医师实践小组为例，该医院实施了电子健康档案系统，该系统内置了标准化的决策支持规则，这些规则反映了领先的临床实践，以减少护理的变化。然而，两个实践小组无法就护理标准达成一致，或者不想与另一个竞争小组分享他们的经验。认识到这种情况就应该将协作机会作为沟通计划的一部分。

- "使用者是聪明的。当他们进行实验和获得经验时，使用者会学习和改变他们的行为。因此，整个系统行为会随着时间发生内在的变化。"医生、其他临床医生、临床信息学家和管理人员都是高度专业的人员，为了保

持他们的专业性，他们需要遵守继续教育的要求。这为他们与同事之间提供了一个分享领先的经验、改变他们的认知、技能水平和态度的机制。挑战在于，变化的速度在这些群体中是不同的，我们发现技术变化的影响受到使用技术的不同经验水平的影响（Weinberg，2004）。

- “适应和学习往往会导致自我行为模式的出现，这些行为没有被设计到系统中。紧急行为的本质可以是有价值的创新也有可能是不幸的事故。”在推行和优化电子健康档案时，我们不仅要加强科技的应用，也要推行标准化的工作流程。尽管许多系统用户采用了这些标准化的工作流程，但也有一些人使用不适当的“变通方案”，以避免改变他们的旧习惯。这要求临床和领导要提供和使用清晰一致的信息，要使部门成员对正确使用电子健康档案技术负责。

- “没有单一的控制点。系统行为通常是不可预测和不可控的，没有人‘负责’。因此，复杂的自适应系统的行为通常更容易被影响而不是被控制。”美国的医疗服务提供者反映了一种广泛的结构，从小型的独资企业到有限合伙企业再到大型的多元实体公司。有些是私人所有的，其他的则由政府拥有和运营，如退伍军人管理局的医疗系统。在医疗保健系统中，决策很少是一个简单的单线程事件。要利用正式和非正式的沟通方法了解相关影响，为正在进行的变革创造成功。

实际上，医疗保健是一个复杂的适应性系统，无法直接控制。必须不断影响照护者，使其做正确的事情，并立志实现共同的目标。有计划的、战略性的、广泛的和引人注目的沟通是我们在医疗保健环境中产生积极变化的最佳工具。

（二）领导和管理

医疗保健组织中电子健康档案的使用继续推动着临床和管理工作流程的变革；组织结构，即

存在于医生、护士和管理人员之间的工作流程；一线工作人员、医生、管理人员和患者之间的关系（Campbell、Sittig、Ash、Guappone 和 Dykstra，2006；Bartos、Butler、Penrod、Fridsma 和 Crowley，2006）。理解组织结构和推动变革所带来的风险，对于确保有效实施和优化电子健康档案的使用及降低失败风险至关重要（Ash 等，2000），通过卫生信息技术降低护理改革风险、帮助实现企业范围的团队治理目标。其中一个重要部分是规划、实施、组织沟通计划的持续细化。

要取得成功，卫生系统领导人、倡导者、信息学家和负责监督健康信息技术系统实施和持续支持的人应共同承担此类沟通行动的责任。他们都应该在治理结构中发挥作用，而治理结构的流程是建立在强有力的沟通战略基础上的。2012 年《医院与健康网络》（Hospital & Health Network）杂志的一篇题为“治理”（iGovernance）的封面故事总结了这种方法对医疗保健组织转型的重要性，称“这种 IT 治理功能，由高层指导，但有时由数百名临床和运营代表执行，将对管理医疗保健服务中的 IT 升级越来越重要……”。事实上，这篇文章指出，如果没有这样一个可靠的治理过程“许多医院和医疗保健系统的 IT 是一种随意的尝试，通常会导致项目延迟、预算超支，并最终导致许多完全不同的系统不能很好地协同工作”（Morrissey，2012）。问责制从医院层面开始，一直上升到企业层面。首席执行官和治理集团董事会成员通过电子、面对面或视频媒体进行信息传递，强化企业级健康信息技术项目的重要性（CHIME，2010，原文第 9 章）。但是，治理结构和支持治理结构的沟通都需要根据每个卫生系统的性质进行调整。组织的沟通领导者应该参与制订治理和沟通计划，以适应或发展组织的文化。

医疗保健组织中的治理模型提供了一种工作模型，使利益相关方参与制订关键决策，并确保降低与政策、技术和工作流程变化相关的风

险，以维持或提高患者护理质量。作者自己的医疗系统，Tenet 医疗保健公司（Tenet Healthcare Corporation）提供了一个工作模型的例子。图 22-1 说明了 Tenet 医疗保健公司技术改善患者护理（Improving Patient Care through Technology，IMPACT）计划所使用的治理结构，以及在所有层级中建立沟通的重要性。尽管这种结构是专门为电子健康档案工作而构建的，但它将继续在一个专注于优化，提高可用性和增强特性 / 功能的候补领域发挥良好的作用。

如图所示，这种治理结构成功的关键是一个三层的组织结构，使公司、区域运营和医院本身共同努力。另一个关键的成功因素是临床信息学家、医师、领导及健康信息技术领导的培训和沟通在早期承担关键角色。将该项目与统一、共享和一致的消息传递绑定在一起仍然是支持 IMPACT 执行的各个方面并继续指导电子健康档案优化工作的基本策略（Johnson，2012）。

"推动机构应该由来自组织中所有主要部门的高级领导代表组成，他们不仅了解各自部门的技术需求，而且能够代表整个组织整体考虑"。在确定委员会的领导层时，要考虑到临床运营主管，他们既可以提供临床知识，也可以提供过去有关工作流程和技术选择的决策。临床技术小组委员会需评估决策，以确保 IT 决策与日常临床实践完全一致（Nine best practices in healthcare IT governance，2016）。

（三）治理的规则

启用治理委员会需要一套可靠的规则，因为医院是由来自整个医疗保健组织的多学科工作人员和领导人员组成的矩阵组织。在表 22-1 中列出了 "iGovernance" 中的一组 "准则"（Morrissey，2012）。各角色描述如下。

• 强化委员会：确保低级别委员会的主席是上一级委员会的参与者。他们的角色作用是提

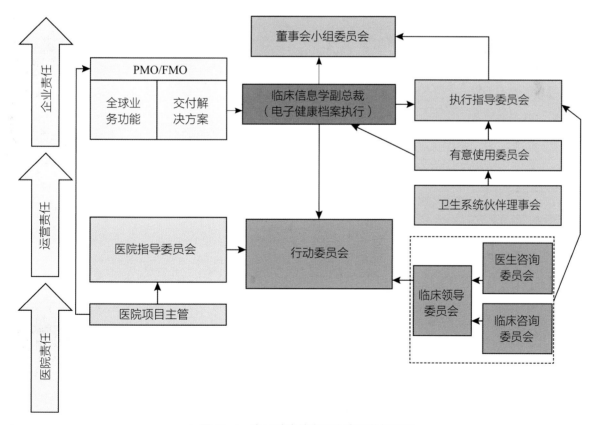

▲ 图 22-1 电子健康档案的实施和监督治理

PMO. 项目管理办公室；FMO. 财务管理办分室

表 22-1　治理参与者要遵守的准则

1. 强化委员会
2. 设定明确的权限级别
3. 每次都做有意义工作
4. 在时机成熟之前不形成治理措施
5. 让能表明立场的人负责

改编自 Morrissey, J. (2012). iGovernance. *Hospitals & Health Networks Magazine*. Retrieved from http://www.hhnmag. com/display/HHN–news-article.dhtml?dcrPath=/templatedata/HF_Common/NewsArticle/data/HHN/Magazine/2012/Feb/0212HHN_Coverstory#.UuwOobSCeJk.

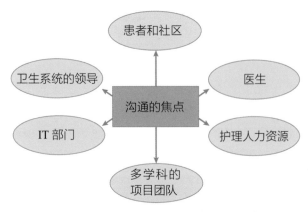

▲ 图 22-2　沟通的焦点

出建议和协调更高层次人员参与解决问题。

- 设定明确的权限级别：委员会的职责应明确界定，以便成员了解他们可以解决的问题及超出他们权限级别的问题。

- 每次都做有意义工作：把会议的重点放在需要临床医生参与的重要问题上。如果没有关键的项目，则取消会议并发送电子报告。

- 在时机成熟之前不形成治理措施：要认识到，不同的组织不会准备与其他组织同时或在相同程度上接受的治理结构。

- 让一个可以表明立场的人负责：最高委员会的领导人必须是一个值得尊重的人，并且拥有制订建议的操作权限。

更具体地说，在卫生信息技术方面，美国国家卫生信息技术协调员办公室知道，这一领域需要许多利益攸关方达成共识，因此制定了治理方面的里程碑和预期成果。在他们的治理框架中，ONC 提出了治理的里程碑和预期结果，而不是具体的步骤。这些目标包括组织透明度和对所有利益攸关方的信任（Office of the National Coordinator for Health Information Technology，2013）。

（四）关注客户和参与者

那些参与电子健康档案实施和电子健康档案增强计划的人也应该参与和这些正在进行的计划相关的沟通。图 22-2 显示了用户和参与者的范围。

在提供者设置中，每个组都有不同类型的沟通约定。所使用的媒体和工具可能不同，但战略重点是相同的：通过战略的实施和持续优化卫生信息技术（这反过来又由智能沟通实现）来提高患者护理质量。

1. 患者和社区

在 2001 年的《跨越质量鸿沟：21 世纪的新卫生系统》报告中，IOM（现为美国国家医学研究院）确立了以患者为中心的沟通和支持的需要，作为改善医疗保健的六个目标的一部分在导言中指出（IOM，2001）。从那时起，以患者为中心的医疗保健和护理模式的出现，如以患者为中心的医疗之家（Patient-Centered Medical Home，PCMH）继续成为医疗改革的中心。PCMH 概念的组成部分是 2007 年建立的七项共同原则其中一项"全人导向"。这意味着每位私人医生都应该满足患者毕生的健康服务需求。与健康相关的终生参与，推动了对全面的医患沟通和共享决策的需求（Patient-Centered Primary Care Collaborative，2007）。

这样沟通也需要支持基层医疗改革，在 CMS 的 2011 年成立三部分医疗共享计划中的储蓄计划，例如，医保 ACO 关注"更好的照顾个人和增进人民健康"[Federal Register I（C），2011]。在医疗保险 ACO 的最终规则中，CMS 要求通过负责任的护理组织推进以患者为中心的护理。说明"ACO 应采用的重点是由管理机构提倡的以患者为中心，并通过与组织的卫生保健团队合作的领导和管理将其纳入实践"[Federal Register Ⅱ（B）（5），2011]。

2. 医生

正如引言中所讨论的，因为社区医生必须适应长期建立的工作流程的变化，如果没有社区医生的认可和所有权，卫生系统实践采用电子健康档案将不会成功。此外，当任何改革行动从一开始就把健康信息技术包括在内时，要运用"医生冠军"（physician champions）进行有效的沟通，要通过采用健康信息技术在各个方面帮助同事。

事实上，一篇政府健康信息技术报道称，ONC通过其区域扩展中心，招募了"医生冠军"，这些人正在成为电子健康档案的有效用户，以帮助他们所在地区的其他人克服数字化医疗记录的障碍（Mosquera，2011）。因此，从采用健康信息技术的最早阶段开始，沟通就非常重要，培训举措和管理不断变化的程序要求都需要沟通来解决，而且要通过沟通了解立法医疗改革本身的动态。

然而，这些需求往往得不到满足。例如，2012年4月 iHealthBeat 的一篇文章报道，最近对250多家医院和卫生保健系统的调查结果显示，相当大比例的受访医生对第一阶段合理使用要求了解不足；其他人则指出存在缺乏培训和变革管理的问题（Providers Make Progress in EHR Adoption，Challenges Remain，2012）。由于区域推广中心等组织的项目沟通得到改善，到2012年底，72%的办公室医生已经使用了电子健康档案，66%的医生正在计划或已经申请使用（Bendix，2013）。今天，78%的医生使用电子健康档案。这些统计数据凸显了通过全面的沟通计划直接让医生参与健康信息技术实施的持续需求，这些计划认识到培训不足和理想的最终用户可用性问题仍然存在。

发展和支持有效沟通的"医生冠军"对于电子健康档案的长期采用和使用至关重要。

3. 护理工作

于住院和门诊的患者，护士构成护理的前

线，对于各地的卫生系统来说，它们也处于健康信息技术优化的前线。正如优质护理联盟执行董事 Joyce Hahn 所说，"护士是电子健康档案的最大潜在用户"（Hahn，2011）。在一项调查美国社区环境中使用电子健康档案的研究中，电子健康档案的使用障碍包括繁琐的系统功能、缺乏交互操作性及硬件问题（Sockolow、Liao、Chittams和 Bowles，2012）。

沟通和管理方法需要反映对护士工作流程、满意度、效率和使用电子健康档案的潜在影响，以及考虑系统功能、可用性和临床医生工作流程之间交互的重要性。因此，与他们的医生同事一样，沟通的作用不仅仅是培训护士持续使用电子健康档案系统和持续改进，而是让他们充分参与电子健康档案的设计、测试、实施和优化，以支持改善护理协调和护理连续性。在整个医疗保健行业，医疗系统的首席信息官们发现，"大型IT计划的成功不仅取决于基层护士接受增强技术的意愿，还取决于 IS-护理（IS-nursing）管理沟通的强度"（Mitchell，2012）。因此，通过沟通让护士成为健康信息技术的捍卫者和主要用户是一种战略需要。

临床护士信息学家已经成为一个关键的角色，以确保持续采用电子健康档案技术并产生效益。通过促进跨学科的工作流程和指标来推动患者护理的改进，该角色是所有临床学科的关键变革推动者和沟通者。

护理咨询团队（nursing advisory teams，NAT）可以作为决策机构发挥作用，NAT的决策成为实施和优化核心临床电子健康档案应用的标准。事实证明，这些领导人沟通决策的一贯方式，在支持临床质量倡议的同时，有助于促进安全、高质量的患者护理，改善患者和家庭的治疗结果（Johnson，2012）。护士和护理信息学家是与医生沟通的关键。利用他们已建立的关系，护士完全可以支持消除医生在使用电子健康档案时通常表达的障碍和关注，特别是电子化医嘱输入。提供关键的谈话要点和记录，应该正式纳入沟通计划。

4. IT 部门和多学科项目团队

IT 部门和项目团队负责面对新系统引入的挑战，以及对现有系统的持续升级管理。为了支持这项工作，团队在沟通工作中的作用包括让临床医生参与到工作岗位中，确认需求，管理变革，以及制订电子健康档案部署和增强策略（CHIME，2010）。

组织实时沟通也是共享最佳实践、成功故事和在整个医疗保健组织中管理医疗保健 IT 计划时培养团队凝聚力的有效沟通工具。例如，《IMPACT Insider》是 Tenet 为 IMPACT 项目新闻编写的跨企业每周电讯，其中介绍了成功实施医院电子健康档案的故事，以便准备开展这些活动的医院能够从中吸取的经验教训（Tenet Healthcare Corporation，2013）。这使得培训流程得到改进，使医院能够更好地全面应对系统的电子健康档案应用程序的变化。这些成功案例还促进了整个卫生系统的健康竞争，使得电子健康档案的采用和质量达到超过以往的程度。沟通应以一致的方式分发，具有可识别的内容模板，该模板始终包含在各种通信媒介中，如电子邮件、印刷品和公司内部网站。

5. 患者和消费者

《患者保护与平价医疗法案》提出的当务之急是，医疗提供者必须鼓励患者参与自己的医疗，并通过电子方式与医疗提供者沟通。这被认为是减少某些疾病患者（如糖尿病患者）再次住院的重要一步。然而，医院面临着来自患者的一些阻力，他们宁愿直接与他们的医生交谈，或者不理解审查和维护自己的健康记录的好处。

为了应对这些挑战，医院正在实施和改进患者门户网站，患者可以在门户网站中查看预约、查看化验结果、支付账单，并向医生发送消息。一些医院还直接与私人医生办公室互动，以确保后续护理，这通常会减少再次入院的需要，也可为高危患者提供远程医疗服务。此外，也可以组织如家庭护理机构，用短信与孕妇和新妈妈进行

沟通检查（Versel，2013）。值得注意的是，为了确保成功，与患者沟通的语言和内容将与临床医生使用的不同。卫生素养的所有组成部分，如阅读水平、语言偏好和卫生条件、当地命名惯例，都是在为患者和消费者进行沟通时的关键考虑因素。

在历史上，ONC 赞助的区域扩展中心在供应商选择、实施和使用电子健康档案时充当沟通和资源支持（ONC 和 Regional Extension Centers，n.d.）。这些中心协助进行工作流程分析，并帮助提供者使用诸如患者门户之类的工具与患者联系，目的是将其作为电子健康档案中信息的窗口。回顾以往，2013 年 7 月超过 14.7 万名提供商注册了区域推广中心。其中，12.4 万多人已实施电子健康档案，7 万多人已证明了使用电子健康档案意义。在 REC 登记的提供者中，有 85% 的人使用了已实施的电子健康档案，而在普通提供者人群中，有 62% 的人使用了已实施的电子健康档案（Office for the National Coordinator of Health Information Technology，2013）。显然，REC 能够帮助提供商满足早期需求，而如今，这一功能必须被私营行业解决方案取代。

6. 医疗体系的领导

如治理部分所述，由执行级别指导委员会领导的沟通，通常由卫生系统的首席执行官、运营官或首席临床医生担任主席，代表着成功的健康信息技术实施流程的开始和结束，并继续作为健康信息技术持续改进的重要组成部分。根据前文引用的 2012 年 iGovernance 文章，组织的高层不仅确定了组织所做投资的规模，而且还传达"IT 在推进业务目标方面的广泛策略，并最终根据一致应用的建议和优先级方案的结果采取行动"（Morrissey，2012）。

三、制订沟通计划

沟通计划可以显著提高我们提供更好的护理和结果的能力，以下成就可以证明这一点。弗吉

尼亚州里士满市的弗吉尼亚州立大学获得2018年 HIMSS Davies 卓越成就奖，表彰其旨在改善提供者、患者和家庭之间沟通的多项举措上的合作能力和生产力（HIMSS Davies Awards，2018）。作为他们沟通计划的一部分，他们包括一份清单，以确保在预计出院前20小时制订计划，团队会议讨论每位患者，以及与患者和工作人员的沟通策略。VCU 加强的沟通计划导致中午出院人数显著增加，每年新增 1500 人。其他卫生系统还使用邮件更新、最终用户培训、充当主题专家的超级用户和拥护者来确保支持持续系统的采用。

为了有效地制订沟通计划，需要了解变更管理。通过结合 John Kotter 的变革模型，可以采取以下步骤来成功地进行变革，包括使用各种沟通渠道（Change Management in EHR Implementation，2016）。

- 制订一个清晰的未来愿景：明确地说明在成功实施电子健康档案后，您的诊所对于患者、您和您的员工来说会是什么样子。
- 确保员工明白他们拥有实践的未来状态：让员工知道他们每个人都有自己的角色，并将负责实现成功。
- 建立紧迫感：与员工沟通为什么会发生变化，不改变的含义，以及为什么需要尽快发生变化。
- 建立一个可信的指导团队：选择在同行和其他员工中可信的实践员工，要能够吸引员工，建立和保持员工承诺，并保持动力。
- 教育所有实践人员：员工必须充分了解 CEHRT，并理解使用技术将如何影响他们、他们的工作和整个实践。准确、及时的信息将帮助控制任何变革行动中固有的谣言。请记住，教育和培训将贯穿您的变革之旅。
- 如果您是实践的领导者，确认您的角色，说服别人接受开始改变：领导者必须通过沟通和实践来教育其他实践人员，要让大家看到如何通过使用技术手段改变实现这一未来愿景。
- 帮助实践人员做出积极的决定，采用并维护变革：促进指导团队，使团队能够帮助员工解决日常问题，并提供及时的技术援助。作为实践的领导者，建立一种文化，让员工发现问题和关注问题，同时鼓励他们帮助找到实际的解决方案。
- 保持信心，确认持续的变革：实践领导必须持续评估、沟通和干预，必要时要促使接受电子健康档案系统和其他实践转型倡议。
- 创造短期的胜利：虽然目标通常被认为是长期的，但承认短期的成功是保持势头的必要条件。
- 通过评估、调整和奖励员工来创建持续质量改进的文化：实践领导者必须不断倾听员工的意见，回应员工的需求，评估进展，并进行干预以帮助解决未按计划进行的事情。这种支持有助于调整实践状态使其向未来演变。

除了管理变更，还需要一些简单的策略。首席信息官 Chad Eckes 和医学博士 Edgar Staren 在2009年发表了一篇题为《沟通管理在电子健康档案成功中的作用》的文章，提出了其他观点（Eckes 和 Staren，2009）。

- 简报、通讯和海报：为临床医生量身定制宣传品。
- 路演：为即将到来的系统功能进行健康信息技术大众教育演示。
- 市政厅会议：为高层领导提供问答环节的机会。
- 标准会议报告：详细的状态说明时间表、预算、风险和进度。

电子时事通讯可用于传播来自医院的成功故事，这些医院在未来的道路上已经成功地实施了健康信息技术计划。这种工具对于医院分布在全国各地的综合卫生系统特别有效。

关键利益相关者的认可和包容经受住了时间的考验，正如 2005 年由 Detlev Smaltz 博士，

FHIMSS 及其同事在 JHIM 文章中所描述的那样，他们在文章中讨论了关注利益相关者群体，满足他们需求项目沟通计划的重要性。表 22-2 为三个利益相关者群体提供了该计划的样本（Smaltz 等，2005，原文第 53 页）。

与医生、护士和提供者沟通电子健康档案实施或健康信息技术增强计划是很重要的，对于正在进行的用户沟通是必不可少的。与许多其他医院的倡议不同，直接影响提供者责任的改变可能会遇到矛盾心理、被动或公然的抵制。因此，根据 Michael Crossnick 在 HITECH Answers（Crossnick，2012）中的观点，关于这些变化的沟通应该包括以下四个步骤。这些步骤侧重于最初的电子健康档案实施项目，但随着这些系统的不断发展，这些步骤在今天仍然适用。

1. 创建流程团队

在员工中创建流程团队，以定义新的工作流程。让其他员工参与到流程团队中，并帮助他们在实践中对现有的电子健康档案系统进行改变。这些团队应该定期在合理的时间间隔进行开会。

2. 阐述采用电子健康档案的逻辑

解释采用电子健康档案和后续优化的所有好处，每位员工将如何受益，以及患者最终将如何从改善的护理质量中受益。要小心避免说"因为我们这么说过"或者"这是政府的要求"之类的话。虽然这在某些情况下可能是正确的，但它并没有抓住采用电子健康档案的真正精神。

3. 定义可衡量的成功因素

清楚地说明围绕电子健康档案工作流程和过程的关键成功因素，并遵循此上报，以评估电子健康档案改进流程是否能成功或通过。

4. 清晰的沟通结果

当电子健康档案发生变化时，要建立沟通计划传达这些成功的变化。这些沟通应该在预定的时间间隔内定期频繁地进行。一定要在这些交流中包括所有的成就。没有什么比获得成功更能让人们团结起来的了，即使最初的成就很小。

四、项目阶段和沟通功能

健康信息技术项目通常在数年的时间内展开，包括预采用（选择）、预实施、实施（上线）和实施后（结果）四个主要阶段（Rodriguez 和 Pozzebon，2011）。由于联邦授权的系统升级，电子健康档案在不断发展，因此还应计划在这些阶段之后继续进行正式沟通。沟通计划在任何 IT 项目中及项目结束后的必要实体，需要对其进行调整，以便在所有项目阶段中进行整合。利益

表 22-2 健康信息技术项目的沟通计划样本

相关利益者	目 标	媒 体	内 容
行政管理者	• 新成本、效益、服务质量和里程碑	• 面对面的会议和简报	• 状态更新和影响结果
护理人员	• 保持进步意识 • 参与设计工作	• 护士教育工作者 • 护理领导 • 同行 • 单位会议 • 内网网站	• 项目方法论 • 参与设计 • 教育信息 • 成果影响
医务人员	• 保持进步意识 • 参与设计会议	• 医疗执行委员会 • 临床领导 • 有针对性的沟通	• 项目方法论 • 设计参与 • 教育信息 • 成果影响

改编自 Smaltz, D. H., Callander, R., Turner, M., Kennamer, G., Wurtz, H., Bowen, A., & Waldrum, M. R. (2005). Making sausage-effective management of enterprise-wide clinical IT projects. *Journal of Healthcare Information Management*, 19(2), 48-55.

相关者的信息需求将随着项目的发展和成熟而变化，并应在项目结束时结束。将需要各种正式和非正式的传播媒体来接触不同的卫生系统群体。最后，在有效沟通策略的关键要素中，还应考虑对关键利益相关者的认可和包容。患者也应包括在持续的电子健康档案沟通中（Chen、Malani 和 Kullgren，2018）。

沟通标准

可以论证的是，衡量持续沟通项目有效性的最佳指标与展示成功的健康信息技术实施本身是一样的。在 Tenet 医院的案例中，由普遍且适应性强的沟通策略的强有力的治理计划帮助推动了 2014 年在全国 49 家医院完成的初始 EHR/CPOE 使用上线。这些成功案例得到了每周电子通讯、医院特定站点沟通活动、未来州工作流程本地化、变更准备评估、超级用户和主题专家在上线过程中对供应商的随时支持、医生合作及上线后的支持。4 年后，Tenet 继续采用同样的沟通策略，强调系统升级和客户之声发起的系统更改带来的源源不断的系统改进"胜利"（Johnson 和 Browne，2012）。

五、关键行业的考虑

虽然支持电子健康档案系统和相关健康信息技术的实施和持续改进的大部分沟通重点都指向健康系统内部，但那些负责制订沟通策略的人必须考虑医院之外的行业变化背景。随着医疗保健领域数字化转型的到来和迅速巩固，移动设备和社交媒体平台的创新已经扩大，丰富了沟通选择，以支持成功的健康信息技术集成。此外，联邦政府为确保越来越多的可信、安全的 HIE 而采取的行动，正在不断重新定义医疗保健行业在未来几天、几个月和几年的延续性护理过程中的沟通方式和内容。因此，支持健康信息技术计划的沟通规划必须反映推动这种变化的力量，包括不断扩大的信息数字化世界、联邦医疗保健机构的

角色及采用的监管标准，因为它们正在推动 HIE 本身的发展。

（一）社交媒体和电子健康倡议：满足社区的卫生传播需求

由于支持电子通信的技术激增，整个行业的医生和临床医生之间及与患者之间的交流越来越多。事实上，北美的医疗移动市场将从 2017 年的 45 亿美元飙升至 2021 年的 190 亿美元以上。这类技术不断发展，临床医生越来越依赖于它们来记录患者就诊情况、管理临床工作流程、对技术和临床问题进行研究，并接收有关患者情况的警报（Wagenen，2017）。

尽管通信技术的快速增长带来了巨大的好处，但该技术在市场上的部署速度可能超过了安全防范措施所能跟上的速度。所以至少应采取以下预防措施（Your Mobile Device and Health Information Privacy and Security，2017）。

- 使用唯一密码或其他用户身份验证。
- 安装并启用加密。
- 安装和激活远程删除和（或）远程禁用。
- 禁用并不要安装或使用文件共享应用程序。
- 安装并启用防火墙。
- 安装并启用安全软件。
- 保持您的安全软件是最新的。
- 下载之前研究一下移动应用程序。
- 保持物理控制。
- 通过公共 Wi-Fi 网络发送或接收健康信息时，应使用足够的安全措施。
- 在丢弃或重用移动设备之前，请删除所有存储的运行状况信息。

与组织中的安全专家协同工作将确保沟通计划支持扩展通信技术所需的必要安全预防措施。

2019 年，社交和数字通信是医生、护士和患者使用的常见实践工具。与移动设备一样，必须考虑参与社交媒体所带来的许多积极影响，以及对受保护健康信息的隐私和安全性的担忧。在 1996 年通过的 HIPAA 隐私和安全规则的支持

范围解释

数字媒体：以数字（相对于模拟）格式存储数据的电子媒体形式。这个术语可以指信息存储和传输的技术方面（如硬盘驱动器或计算机网络），也可以指最终产品，如数字视频、增强现实、数字标牌、数字音频或数字艺术。网站或网页和社交媒体通常被认为是数字媒体的一个子集[a]。

社交媒体：电子交流的形式。例如有用户通过社交网站和微博网站等创建在线社区来分享信息、思想、个人信息和其他内容[b]。

移动媒体：通过移动设备（如智能手机或平板电脑）访问的电子媒体形式。这一术语包括用户通过设备的互联网浏览器或基于 Web 的应用程序访问的社交媒体网站，以及移动设备的数字通信，如短信或短消息服务（通常称为 SMS）[c]。

个人在线档案：通常在社交媒体上创建的在线档案，可以识别个人身份，并在在线交流中代表此人。个人简介通常是面向家人和朋友的，尽管在某些情况下，它可能被任何在线观众看到。常见的带有个人资料的社交媒体包括 Facebook、Twitter、YouTube 和 Spotify。

专业在线档案：用于社交媒体的在线档案，它与企业、组织或职业身份有关，主要是为了专业目的而代表该实体。与个人档案相比，专业档案通常面向公共受众，如组织的会员、业务客户或期望客户，或医生的患者群体。这些个人资料可能会被用于社交媒体网站，如 Facebook 和 Twitter，以及专业导向的网站，如 LinkedIn 和 Doximity。

经许可转载，引自 American College of Obstetricians and Gynecologists. (2019). Professional use of digital and social media. ACOG Committee Opinion Number 791. Obstetrics & Gynecology, 134(4), 892-893. doi:10.1097/ACOG.0000000000003453.

a. University of Guelph. (2006). *Digital media*. Guelph, ON: University of Guelph. Retrieved from http://www.uoguelph.ca/tss/pdfs/TBDigMedia.pdf. Accessed on August 27, 2014.

b. http://www.merriam-webster.com/dictionary/social%20media. Accessed on August 27, 2014.

c. Kaplan, A. M. (2012). If you love something, let it go mobile: mobile marketing and mobile social media 4x4. *Business Horizons*, 55, 129-139.

下，卫生保健组织在制定管理参与社交媒体的规则和政策方面变得更加警惕。围绕大量沟通建立流程至关重要，这些流程包含在标有以下标签的框中：医疗保健沟通（Women's Health Care Physicians，2015）。

（二）医疗团队沟通

即便如此，随着这些通信平台在未来的发展，解决隐私和安全问题将成为行业、医生、医疗系统、患者和整个医疗改革运动的主要关注点。

六、联邦医疗保健机构的作用

自 2009 年以来，医疗改革由联邦政府机构以 ARRA 和 HITECH 立法为武装，为全美医疗信息技术的实施和采用提供资金、监督和行业层面的指导（Robert Wood Johnson Foundation，2009）。领导政府医疗计划的是美国卫生与公共服务部（HHS 和 Healthy People，2020 和 2010）。

HHS 的两个关键部门是 CMS 和 ONC。除了医疗保险（针对老年人的联邦医疗保险计划）和医疗补助计划（基于联邦需求的计划），CMS 还监督儿童健康保险计划、《健康保险流通和责任法案》（HIPAA）和临床实验室改进修正案（CLIA）等其他服务。此外，在 HITECH 下，CMS 负责通过实施电子健康档案激励计划来推进健康信息技术，帮助定义电子健康档案技术如何合理地使用，起草电子健康档案技术认证标准，并更新 HIPAA（Centers for Medicare and Medicaid Services，n.d.）。

这项工作的大部分是与 ONC 和在其主持下运作的两个至关重要的联邦咨询委员会密切合作完成的。首先委员会是美国卫生信息技术政策委员会，该委员会就制定和采用全国性的卫生信息基础设施向美国国家卫生委员会提出建议，包括关于需要何种标准来交换患者医疗信息的指导意见（ONC 和 Health IT Policy Committee，n.d. ）。政策委员会有许多工作组处理具体问题，如全国 HIE 的治理、消费者参与及电子健康档案的隐私和安全措施。

第二个是医疗信息技术标准委员会，该委员会主要关注 CMS、ONC 和医疗信息技术政策委员会关于患者健康信息电子交换和使用的标准、实现规范和认证标准的建议（ONC 和 Health IT Standards Committee，n.d. ）。它的许多工作小组专注于制定具体的准则和标准，以简化新项目的实施并衡量其有效性。这两个委员会一直活跃到 2017 年。

2017 年，作为《21 世纪治愈法案》的一部分，一个名为"健康信息技术咨询委员会"的新委员会成立了。委员会的主要重点工作是就政策框架提出建议，以推进可相互协作的卫生信息技术基础设施建设。

1. 2019 年，CMS 和 ONC 的联邦领导层专注于创建和执行标准，以提高整个医疗保健连续体的互相协作。这是一个明确的范式转变，消除了任何可能抑制提供者和患者之间信息自由流动的信息阻断行为。该委员会于 2018 年底正式开始工作，并为报告调查结果和建议设定了严格的最后期限（ONC 和 Health IT Standards Committee，n.d. ）。

了解这些机构和委员会过去和现在的角色，并了解它们的行动，对于参与其中的人来说是重要的责任。规划和提供支持健康信息技术采用的沟通措施。他们个人和集体帮助推动了电子健康档案激励计划，以及支付各个阶段的激励的标准。初始阶段不仅在给定的卫生系统中创建了新的健康信息技术性能要求，而且还定义了信息交换的种类，这些信息交换本身就是整个延续性护理过程中卫生保健实体之间所需的通信形式，包括那些直接关注患者和社区的实体。以下是电子健康档案激励计划每个阶段的解释。

- 第一阶段通过确立对临床电子数据捕获的要求，包括向患者提供健康信息的电子副本，

为电子健康档案激励计划奠定了基础。

- 第二阶段扩展了第一阶段的标准，重点是推进临床流程，确保电子健康档案的合理使用，支持国家质量战略的目标和重点。第二阶段标准鼓励使用 CEHRT 在护理点进行持续的质量改进，并尽可能以最结构化的格式交换信息。
- 第三阶段侧重于使用 CEHRT 改善健康结果。

2. 这些阶段的实施始于 2011 年，自该项目启动以来，已经过了 8 年的演变。CMS 和 ONC 通过促进所有医疗保健参与者、医生、护士、患者等之间的互相协作，共同努力改善结果。2017 年，之前被称为"合理使用"的项目被更名为"促进互相协作"。对这些要求进行了更新，以反映出明确强调卫生保健的安全和自由流动以改善结果。在 2019 年，ONC 和 CMS 提出了规则、程序更新请求及信息阻断的新定义，作为 NPRM 的一部分。预计 2019 年之后，最终规则和标准将在未来几年实施（Title 42-US Code，2019 ）。

七、监管标准的作用和卫生信息交换的演变

在当今的医疗改革时代，卫生、卫生信息和通信技术领域中越来越多的标准正在帮助指导医疗保健行业实现独立实体和系统之间的互相协作。其目标是在不断增加的数量中支持 PHI 的安全、可靠和私人交换，以提高护理质量。

鉴于 HITAC 的工作随着本章的编写而不断发展，强烈建议读者利用这个机会在 https://www.healthit.gov/hitac/committees/health-information-technology-advisory-committee-hitac 上跟踪该工作。沟通计划在本质上应该是动态的，并包括预期即将对 CEHRT 的联邦要求进行更改的组件。

HITAC 的会议、所有工作组会议都是公开举行的，每次会议的通知都出现在 ONC 网站和联邦纪事（ONC 和 EHR Incentive Programs Overview，2019）。公众意见总是受欢迎的。

八、回顾章节：健康信息技术方面沟通的未来

支持合理使用电子健康档案的 ARRA、HITECH 和激励计划继续帮助医疗保健行业通过加速使用医疗信息技术来实现护理交付的范式转变。CMS 和 ONC 继续在行业层面进行沟通，为所有利益相关方提供一套共同的规则，以促进健康信息技术的普及。然而，在复杂的健康信息技术项目中，如果没有制订和遵循有效的沟通计划，可能会影响到医生、护士、管理人员和患者，挑战仍然存在。

本章讨论了沟通的重要性和制订有效的沟通策略在加强从治理工作到医患合作伙伴关系等举措方面的重要性，所有这些都是成功实施电子健康档案、优化和持续的健康信息技术计划的一部分。本章的结论中需要考虑的主要要点如下。

- 协调的跨企业沟通战略是健康信息技术计划的重要组成部分，包括开发支持 EHR 系统实施、采用和优化的治理结构。
- 沟通的参与者包括患者和社区、医生、护士、临床信息学家、项目团队、IT 部门和卫生系统领导。请记住，以患者为中心、联邦政府机构及医生和护士的参与都是这些参与者沟通计划的关键点。
- 沟通计划中的工具可以包括项目网站、电子邮件、社交媒体工具、印刷媒体、路演、市政厅会议和标准会议，这些都将在项目的所有阶段使用。临床运营领导及公开支持此类项目成功的医生可以是沟通计划有效性的最佳衡量者。
- 推动变革的最强大的力量包括通过电子工具和先进的 IT 解决方案、社交媒体、持续的医疗改革推动数字化转型。在制订沟通计划时，应考虑所有这些因素。
- ONC 及其 HITAC 委员会是国家信息传播的关键驱动因素，对参与实施和加强信息技术倡议的所有利益相关方来说，这一点非常重要，特别是对电子健康档案的合理使用。

美国的医疗保健系统是一个复杂、昂贵的系统，需要不断学习和使用，以提高护理质量和结果，保护患者安全，并减少效率低下。实现这些目标的主要途径之一是增加卫生信息技术的使用和发展。健康信息技术正在提高提供商共享、聚合和保留患者信息的能力，并能够支持患者参与、护理协调、质量和信息协同方面的举措。随着医疗保健行业通过健康信息技术和其他技术日益相互关联，有效的沟通计划仍将是这个过程的重要部分。随着致力于围绕新兴的医疗信息技术实施和加强而制订和执行的沟通策略，专业人士的更高水平的所有权和承诺将有助于确保美国医疗改革运动在未来几年取得成功。

九、COVID-19 大流行及其对沟通的影响

COVID-19 大流行对 IT 领导者提出了挑战，要求他们在没有剧本的情况下，在前所未有的短时间内采用新的沟通方式。很明显，在一个每天都在变化的环境中，IT 高管需要迅速为他们的部门员工、组织高管、护理提供者和患者找到替代的沟通方法。

在美国各地的医疗保健组织中，网络工具和社交媒体的使用成为用于交流提高感染控制指南和信息的工具，包括社交距离、安全洗手技术、去哪里接受检测和护理，以及如何快速解决网络连接、设备损坏和访问等日常问题。

IT 领导立即成立了重点工作组，并使用音频 / 视频协作工具来确定启动潜在解决方案所需的必要技术组件。这些解决方案可以由执行指导委员会实时批准，允许立即执行。与此同时，日常基础设施和维护需求继续得到处理，而营销部门则负责为患者、护理提供者、家属和组织员工创建和分发音频 / 视频指导，以满足公共卫生大流行的建议。

最重要的变化是远程医疗的出现，可以在不

暴露于 COVID 的情况下为患者和护理提供者提供服务。远程医疗访问的使用呈指数级增长，而且似乎非常有效。将在未来几个月对远程保健作为上门护理的替代方案的结果进行评估，以确定效率、患者满意度和效力。

自测题

1. 有效的沟通项目支持实现医学研究所的六个目标，以改善优质的护理服务。以下哪一项不是六个目标之一？
   A. 有效
   B. 安全
   C. 值得注意
   D. 公平

2. 下列哪一项不会导致 CEHRT 的不良采用？
   A. 资金不足
   B. 关于 CDS 工具的信息和培训不足
   C. 强大的医师冠军
   D. 执行不力

3. 作为复杂的适应系统存在的医疗保健组织的特征之一是什么？
   A. 非线性关系
   B. 由临床医生和医生组成的大型实体
   C. 城市地区的医院
   D. 护理患者的不同的背景医疗机构

4. 以下选项中哪一个不是电子健康档案推动医疗保健组织变革的领域？
   A. 临床和行政工作流程
   B. 组织结构
   C. 金融系统
   D. 一线工作人员、医生和患者之间的关系

5. 关于 IT 治理对于转型中的医疗保健组织的重要性，2012 年题为"iGovernance"的文章说了什么？
   A. 它应该只涉及少数高管
   B. 优先事项应该由医生制订
   C. 它应该由高层指导，由大量的临床和操作代表执行
   D. 财务问题应及早解决

6. 医疗保健组织中的治理模型提供了一个让什么人参与关键决策的结构？
   A. 领导人
   B. 医生
   C. 药剂师
   D. 利益相关者

7. Tenet IMPACT 管理模式成功的关键是什么？
   A. 有三层的组织结构
   B. 使用自下而上的方法
   C. 多学科的员工
   D. 有效地使用技术

8. 在"iGovernance"文章中，哪些规则不是治理委员会应该遵循的规则之一？
   A. 给委员会施压
   B. 设置明确的继任权力等级
   C. 在它的时间之前不形成任何治理
   D. 有简明的委员会会议议程

9. 什么样的护理提供模式是医疗改革的核心？
   A. 专业实践
   B. 医生医院组织
   C. 以患者为中心的医疗之家
   D. 综合配送网络

10. 区域扩展中心招募了哪些人来帮助其他人克服数字化医疗记录的障碍？
    A. 医生冠军
    B. 护士高管
    C. 行业研究人员

D. 医院首席执行官

11. 哪个群体代表数字化医疗记录的最大潜在用户？

    A. 患者

    B. 医生

    C. 护理工作者

    D. 医务助理

12. Eckes 和 Staren 确定了在电子健康档案实施项目中使用的六个沟通工具的例子。什么不是这六个中的一个？

    A. 视频演示

    B. 路演

    C. 市政厅会议

    D. 通讯和海报

13. 随着数字时代的到来，什么的创新丰富了沟通选择，以支持成功的健康信息技术集成？

    A. 语音通信

    B. 运输服务

    C. 移动设备和社交媒体

    D. 光纤电缆

14. 医患之间的沟通应该有什么要求？

    A. 加密

    B. 要求唯一的 ID 和密码

    C. 使用经过验证的软件应用

    D. 以上所有

15. 哪个美国卫生与公共服务部委员会致力于提出标准确保卫生系统和医师执业社区提出的要求在采用和促进互操作性方面实际上是可行的？

    A. 参议院财政委员会

    B. 卫生信息技术标准委员会

    C. 途径和手段委员会

    D. 卫生信息技术咨询委员会

答案

1. C。美国医学研究所于 2001 年的开创性报告《跨越质量鸿沟：21 世纪的卫生系统》确定了提高卫生保健质量的六个目标：安全、公平、有效、以患者为中心、及时和高效。

2. C。使用有效沟通方法的强有力的医师拥护者对 CEHRT 的采用至关重要。

3. A。非线性关系。医疗保健组织被描述为复杂的自适应系统。他们不仅拥有这些类型的关系，而且还拥有独立和智能的媒介（如系统中具有高度自治和权威的参与者）和系统碎片化。

4. C。金融体系。财务系统并不是电子健康档案推动变革的领域之一。

5. C。它应该由高层指导，但由大量的临床和操作代表执行。其他答案选项在本章中没有作为 IT 治理方法的一部分引用，在 "iGovernance" 文章中也没有这样标识。

6. D。利益相关者。沟通模型可以要求所有类型的利益相关者参与，以达成关键决策。领导者、医生、护士和药剂师都可以是利益相关者的类型或类别。

7. A。有三层组织结构。Tenet 医疗保健的治理模式是公司、地区运营和医院三者协调一致的三级组织结构。

8. D。有简明的委员会会议议程。尽管精心策划的会议很重要，但它不是治理委员会"必须遵守的规则"之一。A、B 和 C 项是生活规则的一部分，同时要让一个人负责，每次都能表明自己的立场，做真正的工作。

9. C。以患者为中心的医疗之家。答案 A、B 和 D 都是重要的医疗服务模式，但以患者为中心的医疗之家一直是过去 10 年医疗改革努力的焦点。

10. A。医师冠军。区域推广中心招募医生冠军作为榜样，分享成为电子健康档案有意义用户的最佳实践和经验教训。

11. C。护理人员。护理人员是数字化医疗记录最大的单一用户群体。

12. A。视频演示。Eckes 和 Staren 在 2009 年发表了一篇题为"沟通管理在电子健康档案成功中的作用"的文章，文中指出了六种沟通方式，包括简报、通讯、海报、路演、市政厅会议和标准会议报告，而这些都不包括视频演示。

13. C。移动设备和社交媒体。这两类创新加

强了沟通选择，促进了电子健康档案和其他卫生信息技术的成功。

14. D。列出的所有安全方法都是医生与患者安全沟通所必需的。

15. D。卫生信息技术咨询委员会的任务是由美国卫生与公共服务部提出标准，以确保实现促进协同性。

参考文献

[1] Ash, J. S., Anderson, J. G., Gorman, P. N., Zielstorff, R. D., Norcross, N., et al. (2000). Managing change: Analysis of a hypothetical case. *Journal of the American Medical Informatics Association, 7*(2), 125-134.

[2] Barrett, A. K. (2017). Electronic Health Record (EHR) organizational change: Explaining resistance through profession, organizational experience, and EHR communication quality. *Health Communication, 33*(4), 496-506.

[3] Bartos, C. E., Butler, B. S., Penrod, L. E., Fridsma, D. B., & Crowley, R. S. (2006). Negative CPOE attitudes correlate with diminished power in the workplace. *AMIA Annual Symposium Proceedings, 6*, 36-40.

[4] Bates, D. W. (2006). Invited commentary: The road to implementation of the Electronic Health Record. *Proceedings (Baylor University Medical Center), 19*(4), 311-312.

[5] Bendix, J. (2013, October 25). Meaningful Use stage 2: Ready or not here it comes. *Medical Economics*. Retrieved from http://medicaleconomics.mod-ernmedicine.com/medical-economics/news/ meaningful-use-stage-2-ready-or-not-here-it-comes

[6] Blumenthal, D., & Tavenner, M. (2010). The "meaningful use" regulation for electronic health records. *The New England Journal of Medicine, 363*(6), 501-504.

[7] Campbell, E. M., Sittig, D. F., Ash, J. S., Guappone, K. P., & Dykstra, R. H. (2006). Types of unintended consequences related to computerized provider order entry. *Journal of the American Medical Informatics Association, 13*(5), 547-556.

[8] Centers for Medicare and Medicaid Services (CMS). (n.d.). *SearchHealthIT*. Retrieved from https:// searchhealthit.techtarget.com/definition/ Centers-for-Medicare-Medicaid-Services-CMS

[9] Change Management in EHR Implementation—Primer. (2016, June). Retrieved from https://www.healthit. gov/sites/default/files/tools/nlc_changemanage-mentprimer.pdf

[10] Chen, J., Malani, P., & Kullgren, J. (2018, September 6). *Patient portals: Improving the health of older adults by increasing use and access*. Retrieved from https://www. healthaffairs.org/do/10.1377/hblog20180830.888175/full/

[11] College of Healthcare Information Management Executives (CHIME). (2010). Communication dispels fear surrounding the EHR conversion. In *The CIO's guide to implementing EHRs in the HITECH era* (Chap. 9). CHIME Report. Retrieved from http://www.cio-chime.org/advocacy/ CIOsGuideBook/CIO_Guide_Final.pdf

[12] Crossnick, M. (2012, March 27). EHR implementation process requires communication. *HITECH Answers*. Retrieved from http://www.hitechanswers.net/ ehr-implementation-process-requires-communication/

[13] Department of Health and Human Services. Healthy People 2020. (2010). *Health communications and health information technology*. Retrieved from https://www. healthypeople. gov/2020/topics-objectives/topic/health-communication-and-health-information-technology

[14] Eckes, C. A., & Staren, E. D. (2009, June 10). Communication management's role in EHR success. *HealthIT News*. Retrieved from http://www.healthcareitnews.com/blog/ communication-management%E2%80%99s-role-ehr-success?page=0,1

[15] Federal Register I(C). (2011). Overview and intent of Medicare Shared Savings Program. *Federal Register, 76*(212), 67804.

[16] Federal Register II(B)(5). (2011). Processes to promote evidence-based medicine, patient engagement, reporting, coordination of care, and demonstrating patient-centeredness. *Federal Register, 76*(212), 67827.

[17] Ha, J. F., & Longnecker, N. (2010). Doctor-patient communication: A review. *The Ochsner Journal, 10*(1), 38-43.

[18] Hahn, J. (2011, March 21). Nursing and meaningful use: What's the connection? *Center to Champion Nursing in America Blog*. Retrieved from http://championnursing. org/blog/nursing-and-meaningful-use.

[19] Halvorson, G. C., & Novelli, W. D., chairs. (n.d.). *Evidence Communication Innovation Collaborative: Effective communication about effective care*. Institute of Medicine, The National Academies. Retrieved from http://www. nationalacademies.org/hmd/Activities/Quality/~/ media/Files/Activity%20Files/Quality/VSRT/Core%20 Documents/ECIC.pdf

[20] HIMSS Davies Awards 2018. (2018, October 5). *VCU health system streamlines communications for patient discharges*. Retrieved from https://www.himss.org/valuesuite/himss-davies-awards-2018-vcu-health-system-streamlines-communications-patient-discharges

[21] Institute of Medicine (IOM). (2001). Committee on Quality of Healthcare in America. Executive summary. In *Crossing the quality chasm: A new health system for the 21st Century* (pp. 5-6). Washington, DC: National Academies Press.

[22] Institute of Medicine (IOM). (2012, June 7). *Evidence Communication Innovation Collaborative*. Retrieved from http://www.nationalacademies.org/hmd/~/ media/Files/Activity%20 Files/Quality/VSRT/Core%20 Documents/Evidence%20 Communication%20 Innovation%20Collaborative.pdf

[23] Institute of Medicine (IOM). (2013). *Best care at lower cost: The path to continuously learning healthcare in America*. Washington, DC: The National Academies Press.

[24] Johnson, L., & Browne, P. (2012). *Tenet IMPACT program overview*. Dallas, TX. Retrieved from http://investor.tenethealth.com/event/webinar/ tenet-hosts-health-information-technology-webinar

[25] Johnson, E. O. (2012). *IMPACT Journey Program Briefing 04/10/12*. Tenet Healthcare Corporation internal corporate briefing.

[26] Kaplan, B., & Harris-Salamone, K. D. (2009). Health IT success and failure: Recommendations from literature and an AMIA workshop. *Journal of the American Medical Informatics Association, 16*(3), 291-299.

[27] Medicare and Medicaid Programs; Patient Protection and Affordable Care Act; Interoperability and Patient Access for Medicare Advantage Organization and Medicaid Managed Care Plans, State Medicaid Agencies, CHIP Agencies and CHIP Managed Care Entities, Issuers of Qualified Health Plans in the Federally-Facilitated Exchanges and Health Care Providers. (2019, March 4). Retrieved from https://www.federalregister.gov/ documents/2019/03/04/2019-02200/medicare-and-medicaid-programs-patient-protection-and-affordable-care-act-interoperability-and

[28] Mitchell, M. B. (2012, February 21). The role of the CNIO in nursing optimization of the Electronic Medical Record. Health Information Management Systems Society (HIMSS) 2012 Annual Conference Presentation.

[29] Morrissey, J. (2012). iGovernance. *Hospitals & Health Networks Magazine*. Retrieved from http://www.hhn-mag.com/display/ HHN-news-article.dhtml?dcrPath=/ templatedata/HF_Common/ NewsArticle/data/ HHN/Magazine/2012/Feb/0212HHN_Coverstory#. UuwOobSCeJk

[30] Mosquera, M. (2011). Physician champions' help other docs with EHR adoption. *Government HealthIT*. Retrieved from http://www.govhealthit.com/news/ physician-champions-help-other-docs-ehr-adoption.

[31] Nine best practices in healthcare IT governance | Managed ... (2016, August 10). Retrieved from https://www.managedhealthcareexecutive.com/business-strategy/ nine-best-practices-healthcare-it-governance

[32] Office for the National Coordinator (ONC) for Health Information Technology. Health IT Policy Committee. (n.d.). Retrieved from http://www. healthit.gov/policy-researchers-implementers/ health-it-policy-committee

[33] Office for the National Coordinator (ONC) for Health Information Technology. Health IT Standards Committee. (n.d.). Retrieved from http://www. healthit.gov/policy-researchers-implementers/ health-it-standards-committee

[34] Office of the National Coordinator (ONC) for Health Information Technology. (May, 2013). The governance framework for trusted electronic health information exchange. Retrieved from http://www.healthit.gov/sites/ default/files/Governance-FrameworkTrustedEHIE_Final.pdf

[35] Office of the National Coordinator (ONC) for Health Information Technology. (n.d.). Retrieved from https:// www. healthit.gov/

[36] Office for the National Coordinator (ONC) for Health Information Technology. Regional Extension Centers. (n.d.). http://www.healthit.gov/providers-professionals/ regional-extension-centers-recs

[37] Overview. (2019, March 25). Retrieved from https:// www.cms. gov/Regulations-and-Guidance/Legislation/ EHRIncentive-Programs/index.html

[38] Patient-Centered Primary Care Collaborative. (2007). Joint principles of the patient-centered medical home. Retrieved from http://www.pcpcc.net/content/ joint-principles-patient-centered-medical-home

[39] Providers Make Progress in EHR Adoption, Challenges Remain. (2012, March 24). *iHealthBeat*. Retrieved from http://www.ihealthbeat.org/articles/2012/4/24/providers-make-progress-in-ehr-adoption-challenges-remain.aspx

[40] Robert Wood Johnson Foundation (RWJF). (2009). Recent federal initiatives in health information technology. In *Health information technology in the United States: On the cusp of change* (Chap. 4). Retrieved from www.rwjf. org/pr/product. jsp?id=50308States

[41] Rodriguez, C., & Pozzebon, M. (2011). Understanding managerial behaviour during initial steps of a clinical information system adoption. *BMC Medical Informatics and Decision Making, 11,* 42.

[42] Rouse, W. B. (2008). Healthcare as a complex adaptive system: Implications for design and management. *The Bridge*. Retrieved from https://www.nae.edu/File. aspx?id=7417&v=17369001

[43] Smaltz, D. H., Callander, R., Turner, M., Kennamer, G., Wurtz, H., Bowen, A., & Waldrum, M. R. (2005). Making sausage—Effective management of enterprise-wide clinical IT projects. *Journal of Healthcare Information Management, 19*(2), 48-55.

[44] Sockolow, P. S., Liao, C., Chittams, J. L., & Bowles, K. H. (2012). Evaluating the impact of electronic health records on nurse clinical process at two community health sites. *NI 2012: 11th International Congress on Nursing Informatics, June 23-27, 2012, Montreal, Canada. International Congress in Nursing Informatics (11th: 2012: Montreal, Quebec), 2012,* 381.

[45] Tenet Healthcare Corporation. (2013, April 13). Release process improvements announced for IMPACT's Cerner Millennium hospitals. *The IMPACT Insider Newsletter*.

[46] Title 42-US Code. (2019, April 21). The Public Health and Welfare Chapter 6A—Public Health Service Subchapter XXVIII—Health Information Technology and Quality Part A—Promotion of Health Information Technology 42 USC

300jj-12. Retrieved from http://uscode.house. gov/view. xhtml?req=(title:42%20section:300jj-12%20 edition:prelim)

[47] Van Gilder, T. J. (2014). Welcome to HIE 2.0. *Health Management Technology, 35*(11), 20-21. Retrieved from https:// ezp.waldenulibrary.org/login?url=https://search. ebscohost.com/ login.aspx?direct=true&db=iih&AN=990 87760&site=eds-live&scope=site

[48] Versel, N. (2013, November 25). Hospitals grapple with patient engagement. *US News and World Report.* Retrieved from http://health.usnews.com/health-news/hospital-of-tomorrow/ articles/2013/11/05/ hospitals-grapple-with-patient-engagement

[49] Wagenen, J. V. (2017, July 10). Rising use of smartphones in hospitals streamlines patient care. Retrieved from https://

healthtechmagazine.net/article/2017/07/ smartphones-begin-permeate-all-aspects-healthcare

[50] Weinberg, B. A. (2004). Experience and technology adoption, IZA Discussion Papers, No. 1051. Institute for the Study of Labor (IZA), Bonn.

[51] Women's Health Care Physicians. (2015, February). Retrieved from https://www.acog.org/Clinical-Guidance-and-Publications/ Committee-Opinions/Committee-on-Professional-Liability/ Professional-Use-of-Digital-and-Social-Media

[52] Your Mobile Device and Health Information Privacy and Security. (2017, July). Retrieved from https://www. healthit.gov/ resource/your-mobile-device-and-health-information-privacy-and-security /

第23章　护士调度和资格认证系统
Nurse Scheduling and Credentialing Systems

Karlene M. Kerfoot　Kathleen Smith　著

李佩涛　邓述华　译　　王　斗　李宏洁　校

学习目标

- 描述人员配备的历史和当前的进度差距。
- 确定智能综合工作量管理系统的需求。
- 讨论新时代的医疗改革和人员配备和资格认证的挑战。
- 确定未来护理信息学的挑战。

关 键 词

负责任的护理行为；证书；电子健康档案；患者可视化系统；预测分析；安全人员配备要求；以用户为中心的人员配备；工作量管理系统

一、摘要

从历史上看，护士调度是在公平的基础上分配人员的功能。这些任务都是用纸和笔写的日程安排，几乎没有变化。分配到一个单位的人员数量是基于历史的患者入住率。在20世纪70年代初期，可以使用几个包含患者视力系统的商业系统。随着电子健康档案的发展，护士调度的新应用程序变得可用。除了调度功能，软件开始提供劳动力管理功能。一些州的法律一直有规定要求提供最低的人员配备水平。在当今的环境中，越来越需要证明护理的价值，并使用护理技能来改善患者的治疗效果，管理患者护理的成本，并确保通过认证技术提供适当的护理技能。本章将解决其中的一些问题，并呼吁采取行动，为护理人员提供基于证据的综合系统。

二、概述

从历史上看，护理工作承诺是就业的一种功能（护士同意按周工作模式和轮班制工作）。资格认证通常由人力资源办公室处理，调度员对某一特定护士的资格信息知之甚少。护士排班的作用是尽量为分配的班次提供合适数量的护士，并尽可能满足护士特殊要求。特殊的要求是把写着要求的纸（或后来的便利贴）交给护士经理或日程安排协调员，用纸和铅笔完成日程安排。通常，让护士自行安排时间太复杂，难以管理。尽管有关于有效人员配备的研究，但人员配备方法和任务的采用和改变一直很缓慢（Kerfoot，2018）。护理主管完成了人员调配、人员过多和人员不足的轮班变动。通常，临时机构护士被用来提供所需的患者护理。在许多情况下，使用临时人员使护理费用增加了1倍。为了实现财务成果，即患者、员工和组织成果，并且由于适当的人员配备和实现这些成果之间的相关性，人员配备的概念才刚刚开始被纳入人员配备过程。

三、护理工作量管理

20世纪60年代初，Connor和其他一些约翰斯·霍普金斯大学的人开始描绘一种护理工作量测量系统。这三类分类是基于可观察到的患者的身体和情感护理需求。在分类的基础上，对每一类患者的护理时间需求进行估计。Connor研究的其他重要发现包括以下内容。

- 护理工作量基于每一护理类别中的患者数量。
- 在同一个病房或单位，每天的护理需求变化很大。
- 三级或重症患者的数量是护理工作量的主要决定因素（Edwardson，原文第97页）。

护理工作量、护理分类、患者敏锐度和护理强度是用来区分为一组患者提供最佳护理所需的护士人数的术语。到20世纪80年代，开发了一些计算机化系统，以协助测量护理工作量。患者档案、护理任务文件和护理的关键指标被用来协助这些测量。早期的系统使用基于日常生活活动的时间和运动测量研究，例如，给患者洗澡、进食和走动的时间。一些早期的计算机调度和护理工作量系统包括GRASP、Medicus、PRN、ANSOS、Van Slyke和海军工作量管理系统

（Edwardson和Giovanneti，1994，原文第99页）。

今天，主要的日程安排和人员配置模式仍然是通过电子表格和其他类似的方法在纸上进行。AMN Healthcare最近的一项调查显示，参与排班活动的80%的护士不知道技术支持的解决方案（Landi，2016）。使用这种过时的人员配置方法意味着关键的员工信息可能保存在许多不同的位置和数据库中。没有数据库集成，WMS是不可能的。自动化的WMS至少应该提供以下内容。

- 执照信息。
- PALS和ACLS等认证技能信息。
- 当前联系信息。
- 员工工作偏好。
- "浮动"或在各种单元上工作的能力。
- 能够评估护士的能力并将其与患者的需求相匹配。
- 前瞻性和预测性分析及有效人员配备的回顾性分析。
- 将质量指标与员工成果相结合。

四、证书、认证和专业护理组合

证书在这里指的是个人证书，如注册护士和执业或职业护士执照（Licensed Practical or Vocational Nurses，LPN/LVN）的州执照。美国护士资格认证中心为特定执业领域的护士提供委员会认证，如内科外科护理，以及组织认证，如对医疗保健组织的磁性（Magnet）认证。ANCC还对护理继续教育的提供者进行认证（American Nurses Credentialing Center，2019）。ANCC委员会认证提供了对护理执照以外的学习、工作和考试的认可。有各种各样的认证，包括心血管、内科外科和行政护士（American Nurses Credentialing Center，2020）。一个专业的护士作品集（portfolio）是一个按时间顺序的，可视化的专业成长的表现。这个作品集提供了专业成长的详细资料。当申请在组织内部晋升，或一个新的就业机会时，它将是一个有用的工具

（Schneider，2016）。

（一）评估和匹配护士的能力

护士具有不同的技能、经验、胜任力、能力和偏好来照顾不同类型的患者。在传统的人员配备系统中，通常没有太多关于护士的可用信息，无法有效地将这些能力与患者的需求相匹配。有时可以找到证书、所需证明和证书有效期，但通常存储在另一个系统中，如人力资源系统，并且不会传达给人员配备经理或负责将患者与照护人员匹配的人员。同样，化疗、儿科高级生命支持（pediatric advanced life support，PALS）和高级生命支持（advanced cardiovascular life support，ACLS）等认证及所需的年度教育模块可能会在存储的信息中或学习管理系统中找到，该系统里的信息也并没有共享给人力资源系统。一些医疗保健信息系统将认证过程建立在有区别的实践模型和临床阶梯的基础上。如果没有一个完全集成的、动态的系统，使这些信息在护士分配时可用，那么在分配过程中就没有"必要的信息"来进行良好的分配。不仅从安全的角度来看，而且从护理质量测量的角度来看，糟糕的任务对组织都是有害的。手动识别存储在不同系统上的关键员工信息既费时又困难，不可能及时完成。如果效率是目标，调度经理（通常是护理部门的领导）应该少花点时间在人员配备和调度上，多花点时间在患者照护上。

越来越多的证据表明护士疲劳对患者照护的影响。例如，护士在轮班超过 12 小时后出现错误的可能性要高出 3 倍（Rogers、Hwang、Scott 和 Aiken，2004）。注册护士花在直接照护患者上的时间越多，患者住院时间越短，抢救失败越少（Kane、Shamliyan、Mueller、Duval 和 Wilt，2007）。对于每位全职等效（full-time equivalent，FTE）护士的每患者日，死亡的绝对风险降低 0.25%（Shilling、Campbell、Englesbe 和 Davis，2010）。

智能人员配备系统会跟踪护士的工作时间，并发送警报，以防止护士的工作时间过长，从而导致患者安全问题。在财务上，可以通过系统提醒调度管理人员避免不必要的加班来降低成本，因为如果安排好了，就会安排一名护士加班，而将没有类似能力的护士排除在加班之外。这些系统还可以通过使用来自患者分类系统和护士能力的信息来平衡单位中所有人的工作量，从而确保公平的分配。新护士被分配艰巨繁重的任务，而经验丰富的护士没有得到充分利用，没有分配给他们最能照顾的患者，这种情况并不少见。护士满意度与工作任务紧密相连。如果没有关于护士有效地进行公平和安全分配的能力的数据，随着时间的推移，护士很可能会变得不满意。毫无疑问，不快乐的护士会影响患者的满意度和参与度。护士流动率在预算中是一项昂贵的项目，更换护士的成本高达其工资的 100%～250%，这取决于更换护士的成本和时间，招聘过程的成本等因素。营业额也是质量问题的主要原因之一。当目标是产生最佳质量和财务结果，以及最佳护士满意度和保留率时，患者分配非常重要。

（二）评估患者的需求

在这个指标繁重、注重护理质量的市场中，人员配备和调度的最终目标应该是使患者的需求与护士的能力相匹配，以创造卓越的临床结果和卓越的运营。按比例或矩阵分配人员并不能满足单个患者的独特需求。例如，80 岁的胰腺炎患者的需求与 40 岁相同诊断患者的需求有很大的不同。这位 80 岁的老人需要帮助下床，有复杂的药物治疗方案，有跌倒和压疮的风险。如果不清楚患者的需求，人员配备系统就不能将患者的需求作为人员配备和调度的中心焦点。现在，可视化系统可以直接从病历中提取信息来计算护理时间，从而消除人工系统中护士之间的差异。这种集成技术还可以在整个调度过程中节省大量时间。

2015 年，Alavare 健康有限责任公司为美国护士协会准备了一份白皮书，题为《优化护士配备以提高护理质量和患者预后》。该文件部分如下。

"适当的护理人员配备与患者预后的改善有关。随着人们越来越重视以价值为基础的护理，最佳的护士配备将对提供高质量、具有成本效益的护理至关重要。立法模式的实施将有助于制定基本的人员配备标准，并通过公开报告和对不符合最低标准的机构施加惩罚，鼓励行动的透明度"（Avalare Health, LLC，2015，原文第5页）。

（三）确保适当的人员配备

除了了解患者对护理的需求，并将其与护士的能力相匹配外，在正确的时间找到正确的护士是至关重要的。在现有的最佳技术下，患者的护理质量将因注册护士直接护理时间的不足而受到损害。Blouin 和 Podjasek（2019）指出，随着越来越多关于直接护理时间对患者预后影响的研究发表，护理资源的充足性是一个明显的例子。这些研究人员指出，延迟、未完成或错过的护理、不良的患者预后、患者再入院和糟糕的患者体验对财务、声誉风险和护理人员有影响。注意到与人员配备不足相关的护理人员更替会增加成本并影响人员配备。此外，这些研究人员还指出，由于退休及对患者预后的影响，预计会失去经验丰富的护士。

（四）前瞻性 / 预测性分析

Fenush 在 2017 年将预测分析定义为从现有数据集中提取信息，以确定模式并预测未来结果和趋势的实践。

它利用流程和人员配备数据，然后使用标准算法对数据进行排序。这将创建一个随着时间的推移得到验证的预测模型。当与技术解决方案结合使用时，这些数据通过在幕后工作来帮助护士领导进行人员配备和调度，以确保临床护士在正确的时间被安排在患者的床边（Fenush，2017，原文第27页）。

有效的人员配备和日程安排系统依赖于各种来源的信息，如预计入院人数、患者病情的急性程度和预期住院时间。通过整合和分析影响人员配备和调度的数据来源信息，可以预测人员配备需求，并创建更好、更有效的流程。收集和存储的相关人员配置信息量非常大。借助旨在分析大型数据集的现代技术，我们现在有机会将这些数据转化为可预测和可操作的信息。

（五）将质量指标与人员产出相结合

多年来，护士一直努力开发质量指标，以衡量和报告护理对患者预后的影响。主要护理数据库中的护理敏感指标包括美国国家护理质量指标数据库（National Database of Nursing Quality Indicator，MDNQI）、加州护理结果联盟（California Nursing Outcomes Coalition，CalNOC）、美国军事护理结果数据库（Military Nursing Outcomes Database，MilNOD）和美国退伍军人管理护理结果数据库（Veteran's Administration Nursing Outcomes Database，VaNOD）。然而，在过去的40多年里，护理的有效质量和结果测量几乎没有改变。护士和护士管理人员的资金和共识也会影响员工成果的质量指标（Jones，2016）。

有了从多个来源集成高质量数据并将其引入人员配备系统的能力，现在可以将高质量数据与人员配备过程集成。技术可以让我们根据医疗记录中文档的评估，提前了解特定患者需要什么样的护理。通过整合所有这些数据，可以提供更安全、更有效的护理。在今天的市场中，质量标准与财务目标是同等的，企业的临床和财务方面必须协同工作，否则长期可持续性将受到影响。

高德纳研究公司（Gartner Research）指出了近期劳动力管理的五大趋势。自动化管理体验、创造积极的员工体验、管理更灵活的员工队伍、增加虚拟助理及开发云解决方案将成为我们未来的一部分。挑战将是确保质量指标与人员配备成果的整合，以确保我们能够真正看到有效的人员配备的输入和输出（Pang、Ranadip、Hanscome 和 Grinter，2018）。

五、基于价值观的医疗保健和人员配备的挑战

质量绩效举措、患者质量的绩效目标、护士满意度、预算 / 财务控制和意外事件的多重影响反映了现在和未来医疗体系日益复杂的情况。复杂性和复杂自适应系统的原理和现实提供了一个优秀的框架，在这个快速发展的数字世界中，我们可以在此基础上确定战略和流程。认识到日程安排和人员配备的不可预测性，以及护士、工作人员和信息学家支持计算机化系统的多重关系的重要性，认识到这些将会提高未来系统的有效性。

对于依赖过时和低效的劳动力调度、人员配备和分配系统的组织来说，在这个新市场中实现长期的财务可持续性是不可能的。需要迫切认识到转型劳动力对于满足下一代医疗保健的需求是必要的。

（一）从数量转向价值

在过去 50 年的大部分时间里，医疗保健行业一直坚持一种简单、易于衡量、按服务收费的模式。今天，重点正在转向一个基于价值的模型，它严重依赖于与高质量结果相关联的指标。EHR 等技术可以发挥重要作用，确保患者不仅获得最高质量的护理，而且获得正确的护理，并且该信息可以与工作量管理系统相关联。

从数量到价值的转变趋势对于 WFM 系统的整合是至关重要的。从历史上看，仅按人数分配护理人员就足够了，并根据某些人对如何分配护理人员的意见将现有护理人员分配给患者。现在，需要衡量的结果 / 价值是决定人员配备是否达到了付款人和患者所要求的价值即患者满意度、安全性和护理敏感指标的质量结果等。付款人将不再为可避免的错误和患者的低满意度买单。仅仅将满班人数作为成功的指标已经不够了。现在的结果是那些填补班次的人们能够达到的。工作人员现在必须优化员工，并匹配护士的

技能与患者的需求，以获得成功。

（二）从基于现场到延续性护理重点

从历史上看，我们的医疗保健系统一直围绕着一个单一的护理场所组织。如果没有办法在单次现场访问之前或之后跟踪患者的进展，则很难实现某些质量措施，如护理一致性。在电子健康档案出现之前，跟踪和整合患者在整个医疗过程中的护理需求是很困难的。同样，如果没有全面的劳动力管理战略，确保整个连续体的护理一致性也同样具有挑战性。由于这两个组成部分直接与患者满意度和护理质量指标相关，因此投资于能够在患者整个旅程中完全整合护理需求和人员配备的技术具有完美的商业意义。

（三）通过专业内部团队在整个连续体中实施协调护理

传统的人员配备模式是单独分配护士，而没有考虑到由住院医生、重症监护医生、社会工作者、护理协调员、高级实践护士、医生等组成的完整护理团队。然而，在孤岛中为患者配备人员和提供护理，不如在延续性护理中采用综合劳动力管理策略有效。工作量管理系统需要在一个完整的解决方案套件中存储、管理和维护所有员工信息，用一个更完整的组织劳动力管理图替换完全不同的系统和不完整的信息。

组织某一部分的人员配备问题肯定会影响到组织的其他部分。例如，如果后勤部或运输部有人员发生意外，那么患者通过系统流动将受到阻碍。如果不了解整个系统的人员配置变量的全貌，就不可能有效地主动地满足患者和工作人员的需要。因此，当务之急是将工作量管理系统标准化为一个系统，供所有参与患者护理的护理人员使用。现在正在开发具有"指挥中心"的企业范围的人员配备模型，该模型可以虚拟且主动地查看整个系统的人员配备，以做出更好的决策并将浮动池整合到一个连贯的高效系统中。这些模块的目标之一是减轻管理人员的管理负担，并为

其他任务留出时间。然而，通过企业对标准化的承诺是实现价值成果的必要条件。

（四）基于证据利用数据和最佳实践创造更好的结果

以证据为导向的协议现在被广泛接受为指导医生和其他临床医生工作的一种手段。人员配备和患者护理需求与医院的底线紧密相连，准确、有效的护士配备和敏锐度策略可以帮助卫生系统实现患者护理和财务目标。通过基于敏锐度的人员配备将护士的才能、技能和经验与特定患者的需求相结合，医院能够保持较低的再入院率，提供卓越的患者护理，并保持财务成功。

护士配备和安排是一个复杂的过程；从获取关于患者的信息到护士经验和技能的分析，再到预算需求，大量的工作都在协调人员配备计划上。基于敏锐度的人员配备模型可以评估实际的患者护理需求，以便做出数据驱动的决策。

护士工作量、轮班更替和低效的患者匹配会直接影响医院的患者护理。研究人员调查了一个学术医疗中心的 197 961 次入院和 176 696 次护理轮班的数据，发现随着单位轮班时间的增加和护士人员配备水平的下降，患者死亡率增加（Buerhaus，2017）。

根据《卫生事务》（Health Affairs）2013 年的一项研究，人员配备是减少再入院率的最重要因素。与护士人员配置水平较低的卫生系统相比，护士就业率较高的卫生系统通过医院再入院减少计划（Hospital Readmissions Reduction Program，HRRP）受到再入院处罚的概率低 25%（McHugh、Berez 和 Small，2013）。从本质上讲，护士工作量越大，护士管理人员和人事协调员在分配轮班时利用的敏锐度越少，重新入院的高危患者就越多。

（五）转向以患者为中心的人员配备

电子健康档案包含大量关于患者的信息，在确定患者需要的护理时间和护士的能力时应该考虑这些信息。我们现在正进入精准医疗的时代，

这意味着根据非常准确的信息和相应的干预措施和治疗，对患者的护理是真正的个性化的。我们也有同样的机会开发精确的人员配备模型，该模型根据电子医疗记录中收集的数据，特别确定患者对护理人员能力的需求。精准配备将是在标准化工作量管理系统的帮助下，在正确的时间将电子医疗记录中的患者数据与正确的护理人员结合起来。正在进行的创新将包括整合持续收集的生理数据，以及电子健康档案中的文件，以预测患者病程的轨迹，并将所需的能力与这些预测相匹配。

（六）转向以用户为中心的人员配置

护士倦怠、保留率和满意度直接影响医院的底线。护士在安全、有效和富有同情心地治疗他们所有的患者上投入了很大的精力，当工作量不平衡时，他们在身体上、情感上和精神上都能感受到影响。因此，当护士与他们的患者不匹配时（要么他们没有必要的资格来提供足够的护理，要么他们要治疗的患者数量太多），他们很快就会对自己的工作感到不满。

根据卫生研究与质量局的数据，护士每增加一名患者，护士倦怠的风险就会增加 23%，不满意的风险增加 15%（Furillo 和 McEven，2014）。然而，当医院有准确的人员配备时，护士的倦怠和不满会显著下降。人员流动同样很昂贵。更换一名医疗保健员工的成本可能高达其工资的 250%（Goedert，2014）。考虑到护士的流动率，医院每年可能损失 374 万～498 万美元（NSI Solution）。

医疗保健改善研究所提出了改善患者体验、人群健康和降低人均医疗保健成本的三元目标。2017 年，"三元目标"扩展为"四元目标"。第四个目标是改善服务提供者的关怀和体验，并实现在实践中找到快乐和意义的目标（Freeley，2017）。适当的人员配备是实现这一目标的基础，可以提供基本的安全和授权，以发展健康的工作环境。没有适当的人员配备，在实践中寻找快乐

的挑战将是难以实现的。

使护士能够控制自己的工作 / 生活平衡的技术，对于寻求保持低流失率、高员工满意率和积极的患者结果的组织来说，是一项关键但重要的投资。通过将决策过程直接放在员工身上，通过以用户为中心的人员配置策略，组织为他们最关键的员工群体创造了一种平衡感。这些目标可以实现，但需要使用技术为决策提供数据和证据。

（七）将人工智能引入工作量管理系统

尽管在我们的医疗保健系统中有过多的数据，但相对而言，只有很少的数据可以通过适当的分析快速获取。数据驱动的智能系统可以极大地减轻工作量管理系统管理人员的管理负担，极大地提高信息访问和分析的准确性和速度。

如果操作正确，人员配备在医疗保健系统中是一个非常复杂的过程，因为它超出了人脑合成所有相关信息的能力。根据 Carroll（2019）的说法，人工智能可以聚合、分析、预测、推荐和扩展临床决策支持系统的可用性，以创建更好的人员配备系统。人工智能和其他数据系统总是需要强大的护理知识和判断，并将其集成到系统中，以进行监督和持续的质量改进。有了更好的人工智能支持，护理人员在实践中可能会更有效，并减轻了剥夺实践乐趣的行政负担。

（八）护理人员综合管理系统需求

在这个新的医疗保健市场中，护理人员很有可能有机会跨多个场所工作，特别是随着越来越多的组织合并和统一，创建集成的、完整的医疗系统。随着患者在整个连续体中的移动，他或她的医疗记录必须随他或她一起移动。同样重要的是，为护理人员提供电子员工记录，以实现持续的护理。在当今加速发展的环境中，提供卓越的患者护理在很大程度上取决于员工资源的管理和大量与员工相关的信息。该过程包括按需访问、跟踪、管理和分析劳动力数据，以增强决策过程。

正如电子健康档案从各种来源收集患者的信息一样，工作量管理系统也为护理者收集信息。当来自电子健康档案的数据与来自工作量管理系统的信息相结合时，就可以实现人员配置和调度的卓越目标。电子员工记录简化了整个卫生系统每天使用的工作流程。这种精简相当于拥有一支更令人满意、更具成本效益的劳动力队伍，能够提供高质量的患者护理。实现一个成功的、集成的、智能的工作量管理系统取决于几个最低的要求。

（九）跨越统一体的整合

正如电子健康档案跟踪患者在整个医疗系统中的经历一样，工作量管理系统也应该跟踪护理人员在其医疗系统雇主的整个任期内的情况。来自整个企业的员工相关信息，包括补充和临时人员来源，可用于更有效地审查、识别、管理和维护整个员工的流程。这种策略可以消除重复的数据维护、手工处理和昂贵的接口，同时提高信息的准确性和效率。将员工信息集成到一个无缝的数据流中，可以跟踪趋势并创建提高人力资源利用率的预测。用于系统间数据通信的技术如下。

- 7 级医院电子信息交换标准的消息传递。
- 面向服务的架构。
- 发布 – 订阅架构。

越来越多的数据使用只会增加软件系统之间共享数据的需求。根据数据的目的，在不同的软件系统中构建数据集时，选择也不同。

（十）患者为中心的需求

人员配备和日程安排活动的重点应该是为患者创造安全且治愈性的医疗保健体验。为了高效、有效地实现这一目标，我们必须利用敏锐度数据，并将其与来自工作量管理系统的能力数据进行匹配。通过与可视化系统集成的内置警报和监视器，可以准确地评估患者不断变化的需求，如果需要不同的能力，则可以将更少或更多的护理时间和其他因素快速转移到工作量管理系统。

（十一）提供有关照顾者的可操作信息，以创造安全和有成就感的工作

出于多种原因，访问与员工相关的数据很重要。有关有效执照、认证和证明能力的实时信息对于确保安全、优质的患者护理非常重要。此外，了解护士对他们最适合照顾哪种类型的患者的偏好，可以区分良好的护患关系和糟糕的护患关系。当此类信息可供考虑时，可以实现更好的患者匹配。工作历史和工作时间类型对于监测潜在的护士疲劳、过度加班和任务的公平性（如在必要时要求浮动和公平的任务）也很重要。

人员配备和调度过程必须基于国家范围和标准，如美国护士协会的《护士配备原则》第2版（ANA，2012）。从整体上看，所有这些因素等同于一个更好的整体工作体验，从而提高士气和更满意的员工。当这些信息存储在单独的系统中，而没有办法在它们之间进行集成和通信时，调度管理人员就会处于明显的劣势。一个动态系统实时地将所有这些重要信息汇集在一起，是劳动力优化的关键。

（十二）集成质量、财务指标和产出

随着越来越多的证据表明，有效的人员配备与患者预后相关，我们利用信息的系统来支持人员配备分配应该为患者提供更好的结果的想法至关重要。当可以获得更多关于患者护理需求和提供该护理的最佳方式的信息时，医疗保健的财务现实可以与高质量的患者护理相平衡。

通过有关积极主动的、最有效的员工和日程安排，可以改善财务结果。人手过多和人手不足会造成不必要的财务结果和不必要的质量结果。集成的人员配备系统可以实时提供人员配备决策的财务成本信息，这对于在高度竞争的市场中实现长期财务可持续性至关重要。

有了强大的临床–财务联系，包括轮班成本数据，生产力衡量更准确。有了所有这些信息，并在轮班开始前进行评估，在满足患者护理需求的同时，可以避免加班和临时劳动力的过度使用。并且，通过实时的生产力信息，预算与实际的人员数

量和人工成本之间的差异可以用基于临床的理由和实际的患者需求数据来解释。有了这个完整的、多维的实际患者护理需求和满足这些需求的临床工作人员的展示，组织可以做出可靠的人员配置决策，从而优化患者护理和最小化劳动力成本。临床领导者能够调整他们的目标，提供既能实现积极临床结果又能带来更健康底线的患者护理。可以根据证据指导人员配备流程的系统将提供修改后的商业模式所需的初始智能水平，该商业模式在很大程度上取决于患者报销结果的卓越性。

随着支付系统从数量转向价值，重要的是，工作量管理系统必须很容易的将对卓越结果的需求与持续监控和实现质量、员工和财务目标的能力结合起来。

（十三）强大的分析功能

由于可以使用多个数据源来提供集成的工作量管理系统，因此有很多机会将该数据与前瞻性的暗示性分析和自动回顾性报告进行集成，从而获得更好的质量和财务结果。技术应该提供主动提高效率所需的信息，而不是简单地指出效率低下的问题。不仅部署超过必要的资源很昂贵，而且如果没有适当的资源，就会成为质量问题。利用技术将财务和临床目标结合起来，这在商业上很有意义。

六、未来护理信息学面临的挑战

护理信息学的许多工作都与患者电子健康档案相关，这是有充分理由的。然而，随着人员配备与患者预后关系的额外研究的出现，我们现在必须将注意力转向更好的工作量管理系统。某些因素，如管理特定类型患者的能力和准备，可以极大的影响患者的结果。技术使我们能够开发人员配备系统，该系统可以从许多不同的数据源收集信息，并将患者的需求与护士的能力相匹配。在过去，人力资源一直是技术发展的一个未被充分代表的前沿领域。在这个以质量为导向、竞争激烈的新市场中，我们需要将护士的注意力和技

能培养集中在信息学领域，以实现卓越运营。

（一）让人们意识到，医疗工作者是取得卓越成果的基石

必须理解的是，我们在医疗保健领域所做的一切都是通过劳动力完成的。因此，我们必须有有效的临床智能工作量管理系统来保护患者免受伤害，并为护理人员提供适当的支持。

人员配备和日程安排是一个非常复杂的过程，必须将许多不相关的变量综合成一个连贯的理解，从而创造卓越的患者结果。如果没有有效的人员配备，电子健康档案就会被浪费。如果没有正确的工作人员按照电子健康档案规定的护理要求实施，患者将不会受益。考虑到大多数卫生系统的广度，而且可能有相当多的员工，如果没有整体、综合技术的帮助，是不可能充分综合所有必要的员工资格信息的。当来自工作量管理系统的信息与包含在患者医疗记录中的信息集成时，就可以实现一个有效的、集成的电子人员配备和调度系统。

（二）提升护理人员的需求，确保个人作为一个专业整体得到支持

工作量管理系统中的所有信息对于提供最佳人员配置是必要的。然而，除了支持追求高质量的患者结果外，还必须支持护理人员。越来越多的证据表明护士受疲劳、创伤后综合征、同情疲劳和倦怠的影响。例如，当患者去世时，护士感到悲伤是正常的。但是，如果护士在情感上得不到支持，那么克服悲伤的能力就会受到阻碍。此外，由于过度调度导致护士疲劳而犯错误的护士往往会为自己的错误感到内疚。实际上，错误的根本原因是未能根据证据进行计划。如果电子员工记录被利用，它就能预测这种不愉快的结果。为了支持使工作量管理系统无处不在的努力，需要指出的是，包括工作量管理系统在内的集成和整体人员配备和调度解决方案可以发出警报、提醒和停止，以确保护士在健康的环境中工作，而

不是在有毒环境中工作给患者带来伤害，最终对组织造成伤害。

（三）扩大护理信息学的重点，包括电子健康档案和工作量管理系统

工作量管理系统继续成长和发展。今天的挑战是，我们发现虽然我们有关键的员工数据，但它存储在许多不同的数据库中，彼此之间没有集成。由于我们对运行电子健康档案的技术的了解，我们可以开发一个智能的人员配备和调度系统，该系统利用多个关键员工信息数据库，以确保最有效的人员配备分配。这意味着，医疗机构的护理学院和信息学部门必须接受挑战，为我们的员工做我们为患者做的事情：使用技术来确保最佳的结果。

七、结论

我们即将以与电子健康档案相同的方式将有关护士 / 护理人员的证据、数据和信息纳入医疗保健。随着护理人员工作量管理系统的出现，在数据 / 证据驱动的系统中，有可能将患者的需求与护士的能力相匹配。在智能电子人员配备和调度系统中，集成了来自电子健康档案的患者信息和工作量管理系统中的护士 / 护理人员信息，现在可以平衡护士的工作量，并匹配患者和护士 / 护理人员的需求。此外，通过对人员配备过程产生的大数据集的分析，对人员配备进行回顾性评估，以提高质量和财务结果的机会是巨大的。开发预测模型以更准确地预测患者普查、敏锐度，并将数据与护理人员的可用性和能力相匹配，这是一个巨大的目标。我们现在正处于有效开发和利用技术的前沿，这些技术可以提供信息，从而有效地优化护士与患者的整合。

致谢

作者想要感谢 Minhchau Scaljon（BSN，MS，MBA），她利用护理信息学专业知识进行了内容

的贡献、审查和有意义的编辑。此外，作者想要感谢 Andrew Durawa（BS，RHIA）利用他的产品管理技能审查章节并提供有意义的批评。

自测题

1. 包含当前执照和联系信息、认证信息和员工工作偏好的数据库称作什么？

　A. 人力资源管理系统

　B. 资格认证管理系统

　C. 工作量管理系统

　D. 调度管理系统

2. 哪种类型的分析同时使用新数据和历史数据来预测活动、行为和趋势？

　A. 预测分析

　B. 回顾性分析

　C. 前瞻性分析

　D. 定性分析

3. 一个护士分配多少患者？

　A. 将患者平均分配给轮班护士

　B. 致电主管寻求更多帮助

　C. 将最困难的患者分配给浮动池工作人员

　D. 使用患者锐度指标来平衡工作量

4. 患者满意度 / 体验、护理质量、成本控制和患者安全是以下哪方面的关注点？

　A. 单元经理

　B. 首席护士长

　C. 调度文员

　D. 护理主管

5. 安排员工护士的最佳方式是什么？

　A. 使用手动电子表格

　B. 使用电子表格

　C. 使用自动调度程序

　D. 雇用护士按固定时间表工作

6. 哪些护理信息应该成为认证软件的一部分？

　A. 护理执照

　B. 联系方式

　C. 就业类别

　D. 以上都不是

7. 您的机构已设定目标，产生最佳的患者质量和财务成果以及最佳的护士满意度和保留率。确保最佳护士满意度和保留率的方法是什么？

　A. 降低护士工资

　B. 提供公平和令人满意的护士分配

　C. 给护士加薪

　D. 以上都不是

8. 可用于在 dispirit 系统之间进行通信的一种技术是什么？

　A. 存储和转发消息

　B. 802.11 网络速度

　C. 通过电信发送的信息

　D. HL7 消息传递

9. 什么是专业护士作品集？

　A. 一个皮包，里面装着所有的重要文件

　B. 参加护理研讨会的副本

　C. 按时间顺序展示护士的专业成长

　D. 以上都不是

10. 除了考虑患者的身体护理需求外，排班协调员还应该考虑哪些影响护士工作量的活动？

　A. 招生、出院和转学活动

　B. 参加消防安全培训

　C. 患者的耗时临床文件

　D. 护士必须与医生沟通的次数

答案

1. C	2. A	3. D	4. B	5. C
6. A	7. B	8. D	9. C	10. A

参考文献

[1] Agency for Healthcare Research (2009). *Patient deaths in hospitals cost nearly $20 billion*. Retrieved from http:// archive.ahrq.gov/news/newsroom/news-and-numbers/110409.html. Accessed on May 15, 2020.

[2] Alavere Health LLC, American Nurses Association. (2015). *Optimal nurse staffing to improve quality of care and patient outcomes*. Retrieved from http://files. constantcontact.com/e15298c8501/4dda231f-0ace-44ef aed6-9635fdf509af.pdf. Accessed on May 15, 2020.

[3] American Nurses Association. (2012). *ANA's princi-pals for nurse staffing* (2nd ed.). Silver Springs, MD: Nursesbooks.org.

[4] American Nurses Credentialing Center. Retrieved from https://www.nursingworld.org/ancc/ May 30, 2020.

[5] Becker's Hospital Review. Retrieved from https://www. beckershospitalreview.com/finance/10-statistics-on-hospital-labor-costs-as-a-percentage-of-operating-revenue.html

[6] Blouin, A., & Podjasek, K. (2019). The continuing saga of nurse staffing. *Journal of Nursing Administration, 49*, April 4, 221-227.

[7] Buerhaus, P., Harris, M., Leibson, C., Needleman, J., Pankratz, S., & Stevens, M. S. (March 17, 2011). *Nurse staffing and inpatient hospital mortality. The New England Journal of Medicine.* Retrieved from http://www. nejm.org/doi/full/10.1056/NEJMsa1001025. Accessed on May 15, 2020.

[8] Buerhaus, P.I., Skinner, L.E., Auerbach, D.I., & Staiger, D.O. (2017) State of the Registered Nurse Workforce as a New Era of Health Reform Emerges. Nursing *Economic$*, 35(5), 229-237. Available from http://healthworkforces-tudies.com/news/state_of_the_nursing_workforce_paper. pdf Accessed June 4, 2020.

[9] Buerhaus.P., D. Auerbach & D. Staiger. (2020) Older clinicians and the surge in novel coronavirus disease 2019 (COVID-19). JAMA, 323(18), pp. 1777-1778.

[10] Carroll, W. M. (2019). *Artificial intelligence, critical thinking and the nursing process.* February 6, 2019. Retrieved from https://www.himss.org/library/artificial-intelligence-critical-thinking-and-nursing-process. Accessed on May 15, 2020.

[11] Edwardson, S. R., & Giovanneti, P. B. (1994). Nursing workload measurement systems. *Annual Review of Nursing Research*, 12. Springer. Retrieved from http://books.google.com/books?id=9YLKNIXuhg4C&pg=PA122&dq =grasp+nursing+workload+management+system&hl=en&sa=X&ei=KOsqU_eIBa_I2wX2oIGwDw&ved=0CG4Q6AEwCQ#v=onepage&q=grasp%20nursing%20workload%20management%20system&f=false. Accessed on May 15, 2020.

[12] Fenush, J. (November 2017). Predictive analytics empower nurses. *American Nurse Today*, 12(11), 26-28.

[13] Freeley, D. (2017, November 28)Triple aim or the quadruple aim? Four points to help set your strategy. In *Institute of healthcare improvement improving health and health care worldwide.* Retrieved from http://www.ihi.org/communities/blogs/the-triple-aim-or-the-quadruple-aim-four-points-to-help-set-your-strategy. Accessed on May 15, 2020.

[14] Furillo, J. McEwen, D. (2014). State-mandated nurse staffing levels alleviate workloads, leading to lower patient mortality and higher nurse satisfaction. *AHRQ.* Retrieved from http://www.innovations.ahrq.gov/content. aspx?id=3708. Accessed on May 15, 2020.

[15] Health Affairs (Millwood). (2013). Hospitals with higher nurse staffing had lower odds of readmissions penalties than hospitals with lower staffing. *Health Affairs (Millwood), 32*(10), 1740-1747. Retrieved from https://avanthealthcare.com/pdf/ NationalHealthcareRNRetentionReport2016.pdfl.

[16] Jennings, B. (n.d.) Patient Acuity. Retrieved May 30, 2020 from https://www.ncbi.nlm.nih.gov/books/NBK2680/ pdf/Bookshelf_NBK2680.pdf

[17] Jones, T. (May 31, 2016). Outcome measurement in nursing: Imperatives, ideals, history, and challenges. *OJIN: The Online Journal of Issues in Nursing, 21*(2), 1. doi:10.3912/ OJIN.Vol21No02Man01

[18] Kane, R. L., Shamliyan, T., Mueller, C., Duval, S., & Wilt, T. J. (2007). Nurse staffing and the quality of patient care. *Evidence Report/Technology Assessment, 151,* 1-115.

[19] Kerfoot, K. (March 2018). It's time for data-driven, patient centered workforce management. *American Nurse Today, 13*(3), 3, 24-25.

[20] Landi, H. (October 13, 2016). Survey: Many nurses still use manual-based staffing, scheduling tools. Healthcare Innovation Group. Retrieved from https://www.hcin novationgroup.com/population-health-management/ news/13027593/survey-many-nurses-still-use-manual-based-staffing-scheduling-tools. Accessed on May 15, 2020.

[21] (NSI Solution). NSI Nursing Solutions (2016), National Healthcare & RN Retention Report. Retrieved from https://avanthealthcare.com/pdf/NationalHealthcare RNRetentionReport2016.pdf. Accessed June 2, 2020.

[22] Needleman, J., Buerhaus, P. I., Stewart, M., Zelevinsky, K., & Mattle, S. (n.d.). Nurse staffing in hospitals: Is there a business case for quality? *Health Affairs,* Vol 25 No1 doi:10.1377/ hlthaff.25.1.204 Retrieved June 3, 2020,

[23] McHugh, M. D., Berez, J., & Small, D. S. (2013 Oct). Hospitals with higher nurse staffing had lower odds of readmissions penalties than hospitals with lower staffing. *Health Affairs (Millwood), 32*(10), 1740-7. doi:10.1377/hlthaff.2013.0613

[24] NSI Nursing Solutions. (2016). *2016 National Healthcare & RN Retention Report.* Retrieved from https://avanthealthcare.com/pdf/NationalHealthcareRNRetentionReport2016. pdf Retrieved June 2, 2020

[25] Pang, C., Ranadip, C., Hanscome, R., & Grinter, S. (2018). Prepare yourself for the future of workforce management. *Gartner Research.* February 23, 2018. Retrieved from https://www.gartner.com/en/documents/3860963. Accessed on May 15, 2020.

[26] Rogers, A. E., Hwang, W-T., Scott, L. D., & Aiken, L. H. (2004, July/August). The working hours of hospital staff nurses and

patient safety. *Health Affairs (Millwood), 23*(4), 202-212.

[27] Schneider, A. (2016). Building a professional nursing portfolio. Retrieved from https://www.rn.com/nursing-news-building-professional-nursing-portfolio/. Accessed on May 15, 2020.

[28] Shilling, P. L., Campbell, D. A., Englesbe, M. J., & Davis, M. M. (2010). A comparison of in-hospital mortality risk conferred by high hospital occupancy, differences in nurse staffing levels, weekend admission, and seasonal influenza. *Medical Care, 48*(3), 224-232.

[29] Woods, A. D., (2020). Bringing back the team approach: it's time for alternative staffing and onboarding models. Retrieved June 3, 2020 from: https://www.nursingcenter.com/ncblog/march-2020/alternative-staffing-and-onboarding-models. pp. 1-7.

第 24 章 掌握支持护理实践的技能
Mastering Skills that Support Nursing Practice

Melissa Barthold[†] 著

李佩涛 王攀峰 译 王 斗 李宏洁 校

学习目标

- 讨论护理实践中数据的历史。
- 确定改进数据收集、存储和报告的必要方法。
- 确定处理信息的可用工具。

关 键 词

能力；信息学；护理数据

一、概述

医疗保健信息技术的世界正在迅速变化，推动当今医疗保健变化的是对患者结局的关注。患者的预后只能通过分析数据来确定。护士通常是输入数据的临床人员，但是查询、管理和报告这些数据并不经常被护理人员使用或理解。为了改善患者的治疗效果，护理人员不仅需要学会收集数据，还要学会分析、报告数据，并利用数据改进患者护理和护理流程。

二、历史

护理实践中数据的首次使用记录的是 Florence Nightingale 对克里米亚战争中士兵数据的收集和分析（Brennan 和 Baken，2015）。

她说，"如果使用得当，这些改进后的统计数据，将告诉我们比我们目前所能获得的任何手段更多的特定手术和治疗方法的相对价值。此外，它们还能使我们查明对医院的影响……在病房的一般手术和疾病过程中；这样查明的真相将使我们能够挽救生命和减轻痛苦，并改善对患者的治疗和管理……"（Nightingale，1863，原文第75～176 页）

她利用这些数据改变了护士为这些士兵提供护理的方式（Westra 等，2015）。这就是护理人员开始致力于评估患者的开始，然后利用这些评估来改善患者的护理和结局。评估并提供改进的

---

† . 本章作者于 2020 年 10 月 6 日去世。

护理已成为护理专业实践的一部分。

正如美国护士协会伦理声明中所解释的，护理人员有责任评估自己的实践（ANA，2010）。ANA 在医疗保健质量方面的工作是今天高质量工作的基础。从那时起，护士们便一直在收集数据，并将其应用于改变实践。从护理患者过程中获得的信息被用于改善患者的护理。护理领导层开始担心护理在患者的结局中是无形的。大多数护理数据的收集都是通过手工审核出院后的纸质患者图表完成的（Montalvo，2007）。护理文件与患者结局没有明确的联系。

当计算机在商业世界中努力工作时，它们才刚刚被引入医疗保健领域。最初的 HIT 包括患者注册、订单输入和计费。为企业开发的软件已经适应了医疗保健领域的这些功能，只需要稍作修改。由于订单和患者计费涉及诊断相关组（diagnosis related group，DRG）代码，因此可以获得患者数据（基于计费代码）。这些数据并不详细，也没有涉及任何实际的临床数据。可以想象，数据通常是在提供者或护理记录中，这意味着必须阅读每个记录才能找到必要的数据。

很少有护理项目包括在护理课程或护理实践中使用电脑或软件。教师不能教他们没有学过的东西。收集临床资料的过程仍然是一个费力、耗时的手工过程。临床数据从纸质图表中收集，通常手动转换成电子表格或发送给统计人员。护士（甚至是担任领导职位的护士）对如何选择要收集的数据、如何查找数据（尤其是文本文件中的数据）、如何存储数据、如何查询和报告数据知之甚少。Pravikoff、Tanner 和 Pierce（2005）在他们的研究中报道说，护士没有必要的计算机技能来找到实践所需的证据。虽然技术正在帮助企业发展，并开始在医疗保健领域工作，但护士在学习照顾患者时并没有学习到"业务工具"。

三、护理信息学作为一个角色

护理信息学在 20 世纪 70 年代以一种非正式

的方式开始成为一门专业，并在接下来的 30 年中迅速发展。护理信息学家在获得护理专业的副学士学位、学士学位或护理文凭后，开始在商学院或计算机科学学院学习信息学。一旦他们开始实习，其他护士（从返回学校的护士到准备演示文稿或分析数据的首席护士长）会打电话给他们，要求帮助他们使用从电子表格到演示文稿软件的软件应用。

技术信息学指导教育改革（The Technology Informatic Guidance Education Reform，TIGER）是由一群教育工作者在 2006 年创立的，他们发现护理行业缺乏对信息学能力和技能的需求（TIGER，2016）。2006 年，由 Robert Wood Johnson 基金会资助的护士质量和教育安全项目在教堂山护理学院启动（Technology Informatics Guiding Education Reform，2019）。这两个项目都培养了护理实践中各个级别和角色的能力。

此外，ANA、美国国家护理联盟和美国护理学院协会（American Association of Colleges of Nursing，AACN）都制定了包括各级护理实践信息学能力的标准。AACN 的学士、硕士和博士必修课程都包括信息学实践。尽管有这样的要求，许多护士还是不知道如何使用"业务工具"。在他们的教育过程中，当学生在使用演示文稿、写作、电子表格或数据库软件方面遇到困难时，这种缺陷就变得很明显。在许多情况下，博士生不知道如何将图片插入文档并保持图片的正确宽高比。SimonSezIT（SimonSezIT，n.d.）的资源可以提供帮助。Microsoft 也在应用程序的使用方面提供帮助。可以通过在名为"帮助"的应用程序窗口中键入一个问题来访问帮助。Microsoft 的网页 https://support.microsoft.com/en-us 也有帮助。

四、数据对护理实践的影响

正如 Florence Nightingale 所证明的，数据可以用来改变实践，护士们继续收集、分析数据，并将其应用于护理实践中。这些数据的收集导致了医疗保健质量的提高。在过去的 40 年里，美国心脏协会（American Heart Association，AHA）等专业组织及美国疾病控制中心等政府机构收集的医疗保健数据提高了医疗保健质量。

美国卫生与公共服务部鼓励创建最小数据集（Minimum Data Set，MDS）。20 世纪 70 年代开发的数据集基于从计费中收集的财务数据，不包括任何临床数据，特别是没有护理数据。一组护士领导共同确定了护理特有的 16 个要素，并于 1987 年创建了护理最小数据集。

ANA 在 1994 年领导了"产出运动"的发展与护理安全和质量倡议。在接下来的 20 年里，护理敏感指标的清单不断增加，但许多指标是基于医院的，无法显示基于护理的结局。加州护理结局联盟、美国军事护理结局数据库和美国退伍军人管理局护理结局数据库都为美国国家质量论坛审查过程提供了护理指标，但只有 15 个指标被认可判定符合要求（Jones，2016）。

ANA 在 1998 年赞助了美国国家护理质量指标数据库的开发（Montalvo，2007）。该数据库存储并提供订阅关于全国各地医院护理部门提供的数据报告。这是第一个由护士创建和管理的护理数据收集。这是关于护理和护理结局的信息，由护士识别、收集、存储和报告。

（一）当前的状态

随着 2014 年《问责医疗法案》（Accountable Care Act，ACA）的出台及"绩效付费"运动的开始，医疗保健部门开始考虑，实践应该由证据驱动，而不是"按照我们一直以来的方式"进行。Jones 表达了以下观点。

缺乏证据来描述护士对护理的贡献是有问题的。为了应对不断减少的报销费用和不断升级的质量和安全问题，医疗保健行业的利益相关者现在正在挑战整个交付系统的传统假设，并寻求经验证据来指导系统的重新设计。系统重新设计的目标

被医学研究所概括为护理的六个目标：安全、有效、及时、公平、以患者为中心和高效（IOM，2001）。对于缺乏证据证明对这些目标做出了有意义贡献的护理提供者和程序，不太可能获得持续的支持（Jones，2016，原文第 2 部分）。

这种努力证明医疗保健提供者正在提供对患者结局产生影响的护理，这支持了将护理与患者结局明确联系起来的工作。虽然其他提供者，如物理治疗师、社会工作者和外科医生能够证明特定的护理事件提供的护理影响患者的结局，但护理无法提供这种类型的证据。一个物理治疗访问是一个事件，而对一个患者的"密切监测"可能由一个以上的护士完成，可能覆盖一段时间，使明确的证明联系变得困难。大多数被测量的护理实际上是阴性的，例如患者不会出现压力性损伤，或者患者不会出现术后感染。预防疾病、减少痛苦和支持健康与护理同等重要。为了确保将护理纳入患者的预后，所收集的数据必须代表护理的作用。为了做出改变，护理领导者开始发展护理术语。ANA 已经批准了 7 个术语，但它们在护理实践中的应用一直很缓慢。提供直接护理的护士不愿意采用术语（Jones，2016），但由于护士是医疗保健的协调员，几乎所有的健康干预措施都由护士接触。

正确设计的文档可用于获取数据，以支持护理对医疗保健改善的贡献。尽管付出了努力，但仍然没有标准化的分类方法，而且在数据收集中护理数据的代表性仍然不足。护士领导者需要的系统不仅要监测患者，还要有助于衡量患者结局和护理干预。

（二）个人健康档案和可穿戴技术

虽然电子健康档案是为急性医疗护理设计的，但个人健康档案是由患者或照护人员控制的电子记录。它允许患者输入和更改信息，并提供对选定人群的访问（"PHR's"，2008）。除

了允许人工输入患者信息外，这些 PHR 通常还允许输入可穿戴设备收集的数据。Fitbit、三星（Samsung）或 Apple 手表等设备可以收集患者的心率或运动期间燃烧的热量数量等数据。最初，PHR 仅为手动数据输入而设计。随着可穿戴设备的增加，PHR 设计师增加了从这些设备导入数据到 PHR 的能力。美国护士协会对 PHR 有一份立场声明，建议患者使用它们，同时也建议了这些 PHR 的不同规则的设计和维护（ANA，2012）。

提供可用于儿童和成人的胰岛素泵。这些泵可以提供持续的短效胰岛素，以及饭前的程序性推注。泵的设计正在不断改进，但确实需要致力于正确使用（Insulin Pump，2019）。鞘内泵越来越普遍。将一根与泵相连的导管植入皮肤下，药物被直接输送到脊髓，而脊髓需要的药物剂量要小得多（Pain Pump，2019）。

不同的患者可穿戴设备的设计和制造不断增长。随着技术的进步，越来越多的可以帮助患者的设备将被发明出来。

（三）使用仪表板进行数据展示

护士经常管理数据，无论是在流程表，计算机程序或数据输入应用程序。这种数据管理使护士负责数据的准确性、管理大型数据集或数据分析，并以可理解的格式向利益相关者展示信息。一种展示方法是使用仪表板。Techopedia 将"数字仪表盘"定义如下。

"数字仪表板是一种电子界面，用于获取和整合整个组织的数据。数字仪表板提供深入的业务分析，同时提供部门生产力、趋势和活动及关键绩效指标等的实时快照。数字仪表板也称为仪表板、流量仪表板和流量仪表板"。

Technopedia.com（2020 年 6 月 16 日）数字仪表板是什么意思？

要了解有关仪表板开发和使用的更多信息，请参阅 Michele Kiss 的 10 个呈现数据的技巧（2018 年 1 月 18 日）。

2019 年，Heath 等描述了利用远程医疗仪表板来报告的功能（BMJ，2019）。远程医疗的采用进展缓慢，但最近的大流行证明了远程医疗的有用性和有效性。检测的局限性限制了证明特定患者可以安全面对面就诊。这种限制支持了远程医疗的发展。美国医疗保险和医疗补助服务中心于 2020 年 3 月 17 日发布了指南，允许医疗保险在全国范围内支付远程医疗费用（Council of Economic Advisors，2020）。

据《美国新闻》（U.S.News）报道，在截至 2020 年 3 月的 1 年中，个人远程医疗费用上涨了 7.52%（Gelburd，2020）。同一篇文章讨论了远程保健的使用如何改变了医疗保健。Aetna 创建了一个与其电子健康档案交互的视频会议程序，它将远程医疗的使用率提高了 3400%（Jerich，2000）。

护理在远程医疗中的地位正在增长。远程健康护理流程的发展，是护士通过电话与患者互动，通过提问、信息解读、症状回顾和熟练评估必要护理的迫切性和水平，以确定他们的健康需求，并确定其优先级，从而安全有效地满足呼救者的需求（Mataxen P. 和 Webb D.，2020）。

普渡大学护理（Purdue nursing）有一篇关于远程医疗护理的长篇文章，详细介绍了护士通过远程医疗提供护理的各种方式。他们在"2020 年十大护理趋势中列出了'远程医疗的持续增长'"。随着远程医疗的发展，护士要么在工作中学习，要么通过远程医疗课程学习。护士通过远程监控、RN 的异步记录 / 分析、远程监控和移动健康与患者互动。由于 CMS 和私人保险公司的报销增加及消费者的要求，远程医疗有所增长（79% 的患者表示远程医疗随访会更方便）（Purdueglobal.edu，2020）。

COVID-19 大流行也增加了远程保健的使用。很快，小型和大型医院系统都希望尽量减少员工和患者接触 COVID-19。他们发现远程医疗可以做到这一点。Aetna 采用了视频会议软件。佛罗里达西南部地区的 Lee Health 在大流行开始影响该地区时实施了远程医疗，而且对远程医疗访问不收费（Lee Health，2020）。

尽管南加州大学一直在其社区护理部门和脑卒中协议及他们系统的其他部分中使用了远程医疗，但在大流行期间，也鼓励那些就地隔离的人和住院的人使用远程医疗（University of California in Los Angeles，2020）。根据美国医疗卫生信息和管理系统协会（HIMSS，2020 年 6 月 1 日）的说法，远程医疗扩展是 COVID-19 带来的一线希望之一。

佛罗里达州数据库经理被解雇，原因是她拒绝操纵数据，以匹配时任州长 Ron DeSantis 希望改变的统计数据（Iati M.，2020）。对于任何使用保健数据的人来说，保持保健数据的完整性都是必不可少的。并不是每个州都创建了反映其数据的图形，但 CDC 确实发布了每个州和地区报告的 COVID-19 病例数量的图形。

（四）护士：数据救生员

数据驱动着护理工作中的所有工作；然而，护士们并不总是这么想。数据可以简单到 EMR 中记录的心率，也可以复杂到基于慢性疾病的患者登记。在护理工作中，数据无处不在，现在是护理工作带头利用其劳动成果来验证其作为最大的卫生服务提供者群体之一所发挥的关键作用的最佳时机。

他们怎么知道他们的实践是有效的？当事情没有按计划进行时，他们如何从机遇中学习？质量的提高使我们能够做到这些，并继续发展护理实践。自 Florence Nightingale 以来，护士们一直在寻找改善他们为患者提供的护理方法。为了有效地做到这一点，他们必须找到方法来计算和衡量他们实施的干预措施。使用数据作为基础，他们通常可以使用数据、信息、知识和智慧框架来跟踪他们的实践。

随着电子健康档案的兴起，越来越多的人关注护士在当地和全球范围内创建的大量数据，因为他们使用标准化术语来组合和分析他们的数据。在这些数据池中，护士经常使用许多传统的患者评分工具，并将其自动化，以帮助指导临床医生的实践，并为患者可能需要的干预措施制订行动方案。在过去的几年里，护士们使用先进的分析工具来查看这些庞大的数据池，并对他们的患者可能经历的结局进行预测。这通常被称为预测分析。

试图从他们近年来创建的大量数据中找出意义的想法令人生畏。幸运的是，仪表板是一个很好的工具，可以帮助将各种数据池以图形化的方式组合在一起，以便最终用户能够轻松地消化我们所讲述的故事。仪表盘是护士从床边到会议室的一个很好的工具。下面是一些很好的例子。

护士管理仪表板：显示该病房患者的概述，并使用质量指标确定任何缺陷。护士管理员仪表板：可以显示诸如财务、质量或临床结局目标方面的表现。

美国卫生和人力资源部根据组织公开报告的数据创建了一组很棒的仪表板，允许用户从高级视图开始，然后过滤到他们所在地区的特定提供商或组织。图 24-1 是美国国家协调员办公室卫生信息技术网站的一个例子。

（五）数据可视化

当我们讲述在医疗保健领域的故事时，至关重要的是使用适当的工具，以确保我们以尽可能最好的方式表示我们的数据。这类似于为正确的患者选择血压袖带，使用太大或太小的袖带都不能显示准确的图像，我们用来显示数据的工具也是如此（图 24-2）。

（六）关键术语

这些是理解表达数据所需的关键词。

有关用于显示数据的常见图表类型见表 24-1。

根据 Kevin Little 博士的说法，有四个问题可以帮助确定显示数据的最佳方式。"第一，数据说明了什么（描述）？第二，数据试图告诉我们什么故事（探索）？第三，数据如何汇总（制表）？第四，这些数据可以用来激发或激励（邀请）吗？"（Little，2019 年，原文第 3 部分）。虽然大多数电子表格软件会创建一个图表来显示

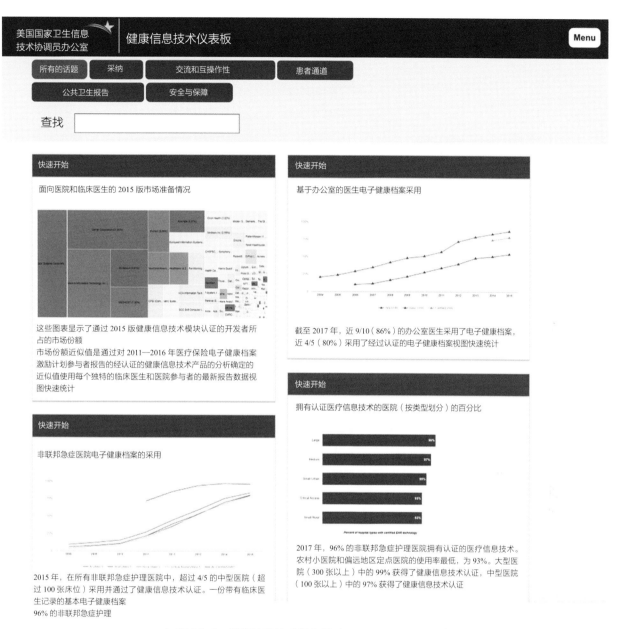

▲ 图 24-1 健康信息技术仪表板（**HealthIT.gov**，**2019**）

数据，但这个基本的图表可能不是显示数据的最佳方式。分析数据以选择最好的方式显示它将确保它被理解和使用。

表 24-1 列出了用于显示数据的常用图表类型。

五、结论

护士需要学习如何识别必要的数据，如何设计收集工具，如何选择可报告的数据和选择最有效的方法来报告数据。护士需要摒弃使用电子表格或创建演示文稿不是护理工作的想法。护士可以使用适当的商业工具来收集数据，并报告这些数据，以显示护理如何可以改善患者的结局，并清楚地显示护理的本质。

致谢

作者要感谢南卡罗莱纳医科大学的 Daniel Gracie 博士（DNP，MSN），感谢他在数据和数据可视化讨论方面的主要贡献。

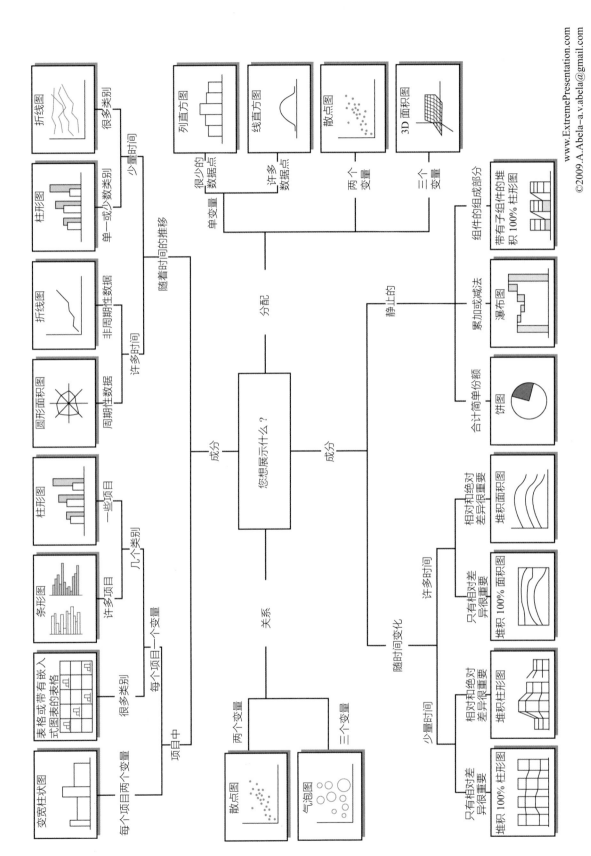

▲ 图 24-2 图表建议：启发思维

经许可转载，引自 ©Andrew V. Abela, 2020, www.extremepresentation.com。

表 24-1 用于显示数据的常用图表类型列表

关 系	关系图用于显示两个或多个变量之间的联系或相关性
散点图	散点图使用各种数据点或坐标来显示一组数据的通常两个变量的值。这有助于查看数据分组发生的位置
气泡图	气泡图是散点图的一种变体，显示以气泡分组的数据点，以显示它们相对于其他数据点的体积
分布图	分布图用于显示变量随时间的分布情况，有助于识别异常值和趋势
柱状图	柱状图更详细地显示了表格列中的数据分布，通常将数据放入存储桶中
比较图	比较图用于比较一个或多个数据集，可以比较项目或随着时间的推移，显示差异
条形图/柱形图	条形图显示与其他数据单元相比，数据单位的垂直或水平表示
折线图	折线图显示了一段时间内的数据点，这些被称为 x 轴和 y 轴
组合图	组合图用于显示整体的部分，并随时间变化
堆积柱形图	条形/柱形图的这种变化显示了每个单独列的组成，并与其他列进行了比较
饼图	饼图通常用于显示与整个数据集的组成相关的部分数据的表示

引自 Little, K. How to choose the right chart for your data, 2019, para. 1.

自测题

1. Data-Information-Knowledge 框架最初由以下哪些人员开发？
   A. Turley 和 Jones
   B. Graves 和 Corcoran
   C. Nightingale 和 Dean
   D. Nelson 和 Smith

2. 第一个收集和使用数据来改善患者护理的护士是谁？
   A. Clara Barton
   B. Margaret Sanger
   C. Florence Nightingale
   D. Mary Eliza Mahoney

3. 医疗保健领域的第一批计算机主要用于哪里？
   A. 图片
   B. 订单输入
   C. 患者登记
   D. B 和 C

4. ANA 批准了 10 个护理术语吗？
   A. 对
   B. 错

5. DRG 是护理代码吗？
   A. 对
   B. 错

6. 第一个最小数据集由以下什么人员开发？
   A. HHS
   B. ANA
   C. NLN
   D. CDC

7. 护理道德规范要求护士评估自己的实践吗？
   A. 对
   B. 错

8. ANA 建议所有的护士都要有 PHR 吗？
   A. 对
   B. 错

9. 所有仪表板必须由政府开发吗？

　　A. 对

　　B. 错

10. 任何图表都可以用来呈现数据，图表的类型并不重要吗？

　　A. 对

　　B. 错

参考文献

[1] American Nurses Association. (2010). *Nursing's social policy statement: The essence of the profession.* Silver Spring, MD: Nursingbooks.org.

[2] American Nurses Association. (2012). *Electronic personal health record.* Retrieved from https:// www.nursingworld.org/practice-policy/nursing-excellence/official-position-statements/id/electronic-personal-health-record/

[3] Brennan, P. F., & Baken, S. (2015). Nursing needs big data and big data needs nursing. *Journal of Nursing Scholarship, 47*(5), 477-485.

[4] Council of Economic Advisers (2020, April 28). Deregulation sparks dramatic telehealth increase during the COVID- 19 response. Economy & Jobs. Retrieved from https:// www.whitehouse.gov/articles/deregulation-sparks-dramatic-telehealth-increase-covid-19-response/ on June 13, 2020.

[5] Gelburd, R. (2020, June 2). The Coronavirus pandemic and the transformation of telehealth. U.S.News. Retrieved from https://www.usnews.com/news/healthiest-communities/articles/2020-06-02/covid-19-and-the-transformation-of-telehealth on June 10, 2020.

[6] Heaton, H.A., Russi, C.S., Monroe, R.J., Thompson, K.M. and Koch, K.A. Telehealth dashboard: leverage reporting functionality to increase awareness of high-acuity emergency department patients across an enterprise practice. BMJ Health & Care Informatics (2019). Retrieved from : https://informatics.bmj.com/content/26/1/e100093 on June 15, 2020.

[7] HIMSS TV. Telehealth expansion is one of covid-19's silver linings. HIMISS June 11. 2020, Retrieved from https:// www.healthcareitnews.com/video/telehealth-expansion-one-covid-19s-silver-linings on June 15, 2020.

[8] Iati, M. Florida fired its coronavirus data scientist. Now she's publishing the statistics on her own. Retrieved from: https:// www.washingtonpost.com/nation/2020/06/12/ rebekah-jones-florida-coronavirus/ on June 15, 2020.

[9] Jerich, K. Athenahealth launches new EHR-embedded tele-health tool. HealthcareITNews. June 11, 2000. Retrieved from https:// www.healthcareitnews.com/news/athena-health-launches-new-ehr-embedded-telehealth-tool on June 14, 2020.

[10] Kiss, M. (2018, January 18). 10 Tips for presenting Data. Retrieved from: https://resources.observepoint.com/ blog/10-tips-for-presenting-data on June 15, 2020.

[11] HealthIT.gov. (2019). *Health IT dashboard.* Retrieved from https://dashboard.healthit.gov/quickstats/quickstats.php

[12] Infogram [Interactive instruction]. (2019). *Published instrument.* Retrieved from https://infogram.com/page/ choose-the-right-chart-data-visualization Accessed date May 15, 2019.

[13] Institute of Medicine. (2001). *Crossing the quality chasm: A new health system for the 21st Century.* Adobe Digital Editions. Retrieved from https://doi.org/10.17226/10027

[14] Insulin pumps. (2019). Retrieved from http://diabetes.org/ living-with-diabetes/treatment-and-care/medication/ insulin/insulin-pumps.html Accessed date May 15, 2019.

[15] Jones, T. L. (2016, May 31). Outcome measurement in nursing: Imperatives, ideals history, and challenges. *ONJI: The Online Journal of Issues in Nursing, 21*(2). Retrieved from https://doi.org/10.3912/OJIN.Vol21No02Man01 Accessed date May 15, 2019.

[16] Lee Health. (2020) Telemedicine. Retrieved from https:// www.leehealth.org/our-services/telemedicine on June 14, 2020.

[17] Little, K. (2019). *Improving the visual display of data.* Retrieved from http://www.ihi.org/resources/Pages/ ImprovementStories/Improvingthevisualdisplayofdata. aspx Accessed date May 15, 2019.

[18] Mataxen, P & Webb, D. L. (2019). Telehealth nursing More than just a phone call. Nursing(49),4, p 11-13.

[19] Montalvo, I. (2007, September 30). The National Database of Nursing Quality Indicators (NDNQI). *ONJI: The Online Journal of Issues in Nursing, 12*(3). Retrieved from https:// doi.org/10.3912/OJIN.Vol12No03Man02 Accessed date May 15, 2019.

[20] Nightingale, F. (1863). *Notes on hospitals* (3rd ed.). London: Longman, Green, Longman, Roberts, and Green.

[21] PurdueGlobal (2020). Telemedicine, nursing and the future of health care. Retrieved from https://www.purdue-global.edu/ blog/nursing/telemedicine-nursing-future-health-care/ on June 13, 2020.

[22] Pain pump (intrathecal). (2019). Retrieved from https:// www.mayfieldclinic.com/PE-PUMP.htm Accessed date May 15,

2019.

[23] Personal health records and the HIPAA Privacy Rule. (2008). Retrieved from https://www.hhs.gov/sites/default/files/ ocr/ privacy/hipaa/understanding/special/healthit/phrs.pdf

[24] Pravikoff, D., Tanner, A., & Pierce, S. (2005, September). Readiness of U.S. nurses for evidence-based practice. *American Journal of Nursing, 105*, 40-50.

[25] Quality and Education Safety for Nurses. (2019). *Press release: Phase I 2005*. Retrieved from http://qsen.org/ about-qsen/ project-overview/project-phases/ Accessed date May 15, 2019.

[26] SimonSezIT. (n.d.). *SimonSezIT: Software training*. Retrieved from https://www.youtube.com/channel/ UC-3e3hAUhDV2lwcoQGD2grg Accessed date May 15, 2019.

[27] Technopedia.com What Does Digital Dashboard Mean? Retrieved from https://www.techopedia.com/definition/18857/ digital-dashboard on June 16, 2020.

[28] Technology Informatics Guiding Education Reform. (2016). *History of the TIGER initiative*. Retrieved from https://www. himss.org/sites/himssorg/files/TIGER%20 History%202017.pdf Accessed date May 15, 2019.

[29] Westra, B. L., Clancy, T. R., Sensmeir, J., Waaren, J. J., Weaver, C., & Delaney, C. (2015). Nursing knowledge: big data science—implications for nurse leaders. *Nursing Administration Quarterly, 39*(4), 304-310.

第六篇 护理实践应用

Nursing Practice Applications

Heather Carter-Templeton **著**

王 聪 **译** 张志琴 **校**

第六篇提供了各种环境中应用信息学的详细信息。本篇更新了医院、人群和联邦层面的创新内容。本篇的每个护理信息学应用都展示了针对以人为本的护理，在质量、结果、安全和影响方面的改进。本篇的新内容是对安全、网络安全及集成系统的关注。本篇的重点是信息技术如何促进基于标准化数据和证据的护理信息学决策的高级形式。

Heather Carter-Templeton 在题为"将证据转化为护理实践"（第 25 章）的更新章节中提醒读者，循证实践是众所周知可以改善患者护理结局的，然而许多临床决策却仍是在不确定的情况下做出的。此外，我们现行的医疗体系要求各级护士均应参与 EBP，但对于护士来说，跟上最新的创新理念和文献知识可能还有些困难。Carter-Templeton 分享了信息学如何弥合差距，以加强证据与技术的交叉融合。

正是基于 EBP 的整合，创新技术与患者护理继续交叉融合。Lynda R. Hardy 和 Bernadette Mazurek Melnyk 在第 26 章"通过循证实践和信息学的整合提高医疗质量和改善患者结局"中重申，EBP 是一种可以终生解决问题的提供医疗保健服务的方法，它整合了来自高质量与精心设计研究的最佳证据、临床医生的专业知识及患者的偏好与价值观。信息学包括存储、检索和分析数据的能力，这些数据可能被认为是来自患者、临床及研究。Hardy 和 Melnyk 提醒我们，信息学支持他们概述的七个 EBP 步骤，并通过提供数据和信息来帮助决策，最终提高护理质量和患者安全性，同时降低经济成本和负担。

在第 27 章"医疗保健信息技术的护理计划框架"中，Luann Whittenburg 与 Avaretta Davis 阐明并倡导了一种编码的、结构化的护理文书标准，用以进行护理人际沟通。作者指出，护理是医疗保健行业中占比最大的一部分，目前有超过 400 万人担任护士。此外，作者还将护士对医疗保健结果产生毋庸置疑的积极影响进行了合理化，并且进一步阐述了电子病历系统在沟通方面的作用。同时，作者也指出电子病历系统是国家数据互操作性和健康信息交换的根本和基础。

Whittenburg 与 Davis 反复强调电子病历系统"收集、记录、存储、检索标准化且编码的护理数据应遵循美国护士协会的护理流程框架"。

Mary Ann Lavin 在她题为"构建高级实践知识：课程、实践与网络资源利用"的章节中给出了明智的建议。本章致力于将选定的信息学与创新融入教育框架中。

这一章节主要学习四个课程主题（护理理论、实践、研究和法律问题），五个选定的创新点（社交媒体、可穿戴设备、远程医疗、结构化和非结构化数据应用），以及两个护理专业领域（高级护理实践和临床信息学）。Lavin 希望这一章将增强实习护士对创新的兴趣，包括创新思维，并开发创造性的应用。此外，她还希望这些信息将激励其他人在信息学领域成为有效的合作者。Lavin 博士积极地认为其他人不仅会考虑重组高级实践护理课程，而且还会考虑发展 BSN-DNP 和工程学科的双学位。

由于大部分医院和卫生系统都实施了 EHR，是时候关注 EHR 优化了。Ellen Pollack 在第 29 章"超越电子病历的实施：优化和加强"中提醒读者要考虑集中精力改进我们的临床系统，以加强提供高效的、高质量的和安全的患者护理服务。形成和使用临床主导的管理结构对优化项目进行选择和排序是至关重要的。项目管理和变革管理原则的使用，将显著增加优化项目成为一项富有成效的倡议的可能性。作者强调了护士信息学家在优化过程中所扮演的角色，重申了该角色的重要性，并提醒人们不应低估该角色。

Stephanie J. Raps、Margaret Beaubien、Christine Boltz、Michael Ludwig、Chris Nichols、Gerald N. Taylor 和 Susy Postal 在第 30 章中给出了对美国联邦医疗卫生系统的独特见解。在第 30 章"联邦医疗保健部门护理信息"中，他们描述美国联邦医疗卫生系统是世界上最大的综合医疗卫生服务实体之一。作者解释说，该系统在"技术进步的创新、采用、研究、开发、实施和评估"方面有着悠久的历史。美国联邦医疗卫生系统致力于支持和推动高级护理角色、标准和技术的发展。美国联邦部门的护理信息学这一学科是众多进步的起源，并在一些公共医疗卫生机构中产生了影响。他们简要描述了一些医疗卫生服务实体并阐明了它们之间在协作和共享沟通方面做出的努力，以及整合美国联邦医疗卫生部门的未来目标。

R. Renee Johnson-Smith 和 Jillann Firth R 在"监控互操作性、设备接口和安全性"（第 31 章）的章节中分享了更新信息。相互连接的医疗设备和电子病历的使用增加，可能会提高医疗保健的安全性、质量和可访问性。大部分数字监控超出了医疗中心和重症监护区的范围，进入了家庭。在某些情况下，这导致在个别医疗单位中收集的数据缺乏互操作性。作者分享了美国国家医学研究院对医疗保健提供者提出的挑战，要求他们保持以人为本的互操作性，促进可互操作数据的获取。作者还强调了需要解决有关监控和收集数据的安全和网络安全问题。此外，他们还分享与美国国家标准和技术研究所和拥有医疗器械监管权的 FDA 的医疗器械监管机构有关的新项目信息。

Karen Monson 在章节"人口健康信息学"（第 32 章）中，讨论了信息学和人工智能工具在卫生系统和公共卫生机构中创建和共享数字信息和卫生管理方面的作用。她解释说，用于改善个人和人口水平健康的融合形成了特定的人口健康信息学学科。Monson 与读者分享了公众健康和人口健康管理目标对信息技术的依赖，这些信息技术促进了基于数据和证据的决策。此外，她将电子病历数据作为衡量人口健康改善的主要数据来源，再次将技术进步与公共和人口健康联系起来。

Elizabeth（Betsy）Weiner 和 Lynn A. Slepski-Nash 在题为"应急计划和响应的信息化解决方案"（第 33 章）的章节中为从业者提供了有用的见解。我们每个人都无法幸免于自然或人为的灾难。Weiner 和 Nash 提醒我们，我们必须时刻为灾难和随后的恢复工作做好准备。他们分享了适合在这些情况下使用的信息学工具，并探索了信息学与应急计划和响应之间的结合点。他们认为应急准备必须反映灾难的类型、通信创新的变化和人力的变化。

在第 34 章 "医疗保健信息技术：致力于保障患者安全" 中，Patricia P. Sengstack 描述了 EHR 的历史及影响 EHR 在美国普遍实施和应用政策。她进一步解释了 EHR 对患者安全的作用。文中还对技术复杂程度的演变进行了描述，并引用证据以支持电子病历，特别是其在药物管理安全的作用。与此相对，她还分享了一些证据，以表明糟糕的设计和实施对医疗系统产生了负面影响。Sengstack 博士还回顾了政府在解决与医疗保健信息技术有关问题方面的作用，以及专业组织在医疗保健技术方面影响患者安全方面的作用。

Hyeoun-Ae Park、Naoki Nakashima、Hu Yuandong 和 Yu-Chuan（Jack）Li 在 "社区及家庭慢性病患者的患者参与和联系"（第 35 章）中，分享患者参与的基本要素，并解释这一概念并不新颖。由于韩国、日本、中国（含台湾）已经发表了很多关于患者参与的研究，作者使用自己的背景来描述这些进展。在这个章节中，阐明了服务行业多年来一直与客户保持联系，尽管形式可能有所不同。作者解释说，在过去的 20 年里，患者参与的价值在医疗保健行业中已经发生了变化，这让我们想起了美国医学研究院在 2001 年的报告《跨越质量鸿沟：21 世纪的新卫生系统》中对患者参与的正式介绍。美国医学研究院继续强调了患者参与的重要性和有用性，甚至鼓励患者个人有机会访问自己的健康数据。Park 博士等对患者参与提供了一个全面的定义。这些作者分享的信息是技术作为一种工具，以多种形式应用于临床上的患者参与。

第 25 章　将证据转化为护理实践

Translation of Evidence into Nursing Practice

Heather Carter-Templeton　著

王　聪　译　　张志琴　校

学习目标

- 了解转化科学和相关术语。
- 将循证实践应用于信息学解决方案。
- 描述信息学的元结构如何支持实践。
- 认识支持数据、信息、知识和智慧元结构级别的证据转化工具。
- 描述循证实践的演变和证据转化为实践的新趋势。
- 描述模型和框架，如将批判性思维与支持循证转化为护理实践程序相结合起来的信息学元结构。
- 讨论如何在实践中，将信息学用作促进和推动知识生成的工具。
- 讨论数据库等信息学工具，如何在实践中促进证据与知识的应用。
- 讨论专业护士如何参与提升用于向护理实践提供证据的信息学工具。
- 明确有助于扩展和改善资源的专业护理团体和网络，以促进证据向护理实践的转化。

关 键 词

临床实践指南；证据；循证实践工具；知识生成；绩效指标；患者护理的质量与安全

一、概述

临床决策往往是在不确定的情况下做出的。人们普遍认为循证实践可以提高医疗质量并改善患者结局。EBP 的促进作用越来越被重视以至于各级护士都被要参与到 EBP 中来。对于在住院、门诊、家庭和其他环境工作的护士，以及处于教育、管理和研究领域工作的护士来说，要跟上最新的技术和科研发表可能是一个挑战。尽管基于证据的护理并不总是常态，但保持与时俱进是护理安全和高质量的核心（Melnyk 和 Fineout-Overholt，2015）。尽管不同环境中的护士可能会将不同类型的信息视为"证据"，但这个行业正在迅速的聚力于学习人力、电子信息资源及印刷信息资源如何有助于改善结果（Carter-Templeton，2013）。信息学通过加强证据与技术的合并，以方便但具有变革性的方式，促进了这一历程。本章重点讨论将证据向实践的转化，以及转化如何与技术结合。

二、定义证据、实施和转化科学

循证实践在证据使用的基础上增加了行动。EBP 提供了使用证据来产生知识的程序。这是一个被广泛使用的术语，其定义比操作更容易。尽管具有挑战性，但人们普遍认为，EBP 被定义为医疗服务提供者与患者及家属之间共享临床决策的过程，是提高患者护理质量和安全的最佳方法（Harrington，2017）。这些决策以现有的最佳研究证据、提供者的知识及患者的偏好为指导。此外，基于证据的路径、协议和指南可以用来减少护理方法的不利异质性（Macias、Loveless、Jackson 和 Suresh，2017）。

循证实践在护理文献中得到了非常详细的讨论。它有许多"兄弟姐妹"，在文献检索时，它们的区别会让人感到困惑。循证护理实践中存在的挑战在护理文献中已得到长时间的广泛讨论，如 EBP 的时间限制、有限的获得循证资料的途径、缺乏信息检错和评价技能等。然而克服这些障碍的策略并未受到同等的关注。此外，护理学科已经意识并且承认，即便证据很充分，如果不能实施和维持，其作用也将微乎其微（Tucker、Olson 和 Frusti，2009）。

（一）实施科学

实施科学是一个囊括多方面又复杂并且还在不断发展的领域，随着我们开始更多地了解证据在特定环境中的应用，实施科学已成为一个重要的研究领域。因为实施科学关注的是如何改善结果，因此它与直接与患者打交道的专业尤其相关，如护理。

虽然最近 EBP 在标准化方面取得了很大的进展，但实施阶段仍然是 EBP 中最具挑战性的步骤。实施阶段存在各种挑战的原因不同。Tucker 和 Gallagher-Ford（2019）列举了各种解释，例如"把工作人员从患者护理中脱离出来来领导实践变革，某些设备和支持在实践变革中的必要性"（原文第 51 页）。其中也提到了快节奏和不断变化的医院环境、监管和保险方需求，与变革相关的困难及维持变革的时间和精力不足都是导致 EBP 实施困难的原因（Tucker 和 Gallagher-Ford，2019）。更多信息可以在他们名为"EBP2.0：实施和维持变革"的系列文章中找到，该系列于 2019 年 4 月开始在《American Journal of Nursing》上发表。

EBP 的复杂性导致研究在实践中的缓慢运用。一份报告估计，将研究成果用于实践需要 17 年（Balas 和 Boren，2000）。同时，越来越多的以研究为基础的信息被添加到数据库和线上网络临床资源中。2008 年，据估每天约有 2000 篇文章将被添加到 MEDLINE 数据库中（Phillips 和 Glasziou，2008）。此外，由于实施阶段往往被低估，因此在持续变革过程中出现了相关挑战。同时，我们对于护士在临床中实施证据所需的知识和技能情况知之甚少（Tucker、Gallagher-Ford 和 Melnyk，2018）。

大部分研究都是凭经验进行的，却通常没有考虑实施的背景。护士花费大量时间与患者交流，因此护士主导的研究是将护理证据转化为临床实践的重要机制，也可以提供安全有效的护理（Curtis、Fry、Shaban 和 Considine，2016）。EBP 的实施结果与日常实践仍然不一致，研究与实践之间的仍然存在鸿沟（Wallen 等，2010）。因此，实施科学在卫生保健领域的发展，是为了回应经过研究人员验证的治疗方法没有在临床环境中实施或维持这一认知。这一研究领域致力于应用概念来支持基于证据的发现，从而改善结局（Annie E. Casey Foundation，2019）。实施科学被具体定义为"研究促进采用和整合的方法，以将循证实践、干预措施和政策采用纳入到常规卫生保健和公共卫生环境中"（National Institutes of Health Fogarty International Center，2017）。

（二）转化科学

"知识转化"和"实施科学"这两个术语在过去的20年里得到了研究人员较多的关注。在多数情况下，相关术语，如知识转化、利用、交换、传播、实施科学，被互换使用来表达将科学转化为实践的过程。这些术语通常也因地理区域而异（Khalil，2016）。最近，来自九个不同国家的多个研究资助机构进行的一项研究确定了有29个不同的术语用于描述知识转化（Curtis等，2016）。这可能会导致对知识转化过程的理解和参与产生混乱。

由于没有一个标准的国际术语对如何转化进行结论性的定义，因此在理解定义时可能会让人不知所措。了解与循证护理相关的常用术语可能很有意义，因为只坚持一种思考证据方式会忽略这些术语的共同点。与循证实践、实施科学、转化研究、知识转化等术语相关的集体行动都有一个共同目标，即让科学与影响患者和目标人群的因素连接。但是学习的东西越来越多，技术提供了动力。通过努力采取各种方式让证据运用到促进持久、安全、具有成本效益和高质量的护理方式中，这样的努力正逐渐导向明显的结局改善。

三、用于支持从数据到信息、知识、智慧转化的工具

护理学是一门以信息为基础的学科（Graves和Corcoran，1989）。护理信息学以转化其含义的方式将护理科学、计算机科学和信息科学结合在一起。护理学作为一门信息化学科的发展改变了护理实践中数据、信息和知识的管理方式（Staggers和Thompson，2002）。图25-1是受Englebardt和Nelson（2002）的启发绘制的。图中呈现了数据、信息、知识和智慧的关系，并

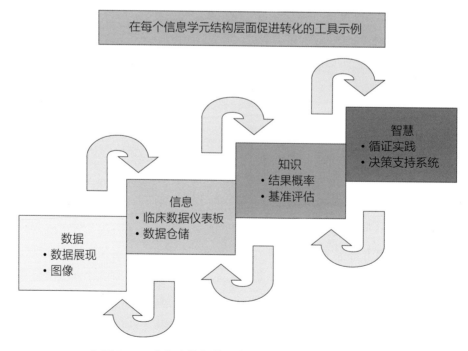

▲ 图 25-1　在每个信息学元结构层面促进转化的工具示例

改编自 Englebardt, S., & Nelson, R. (2002). *Health care informatics: An interdisciplinary approach* (Figure 1-4, p. 13). St. Louis, MO: Elsevier.

列举了在每个信息学元结构级别促进转化的工具。数据转化为信息、知识和智慧而发生的行为是动态的和迭代的。通过研究、评估、质量改进和安全活动学到了什么有助于获得智慧？一旦达到智慧阶梯，反馈将有助于持续改进并产生新的假设。

在一个不断发展的卫生保健系统中，护士的信息需求是流动和不断发展的。知识的发展伴随着证据的使用。最近，科学知识库才开始与转化研究和实施科学相联系，并且强大到足以支持在转化过程中使用特定的循证工具和策略，以及解释当地因素（如对 EBP 的态度）如何影响转化（Upton、Upton 和 Scurlock-Evans，2014）。使用特定循证工具测量效果有助于持续理解影响持续改进的障碍和促进因素。同行评议的出版物报告了影响因素的测量结果，增加了科学知识库的相关性。护士一直处于定义最佳实践及与健康信息技术实施相关的知识体系中的空白的早期阶段（Abbott、Foster、Marin 和 Dykes，2014）。随着创新的传播，人们对如何根据当地环境定制 HIT 工具将有更多的了解，包括更好地理解如何根据护理干预、患者和资源相关的因素调整实施策略。

四、研究证据的评估

研究结果在被纳入为临床问题证据基础的一部分后，可用于解决关键的临床问题。研究结果只有经过审慎地数据查找、比较和合并程序后，才能成为疾病或症状的部分证据基础。研究结果的审查包括使用精确和客观的纳入和排除标准而进行的批判性评价。这些标准确定了在尝试回答临床问题时要考虑的研究，例如最有效和最有科学依据的减轻疼痛的护理干预是哪些。一个系统的方法用于评价同行评议的论文的有效性和可靠性有待进一步考虑。严格的方法决定了干预措施的有效性及其在严格控制条件之外用于真实患者的有效性。使用贝叶斯或其他高级统计分析方法

有助于了解如何最好地综合结果。通过这些技术，系统评价围绕临床问题，对已知的干预措施进行优点和缺点的综合列举。可靠的方法有助于协助医务人员对关于基本治疗、诊断或预防干预措施进行权衡取舍。然后，与特定问题相关的累积结果可以由无偏见的专家进行审查和评级。通常，评级由多学科专家团队完成。一个团队的系统审查通常会产生关于改善结果的推荐和不推荐分级建议。

美国预防服务工作队（United State Preventive Services Task Force，USPSTF）给出了 A、B、C、D 或 I 的字母等级，以表示综合研究结果得出的每项建议的强度。在 USPSTF2020 中，证据的最高等级是 A，表示强烈推荐，I 表示证据不足，无法提出建议。

五、关键评估工具和报告规范

参与 EBP 的护士可能会使用必要的评估工具或报告规范。评估工具有助于帮助读者完成证据的评估过程。掌握选择适当的评估工具或报告规范所需的知识和技能是 EBP 的基本能力，也是适当评估和最终转化证据的关键。最近的一项研究探讨了批判性评估工具和报告规范的定义，并详细描述其使用理由。表 25-1 和表 25-2 提供了这些工具和规范及其全文链接（Buccheri 和 Sharifi，2017）。

护士在临床中深度了解和进一步使用上述工具，有助于支持和促进 EBP 的发展。表 25-3 列出了部分可供医疗服务提供者和教育者使用的资源（美国）。

六、结合批判与用证，建立模型和理论框架

模型和框架有助于将批判性思维与促进证据使用的逐步过程联系起来，包括考虑导致安全持久的结果及组织改进的因素。因为转化需

表 25-1　可用的临床评估工具

AGREE Ⅱ	https://agreetrust.org/resource-centre/agree-reporting-checklist
CASP 清单 – 定性和定量	https://www.casp-uk.net/#!casp-tools-checklists/c18f8/
Cochrane 风险偏倚评估工具	https://handbook.cochrane.org/chapter_8/table_8_5_a_the_cochrane_col-laboartions_tool_for_assessing.htm
EPQA 指南	Lee 等，2013
GRADE	https://www.gradeworkinggroup.org
JBI 清单	https://joannabriggs.org/research/critical-appraisal-tools.html
约翰斯·霍普金斯研究性证据评估工具	https://www.hopkinsmedicine.org/evidence-based-practice/_docs/appendix_e_research_evidence-appraisal_tool.pdf
约翰斯·霍普金斯非研究性证据评估工具	https://www.hopkinsmedicine.org/evidence-based-practice/_docs/appendix_f_nonresearch_evidence-appraisal_tool.pdf
快速批判评估清单	Melnyk 和 Fineout-Overholt（2015）

引自 Buccheri and Sharifi (2017, p.466).

表 25-2　可用的报告规范

AGREE 报告清单	https://www.agreetrust.org/resource-centre/agree-reporting-checklist/
CONSORT 清单和流程图	https://www.equator-network.org/reporting-guidelines/consort/
COREQ	https://www.equator-network.org/reporting-guidelines/coreq/
EPQA	Lee 等，2013
ENTREQ	https://www.equator-network.org/reporting-guidelines/entreq/
PRISMA 指南	https://www.equator-network.org/reporting-guidelines/prisma/
SQUIRE2.0 指南	https://www.equator-network.org/reporting-guidelines/squire/
STROBE	https://www.equator-network.org/reporting-guidelines/strobe/

引自 Buccheri and Sharifi (2017, p.469).

要在严格控制以外的情况下实施证据和基于证据的工具，严格控制的情况，如随机对照试验（randomized controlled trials，RCT），帮助护士批判性地审视证据实施的背景因素、假设和影响因素的理论。使用模型和框架可以帮助护士在复杂的情况下准备一个令人信服的转化计划，例如预计发生变化和中断时，应该如何实施 EBP。

各国的护理领导者为转化和质量改进理论做出了贡献。这些理论包括 Donabedian（1980）的结构、过程和结局框架，它侧重于解决问题。其他与转化直接相关的理论见于 Rogers 的创新扩

表 25-3　可用于将证据转化为实践的医疗服务提供者和教育者资源

资　源	URL	描　述
ANA 研究工具包	https://www.nursingworld.org/practice-policy/innovation/improving-your-practice/research-toolkit/	该工具为护士提供信息，对研究和循证实践进行介绍。提供了协助证据转化为实践的资源
约翰斯·霍普金斯大学循证实践中心	https://www.hopkinsmedicine.org/evidence-based-practice/ijhn_2017_ebp.html	该工具采用三步程序（问题、证据、转化）来处理临床护士的需求
华盛顿大学循证实践概述	https:/guides.lib.uw.edu/c.php?g=99106&p=642552	本指南提供了有关证据、协助提出临床问题、证据计算及统计信息的资源
伊利诺伊大学芝加哥分校	https://researchguides.uic.edu/c.php?g=252564&p=3977492	本研究指南为护士提供有关循证实践和知识转化的信息和指导
美国预防服务工作组等级定义	https://www.uspreventiveservicestaskforce.org/Page/Name/grade-definitions	USPSTF 以 A、B、C、D 或 I 的字母等级来表示综合研究结果得出的每项建议的强度
PubMed 指南搜索	https://www.ncbi.nlm.nih.gov/books/?term=guidelines	世界各地的指南可在 PubMed 数据库中找到
Lippincott 研究转化护理中心	https://www.nursingcenter.com/evidencebasedpracticenetwork/home/tools-resources/collections/translatingresearchintoprofessionalpractice.aspx	一个可以帮助护士学习更多关于循证实践和证据转化的在线资源
VA/DoD 临床实践指南	https://www.healthquality.va.gov/	一个包含指南的资源，在 VA/DOD 系统中用于支持同质的高质量护理
循证医学中心	https://www.cebm.net/category/ebm-resources/tools/	可用于进一步了解循证医学五个阶段的工具库
Utah 大学图书馆循证实践网页	http://campusguides.lib.utah.edu/ebp	为从事循证实践的人提供资源和工具
NIH 转化科学谱系网页	https://ncats.nih.gov/translation	该资源提供了关于转化科学的信息，包括问题和路线图

散模型、Funk 模型、PRECEDE 模型、慢性病护理模型、PARiHS 模型、Stetler 模型、Iowa 模型、转化研究模型、Rosswurm 和 Larrabee 模型、ARCC 模型、Kitson 框架、Melnyk 和 Fineout-Overholt 的 EBP 模型、精益框架、PICOT 模型、QUERI 模型及卫生保健改进研究所的突破模型。本章对其中部分模型进行了简要介绍。

探索护士如何定义转化有助于护士间的相互学习。具体贡献包括 Rogers 对"属性"（包括复杂性）的理解和 Alison Kitson 对环境理解的强调。其中 Alison 的也强调了清晰表达合作知识转化方法的重要性，这种方法可嵌入到研究设计中（Kitson 等，2013）。健康服务领域研究成果应用的行动促进框架（Promoting Action on Research

Implementation in Health Services，PARiHS）框架定义和衡量导致成功实施的关键因素并被广泛使用。应用案例包括 Squires 等（2012）设计的基于研究的政策和程序的实施策略。Marita Titler 博士领导了 AHRQ 的 TRIP 计划，并且研究了 EBP 的转化背景，发现了影响 EBP 转化的重要因素，包括：①创新的性质（如证据的强度）；②与护士和医生沟通的方式（Herr 等，2012；Titler，2010 和 2011）。Carole Estabrooks 博士描述了复杂护理环境（如疗养院）下，考虑重大需求的重要性（Estabrooks 等，2013）。Cheryl Stetler 博士发展了她的以实践者为导向的 Stetler 的循证实践模型，促进 EBP 的演变发展（Stetler，2001 和 2010；Stetler 和 Caramanica，2007；Stetler 等，2006）。她还综合了关于使用 PARiHS 框架的文献，包括开发辅助研究人员使用 PARiHS 的一个配套指南（Stetler、Damschroder、Helfrich 和 Hagedorn，2011）。PARiHS 框架在国际上被广泛使用，Bergstrom、Peterson、Namusoko、Waiswa 和 Wallin（2012）在乌干达将 PARiHS 作为知识转化的一个框架。

随着新技术与测量影响结果的复杂因素的新方法相结合，理论和框架正在被定制，包括根据护士的工作流程和发展中国家需求对其进行定制（Dalheim、Harthug、Nilsen 和 Nortvedt，2012）。Melnyk 和 Fineout-Overholt 让在真实临床环境中工作的护士和高级实践护士（advanced practice nurse，APN）掌握 EBP 能力（Melnyk、Gallagher-Ford、Long 和 Fineout-Overholt，2014）。Rycroft-Malone 等（2012）和 McCormack 等（2013）描述了一种被称为现实主义审查和综合的新方法，该方法侧重于了解干预起作用或不起作用的机制。Hynes、Whittier 和 Owens（2013）使用 QUERI 模型来展示 HIT 方法如何分别被描述为实施的促进因素或障碍。三种途径被认为有助于转化：①遵守信息技术政策和程序并与之合作；②在组织政策范围内运作，并与终端用户、临床医生和行政人员建立合作关系；③获

取和维护研究资源与批准。Harrison 等（2013）强调支持开发名为 CAN-IMPLEMENT 的框架模型的重要性。加拿大皇后大学的知识实施研究路线图（Queen's University Research Roadmap for Knowledge Implementation，QuRKI）被用以强调相互支持 / 致力于实施研究的科研圈构建（Harrison 和 Graham，2012）。澳大利亚多学科健康网络被用作指导合作开发循证政策和推动实施的框架（Briggs、Bragge、Slater、Chan 和 Towler，2012）。

七、促进用证和知识转化为实践的信息学工具

现在，人们对证据采纳的理解远远超出了被动地对单一临床实践指南或网络研讨会的访问。人们的注意力已经转变到在证据引入后去剖析培养、维持持续变革的条件。这种条件往往是多种变革策略的实施。越来越多的情况是，临床不仅基于最佳证据在尝试新的干预措施，而且也在科学地推动用证的实施策略。

临床实践指南

临床实践指南是医学实践的基石。它们为医疗保健从业人员提供关于护理特定疾病或症状患者的循证建议（Shekelle，2018）。大约 20 年来，美国国立指南库（循证医学临床实践指南数据库）和国家质量指标信息交流中心向医疗保健从业人员提供循证信息，以便在制定政策、治疗方案、患者结局评价指标时参考这些信息（Plunkett，2018）。然而，最近美国出现了几个与临床实践指南相关的重大进展。ECRI 开发了一个新的研究所指南信托（ECRI Institute Guideline Trust，2019）。

2011 年，美国医学研究所（现为美国国家医学研究院）发布了一份报告，提出了制订指南的方法，包括对医学文献的系统评价和与替代方案相关的进一步评估信息。该报告指出，未经系统

评价的实践建议，不应被视为临床实践指南。因此，美国国立指南库的指南数量减少了50%（从2014年的2619部到2018年的1440部），那些较旧的、没有严格基于证据的指南在系统中也被删除，然而，那些确定是值得信任的、基于证据的指南则被保留下来（Shekelle，2018）。此外，美国医学研究所还开发了美国国立指南库遵守可信赖标准（National Guideline Clearinghouse Extent of Adherence to Trustworthy Standards，NEATS）工具。该工具包含15个评价项目，包括经费来源披露、多学科纳入、关于冲突解决的信息、患者观点的纳入、系统评价信息、基于合理的推荐、利弊的概述、证据的参考文献、推荐内容和指南更新计划等。

在2018年，由于缺乏维护网站的政府资金，美国国立指南库被关闭，这意味着该网站的用户将不再能访问该网站信息。由此一来，用户憾失一条访问美国国家医学研究院重要建议和信息的途径（Shekelle，2018）。在美国国立指南库关闭后，ECRI研究所指南信托（ECRI Institute，2020）宣布它将肩负美国国立指南库的责任。该网站现提供临床实践指南摘要的检索服务。

八、建立基础设施以支持循证实践

研究结果显示，证据并没有被持续地整合到实践中。深入评估和反思这些研究后发现，通过不串联的、碎片化的方法在床旁诊疗护理中获取证据是不够的，将EBP工具整合到护理工作流程或基础设施中极为重要（Bakken等，2008）。本部分将提炼在开发支持EBP的医疗基础设施时可能会使用的要素。

（一）标准化术语

标准化术语，可能包括医疗团队所有成员共享的通用术语、命名规则或分类法，允许更加无缝地收集、检索和重复使用数据（Bakken、

Cimino和Hripcsak，2004）。为了促进医疗团队之间的安全和沟通，需要标准化术语，来支持跨系统和跨环境的沟通交流。护理在接口术语领域取得了较多进展。同时，也在推广该术语的使用。但是，除非所有的系统和用户在数据收集和记录过程中经常使用该术语，否则不太可能进行比较以供未来研究（Monsen等，2011）。

（二）卫生保健数据标准和互用性

虽然电子健康档案可以帮助我们收集关键和相关数据，但它们最初的设计初衷是用来取代手写记录的，并不是作为不同医务人员之间的桥梁或从外部来源获取信息之用。EHR是部分但不是唯一解决方案（Schiller，2015）。保证数据标准是通用的促进数据流在任何现有信息基础设施上流通的助力，标准包括数据来源、报告要求和数据交换标准。护士必须参与这些过程的开发和交付，以验证标准的适用性，并确保EBP和数据的准确收集能用于质量改进（Bakken等，2004）。

（三）通信技术

通信网络、协作工具和移动设备已经成为我们临床运作和完成工作的重要组成部分。此外，移动应用程序每天都在增加，来帮助我们通信进而支持临床工作。这些工具在支持医疗工作者之间的沟通方面，具有很大的潜力（Bakken等，2004）。

（四）仪表板

广泛使用EHR来收集和存储患者数据使得有更多的数据可用于临床环境。这也导致了临床对仪表板的需求。仪表板可以利用存储的临床数据生成可用于制订患者的护理决策信息。仪表板可包括各种临床决策辅助工作。这些工具提供了简明的决策建议概述，以及用于分析的集束化数据。仪表板可协助可视化基线评价、通知和警告、预测和效果评价反馈。仪表板可以是"自产"

的，也可以从供应商那里购买，但最终都应实现以数据为驱动的决策制订辅助功能（Wilbanks 和 Langford，2014）。分析学，可以定义为数据和信息，在预测、临床决策支持和众多患者测量中发挥着重要作用（Macias 等，2017）。

（五）数据挖掘

数据挖掘是用来从广泛的数据库中收集有用的信息。这个过程也可被称为数据发现。这些工具通常与计算机化的健康记录相连接，如跨医疗机构收集的患者电子病例，理想情况下能支持个人全生命周期的连续性护理。电子病历数据的激增，临床智能和聚合数据的其他用途促进将有意义的信息转化为知识（Harrington，2011）。如果数据是标准化的，并复制到数据库或数据集中，那么数据可以很容易地被交换为后续使用，这样一来，EHR 的功能就会特别强大。这个过程允许医疗保健从业人员分析和评估常规收集和存储的数据或信息（Bakken 等，2004）。他们可以分析和评估数据或信息，以反思当前个人实践或组织实践，从而促进 EBP。

（六）触发工具、集束化和快速循环测试

卫生保健改进研究所（IHI，2019）和其他组织使用许多不同的自动化工具，这些工具通常与质量和安全工作协同工作。"触发器"通过使用不良事件线索，对记录进行回顾性审查来测量伤害。一个集束化是将 3～5 个 EBP 捆绑在一起的组合，并用于促进采取特定的干预措施。然后可以测量效果，并将数据反馈给医务人员。

（七）证据认知辅助工具及高级信息学

认知辅助工具凭借扩大快速处理、比较和解释大量复杂数据的能力，帮助护士使用数据，并将数据与证据联系起来。有助于理解日益丰富的结构化和非结构化数据的自动化工具，正变得越来越受欢迎和可及，现在有时也用于患者床旁。

这些工具可用于回顾性地使用数据，来支持绩效测量或支持大众健康。也可以通过整合数据从而前瞻性地使用认知辅助工具，然后用它进行预测并为未来的护理提供指导。

可以开发路径来促进差异性分析，即使用汇总数据将患者与一组患者进行比较。地理信息系统或地理信息科学是指将来自不同来源的数据连接起来以共享、合成、重新利用和重新连接的网站或服务。

临床和商业智能从大型卫生保健数据库中获取数据进行分析并反馈，从而在解释和决策方式中发挥作用。可以使用一种通用格式将集成多个数据及的可视化，从而增强多个信息支持一个决策。这些工具在将数据与经验相结合，以及产生新假设的过程中，在帮助护患互动的功能上，产生了变革性的能力。

（八）自动化绩效测量

质量和安全测量是促进证据使用并迅速将其付诸实践的有效途径。临床质量测量，以及与质量和安全相关的绩效测量，量化了面向个人、组织、计划、设施或网络提供的护理的差异。绩效测量标准和指标往往基于临床实践指南或其他综合的（可信的）证据产生。

绩效测量标准或指标是根据行政或临床数据得出的，而这些数据通常来自计算机化的记录。电子化测量（使用 EHR）的一个例子就是在到达医疗机构后 4 小时内，因肺炎正确接受抗生素治疗的患者数量，分子是接受了干预（抗生素）的人数，再除以符合条件的患者总数（应该接受抗生素治疗的患者）。这种测量，可评估院方医务人员和组织的表现，然后用于基线评估、质量改进工作和财务决策。患者安全指标（Patient safety indicator，PSI）使用抽象的行政数据来帮助医务人员识别风险。例如，当患者在意外死亡或在出院 30 天内非计划再次入院时，可以使用包括根本原因分析法在内的患者安全工具来理解和纠正错误。越来越多的健全的绩效测量标准被开发、

测试和引入，包括用于评价特定疾病的"联系紧密"的复合测量标准。而构造不当的测量标准可能导致偏倚或"博弈"。

（九）将证据整合到照护协调和连续护理图谱中

个案管理和照护协调，是护士在随访一组患者时的关键任务，包括确保完成基于证据的诊断和治疗干预措施。在整个工作流程中，通过电子化方式促进所以医疗保健提供者之间的沟通和信息共享，可使患者从照护协调中受益。

最后，在临床环境中的决策支持和技术应用是将经验与证据相结合。循证工具不是"菜谱"，当使用自动化的循证工具实施临床干预时，需要进行临床判断。因为转化和决策支持是重叠的，每一个都具有内在的多学科性。

护理与公共卫生、医学和其他卫生学科一起共同调研实情下的所需条件以保证将证据成功应用于决策支持；然后，测量其效果，并在评估后反馈数据。这包括知道如何向具有不同文化程度和科学教育背景的临床医生、家属和团队解释证据。解释证据包括理解伴随转化而来的"意外后果"，以及在证据不完整、有误导性或矛盾时，处理不确定性。例如，当一部自动化的临床实践指南对特定临床状况（如癌症）进行治疗推荐却没有说明共病（如糖尿病）的优先事项或禁忌证时，会发生什么情况？即使是最好的循证工具也很少适用于所有患者，除非根据亚组或患者的偏好进行调整。对于某些患者或亚组，可能需要同时转化应用多个循证工具，或者尝试将不同循证工具的具体干预措施放在一起。模型可以帮助护士制订一个将这些干预措施结合起来的、令人信服的计划。

（十）电子健康档案的使用

由于 EHR 利用技术促进了基于价值的质量评价并加强了信息交流，它将在证据转化为实践方面发挥越来越大的作用。EHR 通过将循证工具嵌入常规护理程序中来提供一种传播证据的工具。这样一来，EHR 有希望以积极的方式影响质量和安全。例如，当收集、整合和分析与临床指南实践相关的 EHR 记录时，可以开展以质量和安全提升为导向的进行数据共享、汇总和解析。接下来，这些数据可能成为部分证据用于更新下一版临床实践指南。Poe、Abbott 和 Pronovost（2011）使用同伴教练技术来建立和维持护士在临床环境中使用 EHR 所需的胜任力。通过循证教练干预的使用，护士的满意度和信心均有提升。然而，要提醒护士积极参与 EHR 的开发、监测、实施和使用。还需要持续努力以确保 EHR 更新的及时性、输入的准确性及输出的有用性和安全性。

（十一）应用信息学中的证据来提高护理安全和质量

寻求提高组织内护理安全性和质量的护士，通常可以找到能解决他们的具体目标或与他们的实践领域相关的文献综述、系统评价、Meta 分析或循证工具（Tricco 等，2012）。他们可以在机构内使用技术化工具，以更容易、更快捷地使用循证工具，同时降低患者风险。如电子版临床实践指南、CDS、自动化绩效测量工具、计算机化的提醒等循证工具，可以嵌入日常护理中并"及时"提供反馈，从而影响流程、中间过程和结果，有时还会影响成本、患者和护士满意度，甚至人力问题。用于提高质量和安全性的自动化工具提供了一种有前景的方法，例如明确可能从干预筛查中受益的患者，或者确定哪些患者存在给药差错或者其他医疗差错风险。需要在实施前、中、后详细评估此类电子工具的影响（Calloway、Akilo 和 Bierman，2013）。这种评价可能揭示组织和成员的特点，从而促进循证工具的长久使用。

动态高效的质量和安全文化，要求护士不断检查所需的条件，以促进持续学习。重要的是，当未达到惩罚性标准时，不应使用由质量和绩效测量得出的数据来惩罚医务人员。将循证工具和开放环境结合起来，有助于基于最佳可用证据的、质量和安全性持续改进。在开放环境中，可以在恐惧氛围之外探索差错或绩效不佳的原因。绩效、质量和安全性并非仅通过技术就能实现，还受到实施、监控和使用技术的人员影响。恐惧会阻碍创新和进步。在安全实施和维护的前提下，与患者条形码腕带相关的工具可以匹配自动记录，防止给药差错；或与医院获得性感染的监测系统相匹配。在一种害怕惩罚的常态氛围下，建立一种以绩效为导向的文化是一项挑战。例如，手术室内使用的自动化质量和安全工具，可以降低 X 线反向读片、手术器械或耗材丢失、手术患者错误、手术部位错误的风险。一旦可以使用哪些有效和哪些无效的本地证据来理解影响转化的复杂因素时，文化的转变就会系统地发生。但模拟和类似的工具的运用势不可挡。其被越来越多地用来帮助护士理解和为应对复杂的程序做准备，特别是在容错率很小且培训选择有限的情况下。

（十二）新兴技术和趋势

临床分析（先前描述过）在提高质量和安全性方面带来了新的前景，例如，当与精益、六西格玛或类似框架相结合时。通过临床分析，可以早期识别结果的高度差异，从而加强预防、提升安全和改进临床。用于 EBP 的自动化工具，正在迅速发展。在证据转化活动中，护士通过实施和评估这些工具（尤其是新工具）来发挥领导作用。例如，"ubicom"（也称为 ubicomp 或普适计算）使用环境智能（一种创造性环境）将人类交互嵌入到日常实践活动中。通过佩戴传感器，来使心脏数据的收集不受干扰。随着环境智能越来越盛行，护士不仅可以测量和报告工具本身的有效性，还可以测量和报告用证实施策略的有效性。这些报告和研究，将帮助护士解决新技术对教育、风险、依从性和团队合作的影响。

九、专业的护理团体和网络为证据转化为护理实践提供资源

护理团体和网络通过创建、促进和协助扩大 EBP 的知识库，来帮助扩展和改善资源。主要组织包括美国国家卫生信息技术协调员办公室、医疗卫生信息和管理系统协会、美国护理信息学联盟、美国医学信息学协会、美国护理信息学协会（American Nursing Informatics Association，ANIA）和 ANIA 的姐妹组织，首都地区护理信息学圆桌会议（Capital Area Roundtable on Informatics in Nursing，CARING）。美国医疗保健研究和质量机构还提供了广泛的资源，包括患者互动工具、美国健康信息知识库（一个数据标准的元数据注册中心），以及他们的知识传递和将研究转化为实践项目 TRIP I 和 TRIP II）的成果展示（www.ahrq.gov）。名为 Sigma Theta Tau 国际会议的组织赞助会议、研究和资源，以支持循证信息和实施，并将其转化为实践。它还赞助了一本名为《循证护理的世界观》（Worldviews on Evidence-Based Nursing）的学术期刊。

通过 Cochrane 协作网和 Joanna Briggs 研究所进行的国际证据传播

越来越多的著名国际护理、卫生服务和信息学团体为我们的 EBP 知识库做出贡献，包括拥有一个证据数据库的 Cochrane 协作网（www.cochrane.org），以及 McMaster 大学健康信息研究部提供的知识转化＋（Knowledge Translation+，KT+）资源（http://plus.mcmas-ter.ca/np/）。KT+举例说明了护士在寻找同行评议的文章、与安全和质量改进相关的系统评价、专业教育、自动化 CDS 和患者资源时，可获得的资源激增。由于大部分护士使用可用的证据源于护理领域，所以 Cochrane 协作网设立了专门的护理领域板块（Nursing Care Field，CNCF）（http://www.cncf.cochrane.org）。Joanna Briggs 研究所是 CNCF 的护理合作者之一。在护理领域，Joanna Briggs 合

作中心包括全球 70 多个实体机构，参与证据的开发、传播、实施和转化，以改善护士对患者的护理（http://joannabriggs.org）。在美国，Joanna Briggs 合作中心位于印第安纳州、路易斯安那州、新泽西州、俄克拉荷马州、得克萨斯州和加利福尼亚州。加拿大合作中心位于安大略省，合作中心遍及美国和加拿大。

十、专业护士如何参与推动证据、信息学工具、整合和转化为实践

护士在与转化技术使用相关的几个重要方面发挥着领导作用。随着护理的发展，接下来护士要确保以下几点。

以 QuRKI 等理论为指导，促进证据驱动型护理，有助于在研究和转化的相互关联的循环中，找到解决方案。QuRKI 中的路线图是护士在系统地提升质量和安全时可以使用、研究和报告的有用方法之一。这种路线图有助于处理与转化相关的复杂性（Harrison 和 Graham，2012）。随着 QuRKI 和其他方法的使用，护士可以分享他们对用证环境的感悟。这种对环境的关注有助于护士识别和管理临床实践指南推荐或其他外部证据转化中的促进因素和障碍因素。例如，护士可以更容易地学习到如何建立战略合作关系，从而自然地促进循证实施和持续的认同。

清楚地描述实施策略的选择及选择理由。选择理由要将选择的实施策略与变革的决定因素联系起来，并能作出有意义的解释（van Achterberg，2013）。通过创建研究 – 实践多中心联盟或其他合作关系，结合当地实际情况，帮助确定促进变革的"最佳实践"（Harrison 和 Graham，2012）。

明确证据转化方案的局限性，例如难以归纳研究结果、需要更先进的方法、关于成本的信息很少，以及测量差异和涉及患者的复杂性等。

明确应用于卫生保健技术的局限性，例如没有基于最佳证据的自动化低质量干预措施。实施

错误的信息很容易导致错误的自动化过程，从而浪费资源，导致挫折感，并且有可能对患者造成伤害。

有清晰明确的概念，以便有可能进行有意义的评价和比较。这可能包括使用现有的分类方法（van Achterberg，2013）。

识别安全和隐私风险，帮助患者和其他人解决这些问题。

进行教育、行政、临床护理、科研和政策等跨学科合作，使用标准化术语扩展复杂卫生保健问题的有效解决方案的知识库。护士可以通过解决诸如"临床意义"等术语不一致的方式来促进跨国孤岛的团队合作。许多与 EBP 相关的定义，会随着时间的推移而变化，而且可能很难衡量。护士可以帮助定义和标准化关键定义，同时促进就如何以遵循循证标准或"最佳实践"的方式衡量患者对干预措施的反应达成共识。

由于护士要努力实现证据在实际临床中的转化与应用，因此需要为转化定义明确的目标，并分析相关的复杂影响因素。

明确方法学问题。对于每项问题，均需明确定义促进转化研究的科学状态、研究设计及测量复杂性。

培养与不同患者进行证据讨论的能力。这些患者应同时包含具有计算机专业知识背景的人群和不使用技术来获取研究结果并将其用作问题基础的人群。促进护士积极参与综合研究结果，将证据转化为循证工具的多学科团队。

参与基于循证工具的同行评审和其他专家评审与反馈。

教育团队和组织使其明白绩效和质量测量是有用且有价值的，但也可能是有害的。负面结果（如未达到目标）可以用来改善护理质量和降低风险。只有当患者安全等严重问题暴露风险时才可启动惩罚程序。

明确解决偏倚风险或其他对循证工具完整性造成威胁的风险。利益冲突可发生在循证的任何环节，包括证据评级"专家"的选择阶段或建议

推荐人的选择阶段。需要审慎地预防偏倚导致潜在风险被低估、资源或成本被忽视（除非它们被故意忽视），或导致过度治疗等问题（Choe、Bernstein、Standiford 和 Hayward，2010；Kerr 和 Hayward，2013）。

促进临床团队与患者之间的持续对话，以解决缺乏明确利弊权重的建议的落地问题。

在 HIT 项目的设计和实施中，从一开始就提供意见，并注意 HIT 可为患者提供的帮助或造成的伤害。

帮助患者使用有助于取得积极结果的在线工具，来支持患者获得准确的证据，如一个自动自查的工具；鼓励患者在追求改变时，根据自己的目标，调整自己的行为。护士可能希望与患者一起练习，以帮助设置一些工具自带的消息自动传输系统。

通过电子邮件、社交媒体、列表服务器、网络、论坛或移动终端的形式，基于文本的通信，向患方提供专家建议或监督。虽然在线群群聊和聊天室很方便，但它们有时也会导致错误信息的交流。护士可以通过监控信息或作为信息来源来为患者提供帮助。

十一、结论

由于来自同行评议的单个论文研究结论很少达到公认的护理标准，因此很少能直接导致结果的改善。但是，证据综合与支持技术相结合是具有变革性的（Cullen、Titler 和 Rempel，2011）。护士通过检索和筛选文献综述、Meta 分析和基于循证的工具来帮助专业人员、患者、团队和专业群体，这些循证结果可进行转化，非常适合特定的患者群体和情景。这些工具被用在技术和转化的交叉点，减少了护士将证据付诸实践所需的时间及无法解释的变化。护士以令人兴奋的新方式实现了这一目标，包括结合 CDS、临床信息学和其他促进临床协议的循证工具（包括基于价值的评价）。集成工作站上的图形显示有助于追踪患

者和确定护理的优先级。QuRKI 提供了一种可供护士使用的方法，因为此路线图系统地计划了证据转化过程，并考虑到影响成功的复杂因素。随着护士聚焦这一愿景，HIT 的进步将不再超过护理专业将证据转化为实践的能力，结果将会得到改善。

尽管 EBP 是基于科学以研究为基础的，并且以改善结果和降低医疗服务的效果和成本中的差异性而被众所周知，但它依旧不总是全球卫生保健从业者的实践标准。通过将这些能力纳入卫生保健工作描述、临床阶段发展要求、定位信息中，我们可能会开始看到医疗服务质量的提高和更少的差异（Melnyk 等，2014），这将促进医疗服务更高质量地发展（Macias 等，2017）。

在 EBP 各阶段中，实施过程是最需要精力的阶段。这一特殊阶段需要真正了解患者和临床环境的专家（Dols 等，2017）。我们必须记住，各级护士都应该参与 EBP 的工作。研究通常是 EBP 的基础，看似与患者护理领域脱节，这也在研究和实践环境不一致的转化中得到了证实。观察结果表明，研究与实践之间需要有一种更紧密的联系通道。一位学者指出，"如果加强护理教育，从直接护理中抽出时间而进行研究活动，并为工作人员提供方法学专家和生物统计学专家等顾问资源，以及加强机构和组织对研究的支持，可能会有更多的临床护士参与到科研中"（Yates，2015，原文第 11 页）。

致谢

感谢 Lynn McQueen-Van Gieson 和 Kathleen McCormick 对本书第 6 版中本章的贡献。

自测题

1. 哪种模式演示了 HIT 方法如何可以被描述为实施的促进因素或障碍因素？
   A. QUERI 模式

B. 信息学的元结构

C. PARIHS 框架

D. PRISMA 指南

2. 加拿大路线图可以系统地将证据转化为实践，其名称是什么？

A. 路线图提供了一种可供护士使用的方法，因为此路线图系统地计划了转化过程，并考虑到影响成功的复杂因素

B. 评估实践研究的路线图是一种将证据转化为实践的方法

C. 研究实施的路线图是一种将证据转化为实践的方法

D. 以上答案都不对

3. 信息学的元结构包括什么？

A. 证据、数据库、仪表板

B. 数据、信息、知识、智慧

C. 研究、评价、质量改进、安全活动

D. 以上答案都是

4. 哪些工具可以帮助研究文献的读者和消费者批判性地评价文献？

A. AGREE Ⅱ，Cochrane 风险偏倚评估工具，JBI 清单，ANA 研究工具包

B. PubMed 指南，AGREE Ⅱ，JBI 清单，SQUIRE 指南

C. AGREE Ⅱ，Cochrane 风险偏倚评估工具，CASP 清单，PubMed 指南

D. AGREE Ⅱ，Cochrane 风险偏倚评估工具，CASP 清单，Melnyk, Fineout-Overholt's (2015) 快速关键性评估清单

5. 报告准则包括哪些？

A. AGREE Ⅱ，CASP 清单，COREQ，EPQA

B. PRISMA 指南，SQUIRE 2.0 指南，EPQA，AGREE Ⅱ

C. CONSORT，SQUIRE 2.0 指南，COREQ，EPQA

D. STROBE，AGREE Ⅱ，CASP 清单，SQUIRE 2.0 指南

6. 使用管理数据来帮助医疗从业者识别风险的是什么？

A. 患者安全指标

B. 循证实践

C. 网络

D. 实践指南

7. 什么程序被使用从大型数据集收集信息？

A. 电子健康档案

B. 循证实践

C. 数据挖掘

D. 快速循环测试

8. 护士能以哪种方式用工具将证据转化为实践？

A. 护士不可能用工具将证据转为实践

B. 护士必须进行卫生服务研究，才能将证据转化为实践

C. 护士以令人兴奋的新方式完成转化为实践，包括 CDS、临床信息学和其他促进临床方案使用的循证工具

D. 以上答案都不对

9. 是什么帮助护士批判性地审查背景因素、假设和对证据实施的影响？

A. 理论

B. 网络

C. 实践指南

D. 标准化术语

10. 根据美国国立卫生研究院 Fogarty 国际中心的说法，什么促进采用循证实践、干预和政策，并将其纳入常规医疗保健和公共卫生的方法研究？

A. 实施科学

B. 知识转化

C. 协作规模

D. 信息学的元结构

答案

1. A。QUERI 模式演示了 HIT 方法如何可以被描述为实施的促进或障碍因素。

2. A。路线图提供了一种可供护士使用的方法，因为此路线图系统地计划了转化过程，并考虑到影响成功的复杂因素。

3. B。数据、信息、知识、智慧均是信息学的元结构。

4. D。AGREE Ⅱ，Cochrane 风险偏倚评估工具，CASP 清单，Melnyk 和 Fineout-Overholt's（2015）快速关键性评估清单是可以帮助读者批判性地评价研究文献的工具。

5. C。CONSORT，SQUIRE2.0 指南，COREQ，EPQA 均是报告规范。

6. A。患者安全指标使用管理数据来帮助医疗服务提供者识别风险。

7. C。数据挖掘是一种用来从大型数据集中收集信息的过程。

8. C。护士以新的方式完成转化为实践，包括结合 CDS、临床信息学和其他循证工具，以促进临床方案的使用。

9. A。理论帮助护士批判性地审查背景因素、假设和对证据实施的影响。

10. A。根据美国国立卫生研究院 Fogarty 国际中心的说法，实施科学是促进采用循证实践、干预和政策，并将其纳入常规医疗保健和公共卫生的方法研究。

参考文献

[1] Abbott, P. A., Foster, J., Marin, H. F., & Dykes, P. C. (2014). Complexity and the science of implementation in health IT-Knowledge gaps and future visions. *International Journal of Medical Informatics,* January 21. Retrieved from http://www.ijmijournal.com/article/S1386- 5056(13)00227-X/fulltext. Accessed June 28, 2020.

[2] Annie E. Casey Foundation. (2019). *What is implementation science?* Retrieved from https://www.aecf.org/blog/what is-implementation-science/ Accessed June 28, 2020.

[3] Bakken, S., Cimino, J. J., & Hripcsak. (2004). Promoting patient safety and enabling evidence-based practice through informatics. *Medical Care, 42*(2), 1149-1156.

[4] Bakken, S., Stone, P. W., & Larsen, E. L. (2008). A nursing informatics research agenda for 2008-2018: Contextual influences and key components. *Nursing Outlook. 56*(5), 206-214. doi:10.1016/j.outlook.2008.06.007.

[5] Bergström, A., Peterson, S., Namusoko, S., Waiswa, P., & Wallin, L. (2012). Knowledge translation in Uganda: A qualitative study of Ugandan midwives' and managers' perceived relevance of the sub-elements of the context cornerstone in the PARIHS framework. *Implementation Science, 7*(117). https://doi.org/10.1186/1748-5908-7-117

[6] Briggs, A. M., Bragge, P., Slater, H., Chan, M., & Towler, S. C. (2012). Applying a Health Network approach to translate evidence-informed policy into practice: A review and case study on musculoskeletal health. *BMC Health Services Research,* *12*(394).

[7] Buccheri, R. K., & Sharifi, C. (2017). Critical appraisal tools and reporting guidelines for evidence-based practice. *Worldviews on Evidence-Based Nursing, 14*(6), 463-472.

[8] Calloway, S., Akilo, H. A., & Bierman, K. (2013). Impact of a clinical decision support system on pharmacy clinical interventions, documentation efforts, and costs. *Hospital Pharmacy, 48*(9), 744-752.

[9] Carter-Templeton, H. (2013). Nurses' information appraisal within the clinical setting. *Computers, Informatics, Nursing, 31*(4), 167-175.

[10] CDS/PI Collaborative. (n.d.). Getting better faster—together (SM). Retrieved from https://sites.google.com/site/cds for Piimperativespublic/cds. Accessed on September 10, 2013.

[11] Choe, H. M., Bernstein, S. J., Standiford, C. J., & Hayward, R. A. (2010). New diabetes HEDIS blood pressure quality measure: Potential for overtreatment. *American Journal of Managed Care, 16*(1), 19-24.

[12] Cullen, L., Titler, M. G., & Rempel, G. (2011). Enabling technologies promise to revitalize the role of nursing in an era of patient safety. *Western Journal of Nursing Research, 33*(3), 345-364.

[13] Curtis, K., Fry, M., Shaban, R. Z., & Considine, J. (2016). Translating research findings to clinical nursing practice. *Journal of Clinical Nursing, 26,* 862-872.

[14] Dalheim, A., Harthug, S., Nilsen, R. M., & Nortvedt, M. W.

(2012). Factors influencing the development of evidence-based practice among nurses: A self-report survey. *BMC Health Service Research, 12*(367).

[15] Dols, J. D., Munoz, L. R., Martinez, S. S., Mathers, N., Miller, P. S., Pomerleau, T. A., … White, S. (2017). Developing policies and protocols in the age of evidence-based practice. *Journal of Continuing Education in Nursing, 48*(2), 87-92.

[16] Donabedian, A. (1980). *Explorations in quality assess-ment and monitoring* (Vol. 1). Ann Arbor, MI: Health Administration Press.

[17] ECRI Institute. Guideline Trust (2020) About us. Retrieved from https://www.ecri.org/about/. Accessed on June 28, 2020.

[18] Estabrooks, C. A., Poss, J. W., Squires, J. E., Teare, G. F., Morgan, D. G., Stewart, N., … Norton, P. G. (2013). A profile of residents in prairie nursing homes. *Canadian Journal on Aging, 32*(2), 223-231.

[19] Graves, J. R., & Corcoran, S. (1989). The study of nursing informatics. *Image, 21*(4), 227-231.

[20] Harrington, L. (2011). Clinical intelligence. *Journal of Nursing Administration, 2011*(41), 12.

[21] Harrington, L. (2017). Closing the science-practice gap with technology: From evidence-based practice to practice-based evidence. *AACN Advanced Clinical Care, 28*(1), 12-15.

[22] Harrison, M. B., & Graham, I. D. (2012). Roadmap for a participatory research-practice partnership to implement evidence. Worldviews on Evidence-Based Nursing. *Sigma Theta Tau International, 9*(4), 193-255.

[23] Harrison, M. B., Graham, I. D., van den Hoek, J., Dogherty, E. J., Carley, M. E., & Angus, V. (2013). Guideline adaptation and implementation planning: A prospective observational study. *Implementation Science, 8*(49). doi:10.1186/1748-5908-8-49.

[24] Herr, K., Titler, M., Fine, P. G., Sanders, S., Cavanaugh, J. E., Swegle, J., … Forcucci, C. (2012). The effect of translating research into practice (TRIP)--cancer intervention on cancer pain management in older adults in hospice. *Pain Medicine, 13*(8), 1004-1017.

[25] Hynes, D. M., Whittier, E. R., & Owens, A. (2013 Mar). Health information technology and implementation science: Partners in progress in the VHA. *Med Care, 51*(3 Suppl 1), S6-S12. doi:10.1097/MLR.0b013e3182884509.

[26] Institute for Hospital Improvement. (2019). IHI Global Trigger Tool for measuring adverse events. Retrieved from http://www.ihi.org/resources/Pages/Tools/ IHIGlobalTriggerToolforMeasuringAEs.aspx

[27] Ju, J. J., Cunningham, S., Lohr, K., Shekelle, P., Shiffman, R., Robbins, C., … Schoelles, K. (2019). Developing and testing the Agency for Healthcare Research and Quality's National Guideline Clearinghouse Extent to Adherence to Trustworthy Standards (NEATS) Instrument. *Annals of Internal Medicine, 170*(7), 480-487.

[28] Khalil, H. (2016). Knowledge translation and implementation science: What is the difference? *International Journal of Evidence-Based Healthcare, 14*(2), 39-40.

[29] Kerr, E. A., & Hayward, R. A. (2013). Patient-centered performance management: enhancing value for patients and health care systems. *Journal of American Medical Association, 310*(2), 137-138. doi:10.1001/ jama.2013.6828.

[30] Kitson, A., Powell, K., Hoon, E., Newbury, J., Wilson, A., & Beilby, J. (2013). Knowledge translation within a population health study: How do you do it? *Implementation Science, 8*(54).

[31] Lee, M. C., Johnson, K. L., Newhouse, R. P., & Warren, J. (2013). Evidence-based practice process quality assessment: EPQA guidelines. Worldviews on *Evidence-Based Nursing, 10*(3), 140 -149. Web site: https://doi-org.libdata. lib.ua.edu/10.1111/ j.1741-6787.2012.00264.x.

[32] Macias, C. G., Loveless, J. N., Jackson, A. N., & Suresh, S. (2017). Delivering value through evidence-based practice. *Clinical Pediatric Emergency Medicine, 18*(2), 89-97.

[33] McCormack, B., Rycroft. M. J., Decorby, K., Hutchinson, A. M., Bucknall, T., Kent, B., … Wilson, V. (2013). A realist review of interventions and strategies to promote evidence-informed healthcare: a focus on change agency. *Implementation Science, 8*(107). doi: 10.1186/1748-5908-8-107.

[34] Melnyk, B. M., & Fineout-Overholt, E. (2011). *Evidence-based practice in nursing and healthcare: A guide to best practice* (2nd ed.). Philadelphia, PA: Lippincott Williams and Wilkins.

[35] Melnyk, B. M., & Fineout-Overholt, E. (2015). *Evidence-based practice in nursing and healthcare: A guide to best practice.* (3rd ed.). Philadelphia, PA: Wolters Kluwer Health.

[36] Monsen, K. A., Foster, D. J., Gomez, T., Poulsen, J. K., Mast, J., Westra, B. L., & Fishman, E. (2011). Evidence-based standardized care plans for use internationally to improve home care practice and population health. *Applied Clinical Informatics, 2*, 373 -383. http://dx.doi. org/10.4338/ACI-2011-03-RA-0023.

[37] National Institutes of Health Fogarty International Center. (2017). Fogarty International Center (FIH). Retrieved from https://www.nih.gov/about-nih/what-we-do/nih-almanac/ fogarty-international-center-fic. Accessed on March 30, 2019.

[38] Newhouse, R., Bobay, K., Dykes, P. C., Stevens, K. R., & Titler, M. (2013). Methodology issues in implementation science. *Medical Care, 51*, S32-540.

[39] Phillips, J. M., Heitschmidt, M., Joyce, M. B., Staneva, I., Zemansky, P., Francisco, M. A., … Kranzer, S. F. (2006). Where's the evidence: An innovative approach to teaching staff about evidence-based practice. *Journal for Nurses in Staff Development, 22*(6), 296-301.

[40] Phillips, R., & Glasziou, P. (2008). Evidence based practice: The practicalities of keeping abreast of clinical evidence while in training. *Postgraduate Medical Journal, 84*, 450-453.

[41] Plunkett, A. J. (2018). AHRQ database saved; ECRI takes over National Guidelines Clearinghouse. *Patient Safety Monitor, 5*.

[42] Poe, S. S., Abbott, P., & Pronovost, P. (2011). Building nursing intellectual capital for safe use of information technology: A before-after study to test an evidence-based peer coach intervention. *Journal of Nursing Care Quality, 26*(2), 110-119.

[43] Rycroft-Malone, J., McCormack, B., Hutchinson, A. M., DeCorby, K., Bucknall, T. K., Kent, B., … Wilson, V. (2012). Realist synthesis: illustrating the method for implementation research. *Implementation Science, 7*(33).

[44] Schiller, D. (2015). EHRs and healthcare interoperability: The challenges, complexities, opportunities and reality. *HealthcareIT News,* November 30. Retrieved from https://www.healthcareitnews.com/blog/ehrs-healthcare-interoperability-challenges-complexities-opportunities-reality. Accessed on May 19, 2020.

[45] Shekelle, P. G. (2018). Clinical practice guidelines: What's next? *Journal of the American Medical Association, 320*(8), 757-758.

[46] Squires, J. E., Reay, T., Moralejo, D., Lefort, S. M., Hutchinson, A. M., & Estabrooks, C. A. (2012). Designing strategies to implement research-based policies and procedures: a set of recommendations for nurse lead-ers based on the PARiHS framework. *Journal of Nursing Administration, 42*(5), 293-297.

[47] Staggers, N., & Thompson, C. (2002). The evolution of definitions for nursing informatics: A critical analysis and revised definition. *Journal of the American Informatics Association, 9,* 255-261.

[48] Stetler, C. (2001). Updating the Stetler Model of research utilization to facilitate evidence-based practice. *Nursing Outlook, 49,* 272-279.

[49] Stetler, C. (2010). Stetler Model. In: J. Rycroft-Malone, & Bucknall, T. (Eds.), *Evidence-based practice series: Models and frameworks for implementing evidence-based practice: Linking evidence to action.* Oxford: Wiley-Blackwell.

[50] Stetler, C., & Caramanica, L. (2007). Evaluation of an evidence-based practice initiative: Outcomes, strengths and limitations of a retrospective, conceptually-based approach. *Worldviews on Evidence-Based Nursing, 4,* 187-199.

[51] Stetler, C., Legro, M., Wallace, C., Bowman, C., Guihan, M., Hagedorn, H. ...Smith, J. L. (2006). The role of formative evaluation in implementation research and the QUERI experience. *Journal of General Internal Medicine, 21,* S1-S8.

[52] Stetler, C. B., Damschroder, L. J., Helfrich, C. D., & Hagedorn, H. J. (2011). A guide for applying a revised version of the PARIHS framework for implementation. *Implementation Science, 6*(99).

[53] Titler, M. G. (2010). Translation science and context. *Research and Theory for Nursing Practice, 24*(1), 35-55.

[54] Titler, M. G. (2011). Nursing science and evidence-based practice. *Western Journal of Nursing Research, 33*(3), 291-295.

[55] Titler, M. G., & Everett, L. Q. (2001). Translating research into practice: Considerations for critical care investigators. *Critical Care Nursing Clinics of North America, 13*(4), 587-604.

[56] Tricco, A. C., Ivers, N. M., Grimshaw, J. M., Moher, D., Turner, L., Galipeau, J., Halperin, I., ... Shojania, K. (2012). Effectiveness of quality improvement strategies on the management of diabetes: A systematic review and meta-analysis. *Lancet, 379*(9833), 2252-2261.

[57] Tucker, S. J., & Gallagher-Ford, L., (2019). EBP 2.0: From strategy to implementation. *Advanced Journal of Nursing, 119*(4), 50-52.

[58] Tucker, S. J., Gallagher-Ford, L., & Melnyk, B. (2018). *Nurses' knowledge, use, and ratings of EBP Implementation Strategies.* Paper presented at the Sigma's 29th International Nursing Research Congress, Melbourne, Australia.

[59] Tucker, S. J., Olson, M. E., & Frusti, D. K. (2009). Evidence-based practice self-efficacy scale: Preliminary reliability and validity. *Clinical Nurse Specialist, 23*(4), 207-215.

[60] U.S. Preventive Services Task Force. (2008). U.S. Preventive Services Task Force grade definitions. Retrieved from http://www.uspreventiveservicestaskforce.org/uspstf/ grades.htm. Accessed June 28, 2020.

[61] Upton, D., Upton, P., & Scurlock-Evans, L. (2014). The reach, transferability, and impact of the evidence-based practice questionnaire: A methodological and narrative literature review. *Worldviews on Evidence-Based Nursing, 11*(1), 46-54.

[62] van Achterberg, T. (2013). Nursing implementation science: 10 ways forward. *International Journal of Nursing Studies, 50*(4), 445-447.

[63] Wallen, G. R., Mitchell, S. A., Melnyk, B., Fineout-Overholt, E., Miller-Davis, C., Yates, J., & Hastings, C. (2010). Implementing evidence-based practice: Effectiveness of a structured multifaceted mentorship programme. *Journal of Advanced Nursing, 66*(12), 2761-2771.

[64] Wilbanks, B., & Langford, P. (2014). A review of dashboards for data analytics in nursing. *Computers, Informatics, Nursing, 32*(11), 545-549.

[65] Yates, M. (2015). Research in nursing practice: Bridging the gap between clinicians and the studies they depend on. *Advanced Journal of Nursing, 115*(5), 11.

第 26 章 通过循证实践和信息学的整合提高医疗质量和改善患者结局

Improving Healthcare Quality and Patient Outcomes Through the Integration of Evidence-Based Practice and Informatics

Lynda R. Hardy　Bernadette Mazurek Melnyk　**著**

王　聪　**译**　　张志琴　**校**

学习目标

- 定义循证实践。
- 讨论循证实践如何影响卫生保健质量、安全和成本。
- 讨论在临床环境中成功实施循证实践的障碍和促进因素。
- 讨论基于循证的实践范式、过程和胜任力。
- 确定技术是如何支持循证实践的。
- 讨论临床决策支持系统在循证实践中的作用。
- 明确一个成功的临床决策支持系统需要考虑的因素。
- 讨论技术与循证实践的整合。
- 讨论一种支持循证实践的专业实践模式。
- 确定数据标准化和处理如何支持循证实践。
- 解释数据、信息、知识和智慧的转化。
- 与证据提供者讨论支持循证实践的可用选择。
- 确定监管部门和机构对技术、信息学和电子健康档案的影响。

关 键 词

临床决策支持；临床术语；数据；数据科学；决策支持；循证实践；循证实践的胜任力；健康信息学；互操作性；护理信息学；PICOT；精准护理；专业实践模式；技术工具；质量措施

循证实践和信息学的整合可能是随着技术和患者护理的不断交叉而产生的制度文化变革的结果。Melnyk 和 Fineout-Overholt（2019）将 EBP 描述一种终身解决医疗保健服务问题的方法，它将来自精心设计研究的最佳证据与临床医生的专业知识及患者偏好和价值观相结合。证据是患者数据、临床专业知识和科研的产物。而信息学包括存储、检索和分析数据的能力。总之，信息学支持 EBP 的七个步骤，提供数据和信息，以协助准确和适当的决策，提高患者护理质量和安全，同时降低成本和负担。EBP 和信息学均由教育、技能构建和能力来支持，这为患者照护提供了一个整体方法。

一、概述

循证实践提供了最有效和高效的患者护理。与传统或基于过时政策和实践的护理相比，卫生保健专业人员实施 EBP 提升了卫生保健服务质量、改善了患者结局、标准化了照护程序、改进了工作流程和降低了成本（McGinty 和 Anderson，2008；Melnyk 和 Fineout-Overholt，2019）。EBP 为实现卫生保健四重目标提供了直接途径（Beckett 和 Melnyk，2018；Bodenheimer 和 Sinsky，2014）。研究结果显示，EBP 的实施可以提高工作满意度，提高团队凝聚力及减少人员流失（Krumholz，2008；Melnyk、Fineout-Overholt、Giggleman 和 Choy，2017）。信息学提供了支持 EBP 的五个基本元素：标准术语、数字化的证据资源、为更高质量的患者护理提供数据共享、在临床环境下支持 EBP 的流程和信息学能力（Bakken，2001）。美国医学研究所（现为美国国家医学研究院）设定了一个目标，即到 2020 年，90% 的卫生保健决策将以证据为基础（McClellan、McGinnis、Nable 和 Olsen，2007）。在某种程度上，通过更好地理解所有类型的证据，人们正在努力将这一交叉向 EBP 的实施推动。

在 2000 年，Sackett 和他的同事将 EBP 定义为基于当前最佳证据做出患者护理决策（Sackett、Straus、Richardson、Rosenberg 和 Haynes，2000）。此后，EBP 得到了推广，并被描述为一种以解决问题为中心的方法，将来自精心设计研究的最佳证据与临床医生的专业知识及患者的偏好和价值观相结合（Melnyk 和 Fineout-Overholt，2019）。外部证据（研究结果）和内部证据（结果管理或质量改进项目产生的证据）应用于循证决策。当临床医务人员在 EBP 组织文化和环境支持下进行循证实践时，可以实现最高质量的护理和最佳的患者结局（图 26-1）。

二、循证实践的七个步骤

EBP 过程包含七个步骤（Melnyk 和 Fineout-Overholt，2019）（表 26-1）。步骤 0，EBP 过程的第 1 步，需要培养临床医务人员的探究精神和 EBP 文化以发现并提出基本的临床问题，进而改善临床质量。在形成临床问题后，EBP 的下一步骤就是将临床问题转化为 PICOT 格式 [P= 患者群体（patient population），I= 干预措施或感兴趣的领域（intervention or interest area），C= 对照措施或分组（comparison intervention or group），O= 结果（outcome），T= 时间（time）]。临床问题格式化对于简化回答临床问题的证据检索是必要的。以一个治疗问题的 PICOT 为例：在抑郁症青少年（P）中，由人实施的认知行为治疗（I）和基于网络实施的认知行为治疗（C），在干预 3 个月后（T），如何影响患者抑郁症状（O）。

EBP 过程的第 2 步是检索证据，方法是将 PICOT 问题中的每个关键词输入正在检索的数据库（如 Medline、CINHAL），然后将检索词组合在一起，以检索可能回答这个问题的研究。应该检索回答 PICOT 问题的可靠资源，包括系统评价、临床实践指南、预先评估的文献和来自同行评审的期刊论文。

EBP 的第 3 步是从检索结果中对研究进行

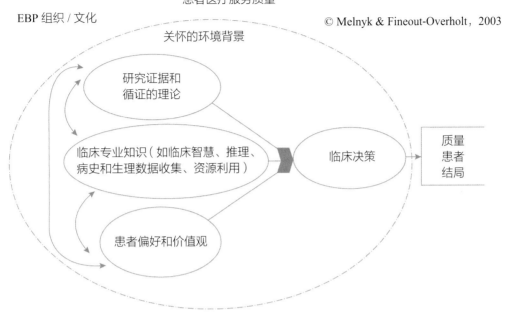

医疗保健的概念框架
科学与艺术的融合：EBP 在关怀的环境背景下达到最佳的效果
患者医疗服务质量

EBP 组织 / 文化　　　　　　　　　　　　　© Melnyk & Fineout-Overholt，2003

▲ 图 26-1　循证实践（EBP）在一个支持获得最佳患者结局的文化和环境中

经许可转载，引自 Melnyk, B. M., & Fineout–Overholt, E. (2003). *The conceptual framework for healthcare*. Rochester, New York: Advancing Research and Clinical Practice through Close Collaboration.

表 26-1　循证实践过程的步骤

0. 培养探究精神
1. 将这个迫切的临床问题转化为 PICOT 的形式
2. 检索并收集最相关的最佳证据
3. 对证据进行批判性的评价（快速的批判性评估、评价和综合）
4. 将最佳证据与自己的临床专业知识和患者的偏好及价值观相结合，以做出实践决策或改变
5. 根据证据评价实践决策或变革的结果
6. 传播循证实践决策或变革的结果

经许可转载，引自 Melnyk, B.M., & Fineout-Overholt, E. (2019), *Evidence-based practice in nursing & healthcare: A guide to best practice* (4th ed.). Philadelphia, PA: Wolters Kluwer.

快速的批判性评价，然后对研究证据进行评价与综合。

在第 4 步中，将证据与临床医务人员的专业知识、患者的偏好和价值观相结合，以决定是否应该做出实践改变。一旦根据最佳证据做出了实践改变，就应该对结果进行测量，以确定改变的正向结果（第 5 步）。结果评价是 EBP 的一个重要步骤，因为它有助于确定 EBP 实践的改变是否有效地对结果产生积极影响。EBP 过程的最后一步，即第 6 步，是通过推广或出版来传播实践变化的结果，以便其他人可以从这个过程中受益。

（一）执业护士和高级执业护士的 EBP 能力

为了确保提供最高质量的临床安全护理，有学者提出了执业护士和高级执业护士的 EBP 胜任力指标体系（Melnyk 等，2017）。这些能力指标首先由 Bernadette Melnyk 和 Ellen Fineout-Overholt 起草，随后与其他 5 个国家的 EBP 专家达成共识，产生了 12 项执业护士的 EBP 能力指标和额外 11 项针对 APN 的 EBP 能力指标（Melnyk，2017）。在对美国各地的 EBP 专家进行了一项全国性的德尔菲专家咨询后，最终建立了一套能力指标体系。在第二轮德尔菲咨询

中，EBP 专家达成了全面共识，最终确定了 13 项注册护士的 EBP 能力和额外 11 项 APN 的能力（Melnyk、Gallagher-Ford、Long 和 Fineout-Overholt，2014）（表 26-2）。

EBP 能力指标体系开发完成后，Melnyk 及其同事（2018）进行了一项全国性研究，以确定美国 2344 名执业护士和高级实践护士自我评价的循证胜任能力。研究结果表明，护士认为他们还没有能力满足 24 项能力中的任何一项，而硕士学历的护士满足其中一项能力，即提出临床问题。此外，那些受教育程度较高的年轻护士报告了更高的胜任力，磁性和非磁性医院工作的护士的自我评价的胜任力无差异（Melnyk 等，2018）。本研究强调了为美国各地的护士提供 EBP 教育和

表 26-2 执业注册护士和高级执业护士的循证实践能力

执业注册护士的循证实践能力

1. 对临床实践提出问题，以提高护理质量

2. 使用内部证据 [a] 来描述临床问题

3. 参与使用 PICOT [b] 格式形成临床问题

4. 寻找外部证据 [c]，以回答重点的临床问题

5. 参与对预先评估的证据进行的批判性评价（如临床实践指南、循证政策和程序及证据综合）

6. 参与评价已发表的研究，以确定其证据的强度和临床实践的适用性

7. 参与综合、评价证据集，以确定证据的强度和临床实践的适用性

8. 系统地收集实践数据（如患者个人数据、质量改进数据），作为个人、团队和人群护理中临床决策的内部证据

9. 整合从外部和内部来源收集的证据，以便制订基于证据的实践变革计划

10. 实施基于证据和临床专业知识及患者偏好的实践变革，以改善护理过程和患者结局

11. 评估个人、团队和人群中循证决策和实践变革的结果，以确定最佳实践

12. 传播证据支持的最佳实践，以改善护理质量和患者结局

13. 参与维持循证实践文化

高级执业护士的循证实践能力，包括上述所有注册护士的能力和以下能力

14. 系统详尽地检索外部证据，以回答临床问题

15. 批判性地评估（包括评价和综合）相关的预先评估的证据（临床指南、总结、概要、综合的相关外部证据）和原始研究

16. 在做出有关患者的护理决策时，将来自护理和相关领域的外部证据与内部证据相结合

17. 领导跨学科团队，应用综合证据来做出临床决策和实践变革，以改善个人、团队和人群的健康

18. 通过结局管理和循证实践实施项目生成内部证据，以整合最佳实践

19. 评价循证临床决策的实施过程和结果

20. 制订循证的政策和流程

21. 与其他卫生保健专业人员一起参与生成外部证据

22. 指导他人进行循证决策和循证实践过程

23. 实施维持循证实践文化的策略

24. 向个人、团队和人群和决策者传达最佳证据

引自 Melnyk, B.M., Gallagher-Ford, L., Long, L.E., & Fineout-Overholt, E. (2014). The establishment of evidence-based practice competencies for practicing nurses and advanced practice nurses in real-world clinical settings: Proficiencies to improve healthcare quality, reliability, patient outcomes, and costs. *Worldviews on Evidence-based Nursing*, 11(1), 5-15. © Melnyk, Gallagher–Ford, and Fineout-Overholt (2013).

a. 在临床环境中内部产生的证据，如患者评估数据、结果管理和质量改进数据

b. P= 患者群体，I= 干预措施或感兴趣的领域，C= 对照措施或分组，O= 结果，T= 时间

c. 从研究中产生的证据

技能建设的迫切需求，从而确保卫生保健的质量和安全。

卫生保健系统应要求所有护士都具备 EBP 能力。当新护士入职时，应评估其 EBP 能力，并告知护士期望他们在入职第 1 年就能够达到这些能力。如果护士不能符合 EBP 能力要求，则应为他们提供 EBP 教育和技能建设课程。俄亥俄州立大学护理学院和约翰·霍普金斯大学的 Helene Fuld 健康信托美国国家护理和卫生保健循证实践研究所提供为期 5 天的 EBP 沉浸式培训。EBP 能力也应整合到绩效评估和临床阶段能力中。此外，它们还应用于学术课程，以确保 RN 和 APN 毕业生在进入真实的实践环境时能够胜任 EBP 工作。领导者和管理者也应该被要求具备这些能力，因为如果他们不"言出必行"和角色示范 EBP，他们的员工就不太可能始终如一地提供循证护理（Melnyk，2017）。

（二）循证实践的障碍和促进因素

在卫生保健系统中推进 EBP 存在多种障碍，包括：①临床医务人员错误地认为需要花费太多时间；②缺乏 EBP 知识和技能；③不支持 EBP 的组织文化；④缺乏资源，包括临床决策支持工具；⑤行政领导和管理人员不示范和（或）支持 EBP；⑥在实施循证护理时，缺乏 EBP 导师指导临床医护人员进行 EBP 的实施；⑦临床医务人员没有充足的数据库访问途径以跟踪患者和系统的结果；⑧对研究的消极态度（McGinty 和 Anderson，2008；Melnyk 和 Fineout-Overholt，2019；Melnyk、Fineout-Overholt、Gallagher-Ford 和 Kaplan，2012；Sittig，1999）。

研究结果还确定了 EBP 的关键促进因素，包括：①对 EBP 的价值和实施能力的坚定信念；② EBP 知识和技能；③支持 EBP 的组织文化；④ EBP 导师在循证护理及个人和组织变革方面拥有深入的知识和技能；⑤行政支持；⑥结合 EBP 能力的临床推广系统；⑦ EBP 的床旁工具，如临床决策支持系统（Melnyk 和 Fineout-Overholt，

2019；Melnyk、Fineout-Overholt 和 Mays，2008；Newhouse、Dearholt、Poe、Pugh 和 White，2007）。

（三）培养支持和维持循证实践的文化

为了培养支持和维持 EBP 的文化和环境，组织必须为循证护理提供全系统的支持。这种支持始于将 EBP 作为组织关键组成部分的愿景、理念和使命，并且这种愿景、理念和使命应该让所有组织成员获悉。高级管理人员和护理管理者不仅必须"认同"这一愿景，而且还要作为 EBP 榜样，因为临床医务人员的行为表现是通过观察他们的主要领导和管理者来习得。此外，对于领导者和管理者来说，创建和维持 EBP 文化和环境至关重要，这样循证护理才能始终成为组织中的常规。必须向临床医务人员提供充足的资源和支持，以提高他们提供临床循证实践的能力。表 26-3 列出了资源和支持的示例。

三、技术在循证实践中的角色

（一）临床实践中的健康信息技术和健康信息学

卫生保健提供者掌握着数据的力量，这些数据是美国国家医学研究院跨越质量鸿沟的重点，同时指向医疗质量、安全、成本和员工负担的四重目标（Institute of Medicine，2001）。目前，护士和其他卫生保健提供者正在学习数据对决策的价值，并在正确的时间向正确的人提供正确的信息。技术和信息学的作用继续增加到患者护理工具箱。但这并非没有挑战，例如开发和使用有效的风险评估模型、标准化用户界面和功能、开发和实施与安全相关的决策支持，以及为共享患者信息建立文化规范和法律框架（Sittig 等，2018）。

健康信息技术是临床医师用于 EBP 的工具，提供以患者为中心的决策，提高患者质量和安全，并将患者与社区和其他教育项目联系起来，以提高健康素养。它是存储、共享和分析提供者

表 26-3　为临床医务人员提供支持和资源，以提高提供循证照护的能力

资源和支持	示　例
定期 EBP 教育和技能构建课程	
床旁工具	• 基于 EBP 设计的计算机 • 临床决策支持工具 • 循证政策和程序
参与 EBP 期刊俱乐部的机会	
EBP 导师	高级执业护士
	具有出色 EBP 技能的临床医生
	具有个人和组织变革策略知识的临床医生
访问数据库以跟踪结果、数据的途径	
为 EBP 实施和成果管理项目提供资金支持	
定期表彰 EBP 成就	年度 EBP 海报或会议活动

EBP. 循证实践

引自 Melnyk, B.M., Gallagher-Ford, L., & Fineout-Overholt, L.E. (2016). *Implementing the evidence-based practice (EBP) competencies in healthcare: A practical guide for improving quality, safety, and outcomes.* Indianapolis, IN: Sigma Theta Tau International.

和患者健康信息的集成。HIT 包括电子健康档案、患者门户或个人健康记录，以及电子处方。它缩小了患者和卫生保健提供者之间的数字距离，以促进与健康相关的决策。患者相关数据的聚集提供了丰富的信息，从而增加了与患者照护相关的知识和最终智慧。要接受 HIT 并不容易，因为卫生保健提供者离开了传统的纸质资料舒适区，转到了一个提供仪表板、可视化工具的数字环境或生态系统中，在某些情况下这些还存在混乱。随着护理教育教授技术、信息学基础知识及数据如何提供改变实践和政策的证据的增加，从纸质向数字 HIT 的过渡正变得更加容易(Health IT, n.d.)。

美国国家医学图书馆将健康信息学定义为"在卫生保健服务提供、管理和规划中，基于信息技术的创新的设计、开发、采纳和应用的跨学科研究"（Health Informatics，n.d.）。

护理信息学是健康信息学的一个组成部分，它将护理科学与计算机和信息科学相结合来管理数据向智慧护理的转移。图 26-2 概述了信息学在健康和患者护理中的复杂性和跨学科性质。这种规模的跨学科方法为学习健康系统模型提供了一个框架，在这个模型中，医务人员、患者及临床和数字环境相交，以创建和改进与患者相关的证据。护理信息学和 EBP 的结合表明了一种移情、知情和以患者为中心的实践方法的整合（Simpson，2006）。

（二）信息学能力

卫生保健系统认识到信息技术和卫生保健提供者之间为提供安全、优质照护服务的沟通需求（Elkind，2009）。如今，护士能够通过大量的智能手机和平板电脑了解信息技术，但理解数字健康信息系统需要额外的技巧。电子卫生保健世界集成了电子处方、远程医疗、患者门户和在线门诊预约（Powell 和 Myer，2018）。卫生保健提供者必须整合和同步他们对临床和技术信息的理解，以支持安全、有效的患者照护，并确保高效的工作流程（Sensmeir 和 Ivory，2018）。

今天的教育环境通过确保为所有层级的护士提供足够的信息学培训，树立了数据就是患者照护的动力这一口号。护理对信息学能力的需求已在国内和国际上得到充分证明（Pordeli，2018；Westra 和 Delaney，2008）。

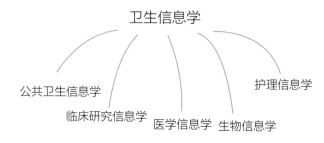

▲ 图 26-2　卫生信息学的组成

经许可转载，引自 Hardy, L.R.(2018).The Umbrella of Health Informatics, Figure created by L Hardy.

（三）护士质量和安全教育

护士质量和安全教育（Quality and Safety Education for Nurses Quality and Safety Education for Nurses，QSEN）项目参照了美国国家医学研究院（2003）的护理胜任力，该胜任力包括了信息学在内的六个主要领域。QSEN定义了取得执照前的护士和护理研究生的质量和安全护理能力，以提升护士在获得执照前和研究生课程期间的知识、技能和态度（Institute of Medicine，2003；Cronenwett 等，2007）。表 26-4 提供了信息学胜任力的基本前提。

（四）TIGER

TIGER 倡议虽然没有具体说明"胜任力"，但在结合信息学和技术方面提供了对健康信息学的基本理解。它最初是一项始于 2006 年的以护理为基础的基层倡议。TIGER 得到了 70 多个组织的支持，其中包括美国医学信息学协会、美国医疗卫生信息和管理系统协会，同时获得了 Robert Wood Johnson 基金会的资助。它的重点是让卫生保健人员为使用技术改善患者照护做好准备。TIGER 目前在临床信息学的跨学科框架内由 HIMSS 监督。

QSEN 和 TIGER 采用以患者为中心的方法，通过 EBP 中的信息学基础来提高医疗质量和患者安全。

四、决策支持和循证实践

（一）决策支持系统

卫生保健中的决策支持系统通过数据分析帮助卫生保健提供者做出决策，以改善患者服务。他们专注于在正确的时间和地点向正确的人提供正确的信息（Sims 等，2001）。

决策支持系统（decision support systems，DSS）"是自动化工具，旨在支持决策活动并改进决策过程和决策结果。此类系统旨在使用信息系统中存在的大量数据来促进决策过程"（Androwich 和 Kraft，2011，原文第 427 页）。

临床决策支持系统（clinical decision support systems，CDSS）是旨在"支持卫生保健提供者就患者护理的交付和管理做出决策"的系统（Androwich 和 Kraft，2011，原文第 427 页）。该系统"有潜力改善特定患者群体的患者安全和结果，同时符合临床指南、实践标准和监管要求"（Androwich 和 Kraft，2011，原文第 427 页）。

数据驱动的临床决策支持系统是一种自适应系统，旨在整合理论上驱动的大型异构卫生保健数据集，以提供基于实践的证据并适应支持学习健康系统概念的数据变化（Dagliati 等，2018；Zhang、Guo、Han 和 Li，2016）。

（二）数据标准化

临床数据依赖于具体背景。它们涉及患者的主诉、体征、症状、实验室结果和其他相关信息。其他背景包括存储在其他信息系统中的数据，如注册表、临床试验文档和其他临床信息数据库（Office of the Healthcare Coordinator for Health Information Technology，2017）。因此，在考虑数据标准化时，背景非常重要（Schulz、Stegwee 和 Chronaki，2019）。护理数据标准化始于护理最小数据集，该数据集定义了护士应为患者护理收集的最小数据量（Werley、Devine、Zorn、Ryan 和 Westra，1991）。通过获取这些数据，可以访问本地、区域、国家和国际层面的可比数据，以确定支持 EBP 改善的卫生保健趋势。Huber 及其同事对 NMDS 进行了改进，加入了针对护理管理者的附加条款和实践（Huber、Schumacher 和 Delaney，1997）。但 NMDS 缺乏与数据命名相关的定义。随着国际 SNOMED 的发展，标准的医疗数据收集方法已经被实施。SNOMED 成立于 2007 年，为 EHR 和卫生保健系统提供标准的卫生术语。SNOMED 的重点是开发、维护、推广和支持在全球范围内采用及正确使用术语。NMDS 和 NMMDS 已被纳入 SNOMED。

表 26-4　护士质量和安全教育能力——研究生水平

知　识	技　能	态　度
解释为什么信息和技术技能对于安全的患者护理至关重要	在提供护理之前，寻求有关如何在护理环境中管理信息的教育	了解所有卫生专业人员寻求终生、持续学习信息技术技能的必要性
	应用技术和信息管理工具来支持安全的护理过程	
确定必须存在于通用数据库中支持患者护理的基本信息	浏览电子健康档案文档并在电子健康档案中记录和计划患者护理	重视支持临床决策、预防差错和护理协调的技术
对比不同通信技术的优劣势及其对安全和质量的影响	使用通信技术来协调对患者的护理	保护电子健康档案中受保护的健康信息隐私
举例技术和信息管理如何与患者护理质量和安全相关	适当应对临床决策支持和警报	重视护士参与信息技术的设计、选择、实施和评估以支持患者护理
	使用信息管理工具来监控护理过程的结果	
认识到计算机、数据库和其他技术要成为可靠有效的患者护理工作所需的时间、精力和技能	使用高质量的卫生保健信息电子资源	

引自 Dolansky, M., QSEN competencies-Graduate level-Informatics. 经许可转载，引自 Dolansky, M., PhD, Director, QSEN Institute, March 21, 2019.

标准化临床术语的使用对于证据在卫生保健系统内部和系统之间具有可计算性和可互操作性是必要的。可量化和可检索的数据需要标准化的护理术语。EHR 中的数据必须是机器可读的（计算机可以处理的形式），以便决策支持系统将数据处理成信息，并使数据可视化，以供护士在 EBP 中使用。卫生保健常常衡量临床的工作量，但观念已经演变为：患者照护的价值和质量非常重要，因此我们衡量质量的能力需要更新。术语标准化是确定患者护理质量的必要条件；如果没有标准化，就无法衡量结果，也就无法纳入实践的证据（Porter、Larsson 和 Lee，2016）。

一些 EHR 系统已经整合了机器可读的护理数据，而其他系统则必须依靠自然语言处理来提供与护理相关的信息。自然语言处理（计算机学习阅读内容的能力）是人工智能的一个组成部分，可帮助计算机理解、解释和操纵人类语言。NLP 借鉴了计算机科学和计算语言学，将人类语言翻译成计算机可以阅读和解释的形式。

标准术语对于实现互操作性和数据共享非常重要，以此能提供更好地分析以支持 EBP。美国医学研究所跨越质量鸿沟的 13 条建议中有 8 条与收集、汇总和使用卫生保健数据以提高卫生保健质量有关。其他与数据相关的建议包括人力培训的需求、与成本相关的报销模式及利用数据进行优质护理的能力。表 26-5 列出了目前使用的护理分类示例。

1. 通用数据元素的识别

不同的科室、医院和系统使用不同的术语来定义特定数据的情况并不少见。除非每个人都使用相同的数据定义集，否则数据收集、分析和结论都会出现错误（Overhage、Ryan、Reich、Hartzema 和 Stang，2012）。医疗照护和公共医疗补助服务中心启动了一项由国家资助的议程，将使用以患者为中心的通用语言，以提高患者卫生保健的质量和安全，以支持 IOM 发表在《跨越质量鸿沟》中的《卫生保健质量倡议》中阐述的卫生保健质量倡议。国家级护理领导者与美国国

表 26-5　护理分类系统和医学分类的示例

分类系统示例
- 临床护理分类系统
- 北美护理诊断协会
- 护理干预分类系统
- 护理结局分类系统
- 护理最小数据集
- 护理管理最小数据集
- 国际护理实践分类

医学分类示例
- ICD-9、ICD-10
- AMA CPT 代码
- 美国国家药品分类（National Drug Classification，NDC）
- 观测指标标识符逻辑命名与编码系统

立卫生研究院合作，着手提出一项使用通用数据元素对慢性病患者进行自我护理管理的提案。这些通用数据元素可以在整个护理研究中使用，并且很容易被用于护理实践（Moore 等，2016）。

2. 管理数据准确性和质量

大多数 EHR 都包含临床决策支持系统以减少临床差异，支持患者安全，降低成本和冗余，并减少再入院。临床决策支持系统可以通过直观、用户友好的警报、警报协议、监控质量和错误的决策路径协议等功能使用现有数据集来简化工作流程。

3. 系统选择问题

临床医生应参与临床信息系统的选择过程，并在选择过程中考虑数据需求。他们应该考虑数据的质量和可用性，以便于将常规收集的健康数据用于其他用途，如定基线、质量改进、研究和监测。应向供应商询问信息系统的可用的报告类型、定制报告和创建特别报告的能力，以及导出数据以供其他应用程序使用的能力。"数据的一致性和完整性对于科学严谨性或回顾性研究至关重要"（Hruby、McKiernan、Bakken 和 Weng，2013，原文第 563 页）。"低估数据管理的重要性可能会影响数据质量，损害研究结果，误导临床实践或为新的临床试验产生无效假设"（Hruby

等，2013，原文第 563 页）。

（三）成功的临床决策支持系统需考虑的因素

IOM 召集了一个工作组来审查过去和目前成功使用的临床决策支持系统和其未来发展方向。工作组发现尽管对于维持有效的学习型健康系统至关重要，但 CDSS 并被持续使用。他们的报告确定，"一个持续学习的卫生系统是由针对情况可无缝快速生成、处理和实际应用的最佳可及证据驱动的。为了实现这样一个系统，有效和及时的方法至关重要。因为，此方法需要管理持续扩展又复杂的临床知识和个人数据方可加速常规识别，并向医患双方提供可选择的最佳可用证据"（Tcheng 等，2017，原文第 1 页）。这个跨学科团队又进一步指出了 CDSS 的开发和使用的基本组成部分，建议需要做到以下方面（Tcheng 等，2017，原文第 3 页）。

- 解决或改进公认的问题领域时，提供可衡量的值。
- 利用多种数据类型获取当前相关证据及 EBP 建议。
- 从多源数据聚合中产生可操作的结果。
- 向用户提供信息，让他们在知情和完全公开的情况下做出实践决策。
- 提供清晰和快速的行动选项（可用性）。
- 在小范围中进行测试，并获得更大的可扩展性。
- 支持质量和价值改进。
- 卫生保健系统了解 CDSS 的必要性及与电子健康档案的关联。CMS 敏锐地意识到确保患者护理质量的必要性，为 CDSS 提供了关键点，确保提供以下信息。
- （在）正确的地点和时间。
- （采用）正确的方法（EHR、PHR、门户、移动警报）。
- （将）正确的信息（循证指导）。
- （给予）正确的人，包括患者。

2017 年，96% 的非联邦急症医院符合健康信息技术的使用需求并进行有效使用，这包括 93% 的小型乡村医院和 99% 的大型(超过 300 张床位)医院。图 26-3 显示，到 2016 年，大多数符合条件的美国医院都参与了 CMS 有效使用认证的健康记录项目（Health IT Dashboard，n.d.；CMS Federal Register，2012)。

五、卫生保健系统和供应商的合作

EBP 工具从纸质系统演变为使用 EHR 和 CDSS 的数字系统，有效使用和即时测试将知识库和现成的证据从低水平推向高水平。CDS 工具正在利用机器学习和人工智能通过创建算法来支持复杂的分析，这些算法可以分析大量数据，并将其浓缩为最终用户可用的结果。机器学习工具对于成像分析、物联网分析和精准医学极有价值。

临床数据访问和使用领域已经从 20 世纪 80 年代的临床实践指南转变为通过护理输入支持和开发的当前 CDSS 形式。供应商和卫生保健系统正在与护士合作，以更好地了解与 EHR 及其嵌入式 CDSS 相关的护理需求。护理不愿意再被当今医疗卫生保健标签为"数据丰富，信息贫乏"。IOM 的一份报告中指出，"重要的健康服务往往不被提供，提供的健康服务往往不重要"（Institute of Medicine，2013，原文第 1 页），因此呼吁护理行业参与这一过程。O'Brien 及其同事建议供应商和护理人员应共同努力，开发包括符合医疗服务提供者需求的 CDSS（O'Brien、Weaver、Settergren、Hook 和 Ivory，2015）。护理学进一步发展了这一概念：如果工具损坏，就自己构建一个工具，就如同 Bowles 团队通过创建 CDSS 来制订出院计划那样去做（Bowles 等，2013)。

六、EBP 技术在临床领域的整合

30 年前就确定了研究实施的障碍。Melnyk（2013）指出，"尽管多年来取得了进展，但几十年前确定的 EBP 障碍(如时间、缺乏知识和技能、

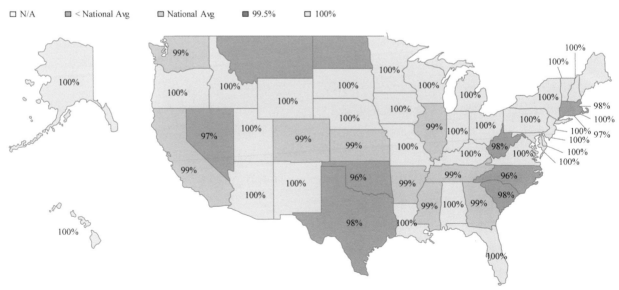

示范有效使用、采用或升级 EHR 的有资质的医院和紧急医疗服务机构的百分比 |2016 年，99% 的有资质的医院和紧急医疗服务机构医院展示了 EHR 的有效使用、采用或升级

☐ N/A ▨ < National Avg ▨ National Avg ▨ 99.5% ☐ 100%

▲ 图 26-3　到 2016 年，证明有效使用、采用或升级电子健康档案（EHR）的美国合格医疗机构的百分比
可从公共网站获得：https://dashboard.healthit.gov/quickstats/quickstats.php.

同行抵制、缺乏资源和 EBP 教练）仍然存在于卫生保健系统中。最近，新的研究结果表明，来自领导者和管理者的抵制及沉浸在传统环境中的阻力是提供循证护理的最大障碍"（Melnyk，2013，原文第 127 页）。

（一）信息访问

2019 年发表了约 956 390 篇医学文章，比上一年增加了 5.7%（National Library of Medicine，2020）。表 26-6 提供了几个示例及其网址，这些示例是当今可用的 EBP 来源。大多数是免费的，但是，有些网站确实有订阅费。

（二）数据、信息、知识、智慧

数据、信息、知识和智慧形成的 DIKW 金字塔起源不详；然而，Boulding（1955）从消息和信号的角度描述了 DIKW 金字塔，Henry（1974）将基于知识管理模型的金字塔引入美国。美国护士在 2008 年采用了 DIKW 模型。DIKW 模型由 Graves 和 Corcoran 于 1989 年首次引入护理信息学，它描述了前三个组成部分：数据、信息和知识。Staggers 通过添加"智慧"作为第四个组成部分来开发该模型（Graves 和 Corcoran，1989）。Matney 及其同事将数据定义为"DIKW 框架中的最小单位，通常被理解为表示对象、事件及其属

表 26-6　期刊和文献数据库的来源

MEDLINE	从 1966 年到现在，索引了全球 5200 多种期刊	www.nlm.nih.gov/medlineplus
CINAHL	自 1982 年起，积累护理和相关健康领域的文献。向护士及其他专业医务人员提供期刊摘要、书籍、小册子、学位论文、软件及其他形式的学习资源	www.ebscohost.com/nursing/products/cinahl-databases
CRISP	科技项目信息的计算机检索，是一个用于检索由联邦政府资助的医学生物研究项目的数据库，包含自 1972 年以来在大学、医院和由美国卫生与公共服务部支持的其他研究机构中进行的研究	
EMBASE	一个涵盖药物研究的书目数据库，包括不良反应和药物相互作用	
OVID	提供对各种资源的访问，包括书目数据库（如 MEDLINE、EMBASE 和 CINAHL）、全文期刊和其他临床信息产品，如循证医学综述	www.ovid.com
Cochrane Reviews	Cochrane 协作组织准备、维护和传播关于卫生保健干预措施的系统综述，主要是进行治疗干预措施对照试验的系统综述	www.cochrane.org/cochrane-reviews
The Joanna Briggs Institute	一个由护理、医学和相关领域的科研人员、临床专家、学者和管理者组成的国际协作组织，提供最佳实践信息表	www.joannabriggs.org
BMG Clinical Evidence	提供年度版的临床证据简讯，为临床医生提供当前全面且用户友好的循证文献	http://clinical evidence.bmj

（续表）

The Agency for Healthcare Research and Quality	AHRQ——主要关注卫生保健服务的美国政府机构	www.ahrq.gov
National Quality Measures Clearinghouse	NQMC 由 AHRQ 赞助，以促进卫生保健领域广泛获得质量措施。它是循证临床实践指南的公共资源	www.qualitymeasures.ahrq.gov
The National Institute of Nursing Research	美国国立卫生研究院 27 个研究所之一。支持护理研究以建立个人全生命周期健康管理的科学知识	www.nln.nih.gov
The Sarah Cole Hirsh Institute for Best Nursing Practices Based on Evidence	该研究所隶属于位于 Case Western Reserve 的 Frances Payne Bolton 护理学院。系统评价发表在开放获取的刊物 Online Journal of Issues in Nursing 上	

性的符号"（原文第 7 页），并进一步指出框架的每个级别对层次结构的影响和依赖性（Matney、Brewster、Sward、Cloyes、Staggers，2011）。表26-7 提供了一个分层 DIKW 框架的关联及其与信息学和护理学的关系。

DIKW 模型位于模型部分相互关联的系统思维方法中。系统理论进一步解释了该模型，表明组件是相互关联且相互依赖的，动一发则牵全身。DIKW 模型是一个观察或作用每个知识提升组件的迭代过程。

（三）临床和商业智能

HIMSS 将临床和商业智能（Clinical and Business Intelligence，C&BI）定义为"在卫生保健环境内外捕获的临床、财务、运营和非传统数据的聚合、分析和使用，以直接为决策提供信息"（HIMSS、Clinical 和 Business Intelligence，n.d.）。它涉及卫生保健数据与商业道德和规则的整合，以改善患者结局。C&BI 需要数据的准确性来做出患者层面和机构层面的决策。临床和业务决策工具在一定程度上缓解了四重目标（提高医疗质量和安全性，同时降低成本和员工负担），但其依赖于准确的数据来实现这些目标和提供证据。EPIC 等供应商将软件整合到 EHR 中，为终端用户提供与患者和操作相关应用程序的相关、实时数据。临床医生在诊疗过程中使用临床和商业智能工具来优化决策。这种"智能"在决策之前佐以证据，使用预测分析来辅助适当的治疗决策。

数据准确性已成为患者医疗保健和研究的焦点，因为与患者相关的研究通常是通过 EHR 数据挖掘启动的。数据挖掘是干预和开发预测分析的驱动力。对数据的一致性和准确性是公认的需求。数据需要具备完整性、正确性、一致性、合理性和并发性（相关时机）（Weiskopf 和 Weng，2013；Weng，2017）。准确性和一致性的问题已在 EHR 文件中、供应商内部和供应商之间被重视。Bowles 等（2013）发现，即便供应商相似，在跨机构中使用 EHR 进行研究时也存在诸多问题。确定的影响因素包括 EHR 不同的版本、定制、用户界面，以及不同机构在书写制度、流程和质量上也存在差异（Bowles 等，2013）。

七、技术是 EBP 的工具

（一）将证据整合到医疗决策中

健康信息技术是循证护理、决策和实施过程的基石（Hynes 等，2010；Harrington，2017）。向

表 26-7　DIKW 概念

概　念	信息学	护理学
数　据 (data)	• 最小组成单位 • 观察结果 • 物体或事件	• 160 • 患者观察 • 实验室结果
信　息 (information)	• 数据 + 含义 • 非离散 • 扩展对数据的理解	• 患者收缩压 =160 • 需要思考相关的信息
知　识 (knowledge)	• 进一步理解信息的含义 • 信息的"如何"和"为什么"	• 隐性知识：血压升高的基本原理和影响 • 明确知识：患者的血压在当前的药物治疗中没得到很好的控制
智　慧 (wisdom)	• 适当理解和使用知识 • 确认影响和替代方案	• 需要降低患者的血压来管理患者的结果 • 对降血压方法的考虑和行动

EBP 的过渡是缓慢但持续的，影响着医疗四重的实现（Bodenheimer 和 Sinsky，2014；Melnyk 和 Finhoult，2019；Tucker，2014；Correa-de-Araujo，2016）。将技术添加到组合中存在细微差别。使用 CDSS 来支持护理实践虽然曾经是打破常规的（Anderson 和 Wilson，2008），但目前的研究表明该程序是更容易被接受和植入的（Ortiz、Maia、Ortiz、Peres 和 Sousa，2017；Dowding，2013）。将循证技术与实践联系起来的系统教育内容包括护理实践。Dowding 在指导卫生保健系统和卫生保健提供者在确定如何为系统选择合适的 CDSS 时，对技术与证据的关联进行了深入探讨，指出了 CDSS 用户、技术要求、如何实施和评估及系统安全等八个关键焦点领域。继续努力将技术使用和理解整合到 EBP 课程中，将进一步帮助我们认识到 CDSS 在患者护理中的使用以及数据准确性。Castillo 和 Kelemen（2013）确定了成功的临床决策支持系统的 12 个特征：①被整合到现有系统中；②整合到当前工作流程中；③提供特异性；④融合用户参与；⑤提供教育和培训；⑥提供足够的系统支持；⑦提供自动化系统提示；⑧提供简单的警报；⑨具有简单的临床决策支持系统显示；⑩快速确认；⑪只需最少的临床决策支持系统数据输入；⑫有持续的临床决策支持系统评价和监测。

（二）监管和认证机构的影响

在 IOM "跨越质量鸿沟" 项目中，对数据采集监管和认证的需求日益凸显。对患者卫生保健数据的纸质文档的依赖增加了重复工作，从而增加了卫生保健成本，并减慢了诊断和治疗进程。对患者安全、医疗质量、医疗费用限制的需求是布什总统和奥巴马总统实施电子系统并取消纸质文件的驱动因素。这一要求促使合格的卫生保健提供者建立一个有意义的 EHR 使用系统。ARRA 和医疗保险与医疗补助中心于 2010 年 7 月 13 日颁布的有效使用法规（Blumenthal 和 Tavenner，2010），显著改变了 EHR 的应用并强调了其功能。这些法案和法规明确了针对卫生保健提供者个人和机构的金钱奖励和处罚。医疗照护和公共医疗补助服务中心面向医院制定了 24 项激励标准。对于第一阶段，医院需要满足 14 个核心标准，并从剩余的 9 个标准中另选 5 个。其中的一个强制性的标准是有意义地使用决策支持系统。CMS 目标要求合格的医院确定一个首要问题，然后有相关的临床支持政策并且跟踪落实情况（CMS Federal Register，2012）。《医疗保险准入和 CHIP 再授权法案》重新授权了 CMS 关于激励医疗信息技术采用的项目。法案还包括一项提供新工具和资源来改善医疗质量的优质支付计划。QPP 为奖励提供更高价值服务的临床医生创建了一个新框架。

ARRA 的立法，即《经济和临床健康卫生信息技术法案》于 2009 年颁布，旨在通过对健康信息技术的重大投资，来改善患者结局和卫生保健服务。HITECH 的目标是提高患者护理的质量、安全性和效率，让患者和家属参与，改善健康资源协调，并确保个人健康信息有足够的隐私和安全性（Bowles 等，2013）。"有效使用"这一准则建立了管理 EHR 使用的标准，包括一个为实施提供财政支持的多阶段方法。为患者数据安全和组织提供额外的文档和数据支持，需要数据协调、质量测量报告和互操作性，从而允许医务人员和系统之间进行数据交换以实现有效使用目标和临床质量测量（Cusack 等，2013，原文第 135 页；Murphy、Wilson 和 Newhouse，2013）。

通过信息技术实现护士赋能的机会已经出现，从而帮助护士利用庞大的临床知识库来改善护理、提高患者安全并满足监管要求。

（三）优化现有系统和应用程序

CDS 的成功取决于终端用户的满意度。目前三种影响满意度的障碍因素已被明确，它们是①警报疲劳：过度使用警报和提醒；②数据和系统的准确性；③不适当的警报级别。同时也确定了警觉疲劳的两种表现：①与工作强度、工作类型和警报重要性相关的认知超负荷；②基于重复警报数量的脱敏（Ancker 等，2017）。临床医生和制造商必须确定 CDSS 如何识别不准确性，以及系统如何更好地确定警报需求和认知过载，以减少警报覆盖和警报疲劳。

技术必须协助向床旁护士提供证据。这可以通过各种方法来实现，如嵌入式超链接、文本消息和图标。护士需要在提供护理期间访问信息，而不是在 3 小时后。将证据整合到日常工作流程中至关重要，这样医务人员才可以轻松地由基于任务的诊疗转向管理健康并做出基于知识的决

策。美国国家医学图书馆（2020）认为，当这一目标被时限时，临床医生将在批判性思维的高度发挥作用，并将 EBP 纳入日常工作，以提高效率、有效性和患者治疗效果。

美国医学信息学协会、美国护理信息学协会和护理与大数据工作组（明尼苏达大学）正在共同致力于提升护士协调数据、优化护理记录和改善患者结局的能力。同时，这些组织也致力于使用信息学来改善患者护理和提升质量，并且降低患者护理成本和护士负担。

八、结论

Karlene Kerfoot（2009）指出，"护士要么是其所从事专业的主人翁，要么只是其中的租客"（原文第 36 页）。具有主人翁精神的护士亲自参与实践与并关心实践的结果。他们以主人翁的面貌对自己的实践负责。

创造透明度是必须的。掌管自己实践的护士需要数据来形成知识和智慧，并将这些证据整合到实践中。透明度和互操作性对于在卫生保健系统内部和系统之间共享准确的数据和信息是必要的，以便支持决策支持机制，提高患者护理质量和安全，同时降低成本和负担。增加与技术和实践交叉相关的教育有利于护理，并为 EBP 提供了背景（NLN Forum，n.d.）。了解卫生保健的系统方法包括将技术和信息学纳入系统，从而在人与机器之间建立更紧密的联系。技术是为实践提供证据的有力工具，护理擅长了解如何及在何处获取和使用技术来支持护理。

Florence Nightingale（1859）写道，"让负责的人把这个简单的问题记在脑海里。不是我自己怎么能总是做正确的事，而是我怎么能保证这正确的事总是被做呢？"（原文第 24 页）。这句话也可以用于精准护理/精准医疗的概念中，将大数据和大数据算法作为指导方针，在正确的时间和地点为正确的人提供正确的护理。它保障了跨学科使用数据的方法透明化，为数据在不断被教

授的学习型卫生系统提供信息。护理学已经接受了挑战，并向前推进，将点滴联系起来，从而产生一种精准的循证护理方法。

自测题

1. 以下哪些出版物是整合卫生信息技术的基础？

   A. 大数据和健康分析

   B. 第四范式

   C. 护理和卫生保健中的循证实践：最佳实践指南

   D. 跨越质量鸿沟

   E. 用技术弥合科学与实践的差距：从基于证据的实践到基于实践的证据

2. 护士应该对围绕患者护理的信息学和技术问题有基本的了解。以下哪个是信息学相关的护理能力？

   A. QSEN

   B. TIGER

   C. IOM

   D. HIMSS

   E. 以上都不是

3. 决策支持系统有助于在正确的时间向正确的人提供正确的信息。以下哪项是有助于患者安全的决策支持条款？

   A. 识别患者家属

   B. 患者实验室值变化趋势

   C. 忘记密码的帮助

   D. 医务人员电话号码

   E. CT 扫描预约

4. 作为一种识别、共享和形成患者和人口数据趋势的方法，数据标准化在护理中至关重要。以下哪些系统是支持数据标准化的系统？

   A. SNOMED

   B. ANA 道德规范

   C. NMDS

   D. LOINC

   E. NLP

5. 信息学和卫生信息技术被整合到循证护理和卫生保健决策中。以下哪项陈述表明了这种整合？

   A. HIT 是 EBP 的基石

   B. 技术是 EBP 的证据

   C. 信息学取代临床决策支持系统

   D. EBP 可与 HIT 互换

6. 循证实践提供了什么？

   A. 护理标准化

   B. 工作流程中断

   C. 传统护理

   D. 更高层次的实践

7. 美国国家医学研究院将通过使用 EBP 做出卫生保健决策的目标设定为什么水平？

   A. 20%

   B. 50%

   C. 75%

   D. 90%

   E. 100%

8. EBP 是一个基于步骤的流程，包括什么？

   A. 使用患者专业知识

   B. 确定如何使用数据

   C. PICOT 问题的文献检索

   D. 使用 PICOT 流程改变结果

   E. 开展研究

9. 为执业护士和高级实践护士开发 EBP 胜任力，以确保高质量的临床护理。具有硕士学历的预备护士需要具备何种水平的能力？

   A. 50%

   B. 2∶10 能力

C. 20%

D. 1 ∶ 24 能力

E. 100%

10. 推进 EBP 的发展有多种障碍和促进因素。以下哪些是促进因素？

　　A. 相信 EBP 的价值

　　B. 临床医生访问数据库

C. EBP 知识和技能

D. 充分的决策支持工具

E. 支持 POC EBP 工具

答案

1. D	2. A	3. B	4. ACD	5. A
6. A	7. D	8. C	9. D	10. C

参考文献

[1] Ancker, J. S., Edwards, A., Nosal, S., Hauser, D., Mauer, E., Kaushal, R., and with the HITEC Investigators. (2017). Effects of workload, work complexity, and repeated alerts on alert fatigue in a clinical decision support system. *BMC Medical Informatics and Decision-Making BMC Series, 17,* 36. Retrieved from https://doi.org/10.1186/ s12911-017-0430-8

[2] Anderson, J., & Wilson, P. (2008). Clinical decision support systems in nursing. Synthesis of the science for evidence-based practice. *Computers, Informatics, Nursing, May/ June,* 151-158.

[3] Androwich, I., & Kraft, M. (2011). Incorporating evidence: Use of computer based clinical decision support systems for health professionals. In Saba, V., & McCormick, K. (Eds.), *Essentials of nursing informatics* (6th ed., pp. 583-592). New York: McGraw Hill.

[4] Bakken, S. (2001). An informatics infrastructure is essential for evidence-based practice. *Journal of the American Medical Informatics Association: JAMIA, 8*(3), 199-201.

[5] Beckett, C. D., & Melnyk, B. M. (2018). Evidence-based practice competencies and the new EBP C credential: Keys to achieving the quadruple aim in health care (editorial). *Worldviews on Evidence-Based Nursing, 15*(6), 412-413.

[6] Blumenthal, D., & Tavenner, M. (2010). The "meaningful use" regulation for electronic health records. *New England Journal of Medicine, 363*(6), 501-504.

[7] Bodenheimer, T., & Sinsky, C. (2014). From triple to quadruple aim: Care of the patient requires care of the provider. *Annals of Family Medicine, 12*(6), 573-576.

[8] Boulding, K. (1955). Notes on the information concept. *Exploration (Toronto),* 6, 103-112; CP IV, 21-32.

[9] Bowles, K., Potashnik, S., Ratcliffe, S., Rosenberg, M., Shih, N., Topaz, M., Holmes, J., & Naylor, M. (2013). Conducting research using the EHR across multihospital systems: Semantic harmonization implications for administrators. *Journal of Nursing Administration, 43*(6), 355-360.

[10] Castillo, R. S., & Kelemen, A. (2013). Considerations for a successful clinical decision support system. *CIN: Computers, Informatics, Nursing, 31*(7), 319-328. doi:10.1097/NXN. 0b013e3182997a9c

[11] Correa-de-Araujo, R. (2016). Evidence-based practice in the United States: Challenges, progress, and future directions. *Health Care for Women International, 37*(1), 2-22. doi:10.1080/ 07399332.2015.1102269

[12] CMS Federal Register. (2012). 42 CFR parts 412,413,422 Medicare and Medicaid Programs; electronic health record incentive program; final rule. *Federal Register.*

[13] Cronenwett, L., Sherwood, G., Barnsteiner J., Disch, J., Johnson, J., Mitchell, P., Sullivan, D., & Warren, J. (2007). Quality and safety education for nurses. *Nursing Outlook, 55*(3), 122-131.

[14] Cusack, C., Hripsak, G., Bloomrosen, M., Rosenbloom, S., Weaver, C., Wright, A., . . . Mamykina, L. (2013). The future state of clinical data capture and documentation: a report from AMIS's 2011 policy meeting. *Journal of the American Medical Informatics Association, 20,* 134-140.

[15] Dagliati, A., Sacchi, L., Tibollo, V., Cogni, G., Teliti, M., Martinez-Millana, A., ... Bellazzi, R. (2018). A dash-board-based system for supporting diabetes care. *Journal of the American Medical Informatics Association, 25*(5), 538-547. doi:10.1093/jamia/ocx159

[16] Dowding, D. (2013). Using computerized decision-support systems. *Nursing Times, 109*(36), 23-25.

[17] Elkind, E. C. (2009). Why information systems are helpful to nursing. *Pa Nurse, 64*(1), 24-25.

[18] Graves, J. R., & Corcoran, S. (1989). The study of nursing informatics. *Image—The Journal of Nursing Scholarship, 21*(4), 227-231.

[19] Harrington, L. (2017). Closing the science-practice gap with technology: From evidence-based practice to practice-based evidence. *AACN Advanced Critical Care, 28*(1), 12-15.

[20] Health Informatics. (n.d.). The National Library of Medicine. Retrieved from https://hsric.nlm.nih.gov/hsric_public/ display_links/717.

[21] Health IT. (n.d.). *Advancing America's healthcare.* Retrieved from https://www.healthit.gov/sites/default/files/pdf/ health-information-technology-fact-sheet.pdf

[22] Health IT Dashboard. (n.d.). *Quick stats.* Retrieved from https://

dashboard.healthit.gov/quickstats/quickstats.php

[23] Henry, N. (1974). Knowledge management: A new concern for public administration. *Public Administration Review, 34*(3), 189-196.

[24] HIMSS, Clinical & Business Intelligence. (n.d.). Retrieved from https://www.himss.org/library/clinical-business-intelligence. Accessed on December 31, 2018.

[25] Hruby, G., McKiernan, J., Bakken, S., & Weng, C. (2013). A centralized research data repository enhances retrospective outcomes research capacity: A case report. *Journal of the American Medical Informatics Association, 20*, 563-567.

[26] Huber, D., Schumacher, L., & Delaney, C. (1997). Nursing Management Minimum Data Set (NMMDS). *Journal of Nursing Administration, 27*(4), 42-48.

[27] Hynes, D. M., Weddle, T., Smith, N., Whittier, E., Atkins, D., & Francis, J. (2010). Use of health information technology to advance evidence-based care: Lessons from the VA QUERI program. *Journal of General Internal Medicine, 25*(Suppl 1), 44-49.

[28] Institute of Medicine. (2001). *Crossing the quality chasm: A new health system for the 21st century*. Washington, DC: National Academy Press.

[29] Institute of Medicine. (2003). *Health professions education: A bridge to quality*. Washington, DC: National Academies Press.

[30] Institute of Medicine. (2013). *Best care at lower cost: The path to continuously learning health care in America*. Washington, DC: The National Academies Press. Retrieved from https://doi.org/10.17226/13444.

[31] Kerfoot, K. (2009). The CNO's role in professional transformation at the point of care. *Nurse Leader, October*, 34-38.

[32] Krumholz, H. M. (2008). Outcomes research: Generating evidence for best practice and policies. *Circulation, 118*(3), 309-318. doi:10.1161/ CIRCULATIONAHA.107.690917

[33] McClellan, M. B., McGinnis, M., Nable, E. G., & Olsen, L. M. (2007). *Evidence based medicine and the changing nature of healthcare*. Washington, DC: National Academies Press.

[34] McGinty, J., & Anderson, G. (2008). Predictors of physician compliance with American Heart Association Guidelines for acute myocardial infarction. *Critical Care Nursing Quarterly, 31*(2), 161-172.

[35] Matney, S., Brewster, P. J., Sward, K. A., Cloyes, K. G., & Staggers, N. (2011). Philosophical approaches to the nursing informatics data-information-knowledge-wisdom framework. *ANS Advance Nursing Science, 34*(1), 6-18.

[36] Melnyk, B. M. (2013). The future of evidence-based health care and worldviews: A worldwide vision and call for action to improve healthcare quality, reliability, and population health. *Worldviews on Evidence-Based Nursing, 10*(3), 127-128.

[37] Melnyk, B. M. (2019). *Implementing the evidence-based practice (EBP) competencies in healthcare: A practical guide for improving quality, safety, and outcomes*. Philadelphia, PA: Wolters Kluwer.

[38] Melnyk, B. M., & Fineout-Overholt, E. (2003). *The conceptual framework for healthcare*. Rochester, New York: Advancing Research and Clinical Practice through Close Collaboration.

[39] Melnyk, B. M., & Fineout-Overholt, E. (2019). *Evidence-based practice in nursing & healthcare: A guide to best practice* (4th ed.). Philadelphia, PA: Wolters Kluwer.

[40] Melnyk, B. M., Fineout-Overholt, E., Gallagher-Ford, L., & Kaplan, L. (2012). The state of evidence-based practice in US nurses: Critical implications for nurse leaders and educators. *Journal of Nursing Administration, 42*(9), 410-417.

[41] Melnyk, B. M., Fineout-Overholt, E., Giggleman, M., & Choy, K. (2017). A test of the ARCC© model improves implementation of evidence-based practice, healthcare culture, and patient outcomes. *Worldviews on Evidence-Based Nursing, 14*(1), 5-9. doi:10.1111/wvn.12189.

[42] Melnyk, B. M., Fineout-Overholt, E., & Mays, M. (2008). The evidence-based practice beliefs and implementation scales: Psychometric properties of two new instruments. *Worldviews on Evidence-Based Nursing, 5*(4), 208-216.

[43] Melnyk, B. M., Gallagher-Ford, L., Long, L. E., & Fineout-Overholt, E. (2014). The establishment of evidence-based practice competencies for practicing registered nurses and advanced practice nurses in real-world clinical settings: Proficiencies to improve healthcare quality, reliability, patient outcomes, and costs. *Worldviews on Evidence Based Nursing, 11*(1), 5-15. doi:10.1111/wvn.12021

[44] Melnyk, B. M., Gallagher-Ford, L., Zellefrow, C., Tucker, S., Thomas, B., Sinnott, L. T., & Tan, A. (2018). The first U.S. study on nurses' evidence-based practice competencies indicates major deficits that threaten healthcare quality, safety, and patient outcomes. *Worldviews on Evidence Based Nursing, 15*(1), 16-25. doi:10.1111/wvn.12269

[45] Moore, S. M., Schiffman, R., Waldrop-Valverde, D., Redeker, N. S., McCloskey, D. J., Kim, M. T., ... Grady, P. (2016). Recommendations of common data elements to advance the science of self-management of chronic conditions. *Journal of Nursing Scholarship: An Official Publication of Sigma Theta Tau International Honor Society of Nursing, 48*(5), 437-447.

[46] Murphy, L., Wilson, M., & Newhouse, R. (2013). Data analytics: Making the most of input with strategic output. *Journal of Nursing Administration, 43*(7/8), 367-371.

[47] National Library of Medicine (2020, May 27). *Citations added to MEDLINE® by fiscal year*. https://www.nlm.nih. gov/bsd/stats/cit_added.html

[48] Newhouse, R. P., Dearholt, S., Poe, S., Pugh, L., & White, K. M. (2007). Organizational change strategies for evidence-based practice. *Journal of Nursing Administration, 37*(12), 552-557.

[49] Nightingale, F. (1859). *Notes on nursing: What it is and what it is not* (1st ed.). London, UK: Harrison and Sons.

[50] O'Brien, A., Weaver, C., Settergren, T. T., Hook, M. L., & Ivory, C. H. (2015). EHR documentation: The hype and the hope for improving nursing satisfaction and quality outcomes. *Nursing Administration Quarterly, 39*(4), 333-339. doi:10.1097/ NAQ.0000000000000132.

[51] Office of the Healthcare Coordinator for Health Information Technology. (2017). *Standard nursing terminologies: A landscape analysis*. Washington, DC: MBL Technologies, Clinovations.

451

[52] Ortiz, D. R., Maia, F. O. M., Ortiz, D. C. F., Peres, H. H. C., & Sousa, P. A. F. (2017, January 1). Computerized clinical decision support system utilization in nursing: A scoping review protocol. *JBI Database of Systematic Reviews and Implementation Reports, 15*, 11.

[53] Overhage, J., Ryan, P., Reich, D., Hartzema, A., & Stang, P. (2012). Validation of a common data model for active safety surveillance research. *Journal of the American Medical Informatics Association, 19*, 54-60.

[54] Pordeli, L. (2018). Informatics competency-based assessment: Evaluations and determination of nursing informatics competency gaps among practicing nurse informaticists. *Online Journal of Nursing Informatics (OJNI), 22*(3). http://www.himss.org/ojni

[55] Porter, M. E., Larsson, S., & Lee, T. H. (2016). Standardizing patient outcomes measurement. *The New England Journal of Medicine, 374*(6), 504-506. doi:10.1056/ NEJMp1511701.

[56] Powell, K., & Myers, C. (2018). Electronic patient portals: Patient and provider perceptions. *Online Journal of Nursing Informatics (OJNI), 22*(1).

[57] Sackett, D., Straus, S., Richardson, W. S., Rosenberg, W., & Haynes, R. B. (2000). *Evidence-based medicine: How to practice and teach EBM*. London: Churchill Livingstone.

[58] Schulz, S., Stegwee, R., & Chronaki, C. (2019). Standards in healthcare data. In P. Kubben, M. Dumontier, & A. Dekker (Eds.), *Fundamentals of clinical data science*. Cham: Springer.

[59] Sensmeir, J., & Ivory, C. H. (2018). Technology myth busters for nurse leaders. *JONA, 40*(12), 594-596.

[60] Simpson, R. L. (2006). Evidence-based practice: How nursing administration makes it happen. *Nursing Administration Quarterly, 30*(3), 291-304.

[61] Sims, I., Gorman, P., Greenes, R., Haynes, B., Kaplan, B., Lehman, H., & Tong, P. (2001). Clinical decision support systems for the practice of evidence-based medicine. *Journal of the American Medical Informatics Association, 8*(6), 527-534.

[62] Sittig, D. (1999). *Prerequisites for a real time clinical decision support system*. Retrieved from http://www.informatics-review.com/thought/prereqs.html. Accessed on June 25, 2010.

[63] Sittig, D. F., Wright, A., Coiera, E., Magrabi, F., Ratwani, R., Bates, D. W., & Singh, H. (2018). Current challenges in health information technology-related patient safety. *Health Informatics Journal*. Retrieved from https://doi.org/10.1177/1460458218814893

[64] Tcheng, J. E., Bakken, S., Bates, D. W., Bonner III, H., Gandhi, T. K., Josephs, M., ... Lopez, M. H. (Eds.). (2017). *Optimizing strategies for clinical decision support: Summary of a meeting series*. Washington, DC: National Academy of Medicine.

[65] Tucker, S. (2014). Determining the return on investment for evidence-based practice: An essential skill for all clinicians. *Worldviews on Evidence-based Nursing, 11*(3), 271-273.

[66] Weiskopf, N., & Weng, C. (2013). Methods and dimensions of electronic health record data quality assessment: Enabling reuse for clinical research. *Journal of the American Medical Informatics Association, 2013. 20*,: 144-151.

[67] Weng, C. W. (2017). Data accuracy in electronic medical record documentation. *JAMA Ophthalmology, 135*(3), 232-233.

[68] Werley, H. H., Devine, E. C., Zorn, C. R., Ryan, P., & Westra, B. L. (1991). The nursing minimum data set: Abstraction tool for standardized, comparable, essential data. *American Journal of Public Health, 81*(4), 421-426.

[69] Westra, B. L., & Delaney, C. W. (2008, November 6). Informatics competencies for nursing and healthcare leaders. *AMIA Annual Symposium Proceedings*, 804-808.

[70] Zhang, Y., Guo, S. L., Han, L. N., & Li, T. L. (2016). Application and exploration of big data mining in clinical medicine. *Chinese Medical Journal, 129*(6), 731-738.

第27章　医疗保健信息技术的护理计划框架

Nursing Plan of Care Framework for HIT

Luann Whittenburg　Avaretta Davis　**著**

张瑞雪　**译**　　付佳丽　**校**

学习目标

- 描述使用临床护理分类系统的护理记录改进方案，以确保患者的安全和患者健康结局。
- 确定支持以价值为基础的护理协调、护理管理过渡和循证实践的进步的护理计划解决方案。
- 定义将护理信息标准集成到电子健康档案解决方案中的机会，以满足当前和未来临床信息需求和挑战。

关 键 词

临床护理分类系统；护理数据模型；护理信息学；护理信息标准；护理流程；护理流程架构

一、概述

超过 400 万的护士，作为美国医疗保健部门最大的部分，无可辩争地展示了改善医疗保健成果的能力。作为 2009 年 ARRA（第 111-5 号公法）的一部分，HITECH 促使大多数医疗机构应用医疗保健信息技术和电子健康档案系统，以处理患者的护理数据，并为患者护理服务提供报销。如今，美国国家医疗保健政策促进了医疗服务的实质性改变，以获得医疗服务和质量的透明度。EHR 系统为国家数据互操作性和健康信息交流提供了基础。医疗保健领域最低水平的数据质量对于促进国家医疗服务提供者在绩效交付方面

的必要变化至关重要。为了实现透明和完整的医疗交流及数据质量，EHR 必须按照美国护士协会的护理流程框架收集、记录、存储和检索标准化的、编码的护理数据概念。一个编码的、结构化的护理记录标准的护理沟通，有助于使护理工作对患者护理连续性和医疗结果质量的透明化。

通过成功的 HITECH 激励来实施 EHR，国家的 HIT 政策已经转向定义和促进使用 EHR 数据的"可操作性"。Parasrampuria 和 Henry（2019）报道说，94% 的医院使用 EHR 数据来执行为临床实践提供信息医院流程。"2017 年 EHR 数据最常见的用途是支持质量持续改进的过程（82%），监测患者安全（81% 的医院），以及创建一个可

评估组织绩效的仪表板（77%）。EHR 在开发一种查询患者数据的方法（51%），评估临床实践指南的遵守情况（59%），以及确定特定患者群体的护理差距（60%）"（原文第 8 页）。

美国决策者目前的观点是，在可操作的决策中使用 EHR 数据，并随着《21 世纪治愈法案》的实施坚持并推广。

《21 世纪治愈法案》和美国国家健康信息技术协调员办公室将健康信息技术的互操作性定义为符合以下条件的健康信息技术。

- 能够与其他健康信息技术安全地交换电子健康信息，并使用来自其他健康信息技术的电子健康信息，而无须用户费力。
- 根据适用的州或联邦法律授权，允许完全访问、交换和合法使用所有电子化的健康信息。
- 不构成第 3022（a）条所定义的信息封锁（ONC，2018a 和 2018b）。

（Office of the National Coordinator for Health Information Technology, 2018a, 原文第 3 页）。

随着《21 世纪治愈法案》（2016）的通过，目前的立法举措和法规对患者护理和领导护理团队的专业护士产生重大影响。因此，迫切需要结构化的护理数据。ONC 的愿景是建立一个能够交换来自各种医疗资源的数据，用于临床决策支持的 HIT 系统。"目前，有 100 多个区域性健康信息交流中心和多个国家级组织支持交流使用案例"（ONC，2018c，原文第 3 页）。2018 年，ONC 提出了专注于医疗保健数据的可信交换框架和共同协议，来使利益相关者能够跨组织交换数据。目前，因为存在技术限制、安全问题、使用案例中服务对象的差异及每个网络的资源限制，所以一个单一的网络是不可行的；然而，建立一个单一电子健康信息"高速路"，无论使用者的网络的类型是什么，都是可行和可实现的（ONC，

2008c，原文第 6 页）。

TEFCA 法规确立了合格卫生信息网络（Qualified Health Information Network，QHIN）的 HIE 角色，以通过一个被称为"公认协调实体"（Recognized Coordinating Entity，RCE）的行政组织促进 HIE 之间连接的标准化方法。RCE 作为管理机构，将可信交换框架付诸实施。TEFCA 法规还规定了一套用于互操作性交换的通用数据类别，称为美国互操作性核心数据。TEFCA 和 USCDI 是"行业可以围绕它来确定所需的关键数据，以实现互操作性，并实现《21 世纪治愈法案》中罗列的目标的合作工具"（ONC，2018b，原文第 3 页）。

在 USCDI 中，"数据类别"是指由一个共同的主题或用例组成的各种数据元素的集合。USCDI 的"数据元素"是指在 USCDI 中表示数据进行交换的最细微的级别（ONC，2018d，原文第 3 页）。USCDI 的有用之处在于定义了哪些电子医疗保健数据必须随时可供交换。在定义 USCDI 时，ONC 明确了"21 世纪治愈法案"中互操作性的定义。第 1 版 USCDI 以适当格式提供的数据，应并必须在实施 TEFCA 的基础上根据要求得到。

第 1 版 USCDI 需要元数据（有关数据中的数据）来理解创建数据的时间和人物。数据类别（时间和人物）是"根据行业 2015 年后版规则制定和可信交换框架及利益相关者会议的重要反馈纳入 USCDI 草案"（ONC，2018a，原文第 56 页）。USCDI 还包括被确定为纳入未来"候选状态"的数据类别。对于候选资格的考虑，数据类别"必须有明确的定义，并在广泛和多样化的使用案例中被证明具有现实世界的适用性，并且业界已经或正在积极开展大量的技术标准化工作"（ONC，2018a，原文第 7 页）。数据类别也可以被认为是"新兴"的。新兴数据类别是由利益相关者提出并确定的，对交换 EHI 以实现互操作性至关重要，尽管将数据类别提升到候选状态的优先级有些含糊。"根据利益相关者的反馈，

ONC 将不断提出新的数据类别增加到新兴数据类别，从而为行业提供足够的信息，使行业了解未来的进展，并允许行业有适当的时间做出反应和准备"（ONC，2018a，原文第 9 页）。注意：在 2018 年 1 月 USCDI 最初的公众意见征询期间，提出了"护理计划"数据类别，理由是可以从整合医疗企业（www.ihe.net）中，为 IHE 患者护理协调（Patient Care Coordination，PCC）技术框架的一部分。

在大多数 EHR 中，标准的护理数据（有时称为系统护理术语、数据字典或术语）是专有的，具有预先存在的数据结构/框架。专有的 HIT/EHR 数据框架因限制护理记录和护理计划字段的可用概念，成为护理记录的障碍。如果没有可互操作的标准化、编码、电子护理数据概念可供护理记录使用，护理记录将成为非结构化的自由文本，可能不会被识别或包括在编码的 HIE 中。由于当今 EHR 高度结构化设计，默认情况下，护理实践是由系统的术语和本体框架配置决定的，护理工作受制于专有数据库的信息模型，而不是嵌套在灵活、简单的、通用的护理概念中，使护士和其他临床工作者能够改善人群医疗保健干预措施、临床实践和患者护理结果。

在本章中，作者讨论了以下方面：①电子护理计划的框架；② ANA 护理流程；③护理操作需求的护理计划；④使用临床护理分类系统和 CCC 信息模型的编码概念的护理转换；⑤用于记录护理，提高护理数据互操作性，改进护理工作流程的护理计划解决方案。

（一）背景

"护理"包括对所有年龄、家庭、团体和社区、生病或健康及在所有环境中的个人的自主和合作护理。"护理"包括"促进健康、预防疾病及照顾患者、残疾人和垂死的人"（World Health Organization，2019）。

护理记录是患者治疗和康复中提高医疗保健质量的最关键因素之一。护理管理人员持续要求

医院确保护理人员为每个患者制订动态护理计划。护理过程以患者的价值观为依据，提供与患者和他人一起参与改变健康状态、信仰和生活质量的知识。长期以来，护士肩负着提升知识的职业责任，尊重患者的意义、现实、愿望和选择，并与患者建立有意义的关系。虽然护理观察记录是护理专业发展历史中的重要部分，但有计划、有系统的护理计划（Plan of Care，POC）的基本发展推进了护理数据的收集、储存和检索。个人的护理必须是个性化的。个性化要求以达到满足患者特定需求的最佳效果为目的，在现有的 HIT 和 EHR 系统中不断完善护理计划（Whittenburg、Lekdurongsak、Klaikaew 和 Meetim，2017）。

随着护理标准的发展，护理记录符合护理流程原则，美国第一位女性外科医生 Faye Abdellah 提出了基于研究的护理工作，并确立了护士在实践中使用解决问题的方法，而不是遵循医嘱的专业观点。1981 年，Abdellah 将护理过程概念扩大为 21 个独特护理问题（Parascandola，1994），并认识到患者的护理问题需要护理人员进行修订，以满足患者个体的需要。

1991 年，Carpenito 提到护理计划的好处是：①提供书面指示而不是口头交流，以加强护理交接中的患者安全；②确保护理的连续性；③预先解决患者问题；④提供一种检查和评估护理的手段；⑤展示专业护士在医疗保健环境中的复杂作用。近 25 年后，目前的法规使护士更接近基于标准的护理计划。

（二）护理程序框架

ANA 将专业护理实践文件的通用框架描述为护理程序。护理程序是护理记录的专业基础。在 EHR 中，护理记录在患者住院期间被反复使用，而这些记录是从护理评估开始的，记录就像是一个模板。护理程序是注册护士提供整体、以患者为中心的护理的实践框架和基本核心（ANA，2019）。

护理程序包括所有构成了护士专业实践和决策的基础重要的护理行为。1970 年，ANA 建议

护理程序作为护理实践的专业标准。护理程序框架是以人类存在的"需求理论"为基础，适用于护理工作和护理研究。护理需求理论是由 Yura 和 Walsh 于 1978 年首次提出（Lauri、Lepisto 和 Kappeli，1997）。护理程序是护理活动的总和，包括评估（确定患者需要）、干预（根据人的需要进行管理）和评价（验证所给予的护理帮助的有效性）。美国华盛顿天主教大学的 Yura 和 Walsh（1978 和 1983）认为人类的需求是由内部的紧张关系产生的，他们假设所有基本的人类需求都与护理有关且所有的基本人类需求在所有的护理实践领域都是相似的，并基于此假设构建了一个护理实践理论。Yura 和 Walsh（1978）描述了适用于所有护理场景中患者的四个基本需求：①重要功能；②功能性健康状态；③对功能性健康状况的反应；④环境。

护理程序的六个步骤如下：①护理评估；②护理诊断；③设定目标；④计划；⑤实施；⑥评价（图 27-1）。

护理程序框架的其他特点如下。

- 普遍适用性：护理程序框架适用于任何患者、任何年龄、任何临床诊断、在任何健康连续体的任何时刻涉及所有护士专业（如临终关怀、产科、儿科等）的任何环境中（如学校、诊所、医院或家庭）。
- 目标导向性：护理程序干预为实现护理结果为目的，由护理诊断决定。

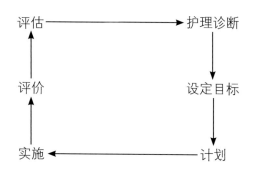

▲ 图 27-1 护理程序模型（ANA，1998）

经许可转载，引自 Association. (2010). *Nursing's Social Policy Statement the Essence of the Profession*, 3rd ed. (p. 23). Silver Springs, MD: nursesbooks.org. @2020 American Nurses Association.

- 认知过程：护理程序涉及护理判断和决策（Chapman、Ranzenberger、Killpack 和 Pryer，1984）。

（三）护理计划框架

1992 年，ANA 批准"护理信息学"作为护理专业（Bickford，2007），制定了护理信息学实践范围和标准，认可了护理过程和护理信息学实践的六个标准（阶段 / 步骤）（ANA，2008 和 2014）。护理程序是全面运作护理计划的理论框架，"将从事不同领域护理工作的不同类型的护士联合起来的共同主线就是护理程序，也是注册护士提供全面的、以患者为中心的护理的基本实践核心"（"Nursing Process"，n.d.，原文第 1 段）。使用护理程序时，专业护士需要系统、逻辑地应用护理知识来解释、分析和使用数据，根据对物理、生物学和行为科学的知识来确定适当的护理方案。这些基础科学知识使护士能够识别患者的问题，并确定健康问题影响患者的健康的方式。21 世纪电子护理计划的使用支持了护理作为一种护理职业的角色，这与普遍的 HIT/EHR 将护理作为一种菜单驱动的职业形象相矛盾。护理程序是护理计划的框架，需要持续评估、重新评估和评价患者对护理和干预措施的反应，以实现患者预期护理结果。护理过程仍然侧重于患者的护理计划，并不断调整以满足患者的需求和关注。

护理计划提供了关于在医疗机构和医疗行业所提供的患者护理的关键信息，无论环境如何。护理计划让医护人员了解护理、联合保健和照护者之间护理实施的计划，并支持护理的整合和了解护理对结果质量的影响。利用护理程序为护理计划提供信息，重点关注护理工作，对个人无论是否为监管、公开披露的强制性的或具有标准化护理过程活动的质量衡量标准的护理行为更加负责。护士有为提高患者的治疗质量的机构和能力，通过使用结构化、编码的护理数据元素最大限度地提高数据的互操作性，使护理知识可用于护理实践和护理计划的记录。随着患者通过医疗保健系统的过渡，护理计划得到了重整和交流。这种迭代式护理 POC 支持连续的护理，可作为医疗服务提供者的知识来源，并可能通过帮助评估护理干预和治疗的有效性，来提高患者护理过程的效率，改善医疗保健数据的质量及影响整个护理环境的成本。

1992 年，Saba 调整了护理程序，提供了一个重点关注护士和相关联合保健人员在临床实践环境中提供的患者护理程序的框架（Saba，2007）。她将其定义如下。

护理程序体现了护理的艺术性和科学性。护理程序的六个步骤描述了护理的标准水平，包含了护士为患者 / 客户提供护理所采取的所有重要行为，并构成了临床决策的基础（原文第 152 页）。

Saba 还根据护理计划的需要对护理程序进行了调整：在评估阶段，专业护士收集与患者健康或情况相关的全面数据。然后对数据进行分析，以确定患者的诊断或问题。接着护士确定预期结果或目标，以便根据患者和情况制订个性化的护理计划。制订的计划建立战略和替代方案，以达到每个诊断的预期结果。护士执行已确定的护理计划，并对实现已确定的实际成果 / 目标的进展

情况进行持续评估（图 27-2）。

二、护理程序与医疗保健信息技术 /EHR 系统

建立有效的 EHR 系统需要深入了解护士如何创建和执行认知性文件和任务导向性文件。大多数 EHR 系统是支配而不是适应护理工作流程，护理信息的组织也不适合 ANA 的护理模式。EHR 通常假设一种护理服务提供模式，该模式表现为选择的算法序列，然而，护理工作是根据遇到的情况变化和制约因素，对患者的目标进行改革，修改干预措施和护理行为并更新对个别患者的护理顺序而反复进行的。在 EHR 的工作流程中，护理数据以护理评估的形式被收集，采用护理诊断、干预措施和行动等格式，用于创建单个患者的护理记录。

以 ANA 护理程序框架的电子医疗保健信息技术 /EHR 为基础的护理计划，补充了患者的治疗计划，并且创造一个以患者为中心的安全医疗环境。护理记录的结构化文本包含了标准化的、编码的、遵循护理过程的护理术语，为相关的护理文件提供了基本的、有用的和通用的表述。检

临床护理分类（CCC）系统（护理分类法）
参考框架

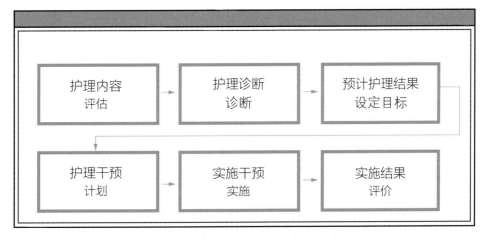

▲ 图 27-2　CCC 系统框架与护理过程的关系（Saba，2007）

索到的护理文件后期可以在健康信息交换中心进行交换，用于患者护理的连续性和结果分析。标准化护理数据为循证实践提供来自不同地点的信息数据，最终改善国家的健康状况和医疗交换信息数据的质量。

使用临床护理分类系统的护理过渡

护理 POC 使用 CCC 统作为数据集成器和标准，在 EHR 系统之间交换护理记录，来支持患者护理的连续性和患者护理的安全过渡。护理的目标是改善社区、家庭和个人的健康；因此，不能指望医学诊断来解释对患者的护理，医学诊断也不能成为记录患者护理和专业护理数据的有力框架。

使用 CCC 系统的护理计划使护士能够交流患者的护理诊断、所执行的护理干预措施以及由此产生的护理结果。CCC 系统是一种"基于研究的编码术语标准，确定了护理实践的离散数据元素，即'护理的本质'。CCC 系统包括诊断、干预和结果的整体框架和编码结构，用于评估、记录和分类所有医疗保健领域中的护理"（Hunter 和 Bickford，2011，原文第 183 页）。CCC 的研究项

目是根据一项"目的是开发一种对患者进行分类和测量结果方法"的联邦合同进行的。这个研究项目代表了美国的每个州，包括波多黎各和哥伦比亚区（Saba，1992）。CCC 系统采用护理程序的六个步骤（图 27-3）来描述专业护理实践，并且使用编码结构来处理 HIT/EHR 系统中的护理数据（www.clinicalcareclassification.com and Wikipedia. org/Clinical_Care_Classification_System）。

护理过程的另一种表示形式如图 27-4 所示。临床决策支持视图与使用不同的更详细可视化的护理过程内容一致（Davis，2018）

1. CCC 系统框架

CCC 系统框架扩展了 ANA 的护理过程概念，将护理诊断、护理干预和护理结果联系起来，用于描述临床护理分类系统中的患者情况（Saba，2007）。CCC 系统信息模型（图 27-3）遵循护理程序的六个步骤，主要是护士和其他医疗保健专业人员为患者提供的护理。"通过使用标准化词汇来测量护理，促进基于证据标准来验证护士对患者结果贡献的大型数据库的开发"（Rutherford，2008，原文第 2 页）。CCC 系统中标准化编码护理概念是由护理诊断 / 问题、预期结果（目标）、

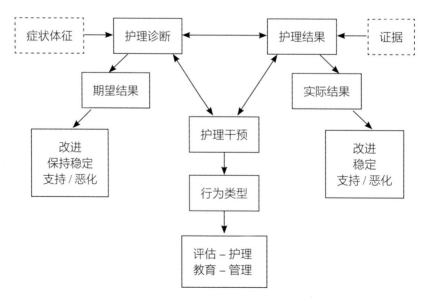

▲ 图 27-3　临床护理分类信息模型（Saba，2007）

经许可转载，©2006 by Saba 版权所有

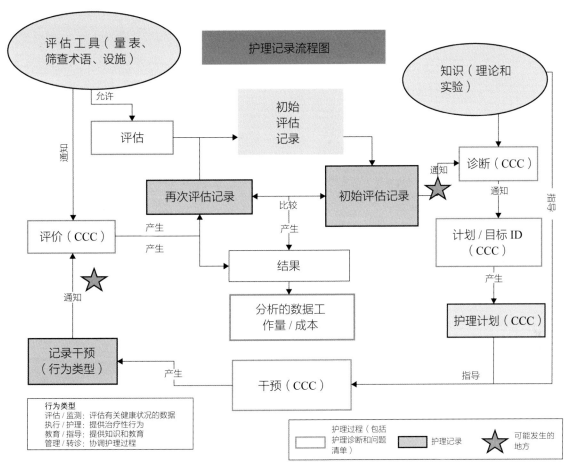

▲ 图 27-4 临床决策支持信息模型（Saba，2007）

经许可转载，©Davis, A., 2018 版权所有

护理干预和行动类型及实际（护理诊断）结果元素组成。

CCC 系统采用了由 21 个护理组件组成的标准化框架，用于对两个相互关联的术语进行分类：①CCC 系统中的护理诊断和结果；②护理干预和行为。CCC 系统包括四个层次的医疗保健，可以用于向上和向下的汇总。CCC 系统对这两个术语进行编码，来整合疾病发作护理概念的记录（Saba，2007）。

2. 护理内容（21）

旨在对患者入院时的体征/症状进行分类的概念。

3. 护理诊断/问题（176）

分析患者的体征/症状，确定患者需要治疗性护理的问题。

4. 护理干预/行为（804）

用于计划和实施每个患者问题的治疗性护理的原子操作/服务。每次护理干预措施还必须包括四个"操作类型限定符"中的一个。

5. 护理结果（528）

描述实际患者护理结果的结果限定词是基于三个条件之一（图 27-5）。

公共临床护理分类系统的可计算结构，促进了对现有 EHR 护理/临床记录系统的术语升级。实施结构化、标准化、编码化的护理术语，通过透明和洞察护理的内在价值，为组织提供了坚实的投资回报。CCC 系统使用五字符的字母数字结构对两种术语的结构进行编码，使标准化的编码护理文件有连接和跟踪患者的护理过程成为可能（Saba，2007）（图 27-6）。

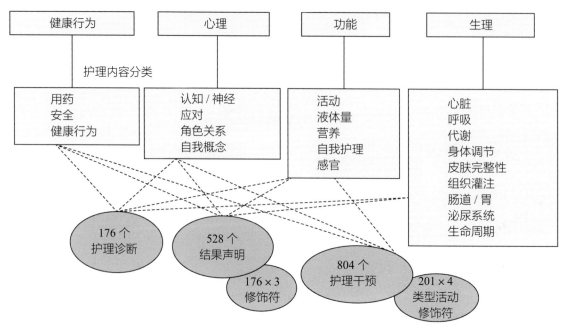

▲ 图 27-5 临床护理分类系统框架（Saba，2011）

经许可转载，©2006 by Saba 版权所有

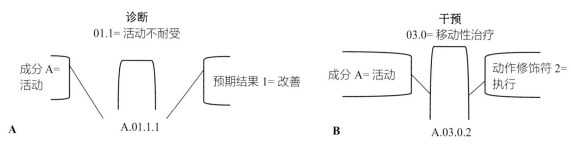

▲ 图 27-6 两个临床护理分类系统术语的五字符字母数字结构

A. 诊断；B. 干预（经许可转载，©2006 by Saba 版权所有）

三、护理计划分析模型

被认为是护理研究鼻祖 Florence Nightingale 就对她所护理的患者缺乏信息感到担忧（Nightingale，1860）。通过研究描述护理实践对患者的影响，也就是对标准化、编码的护理概念进行分析，可以使护理实践受益。收集和分析护理数据的重要性可以预测护理方案和护理过程。

CCC 系统概念为遵循 CCC 信息模型的编码患者 POC 的文档提供了结构。一旦护理计划被实施和跟踪，就可以总结出特定临床 / 护理状况的 POC 护理流程代码，从而提供不同的统计解决方案。分析编码护理程序的每一个步骤，为护理实践提供了重要的意义。

例如，对关于护理干预措施的护理计划四种行动类型分析的解释已经被用来衡量护理结果的质量。

遵循 CCC 模型的结构，使用四个 CCC 操作类型限定符（监测、执行、指导和管理）来创建患者的护理计划。操作类型明确并扩大了 CCC 护理干预（核心）的重点。

CCC 编码护理概念的 CCC 系统护理分析可

用于展示基于 CCC 信息模型的护理计划框架，该模型提供可靠的分析，反映护理对患者医疗结果的价值和贡献。将护理信息标准纳入 EHR 解决方案以满足当前的信息需求和挑战的机会适合于整个护理过程中的所有护理：①患者住院时间；②社区家庭健康随访；③门诊患者随访。护理团队成员、医生、护士和其他医护人员所记录的相关临床信息有助于实现患者护理过程中的最佳结果。护士评估：①医疗保健问题；②医疗保健服务的目标；③护理服务的医疗和（或）护理指令；④实际护理干预；⑤与每次护理干预的操作类型相结合；⑥治疗性护理所产生的医疗问题的实际结果。根据患者的需求，使用编码护理干预措施和护理操作，为评估诊断的患者结果提供了证据，由此护理价值可以计算出来。

在一个使用 CCC 编码记录的肺炎患者的 POC 案例中，编码的护理数据可以通过表格和图表来描述。频率和其他统计解决方案描述和预测护理实践的方案。该分析结果支持了护理的价值，并证明了在护理计划中实施 CCC 系统编码的护理概念的有效性。

表 27-1 列出了为治疗样本肺炎患者的护理诊断所进行的各项护理干预 / 操作的分布情况。护理诊断可以提供疾病状况（肺炎），但结合护理干预 / 操作可作为肺炎患者护理计划的证据基础。

该表的频率也可以进一步分析，以提供的百分比和操作类型，不仅可以用于护理解决方案，也用于行政管理和决策。

表 27-2 提供了四种操作类型的汇总频率数据，以及住院患者的不重复护理干预措施。汇总的护理干预操作频率表明，55% 的护理时间是为患者提供直接护理。该表也可用于说明统计图表（图 27-7）。

四、结论

总之，通过医疗保健信息技术 /EHR 系统的

表 27-1 住院患者按护理诊断进行护理干预的频率

护理诊断	护理干预 / 行为	护理干预 / 行为的频率
皮肤切口	进行伤口护理	39
	进行衣服更换	39
	伤口护理 / 管理	1
合计：皮肤切口	3	79
感染	评估感染控制	39
	进行标本分析	1
	进行药物治疗	39
	进行血液标本护理	1
合计：感染	4	80
疼痛	评估疼痛控制	39
	评估用药行为	39
	进行疼痛控制	9
	进行医生接触	1
合计：疼痛	4	88
内分泌变化	监护循环护理	13
	实施糖尿病护理	52
	进行注射给药	6
	指导足部护理	3
合计：内分泌变化	4	74
营养变化	指导特殊饮食	13
合计：营养变化	1	13
健康维持变化	护理协调管理	1
合计：健康维持变化	1	1
总计	17	335

可用性及其与护理工作流程的一致性，以满足护理的数据和信息需求，是成功改善国家健康状况，实现一致的健康信息交换数据质量的关键。护理过程框架和标准化护理术语的使用使数据从

表 27-2　住院患者按行为类型划分的护理干预措施

干预行为类型	频　率	占　比
评　估	130	38
执　行	187	56
指　导	16	5
管　理	2	1
总　计	335	100

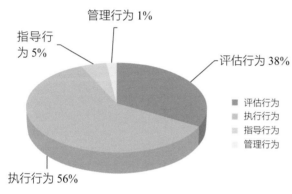

▲ 图 27-7　按临床护理分类的护理干预行为类型

专有或非编码文本中解脱出来，并对专业护士提供的护理结论做出贡献。迫切需要使用护理术语标准来共享护理数据，改善基于价值的护理协调，实现健康信息交换护理过渡的管理，并在医院内外沟通护理文件，作为当今要求的互操作性立法的解决方案。

在本章中，CCC 系统的分析价值在于为不同医疗机构的电子健康档案系统之间的护理连续性提供一个共同的护理价值衡量标准，称为"护理的国际疾病分类和现行程序术语"。随着国家迈向完全可互操作的医疗信息技术系统，护士必须知道和了解在综合信息中护理操作与其他电子数据元素的关系，以改善患者护理。护理人员的未来是获得定量证据，衡量护理干预和操作记录与护士对患者护理的影响的关系，作为循证实践的科学基础。

致谢

感谢 Virginia K.Saba 博士在此研究过程中的鼓励和支持。

自测题

1. 哪一个护理计划框架支持基于价值的护理协作，过渡护理管理，并推进循证实践？
   A.《21 世纪治愈法案》
   B. 护理过程
   C. HITECH 法案
   D. ARRA 第 111-5 号公法

2. 哪一个是医疗保健计划标准对医疗保健服务实施、医疗纪律和医疗消费者的重大好处？
   A. 在护理转变中加强患者的安全
   B. 提供检查和评估护理的方法
   C. 收集护士对医疗保健结果的编码、离散和标准化贡献
   D. 上述全部

3. 在卫生信息技术中部署标准化的护理数据时，哪一个是主要问题？
   A. 医疗保健信息技术 /EHR 缺乏标准化护理数据
   B. 依赖医疗保健信息技术 /EHR 供应商提供结构化护理数据术语
   C. 标准化护理数据对患者缺乏明显的互操作性益处
   D. 缺乏标准化数据的专业授权

4. 哪些是将护理信息标准纳入 EHR 解决方案的机会，以满足当前和后期临床信息需求和挑战？
   A. 护理计划
   B. 护理评估
   C. 护理记录
   D. 上述全部

5. 护理信息学利用信息支持护理实践和研究的各个方面。哪一个是护理信息学在研究中的例子？

A. 标准化护理术语的使用

B. 网上护理文献的使用

C. 统计软件的使用

D. 移动设备的使用

6. 带有编码数据的护理计划可用于收集、存储和检索有关提供优质护理和评估护理结果所需的护理行为的数据吗？

A. 对

B. 错

7. 护理程序的实践顺序是什么？

A. 评估、诊断、设定目标、计划、执行、评价

B. 评估、诊断、计划、执行、评价、设定目标

C. 计划、评估、诊断、评价、执行、设定目标

D. 评估、计划、设定目标、诊断、执行、评价

8. 下面的声明描述了 CCC 系统？

A. 一种基于研究、编码的术语标准，用于识别护理实践中的离散数据元素，即"护理的本质"

B. 诊断、干预和结果的整体框架和编码结构，用于评估、记录和分类所有医疗保健环境中的护理

C. 使用护理程序来描述护理实践的编码结构，旨在从计算机信息系统中检索数据

D. 上述全部

9. 护理信息学何时被美国护士协会承认为护理专业？

A.1970 年

B.1978 年

C.1992 年

D.1860 年

10. CCC 编码系统是为计算机处理而设计的吗？

A. 对

B. 错

答案

1. B。美国护士协会的护理流程确定了护理实践的六个步骤。护理过程提供了一个专业的框架，以记录所有医疗保健机构中的护理计划。

2. D。在医疗机构中使用的护理计划对任何提高患者护理质量的努力都是至关重要的。编码的、离散的、标准化的护理计划可以收集、储存和检索护理工作对医疗质量和护理结果的贡献。患者安全和更好的人群健康结果也是护理计划的好处：①提供书面指示而不是口头交流，以加强护理交接中的患者安全；②确保护理的连续性；③预先解决患者问题；④提供一种检查和评估护理的手段。

3. B。依靠医疗保健信息技术 /EHR 供应商提供结构化的护理数据术语。在整个护理过程中，对详细的医疗信息的需求越来越大，以支持质量管理和改进。部署标准化的护理数据可以检索护理数据，用于分析文件和循证实践。

4. D。临床决策支持工具在电子健康档案中的 HIT/CIS 字段中具有标准化、编码的护理信息，为护士和其他卫生专业人员提供可操作的数据，用于交流和决策。

5. A。使用标准化的护理术语和护理过程，使护士能够查询有关提供护理所需的护理行动的文件，并进行研究，以确定哪些护理行动改善了护理，评估护理结果。

6. A。标准化的、编码的护理概念提供了定量证据，以衡量临床记录对患者护理的影响，并为循证实践提供科学依据。

7. A。护理过程是"将不同类型、不同领域的护士联合起来的共同主线，是护理过程——注册护士提供整体的、以患者为中心的护理的基本

实践核心"。护理程序的六个步骤提供了"定量证据，以衡量临床文件对患者护理的影响，并为基于证据的实践提供了科学基础"（引自 Nursing Process.（n.d.）.Nursing world.https://www.nursingworld.org/practicepolicy/workforce/what-is-nursing/the-nursing-process/）。

8. D。每个陈述都正确描述了临床护理分类。临床护理分类使护士能够交流患者的护理诊断、所进行的护理干预及由此产生的护理结果（引自 https://www.sabacare.com/）。

9. A。1992 年，美国护士协会护理计算机应用理事会推荐护理信息学作为 ANA 护理专业。1994 年，ANA 出版了《护理信息学的实践范围》（The Scope of Practice for Nursing Informatics）（ 引 自 https://www.ncbi.nlm.nih.gov/pmc/articles/PMC344585/）。

10. C。临床护理分类系统的两个相互关联的术语，即护理诊断和结果的临床护理分类和护理/行动的临床护理分类，有助于为患者护理的电子文件收集标准化的编码概念。这两种术语中的每个概念都有一个独特的代码，其层次结构旨在为分析目的进行处理、检索和汇总。临床护理分类系统是一个五字符的字母数字代码。临床护理分类系统也可以被称为 ICD-10 和护理学的现行程序术语（Saba，2011，原文第 10 页）。

参考文献

[1] 21st Century Cures Act. (2016). One hundred fourteenth Congress of the United States of America. Retrieved from https://www.congress.gov/114/bills/hr34/BILLS- 114hr34enr.pdf. Accessed on April 14, 2019.

[2] American Nurses Association (2008, 2014). *Scope and standards of nursing practice: Nursing informatics*. Silver Springs, MD: American Nurses Association.

[3] American Nurses Association. (2019). The nursing process. Retrieved from https://www.nursingworld.org/practice-policy/workforce/what-is-nursing/the-nursing-process/. Accessed on April 14, 2019.

[4] Bickford, C. J. (2007) ANI Connection: The Specialty Practice of Nursing Informatics, *CIN*, Volume 25 (6), page 364-366.

[5] Carpenito, L. J. (1991). *Nursing care plans and documentation: Nursing diagnoses and collaborative problems*. Philadelphia, PA: J.B. Lippincott.

[6] Chapman, R., Ranzenberger, J., Killpack, A. K., & Pryor, T. A. (1984, November). Computerized charting at the bedside: Promoting the Nursing Process. Paper presented at the meeting of the American Medical Informatics Association. Retrieved from http://www.ncbi.nlm.nih.gov/ pmc/articles/PMC2578514/. Accessed on April 16, 2019.

[7] Davis, A. (2018). *Clinical Decision Support Information Model*©. Unpublished.

[8] Hunter, M. K., & Bickford, C. J. (2011). *The practice specialty of nursing informatics*. In V. K. Saba, & K. A. McCormick (Eds.), *Essentials of nursing informatics* (5th ed., pp. 171-189). New York, NY: McGraw-Hill Medical.

[9] Lauri, S., Lepisto, M., & Kappeli, S. (1997). Patients' needs in hospital: Nurses' and patients' views. *Journal of Advanced Nursing, 25*, 339-346.

[10] Nightingale, F. (1860). *Notes on nursing: What it is, and what it is not*. New York, NY: D. Appleton & Company.

[11] Nursing Process. (n.d.). In American Nurses Association . Retrieved from https://www.nursingworld.org/practice-policy/workforce/what-is-nursing/the-nursing-process. Accessed on May 23, 2020.

[12] Office of the National Coordinator for Health Information Technology (ONC). (2018a). Draft U.S. core data for interoperability (USCDI) and proposed expansion process. Retrieved from https://www.healthit.gov/sites/ default/files/draft-uscdi.pdf. Accessed on April 16, 2019.

[13] Office of the National Coordinator for Health Information Technology (ONC). (2018b). 21st Century Cures Act: Interoperability, information blocking, and the ONC Health IT Certification Program proposed rule: Implementation of the 21st Century Cures Act and Executive Orders. Retrieved from https://www.healthit. gov/sites/default/files/facas/2019-02-20_HITAC_NPRM_ Presentation_0.pdf. Accessed on April 16, 2019.

[14] Office of the National Coordinator for Health Information Technology (ONC). (2018c). Draft trusted exchange network. Retrieved from https://www.healthit.gov/sites/ default/files/draft-trusted-exchange-framework.pdf. Accessed on April 16, 2019.

[15] Office of the National Coordinator for Health Information Technology (ONC). (2018d). U.S. core data for interoperability, 2019, Version 1. Retrieved from https://www.healthit.gov/isa/sites/isa/files/ inline-files/USCDIv12019revised.pdf. Accessed on April 16, 2019.

[16] Parasrampuria, S., & Henry, J. (2019). Hospitals' use of electronic health records data, 2015-2017. ONC Data Brief, No. 46, April 2019. Retrieved from https:// www.healthit.gov/sites/default/files/page/2019-04/ AHAEHRUseDataBrief.pdf.

Accessed on April 16, 2019.

[17] Parascandola, J. (1994). *Women in the public health services: Leadership in public health.* Chicago, IL: Public Health Leadership Institute.

[18] Rutherford, M. (2008). *Standardized nursing language: What does it mean for nursing practice?* Retrieved from http://himssni.pbworks.com/f/ Standard+Nursing+Language+OJIN.pdf. Accessed on April 14, 2019.

[19] Saba, V. K. (1992). The classification of home health care nursing diagnoses and interventions. *Caring Magazine, 10*(3), 50-57.

[20] Saba, V. K. (2007). *Clinical Care Classification (CCC) System manual: A guide to nursing documentation.* New York, NY: Springer.

[21] Saba, V. K. (2011). *Clinical Care Classification (CCC) System: Version 2.5* (2nd ed.). New York, NY: Springer. Retrieved from http://www.sabacare.com/Tables/?PHPSESSID=be25d

6c15991cbfda29a5eaa0ceb0e7c. Accessed on April 14, 2019.

[22] Saba, V. K., & McCormick, K. A. (1996). *Essentials of computers for nurses* (2nd ed.). New York, NY: McGraw-Hill.

[23] Whittenburg, L., Lekdumrongsak, J., Klaikaew, A., & Meetim, A. (2017). The IHE® Patient Plan of Care profile implementation in an Electronic Nursing Documentation System in Bangkok, Thailand. In L. Bright & J. Goderre (Eds.), *Underlying standards that support population health improvement.* Batavia, IL: Taylor & Francis.

[24] World Health Organization (WHO). (2019). Nursing. Retrieved from https://www.who.int/topics/nursing/en/. Accessed on May 20, 2020.

[25] Yura, H., & Walsh, M. B. (1978). *Human needs and nursing process.* New York, NY: Appleton-Century-Crofts Publishing.

[26] Yura, H., & Walsh, M. B. (1983). *The nursing process: Assessing, planning, implementing, evaluating.* New York, NY: Appleton-Century-Crofts Publishing

第28章 构建高级实践知识：课程、实践与网络资源利用
Structuring Advanced Practice Knowledge: Curricular, Practice, and Internet Resource Use

Mary Ann Lavin **著**

吴 颖 **译** 付佳丽 **校**

学习目标

- 设计一个多维模型，它囊括了读者对信息学和高级实践检索或兴趣领域的个性化方法。
- 更有效地将一个或多个信息资源纳入临床实践。
- 解决政府对远程保健以及其他高级实践护士与患者互动的监管。
- 以更专业的方式与信息学专家沟通。
- 开始就新技术的设计和开发，以及改进医疗保健服务和（或）教学方法进行头脑风暴。

关 键 词

结构化数据；非结构化数据；多维建模；照护协调模型；风险分层社会媒体；在线研究招募；线上支持小组；远程保健；课程结构调整；COVID-19 PCR 和抗体测试；敏感度；特异性

美国护士协会的文件《护理信息学：实践范围和标准》将护理信息学定义为"将护理科学与多种信息和分析科学相结合，以识别、定义、管理和交流护理实践中的数据、信息、知识和智慧的专业"（2015，原文第1~2页）。这一定义描述了信息学对护理信息学专家的意义。然而，本章致力于将选定的信息学技术融入教育基础设施中，不单是临床信息学课程，而是整个课程。它审查了四个课程主题（护理理论、实践、研究和法律含义）、五项选定技术（社交媒体、可穿戴设备、远程保健、结构化和非结构化数据应用）和两个专业领域（高级临床实践和临床信息学）。我们希望，通过阅读本章，高级实践护士将提高他们对新技术的兴趣，拥抱创新思维，开发创造性的应用程序，使他们成为信息学和技术界的有效合作者。我们也希望教育工作者考虑重组高级实践护理课程，不仅在课程中整合技术，而且探索 BSN-DNP 和工程的

双学位发展。最后，在这个新兴的全球疾病时代，希望所有的读者都能深入了解谨慎的知识指导的结构：①细致入微的临床决策规则；②在选择有效的诊断测试时被认为必不可少的统计测试。

一、概述

高级实践护士是提供循证护理的临床专家。随时获取证据有赖于随时获取到准确的信息。本章考察了三种信息来源（社交媒体、可穿戴设备和远程保健）、两种类型的数据（结构化和非结构化），最后提出了对高级实践护理课程的重组建议。然而，重组课程并不是学生、从业者和教师可以使用多维建模的唯一方式。检索也可以是多维结构化的（Systems and methods for multi-dimensional computer-aided searching，2017）。图28-1中每个单元格代表唯一一种检索方法。例如，A1a单元格表示由交叉术语组成的检索过滤器：社交媒体和临床护理和非结构化数据。这可以在任何检索引擎数据库中使用，包括美国国家医学图书馆、PubMed和PMC数据库。一旦点击/激活超链接，这个A1a高级检索过滤器就可在PubMed检索框中可见（图28-2）。

图28-1包含24个单元格（4×3×2），每个单元格包含唯一一种检索方法。TIIKO软件（专利申请中）旨在通过一键点击完成所有24项检索。其他例子详细见TIIKO（2018）。结果在所谓的知识对象中被可视化。换句话说，知识可以从多维显示器中提供的交叉信息中获取和学习。将可视化称为知识对象还有另一个基于哲学的原因。多维度赋予语境，语境赋予所搜索结果以意义。充满语境和意义的信息产生知识。有关意义和知识的更多见解，请参阅Mattingly、Lutkehaus和Throop（2008）的文章。

关于构建多维搜索系统有两个注意事项。首先，实现这样一个能够一键执行1……n次搜索的系统和方法将需要高性能计算，每分钟访问1……n次搜索并缓存数据以进行TIIKO搜索，而不会干扰原始数据库的操作。其次，多维搜索不是自动构建的。而是用户识别元主题、域和子域（域内）的类别。该信息由用户预定义和输入，不仅用于组织检索，还用于塑造可视化。

多维建模的应用

引文搜索并不是多维搜索软件的唯一应用。

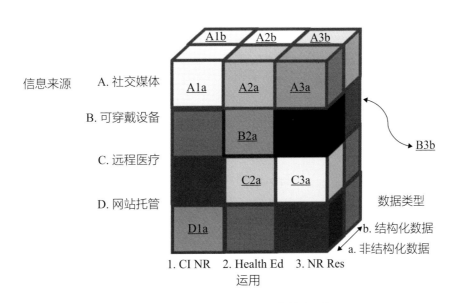

▲ 图28-1 知识对象作为多维搜索框架

引自TIIKO，专利申请中

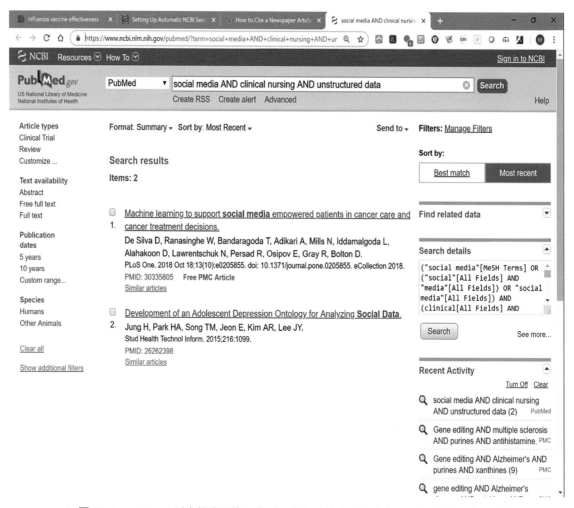

▲ 图 28-2　PubMed 引文检索图像，美国国家生物技术信息中心，美国国家医学图书馆
https://pubmed.ncbi.nlm.nih.gov/?term=social+medical+and+clinical+nursing+and+unstructured+data July 12, 2020.

另一个例子是从 1……n 个电子医疗 / 健康记录中检索诊断、干预和（或）结果特定的叙述文本。广告商或研究招聘人员可能希望使用公共数据库中的框架来识别潜在买家或研究参与者。计算生物学和药物基因组行业可以使用多维搜索模型从独立数据库中检索保存的文档，如图 28-3。它说明了在给定两种不同的药物成分和两种不同成分浓度的情况下，显示 24 小时内细胞不同吸收程度的显微图像的检索。这一段中提供的各种示例表明，非结构化数据的多维搜索允许灵活的、用户预定义的检索能力。

多维建模也是概念建模，可以使用"思考"一词来代替"建模"一词。这种思维方式超越了"什么是"和"如何"的疑问。考虑到数据的多样性、速度和数量，多维建模反映了当今在大数据分析等领域学习所需的思维方式。它也是一种人机交互思维，是机器学习和人工智能的桥梁。关于各种思维方式和类型的研究的更多信息，请访问哈佛大学教授 Krzysztof Gajos（2019）的主页，也可以访问他的野外实验室（Lab in the Wild）。

我们认为的多种方法有助于我们深入了解DIKW 护理框架，DIKW 代数据（data）、信息（information）、知识（knowledge）和智慧（wisdow）（Matney，2013；Matney 等，2015）。这些组成部分是护理信息学概念的基础，是"将护理科学与多种信息和分析科学相结合以识别、定义、管理和交流护理实践中的数据、信息、知识、智慧

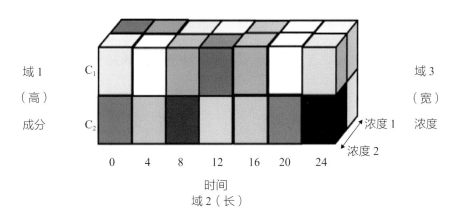

▲ 图 28-3 示例：TIIKO 多维、非结构化数据检索模型在独立、非相关文档数据库中检索两种成分不同和浓度不同的药物在 0～24h 内细胞吸收微观图像（"http://www.TIIKO-IT.com" www.TIIKO-IT.com）

的专业"（Matney 等，2015，原文第 1～2 段）。尽管这些组成部分以图形的形式表示为二维分层模型，但通过使用多功能布尔逻辑数学算法，它们也可以在 Tesseract（一种四维模型）中被更动态地运用（Systems and methods for multi-dimensional computer-aided searching, 2017）。想象一下，数据是第四个可用维度，在选择性的基础上，可以选择地与其他三个维度之间发生的无数互动：信息、知识和智慧。这种数学方法可以促进其在大数据分析中的应用。

二、结构化和非结构化数据

不熟悉"结构化数据"和"非结构化数据"这两个术语的读者可能会发现它们的定义和相关术语很有用（表 28-1）。适应这些术语要不断接触。因此，这些术语不仅与其在计算机科学和计算机中的一般应用有关，还与其在护理和护理文献中的使用有关。与任何新的语言或术语一样，术语和使用示例的定义仅限于此。需要实际使用。所以，花点时间和同事讨论一下结构化和非结构化数据。尝试将其含义传达给在这个领域有相当知识的人。可以这样说："我正在学习关于结构化和非结构化的数据。我对'x'一词的理解是……这也是您的理解吗？"简而言之，学习任何新的语言或术语都需要听、说、读、写。通过

这样的方法，不光学到了这些术语，而且还能熟练运用。

（一）结构化数据和临床运用

关系数据库中结构化数据临床应用的一个例子是 CRIB 数据库，该数据库由华盛顿大学圣路易斯分校生物技术研究创新中心（Center for Research Innovation in Biotechnology，CRIB）开发。图 28-4 至图 28-6 提供了三个屏幕截图。图 28-4 是第一个屏幕截图呈现了数据库。当图 28-4 中的"新分子实体"按钮被激活时，会出现图 28-5 中的屏幕截图。请注意，第一列代表药物通用名。当点击"流感疫苗，佐剂"时，会打开下一个屏幕（图 28-6），其中提供品牌名称为 Fluad 的流感疫苗的信息，由诺华研发制造，2015 年 11 月 24 日获美国 FDA 批准在美国使用。

Michael S.Kinch 华盛顿大学圣路易斯分校建立了 CRIB 和研发中心。该研究所的任务是"确定药物和疫苗研发中的科学和医学创新的来源"（Washington University-St Louis，Center for Research Innovation in Biotechnology，n.d.）。它的数据库（CRIBdb）使研究人员和行业专家不仅可以跟踪一种药物的背景，而且可以检查一种或多种药物的药物创新历史。一篇文章概述了这种方法，并作为这方面的用户案例场景（Griesenauer

表 28-1 结构化和非结构化数据库词汇及相关术语、术语组织

词 汇	用实例定义
结构化数据	在一个先验和索引框架内组织的信息 / 数据，通常是关系数据库。
非结构化数据	是指以文本、叙述或自然语言格式出现的文字。虽然所使用的术语可能包含在标准化的语言、索引、本体中，但这些术语本身不一定以标准化的方式使用。这个词的含义取决于它的上下文
	检索非结构化数据的一种方法是编程中的"单词袋"的方法。2018 年 10 月，一个 AHIMA 博客全面概述了这种处理非结构化数据的方法（*Journal of AHIMA*，2018 年 10 月 18 日）。这种方法的一个问题是，它不考虑一个词与另一个词的接近程度。换句话说，它并没有提供任何语境来表达词语的意思
	还有解决这个问题的其他数学方法（Varma，2017）
	不管背后编程是什么，输入的结构和输入特定输出的可视化对于寻求从文本中提取有意义数据的不会编程的用户来说至关重要。一种多维搜索方法和系统（图 28-1）允许有意义的数据检索，使用预定义的用户（临床医生）输入，并在用户定义的维度 / 域内检索 / 可视化输出（Systems and methods for multidimensional computer-aided searching，2017）。这种方法并不取代搜索引擎的编程，它只是组织或构造它。然而，当这份文字稿出版时，该软件仍未开发，因此它的召回和精确度还没有经过测试
	手工多维检索可能是下一步的最佳步骤
结构化数据模型	Datamation 网站提供了结构化数据和非结构化数据的全面比较模型（Taylor，2017）
大数据	大数据的特点是高容量、高速度、高多样性和高性能容量，这有助于对数据进行更全面的研究，称为大数据分析。在护理方面，关于大数据护理研究及其临床应用的文章可见其他资料（Westra 等，2017）
关系型数据库	由集合记录组成，这些记录分布在预定义的框架内，其中数据大多是定量数据，按索引列和行标题分布在列和行中。Smartsheet 公司全面概述了关系数据库，包括示例（Smartsheet，2019 年 1 月 28 日）
非关系型数据库	是指不依赖关系型数据库管理系统的任何数据库。Dataversity 提供了非关系型数据库的全面概述（Foote，2018 年 6 月 13 日）
分布式数据库	指数据库在同一位置内的多个服务器之间或跨多个位置的互联网络之间分布
查询	在计算中，查询是对数据库提出的一个问题，例如，对数据检索的请求（询问）或对操作的请求（选择、删除、插入）
SQL	SQL 代表"结构化查询语言"。它是一种用于编程和查询关系数据库的语言
MySQL	MySQL 是一个开源的关系型数据库管理系统
NoSQL	NoSQL 是一种用于组织、处理、存储和从非关系型数据库中检索数据的开源方法，其中 NoSQL 的意思是"没有 SQL"或"不止 SQL"。Keith Foote（2018 年 6 月 13 日）提供了对 NoSQL 的全面概述

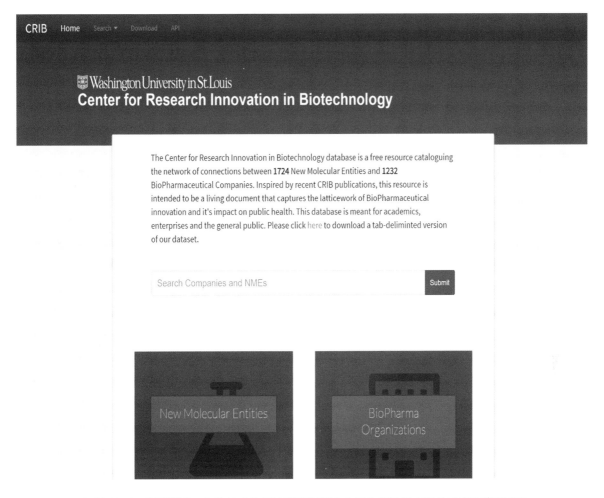

▲ 图 28-4　屏幕截图：生物技术数据库研究创新中心结构化数据中新分子实体访问页面
2019 年 1 月 8 日引自 http://cribdb.wustl.edu/.

和 Kinch，2017）。它追溯了从 1796 年 Jenner 研发天花疫苗到现在疫苗发展趋势，以及对将来疫苗开发的相关影响的整个发展历程。

CRIBdb 的一些特性可以应用于高级实践中。首先，它是一个结构化数据库，数据量有限，搜索方便，用户友好。第二，数据库强调了了解创新历史的价值。第三，一旦用户了解了任何一种发明或创新的历史或市场趋势，就更容易为未来的发展需求进行规划。这些特征不光适用于药品领域。如果高级实践护士查看与高级护理实践干预相关的技术的历史发展，那么他们可能会看到一种趋势，并更容易掌握创造和测试新技术的潜力。此类较新的技术可能包括使用传感器、机器人、遥测或仍在我们潜意识中闲置的应用程序。

（二）非结构化信息和临床运用

非结构化数据不同于高度组织的结构化数据。与"非结构化数据"这一术语相关的一些术语是叙述、文本、自然语言或自然语言处理数据。在这些术语中，叙述数据和文本数据更贴切地传达了非结构化数据的含义。这是因为结构化的关系数据库都使用自然语言来标记列和行数据来填充单元格，如 CRIBdb 数据库。然而，这些自然语言术语在结构化数据库中的位置是固定的。

相比之下，自然语言，如在叙述或文本中使用的语言，是非结构化的，位置不固定的。常用

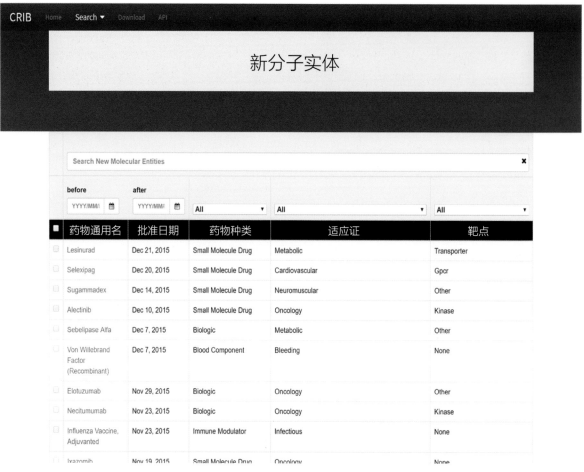

▲ 图 28-5　屏幕截图：CRIB 数据库，按批准日期、种类、适应证和靶点显示药物通用名
经许可转载，引自 Michael Kinch, PhD, CRIB.

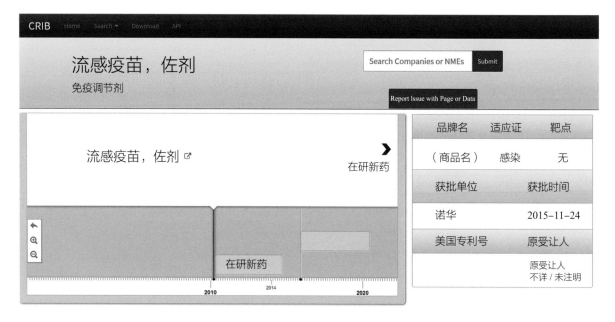

▲ 图 28-6　屏幕截图：关于部分"流感疫苗，佐剂"背景信息在 Cribdb 中的显示
经许可转载，引自 Michael Kinch, Phd, CRIB.

的非结构化数据形式是短信本身和社交媒体通信，如 Facebook、Twitter、Pinterest 上的那些；或者，书籍、文章、诗歌和日记中的数字化叙事文本。在医疗保健领域，非结构化数据包括数字化病程记录、护理评论/记录、咨询报告、影像报告、入院历史和体检报告、事件报告、出院总结，以及通过电子邮件、文本或专门医患信息沟通平台产生的数字化医患交流信息。

与从结构化数据库中检索数据相对容易不同，非结构化数据检索问题更大。原因是多方面的。首先，一些单词或短语被缩写，如心肌梗死（myocardial infarction，MI）、运动范围（range of motion，ROM）和颅内压升高（increased intracranial Pressure，↑ ICP）。其他词有多个同义词，如疼痛、不适、不舒服、受伤、疼痛、悸动和抽筋。有些单词拼写和发音相同，但含义不同，如"数字"（digits）或"数字的"（digital）。由于这些复杂性，在其原始上下文中检索非结构化数据是很困难的。因此，大量的护理和医疗信息和知识隐藏在 EHR 中（Monga 和 Singh，2018年 10 月 18 日）。

NIH 国家生物医学计算中心资助了一些机构。这些机构以研究为目的托管结构化和非结构化医疗数据。其中一个是哈佛整合生物学和床旁信息学中心，也称为 i2b2 信息学中心。

它的"关于我们"（About Us）页面提供了对该中心的描述 [Informatics for Integrating Biology & the Bedside（i2b2），2019]。简而言之，该中心认识到生物和床旁数据的双向性、跨学科研究的附加值及整合生物和床旁数据以推进研究和临床医疗的必要性。结构化和非结构化数据检索和分析策略均被运用。此外，i2b2 中心允许来自更广泛社区的符合条件的研究人员访问去识别化、非结构化数据集的数据集，如出院总结（Informatics for Integrating Biology & the Bedside，2019）。

出院总结的数据包含了识别高再入院风险患者的线索，这些患者也具有高度照护协调的需

求。识别高再入院风险的一种方法是通过疾病诊断，例如脑卒中、未经控制的高血压和心力衰竭（Feldman、McDonald、Barrón、Gerber 和 Peng，2016；O'Connor 等，2015；Feldman 等，2015）。然而，旨在降低此类患者再入院率的实验性照护协调干预措施产生了不确定的结果。可能仅通过疾病诊断不足以定义再入院风险和照护协调需求。症状严重程度和护理敏感指标也应当考虑。这些考虑导致了一个多维高照护协调需求模型的创建（图 28-7）。检索 i2b2 出院总结文档是一种理论设计，将它们分布在知识对象的 12（3×2×2）个单元格中。特定的知识对象由以下三个领域及其域内类别组成：①初级出院诊断（慢性心力衰竭或 2 型糖尿病）；②疾病相关风险（高/低血糖、外周水肿、肺水肿）；③护理敏感指标（高跌倒风险和医院感染）。关于与疾病相关的风险，假设并非患者在住院期间经历的所有体征或症状都会纳入出院总结，而只会将最严重的部分纳入出院总结；因此，这些是使患者面临更大再入院风险的疾病相关问题。

细心的读者会注意到，高度照护协调模型（图 28-7）的结构方式将导致一些出院总结出现在多个单元格中。例如，患有 2 型糖尿病的患者可能不仅有高血糖症，而且可能有外周水肿和医院感染，并且跌倒的风险很高。事实上，出现患者出院总结的单元格数量越多，再入院风险就越大，出院照护协调的需求就越高；并且每个患者出院总结的重复出现总数可以按等级排序并相应地分配高照护协调资源。随着对再入院风险和照护协调需求的更精确测量及更有针对性的资源分配，再入院率可能会下降。虽然这只是理论模型，但这种多维高照护协调模型具有表面效度，等待 TIIKO 软件的开发和测试。

三、社交媒体

通往信息的门户众多。社交媒体（social media，SM）就是其中之一。本部分考察五个

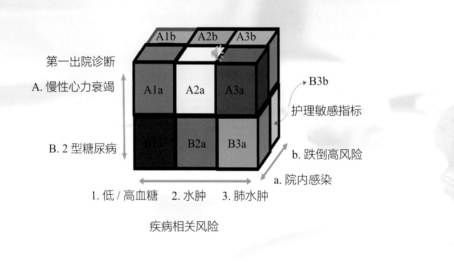

高照护协调需求：
多维数据检索和风险分层模型

元主题：出院总结（i2b2）数据集

▲ 图 28-7　风险分层与照护协调需求的 TIIKO 多维搜索方法与系统模型（www.TIIKO-IT.com 方法用于编制这一图像）

方面：①高级执业护士如何寻求证据来回答与 SM 相关的问题；②社交媒体、信息和错误信息；③线上支持小组；④社交媒体和研究招募；⑤社交媒体中高级实践护士的角色。

（一）寻求 SM 相关问题的证据

高级实践护士经常会被患者要求对患方在社交媒体获得的信息发表意见。高级实践护士不应轻视这一责任。当他们在回答时感到不舒服时，他们需要：①表明他们的不适；②将患者转介给相关实践领域有资质的人员。当对主题感到满意时，他们需要向客户提供基于证据的答案。

让我们以一个相对较新的程序为例：通过深部脑刺激来控制帕金森病引起的震颤。一位母亲患有帕金森病的患者家属要求执业护士对以下 Facebook 视 频 发 表 评 论：https://www.facebook.

com/enda.creaven.9/videos/10156755290113156/（Creaven，2018）。视频附带的一条信息称："一项改变生活的设备，由爱尔兰克朗梅尔波士顿科学公司在制造。# 帕金森病"。执业护士认识到视频及其附带的评论为观看者提供了获取设备信息的途径，特别是制造商和制造设备的国家 / 地区。有了这些信息，护士接下来会提出关于任何新药或新设备都有的疑问。

- 产品名称是什么？
- 这是 FDA 批准在美国使用的吗？
- 安全有效吗？
- 数据是否表明收益大于风险？

对于任何医疗设备，表 28-2 提供了一种从 FDA 寻找答案的方法。专门的方法包括建立一组查询。对于每个查询，确定回答查询的步骤。最后，记录特定查询的答案。高级实践护士现在不仅有引导患者沟通的指南，而且还记录了提出的

表 28-2 为评估制造商提交给 FDA 的证据而设计的查询

证据来源	查 询	寻求答案的步骤	答 案
制造商	产品的名称是什么？	转到 Google，进入：Bonston，Scientific Clonmel，Ireland Office	通过波士顿科学公司爱尔兰克朗梅尔办公室的 Facebook 获得的深部脑刺激（DBS）产品叫作 Vercise™ DBS
		然后，单击页面底部的精细打印中的"产品"	
		接下来点击"Deep Brain Stimulation Systems"，然后向下滚动到 Vercise™ DBS 系统（Boston Scientific，2019）	
FDA	这是 FDA 批准在美国使用的医疗设备吗？	转到 FDA 网页（U.S.Food and Drug Administration WCMS，2019）	该设备于 2017 年 8 月 12 日获得批准，并提供了基本信息，以及安全性、有效性和标签信息的链接
		在 FDA 的检索框中输入 Vercise™ DBS	
		点击：P150031 Vercise DBS 系统（20）	
FDA 的批判性评审	安全、有效和标签信息让人满意吗？	接下来滚动 P150031 页至以下链接，"Summary of Safety and Effectiveness Data and labeling"（U.S.Food and Drug Administration WCMS，2017 年 12 月 22 日）	最后的页面提供了手术程序和术后风险，DBS 不良反应和设备相关风险的全面清单。问题是收益是否大于风险？患者和家人是最终做出这一决定的一方；但是，高级实践护士在整个过程中起着支持和提供信息的作用
		单击此链接可连接到 PMA 页面（U.S.Food and Drug Administration（FDA）|WCMS，2019，May 6）	
		向下滚动，单击"Summary of Safety and Effectiveness"的超链接	

FDA. 美国食品药品管理局

问题和用来回答问题的信息 / 证据来源。由于这种设备是最近才在美国获得批准的，所以最好加上以下内容。

- 有几个与该设备相关的风险。
- 该装置获得批准的两个制造商的研究都设计得很好。
- 虽然研究结果表明，利益似乎大于风险，但在做出任何决定继续进行该程序之前，需要彻底沟通好处和风险。

执业护士或高级实践护士都知道，由制造商引导的所有新产品安全性和有效性研究尽管已获得 FDA 批准，其所提供的信息可能会根据产品发布后的临床经验及来其他的临床试验 / 研究而发生改变。鉴于对产品的这些见解，临床医护人员和客户接下来共同决定是否需要一起审查更详细的信息，如果需要，何时审查。

随着设备在美国境外销售，FDA 批准医疗设备的问题变得更加复杂。问题是，并非所有美国制造的医疗设备都经过 FDA 批准在美国使用。一个相关的问题是，即使 FDA 没有批准在美国使用，产品也可能获得 FDA 批准出口到其他国家使用，因为各国的监管标准不同。尽管如此，在作者看来，所有买家和所有患者都有权知道美国制造的产品是否也被批准在美国使用。有关 FDA 出口政策的更多信息，请参阅 FDA 网站有关出口医疗器械的信息（U.S.Food and Drug Administration 和 WCMS，2018 年 9 月 27 日）。

（二）社交媒体、信息和错误信息

正如读者所知，社交媒体平台随时可及且被经常使用（Murnane，2018 年 3 月 3 日）。这些平台不仅扩大了信息的可及性，还扩大了错误信息的可及性。让我们以疫苗安全为例。本部分的目的是向读者展示就同一问题如何因为不同社交媒体或者搜索引擎的算法不同而产生截然不同的答案。

让我们提出一个问题："疫苗安全吗？"我们将在 3 个平台上检索相同的问题：Facebook、Twitter 和 Google。首先看看 Facebook，在"我的"Facebook 页面中首先出现的是 5 个广告。在这五个当中，前四个是反对疫苗的，最后一个是澳大利亚政府卫生部支持疫苗的广告。虽然疾病控制和预防中心在 Facebook 上有自己的账户和页面，但 Facebook 搜索框中的疫苗问题似乎不会触发 CDC 响应，至少在"我的"页面上不会。虽然人们认识到社交媒体在公共卫生、促进个人和人群健康及预防疾病方面可以发挥作用，但一篇系统评价表明（Giustini、Ali、Fraser 和 Boulos，2018），关于社交媒体在传递这些信息方面的系统的有效性评价尚无定论。鉴于通过社交媒体可以获得大量错误信息，卫生专业人员必须定期宣传疫苗安全，倡导全面免疫，并在面对 Facebook 和其他社交媒体网站上的错误信息方面发挥更积极的作用。一种方法是简单地分享 CDC 循证信息，例如"麻疹：确保您的孩子完全免疫"（CDC，2019）。这样，作为个人社交媒体用户的每一位健康专业人士，都对提高社交媒体健康促进和疾病预防效果发挥直接作用。

接下来查看我在 Twitter 上的账户，同一天输入了相同的查询问题："疫苗安全吗？"没有出现支持或反对疫苗的广告。在前 5 条推文中，有四条支持疫苗的使用。在点进一条推文时，我丢失了原始页面。这一次，当我重新提交查询时，我无意中跳过了查询末尾的问号。结果以反对疫苗的广告为先，前几条推文中有 2/3 是反对疫苗

的。反应集的唯一区别是问号的存在与否。显然，负责选择最有可能被反疫苗者使用的检索语句的 IT 人员假设这些人在语法上容易受到挑战或漠不关心。至少认为那些最容易受到反对疫苗广告影响的人是这样的。

当然，回答问题最多的平台不是 Facebook 或 Twitter，而是 Google 等搜索引擎。再次假设，患者问护士同样的问题："疫苗安全吗？"一种回应可能是为患者检索问题并向患者展示结果。然而，搜索引擎的结果，甚至是 Google，都是有偏见的。为什么？因为搜索引擎算法正在发挥作用。这些算法考虑了浏览历史，因此最重要的是用户的偏好。因此，当搜索引擎的算法将用户识别为支持疫苗的用户时，搜索引擎会向用户提供支持疫苗的网站结果，而它将向其识别为反对疫苗的用户提供反对疫苗的网站。

现在出现了两个问题。第一个是：评估网站以避免错误信息的最佳方法是什么？有一些方法可以作为评估内容。政府（.gov）和教育（.edu）域没有广告，因此较少受到主观偏见的影响。此外，还有评估网站的特定标准用于评估无论是发布在 .gov、.edu、.org 或 .com 域还是任何社交媒体网站上。这些标准是准确性、权威性、客观性、时效性（所呈现的信息或数据的最新程度）和覆盖范围，或者如 Cornell 所说的"将所有内容放在一起"（Cornell，2019）。

第二个问题是：社交媒体的跟踪或监视涉及的伦理问题是什么？答案很复杂。以下网站提供了不同的视角及对社交媒体这一方面的概述：跟踪社交媒体算法、社交媒体和政策，以及数字监控世界中的道德规范（McCourt，2018 年 4 月 3 日；Bousquet，2018 年 4 月 27 日；University of Maryland 和 Robert E.Smith School of Business，2018 年 9 月 27 日）。

（三）线上支持小组

社交媒体是一个有用的门户，可以帮助有健康问题的人，尤其是慢性病患者。护士可能会被

要求建议或评估在线支持小组。由医疗保健专业团队领导的完善的非营利组织（.orgs），以及与信誉良好的有专业卫生人员参与的非营利组织合作的营利性组织，在 SM 网站 [如 Facebook 和（或）Twitter] 上作为非正式支持小组被推荐，其与医疗机构没有正式关系。

在与患者讨论在线上支持时，要指明这些特征。例如，有一些在线组织提供专业人员主导的、基于证据的健康信息。其中包括美国心脏协会（2019）和美国癌症协会（2019）。

有些网络组织在结构上更偏向于草根或社区发展。他们战略性地将医疗保健专业人员置于领导职位，即使是这些组织直接伸出援手，支持和改善受影响个人和家庭的生活质量，如美国狼疮基金会（2019）和全国精神疾病联盟（2019）。前者拥有一个在线 LupusConnect™ 社区供会员加入，这个在线社区通过 Inspire 关联（Inspire，Health and Wellness Support Groups and Communities，2019）。

Inspire.com 拥有多个支持小组，成员超过 1000000 名，包括患者和其照护者（Inspire，Why Inspire？ The Leading Social Network on Health，2019）。一些 Inspire 小组致力于研究罕见病，如 Ehlers-Danlos 综合征。这个特殊的在线团体在全球拥有 69026 名成员。由于 Ehlers-Danlos 不是一种常见病，因此会员通常会从其他 Inspire 会员那里了解有关他们自身状况的有用信息，其方式类似于患有常见病的患者从其家庭成员或者社区了解疾病信息。事实上，Inspire 在线支持小组将自己定位为在线社区，共享相同的兴趣、关注点和积累的知识。

在与患者讨论在线支持小组时，请确保患者意识到网络社区的互动管理规则很重要。确认患者是否了解网站是否有相关规则，例如禁止垃圾邮件、销售或欺凌。同时该网站保持对会员的尊重和隐私，并重视每个会员的贡献。一定要教育客户避免使用允许或未解决"网络喷子"或"网络论战"问题的网站。"网络喷子"是"故意挑衅他人"，"网络论战"是"嘲弄或鼓励蓄意自残"，这两者都已被确定为潜在的社交媒体危害（Dyson 等，2016）。

赞助在线支持小组的机构正确地发布了免责声明，告知用户赞助机构不对成员向其他成员提供的任何建议负责。此类免责声明通常会明确说明该通知包括任何药物、治疗、饮食或其他任何医疗保健建议。

（四）社交媒体与研究招募

根据 Pew 研究中心的数据，69% 的美国人至少使用一种社交平台，这比 2011 年的 50% 和 2005 年的 5% 有所增加。到目前为止，最受欢迎的平台是 Facebook，其他平台也吸引了类似但规模较小的用户群（Pew Research Center，Internet and Technology，2018 年 2 月 5 日）。SM 平台吸引了研究人员，包括医疗保健行业的研究人员。数据库能提供潜在研究参与者；有结果表明，SM 是一种有前途的受试者招募策略（Gelinas 等，2017）。作者从传统和在线招募方法的角度讨论了招募的道德规范，主要是隐私和透明度。和传统研究招募一样，SM 招募时披露研究存在、目的和知情同意也是基本操作。如果在公共和私人团体之间需要披露的程度存在问题，请谨慎行事。此外，作者认为在线招募不是在一套特殊的道德标准下运作的。如果从研究人员或内部审查委员会的角度来看，在线招聘存在差异，需要额外的道德考虑，那么相应的研究人员或道德委员会需要评估在线格式并制定额外的道德准则，涵盖线上招募的差异。

有人可能会问：线上招募与传统招募有何不同？一是 SM 平台与用户之间建立的合约。一些 SM 平台在其服务条款中不授予第三方用户访问数据的权限。但有的平台会给予第三档访问权限。在"研究人员和学者"条目下，Facebook 声明以下内容。

我们还向研究伙伴和学者提供信息和

内容，用于开展研究来推动我们的学术和创新，从而支持我们的业务发展。同时帮助我们促进在一般社会福利、技术进步、公共利益、健康和福祉等主题上的发现和创新（Facebook, Academic Programs, 2019）。Facebook 的研究说明可在线获取（Facebook, Data Policy, 2019）。但是，在与大学的内部审查委员会讨论 Facebook 的政策之前，使用 Facebook 进行自己的医疗保健相关研究的博士生或教职员工最好直接与 Facebook 公司讨论 Facebook 特定的研究隐私问题和道德规范（Privacy Operations, 1601 Willow Road, Menlo Park, CA 94025）。

社交媒体研究的另一个要素是成本。在表 28-3 中，很明显，基于支付意愿，痤疮组研究人员正在寻求比肺气肿组研究人员更大的组 / 样本量（MD Connect, 2018）。虽然 Facebook 的每次推荐成本低于 Google，但两个平台的推荐数量因所涉及的年龄组而异。假设年轻人使用 Facebook 的频率高于老年人，那么 Facebook 比

Google 产生更多痤疮组推荐是合乎逻辑的。相反，Google 比 Facebook 产生了更多的肺气肿组推荐。这两个群体的成本都很高。然而，成本可能仍低于传统的方法，因为传统方法招募工作人员的成本很高，而且后期失访率很大。此外，与传统上抽取研究参与者的较窄的机构或地域基础相比，SM 招聘可能不那么容易受到偏倚的影响。

与公共 SM 网站相比，在线私有门户在隐私方面的限制更为严格。对于研究某一特定疾病的研究人员来说，优势在于可能会有一个线上支持小组来支持这种疾病研究。然而，并不是所有的在线小组的成员都有相同疾病。有些人可能是专业人士，其他的可能是临床诊断患者，但没有更进一步的确诊或基因测试，还有人可能被误诊。然而，这些支持小区确实都提供了一组潜在的受试者池。事实上，受试者招募是 Inspire 业务计划的一部分。其在隐私政策中告知会员，"我们可能会与您联系，看看您是否有兴趣考虑参加即将进行的由医药公司赞助的临床研究"（Inspire, Privacy Statement, 2019）。在这一页的下面，它谈到了关于学术研究的政策。

表 28-3 Google 和 Facebook 中两个不同规模、不同时间段和不同条件下的研究招募成本比较

	例1		例2	
持续时间	3个月		6个月	
条件	肺气肿		痤疮	
平台	Google	Facebook	Google	Facebook
总开支（美元）	11 018	6400	298 836	378 533
来访者数量	1238	4855	279 174	132 984
每次点击的平均成本（美元）	8.90	1.32	1.07	2.85
转介数量	43	28	1399	2743
每次转介平均费用（美元）	337	229	214	138
每次注册的平均成本（美元）	5687		3011	

我们可以与不属于 Inspire 系列的实体分享您的个人信息，包括技术基础设施服务提供商和科研人员。这些实体必须遵守本隐私政策所要求的保密原则和数据安全，同时遵守我们与他们的具体协议。

更具体地说，Inspire 传播总监 John Novack 表示，Inspire 认识到了由公认研究机构中经验丰富的研究人员引导的设计良好的用户友好型调查研究的价值。Novack 指出，"Inspire 有选择地与学术研究人员进行无偿合作"（John Novack，个人交流，2018 年 11 月 28 日）。

（五）社交媒体中高级实践护士的角色

高级实践护士以多种方式在社交媒体中担任领导角色。这里有两个例子。Pamela Ressler（MS，RN，HN-BC，斯坦福医学 X 执行委员会成员）探索了信息技术和社交媒体在推进医学、改善健康和患者授权方面的融合（Stanford Medicine X，2019）。她还是压力资源（HYPERLINK）（https://www.stressresources.com/pamressler/tag/Stress+Resources）的创始人。本章对技术感兴趣的读者也可以效仿 Danielle Siari（MSN，RN，中心认证的护理信息专科护士）的工作，在 Doctors2.0 和（You：Digital Health for All in Paris Conference，2019）会议中被公认为社交媒体大使。她的完整信息可在 HYPERLINK 中找到（Doctors2.0 and You，2018 年 5 月 31 日—6 月 1 日）。

如何在社交媒体框架内提供循证护理，以及如何在道德和专业上做到这一点值得注意。Barry 和 Hardiker（2012）的早期研究对社交媒体框架内的这些实践维度进行了出色的概述。该研究在今天仍然具有高度相关性。最近，人们越来越重视社交媒体带来的机会。这些机会对青少年和年轻人尤其重要，对接受肿瘤治疗的人尤其重要（De Clerque、Rost、Gumy-Pause、Diesch、Espelli 和 Elger，2020）。这些参考资料为降低风险、提升社交媒体利用机会打下了坚实的基础。

（六）可穿戴设备

数字健康正在为医疗保健领域开辟一个新世界，即真实世界数据（real-world data，RWD）和真实世界证据（real-world evidence，RWE）。RWD 的传播对于护理或医学来说并不是一个新概念。电极将心律数据传输或流式传输到床边监视器和更远的遥测单元，在那里进行实时数据解析并实施干预。家庭保健护士通过电话传送相同的信息。目前，相同的信息可以直接从可穿戴设备传输、下载或流式传输到智能手机、到护士办公室的 EHR 中。一旦被分析 / 解释，RWD 就变成了 RWE。分析或解释是行动 / 干预的基础。

目前，单个重症监护病房中的遥测数据与 RWD 的区别在于是可用于存储、检索和解析的数据的数量、速度和种类。今天的 RWD 包括输入 EHR、产品 / 疾病登记和其他电子健康档案中的数据，如从移动设备 / 可穿戴设备甚至远程保健和远程保健视频数据中获得的数据。在本部分中，我们将重点关注可穿戴设备。一种可穿戴设备是由 Tesla 团队开发的（Mikhalchuk，2017 年 6 月 7 日）。尽管此分类包括一些可用于以数字化方式评估健康的可穿戴设备，但其目的更多地面向商业领域，而不是医疗保健领域。Godfrey 等（2018）对医疗保健行业的可穿戴设备进行了出色的概述。可穿戴设备具有在特定时间点下载数据的能力，如每天的总步数；或用于流式传输连续数据，如连续血糖监测数据或连续心率数据。

可穿戴设备有多种用途。首先，将可穿戴设备跟踪的数据集成到评估、诊断、干预和评价过程中。可穿戴数据提供增强和监测自我健康的信息，并传递生理和环境健康数据（Haghi、Thurow 和 Stoll，2017；Haghi、Stoll 和 Thurow，2018；Downes、Horigan 和 Teixeira，2019）。可穿戴设备还被测试用于评估和提高临床表现及患者安全，例如在 ICU 护理实践中使用（McFarlane 等，2018；Pickham、Pihulic、Valdez、Duhon 和 Larson，2018）。

信息和科学的协同共享推动了技术和研究的发展。支持这一说法的是美国国家癌症研究所资助的研究员和运动学家的研究成果，其关于健康追踪的临床研究专门针对的是护士（Cadmus-Bertram，2017）。Cadmus-Bertram 博士在文中建议对护理教育进行改革，以便将技术（和信息学）纳入整个课程。

四、远程保健

根据美国医学信息学协会的术语表，远程保健是"利用电信和电子信息支持远程临床保健"。相关术语包括远程护理、远程重症护理、远程保健组织 / 中心、远程家庭保健服务、远程脑卒中中心和基于学校的远程保健。以下几个机构为确保远程保健的可及性提供服务。农村卫生信息中心（Rural Health Information Hub）有一份完整的向美国农村地区提供服务的远程保健中心和组织的清单（Rural Health Information Hub，2019 年 3 月 26 日）。密苏里大学医学院主办了远程保健网络（University of Missouri, School of Medicine, 2019）。医疗保健内容涵盖若干农村远程保健服务（Medicare.gov, n.d.）。退伍军人协会向农村和城市退伍军人提供临床视频远程保健（CVT），各种出版物的种类和数量似乎表明，退伍军人协会的CVT在私营医疗市场中被更快地接受（Desko 和 Nazario，2014；Hatton、Chandra、Lucius 和 Ciuchta，2017；Powers、Homer、Morone、Edmonds 和 Rossi，2017；Adams 等，2019；Perry、Gold 和 Sheener，2019）。鉴于社会对电信的熟悉程度，远程保健发展的速度之快是可以理解的。此外，在这一领域内，高级实践护士可以有很多角色，例如作为远程临床专家、远程研究人员、远程教育工作者和远程管理员。将每一项与创新思维结合起来，就有可能出现新的服务。

远程保健的法律问题

在从事远程保健和远程医疗时应有法律考虑。当为年长人群服务时，了解医疗保险覆盖范围很重要。在医疗补助和医疗保险服务中心（Centers for Medicare and Medicaid，2018 年 11 月 6 日）可以找到一个压缩文件和一个 Word 文档文件。在同一页面上，搜索"HIPAA 和远程保健"转到"CMS 备忘录"。作者点击了那个网页，并被转到另一个文件页。截至 2019 年 3 月 29 日，2019 年发送页在将"远程健康"作为检索词输入时，2011 年文件页没有显示任何结果；但当作者在 2018 年文件页时以"远程健康"作为检索词输入时，2018 年文件页上显示了 2018 年相关文件将于 2019 年实施的日期（图 28-8）。

除了联邦法规之外，提供服务的人，无论是高级实践护士还是医生，也必须了解州的规定。这些条例涵盖各州不同的保险平等法。密苏里州的法律如下。

> 密苏里州的远程医疗平价法要求私人保险支付者、州雇员健康计划保险和密苏里州 HealthNet（州医疗补助计划）为远程健康服务提供保险。这意味着密苏里州目前要求保险方像支付传统现场医疗服务那样覆盖远程保健服务（eVisit，2018）。

此外，eVisit 网站免费提供各州远程保健相关法律问题解释：医疗补助覆盖范围、涵盖的远程保健类型（如双向直播视频、存储和转发技术及家庭监控技术）、覆盖的远程监控类型、有资格提供远程保健服务的从业人员、电子处方法律、患者知情同意、为实践目的发放的跨州远程保健许可证、有资格实施远程保健的单位、费率、远程保健计费代码及其他有用的资源。其中两个资源是"互联卫生政策中心"和"心脏地带

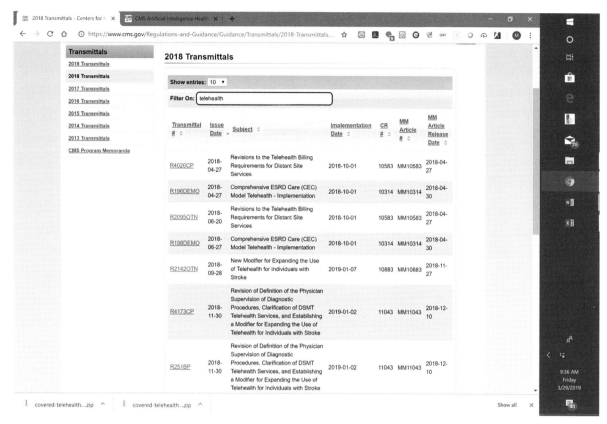

▲ 图 28-8 将于 2019 年实施的 2018 年医疗保健远程健康相关传输

远程保健资源中心"（Telehealth Resource Center，TRC）。TRC 是联邦指定的 14 个远程保健资源中心之一（Heartland Telehealth Resource Center，n.d.；Public Health Institute，2019）。

TRC 由远程保健促进办公室（Office for the Advancement of Telehealth，OAT）资助。该办公室隶属于美国农村健康政策卫生资源和服务管理部（Health Resources and Services Administration，2019 年 5 月 1 日）资助。OAT 提供资金以改善远程保健服务和促进其被使用。

远程保健和远程医疗的实践因国 / 州而异。各州的高级实践护士，在某些情况下，可在提供跨州的远程保健的护理服务中扮演重要角色。在需要外联的情况下尤为明显。这种情况，护士可以充当其他医疗服务提供者的顾问，可以是农村社区民众的直接远程护理保健提供者，也可以是城市或农村社区以家庭或机构为单位的客户的保健提供者。除了掌握国家法规和医疗保险要

求外，高级实践护士还必须负责选择一个适当的平台，提供适当的数据安全和保护，并遵守HIPAA 规定。与其进行试错、自己动手或浏览在线打广告的平台，不如联系美国全国远程健康资源中心联盟（Telehealth Resource Center，TRC）网站，点击所在地区的 TRC。使用地区 TRC电话寻求 TRC 关于远程健康平台选择的建议（National Consortium Telehealth Resource Centers，2019）。

五、课程构建

本部分的目的是说明用一种多维方法将信息技术贯穿于护理课程设计的始终。第一步是关于多维性的一些基本假设。我们周围的世界就是多维的。艺术以透视的方式传达多维。儿童玩乐高玩具是多维的。总之，我们创造和思考也是多维的。护士创建的一些流程，尤其是现在是数字

化的流程，是多维杰作。Florence Nightingale 的极坐标图展示了克里米亚战争死亡率的多维统计数据（Magnello，2017）。三维是一个起点，但我们可以创建能够容纳更多维度的算法。事实上，人脑可以创造（思考）11 个维度（Dean，2018）。

在图 28-9 中提到课程结构的时候，请注意，数据由三个域和不同数量的域内类别组成。请特别关注"专业"这个领域。在这个课程结构中，高级实践护理线与每个课程线中选定的技术内容领域相互作用，即理论、实践、研究和法律含义。当然，临床信息学线索涉及相同的选定技术领域，但更为深入。这种在整个课程内和跨整个课程的技术整合类似于我们如何将内容整合到其他内容领域。以评估为例，所有高级实践护理课程都教授高级评估课程。同时，评估内容不仅限于这一门课，而是贯穿整个课程。这意味着技术不仅是临床信息学或 ICU 技术课程的组成部分，而且是高级护理实践、研究及规范实践的法律/立法框架的组成部分。

临床应用的技术研究需要一种探究、创新和创造性的思维。虽然有些人可能直觉地掌握了这些技能，但这些技能可以被传授，并且进行提

升。我们如何做到这一点？世界各地几个世纪以来使用的教学范式包括五个步骤：背景、经验、反思、行动和评价（Georgetown University，The Teaching Commons，n.d.）。以 2019 年 HIMSS 会议（HIMSS，2019）上 NursePitch™ 竞赛的第一名获奖者的作品为例。护士发明家是 Helpsy 的首席执行官兼创始人 Sangeeta Agarawa 女士。她的故事呈现在框 28-1 中。

Sangeeta Agarawal 是一名工程师，也是硕士学位前的专业护士。她的工作经历包括在 IBM 和 Motorola 做工程师，在梅奥医学中心、斯坦福医院和 UCSF 做护士。Agarawal 女士谈到了化疗单元作为她发明出现的背景。她反思当初的经历发现，有些患者在两次肿瘤科门诊之犹豫是否与医务人员取得联系，或者根本不知道自己的病情正在发生变化。Agarawal 女士采取了行动。她创建了一个基于证据的、症状管理人工智能护士（Helpsy，2019）。

Agarawal 女士的工程师背景是有利的；而且，护理行业需要有更多的工程师参与进来。这并不是说工程学学位是发明的必要条件，但确实是助力。在整个高级护理实践中整合技术最有可能激发更多的护士开发创新护理技术和（或）寻

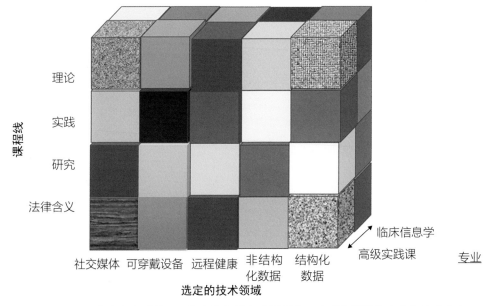

▲ 图 28-9　在高级实践护理和临床信息学实践课程中，跨系统课程构建选定技术内容

框 28-1　护士工程师发明家 Sangeeta Agarawal 的故事

我是个护士发明家。我的名字是 Sangeeta Agarawal，是 Helpsy 的首席执行官和创始人，被描述为"世界上第一位人工智能症状管理和导航护士"。这个人工智能护士机器人可以帮助肿瘤科客户有效地应对症状，并在就诊于肿瘤科时适当地进行医疗系统导航。当癌症患者在家中接受门诊化疗、放疗和其他治疗时，他们和他们的亲人往往既没有充分了解，也没有充分准备好应对这种生活变化。这种变化会影响他们的身心健康及家庭生活和财务状况。当他们经历不良反应时，他们可能会感到害怕并且过于频繁地去急诊室；或者，他们可能会忽略不断恶化的问题并最终进入急诊室。在任何一种情况下，这都会导致不必要的痛苦和不必要的高花费，但这些痛苦和花费本是可以避免的。如果他们与护士有足够的接触，可以指导他们并回答他们的问题，这些问题是可以避免的。

为了解决这个问题，我将我的临床、循证知识应用到一个机器人上，这样每个癌症患者现在都可以拥有他们的私人护士。该系统允许每位癌症护士创建自己的化身并支持他们的患者，即使患者在家。人工智能护士可以回答患者的疑问。假设患者的身体出现问题，即使患者没有发送警报或查询，该系统也能够为护士提供所有患者及其病情的 360° 实时观察。然后，护士确定最需要她介入的患者。

Helpsy 使忙碌的护士能够通过监督所有患者，同时关注最需要她的患者来最有效地利用时间。该解决方案不仅可以改善患者和护士的体验，还可以将症状管理效能提高 30%～70%。医保数据表明，它可以通过防止治疗中断和防止急诊就诊来显著降低成本。作为护士，我们工作涉及范围很广，我们在整个护理连续性和生命周期中处理患者多方面的护理问题。我们需要工具使我们有效地完成工作，并使临床工作效率最大化。

护士是足智多谋的，并不断努力寻找满足患者需要的方法。这使得护士最善于识别系统性问题、创新和扩展解决方案。然而，护士通常并不认为自己是创新者。我们需要通过提供领导力支持和培训项目来支持和激励护士，使他们相信自己可以成为创新者。护士是医疗保健领域最大、最值得信赖的劳动力。如果我们要改善医疗保健，我们需要开始专注于让护士参与变革。

求一个附加的工程学位。更好的是，反思可能会刺激护理学校提供 BSN-DNP 护理和工程双学位，类似于杜肯大学的护理和生物医学工程双学位本科课程（Duquesne University，School of Nursing，n.d.）。在创造新技术和系统地推广这些技术时，反思的需求永远不会结束。重组高级实践护理课程是向前迈出的一步。

六、应急知识

尽管公共卫生官员警告政体和广大公众注意新出现的传染病和大流行的威胁，但一些国家、其政体和公众几乎没有采取任何措施来为此类威胁做好准备并减轻其影响。COVID-19 出现后，美国 FDA、诊断测试和抗体测试行业确实加快了步伐。2020 年 3 月 20 日，Yale New Haven 医院的临床病毒学实验室第一个获得 COVID-19 诊断设备和程序的紧急使用授权（Emergency Use Authorization，EUA）。从那以后到 2020 年 5 月 22 日，就是此章开始撰写时，又有 31 个 EUA 获批。

新疾病、新诊断测试和新抗体测试需要新的临床决策规则。此外，鉴于市场上相对大量的新诊断测试、临床影响者，包括高级实践护士，需要知道如何比较和评估诊断测试的有效性。临床信息学家作为协作医疗团队的成员，与医疗机构之外或内部的临床实验室合作，需要这些信息以充分地在购买讨论会上，基于循证证据讨论诊断测验和（或）抗体测试的有效性。框 28-2 提供了一种构建这种新知识的方法，尽管它是一种谨慎的知识，但其中结构化的行为有助于学习。

框 28–2　构造离散知识：COVID-19 诊断和抗体检测

构建行动本身就有利于学习。此部分提供了一种构造 COVID-19 测试内容的方法。

分子，PCR，即时检测，COVID-19 诊断测试，FDA 紧急授权使用分子，COVID-19 即时诊断测试。

COVID-19 是一种 RNA 病毒。在感染急性期，其核酸片段可出现在感染个体的上呼吸道分泌物中。这些分泌物可以通过擦拭鼻和口咽黏膜获得。然后将棉签放入自收集运输管，或直接放入聚合链反应或聚合酶链式反应装置。PCR 机检测拭子分泌物以检测 RNA 片段。结果要么是阳性提示感染，要么是阴性，说明 PCR 机无法检测到核酸颗粒。注意，阴性结果不一定意味着个人没有被感染。以下是解释 PCR 测试的一些提示。

PCR 阳性患者的处理

- 所有检测呈阳性的个体都被视为感染。随即启动隔离，并通知患者的初级保健提供者。

- 如果有假阳性，负面影响是会导致 2 周的隔离，导致个人无法继续工作和赚钱。由于缺乏症状，焦虑在某种程度上可能会减轻。

PCR 阴性患者的处理

- 如果症状审查呈阳性，或某人暴露于已知或可疑的 COVID-19 感染者，则应开始隔离，并通知该个人的初级保健提供者。这些行动是为了保护社区的其他人群不被暴露于假阴性患者面前。

- 如果症状检查为阴性，并且个人否认接触已知或可疑的 COVID-19 感染者时，则认为该核酸检测结果为真阴性或病毒载量低于能检测出的最低阈值。在撰写本书时，检测能力水平最低且最不可能产生假阴性的 PCR 检测是来自华盛顿 – 西雅图大学实验室开发的测试（LDT）和 Cepheid Xpert Xpress SARS-CoV-2 测试 [a]。

COVID-19 抗体血清学检测，FDA 紧急使用授权的 COVID-19 抗体血清学检测，以检测 COVID-19 先前感染情况。

当一种抗原被引入人体时，它会产生免疫反应，特别是抗体的产生。病毒是一种抗原。当个体感染病毒时，免疫系统被激活，免疫球蛋白如 IgM 和 IgG 被激活。IgM 可在感染后 7 天左右在血清学检测中被查到，提示近期出现急性感染。IgG 在感染开始后 14 天内可被首次检测到。然而，如果 IgM 呈阴性，IgG 阳性则表示过去的 COVID-19 感染或过去感染过其他冠状病毒。一种 IgM/IgG 抗体检测的例子是 Cellex 的 qSARs-CoV-2 IgG/IgM 快速检测。另一个例子是 PerkinElmer 的 EuroImmun Anti-SARS-CoV-2 ELISA（IgG）检测。阅读制造商的信息，以确定每个测试的最佳时间。最佳时间指的是测试的日期安排。有些检测在 PCR 阳性或症状出现后 21 天或更长时间内具有最高的灵敏性和特异性。然而，记住，无论使用什么抗体测试，它们都是为了记录过去的感染，而不是诊断新的或急性感染。想了解有关 Cellex、EuroImmun 及其他抗体检测的信息，请在 FDA 官网上的测试套件制造商和商业实验室表紧急使用授权（emergency use authorizations，EUA）[b] 表单查看。

COVID-19 测试的准确性

知情的临床信息专家、临床医生、研究人员和教育工作者知道如何比较和评估诊断测试的有效性。这需要具备以下术语和计算知识。

敏感性：A/A+C，定义为在疾病真正存在的情况下检测呈阳性的概率（真阳性）。

特异性：B/B+D，定义为在疾病确实不存在的情况下检测为阴性的概率（真阴性）。

准确性：A+D/A+B+C+D，定义为测试为真实评估的概率（真实的阳性 + 真实的阴性）。

对敏感性和特异性的简单解释结果：敏感性越接近 100%，特异性越接近 100%，诊断方法越好。

假阳性率：100% 减去敏感性，以百分比呈现。

假阴性率：100% 减去特异性，以百分比呈现。

阳性预测值（PPV）：A/A+B，定义为某项检测中真阳性占所有阳性结果的比例。

阴性预测值（NPV）：D/C+D，定义为某项检测中真阴性所占所有阴性结果的比例。

临床应用：诊断测试问题 [c]

当面对 COVID-19 大流行或在人群中出现任何传染病时，临床信息专家和临床医生将希望放心地回答以下问题。

如何评估一个即时检测或任何诊断测试在检测（敏感性）或排除（特异性）疾病方面的好程度？

答案是，敏感性越接近 100%，特异性越接近 100%，其检测的准确性越高。如果制造商只提供敏感性数据，而不提供特异性数据，则不要购买测试。如果两项测验的敏感性相当，而其中一项具有较高的特异性时，则购买特异性较高的一项。

（续框）

2×2 四格表 敏感性、特异性和预测能力分析				
诊断试验		金标准		
		患者	正常人	合计
即时检测	阳性	A 真阳性	B 假阳性	A+B
	阴性	C 假阴性	D 真阴性	C+D
合计		A+C	B+D	A+B+C+D

给定阳性测试结果或者阴性测试结果，那么测试结果正确的概率是多少？

如果查询阳性结果，则计算阳性预测值。反过来说，如果查询阴性结果，则计算阴性预测值。

测试有多精确？

要回答这个问题，真阳性加上真阴性数量除以被检测的总数。

卫生专业人员可能也有自己的疑问。FDA 通过向医务人员提供实用的制造商信息、包含患者教育信息的讲义和操作手册来支持制造商和医疗团队。如需访问，请单击 FDA 网站紧急使用授权 [b] 列表中测试套件制造商和商业实验室表的授权文件栏中的 IFU、patient 或 HCP。

参考文献

a. 引自 Lieberman，J.A.，Pepper，G.，Naccache，S.N.，Huang，M.L.，Jerome，K.R，.，&Greninger，A.L.（2020）.Comparison of commercially available and laboratory developed assays for in vitro detection of SARS-CoV-2 in clinical laboratories.Journal of Clinical Microbiology.doi：10.1128/JCM.00821–20.

b. 引自 U.S.Food and Drug Administration（FDA）（2020）.Emergency use authorizations，Test Kit manufacturers and commercial laboratories table.https://www.fda.gov/medical-devices/emergency-situations-medical-devices/emergency-use-authorizations#covid19ivd.Accessed on May 25，2020.

c. 引自 Fleming，S.，&Heneghan，C.，The Centre for Evidence-Based Medicine（CEBM）.（2020）.COVID 19：Roche Antibody Test—14 May.https://www.cebm.net/covid-19/covid-19–roche-antibody-test-14th-may/.Accessed on May 25，2020.

致谢

作者诚挚感谢圣路易斯大学研究生院护理教育主任 Joanne Thanovaro 博士所做的贡献，他建议技术成为整个高级实践护理课程中不可或缺的一部分；Eileen Healy 博士是一位高级实践护士和信息专家，感谢她早期的支持和编辑。Sangeeta Agarawal（RN，MSN，BSE），是 Helpsy 公司（Berkeley，CA）首席执行官兼创始人、一个全面的科学专家、CS 工程师和因其人工智能护士获奖的发明家；Kirk O'Donnell 是学会认证的家庭护理医师和董事会认证的家庭医生和飞行外科医生、生物技术和医学企业家、马萨诸塞州剑桥 MEETA 公司的医学顾问，和我们一起进行了许多有关 COVID-19 PCR 和抗体检测的讨论。

自测题

1. DIKW 模型中表达的概念也用于哪里？

A. 用于确定疾病暴发 / 流行的流行病学模型

B. 用于分析大数据的统计方程

C. ANA 定义的护理信息学

D. 健康模式的社会决定因素

2. SQL 是以下哪一个的缩写？
 A. 检索查询规则
 B. 顺序问题链接
 C. 结构化检索语言
 D. 结构化问题链接

3. 在行和列中分布和存储的数据是以下哪个数据库的范例？
 A. 非关系数据库
 B. 非结构化数据库
 C. 结构化数据库
 D. 遥测数据库

4. 关于 EHR 中的非结构化数据，哪项是正确的描述？
 A. 只占可用数据的一小部分
 B. 被认为是定量数据
 C. 是访问度量数据的关键
 D. 通常很难进入，因此是被隐藏的

5. 一个独立的数据库由阿尔茨海默病患者和对照组的左右皮层以 25ms 间隔对声音的反应的 PET 扫描图像组成。理论上，检索来自此类数据库的 PET 扫描图像最好通过哪种检索？
 A. 词袋法
 B. 关键词检索
 C. 多维检索
 D. 试错检索

6. 两个使用相同浏览器并同时输入相同查询问题的 Google 用户将收到什么？
 A. 一种基于事实或证据的答案，而不考虑个人的不同特点
 B. 相同的答复
 C. 以变量为条件的响应，例如用户的检索历史
 D. 响应取决于用户是通过 PC 还是通过 MAC

访问 Internet

7. 在研究中招募参与者是很困难的，无论是使用传统方法还是使用公共社交媒体网站（如 Facebook）。在比较这两种招聘方法时，下列哪一种说法是正确的？
 A. 传统招聘比社交媒体或在线招聘更便宜
 B. 如果所有受试者都是从相同或相似的地理位置上选择的，那传统方法招募的参与者就不那么容易出现偏倚
 C. 社交媒体招募能够提供更广泛的地理和文化基础，供挑选受试者使用；因此，出现偏倚的概率较传统方法要低
 D. 社交媒体招募可能更容易出现偏倚，因为社交媒体用户都一样

8. 在确定使用哪个远程健康平台时，高级实践护士知道最可靠的 HIPAA 兼容和医疗保险相关建议的来源可能来自哪里？
 A. 有远程健康实践经验的同事
 B. 比较几种在线远程保健平台提供商
 C. 咨询美国全国电信卫生资源中心联合会
 D. 远程健康学术会议上供应商摊位上的工作人员

9. 创新行动最有可能遵循以下哪一项？
 A. 对社交媒体关于霸凌、喷子、论战等政策的评价
 B. 在组织层次结构中提升信息学技能 / 能力
 C. 反思自己的经历及其发生的背景
 D. 穿戴 / 推荐可穿戴设备，以监测和改善健康状况

10. 计算机系统基于输入、处理路径、输出和反馈。护理程序开始于护理输入（系统护理评估和诊断）、诊断 / 算法特定干预（干预 / 处理途径）和输出（结果和反馈）。此微型分析表明排除了以下哪一项以外的全部内容？
 A. 将复杂护理知识转化为人工智能的概念基础

B. 计算机工程与护理过程的概念重叠

C. 工程与护理并行思维轨迹

D. 对护理实践独立性的威胁

答案

1. C。DIKW 模型中表达的护理实践概念是：数据、信息、知识和智慧（Matney，2013；Matney 等，2015）。

2. C。请参阅表 28-1 以获得解释。

3. C。请参阅表 28-1 以获得解释。

4. D。如文中所述，非结构化数据往往难以访问和隐藏的原因有几个。

5. C。本例中建立的知识域类似于图 28-3 中的知识域。图 28-3 表示多维搜索的模型。无论是词袋法、关键词检索，还是试错检索，都不允许以这样一种有机的方式 / 全文作为多维搜索来检索信息。当在表 28-4 比较了图 28-3 和本题中的域和子域时，结论就很明显了。

6. C。Google 搜索引擎或任何流行的搜索引擎都有偏见。

表 28-4　比较域和子域

多维搜索特征	图 28-3 知识领域和子领域	问题 5 知识领域和子领域
数据库	细胞吸收的显微图像	PET 扫描图像
域 1 和子域	化合物（C_1、C_2）	皮质反应（右、左）
域 2 和子域	时间点（0、4、8、12、16、20、24）	声音（25ms × 间隔）
域 3 和子域	浓度（浓度 1、浓度 2）	患者 / 对照组

7. C。

8. C。

9. C。反思是关键的一步，不仅在学习上，而且在创新方面。

10. D。人工智能和创造更多的护理和工程之间的平行思维，并不威胁到护理实践的独立性。这是向前迈出的一步。

参考文献

[1] Adams, S. V., Mader, M. J., Bollinger, M. J., Wong, E. S., Hudson, T. J., & Littman, A. J. (2019). Utilization of interactive clinical video telemedicine by rural and urban veterans in the Veterans Health Administration Health Care System. *The Journal of Rural Health*. doi:10.1111/ jrh.12343

[2] America Medical Informatics Association (AMIA). (2019). Glossary of acronyms and terms commonly used in informatics. Retrieved from http://www.amia.org/glossary. Accessed on May 11, 2019.

[3] American Cancer Society. (2019). Information and resources for cancer: Breast, colon, lung, prostate, skin. Retrieved from https://www.cancer.org/. Accessed on May 11, 2019.

[4] American Heart Association. (2019). Retrieved from https://www.heart.org/. Accessed on May 11, 2019.

[5] American Nurses Association. (2015). *Nursing informatics: Scope and standards of practice*. Silver Spring, MD: American Nurses Association.

[6] Barry, J., Hardiker, N., (September 30, 2012) "Advancing nursing practice through social media: A global perspective" OJIN: The Online Journal of Issues in Nursing Vol. 17, No. 3, Manuscript 5. Retrieved from http:// ojin.nursingworld.org/ MainMenuCategories/ ANAMarketplace/ANAPeriodicals/OJIN/ Tableof Contents/Vol-17-2012/No3-Sept-2012/Advancing-Nursing-Through-Social-Media.html. Accessed on August 24, 2020

[7] Boston Scientific. (2019). *Deep brain stimulation systems*. Retrieved from http://www.bostonscientific.com/en-US/ products/deep-brain-stimulation-systems/vercise-tm-dbs.html. Accessed on May 11, 2019.

[8] Bousquet, C. (2018, April 27). *Mining social media data for policing: The ethical way*. Retrieved from https://www. govtech. com/public-safety/Mining-Social-Media-Data-for-Policing-the-Ethical-Way.html. Accessed on May 10, 2019.

[9] Cadmus-Bertram, L. (2017). Using fitness trackers in clini-cal research: What nurse practitioners need to know. *The Journal for Nurse Practitioners, 13*(1), 34-40. doi:10.1016/j.nurpra. 2016.10.012

[10] Centers for Disease Control and Prevention (CDC). (2019). *Measles: Make sure your child is fully immunized*. Retrieved from https://www.cdc.gov/. Accessed on May 13, 2019.

[11] Centers for Medicare and Medicaid (CMS.gov). (2018, November 6). *Telehealth-codes*. Retrieved from https:// www. cms.gov/Medicare/Medicare-General-Information/ Telehealth/ Telehealth-Codes.html. Accessed on May 11, 2019.

[12] Cornell University. (2019). *LibGuides: Evaluating Web pages: Questions to consider: Categories* . Retrieved from https:// guides.library.cornell.edu/evaluating_Web_pages. Accessed on May 11, 2019.

[13] Creaven, E. (2018). *A life-changing device made in Clonmel by Boston Scientific*. #Parkinson's Disease. Retrieved from https:// www.facebook.com/enda.creaven.9/vid eos/10156755290113156/. Accessed on May 10, 2019.

[14] Danielle Siarri, MSN, RN. Health Technology Advisory Services. Retrieved from https://ammende.info/portfolio. Accessed on August 24, 2020.

[15] Dean, S. (2018, April 21). The human brain can create structures in up to 11 dimensions. *Science Alert*. Retrieved from https://www.sciencealert.com/science-discovers-human-brain-works-up-to-11-dimensions. Accessed on May 12, 2019.

[16] De Clereq, E., Rost, M., Gumy-Pause, F., Diesch, T., Espelli, V. and Elger, V. (2020) Moving beyond the friend-foe myth: A scoping review of the use of social media in adolescent and young adult oncology. Journal of Adolescent and Young Adult Oncology. Published online. Retrieved from https://doi.org/10.1089/jayao.2019.0168. Accessed on August 24, 2020.

[17] Desko, L., & Nazario, M. (2014). Evaluation of a clinical video telehealth pain management clinic. *Journal of Pain & Palliative Care Pharmacotherapy, 28*(4), 359-366. doi:10.3109/15360288. 2014.969875

[18] Doctors 2.0 and You. (2018, April 5). *Introducing the social media ambassadors of #FAMxParis May 31-June 1, 2018*. Retrieved from http://www.doctors20.com/social-media-ambassadors-famxparis/. Accessed on May 12, 2019.

[19] Downes, E., Horigan, A., & Teixeira, P. (2019). The transformation of health care for patients. *Journal of the American Association of Nurse Practitioners, 31*(3), 156-161. doi:10.1097/ jxx.0000000000000109

[20] Duquesne University, School of Nursing. (n.d.). *Biomedical Engineering and Nursing (BME/BSN) dual degree*. Retrieved from https://www.duq.edu/academics/schools/ nursing/ undergraduate-programs/bme/bsn-dual-degree. Accessed on May 12, 2019.

[21] Dyson, M. P., Hartling, L., Shulhan, J., Chrisholm, A., Milne, A., Sundar, P, ... Newton, A. S. (2016). A systematic review of social media use to discuss and view deliberate self-harm acts. *PLoS One, 11*(5):e0155813. doi: 10.1371/ journal.pone.0155813

[22] eVisit. (2018). *Missouri telemedicine: State laws and policies*. Retrieved from https://evisit.com/state-telemedicine-policy/ missouri/. Accessed on May 11, 2019.

[23] Facebook, Academic Programs. (2019). Retrieved from https:// research.fb.com/programs/. Accessed on May 11, 2019.

[24] Facebook, Data Policy. (2019). Retrieved from https:// www. facebook.com/about/privacy/update. Accessed on May 11, 2019.

[25] Feldman, P. H., Mcdonald, M. V., Barrón, Y., Gerber, L. M., & Peng, T. R. (2016). Home-based interventions for black patients with uncontrolled hypertension: A cluster randomized controlled trial. *Journal of Comparative Effectiveness Research, 5*(2), 155-168. doi:10.2217/ cer.15.60

[26] Feldman, P. H., Mcdonald, M. V., Trachtenberg, M. A., Schoenthaler, A., Coyne, N., & Teresi, J. (2015). Center for stroke disparities solutions community-based care transition interventions: Study protocol of a randomized controlled trial. *Trials, 16*(1). doi:10.1186/ s13063-015-0550-3

[27] Foote, K. (2018, June 13). *A brief history of non-relational databases*. Retrieved from http://www.dataversity.net/a brief-history-of-non-relational-databases/. Accessed on May 10, 2019.

[28] Gajos, K. (2019). Home. Retrieved from https://www. eecs. harvard.edu/~kgajos/. Accessed on May 12, 2019.

[29] Gelinas, L., Pierce, R., Winkler, S., Cohen, I. G., Lynch, H. F., & Bierer, B. E. (2017). Using social media as a research recruitment tool: Ethical issues and recommendations. *The American Journal of Bioethics, 17*(3), 3-14. doi:10.10 80/15265161.2016.1276644

[30] Georgetown University, The Teaching Commons. (n.d.). *The teaching commons*. Retrieved from https://commons. georgetown.edu/teaching/design/ignatian-pedagogy/. Accessed on May 12, 2019.

[31] Giustini, D. M., Ali, S. M., Fraser, M., & Boulos, M. N. (2018). Effective uses of social media in public health and medicine: A systematic review of systematic reviews. *Online Journal of Public Health Informatics, 10*(2). doi:10.5210/ ojphi.v10i2.8270

[32] Godfrey, A., Hetherington, V., Shum, H., Bonato, P., Lovell, N., & Stuart, S. (2018). From A to Z: Wearable technol-ogy explained. *Maturitas, 113*, 40-47. doi:10.1016/j. maturitas.2018. 04.012

[33] Griesenauer, R. H., & Kinch, M. S. (2017). An overview of FDA-approved vaccines & their innovators. *Expert Review of Vaccines, 16*(12), 1253-1266. doi:10.1080/1476 0584.2017. 1383159

[34] Haghi, M., Stoll, R., & Thurow, K. (2018). A low-cost, stand-alone, and multi-tasking watch for personalized environmental monitoring. *IEEE Transactions on Biomedical Circuits and Systems, 12*(5), 1144-1154. doi:10.1109/ tbcas.2018.2840347

[35] Haghi, M., Thurow, K., & Stoll, R. (2017). Wearable devices in medical internet of things: Scientific research and commercially available devices. *Healthcare Informatics Research, 23*(1), 4. doi:10.4258/hir.2017.23.1.4

[36] Hatton, J., Chandra, R., Lucius, D., & Ciuchta, E. (2017). Patient satisfaction of pharmacist-provided care via clinical video teleconferencing. *Journal of Pharmacy Practice, 31*(5), 429-433. doi:10.1177/0897190017715561

[37] Health Resources and Services Administration (HRSA). (2019, May 1). *Telehealth programs*. Retrieved from https://www.hrsa. gov/rural-health/telehealth/index.html. Accessed on May 11, 2019.

[38] Heartland Telehealth Resource Center (HTRC). (n.d.). *Who we are*. Retrieved from http://heartlandtrc.org/about-us/. Accessed on May 11, 2019.

[39] Helpsy. (2019). *Live life to the fullest: San (AI Nurse Bot)*. Retrieved from https://helpsyhealth.com/. Accessed on May 12, 2019.

[40] HIMSS. (2019, February 09). *Growing nursing innovation: One pitch at a time*. Retrieved from https://www.himssconference. org/updates/growing-nursing-innovation-one-pitch-time. Accessed on May 12, 2019.

[41] I2b2, Informatics for Integrating Biology & the Bedside. (2019). *About us: Overview*. Retrieved from https://www. i2b2.org/ about/index.html. Accessed on May 11, 2019.

[42] I2b2, Informatics for Integrating Biology & the Bedside. (2019). *NLP research data sets*. Retrieved from https:// www.i2b2.org/ NLP/DataSets/Main.php. Accessed on May 11, 2019.

[43] Inspire, Health and Wellness Support Groups and Communities. (2019). Retrieved from https://inspire. com/. Accessed on May 11, 2019.

[44] Inspire, Privacy Statement. (2019). Retrieved from https://www. inspire.com/about/privacy/. Accessed on May 11, 2019.

[45] Inspire, Why Inspire? The Leading Social Network on Health. (2019). Retrieved from https://corp.inspire.com/. Accessed on May 12, 2019.

[46] Journal of AHIMA. (2018, October 18). *Unstructured data: An important piece of the healthcare puzzle*. Retrieved from http:// journal.ahima.org/2018/10/18/unstructured-data-an-important-piece-of-the-healthcare-puzzle/. Accessed on May 12, 2019.

[47] Kinch, M. (n.d.). *Center for Research Innovation in Biotechnology*. Retrieved from https://crib.wustl.edu/ kinch. Accessed on May 12, 2019.

[48] Lupus Foundation of America. (2019). Retrieved from https:// www.lupus.org/. Accessed on May 11, 2019.

[49] Magnello, E. (2017, May 12). Florence Nightingale: The compassionate statistician. *+Plus Magazine*. Retrieved from https:// plus.maths.org/content/florence-nightingale-compassionate-statistician. Accessed on May 12, 2019.

[50] Matney, S. A. (2013). *Nursing knowledge model*. Retrieved from https://docs.google.com/ viewer?url=https%3A%2F%2Fwww. nursing.umn. edu%2Fsites%2Fnursing.umn.edu%2Ffiles% 2Fnursing-knowledge-model.doc. Accessed on May 9, 2019.

[51] Matney, S. A., Avant, K., & Staggers, N. (2015). Toward an understanding of wisdom in nursing. *Online Journal of Issues in Nursing, 21*(1), 9.

[52] Mattingly, C., Lutkehaus, N. C., & Throop, C. J. (2008). Bruner's search for meaning: A conversation between psychology and anthropology. *Ethos, 36*(1), 1-28. doi:10.1111/j.1548-1352.2008. 00001.x

[53] McCourt, A. (2018, April 3). Social media mining: The effects of big data in the age of social media. Retrieved from https:// law. yale.edu/mfia/case-disclosed/social-media-mining-effects big-data-age-social-media. Accessed on May 10, 2019.

[54] McFarlane, D. C., Doig, A. K., Agutter, J. A., Brewer, L. M., Syroid, N. D., & Mittu, R. (2018). Faster clinical response to the onset of adverse events: A wearable metacognitive attention aid for nurse triage of clinical alarms. *Plos One, 13*(5). doi:10.1371/ journal.pone.0197157

[55] MD Connect. (2018). *Social media and clinical trial recruitment*. Retrieved from https://cdn2.hubspot. net/ hubfs/291282/documents/Gated_Content/ White%20Paper%20 -%20Clinical%20Trial -%20Social%20Media%20 Patient%20Recruitment. pdf?submissionGuid=3de0cfc5-6107-4590-aafc-fca75682b77f. Accessed on May 11, 2019.

[56] Medicare.gov. (n.d.). *Your Medicare coverage: Telehealth*. Retrieved from https://www.medicare.gov/coverage/tele-health. Accessed on May 12, 2019.

[57] Mikhalchuk, D. (2017, June 7). *Wearables classification by Teslasuit team*. Retrieved from https://teslasuit.io/blog/ wearables/detailed-wearables-classification-by-teslasuit-team. Accessed on May 13, 2019.

[58] Monga, K., & Singh, H. (2018). *Unstructured data: An important piece of the healthcare puzzle*. Retrieved from http:// journal.ahima.org/2018/10/18/unstructured-data-an-important-piece-of-the-healthcare-puzzle/)

[59] Murnane, K. (2018, March 3). *Which social media platform is the most popular in the US?* Retrieved from https:// www. forbes.com/sites/kevinmurnane/2018/03/03/which-social-media-platform-is-the-most-popular-in-the-us/#1d7007651e4e. Accessed on May 10, 2019.

[60] National Alliance on Mental Illness. (2019). Retrieved from https://www.nami.org/. Accessed on May 12, 2019.

[61] National Center for Biotechnology Information, National Library of Medicine (2019). PubMed citation retrieval image. Retrieved from https://pubmed.ncbi.nlm.nih.gov/?te-rm=soc ial+medical+and+clinical+nursing+and+unstructur ed+data Accessed on July 12, 2020.

[62] National Consortium Telehealth Resource Centers. (2019). *Find your TRC*. Retrieved from https://www.tele healthresourcecenter.org/who-your-trc/. Accessed on May 11, 2019.

[63] Novack, J. (2018, November 28). *Personal communication*.

[64] O'Connor, M., Murtaugh, C. M., Shah, S., Barrón-Vaya, Y., Bowles, K. H., Peng, T. R., ... Feldman, P. H. (2015). Patient characteristics predicting readmission among individuals hospitalized for heart failure. *Medical Care Research and Review, 73*(1), 3-40. doi:10.1177/1077558715595156

[65] Perry, K., Gold, S., & Shearer, E. M. (2019). Identifying and addressing mental health providers' perceived barriers to clinical video telehealth utilization. *Journal of Clinical Psychology*. doi:10.1002/jclp.22770

[66] Pew Research Center, Internet and Technology. (2018, February 5). *Demographics of social media users and adoption in the United States*. Retrieved from http://www. pewinternet.org/fact-sheet/social-media/. Accessed on May 12, 2019.

[67] Pickham, D., Pihulic, M., Valdez, A., Duhon, P., & Larson, B. (2018). Pressure injury prevention practices in the intensive care unit: Real-world data captured by a wearable patient sensor. *Wounds, 30*(8), 229-234.

[68] Powers, B. B., Homer, M. C., Morone, N., Edmonds, N., & Rossi, M. I. (2017). Creation of an interprofessional teledementia clinic for rural veterans: Preliminary data. *Journal of the American Geriatrics Society, 65*(5), 1092- 1099. doi:10. 1111/jgs.14839

[69] Public Health Institute. (2019). *Center for Connected Health Policy*. Retrieved from http://www.phi.org/focus-areas/?program=center-for-connected-health-policy. Accessed on May 12, 2019.

[70] Rural Health Information Hub. (2019). *Telehealth use in rural healthcare organizations*. Retrieved from https:// www. ruralhealthinfo.org/topics/telehealth/organizations. Accessed on May 12, 2019.

[71] Smartsheet. (2019, January 28). *Everything you need to know about relational databases*. Retrieved from https:// www. smartsheet.com/relational-database. Accessed on May 12, 2019.

[72] Stanford Medicine X. (2019). *Health care leaders and mentors*. Retrieved from https://medicinex.stanford.edu/lead-ersandmentors/. Accessed on May 12, 2019.

[73] Systems and methods for multi-dimensional computer-aided searching. (2017). US20170103111A1.

[74] Taylor, C. (2017). *Structured vs. unstructured data*. Retrieved from https://www.datamation.com/big-data/structured-vs-unstructured-data.html. Accessed on May 10, 2019.

[75] TIIKO. (2018). *TIIKO multidimensional search paper cases and screenshots*. Retrieved from https://www.tiiko-it. com/product-description-and-illustrative-displays/. Accessed on May 12, 2019.

[76] University of Maryland, Robert E. Smith School of Business. (2018, September 27). *Exporting medical devices*. Retrieved from https://www.fda.gov/medicaldevices/deviceregula-tionandguidance/importingandexportingdevices/export ingmedicaldevices/default.htm. Accessed on May 12, 2019.

[77] University of Maryland, Robert E. Smith School of Business. (2018, October 22). *Ethics in a digital surveillance world*. Retrieved from https://www.rhsmith.umd.edu/faculty-research/smithbraintrust/insights/ethics-digital-surveillance-world.

Accessed on May 12, 2019.

[78] University of Missouri, School of Medicine. (2019). *Missouri Telehealth Network*. Retrieved from https://medicine. missouri. edu/offices-programs/missouri-telehealth-network. Accessed on May 11, 2019.

[79] U.S. Food and Drug Administration (FDA) | WCMS. (2017, December 22). *Vercise Deep Brain Stimulation (DBS) system— P150031*. Retrieved from https://www.fda.gov/ medical-devices/recently-approved-devices/vercise-deep-brain-stimulation-dbs-system-p150031. Accessed on May 12, 2019.

[80] U.S. Food and Drug Administration (FDA) | WCMS. (2018, September 27). *Exporting medical devices*. Retrieved from https://www.fda.gov/medicaldevices/deviceregula tionandguidance/importingandexportingdevices/export-ingmedicaldevices/default.htm. Accessed on May 12, 2019.

[81] U.S. Food and Drug Administration (FDA) | WCMS. (2019, May 6). *Premarket approval (PMA)*. Retrieved from https:// www.accessdata.fda.gov/scripts/cdrh/cfdocs/ cfpma/pma. cfm?id=P150031. Accessed on May 12, 2019.

[82] U.S. Food and Drug Administration | WCMS. (2019). Retrieved from https://www.fda.gov/. Accessed on May 12, 2019.

[83] Varma, R. (2017). *Language models, Word2Vec, and efficient Softmax approximations*. Retrieved from https://rohanvarma. me/Word2Vec/. Accessed on May 10, 2019.

[84] Washington University—St Louis, Center for Research Innovation in Biotechnology. (n.d.). Retrieved from https://crib. wustl.edu/. Accessed on May 12, 2019.

[85] Westra, B. L., Sylvia, M., Weinfurter, E. F., Pruinelli, L., Park, J. I., Dodd, D., ... Delaney, C. W. (2017). Big data science: A literature review of nursing research exemplars. *Nursing Outlook, 65*(5), 549 561. doi:10.1016/j. outlook.2016.11.021

第 29 章 超越电子病历的实施：优化和加强

Beyond EMR Implementation: Optimize and Enhance

Ellen Pollack **著**

张瑞雪 **译** 付佳丽 **校**

学习目标

- 定义优化。
- 确定章程文件的至少两个重要组成部分。
- 讨论临床主导的治理和优先级结构的重要性。
- 描述至少两个例子，说明护理信息学家如何在优化电子病历时增加价值。
- 描述至少三种解决与优化有关的变革管理的策略。

关 键 词

治理；优化；需求；范围；可用性；工作流程

绝大多数医院和卫生系统都在使用电子健康档案。现在是时候把我们的注意力转移到优化上了，重点是改善我们的临床系统，以进一步提供高效、高质量和安全的患者护理。建立和利用临床主导的治理结构来选择优化项目并确定优先次序是至关重要的。遵循项目管理和变革管理原则将极大地提高举措成功的概率。护理信息学家在优化过程的各个环节都起着关键作用，这一角色的价值不容忽视。

一、概述

根据美国国家协调员办公室（2017）的数据，96% 的非联邦急症医院拥有经认证的电子病历。这表明信息工作者非常需要将重点从执行转移到优化。电子病历必须得到加强，并适应用户的需求，以尽量减少对临床医生的挑战，并确保对患者的最佳护理实践（Shaha 等，2015）。优化是指不断改进有助于加强患者护理、改善结局和创造效率的过程。换句话说，优化指的是对电子病历的所有改变，除了那些为修复未按设计工作的内容（也称为中断修复）而进行的更改。电子病历必须不断改进，以与医疗保健的不断变化的护理流程和治疗方案保持一致（Shaha 等，2015）。

对许多组织来说，优化请求可能是难以承受的，特别是那些没有确定的流程和系统来管理它们的组织。请求来自四面八方。领导层可能要求进行自上而下的变革，通常是为了应对新的或变化的战略要求或业务需求。一个自上而下变革的案例是实施一个新的护士驱动的协议，例如脓毒症筛查或拔除导尿管。另一个案例是实施一项新技术来防止患者跌倒。临床护士在床边要求增强，通常是基于个人喜好和挑战性的工作流程而要求改进的。这些被称为自下而上的请求。鼓励建立一个有利于从床旁护士获得想法和意见的结构。他们是使用系统时间最长的人，他们的声音需要被听到。美国医学研究所（现为美国国家医学研究院）强调护理在医疗保健领域变革中的重要性，因此护士必须帮助推动对他们自己影响最大的变革（Rojas 和 Seckman，2014）。优化要求也来自外部力量。管理机构和供应商经常对这些要求做出贡献。这些可能是对现有工作流程的小调整，也可能是非常大影响的系统升级。对于最终用户来说，供应商强制执行的更改或系统更新对终端用户产生意想不到的后果是很常见的。重要的是，护理信息学家应参与其中，以发现并希望避免这些后果。监管变化的一个例子是管理约束患者的新护理标准。图 29-1 显示了当这些多个来源请求的复杂性，因为它们都依赖于相同的信息学、培训、构建和配置资源。

二、治理和优先次序

医院和卫生系统必须有坚实的治理结构，以帮助对所有请求进行分类和优先排序。组织必须仔细考虑如何在对请求进行分类时最好地分配其有限的资源，因为建议的数量几乎总是超过可用的资源和时间（Bresnick，2018）。治理结构通常由各种层次组成，以确保正确的变革由正确的个人来审查。确保关于优化什么和如何优化的决定应尽可能接近受影响的业务单位。这确保了系统的用户，即那些最熟悉工作流程的人，是做出影响其实践决策的个人。

理想的情况下，一个行政级别团队只对非常

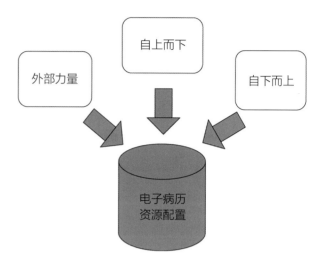

▲ 图 29-1　相互竞争的优先事项

引人注目、非常昂贵或全系统的决定做出决策。例如，行政团队可能就何时安排重大系统升级或批准购买一个新的实验室信息系统做出决定。如果要求的变革影响到许多或所有的护士，这个决定可能会由一个中层的、多学科的咨询委员会审查。咨询委员会成员可包括首席医疗官、护理和辅助领域的领导。决定条形码药物管理是否对所有护士都是强制性的，就是一个咨询团队可能做出的决定的例子。相反，如果要求的变革只影响到重症监护室的护士，则应由 ICU 护士及其相关护理领导组成的工作组做出决定。急诊科工作组将就如何设置护士分类工具及如何记录他们的评估做出决定。许多工作组是长期需要的，如对护理要求进行优先排序的工作组。而有些工作组是针对提案的，在一个提案实施并稳定后就会解散。短期工作组的例子包括优化交接报告和优化护理入院评估。图 29-2 显示，大多数决策是在工作组层面做出的。

根据 Kropf（2015）的说法，"信息技术治理的作用是确保利益得到定义和衡量，问责制得到明确，并对实际绩效进行衡量和审查"。能够显示各治理小组之间关系的流程图或图表是有价值的工具，应提供给一线员工。所有电子病历的用户都应该知道提交和审批改进需求的流程。这种透明度对发展终端用户和信息学团队之间的信任

治理级别与决策

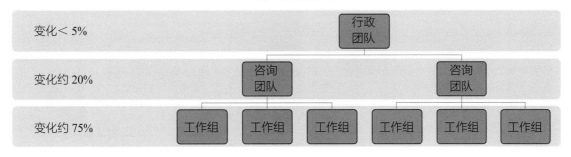

▲ 图 29-2　治理级别与决策

关系有很大帮助。

一些卫生系统使用评分工具来帮助指导决策和确定优先次序。这些评分工具经常评估的内容包括：投资是否有财务回报，是否会改善患者安全，是否会提高服务提供者的效率，或者是否会对患者满意度产生积极影响。评分工具通常包括确认可用预算的要求（如果适用）。另一个重要的考虑因素是该变化是否与组织的战略计划相一致。最后，工具可以评估该请求是否反映组织的使命、愿景和价值观。治理委员会经常依靠这些信息来指导他们的决策。

在最初建立治理结构时，制订指导原则非常有帮助。这可以确保整个组织在做决定时保持一致。由于实施变革的资源往往是有限的和昂贵的，有必要确保已批准的变革是组织的最高优先事项。以下是专注于电子病历实施和优化的指导原则的示例。

• 将根据患者的最佳利益做出决定。

• 推动一致结果的标准化将优先考虑整个企业范围的目标，而不是个人、单位或部门的具体目标。

• 重点将放在卫生系统的最佳方法上，同时考虑和平衡各个部门的需求。

在建立信息技术管理结构中，最重要的成功因素是确保信息技术由临床主导。这意味着信息技术人员应该为委员会提供支持，强烈建议信息技术部门的投票成员和委员会主席都能够代表临床，而不仅是信息技术。这样可以确保决策和优先顺序是由临床操作者，即技术的使用者来制订

的。操作者应该清楚地认识到，他们拥有临床系统，并且他们有权力控制和实施哪些变革以及确定何时实施。

决策可以以各种方式提交给治理委员会。如果决策是以统一的方式和标准化的格式提交的，这对治理委员会的成员是有帮助的。这可以让委员会成员熟悉提案的提交方式，并确保他们获得做出合理决定所需的细节。它还通过为决策呈现者提供标准格式来提供帮助。关键的考虑因素、适用的指导原则、背景信息和详细的建议是决策需要包括的重要内容。图 29-3 是一个决策文件示例。

三、创建提案

根据提案和组织的规模，在向管理委员会提交所要求的改进措施以供审查和决定之前，可能需要一份由章程文件、工作流程评估和资源估算组成的正式建议。章程文件可以是不同的，但通常包括的元素描述如下。首先，确定一个发起人。发起人通常是提交请求的个人或将受此请求影响的用户代表。发起人起着关键的作用，对项目的成功至关重要。如果他们的承诺度很低，团队需要制订策略来解决这个问题，然后再继续推进（MacPhee，2007）。确定范围。范围可以被称为用于确定项目范围的界限。清晰而准确地描述项目中所包含的内容。为了避免误解和范围的扩大，建议同时记录哪些是超出范围的内容。当需求没有被清楚地明确，或是在项目范围被批准和

决策文件示例：创伤名称变更	
决定点：我们是否应该将变更患者姓名的能力限制在创伤患者的特定角色上？	
背景 • 有人对将患者与他们的法定姓名联系起来的医疗必要性表示关注。供应商强烈建议利用"别名"字段作为法定姓名，然后在出院后更新或合并（若已有住院号） • 别名不能打印在腕带上 • 有超过 200 个模板可以更改住院患者姓名，而这是在没有护士和下游系统（如血库、实验室和药房）的协调下发生的	**与指导原则的联系** 将根据患者的最大利益来做出决定 • 我们将专注于整个组织的基础方法，同时考虑和平衡各方面的需求 工作流程标准化以推动一致的结果，将优先考虑整个企业的目标，而不是个人、单位或部门的具体目标
主要考虑因素 急诊科人员可以更新患者的名字，而不会有任何下游的影响，直到患者被标记为到达急诊 如果在手术前或转移到住院床位前更新患者的姓名 • 可能会发生向患者提供血制品的重大延误 • 每一个下游接口的系统都必须接受姓名的改变 • 印刷的臂章、标签等需要重新印刷，以正确识别患者 • 必须在一个指定的 IT 支持团队和辅助部门人员之间进行密切协调，以确保下游系统保持同步 **风险点** 需要完成重要的正面和负面测试，以确定相关安全点的全部功能	
建议 • 从所有模板中删除 PLY、POC 和 TST 中的安全点，但以下模板除外 　– ADT PT 访问监督员模板 　– ADT NPH PT 访问模板 　– HIM 编码主任 　– HIM 图表校正分析员 　– HIM 主任 　– HIM 项目经理模板 　– HIM 转录 /ID 人员模板 　– 产科护理人员（3040000041IP 产科护士模板） 　– T HIM，ADM • 一旦测试完成并通过了测试团队的测试，就将更改迁移到生产中	**过程** 当外伤患者到达护理单元时，患者没有输血 / 订血，而且患者不打算去手术室，护士需要 • 姓名变更和住院号通知入院处 入院处将更改名称，同时 • 打印新的臂章、标签和面单，送至护理单元 • 通知：通信部、保卫部、患者安置部、血部、临床实验室和药房（姓名和住院号变化） 注册护士会 • 丢弃创伤臂带、标签和面单 • 给患者戴上新的臂章，并将标签和面单放入病历

▲ 图 29-3　创伤名称变更的决策文件示例

确认后又有额外的要求时，就会发生范围扩大。在这个时候，如果允许扩大范围就很容易给项目团队带来混乱，造成项目时间表改变并给项目整体的成功增加风险。记录明确的目标和可交付成果有助于防止这种情况的发生。列出并描述潜在的风险和限制。建立衡量标准，用来评估变革的有效性。这些衡量标准应该是可衡量的，并与项目目标相一致。指出完成工作的预期时间框架。如果有一个项目组需要注意的硬性截止时间，一定要包括它。如果适用的情况下，应该包括新软件、硬件或其他相关费用的成本估算。确定哪些管理小组将提供监督，并有权批准所请求的变革。详细的工作流程评估是提案的一个关键部分。绘制工作流程图将明确哪些是新的，哪些将被改变，并有助于发现潜在的陷阱或障碍。记住要包括新的报告要求与对现有报告的改变，因为这些在规划阶段经常被忽视。让熟悉相关工作流程的护理信息学家完成这一评估将是有益的，并能增加巨大的价值。花时间与一线员工验证提议的变革是一个关键的成功因素。显然，日复一日使用该系统的护士是提供关键反馈的最佳人选。

了解资源需求是提案的另一个关键部分。提案应包括所有适用的 IT 团队和每个团队每月的估计小时数。这应该包括信息学家、培训资源、基础设施团队和电子病历构建资源。如果不了解需要多少小时的工作，管理委员会就不能适当地批准和优先考虑该请求。图 29-4 是一个需要超过 1300 小时的寻呼系统升级的资源评估示例。

确定实施策略是一个重要的步骤，例如，确定变革是应该分阶段完成还是"大爆炸"（big-bang）（突然完成）。每种方法都有其优点和缺点，应该加以考虑。分阶段实施的好处是，它允许有时间在较小的范围内进行评估和修改。它还可以为工作人员提供时间来适应渐进式的变化，而不是一下子就得适应众多的变化。缺点包括在过渡

期间必须完成双重流程，以及完成变革所需的时间延长。以大爆炸的方式实施的好处是可以在更快的时间内完成，并确保每个人都在使用一致的工作流程。它提供了更有针对性的培训，而且项目组可以继续进行其他提案。大爆炸方法的缺点可能包括具有挑战性的学习曲线及员工在最初实施期间的混乱。根据 MacPhee（2007）的说法，当变化简单时，更容易适应，而复杂的提案需要分阶段进行，以利于管理。无论使用哪种方法，选择一个合适的日期和时间来实施新功能是很重要的。如果可能的话，避免选择在安排了其他变革或有其他竞争性优先事项的时候。忙碌的临床医生只能吸收和容忍有限数量的变化和干扰。与护理部领导讨论时间，避免在有其他竞争性优先事项和其他变化发生时实施。将改变安排在一周的前面几天，以便在周末前有时间稳定下来，因为周末 IT 支持人员较少。确认关键人物可供使

团队	每月需要的小时数					
	8 月 19	9 月 19	10 月 19	11 月 19	12 月 19	合计
系统管理	40	40	10	10	10	**110**
网络工程 / 防火墙		100	100	100	100	**400**
Citrix		20	10	10	10	**50**
接口		20	20	20	20	**80**
桌面系统		10	10	20	40	**80**
产品支持				8	8	**16**
应用程序开发		10	30	20	20	**80**
移动性		40	40	15	15	**110**
电子病历测试服务					20	**20**
基础设施	10	10	5	5		**30**
IT 安全风险管理	20	20	20	20	20	**100**
PM 时间（25%）						**269**
总项目时数						**1345**

▲ 图 29-4　资源评估

用，如运营领导、发起人和知识最丰富的技术人员。选择一天中工作量较小的时间，通常是在晚上或清晨的时候。

大型机构通常有项目管理办公室（project management offices，PMO），可以帮助组织需求并为治理审查做准备。较小的机构通常有一个或多个项目经理（project managers，PM）可以协助。这些人员可以帮助提供对可用资源和受限资源的可见性。PMO 或 PM 可以帮助确保章程文件的完整性，跟踪治理决策，并从启动到结束监督已批准的项目。PM 将创建和维护项目计划，完成和分发项目状态报告。项目状态报告确保项目团队了解当前的状态、风险、挑战和取得的里程碑。项目计划的可视化显示及对每个行动项目的指定责任，可以加强项目的问责制度（MacPhee，2007）。

四、护理信息学家的作用

当一个有经验的护理信息学家指导和支持优化过程时，所实现的好处是巨大的。在整个过程中，护理信息学家有很多机会来增加价值。首先，护理信息学家应该在计划阶段花时间研究证据和寻找最佳实践。对于医院和卫生系统来说，在其他人已经优化过的项目上开展工作是很常见的。没有必要在每个机构重新发明"车轮"。与同事交流、向供应商征求意见及搜索文献都是有价值的资源。

某些提案可能是有争议的，可能需要建立共识。护理信息学家可以成为成功推动这一进程的关键。努力获得正式和非正式领导人的批准可能是一个挑战。在正式会议之前，与关键人物一起预览提案往往是有帮助的；这可以被称为会前会议。这有助于发起人了解预期的问题，然后可以将这些问题添加到提案或章程文件中。项目发起人可能需要信息学家的支持，以帮助指导他们完成这一过程。了解潜在的政治挑战是至关重要的，这将有助于确保项目的成功。

有时，护理信息学家会在优化过程中充当客户关系经理（customer relationship manager，CRM）。CRM 参与整个项目，负责管理与发起人的关系，确保他们的满意度。通常情况下，最熟悉相关业务部门的护理信息学家将担任 CRM，维持已经建立的信任关系。他们负责章程制订、资源预算，通过管理审批流程支持发起人，并在整个项目中作为主要联系人。指定一个 CRM 通常会使发起人更加满意，因为 CRM 知道谁是他或她的主要联系人，这在大型复杂的 IT 组织中可能特别具有挑战性。CRM 在平衡客户期望，确保技术团队按部就班并了解相关临床意义方面发挥着重要作用。CRM 还将与指定的项目管理人员紧密合作，以帮助降低风险，解决问题和挑战。CRM 发挥着至关重要的作用，因为他或她通常是 IT 组织的代言人，并负责保证发起人的满意度。

在制订正式计划之前，护理信息学家可以指导 IT 优化审查委员会进行需求评估。这在大型复杂的组织中尤其有益，因为它有助于确保 IT 资源的一致性并支持所提议的解决方案。审查委员会还可以帮助发现和防止在集成系统中容易出现的意外后果，尤其是在各个团队或部门之间沟通不密切的情况下。举个例子，如果急诊科要求更改他们的文件记录，但没有意识到这是一个涵盖所有内科、外科和 ICU 的共享工作表。此时，他们可能会发现用户所要求的东西在工作表中已经存在了。电子病历系统是非常广泛和复杂的，往往有一个工具或工作流程可能是可用的，但用户根本没有意识到。由于系统的限制，他们可能认为此时的请求在技术上是不可能实现的。在这种情况下，护理信息学家可以代表用户向供应商提交一个增加的需求。护理信息学家可以与提需求者协商，以更好地了解他们想要实现的目标，然后与委员会分享这些信息。了解这些信息对 IT 团队来说是非常有价值的，他们可以提出一个替代的解决方案，同时还可以帮助用户实现他们想要的结果。优化委员会应该审查所有范围广泛的临床提案。建议团队成员应包括护理信息学专家、医疗信息学专家、IT 培训师和适当的应用程序分析员或设计员。值得注意的是，IT 优化委员会不是一个正式的管理小组。他们不应该做出影响终端用户的决定，而应该专注于保持 IT 的一致性和协作制订战略。

护理信息学家在进行工作流程分析方面处于一个独特的位置。批判性地审查临床工作流程为仔细检查实践提供了机会，而护理信息学家在促进和指导临床医生解决临床工作流程中的复杂流程方面很有经验（McLane 和 Turley，2011）。护理信息学家同时具有临床和信息学知识，使他们能够专注于通过整合人员、系统、流程和技术来支持患者的最佳护理方式（McLane 和 Turley，2011）。IT 团队的其他成员将凭借他们的临床见解，为团队提供宝贵的信息。工作流程分析包括记录工作是如何完成的。制作一张从头到尾的工作流程图是很有帮助的，并为每个用户角色设置专门的"泳道"。这对明确差距和需要进一步探索的领域或需要做出的决定非常重要。图 29-5 是在门诊环境中实施条形码药物管理时创建的工作流程图示例。

许多医疗机构有专门的测试团队，但在测试期间，经验丰富的护理信息学家可以成为宝贵的资源。熟悉工作流程的护理信息学家可以帮助开发测试场景，并从临床医生的角度执行测试功能。有一个熟悉护士如何实践和参与的测试人员，往往可以发现即使是熟练的测试人员也可能忽略的问题。

与超级用户紧密合作并发展超级用户是另一个可以在护理信息学家的指导和监督下增强的功能。超级用户可提供现场视角，并帮助促进终端用户和 IT 部门之间的双向沟通。护理信息学家可以促进这些关系的发展，并在这两个群体之间进行有效的传达。让超级用户持续参与并保持活力，可以实现临床和技术团队之间的双向沟通（Gocsik，2014）。根据正在实施的提案，他们可能是成功的关键。强烈建议制订一个程序，让超级用户了解即将推出的系统增强功能，同时也让他们有时间分享来自同事的反馈。

五、实施变革

一旦项目启动，工作开始进行，护理信息学家就该把注意力转移到实施计划上了。在任何项目的这一阶段，关键是要记住，如何实施一项变革与所实施的内容同样重要。如果不重视对变革管理的关注，即使是最好的优化项目也很容易失败。虽然从技术上来说，IT 部门有可能在不与运营部门合作的情况下实施优化措施，但不建议这样做。最好的情况是在 IT 和运营之间建立稳固的伙伴关系。安排时间来制订培训、沟通的首选策略、确保买进及超级用户的角色都很重要。培训的目标包括确保临床医生了解即将发生的变化，并提供参与机会以促进采用（变革）。

有许多方法可以有效地进行培训，应该根据变革的影响程度来选择培训的形式。如果一个变化不大，而且新的工作流程是直观、低风险的，那么一个提示表就足够了。例如，在添加带有新选择列表的流程表行时，提示表可能就足够了。对于高风险或涉及复杂工作流程的改变时，可能需要课堂培训。实施电子代码记录文件就是一个可能需要课堂实践培训的例子。另一个可以考虑的培训方案包括创建网络学习，可以是可选的，也可以是强制的，这取决于具体情况。让护士在整个医院巡查，告知他们的同事即将发生的变化，向他们展示正在发生的变化，并允许他们有时间提出问题，这对确保采用（变革）也很有价值。表 29-1 列出了在确定培训策略之前需要评估的其他考虑因素。在确定培训方法和优化措施的支持策略时，可以用图 29-6 作为指导。

为了发展和保持临床医生和 IT 部门之间的信任，强烈建议制订一个实践规范，要求在将任何改变投入生产之前都要通知终端用户。即使在需要紧急变更的少数情况下，也应事先发出简

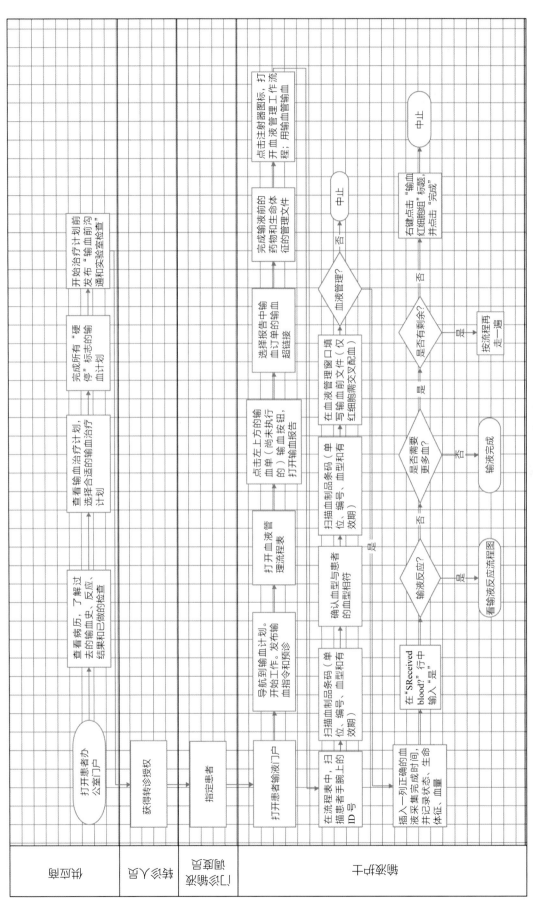

▲ 图 29-5　门诊条形码药物管理

表 29-1　培训考虑因素

- 培训师的可用性
- 受变革影响的用户数量
- 教室的可用性
- 预算限制
- 不同地点的工作人员
- 变革的复杂程度
- 与变革相关的风险程度
- 这是否是一个新的或修订的工作流程
- 用户适应变化的能力

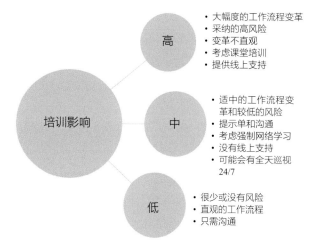

▲ 图 29-6　培训和支持方法

短的通知。可以附上相关提示表和线上学习的链接。良好的沟通是变革过程中每个阶段的突出特征，几乎所有的研究者都认为这是有效实施的基础（Robb，2004）。开发一个可以保存和检索这些沟通记录的存储库是很有价值的，以便于临床医生想要查看之前的变革。

优化电子病历系统将永久性地创建一个持续的改进项目，主要侧重于加强患者安全和患者护理，同时创造更大的临床效率。电子病历系统的可用性会极大地影响临床医生对系统的满意度及系统持续提供安全和高质量护理的能力（Ratwani等，2016）。IT 团队有责任制订结构来评估、组织、排序和实施这些优化项目。制订变革管理和终端用户采用的战略方法是至关重要的。护理信息学家扮演着重要的角色，他们作为临床医生和 IT 团队之间的桥梁，如果有适当的技能和能力，可以很大程度上增强这些活动。为了确保优化措施尽可能成功地被终端用户接受，研究相关的变革管理理论是有帮助的。Rogers 的创新扩散理论提供了某些可以促进变革成功实施的要素（Taylor，2017）。Taylor（2017）指出，如果人们期望从采用的变革中获得更多的好处，那么该技术的扩散就会很快。这就是 Rogers 所说的相对优势。创新的扩散是指人们采用一个新的想法、产品或做法时发生的过程（Kaminski，2011）。床旁护士最接近工作流程和技术，最能成为有效的变革推动者。如果护士从一开始就参与到项目的每个阶段，他们将更有可能支持变革。

根据 Rogers 的创新扩散理论，这里有五个明显的创新特征被用来解释为什么一些变革是成功的，而另一些是不成功的（Rogers，2003）。Rogers 将第一个特点描述为相对优势。这是指一个创新被认为比当前状态更好的程度。如果护士对所提议变革的益处有清楚的认识，这一特点就可能得到解决。第二个特点是兼容性，或衡量它与现有的价值观、想法和采用者的需求之间的关系。护士必须清楚地了解所提议的工作流程是如何融入整体的，以达到预期的结果。其次是复杂性，或是认为理解和采用变革的难度。在开发新的工作流程时，我们必须努力提高工作流程的可用性和直观性。如果一个变革做得正确，复杂性不应该是一个问题。可试用性是第四个特点，这指的是可以在有限的基础上体验变革的程度。让护士参与测试是解决这一特点的好方法。第五个也是最后一个特点是可观察性，指的是变革对他人可见的程度，变革的透明化是至关重要的。构建评价成功的衡量指标并与护士分享结果，有助于解决这个问题。Kaminski（2011）也指出，这个理论很适合护理信息学，为规划信息学相关的变革提供了一个框架。在进行优化项目时，确保这些特征中的每一个都得到解决，将极大地提高成功实施的机会，并获得终端用户的广泛采用。这种做法创建了一个框架，确保护理信息学家与床旁护士合作，最终产生最好的结果。为了保证一个新变革的成功实施，必须理解哪些要素、因素和维度允许在不同团队间建立合作工作关系（Sartori、Costantini、Ceschi 和 Tommasi，2018）。换句话说，围绕变革的人为因素不能被忽视。重要的是，项目组成员，特别是护理信息学家，了解变革管理和变革理论的基本知识非常重要。

在实施一个新的应用程序或工作流程后，在优化或加强该应用程序或工作流程之前，最好先稳定一段时间。这允许用户在建议其他更改之前可以先熟悉新的工作流程。终端用户在变革稳定后的需求往往和他们在即时调整期的要求不同。当稳定下来后，就是完成项目评估的时候了。回顾一下目标和目的，看看它们是否已经实现，这很有帮助。审查已经建立的指标，以确定这些指标是否在轨道上或朝着正确的方向发展。本着不断改进的精神，可以考虑进行一项调查来收集来自项目团队和终端用户的反馈。如果适用的话可以建立一个行动计划，以解决反馈的问题。召集项目团队讨论经验教训是一项有价值的工作。项目经理可能会完成一份总结文件，以正式完成项目。在进入下一个项目之前，花时间评估这项工作，是一个有用的锻炼，帮助团队成熟并创造持续学习的文化。

KLAS 研究机构成立了 Arch 合作组织来帮助医疗机构向他们的临床医生学习，并寻找解决方案来提高终端用户对电子病历系统的满意度。KLAS 研究机构认为满意度的驱动因素是可预测的和一致的。在调查了 150 多个组织后，KLAS 研究机构（2019）发现，变革实施成功的机构通过高质量的培训帮助临床医生掌握电子病历系统的使用，并在终端用户和 IT 团队之间创造一种共同拥有和团队合作的文化。鼓励护理信息学家抓住机会，推动优化计划的发展和实施。采纳所讨论的方案，包括由临床主导的管理、培训、沟通、项目管理和变革管理的原则，将极大地提高优化计划成功完成的可能性，实现预期的结果并提高终端用户的满意度。

自测题

1. 强化当前的工作流程被称作什么？
   A. 突破 – 修复
   B. 重组
   C. 优化
   D. 以上都不是

2. 章程文件的组成部分包括什么？
   A. 范围
   B. 发起人
   C. 目标
   D. 以上都是

3. 管理小组最好由谁领导？
   A. 项目发起人
   B. IT 人员
   C. 临床医生和临床领导
   D. 顾问

4. 护理信息学家通过以下哪种方式为优化过程增加价值？
   A. 管理与发起人的关系
   B. 记录工作流程
   C. 测试
   D. 以上都是

5. 在优化工作流程时，有效改变管理的一个重要策略包括什么？
   A. 测试工作流程
   B. 调度资源
   C. 管理终端用户的期望
   D. 以上都不是

6. 选择培训方法时的考虑因素包括以下所有方面，除了什么？
   A. 教室的可用性
   B. 变化的复杂性

C. 谁提交的优化请求

D. 预算方面的考虑

7. 在实施一项变革之后，最好立即进行什么？

　　A. 迅速转入下一个项目

　　B. 开始评估目标是否已经达到了

　　C. 征求进一步优化工作流程的意见

　　D. 认为该项目是成功的

8. 以下是 Rogers 的创新扩散理论所描述的特征，除了什么？

　　A. 兼容性

　　B. 复杂性

　　C. 适应性

　　D. 可试用性

9. 一个行政级别的团队应该考虑变革的例子是什么？

　　A. 在 ICU 流程表中增加一行

　　B. 加强急诊科出院指示的语言

　　C. 批准电子病历系统的升级日期

　　D. 更新在新生儿重症监护室使用的脓毒症治疗方案

10. 大爆炸实施方法的优点包括以下所有内容，除了什么？

　　A. 更快地完成项目的时间安排

　　B. 允许有时间适应渐进式的变化

　　C. 为所有用户提供一致的工作流程

　　D. 允许更有针对性的培训工作

答案

1. C。优化需要改进或提高已经存在的东西。

修复指的是一些坏了的东西或不能按预期工作的东西。

2. D。章程文件有许多要素，包括定义范围、确定关键发起人、建立目标和目的。

3. C。电子病历系统是一个临床系统，而不是一个 IT 系统。当临床医生和临床领导控制决策过程时，即管理时能确保做出对系统用户最有效的决定。

4. D。护理信息学家在优化过程中以多种方式发挥重要作用，包括管理发起人和关键团队成员的期望，分析和记录工作流程，并参与测试。

5. C。变革管理与我们如何引导和支持终端用户完成变革有很大的关系。管理期望是一个重要的组成部分，不应该被忽视。

6. C。在确定培训方式时，重要的是要考虑教室的可用性、变革的复杂性及财务或预算的限制。没有必要考虑谁提交了请求。

7. B。在变革之后的一段时间内，最好是花时间看看目标是否实现。在征求进一步优化工作流程的意见之前，最好先稳定下来。也建议在认为项目成功之前暂停一下，然后再继续进行下一个计划。

8. C。Rogers 在他的创新扩散理论中描述了五个特征，包括相对优势、兼容性、复杂性、可试用性和可观察性。

9. C。行政级别的团队应该考虑影响非常广泛的用户或所有用户的决策。加强重症监护室的流程表或改变急诊科记录的要求应提交给工作组，这些工作组中有来自相关护理单元的临床护士，他们积极参与了决策过程。

10. B。大爆炸的实施方法有很多优点，如完成项目的时间较快，所有用户的工作流程一致，而且可以进行集中培训。分阶段的方法的优点是，它允许终端用户有时间适应渐进的变化。

参考文献

[1] Bresnick, J. (2018). Nurses play a critical role in EHR opti mization, data governance. Retrieved from https:// healthitanalytics. com/news/nurses-play-a-critical-role in-ehr-optimization-data-governance. Accessed on May 20, 2020.

[2] Gocsik, T. (2014). The nurse's critical role in optimizing clinical documentation systems. *Clinical Nurse Specialist, 28*(5), 255 257. Retrieved from https://www.ncbi.nlm. nih.gov/pubmed/25111401. Accessed on May 20, 2020.

[3] Kaminski, J. (2011, June 19). Diffusion of innovation theory. *Canadian Journal of Nursing Informatics, 6*(2), 1, 3 5.

[4] KLAS Research. (2019). Retrieved from https://klasresearch. com/home. Accessed on May 20, 2020.

[5] Kropf, R. (2015). Change management: IT governance helps realize value from IT investments. Retrieved from http:// www. rogerkropfphd.net/index_htm_files/Kropf%20 Scalzi%20 JHIM%20Spring%202015.pdf. Accessed on May 20, 2020.

[6] MacPhee, M. (2007, September). Strategies and tools for managing change. *Journal of Nursing Administration, 37*, 405 413.

[7] McLane, S., & Turley, J. P. (2011, January). Informaticians: How they may benefit your healthcare organization. *Journal of Nursing Administration, 41*, 29 35. Retrieved from http://dx.doi. org/10.1097/NNA.0b013e3181fc19d6. Accessed on May 20, 2020.

[8] Office of the National Coordinator for Health Information Technology. (2017). Retrieved from https://dashboard. healthit. gov/quickstats/pages/FIG-Hospital-EHR Adoption.php#:~:text=S ummary%3A,percentage%20 has%20held%20through%202017.

[9] Ratwani, R., Fairbanks, T., Savage, E., Adams, K., Wittie, M., Boone, E., ... Gettinger, A. (2016, November 16). Mind the gap: A systematic review to identify usability and safety challenges and practices during electronic health record implementation. *Applied Clinical Informatics, 7*, 1069-1087.

[10] Robb, M. (2004). Changing methods of communication. *Nursing Management, 10*, 32 35. Retrieved from https:// journals.rcni. com/doi/abs/10.7748/nm2004.02.10.9.32. c1963. Accessed on May 20, 2020.

[11] Rogers, E. M. (2003). *Diffusion of innovations* (5th ed.). New York, NY: Free Press.

[12] Rojas, C. L., & Seckman, C. A. (2014, May). The informatics nurse specialist role in electronic health record usabil ity evaluation. *Computers, Informatics, Nursing, 32*, 214-220.

[13] Sartori, R., Costantini, A., Ceschi, A., & Tommasi, F. (2018, March 15). How do you manage change in organizations? Training, development, innovation, and their relation ships. *Frontiers in Psychology, 9*, 7. doi: https://doi. org/10.3389/ fpsyg.2018.00313.

[14] Shaha, J. S., El-Othmani, M. M., Saleh, J. K., Bozic, K. J., Wright, J., Tokish, J. M., ... Saleh, K. J. (2015, December 2). The growing gap in electronic medical record sat isfaction between clinicians and information technol ogy professionals. *Journal of Bone and Joint Surgery, Incorporated, 97-A*, 1979-1984.

[15] Taylor, J. (2017). *Nursing informatics: Rogers diffusion of innovation theory*. Retrieved from https://www.essaytyping. com/nursing-informatics-rogers-diffusion-innovations-theory/. Accessed on May 20, 2020.

第 30 章 联邦医疗保健部门的护理信息学

Federal Healthcare Sector Nursing Informatics

Stephanie J. Raps   Margaret S. Beaubien   Christine Boltz   Michael E. Ludwig
Chris E. Nichols   Gerald N. Taylor   Susy Postal   **著**

刁冬梅 **译**   王艳艳 **校**

学习目标

- 描述联邦医疗保健部门护理信息学和联邦部门护理信息学家的历史。
- 围绕联邦部门内的独特人群，阐明技术如何支持信息共享和协作。
- 讨论联邦政府面临信息高风险和高影响的挑战。
- 强调当前信息技术的发展和未来的研究发展。

关 键 词

联邦医疗保健；护理信息；军队；退伍军人事务部；印第安健康服务

一、概述

联邦医疗保健系统是世界上最大的综合医疗服务实体之一，是一个动态的"系统中的系统"架构模型。该系统在技术进步的创新、采用、研究、开发、实施及评估方面有着悠久的历史。60多年来，联邦护理信息学家一直处于护理专业多样性发展和计算机应用的最前沿（American Medical Informatics Association，2019）。联邦医疗体系支持专业护理角色、标准和技术的发展与进步。

二、联邦部门的生态系统和愿景

联邦部门的护理信息学学科，是众多创新和跨不同公共医疗保健机构的里程碑。在信息学领域，医疗保健专业人员之间的协作和共享沟通，使用护理流程来提供有效的护理至关重要。下面将简要介绍一些联邦医疗保健实体。

美国国防部军事卫生系统（Military Health System，MHS）为超过 940 万受益者提供全球医疗保健服务，包括现役军人、国民警卫队和预备役军人、退休人员及其家属（Defense Health

Agency，2017）。MHS 由超过 20.5 万名空军、陆军和海军的医疗保健专业人员组成（Flanders，2019）。MHS 通过 TRICARE 计划管理个人健康福利和费用，类似于蓝十字 / 蓝盾等私人保险公司。MHS 卫生保健专业人员在不同地理和技术环境中提供护理和治疗，包括但不限于海军舰艇上的空中医疗转送、传统的"砖和砂浆"建造的住院医院及野战医院。

美国退伍军人事务部（Veterans Affairs，VA）的主要任务是在整个护理过程中最大限度地提高退伍军人的日常生活活动能力。VA 由一个覆盖 50 个州和几个美国领地的综合医疗保健系统组成，并且有 1600 万退伍军人符合条件，其中 890 万退伍军人在 VA 登记（United States Department of Veterans Affairs，2016）。

美国卫生与公共服务部（Department of Health and Human Services，DHHS）负责保护美国公众健康，并提供基本健康服务，如医疗保险和医疗补助。在 DHHS 内，美国公共卫生服务局（U.S.Public Health Service，USPHS） 有 专门致力于疾病预防和控制、生物医学研究、食品药品防护及医疗器械安全、心理健康和药物滥用的管理、保健系统和资源的改善、为服务匮乏和有特殊需要的人群提供医疗服务的项目（Commissioned Corps of the U.S.Public Health Service，2019）。USPHS 由公共卫生专业人员组成的委托团，对公共卫生需求做出反应，并促进公共卫生实践科学。印第安卫生服务部（Indian Health Service，IHS）是 DHHS 的另一个机构。IHS 是主要的联邦医疗保健提供者，负责为属于 574 个联邦承认部落的大约 260 万美国印第安人和阿拉斯加原住民部落提供全面的医疗服务系统（Department of Health and Human Services，2020）。

美国国家协调员办公室在 DHHS 下有一个特殊的作用，即监督国家电子健康计划，包括电子病历的采用和实施。特别是医疗保健研究与质量（Healthcare Research 和 Quality，AHRQ）、美

国国立卫生研究院和国家医学图书馆提供研究资金，支持临床信息学和新兴医疗保健技术的发展（United States Public Health Service Nursing，n.d.）。这些机构获得联邦拨款，并投资大量的创新和计算机编程技术。

美国海岸警卫队是国土安全部（United States Coast Guard is a military service within the Department of Homeland Security，DHS）的一个军事服务部门，由大约 5 万名现役（United States Government Accountability Office，2018）、预备役和文职雇员组成。他们有部分提供门诊初级保健的诊所，但没有住院设施，通过 TRICARE 或 DoD 的设施将他们的军人送往平民社区（TRICARE.mil，n.d.）。

三、联邦护理信息学的角色和职责

联邦政府在公共和私营部门医疗信息中，扮演着关键的立法角色，其主要目标是共享医疗保健信息。国会颁布的医疗改革法律和法规扩大了护士在临床实践之外工作的机会，以及从事信息管理和技术等新兴岗位的机会。护理信息学家的角色被纳入医疗保健政策、研究、咨询、学术和计算机应用。

由于组织规模和特殊使命，联邦部门提供了独特的信息护理专家（informatic nurse specialist，INS）的机会。无论角色或头衔如何，受过信息教育和培训的护士，在每个医疗保健环境，包括在战区内的军事部署，行使自己的技能。然而，护理信息学角色和职责的标准化和正规化在每个联邦机构中都处于不同的成熟阶段（American Nurses Association，2015）。今天，联邦信息学护士的职责范围，从直接护理患者到 INS，并且服务于企业级领导。为了使 INS 在联邦机构中的作用正规化和标准化，INS 已经做出了重大努力。无论 INS 角色在组织发展方面的成熟度如何，INS 都应该积极参与到组织的各个层面。

联邦护理信息学能力的发展和实施遵循了组

织和设施的特定路径，INS 的职业扩展机会范围广泛，涉及从数据分析、商业智能到管理新的"从摇篮到坟墓"的临床系统的采购和项目。联邦医疗保健领域包括一系列信息护士的职业道路和人力的成熟度（American Health Information Management Association，2006）。然而，联邦部门都一致认为，信息学是一种变革性的职业，在领导和管理变革方面创造了多种新的及独特的机遇（Gardner、Overhage、Steen 和 Munger，2009；The Tiger Team，2007）。

同样，DoD 在信息技术方面有着丰富的经验。陆军医学在 2008 年正式确立了首席医疗信息官（Chief Medical Informatics Officer，CMIO），建立了支持陆军临床信息和卫生信息技术的流程和人力结构。随着 CMIO 的成立，领导者成功获得为临床信息学工作人员多学科信息学技能授权、认证。想要获得护理信息学专业技能认证，必须获得信息学硕士学位，完成军队特定的功能支持课程，并且有 2 年的医疗保健信息学经验。

海军医学在 2014 年建立了临床信息学人力指南，以确保一个 CMIO 和一个首席护理信息学官（Chief Nursing Informatics Officer，CNIO）共同管理军事治疗设施（Military Treatment Facility，MTF），从而支持电子病历的转变，以及协助医疗保健系统收集、处理和使用健康信息的相关技术（Department of the Navy，2014）。此外，本指南概述了人力培训和认证的要求。一旦完成必要的培训，就可以获得一个额外的临床信息学资格认证，这类似于证书（Department of the Navy，2014）。确定关键职位的目的是拥有实施、培训、维持和创造新解决方案所需的可用专业知识。部分总部和专业指挥的职位也提供临床信息学的全职护理信息学职位。

空军同样明确指出，急需护理信息学专业培训和职业拓展的经验。2011 年，美国空军启动了护士信息学奖学金项目。2013 年，临床信息学顾问职位重新调整，最终在企业和设施层面开辟了道路。随着战术层面继续发展，因为这些护士作

为"超级用户"参与进来，并根据兴趣加入了作为额外职责的工作组。最近在空军中，扩展信息护理的两个主要步骤包括 2014 年在空军外科医生总办公室内创建 CNIO，以及在 2017 年创建信息学护士专业标识符代码。专业标识码有助于寻找具有不同教育和经验的护士、新手、中间层和专家，为支持有限但不断扩大的空军医疗护理信息学职位服务。

VA 护理信息学办公室，重点从关注管理、临床转化和护理分析方面，概述了护理信息学角色以及职业发展机会（United States Department of Veterans Affairs，2017a）。CNIO 在 VA 服务中，发展最为成熟，支持"开发和维护标准化的信息数据管理报告，分析人员配备水平、技能组合、护理提供模式和患者或居民结局之间的关系"（United States Department of Veterans Affairs，2017b）。在 VA 建立"信息工作者队伍和信息学素养"的重要性，得到了卫生信息倡议（Health Informatics Initiative，hi^2）等倡议的支持，该倡议提供大规模信息培训活动，包括护理信息训练营（United States Department of Veterans Affairs，2012）。

联邦护理部门在不同的实践环境和机构中，支持医疗信息学。在初版第 6 章中，讲解了更详细的描述和示例（Beaubien 等，2015）。

四、技术的进化

DoD 和 VA 是电子病历开发和实施的领导者。联邦卫生部门为现役军人、国民警卫队、预备役军人、退伍军人、退休人员及其家属提供广泛的服务。由于多种环境和工具支持互操作系统的开发，因此如何连接护理连续性的临床文档，面临许多具有特殊性的挑战。

（一）DoD

DoD MHS 的电子病历从 1988 年，由政府拥有综合医疗保健系统（Composite Health Care System，CHCS）拉开帷幕（United States General

Accounting Office，1990）。CHCS 部署于 20 世纪 90 年代，是第一代电子病历，其支持医嘱录入（Defense Health Agency-Solution Delivery Division，2015）。护士使用该系统的作用是检查或核对医嘱，检索实验室检查和放射科结果（Skinner，2008）。CHCS 继续根据用户角色提供不同的患者视图，临床医生能够查看患者的所有病史和用药（Defense Health Agency-Solution Delivery Division，2015）。其他门诊功能包括验证护理资格和安排预约（Defense Health Agency-Solution Delivery Division，2015）。

1988 年，在一家医疗卫生机构首次应用了商业开发的住院病历，称为临床信息系统，后来又被称为 Essentris。最初，住院患者的记录是针对妇产科，用来捕捉分娩时母亲的波形，从而满足捕捉和存储波形的关键需求，而传统的蜡编码质量不受保证。随即，该系统运用于重症监护室，最终普及到其他住院病房。到 2011 年，全球所有 59 个 MHS 住院设施都安装并实施了 Essentris（HealthcareITNews，1987）。

MHS 开始探索一种能够更新的电子文档流程选项，以记录临床医生的门诊情况。到 1998 年年底，复合医疗保健系统 II 的第 3 版操作概念正在传播，其后来被称为武装部队健康纵向技术应用（Armed Forces Health Longitudinal Technology Application，AHLTA）。2004 年，随着 AHLTA 的发展，DoD 使 AHLTA 成为世界上最大的动态电子病历，并且拥有单一的临床数据存储库（clinical data repository，CDR），为 900 多万受益人提供服务（Skinner，2008）。AHLTA 提供了一个安全的、基于标准的、企业级的医疗信息系统，该系统生成、维护并提供对现役军人及其家庭成员和其他有权享受 DoD 医疗保健的人的 EHR 全年无休访问。AHLTA 在固定设施的门诊环境中获取信息。后来，为了满足远程 / 移动环境的特殊需求，开发了船上护理记录操作仪表盘。AHLTA-Mobile 目的是在手持设备上捕获信息，并存储初始临床文档。原始的疾病临床文件随后被传输

到在远程地点使用的 AHLTA-Theater，并转移到医疗数据存储中心（Theater Medical Data Store，TMDS）。该移动应用程序的独特功能允许在低通信，甚至没有通信功能的环境下进行操作，并能够预先填写人口统计学数据（Defense Healthcare Management Systems，n.d.）。AHLTA-Theater 具有与 AHLTA 相同的用户界面外观，并在独立环境中运行，当连接到网络时，利用存储转发功能更新信息，最终更新 AHLTA 临床数据存储库（Defense Healthcare Management Systems，n.d.）。

2006 年，在线 TRICARE（TRICARE Online，TOL）患者门户部署到 MHS，2012 年购买并发布了一个安全信息传递应用程序。患者在全年任何时候都可以使用该门户，访问军队医院和诊所的信息和服务。注册患者可以使用 TOL 查看和下载信息和结果（实验室、放射科、处方、生命体征、过敏和免疫）、安排、更改、查看或取消在军队医院或诊所的预约，接收并向其医务工作者和团队发送安全的信息，重新填写或核对处方，获取在线健康风险评估，在脱离服务时获取更多信息和服务。

随着 MTF 转移到新的 EHR 平台 MHS GENESIS，TOL 患者门户最终将被 MHS GENESIS 患者门户所取代。在 MHS GENESIS 完全部署之前，TOL 患者门户和 MHS GENESIS 患者门户之间可能会有一些服务重叠。

2015 年，DoD 与 Leidos、Cerner 和 Accenture 签订合同，在 Cerner 的一个商业平台上，实施一种新的企业级电子病历（Sullivan，2015）。2016 年 4 月，DoD 宣布 MHS 的大规模电子病历现代化项目命名为 MHS GENESIS。"'GENESIS' 的意思是起源或起源过程"，根据该部门的解释，MHS GENESIS 代表"通过组织提供质量和安全医疗护理所需的关键医疗和商业管理数据，建立和实施电子健康档案发展过程的初始阶段"（Miliard，2015）。MHS GENESIS 的特点是有一个直接与 EHR 相连的患者门户网站。新的患者门户称为 MHS GENESIS 患者门户，是一个包含

远程医疗选项和安全消息传递的综合门户。这项工作始于2017年2月，目前的制度只适用于少数MHS受益人，预计将在2022年实现全面运营能力（Health.mil，n.d.c）。

MHS GENESIS由DoD医疗保健管理系统项目执行办公室下属的DoD医疗保健管理系统现代化项目管理办公室管理。800多名专题专家（subject matter expert，SME）包括医疗专业人员，如医生和护士，以及计算机系统专业人员，如信息技术人员，共同创建了MHS GENESIS（Green，2017）。MHS GENESIS整合了住院患者和门诊患者的最佳配套解决方案，将医疗和牙科连接到从受伤点到MTF的整个护理过程中。这包括驻军、操作和转运护理，提高受益人和医疗保健专业人士的效率。MHS GENESIS将取代部分DoD传统医疗系统，包括但不限于AHLTA、CHCS、住院患者和手术室的使用（Green，2017）。

（二）退伍军人事务部

VA的计算机化工作可以追溯到20世纪80年代初，随着分散式医院计算机程序（Decentralized Hospital Computer Program，DHCP）的出现和随后在整个VA企业的部署。随着新的需求和技术的出现，本地开发的应用程序的出现，帮助DHCP发展，大大提高了患者的护理。随着时间的推移，DHCP整合并发展成为退伍军人健康信息系统和技术体系结构（Veterans Health Information Systems and Technology Architecture，VistA）。VistA被广泛部署在VA的1500多个护理点，包括每个退伍军人事务部医疗中心（Veterans Affairs Medical Center，VAMC）、社区门诊诊所（Community-Based Outpatient Clinic，CBOC）、社区生活中心和近300个VA兽医中心。VistA发展的一个关键是计算机化的患者记录系统（Computerized Patient Record System，CPRS）的开发和部署，这是一个图形用户界面（graphical user interface，GUI），通过可重复使用的界面与VistA的通用功能和集成应用程序进行交互。

VistA、CPRS和各种其他基于VistA的应用程序，支持当地VA保健设施的日常临床和管理操作（United States Department of Veterans Affairs，n.d.a）。

作为基于vistA的电子医疗记录和电子医嘱输入（computer rized physican order entry，CPOE）的组成部分，VA于1994年实施了药物条形码管理（Bar Code Medication Administration，BCMA）（Coyle和Heinen，2005）。从一开始，BCMA就经历了几个版本，发展成为一个复杂的、以解决方案驱动的临床软件，并且护士不断协助软件的设计。此外，印第安卫生服务信息技术部（Office of Information Technology，OIT）电子病历部署小组、退伍军人健康管理局（Veterans Health Administration，VHA）条形码资源办公室（Bar Code Resource Office，BCRO）和VA的OIT持续致力于实施BCMA，通过合作协议将BCMA的患者安全效益扩大到IHS和部落设施中。

MyHealtheVet（MHV）是VA技术发展的另一个关键组成部分（United States Department of Veterans Affairs，n.d.a）。MHV是美国VA官方的个人健康记录。MHV全年无休地为用户和临床医生提供在线健康工具、服务和资源。MHV提供安全的消息传递、管理预约、调整处方及下载个人健康记录和医疗图像的访问途径（United States Department of Veterans Affairs，2013）。

在VA，下一代电子健康档案的开发演变已经与多项工作联系在一起。2009年，奥巴马总统要求VA和DoD"共同努力，确定并建立一个无缝的电子病历集成系统"（Lee，2009）。2017年6月，VA部长David Shulkin宣布VA将采用相同的EHR系统，即MHS GENESIS。DoD部长宣传了退伍军人的某一福利，即通过VA接受医疗护理（Green，2017）。

（三）海岸警卫队

海岸警卫队主要使用纸质记录，除了少数几次尝试使用电子工具来扩充纸质记录，如2002年使用 DoD 的 CHCS，并在 2004 年增加了提供商图形用户界面（Provider Graphical User Interface，PGUI）来增强数据的查看。他们自己维护数据库，并与 DoD 初始软件基线一致。然而，将数据库迁移到 AHLTA 的尝试从未落地，到 2015 年，一份使用商用现货电子档案（Commercial Off-the-Shelf，COTS）的 5 年合同也失败了（United States Government Accountability Office，2018）。2018 年 4 月，DoD 宣布，他们正在与美国海岸警卫队合作开发 MHS GENESIS，并将其用于他们所有的诊所和病区。

（四）规模和复杂性

本章的第一部分详细介绍了设施的数量和联邦合作伙伴工作的各种环境。其中一个独特的挑战是地理上分散的联邦部门设施。DoD 管理世界各地的医院和诊所，其工作人员分布在 24 个时区工作。因此，在时间管理上，将面临挑战。同样，VA 在菲律宾和波多黎各等前军事设施基地附近和目前关岛等地点设有诊所。海岸警卫队的服务范围远远超过美国大陆海岸，包括从阿拉斯加到夏威夷的偏远地区，并支持美国海军舰艇所在的海上安全的地方，如科威特海军基地等外国港口。美国公共卫生服务局的工作人员在发生国家灾害（如洪水和灾情）时，在船上、军事治疗设施或公共部门合作伙伴中与军队一起服务于整个美国人口的健康（United States Public Health Service Nursing，2013）。利用这些分散而多样化的网络来照顾患者，在后勤和体力上都是一个挑战。

为推动在不同地点的医疗需求，每个机构都有特定的医疗任务。为了维持一支健康和受医疗保护的部队，DoD 在七大洲的秘密地点设有预防性医疗设施。DoD 的第二项任务是为参与支持全球救灾和人道主义行动的其他政府机构，提供一个全面服务的、由医疗船处理的医院资产。VA 的保健任务包括提供住院和门诊服务的连续护理，包括药房、假肢和心理健康；在机构和非机构环境下的长期护理以及其他医疗保健项目，如调整咨询。

（五）高级需求和批准过程

联邦机构有一个规定的管理程序，从职能部门的高级需求开始，这些需求可以来自临床或商业所有者。对 DoD 而言，这些需求是为了响应建立一支医疗准备部署部队的战略目标。一旦决定政策改变不能满足需求，并且需要实质性的解决方案，技术团队就会对需求进行审查，来寻找满足需求的潜在方法。然后决定将这些需求添加到已经存在的系统中，或对系统进行现代化改造，购买商业产品，或从头开始开发材料解决方案。信息技术必须牢记始终支持终端用户，并依赖功能倡议者，根据价值、对组织的影响和需求的重要性，来设置和验证需求（Health.mil，n.d.d）。

HIT 支出的决定遵循 MHS 管理流程，其中包括国防卫生局（Defense Health Agency，DHA）和陆军、海军和空军所有临床和商业系统的军事服务。任何新的系统或对现有系统的改变，必须得到所有军事部门的同意，才能在维持项目上投入资金，或启动一个新项目或对现有项目进行改变。在为特定年份的任何支出提供资金之前，必须由副首席管理官（Deputy Chief Management Officer，DCMO）证明这笔钱将以拨款的方式，根据特定年份的拨款额度，出于维持、运营和维护或新的研究和开发等具体原因，实际用于计划和项目。

在 VHA 中，高级需求和体系结构构件是基于自上而下和自下而上方法生成的。业务需求的确定、定义和交付是为了支持 VA 战略计划和机构优先目标，以及响应来自整个行政部门（包括医疗中心）的各种环境中的终端用户的需求。VHA 的业务流程生命周期，利用需求和体系结构，来支持投资计划和解决方案决策。VHA 流程、系统和业务规则的数量和复杂性促使需要一种规范的方法来识别、批准和成熟 VHA 需求管理和开发流程。

支持 VHA 和 DoD 的高级需求开发的业务分析师和架构师，面临着许多独特的挑战。一个是这些机构的医疗保健任务，以及业务分析师需要与地理上分散的利益相关者群体合作，这些利益相关者群体使用不同数量的 HIT 系统，并需要更多创新的解决方案来提高护理的有效性和效率。

对现有系统进行改进的需求是从两个机构的各种来源收集的，包括通过网络门户在该领域的工作人员，但负责医疗项目的高级管理人员也会直接提出请求。对于 VA 而言，新服务的需求可以根据业务流程问题、转型计划、患者安全警报、国家指令、立法授权、监管指南、VA 定义的重大缺陷和全系统监察长办公室的发现而产生。因此，团队成员必须具备能够在规划方向和战略计划及领域终端用户的功能需求之间取得平衡的技能。他们还必须应用流程再造技能，来推荐政策或培训计划，而不是在适当的时候进行 HIT 改进。然而，这些挑战很好地平衡了在医疗保健实践和 HIT 解决方案开发中高度重视护理信息学的文化。

（六）资金

这两个机构的资金流向不同，可以是国会为 DoD 提供的 1 年拨款，以及为 VA 提供的 2 年拨款。这在第 6 版中有详细说明。国会批准的年度预算周期可能会对维持和推进每个机构的任务使命产生不利影响，当资金被持有时，就像最近看到的政府关闭和对 IT 和部署系统的涓滴效应。

（七）跨部门

DoD 和 VA 管理局多年来一直从事临床信息管理活动。在 PEO DHMS 下，有一个 DoD/VA 跨部门项目办公室，以协助制定两个机构之间的标准（Cummings，2019）。VA/DoD 协调员办公室，连同 DHA DoD/VA 协调员办公室（Program Coordination Office，DVPCO），配合卫生执行委员会（Health Executive Committee，HEC）的活动，并向 VA/DoD 联合执行委员会（Joint Executive Committee，JEC）提供信息。此外，工作人员与业务线（Business Line，BL）、工作组、卓越中心（Centers of Excellence，COE）和 James A.Lovell 联邦卫生保健中心（James A.Lovell Federal Health Care Center，JALFHCC）咨询委员会，协调共建 HEC，工作主要聚焦在改善相互流程，消除冗余并精简 MHS 和 VHA 之间的联动（United States Department of Veterans Affairs，2019b）。

（八）现代化

在第 6 版中可以回顾早期对互联网发展和安全问题的内容。从最初的 MILNET 开始，DoD 现在运行两个独立的部分，非机密互联网协议路由器仅传送官方用途的信息，为国防部客户提供"受保护的公共互联网接入"（Defense Information Systems Agency，2013）和保密互联网协议路由器网络传送机密数据。机密数据可能包括来自战场的医疗数据。为了提高网络的安全性，并对连接到网络的医疗数据和设备提供访问途径，DoD 的医疗企业正在转向医疗社区（Med-COI）构建（Hodges、Medina 和 Williams，2019）。这将包括他们的 Desktop-to-Datacenter（D2D）计划，将所有治疗设施连接到 MED-COI，并将它们连接到 MHS GENESIS（Hodges 等，2019）。

尽管 VA 和所有联邦机构都需要像任何私人或实体商业一样，保护个人健康信息，但 DoD 军事任务的独特性创造了额外的安全层，对需要访问网络的成员有严格要求。信息保障（information assurance，IA）是一项风险管理功能，通过确保信息的保密性、完整性和可用性，来保护信息管理和信息技术（information management and information technology，IM/IT）投资。为此，DoD 在单一权限或安全策略的控制下，建立飞地或计算环境或服务的集合，包括人员和物资安全。这可能会与实体产生冲突，实体遵循的安全策略与 DoD 不同，如 VA 和美国国家卫生与公共服务协调员办公室的国家卫生信息交换。为了帮助缓解这种忧虑，DoD 将与 VA 合作，在 VA 推出 MHS GENESIS 时建立 MED-COI。

另一个挑战是，如何从船上、远程和地理条件恶劣的位置，连接到陆地上的应用程序。当从已部署环境，通过安全通道提供连接时，开发能够存储和转发数据的应用程序，是克服这一挑战的一种方法。卫星专门用于船舶行动和战场上的指挥官，并且优先于医疗行动。以最小的网络能力进行操作（称为低通信或无通信环境），类似于农村地区的医疗保健提供者，在偏远地区可能遇到无线网络缺乏，甚至连手机接收都成问题的情况。

（九）标准和互用性

互用性是共享数据的关键部分，大部分行动都专注于创建互用性标准。多年来，DoD 和 VA 已经开发了一些数据共享计划，从查看数据，如通过联邦健康信息交换（Federal Health Information Exchange，FHIE）及通过 DoD 临床数据存储库（Clinical Data Repository，CDR），VA 卫生数据存储库向可操作数据进行双向卫生信息交换（Bi-directional Health Information Exchange，BHIE），从而触发决策支持。FHIE 计划是 DoD 和 VA（Health.mil，n.d.e）之间最初的跨部门倡议，使脱离武装部队服役人员的电子健康信息从 DoD 安全、单向传输到 VA。FHIE 使用现有的临床系统，并于 2002 年开始使用 VA 存储库（United States Department of Veterans Affairs，2002）。随着越来越多的患者，同时从 DoD 和 VA 寻求治疗，对实时双向数据交换的需求产生了 BHIE。BHIE 利用中间件、硬件和软件框架，在 DoD 和 VA 之间提供安全、双向、实时的跨部门临床数据和患者统计数据交换卫生信息系统（United States Department of Veterans Affairs，2002）。再次受到需要提高那些从 DoD 和 VA 寻求治疗患者安全性的驱动，临床健康数据存储库倡议（Clinical Health Data Repository，

CHDR）应运而生（Health.mil，n.d.b）。CHDR 由 AHLTA 的 CDR 和 VA 的健康数据库之间的接口组成。CHDR 能够双向交换可计算的门诊药房和药物过敏数据，并通过交叉引用药物与药物，以及药物与过敏相互作用，从而增强决策支持。CHDR 是向"互用性"迈出的重要一步，代表着对"可视"数据的背离（Health.mil，n.d.b）。

另一项互用性倡议是虚拟终身电子记录（Virtual Lifetime Electronic Record，VLER）。VLER 不仅在 DOD 和 VA 之间共享数据，而且还在私人医疗保健供应商之间共享。这是一项多方面的业务和技术举措，包括健康、福利、人员和管理信息共享能力（Health.mil，n.d.f）。该功能以一种由退伍军人或服役人员安全授权的方式，为退伍军人、服役人员、他们的家人、照顾者和服务提供者提供医疗保健和福利服务的信息源。当 VLER 完全实施时，所有需要快速和准确地为我们的退伍军人和服务成员提供服务和利益的信息都将以电子方式和积极主动地交换。如此，将正确的信息在正确的时间呈现在正确的人面前，从而让他们采取行动。

DoD 和 VA 将为受益人持续合作，优化互用性。根据 2018 年 9 月 DoD/VA 的联合声明，"DoD 和 VA 共同致力于实施一个单一的、无缝整合电子健康档案，将准确、有效地共享两个机构之间的数据，并确保健康记录与我们支持社区医疗保健提供者网络的互用性"（United States Department of Veterans Affairs，2018）。为了实现可计算的语义互用性，两个机构将对每个给定的临床领域（如药学、过敏等）的数据进行标准化，并通过接口，交换标准化的数据。DoD 和 VA 的标准化数据通过一种商定的"词汇表"进行"中介"，使 DoD 和 VA 能够在决策支持应用中，使用彼此的数据。对于药物，使用的中介术语是 RxNorm。UMLS CUI 用于调解非药物过敏，SNOMED-CT 用于与过敏相关的体征、症状或反应。这种数据映射是耗时的，而且还在进行中。

互用性问题并不是联邦合作伙伴所独有的，但是早期采用国防部和 VA 之间的数据交换，使得人们更加意识到，与开发医疗保健相关数据交换标准的组织接触合作。多年来，DoD 和 VA 以及他们的许多民间合作伙伴，一直非常积极地实施采用标准术语和本体。INOVA 卫生系统的 Ryan Bosch 医学博士（Pedulli，2013）指出，由于每个设施使用的不同实验室的专有性质，在他的系统中简单地连接 5000 名医生是非常困难的。这个场景突出了数据映射的挑战。使用标准化术语从数据映射转向开放标准，将减少对电子病历专有数据方案的依赖。行业定义、代码 / 术语的整合，以及对现在连接到医院网络的医疗设备的监管，对于医疗保健行业来说，无论是公共还是私人，都是一个趋向成熟的过程。

国际卫生术语标准制定组织于 2007 年成立，旨在开发、维护、促进卫生系统术语产品的纳入和正确使用。国际卫生术语标准制定组织工作台，为术语内容建模者，提供了一组用于编写、映射、搜索、浏览和分类术语，并进行工作流和过程自动化的工具（International Health Terminology Standards Development Organization，2013）。此后，VA 开始致力于增强和扩展国际卫生术语标准制定组织工作台，以增强性能和功能，改善一般用户体验，并促进规范化内容的协作建模。

在 DoD 信息学社区，VA 与私营企业的民间合作伙伴之间存在合作关系。他们从事数据绘制和互用性，并且在部分标准组织的不同工作组中都有自己的成员，致力于推动国家走向互操作性、标准化术语的道路。美国卫生与公共服务部和国家卫生信息技术协调员办公室共同努力，已使虚拟终生电子记录所需的数据交换得到细化（Fridsma，2011）。

DoD 和 VA 是技术的早期使用者，在许多情况下，推动国家朝着使用电子医疗记录的方向发展。本部分重点介绍了由战场需求和服役人员在转运护理及 VA 提供的长期护理驱动下产生的

一些技术，下文将重点介绍 DoD 和 VA 为继续改善医疗保健服务将要面临的挑战和需要克服的困难。

五、前沿学习

（一）联邦卫生保健部门的研究

《经济和临床健康卫生信息技术法案》的实施促进了电子病历的发展和部署。这导致使用电子病历改善患者预后的研究数量增加。美国国立卫生研究院记者提供用于审查 NIH 资助的研究项目的现有资料库的在线工具（National Institutes of Health，n.d.）。

DoD 和 VA 之间不限于护理研究的一项重要倡议，是建立 DoD 临床智能基础设施，即达·芬奇（DaVINCI）项目。该项目的目标是为两个机构的研究目的，提供一个共同共享数据的框架。此计划花了数年时间，来打破监管和财务障碍、跨机构运营和研究合作的治理流程，并定义了数据模型。Cerner 产品在 DoD 和 VA 的 EHR 中首次亮相，可能会改变一些数据转换和收集，但这并不会改变对那些在 DoD 和 VA（Veterans Affairs，n.d.）有记录或同时在 DoD 和 VA 有护理资格的患者的研究数据的需求。

2007—2017 年，VA 完成了多项信息学研究活动，其中大部分活动得到 VA 信息学护士的支持。这些活动包括自然语言处理研究的发展、高性能分析环境的成长、建立了"表型在 VA 研究中的中心作用"，以支持表型在广泛的生物医学、临床、流行病学和卫生服务研究中的作用，并创建了 VA 和能源部大数据科学计划（United States Department of Veterans Affairs，n.d.b）。

（二）大数据

未来几年，医疗行业将继续见证"大数据"的快速增长。在建立进一步利用大数据的举措时，联邦卫生部门与非联邦合作伙伴，面临着相同的挑战。数据管理通常是这些挑战中的首要任

务。联邦卫生部门的大多数机构一直在过去几十年收集和存储健康数据。多个数据仓库和存储库是用来存储已收集到的丰富数据的一种方式。然而，近期的立法正在推动减少多种数据存储解决方案。以下概述了联邦卫生部门的数据管理及为整合数据环境做出的努力。

MHS 历来高度重视大数据管理，并在 DHA 立法下持续扩大。MHS 企业智能和数据解决方案（Enterprise Intelligence and Data Solutions，EIDS）PMO 成立于 DHA 的解决方案交付部门，以帮助执行 DHA 数据愿景，为临床医生、患者、受益者、分析师、研究人员和 DoD 领导力提供无缝数据服务和决策支持（Enterprise Intelligence and Data Solutions，2019a）。

DoD 和 VA 正在与大数据合作。这两个部门目前正在分析建立 DoD/VA 联合项目办公室的方法和具体路线，通过程序化控制和监督系统支持创建和维护联合电子健康档案。非电子病历来源产生的所有数据，将由各部门及其各自的系统和系统所有者负责。DoD 和 VA 都有强大的企业数据仓库和分析能力，但它们之间的数据共享是劳动密集型的，数据仓库和分析能力没有集成到临床工作流程中。通过采用一个共同的平台，将必要的历史和现有数据迁移到平台中，并在一个联合结构中管理数据，两个部门将更好地赋予临床医生、数据科学家、护理提供者和研究人员访问、显示和分析数据的能力，以改善患者的结果，人口健康和决策支持工具的持续应用（Enterprise Intelligence and Data Solutions，2019b）。这项工作在早先详细介绍的达·芬奇项目中就已经开始了。

IHS 提供了另一个完善数据仓库的例子。2006 年美国国家数据仓库（National Data Warehouse，NDW）成立。NDW 是 IHS 国家数据存储库的"最先进的企业级数据仓库环境"。全美患者信息报告系统 NDW 支持（National Patient Information Reporting System，NPIRS）"根据法律法规的要求制作各种报告和为印第安各级卫生系统的管理人员提供广泛的临床和行政信息，允许更好地管理个体患者、地方设施、地区和国家项目"（Indian Health Service，n.d.）。

努力整合数据将有助于扩大跨机构分析平台。理想情况下，这将进一步利用大量联邦健康数据，包括预测建模和分析。

（三）患者参与

患者参与将患者的知识、技能、能力和管理自己健康和护理的意愿，与旨在增加参与和促进积极行为的干预措施结合起来（James，2013）。自 2001 年医学研究所报告"以患者为中心"的医疗保健系统开始以来，患者参与已经成为许多组织的关注焦点，包括 MHS 和 VA。联邦护士信息学家对患者参与至关重要。他们将临床专业知识、教育和背景与信息技术系统结合起来，以实施和鼓励患者参与。患者使用他们的手机、笔记本电脑和平板电脑来获取信息、在线购物或管理他们的资金；他们可以随时随地访问自己的个人健康信息，这并不罕见。优化个性化护理，改善医患关系，提供患者与医疗保健系统的沟通；MHS 和 VA 已经实施了数字工具，以提高患者的参与度。

IT 策略的使用是主动让患者参与自己护理的最常见手段。患者门户是提供注册用户访问其医疗保健信息的安全门户。以下是联邦卫生护士如何在优化患者参与和使用这些类型工具方面，发挥关键作用的一个例子。2016 年 5 月，一个多学科小组领导了一项工作，以制订改变该组织如何利用现有患者参与工具的策略。这些工作包括改善患者体验，巩固多个患者参与工具，创建一个三包服务品牌，重建/启动一个沟通包，增加功能，并启动国防卫生局政策以支持新的功能。重新设计的患者门户于 2016 年 11 月推出，患者门户的移动版本于 2017 年发布。在启动后，合法的患者门户利用率显著增加。患者参与也是 VA 的一个优先事项，被称为互联健康。VA 将互联健康定义为扩大医疗保健覆盖面，赋予患者权力，并通过医疗技术支持医疗保健团队、临床视频远程医疗、移动医疗和移动应用程序。2019 年第一季度，VA 在 MHV 上收到了 107 255 个新注册用户、收发安全信息 4 073 291 条、有 5 035 699 个药房续药请求。在登录系统的人中，39% 使用手机或平板电脑（United States Department of Veterans Affairs，2019a）。

六、护理信息学家的重要作用

（一）引领变革

无论是实现新系统还是更新现有系统，管理变更总是一个挑战。组织变革的准备工作通常分为三个方面：业务、技术和人员。引领变革包括管理变更过程、评估战略、风险、成本和时间。变革商业计划的关键租户是准备技术、准备人员，并理解变革的阻力（Dennis、Wixom 和 Roth，2015）。不管组织环境如何，这些变革概念都是正确的。

如前所述，INS 可在组织的各个级别中找到。作为护理信息学的领导者，他们促进专业间的协作，并且在设施层面，参与收集需求、系统选择、系统测试和评估系统是否适合预期的医疗保健交付环境（American Nurses Association，2015）。无论护理信息学者是领导还是团队成员角色，管理变更对他们来说将是一个持续不断的过程。

（二）专题专家

临床信息人员的角色之一是成为专题专家。众所周知，成为专题专家（subject matter expert，SME）可以提高护士对系统开发、维护和提升影响所有领域的护理工作技术的理解（American Nurses Association，2015）。此外，它们还可以在计算机应用程序的开发人员和终端用户之间架起一座桥梁。因为对在门诊和（或）住院环境中，INS 对护理流程和处理流程有深入的了解，他们处于一个独特的位置来帮助设计一个系统，要么支持当前工作流程维持"原样"或者可以帮助缓和改变基于改进工作流程和患者的结果。

DoD 和 VA 一直处于获取医疗保健数据系统设计的最前沿，护士从一开始就参与了这一过程。SME 扮演着项目经理、部署负责人、系统管理员和教育者的角色。他们作为所在领域的领导者，也可以影响电子病历的选择。

（三）患者利益的维护者

信息学通常不涉及直接护理患者；然而 INS 通过医疗保健服务工作，为患者护理提供基础设施的支持系统。《护理信息学：实践范围和标准》（American Nurses Association，2015）为护理信息学的伦理实践提供了一个框架，条款 3 涉及患者倡议。INS 在系统开发生命周期过程中进行协作，以使医疗保健结果、医疗保健服务交付受益，并解决可用性因素以支持患者权利（American Nurses Association，2015）。与系统生命周期过程一致，重要的是要成为一个强有力的患者利益维护者，在多学科环境中，提出有针对性的评估问题，并且不要害怕提出别人认为很难的问题。无论某些东西是在开发过程中，还是已经部署，明确功能和（或）预期功能都是很重要的。

七、结论

总而言之，本章提供了关于联邦医疗保健部门及 DoD、VA 和其他联邦合作伙伴卫生信息学发展的信息。本章还提供了部分关于在全球范围内提供护理的规模和复杂性的具体例子，从严峻的战场条件和舰载设备到完全集成的技术强大的实体设施。此外，它详细讲解了病历计算机化和组成联邦合作伙伴使用的综合医疗服务系统的网络，以及联邦合作伙伴如何继续增加互用性和标准的知识体系，同时帮助推动国家实施下一代电子医疗记录。本章讨论了在联邦医疗保健部门作为信息专业人员工作中的一些挑战和机遇。其中一些挑战是独有的，因为用于获取数据的信息技术平台和必须在其上传输数据的基础设施多种多样。最终，它之所以取得成功，因为尽管面临挑战，但我们有机会改善，向所有服务的人群提供高质量医疗保健的能力。

致谢

特别感谢 Maria Faison（DNP，RN）、RADM Michael Toedt（医学博士，F.A.A.F.P. 助理卫生局局长，USPHS，印第安卫生服务首席医疗官）、P.Benjamin Smith（工商管理硕士，医疗助理，印第安卫生服务部政府间事务副主任）和 Robert E.Pittman（BPharm，MPH，办公室副主任）。

自测题

1. 联邦护理信息学的历史重要的原因是什么？
   A. 它始于 Internet、MILNET 和独立基础设施的发展
   B. 联邦部门一直是创新、研究、发展的主要领导者，这些应用跨越了不同的公共医疗保健机构
   C. VA 是第一个支持护理信息学家角色的机构
   D. 美国卫生与公共服务部没有为护理信息工作研究提供资金

2. 下列哪项最能描述联邦医疗保健部门护理信息学的历史？
   A. 2008 年，陆军医学正式确立了 CNIO 的角色
   B. 海军医学在 2014 年建立临床人力指南，以确保 MTF 具备信息职位来支持电子健康档案的转变
   C. 空军在 2008 年开始建立护理信息奖学金项目
   D. VA 首席护理信息官是 VA 发展最不发达的部门

3. 联邦部门的护理信息学是众多创新和跨越不同公共医疗保健机构里程碑的起源，哪些因素对其成功至关重要？
   A. 扩大护理专业角色
   B. 所有保健专业人员之间的协作和共享沟通
   C. 早期采用新技术
   D. 评估技术进步

4. 联邦医疗保健实体包括什么？
   A. DoD 和 MHS
   B. VA
   C. 美国卫生与公共服务部
   D. 以上都是

5. 为什么 DoD 和 VA 能够交换共享患者的信息？
   A. 这两个机构使用相同的电子医疗记录设备
   B. VA 在军事基地附近的多个地点为患者看病
   C. DoD 将患者送往 VA 进行医疗保健
   D. DoD 和 VA 已经映射了某些数据字段，因此他们能够以可计算的格式交换信息

6. 下列哪项陈述描述了技术如何在联邦部门内支持不同人群之间的信息共享和协作？
   A. AHLTA 是世界上最大的流动电子健康档案，并且由单一的数据存储库组成
   B. TOL 患者门户，使患者能够查看实验室结果，安排预约，但不具备接收和发送安全消息的能力
   C. VA 健康信息系统和技术体系结构仅在 VAMC 可用
   D. 海岸警卫队在整个企业中使用 AHLTA

7. TOL 是一个为患者提供在军队医院和诊所访问信息和服务的系统。这个系统具备的关键特性是什么？
   A. 安排初级保健预约的能力
   B. 获得实验室结果
   C. 重新下处方或检查处方

D. 以上都是

8. MHS GENESIS 整合了住院和门诊的最佳解决方案。哪个陈述是不正确的？

A. 将医疗和牙科信息贯穿护理的连续统一体

B. 包括驻军、作战和转运护理

C. 不会取代任何 DoD 传统医疗系统

D. VA 正在采用相同的 MHS GENESIS 电子医疗系统

9. 选择关于联邦政府在电子病历发展过程中所扮演角色的正确陈述

A. 经济卫生信息技术和临床健康法案促进了发展和部署电子病历

B. 在美国卫生与公共服务部的管辖下，美国国家协调员办公室负责监督全国的电子医疗项目

C. 只有 B

D. A 和 B

10. 以下哪项陈述最好地描述了联邦政府面临的高影响的信息学挑战？

A. 联邦部门的影响是局部的，局限于美国大陆

B. VA 在国外设有诊所和设施，包括菲律宾和波多黎各

C. 美国公共卫生局在联邦部门内独立行事，负责整个美国的国家人口健康

D. VA 的保健任务包括住院和门诊服务，但不包括心理健康

答案

| 1. B | 2. B | 3. B | 4. D | 5. D |
| 6. A | 7. D | 8. C | 9. D | 10. B |

参考文献

[1] American Health Information Management Association (AHIMA) & American Medical Informatics Association (AMIA). (2006). *Building the workforce for health information transformation.* Retrieved from https://www. amia.org/sites/default/files/files_2/ Workforce_2006.pdf. Accessed July 27, 2020

[2] American Medical Informatics Association. (2019). *Nursing Informatics History Project.* Retrieved from https://www. amia.org/working-groups/nursing-informatics/history project. Accessed July 27, 2020

[3] American Nurses Association. (2015). *Nursing informatics: Scope and standards of practice* (2nd ed.). Silver Spring, MD.

[4] Beaubien, M. S., Beene, M. S., Boltz, C., Harford, L. A., Ludwig, M., … Raps, S. J. (2015). Federal healthcare sector nursing informatics. In V.K. Saba & K.A. McCormick (Eds.). *Essentials of nursing informatics* (pp. 485-498). New York, NY: McGraw-Hill Education.

[5] Commissioned Corps of the U.S. Public Health Service— Nurse Professional Advisory Committee. (2019). Federal Nursing Service Council. Retrieved from https://dcp.psc. gov/OSG/Nurse/ federal-nursing-service-council.aspx. Accessed July 27, 2020

[6] Coyle, G. A., & Heinen, M. (2005). Evolution of BCMA within the Department of Veterans Affairs. *Nursing Administration Quarterly, 29(1),* 32-38.

[7] Cummings, S. A. (2019). *MHS GENESIS: Transforming the delivery of healthcare.* Paper presented at the HiMSS19. Champions of Health Unite, Orlando, Florida.

[8] Defense Health Agency—Solution Delivery Division. (2015). *Fact sheet: Composite Health Care System.* Retrieved from https://health.mil/Reference-Center/ Fact-Sheets/2019/03/14/ Composite-Health-Care-System. Accessed July 27, 2020

[9] Defense Health Agency. (2017). Stakeholder Report. Retrieved from https://www.health.mil/Reference Center/Reports. Accessed July 27, 2020

[10] Defense Healthcare Management Systems. (n.d.). *Joint Operational Medicine Information Systems AHLTA Theater deployed outpatient documentation solution.* Retrieved from https://www.health.mil/Reference Center/Fact-Sheets/2017/10/20/AHLTA-T-Fact-Sheet. Accessed July 27, 2020

[11] Defense Information Systems Agency (DISA). (2013). *Sensitive but unclassified IP data.* Retrieved from http:// www.disa.mil/ Services/Network-Services/Data/SBU-IP.

[12] Dennis, A., Wixom, B., & Roth, R. (2015). *Systems analysis and design* (6th ed.). New York, NY: Wiley.

[13] Department of Health and Human Services. (2020). *FY 2020 Performance Budget Submission to Congress.* Retrieved from https://www.ihs.gov/budgetformulation/includes/ themes/

responsive2017/display_objects/documents/ FY2020Congressio nalJustification.pdf. Accessed July 27, 2020

[14] Department of the Navy. (2014). *Establishment of clinical informatics workforce.* Retrieved from https://www.med. navy. mil/directives/ExternalDirectives/6000.16.pdf. Accessed July 27, 2020

[15] Enterprise Intelligence and Data Solutions (EIDS) Program Management Office. (2019a). Defense Health Agency Health Information Technology Data Vision.

[16] Enterprise Intelligence and Data Solutions (EIDS) Program Management Office. (2019b). Issue Paper: Management of Data in a DoD/VA Joint Program Office.

[17] Flanders, T. P. (2019). *Standardizing, modernizing, securing health information technology (IT).* Paper presented at the HiMSS19 Champions of Health Unite, Orlando, Florida

[18] Fridsma, D. (2011). *Interoperable health information exchange featured at GHIT conference.* Retrieved from http://www. healthit.gov/buzz-blog/from-the-onc-desk/ interoperable-health-information-exchange-featuredcon ference/ Accessed July 27, 2020

[19] Gardner, R. M., Overhage, J. M., Steen, E. B., Munger, B. S., et al. (2009). Core content for the subspecialty of clinical informatics. *Journal of the American Medical Association Informatics Association, 16*(2), 153-157. doi:10.1197/ jamia. M3045

[20] Green, K. (2017). *New electronic health records system coming soon for military families.* Retrieved from http://militaryshoppers. com/electronic-health-records/ Accessed July 27, 2020

[21] Health.mil. (n.d.-a). *Defense healthcare management systems.* Retrieved from https://www.health.mil/About-MHS/ OASDHA/ Defense-Health-Agency/Defense-Healthcare Management-Systems. Accessed July 27, 2020

[22] Health.mil. (n.d.-b). *Enabling drug-drug and drug-allergy check with the DoD Clinical Data Repository/VA Health Data Repository (CHDR).* Retrieved from https:// www.health. mil/Military-Health-Topics/Technology/ Military-Electronic-Health-Record/DoD-and-VA Information-Exchange/Enabling-Drug-Drug-and-Drug Allergy-Checks. Accessed July 27, 2020

[23] Health.mil. (n.d.-c). *MHS GENESIS.* Retrieved from https:// health.mil/Military-Health-Topics/Technology/ Military-Electronic-Health-Record/MHS-GENESIS

[24] Health.mil. (n.d.-d). *Requirements submissions.* Retrieved from https://health.mil/Military-Health-Topics/ Technology/Support-Areas/Requirements-Submissions. Accessed July 27, 2020

[25] Health.mil. (n.d.-e). *Transferring separated member health care data with the Federal Health Information Exchange (FHIE).* Retrieved from https://www.health.mil/Military-Health Topics/ Technology/Military-Electronic-Health-Record/ DoD-and-VA-Information-Exchange/Transferring Separated-Member-Healthcare-Data. Accessed July 27, 2020

[26] Health.mil. (n.d.-f). *Virtual lifetime electronic record health information exchange initiative.* Retrieved from https:// www. health.mil/Military-Health-Topics/Technology/ VLER-HIE. Accessed July 27, 2020

[27] HealthcareITNews. (2011, June 8). *DoD completes Global Health IT Project begun in 1987.* Retrieved from https:// www. healthcareitnews.com/news/dod-completes-global health-it-project-begun-1987. Accessed July 27, 2020

[28] Hodges, J., Medina, S., & Williams, J. (2019). *Cyber flu ency: Si Vis Pacem Para Bellum.* Paper presented at the HiMSS19. Champions of Health Unite, Orlando, Florida.

[29] Indian Health Service. (n.d.). *National Data Warehouse (NDW).* Retrieved from https://www.ihs.gov/ndw/. Accessed July 27, 2020

[30] International Health Terminology Standards Development Organization (IHTSDO). (2013). *Members of IHTSDO.* Retrieved from http://www.ihtsdo.org/members/. Accessed July 27, 2020

[31] James, J. (2013). Patient engagement. *Health Affairs.* Retrieved from https://www.healthaffairs.org/do/10.1377/ hpb20130214.898775/full/. Accessed July 27, 2020

[32] Lee, J. (2009). *The care they were promised and the ben efits that they have earned.* Retrieved from https:// obamawhitehouse. archives.gov/blog/2009/04/09/ ldquothe-care-they-were-promised-and-benefits-they have-earnedrdquo. Accessed July 27, 2020

[33] Miliard, M. (2015). *DoD gives Cerner EHR implementation a name: MHS Genesis.* Retrieved from https://www.health careitnews.com/news/dod-gives-cerner-ehr-implementation-name-mhs-genesis. Accessed July 27, 2020

[34] National Institutes of Health. (n.d.). *Research Portfolio Online Reporting Tools (RePORT).* Retrieved from https:// report.nih. gov/research.aspx. Accessed July 27, 2020

[35] Pedulli, L. (2013). Desperately seeking better standards. *AI in Healthcare 2*(9). Retrieved from http://www.clinical innovation. com/topics/interoperability/desperately-seeking-better-standards. Accessed July 27, 2020

[36] Skinner, J. (2008). *Scholarly Paper; Capture the Gap: A Clinical Informatics Assessment and Recommendation for Implementing an Electronic Clinical Documentation Capability in Aeromedical Evacuation.*

[37] Sullivan, T. (2015). DoD awards Cerner, Leidos, Accenture EHR contract. *Healthcare IT News.* Retrieved from https:// www.healthcareitnews.com/news/dod-namesehr-contract-winner. Accessed July 27, 2020

[38] The Tiger Team. (2007). The Tiger initiative. *Revolutionary leadership driving healthcare innovation: The TIGER leadership development collaborative report.* Retrieved from http://www.thetigerinitiative.org/docs/ TigerReport_ RevolutionaryLeadership.pdf. Accessed July 27, 2020

[39] Tricare.mil. (n.d.). *Eligibility.* Retrieved from https://www. tricare.mil/Plans/Eligibility. Accessed July 27, 2020

[40] United States Department of Veterans Affairs. (2002). *VA/ DoD electronic health records addressing interoperability.* Retrieved from http://www.va.gov/opa/pressrel/pressre lease.cfm?id=505. Accessed July 27, 2020

[41] United States Department of Veterans Affairs. (2012). *Office of Nursing Services (ONS) Annual Report 2012.* Retrieved from https://www.va.gov/nursing/ docs/2012onsannualrptweb.pdf. Accessed July 27, 2020

[42] United States Department of Veterans Affairs. (2013). *Welcome to my HealtheVet*. Retrieved from https://www. myhealth. va.gov/index.html. Accessed July 27, 2020

[43] United States Department of Veterans Affairs. (2016). *Veteran Population Projects 2017-2037*. Retrieved from https://www. va.gov/vetdata/docs/Demographics/ New_Vetpop_Model/ Vetpop_Infographic_Final31.pdf. Accessed July 27, 2020

[44] United States Department of Veterans Affairs. (2017a). *Office of Nursing Services Achievements and Highlights*. Retrieved from https://www.va.gov/nursing/docs/ about/2016ONSannRpt508. pdf. Accessed July 27, 2020

[45] United States Department of Veterans Affairs. (2017b). *Staffing methodology for VHA nursing personnel*. Retrieved from https://www.va.gov/vhapublications/ ViewPublication.asp?pub_ ID=5712. Accessed July 27, 2020

[46] United States Department of Veterans Affairs. (2018). *Electronic health record moderization joint commitment*. Retrieved from https://www.va.gov/opa/publications/ docs/EHRM-Joint-Commitment-Statement.pdf. Accessed July 27, 2020

[47] United States Department of Veterans Affairs. (2019a). *My HealtheVet metrics*. Retrieved from https://www. myhealth. va.gov/mhv-portal-web/webusers. Accessed July 27, 2020

[48] United States Department of Veterans Affairs. (2019b). *VA/ DoD Coordination Office*. Retrieved from https://www. va.gov/ VADODHEALTH/Liaison.asp. Accessed July 27, 2020

[49] United States Department of Veterans Affairs. (n.d.). *Health Services Research & Development*. Retrieved from https:// www.hsrd.research.va.gov/for_researchers/cyber_seminars/ archives/video_archive.cfm?SessionID=2441. Accessed July 27, 2020

[50] United States Department of Veterans Affairs. (n.d.-a). *History of IT at VA*. Retrieved from https://www.oit. va.gov/about/ history.cfm. Accessed July 27, 2020

[51] United States Department of Veterans Affairs. (n.d.-b). *VA research on informatics*. Retrieved from https://www. research. va.gov/topics/informatics.cfm#major. Accessed July 27, 2020

[52] United States General Accounting Office. (1990). *Composite Health Care System: Defense faces a difficult task*. Retrieved from https://apps.dtic.mil/dtic/tr/fulltext/u2/ a220155.pdf. Accessed July 27, 2020

[53] United States Government Accountability Office. (2018). *Coast Guard Health Records: Timely acquisition of new system is critical to overcoming challenges with paper process*. Retrieved from https://www.gao.gov/ assets/690/689565.pdf. Accessed July 27, 2020

[54] United States Public Health Service Nursing. (2013). *Nurses*. Retrieved from https://www.usphs.gov/profession/nurse/

[55] United States Public Health Service Nursing. (n.d.). *Career opportunities with the USPHS*. Retrieved from http:// www.phs-nurse.org/nurse-resource-manual/. Accessed July 27, 2020

第31章 监控互操作性、设备接口和安全性

Monitoring Interoperability, Device Interface, and Security

R. Renee Johnson-Smith   Jillanna C. Firth   著

刁冬梅 译   王艳艳 校

学习目标

- 描述医疗设备连接性作为互操作性组成部分的重要性。
- 关于医疗设备互操作性和医疗设备通信的新建议。
- 研究医疗设备对安全和网络安全的新挑战。
- 定义医疗设备接口工具的组件。
- 了解输液管理和智能泵的问题和挑战。
- 介绍智能房间技术。
- 讨论早期预警评分系统。
- 讨论远程可穿戴医疗监控设备目前和未来的优势。
- 描述疲劳警报在医疗设备连接中的重要性。

关 键 词

云存储；网络安全；数据验证；设备协作；互操作性 HL7/FHIR/XML 标准；医疗设备数据系统；医疗设备连接；中间件；美国国家药瓶采购互操作性研究院；美国国家标准技术局；美国食品药品管理局；美国国家协调员办公室；规定

一、概述

在当今的医疗环境中，患者的敏锐度不断提高，资源不断减少，财务限制日益增加，使用相互接口的医疗设备及电子健康档案，对于提高医疗保健的安全、质量、可访问性和可负担性是必不可少的。如此多的生理监测已经数字化，并扩展到重症监护室、远程医疗 ICU、医院科室，并进入家庭，因此监测患者质量的障碍不是技术上的，而是无法捕获在不可互操作的竖井中收集数据。美国国家医学研究院最近召集的一个小组，定义了互操作性的新平台，并且制定统一标准、采购做法，以及描述了护理过程中功能互操作性要求的必要性（National Academy of Medicine,

2018）。该文件首先向医生和护士提出了一项挑战，即评估当前设备的使用情况并在使用过程中以互操作性人员为中心。由于设备的互操作性和无线特性，确保安全性和网络安全的风险越来越大。这些需求在本章中将会重点说明。

本章还将介绍国家标准与对医疗器械具有监管权的国家标准和技术研究所、FDA 的新项目。

正如上述情况所描述的那样，这一场景在今天是真实的，也是可能发生的，因为目前已有专家团队致力于研究已获得 FDA 批准的标准。实际的进程是因为外科手术、技术和法规进步的体现。

二、互操作性

随着我们将更多信息数字化，并将这些信息运用于质量控制、科研和临床护理的分析中，需要建立标准来推动互操作性的发展。一种解决方案是让医院环境中的所有设备都具有互操作和通用标准。另一个是让这些设备的采购人员，坚持设备的互操作性。第三个是系统设计的区块链解决方案。所有这些潜在解决方案的共同主题是互操作性和以法规为基础的标准。本章将讨论以上的解决方案。

在美国国家医学研究院最近发布的一份报告中，来自学术界、政府机构、组织和专业协会的一批健康行业专家，制定了促进电子健康数据交换、整合标准和无缝交换健康数据的路线图（National Academy of Medicine，2018）。互操作性图如图 31-1 所示。该图表明，互操作性可从三层查看。进入医院并需要进行生命体征监测的患者，可能来自社区。那个人可能在悬崖上自拍时摔了一跤。随后被派往现场的救护车接收，并开始将患者运送到急诊室或宏观层的创伤中心。运输小组开始评估、治疗和图像数据收集。处于中间层的医院可以看到患者的生命体征。一旦患者进入急诊室或创伤中心，监测就开始整合到医院的电子病历、药房、实验室、放射科等，包括宏观层。录取系统可以通过信息管理实现操作。手术后的危重情况评估，将患者送入微观层或患者护理点（patient point of care，POC），其中传感器、可编程输液泵和监测设备都连接在微

医疗设备吸引高知名度患者（AAMI WEBSITE，2019）

当滚石乐队推迟了他们备受期待的巡演，以便让主唱 Mick Jagger 接受心脏手术时，世界各地的许多粉丝都知道了这种微创治疗，即经导管主动脉瓣置换术（transcatheter aortic valve replacement，TAVR）。该手术是在不打开胸腔的情况下，成功地将一个新的瓣膜植入 Jagger 的心脏，这也是来自世界各地的标准制订专家工作的顶峰。

75 岁的 Jagger 是现在受益于 ISO 5840-3（心血管植入 - 心脏瓣膜假体 - 第 3 部分）的最知名公众人物之一，通过导管技术植入心脏瓣膜替代品。FDA 认可的这一标准是由 AAMI 管理的国际工作小组（ISO/TC 150/SC 2/WG 1）制订的，该标准为确保经导管替代心脏瓣膜（如 Jagger 接受的瓣膜）的安全性提供了指导。

"作为第三类装置，替代心脏瓣膜必须在动物模型上设计、测试和评估，并具备临床数据，因为如果它们一旦不能正常工作，就可能会对患者造成伤害。"该工作组召集人、佐治亚理工学院和埃默里大学 Wallace H.Coulter 生物医学工程学院研究主席 Ajit Yoganathan 博士说，"像 5840 系列这样的标准是至关重要的，因为它们是监管机构查看应该做什么台式试验，应该做什么类型的动物研究，在批准前需要哪些临床数据的手段。"

的确，标准制订专家通常得不到像给名人做心脏手术的外科医生那样的关注，但这并不意味着，当他们的工作对确保 TAVR 中使用的植入医疗设备的安全性和有效性至关重要时，他们会"得不到满足"。

"大多数人在做心脏瓣膜移植时，并不知道所有的标准制订工作。外科医生可能都不知道。然而，随着技术的发展，我们的标准制订工作对拯救生命产生了巨大的影响，这是值得的。"

经许可转载，引自 Stern G. Jagger's Heart Procedure Gives Standards Developers 'Satisfaction'. AAMI News. 17 April 2019. Retrieved from https://www.aami.org/news/news-detail/2019/04/17/Jaggers-Heart-Procedure-Gives-Standards-Developers-Satisfaction-79176. Accessed on 16 August 2020.

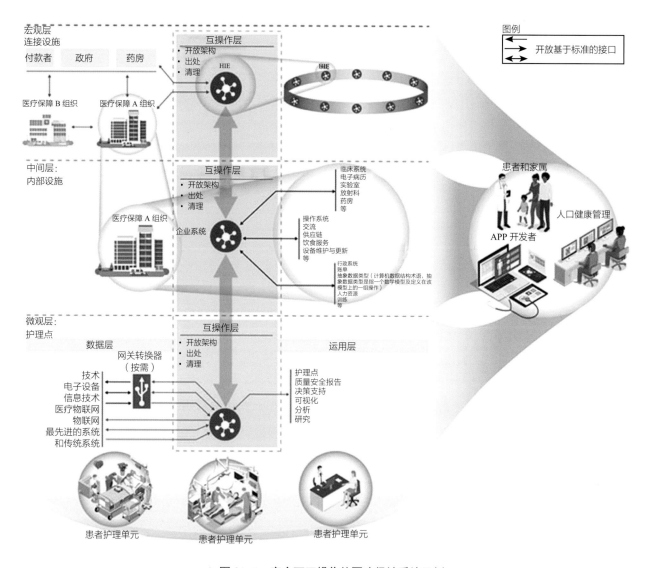

▲ 图 31-1　完全可互操作的医疗保健系统示例

经许可转载，引自 Pronovost, P., Johns, M.M.E., Palmer, S., Bono, R.C., Fridsma, D.B., Gettinger, A.,...Wang, Y.C. (2018). *Procuring interoperability: Achieving high-quality, connected, and person-centered care.* Washington, DC: National Academy of Medicine. Copyright © 2018 by the National Academy of Sciences 版权所有，所有权利保留）

观层中。这是互操作性会发生中断的地方，因为患者的病史、并发症和潜在疾病严重程度都储存在同一 EHR 中，除非患者之前曾在同一家医院或医院网络中住院（如天主教医疗保健、HCA、Tenet、Kaiser、退伍军人事务部或国防部等），否则该 EHR 可能不可用。当患者出院后，能够转移患者的电子病历和为实现高质量结果而进行的整个护理计划。同时，出院回家或进入康复机构后，患者的住院记录、护理进度计划和出院摘要也可以嵌入患者的可穿戴设备中，当患者需要在

家中或通过社区资源开始新的护理计划时，可以访问这些记录。

美国国家医学研究报告，互操作性的本质是可互操作性平台的集成，而将标准纳入整体架构，应确认患者护理质量、结果和成本方面的改善，并可被证明和传播。当用户在互操作性方面取得了成功，并且用户在采购中坚持互操作性和标准，那么企业文化将转向互操作性框架。

DoD 和 VA 是全球医疗记录互操作性模型之一，他们正在通过一个通用平台，将战略、计划

和结构与 Cerner 平台结合起来，实现 DoD 和 VA 之间的互操作性。

美国国家协调员办公室（ONC，2019）提出的一项规则，制定将 HL7 和快速医疗保健互操作性资源标准建议，用于医疗保健应用程序编程接口。这些标准建议也将成为系统互操作的积极趋势（ONC，2019）。

三、设备安全

当这本书的第 6 版写成的时候，在生理监测一章中没有强调安全的概念。但是，当"WannaCry"恶意软件在 2017 年 5 月暴发时，有人质疑医疗设备在多大程度上促进了这一安全漏洞。由于需要在 Microsoft Windows 系统上修补漏洞，该系统在 1 个月内才被修复。这引发了一个问题，即如何修补连接到医院和重症监护室患者的数千个医疗设备的补丁。由于 FDA 对医疗设备监管监督，FDA 发布了基于 NIST 描述的 I级，即最高安全标准（基于对患者的潜在伤害级别）；2 级，即标准安全风险的指南草案。

FDA 宣布了一项新的指导草案，题为《医疗设备网络安全管理上市前提交内容》。"随着越来越多的医疗设备互联互通，网络安全威胁变得越来越多、越来越频繁、越来越严重，对临床的影响也越来越大。有必要向制造商提供具体的技术建议（如适当的威胁建模和其他上市前测试），以帮助确保设备的网络安全。对现有的《医疗设备网络安全管理上市前提交内容》指南的更新有望更好地防范风险，如勒索软件这些活动可能会扰乱临床操作，延误患者护理，并带来风险，例如利用一个可以攻击多个患者的漏洞。该指南草案不是最终版本，目前也不是有效的"（FDA，2018）

Wirth 表示，医疗设备连接有望提高效率和生产率，改善临床工作流程，降低成本，同时提高患者质量和安全。在最近一本关于医疗保健信息技术（2017）的书中，Axel Wirth 讲解了保护

设备的特殊需求。创新技术在医疗保健领域的应用提高了医疗质量，但事实证明，由于专有软件的复杂性和缺乏标准，所以在医疗保健领域应用创新技术具有挑战性。护士需要快捷方便地访问所有连接设备来护理患者。为了维持网络安全，医院中有时存在多达 2000 台设备需要进行软件更新。而拆除所有设备进行修复，会造成巨大的健康威胁；但保持原状，就需要不断更新最新的安全措施，来拦截医院不断增加的网络攻击（Wirth，2017）。

随着越来越多的设备技术受到网络攻击，以及越来越多的制造商在制造业中采用物联网，NIST 随即增加了网络安全建议。建议鼓励制造商提供设备如何满足客户在不同环境中所需的网络安全工作的方案（NIST，2020a）。

四、医疗器械法规

在美国，医疗器械由 FDA 监管。这个过程包括优先排序工程，正式测试，以及证明设备安全性的良好文档记录。根据 FDA 最近的一份报告，该领域的国家领导及这些设备的供应商和用户指出，在网络安全的威胁下，设备安全性比灵活性更重要（FDA，2018）。

医疗保健标准之一是用于医疗保健的 NIST 网络安全框架（Cybersecurity Framework，CSF）。NIST 作为一个政府机构，其任务是进行科学研究，制定并发布信息技术和数据保护指南（McMillan，2017）。

（一）云存储

由于现在数字数据已经超过了系统网络和本地服务器的容量，因此云存储的使用需求急剧增加。云存储的使用改善了数据的存储、管理和访问过程，在人工智能和机器学习中，云信息的使用增加了数据处理的灵活性。以前的服务器网络现在可以托管在 Internet 上的远程服务器使用。云存储技术允许医疗保健系统将数据中心基础设

施移至组织之外。

医疗卫生信息和管理系统协会将云的增长归因于两个驱动因素：更快的部署和可扩展性，以及机器学习等先进技术的使用。仅患者数据，就已经达到了包括基因组学、电子健康数据（包括图像和患者步态视频）及家庭和环境中的移动设备患者数据的数据水平（HIMSS，2018）

随着网络化的生理监测设备的出现，对安全、数据及数据是在公共云、私有云，还是共享云的独特问题，进行了定义。其中还包括一些独特的安全问题包括数据访问、用户和患者的身份、数据的所有权、同一云存储上的多个组织和共享数据，以及法规遵从性的问题（HIMSS，2017）。

（二）标准化通信

医疗设备相互通信的能力，需要一个标准模型、语言和通信结构，在医疗保健中最常见的是HL7。根据 Interface 的定义，HL7 是"美国国家标准协会标准"，特定用于医疗保健的数据计算机应用程序之间的交换。这个名称来自"Health Level 7"，它指的是用于健康环境的开放系统互联（open systems interconnection，OSI）层协议的顶层（第七层）。HL7 标准是"全球医疗保健行业中，广泛使用的消息传递标准"（Interfaceware，2013）。

ONC 提议的规则支持将 HL7 FHIR 标准用于医疗保健 API，有助于实现系统互操作（Federal Register，2019）。其中，一部分提议的规则描述了电子健康档案使用 HL7 FHIR 标准及如何实现规范的认证。这部分提议规则最终将促进医疗数据互操作性，从而实现住院患者和群体健康的数据共享。由于这些是拟议的规则，读者应关注 ONC 网站的最新消息（ONC，2019）。医疗互操作性中心（Center for Medical Interoperability，2019）正在致力于推动 HL7 和 FHIR 互操作性标准，以促进实验室中生理设备能安全地进行即插即用的互操作性，以解决技术挑战，并研究开发

用于患者质量和结果改善的相关架构和接口。即插即用的缺乏导致了临床医生的疲劳。医疗互操作性中心期望通过测试、认证设备和技术，来满足新的互操作性标准。这种类型的互操作性，可以让未来的医疗设备在 App Store 上运行，就像移动设备上的应用程序一样。

IEEE 最近发布了 IEEE P1709（可穿戴袖口血压监测标准和 IEEE P1752）移动健康数据标准，以确保医疗保健设备与计算机系统之间的互操作性和通信（IEEE，2014）。制定此标准，是为了使医疗设备能够共享生理数据，并与其他计算机信息系统连接。发布这些新标准是为了确保在提供基于价值的医疗保健和即时医疗服务之前，能够从设备中安全可靠地传输医疗保健数据。这些设备被分解为定义医疗设备的方法、属性和功能的域模型，以及定义跨设备的术语或代码的命名法。该标准将定义 API 规范，并帮助捕获和分析来自任何类型的连接设备的数据。

公共领域中的其他标准是 XML、JSON 和 YAML 语言格式，它们支持设备的详细规范（NIST，2020b）。这些模式是与业界合作开发开放安全控制评估语言的一部分，该语言允许通用数据类型表达和定义对象来进一步实现设备互操作性。

（三）中间件

设备连接性和可操作性需要中间件。中间件是一个含义广泛的术语。在本章中，中间件支持两个或多个程序、设备或信息系统之间的数据集成。中间件促进了通信和数据共享。虽然以下内容并非包罗万象，但将会讨论几种常见类型的中间件，如集成引擎、网关、医疗设备数据系统和用于主动监控的 II 类医疗设备。

（四）集成引擎

通常集成引擎和接口引擎，是可以互换使用的术语。在医疗保健行业，集成引擎使用 HL7，来描述医疗保健行业管理所有接口的能力。无论

传输协议如何，引擎都会聚合和共享数据。因为引擎只负责信息的路径选择和转换。

（五）网关

数据通过设备网关传输。这种传输通常是通过一个中央服务器进行的，该服务器对数据进行整合和整理，然后将信息转发给聚合器或 EHR（Day，2011）。

（六）医疗设备数据系统

不幸的是，并不是所有的医疗设备都使用或知道如何使用本地 HL7 语言，因此需要一个医疗设备连接解决方案（device connectivity solution，MDCS）或一个医疗设备数据系统（medical device data system，MDDS）（表 31-1 提供了 FDA 对 MDDS 的描述）。医疗设备连接解决方案可通过 EHR 供应商、医疗设备供应商和第三方供应商的渠道获得。通常，EHR 解决方案和医疗设备供应商解决方案仅适用于其自己设备的解决方案，而第三方解决方案则不受其限制，被设计成与医疗设备无关，并可与多种设备进行接口，有

表 31-1 医疗设备数据系统

医疗设备数据系统（MDDS）是一种传输、存储、转换数据格式和显示医疗设备数据的硬件或软件产品。MDDS 不修改数据或改变数据的显示，而且它本身也不控制任何其他医疗设备的功能或参数。MDDS 并不打算用于积极的患者监测
MDDS 的例子如下
• 存储患者数据，如血压读数的软件
• 将脉搏血氧计产生的数字数据转换为可打印格式的软件
• 显示患者先前存储的心电图的软件
MDDS 的质量和持续可靠的性能对于医疗保健服务的安全性和有效性至关重要。MDDS 的质量和设计差、性能不可靠或功能不正确都可能对公共卫生产生重大影响

引自 FDA. (2019). *Medical device data systems*. Retrieved from http://www.fda.gov/MedicalDevices/ProductsandMedical Procedures/GeneralHospitalDevicesandSupplies/Medical DeviceDataSystems/default.htm. Accessed on May 21, 2020.

时称为企业范围的连接口。对于医疗设备连接解决方案，第三方供应商的优势在于，它允许单个供应商管理企业范围内的医疗设备数据和 EHR 之间的接口，而不是由设施管理每种设备类型的多个接口（FDA，2014）。它还使医院能够为与患者护理相关的设备选择任何供应商，而无须考虑集成问题。

（七）Ⅱ类医疗设备

根据 FDA 在医疗保健信息领域的监管要求，MDDS 分类的设备只能将数据传输到 EHR。MDDS 不能用于主动的患者监测和报警(Johnson，2017)。虽然 MDDS 可以发出与 MDDS 运行状态相关的警报（FDA，2014），但它不能进行分析。为监控、警报、分析和决策支持而进行医疗设备数据的收集、处理和分发的解决方案不被视为 MDDS，但被 FDA 监管为 Ⅱ 类医疗设备（Johnson，2017）。在 ICU 场景中，使用一类主动监测医疗设备作为软件，允许临床医生远程实时复查生命体征，跟踪和复查趋势，识别变化。

（八）即时医疗

床边医疗设备及如何从医疗设备传输数据是 POC 连接解决方案的特点。POC 的解决方案，作为中间件的 POC 设备或协助患者进入医疗设备的组件，同时编译来自医疗设备的信息，从而发送到服务器（DiDonato，2013）来翻译成适当的入站语言，通常是 HL7 以供 EHR 接受和存储。POC 设备经常通过有线或无线连接到医疗设备。医疗设备数据与特定患者的关联，通常被称为患者关联（FDA，2014）。POC 包含设备驱动程序，允许他们分别医疗设备 POC 的专有数据（FDA，2014）。

（九）定期 / 情景设备

周期性 / 偶发性设备是指那些在单个时间点或抽查点从患者获得一组测量数据的设备（FDA，2014）。偶发性设备通常是可移动的，可用于多

个患者。常见的偶发性设备有便携式生命体征监测器、血糖仪、指尖血氧仪和心电图机。

（十）连续联网设备

连续设备分为独立设备和联网设备。连续的网络设备通常被放置在病房中，在连续的时间内治疗单个患者。它们通常是硬连接的，并连接到特定于供应商的中央服务器，从而消除了对 POC 组件 / 解决方案的需求。一个例子是床边的生理监视器，就像这个场景中的监护仪。

（十一）连续独立设备

连续独立医疗设备解决方案，用于在一段时间内连续监控单个患者，但该设备是便携式的，并且不通过硬件连接或网络连接到特定供应商的服务器，因此需要在病房内安装 POC 组件或连接到医疗设备本身。本场景中，呼吸机和输液泵均为连续独立设备。图 31-2 提供了说明医疗设备连接架构的示意图。

（十二）患者与设备关联

考虑以下场景：患者在 ICU 中有多个设备，但是医疗设备和相关 POC 解决方案如何知道数据来自哪个患者，从而正确地转换数据并将其指向 EHR 中的正确患者记录？医疗设备数据与正确患者的链接称为患者关联。历史上有两种解决患者关联问题的方案，分别是以患者为中心和以地理位置为中心（FDA，2014）。表 31-2 列出了常见的关联术语。

（十三）以患者为中心的识别

以患者为中心的识别涉及基于唯一患者的 ID（通常是患者的唯一医疗记录号）将医疗设备与患者关联起来。ICU 的患者使用生理监护仪。在

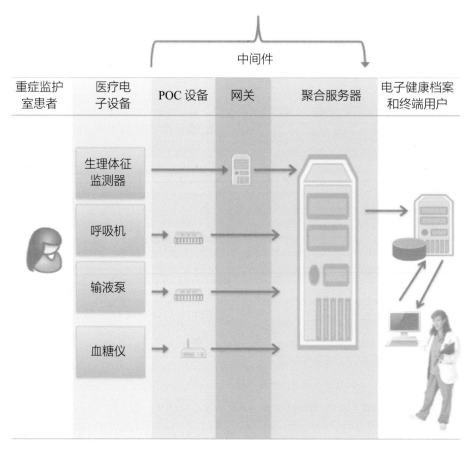

▲ 图 31-2　医疗设备连接架构

表 31-2　常见的关联术语

PPID	阳性患者识别
PPA	阳性患者关联

我们的场景中，当患者入院时，临床护士手动将患者唯一 ID 输入到监视器中，从而将正确的患者"关联"到正确的设备，从而将正确的数据用于记录。通常医疗设备也可能有一份入院、出院和转院的 ADT 表以选择正确的患者。该场景中的护士还通过扫描患者的腕带和扫描输液泵，使用条形码技术将智能泵与患者关联起来。最后，护士将呼吸机连接起来。

（十四）以地理位置为中心的识别

在以地理位置为中心识别中，通常通过患者的一个位置（如房间或床）来识别。这种类型的联系可能是不可靠的，因此也不安全，特别是当患者经常被转移时，如在急诊科或外科区

域。2009 年，联合委员会在 NPSG.01.01.01 的"正确识别患者"目标中增加了标准，规定"患者的房间号或物理位置不被用作标识符"（www.jointcommission.org）。随着联合委员会的明确指示，以及越来越多有效使用目标，大多数供应商和医疗保健机构正在远离以地理位置为中心的关联，并确定更好的方法来支持独特的患者标识符，以提供更安全的患者设备通信。

（十五）自动身份识别

想象一下，在一个典型的内科 / 外科急症护理单元中，生命体征监测器或血糖仪被用于多个房间，对多个患者进行抽查；手动输入唯一的患者 ID 或从列表中选择患者可能会耗费大量时间，并可能会出现错误。自动识别技术，如条形码扫描和无源 RFID，正变得越来越有用，可用于帮助移动和定期使用设备（McAlpine，2011）。表 31-3 提供了来自 FDA 的 RFID 更全面的概述。

表 31-3　射频识别（RFID）

描述

- RFID 是指由两个组件组成的无线系统：标签和阅读器。阅读器是一个具有一根或多根天线的设备，可发射无线电波并从 RFID 标签接收信号。使用无线电的标签向附近的阅读器传达他们的身份和其他信息，可以是被动的，也可以是主动的。无源 RFID 标签由阅读器供电，没有电池。电池为有源 RFID 标签供电
- RFID 标签可以存储从一个序列号到几页数据的一系列信息。阅读器可以移动，以便它们可以手提，也可以安装在柱子上或头顶上。阅读器系统也可以构建到一个架构中橱柜、房间或建筑物

使用

RFID 系统使用几种不同频率的无线电波来传输数据。在医疗保健和医院环境中，RFID 技术包括以下应用

- 库存控制
- 设备跟踪
- 离床检测和跌倒检测
- 人员跟踪
- 确保患者得到正确的药物和医疗设备
- 防止假药和医疗器械的流通
- 监测患者
- 为电子病历系统提供数据

FDA 不知道任何与 RFID 相关的不良事件。也有人担心潜在的危险 RFID 等射频发射器对电子医疗设备的电磁干扰（EMI）。EMI 是由电磁干扰引起的设备或系统（如医疗设备）性能下降。

引自 FDA. (2014). Radio frequency identification (RFID). Retrieved from http://www.fda.gov/Radiation-EmittingProducts/RadiationSafety/ElectromagneticCompatibilityEMC/ucm116647.htm.

（十六）数据验证

患者与监护仪相关联，根据关联讨论，我们了解到护士通过患者的唯一标识符手动将监护仪与患者相关联。还有一个问题是电子病历如何知道要记录哪些生命体征，或者哪些生命体征是准确的？电子病历如何知道不记录由于袖带失效而造成的虚假血压，或者不记录在患者翻身时，因为脉搏血氧仪停止而显示 75% 的脉搏血氧仪读数吗？由于数据不断被发送到 EHR，护士必须验证哪些数据是准确的，并永久记录在患者医疗记录中。这种手动验证数据并将数据记录到医疗记录的过程称为数据验证。数据的准确性至关重要。数据验证可以在 POC 组件、单独的应用程序或 EHR 中进行。

（十七）连接方向

过去，设备连接解决方案是单向的，或者信息的流动只从医疗设备到 EHR，这也经常被称为经典连接或单向连接。双向连接的出现正迅速成为医疗保健领域的一种可行解决方案。双向连接不仅可以将数据从床边医疗设备导出到 EHR，还允许 EHR 将数据导出回床边医疗设备。

（十八）智能泵

急性医疗环境中的一个新趋势是使用智能输液泵和交互式智能泵。智能泵使用药物库，允许输注泵执行由医疗机构和患者护理区域调整的辅助剂量和速率递送编程和计算的功能（Cummings 和 McGowan，2011）。用于药物治疗的智能泵内置了硬性和软性限制或护栏。软限制通常在临床医生承认安全警告后可以被忽略，而硬限制通常是专门为高风险药物设定的（Cummings 和 McGowan，2011）。智能泵内置具有允许自动传输数据到 EHR 的软件。技术提升到一个新的水平后，智能泵可具备双向沟通能力，通常被称为交互式智能泵，并允许预先填充从 EHR 到输液泵的输液医嘱，从而节省护士对泵进行编程的时间，并且减少护士键控错误，最终提高患者安全和效率。

智能泵并不是没有副作用，也不是为了取代医疗服务人员的人情味。智能泵错误可分为用户错误和设备错误。表 31-4 列出了两种错误的常见并发症。

（十九）智能房间

2011 年 6 月，匹兹堡大学医疗中心（University of Pittsburgh Medical Center，UPMC）率先在医疗外科单元（护士区）中试行智能房间技术。UPMC 的智能房间使用实时定位解决方案（real-time location solutions，RTLS）跟踪，将患者信息从 EHR 传输到病房的计算机上。临床医生在进入房间时会通过启用超声波的徽章来识别患者和家属，从而消除对床头卡的需求。每个病房都有一个以患者和家庭为中心的屏幕，可以用来识别护理人员，为患者提供一天的活动时间表，以及查看健康教育计划的访问权限。最后，房间包括一个直接护理触摸屏，便于记录访问患者文档，如过敏、实验检查和药物（Cerrato，n.d.；Hagland，2011）。从临床角度来看，护理人员需要更多的设备接口，包括智能床、单点登录和可以识别患者离开病房时的位置或常用医疗设备（如心电图机）的位置的 RTLS。家庭有更多的门房类型的要求，如娱乐（电影和游戏）、电子记事本、网络摄像头或与患者进行远程视频会议。智能病房技术继续在全国各地的医院中发展和实施。然而，它并没有像最初预期的那样被广泛接受，主要是因为高昂的成本和维护挑战。将

表 31-4　两种错误的常见混乱

用户错误	设备错误
• 药物程序设计不当，包括不正确的剂量率 • 选择不正确的药物 • 忽略警报 • 错误的泵通道	• 软件缺陷预编程警报未激活，或警报在没有问题的情况下激活 • 超量或输液不足 • 过期药品库

智能房间集成到新建的医疗设施中通常比将智能房间集成到现有设施中更顺畅，因为在现有设施中，必须集成旧系统才能与新技术结合使用。为了充分认识到智能房间的好处，所有组件，包括设备、显示器、RTLS 和与 EHR 的接口，都必须功能齐全。

这种集成需要在医疗技术服务的许多领域保持警惕，以维护设备，以及硬件和软件应用程序，以保持信息持续正确地流动。

（二十）早期预警系统

由于功能完备的智能房间造价昂贵且维护困难，因此一种新兴的趋势是利用一些相同的技术，通过将监控设备与电子病历集成来改善患者护理，这就是实时预警系统。该系统有时被称为早期预警仪表板或早期预警评分系统，它们提取存储在 EHR 中的实时数据，包括生命体征、实验室结果和药物管理。早期监测系统对定义的患者数据集，应用预定的算法，可以识别患者护理的差距或患者健康状况的趋势。例如，该算法可以根据心率、呼吸频率、体温和白细胞计数的增加，来确定患者是否有患败血症的可能。由于预警系统实时监控患者的关键数据，因此可以向临床护理团队发送警报，提醒临床团队，患者需要立即干预。虽然评分工具长期以来，一直是护士常规评估文件的一部分，但它们往往是患者状态的静态快照，在 24 小时内，间隔变化很大。电子早期预警系统不断接收实时数据，并有无数的设计算法来监测患者的各种情况。这种对患者状态变化的快速检测，可以增加对患者病情恶化的干预，在大部分情况下，可以减少昂贵的重症监护病房住院时间、减少心脏骤停事件和降低医院死亡率，改善患者预后。

（二十一）院前监测

可穿戴生理监测设备目前在普通人群中广泛使用，最常见的形式是智能手机和手表。大多数商业设备和应用程序，主要关注于跟踪佩戴者的

健康和睡眠模式。然而，开发人员迫切希望生产出大众负担得起的可穿戴监测器，并能够感知、记录并传输从心律变化到下肢液体潴留波动等且有充分的理由的一切信息；据预测，到 2021 年，全球可穿戴医疗设备市场规模将超过 120 亿美元。尽管可穿戴远程医疗监控设备还处于起步阶段，但它们有潜力改变医疗保健行业的格局，使临床医生能够检测、诊断和治疗疾病，更有效地为医疗服务匮乏地区的患者，提供临床服务。这些设备还可能用于监测慢性疾病患者，如心力衰竭和慢性阻塞性肺疾病，并减少昂贵的重复的住院治疗。

可穿戴医疗监控设备看起来似乎可以解决当前医疗环境中的多数问题，这些设备以及将患者数据快速传输到医疗系统的底层技术，将负责收集和传输受保护的患者敏感健康信息（protected health information，PHI）；PHI 信息可能被用于识别、诊断和（或）治疗疾病。在这些设备广泛用于检测、诊断、治疗或预防之前，必须考虑几个最重要的问题，包括数据的安全性，以抵御网络威胁。人们经常提出的一种解决方案是区块链技术。

（二十二）区块链技术

区块链技术是一种记录所有交易的数字账簿。网络中的每个成员都具有验证的能力。它经常被提议为保护远程医疗监控设备的最安全的解决方案，因为它是分散式的，这意味着数据不是存储在特定的集线器中，而是一个物理服务器或基于云存储的特定位置，并有一小部分数据存储在世界各地的服务器和硬盘上。

范德堡大学的工程师已经开发并验证了区块链技术，以解决一个相当大的健康问题（Zhang、White、Schmidt、Lenz 和 Rosenbloom，2018）。目前，它们仅在 FHIR 架构上用于共享病历数据。他们还在为医疗系统和设备技术开发一个安全的测试平台，并希望提供开源解决方案。

（二十三）警报

警报的目的是在发生或可能发生即时或潜在的不良事件时提醒护理人员。然后，护理人员应确认警报并作出适当反应。随着医疗设备数量的增加，医疗设备产生的警报数量也在增加。护理人员面临着应对多个设备发出的多个警报的挑战。考虑到 ICU 患者的情况，警报不仅可以由生理监视器、输液泵和呼吸机发出，护士还必须对呼叫灯、卧床装置、喂养泵、电话、文本/页面等做出响应。

根据联合委员会，根据患者的位置，每个患者每天可能会产生数百个警报（Sentinel Alert，2013）。许多警报都是错误警报或干扰警报。干扰警报通常不需要立即干预。例如，因为患者在床上翻身时，患者的心率发生变化，生理监测器则会发出警报。据估计，85%~99% 的警报不需要干预（Sentinel Alert，2013）。

（二十四）报警疲劳

由于这些问题，许多护理人员对警报免疫或不敏感，不能及时响应警报（Sentinel Alert，2013）。在某些情况下，警报可能会有意或无意地静音或关闭。然而无论是脱敏还是静音警报，都会对患者造成伤害。

（二十五）使用安全警报

联合委员会在阻止因警报错误造成的患者伤害方面表明了立场，并将警报添加到 2014 年国家患者安全目标（NPSG.06.01.01）中，要求进行改进，以确保医务人员能够听到医疗设备的警报，并及时做出反应（Sentinal Alert，2013）。虽然报警疲劳和与报警相关的不良事件的大部分责任归护理人员和医疗机构所有，但医疗器械公司正在探索开发更安全和更有效的报警管理的技术。医疗设备供应商正在寻求改进参数获取技术，以及改进警报和警报设计，以减少非临床意义上的警报（ACCE，2013）。医疗设备供应商正

在研究和实现智能警报，这种警报是建立在考虑多种生理参数的算法之上的。最后，医疗设备供应商还在围绕中间件进行努力，可以通过中间件将各种设备的警报路由到以位置为依据或通过移动护士呼叫系统的中央呼叫系统进行。

（二十六）展望

本章介绍了对集成的、可互操作的电子病历的需求，以及建立在支持多种供应商类型之间开放连接的架构之上的设备。强调向非专有标准、即插即用组件和设备的模块化升级的运动。展望未来，这些技术必须与急诊护理环境中的远程医疗能力、移动医疗技术和患者可穿戴设备相结合。随着越来越多的数据集成到云中用于机器学习、分析和人工智能开发。保护患者的信息是必须且时刻保持警惕的事情。随着越来越多的医疗保健环境，试图连接基础设施和维护软件漏洞，安全问题在未来不会消失。

（二十七）挑战

虽然在医疗设备集成方面已经有了相当大的进步，但随着行业的成熟，仍有许多挑战需要解决。

- 成本：从供应商的角度来看，研发设备、设备驱动程序和软件是与时俱进且昂贵的。一旦软件或设备在市场上可用，医疗机构更换或购买新设备的成本就会很高。测试和安装更新后的软件也可能非常耗时。从结构的角度来看，在一个结构构建完成后，添加网络组件的成本可能非常高；因此，随着医疗设施的扩建或重建，需要考虑现有网络的基础设施及网络的未来。

- 风险管理/安全：由于医疗机构信息系统传输和存储大量敏感和受保护的信息，因此，降低风险和保护信息安全与安全护理患者一样重要。然而，医疗 IT 和设备互操作性行业缺乏成熟的通信标准和管理，尽管 FDA 对医疗设备的分类进行了监管，但在设备的

接口和通信方式方面仍有很大的增长空间。表 31-5 列出了一些医疗保健 IT 宣传协会和标准。

- 临床医生采用：设备供应商和医疗保健提供商必须共同努力，持续开发自动化，以提高患者护理、安全和优化工作流程。当新的技术或设备被引入医疗环境时，它必须提高效率，否则就不会被采用。然而没有一种万能的方法，因为工作流程在不同的设置和单位之间有很大的差异。在实施之前，必须彻底考虑和测试工作流和与工作流相关的挑战。

五、结论

在过去的 10 年里，医疗设备行业经历了护理患者所需设备种类和数量的爆炸式增长。传统上，医疗设备主要集中在重症监护室、急诊科或外科手术室等高灵敏度区域；然而，大部分医疗设备激增都是在高敏锐区域，甚至医院外。设备的集成和连通性正在向门诊和家庭护理领域发展，在这些领域，患者可以通过移动技术进行监控。而无线技术和移动技术的进步带来的影响甚至还没有被考虑到。

场景再现

据报道，Mick Jagger 目前状况良好，心脏手术后正在休息，之后他将宣布新的巡演日程和出场时间。

自测题

1. 以下哪项展示了三种生理监测设备？
   A. 输液泵、血压计、心电图机
   B. CPOE、EHR 和 HIS
   C. A 和 B
   D. 以上都不是

2. 美国哪个政府机构负责监管医疗器械的放行，并确保其安全性和有效性？
   A. FTC
   B. FDA
   C. DHS
   D. FCC

3. 医疗设备是否面临恶意网络攻击的风险？
   A. 不，因为它们通常不连接到开放系统
   B. 是的，因为他们有很多软件漏洞
   C. 不，因为黑客不会攻击患者护理区域
   D. 是的，但是这样的攻击是不太可能的

4. 医疗设备集成中仍需解决的三个挑战是什么？
   A. 成本、风险管理、安全性和临床医生的采用
   B. 警报疲劳、可用性和工作流
   C. 设备与设备之间的链接能力、链接到 EHR 的能力、链接到 HIS 的能力
   D. 缺乏足够的链接设备的标准

5. 以下哪个选项定义了智能泵技术？
   A. 智能泵使用药库，允许输液泵执行功能，根据医疗机构和患者护理区域的调整，协助编程和计算剂量和速率
   B. 智能泵是可以自动监控和管理给患者的药物的设备
   C. 智能泵是可以自动给患者注入药物的设备

表 31-5　部分医疗保健 IT 宣传协会和标准

AAMI	促进医疗技术安全
CIMIT	医学综合创新技术研究中心
IEC 80001	IT 网络整合医疗设备风险管理的应用
IHE	整合医疗环境
ISO/IEEE 10073	医疗信息 – 医疗设备信息
MD PnP	医疗设备即插即用
C4MI	医疗互操作性中心

D. 以上都不是

6. 警报疲劳在医疗设备连接中的重要性是什么？
   A. 看护者对警报变得免疫或不敏感，不能及时对警报做出反应
   B. 警报可以有意或无意地静音或关闭
   C. A 和 B 都会对患者造成伤害
   D. 以上都是

7. 哪个美国标准为医疗设备提供了相互交流的能力？
   A. 任何美国护士协会允许的护理术语
   B. 国际疾病分类中的任何一种
   C. 为医疗设备提供相互交谈能力的 HL7 标准
   D. 为医疗设备提供相互交谈能力的临床决策支持标准

8. 允许更多互操作性的新 HL7 标准是什么？
   A. HL7 用于医疗应用程序编程接口的快速医疗互操作性资源标准，这是使系统互操作的一个积极趋势
   B. 没有允许更多互操作性的 HL7 标准
   C. ICD-10 将允许更多的互操作性

D. 以上都不是

9. 美国国家医学研究院认为，要改变确保医疗保健互操作性的文化，需要采取什么措施？
   A. 需要制定适用于所有设备的政府标准
   B. 这需要护士和医生更好地沟通
   C. 采购设备的医疗保健人员将在采购中坚持互操作性和标准，然后文化将转向互操作性框架
   D. NAM 认为互操作性不会有变化

10. 与互操作性相关的美国国家协调员办公室的角色是什么？
    A. 它在互操作性方面没有作用
    B. 它建议为医疗应用程序编程接口使用 HL7 和 FHIR 标准
    C. 它调节设备
    D. 它规范设备的支付

答案

1. A	2. B	3. B	4. A	5. A
6. E	7. A	8. A	9. C	10. B

参考文献

[1] AAMI. (2019). Jagger's heart procedure gives standards developers "satisfaction." Retrieved from https://www. aami.org/ newsviews/newsdetail.aspx?ItemNumber=8984. Accessed on April 25, 2019.

[2] ACCE Healthcare Technology Foundation. (2013). Impact of clinical alarms on patient safety. White Paper. Retrieved from http://thehtf.org/white%20paper.pdf. Accessed on May 4, 2019.

[3] Center for Medical Interoperability. (2019). *Need for change.* Retrieved from https://medicalinteroperability.org/need for-change/ Accessed on May 2, 2019.

[4] Cerrato, P. (n.d.). *Hospital rooms get smart. Commentary.* Retrieved from https://www.informationweek.com/ healthcare/ clinical-information-systems/hospital rooms-get-smart/d/ d-id/1100822. Accessed on May 4, 2019.

[5] Cummings, K., & McGowan, R. (2011). Smart infusion pumps are selectively intelligent. *Nursing, 41*(3), 58-59.

[6] Day, B. (2011). Standards for medical device interoperability and integration. *Patient Safety and Quality Healthcare*. Retrieved from https://www.psqh.com/analysis/standards-for-medical-device-interoperability-and-integration/Accessed on May 4, 2019.

[7] DiDonato, S. (2013). Open Communication. Integrating medical equipment with electronic health records. *Health Facilities Management*. Retrieved from https:// www.hfmmagazine.com/ articles/419-open-communications. Accessed on May 15, 2019.

[8] Federal Register. (March 4, 2019). *21st Century Cures Act: Interoperability, Information Blocking, and the ONC Health IT Certification Program*. Retrieved from https://www. federalregister.gov/ documents/2019/03/04/2019-02224/21st-century cures-act-interoperability-information-blocking and-the-onc-health-it-certification. Accessed on May 2, 2019.

[9] Food and Drug Administration (FDA). (2014). RFID. Retrieved

from http://www.fda.gov/ Radiation-EmittingProducts/ RadiationSafety/ ElectromagneticCompatibilityEMC/ucm116647. htm. Accessed on May 4, 2019.

[10] Food and Drug Administration (FDA). (2018). *Medical Device Cybersecurity: Regional Incident Preparedness and Response Playbook.* Retrieved from https://www.mitre.org/sites/ default/ files/publications/pr-18-1550-Medical-Device Cybersecurity-Playbook.pdf. Accessed on April 26, 2019.

[11] Hagland, M. (2011). Smart rooms, smart care delivery. *Healthcare Informatics.* Retrieved from http://www. healthcare-informatics.com/article/smart-rooms-smart care-delivery. Accessed on May 4, 2019.

[12] HIMSS. (2017). *Top 1—Cloud computing security concerns.* Retrieved from https://www.himss.org/top-10-cloud security-concerns-questions-ask-potential-cloud-providers. Accessed on May 2, 2019.

[13] HIMSS. (2018). HIMSS cloud computing whitepaper. Retrieved from https://www.himss.org/background cloud-computing-white-paper. Accessed on May 2, 2019.

[14] IEEE. (2014). *Standard for wearable cuffless blood pressure measuring devices.* Retrieved from https://ieeexplore.iee. org/ document/6882122. Accessed on May 4, 2019.

[15] Interfaceware. (2013). *HL7 standard.* Retrieved from http:// www.interfaceware.com/hl7-standard/#sthash.78dH9VhJ. dpuf. Accessed on May 4, 2019.

[16] Johnson, R. (2017). EMR Integration for Medical Devices: The Basics (Updated). Retrieved from https://medicalconnectivity. com/2011/04/03/ emr-integration-for-medical-devices-the-basics/.

[17] McAlpine, B. (2011). Improving medical device connectivity. Both bar coding and RFID technologies can be applied to improve workflows. Retrieved from https://www.ncbi.nlm. nih. gov/pubmed/21650134. Accessed on May 15, 2019.

[18] McMillan, M. (2017). Healthcare cybersecurity technology. In K. A. McCormick, B. A. Gugerty, & J. E. Mattison (Eds.), *Healthcare information technology exam guide for CHTS and caHIMSS certifications.* New York, NY: McGraw-Hill

[19] National Academy of Medicine. (2018). *Procuring interop erability: Achieving high-quality, connected, and person-centered care.* Retrieved from https://nam.edu/ procuring-interoperability-achieving-high-quality connected-and-person-centered-care/. Accessed on May 21, 2020.

[20] National Institute of Standards and Technology (NIST). (2020a). *Foundational cybersecurity activities for IoT device manufacturers.*

[21] Retrieved from https://nvlpubs.nist.gov/nistpubs/ir/2020/ NIST. IR.8259.pdf. Accessed June 12, 2020.

[22] National Institute of Standards and Technology (NIST) (2020b). *OSCAL documentation.* Retrieved from https:// pages.nist.gov/ OSCAL/documentation/. Accessed June 12, 2020.

[23] Office of the National Coordinator (ONC). (April 2019). Proposed rulemaking to improve the interoperability of health information. Retrieved from https://www.healthit. gov/topic/ laws-regulation-and-policy/notice-proposed rulemaking-improve-interoperability-health. Accessed on May 2, 2019.

[24] Sentinel Event Alert. (2013). Sentinal event alert 50: Medical device alarm safety in hospitals. The Joint Commission. Retrieved from https://www.jointcommission.org/en/ resources/ patient-safety-topics/sentinel-event/sentinel event-alert-newsletters/sentinel-event-alert-issue- 50-medical-device-alarm-safety-in-hospitals/. Accessed on May 21, 2020.

[25] Wirth, A. (2017). Cybersecurity considerations for medical devices. In K. A. McCormick, B. A. Gugerty, & J. E. Mattison (Eds.), *Healthcare information technology exam guide for CHTS and caHIMSS certifications.* New York, NY: McGraw-Hill.

[26] Zhang, P., White, J., Schmidt, D. C., Lenz, G., & Rosenbloom, S. T. (2018). FHIRChain: Applying blockchain to securely and scalably share clinical data Peng Zhang. *Computational and Structural Biotechnology Journal, 16,* 267-278.

第 32 章　人口健康信息学

Population Health Informatics

Karen A. Monsen　著

刁冬梅　译　　王艳艳　校

学习目标

- 定义人口健康信息学。
- 描述美国国家电子疾病监测系统。
- 描述具有护理意义的互操作信息系统。
- 探讨护理在人口健康信息学中的角色。
- 分析记录、汇总、交换和使用数据以改善健康结果的方法。

关 键 词

互操作性标准；表达知识；人口健康信息学；人口健康管理；人口健康结果；公共健康监测

一、人口健康信息学概述

（一）人口健康信息学的历史和起源

卫生系统和公共卫生机构为实现公共卫生和卫生管理创建共享数字信息的目标，越来越多使用信息学和人工智能工具（United States Office of the National Coordinator，2018）。人口健康信息学学科的形成，是卫生系统和公共卫生机构在个人和人口层面改善健康的努力结果（ONC，2018）。

公共卫生的核心职能（评估、政策制定和确认）（United States Centers for Disease Control and Prevention，2011）和人口健康管理的目标（以更低的医疗成本获得更好的结果）（Institute for Healthcare Improvement，n.d.）都依赖于能够实现基于数据决策的信息技术基础设施（Overhage 和 Dixon，2018；CDC，2011；IHI，n.d；ONC，2018）。公共卫生和人口卫生管理同样强调决定社会健康的因素，并关注结果的衡量（IHI，n.d.；Institute of Medicine，2014a 和 2014b）。

2008 年，保健改善研究所（Institute for Healthcare Improvement，IHI）描述了改善人口健康和患者护理体验及降低人均费用的三重目标。随后，IHI 和其他机构描述了衡量人口健康改善程度的方法，其中电子病历数据是数据的主要来源，数据的其他来源还包括卫生保健系统、公共卫生部门、社会服务机构、学校系统和雇主等（Friedman 和 Parrish，2010；Stoto，2013）。

医疗问责的人口健康测量概念是美国《问责医疗法案》（Accountable Care Act，ACA）固有的，该法案重塑了全国的医疗和支付体系（Stoto，2013）。ACA 将医疗保健的重点，从偶发性的个人护理转移到人口健康管理，并且强调初级保健和预防的重要性。越来越多的研究人员、信息学家、从业者和政策制定者将卫生系统的概念视为医疗服务提供系统、公共卫生机构和社区组织的人口健康数据的重要贡献者和消费者（Stoto，2013）。因此，尽管起源和观点存在差异，但 PopHI 作为人口信息管理科学中的概念反映了公共卫生和人口健康管理的原则。

1. 定义人口健康信息学

本章将公共卫生信息学视为支持人口健康管理目标的一门不断发展的学科，与公共卫生信息学（public health informatics，PHI）有着重叠和协同的利益。事实上，从信息学的角度来看，无论起源和利益相关者如何，PopHI 和 PHI 有许多相同原则。具有启发性的是，PHI 致力于满足保护、促进和改善特定地理管辖区居民的公共健康政府组织的信息需求；同时，PopHI 努力满足管理面临不良结果风险的成员群体（如糖尿病、心力衰竭、多病性疾病患者群体）的卫生系统需求。为推动数据分析，人口健康管理需要使用新方法以获得更多信息，从而实现风险分层和结果跟踪，而公共卫生同样需要信息学解决方案来改善用于监测和其他重要公共卫生职能的数据流。多年来，两个学科共享的基于人群的研究方法，经过来自不同来源的学术研究后，得出与学习型卫生系统目标一致的相同结论：信息学解决方案帮助利益攸关方利用数据支持决策和改善人口健康（Gamache、Kharrazi 和 Weiner，2018；IHI，n.d；Overhage 和 Dixon，2018；Kindig 和 Stoddart，2003；Etches、Frank、Ruggiero 和 Manuel，2006；Kharrazi 等，2017；World Health Organization，2012）。

PopHI 中关键概念的定义如下。

- 健康差距 / 不平等：国家内部和国家之间存在不公平和可避免的健康状况差异（WHO，2012）。
- 人口健康信息学：涉及信息技术以及团体和组织的分析需求并且负责特定人群的健康管理（Gamache 等，2018，原文第 200 页）。
- 人口健康管理：由信息流动，支持和决定的一套行动，指导健康提供者以最佳方式向具有特定保健需求患者群体，提供最佳服务（Bresnick，2015）。
- 公共卫生信息学：将信息、计算机科学和技术系统地应用于公共卫生实践、研究和学习，包括监测、报告和健康促进（Yasnoff、O'carroll、Koo、Linkins 和 Kilbourne，2000；AMIA，n.d.）。
- 影响健康的社会决定因素：影响人们出生、成长、生活、工作和衰老的健康结果的条件（WHO，2012）。
- 监测：对公共卫生实践的规划、实施和评估至关重要的健康相关数据进行持续、系统的收集、分析和解释。持续监测，是为了了解疾病预防和控制措施（World Health Organization，n.d.a）。
- 三重目标：改善患者的护理体验（包括质量和满意度）、改善人口健康状况及降低人均医疗保健费用（IHI，n.d.）。

2. 利益相关人群

明确利益相关人群，是区分公共卫生观点与人口健康管理观点紧密联系之间差异的关键。当目标群体是卫生系统成员，视角则从人口健康管理与公共健康出发。相反，当目标群体与州、县或国家等基于地理位置的管辖区相关时，视角则是从公共卫生，而不是人口健康管理出发（Kharrazi 等，2017；IHI，n.d.）。

3. 人口健康记录

人口健康记录（Notion of a Health Record for Populations，PopHR）的概念于 20 世纪 90 年

代末提出（Friedman 和 Parrish，2010；Shaban-Nejad、Lavigne、Okhmatovskaia 和 Buckeridge，2017）。PopHR 文献描述了从基于地理的公共卫生角度使用异构数据，以实现将健康决定因素和人群健康联系起来的广泛视角。人口健康管理系统是一个理想的平台，在这个平台上，人口健康管理和公共卫生原则使临床医生和研究人员能够在个人和所有群体可用数据的背景下了解全人健康。实现这一目标依赖于跨部门的合作，并且需要关注安全、标准和互操作性及数据管理。

倡导全民健康报告的先驱们提出了实现这一目标的模式（Friedman 和 Parrish，2010；Shaban-Nejad 等，2017）。麦吉尔大学开发了一个可运行的语义 Web PopHR 应用程序，可以自动提取、协调、链接和集成来自多个来源的数据，以支持人口健康测量和监测，从而改善决策（Shaban-Nejad 等，2017）。

（二）改善人口健康的信息学应用

本部分将详细地介绍信息学家，如何应用信息学工具和程序来促进公共健康和人口健康管理。人口卫生信息学利用卫生信息技术，加强护理管理和推进公共卫生数据报告（ONC，2018；Hodach、Chase、Fortini 和 Delaney，2012）。人口健康管理的信息需求，包括人口识别、护理缺口识别、风险或其他因素分层、患者参与、护理管理和结果检测（Hodach 等，2012）。

1. 人口的识别

利益相关的人口，可以根据人口统计或其他特征来确定，如诊断（如患有糖尿病或心脏病的个人）、风险（如有过早产经历的孕妇）或收入来源（如有公共保险的个人）。因此，卫生系统有责任始终如一地采用国家标准来编码人口特征、支付来源和诊断等信息，以帮助确定卫生系统内部和整个卫生系统内的利益相关人群（ONC，2018）。

2. 确认护理差距

可以根据预期接触的索赔数据与常规筛查或免疫接种等已完成接触的索赔数据，来确定护理方面的差距。护理差距分析对于护理内部质量改进、奖励津贴和跨系统比较（合作）是非常重要的（ONC，2018）。

3. 分层

根据不同的标准对人群进行分层，从而为决策提供信息，确保临床医生能够适当地处理风险，并避免由于缺乏重要信息而造成的伤害。分层还可以报告特定人群的结果利益。分层的循证指南和适当的干预措施应纳入临床决策支持系统和仪表板中使用的算法（Lin、Evans、Grossman、Tseng 和 Krist，2018）。

4. 患者参与

患者参与是改善人口健康结果的关键。它被定义为"积极选择以一种独特的适合个人的方式和参与护理的愿望和能力，可与医疗保健提供者或机构合作，从而实现护理结果或患者体验的最优化"（Higgins、Larson 和 Schnall，2017，原文第 33 页）。患者参与和增加患者安全、降低成本、优化护理协作及知晓消费者的数据和业余科研爱好者的信息有关。因此，需要信息安全解决方案，来支持患者参与医疗保健，从而满足个人的独特需求（Higgins 等，2017）。

5. 护理管理

理想情况下，可通过有针对性的干预措施，对相关人群进行管理或协助，以改善健康、减少风险并确保适当的护理。医疗保险和医疗补助服务中心提供了关于更新护理管理代码的详细信息，如 CPT 代码和支付信息（CMS，2019a）。护理管理程序的文件可能包括一些必要的措施，以及患者评估和干预细节。护理术语提供了护理管理干预措施的细节（CMS，2019b）。

6. 结果测量

健康结果测量被定义为对个人、群体或人群的健康变化的测量，这些变化可归因于一项或一系列的干预措施（Smith、Tang 和 Nutbeam，2006）。这种测量依赖于确定的结果测量（Etches 等，2006）。结果可从预定义的质量指标、发病率/死亡率统计数据和标准化护理结果指标中记录的结果中检索（American Nurses Association，2018）。

7. 公共卫生数据报告

需要人口健康信息学解决方案，来支持公共卫生在预防流行病和疾病传播、保护环境、预防伤害、促进健康行为、应对和协助灾后恢复方面的工作（Overhage 和 Dixon，2018；ONC，2018）。公共卫生部门依赖临床医生在临床工作中例行采集的电子病历数据。这些数据通过支持安全传输所需信息的共享互操作系统，由国家卫生部门和国家疾病控制中心来计算疾病的流行率和发病率。所有临床医生都需要以电子化的方式报告诊断、实验室结果、X线检查结果、药物和生命体征等信息，还需要向数据库报告和登记有关特定疾病或项目的患者健康信息。

（三）跨专业团队

护士作为跨专业团队成员对 PopHI 的成功至关重要（RWJF，2017；Ariosto 等，2018）。护士是领导团队中关键的沟通者，并擅长促进实践和项目之间的护理协调。护士定期与其他专业人员合作，以解决信息学需求。长期以来，护士一直关注健康有关的社会和行为决定因素；护士也确实提供了一个综合考虑患者身、心、灵及环境因素的整体观念。护士倡导将个人和社区作为全民健康倡议使命的核心，即利用信息改善健康（RWJF，2017；Ariosto 等，2018）。信息学护士应积极支持护士的能力建设，以领导人口健康、跨环境的护理协调及专业间和社区利益攸关方的协作，并影响实践、教育、研究和医疗保健政策（Ariosto 等，2018）。护理信息学领导将推动必要的文化变革，以改善健康和降低使用健康数据的成本。

（四）人口保健信息基础设施

PopHI 的基础设施正在多方面的形成。在2012 年启动的工作的基础上，PopHI 专家于2017年召开会议，并指出 PopHI 基础设施的愿景不明确且缺乏共享模式（Kharrazi 等，2017；Hripcsak等，2014）。他们提出了 PopHI 的国家研究和发展议程，其中包括制定一个标准化的合作框架和基础设施，推进技术工具和方法，发展科学证据和知识库，以及制定一个具有政策意义、具备隐私和可持续性的框架（Kharrazi 等，2017）。部分建议详细说明了 PopHI 基础设施发展的必要的后期步骤（Kharrazi 等，2017；Hripcsak 等，2014）。

为基础设施发展和维护提供资金

人口健康信息学在公共和私营部门之间具有独特的协同作用，并且为实现相关成果所采取的目标和方法具有一致性。鉴于这种协同作用，为了共同发展共同制定全民健康倡议的国家愿景，并回答关于全民健康倡议基础设施发展和维护的供资问题，公共和私营部门之间应开展一项重大的公私部门的工作，制定和实施国家健康数据使用战略（Hripcsak 等，2014；Kharrazi等，2017）。政府在公共卫生方面的作用包括评估、保障和政策制定，但并不一定包括收集和管理人口健康数据。政府正在讨论税收应该在多大程度上支持数据库以跟踪全国人口健康。此外，将现有数据源连接起来供大众健康使用的倡议，充其量是零碎的和实验性的。例如，Optum Labs等私立卫生系统和组织，在资助和维护可用于预测健康结果的大数据集方面，具有既得利益。Optum Labs 数据库有众多参与研究合作的伙伴，并在研究中使用自我维持费用（Optum Labs Data Warehouse，n.d.）。尽管 Optum Labs 数据库覆盖了广泛的美国人口，但并不是所有人都在数据中呈现，而人口呈现不足的社区可能会被抛在后面。研究如何将各种数据来源连接起来是极为重要的，同时应号召确保公共和私立部门为 Optum Labs 数据库建立的工作提供资金和支持。

二、人口健康信息学的伦理基础

历史和起源：道德、伦理和法律视角

为了实现公共安全并促进人口健康，患者、

临床医生和社会，在道德和（或）法律上都有义务报告健康数据，如疾病、伤害或不良事件（Goodman，2010；Mann、Savulescu 和 Sahakian，2016）。保护用于公共利益的数据源并对其进行合乎道德的管理，是为了确保患者敏感数据的隐私和安全。本部分也阐述了个人和社会的基本权利，包括隐私权和研究中受益的权利，以及社会的道德和伦理责任。

1. 隐私的权利

隐私权受到《健康保险流通与责任法案》的保护，但为满足迫切的公共健康、安全或福利需求，而提供的例外情况除外（United States Health and Human Services，2019）。

2. 从研究中获益的权利

此外，"从研究中获益的权利"的概念是理解 PopHI 道德愿景的关键部分。添加人权讨论的目的是为防止伤害，并且为知情同意、隐私、安全、问责和互操作性方面的政策制定提供一个积极的框架（Salerno、Knoppers、Lee、Hlaing 和 Goodman，2017）。此外，在将信息技术用于公共卫生方面的人权立场，将解决报告方面的潜在障碍，例如持有来自公共卫生分析的匿名卫生数据（Goodman，2010；Overhage 和 Dixon，2018）。

3. 道德及伦理责任

该法律描述了适用于使用数据，以确保和促进人口健康的潜在的各种道德和伦理责任，包括但不限于警告的义务（通知当局的责任，即强制报告），公共卫生监测（政府有责任监测人口，以保护公众免受犯罪、疾病或灾难之害），以及易救助的责任（未能救助可能面临潜在伤害或死亡的另一方）（Goodman，2010；Overhage 和 Dixon，2018；Giubilini、Douglas、Maslen 和 Savulescu，2018）。在 COVID-19 大流行的背景下，得不到充分医疗服务的人群承受了更多的疾病和死亡负担，这也提醒我们审查卫生保健伦理应用的迫切性（Yancy，2020）。这些都被纳入了流行病学科学发展的伦理框架中。研究人类群体

中疾病的原因和分布是流行病学的目标，并且与全民健康倡议的目标密切一致，以便我们能够确定预防和控制疾病的方法（Galea，2013）。流行病学的伦理基础有助于深入了解 PopHI 的伦理。

4. 框架

2000 年，美国流行病学学院发布了关于在研究中使用数据的伦理指南，以保护研究参与者的福利和权利，并帮助确保优化和公平分配流行病学研究的潜在利益（Salerno 等，2017）。2013 年，Galea 提出了关注使用数据来最大化人群期望结果，而不是简单地理解因果关系的结果主义流行病学（Galea，2013）。2014 年，全球基因组和健康联盟，发布了关于共享基因组和健康数据相关责任的框架，包含了从人口健康数据中受益的人权，并建立在四项原则之上：尊重个人、家庭和社区，推动研究和科学知识的进步，促进健康、福祉和福利的公平分配，以及促进信任、诚信和互惠（Salerno 等，2017）。这些框架有助于了解作为人口健康管理和全民健康倡议基础的伦理原则。

5. 政策的发展

全民健康倡议的道德基础设施包括制定政策，保护个人，推进人权（Hripcsak 等，2014；HHS，2019；Goodman，2010）。以上观点反映了公平信息实践的价值，并强调数据管理是一种值得信赖的数据管理方法。数据治理是概念化和执行管理职责的过程。基于这些原则的数据管理和治理原则及政策，必须应对技术支持的健康数据带来的挑战（Hripcsak 等，2014）。为了实现这些目标，应确保个人了解重复使用数据用于人口健康管理和研究目的的必要性，促进个人对此做法的理解和接受，并且应确保健康卫生数据使用的透明度（Hripcsak 等，2014）。问责政策应确保卫生系统、政府机构和研究人员在重复使用个人数据时，应遵循最佳实践。隐私和安全政策，应保护个人免受身份盗窃和数据隐私泄露的危害，从而损害个人隐私和访问、使用医疗服务的能力。最后，应采用"数据去识别技术"来保

护数据并减少重新识别的可能性（Hripcsak 等，2014）。

三、人口健康信息学工具和技术

公共卫生和人口卫生管理职能的互操作信息系统，在信息学技术的协助下得以开发和使用。如第一部分所述（United States Office of the National Coordinator，2015），术语标准（如 SNOMED-CT、LOINC）和处理标准（如 HL7、FHIR）的一致、通用，是数据互操作性和交换的基础（Overhage 和 Dixon，2018）。

1. PopHI 和 PHI 临床数据标准的使用

使用从临床到人群的跨水平标准，可以对不同单位和辖区进行汇总和人群水平分析（Overhage 和 Dixon，2018）。换句话说，我们可以使用来自个体临床护理的标准化数据来描述人群的健康状况。此标准将在其他章节中详细讨论。除此以外，其他章节描述了信息学护士几十年的努力，他们开发了包括最小数据集和术语在内的标准化护理数据基础设施（ANA，2012）。这些重要的工具也适用于 PopHI，并为护理人员和服务对象提供临床数据发声（Monsen、Bekemeier、Newhouse 和 Scutchfield，2012）。

一些特定于 PHI 互操作性和交换的标准已经由美国 CDC 开发、构建和管理。CDC 公共卫生信息网络（Public Health Information Network，PHIN）词汇访问和分发系统（Vocabulary Access and Distribution System，VADS）是一个以 Web 为基础的企业词汇系统，用于访问、搜索和分发公共卫生和临床护理实践中使用的词汇，促进词汇的一致使用以进行交换（CDC，2018a）。它由 206 个代码系统、1506 个值集、77 个视图和超过 500 万个概念组成。将 VADS 纳入 PHIN 是基于 HITSP C80 规范的建议（Healthcare Information Technology Standards Panel，2008）。PHIN VADS 的主要目的是分发与 HL7 实现指南信息相关的值集（CDC，2018a）。

CDC/CSTE 电子实验室报告（electronic laboratory reporting，ELR）工作组可报告条件映射表（reportable conditions mapping table，RCMT）于 2011 年首次发布，提供了可报告条件与其相关的 LOINC 实验室测试和 SNOMED 结果之间的映射。RCMT 能够识别和报告与疾病相关的 ELR 信息，并帮助将 ELR 信息从诊所和实验室传送到适当的目的地（如美国疾病控制和预防中心的疾病特异性项目）（CDC，2015a）。

针对疫苗监测，美国疾病预防控制中心国家免疫和呼吸疾病中心免疫信息系统分部（Immunization and Respiratory Diseases Immunization Information System Support Branch，IISSB）开发并维护了 CVX（疫苗接种）代码集。CVX 代码表示疫苗接种产品（如 MMR=CVX 03）。MVX 代码表示疫苗制造商。这些代码用于 HL7 数据传输，聚合后可用于了解人群的疫苗覆盖率（CDC，2019a）。

2. 支持使用标准的政策

虽然标准一直存在，但标准的采用是有限的。需要政策来促进标准的使用，以创建强大的 PopHI 基础设施。在政府支付方案中继续鼓励采用互操作性标准（CMS，2019a 和 2019b）。美国护士协会和一些州已经建议在电子病历中，使用护理术语来代表个人和群体的护理数据（ANA，2018）。

3. 数据共享的基础设施

为了实现 PopHI 的数据共享目标，数据共享基础设施是必要的。数据共享词汇表必须是可用的、有良好的文档记录，并应该宣传使用这些共享词汇表，以及开发和使用对用户友好的数据传播工具是基础。而这项任务，需要资源来操作、编码和传输数据给合作伙伴。数据治理策略是成功的关键。美国卫生与公共服务部已在辖区内和跨辖区实施了一个良好数据管理实践框架，该框架以信任、商业、技术和组织四类原则为指导（ONC，2013）。信任原则指导健康信息交换的治理，主要侧重于患者隐私、有意义的选择和数据管理方面的工作。业务原则侧重于负责财务和业务政策，强调透明度和卫生信息交流。技术原则表达了使用标准和互操作性的优先级。最后，组织原则描述了良好的自我治理实践（ONC，2013）。信任、透明度及良好的技术和组织实践在信息封锁的时代是至关重要的，信息封锁被定义为"当一个人或实体（通常是医疗保健提供者、IT 开发人员或 EHR 供应商）在知情情况下故意且不合理地干扰电子健康信息的交换和使用"（ONC，2013）。联邦政府正致力于解决信息封锁和增加患者信息的可移植性（ONC，2013）。

4. 非临床数据的使用

非临床来源的数据，可为人口健康提供必要信息。社区一级的数据（如社区评估）往往综合反映个人的一级数据。社区或司法管辖区可能报告总体上的犯罪数据、公共住房统计数据、电力服务中断、法院拍卖房屋及免费或低成本的学校午餐项目的相关信息（ONC，2015）。连接不同数据来源的挑战相当大，但又必须加以解决，从而可以充分了解社区范围内的健康和健康结果。潜在的解决方案可能包括使用大数据平台来管理数据，使用地理信息系统来分层存储不同位置的健康数据，以及使用可视化技术来创建模式。而熟练的劳动力、共享的数据治理和可持续资源将直接决定解决方案能否成功（Gamache 等，2018）。

5. 数据 / 度量 / 指标

重复使用现有数据来衡量人口健康的概念，是基于现有可用数据的价值，这些数据可以很容易地访问并且转换为有用的指标。而只有高质量的数据，才能建立可靠和有效的人口健康措施。这些数据的可用性是否应该驱动度量标准的开发，在一个文件烦冗和临床医生精疲力竭的时代是至关重要的（Downing、Bates 和 Longhurst，2018）。如果常规文档中不存在给定度量的必要数据，则应探索度量开发和（或）获取数据的替代策略。通用度量标准面临的挑战包括数据可用性因管辖区或时间而异，以及医疗 IT 平台

的可定制性，以满足不同利益攸关方的独特需求（Bilheimer，2010）。这些指标是否描述了医疗保健或人口健康结果的有用属性一直存在争议（Young、Roberts 和 Holden，2017）。决定向临床医生和卫生系统支付费用的基于质量的人口指标要求统一的数据报告（CMS，2019b）；然而，所需的要素和程序繁琐而复杂（Downing 等，2018）。

6. 方法的发展

开发成熟的 PopHI 基础设施需要一些方法，包括匹配患者标识符、安全数据共享和开发共享的 PopHI 知识库。鉴于国会禁止联邦政府采用唯一的健康标识符（Sood、Bates、Halamka 和 Sheikh，2018），尽管人们在标识符匹配方面已经做出了大量努力（Hripcsak 等，2014），但仍然是 PopHI 基础设施发展面临的最大挑战（Arzt，2017；Hripcsak 等，2014；Sood 等，2018）。为了安全共享数据，必须开发出超越利益方的，能够安全、私密地连接患者医疗记录的方法（Kharrazi 等，2017）。最后，需要为支持社区健康趋势和人口决策，开发共享知识库，并且个人、卫生系统、研究人员和政府公共卫生部门都可以使用该知识库（Kharrazi 等，2017）。

7. 分析和数据科学在 PopHI 中的应用

分析方法将在其他章节详细讨论。分析在人口健康中的应用反映了临床信息学和其他专业中的应用。例如，人工智能和可视化技术可以解决紧迫的 PopHI 挑战，如身份链接（Arzt，2017）。由于美国缺乏通用的患者标识符（Sood 等，2018），因此，需要方法将患者记录，随时间推移和跨提供商链接起来（Arzt，2017）。传统方法匹配患者记录作用还不完善，数据标准化也没有取得一致的成功。由于数据的数量和类型不断增加，数据质量不断下降，以及医疗保健合并，许多患者记录可能会在卫生系统内部和跨卫生系统中重复出现，从而对人口健康测量和管理、信息交换和医疗保健业务造成问题。新的解决方案可能包括生物特征识别、以智能手机为基础的解决

方案、人口数据标准化和参考匹配。特别是参考匹配将患者与参考数据库相匹配，而并非与其他患者相匹配，这是一种非常成功的新策略（Arzt，2017）。

8. 使用可视化方法检测人口健康模式

可视化比数字和文字表更容易发现医疗保健数据中的模式。大部分可视化技术和工具，会在其他章节中进行详细描述。对于人口健康数据，制图技术尤其值得关注（Kirby、Delmelle 和 Eberth，2017）。流行病学研究中的空间分析方法，如地理编码、距离估计、住宅流动性、记录链接和数据集成、空间和时空聚类、小面积估计和贝叶斯应用，都对疾病制图非常有用（Kirby 等，2017）。选择特征以在地图中显示数据是很重要的，因为颜色、图案、大小、多边形形状与影响解释的容易程度和准确性的类别间隔。例如，具有不同颜色强度（深浅）的单色地图通常是一种有效的方法，可以显示因地点不同而表现出的特征流行程度的数据。美国疾病控制和预防中心提供交互式可视化工具和可在线下载的数据集（CDC，2018b 和 2018c）。护理数据也通过可视化方法应用于人口健康模式（Monsen 等，2017；Michalowski 等，2018；Park、McNaughton、Mathiason 和 Monsen，2019）。

四、数据源

在本部分中，我们回顾数据源的历史和起源，并畅想生成消费者数据的新机遇（Etches 等，2006）。结合多个数据源来了解人口健康的概念取决于现有的数据。除了来自电子病历和医疗保健索赔的相对较新的临床数据外，许多公共数据源可能对公共卫生或人口健康管理有益，并纳入 PopHR。

人口数据的历史从 16 世纪首次出版的《伦敦死亡率法案》（London Bills of Mortality）开始。从那以后，美国的定期人口普查、人口动态统计登记系统、死亡和疾病分类就已经发展起来，以

跟踪公众的健康状况。Florence Nightingale 在 1860 年提出的医院统计统一计划中敦促采用 Farr 疾病分类法，这是国际疾病分类的早期版本，以跟踪医院发病率（WHO，n.d.）。最近，于 1961 年开始在全国健康访谈调查中，ICD-9 守则得到广泛使用（20 世纪 70 年代），并且将卫生系统管理数据（20 世纪 80 年代）纳入用于估计和预测健康结果模型，整合了风险调整、多级分析、计算人群归因风险和人口健康的总结措施（Etches 等，2006）。许多公共数据集通过政府和国家来源提供。

法律要求进行公共卫生监督。所有政府数据收集和发布活动都受规则、条例和立法授权的管辖。公共卫生监测系统创建、维护并且通过使用人口数据，来了解疾病负担、监测健康趋势和指导公共卫生行动。在美国，健康监测数据系统通过持续、系统地收集健康、人口和其他信息而建立起来，并且依赖于联邦协助的全国调查、人口统计、公共和私营的行政和索赔数据、监管数据和医疗记录数据。某些特殊数据系统旨在服务于公共卫生监测，并且有明确的定义方案和标准分析方法，来评估特定的健康结果、暴露或其他终点。如包括综合征监测（BioEssence）、国家调查（NHANES）和疾病监测（NEDS）（Bernstein 和 Sweeney，2012；Overhage 和 Dixon，2018；ONC，2018；CDC，2015b；CDC，n.d.）。

1. 生命统计

人口动态统计和政府来源数据构成了一个人口数据的实体，其中大部分由国家卫生统计中心管理。国家数据集在人口健康研究中较为常见，但是很少与人口健康系统数据联系起来，因此无法为人口健康管理提供信息。在公共卫生领域出现最早的政府间的数据共享系统，是国家卫生统计中心的国家生命统计系统（National Vital Statistics System，NVSS）。国家卫生统计中心通过与依法负责登记的辖区内人口登记系统签订合同，收集和散发人口统计数据（出生、死亡、婚姻、离婚和胎儿死亡）。NVSS 起源于 1850

年，当时的人口普查包括对前一年死亡的人的调查（United States Census Bureau，n.d.；CDC，2019b）。国家卫生统计中心提供通过 CDC 下载公共数据文件的通道。"自述"文件中提供了关于所有数据范围的下载说明。因此，研究人员可以对特定的研究进行适当的分析。用户必须遵守数据使用限制原则，以确保为预期目的使用数据（CDC，2018d）。"Healthy People"（healthypeople. gov）是另一项联邦倡议，跟踪全国约 1200 个目标数据的 42 个专题领域，以及一般健康状况、与健康有关的生活质量和福祉、健康决定因素和差异。政府各级卫生机构及非政府组织为成功衡量实现这些目标的进展做出了贡献（CDC，2019c）。

2. 临床数据

众多类型的临床数据是 PopHI 计划的关键来源。负责医疗组织（Accountable care organization，ACO）向 CMS 提交临床数据，以换取共享医疗健康资源的利益。CMS 质量支付计划项目确定了国家重点领域，要求使用每年修订和更新的电子临床质量测量方法（Rubini，2018；ONC，2018）。

CMS 在协议期开始时以及在执行年度期间，定期向负责医疗组织提供有关 ACO 指定人口和财务业绩的信息。ACO 要求必须接收关于医疗保险按服务收费和受益人的每月索赔和索赔线文件，因为这些受益人没有拒绝共享他们的数据（CMS，2019c），也用于基于业绩的激励支付系统。为了参与，卫生服务提供者，可以通过申请流程（验证认证的 EHR 系统和完成业务伙伴协议）参与 150 个合格的质量临床数据注册（Quality Clinical Data Registry，QCDR）之 一（ONC，2018）。互操作性考虑：一些注册中心之间是能够互相协调的（North American Association of Central Cancer Registries，United States National Cancer Institute，n.d.），但大多数注册中心彼此孤立。因此，在医疗保健 IT 系统中捕获的结构化和编码数据可用于促进或自动化登记报告，而缺乏标准语言和流程会减少或阻止数据共享（United States National Institutes of Health，2019）。

3. 公共卫生护理文件数据

使用来自常规实践的公共卫生护士生成的数据对人口健康研究非常有用，对护理领域利益影响重大（Monsen 等，2012）。例如，明尼苏达大学护理信息学中心的一个基于实践的研究网络，即奥马哈系统伙伴关系，用基于数据的模式发现生育年龄女性健康的社会和行为决定因素（Monsen 等，2017），以及整个生命周期的健康素养模式（Michalowski 等，2018）。这些数据还有助于理解干预措施对不同人群的有效性（Parket 等，2019；Monsen 等，2017；Michalowski 等，2018）。

4. 地理定位数据

地理位置数据揭示了有关健康的重要信息。住在社区相隔几个街区的人的预期寿命可能相差很大。这种"社区效应"可能代表了特定社区的结构性种族主义和其他社会构建的健康决定因素（如资源获取、社会经济地位、医疗保险覆盖范围和种族 – 族裔组成）（Stanifer 和 Hall，2018；RWJF，n.d.）。Robert Wood Johnson 基金会的网站可以通过人口普查来搜索平均预期寿命。美国许多城市、城镇、邮政编码和社区的预期寿命存在显著差异。这些数据可用于绘制健康地图，作为了解社区对各种人口健康趋势的影响的知识层，因此这也是人口健康信息学的一个重要工具。

5. 消费者数据

消费者或患者生成的数据，有助于人口健康信息数据集。让消费者或患者自愿共享数据，是被广泛接受的一种重要研究策略，包括注 册（United States National Institutes of Health，2019）、PatientsLikeMe（2018）和直接面向消费者的基因检测（Bresnick，2018）。在大多数情况下，这些数据是独立的，并且需要进一步将消费者与他人人口数据合并研究。而这种数据合并的早期例子正在显现出来。

美国国立卫生研究院通过由政府机构、非营利组织、医疗机构或私营公司赞助的注册机构，将消费者和研究人员联系起来（ONC，2018；Overhage 和 Dixon，2018）。美国国立卫生研究院目前列出了 61 个注册机构。册表是关于个人信息的集合，这些信息是自愿提供的，并且专注于特定的诊断或状况。注册机构最早于 1943 年在荷兰开始进行（Overhage 和 Dixon，2018）。研究人员和临床医师使用这些数据有助于描述疾病的自然史，确定医疗保健产品和服务的临床有效性，并确定医疗保健产品和服务的成本效益，测量或监测安全性和危害，以及测量护理质量。参与注册并不保证注册者有资格参加疾病的治疗或特殊条件下疾病治愈的研究（Overhage 和 Dixon，2018）。

直接面向消费者基因检测的基因数据库向客户提供健康数据，并利用这些消费者基因数据进行研究。内华达州一项独特的人口健康研究将基因组信息与社会经济、环境和临床数据相结合。健康内华达州项目，是卫生系统和研究机构之间的合作项目，目的是使用大数据方法来了解社区疾病和疾病的模式（Bresnick，2018）。

PatientsLikeMe 是一个共享的网站，在这个网站中，消费者（患者，又称为成员）提供了超过与 2800 种疾病相关的健康数据。其他成员如制药公司、医疗设备公司、非盈利机构、研究机构和监管机构（如美国 FDA）也有访问这些数据的权力和途径。PatientsLikeMe 的目标是提供一个健康信息的共享平台，以便更好地了解疾病、健康和治疗（PatientsLikeMe，2018）。

智能手机及其配套的应用程序和传感器使数字技术的使用越来越多地成为日常生活的自然组成部分，这是"数字健康"进化的一部分。消费者可以自愿与医疗从业者或开发或销售该技术的公司共享他们的数据。这些数据有可能为人口健康分析提供以消费者为基础的信息。专家预测，新的移动医疗生态系统将越来越多地应用于不同的医疗系统。在定义和保护消费者生成的移动健

康数据的隐私、安全性和伦理方面，仍存在许多挑战。"低成本移动卫生系统"对于解决中低收入社区和国家的卫生保健需求至关重要（Istepanian 和 Al-Anzi，2018；Sarasohn-Kahn，2014）。

6. 智能手机和传感器

功能强大的现代智能手机得到了迅速且广泛的应用，健康和健身传感器、可穿戴传感器、智能手表、无线数字文身和环境传感器的可用性和使用的增加则引领了一个称为物联网的数字连接新时代。传感器和移动设备生成的数据（如营养摄入、身体活动、热量燃烧、血压、血糖、身体质量指数、睡眠模式、心电图等）为将匿名汇总数据用于公共卫生和人口健康管理创造了新的机会。PopHI 原型系统利用物联网整合功能以确保消费者数据的隐私性、安全性和匿名性。这种基于物联网的公共卫生信息系统体系结构，利用了匿名公共卫生数据收集和匿名公共卫生干预数据的能力（Steele 和 Clarke，2013）。

7. 社交媒体 / 数字日志

无意的数据共享 [例如，在社交媒体网站上的活跃发布和（或）通过与移动设备 IP 地址相关的可识别的"数字日志"] 提供了用于营销和产品植入等目的的可消费数据。同样，可以利用相同的方法来改善人口健康，尽管在重复使用可能不用于健康预测或营销目的的数据之前，解决数据隐私和安全问题是至关重要的（Sarasohn-Kahn，2014）。

所有这些数据源，都有助于 COVID-19 大流行期间的公共卫生监测和人口健康管理（Dong、Du 和 Gardner，2020；Reeves 等，2020；Yancy，2020）。例如，电子病历对于 COVID-19 相关数据至关重要，可用于在 COVID-19 数据平台操作界面中跟踪和报告 COVID-19 相关感染、追踪可疑感染人员，以及报告关于以往可疑感染员、现有和待进行的测试、培训完成情况和筛查或记录文件合规情况等（Reeves 等，2020）。社交媒体、当地媒体和政府报告等其他资源，也被纳入了以网络为基础的仪表板，以实时跟踪 COVID-19，

包括监测和识别健康差异（Dong 等，2020）。这些信息工作有助于制定对应对 COVID-19 至关重要的政策和卫生系统措施。

五、人口健康信息学总结

人口健康信息学是一门新兴学科，将通过护理信息学专业知识和领导力来推动使用信息学方法改善公共卫生和人口健康管理的进程。如本章和其他章节所述，护士已做好充分准备，可以利用有远见的领导者（如 Florence Nightingale、Norma Lang）和其他众多护理信息学先驱和研究人员在知识表达、数据使用和宣传方面的专业知识和领导力来改善人口健康。临床和卫生服务研究、信息学、统计学、计算机和工程、数据管理、医学伦理和咨询、社交媒体使用和通俗语言方面的技能，对于推动 PopHI 基础设施向国家和国际模式发展至关重要（Hripcsak 等，2014）。数据流畅性是数据驱动决策和将研究转化为实践所需的基本能力（RWJF，2017；Ariosto 等，2018）。护士对整个医疗保健团队的临床专业知识有广泛的了解，能够实现专业间的沟通，这对 PopHI 计划的成功至关重要（Ariosto 等，2018）。临床（医疗和护理）、健康联盟和公共健康教育项目应培训学生了解健康数据使用的价值、将数据融入日常工作的方法，以及通过信息学实现未来人口健康目标的数据管理原则和最佳实践（Hripcsak 等，2014）。

自测题

1. 患者参与对人口健康信息非常重要，因为它与以下什么方面相关？
   A. 增加患者安全、降低成本和增加更多知情的消费者
   B. 成本和风险增加
   C. 减少信息学平台和解决方案的使用
   D. 不愿意参与护理

2. 需要人口保健信息解决方案，以确保公共卫生部门能够做到什么？
   A. 通过使用传真传输或移动通信设备与公共卫生官员接触
   B. 传输电子病历数据，定期捕获报告的疾病数据，以防止流行病和疾病传播
   C. 接收电子病历数据，定期收集应报告疾病数据，来防止流行病和疾病传播
   D. 让公民参与基因组研究

3. 隐私权受到《健康保险流通与责任法案》的保护。此外，关于患者从使用电子病历数据的研究中受益的权利，以下哪项是正确的？
   A. 保证
   B. 每次入院必须在护士记录中至少记录一次
   C. 需要遵医嘱
   D. 由道德和伦理责任支持的人权

4. 在美国，关于医疗保健的一个国家唯一标识符，以下哪项是正确的？
   A. 已在几个州采用
   B. 人口保健信息学成功的唯一最大挑战
   C. 可根据具有极好的可靠性的现有数据构建
   D. 正在根据其他工业化国家的工作进行修订

5. 人口健康信息学中最有用的可视化技术之一是什么？
   A. 地图，因为此方法可以直接看出地域的不同
   B. 人口信息表，因为大脑接受数字比图像更容易
   C. 各医院单元的无线电频率图
   D. 对程序的知情同意表格

6. 关于公共卫生监测数据，以下哪项是正确的？
   A. 受规则、规章和立法授权管辖
   B. 只有在国家出现紧急情况时才需要
   C. 仅添加到移民和难民的公共卫生报告中
   D. 人口保健信息学的最新发展

7. 国家卫生统计中心提供通过疾病控制和预防中心下载的公共使用数据文件。这些数据可用于什么情况?

   A. 不考虑数据使用限制,因为任何人都可以自由获得数据

   B. 为特定的研究进行适当的分析

   C. 寻找 18 岁以上被领养儿童的亲生父母

   D. 根据遗传信息检查癌症的原因

8. 健康的社会和行为决定因素是什么?

   A. 了解人口健康结果的关键因素

   B. 可能通过临床干预来解决

   C. 发展人口保健信息学解决办法的优先级较低

   D. 肾衰竭、心脏病和癌症等疾病

9. 关于确定利益人群是区分密切一致的公共卫生观点与人口健康管理观点之间差异的关键,以下哪项是正确的?

   A. 由地理管辖区界定的人口与公共卫生关系更为密切视角

   B. 由地理管辖区界定的人口更符合人口健康管理的观点

   C. 卫生系统确定的高危人群与公共卫生更密切相关视角

   D. 卫生系统定义的高危人群与结果主义流行病学观点更为一致

10. 护士和其他信息人员推进人口健康信息学所需的技能包括什么?

    A. 跨专业、沟通、协作和宣传

    B. 体格评估

    C. 药理学、病理生理学和运动学

    D. 硬件设计和实现

答案

1. A	2. C	3. D	4. B	5. A
6. A	7. B	8. A	9. A	10. A

参考文献

[1] American Nurses Association (ANA). (2018). *Inclusion of recognized terminologies supporting nursing practice within electronic health records and other health information technology solutions*. Retrieved from https://www.nursingworld.org/practice-policy/nursing-excellence/ official-position-statements/id/Inclusion-of-Recognized Terminologies-Supporting-Nursing-Practice-within Electronic-Health-Records/. Accessed date August 6, 2020.

[2] AMIA. (n.d.). *Definition of public health informatics*. Retrieved from https://www.amia.org/applications-informatics/pub lic-health-informatics Accessed on June 8, 2020.

[3] Ariosto, D. A., Harper, E. M., Wilson, M. L., Hull, S. C., Nahm, E. S., & Sylvia, M. L. (2018 May 16). Population health: A nursing action plan. *JAMIA Open, 1*(1), 7-10.

[4] Arzt, N. H. (2017, April). Is there a national strategy emerging for patient matching in the US? *Medical Research Archives, [S.l.], 5*(4). ISSN 2375-1924. Retrieved from https://journals.ke-i.org/index.php/mra/article/ view/1150. Accessed on December 27, 2018.

[5] Bernstein, A. B., & Sweeney, M. H. (2012, July 27). Centers for Disease Control and Prevention. Public health surveil lance data: Legal, policy, ethical, regulatory, and practical issues. *MMWR Surveillance Summary, 61*, 30-34.

[6] Bilheimer, L. T. (2010). Evaluating metrics to improve popu lation health. *Preventing Chronic Disease, 7*(4), A69.

[7] Bresnick, J. (2015). Is there a true definition of population health management? *Population Health News*. Retrieved from https://healthitanalytics.com/news/is-there-a-true definition-of-population-health-management. Accessed on January 12, 2019.

[8] Bresnick, J. (2018). *Healthy Nevada study combines genomics, population health*. Retrieved from https://healthitanalytics.com/news/healthy-nevada-study-combines-genomics population-health Retrieved August 6, 2020

[9] Centers for Medicare and Medicaid Services (CMS). (2019a). *2019 Shared Savings Program quality measure bench marks*. Retrieved from https://www.cms.gov/Medicare/ Medicare-Fee.../2019-quality-benchmarks-guidance.pdf

[10] Dong, E., Du, H., & Gardner, L. (2020). An interactive web based dashboard to track COVID-19 in real time. *The Lancet infectious diseases, 20*(5), 533-534.

[11] Downing, N. L., Bates, D. W., & Longhurst, C. A. (2018). Are US physician burnout in the electronic health record era: Are we ignoring the real cause? *Ann Intern Med, 169*, 50-51.

[12] Etches, V., Frank, J., Ruggiero, E. D., & Manuel, D. (2006). Measuring population health: A review of indicators. *Annual*

Review of Public Health, 27, 29-55.

[13] French, K. (n.d.). *Why your brain loves visual content.* Retrieved from https://www.columnfivemedia.com/why-your-brain loves-visual-content-infographic Accessed on June 8, 2020.

[14] Friedman, D. J., & Parrish, R. G. (2010). The population health record: Concepts, definition, design, and imple mentation. *Journal of the American Medical Informatics Association, 17*(4), 359-366. Retrieved from https://academic.oup.com/jamia/article/17/4/359/2909104

[15] Galea, S. (2013). An argument for a consequentialist epidemiol ogy. *American Journal of Epidemiology, 178*(8), 1185-1191.

[16] Gamache, R., Kharrazi, H., & Weiner, J. P. (2018). Public and population health informatics: The bridging of big data to benefit communities. *Yearbook of Medical Informatics, 27*(01), 199-206.

[17] Giubilini, A., Douglas, T., Maslen, H., & Savulescu, J. (2018). Quarantine, isolation and the duty of easy rescue in public health. *Developing World Bioethics, 18*(2), 182-189.

[18] Goodman, K. W. (2010). Ethics, information technology, and public health: new challenges for the clinician-patient relationship. *The Journal of Law, Medicine & Ethics, 38*(1), 58-63.

[19] Healthcare Information Technology Standards Panel (HITSP). (2008). Retrieved from http://www.hitsp.org/ConstructSet_Details.aspx?&PrefixAlpha=4&PrefixNumeric=80

[20] Higgins, T., Larson, E., & Schnall, R. (2017). Unraveling the meaning of patient engagement: a concept analysis. *Patient Education and Counseling, 100*(1), 30-36.

[21] Hodach, R., Chase, A., Fortini, R., & Delaney, C. (2012). Population health management: A roadmap for provider based automation in a new era of healthcare. *Institute for Health Technology Transformation.* https://www. cadreresearch.org/s/PHM-Roadmap-HL.pdf http://www. kff.org/healthreform/upload/ 8061.pdf. 3. ... president of the AHA, Hospitals & Health Networks, January 2012,. Retrieved August 6, 2020.

[22] Hripcsak, G., Bloomrosen, M., Flately Brennan, P., Chute, C. G., Cimino, J., Detmer, D. E., Edmunds, M., ... Keenan, G. M. (2014). Health data use, stewardship, and governance: ongoing gaps and challenges: A report from AMIA's 2012 Health Policy Meeting. *Journal of the American Medical Informatics Association, 21*(2), 204-211.

[23] Institute for Healthcare Improvement (IHI). (n.d.). *The IHI Triple Aim Initiative.* Retrieved from http://www.ihi. org/Engage/Initiatives/TripleAim/Pages/default.aspx. Accessed on December 12, 2018.

[24] Institute of Medicine (IOM). (2014a). *Capturing social and behavioral domains in electronic health records: Phase 1.* Washington, DC: The National Academies Press.

[25] Institute of Medicine (IOM). (2014b). *Capturing social and behavioral domains and measures in electronic health records: Phase 2.* Washington, DC: The National Academies Press.

[26] Istepanian, R. S., & Al-Anzi, T. (2018). m-Health 2.0: New perspectives on mobile health, machine learning and big data analytics. *Methods, 151*, 34-40.

[27] Kharrazi, H., Lasser, E. C., Yasnoff, W. A., Loonsk, J., Advani, A., Lehmann, H. P., ... Weiner, J. P. (2017). A proposed national research and development agenda for population health informatics: Summary recommendations from a national expert workshop. *Journal of the American Medical Informatics Association, 24*(1),2-12.

[28] Kindig, D., & Stoddart, G. (2003). What is population health? *American Journal of Public Health, 93*(3), 380-383.

[29] Kirby, R. S., Delmelle, E., & Eberth, J. M. (2017). Advances in spatial epidemiology and geographic information systems. *Annals of Epidemiology, 27*(1), 1-9.

[30] Lin, J. S., Evans, C. V., Grossman, D. C., Tseng, C. W., & Krist, A. H. (2018). Framework for using risk stratification to improve clinical preventive service guidelines. *American Journal of Preventive Medicine, 54*(1), S26-37.

[31] Mann, S. P., Savulescu, J., & Sahakian, B. J. (2016). Facilitating the ethical use of health data for the benefit of society: Electronic health records, consent and the duty of easy rescue. *Philosophical Transactions of the Royal Society A, 374*(2083), 20160130.

[32] Michalowski, M., Austin, R. R., Mathiason, M. A., Maganti, S., Schorr, E., & Monsen, K. A. (2018). Relationships among interventions and health literacy outcomes for sub-popu lations: A data-driven approach. *Kontakt, 20*(4), e319-325.

[33] Monsen, K. A., Bekemeier, B., P. Newhouse, R., & Scutchfield, F. D. (2012). Development of a public health nursing data infrastructure. *Public Health Nursing, 29*(4), 343-351.

[34] Monsen, K. A., Brandt, J. K., Brueshoff, B. L., Chi, C. L., Mathiason, M. A., Swenson, S. M., & Thorson, D. R. (2017). Social determinants and health disparities associated with outcomes of women of childbearing age who receive public health nurse home visiting services. *Journal of Obstetric, Gynecologic & Neonatal Nursing, 46*(2), 292-303.

[35] Optum Labs Data Warehouse (OLDW). (n.d.). *Collaborate and innovate through data-driven insights.* Retrieved from https://www.optumlabs.com/ Accessed August 6, 2020

[36] Overhage, J. M., & Dixon, B. (2018). Healthcare information technology in public health, emergency preparedness, and surveillance. In K. A. McKormick, B. Gugerty, & J. E. Mattison (Eds.). *Healthcare Information Technology Exam Guide for CHTS and CAHIMS Certifications* (2nd ed.). McGraw Hill Professional Publishing.

[37] Park, Y. S., McNaughton, D. B., Mathiason, M. A., & Monsen, K. A. (2019). Understanding tailored PHN interventions and outcomes of Latina mothers. *Public Health Nursing, 36*(1), 87-95.

[38] PatientsLikeMe. (2018). *Patients like me privacy policy.* Retrieved from https://www.patientslikeme.com/about/ privacy_full Accessed on June 8, 2020.

[39] Reeves, J. J., Hollandsworth, H. M., Torriani, F. J., Taplitz, R., Abeles, S., Tai-Seale, M.,Milley, M., Cray, B. J., & Longhurst, C. A. (2020). Rapid response to COVID-19: health informatics support for outbreak management in an academic health system. *Journal of the American Medical Informatics Association, 27*, 6, 853-859. https:// doi.org/10.1093/jamia/ocaa037

[40] Robert Wood Johnson Foundation (RWJF). (2017). Catalysts for change: Harnessing the power of nurses to build population

health in the 21st century. Retrieved from https://www.rwjf.org/ content/dam/farm/reports/ reports/2017/rwjf440286.

[41] Robert Wood Johnson Foundation (RWJF). (n.d.). *Could where you live influence how long you live?* Retrieved from https://www.rwjf.org/en/library/interactives/whereyou liveaffectshowlongyoulive.html. Accessed date August 6,2020.

[42] Rubini, J. (2018). *Developing electronic clinical quality measures (eCQMs) for use in CMS programs.* Retrieved from https://ecqi.healthit.gov/system/files/eCQM_101_ Development_20170817-508.pdf. Accessed on December 12, 2018.

[43] Salerno, J., Knoppers, B. M., Lee, L. M., Hlaing, W. M., & Goodman, K. W. (2017). Ethics, Big Data and Computing in Epidemiology and Public Health. Ann Epidemiol. 2017 May;27(5):297-301. doi: ... August 6, 2020

[44] Sarasohn-Kahn, J. (2014). *Here's Looking at You: How Personal Health Information Is Being Tracked and Used.* July 11, 2014. Jane Sarasohn-Kahn ... such as historical claims data and consumer-generated data — can be combined and used for statistical modeling for health or financial risk profiling. ... 2020 California Health Care Foundation .https://www.chcf. org/publication/ heres-looking-at-you-how-personal-health-information is-being-tracked-and-used/ August 6, 2020

[45] Shaban-Nejad, A., Lavigne, M., Okhmatovskaia, A., & Buckeridge, D. L. (2017). PopHR: A knowledge-based platform to support integration, analysis, and visualization of population health data. *Annals of the New York Academy of Sciences, 1387*(1),44-53.

[46] Smith, B. J., Tang, K. C., & Nutbeam, D. (2006). WHO health promotion glossary: New terms. *Health Promotion International, 21*(4), 340-345.

[47] Sood, H. S., Bates, D. W., Halamka, J. D., & Sheikh, A. (2018). Has the time come for a unique patient identifier for the US. *NEJM Catalyst. https://catalyst.nejm.org/doi/ abs/10.1056/ CAT.18.0252 Accessed August 6, 2020*

[48] Stanifer, J. W., & Hall, Y. N. (2018). Are county codes more indicative of kidney health than genetic codes? *American Journal of Kidney Disease, 72*(1), 4-6.

[49] Steele, R., & Clarke, A. (2013). The internet of things and next-generation public health information systems. *Communications and Network, 5*(03), 4.

[50] Stoto, M. A. (2013). Population health in the Affordable Care Act era. Washington, DC: AcademyHealth. Retrieved from https://www.academyhealth.org/files/publications/ files/2013 pophealth.pdf Accessed August 6, 2020

[51] United States Census Bureau. (n.d.). *History of the census.* Retrieved from https://www.census.gov/history/www/ genealogy/other_resources/mortality_schedules.html

[52] United States Centers for Disease Control and Prevention (CDC). (2011). *Core functions of public health and how they relate to the 10 essential services.* Environmental Health Services. Retrieved from https://www.cdc.gov/ nceh/ehs/ephli/core_ess. htm. Accessed on January 12, 2019.

[53] United States Centers for Disease Control and Prevention (CDC). (n.d.). National Center for Health Statistics. *National Health and Nutrition Examination Survey.* Retrieved from https://wwwn.cdc.gov/nchs/nhanes/ Default.aspx. Accessed on December 12, 2018.

[54] United States Centers for Disease Control and Prevention (CDC). (2015a). *Public health and promoting interoper ability programs: Reportable condition mapping table (RCMT).* Retrieved from https://www.cdc.gov/ehrmean ingfuluse/rcmt. html

[55] United States Centers for Disease Control and Prevention (CDC). (2015b). National Center for Health Statistics. National Vital Statistics System. *Datasets and related documentation for birth data.* Retrieved from https:// www.cdc.gov/nchs/nvss/birth_ methods.htm. Accessed on December 12, 2018.

[56] United States Centers for Disease Control and Prevention (CDC). (2018a). *PHIN tools and resources: PHIN vocabu lary access and distribution system.* Retrieved from https://www.cdc.gov/ phin/tools/PHINvads/index.html

[57] United States Centers for Disease Control and Prevention (CDC). (2018b). *United States cancer statistics: Data visualizations.* Retrieved from https://gis.cdc.gov/ Cancer/USCS/DataViz.html.

[58] United States Centers for Disease Control and Prevention (CDC). (2018c). *National Center for Health Statistics data visualization gallery: Visualizing the nation's health.* Retrieved from https:// www.cdc.gov/nchs/data-visualizaion/index.htm

[59] United States Centers for Disease Control and Prevention (CDC). (2018d). *Public-use data files and documentation.* Retrieved from https://www.cdc.gov/nchs/data_access/ ftp_data.htm

[60] United States Centers for Disease Control and Prevention (CDC). (2019a). *Immunization information systems.* Retrieved from https://www2a.cdc.gov/vaccines/iis/iis standards/vaccines. asp?rpt=cvx

[61] United States Centers for Disease Control and Prevention (CDC). (2019b). National Center for Health Statistics. Retrieved from https://www.cdc.gov/nchs/nvss/index.htm

[62] United States Centers for Disease Control and Prevention (CDC). (2019c). *Healthy People 2020 - CDC* https:// www.cdc. gov/nchs/healthy_people/hp2020.htm Apr 1, 2019 ... Healthy People 2020 (HP2020) tracks approxi mately 1,300 ... New for this decade, the HealthyPeople. gov website now integrates all of the HP2020 ... The National Center for Health Statistics (NCHS) is responsible for August 6, 2020 About-CMS/Agency-Information/ OMH/equity-initiatives/chronic-care-management. html

[63] United States Centers for Medicare and Medicaid Services (CMS). (2019c). Retrieved from https:// www.cms.gov/Medicare/ Medicare-Fee-for-Service Payment/sharedsavingsprogram/ program-guidance and-specifications.html

[64] United States Health and Human Services (HHS) (2019). *Health information privacy.* Retrieved from https://www. hhs.gov/ hipaa/for-professionals/privacy/laws-regulations/index.html Accessed August 6, 2020

[65] United States National Cancer Institute. (n.d.). Division of Cancer Control and Population Sciences. National and State Cancer Registries. Retrieved from https://epi.grants. cancer.gov/ registries.html. Accessed on December 12, 2018.

[66] United States National Institutes of Health. (2019). Clinical Research Trials Registries. Retrieved from https://www. nih. gov/health-information/nih-clinical-research-trials you/list-registries Accessed August 6, 2020

[67] United States Office of the National Coordinator (ONC). (2013). *The path to interoperability*. Retrieved from https:// www.healthit.gov/sites/default/files/factsheets/ onc_ interoperabilityfactsheet.pdf

[68] United States Office of the National Coordinator (ONC). (2015). *Connecting health and care for the Nation A shared nationwide interoperability roadmap*. Retrieved from https://www. healthit.gov/sites/default/files/hie interoperability/nationwide-interoperability-roadmap final-version-1.0.pdf. Accessed on December 12, 2018.

[69] United States Office of the National Coordinator (ONC). (2018). *Section 10 population and public health—The ONC HIT Health IT playbook*. Retrieved from https:// www.healthit.gov/ playbook/population-public-health/. Accessed on December 12, 2018.

[70] United States Office of the National Coordinator (ONC). (2019). *Information blocking*. Retrieved from https://www.healthit. gov/ topic/information-blocking Accessed August 6, 2020

[71] World Health Organization (WHO). (2012). Social deter minants of health definition. In *Gender, equity and human rights*. Retrieved from https://www.who.int/ gender-equity-rights/understanding/sdh-definition/en/. Accessed on January 12, 2019.

[72] World Health Organization (WHO). (n.d.-a). Public health surveillance. In *Immunization, vaccines and biologicals*. Retrieved from https://www.who.int/immunization/ monitoring_ surveillance/burden/vpd/en/. Accessed on January 12, 2019.

[73] World Health Organization (WHO). (n.d.-b.). *History of the development of the ICD*. Retrieved from https:// www.who.int/ classifications/icd/en/HistoryOfICD.pdf Accessed date August 6, 2020

[74] Yancy, C. W. (2020). COVID-19 and African Americans | Health Disparities | JAMA ... https://jamanetwork.com/ journals/jama/ fullarticle/2764789 Apr 15, 2020. JAMA Network Home . Abstract. editorial commenticon. Editorial. Comment. related articles icon ... Much has been published in leading medical journals about the ... I am an academic cardiologist; I study health care disparities; and I am ... 2020. https://www.usnews. com/news/ best-states/louisiana/articles/ August 6, 2020

[75] Yasnoff, W. A., O'Carroll, P. W., Koo, D., Linkins, R. W., & Kilbourne, E. M. (2000). Public health informatics: improving and transforming public health in the information age. *Journal of Public Health Management & Practice, 6*(6), 67-75.

[76] Young, R. A., Roberts, R. G., & Holden, R. J. (2017). The chal lenges of measuring, improving, and reporting quality in pri mary care. *The Annals of Family Medicine, 15*(2), 175-182.

第33章 应急计划和应急响应的信息化解决方案

Informatics Solutions for Emergency Planning and Response

Elizabeth（Betsy）Weiner　Lynn A.（Slepski）Nash　著

周川茹　译　　徐艳朵　校

学习目标

- 介绍信息学在应急计划和应急响应中的最新贡献。
- 阐明应急计划和响应工作中设计并应用信息学工具的各种方式，并将其用以辅助支持决策及建立知识库。
- 介绍信息学在计划和应急响应流行病暴发中所发挥的作用，以2009年H1N1流感为例。
- 更新将受益于信息援助的应急管理和应急响应项目领域。

关 键 词

生物恐怖主义；生物监测；灾害；突发事件；公共卫生信息学；疫苗接种

一、概述

全球的自然灾害和恐怖主义事件例数逐年攀升，天灾与人祸对人类的应急能力提出了高要求，制订应急计划、完善应急响应系统是目前高优先级的任务。自然灾害包括地震、海啸、洪水、飓风、台风、森林火灾，以及影响数十亿人的流行病事件。战争与核武器等人为灾害则进一步增加了灾害的复杂性。除自然灾害外，政治与

社会动荡也对人民的生活与生计造成了极大影响，导致数百万人被迫流离失所。2016年，世界卫生组织重新规划了WHO突发卫生事件应急方案，使用全新的应急管理流程对灾害事件进行风险评估、分级和管理，以应对创纪录的1.3亿人"人道主义援助"的需要和疾病暴发对全球造成的持续威胁（WHO，2016）。该新方案着眼于灾害全周期管理，以各国合作为基础，在灾害发生前制订应急计划，在灾害发生时做出应急响应，

并在灾害结束后开展灾后重建。该项目的核心任务是选择并使用恰当的信息学辅助工具。本章旨在探讨信息学与应急计划和应急响应之间的交叉点，以确定信息学在今后所能做出的贡献。

美国对于应急准备的重视程度日益提升。2001 年，"9·11 事件"促使美国意识到国家在应对恐怖主义时的不足与缺陷。同年 9 月 18 日，炭疽攻击事件给美国公共卫生基础设施造成了巨大的压力，生物恐怖主义成为危害人民健康的又一额外致命威胁。美国政府以此为契机，迅速制定应急计划，以更好地应对、管理恐怖主义事件。2009 年，甲型 H1N1 流感的暴发又给公共卫生数据收集带来了新挑战，为应对挑战并有效管理该事件，公共卫生官员创造性地提出了许多有价值的数据收集方案。除此以外，美国大规模枪击事件持续上升，严重影响校园安全。2018 年，发生在佛罗里达州某高中的枪击事件引发了学生的反枪支暴力游行，但国家目前仍未制定枪支管制的相关法律。而学校方面却更新了校园安全计划，使用更好的外来登记系统以维护学生安全。此外，美国为应对恐怖主义事件（如 2013 年波士顿马拉松爆炸案）还采取了其他安全预防措施。Hemingway 和 Ferguson（2014）在 2014 年总结了波士顿马拉松爆炸案的经验教训，并得出结论，应急准备计划的更新必须适应不断变化的灾害类型、不断发展的通信技术和不断改变的救援人力。在本书出版之际，COVID-19 疫情在短短几周内迅速蔓延并严重危害人类健康，成为一种全新的、不断演变的全球威胁。尽管各国对此做出了不懈努力，但仍无法阻止病毒的流行与传播。有关数据驱动决策的重要性也在此事件中尽数体现。

信息学在应急响应中的早期贡献主要集中于灾害监测领域。但随着信息学对应急计划和响应的不断探索，信息学在效率、分析、远程监控、远程医疗和高级通信领域的贡献也逐渐被重视。与此同时，通信传输和信息管理仍然是应急与灾害响应中面临的重要挑战。有效的应急响应有赖于动态、实时的信息收集及分析系统，用以评估应急情境下可能会突然或意外变化的需求及资源。在现场收集的有关灾害事故、伤亡人员、医疗需求、分流和治疗的数据与所需的社区资源（如救护车、急诊室、医院和重症监护室）之间存在至关重要的相互依赖关系。清楚及时准确的了解各类住院设施及救护车资源的信息则能够直接改变灾害现场对于受害者的救援与管理方式，进而给远程通信技术带来无限的机遇与发展前景。智能设备、无线连接、短信服务、社交媒体、定位技术等先进技术均可在灾害事件中得到广泛应用。

目前这些通信技术正被用以提升照护能力和追踪水平，保障受害者和救援人员的安全，优化灾害现场的管理工作，协调应急响应工作，并加强灾害现场和社区资源层面的信息学支持。Mesmar 等（2016）在 2016 年进行了有关灾害期间使用数字技术及其对受灾人群影响的文献综述，描述了使用数字技术所面临的机遇和挑战。该研究共纳入 50 项数字技术，并根据其影响健康的决定因素进行分类。最终发现在灾害期间，应用数字技术能够提升灾害响应过程中的沟通、协调、数据收集和分析能力，从而在保证人道主义的情况下做出恰当、及时的应急响应。但数字技术评价体系的缺乏，以及隐私和公平等问题又对技术的发展与推广带来重大挑战。研究中发现的新型数字技术包括装载电子书和其他电子资源的即时数字教室、用于移动支付的电子现金卡、信用卡大小的计算机（能够与预装了教育材料和信息门户的显示器配套使用），以及便携式医疗设备、机器人技术、口语翻译和 3D 打印等。

2004 年，地震和印度洋海啸给东南亚部分地区带来了毁灭性打击，并暴露出了救援工作中的缺陷。各个民间救援组织及人员之间没有得到充分的协调，进而带来了很多不必要的重复工作与恶意竞争，最终影响救援工作的效率（Birnbaum，2010）。因此 WHO 在全球 6 个区域，150 多个办事处，同 194 个会员国开展合作，旨在加强灾害事件中的全球协作与响应并阻止协调响应之外的民间组织和个人参与救援（WHO，2019）。出于同样的原因，美国也组织开展了应急计划和应急响应工作，而信息学也在这些工作中扮演着愈发重要的角色。

病死率（case fatality rate，CFR）是指因感染某病死亡的人数占被确定为感染该疾病的总人数的百分比，是流行病学的核心指标。然而，单凭CFR并不能说明流行病的全部情况。基本传染数（basic reproduction number，R0）是与CFR同样重要的流行病学指标，指一名患者平均所能感染的人数。来自中国武汉的数据表明，COVID-19疫情暴发初期的R0为5.7（Sanche等，2020）。其他的每日报道数据包括新增病例数，死亡人数和治愈出院人数。此外，关于佩戴口罩控制疾病传播的有效性受到了一定的质疑。Chu等（2020）发现在不佩戴口罩近距离接触足够长时间的情况下，COVID-19感染概率约为17%。2020年5月底，美国经历了"Great Clips事件"（Hendrix、Walde、Findley和Trotman，2020；Washington Post，2020）。在密苏里州的一家Great Clips理发店中，2名有症状的理发师在核酸检测阳性前曾为139名顾客提供理发服务。参照17%的感染概率，139名密切接触者中将会出现约23例感染者，但实际的核酸检测结果（其中一些人接受测试，其余人密切关注时）是"零感染"。从统计学角度来讲，"零感染"是一个极不可能出现的小概率事件（$P=0.000\,000\,000\,004$）。合理的解释是理发师和顾客为保证理发卫生而佩戴了口罩，进而阻断了病毒的传播。由此，我们期望数据驱动决策将有助于最终根除COVID-19。

二、美国联邦应急计划和响应系统

美国大多数的灾害和紧急情况由当地／州的应急人员处理，但当灾害超出地方和州的应对能力时，美国联邦政府则会参与协助。

根据《国土安全总统指令5号文件》（Homeland Security Presidential Directive 5，HSPD5）（White House，2003），国土安全部（Department of Homeland Security，DHS）部长是国内灾害事件管理的主要负责官员，协调并协助联邦政府在美国境内的应急计划与应急响应工作，包括制定应急预案并应对各类恐怖袭击、重大灾害和其他紧急情况，开展灾后重建工作等。联邦政府将会在以下四种情况之一发生时参与协助：①某联邦部门或根据其职权行事的机构请求部长提供协助；②地方或州的灾害应对资源超负荷运转，请求联邦协助；③一个以上的联邦部门或机构实质性地参与了对该灾害事件的响应；④部长在总统的指示下负责管理灾害事件，并承担责任。此外，HSPD5还要求联邦各部门负责人在保护国土安全领域需充分配合国土安全部部长，并迅速达成合作、提供相关支持和资源。

2006年，《流行病和所有危害防范法案》（Pandemic and All-Hazards Preparedness Act）修订了《公共卫生服务法案》（Public Health Service Act），并指派美国卫生与公共服务部（Department of Health and Humar Services，HHS）部长领导联邦公共卫生和医疗部门积极应对各类公共卫生应急事件（Department of Health and Human Services，2010）。该法案中还提出了用以提高国家应对公共卫生问题、医疗灾害及紧急情况的能力的必备条件。具体包括建立近乎实时的全国公共卫生情况电子监测系统，以加强对潜在的灾难性传染病暴发和其他类型的突发公共卫生事件的早期发现、快速响应和应急管理。

2008年1月颁布的《国家响应框架》（National Response Framework，NRF）构建了一个系统的、全国性的、针对所有威胁的灾害应急响应办法（Department of Homeland Security，2008a）。该框架在其前身《国家响应计划》的基础上，详细说明了联邦、州、地方、部落和民间组织等合作伙伴（包括医疗保健部门）之间如何准备和提供统一的灾害响应措施并促进协作的指导原则。该框架强调灾害未发生时的备灾工作，包括规划、组织、培训、装备、演练和应用既往的经验教训，并为 15 项紧急支持功能（emergency support functions，ESF）（DHS，2008b）分别指派牵头的联邦机构负责。为落实国家备灾系统的要求并强调全社区的共同参与，目前该框架已更新到第 3 版（DHS，2016）。第 4 版 NRF 在最近进行了更新，以解决美国政府在应对 2017 年大西洋飓风季及 2018 年加州野火期间所遇到的众多挑战。2017 年《飓风季联邦应急管理局灾后报告》（Hurricane Season Federal Emergency Management Agency After-Action Report）强烈呼吁对 NRF 进行修订，尤其强调在持续数周甚至数月的严重灾害事件中需大力保障重点社区的生命线 [如居民人身安全，食物、水、住宅，卫生和医疗，能源（电力和燃料），通讯，交通运输等]。社区生命线有赖于政府、企业和基础设施部门等多方的共同努力，并且各方相互依赖。任何一方出现问题都会对社区生命线造成严重影响。针对上述情况，第 4 版 NRF 还对"第 14 项紧急支持功能：跨部门业务和基础设施"进行了更新，该功能在更新后需负责通过分析政府和民间组织之间的跨部门响应行动来监测各部门间的相互依赖关系，以更好地应对危害国家公共卫生、安全及经济的灾害事件（DHS，2019）。

ESF 小组负责在应急响应期间提供联邦政府的支持（表 33-1），并在每个职能领域分配一个 ESF 协调部门。美国卫生与公共服务部负责协调公共卫生和医疗，包括收集和处理与危害公众健康有关的信息与指标。

三、案例 33-1：信息学与 2009 年 H1N1

信息学在 2009 年 H1N1 流感的应急响应中做出了杰出贡献。虽然信息学在 COVID-19 疫情中也发挥了重要作用，但在本书出版前尚未得出能够在此进行有效分析与探讨的信息学结论。因此，本文将以 2009 年 H1N1 流感为例进行案例

分析。

在 H1N1 流感暴发之前，一种能够在人群中传播的 H5N1 病毒（A 型禽流感病毒）正在逐渐变异，并随时可能导致流行病暴发。在此背景下，为预防并应对可能出现的流行病，全球专家在之后的几年中合作制定了应急计划与响应方案。20 世纪，共发生了 3 次全球范围内的流感大流行，在全球共造成 5000 多万人死亡，其中美国有近 100 万人死亡（HHS，2005）（表 33-2）。鉴于流行病对全球造成的巨大影响，专家们的工作也引起了社会极大的关注。据美国疾病预防控制中心统计，2009 年 4 月—2010 年 4 月，美国共有 4300 万～8900 万人感染 H1N1 病毒，与 H1N1 相关的死亡人数在 8870～18300 人之间（Shrestha 等，2011）。2010 年 8 月 10 日，世界卫生组织宣布甲型 H1N1 流感全球大流行结束（WHO，2010）。

许多政府认为，具有大流行潜力的病毒一旦出现就会在全球范围内迅速传播，毕竟 1918 年的"西班牙流感"在没有航空旅游交通促进病毒传播的情况下，1 年之内就已蔓延至全球（HHS，2005）。据了解，21 世纪发生的全球流感大流行可能会对全球经济造成重创，特别是在贸易、旅行、食品、消费行业，进而影响投资和金融市场，甚至带来经济和社会动荡。因此，许多国家制定了详细的大流行应急计划，计划采取严密措施（如关闭边境、限制旅行等）延迟病毒入侵本国。

美国专家学者预测了流感暴发的死亡估计数（表 33-3）。1918 年的"西班牙流感"已经造成至少 67.5 万美国人死亡，对世界 1/5 的人口造成了影响。若再次发生类似严重程度的大流行，约有 9000 万美国人会患病，并对医疗系统造成巨大负担，最终导致约 200 万美国人死亡（HHS，2005）。

应急计划的规划者假设病毒将会广泛传播，疫情将会使所有人都处于危险之中，并对资源的重新分配造成阻碍。全球将经历较长持续时间（超过 18 个月）的多波疫情，社区疫情每波

表 33-1　15 项紧急支持功能（ESF）的协调部门职能范围及行动示例

功　能	ESF 协调部门	职能范围	行动示例
ESF#1：运输	美国交通部	运输方式的管理与控制	协调道路的开放，管理航空空域，便于卫生和医疗设施的进入
		运输安全	
		交通基础设施的稳定与重建	
		交通管制	
		交通损害和影响评估	
ESF#2：通信	美国国土安全部（DHS）（网络安全与通信）	协调电子通信和信息技术基础设施	提供并启用卫生和医疗设施所需的应急通信
		协调重建并提供关键的通信基础设施	
		监督联邦响应结构内的通信	
ESF#3：公共建设与工程	美国国防部（美国陆军工程兵团）	基础设施保护和紧急维修	为卫生和医疗设施安装发电机并提供其他临时应急电源
		关键基础设施重建	
		工程服务和施工管理	
		为抢救与维持生命服务提供紧急设施支持	
ESF#4：消防	美国农业部（美国林业局）和 DHS/ 联邦应急管理局（FEMA）（美国消防局）	协调联邦消防活动	协调联邦消防活动，满足公共卫生和医疗设施及团队的资源需求
		支持荒地、农村和城市消防行动	
ESF#5：信息与规划	DHS（FEMA）	事件行动计划	制订协调一致的机构间危机行动计划，并解决健康和医疗问题
		信息收集、分析和传播	
ESF#6：群众照护、紧急援助、住房和公共服务	DHS（FEMA）	群众照护	整合志愿机构和其他机构的支持，包括其他联邦机构和体制外的支持，并为卫生和医疗服务及补给提供资源
		紧急援助	
		临时住房	
		公共服务	
ESF#7：后勤管理与资源支持	美国总务管理局	为国家事件提供全面的后勤规划、管理和维持能力	为餐食、水或其他商品的转运提供后勤支持
		资源支持（如设施空间、办公设备和用品、供应服务）	
ERF#8：公共卫生与医疗服务	美国卫生与公共服务部	公共卫生	为社区提供卫生和医疗支持，并协调跨机构间的合作
		医疗需求激增支持，包括患者转运	
		行为健康服务	
		大规模死亡管理	

（续表）

功　能	ESF 协调部门	职能范围	行动示例
ESF#9：搜救	DHS（FEMA）	建筑结构倒塌（城市）搜救	进行初步的健康和医疗需求评估
		海上 / 沿海 / 水上搜救	
		陆地搜救	
ESF#10：石油及有害物质响应	美国环保局	石油和有害物质污染性质及程度的环境评估	监测事故区域周边卫生和医疗设施附近的空气质量
		环境净化和清理，包括建筑物 / 构筑物和受污染废物的管理	
ESF#11：农业与自然资源	美国农业部	营养援助	与卫生和医疗机构协调处理"人畜共患病"事件
		动植物健康问题应对	
		为动物和农业应急管理提供专业技术、协调和支持	
		肉、禽、蛋制品的安全和防护	
		自然文化资源和历史文物保护	
ESF#12：能源	美国能源部	能源基础设施的评估、维修与重建	协调卫生和医疗设施或依赖电力的医疗人群的电力恢复工作
		能源工业公用设施的协调	
		能源预测	
ESF#13：公共安全与安保	美国司法部（酒精、烟草、枪支、炸药管理局）	设施和资源的安全保障	为卫生和医疗设施或提供服务的移动团队提供所需的公共安全保障
		安全规划和技术资源援助	
		公共安全保障	
		通道、交通和人群控制的援助	
ESF#14：跨部门业务与基础设施	DHS/ 网络安全和基础设施安全局	跨部门合作的评估、分析和态势感知	了解并评估卫生或医疗基础设施或服务中断所带来的连锁影响，消除冲突或优先考虑跨部门需求
		促进与关键基础设施部门的业务协调	
ESF#15：对外事务	DHS	公共事务和联合信息中心	传播关于现有卫生和医疗服务状况或公共卫生风险的公开信息
		政府间（地方、州、部落和领土）事务	
		国会事务	
		私营部门外联	
		所有危险紧急响应行动部落	

引自 Department of Homeland Security. (2008b, June 2016). *National Response Framework. Emergency Support Annexes: Introduction.*

表 33-2 20 世纪 3 次全球流感大流行的基本情况

流行病	美国死亡人数（估计）	全球死亡人数（估计）	致病株	易感人群
1918—1919 年	50 万	4000 万	H1N1	青年人、健康成人
1957—1958 年	7 万	100 万～200 万	H2N2	婴幼儿、老年人
1968—1969 年	3.4 万	70 万	H3N2	婴幼儿、老年人

引自 HHS (2005). *HHS pandemic influenza plan* (p. B-7). Retrieved from https://www.cdc.gov/flu/pdf/professionals/hhspandemicinfluenzaplan.pdf?fbclid=Iw AR0KGbTVDQj2SovXHddSNa3k8kRj5_3IJD988kqDfQF5Rvxu1sFDTITtmPE.

表 33-3 美国中度和重度流感的患病人数、医疗保健利用和死亡人数的估计

分 类	中度（类似 1958 年和 1968 年流感）	重度（类似 1918 年流感）
患病人数	9000 万（30%）	9000 万（30%）
门诊患者	4500 万（50%）	4500 万（50%）
住院患者	86.5 万	990 万
ICU 患者	128 750	148.5 万
机械通气患者	64 875	742 500
死亡人数	20.9 万	190.3 万

以上数据是根据美国既往流行病进行推断而得出的估计值。请注意，这些估计不包括 20 世纪大流行期间未采取干预措施所带来的潜在影响

引自 HHS. (2005). *HHS pandemic influenza plan* (p. 18). Retrieved from https://www.cdc.gov/flu/pandemic-resources/pdf/pan-flu-report-2017v2.pdf.

持续 6～8 周，最终对美国造成 12～16 周的影响（HHS，2005）。预计将会发生一到三波大流行浪潮（OSHA，2007）。此外，规划者还认为，流感高峰期的疫情可能会对超过 40% 的劳动力造成影响，预测员工将会因为感染，或者在学校或日托中心关闭的情况下，需要请假去照顾感染的家庭成员或孩子而缺勤。另外，如果公共交通中断或群众恐慌（如不敢离家）也会导致员工缺勤（DHS，2007）。

因此，联邦政府做了最坏的打算，并迅速制定一系列策略，帮助地方政府制定应急计划，同时表示，联邦政府在流感暴发期间不太可能提供任何形式的援助。例如，美国疾病控制和预防中心（Centres for Disease Control and Prevention，CDC）开发了一个流行病严重程度指数（Pandemic Severity Index，PSI），基于病死率来衡量临床患者中的死亡比例，试图描述流行病的严重程度（CDC，2007）。它的目的是预测大流行的影响，并将其作为是否启动应急计划的触发因素。各个地方的医疗水平与应急能力存在一定差异，CDC 可通过为地方和州的决策者设置不同 PSI，来提供一套与当地医疗资源相匹配的标准化的应急计划启动方案。严重程度指数以病死率为基础，以衡量临床患者中死亡的比例。推荐方案已事先确定，需在疫情暴发初期将 PSI 告知公众，并详细说明当 PSI 达到设定值后需启动的应急计划及公众需配合的内容，以期提高公众的理解程度和依从性。可以使用 PSI 将类似于 1918 年"西班牙流感"的严重流行病定义为 4 级或 5 级，同时伴有 20%～40% 的感染人群。对于严重流行病

来讲，HHS 建议各地区提前做好应急预案，例如儿童停课、关闭托儿所长达 12 周等，同时启动成人社交距离，包括暂停大型公共集会，修改工作场所的日程表和惯例（如远程办公和交替轮班）等。

美国 CDC 通过一个全国性的监测系统监测流感活动、趋势和病毒特征，并利用统计模型估计流感疾病负担（CDC，2010）。2009 年 4 月 21 日，CDC 开始报告通过人与人接触传播的甲型 H1N1 流感病毒呼吸道感染病例，并将其定义为一种急性发热性呼吸道疾病（CDC，2009a 和 2009b）。甲型 H1N1 流感病毒感染可通过以下任一实验室检测进行确诊：实时逆转录聚合酶链反应（real-time reverse transcription-polymerase chain reaction，rRT-PCR）或病毒培养（CDC，2009c）。与此同时，美国 CDC 也开始使用标准化的国家报告机制，在州、地方和国家层面跟踪并报告患病、住院和死亡病例。但在要求进行实际病例数上报后，很快就出现了瞒报、漏报现象。

2009 年 7 月 24 日，美国 CDC 认识到瞒报、漏报现象导致实际病例数远远多于上报病例数，最终放弃了最初的病例统计（CDC，2010）。同时 CDC 还发现，2009 年的 H1N1 流感的严重程度较预期的要低，造成的死亡人数比先前假设的要少。因此，以病死率作为是否启动应急计划的触发点在目前看来是无效的。

因此，专家学者们开始使用如下方法了解流感带来的影响、预测疫情的未来走向。例如，分析发现儿童和年轻人在 H1N1 流感中面临着更高的感染风险，因此教育部开始调查教师和学生的缺课现象，关注学校停课和旷课情况。与此同时，每个基础设施与资源部门每周都会与合作的私营企业举行电话会议，以了解为公众提供的基础设施与资源业务是否存在中断的可能性。而全国药品零售数据监测系统跟踪了 29000 多家零售药店、杂货店和大型商品商店中非处方药（over-thecounter，OTC）的实时购买情况，如退

烧药和流感治疗药物等。匹兹堡大学的这一系统（2014a）用于提供自然发生的疾病暴发和生物恐怖主义的早期检测。

CDC 进而开始使用估计值了解疫情情况。利用 BioSense 的流感模块，通过追踪 500 多个地方和州的卫生部门、医院急诊科、实验室反应网络、健康信息交换中心及国防部和退伍军人事务部的数据追踪流感情况。实时暴发疾病监测系统（Real-time Outbreak Disease Surveillance，RODS）能够从临床医院获取患者的主诉信息，并使用贝叶斯分类器将其分为七个典型症候类别。同时，将相关数据存储在关系数据库中，使用单因素和多因素统计分析，并能在计算机算法在症候计数中识别到的异常情况时提醒相关人员（University of Pittsburgh，2014b）。在解释这些估计数字时，一项研究假设，2009 年 4 月—7 月，每报告 1 例经实验室确诊的 H1N1 病例，在人群中存在的总病例数约为 79 例；每增加 1 个确定的住院病例，就有可能还有 2.7 人需要住院（Reed 等，2009）。

因为美国 CDC 担心医疗保健系统的有限接诊能力将不堪重负，H1N1 检测试剂盒等有限资源将被耗竭，所以发布了更新的自我诊疗指南并告知公众不再需要进行 H1N1 检测。为缓解医疗保健系统的沉重压力，鼓励有轻微流感症状的患者利用护士提供的咨询服务解疑答惑，而不是寻求医疗保健提供者的预约。与此同时，美国政府建立了首个一站式联邦网站，其中的信息包括疫情常见问题，以及针对个人、家庭、企业和医疗保健专业人员的联邦机构间信息传递。该网站还包括为学校及社区量身定制的规划文件，并包括针对特殊人群的目标信息。其中一个非常实用的网站是流感疫苗定位器，内含一个数据库，公众可使用本人所处地区的邮政编码搜索，即可了解到附近供应疫苗诊所的位置。

HHS 也第一次使用社交媒体与年轻人沟通交流，当意识到大量的年轻人被感染，HHS 基于 Facebook 启动了 "I'm a Flu Fighter！" 的应

用程序，并鼓励社交媒体用户将有关 H1N1 的信息（如在哪里接种 H1N1 疫苗等）转发给他们的 Facebook 好友（Mitchell，2010）。

近年来出现的其他病毒由于没有引起持续且有效的"人传人"，所以不能归类为"大流行"。而信息学在流行病报告和分析中一直占有重要地位，H5N1（俗称"禽流感"）就是一个很好的例子。2013 年 7 月，WHO 共宣布 630 例 H5N1 确诊病例，自 2003 年以来该病毒共导致 375 人死亡，但仍不符合"大流行"标准（WHO，2013）。同样在 2013 年，美国家庭医生学会（2013）报道称，H7N9 的病例数量在中国停滞不前，但"大流行"的潜力仍然存在。H7N9 是一种很凶险的病毒，可导致严重的呼吸系统疾病，死亡率约为30%（Li 等，2014）。另外，H7N9 对家禽没有致死作用，给疫情防控工作带来了巨大的挑战。近年来的其他威胁还包括 2013 年在沙特阿拉伯出现的一种新的呼吸道传染性疾病，即中东呼吸综合征（MERS-CoV）（Todd，2014）。除此以外，我们还应对了其他非流感但同样具有大流行潜力的病毒，包括埃博拉病毒（2014—2016）（Bell 等，2016）和寨卡病毒（2015）（WHO，2018）。虽然埃博拉病毒通过血液传播，寨卡病毒通过虫媒传播，但每一例传染病患者的出现都再次强调了尽可能做好准备的必要性，因为早期检测和公众防护意识能够带来更快、更有效的公共卫生响应。最近一次的流行病暴发是 COVID-19，于 2020 年3 月 11 日被宣布为威胁全球的"大流行"（WHO，2020）。

回顾 2009 年 H1N1，美国政府在流感大流行中行之有效的策略，以及其他新出现的传染病的应对措施，并发布了更新后的 2017 年大流行流感计划（HHS，2017）。该计划以既往的成功经验为基础，确定了疫情期间了五个主要工作领域：①诊断检测和疾病监控；②呼吸道防护；③加快疫苗和抗病毒药物的研发；④现代化医疗对策的分配与管理；⑤应对卫生保健需求激增的策略。信息学在其中两个领域具有极大的潜力：

通过将信息技术和现代供应链与人类行为模式和照护需求模式联系起来，能够加强医疗对策的分配和管理，而在疫情期间激增的医疗需求又受到帮助大众寻求医疗照护、做出医疗决策的信息学工具的影响，因此信息学的介入对于促进人们得到安全、适宜且符合需求的照护有重要意义。美国目前正在与 WHO 开展大量工作，以改进国际应急计划工作以及信息和数据的快速交流。

Todd（2014）得出结论，由于所有病毒突变都是不可预测的，所以无法预测现有病毒中的任何一种或某一种新出现的病毒是否会导致新的"大流行"。因此，全球必须在严密监测工作中继续努力。

（一）医疗保健消费者在监测工作中的贡献

在上述 H1N1 病例研究中，医疗保健消费者的数据是疾病监测模型中的重要组成部分，增加了 CDC 收集的数据。出现该现象的原因是，疫情期间消费者比以往任何时候都更有机会参与疫情防控工作。在某些情况下，"参与"是一种有意识的决定，但在另一些情况下，消费者也可能在不知不觉中参与了信息学的某一过程。

以外部消费数据为基础的 CDC 监测系统的优势在于显著缩短了 CDC 公开报告数据的发布滞后时间，目前估计该时间为 10～14 天（Ginsberg 等，2009）。电话分诊数据能够被用来帮助跟踪特定地理位置的流感，具有实时更新的独特优势。此外，还能够以标准格式获取患者的人口统计学数据和疾病症状。与此同时，还可由医师将疑似或确诊流感患者的数据上传至医师组专有系统中，进而获得流感数据。到目前为止，在 2009 年 H1N1 疫情的流感监测中，Google 的流感趋势监测系统受到了最广泛的关注。该系统假设，在互联网上搜索流感相关话题的人数与流感感染人数之间存在相互关系。随后将 Google 流感趋势与 CDC 公布的数据进行比较后发现，基于"互联网搜索量"预测的流感估计值与 CDC

的实际监测数据的确具有强相关性（Ginsberg 等，2009）。

（二）信息学与事件管理

长期以来，信息技术人员一直在灾后重建应急计划领域发挥着重要的作用，但目前他们需要适应一个新角色，作为应对灾难和紧急情况的更全面团队的一部分，以应对灾害和紧急情况。事件管理系统（Incident Management System，IMS）最初用于消防救援，通过多辖区和跨部门的方式控制火灾现场。IMS 以指挥官领导的分级指挥链为核心，由指定人员参考并遵循特定的工作操作表来对每一项工作进行分配。同时，该系统通过通用语言改善各部门间的沟通，允许救援人员在管理地点之间移动，并帮助所有的救援参与者了解已建立的指挥链。目前，IMS 已针对医院这一特定使用环境进行了调整，被称为医院事故指挥系统（Hospital Incident Command System，HICS）。

紧急行动中心（Emergency Operations Center，EOC）是事件管理团队召开会议进行决策、沟通和协调等各种活动以响应事件的地点。准确、实时采集关于受害者需求、救援人员和可用资源等数据对于整体协调至关重要。表 33-4 展示了各项技术可用于捕获和展示数据的功能，以提高 EOC 的态势感知能力，从而做出最明智、有效的决策。此外，表中还描述了有助于事件管理系统的信息处理工作。

（三）信息学与志愿服务

医疗保健志愿者是大规模伤亡事件中救援团队的必要组成部分，但也给人员的管理带来了挑战。如何统计志愿者的数量，使他们不被重复录入？如何培训志愿者使其有效地执行救援任务？志愿者的赔偿责任问题如何处理？是否有适合志愿者的救援任务？某些州会在护士更新护士执照时为其提供志愿服务的机会。那么是否有可能建立全国范围的志愿者数据库，而不仅只局限于州

内共享？是否应该建立一个系统将志愿者信息共享给更广泛的群体？目前只有少数州要求护士完成应急响应方面的继续教育才能更新执照，那么这项要求应该推广至全国吗？

联邦政府确实有一个系统用以管理、组织愿意在紧急情况下前往其他地区展开救援的团队。这些团队被称为灾难医疗援助团队（disaster medical assistance team，DMAT）。激活 DMAT 后，团队成员将被联邦化或成为联邦政府的临时雇员，他们的执照和认证将得到所有州的承认，并由联邦政府承担其服务责任。

HHS 建立了医疗储备团（Medical Reserve Corps，MRC）和卫生专业志愿者预先登记应急系统（Emergency System for Advance Registration of Volunteer Health Professionals，ESAR-VHP），旨在提高国家应对突发公共卫生事件的能力。MRC 在 2002 年布什总统的国情咨文演讲后成立，源于布什总统在演讲中呼吁所有美国人参与志愿活动以支持国家工作（State of the Union Address，2002）。MRC 是一个由社区志愿者单位组成，致力于改善当地社区的健康、安全和复原力的全国性网络。MRC 志愿者包括医疗和公共卫生专业人员，如医生、护士、药剂师、牙医、兽医和流行病学家等。许多社区成员，如翻译员、牧师、办公室职员、法律顾问等均可在团队中担任关键的支持职位。例如，MRC 部门经常使用经过信息学培训的护士来编译所需的数据库，具体的细节主要取决于当时的响应工作。在撰写本文时，MRC 共有 850 个社区单位，包括 175 000 名志愿者（MRC，2020）。

国家 ESAR-VHP 计划能够指导并帮助各州制定基于本州实际情况的标准化应急计划，并在紧急情况或灾难发生之前注册并验证卫生专业志愿者的证书（ESAR-VHP，2020）。各州的标准化应急计划需根据一套通用的国家标准制定，并且各州都需要收集并验证相关志愿者的身份、执照状态、特权和证书等信息，确保每个州能够在紧急情况下快速识别并协调卫生专业志愿者。这

表 33-4　技术和信息学对事故管理的贡献

功　能	可用技术	信息学处理工作
事件指挥中心数据	• 智能白板 • 电子数据平台操作界面 • 资源建模 • 互联网访问信息资源 • 人员配备和调度记录 • 用于捕获数据和决策的电子日志 • 资源库存 • 资源分配器数据库 • 带有工作行动表的在线灾难手册	• 组织和检测数据中的模式和趋势 • 预测资源需求和安全区域 • 访问额外的数据和信息 • 以法律和财务的目的记录和处理决策 • 分析数据以确定统计意义 • 报告和分析网络监控系统 • 促进数据收集和词汇的标准化
通信	• 固定电话 • 无线电通信 • 手机 • 卫星电话 • 业余无线电 • 第三代和第四代无线设备 • 电子邮件 • 互联网、Twitter、Facebook、YouTube • 电视和广播公告电子商务	• 标准化的词汇和角色 • 为确定数据传输的优先级和准确性而制订的通信标准 • 从现场收集的数据被发送回紧急行动中心 • 数据收集和分析有助于态势感知
患者追踪	• 全球定位系统 • 条码追踪 • 射频识别	• 为分诊和运输目的而处理的数据和信息 • 为确定灾害程度而收集的数据
救援人员安全	• 辐射监测器及徽章 • 无线电通信 • 全球定位系统 • 手机	• 数据收集和监测以确定安全辐射水平 • 蜂窝三角测量以确定位置
救护车追踪	• 全球定位系统 • 手机 • 无线电通信	• 监测分诊和入院情况
患者数据采集与监测	• 电子记录 • ED 状态系统 • 无线监测 • 药店电子记录	• 收集和分析跨地理区域的趋势

个注册系统涵盖了能够参与地方一级（如 MRC）和州一级（如 DMAT、州医疗响应小组）应急组织工作的志愿者的信息。此外，ESAR-VHP 计划还将不愿加入组织单位的个人志愿者纳入其中，以便建立全面的志愿者人才库。值得一提的是，

国家 ESAR-VHP 计划提供了唯一、集中的信息来源，有效地促进了卫生专业志愿者的州内、州际、州与联邦之间的部署与转移。

大多数志愿者需要在参与应急事件之前接受培训。MRC 规定需要基于志愿者能力对其进行

培训。此外，美国红十字会在灾难期间的志愿服务历史悠久，提出基于护士在救援工作中扮演的角色对其进行培训的要求。事实上，无论护士在救援前属于哪个集体，救灾现场都需要促进护士成为现有组织 / 团体中的一员，而不是简单地出现在救灾现场。而以上所有应对措施的有效实施都需要以信息学解决方案为基础，将这些以上工作成果纳入一个标准化的信息登记册中，最终在响应和救援工作中做出更明智的决策并提高服务效率。

（四）灾害电子健康档案与追踪

电子健康档案（EHR）的普及能够为灾害期间的患者就医、医疗救援提供极大便利。美国国家卫生信息技术协调办公室（ONC）最近的所有举措都表明，EHR 通过共享可交互的临床信息数据库，极大地改善了流动患者的临床数据的访问与收集问题。ONC 在卡特里娜飓风期间推出了 "Katrina Health" 项目，该项目通过从联邦政府和私营部门处汇集信息资源来说明 EHR 在灾害救援中的巨大潜力。Katrina Health.org 为卡特里飓风的疏散人员提供了一项免费且可靠的在线健康服务，该网站能够为受灾患者及其授权的医疗保健提供者提供患者在撤离前服用的处方药清单，在患者不慎遗失药物或病历的情况下发挥了重要作用（Weisfeld，2006）。

2011 年 5 月 22 日，EF5 级龙卷风袭击了密苏里州的乔普林，EHR 在这次灾害中再次展示了它的重要性（Abir、Mostashari、Atwal 和 Lurie，2012）。圣约翰地区的医疗中心在这次龙卷风中遭受了重大损失，并造成 5 人死亡。幸运的是，EHR 系统在灾害发生前三周开始实施，并在密苏里州的斯普林菲尔德留有备份。因此借助 EHR，信息学工作人员不仅能够访问患者的电子病历，还能够修改各医疗单元的名称和床位，用以统计由于主设施损坏而需要添置的临时设施。在 EHR 的帮助下，某些地区的医疗活动也得以恢复，用以替代被破坏的医疗中心，为患者提供必要的照护服务。

DeMers 等（2013）描述了一种安全、可扩展的灾难电子病历（EMR）和追踪系统，并称之为 "灾难医疗响应无线互联网信息系统"（Wireless Internet Information System for medical Response in Disasters，WIISARD）。该系统是基于现有技术手段而搭建的手持无线连接 EMR 系统，通过将智能手机连接到射频识别阅读器就能够有效地跟踪事故造成的人员伤亡，并使用标准化医疗电子数据交换方案（HIPAA 法案）将患者的院前 EMR 与接收医院 EMR 进行有效合并。医疗信息还可通过加密网络传输给团队成员、医疗派遣和接收医疗中心。目前，该系统已进行了多次现场测试，并取得了优异效果。Fayaz-Bakhsh 和 Sharifi-Sedeh（2013）在此基础上指出，陆地电信基础设施近乎或完全崩溃是灾害导致的典型后果之一，使得灾害管理人员难以获得手机信号或互联网连接。WIISARD 团队认识到该问题后开始使用临时现场网络，该网络无须借助传统通信网络系统就可以实现信息的传输（Chan、Griswold 和 Killeen，2013）。

Taylor 和 Ehrenfeld（2017）指出，从 2005 年卡特里娜飓风到 2017 年哈维飓风的 12 年中，EHR 的持续改进促使人们在面对灾难时仍能提供安全、连续的医疗照护。患者互动门户网站允许患者远程访问实验室检查结果和药物使用情况，以便其他社区的医疗保健提供者能够更好地了解患者病史，提供更加精准的治疗方案。

患者 / 受害者追踪是灾害期间的另一项重要任务。在多个地理位置分配各种资源会使得决策过程变得复杂，实时、准确的信息对于了解灾害情况至关重要，而充分了解灾害情况又是在快速变化的事件中及时做出有效决策的基础。因此如何将患者分配到匹配的医院、如何充分且准确的追踪患者是目前的主要挑战。为了解决以上问题，相关研究者开发了一个受害者追踪系统（Victim Tracking and Tracing System，ViTTS）（Marres、Taal、Bemelmann、Bouman 和 Leenen，

2013）。ViTTS 将会在灾害现场对受害者进行早期的、唯一的登记，并可将其信息传输到后期的接收系统（就诊医院、社区系统）中。

另外，还开发了联邦系统以应对地方、州请求联邦政府支持患者转运的情况。联邦患者转运系统（2017）由患者疏散、医疗协调、转运途中医疗照护、患者追踪和重新进入五个部分组成，能够帮助联邦机构将患者从灾难现场转移至美国未受灾地区。当患者转运数量超过当地转运能力时，则可使用系统请求联邦政府的帮助。

移动医疗技术同样在改善受害者追踪、分类、患者照护，设施管理和全灾区决策方面发挥着关键作用。Callaway 等（2012）认为，在海地地震中使用移动医疗技术可以更好地整合灾后医疗服务。海地地震发生后，技术人员立即开发、使用并评估了一种新型的电子病历追踪系统，并选择了一个基于 iPhone、名为 "iChart" 的移动技术平台作为系统的载体。在系统运行过程中，共有 617 名患者的电子病历进入了追踪系统。因此在患者转运时，接诊医院有足够的能力依据电子病历对患者进行分类。因此，用户评价 "iChart" 显著提高了医疗交接和护理的连续性。考虑到志愿者医生在到达和离开医院的时间具有极强的不确定性，移动应用程序还通过保留患者基本信息数据库来适应志愿者医生不断变化时间表。该在线数据库还能生成每日人口普查数据，并可将医疗信息标准化为同一种语言。

Case 等（2012）通过文献回顾确定了能够辅助灾害医学的移动技术，并将其应用于五个领域：①灾害现场管理；②人员伤亡的远程监控；③医学影像传输；④决策支持系统；⑤野战医院信息技术系统。

（五）展望

虽然 2009 年的 H1N1 流感比预测情况好很多，但信息学在疫情中辅助应急计划和响应的表现依旧十分亮眼。由于 H1N1 病毒出现在北美而非海外，所以美国面对疫情时并没有充足的准备时间（Roos，2017）。而从这一事件中吸取的经验教训包括：在早期阶段由于只对最严重的病例进行报告，H1N1 疫情的严重性被高估。疫苗研发需要 6 个月，大量生产需要 8 个月。医疗保健信息技术投资是医疗保健改革的必要基础，将疫苗接种记录等潜在有价值的信息与随后使用的医疗保健服务系统链接起来，能够获得关于疫苗有效性和不良事件的信息（Lurie，2009）。虽然疫苗接种和（或）抗病毒药物的购买对于群众来讲不是必要的，但地理信息系统数据的应用与推广能够更好地对疫苗接种与药品购买地点进行管理（Chung，2017）。美国 CDC 已经与 WHO 开展了密切合作，确保众多数据库之间能够相互链接，随着时间的推移，数据库之间的链接将会得到很大的改善与提升。近期拒绝为孩子接种疫苗的美国公民显著增加，提醒政府完善疫苗接种登记是当前非常重要的任务。虽然疫苗研究正如火如荼地开展，倘若群众不接种疫苗，那么世界上最好的疫苗也将无济于事。另外，持续关注社交媒体上的趋势分析和文本信息分析，仍将会对灾害医疗照护提供极大的帮助。

与此同时，利用 "网格化管理" 链接全国的多台计算机，并允许数据源共享和大量健康信息的浏览也将是接下来的重要工作。网格参与者能够在不移动实际数据的情况下分析其他管辖区的数据，但这一举措也将面临数据共享后所带来的隐私泄露问题，保护个人隐私将会是接下来的重要工作。

近几年的飓风灾害给以美国东南部为代表的地区带来极大的影响，如何在安全地区为撤离群众提供适宜的住所成为一个棘手问题。其中，需要特别关注有特殊需求的庇护所。但目前关于这些有特殊需求庇护所的优化方法，或者将相关撤离群众送往此类庇护所的交通问题的研究很少。综合考虑当地庇护所的接待能力制定了一个框架将重点专注老年人的住所问题，以最大限度地提高弱势群体在撤离过程中住所的可及性（Horner、Ozguven、Marcelin 和 Kocatepe，2018）。

建立可交互的患者数据库是 ONC 一直以来的目标。特别是当受害者从其传统的医疗卫生环境中脱离出来时，可交互的数据库将有助于提升患者数据的可及性。灾害救援过程中的医疗服务点能够通过移动设备获取患者数据，提高了辅助决策的数据的质量，帮助医疗保健提供者在有限的时间和资源内做出关键决策。允许患者数据在国际传输无疑将有助于患者不受地点限制接受适宜的医疗服务。国际传输标准也因此成为提升国家间数据共享的重要因素。

四、结论

总之，2009 年的 H1N1 疫情依旧是应急计划和响应的典型案例。H1N1 的病例上报情况告诉我们这样一个现实情况，即由于漏报现象的存在，实际流感病例的数量统计依旧充满挑战。信息学是在应急响应中的一个新兴领域，具有快速支持传染性疾病早期识别（如大流行病流感）、减少生命损失和有限资源的消耗的潜力。研究人员使用自动化特定病例的疾病监测应用程序（如 BioSense、ESSENCE 和 RODS）和零售数据追踪（如 OTC 药物购买）的方法收集、分析和呈现实时疫情信息，使得大众能够立即知晓以往需要数天才能收集得到的信息。与此同时，技术发展也将进一步的提高信息学在紧急情况下做出首次预警的能力。

消费者自身在寻求数据和信息资源等过程中也在一定程度上扮演了疫情监测的角色。日益普及的社交媒体更为数据收集和趋势分析提供了新的思路。

协调一致的应急响应工作需要在高效决策的基础上进行良好沟通。特别是在医疗资源日益减少的时代，信息学能够为促进良好沟通做出贡献。除此以外，信息基础设施在持续监测数据、标准化合并数据、辅助发现重要模式的技术强化

处理与分析、统一诊断工具和治疗方案、提升通信技术方面发挥了重要作用。综上，信息化解决办法仍旧是应急计划和响应工作的核心。

最后，COVID-19 将各种各样的数据带进了人们的日常生活中。一部分国家领导人选择依靠这些数据并做出以数据为支撑的决策，但仍有部分领导人忽略这些数据的重要意义，选择顺从于政治和经济压力。但孰对孰错我们尚无定论，只有在疫情结束后对这些决策进行透彻的分析才能回答这些问题。

自测题

1. 关于灾害的两种分类，以下正确的选项是什么？
   A. 自然灾害和人为灾害
   B. 自然灾害和飓风灾害
   C. 自然灾害和海啸灾害
   D. 人为灾害和恐怖主义

2. WHO 在 2016 年报告更新的三个应急管理流程是什么？
   A. 风险评估、分级和管理流程
   B. 通信、住房和疫苗接种流程
   C. 对紧急情况、通信和地理信息服务进行分级的流程
   D. 以上均不是

3. 应急和灾害响应共同面临的挑战是什么？
   A. 寻找并管理志愿者的时间
   B. 通信传输和信息管理
   C. 向灾区运送物资并安排救援人员
   D. 以上均不是

4. Mesmar 等在 2016 年总结了哪些灾害期间能够使用的新技术？
   A. 装载电子书和其他电子资源的数字教室
   B. 电子现金卡和信用卡大小的计算机

C. 机器人技术和 3D 打印

D. 以上所有

5. 是什么事件让美国意识到，创造性地提出有价值的数据收集解决方案能够有效地管理传染病和大流行病？

　　A. 飓风对波多黎各居民健康的影响

　　B. 2009 年的 H1N1 疫情

　　C. 密西西比州的洪水霍乱

　　D. 美国没有面临大流行

6. 负责美国灾害事件管理，协调联邦政府在美国境内的应急计划与响应工作的主要联邦官员是谁？

　　A. 美国国家协调员

　　B. 世界卫生组织秘书

　　C. 美国国土安全部部长

　　D. 美国联邦应急管理局局长

7. 关于 2017 年大流行流感计划在应对新发传染病计划的基础上确定的五个主要工作领域，以下正确的选项是什么？

　　A. 诊断监测和疾病监控、呼吸道保护、加速疫苗研发、使医疗对策的分配和管理现代化、应对卫生保健需求激增的策略

　　B. 监测天气和当地医院的可用床位变化

　　C. 监测受灾地区的交通和天气变化

　　D. 以上均不是

8. 患者转运系统的组成部分是什么？

　　A. 交通和信息管理、人员配备和救援团队

　　B. 患者疏散、医疗协调、转运途中医疗照护、患者追踪和重新进入

　　C. 患者分诊和信息管理

　　D. 病案转运、患者人员配备和信息管理

9. 目前正使用什么信息技术以更好地管理疫苗接种和（或）抗病毒药物分发？

　　A. 分析实时信息以评估可能突然和意外变化的

需求和可用资源

　　B. 现场收集的关于灾害类型、人员伤亡情况、医疗需求情况等数据

　　C. 关于可用与诊治和社区所需资源的数据，如救护车数量、急诊和重症监护室床位、医院接诊能力等

　　D. 促进地理信息系统数据的应用

10. 近几年在美国东南部的飓风灾害提示美国需要增加哪种非信息技术的支持？

　　A. 在安全地区为撤离群众提供适宜的住所

　　B. 智能设备、监控摄像头和患者健康档案

　　C. 患者个人健康档案、免疫接种史和用药情况

　　D. 以上所有

答案

　　1. A。自然灾害包括飓风、地震和火灾等，人为灾害包括恐怖主义等。

　　2. A。这三个应急管理流程包括风险评估、分级和管理。

　　3. B。紧急情况和灾害响应方面最持续的挑战仍然是通信传输和信息管理。

　　4. D。Mesmar 等的研究发现新型数字技术包括装载电子书和其他电子资源的即时数字教室、用于移动支付的电子现金卡、信用卡大小的计算机（能够与预装了教育材料和信息门户的显示器配套使用），以及便携式医疗设备、机器人技术、口语翻译和 3D 打印等。

　　5. B。2009 年的 H1N1 疫情。

　　6. C。国土安全部部长是负责美国灾害事件管理的主要联邦官员，协调联邦政府在美国境内的应急计划与响应工作。

　　7. A。2017 年大流行流感计划在新发传染病计划的基础上确定了五个主要工作领域，包括：诊断监测和疾病监控、呼吸道保护、加速疫苗研发、使医疗对策的分配和管理现代化、应对卫生

保健需求激增的策略。

8. B。患者移动系统的组成部分包括患者疏散，医疗协调，转运途中医疗照护，患者追踪和重新进入。

9. D。地理信息系统数据是用来更好地管理疫苗接种和（或）抗病毒药物分发的信息技术。

10. A。在美国东南部发生的飓风提示需在安全地区为撤离群众提供适宜的住所。

参考文献

[1] Abir, M., Mostashari, F., Atwal, P., & Lurie, N. (2012). Electronic health records critical in the aftermath of disasters. *Prehospital and Disaster Medicine, 27*(6), 620-622. doi:10.1017/S1049023X12001409

[2] American Academy of Family Physicians. (2013). *H7N9 case numbers stalled, but pandemic potential remains.* Retrieved from http://www.aafp.org/news-now/health-of the-public/20130516h7n9.html. Accessed on May 22, 2020.

[3] Bell, B. P., Damon, I. K., Jernigan, D. B., Kenyon, T. A., Nichol, S. T., O'Connor, J. P., & Tappero, J. W. (2016, July 8). Overview, control strategies, and lessons learned in the CDC response to the 2014-2016 Ebola epidemic. *MMWR Supplements, 65*(3), 4-11. doi:http://dx.doi. org/10.15585/mmwr. su6503a2external icon

[4] Birnbaum, M. L. (2010). Stop!!!!!. *Prehospital and Disaster Medicine, 25*(2), 97-98.

[5] Callaway, D. W., Peabody, C. R., Hoffman, A., Cote, E., Moulton, S., Baez, A. A., & Nathanson, L. (2012). Disaster mobile health technology: Lessons from Haiti. *Prehospital and Disaster Medicine, 27*(2), 148-152.

[6] Case, T., Morrison, C., & Vuylsteke, A. (2012). The clinical application of mobile technology. *Prehospital and Disaster Medicine, 27*(5), 473-480.

[7] Centers for Disease Control and Prevention (CDC). (2007). Pandemic Severity Index. Retrieved from https://www. cdc.gov/media/pdf/mitigationslides.pdf. Accessed June 14, 2019.

[8] Centers for Disease Control and Prevention. (2009a). *Swine Influenza A (H1N1) Infection in Two Children — Southern California, March-April 2009.* Retrieved from https://www.cdc. gov/mmwr/preview/mmwrhtml/ mm5815a5.htm. Accessed June 16, 2019

[9] Centers for Disease Control and Prevention (CDC). (2009b). *Update: Infections with a swine-origin influenza A (H1N1) virus—United States and other countries, April 28, 2009.* Retrieved from http://www.cdc.gov/mmwr/ preview/mmwrhtml/ mm5816a5.htm. Accessed on May 22, 2020.

[10] Centers for Disease Control and Prevention. (2009c). Outbreak of Swine-Origin Influenza A (H1N) Virus Infection—Mexico, March—April 2009.. Retrieved from https://www.cdc.gov/ mmwr/preview/mmwrhtml/ mm5817a5.htm. Accessed June 16, 2019.

[11] Centers for Disease Control and Prevention (CDC). (2010). *CDC estimates of 2009 H1N1 influenza cases, hospitalizations and deaths in the United States, April 2009- April 10, 2010.* Retrieved from https://www.cdc.gov/ h1n1flu/estimates/April_March_13.htm. Accessed June 16, 2019.

[12] Chan, T. C., Griswold, W. G., & Killeen, J. P. (2013). Author reply. *Prehospital and Disaster Medicine, 28*(6), 647. doi:10.1017/S1049023X13009047

[13] Chung, C. A. (2017, March/April). Use of geographical infor mation system data for emergency management points of distribution analysis with POD Locator 2.0. *Journal of Emergency Management, 15*(2), 99-105. doi:10.5055/ jem.2017. 0318

[14] Chu, D. K., Akl, E.A., Duda, S., Solo, K., Yaacoub, S., & Schunemann, H.J. (June 27,2020). Physical distancing, face masks, and eye protection to prevent person-to person transmission of SARS-COV-2 and COVID-19: A systematic review and meta-analysis. The Lancet, 395(10242), 1973-1987. DOI:https://doi.org/10.1016/ S0140-6736(20)31142-9

[15] DeMers, G., Kahn, C., Johansson, P., Buono, C., Chipara, O., Griswold, W., & Chan, T. (2013). Secure scalable disaster electronic medical record and tracking system. *Prehospital and Disaster Medicine, 28*(5), 498-501. doi:10.1017/S1049023X13008686

[16] Department of Health and Human Services (HHS). (2005). *HHS pandemic influenza plan.* Retrieved from https:// www.cdc.gov/flu/pdf/professionals/hhspandemicinflu enzaplan.pdf?fbclid=Iw AR0KGbTVDQj2SovXHddSNa3 k8kRj5_3IJD988kqDfQF5Rv xu1sFDTITtmPE. Accessed June 16, 2019

[17] Department of Health and Human Services (HHS). (2007). *Interim pre-pandemic planning guidance: Community strategy for pandemic influenza mitigation in the United States.* Retrieved from www.pandemicflu.gov/plan/ community/ community_mitigation.pdf.

[18] Department of Health and Human Services (HHS). (2010). *Pandemic and all hazards preparedness act.* Retrieved from www.phe.gov/Preparedness/legal/pahpa/Pages/ default.aspx. Accessed on May 22, 2020.

[19] Department of Health and Human Services (HHS). (2017). *Pandemic influenza plan: 2017 update.* Retrieved from https:// www.cdc.gov/flu/pandemic-resources/pdf/ pan-flu-report-2017v2.pdf. Accessed on May 22, 2020.

[20] Department of Homeland Security. (2007). *Pandemic influenza preparedness, response, and recovery guide for critical infrastructure and key resources.* Retrieved from https://www.dhs.gov/sites/default/files/publications/cikr pandemicinfluenzaguide.pdf. Accessed on May 22, 2020.

[21] Department of Homeland Security. (2008a). *Introducing the*

National Response Framework. Retrieved from http:// www. fema.gov/pdf/emergency/nrf/about_nrf.pdf. Accessed on May 22, 2020.

[22] Department of Homeland Security. (2008b). *National Response Framework. Emergency Support Annexes: Introduction*. Retrieved from http://www.fema.gov/pdf/ emergency/nrf/nrf-esf-intro.pdf. Accessed on May 22, 2020.

[23] Department of Homeland Security. (June, 2016). *National Response Framework (Third Edition)*. Retrieved from https:// www.ready.gov/sites/default/files/2019-06/national_ response_ framework.pdf. Accessed on May 22, 2020.

[24] Department of Homeland Security. (October 28, 2019). *National Response Framework (Fourth Edition)*. Retrieved from https://www.fema.gov/media-library-data /1582825590194-2f000855d442fc3c9f18547d1468990d/NRF_FINALApproved_ 508_2011028v1040.pdf. Accessed July 26, 2020

[25] ESAR-VHP. (2020). *The emergency system for advance registration of volunteer health professionals*. Retrieved from http://www.phe.gov/esarvhp/Pages/about.aspx. Accessed on May 22, 2020.

[26] Fayaz-Bakhsh, A., & Sharifi-Sedeh, M. (2013). Electronic medical records in a mass-casualty exercise. *Prehospital and Disaster Medicine, 28*(6), 646. doi:10.1017/ S1049023X13009047.

[27] Federal Emergency Management Agency. (2013). *Crowdsourcing disasters and social engagement multiplied*. Retrieved from http://www.fema.gov/ blog/2013-08-02/ crowdsourcing-disasters-and-social engagement-multiplied#. Accessed on May 22, 2020.

[28] Retrieved from https://asprtracie.s3.amazonaws.com/docu ments/aspr-tracie-federal-patient-movement-overview factsheet. pdf. Accessed on May 22, 2020.

[29] Frankel, T. C. (June 17, 2020). The outbreak that didn't happen: Masks credited with preventing coronavirus spread inside Missouri hair salon. The Washington Post. Retrieved from https://www.washingtonpost.com/business/2020/06/17/masks-salons-missouri/. Accessed July 13, 2020.

[30] Ginsberg, J., Mohebbi, M., Patel, R., Brammer, L., Smolinski, M., & Brillant, L. (2009). Detecting influenza epidemics using search engine query data. *Nature, 457*, 1012-1015. doi:10.1038/ nature07634

[31] Hemingway, M., & Ferguson, J. (2014). Boston bombings: Response to Disaster. *AORN Journal, 99*(2), 277-288. https:// doi.org/10.1016/j.aorn.2013.07.019

[32] Hendrix, M.J., Walde, C., Findley, K., Trotman, R. (2020). Absence of Apparent Transmission of SARS-CoV-2 from Two Stylists After Exposure at a Hair Salon with a Universal Face Covering Policy -- Springfield, Missouri, May 2020. *Morbidity and Mortality Weekly Report, 2020*(69), 930-932. DOI: http:// dx.doi.org/10.15585/ mmwr.mm6928e2

[33] Horner, M. W., Ozguven, E. E., Marcelin, J. M., & Kocatepe, A. (2018, January). Special needs hurricane shelters and the ageing population: Development of a methodology and a case study application. *Disasters, 42*(1), 169-186. doi:10.1111/disa.12233

[34] Li, Q., Zhou, L., Zhou, M., Chen, Z., Li, F., Wu, H., … Chen, E. (February 6, 2014). Epidemiology of human infections with Avian influenza (H7N9) virus in China. *New England Journal of Medicine, 370*(6), 520-532. doi:10.1056/NEJMoa1304617

[35] Lurie, N. (2009). H1N1 influenza, public health preparedness, and healthcare reform. *New England Journal of Medicine, 361*(9), 843-845. Retrieved from http://content.nejm.org/cgi/ content/short/361/9/843. Accessed on May 22, 2020. DOI: 10.1056/NEJMp0905330.

[36] Marres, G. M. H., Taal, L., Bemelmann, M., Bouman, J., & Leenen, L. P. H. (2013). Online victim tracking and tracing system (ViTTS) for major incident casualties. *Prehospital and Disaster Medicine, 28*(5), 445-453. doi:10.1017/ S1049023X13003567

[37] Medical Reserve Corps. (2020). *About the Medical Reserve Corps*. Retrieved from https://mrc.hhs.gov/pageView Fldr/ About. Accessed on May 22, 2020.

[38] Mesmar, S., Talhouk, R., Akik, C., Olivier, P., Elhajj, I. H., Elbassuoni, S., … Ghattas, H. (2016). The impact of digital technology on health of populations affected by humanitarian crises: Recent innovations and current gaps. *Journal of Public Health Policy, 37*(S2), S167-S200. https://doi.org/10.1057/ s41271-016-0040-1.

[39] Mitchell, D. (2010). *Facebook application "I'm a Flu Fighter" announced by Sebelius*. Retrieved from http://www.emax health.com/1275/90/35120/facebook-application-im-flu fighter-announced-sebelius.html. Accessed on May 22, 2020.

[40] Occupational Safety and Health Administration (OSHA). (2007). *Pandemic influenza preparedness and response guidance for healthcare workers and healthcare employers*. Retrieved from https://www.osha.gov/ Publications/3328-05-2007-English. html. Accessed on May 22, 2020.

[41] Reed, C., Angulo, F. J., Swerdlow, D. L., Lipsitch, M., Melter, M. I., Jernigan, D., … Finelli, L. (2009, December). Estimates of the prevalence of pandemic (H1N1) 2009, United States, April-July 2009. *Emerging Infectious Disease*. Retrieved from http://www.cdc.gov/eid/content/15/12/pdfs/ 09-1413.pdf. doi: 10.3201/eid1512.091413

[42] Roos, R. (2017, April 24). New CDC guidelines on flu pandemic measures reflect 2009 lessons. *CIDRAP News*. Retrieved from http://www.cidrap.umn.edu/ news-perspective/2017/04/new-cdc-guidelines-flu pandemic-measures-reflect-2009-lessons. Accessed on May 22, 2020.

[43] Sanche, S., Lin, Y., Xu, C., Romero-Severson, E., Hengartner, N., & Ke, R. (2020). High Contagiousness and Rapid Spread of Severe Acute Respiratory Syndrome Coronavirus 2. *Emerging Infectious Diseases, 26*(7), 1470-1477. https://dx.doi. org/10.3201/ eid2607.200282

[44] State of the Union Address (2002). Retrieved from https:// www. presidentialelection.com/state_of_the_union/2002- state-of-the-union-address/. Accessed on May 22, 2020.

[45] Taylor, S. S., & Ehrenfeld, J. M. (2017). Electronic health records and preparedness: Lessons from Hurricanes Katrina and Harvey. *Journal of Medical Systems, 41*, 173. doi:10.1007/ s10916-017-0822-4

[46] Todd, B. (January, 2014). Middle East Respiratory Syndrome (MERS-CoV). *American Journal of Nursing, 114*(1), 56-59.

[47] Tsui, F., Espino, J. U., Data, V. M., Gesteland, P. H., Hutman, J., & Wagner, M. M. (2003). Technical description of RODS: A real-time public health surveillance system. *Journal of the American Medical Informatics Association, 10*(5), 399-408. doi:10.1197/jamia.M1345

[48] University of Pittsburgh. (2014a). *RODS laboratory chief complaint classifiers*. https://www.rods.pitt.edu/content/ view/15/36/index.html. Accessed June 16, 2009.

[49] Weisfeld, V. D. (2006). *Lessons from KatrinaHealth*. Markle Foundation, American Medical Association, Gold Standard, RxHub, & SureScripts. Retrieved from http:// research. policyarchive.org/15501.pdf

[50] University of Pittsburgh. (2014b). *About the National Retail Data Monitor*. Retrieved from https://www.rods.pitt.edu/ site/ content/blogsection/4/42/. Accessed on May 22, 2020.

[51] Washington Post (2020, June 17). The outbreak that didn't happen: Masks credited with preventing coronavirus spread inside Missouri hair salon. Retrieved from https:// www. washingtonpost.com/business/2020/06/17/masks salons-missouri/. Accessed July 25, 2020.

[52] White House. (2003, February 28). *Homeland Security Presidential Directive 5: Management of domestic incidents*. Retrieved from https://www.dhs.gov/publication/ homeland-security-presidential-directive-5. Accessed on May 22, 2020.

[53] World Health Organization. (2010). *WHO recommendations for the post-pandemic period*. Retrieved from http://www. who.int/ csr/disease/swineflu/notes/briefing_20100810/ en/index.html. Accessed on May 22, 2020.

[54] World Health Organization. (2013). *Cumulative number of confirmed human cases for avian influenza A (H5N1) reported to WHO, 2003-2013*. Retrieved from http:// www.who.int/ influenza/human_animal_interface/ EN_GIP_20130604Cumula tiveNumberH5N1cases.pdf. Accessed on May 22, 2020.

[55] World Health Organization. (2016). *WHO's New Health Emergencies Programme*. Retrieved from https://apps. who.int/ gb/ebwha/pdf_files/WHA69/A69_30-en. pdf?ua=1. Accessed on May 22, 2020.

[56] World Health Organization. (2018, July 20). *Zika virus*. Retrieved from https://www.who.int/news-room/fact sheets/ detail/zika-virus. Accessed on May 22, 2020.

[57] World Health Organization. (2019). *Working for better health for everyone, everywhere*. Retrieved from https://www. who.int/ about/what-we-do/who-brochure. Accessed on May 22, 2020.

[58] World Health Organization. (2020). WHO Director General's opening remarks at the media briefing on COVID-19 - 11 March 2020. Retrieved from https:// www.who.int/dg/speeches/detail/ who-director-general s-opening-remarks-at-the-media-briefing-on-covid- 19—11-march-2020. Accessed on July 25, 2020).

第34章 医疗保健信息技术：
致力于保障患者安全

Health Information Technology: Striving to Improve Patient Safety

Patricia P. Sengstack **著**

周川茹 **译**　徐艳朵 **校**

学习目标

- 更新当前医疗保健信息技术领域和患者安全的相关证据。
- 讨论联邦政府使用医疗保健信息技术协助提升患者安全的现状。
- 描述至少三种资源用以评估信息技术系统的安全性。
- 明确 ANIA 立场声明，其中涵盖了在建立和维护安全计划以保障电子健康档案的安全时需要考虑解决的七个领域。

关键词

ANIA 立场声明；通用格式；电子化医嘱录入系统；电子健康档案；差错；医疗保健信息技术；HITECH 法案；美国国家协调办公室；患者安全；患者安全组织；不良事件

一、概述

1971 年，带有 CPOE 的电子健康档案被首次推出（Goolsby，2002）。在 2009 年签署 ARRA 之前，无论是在急危重症还是非急危重症的医疗环境中，电子化的医疗信息系统均未被广泛采用，并且发展相对缓慢。但 ARRA 中包括了 HITECH 的授权，该法案拨款超过 170 亿美元

鼓励医院采用高质量的医疗保健信息技术系统或 EHR，以证明电子化信息系统的意义和价值（DHS，ONC，HITECH Act，2009）。

虽然政府的财政激励措施在促进 EHR 的发展中发挥了重要作用，但在快速推进 EHR 的过程中，部分与患者安全相关的问题也浮出水面。随着电子化信息系统的发展其复杂性也在不断增加，已有证据证明 EHR 能够有效减少用药差错

的发生（Kaushal、Shojania 和 Bates，2003）。但另一方面，也有研究得出了相互矛盾的结果，电子信息系统会增加医疗差错的发生，其原因主要归咎于糟糕的设计或不恰当的使用（Koppel 等，2005）。医疗保健组织专注于快速推进 EHR 的落实，以充分利用 HITECH 法案给予的经济支持，但较少关注患者安全问题。然而，医疗保健信息技术行业、联邦政府和其他利益相关机构已经注意到了这一点。本章将提供医疗保健信息技术和患者安全领域发展的背景。并审查政府在解决源于使用医疗保健信息技术的问题的应对措施。其他专业组织的参与也将受到审查。同时，本章将提供各类工具和资源，以便相关医疗保健组织对其充分利用，并帮助他们在其实践环境中确保医疗保健信息技术尽可能安全。同时，对政府解决并应对医疗保健信息技术使用所带来的问题的措施进行文献综述。

二、背景：医疗保健信息技术安全

由美国医学研究所编撰的《人非圣贤，孰能无过》自 1999 年出版以来，一直是改善美国患者安全的重要驱动力。书中引用的证据清晰表明，医疗机构中发生的各类差错导致了严重的生命损失和金钱浪费。同时，书中提供了多种差错的解决方案，其中共同而醒目的主题则是科技的应用，以及电子健康档案与电子化医嘱录入系统（COPE）的结合（Kohn、Corrigan 和 Donaldson，2000）。多元系统评价和独立研究均支持使用电子健康档案来减少医疗差错事故的发生（Ammenwerth、Schnell-Inderst、Machan 和 Sievert，2008；Reckmann、Westbrook、Koh、Lo 和 Day，2009；Franklin、O'Grady、Donyai、Jacklin 和 Barber，2007；Shulman、Singer、Goldstone 和 Bellingan，2005）。有证据表明，电子健康档案的确能够减少差错的发生。电子健康档案的广阔前景促使医疗保健的主要利益相关

者（包括 EHR 供应商、医院、门诊诊所、家庭医疗机构、疗养院和联邦政府）持续的对其进行开发、采用和监督。随着 2009 年 ARRA 的签署，各组织愈发乐于采用 EHR，并从中获得优厚的奖励金，从而使 EHR 采用率迅速增加。数据显示，2008 年只有 17% 的医生办公室和 9% 的医院有基本的 EHR。但到了 2015 年，78% 的医生办公室和 96% 的医院都采用了经认证的 EHR 技术（ONC，2016）。

虽然既往研究表明 EHR 和 CPOE 系统能够提高医疗安全并使患者受益，但仍有研究指出了电子化医疗信息系统的潜在负面影响，并提出观点认为 EHR 是差错发生的根本原因。Koppel 等于 2005 年在《美国医学协会杂志》（Journal of the American Medical Association）上发表的一项研究报告称，CPOE 系统将会导致用药差错，该研究结果与当时的广泛认知相反。最终，研究者使用定量与定性相结合的方法，确定了 22 种与 CPOE 相关的用药差错风险（Koppel 等，2005）。而在 Walsh 等的一项回顾性研究中，研究人员试图确定由于 CPOE 系统设计因素所导致的儿科用药差错的类型及发生频率。识别到的计算机相关差错的发生率为 1%（每 1000 名患者中，每日约发生 10 次差错），"严重"计算机相关差错的发生率为 0.36%（每 1000 名患者中，每日约 3.6 次差错）（Walsh 等，2006）。同样，另一项研究报道了由 EHR 导致的氯化钾静脉注射，因为未经检查而导致致命差错的事件。在该案例中，尽管所有的氯化钾医嘱均通过 CPOE 系统录入，但患者仍在 42 小时内静脉注射了 316mEq 的氯化钾（Horsky、Kuperman 和 Patel，2005）。此外，Han 等（2005）的研究发现儿科 ICU 的死亡率意外增加也与 CPOE 系统相关联。

在 Campbell 等开展的一项定性研究中，研究人员尝试识别在使用具有电子化医嘱录入功能的 EHR 系统时可能出现的不良事件。本研究组成了一个专家小组，使用迭代过程，反复商榷列出了 CPOE 导致的不良事件并对其进行分类。其中一

个类别是"新生的错误类型"，表明在使用 CPOE 的过程中的确会产生新的错误类型，这类错误在使用 CPOE 前是不会发生的错误。这类错误例子包括当用户选择了一个与预期选项相邻的选项时所出现的并列错误，患者选择错误，警报脱敏（警报过载或疲劳），混乱的菜单选择界面，数据组织与陈列不佳的系统设计问题，以及用户会在寻找特定数据输入位置的过程心情烦躁，最终选择绕过所有预设的规则与警报，在主界面或文本自由编辑处录入医嘱等；而上述情况均有可能导致用药差错（Campbell、Sittig、Ash、Guappone 和 Dykstra，2006）。以上所有研究无论是得出了积极还是消极的研究结果，都为如何配置电子健康档案提供了有价值的建议。但每一项研究也都报告了研究的局限性，并承认研究结果很难去权衡。

三、美国医疗保健信息技术安全倡议

（一）美国医学研究所：医疗保健信息技术与患者安全报告

2009 年，美国国家医疗卫生信息技术协调办公室（ONC）认识到安全实施 EHR 的重要性，要求医学研究所（IOM）（现为美国国家医学研究院）组建一支专家团队，评估 EHR 的现状及其促进患者安全的能力。2011 年 11 月，IOM 出版了《医疗保健信息技术与患者安全：构建安全的信息系统以获得更好的照护》（Health IT and patient safety: Building safer systems for better care）这份 235 页的文件为使医疗保健信息技术辅助下的医疗活动更加安全，促使国家处在获得医疗保健信息技术潜在利益的最佳位置，从而全面描述了 EHR 的现状及其促进患者安全的能力（Committee on Patient Safety and Health Information Technology: Institute of Medicine，2011）。该报告提出了表 34-1 中所列的十条建议。

在经过以上审查和分析后，IOM 专家小组发现几乎没有公开的证据来量化 EHR 使用过程中的风险大小，但表示如果 EHR 的设计和使用不当，可能会导致意料之外的不良后果。报告中还提到有关该主题的文献有限，关于准确定义和评估当前医疗保健信息技术安全性的工具与资源十分匮乏。另外，医务人员对不合理的用户界面设计、糟糕的流程支持及复杂的数据接口的抱怨，给用户造成不满情绪，也会对患者安全造成威胁。此外，各系统间缺乏交互性，并需要临床医生审查来自多个系统的数据也是导致不良后果的因素之一（Committee on Patient Safety and Health Information Technology: Institute of Medicine，2011）。

该报告明确指出，有必要制订相关策略将医疗保健信息技术相关差错的报告标准化。非统一的、非强制性的差错报告，容易导致差错报告不全，不利于深度衡量或分析差错的前因后果。随着行业的发展，提高供应商和系统用户在差错报告时的透明度是极为重要的。而该过程需要多方参与，呼吁供应商、信息技术用户积极参与，并取得政府的支持与监督。安全地实施和使用医疗保健信息技术是一个复杂、动态的过程，需要供应商和医疗保健组织共同承担责任。这项工作的重要性在 IOM 的一项建议中显而易见，该建议要求 ONC 在 12 个月内制订一项行动计划，以确保该项工作将以战略的方式推进。

（二）美国国家医疗卫生信息技术协调办公室：安全计划

2013 年 7 月，ONC 发布《医疗保健信息技术患者安全行动监察计划》（ONC，2013a）响应 IOM 在先前所发布的报告。鉴于既往研究存在一定局限性，ONC 对于医疗保健信息技术是否是医疗差错的真正原因进行了反复甄别。考虑到目前关于 EHR 还有很多未知数与临床需求，因此明确定义与医疗保健信息技术相关的疏忽与差错是十分必要的。例如，如果 EHR 中的患者过敏史预警没有配置或打开，而患者经历了不良

表 34-1　美国医学研究所：医疗保健信息技术与患者安全建议

1. 美国卫生与公共服务部部长应在 12 个月内发布一份行动和监督计划，其中包括与私营企业合作的时间表，以评估医疗保健信息技术对患者安全的影响，并最大限度地降低其实施和使用风险

2. 美国卫生与公共服务部部长应尽可能确保医疗保健信息技术供应商能够免费共享关于医疗保健信息技术的经验与问题，其中包括与患者安全相关的详细信息（如屏幕截图）

3. 美国国家医疗卫生信息技术协调办公室（ONC）应与私营和国有企业合作，公开比较不同供应商的产品用户体验

4. 美国卫生与公共服务部部长应资助一个全新的医疗保健信息技术安全委员会，以评估和监测医疗保健信息技术的安全使用和医疗保健信息技术促进患者安全的能力。该委员会应在现有的自愿共识标准组织内运作

5. 要求所有的医疗保健信息技术供应商需在 ONC 公开注册并列出其产品，经认证且具有临床应用意义的电子健康档案需最先关注

6. 美国卫生与公共服务部部长应规定医疗保健信息技术供应商必须采取的质控标准和风险管理流程，尤其关注人为因素、安全文化和可用性

7. 美国卫生与公共服务部部长应建立供应商和用户共同报告医疗保健信息技术相关伤亡或不良事件的机制

8. 美国卫生与公共服务部部长应建议国会设立一个独立的联邦实体部门，辅助调查与医疗保健信息技术相关的患者安全问题，如死亡、重伤或潜在安全风险等。该部门还应监控并分析相关数据，并公开报告以上工作的结果

9a. 从 2012 年开始，美国卫生与公共服务部部长应每年监测并公开报告医疗保健信息技术安全的进展情况。若部长认为在安全性和可靠性方面的进展仍不充分，那么部长应指示 FDA 行使所有可用权力以监管并促进电子健康档案、健康信息交换和 PHRS 发展

9b. 若美国卫生与公共服务部部长认为医疗保健信息技术安全状况需要由 FDA 进行监管，则按照上述建议 9a 执行，应立即指示 FDA 开始制定必要的监管框架

10. 美国卫生与公共服务部应与其他研究小组展开合作，支持跨学科研究，并将医疗保健信息技术用作学习型医疗保健系统的一部分。研究成果将应用于医疗保健信息技术的设计、测试和使用

　　具体研究领域如下

- 以用户为中心的设计和人为因素在医疗保健信息技术中的应用
- 促进所有用户安全的实施并使用医疗保健信息技术
- 与医疗保健信息技术相关的社会技术系统
- 政策决定对临床实践中医疗保健信息技术使用的影响

过敏事件，那么这是医疗保健信息技术相关的差错吗？如果在首次打开住院患者列表时，系统就已默认选中了列表顶部的患者，那么情况又如何呢？而接下来如果不小心给默认选中的患者下了医嘱，这也算是与医疗保健信息技术相关的差错吗？事实上，许多类似的医疗差错已经被识别出来，但仍有大量潜在的错误没有在接近错误或不良事件发生时被识别出来。ONC 的行动监察计划强调，在制定解决方案之前，需要将工作重点放在了解和评估当前状况之上。该计划呼吁各级政府继续采用强有力的领导，承担起挖掘医疗保健信息系统潜力的任务，旨在提高患者安全以激发人们对医疗保健信息系统的信心和信任。

ONC 的计划将围绕三个关键领域展开：学习、改进和领导。ONC 认识到在医疗保健信息技术领域还有很多需要学习的地方，因此计划增加有关医疗保健信息技术安全的数据与知识的数量和质量。虽然各级医疗机构能够在内部发现、报告并纠正与医疗保健信息技术相关的差错，但目前依旧缺乏能使广大患者受益的一种标准化的差错报告方法。建议建立差错上报的流程和机制，促进医疗保健信息技术用户与供应商之间进行沟通，并倡导利用州和国家级的患者安全组织（patient safety organization，PSO）来辅助收集并报告这些医疗差错。此外，我们不仅需要标准术语来报告与医疗保健信息技术相关的差错，还需要一个集中报告差错的流程，以及汇总

并分析相关数据的方法。旨在让临床医生使用标准术语（如本章稍后将讨论的医疗保健研究与质量局通用格式），以便向 PSO 报告患者安全事件（AHRQ，2017）。ONC 也将支持 PSO 在其工作中收集、汇总并分析与医疗保健信息技术安全相关的数据。该计划中包括的其他重要改进工作包括将"安全性标准"纳入医疗保健信息技术软件认证标准，为所有医疗保健专业人员开展安全使用医疗保健信息技术的教育和培训。

计划还强调需要支持医疗保健信息技术研究的开展与工具的研发。目前该领域的工作已经得到了有效开展，ONC 与相关研究团队签订合约，开发可供医疗保健信息技术使用者及供应商使用的工具。其中的一些工具将在本章介绍。

在更广泛的范围内，ONC 继续通过医疗保险和医疗补助服务中心（Centers for Medicare & Medicaid Services，CMS）的新支付模式，作为 2015 年《医疗保险准入和 CHIP 再授权法案》（MACRA）的一部分，为医疗保健信息技术与患者安全做出努力。随着 MACRA 的引入，先前以医疗保险为基础采用 EHR 通常被称为"有效使用"的激励计划，被转换为基于业绩激励支付系统（Merit-Baced Incentive Payment System，MIPS）的新的组成部分。临床医生不再参与"有效使用"计划，因为该计划要求对 EHR 的安全特性进行大量繁琐的证明和报告。在 CMS 全新的支付计划中，临床医生的绩效包括在 MIPS 中提供前沿的医疗照护信息和质控报告，这为促进临床医生使用经认证的 EHR 技术提供了激励（Office of the National Coordinator for Health Information Technology，2010）。此外，ONC 通过与 CMS 开展的"患者合作与患者书面倡议"保持一致，以了解患者意愿并确定医疗保健信息技术安全方面的优先事项（CMS，2019a 和 2019b）。

为了提供与安全使用医疗保健信息技术相关的最佳可用证据和实践，ONC 和其他组织开发了可用于识别和改善安全风险的许多资源和工具。下文将提供相关组织的信息，并为医疗组织和信息学领导者分享一些资源和工具，以便在解决安全使用医疗保健信息技术的问题时，将这些资源和工具嵌入到他们的安全计划中。

四、医疗保健信息技术安全组织和资源

（一）美国国家卫生信息技术协调办公室

美国国家卫生信息技术协调办公室是解决医疗保健信息技术安全使用问题的重要组织，为我们提供了多种资源。

《减少电子健康档案意外后果指南》为 EHR 的使用者提供了多种在线资源，旨在提供实际有效知识和问题解决工具。该指南提供了多种讨论当下与未来 EHR 使用者相关问题的资源，并包括了如何在系统停机的状况下使用工具及进行调查信息。该指南还提供了进行失效模式和效应分析及根因分析（root cause analysis，RCA）的教程。同时提供与患者安全相关主题的真实案例，以及针对医疗保健信息技术领域的若干挑战的潜在补救方案（Jones 等，2011）。ONC 希望这一指南将为持续改进和使用医疗保健信息技术奠定坚实的安全基础。该指南向公众开放，可通过以下链接查看：https：//www.healthit.gov/unintended-consequences/。

ONC 提供了另外的资源以提高 EHR 的弹性和安全性，被称之为"SAFER"指南。目前共有九部"SAFER"指南分为三类，帮助医疗保健组织能够从各个领域对 EHR 的安全性进行自我评估。"SAFER"指南推荐了优化 EHR 安全性并安全使用 EHR 的实践内容。每部指南都包含一个推荐实践内容的列表。九部指南的类别和详细描述见表 34-2。这些推荐实践在每个指南中都进行了分解介绍，并涵盖了与任何可用证据相关的基本原理、推荐实践的建议来源及可能有用的实践或场景的示例。重点是需要与所有主要利益相关者一起审查并分析这些建议。而多学科团队合作是成功编撰这些指南的最佳方法，团队成员可包

表 34-2　SAFER 指南

基础指南	描述
• 高优先级实践 • 组织性 • 责任	• 确定"高风险"和"高优先级"建议的安全做法，旨在优化电子健康档案（EHR）的安全和安全使用 • 标识个人和组织的职责（活动、过程和任务）旨在优化 EHR 的安全性和安全使用
基础设施指南	描述
• 应急计划 • 系统配置 • 系统接口	• 识别与计划中或计划外的 EHR 不可用性相关的推荐安全实践，临床医生或其他终端用户不能访问全部或部分 EHR 的情况 • 识别与 EHR 硬件和软件设置方式相关的推荐安全配置 • 确定旨在优化 EHR 相关软件应用程序之间系统到系统接口的安全性和安全使用的推荐安全实践
临床指南	描述
• 患者身份识别 • 电子化医嘱录入与决策支持 • 测试结果报告和跟踪 • 临床医生沟通	• 确定与 EHR 中患者的可靠识别相关的推荐安全措施 • 识别与电子化医嘱录入系统、临床决策支持相关的推荐安全实践 • 确定推荐的安全实践，旨在优化流程和 EHR 技术的安全性和安全使用，以进行诊断测试结果的电子通信和管理 • 识别与临床医生之间的交流相关的推荐安全实践，并旨在优化 EHR 的安全性和安全使用

括 IT 人员、临床医生、风险管理人员、管理者及其他适当的团队成员等（ONC，2013c）该资源向公众开放，可通过以下链接查询：https：//www.healthit.gov/topic/safety/safer-guides。

（二）医疗保健研究与质量局

在过去几年里，医疗保健研究和质量局（Agency for Healthcare Research and Quality，AHRQ）除了参与众多医疗保健领域之外，还与 ONC 合作，在医疗信息技术领域开展了很多工作。其中一个重点工作领域是开发用于报告患者安全事件的"通用格式"。AHRQ 与 ONC 的愿景是将医疗保健信息技术安全问题的报告覆盖到组织乃至国家层面。在使用通用格式进行差错上报时，AHRQ 希望标准化的报告数据将在汇总后提供有价值的分析和趋势，从而显著提升患者安全。目前许多州成立了 PSO 以协助"通用格式"的推广，并将其作为 2005 年《患者安全和质量改进法案》中的一部分。目前，AHRQ 共与 80 多家包含许多国家级医疗卫生机构的 POS 进行合作，以收集患者安全数据，并将未识别的数据提交给 AHRQ

的患者安全数据库网络（Network of Patient Safety Databases，NPSD）（AHRQ，2019）。除了 PSO 之外，供应商和其他使用者也可自愿向 NPSD 报告未识别到的患者安全事件。

医疗保健信息技术相关差错标准化通用报告格式无法在 AHRQ 的公开网站上获得，仅可在 PSO 隐私保护中心的网站上找到，十分难以获取（AHRQ，2019）。医疗保健信息技术相关差错标准化通用报告格式列出了带有代码号的说明，这些代码号被标识为导致医疗保健信息技术安全问题的因素，可在报告差错、接近错误和风险情况时使用。例如，发生在"住院普通护理区"（2.2.1）的与"设备或医疗/外科用品"（1.2.3）相关的"接近错误"（1.1.2），其促成因素为与"自动配药系统"（2.3.9.2）相关的"医疗保健信息技术"（2.3.9），以上信息与代码能够被计算机捕获、编码和报告，以便跨组织进行数据汇总与分析，以探索提升患者安全工作的趋势、普遍性与有效性。随着软件技术的不断发展，计算机能够更加有效地捕获医疗保健信息技术安全事件，希望在继续改进临床信息系统的过程中，医疗保健信息技术相关差错标准化通用报告格式将被用作帮助我们学习的标准。

2011年，AHRQ宣布"医疗保健信息技术风险管理工具"（Health IT Hazard Manager）在经过最终的验收测试后被成功研发。医疗保健信息技术风险管理工具为医疗保健组织提供了一种在软件系统中捕获和管理包括接近错误和实际错误风险数据的方法（AHRQ Hazard Manager，2012）。该工具由Abt Associates与ECRI研究所和Geisinger健康系统的患者安全研究所牵头研发，并获得了75万美元的资助。医疗保健信息技术风险管理工具的目的不是让医疗机构在全国范围内共享该工具收集到的数据，而是查看由该工具生成的报告。与此同时，供应商也将收到由该工具生成的自身产品相关的安全报告。AHRQ称，医疗保健组织、供应商、政策制定者和研究人员都将有权限请求访问并查看消除识别信息后的集体风险属性报告（AHRQ，2012）。"医疗保健信息技术风险管理工具"与"通用格式"使用相同的术语，以便进行后期的数据汇总与分析。由于缺乏稳定的资金支持，"医疗保健信息技术风险管理工具"本身尚未发布，但围绕其开发过程中的研究成果可供所有对医疗保济安信息技术安全及其报告感兴趣的人使用。另外，此工具中使用的术语可以嵌入到组织的医疗保健信息技术安全计划中，以便更详细、细致地了解医疗保健信息技术相关差错发生的原因。

（三）FDA

尽管美国FDA很早就开始关注患者安全，但也是最近才对EHR患者安全领域进行探索。几十年来，FDA已经收到了数十万份疑似与医疗设备或系统故障有关的医疗事故的相关医疗设备报告（medical device report，MDR）。自1991年以来，这些医疗设备相关报告已进入制造商和用户设备设施体验数据库（Manufacturer and User Facility Device Experience，MAUDE），用于集中管理、分析和报告这些数据（FDA，2019）。目前，MAUDE数据库主要用于报告和分析医疗设备问题，并向公众开放。该数据库的缺点是数据陈旧，因此而缺乏实时报告和分析数据的能力，对发现潜在不良事件造成了阻碍。同时，数据库的局限性反过来又将影响其生成和评估证据的能力。有学者探讨过使用一个全新的、更完善的数据库替换MAUDE，但目前MAUDE仍在使用中。

2012年7月，美国国会颁布了《食品药品管理局安全与创新法案》（FDASIA）。FDASIA第618条指出，HHS部长需通过FDA专员与ONC和美国联邦通信委员会（Federal Communications Commission，FCC）合作，在2014年1月前发布一份关于包括构建适宜的医疗保健信息技术风险监管框架建议的拟议战略的报告。该拟议战略于2014年4月发布，确定了三种类型的医疗保健信息技术：①行政医疗保健信息技术；②卫生管理信息技术；③医疗器械保健信息技术（Food and Drug Administration，2014）。报告中的建议主要侧重于卫生管理信息技术范畴内的风险框架，如数据采集、数据管理、临床决策支持、药物管理、医嘱录入及患者识别和匹配等。该框架确定了风险监管过程中应最优先关注的四个领域，以及保障医疗保健信息技术安全的建议步骤。四个领域分别是：①促进质量管理原则的使用；②识别、开发和采用相关标准和最佳实践；③利用合格的评估工具；④创造学习和持续改进的环境。该框架旨在促进创新，保护患者安全，避免监管冗余。

为了监督并推进战略工作，FDA和相关合作机构确定了卫生管理信息技术框架中的另一个关键组成部分：创建医疗保健信息技术安全中心。医疗保健信息技术安全中心将是ONC与FDA、FCC和AHRQ合作创建的一个公私合营部门，其他联邦机构与医疗保健信息技术利益相关者也将参与其中。医疗保健信息技术安全中心将负责召集利益相关者关注框架内的推荐活动，从而促进医疗保健信息技术安全成为患者安全的一个组成部分，并以此支持学习系统的构建（FDA，

2014）。虽然医疗保健信息技术安全中心目前尚未获得资金支持，但 ONC 已将联邦政府的大部分资源整合到其医疗保健信息技术安全网站上，该资源向公众开放，可通过以下链接查看 https：//www.healthit.gov/topic/health-it-safety。

（四）药物安全处方中心

药物安全处方中心（Institute for Safe Medication Practices，ISMP）成立三十余年，致力于预防用药差错并促进安全用药，帮助医疗从业者保障患者安全。ISMP 的任务就是致力于优化用药程序。ISMP 已经发布了多个针对 EHR 研发人员的指南与提示，帮助他们配置医嘱和医嘱集。其中，标准医嘱集指南提供了一个五页的清单，帮助机构配置并评估其 CPOE 系统的安全性（Institute for Safe Medication Practices，2010）。该指南涵盖了以下几类建议，包括医嘱的格式、内容、审批与维护、静脉 / 硬膜外溶液与药物的相关建议，表 34-3 提供了部分指南。医疗保健信息系统的研发人员依照指南内容进行系统设计与开发，可以充分发挥 EHR 在促进患者安全方面的优势。

ISMP 还有一个完善的差错自主上报系统，名为用药差错报告程序（Medication Errors Reporting Program，MERP）。医疗从业者能够在该系统上报告任何与药物使用相关的差错，ISMP 每年也都会收到来自医疗从业者的数百份差错报告。该

表 34-3　药物安全处方中心标准医嘱集指南（示例）

类　别	示　例
格式	• 将药物名称和剂量 / 强度显示在同一行 / 条目上 • 避免列出名称相近的产品 • 将医嘱进行治疗、程序和药物医嘱的逻辑分组 • 表示药物剂量（或其他数值，视情况而定），医嘱包括的前导零（如 0.1mg） • 表示大于 999 的整数时，医嘱包括逗号（如 1,000U；1,000mg） • 表示药物剂量（或其他适当的数值）时，医嘱不包括尾随零（如 1.0mg）
内容	• 通过与所有治疗病情 / 目标患者的处方者达成关于最佳临床管理的共识来制订医嘱集，以创建单一的医嘱集 • 不包括单个执业者或单个团体的特定医嘱集（除非只有一个执业者 / 团体为患有特定疾病的患者提供医疗照护） • 遵守医院的政策和程序
审批与维护	• 确定医嘱集的使用者（如医生、护士或药剂师），以促进医嘱集的最终用户进行审查 • 在审查过程中识别并包括将使用医嘱集的所有领域的代表人员，并邀请其加入审查流程 • 建立一个计划，向所有将 / 可能定期使用它的人员传达医嘱集的重大变化 • 至少每 2 年对医嘱集进行一次审查，以确保自上次批准以来不超过 2 年；某些医嘱集可能需要更频繁的评估和重新批准 • 医嘱不包括非处方药物
静脉 / 硬膜外溶液与药物特定标准	• 使用与输液泵（如智能输液泵、患者控制的镇痛泵）匹配的编程方式来表达静脉 / 硬膜外溶液与药物的特定剂量 • 使用符合药店和（或）复合剂医嘱录入系统的编程方式表示静脉输入复合产品的电解质剂量 • 针对化疗药物，在表单 / 屏幕顶部依据患者当前的身高、体重计算并提示患者的体表面积（BSA），同时显示 BSA 的计算日期和下次更新 BSA 的日期及提醒 • 医嘱中包括定义的方案 / 协议首字母缩写和协议编号 • 显示所有按重量剂量给药的药物 • 显示为计算适当剂量而要求患者重新测量体重的频率及日期

系统的目的是了解全国范围内发生的用药差错及其原因，并与医疗保健机构和医疗保健信息技术部门分享其中的经验与教训。此外，ISMP也是经过 AHRQ 认证的 PSO（Institute for Safe Medication Practices，2014）。

（五）ECRI 研究所

非营利组织 ECRI 研究所，在近 50 年以来一直致力于科学研究，探索各种医疗程序、设备、药物和流程的有效性，以提高患者照护水平。ECRI 研究所是首批获得联邦认证的 PSO 之一。2012 年 12 月，ECRI 研究所评估了与医疗保健信息技术相关的差错和风险，旨在深入理解技术对医疗服务的影响。同时，出版《ECRI 研究所 PSO：在深入分析中揭示医疗保健信息技术相关事件》报告了包括 36 家医疗机构在 9 周内发生的 170 多起医疗保健信息技术相关差错（ECRI Institute，2013a）。这些事件包括患者数据录入错误、系统使用者忽略警报，以及由于系统交互性差而导致患者的关键检测报告出现漏洞等。其中一些差错还涉及多个安全问题。报告中总共确定了 211 个患者安全问题，并将其分为 22 个事件类别。报告中归纳了最常见的五个医疗保健信息技术相关问题，分别是：①系统间的链接问题；②录入错误；③软件问题 / 系统设置；④检索到的错误文档；⑤软件问题 / 系统功能（ECRI Institute，2013a）。报告最后发表了一篇白皮书，题为《干预医疗保健信息技术和医疗保健信息交互的意外后果：如何识别并解决医疗保健信息技术相关风险》（ECRI Institute，2013b）。

白皮书中分享了几个常见的医疗保健信息技术相关差错。包括：系统使用者忽略或覆盖警报；检测结果被发送至错误的接收端，导致医疗活动延误；由于系统链接设计缺陷，导致医疗文本信息无法共享；外部来源的项目被扫描到错误的患者病历中。白皮书进一步探讨了发生在医疗保健信息技术与患者安全中的差错的现象，并强烈主张使用 PSO 的医疗保健信息技术相关的差

错标准化通用报告格式进行上报。同时列出了医疗保健管理者在为建立医疗保健信息技术安全计划打下坚实基础的过程中需要解决的重要议题。其中一个议题是列出管理者在评估医疗保健信息技术安全时应提出的疑问清单。提出的疑问应该与如何报告不良事件，报告中是否使用了标准术语，差错发生后有哪些流程可以跟进，针对系统修正措施制定了哪些政策 / 程序，以及是否有预算来支持为医疗保健信息技术安全活动等方面相关（ECRI Institute，2013b）。

2013 年，ECRI 研究所在 Gordon 和 Betty Moore 基金会的资金支持下创建了医疗保健信息技术患者安全合作关系。该合作关系由医疗保健信息技术安全领域的主要利益相关者组成，包括供应商、厂商、专业组织、专家团队及其他有助于 ECRI 确定医疗保健信息技术安全工作优先级的人员。这个多方利益相关的小组将会评估所有可用证据，总结得出安全建议，最终确定战略的优先顺序，以实现利益最大化。在过去几年中，该合作关系已经创建了若干辅助组织、医疗保健信息技术安全使用的相关工具包与其他资源。以上资源和其他相关资源均可以在 ECRI 研究所的网站上找到（ECRI Institute，2019），包括以下几点。

- 制定、实施并整合医疗保健信息技术安全计划的安全实践建议。
- 医疗保健信息技术安全实践：关于安全使用复制和粘贴的工具包。
- 安全使用医疗保健信息技术识别患者的工具包。
- 医疗保健信息技术安全实践的闭环工具包。
- 医疗保健信息技术如何促进更安全的阿片类药物处方。

（六）飞跃集团

飞跃集团是患者安全领域的又一位领导者，代表了医疗保健消费者联盟，是提升医疗保健质量和安全的驱动力。飞跃集团强烈主张使用 CPOE 系统，并制订了 CPOE "标准"，要求运行

CPOE 系统的厂商通过测试场景对系统进行演示，以确保最终在临床应用的住院 CPOE 系统能够提醒医生至少 50% 的常见严重处方错误。Kilbridge、Welebob 及 Classen 在一篇文章中描述了 CPOE 标准的发展，并描述了一个基于 COPE 并包含 12 种不同类别决策支持的框架，该框架具有预防处方差错的潜力（Kilbridge、Welebob 和 Classen，2006）。另外，要求厂商在类似于 CPOE 系统的开发或实践数据库中进行测试。该测试旨在识别系统潜在的安全问题，并衡量医院使用临床决策支持以减少差错并提高用药安全性的情况。测试系统中配置的测试项目包括重复医嘱、药物的单次和累积剂量水平、过敏史核查、药物间相互作用、基于患者诊断的禁忌证、基于相关实验室指标的禁忌证，以及基于放射学研究的药物剂量水平。例如为评估有效的药物剂量预警，会在测试中下达 10 倍过量地高辛的医嘱，并观测系统的反应。同样，为测试重复治疗医嘱的预警，会在系统中同时开具氯硝西泮和劳拉西泮的医嘱。另外，为测试过敏药物的预警，会在系统中为青霉素过敏的患者开青霉素。这是一项基于网络的系统自我管理测试，但仅在该医疗机构参与了飞跃集团的综合医院调查时才能进行。尽管如此，飞跃集团也在其网站上提供了关于 CPOE 安全配置的标准，并可对全国各地医疗机构的标准符合情况进行了解与比较（Leapfrog Group，2007）。

（七）CPOE 设计检查表 / "选择列表" 检查表

目前还有两个检查表涉及医疗保健信息技术安全，并且为评估当前 EHR 提供工具，分别是 CPOE 设计检查表和"选择列表"检查表。这些工具常用于配置 CPOE 系统、创建选择列表或基于已发布的医疗保健信息技术安全证据的下拉列表。CPOE 设计检查表中包含 46 个条目，是一个在系统软件选择、设计或评估期间均可使用的工具。列表中的 46 个条目被分为四类：临床决策支持、医嘱配置、人为因素配置和工作流程配置

表 34-4　电子化医嘱输入设计建议（示例）

- 当有过敏记录或对同一类别的另一种药物过敏记录时显示警报
- 在录入医嘱时，而并非提交医嘱时，提供潜在过敏的警报
- 当开具相同的药物时，以及当在"紧密间隔的时间"内给出不同剂量的相同药物时，显示警报
- 当医嘱药物与给药途径不匹配时显示警报（例如抗真菌外用乳膏使用静脉注射途径给药）
- 在过去 12 小时内没有血清钾值记录或最近的钾值大于 4.0 时，显示警报，并通知开具医嘱的医生
- 所有医嘱录入界面都应该以类似的方式设计。药物、剂量、途径、频率等字段应在所有屏幕上的同一位置
- 避免使用需要否定答案才能得到肯定答案的字段标签（例如静脉对比剂是否存在使用禁忌？）
- 在患者之间使用交替的线条颜色来帮助从视觉上分离名字
- 提供提醒照护者注意新医嘱的方法

（Sengstack，2010）。表 34-4 列出了 CPOE 设计检查表中包含的一些条目示例。

（八）"选择列表"检查表

2011 年，IOM 出版了《医疗保健信息技术与患者安全：构建安全的信息系统以获得更好的照护》，先前提到的十项建议之一强调，有必要在医疗保健信息技术和患者安全领域开展更多的研究。特别指出，在"选择列表问题"这一领域应该有更多的研究。回顾文献发现，关于如何在 EHR 中正确配置选择列表的信息相对较少，而且到目前为止还没有关于选择列表本身的研究。在文献中收集到的有限信息被呈现在一个包含 11 个条目的选择列表检查表中，它可以被各级信息专家使用，并利用现有的最佳证据来评估当前的列表配置。这样一份简单易用的检查表不仅有多种好处，还代表了信息学专家评估和改进卫生信息系统以提升患者安全的起点。本检查表中包含的项目示例包括不截断选择列表中的项目，不将相似的术语放在相邻位置，默认情况下不预选列表中的任何项目，并在患者姓名之间使用颜色交替的线条以

帮助使用者在视觉上将患者姓名分离（Sengstack，2013）。我们需要合理配置卫生信息系统以便使用者在首次及每次打开选择列表时都能选择正确的项目。选择列表检查表中列出的每一项似乎都不是难以完成的事情，但综合看来这些条目具备提升临床信息系统的质量和安全性的潜力。

五、建立一个有组织的医疗保健信息技术安全计划

随着医疗保健组织越来越重视患者安全，将工作重点集中于满足医疗保健信息技术领域的需求是至关重要的。提升医疗保健信息技术的安全性不应与组织的总体安全任务相分离，它应该是总体任务中一个不可分割的组成部分。随着各组织开始围绕医疗保健信息技术的安全使用建立更正规的结构框架，这一切都将需要行政层面的支持、专用的资源、标准化的流程和机制用以评估其有效性。

美国护理信息学协会发布了一份涉及七个领域的立场声明，其中包含了制订并维护安全计划以解决 EHR 安全使用问题（American Nursing Informatics Association，2015）。这些安全相关要素可以扩展到所有与医疗保健信息技术相关的安全工作中。建议采取以下策略。

- 将与 EHR 相关的患者安全举措纳入现有的患者安全工作中。这项工作不应单独或孤立于其他组织的患者安全工作进行。
- 使用 ONC 发布的 SAFER 指南，制订 EHR 多学科自我安全评估计划。这些指南中提供的最佳证据将有助于确定医疗保健信息技术优势领域和需要改进的领域。
- 优化差错报告系统，包括识别并收集与使用 EHR（及其他信息技术）相关的患者安全事件。在差错报告系统中识别"与 EHR 相关"的不良事件或接近错误，将促进组织进行根因分析、识别趋势并对其进行改进。
- 使用标准化术语报告与 EHR 相关的患者安全

事件，并将这些术语纳入差错报告系统。使用自由文本叙述差错事件是有意义的，但如果没有标准术语的辅助，整合差错事件及在差错中总结经验等相关工作将持续面临挑战。

- 简化护士和其他医疗从业者报告与 EHR 相关患者安全事件的过程。上报过程越容易，差错事件被上报的可能性就越大。同样，学习型卫生信息系统无法在缺乏透明信息的环境中实现。而在 EHR 中嵌入上报链接，并确保上报表单简洁易懂，是推动差错上报过程的有效策略。
- 制订风险管理响应方案，包括建立由多方利益相关者组成的对提交的事件进行常规审查的程序，来审查和调查 EHR 相关的患者安全事件。
- 确保与 EHR 相关患者安全事件的原始报告者进行跟进和沟通。如果医护人员大费周章的报告了差错，他们有必要了解该事件在后期是如何处理的。有效的沟通对于鼓励再次上报和持续改进有重要意义。

六、结论

放眼全国，立足本土。这是医疗保健信息技术领域应该践行的口号。有效地提升患者安全无法由联邦政府和专业组织单独完成，这项工作需要将每个组织与政府、医疗保健信息技术供应商和 PSO 联系起来，最终应用医疗保健信息技术促进患者安全。而本章提供的工具、知识和资源将为医疗保健信息技术战略计划的完善，奠定坚实基础，帮助组织发挥系统的全部潜力。总之，医疗保健组织需要确保其医疗保健信息技术系统的安全，而所有的利益相关方都必须参与进来，并且透明地学习和分享他们在医疗保健信息技术的实施和使用过程中获得的经验。由于 EHR 已成为当今医疗保健的标准，因此各医疗组织必须投入时间、精力和资金，以确保临床信息系统成为减少差错、促进患者安全中不可或缺的一部分。

自测题

1. ONC《医疗保健信息技术患者安全行动监察计划》的两个主要目标是什么？
   A. 应用医疗保健信息技术使照护更安全，不断提高医疗保健信息技术的安全性
   B. 应用医疗保健信息技术使照护更高效，不断提高照护成本
   C. 应用医疗保健信息技术使照护更有效，不断提高医疗结果
   D. 应用医疗保健信息技术使照护更安全，不断提高照护成本

2. HHS 中哪个机构建立了医疗保健信息技术相关差错标准化通用报告格式？
   A. 美国国家协调办公室
   B. NIH 国家医学图书馆
   C. AHRQ
   D. CMS

3. CMS 的 MIPS 规定了哪些患者安全领域？
   A. 药物不良事件、导管相关尿路感染和中心导管相关血流感染
   B. 再入院、呼吸机相关肺炎、压疮和手术相关感染
   C. 提高护理信息和质量报告
   D. 以上均无

4. FDA 在患者安全方面的作用是什么？
   A. FDA 收到医疗设备报告，怀疑与设备相关的死亡、伤害或系统故障
   B. 美国 FDA 在患者安全方面没有作用
   C. FDA 收到美国没有药物或医疗器械的报告
   D. 仅 B 和 C

5. 用于输入医疗设备错误的 FDA 数据库称为什么？
   A. MAUDE
   B. HEDIS
   C. ORYX
   D. 以上均无

6. 以下哪一项是美国 PSO？
   A. ISMP
   B. JCO
   C. HEDIS
   D. ORYX

7. 以下哪一项可作为提高患者安全的网络资源？
   A. 减少医疗保健信息技术意外后果指南
   B. SAFER 指南
   C. ECRI 研究所的"如何识别和解决与健康 IT 相关的不安全条件"，CPOE 设计建议核对表，以及挑选列表核对表
   D. 上述全部

8. 为了确定医疗保健信息技术安全工作的优先级，ONC 与下列哪一个方案相一致？
   A. AHRQ 使用 PSO 的通用格式
   B. CMS 质量报酬计划和择优激励计划
   C. CMS 在《医疗保险准入和 CHIP 再授权法案》中的一部分
   D. 上述全部

9. 以下哪一项是参与患者安全的私立组织？
   A. ISMP
   B. 医学研究所
   C. 认证联合委员会
   D. CMS MACRA

10. 哪个联盟制订了推荐 CPOE 测试的标准，以确保他们的住院系统可以防止常见的处方错误？
    A. 认证联合委员会
    B. 飞跃集团
    C. 医学研究所
    D. ISMP

答案

1. A　　2. C　　3. C　　4. A　　5. A　　6. A　　7. D　　8. D　　9. A　　10. B

参考文献

[1] American Nursing Informatics Association. (2015). *Position statement: Addressing the safety of electronic health records*. Retrieved from https://www.ania.org/about-us/ positionstatements/ addressing-safety-electronic-health records. Accessed on July. 13, 2020.

[2] Agency for Healthcare Research and Quality (AHRQ). (2012). *Hazard manager*. Retrieved from https:// digital.ahrq.gov/sites/ default/files/docs/citation/ HealthITHazardManagerFinalReport. pdf. Accessed on July. 13, 2020.

[3] Agency for Healthcare Research and Quality (AHRQ). (2017). *Common formats: PSO Privacy Protection Center. Common formats background*. Retrieved from https:// www.psoppc.org/ psoppc_web/publicpages/common FormatsOverview. Accessed on July. 13, 2020.

[4] Agency for Healthcare Research and Quality (AHRQ). (2019). *Patient Safety Organization (PSO) Program, fed erally listed PSOs*. Retrieved from https://pso.ahrq.gov/. Accessed on March 30, 2020.

[5] Ammenwerth, E., Schnell-Inderst, P., Machan, C., & Sievert, U. (2008). The effect of electronic prescribing on medication errors and adverse drug events: A systematic review. *Journal of the American Medical Informatics Association, 15*(5), 585-600.

[6] Campbell, E. M., Sittig, D. F., Ash, J. S., Guappone, K. P., & Dykstra, R. H. (2006). Types of unintended consequences related to computerized provider order entry. *Journal of the American Medical Informatics Association, 13*, 547-556.

[7] Centers for Medicare and Medicaid Services (CMS). (2019a). *Partnership for patients*. Retrieved from https://partner shipforpatients.cms.gov/. Accessed on July. 13, 2020.

[8] Centers for Medicare and Medicaid Services (CMS). (2019b). *Patients over paperwork*. Retrieved from https://www.cms. gov/ About-CMS/story-page/patients-over-paperwork.html

[9] Committee on Patient Safety and Health Information. Accessed on July. 13, 2020. Technology: Institute of Medicine. (2011). *Health IT and patient safety: Building safer systems for better care*. Washington, DC:

[10] Department of Health & Human Services. Office of the National Coordinator for Health Information Technology. Certification and EHR Incentives, HITECH Act 2009. Retrieved from https:// www.healthit.gov/ sites/default/files/hitech_act_excerpt_from_ arra_ with_index.pdf. Accessed on July. 13, 2020.

[11] ECRI Institute. (2013a). *ECRI Institute PSO uncovers health information technology-related events in deep dive analysis*. Retrieved from https://www.ecri.org/ components/PSOCore/ Pages/DeepDive0113_HIT. aspx?source=print. Accessed on July. 13, 2020.

[12] ECRI Institute. (2013b). *Anticipating unintended conse quences of health information technology and health information exchange: How to identify and address unsafe conditions associated with Health IT*. Retrieved from https://www.healthit. gov/sites/default/files/How_to_ Identify_and_Address_Unsafe_ Conditions_Associated_ with_Health_IT.pdf. Accessed on July. 13, 2020.

[13] ECRI Institute. (2019). *Health IT safe practices*. Retrieved from https://www.ecri.org/hit/safepractices

[14] Food and Drug Administration (FDA). (2014). *Food and Drug Administration Safety and Innovation Act (FDASIA)*. Retrieved from https://www. fda.gov/downloads/AboutFDA/ CentersOffices/ OfficeofMedicalProductsandTobacco/CDRH/ CDRHReports/UCM391521.pdf

[15] Food and Drug Administration (FDA). (2019). *MAUDE— Manufacturer and User Facility Device Experience*. Retrieved from https://www.fda.gov/MedicalDevices/ DeviceRegulationand-Guidance/PostmarketRequirements/ ReportingAdverseEvents/ ucm127891.htm

[16] Franklin, B. D., O'Grady, K., Donyai, P., Jacklin, G., & Barber, N. (2007). The impact of a closed-loop electronic pre scribing and administration system on prescribing errors, administration errors and staff time: a before and after study. *Quality and Safety of Health Care, 16*, 279-284.

[17] Goolsby, K. (2002). The story of evolving the world's first Computerized Physician Order Entry system and implications for today's CPOE decision makers. *BPO Outsourcing Journal*. Retrieved from https://www.out sourcing-center.com/cpoe-odyssey-article/.

[18] Han, Y. Y., et al. (2005). Unexpected increased mortality after implementation of commercially sold computerized physician order entry system. *Pediatrics, 116*, 1506-1512.

[19] Horsky, J., Kuperman, G. J., & Patel, V. L. (2005). Comprehensive analysis of a medication dosing error related to CPOE. *Journal of the American Medical Informatics Association, 12*, 377-382.

[20] Institute for Safe Medication Practices. (2010). *Guidelines for standard order sets*. Retrieved from http://www.ismp.org/ newsletters/acutecare/articles/20100311.asp.

[21] Institute for Safe Medication Practices. (2014). *The National Medication Errors Reporting Program (ISMP MERP)*. Retrieved from htps://www.ismp.org/orderforms/report errortoismp.asp.

[22] Jones, S. S., Koppel, R., Ridgely, M. S., Palen, T. E., Wu, S., & Harrison, M. I. (2011). *Guide to reducing unintended con*

sequences of electronic health records. Prepared by RAND Corporation under Contract No. HHSA290200600017I, Task Order #5. Agency for Healthcare Research and Quality (AHRQ), Rockville, MD. Retrieved from https:// www.healthit.gov/ unintended-consequences/

[23] Kaushal, R., Shojania, K. G., & Bates, D. W. (2003). Effects of computerized physician order entry and clinical decision support systems on medication safety. *Archives of Internal Medicine, 163*, 1409-1416.

[24] Kilbridge, P. M., Welebob, E. M., & Classen, D. W. (2006). Development of the Leapfrog methodology for evaluating hospital implemented inpatient computerized physician order entry systems. *Quality and Safety in Health Care, 15*, 81-84.

[25] Kohn, L. T., Corrigan, J. M., & Donaldson, M. S. (Eds.). (2000). *To err is human: Building a safer health system*. Washington, DC: National Academy Press.

[26] Koppel, R., Metley, J. P., Cohen, A., Abaluck, B., Localia, A. R., Dimmel, S. E., & Strom, B. L. (2005). Role of computerized physician order entry systems in facilitating medication errors. *JAMA, 5*, 293, 1197-1203.

[27] Office of the National Coordinator for Health Information Technology (ONC). (2010). *Meaningful Use and MACRA*. Retrieved from https://www.healthit.gov/topic/ meaningful-useand-macra/meaningful-use-and-macra

[28] Office of the National Coordinator for Health Information Technology (ONC). (2013a). *Health Information Technology Patient Safety Action & Surveillance Plan*. Retrieved from http://www.healthit.gov/sites/default/ files/safety_plan_master. pdf.

[29] Office of the National Coordinator for Health Information Technology (ONC). (2013b). *Safety assurance factors for EHR resilience: SAFER guides*. Retrieved from https:// www.healthit. gov/topic/safety/safer-guides

[30] Office of the National Coordinator for Health Information Technology (ONC). (2013c). *Safety assurance factors for EHR resilience*. Retrieved from https://www.healthit.gov/ topic/ safety/safer-guides

[31] Office of the National Coordinator for Health Information Technology (ONC). (2016). *Report to Congress on Health IT Progress: Examining the HITECH era and the future of Health IT*. Retrieved from https://dashboard.healthit. gov/report-to-congress/2016-report-congressexamining hitech-era-future-health-information-technology.php

[32] Reckmann, M. H., Westbrook, J. I., Koh, Y., Lo, C., & Day, R. O. (2009). Does computerized provider order entry reduce prescribing errors for hospital inpatients? A systematic review. *Journal of the American Medical Informatics Association, 16*(5), 613-622.

[33] Sengstack, P. (2010). CPOE configuration to reduce medica tion errors: A literature review on the safety of CPOE systems and design recommendations. *Journal of Health Information Management, 24*(4), Fall. 26-34.

[34] Sengstack, P. (2013). The pick-list checklist: Reducing adja cency errors in health information technology. *Journal of Health Information Management, 27*(2), 68-71.

[35] Shulman, R., Singer, M., Goldstone, J., & Bellingan, G. (2005). Medication errors: A prospective cohort study of hand written and computerized physician order entry in the intensive care unit. *Critical Care, 9*, R516-R552.

[36] The LeapFrog Group. (2007). *Survey and CPOE testing materials*. Retrieved from http://www.leapfroggroup.org/ survey-materials/survey-and-cpoe-materials.

[37] Walsh, K. E., Adams, W. G., Bauchner, H., Vinci, R. J., Chessare, J. B., Cooper, M. R., ... Landrigan, C. P. (2006). Medication errors related to computerized order entry for children. *Pediatrics, 118*, 1872-1879.

第 35 章　社区及家庭慢性病患者的患者参与和联系

Consumer Patient Engagement and Connectivity in Patients with Chronic Disease in the Community and at Home

Hyeoun–Ae Park　Naoki Nakashima　Hu Yuandong　Yu-Chuan（Jack）Li　著

周川茹　译　　徐艳朵　校

学习目标

- 描述改善患者参与的最新技术。
- 讨论已经发展和被评估的患者参与领域。
- 描述患者参与的六个领域。
- 确认患者参与中使用的多种技术。
- 定义健康素养、医疗保健信息技术素养的议题，以实现高质量的结果和安全的医疗照护。
- 确认患者在东亚国家和地区，包括韩国、日本、中国（含台湾），通过医疗保健信息技术在患者参与领域取得的成就。

关 键 词

消费者参与；消费者素养；医疗保健培训；患者沟通；患者参与；患者参与技术

一、概述

从某一种程度上讲，"患者参与"并不是一个新概念。在传统的服务业中，商家一直在向他们的消费者发送相关信息、提示，并采用了其他形式的沟通方式，试图促进消费者参与。在过去的20年里，患者参与的价值在医疗保健行业中不断演变。美国医学研究所在其 2001 年的报告《跨越质量鸿沟：21 世纪的新卫生系统》中正式介绍了患者参与的概念。该报告呼吁积极的改革以实现"以患者为中心"的医疗理念。与此同时，医学研究所进一步强调了患者参与的价值，即在"患者参与"的过程中患者将有机会访问他们个人的健康数据，使他们能够在医疗保健决策时成为"决策的掌控者"（Tang 和 Lansky，2005）。

世界卫生组织将"患者参与"定义为"建立患者、家庭、护理人员及医疗服务提供者能力的过程，以促进和支持患者积极参与个人健康照护，从而提高医疗保健服务的安全与质量，最终落实以人为本的医疗理念。"（WHO，2016）因此，患者被视为健康照护团队中的一员，需要与医疗团队成员共同努力维护和改善自身的健康。患者个人应该对自身疾病有着深入的了解，并积极参与决策和自我照顾的过程中。

随着卫生信息技术（health information technology，HIT）的普及，该技术逐渐成为"患者参与"过程中一个强大且关键的工具。HIT 能够改变患者在医疗过程中的角色定位，进而吸引、引导患者并为患者赋权，最终促进患者参与医疗活动。医疗保健提供者正在尝试采用多种创新方法来提高患者在其照护环境中的参与度。在 HIT 的辅助下，患者参与的形式也变得更加多元化。患者可以通过患者门户网站访问自己的健康数据，也能够通过安全的电子信息平台与医生讨论治疗计划，甚至可以使用可穿戴设备来监测自己的健康活动。

（一）患者参与的主要驱动因素

沟通是提高患者参与的主要驱动力。改善医疗保健提供者与患者之间的沟通是目前大家的共同需求，这一需求推动了使用面向患者的技术来促进更有效的沟通，最终达到提高患者参与的目的（Rozenblum、Miller、Pearson 和 Marielli，2015）。目前，一些技术工具通过向患者提供访问健康数据、选择医疗保健提供者和管理个人医疗保健等服务，使患者有更多的机会能够对自己的健康负责。例如，患者门户网站允许患者从医疗保健环境（如医院、疗养院等）之外的网络接入点查看、验证和处理他们的健康数据。另外还有其他的工具允许患者与个人的医疗保健提供者直接沟通，并与有类似健康问题的其他患者互动，从而建立起一个更广泛、更紧密的医疗保健

网络。

患者参与的另一个重要驱动因素是政府政策，如美国联邦政府的国家医疗卫生信息技术协调办公室（ONC）的业绩激励计划（MIPS），其中包括了对患者参与服务的最基本要求，以及英国国民健康保险制度中关于患者和公众参与的政策（NHS，2017）。ONC 的 MIPS 要求医生向患者提供在线查看、下载和传输患者健康信息、生成并传输许可的电子处方等服务，并使用安全的电子信息平台与患者进行健康相关的交流与沟通。

除了 MIPS，责任制护理模式和支付改革的兴起同样也是促进患者参与的重要驱动力（Ivey、Shortell、Rodriguez 和 Wang，2018）。在责任制护理模式的背景下，医疗保健提供者的目标是维持并促进患者健康，而非通过对所提供的服务收费来盈利。因此，医疗保健提供者正在积极探索能够让患者在就诊期间参与医疗保健的方法。

（二）改善患者参与的益处

科技辅助改善患者参与能够带来更有效的沟通、更优质的照护服务、更理想的患者结局、更高的满意度以及更低的成本（Roberts、Chaboyer、Gonzalez 和 Marshall，2017）。事实上，患者参与也能够反过来改善医疗保健提供者与患者之间的沟通，进而优化照护服务质量、改善患者结局、提升患者满意度。这将有助于双方共享健康信息和临床数据，并为共享决策奠定坚实的基础。当患者能够获得个人的健康数据和治疗信息时，就能够更好地参与自身的健康照护。而患者的参与又能够给医疗保健提供者带来更多有关患者状况的信息，为做出更恰当的临床决策提供依据。另外，提高患者的自我健康监测能力将有助于在疾病早期实施干预，并可能降低患者的急诊就诊次数和住院率。更便捷的健康数据获取和更容易的与医疗保健提供者进行互动又能够带给患者一种赋权感，对于提升患者总体满意度有重要意义。除此以外，使用患者门户网站安排预约

健康相关服务可以节省时间和经济成本。预约提醒不仅提高了患者满意度，还减少了取消和缺席的发生率。患者满意度的提高也在一定程度上增加了患者对医疗机构的忠诚度。同时，患者满意度也是 MIPS 中的一个重要评价指标，将直接与国家的财政拨款挂钩，可见患者满意度与医院的经济效益息息相关。这一切都能够通过改善患者参与实现，所以改善患者参与的益处及意义可见一斑。

Hibbard 和 Greene（2013）回顾了患者参与对卫生成果及成本的贡献的现有证据。研究发现，更活跃的患者有更好的健康结局和照护体验。积极参与医疗活动的患者更有可能采取适宜的疾病预防措施，如定期进行健康体检、筛查和疫苗接种。这类患者往往也拥有更加健康的饮食习惯、更加规律的体育锻炼，并有意识地避免吸烟等危害健康的行为，最终有效预防疾病的发生。另外，医疗活动参与度高的慢性病患者的服药依从性也更高，并能够始终如一地进行自我健康照护和监测行为。这将会有效降低相关并发症和急诊入院的发生率。尽管研究发现，高参与度的患者的住院和急诊次数更少，但迄今为止关于患者参与对医疗成本影响的证据还十分有限。

Baker 回顾了 4 个不同国家的组织中通过提高患者参与改善医疗保健系统的案例研究（Baker，2014）。结果显示，各个医疗保健组织在"患者参与"和"以患者和家庭为中心"的健康照护领域所采取的方案存在较大差异。而提供"以患者和家庭为中心"的照护服务，并改善患者的照护体验是医疗保健组织的重要目标。患者参与则是在医务人员和组织层面实现这些目标的关键。事实上，患者参与将会是改善患者结局、提升组织绩效的重要催化剂，但这需要额外收集患者参与过程的真实体验，以证实患者参与在改善护理质量中的有效性（Bombard 等，2018）。

（三）改善患者参与的最新技术

改善患者参与的最新技术涵盖了患者健康数据管理、医疗保健提供者的沟通管理、患者家庭自我保健和教育等领域。《新英格兰医学杂志》（*New England Journal of Medicine*）进行的一项调查确定了用以帮助医疗保健提供者提高患者参与度的 5 种工具：生物识别无线设备、智能手机应用程序、短信预约提醒、作为患者教育工具的社交媒体工具及用药依从性提醒（Volpp 和 Mohta，2017）。

调查结果显示，85% 的受访者认为生物识别无线设备（如能够收集患者健康数据并将其传输到 EHR 的无线血糖仪）在患者参与方面，特别是群体健康领域，发挥了重大作用。75% 的受访者报告称，智能手机上的医疗保健应用程序可以显著改善患者参与。一款应用程序可以用来帮助患者管理他们的药物，这对于慢性病患者来讲是十分实用和便捷的。另外有 70% 的受访者表示，基于短信的预约提醒系统是促进患者参与的最有效工具。与此同时，社交媒体也可作为鼓励患者参与和改善健康行为的一种方式。85% 的受访者表示，社交网络在提供医疗保健服务领域存在一定的潜力，尤其是在慢性病管理（85% 的受访者赞同）和健康行为促进（如体重管理、体育活动和健康饮食）（78% 的受访者赞同）等方面。66% 的受访者表示，可以与患者进行互动的用药提醒工具是最适合患者参与的应用技术。WHO 的数据表明，大约一半的慢性病患者都没有依照处方规定服药（WHO，2003）。因此，能够增强患者用药依从性的工具将会在改善患者群体健康方面发挥举足轻重的作用。

尽管这些技术听起来都很"高大上"，但如果患者本身不积极地参与个人健康管理过程，那么所有的技术都将毫无用武之地。2018 年的一项美国消费者调查显示，大约 1/3 的消费者对使用应用程序来识别症状、情绪并进行健康指导感兴趣（Betts 和 Korenda，2018）。此外，许多消费者都很乐意使用家庭测试、移动设备及相关技术来诊断、监测和管理自身的健康问题。例如，51% 的受访者愿意使用家庭试剂盒来检测感染，

45% 的受访者愿意采用家庭基因检测来识别现有或未来潜在的健康风险，44% 的受访者正在使用可连接到应用程序的家庭血液检验技术来追踪个人的健康趋势（如胆固醇和空腹血糖）。网站、智能手机 / 平板电脑应用程序及个人医疗设备等技术在监测健康和检测健康水平方面的使用正逐步进入大众视野。例如，使用相关技术检测健康水平的比例从 2013 年的 17% 增加到 2018 年的 42%，使用相关技术监测健康问题的比例从 2013 年的 15% 增加到 2018 年的 27%。另外，有 60% 的受访者表示，他们愿意与医生分享来自可穿戴设备的个人健康数据，用以改善他们的医疗照护服务。

二、患者参与的领域

患者参与可以应用于各种医疗实践和医务人员的医疗保健教育 / 培训当中。促进患者及其家属参与医疗保健活动是全球范围内的重要工作。然而，令人遗憾的是，虽然目前全球医疗保健机构已经认识到患者参与的重要性，但患者参与的实际执行情况仍不理想，还需进一步发展。

WHO 发布的患者参与领域应该包括以下内容（WHO，2016）。

- 收集有关患者体验和临床结局的资料。
- 医疗保健教育和培训。
- 设计与开发以患者为中心的流程和系统。
- 促进患者参与政策制定。
- 提供患者获取个人电子健康档案的渠道。
- 教育并为公众赋权，促进公众认识到自身的健康需求并及时寻求医疗保健服务。

本节提供了 WHO 解释之外的补充示例和注释。

（一）收集有关患者体验及临床结局的资料

收集有关患者体验和临床结局的信息往往是与患者建立关系的起点。这些信息可以通过调查、非正式的在线反馈、访谈或焦点小组讨论来收集。对患者体验的反馈有助于了解患者的需求、偏好和价值观，并提高护理的质量和安全性。例如，知道患者觉得他们在门诊时间过长是承认他们价值观的一种体现，并可以促使医疗保健机构采取行动，来避免患者因就诊时间太长而放弃治疗。

（二）医疗保健教育和培训

"患者参与"的理念同样也能在医疗保健教育和培训中体现。对于医疗保健行业的实习生来说，倾听患者的真实经历和想法是很重要的。这样不仅能够加深对患者的了解，还能保持患者和临床医生之间的信任。这些核心价值观对于提供具有同理心的高质量护理服务来说是至关重要的，尤其是在患者安全领域。另外，在培训过程中倾听患者的故事也是一次宝贵的经历，并有助于提高实习生的安全意识。例如询问正在接受康复治疗的患者"为什么步行训练对你来说很难？"，患者回答如"我很难过，因为康复需要这么长时间"或"我的左脚踝真的很疼"等信息。实习生则需要根据这些具体情况，来选择不同的应对措施，进而培养个人的"患者参与"思维。

（三）设计和开发以患者为中心的流程和系统

在组织层面，让患者及其家属担任咨询委员会成员是有必要的，因为他们经常对以患者为中心的流程和系统的设计和开发产生积极影响（Frampton 和 Patrick，2008）。即使在发展和实施之后，倾听和收集患者及其家属的体验并将其反馈给系统，仍然是有意义的，并且可以进一步促进患者和家属的参与。

（四）促进患者参与政策制定

让患者和家属参与政策制定提高了他们对于自身相关疾病的认知。例如，患者可以参与并协助开发和宣传医疗工具、信息设备和保健材料等工作（de Silva，2013）。患者和家属也可以作为数据源或作为研究设计、研究规划和实施的合作者参与临床研究（Domecq 等，2014）。例如，糖尿病患者能够体验到准备和品尝食物的困难，从而为糖尿病饮食措施教育材料的制订、开发和验证提供反馈，进而产生更多实用和有效的资源。同时也可以提高患者和家属对糖尿病管理的认识和技能。

（五）提供患者获取个人电子健康档案的渠道

部分发达国家已经开始允许患者访问他们的电子健康档案。患者亲自参与监测、更新药物剂量或治疗计划，不仅可以增加临床医生和患者治疗之间的协调性，还可能促使医疗保健人员进行审查或干预。在美国，通过 Blue Button 服务（一个能够访问个人医疗信息的门户系统）向患者提供个人健康病历数据已被证明是一种有效的策略。

（六）教育与赋权，促进公众健康需求与及时就医认知

在低收入、资源贫乏的国家，为改善患者和家属参与，可以首先让患者及患者家庭接受教育，使他们有能力了解自己的健康需求，并能够在适当的时候寻求医疗保健。鼓励患者和家属提出问题并讨论他们所关心的问题也是极为重要的。让患者参与相关工具的设计和开发有助于加深他们对健康和疾病的理解，同时促进相关工具的使用。一项在孟加拉国农村进行的健康检查的临床研究发现是向认为肥胖是家庭财富象征的人群解释健康检查结果，能够促进他们理解肥胖实际上是一种健康威胁（Nohara 等，2015）。

三、患者参与技术

（一）在线患者社区

在线患者社区（online patient community，OPC）是在线健康社区（online health community，OHC）

的一个亚型，其主要用户是患者或其亲属，医务人员可能扮演咨询者或组织者的角色。OPC 是最早涉及个人健康的互联网形式，由在线公告栏服务（bulletin board service，BBS）发展而来。许多 OPC 诞生于 20 世纪 90 年代，如 MedHelp 和 Healthboards。

美国皮尤研究中心（Fox，2014）的一项调查显示 OPC 的应用非常广泛。在过去的 12 个月里，26% 的美国成年互联网用户阅读过他人的健康经历。在过去的 12 个月里，16% 的成年互联网用户上网寻找具有同样健康问题的同伴。

OPC 用户的行为可以分为五大类：①寻求信息支持；②提供信息支持；③寻求情感支持；④提供情感支持；⑤陪伴（Wang、Zhao 和 Street，2017）。由于 OPC 具有高度的开放性，对普通用户来说，判断信息的可靠性极为困难。一项收集在线糖尿病社区发布的问题和收到的回应研究发现，具有价值的问题得到了最多的回答，但其中部分答案是不正确的，而实际问题搜索结果在临床上却最有效（Kanthawala、Vermeesch、Given 和 Huh，2016）。

（二）个人健康档案

国际标准化组织的健康信息技术报告将个人健康档案（personal health record，PHR）被定义为病历的一种类型。PHR 的主要特点是它受医疗服务对象的控制，并且其中包含的信息至少有一部分是由对象（消费者、患者）输入的（ISO，2012）。PHR 可以包含多种数据，包括但不限于：①个人信息；②保险信息；③用药记录（过敏和药物不良反应、处方记录、药物和剂量、免疫接种和日期）；④疾病和住院记录；⑤X 线和实验室报告；⑥咨询和特殊治疗报告；⑦牙科和视力记录。

与医疗机构使用的电子健康档案一样，PHR 的数据格式应遵循通用标准，以保证数据在交换和转换过程中的一致性。由卫生信息交换国际标准组织（Health Level 7 International，HL7

International）发布的 ANSI/HL-7 EHR 是第一个用于电子健康信息交换、集成、共享和检索的国家标准（ISO，2015）。

中国已建成世界上最大的 PHR 系统，包含约 10 亿人的健康数据，作为国家基本公共卫生服务（Essential Public Health Service，EPHS）的一部分（Zhang、Wang 和 Wand，2018）。在使用最新在线 PHR 系统的部分地区，人们可以通过智能手机应用程序看到他们的年度健康检查结果。当患者在与 EPHS 网络相连的医疗机构接受健康检查或治疗时，患者还可以实时更新个人健康档案（Xia、He、Chen 和 Su，2018）。

（三）远程监测与远程医疗

医疗传感器和宽带网络的快速普及，为实现生理参数精准监测、海量数据稳定传输的远程监测和医疗提供了技术可能性。

远程监测在照顾慢性病老年患者方面有独特的优势。一种嵌入压电传感器并与智能手机应用程序相匹配的床垫，可以根据患者心率、呼吸频率和夜间身体移动来判断患者的睡眠质量（Tal、Shinar、Shaki、Codish 和 Goldbart，2017）。当监测到患者出现突然和短暂的加速度变化时，智能手环可以警告护士，患者可能发生了跌倒事故（Aud 等，2010）。

远程医疗能够以可接受的成本将医疗资源分配到传统医疗模式无法实现的地区和人群中。可接受的成本下无法做到的区域和人群中。在中国贵州省，自 2016 年以来，省卫生部门在所有的乡镇小医院和大型综合医院建设了 5000 套远程医疗系统。项目实施以来，累计开展远程会诊、影像远程诊断、心电图远程诊断分别为 2.3 万例、27.4 万例、8.2 万例，极大地改善了当地的医疗水平（Zhang，2019）。

（四）医院品牌应用程序

考虑到患者和医疗保健提供者之间的信息不对称，患者的就医过程可能会相当混乱和疲惫。

为了减少医疗服务过程中的时间和经济成本，目前已经开发了数百个医院品牌的应用程序。一个典型的医院品牌应用程序的基本功能通常包括：①帮助患者预约健康检查和在线会诊；②医院地址导航和医院内部导航；③患者与医疗保健提供者的沟通和随访；④患者健康教育；⑤医院新闻。研究表明，精心设计的医院品牌应用程序可以显著提高患者便利程度和满意度（Armstrong、Coyte、Brown、Bebe 和 Semple，2017；Yoo 等，2016）。

此外，医院品牌的应用程序可以帮助患者和医疗保健提供者在特定疾病的治疗中与他们的医疗团队和社区联系。EpiWatch 是由约翰·霍普金斯癫痫中心开发的 Apple Watch 应用程序，允许患有癫痫的成年人跟踪他们的症状、癫痫发作、药物治疗和诱发因素等疾病信息，并能将数据发送给研究人员（Johns Hopkins Epilepsy Center，2019）。马萨诸塞州总医院（Massachusetts General Hospital，MGH）的研究人员开发了 MGH 围产期抑郁量表，这是一款免费的 iPhone 应用程序，包括关于怀孕期间和产后重要时段的情绪、焦虑、睡眠和压力的问卷。问卷将确定在 18—45 岁怀孕或产后 12 周的女性中，哪些具体症状对产后抑郁症的诊断最为关键（The Ammon-Pinizzotto Center for Women's Mental Health at MGH，2019）。

医院品牌应用程序给用户、医务人员和医院管理者带来了极大的使得，但同时应特别关注老年人、残疾人等难以使用该技术的患者，以避免给他们带来更高的信息壁垒。

（五）社交媒体

患者的自发主动性在慢性病的医疗保健中至关重要，因为它需要多年的坚持，有时甚至是患者一生的坚持。慢性病患者在接受团体或家庭支持时，在健康生活方式方面有更好的表现，并显示出更高的治疗依从性（Gu 等，2017）。

与在线患者社区不同，社交媒体的特点是互

动的即时性和特定用户群体之间的强联系性，因此它经常被纳入研究计划，围绕共同的目标将人们聚集在一起，以创造社区感，并提供社会和情感支持。当体重管理计划和支持网络在 Facebook 小组中实施时，该计划对超重和肥胖成年人的体重和代谢综合征风险因素的影响比通过在健康教育手册中接受相同计划的人明显（Jane 等，2017）。

Facebook 和 Twitter 等社交媒体对慢性病管理的未来研究内容可能包括：①基于目标患者人群的反馈进行迭代内容开发；②深入了解关键领导意见的潜在作用；③确保医疗保健机构的社交媒体政策允许实时在线交流；④使用全面的评估策略，包括使用过程指标的评估（Partridge、Gallagher、Freeman 和 Gallagher，2018）。

（六）直接面向消费者的工具

直接面向消费者（direct-to-consumer，DTC）策略在商业界有至关重要的地位，原因如下：①消费者对更好购买体验的需求；② DTC 模型为企业提供与客户建立品牌关系的机会；③ DTC 模型允许企业收集客户数据。

DTC 医疗保健指消费者无须通过中介（通常指医疗专业人员或医疗保健公司），即可获得医疗保健相关的产品和服务。个人基因检测和医药市场是 DTC 模式涉及的两个主要医疗保健领域。DTC 基因检测最初出现于 2006 年，允许消费者将自身的生物样本送到实验室，并获得一份私人的个性化遗传背景分析报告，包括患某些疾病的可能性和特定领域的潜在天赋。然而，如果没有医生的参与，一些公司可能会夸大 DTC 基因检测的重要性，消费者也可能会误解 DTC 基因检测。2010 年，FDA 向 DTC 基因检测公司发出警告信（包括 DNA4Life 和 Interleuckin Genetics 两家公司），因为他们在没有通过必要的机构批准情况下进行基因检测产品的销售（Filipski、Murphy 和 Helzlsouer，2017）。

DTC 药品销售使消费者可以在网站上购买非

处方药品，在部分网站上，消费者甚至可以通过上传有效处方购买处方药。研究人员建议，行业指南应考虑解决网络环境中信息可见性和可访问性的问题，以帮助药品营销人员满足 DTC 促销的要求，并且保护消费者免受误导性药品信息影响（Kim，2015）。

（七）可穿戴设备和移动设备

随着老年人口数量的急剧增加，其对自我健康监测的要求也越来越高。可穿戴设备和移动应用程序现在已经与远程医疗高效融合，构建了医疗物联网（Internet of Things，IoT）。在挪威三个城市进行的一项研究要求试点用户在日常活动时佩戴移动安全警报器。该设备保障了用户的安全，并提高了用户与家属和照护者之间的互动，有效改善了用户的社会与生理健康（Rohne、Boysen 和 Ausen，2017）。胰岛素管理应用、可穿戴血糖仪、自动短信、健康日记、虚拟健康指导和其他移动健康工具虽然尚未广泛使用，但已经增加了糖尿病管理和预防的手段，并可能随着智能手机和医疗设备拥有量的增长而发挥越来越大的作用（Shan、Sarkar 和 Martin，2019）。

可穿戴设备和移动通信技术的进一步发展不仅满足了用户的需求，也给用户隐私方面带来挑战。可穿戴设备在综合医疗的效率和创新方面具有巨大的潜力，但仍需要新的工具来进行高效的协作，以便大规模地采纳及实施。

（八）物联网

IoT 被定义为信息社会的全球基础设施，通过基于现有和不断发展的可互操作的信息和通信技术互联（物理和虚拟）事物来实现高级服务（International Telecommunication Union，2012）。IoT 是将互联网连接扩展到物理设备和日常物品中。目前已经有 250 亿个设备（事物或实物）连接到互联网上，预计到 2020 年这一数字将增长到 500 亿。医疗物联网（也称健康物联网）是物联网的重要领域之一。预计到 2025 年，物联网每年将产生 3 万亿～6 万亿美元的潜在经济影响，其中 1 万亿～2.5 万亿美元的经济影响（其最大部分）来自智能医疗应用（Jha，2017）。

对健康物联网最大的担忧来源于健康物联网的安全性。植入式心律转复除颤器（implantable cardioverter defibrillator，ICD）的成功除颤可以改变设备的参数，以警告不必要的治疗或阻止已经下医嘱的治疗（Paoletti 等，2019）。另一项研究发现，由于广泛使用的胰岛素泵及其外围设备没有标准合格的密码机制，因此系统完全可以受到重新启动和消息植入的攻击。此外，与患者健康相关的敏感信息通过无线通道未加密地发送（Marin、Singlee、Yang、Verbauwhede 和 Preneel，2016）。像任何其他技术一样，IoT 是一把双刃剑。因此，维护包括所有可植入 / 可穿戴医疗设备在内的网络信息安全是必要且重要的。

四、患者生成的健康数据

ONC 认为，患者生成的健康数据（patient-generated health data，PGHD）是由患者（或家庭成员或其他护理人员）创建、记录或收集的健康相关数据，以帮助解决健康问题。PGHD 包括健康史、治疗史、生物特征数据、症状和生活方式。PGHD 在两个重要方面不同于临床环境中产生的数据：患者，而不是医疗保健提供者，主要负责捕捉或记录这些数据。患者决定如何向医疗保健提供者和其他人共享或分发这些数据。例子如使用家庭健康设备进行血压测量的数护，或者使用移动应用程序或可穿戴设备进行运动跟踪的数据库。

在全球范围内，加强患者参与、提高患者与医疗保健提供者之间的互动并减少信息差距，以及有效患者生成的电子健康数据将有助于落实以患者为中心的预防性的医疗服务（Nittas、Mutsch、Ehler 和 Puhan，2018）。中国台湾的单向付款制度对其卫生保健市场有很大的影响，有助于促进卫生信息技术的采用。这一过程始于使用闪存驱动器和智能卡系统，现以云系统为基础实施（Li、Le、Jian 和 Kuo，2009；Li 等，2015；Syed-Abdul 等，2015）。技术的有效使用降低了行政费用，并普遍提高了医疗保健系统的信息质量，从而使系统更具成本效益。这证明长期使用 HIT 来改变医疗保健系统并使其更有效地运作的愿景是可以实现的，而在未来有望取得更大的效益（图 35-1）。

这些举措的基本目的是赋予患者的权能，通过提供患者信息来维持护理的连续性，解决护理

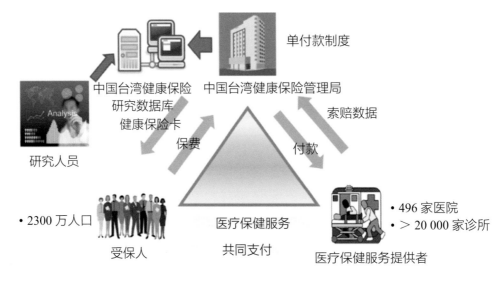

▲ 图 35-1 中国台湾健康保险架构

物理地点障碍，并提高护理质量。

（一）数据收集和验证

世界各地不断涌现和发展的数字技术正在加速公众使用电子工具来监测、管理、维持健康、福祉的进程。在中国台湾，卫生部门分别于 2013 年和 2014 年推出了 PharmaCloud 和 MyHealthBank，目的在于为医疗保健服务提供者和患者提供一个信息丰富及信息透明的平台（National Health Insurance Administration，2016）。中国台湾的 Pharma Cloud 系统是专门为减少过度用药和提高用药安全而开发的（Huang 等，2015）。2014 年，中国台湾卫生福利部门（Ministry of Health and Welfart，MOHW）与中国台湾健康保险管理局（National Health Insurance Administration，NHIA）建立了 My Health Bank 系统的官方网站（http：//www.nhi.gov.tw/），目前有 33 万个 My Health Bank 账户。该平台的目的是为所有用户提供关于访问 NHIA 附属医疗机构的详细信息的即时通道（National Health Insurance Administration，2016；San-Kuei，2014）。

未来，NHIA 计划促进应用程序和链接的开发，这些应用程序和链接能够辅助解释存储在 My Health Bank 中的数据，并向公众提供相关知识和信息。其他国家可以借鉴中国台湾利用全省规模的 HIT 系统支持全民医疗保健的经验。

（二）数据交互性

各国的医疗体系差异很大，因此，向大家分享中国台湾在全省范围内的医疗体系是十分有意义的。多年来，MOHW 采取了一系列的措施，在全省范围内进一步发展 HIT。包括建立了公共信息安全基础设施，发布了 EMR 交互性补贴计划，并采取其他措施来提高医疗保健管理的效率。与其他发达国家相比，EMR 系统在中国台湾的医院采用率较高。电子化医嘱录入系统和电子病历使用率不断提高，促进了已经被证明可以提高医疗保健系统的安全性和质量的计算机化决

策支持系统的采用（Bates 和 Gawande，2003）。

中国台湾采取的这些举措，为其他地区改善不同数据提供者之间的合作，为研究提供健康数据，并统一公共卫生和临床医学信息系统树立了榜样（Yen、Chia、Chu 和 Hsu，2016）。中国台湾的 NHIA 项目有 20 年历史，已经积累了大量的医疗数据。NHIA 在初步的数据应用中，先后在政府开放数据平台建立了 120 个数据集，供公众免费进行任何增值应用或创新。NHIA 在政府开放数据平台上的数据集包括"医疗保健质量"、"医疗信息公开"、"医疗机构类别"、"重要统计数据"和"药品和医疗器械"（National Health Insurance Administration，2016）。详情请参阅中国台湾省政府开放数据平台（http：//Data.gov.tw）。

（三）大数据分析

HIT 的进步促进了中国台湾和世界健康数据的收集。中国台湾的全面电子化索赔、就诊便捷的诊所和医院，以及全面覆盖 2300 万人口的健康保险都能够证实上述观点。中国台湾每人每年咨询医生的标准次数约为 15 次（Li 等，2015）。过去几年，医院一直致力维持稳定的住院患者数量，并通过设立附属诊所和规模庞大的门诊部，来与拥有私人执业医生和床位的独立诊所进行竞争。

据报道，中国台湾 NHIA 自 20 年前推出以来，覆盖到了台湾省 99.9% 的人口，并已成为世界上最大的行政医疗保健数据库之一。每人每次就诊会生成 1～5 个诊断（ICD-9-CM），每人每年 15 次就诊中就有 15 种药物，然后乘以 2300 万人和数据积累的年数，这些都是由医疗保健组织收集的极其丰富的潜在数据。

这类健康数据还拥有二次使用的价值，主要涉及与健康保险数据索赔有关的研究，且目前关于这类研究的争议较少。截至 2015 年，有 3000 多项研究在 656 种科学期刊上进行了发表，这些研究均以中国台湾健康保险研究数据库（NHIRD）为基础开展，且都被美国国家医学图书馆服务

PubMed 索引（Yen 等，2016）。

（四）PGHD 的机遇与挑战

大部分医疗保健系统及规模不同的临床实践和研究机构，都由于缺乏技术基础设施、职能工作流程、人才及培训而难以支持 PGHD 的引进（ONC，2018a、2018b 和 2018c）。然而，中国台湾卫生福利部门和中国台湾卫生研究院为了社会的利益，坚持不断地加强发展，改善现有服务，并为此充分利用网络技术，最终克服了这一困难。NHIA 系统是一种革命性的医疗服务模式，符合当代的全球医疗趋势，促使中国台湾省走上实现 WHO 2020 年以人为中心的"我的数据，我的决定"的医疗保健模式的道路，为公众提供掌握自己医疗保健的自身力量，应是每个国家和地区的不懈追求。

可以肯定的是，"My Health Bank"系统将随着时间和技术的发展而不断发展，能够产生愈发丰富且易于访问的数据。另外，为了展示临床思维过程的复杂性和推动质量改进的因素，中国台湾正在推广一系列的健康物联网活动，将组建由开发人员、数据科学专家、制造商、商业分析师、大学生和临床医生组成的多学科小组，一起合作和探索下一代连接设备，用以识别和解决全球主要的健康相关问题（Iqbal 等，2018）。

五、发展障碍

（一）健康素养与健康信息技术素养

患者参与的第一个障碍往往涉及健康素养和 HIT 素养。如果这一障碍持续存在，患者参与就永远不会顺利进行，甚至可能产生糟糕的结果。

健康素养和 HIT 素养不仅指个人的能力，而且指与卫生有关的系统、系统内的信息提供者，以及地方地区或工作场所的能力。这个问题还包括患者是否能从这些机构得到支持，以及患者和家庭是否可以参与改变制度和环境的活动。这些问题不仅应由个人思考，还应由整个当地社会和

（或）工作场所思考。人们也逐渐认识到的健康素养是健康的决定因素，与教育、文化和收入等社会因素密切相关。

1. 健康素养

加拿大在公共医疗保健方面的健康素养活动以将医疗机构、地方和工作场所联系在一起的跨部门方法而闻名。本部分通过"提高加拿大人民健康素养的跨部门方法"（Public Health Association of British Columbia，2012）对其进行介绍。该方法的框架包括以下内容（WHO，2013）。

- 确定优先事项，并将其组成一个综合框架来提高加拿大人民的健康素养。
- 建议可在国家、省/地区和地方各级采取一系列行动提高加拿大人民的健康素养。
- 促进从业者、研究人员和政策制定者之间关于健康素养的沟通，并鼓励围绕健康素养的提升开展跨部门工作。

具备健康素养就意味着能够获得并理解管理健康所需的基础信息。理想情况下，一个有健康素养的个人能够寻求和获得所需的健康信息，以便达到以下目标。

(1) 理解并执行自我健康照护方案，包括实施复杂的日常医疗方案。

(2) 计划和实现改善健康所需的生活方式调整。

(3) 在知情的条件下，做出与健康相关的积极决定。

(4) 了解在必要时如何以及何时获得医疗保健。

(5) 与他人分享促进健康的活动。

(6) 解决社区和社会中的健康问题。

以上前四点是个人活动，但后两点中的社会活动也包括在内。不列颠哥伦比亚公共卫生协会（2012）也提出了提高健康素养的基本组成部分。

已为每个组成部分制定了一份目标清单，并利用这些清单为每个组成部分建立了一个相关的、有效的可能行动纲要。

- 第1部分，发展知识：发展和促进广泛的知识库，以便获得关于提高健康素养的有效方法的研究和实践证据。
- 第2部分，提高认识和建设能力：为公共和私营部门工作人员、专业人员和社区成员开发并提供学习机会，以提升其在综合健康素养方面的知识、理解和能力。制订、实施并改善传播战略，吸引关键利益相关者（常常是患者）的注意，并向其普及健康素养的重要性。
- 第3部分，建立基础设施和合作关系：分配足够的财政、人力、组织和物质资源，以协调合作关系并支持、维持健康素养促进方案的实施。

因此，我们可以理解，这项社会活动不仅包括所有公民，还包括所有作为公民伙伴的政府部门、民间组织等。我们必须建立一个由多部门/组织构成的团队，以此来接纳并支持健康素养较低的公民（那些由于缺乏健康素养教育而健康素养较低的人）。因为公民的健康素养不仅与个人能力有关，还与文化、政策、环境等社会因素密切相关。

WHO在2013年发布了一份报告，收集了有关健康素养的证据。该报告介绍了能够促进所有成员提高健康素养的10个组织特征。

(1) 具有将健康素养纳入其使命、结构和运营任务中的领导力。

(2) 将健康素养纳入组织规划、评价指标、患者安全和质量改进等工作中。

(3) 使员工具备健康素养并监测进展情况。

(4) 包括参与设计、实施和评估健康信息和服务的人群。

(5) 在避免污名化的同时，满足具有健康素养技能的人群的需求。

(6) 在人际沟通中使用健康素养策略，并不断地确认公众的理解。

(7) 提供便捷的健康信息和服务及导航协助。

(8) 设计和分发易于理解和采取行动的印刷、视听和社交媒体内容。

(9) 解决高风险情况下的健康素养问题，如过渡期照护和用药沟通。

(10) 清楚地传达健康计划所涵盖的内容及个人必须为服务支付的费用。

2. HIT 素养

人口老龄化已成为一些发达国家的突出社会问题。而目前公共保险公司、医疗机构、地方政府、行业、非营利组织和其他利益相关者正积极引进相关技术以推动患者参与。这一举措对老年人口的 HIT 素养提出了要求与挑战。因此，提高公民的 HIT 素养也是目前的首要任务。由于老年人获得 HIT 素养的能力有限，所以有必要开发便于老年人使用的设备和应用程序。

此外，随着衰老进程的推进，老年人在过去已经掌握的 HIT 素养能力可能会逐渐退化，照护老年人的责任和工作便落到了他们的家属或护工身上。因此，提高家属和护工的 HIT 素养也是一项重要工作。在此基础上，我们需要考虑如何能够便捷地与老年人的照护者开展合作，帮助他们提升 HIT 素养，进而为老年人提供更高质量的照护服务。尽管这种现实是客观存在的，但也必须想尽办法克服这些限制。

整个社会，包括偏远地区、岛区和小规模地方政府在内的所有社会都必须充分考虑哪些应用程序或服务将帮助他们提高公民的 HIT 素养。因为提升 HIT 素养的过程中，往往需要使用最新的电信技术及低成本和易于操作的远程医疗通信系统。

（二）质量和安全问题

在促进患者参与的过程中，要注意患者或家属的自我判断可能导致患者受到医疗伤害，或在接触到未经证实的信息后过度焦虑或困惑。

警报系统被广泛地用于保障医疗安全，同时有助于提高医疗保健质量并促进患者参与。

1. 警报系统

预先确定每位患者的阈值并在超过阈值时

通知患者或其家属，是建立警报系统的典型实用方法。在日本，糖尿病、高血压、血脂异常和慢性病肾病的警戒阈值由 6 个临床学会（日本糖尿病学会、日本医学信息学协会、日本高血压学会、日本动脉粥样硬化学会、日本肾病学会和日本检验医学学会）牵头确定（Nakashima，2019）。学会之间合作制订并发布了"个人健康记录推荐配置"，其中还设置了时间提醒，以促进患者按照标准化临床指南进行临床检测。

如果患者在住院期间发生临床事件，纽约的 Healthix 会通过电子邮件向患者指定的联系人（如家庭成员）发送警报信息。该信息包含患者姓名和一个门户网站的链接，联系人可以在该网站上查看警报的详细信息。家庭成员或其他相关人员对患者情况的及时了解能够减少患者及家属的焦虑和困惑。该警报信息还能够帮助联系人更深入地了解患者的情况，理解可能会进行的医疗干预。此外，当患者进入急诊系统时，他们的家庭医生也会收到警报，接到警报的家庭医生能够立即与患者的急诊主治医生取得联系，并向其提供患者的健康相关信息，促使患者得能够得到最恰当的医疗干预。

2. 患者自我报告结果

警报系统主要用于医护人员向其他照护患者的人员发送信息，而患者自我报告结果（patient-reported outcome，PRO）是由患者一方创造的主观信息。PRO 在临床试验领域取得了进展，它在获取患者体验方面发挥着重要作用，不仅是患者参与的重要组成部分，还有助于避免医疗事故和不恰当的医疗照护。

PRO 包括患者对治疗的满意度、患者的症状和功能情况、患者与健康相关的生活质量，以及对治疗的依从性等内容。因此，采用一种能够保证信度和效度的适当方法来对 PRO 进行测量是很重要的。为此，除了制订科学可靠的指标外，还必须了解如何对患者、家属和医务人员进行培训以获得更加准确的 PRO 数据。虽然目前纸质版 PRO 得到了有效的推广，但在智能手机上结合 PHR 的数字化 PRO 将会成为主流，并被用于有效地报告 PRO 的日常工作和数据收集等工作中。

六、总结

根据 WHO 的定义，患者参与是建立患者、家庭、护理人员及医疗服务提供者能力的过程，以促进和支持患者积极参与个人健康照护，从而提高医疗保健服务的安全与质量，最终落实以人为本的医疗理念。改善患者参与的主要驱动力包括医疗保健提供者与患者之间日益增长的沟通需求、政府政策及责任制护理模式。在此基础上，改善患者参与能够带来更有效的沟通、更优质的照护服务、更理想的患者结局、更高的满意度及更低的成本。此外，患者参与可以应用于各种医疗实践和医务人员的医疗保健教育 / 培训当中。具体领域包括：收集有关患者体验和临床结局的资料；医疗保健教育和培训；设计与开发以患者为中心的流程和系统；促进患者参与政策制定；提供患者获取个人电子健康档案的渠道；教育并为公众赋权，促进公众认识到自身的健康需求并及时寻求医疗保健服务。

生物识别无线设备、智能手机应用程序、短信预约提醒、作为患者教育工具的社交媒体工具，以及用药依从性提醒等技术均可用于提高患者参与度。这些工具将有助于填补患者、家庭成员和医疗保健提供者之间的信息差距。患者能够借助相关平台与医疗保健提供者沟通并上传自身的健康数据，为自身的医疗保健提供者提供更多的信息参考。与此同时，患者生成的健康数据将有助于落实以患者为中心的预防性医疗服务。中国台湾的 My Health Bank 就是一个很好的例子，它构建了一个整体的、以人为中心的医疗模式，并使"我的数据，我的决定"成为现实，以实现世界卫生组织 2020 年的健康目标。然而，在利用患者参与技术来提高患者参与方面仍然存在一些困难和疑虑。例如，在提升患者的健康素养和HIT素养领域面临着许多问题，以及对技术本身的质量和安全性存在担忧等，都还需要我们继续为之努力。

致谢

感谢中国台北医学大学全球健康学院助理教授 Usman Iqbal 博士对本文的支持。

自测题

1. 哪一项不是患者参与的关键驱动因素？
   A. 责任制护理模式业绩激励与支付改革
   B. 美国业绩激励计划等政府政策
   C. 改善医疗保健提供者与患者之间沟通的需求
   D. 卫生信息技术的进展

2. 改善患者参与的好处是什么？
   A. 更好地与医疗保健提供者沟通
   B. 改善患者健康结局
   C. 增加费用
   D. 提高患者满意度

3. 以下什么不是用于改善患者参与的技术或工具？
   A. 可穿戴和移动设备
   B. 在线社区
   C. 社交媒体
   D. 智能手机应用程序
   E. 护理技术临床要点

4. 患者自我报告结果包括哪些方面？
   A. 对治疗的满意程度
   B. 症状和功能程度
   C. 健康相关生活质量
   D. 治疗依从性
   E. 上述全部

5. 以下哪一个不是在线患者社区用户的典型行为？
   A. 寻求和提供信息支持
   B. 寻求和提供情感支持
   C. 寻求和提供财政支持
   D. 寻求和提供陪伴

6. 健康物联网对于患者参与最大的担忧是什么？
   A. 安全
   B. 高效性
   C. 设备成本
   D. 连接稳定性

7. DTC 模式在医疗保健领域有哪些例子？
   ①个人基因测试；②非处方药的医药市场；③远程监控；④患者生成的健康数据。
   A. ①和②
   B. ②和③
   C. ③和④
   D. ①和④

8. 患者生成的健康数据与临床环境中生成的数据有何不同？
   ①患者主要负责捕获和记录数据；②提供者主要负责捕获和记录数据；③医院决定如何向医疗保健提供者和其他人共享或分发这些数据；④患者决定如何向医疗保健提供者和其他人共享或分发这些数据。
   A. ①和②
   B. ①和③
   C. ①和④
   D. ③和④

9. 加强患者的参与、患者与医疗保健提供者互动和减少信息差距，以及患者生成的电子健康数据可能会促进这两者出现怎样的情况？
   A. 以患者为中心的，预防性医疗服务
   B. 公私伙伴关系

C. 利益相关者参与和质量改进

D. 技术采用与预防护理

10. 患者参与的障碍是什么？

　　A. 低健康素养

　　B. 卫生信息系统知识水平低

　　C. 患者参与工具的质量和安全问题

D. 上述全部

答案

1. D	2. C	3. E	4. E	5. C
6. A	7. A	8. C	9. A	10. D

参考文献

[1] Armstrong, K. A., Coyte, P. C., Brown, M., Beber, B., & Semple, J. L. (2017). Effect of home monitoring via mobile app on the number of in-person visits following ambulatory surgery: A randomized clinical trial. *JAMA Surgery, 152*(7), 622-627.

[2] Aud, M. A., Abbott, C. C., Tyrer, H. W., Neelgund, R. V., Shriniwar, U. G., Mohammed, A., & Devarakonda, K. K. (2010). Smart Carpet: Developing a sensor system to detect falls and summon assistance. *Journal of Gerontological Nursing, 36*(7), 8-12.

[3] Baker, G. R. (2014). Evidence boost: A review of research highlighting how patient engagement contributes to imrovod care. Canadian Foundation for Health Improvement. Retrieved from http://citeseerx.ist.psu.edu/ viewdoc/download?doi=10.1.1.676.3590&rep=rep1&type =pdf. Accessed on June 21, 2020.

[4] Bates, D. W., & Gawande, A. A. (2003). Improving safety with information technology. *New England Journal of Medicine, 348*(25), 2526-2534.

[5] Betts, D., & Korenda, L. (2018). Inside the patient journey: Three key touch points for consumer engagement strategies: Findings from the Deloitte 2018 Health Care Consumer Survey. Retrieved from https://www2.deloitte. com/insights/us/en/industry/health-care/patient-engagement-health-care-consumer-survey.html. Accessed on May 26, 2020.

[6] Bombard, Y., Baker, G. R., Orlando, E., Fancott, C., Bhatia, P., Casalino, S., … Pomey, M. (2018). Engaging patients to improve quality of care: A systematic review. *Implementation Science, 13*(1), 98.

[7] de Silva, D. (2013). *Involving patients in improving safety*. London: The Health Foundation.

[8] Domecq, J. P., Prutsky, G., Elraiyah, T., Wang, Z., Nabhan, M., Shippee, N., … Murad, M. H. (2014). Patient engagement in research: A systematic review. *BMC Health Services Research, 14*, 89. https://doi. org/10.1186/1472-6963-14-89

[9] Filipski, K. K., Murphy, J. D., & Helzlsouer, K. J. (2017). Updating the landscape of direct-to-consumer pharma cogenomic testing. *Pharmacogenomics and Personalized Medicine, 10*, 229-232.

[10] Fox, S. (2014). The social life of health information. Retrieved from https://www.pewresearch.org/facttank/2014/01/15/the-social-life-of-health-information/. Accessed on May 28, 2020.

[11] Frampton, S., & Patrick, A. C. (2008). *Putting patients first: Best practices in patient-centered care* (2nd ed.). San Francisco, CA: Jossey-Bass.

[12] Gu, L., Wu, S., Zhao, S, Zhou, H., Zhang, S., Gao, M., … Tian, D. (2017). Association of social support and medication adherence in Chinese patients with Type 2 Diabetes Mellitus. *International Journal of Environmental Research and Public Health, 14*(12), 1522. https://doi. org/10.3390/ijerph14121522

[13] Hibbard, J. H., & Greene, J. (2013). What the evidence shows about patient activation: Better health outcomes and care experiences; Fewer data on costs. *Health Affairs (Millwood), 32*(2), 207-214. doi:https://www.healthaf fairs.org/doi/full/10.1377/hlthaff.2012.1061

[14] Huang, S.-K., Wang, P., Tseng, W., Syu, F., Lee, M., Shih, R., … Chen, M. S. (2015). NHI-PharmaCloud in Taiwan—A preliminary evaluation using the RE-AIM framework and lessons learned. *International Journal of Medical Informatics, 84*(10), 817-825. https://doi.org/10.1016/j. ijmedinf.2015.06.001

[15] Institute of Medicine. (2001). *Crossing the quality chasm: A new health system for the 21st century*. Washington, DC: National Academies Press.

[16] International Telecommunication Union. (2012). Overview of the Internet of things. Retrieved from https://standards. globalspec.com/std/1572046/ITU-T%20Y.2060. Accessed on May 26, 2020.

[17] Iqbal, U., Dagan, A., Syed-Abdul, S., Celi, L. A., Hsu, M. H., & Li, Y. (2018). A hackathon promoting Taiwanese health-IoT innovation. *Computer Methods and Programs in Biomedicine, 163*, 29-32. doi:10.1016/j. cmpb.2018.05.020

[18] ISO. (2005). Health informatics—Electronic health record—Definition, scope and context.

[19] ISO. (2012). ISO/TR 14292:2012 Health Informatics: Personal health records—Definition, scope and context. Retrieved from https://www.iso.org/standard/54568. html. Accessed on June 25, 2020.

[20] ISO. (2015). ISO/HL7 10781:2015(en) Health Informatics:

HL7 electronic health records—System functional model, Release 2 (EHR FM). Retrieved from https://www.iso.org/ obp/ ui/#iso:std:iso-hl7:10781:ed-2:v1:en. Accessed on June 25, 2020.

[21] Ivey, S. L., Shortell, S. M., Rodriguez, H. P., & Wang, Y. E. (2018). Patient engagement in ACO practices and patient-reported outcomes among adults with cooccurring chronic disease and mental health conditions. *Medical Care, 56*(7), 551-556. doi:10.1097/ MLR.0000000000000927

[22] Jane, M., Hagger, M., Foster, J., Ho, S., Kane, R., & Pal, S. (2017). Effects of a weight management program delivered by social media on weight and metabolic syndrome risk factors in overweight and obese adults: A randomised controlled trial. *PLoS One, 12*(6), e0178326. doi:10.1371/journal.pone.0178326

[23] Jha, N. K. (2017). Internet-of-Medical-Things. *Proceedings of the Great Lakes Symposium on VLSI 2017*. Banff, Alberta, Canada, ACM: 7-7.

[24] Kanthawala, S., Vermeesch, A., Given, B., & Huh, J., (2016). Answers to Health Questions: Internet search results versus online health community responses. *Journal of Medical Internet Research, 18*(4), e95. doi:10.2196/ jmir.5369

[25] Kim, H. (2015). Trouble spots in online direct-to-consumer prescription drug promotion: A content analysis of FDA warning letters. *International Journal of Health Policy and Management, 4*(12), 813-821. doi:10.15171/ ijhpm.2015.157

[26] Li, Y., Lee, P., Jian, W., & Kuo, C. (2009). Electronic health record goes personal world-wide. *Yearbook of Medical Informatics, 18*(01), 40-43. doi:10.1055/s-0038-1638636

[27] Li, Y.-C. J., Yen, J. C., Chiu, W. T., Jian, W. S., Shabbir, S. A., & Hsu, M. H. (2015). Building a national electronic medical record exchange system—Experiences in Taiwan. *Computer Methods and Programs in Biomedicine, 121*(1), 14-20. https:// doi.org/10.1016/j. cmpb.2015.04.013

[28] Marin, E., Singlee, D., Yang, B., Verbauwhede, I., & Preneel, B. (2016). On the feasibility of cryptography for a wireless Insulin pump system. *Proceedings of the Sixth ACM Conference on Data and Application Security and Privacy*. New Orleans, Louisiana, USA, ACM: 113-120. Retrieved from https://dl.acm. org/citation. cfm?id=2857746. Accessed on May 26, 2020.

[29] Nakashima, N., Noda, M., Ueki, K., et al. (2019). Recommended confifiguration for personal health records by standardized data item sets for diabetes mellitus and associated chronic diseases: A report from Collaborative Initiative by six Japanese Associations. *Journal of Diabetes Investigation, 10*(3), 868-875.

[30] National Health Insurance Administration, Ministry of Health and Welfare, Taiwan. (2015). Value-added innovative application—NHI information now accessible. Retrieved from http://www.nhi.gov.tw/english/ HotNewsEnglish/HotnewsEnglish_Detail.aspx?News_ ID=101&menu=1&menu_id=291. Accessed on May 26, 2020.

[31] National Health Insurance Administration, Ministry of Health and Welfare, Taiwan. (2016). My Health Bank. Retrieved from http://www.nhi.gov.tw/english/.

[32] National Health Service. (2017). England patient and public participation policy. Retrieved from https://www.england.nhs. uk/wp-content/uploads/2017/04/ppp-policy. pdf. Accessed on May 26, 2020.

[33] Nittas, V., Mutsch, M., Ehrler, F., & Puhan, M. A. (2018). Electronic patient-generated health data to facilitate prevention and health promotion: A scoping review protocol. *BMJ Open, 8*(8), 1-9. doi:10.1136/ bmjopen-2017-021245

[34] Nohara, Y., Kai, E., Ghosh, P., Islam, R., Ahmed, A., Kuroda, M., ... Nakashima, N. (2015). Health checkup and tele medical intervention program for preventive medicine in developing countries: Verification study. *Journal of Medical Internet Research, 17*(1), e2. doi:10.2196/ jmir.3705

[35] Paoletti, N., Jiang, Z., Islam, M. A., Abbas, H., Mangharam, R., Lin, S., ... Smolka, S. A. (2019). Synthesizing stealthy reprogramming attacks on cardiac devices. *Proceedings of the 10th ACM/IEEE International Conference on Cyber-Physical Systems*. Montreal, Quebec, Canada, ACM: 13-22. doi:10.1145/3302509.3311044

[36] Partridge, S. R., Gallagher, P., Freeman., B., & Gallagher, R. (2018). Facebook groups for the management of chronic diseases. *Journal of Medical Internet Research, 20*(1), e21. doi:10.2196/jmir.7558

[37] Public Health Association of British Columbia. (2012). An Intersectoral approach for improving health literacy for Canadians. Retrieved from https://phabc.org/wp content/uploads/2015/09/IntersectoralApproachforHealt hLiteracy-FINAL.pdf

[38] Rohne, M., Boysen, E. S., & Ausen, D. (2017). Wearable and mobile technology for safe and active living. *Studies in Health Technology and Informatics, 237*, 133-139. doi:10.3233/978-1-61499-761-0-133

[39] Roberts, S., Chaboyer, W., Gonzalez, R., & Marshall, A. (2017). Using technology to engage hospitalised patients in their care: A realist review. *BMC Health Services Research, 17*(1), 650. doi:10.1186/s12913-017-2314-0

[40] Rozenblum, R., Miller, P., Pearson, D., & Marielli, A. (2015). Patient-centered healthcare, patient engagement and health information technology: The perfect storm: An integrated perspective from patients, families, clinicians and researchers. In M. Grando, R. Rozenblum, & D. Bates, (Eds.), *Information technology for patient empow erment in healthcare* (pp. 3-22). Berlin: Walter de Gruyter.

[41] San-Kuei, H. (2014). New era of National Health Insurance in Taiwan. Retrieved from https://www.pmda.go.jp/files/000152095.pdf. Accessed on May 26, 2020.

[42] Shan, R., Sarkar, S., & Martin, S. S. (2019). Digital health technology and mobile devices for the management of diabetes mellitus: State of the art. *Diabetologia, 62*(6), 877-887. https:// doi.org/10.1007/s00125-019-4864-7

[43] Syed-Abdul, S., Hsu, M., Iqbal, U., Scholl, J., Huang, C., Nguyen, P., ... Jia, W. (2015). Utilizing health information technology to support universal healthcare delivery: Experience

of a national healthcare system. *Telemedicine and e-Health, 21*(9), 742-747. doi:10.1089/tmj.2014.0189

[44] Tal, A., Shinar, Z., Shaki, D., Codish S. & Goldbart, A. (2017). Validation of contact-free sleep monitoring device with comparison to polysomnography. *Journal of Clinical Sleep Medicine, 13*(3):517-522.

[45] Tang, P. C., & Lansky, D. (2005). The missing link: Bridging the patient-provider health information gap. *Health Affairs (Millwood), 24*, 1290-1295.https://doi. org/10.1377/hlthaff.24.5.1290

[46] The Ammon-Pinizzotto Center for Women's Mental Health at MGH. (2019). MGH perinatal depression scale mobile app. Retrieved from https://womensmentalhealth.org/ research/app/

[47] The Johns Hopkins Epilepsy Center. (2019). Johns Hopkins EpiWatch: App and research study. Retrieved from https://www. hopkinsmedicine.org/epiwatch/#. XLNBjaEjw4U. Accessed on May 26, 2020.

[48] The Office of the National Coordinator for Health Information Technology (ONC). (2018a). Conceptualizing a data infrastructure for the capture, use, and sharing of patient-generated health data in care delivery and research through 2024. Retrieved from https://www.healthit.gov/sites/default/files/onc_pghd_ final_ white_paper.pdf. Accessed on May 26, 2020.

[49] The Office of the National Coordinator for Health Information Technology (ONC). (2018b). Health IT Playbook, Section 5: Patient engagement. Retrieved from https://www.healthit.gov/ playbook/patient-engagement/. Accessed on May 26, 2020.

[50] The Office of the National Coordinator for Health Information Technology (ONC). (2018c). What are patient-generated health data? Retrieved from https:// www.healthit.gov/topic/otherhot-topics/what-are patient-generated-health-data. Accessed on May 26, 2020.

[51] Volpp, K. G., & Mohta, S. (2017). Patient engagement survey: Technology tools gain Support—But cost is a hurdle. NEJM Catalyst Insights Council Survey on patient engagement. Retrieved from https://catalyst.nejm.org/ patient-engagement-technology-tools-gain-support/. Accessed on May 26, 2020.

[52] Wang, X., Zhao, K., & Street, N. (2017). Analyzing and predicting user participations in online health communities: a social support perspective. *Journal of Medical Internet Research, 19*(4), e130. doi:https://doi.org/10.2196/ jmir.6834

[53] World Health Organization. (2003). *Adherence to long-term therapies: Evidence for action.* Retrieved from https:// www. who.int/chp/knowledge/publications/adherence_ report/en/. Accessed May 26, 2020.

[54] World Health Organization (2013). *Health literacy: The solid facts.* Retrieved from http://www.euro.who.int/__data/ assets/ pdf_file/0008/190655/e96854.pdf. Accessed on May 26, 2020.

[55] World Health Organization. (2016). Technical series on safer primary care. Retrieved from https://www.who.int/ patientsafety/topics/primary-care/technical_series/en. Accessed on May 26, 2020.

[56] Xia, J., He, C., Chen, Z., & Su, J. (2018). Application of infor mation management in the self-care of diabetic patients. *Chinese Nursing Management, 18*(1), 94-97.

[57] Yen, J.-C., Chia, W.-T., Chu, S.-F., & Hsu, M.-H. (2016). Secondary use of health data. *Journal of the Formosan Medical Association, 115*(3), 137-138. https://doi. org/10.1016/j.jfma.2015.03.006

[58] Yoo, S., Jung, S. Y., Kim, S., Kim, E., Lee, K. H., Chung, E., & Hwang, H. (2016). A personalized mobile patient guide system for a patient-centered smart hospital: Lessons learned from a usability test and satisfaction survey in a tertiary university hospital. *International Journal of Medical Informatics, 91*, 20-30. https://doi.org/10.1016/j. ijmedinf.2016.04.003

[59] Zhang, L. (2019). Guizhou province has stepped out of the new model of telemedicine service system construction. *Guizhou Daily.* 2019-01-23. Retrieved from http://www. guizhou.gov. cn/xwdt/gzyw/201901/t20190123_2225609. html. Accessed on June 25, 2020.

[60] Zhang, Y., Wang, Q., & Wand, J. (2018). Problems and countermeasures in the construction of resident electronic health records. *Chinese Journal of Health Informatics and Management, 15*(6), 643-646.

第七篇 第四次护理信息技术革命的高级应用

Advanced Applications for the Fourth Nursing IT Revolution

Kathleen A. McCormick 著

王 斗 译 丛 雪 校

我们不仅正处于 IT 和医疗保健的第四次工业革命中，而且护理工作也在为到 2030 年为止，护理实践和信息技术的未来做准备。基因组学和大型临床实践电子健康档案推动了对护理产生深远影响的第四次工业革命。本部分介绍的新技术包括由基因组学和电子数据库产生的大数据，如人工智能、机器学习、深度学习、远程健康、机器人技术和云。本章描述了医疗保健领域颠覆性力量的出现推动了对先进技术的需求，以及国际上如何使用护理信息学捕捉大数据以改善患者结果、护理质量和护理经济的例子，介绍了大数据的概念。

这是一个不同寻常的时期，COVID-19 大流行引发了技术创新的发展并扩大了对技术创新的需求。与此同时，作者大多处于学术和商业封闭状态，或致力于在实践中加快技术的使用，我们为他们提供了机会以更新与各自章节相关的创新。本部分的大多数作者根据疫情的流行情况更新了相关章节。

第七篇以 Susan C. Hull 所著的第 36 章为开头，题为"医疗保健提供的新模式和大数据生产的零售商"。该章节描述了生产大数据的四大颠覆性技术公司：Apple、Amazon、Google 母公司 Alphabet 及 Microsoft。Hull 认为在这四项重大的颠覆性技术中，Apple 对 COVID-19 大流行的应对措施是增强映射和接触者追踪功能。新的支付者模式对未来也很重要，如 OSCAR、Walmart 健康计划和 Ochsner 健康网络。所描述的新的支付者 – 提供者模式是 Optimum Health（United Health）和 Humana。本章还包括了 CVS、Walgreens Boots 联盟和 Verily，以及 Walmart 零售诊所的主要更新信息。此外，描述了到 2030 年护理信息学面临的挑战，因为这些新力量将患者置于数据收集的中心，随时随地提供数据，并导致传统边界的脱媒现象，从而产生大数据。

来自 IBM 的 Eileen Koski 和 Judy Murphy 在

"医疗保健领域的人工智能"一章（第 37 章）中为护士提供了信息学的愿景。它们描述了人工智能的基本概念。应用于人工智能的数据必须经过深思熟虑，它被构造成有用的，跨越多个数据集，并与其他数据集协调一致。对护理专业有用的数据主要有三类，主要强调信息合成、增强人类表现和监测数据。医疗保健应用突出了新型的临床决策支持，集成了整个延续性护理、因果推理、个性化健康、图像和语音分析、物联网、综合征监测、药物应用和护理应用，可以优先处理护士工作量、护士教练、将人工智能与机器人相结合，以帮助许多实践应用。本章的更新内容包括：作者增加了人工智能的维度，人工智能的使用加快了疾病追踪、医疗诊治以及疫苗开发方面的趋势。

第 38 章由 Teresa A. Rincon 和 Mark D. Sugrue 所著，题为"远程健康：技术时代的医疗改革"，描述了护理信息学中对远程健康的关注。在重症监护环境中，护理信息学最重要的优先事项被描述为 15 个点，包括临床思维技能、ICU 外的专业临床医生、熟练的沟通、对床边和远程–ICU 同事的相互尊重、急诊患者护理管理、监测生理状态、呼吸机管理知识、心房血气与机械通气的相关性、血流动力学监测知识、了解实验室价值、用药知识、生命体征监测趋势，使用远程–ICU 提高患者安全、多学科互动能力、指导能力。本章介绍了影响有效性的因素，包括对专家共识和标准的需求，也因此推动了远程健康中决策支持的界限。本章总结了在医疗保健中使用机器人的七个领域。远程健康领域是 COVID-19 大流行期间需求上升的另一个领域，这表明有必要加快在社区急症护理和疾病管理中使用远程健康。

第 39 章由 Kathleen A. McCormick 和 Kathleen A. Calzone 所著，标题为"护理在基因组学和信息技术中对精准健康的作用"，首先给出了精准健康的定义，说明了信息学护理中的护理人员的生活方式、环境、获取途径及包括基因组在内的生物信息。他们更新了在整个护理生命周期中护理在基因组学中的参与。他们建议通过扩大护理流程的组成部分，将基因组数据整合到电子健康档案中。最后，它们提供了公共卫生、生物技术、电子健康档案及将基因组学集成到信息技术中的安全需求的组成部分的模型。由于精准健康和 COVID-19 大流行从识别与肿瘤或病毒相关的基因组开始，两者所需的信息基础设施是相似的。

第 40 章由 Roy L. Simpson 所著，题为"电子健康档案数据的大数据分析"，介绍了通过使用电子健康档案获得的数据量。他提供了大数据的容量、速度、多样性、准确性和价值等基础知识。他确定了为大数据分析准备数据的九个步骤，并描述了必要的构建模块，为集成数据提供语法和语义上的可比数据或协调数据，为专家决策支持提供算法，并允许对患者数据进行数据挖掘，将其与临床医生的工作流程集成在一起，从而提供以患者为中心的责任制护理。他专注于工具的需求、护理 IT 教育和文化变革，以推进电子健康档案环境中的大数据分析。

Lynn M. Nagle、Margaret Ann Kennedy 和 Peggy White 所著的第 41 章代表了"护理数据科学与高质量的临床结局"的国际视角。本章着重介绍了多年来在加拿大建立国家模式的工作，该模式旨在收集各省的数据，以衡量保健的质量结果。本章再次将决策支持的概念扩展到使用实践数据为医疗保健交付、政策和成本的决策提供信息。

作者描述了 C-HOBIC 工具 / 措施在不同卫生部门的使用情况。他们提供了一个乐观的观点，挖掘标准化的护理数据和影响质量的临床结果。最后，他们指出，在 COVID-19 等全球大流行期间，持续衡量和跟踪临床结果的能力对于有效管理国家数据和参与全球数据共享至关重要。

Kaija Saranto、Ulla-Mari Kinnunen、Virpi Jylhä 和 Eija Kivekäs 在第 42 章给出了另一个国际视角，题为"护理信息学创新提高各大洲患者

护理质量"。他们从提供护理数据的证据开始。护理诊断与分类的 17 个组成部分是进行规范化、电脑化数据挖掘的必要组成部分。在国家一级，作者描述了 KANTA 完成护理元素代表指导方针的实践。它们说明了需要将护理数据元素与 Oulu 患者护理分类及集成的医疗保健服务数据相协调，以便能够在所有医疗保健环境中为患者挖掘数据。虽然这组作者着重介绍了芬兰的例子，但他们也描述了其他国家在护理信息创新方面做类似工作，以提高患者护理质量。

这一篇的最后一章（第 43 章）是由 Hyeoun-Ae Park 和 Heimar F. Marin 合著的"全球电子健康和信息学"。本章是 Coenen、Bartz 和 Badger 在第 6 版中所著章节的更新版本。作者对 Nick Hardiker 博士的贡献表示赞赏，他提供了世界卫生组织、IMIA 和影响全球护理和电子卫生的更新版组织名单。他们最后确定了本章的趋势，得到了国际电子健康的支持，包括远程医疗和移动健康、护理协调、自我管理、健康素养、数字素养、健康公平、患者安全、电子健康档案、临床决策支持、计算机化订单输入、临床警报和电子事故报告系统。

第36章 医疗保健提供的新模式和大数据生产的零售商

New Models of Healthcare Delivery and Retailers Producing Big Data

Susan C. Hull **著**

王 斗 **译** 陈秀文 **校**

学习目标

- 描述四大颠覆性技术公司的医疗保健举措。
- 识别新型支付模式。
- 讨论新型支付者 – 提供者模式。
- 描述新型零售合作和收购。
- 为数字健康确定新的零售伙伴关系。
- 了解新的数字健康初创企业如何成为供应商。
- 提供背景，使信息学护士参与这些模型的设计、社会化、实施和评估。

关 键 词

大数据生产；保健提供模式；数字保健服务；颠覆性技术；护理信息学；零售商和诊所；价值导向护理模式

一、概述

信息学护士对卫生信息技术的有效利用产生了半个多世纪的全球影响，提高了个人、社区和国家卫生保健服务的安全性、质量和效率。标准、业务和社会变革，加上强大的行业数字化颠覆者的活动，正在重塑整个卫生保健生态系统的关系、护理和支付模式。虽然其中一些努力包括信息护士在领导者角色方面的努力，没有充分挖掘护士在设计、领导、人员配备和支持新兴模式方面的深远贡献。信息学护士需要为所有场景下的护士搭建起实践、教育、研究和政策方面的知识的桥梁。

Amazon、Apple、Google 母公司 Alphabet 和

Microsoft 被认为是"四大"颠覆性技术公司，它们在医疗保健领域的发展势头已经持续了十余年。它们以消费者为中心的关注点结合理解个人需求的能力、大规模人工智能 / 大数据科学能力、最近一系列的医疗合作伙伴关系、数字医疗创新方面的进步，为这些不断演变的新医疗模式提供了背景。这些数字颠覆者带来的市场价值直接影响了数据元素如何链接、分类、组合和重组以创造更多价值，以及创新模型、算法和分析方法如何支持新兴医疗保健模型（Press，2018）。大数据产品支持快速出现的基于价值的新护理模式。请参见表 36-1。

CVS 健康、Amazon 和 Walmart 等医疗保健零售商正在引领打开医疗保健数字大门的运动。CVS 药店、RiteAid、Target、Walgreens 和 Walmart 正与各种各样的医疗保健支付方、提供商和技术合作伙伴采取大胆举措，通过远程医疗平台和移动医疗应用程序提供直接面向消费者的医疗服务，并通过智能传输系统提供直接面向消费者的视频服务来解决非危及生命的健康问题。这些服务补充了其零售诊所和在线健康服务，并鼓励便捷和避免浪费时间和昂贵的访问医院急诊科或医生办公室（Wicklund，2018a）。

医疗保健支付机构，无论是传统的还是新进入者，都在尝试颠覆性的价值导向照护提供模式，通过与这些零售商和提供商医疗系统合作和（或）合并，为大型提供商网络提供虚拟和上门服务。通过与付款人、提供商、零售商、大型雇主和消费者建立关系，数字医疗供应商正在模糊这一界限，成为虚拟的初级、专科、慢性、急性和上门服务的提供商。各种各样的新伙伴关系正

表 36-1 功能的融合：数字健康干扰因素

- 以消费者为中心的关注
- 了解个体需求的能力
- 大规模人工智能 / 大数据科学能力
- 最近一系列的医疗合作伙伴关系
- 数字卫生创新的进展

在迅速出现，每一种都为快速变化的生态系统带来了新的解决方案。

本章描述了这些数字颠覆者和新兴医疗保健模型的例子，重点介绍了信息学护士参与这些模型的设计、社会化、实施和评估的影响。在某些情况下，护士角色和护理实践范围得到了很好的界定，并证明了其效果，这进一步推动了这些模式的传播和规模。在大多数情况下，早期的方法和结果是推测的，护理角色超出高级实践注册护士的范畴，并没有明确定义。

考虑到它的范围，本章识别并排除了美国医疗保险和医疗补助服务中心创新中心资助的项目和护理提供和支付模式创新的倡议。这些努力将继续设计和测试创新模式，并寻求护士和信息学护士的参与。不断增长的项目组合旨在通过改善我们的医疗系统来实现更好的患者护理、更好的社区健康和更低的成本，这些项目具有深刻的颠覆性，并将以新颖的方式与本章描述的新模式混合在一起。

二、驱动新的照护提供模式

新出现的价值导向的照护模式的主要驱动力是人们广泛认识到，我们的医疗系统从根本上崩坏了，成本难以承受且不可持续，系统本身需要认真修复。医疗成本的持续上升，以及对价格和价值透明度的推动，增加了改革的紧迫性。任何单一的利益相关者（个人和家庭、企业和雇主、医疗保健系统提供者、公共和私人支付者、制药和生命科学公司）都很难掌握医疗保健成本的规模及其对医疗保健的贡献。

例如，大多数美国人不明白，他们承担了医疗保健的主要成本，因为他们没有直接支付。尽管在过去的 30～40 年里，社区、企业和雇主联盟一直在努力降低医疗保健的总成本，但公司和他们的员工为一个家庭投保的费用接近 2 万美元，在过去的 10 年里，甚至在见医疗保健医生之前就增长了 55%。2017 年，美国医疗支出增

长 3.9%，达到 3.5 万亿美元，即每人 10739 美元。医疗保健的私人资金支出占 34%，医疗保险占 20%，来自州预算的医疗补助占 11%，消费者自费占 10%，其他私人支出占 7%，其他政府，如军队补助占 12%（CMS，2017）。

社区长期以来认识到自身在改变个人和社区健康方面的作用的同时，也认识到它们可以通过协作和大数据生产来调整颠覆性力量，以支持理解和降低其社区的医疗保健总成本（Mitchell，2017；Hull 和 Edmunds，2019）。

区域卫生改善网络（Network for Regional Health Improvement，NRHI）获得可购性倡议：区域医疗总成本项目（由 Robert Wood Johnson 基金会资助）是一项模范工作，使社区能够衡量和影响区域内和区域间的医疗总成本（Total Cost of Care，TCoC），以及社区间的差异（NRHI，2019）。通过 5 个试点区域和 13 个扩展区域，这些社区正在通过对当地医疗保健成本进行标准化、高质量的数据分析、共享信息和合作来实现地方变革，从而正面解决成本问题。区域卫生改善网络相关的"买得起的医疗保健运动"通过解决三个主要驱动因素：医疗、价格和浪费，重点关注颠覆性保健模式。

催化医疗保健模式变革的最切实的驱动因素之一，是近十年来消费者能够获得数字健康数据的势头（Markle Foundation，2008；Ricciardi、Mostashari、Murphy、Daniel 和 Simerino，2013；Hull，2014；Daniels、Deering 和 Murray，2014）。CMS 最近提出的规则制定方案侧重于推动医疗保健系统向互用性方向发展，并改善患者对健康数据的访问。它进一步表明了 CMS 持续不断地致力于《21 世纪治愈法案》和第 13813 号行政令（Executive Order 13813）所设定的愿景：改善美国人做出知情医疗保健决策所需的信息的获取和质量，包括医疗保健价格和结果数据，同时最大限度地减少受影响的计划、医疗保健提供商或付款人的报告负担（CMS，2020）。

无党派的跨部门行业联盟和协作组织、医疗保健倡议和标准开发组织也在支持消费者访问和聚合健康信息，促进技术解决方案，以促进其交流的便利性和透明度。护理信息学联盟正在支持信息学护士在委员会政策层面参与消费者健康宣传，包括在 CARIN 联盟和 Exertia 中的角色（Tiase 和 Hull，2018；Dunn Lopez 和 Tiase，2020）。CARIN 联盟成员通过与风险承担提供商、支付方、消费者、制药公司、消费者平台公司、医疗信息技术公司和消费者权益倡导者的合作，正在与政府的其他利益相关方协作，克服障碍，在全美推进消费者导向的交流。努力包括推进公共支付者消费者数据集（Common Payer Consumer Data Set，CPCDS），提高公民在临床和索赔数据中获取和汇总健康数据的透明度（CARIN 和 CPCDS，2019）。

三、颠覆性照护提供模式

多样化的行业合作伙伴关系、试点和市场活动正在对护理服务的交付和支付方式造成重大颠覆。颠覆性技术正在促进实验、创新和试点规模的扩大，包括基于云的开放协作和开发平台、人工智能和高级分析、基因组学和精准医疗、虚拟医疗模式和人口健康工具。四大颠覆性技术公司正在为研发带来新的照护提供方案和新工具。有趣的是，这些颠覆性照护模式中很少明确定义护士的角色，除了护理管理和高级护理实践提供者的角色。不同模式和实例对护理角色的覆盖是不均衡的，有许多机会推进护士主导的护理模式。护士信息学在领导和支持角色方面有很多合作、评估和创新的机会。

虽然这里描述的使用案例可能单独标志着一种特定的新照护模式，但这些例子之间的协同作用，将这些颠覆性技术集成在一起，为消费者和临床提供者搭建了护理和协作的桥梁，是不可低估的。颠覆性技术跨越和模糊了传统医疗和支付方式的边界和地域，技术以新颖的方式将患者、消费者和临床医生聚集在一起，进行消费者导向和临床导向的医疗保健和研究活动。这些模式正在迅速改变，非常注重直接面向消费者的选择。选择的实例有以下类别。

- "四大"颠覆性技术公司的医疗保健方案。
- 新型支付者模式。
- 新型支付者 – 提供商模式。
- 新的零售伙伴关系或并购。
- 数字健康初创公司成为提供商。

（一）"四大"颠覆性技术公司的医疗保健方案

1. Apple

随着 iPhone（2007 年推出）和 iPad（2010 年推出）的普及，Apple 加速了医疗保健创新的势头。有 2014 年发布的 HealthKit 和 Healthkit API、2015 年的 Apple 手表、2015 年的 ResearchKit 和 2018 年的 ResearchKit API、2016 年的 CareKit、2017 年的 CareKit API 和 2018 年的 Health Records API 相关功能已经催生了一系列各式各样的涉及医院、诊所、医生、实验室、零售商、生命科学公司，以及消费者自身的使用案例和研究（9to5Mac，2018；Elmer-DeWitt，2019）。Apple 推广 IOS 产品和应用程序，以提高临床医生、护士和患者在医院、社区和家庭中的护理和效率，同时也将这些工具推广到生命科学和制药行业。

在 2017—2019 年，Apple 的一系列公告表明了他们在不同使用案例、产品、合作伙伴关系和地域范围内对健康护理的兴趣和能力（Comstock，2017b；Mack，2017a；Elmer-Dewitt，2019）。下文中的日期体现了他们在医疗保健方向势力的势头。举例如下，但不限于 Apple 公司。

- 与英国物理追踪和移动电话系统的合作使电子健康档案开发商 DrChrono（2017 年 2 月）能够将家庭锻炼项目整合到 EHR Web、iPad、iPhone 和 Apple 手表中（Mack，2017b）。
- Apple 收购了芬兰公司 Beddit 的睡眠跟踪硬件和软件（2017 年 5 月），该公司与 IOS

和 Apple 手表的应用合作，这表明 Apple 自 2015 年底以来对该公司的睡眠监测产品之外的更深的兴趣。Apple 公司发布了他们的首款 Beddit3.5 睡眠监视器（2018 年 12 月），这是一个 2mm 薄的传感器带，放在床单下，跟踪身体运动，测量睡眠时间、心率、呼吸、打鼾、卧室温度和湿度，该传感器可以连接到苹果手表和 Beddit 的第三方应用程序，用于睡眠分析和心率跟踪（Lee，2018）。

- CareKit 加强版（2016），虽然最初是为消费者设计的，但它合并了就诊卡和症状跟踪视图中的信息，使应用程序更容易连接到医院后端，这为患者提供了一个新的视图，更容易进行护理计划进展评估。CareKit 博客描述了逐渐增强的功能（CareKit Blog，2016）。
- ResearchKit2.0 增强功能包括针对开发人员和研究参与者的视听和用户界面改进，使添加教学视频更容易。注意力测量能力的提高为神经认知评估应用的激增提供了支持，如用于心路历程测量的 Stroop test 和用于评估视觉注意和任务交换的 Trail Making Test（2017）。
- HealthKit 加强版，聚焦于 Apple 对闭环糖尿病干预的更深层次的兴趣。这些包括跟踪血糖、样本相关的进餐时间（餐前和餐后血糖作为不同对照）、罗勒和额外的胰岛素输送剂量、碳水化合物和各种活动数据。此外，Apple 宣布 Dexcom 将利用 Apple 手表的原生蓝牙功能，允许 Dexcom 的连续血糖监测（continuous glucose monitoring，CGM）用户直接从手表访问他们的血糖数据，即使他们把手机留在家里（Comstock，2017a）。
- Apple 心脏研究（Apple Heart Study）启动，这是一项由 Apple 公司资助的虚拟健康研究，与斯坦福大学、American Well（用于远程医疗咨询）和生物遥测（EKG patches）合作，重点关注心房颤动（2017 年 11 月）。截至

2019 年 3 月，初步结果显示，这项研究招募了前所未有的 40 万名患者，可穿戴技术可以安全地识别心率不规律，随后的测试证实为房颤（Stanford Medicine News，2019）。

- 2018 年 10 月，Zimmer Biomet 发布了应用程序 mymobility™ health，并开展了一项为期 2 年的临床研究，旨在衡量髋关节和膝关节置换手术患者预后和总成本。这项研究将在多达 1 万名患者中追踪患者报告的反馈信息，包括 Apple 手表提供的持续健康和活动数据。7 家医院和学术医疗中心及 11 家团体实践和门诊外科中心参与其中（Zimmer Biomet，2018）。

- 健康记录在 IOS11.3（2018 年 1 月）中发布，其带有基于快速医疗互操作性资源的标准 API，允许消费者：①在 iPhone 或 iPad 上访问和汇总他们的健康记录；②利用 OAuth2.0，允许用户进行一次身份验证，并创建与消费者的 EHR 接口的持久连接，以获取任何新的健康记录，并在新记录可用时通知用户。这项工作从 12 个合作的卫生系统和退伍军人事务部开始，在 Carin 联盟、三家电子病历供应商（Athena health、Cerner 和 Epic）、Lab Corp 和 Lab Quest data 的支持下开展，并已扩大到近 300 个组织 / 实践（截至 2019 年 6 月）。最近的一项公告进一步扩展了该服务，允许拥有兼容的电子病历的美国诊所和医疗保健组织在个人健康记录系统中自我注册（Muoio，2019a）。

- Apple 手表系列第 4 代的心电图功能扩展至中国香港和包括法国、德国、意大利、西班牙和英国在内的 19 个欧洲国家（2019 年 3 月）或地区，目前是第四代 Apple 手表。随着 De Novo 在美国获得 FDA 的批准，ECG 应用程序和心律失常通知现在已在欧洲经济区进行 CE 标记和批准（Apple Newsroom，2019）。

- OneDrop 的无线血糖监测系统与 1 年的无限制访问认证糖尿病教练合并，在美国部分 Apple 商店有售（2019 年 6 月）。这款移动应用支持 Apple 的 HealthKit、CareKit、Health Records 和 Apple 手机上的 Siri 快捷键，以及血糖监测器。One Drop 手机应用程序还可以预测用户 8 小时内的血糖水平，该功能是基于机器学习的预测基础，由 120 多万用户收集的超过 22 亿数据点提供支持。除了预测外，用户还会收到维护时间段内相关行为的建议（One Drop，2019）。

- 作为缓解 COVID-19 传播的其中一份努力，Apple 公司于 2020 年 4 月宣布，通过提供 Apple 地图生成的移动数据趋势，为地方政府和公共卫生当局提供支持。报告显示了社区内驾车、步行或乘坐公共交通工具的人数的变化，以此作为了解遵守当地"就地避难"卫生命令情况的一个指标。此外，Apple 公司和 Google 宣布建立合作关系，通过公民参与的接触者追踪，利用蓝牙技术帮助政府和卫生机构减少病毒的传播（Apple Newsroom，2020）。

2. Amazon

Amazon 公司首席执行官 Warren Buffet（Berkshire Hathaway）、Jamie Dimon（J.P.Morgan Chase and Co）和 Jeff Bezos（Amazon）为他们 120 万名员工共同制订了一项计划，以解决医疗保健不断上升的医疗成本问题，市场兴趣的狂热和投机也随之而来。这些会话产生了连锁反应，医疗保健生态系统的各个部分都在仔细研究和猜测由这些数字颠覆者推动的新医疗保健的步伐和现实，首位首席执行官随后在 2020 年 5 月离职。2018 年 6 月，这家新的非营利性公司"专注于改变人们体验医疗保健的方式，使其更简单、更好、成本更低"，并吸引了 AtulGawande 医学博士担任首席执行官。该公司最近于 2019 年 3 月被命名为 Haven（LaVito、Farr 和 Son，2019）。

Haven 的新网站揭示了额外的重点，包括改进复杂医疗保健系统的导航过程，以及获得买得起的治疗和处方药。从不同部门招募的高级执行团队成员，包括全国著名的医疗保健提供者、祈祷者和初创企业。临床工作人员似乎在增长，但很少有细节表达出护士或护士信息在超出临床一般角色外的独特的角色，只有有限的信息，以及"应用在这里"的指示。业界预测，Haven 将为雇主开发自己的临床集成网络，首先通过分析绩效、成本和其他数据，建立一个精心策划的医生网络，并引导成员获得成本最低的提供者和护理水平（American Hospital Association，2019）。

Amazon 以大约 10 亿美元的价格收购了虚拟制药公司 PillPack（2018 年 9 月），并开始向 Amazon 主要客户发起一场直接面向消费者的营销活动（2019 年 4 月）。它被允许将处方运送到除夏威夷以外的所有州，它可以填充附表 Ⅲ、Ⅳ 和 Ⅴ 的药物，提供个性化的预先分类的药物包。目前还不清楚 Amazon 的 8500 万～1 亿的主要会员中有多少是它的目标用户（Pfifer，2019）。PillPack 的竞争对手是 Walmart 和包括 CVS 健康（由 Aetna 所有）在内的主要药店；拥有药房福利经理健康计划的公司，包括 Express Scripts（隶属 Cigna），OptumRx 和联合医疗团体，Anthem 旗下的 IngenioRx。Express Scripts、CVS Health 和 OptumRx 控制了 75%～80% 的美国人口的药物收益。

Amazon（2019 年 4 月）宣布，其基于语音的 Alexa 平台现在支持软件开发，通过仅限邀请的 Alexa 技能工具包项目，传播受 HIPAA 法案保护的健康信息。目前正在进行六项试点（Jiang，2019）。

(1) 药房福利管理成员可以查询 Alexa，查看送货上门处方的状态，包括接收发货语音通知（Express Scripts）。

(2) 健康计划员工可以管理个人健康改善目标和健康激励措施（Cigna）。

(3) 参加强化术后恢复计划的父母和护理人员可以通过 Alexa 提供术后的手术护理团队更新和恢复进展，并更新术后预约（波士顿儿童医院）。

(4) 来自 7 个州 51 家医院医疗系统的患者可以通过查询 Alexa 找到附近的急救中心，并安排当天预约（Providence St.Josephs）。

(5) 北卡和南卡的客户可以在 40 家医院和 900 个护理地点找到紧急护理地点（Atrium Health）。

(6) 一家慢性病数字健康公司的成员可以在 Alexa 上查询他们最近的血糖读数、测量趋势，并获得个性化的见解和健康提示（Livongo）。

3. Google 和 Alphabet

Google 十多年来一直从事健康保健，包括个人健康记录的创立和衰退，Google 保健（2008—2011）；Google 流感趋势（2009）；收购总部位于伦敦的人工智能公司 Deep Mind，并发布 Google 健康（2014）。成立于 2015 年的跨国企业集团 Alphabet 是 Google 母公司。与其他四大机构一样，Google 的健康倡议在过去 4 年中得到加强。举例包括但不限于 Google 和 Alphabet。

- Calico 汇集了来自医学、药物开发、分子生物学、遗传学和计算生物学领域的科学家。它专注于了解生物学如何控制寿命的研究，包括抗衰老研究。Calico 是 Google（2013）成立的一家研发公司，已宣布与以下公司建立合作伙伴关系。
  - 麻省理工学院和哈佛大学的布罗德研究所专注于衰老的生物学和遗传学及早期药物发现（2015）。
  - 加州大学旧金山分校沃尔特实验室（UCSF Walter Laboratory）获得技术授权，专注于综合应激反应（Integrated Stress Response，ISR）调节剂，这是应激条件下细胞中激活的一组过程（2015）。
  - 巴克研究所，研究衰老的生物学并确定与年龄相关疾病的潜在疗法（2015）。
  - Ancestry DNA，用来研究人类寿命的遗传（2015）。
  - C4 疗法，是一个为期 5 年的合作项目，致力于发现、开发和商业化治疗衰老疾病的疗法，包括癌症。该项目的重点是将小分子蛋白质降解物作为治疗药物，以去除特定的引起疾病的蛋白质。

- 收购了总部位于伦敦的人工智能公司 DeepMind（2014），随后进行了一系列努力，包括宣布 Streams 背后的团队将加入 Google（2018 年 11 月）。Streams 是一款 AI 驱动的助手和移动应用程序，为护士和医生提供支持，以支持快速反应团队、败血症的早期检测和急性肾损伤（Postelnicu，2018）。

- Verily 生命科学（原名 Google 生命科学）。它创建于 2015 年，旨在通过使用人工智能来利用健康数据，寻找可能通过与医疗保健公司和大学的合作来预测和预防疾病的线索（Harris，2019）。Verily 最出名的一个早期项目是开发智能隐形眼镜，可以测量糖尿病患者的血糖水平。2018 年 11 月，该项目被叫停，因为人们认识到这项工作无法从眼泪中获得准确的葡萄糖读数。其他 Verily 活动包括但不限于以下项目。

  - 与杜克大学和斯坦福大学合作，启动基线项目（2017），以弥合研究和护理之间的差距，并创建一个更全面的人类健康地图。这项为期 4 年的观察性人口健康研究希望招募 1 万名志愿者分享数据给该公司，并增加其他合作网站。

  - 与 ResMed 合资（2018 年 7 月），研究未诊断和未经治疗的睡眠呼吸暂停对健康和财务的影响，并开发软件解决方案，使医疗保健提供商能够更有效地识别、诊断、治疗和管理患有睡眠呼吸暂停和其他呼吸相关睡眠障碍的个人（Lovett，2018）。

  - 协会将扩大基线健康研究项目，包括基线平台，这是一个面向患者和临床医生的端到端证据生成平台。

  - 与美国心脏协会合作发起"Research Goes Red"，这既是一项运动也是一项研究，让女性参与心脏病研究。

  - 直接面向消费者的项目基线研究，包括：

①了解新出现风险因素脂蛋白或 Lp 的心脏生物标志物研究；②一系列 1～2 小时的面对面会议或 5 分钟的调查，让消费者参与研究合作设计；③一项为期 1 年的 2 型糖尿病研究，目标是吸引 200 名公民与 Verily 合作，测试一款智能手机应用程序和健康指导项目，并使用医疗和非医疗设备；④为期 12 周的基于智能手机的情绪研究。

  - 创建一个新的非营利健康生态系统 OneFifteen，拥有两个健康网络，即 Kettering Health Network 和 Premier Health，以打击阿片类药物成瘾。在俄亥俄州的代顿建立了一个高科技康复中心，通过 Verily 的整合支持，将该系统运作成为一个学习型健康系统。Verily 将支持应用统计分析，以衡量各种干预措施的有效性，并聚焦于严格的患者隐私和数据安全标准。临床护理将由 OneFifteen 的运营合作伙伴、Premier Health 的子公司 Samaritan Behavioral Health 提供服务。新场地于 2019 年 6 月为患者开放。注册护士是会长和首席执行官，将监督 OneFifteen Health 和 OneFifteen Recovery 的服务（Precision Newswire，2019；P&T Community，2019）。

  - 与诺华（Novartis）、大冢（Otsuka）、辉瑞（Pfizer）和赛诺菲（Sanofi）结成战略联盟（2019 年 5 月），利用项目基线平台开发新的临床研究项目，涵盖心血管疾病、肿瘤和心理健康等治疗领域（Truong，2019）。

  - 新项目基线健康联盟（2019 年 5 月）成立，以弥合研究和护理之间的差距，首批成员包括 Verily、杜克大学卫生系统、范德比尔特大学医学中心、密西西比大学医学中心、梅奥医学中心、南达科他州地区卫生和匹兹堡大学。

  - 由 Verily 和赛诺菲合资成立的 Onduo 是一

个虚拟护理项目（2018 年 2 月启动），以虚拟糖尿病诊所、糖尿病工具、指导和临床支持为特色。配备了一个团队的专家认证糖尿病教育工作者、医生、护士、营养学家、药剂师、数据科学家、程序员、工程师，该项目针对的是支付方、雇主和初级保健医生。护士似乎不属于领导或顾问委员会的角色。北加州的 Sutter Health 和宾夕法尼亚州西部的 Allegheny Health Network 是首批合作测试 Onduo 平台的医疗保健网络。合作伙伴关系正在扩大，包括与糖尿病足溃疡传感器公司 Orpyx Medical Technologies（2019 年 6 月）合作，其愿景是每个人都能获得他所需的医疗保健和资源，无论生活在哪里，或面临什么样的健康状况。

- 医学博士 David Feinberg 是 UCLA 和 Geisinger 的儿童精神病学家和卫生主管，于 2019 年 1 月被任命为 Google 健康的负责人（Google，2019）。接下来是 2019 年 10 月。Karen DeSalvo 医学博士，公共卫生硕士，理学硕士，被任命为 Google 的第一任首席卫生官（CNBC，2019）。

• Cityblock Health 是一种新的医疗模式，它与 Alphabet Sidewalk Labs 合作，经过 9 个月的设计过程开发而成。Sidewalk Labs 是一家设计和建设城市创新的组织。这个位于纽约市布鲁克林的项目诞生于 2017 年，邀请符合医疗补助条件的纽约人共同设计了一种开创性的护理模式，旨在满足低收入人群复杂的健康和社会需求。该模式的主要重点是让成员在方便的时间和地点接受治疗，而不是在医生的办公室，而是在社区、他们的家庭或大多数贫困的社区。Cityblock Health 在布鲁克林的皇冠高地开设了第一家"社区中心"，与非营利健康计划 ElmblemHealth 合作，为一群居民提供服务，并计划一个街区、一个街区地扩展服务。Iyah Romm 拥有约 100 名员工，在初始融资（2018 年 1 月）和新一轮 B 轮融资（2019 年 4 月）中获得了 2300 多万美元，该公司创始人兼首席执行官 Iyah Romm 认识到，长期以来根深蒂固的复杂障碍给护理工作带来了挑战。该团队已经认识到，重建与社区成员的信任是基础。新的数字技术堆栈本身并不是一个解决方案，但它使团队能够围绕患者自己重新定位护理。Commons 是一个技术平台，用于支持护理团队成员带来数据、文档、沟通和协作。功能包括实时住院提醒、治疗跟踪工具、内置短信和视频访问，方便与会员沟通。新的流动和基于团队的护理模式的核心是一个新的角色，即社区卫生合作伙伴（Community Health Partner，CHP）。CHP 是沟通和文化的中心，它来自邻里社区，在同理心和关系建立方面接受聘用和培训。

4. Microsoft

Microsoft 和其他四家颠覆者一样，Microsoft 在医疗保健领域的投资已经超过了 10 年，最出名的是 2007 年开始的个人健康记录 health Vault，在长期采用中遇到了许多挑战，并计划于 2019 年 11 月关闭。Microsoft 的主要重点是构建和扩展云计算和人工智能解决方案，Microsoft 的工具和技术在世界各地的医疗保健机构中几乎无处不在，从肯尼亚的一个护士领导的诊所到美国和英国的一些最大的医疗保健系统。Azure 云于 2010 年推出，Microsoft 与通用电气结成联盟，并于 2012 年推出 Caradigm。2016 年，Microsoft 将其在该公司 50% 的股份出售给了通用医疗。Imprivata 收购了 GE 医疗保健公司 Caradigm 的部门，以增加其身份和访问管理解决方案（Arndt，2017）。2018 年 6 月，癌症信息学和数字病理学工作流程供应商 Inspirata 宣布，正在收购 GE 医疗保健剩余的人口健康管理（population health management，PHM）产权 Caradigm（Inspirata，2018）。

随着这家医疗集团在 2012 年剥离为环保总

局评级业务，并在 2014 年推出 Microsoft 健康平台（Microsoft Health Platform），Microsoft 采取了与其他三家颠覆者不同的方式。Microsoft 不是构建颠覆性的护理模式解决方案，而是支持客户利用他们的颠覆性技术，包括云、人工智能和其他开发工具，轻松、安全地研究、开发和扩展新的解决方案。例如，Azure 安全和合规蓝图利用了 Microsoft 的行业监管和标准参与。它兼容 HIPAA 和 HITRUST，并提供平台即服务和基础设施即服务解决方案的成套项目部署，以获取、存储、分析、交互和安全部署个人和非个人健康数据解决方案。值得注意的是，大多数这些项目被描述为"基于研究"的，并且很少有关于采用和规模的信息，只有关于护士和护理信息学在研究和开发活动中的角色的猜测。举例包括但不限于以下内容。

- 2017 年成立 Healthcare NExT，目标是在健康技术产品开发中整合绿地研究，特别强调云和人工智能（Weinberger，2018）。
- 推出 Microsoft 眼保健智能网络，该联盟包括印度、美国、澳大利亚和巴西的眼保健提供商，利用 Azure 机器学习，更早地筛查和检测眼病，以减少可避免的失明。在印度，使用 Microsoft 人工智能模型进行的临床试验超过 25 万例，目前已被政府应用于公共健康筛查项目、医院和医疗系统（Lee，2018b）。
- 与圣裘德儿童研究医院（St.Jude Children's research Hospital）和 DNAnexus 合作，创建基于 Microsoft Azure 的云数据共享和协作环境，其中包含一个广泛的儿科癌症基因组数据公共存储库。圣裘德云中心储存并分享了数千份根据人类基因组模板绘制的癌症患者样本，使世界各地的研究人员能够在全球范围内访问和交换数据。来自 16 个国家 450 多家机构的研究人员现在可以立即获得数据，而以前需要数周才能下载到这些数据，还可以使用复杂的计算分析管道。到 2019 年，圣裘德预计将在圣裘德云上提供 1 万个完整的基因组序列。研究人员希望这些数据的可用性能够在根除儿童癌症方面取得进展。

- Microsoft 基因组公司将 Microsoft Azure 云技术应用于基因组计算。它提供了世界级超级计算中心的性能、安全性和可伸缩性，用于按需基因测序服务。它提供了一个由 Azure 驱动的基因组分析管道，以及一个包括 BC 平台和 DNAnexus 在内的创新合作伙伴精心策划的生态系统。该平台是由 Microsoft 和圣裘德儿童研究医院的联合研究直接产生的，Microsoft 于 2018 年 2 月宣布，Microsoft 基因组公司（Microsoft Genomics）可以全面使用。
- Microsoft 人工智能健康聊天机器人技术是一个基于研究的项目，将使合作伙伴能够构建人工智能驱动的对话式医疗工具。正在进行开发工作的合作伙伴包括 MDLIVE，其目的是使用这种聊天机器人技术，帮助患者通过视频在与医生交流之前进行自我分类咨询。太平洋西北地区最大的健康计划，即 Premera Blue Cross 计划，使用健康机器人技术来改变会员查询其健康福利信息的方式。
- Project InnerEye 是一个基于研究的人工智能驱动的软件工具，用于放射治疗计划，支持剂量测量师和放射肿瘤学家在几分钟而不是几小时内实现患者计划扫描的 3D 轮廓。机器学习技术为自动、定量分析（和测量）三维放射图像构建了工具。
- 与 Adaptive Biotechnologies 合作，利用人工智能和机器学习来构建一种用于绘制和解码人类免疫系统的实用技术。他们的目标是创建一种通用的血液测试，通过读取一个人的免疫系统来检测各种各样的疾病，包括感染、癌症和自身免疫性疾病，这些疾病在其最早期阶段就可以得到最有效的诊断和治疗（Lee，2018a）。

- 与西雅图儿童医院和主要的婴儿猝死综合征（sudden infant death syndrome，SIDS）研究人员合作，正在帮助建立一个协作基因组数据库，以便更好地提前发现 SIDS 的危险因素，包括与怀孕期间母亲吸烟的关系。这项工作预计将整个基因组测序作为一个额外的数据集，与 CDC 数据和其他利用 Microsoft Azure 的不同数据集一起使用，以确定其他因素，并最终找到预防 SIDS 的方法（Lee，2019a）。

- 与普罗维登斯圣约瑟夫健康中心（Providence St.Joseph Health，PSJH）建立战略联盟和多年伙伴关系，以加速未来的数字化护理提供。通过利用 Microsoft Azure 和人工智能、FHIR 等行业互通性标准，将竖井式数据源集成到一个安全、兼容的云环境中，合作伙伴关系将利用 PSJH 的临床专业知识和创新，以转变护理体验。预计这项工作将使 11.9 万名医护人员在 Microsoft365 上的工作效率和协作工具标准化，并使用 Dynamics365 等技术改善和支持患者参与。它将传统的企业资源计划（enterprise resource planning，ERP）和客户关系管理（customer relationship management，CRM）解决方案结合在一个系统中。PSJH 的医生和护士将使用 Microsoft Teams 进行安全的通信和协作，将聊天、视频会议以及业务线应用程序整合到一个中心（Lee，2019b；Providence St.Josephs，2019）。

（二）新的支付模式

成立于 2012 年的 Oscar 是一个"新型"健康保险公司的例子，该公司有意以消费者为中心，以数字为优先，以远程医疗和虚拟医疗等简单的数字技术为基础。通过 8 轮总计 13 亿美元的融资，Oscar 已经从最初的纽约基地扩展到 2019 年计划的 9 个州和 14 个市场。2018—2019 年，Oscar 的会员人数比 2017 年增长了 250%。Oscar 预计将于 2020 年启动医疗保险优势计划，

由 Alphabet 投资 3.75 亿美元，此前曾在 2018 年 3 月获得 Alphabet 和 Founders Fund 的 1.65 亿美元投资（Livingston，2018）。

通过为企业、个人和家庭提供的计划，Oscar 整合了免费、无限、全天的远程医疗（通过移动应用），可以在 15 分钟内与经过认证的医生交谈，而且在大多数计划中，还为会员提供个性化的地理服务团队。Oscar 称他们是保险行业中参与度最高的成员，在所有保险公司中，他们的手机用户参与度最高。43% 的会员第一次去看医生是通过技术和客户服务团队安排的。63% 的会员通过与医疗保健系统的互动是虚拟的，41% 的会员每月都会使用网络和手机应用（Gooch，2018；Haefner，2018）。

Oscar 的礼实团队由一份照护指南组成，护士可以回答有关索赔的问题、预约或帮助患者找到适合他们需求的最佳提供者。护士帮助成员准备程序和出院计划。Oscar 在其应用程序中集成了一个步长跟踪功能，允许用户将该功能与自己的移动设备同步。如果会员完成了当天的步数目标，他们可以获得最高 1 美元的 Amazon 奖励，还有可能获得最高 240 美元的全年步数跟踪奖励。Oscar 以服务遍布会员所到之处而自豪，63% 的会员与医疗系统的互动是虚拟的。Oscar 正在与全美排名前 140 个专业的 3500 名医生合作，并与全美排名前 20 的卫生系统中的一半以上建立合作关系。

Oscar 的护理角色有很好的定义，并以复杂病例管理护士为特色，注册护士是成员及其家庭的主要联系人，并在所有护理情境中领导护理计划沟通 / 协调（Oscar Careers，2019）。注册护士融入到个人、设施和电话访问，跨越成员的家，急性和亚急性设施，以确保护理计划的遵守。注册护士会根据需要进行现场医院访问 / 查房，以评估患者的进展情况，并在患者在医疗机构时与患者护理团队的适当成员会面。注册护士评估照护计划的预期结果和相关成本，以及任何提出的替代照护计划；转诊到社会工作、药房和耐用医

疗设备。注册护士确保护理计划跟随成员，更新状态变化，并负责协调出院后诊所预约、药物调节、初级护理实践（primary care practices，PCP）和专家访问。护士的其他角色包括对非复杂患者的使用审查病例管理。

由 Walmart 健康计划（Walmart Health Plan）雇主赞助的健康保险计划正在扩大其员工的卓越中心（Centers of Excellence）项目，过去 2 年合作伙伴的数量翻了一番，达到 15 个，为癌症、器官移植、脊柱、膝盖、臀部和心脏手术提供专业治疗。根据卓越中心计划，Walmart 直接与包括克利夫兰诊所、梅奥医学中心、埃默里医疗保健、盖辛格卫生系统、约翰·霍普金斯和纪念赫尔曼医院在内的供应商签订合同。这项直接到提供商的协议旨在确保患者得到评估，以确保他们需要治疗。如果他们确实需要治疗，卓越中心有责任确保治疗在第一时间是正确的，提高质量，保持员工的健康，并优化重返工作岗位。

在另一项努力中，Walmart 正在针对特定市场的员工制订负责任的护理计划。其中，与 Ochsner Health Network 合作提供的 Walmart 特定模式，降低或免除共付费用，并通过明确为计划参与者设计的 24 小时呼叫中心与患者参与专家联系（Jaspen，2018a）。与其他大型雇主一样，Walmart 为员工提供的负责任医疗模式带来了额外的好处，包括为客户设计更好的医疗服务的结转利益。仅在美国，Walmart 就被定位为美国最大的零售商，每周约有 1.4 亿名顾客进入其美国门店，其中有 1 亿人在网上购物。

Walmart 正在就以 540 亿美元收购 Humana 进行初步谈判。该公司拥有 4700 个美国门店及一项全国性的医疗计划，此次收购将创建一支重要的全国性医疗力量。Humana 与 Walgreens 合作，在堪萨斯城测试以老年人为主的初级保健诊所（Ladika，2019）。

（三）新的支付者 - 提供商模型

为了更直接地影响提供者的护理决定和结果，一系列支付者已与提供者达成或签订了合资协议。这些努力顺应了一种趋势，即把医疗保健的提供者置于与健康保险公司相同的保护伞下。举例如下。

- Optum Health（United Health）于 2019 年斥资 40 亿美元收购 DaVita 医疗集团，在 6 个州增加了近 300 家医疗诊所。出售给 Optum 的 DaVita 业务包括紧急照护中心、外科中心和拥有初级护理医生和专家的医疗诊所。DaVita 医疗集团在加利福尼亚、科罗拉多、佛罗里达、新墨西哥和华盛顿的业务现在是 OptumCare 的一部分。美国联邦贸易委员会最近批准了在剥离条件下该交易（2019 年 6 月）。DaVita 医疗集团是 DaVita 的子公司，是肾脏护理和透析服务的大型提供商。联合健康没有收购肾脏保健中心。
- Optum Health（United Health） 和 Summie Partners 斥资 22 亿美元收购医院、医药人才公司 Sound Physicans（Sanborn，2018）。
- Humana 和私募股权财团以 41 亿美元收购 Kindred Healthcare（2018），其中包括 75 家 LTAC 医院、19 家住院康复医院、13 家亚急性病房、98 家住院康复病房和合同康复服务企业，为 1626 家非附属服务机构提供服务（Commons，2018）。
- Humana 和私募股权财团以 14 亿美元收购 Curo Healthcare Services（家庭健康和临终关怀）。
- 到目前为止，最大的新型付费提供商模式是 Cigna 公司以 670 亿美元收购 Cigna 和 CVS 健康以 690 亿美元收购 Aetna 保险公司（Ladika，2019）。

（四）新的零售合作或收购

CVS 健康、Walgreens 和 Walmart 等医疗保健零售商正在引领一场为医疗保健打开数字大门的运动，通过财务和报销激励措施，这一举措得到了放大，最近的合作声明使这一激励措施更加透明。与各种各样的健康保健支付者、提供者和技术合作伙伴（包括四大数字颠覆者），零售商正在通过商店诊所和虚拟保健模式提供一种独特的直接面向消费者的保健组合。零售和医疗保健行业正在以独特的方式与技术合作伙伴、生命科学公司、支付方和供应商进行合并。举例包括但不限于以下情况。

CVS 健康斥资 690 亿美元收购 Aetna 保险公司，标志着药店巨头与美国最大的健康保险公司之一的结合，首次实现了零售商与付款人的结合。最近的发展表明，护理和支付模式的协同作用和发展可能会出现。2018 年 8 月，CVS 宣布了与 Teladoc 合作的下一步举措，即通过 Minute 诊所的视频访问，在全国范围内为患者提供虚拟医疗服务。访问通过 CVS 药房应用程序启动，患者 / 成员将连接到 Teladoc 的提供商之一，而不是 Minute 诊所提供商。参观费用为 59 美元，比商店提供的大多数服务更便宜（Wicklund，2019a）。CVS 最近在得克萨斯州休斯顿地区的商店中为新设计的"健康中心"开发了三种原型。随着"健康中心"扩张计划的宣布，CVS 预计到 2021 年将把这种模式推广到 1500 个地点。

通过收购 Aetna 保险，CVS 将专注于为 Aetna 医疗成员推广一种个性化的健康方式。Aetna^{SM} App 推出的"Attain"是首个与 Apple 合作设计的健康体验，现在可以在 Apple 应用商店下载。

Walgreens Boots 联盟和 Verily 正在合作部署设备和其他方法，以提高药物的依从性，这是一个更广泛的战略联盟的一部分，旨在将 Verily 的健康保健技术创新与 Walgreens 的街角门店和药房服务结合起来。Walgreens 还将与 Verily 与赛诺菲的合资企业 Onduo 一起，通过 Walgreens 员工健康计划，为其 2 型糖尿病员工及其家属推出虚拟糖尿病诊所解决方案。为了帮助糖尿病患者在任何时间、任何地点管理自己的病情，Onduo 提供了工具、指导和远程访问医疗保健专业人员和专业医生。Walgreens 报告称，他们是 Verily 的

零售药品开发和商业化合作伙伴，两家组织已同意合作并探索改善先进医疗保健技术和解决方案的途径。这些设备可能包括帮助预防、管理、筛查和诊断疾病的传感器和软件，共同的目标是在 Walgreens 零售网点扩展部署。

Walgreens Boots 联盟及其股权投资公司的业务遍及 25 个国家，员工总数超过 41.5 万人。它在 11 个国家拥有超过 18500 家门店，并拥有全球最大的药品批发和分销网络之一（Raths，2018）。

随着 2014 年通过 Walgreens 的移动应用推出 MDLive 平台，这项服务已经扩展到美国大多数州的商店，现在 Walgreens 通过其策划的应用程序"寻找护理计划"（Find Care Program）增加了许多合作伙伴。这些合作伙伴包括 MDLive Behavioral、Dermatologist OnCall、Dexcom、Propeller Health、今日第二意见与休斯敦卫理公会（Second Opinion Today with Houston Methodist）、今日第二意见与纽约长老会（Second Opinion Today with New York Presbyterian）、威尔·康奈尔（Weill Cornell）、哥伦比亚（Comstock，2018；Wicklund，2018b）。

Walgreens 已经将一些店内诊所的管理移交给了医疗保健系统的合作伙伴，包括纽约长老会医院（New York Presbyterian Hospital）、Providence St.Joseph Health、Advocate Health Care、Norton healthcare 和 McClaren Healthcare，其中大部分都是医疗服务提供商的品牌。诊所的工作人员主要是高级执业护士，一些设置有直接访问他们的卫生系统急诊医生的站，以实现按需访问。护理信息学家有许多合作机会，继续改善护理服务设计，并在个人和虚拟护理平台、家庭、医疗系统、社区和零售场所整合护理和数据。

2017 年，联合健康的 MedExpress 子公司和 Walgreens 在 Walgreens 门店附近建立了紧急护理中心，设有独立入口。截至 2019 年 2 月，目前有 15 家门店。该伙伴关系的目标是简化药剂师转诊的可及性，并在急诊就诊后立即获得处方

（Jaspen，2018c）。

LabCorp 和 Walgreens 宣布合作（2017 年 6 月）在 17 家门店内开设 Lab-Corps 样本采集点，并计划（2018 年 10 月）在未来 4 年里再开设 600 家门店，提供包括常规血液检查、员工健康的药物测试和体外诊断在内的服务。

（五）数字健康初创企业成为供应商

Omada Health 是一家数字健康初创公司，专注于与肥胖相关的慢性疾病，以及预防 2 型糖尿病和心脏病（高血压和高胆固醇）的发病。一个为期 16 周的以减肥为重点的虚拟护理项目结合了分析、数字秤和移动解决方案。该公司还拥有一个国家供应商标识符、当前程序术语（Current Procedural Terminology，CPT）代码，并且得到 CDC 的认可，可以像医院一样开具账单。它是少数几个挑战传统合同的公司之一，相反，它开发了一个基于价值的结果。Omada 已经成功地与 Cigna 合作，实现了 4%～5% 的减肥目标，并为每位会员节省了 500～1000 美元的医疗成本。目前，其他健康计划也在进行类似的努力。这家初创公司的品牌是一家针对慢性护理的数字治疗公司，它利用基于价值的报销模式，模糊了健康信息技术供应商和持续护理服务提供商之间的界限（Sweeney，2018）。

Livongo Health 是应用健康信号领域的先驱，帮助慢性病患者过上更好、更健康的生活。该公司成立于 2012 年，为糖尿病患者提供血糖监测器和试纸。如今，关注的焦点是一种慢性病，包括行为健康和减肥，支持 600 多名自保雇主和健康计划的客户，他们为其成员支付服务的费用。数据科学家集合和解释大量的健康数据和信息，以创建可操作的、个人化的、及时的见解和提示。Livongo 最近宣布推出与市场上顶级智能手表的双向集成，包括 Apple、Fitbit 和三星的型号。在此之前，Livongo 最近宣布将利用 Amazon Lex 和 Amazon Polly 为其语音细胞血压监测系统提供动力。Livongo 还宣布了与 Amazon Alexa 的合作，用户可以通过新的符合 HIPAA 的 Livongo 技能，要求他们的 Alexa 设备提供的血糖读数和健康提示。今年年初，Livongo 以 1000 多万美元的价格收购了行为健康应用程序 MyStrength，几个月后，它就推出了专门为新生儿和准父母设计的行为健康工具。Livongo 已于 2019 年 6 月正式在纳斯达克全球精选市场（Nasdaq Global Select Market）提交首次公开募股申请（Muoio，2019b）。

DispatchHealth 是另一个颠覆性照护提供模式的例子，它提供了一个没有阻碍的医院。DispatchHealth 的任务是"创建世界上最先进和完整的家庭护理模式"，它为所有年龄段的人提供居家按需紧急医疗，通过减少不必要的急诊和住院治疗改善结果和整体护照护成本。由临床医生设计，囊括了护士、开业护士、护理人员和医生，服务热线正在扩展到高级护理的和延续护理，还有其他旨在重塑出诊服务的努力。

四、新型照护模式中的常见模式

"四大"颠覆性技术公司的触角无处不在，在日常生活的最广泛方面影响着公民和消费者。更具体地说，它们提供了实时意义构建、学习和协作的新工具和功能，以共同开发解决医疗保健问题的新模型和解决方案。

信息学护士已经在设计、社会化、实施和评估这些新兴模式中的承担主导地位。因此，护士信息工作者应该是在实践、研究和教育中使用这些技术的早期使用者。这些颠覆性的技术正在产生大量的数据来分析其趋势，以及这些技术如何影响护理的价值。然而，消费者和护士需要关于这些新技术的继续教育。

（一）以人为中心的照护，而不是机构

也许最深刻的并直接与职业护士倡导角色有关的是，这些新技术和照护模式正在把人置于护理的中心。关怀是整个人的关怀，随时随地都可

以得到，没有阻碍。健康的社会决定因素为护理规划和成果评价创造了环境。护理协调活动是针对需求的，而不仅仅是针对服务的。家庭护理的重要性，包括与社区组织的合作，支持将人及其社区健康网络作为中心。

（二）随时随地的照护

在所有的实践环境中，护士都认识到地点或场所不再是我们提供护理的限制。今天的数字护理提供平台正在改变护理的性质和位置，以及卫生和服务共同生产的方式，而不受墙壁或地理环境的限制。专业护理协会，如美国流动护理学会，正在制定立场声明（2017），强调 Health IT 的爆炸性发展，使非固定护士能够提供超越物理环境限制的护理。

由患者产生的和关于患者的实时数字健康数据，包括与护士、护理伙伴和环境的交互，提供反馈循环，以形成护理干预措施和护理模式的设计和评估。护士正在利用智能设备、传感器和可穿戴设备，以及临床操作、工作场所数据和患者护理交互的数据，以实现实时的自适应学习和协作。

人工智能、算法、机器学习、高级计算机视觉和环境感知技术的使用，需要新一代的决策支持来与患者共享护理活动。信息学护士在不同环境中与护士合作，有效地将这些新数据和技术与电子和个人健康档案和医疗设备整合在一起，发挥着关键作用。

（三）供应商、支付者、零售、技术和生命科学的传统边界的脱媒现象

供应商、支付者、零售、技术和生命科学初创企业之间的传统边界正在模糊，因为护理是在整个生态系统中精心安排的，而且消费者被授权主导他们的健康数据的聚集和交换。

健康数据可以通过临床定义和收集，也可以通过患者报告结局和患者生成的健康数据、可穿戴设备和其他连接设备定义和生成。

使用价值导向的报销模式的供应商进一步模糊了供应商的技术（应用程序、设备、可穿戴设备、传感器）与医疗服务模式之间的界限。他们也从这些设备中提供大数据，但缺乏足够的合格的临床护士、研究人员和教育工作者来分析这些数据。

当今医疗保健信息技术的主要模式是以机构为中心，围绕狭窄的用例进行部署，并且最常关注于急性或慢性疾病的解决或管理，而不是健康和福利的促进和维护。这种模式在一个支离破碎的数字护理生态系统中产生了无数的数据竖井，与患者、他们的家人和护理人员希望保持健康、体验护理服务、参与研究、为社区做出贡献并从中受益的方式相割裂（Hull，Warner 和 Smith，2018）。

（四）未来的数字化劳动力

世界各地的努力也在跟进，重点是利用数字卫生技术和市场颠覆带来的好处，以改善个人和全人口的健康和护理。例如，2017 年，由医学博士 Eric Topol 主持的一个独立专家审查委员会和英国国家卫生服务机构的三个顾问小组召开了会议，讨论了包括基因组学、数字医学、AI 和机器人技术在内的数字医疗技术，将在未来 20 年改变所有行业的临床工作人员的角色和功能，为患者提供更有效、负担得起和更个性化的护理。英国国民保健服务国务大臣卫生和社会护理委员会发表了后续报告《Topol 综述：让医疗工作者为交付数字未来做好准备》（The Topol review：Preparing the healthcare workforce to deliver the digital future），作为使英国国民保健服务成为世界上最大的公民和工作人员学习组织战略的一部分。

五、结论

与我们改善个人、家庭、社区和国家健康的护理角色相一致，这些新的照护模式代表了从以

机构和技术为中心的照护模式向以人为中心的照护模式的根本性转变。新兴模式侧重于个人和照顾者赋权，并共同创造服务、关爱和价值导向的结果。

颠覆性模式围绕个人及其护理者建立有效的卫生信息技术基础设施，以体验一个更加集成、互联和负担得起的生态系统。可负担性、对医疗和信息的方便获取，以及对透明度的推动，正在推动患者、消费者和成员获取、聚合、共享和交换健康信息方式的重大创新。

我们从丰富和新颖的临床、研究、社区和消费者导向健康数据中学习的能力，以及理解护理和其他护理团队干预对目标结果影响的能力，将会支持护士成功地颠覆和转化护理交付和支付模式。

自测题

1. 谁被认为是美国颠覆性照护模式的四个主要驱动因素？

A. Walgreens、Walmart、Amazon 和 Microsoft

B. Apple、Amazon、Google、Alphabet 和 Microsoft

C. Apple、Walmart、Walgreens 和 Google

D. 以上都不是

2. 哪些主要零售商的诊所涉及医疗保健的数字前门？

A. Apple、Amazon、CVS 和 Target

B. CVS、Walgreens 和 Walmart

C. Target、Amazon 和 Google

D. 以上都不是

3. 这四家颠覆者中，是哪一家将云技术引入基因组学的力量？

A. Microsoft

B. Amazon

C. Apple

D. Google 和 Alphabet

4. 以下哪个选项是个专注于"新型"健康保险的支付模式？

A. Microsoft

B. CVS 诊所

C. Oscar

D. Rite aid

5. 谁的新支付模式聚焦于由护士回答索赔问题、预约帮助患者找到最佳提供者？

A. CVS

B. Walmart

C. Oscar

D. Amazon

6. 在哪个新的支付模式中，护士整合了个人机构、电话访问成员的家、急症和亚急症设施，以确保护理计划的遵守？

A. Walmart

B. CVS

C. Oscar

D. Microsoft

7. 在哪个新支付模式中，雇主通过卓越中心计划与供应商，如克利夫兰诊所、梅奥医学中心、埃默里医疗保健、盖辛格卫生系统、约翰·霍普金斯大学和纪念赫尔曼医院？

A. Oscar

B. CVS

C. Walmart 健康计划

D. Microsoft

8. 以下哪项是新的支付者 – 供应商医疗模式？

A. Optum Health

B. Humana

C. Cigna 和 Express Scripts

D. 以上都是

9. 哪个零售合作伙伴将为他们的 2 型糖尿病员工和家庭成员推出虚拟糖尿病诊所解决方案？

　　A. Walmart

　　B. Apple

　　C. Walgreens 引导联盟和 Verily、Onduo 和赛诺菲

　　D. CVS 诊所

10. 一家专注于预防 2 型糖尿病、心脏病、高血压和高胆固醇血症等肥胖相关慢性疾病的数字健康初创公司的名字是什么？

　　A. Apple

　　B. Microsoft

　　C. Oscar

　　D. Omada Health

答案

1. B。在美国，颠覆性医疗模式的四大驱动因素是 Apple、Amazon、Google 和 Alphabet 及 Microsoft。

2. B。有诊所的三大零售商是 CVS、Walgreens 和 Walmart。其他公司也涉足数字零售，但没有零售诊所。

3. A。一家 Microsoft 公司正在引入云技术来利用基因组学的力量。

4. C。Oscar 是一种新的支付模式，专注于一种"新型"医疗保险。

5. C。Oscar 是一种新的付费模式，护士可以回答索赔问题，并预约帮助患者找到适合他们需求的最佳提供者。

6. C。Oscar 让一名护士在成员的家中、急症和亚急症设施进行亲自、设备和电话访问，以确保护理计划的遵守。

7. C。Walmart 健康计划是一种新的支付模式，雇主通过一个卓越中心计划，与克利夫兰诊所、梅奥医学中心、埃默里医疗保健盖辛格卫生系统、约翰·霍普金斯大学和纪念赫尔曼医院等提供商共同覆盖。

8. D。Optum Health、HumanaCigna 和 Express Scripts 的收购，都是新的付费 – 提供商模式的范例。

9. C。Walgreens Boots 联盟和 Verily、Onduo 和赛诺菲将为患有 2 型糖尿病的员工及其家属推出虚拟糖尿病诊所。其目的是为专科医生提供工具、指导和远程访问，以帮助糖尿病患者在任何时间、任何地点管理自己的病情。

10. D。Omada Health 是一家数字健康初创公司，成为专注于肥胖相关慢性病的供应商，例如 2 型糖尿病、心脏病、高血压和高胆固醇血症相关的慢性疾病的预防。

参考文献

[1] 9to5Mac. (2018). *ResearchKit: 30 stories from March 2015 to June 2018*. Retrieved from https://9to5mac.com/guides/researchkit/ Retrieved June 16, 2020.

[2] Apple Newsroom. (2020). Aggregated Navigation Data from Apple Maps Provides Mobility Trends for Cities and Countries or Regions. Apple Newsroom. Retrieved from: https://www.apple.com/newsroom/2020/04/apple makes-mobility-data-available-to-aid-covid-19-efforts/. Retrieved June 16, 2020

[3] Apple Newsroom. (2019). ECG app and irregular rhythm notification on Apple Watch available today across Europe and Hong Kong. *Apple Newsroom*. Retrieved from https://www.apple.com/newsroom/2019/03/ecgapp-and-irregular-rhythm-notification-on-apple-watch available-today-across-europe-and-hong-kong/ Retrieved June 16, 2020

[4] American Hospital Association. (2019). For Haven's sake: Transformation objectives within sight. *AHA Center for Health Innovation Market Scan*. Retrieved from https:// www.aha.org/aha-center-health-innovation-market scan/2019-03-25-havens-sake-transformation-objectives within

[5] Arndt, R. (2017, October 25). Imprivata acquires division of GE Healthcare's Caradigm. *Modern Healthcare*. Retrieved from https://www.modernhealthcare.com/article/2017 1025/NEWS/171029928/imprivata-acquires-division of-ge-healthcare-s-caradigm

[6] CareKit Blog. (2016). Retrieved from https://www.apple. com/ newsroom/2016/03/21Apple-Advances-Health Apps-with-CareKit/ Retrieved June 16, 2020

[7] CARIN, and Common Payer Consumer Data Set (CPCDS). (2019). Retrieved from https://www.carinalliance.com/ our-work/ health-plan/

[8] Centers for Medicare & Medicaid Services (CMS). (2017). *National health expenditure highlights*. Retrieved from https:// www.cms.gov/Research-Statistics Data-and-Systems/Statistics-Trends-and-Reports/ NationalHealthExpendData/downloads/ highlights.pdf

[9] Centers for Medicare & Medicaid Services (CMS). (2020). *Federal Register*, Centers for Medicare and Medicaid Services (CMS), HHS, 05-01-2020. Medicare and Medicaid Programs; Patient Protection and Affordable Care Act; Interoperability and Patient Access for Medicare Advantage Organization and Medicaid Managed Care Plans, State Medicaid Agencies, CHIP Agencies and CHIP Managed Care Entities, Issuers of Qualified Health Plans on the Federally Facilitated Exchanges, and Health Care Providers Retrieve from https://www.federalregister. gov/ documents/2020/05/01/2020-05050/medicare-and medicaid-programs-patient-protection-and-affordable care-act-interoperability-and

[10] CNBC (2019). Google appoints former Obama health official Karen DeSalvo to new chief health officer role (October 17, 2019). Retrieved from: https://www.cnbc. com/2019/10/17/ google-appoints-karen-desalvo-of obama-admin-to-chief-health-role.html?__source=share bar|twitter&par=sharebar

[11] Commons, J. (2018). *Health leaders media*. Humana, Private Equity Consortium Finalize $4.1 B Kindred Purchase. Retrieved from https://www.healthleadersmedia.com/ strategy/humana-private-equity-consortium-finalize- 41b-kindred-purchase

[12] Comstock, J. (2017a). Insulin delivery, workout routes, and more added to Apple HealthKit. *MobiHealth News*. Retrieved from https://www.mobihealthnews.com/content/insulin-delivery-workout-routes-and-more-added apple-healthkit

[13] Comstock, J. (2017b). Timeline: Apple's 2017 in digital health. *MobiHealth News*. Retrieved from https://www. mobihealthnews.com/content/ timeline-apples-2017-digital-health

[14] Comstock, J. (2018, July 26). Walgreens launches "Find Care Now," a digital platform for connecting customers to healthcare providers. *mHealth Intelligence*. Retrieved from https://www. mobihealthnews.com/content/ walgreens-launches-find-care-now-digital-platform connecting-customers-healthcare-providers

[15] Daniels, J., Deering, M. J., & Murray, M. (2014). *HHS ONC issue brief: Using Health IT to put the person in the center of their health and care by 2020*. Retrieved from https:/ www. healthit.gov/sites/default/files/person_at_ thecenterissuebrief. pdf Retrieved June 16, 2020

[16] Lopez, K.D. and Tiase, V.L. Alliance for Nursing Informatics Support and Advocacy of Consumer Health. CIN: Computers, Informatics, Nursing. 38(2):60-61, February 2020.

[17] Elmer-Dewitt, P. (2019). *Morgan Stanley: How Apple will*

[18] *transform healthcare*. Retrieved from https://www. ped30. com/2019/04/08/morgan-stanley-apple-health care/ Retrieved June 16, 2020

[18] Finnegan, J. (2019). Cityblock health. *Fierce Healthcare*. Retrieved from https://www.fiercehealthcare.com/ special-report/city-block Retrieved June 16, 2020

[19] Gooch, K. (2018). 10 Things to know about Oscar Health: A view of the company 6 years after its founding. *Becker's Hospital Review*. Retrieved from https://www. beckershospitalreview.com/payer-issues/10-things to-know-about-oscar-health-a-view-of-the-company- 6-years-after-its-founding.html Retrieved June 16, 2020

[20] Google. (2019, June 17). Meet David Feinberg, head of Google Health. *Google Blog*. Retrieved from https://www. blog.google/ technology/health/david-feinberg-google health/ Retrieved June 16, 2020

[21] Haefner, M. (2018, June 21). Oscar Health ramps up expansion to 14 markets for 2019. *Becker's Hospital Review*. Retrieved from https://www.beckershospitalreview. com/payer-issues/ oscar-health-ramps-up-expansion-to- 14-markets-for-2019.html Retrieved June 16, 2020

[22] Harris, R. (2019). Google searches for ways to put artificial intelligence to use in health care. *Shots: Health News from NPR*. Retrieved from https://www.npr.org/sections/ health-shots/2019/04/22/712778514/google-searches-for-ways-to-put-artificial-intelligence-to-use-in-health-care Retrieved June 16, 2020

[23] Health Education England. (2019). *The Topol review: Preparing the healthcare workforce to deliver the digital future*. Retrieved from https://topol.hee.nhs.uk/wp content/uploads/HEE-Topol-Review-2019.pdf Retrieved June 16, 2020

[24] Hull, S. C. (2014). Blue Button: Empowering consumers for shared decision making and improved health. In R. Krohn & D. Metcalf (Eds.), *mHealth innovation: Best practices from the mobile frontiers* (Chap. 7). Chicago:, Health Information and Management Systems Society (HIMSS). Retrieved from http:// ebooks.himss.org/prod uct/mhealth-innovation Retrieved June 16, 2020

[25] Hull, S. C., & Edmunds, M. (2019). Co-creating a commu nity roadmap for interoperability. In M. Edmunds, C. Hass, & E. Holve (Eds.), *Consumer informatics and digital health: Solutions for health and health care* (Chap. 16). Switzerland: Springer Nature.

[26] Hull, S. C., Warner, J., & Smith, J. (Eds.). (2018). A White Paper of the 2017 AMIA policy invitational: Redefining our picture of health: Towards a person-centered inte grated care, research, wellness, and community ecosystem. Retrieved from https://www.amia.org/sites/default/ files/API-2017-White-Paper-Redefining-our-Picture-of Health.pdf Retrieved June 16, 2020

[27] Inspirata. (2018). *Inspirata acquires health analytics company Caradigm*. Press release, June 13. Retrieved from https://www. inspirata.com/inspirata-acquires-health analytics-company-caradigm/ Retrieved June 16, 2020

[28] Jaspen, B. (2018a, November 6). How Walmart beats Amazon

in The Big Easy. *Forbes*. Retrieved from https:// www.forbes. com/sites/brucejapsen/2018/11/06/how walmart-beats-amazon-in-the-big-easy/#631ffb971310

[29] Jaspen, B. (2018b, December 28). Walmart's health plan is way ahead of Amazon's Buffett-JPMorgan Project. *Forbes*. Retrieved from https://www.forbes.com/sites/bruce japsen/2018/12/28/walmarts-health-plan-is-way-ahead of-amazons-buffett-jpmorgan-project/#301b21785589 Retrieved June 16, 2020

[30] Jaspen, B. (2018c, February 15). UnitedHealth, Walgreens partner to put urgent care next to pharmacies. *Forbes*. Retrieved from https://www.forbes.com/sites/bruce japsen/2018/02/15/unitedhealth-walgreens-partner to-put-urgent-care-next-to-pharmacies/#242e7983c6e0 Retrieved June 16, 2020

[31] Jaspen, B. (2019, June 19). UnitedHealth Group wins FTC approval of DaVita deal on divestiture conditions. *Forbes*. Retrieved from https://www.forbes.com/sites/bruce japsen/2019/06/19/unitedhealth-group-wins-ftc-approval of-davita-deal/#6b6211da6e40 Retrieved June 16, 2020

[32] Jiang, R. (2019). Introducing New Alexa healthcare skills. *Alexa Blogs*. Retrieved from https://developer.amazon. com/ blogs/alexa/post/ff33dbc7-6cf5-4db8-b203- 99144a251a21/introducing-new-alexa-healthcare-skills Retrieved June 16, 2020

[33] Ladika, S. (2019). Why vertical mergers will continue to dominate health care. *Managed Care*. Retrieved from https:// www.managedcaremag.com/archives/2018/12/ why-vertical-mergers-will-continue-dominate-health care Retrieved June 16, 2020

[34] LaVito, A., Farr, C., & Son, H. (2019). Amazon's joint health-care venture finally has a name: Haven. *CNBC Health Tech Matters*. Retrieved from https://www.cnbc. com/2019/03/06/amazon-jp-morgan-berkshire-hatha way-health-care-venture-named-haven.html Retrieved June 16, 2020

[35] Lee, D. (2018). *The Verge*. Retrieved from https://www.thev erge.com/2018/12/7/18131220/apple-beddit-3-5- sleep-monitor

[36] Lee, P. (2018a, January 4). Microsoft and adaptive bio technologies announce partnership using AI to decode immune system; diagnose, treat disease. *Microsoft Blog*. Retrieved from https://blogs.microsoft.com/ blog/2018/01/04/microsoft-adaptive-biotechnologies announce-partnership-using-ai-decode-immune-system diagnose-treat-disease/ Retrieved June 16, 2020

[37] Lee, P. (2018b, February 28). Microsoft's focus on trans forming healthcare: Intelligent health through AI and the cloud. *Microsoft Blog*. Retrieved from https://blogs. microsoft.com/ blog/2018/02/28/microsofts-focus-trans forming-healthcare-intelligent-health-ai-cloud/ Retrieved June 16, 2020

[38] Lee, P. (2019a, May 21). Harnessing big data in pediatric research to reimagine healthcare. *Microsoft Blog*. Retrieved from https://blogs.microsoft.com/blog/2019/05/21/ harnessing-big-data-in-pediatric-research-to-reimagine healthcare/ Retrieved June 16, 2020

[39] Lee, P. (2019b, February 7). Microsoft for healthcare: Technology and collaboration for better experiences, insights and care. *Microsoft Blog*. Retrieved from https:// blogs. microsoft.com/blog/2019/02/07/microsoft-for healthcare-technology-and-collaboration-for-better experiences-insights-and-care/ Retrieved June 16, 2020

[40] Livingston, S. (2018, August 14). Oscar Health to launch Medicare Advantage plans in 2020 with $375 million Alphabet investment. *Crain's Cleveland Business*. Retrieved from https:// www.crainscleveland.com/ article/20180814/news01/171756/ oscar-health-launch medicare-advantage-plans-2020-375-million Retrieved June 16, 2020

[41] Lovett, L. (2018, July 11). Verily, ResMed team up for joint sleep apnea venture. *MobiHealth News*. Retrieved from https:// www.mobihealthnews.com/content/verily resmed-team-joint-sleep-apnea-venture Retrieved June 16, 2020

[42] Lovett, L. (2019). To address health disparities, Cityblock closes $65M Series B round. *MobiHealth News*. Retrieved from https://www.mobihealthnews.com/content/ address-health-disparities-cityblock-closes-65m-series b-round Retrieved June 16, 2020

[43] Mack, H. (2017a). ResearchKit steps up AV features, adds new testing abilities. *MobiHealth News*. Retrieved from https://www. mobihealthnews.com/content/researchkit steps-av-features-adds-new-testing-abilities Retrieved June 16, 2020

[44] Mack, H. (2017b). Physitrack, drchrono integrate digital physical therapy with mobile EHR in Apple-orchestrated partnership. Retrieved from https://www.mobihealth news.com/ content/physitrack-drchrono-integrate digital-physical-therapy-mobile-ehr-apple-orchestrated Retrieved June 16, 2020

[45] Markle Foundation. (2008). Consumers as network partici pants. Retrievable here: https://www.markle.org/sites/ default/files/CF-Consumers-Full.pdf Retrieved June 16, 2020

[46] Mitchell, E. (2017). The road to affordability: How collabo rating at the community level can reduce costs, improve care, and spread best practices. *Health Affairs Blog*. Retrieved from https://www.healthaffairs.org/do/10.1377/ hblog20171108.983176/full/ Retrieved June 16, 2020

[47] Muoio, D. (2019a, June 28). Apple Health Records now available to all US providers with compatible EHRs. *MobiHealth News*. Retrieved from https://www.mobi healthnews.com/news/north-america/apple-health records-now-available-all-us-providers-compatible-ehrs Retrieved June 16, 2020

[48] Muoio, D. (2019b, June 28). Livongo makes its IPO plans official. *MobiHealth News*. Retrieved from https://www. mobihealthnews.com/news/north-america/livongo makes-its-ipo-plans-official Retrieved June 16, 2020 Retrieved June 16, 2020

[49] Network for Regional Healthcare Improvement. (2019). Retrieved from https://www.nrhi.org/ Retrieved June 16, 2020

[50] One Drop. (2019, June 29). One Drop's Digital Diabetes Management System now available in select US Apple stores. *One Drop Today Blog*. Retrieved from https:// onedrop.today/ blogs/press-releases/one-drop-s-digital diabetes-management-system-now-available-in-select us-apple-stores Retrieved June 16, 2020

[51] Oscar careers. (2019). Complex case manager nurse. Retrieved

from https://www.hioscar.com/ careers/1712311 Retrieved June 16, 2020

[52] Pfifer, R. (2019). "Meet PillPack": Amazon rolls out Rx deliv ery direct marketing. *Healthcare Dive*. Retrieved from https:// www.healthcaredive.com/news/meet-pillpack amazon-rolls-out-rx-delivery-direct-marketing/553364/ Retrieved June 16, 2020

[53] Postelnicu, L. (2018). DeepMind's Streams team to join Google. *MobiHealth News*. Retrieved from https://www. mobihealthnews.com/content/deepmind%E2%80%99s streams-team-join-google Retrieved June 16, 2020

[54] Precision Newswire. (2019). *OneFifteen to offer comprehen sive model of care to people with opioid use disorder in Dayton, Ohio*. Retrieved from https://www.prnewswire. com/news-releases/onefifteen-to-offer-comprehensive model-of-care-to-people-with-opioid-use-disorder-in dayton-ohio-300790366. html Retrieved June 16, 2020

[55] P&T Community. (2019). *OneFifteen opens the first of its state-of-the-art facilities for the treatment of opioid use disorder in Dayton, Ohio*. Retrieved from https://www. ptcommunity.com/ wire/onefifteen-opens-first-its-state art-facilities-treatment-opioid-use-disorder-dayton-ohio Retrieved June 16, 2020

[56] Press, G. (2018). How Apple, Amazon, Facebook, Google, and Microsoft made 2018 the year that IT mattered a lot. *Forbes*. Retrieved from https://www.forbes.com/ sites/ gilpress/2018/12/30/how-apple-amazon-facebook google-and-microsoft-made-2018-the-year-that-it-mat tered-a-lot/#415c4dd41cee Retrieved June 16, 2020

[57] Proffitt, A. (2018). Clouds and collaboration: How St. Jude built the team that built the St. Jude Cloud. *Bio IT-World*. Retrieved from http://www.bio-itworld. com/2018/08/16/clouds-and-collaboration-how st-jude-built-the-team-that-built-the-st-jude-cloud.aspx Retrieved June 16, 2020

[58] Providence St. Josephs. (2019). Microsoft and Providence St. Joseph Health announce strategic alliance to accel erate the future of care delivery. *Providence St. Joseph Press Release*. Retrieved from https://www.providence. org/about/news/2019/07/microsoft-and-providence-st joseph-health-announce-strategic-alliance Retrieved June 16, 2020

[59] Raths, D. (2018, December 20). Walgreens, Verily partner on medication adherence. *Healthcare Innovation*. Retrieved from https://www.hcinnovationgroup.com/ finance-revenue-cycle/health-it-market/news/13030982/ walgreens-verily-partner-on-medication Retrieved June 16, 2020

[60] Ricciardi, L., Mostashari, F., Murphy, J., Daniel, J., & Simerino, E. (2013). A national action plan for consumer engagement via E-Health. *Heath Affairs, 32*(2), 376-384.

[61] Sanborn, B. (2018, June 7). OptumHealth and Summit partners to acquire staffing firm Sound Inpatient Physician Holdings for $2.2 billion. *Healthcare Finance*. Retrieved from https://www. healthcarefinancenews.com/news/ optumhealth-and-summit-partners-acquire-staffing firm-sound-inpatient-physician-holdings-22 Retrieved June 16, 2020

[62] Stanford Medicine News. (2019). *Apple Heart Study dem onstrates ability of wearable technology to detect atrial fibrillation*. Retrieved from https://med.stanford.edu/ news/all-news/2019/03/apple-heart-study-demonstrates ability-of-wearable-technology.html Retrieved June 16, 2020

[63] Sweeney, E. (2018). Omada Health made its name with its technology. Now it's luring insurers with operational innovation. *Fierce Healthcare*. Retrieved from https://www. fierce healthcare.com/tech/omada-health-diabetes-digital-health operational-innovation-cigna-bcbs-minnesota-sean-duffy Retrieved June 16, 2020

[64] Tiase, V. L., & Hull, S. C. (2018). ANI involvement with consumer-directed exchange and the CARIN alliance. *CIN: Computers, Informatics, Nursing, 36*(2), 68-69.

[65] Truong, K. (2019). Alphabet's Verily boosts its project base line with new health system, pharma partners. *Medcity News*. Retrieved from https://medcitynews.com/2019/05/ alphabets-verily-boosts-its-project-baseline-with-new health-system-pharma-partners/ Retrieved June 16, 2020

[66] Weinberger, M. (2018). How Microsoft's top scientists have built a big business in hacking healthcare—and helped a lot of people along the way. *Business Insider*. Retrieved from https://www.businessinsider.com/peter-lee microsoft-research-healthcare-next-interview-2018-2 Retrieved June 16, 2020

[67] Wicklund, E. (2018a). CVS, Teladoc partner on direct to-consumer telehealth service. *mHealth Intelligence*. Retrieved from https://mhealthintelligence.com/news/ cvs-teladoc-partner-on-direct-to-consumer-telehealth service Retrieved June 16, 2020

[68] Wicklund, E. (2018b, July 26). *Walgreens launches an online marketplace for Telehealth, mHealth. mHealth intel ligence*. Retrieved from https://mhealthintelligence.com/ news/walgreens-launches-an-online-marketplace-for telehealth-mhealth Retrieved June 16, 2020

[69] Zimmer Biomet. (2018). *Zimmer Biomet and Apple collaborate to launch major clinical study detailing patient experience and improving joint replacement journey*. Retrieved from https:// investor.zimmerbiomet.com/ news-and-events/news/2018/10-15-2018

第 37 章　医疗保健领域的人工智能

Artificial Intelligence in Healthcare

Eileen Koski　Judy Murphy　**著**

李宏洁 **译**　陈秀文 **校**

学习目标

- 概述人工智能的背景，包括定义和 AI 与其他计算方法的不同之处。
- 确定在医疗保健中使用 AI 的价值主张。
- 描述当今大多数 AI 应用的基本组件。
- 总结 AI 在医疗保健领域的一些应用方式。
- 阐明理解和考虑 AI 对未来医疗保健的影响的基础。

关 键 词

人工智能；人工神经网络；增强智能；分类器；认知计算；深度学习；图像分析；机器学习；自然语言处理公共卫生监测

一、概述

人工智能是指能够根据自身积累的经验进行学习和决策的计算机程序或系统。这是区分 AI 与专家、决策支持或基于规则的系统的主要能力，这些系统是基于专家的人力推理（Weiss 和 Kulikowski，1991）。

- 这个定义是如何随着时间的推移而改变的？

在某些方面，定义本身从未真正改变过，但是随着系统变得更加强大和复杂，对可能的功能范围的期望也在不断扩大。最早构想的概念是，计算机可以以这样一种方式处理信息，它不仅可以提高人类编程计算任务的速度和准确性，还可以使其处理过程与人类决策非常相似，以至于它可以愚弄人类观察者（Turing，1950）。随着计算机处理为它们编写的规则的速度和准确性的提高，这一概念被扩展为计算机既可以学习又可以推断的想法，本质上是将为一个应用程序创建的规则应用到不同的情况。最终，这个定义演变成一个系统，它可以自己消化信息，提取相关的概念和结果，并应用于此过程。

- "医疗保健中的 AI" 概念具体指的是什么？

当我们谈到医疗保健中的 AI 时，我们本质上是指将 AI 方法应用于医疗保健中的各种重大挑战。在医疗保健领域，许多今天被称为 AI 的系统与专家系统非常相似，即基于规则的系统。这样的系统已经用详细的指令编程，这些指令可以比人类更快、更有效、更精确、更一致地处理，但基本上没有超出原始编程范围的解释，也受到了提供规则的专家知识的限制。较新的系统可以通过直接消化、解析、组合和评估数据来学习和提供新的见解。在实践中，专家驱动的系统和数据驱动的系统之间并没有明显的分界线，因为大多数现代系统结合了多种模式。

二、人工智能简史

人工智能的概念早在我们现在所说的计算机诞生之前就已经存在了。早期的"计算机"或"计算器"是指擅长数学计算的人。早期的计算机器主要是为了提高人类在速度、精度和准确性方面的能力，但并不被视为具有智能本身。

构成我们现在所认为的人工智能基础的早期工作，大多来自各种领域的进展，包括工程、生物学（单细胞生物的神经网络）、实验心理学、通信理论、博弈论（尤其是 John Von Neumann 和 Oskar Morgenstern）、数学和统计、逻辑和哲学（如 Alan Turing、Alonzo Church 和 Carl Hempel）、语言学（Noam Chomsky 在语法方面的工作）（Buchanan，2005）。

1950 年，Alan Turing 在他的开创性论文《计算机器与智能》（Computing Machinery and Intelligence）（Turing，1950）中提出了机器是否会思考的问题。在这篇论文中，他描述了他所谓的"模仿游戏"，在这个游戏中，电脑被设定成在游戏环境中像人类一样行动。在他对这个概念的更广泛的哲学探索中，Turing 提出了计算机是否能学习的问题，这仍然是 AI 被定义的标志之一。

许多人意识到，Turing 的设想很大程度上依赖于更快速的计算机器的发展及编码技术的改进。在这些方面的进展仍在继续，1956 年，一个小组组织了达特茅斯 AI 研讨会（Dartmouth AI Workshop），该研讨会被许多人认为是 AI 作为一门学科形成的开创性事件（McCarthy、Minsky、Rochester 和 Shannon，1955）。

随着时间的推移，学习型计算机的不同要素被开发出来，人们仍然认为计算机只能遵循指令，不能在需要依赖复杂策略和直觉的智能领域竞争，例如下国际象棋。1997 年，IBM 的"深蓝"电脑击败国际象棋世界冠军 Garry Kasparov（Weber，1997），打破了这种观念。即便如此，该系统本质上还是一个基于规则的系统，尽管它能够评估之前在特定情况下使用的所有已知策略，并在瞬间选择最佳策略，但它并不能自己创造出新的策略。

2017 年有一个更有趣的新发展，Google DeepMind 的一群工程师构建了一个可以玩"GO"这个游戏的机器，但并不是用象棋大师使用的所有著名策略来训练它，而是教它游戏规则，用相对低水平的比赛训练它，然后让它和另一台电脑比赛，自己学习。这台叫作 Alpha Go 的机器能够用完全颠覆现有游戏理论的策略击败人类围棋大师，这清楚地证明了它们不可能被预先编程到机器中（Sheldon，2017；Silver 等，2017）。

国际象棋和"GO"的规则是众所周知的，尽管这两种游戏的策略都非常复杂和多样。在考虑将类似的 AI 策略应用于医疗保健时，重要的是要记住，我们还没有揭示支配我们身体和大脑如何运作和故障的所有规则。即便如此，只要我们继续学习，我们一定可以在这些原则的基础上继续前进。

三、AI 的基本概念

以下是构成医疗保健领域 AI 应用基础的 10 个基本概念和方法。

- 自然语言处理：自动语言分析，旨在解析非结构化文本，以响应查询或以其他方式提取的可分析形式的数据（Sager、Lyman、Buchnall、Nhan 和 Tick，1994）。在医疗保健中，这通常是指从叙事文本（如临床记录）中提取显著的临床概念（如症状、诊断和治疗）的过程。

- 医学语言处理：这是一个术语，用来描述应用 NLP 来解决医学数据特定问题（Friedman，1997；Sager、Lyman、Nhan 和 Tick，1995）。

- 分类器：将输入数据映射到类别或类的过程，也称为预测。分类器是在一个已知正确分类的数据集上训练的，即"标记"，以便新的和未标记的数据可以被正确分类（Weiss 和 Kulikowski，1991）。例如，诊断或相关的临床结果将被视为一种分类或预测。具有一系列症状和其他相关特征的一组患者的一组数据，也包括临床医生或专家的诊断，将被视为标记数据，可以用于训练一个系统，以预测哪些诊断将适用于具有这些相同特征的另一个数据集中的患者，但没有明确的诊断。

- 人工神经网络：松散地以生物神经系统为模型的计算机系统就是一种分类器，但没有对应用它们的人群的潜在分布做出任何假设（Weiss 和 Kulikowski，1991，原文第 81~82 段），使得它们可以应用于更复杂的数据分布。

- 机器学习（machine learning，ML）：一个能够处理大量数据并从中提取有意义信息的自动化系统（数据挖掘），并使用这些信息来解决实际问题（决策支持）（Weiss 和 Kulikowski，1991，原文第 113~138 段）。机器学习一般分为有监督学习和无监督学习。有监督学习使用专家知识指导决策过程，需要标记数据，无监督学习更倾向于发现之前未定义的模式，直接从数据本身派生。

- 深度学习：使用多层深度神经网络（deep neural network，DNN）的过程，允许多种数据类型的集成。深度学习可以利用每一层特征表示的有监督或无监督学习（Yu 和 Deng，2011）。

- 认知计算：一个用于计算的术语，可以包含多个。采用这种方式应用 AI 方法以复制人类的认知表现。这样的系统能够从新的角度检查问题和可能的解决方案，允许潜在的新颖的、数据驱动的解决方案，而不是专家驱动的解决方案（Marshall、Champagne-Langabeer、Castelli 和 Hoelscher，2017）。

- 增强智能：旨在帮助人类利用或扩展其能力的技术，即辅助技术（Information Week，2018）。

- 图像分析：从图像中提取有意义信息的过程，而不是数字、分类或文本数据。在医疗保健领域，它通常与高度复杂的数字诊断数据（如 MRI 图像和超声扫描数据）的分析有关。

- 语音分析：与图像分析类似，但它侧重于从语音记录中可识别的模式中提取有意义的诊断和预后见解（Corcoran 等，2018）。

四、医疗保健价值主张

如今，在医疗保健领域存在着许多挑战，这些挑战可能从 AI 和其他可能使 AI 变得不可或缺的事物中受益。虽然医学科学和实践不断进步，现实情况是，我们的医疗系统没有发挥应有的作用，人们没有获得公正的医疗保健服务，医疗保健成本正在失控，对照许多标准，我们的人口健康状况并不是其应有的状况。AI 无法解决所有的社会、政治和环境问题。然而，AI 可以在许多方面为提高效率、提高护理标准、实现精准医疗的承诺及支持研究做出贡献。

虽然它们都是相互关联、相互重叠的，但从概念上讲，推动 AI 解决方案需求的主要活动有三类。

- 信息综合。
- 增强人类能力。
- 监测。

（一）信息综合

在非常基础的层面上，由于每年产生的与医学相关的数据量急剧增加，在没有计算帮助的情况下，有太多的信息无法处理。这一增长主要体现在三个方面。

- 患者数据：作为个体和群体，针对患者或由患者产生的数据显著增加。关于患者和群体的数据包括有意的和传统上因为医疗目的而产生的数据，如检验结果、诊断、治疗和病史，以及关于行为的生活方式数据，如饮食和运动，这些数据具有医疗用途或意义。现在的患者数据可能包括连续的生物测量、自我报告数据、传感器数据、图像、音频记录等数据。

- 数据复杂性：电子存储的单个数据元素的复杂性已呈指数级增长。基因测序和磁共振成像等数据丰富的检测方法的引入表明，理论上可以视为单个数据元素（检测结果）的复杂性在质量和数量上都有所增加。随着寿命的增加和人口的老龄化，患有共病的人数增加，产生了复杂的治疗方案，具有更大的相互作用风险。

- 文献：每年出版的医学文献数量持续增长。根据美国国家医学图书馆（National Library of Medicine，2017）发布的统计数据，MEDLINE/PubMed 每年新增 100 多万次引用。从 2006 年（688 444）到 2016 年（1 178 360）的 10 年间，年被引数量增长了 70% 以上。虽然研究者或临床医生不需要阅读发表在任何一年的所有文献，但 2004 年的一项研究估计，接受流行病学培训的医生每月需要花费 627.5 小时，才能跟上新的专业见解，并将其纳入临床知识库（Alper 等，2004）。自该研究完成以来，每年的引用量增加了 70%，到

目前为止，这无疑需要每月超过 1000 小时，远远超过 1 个月的总小时数。

（二）增强人类能力

增强人类能力可能是 AI 在医疗保健领域最古老、最直接的应用。

在临床环境中，考虑到当今医疗保健中产生的数据的数量和复杂性，即使是最熟练的临床医生也不可能成功地消化所有可用的信息。即使他们可以，也不是所有的临床医生都有同样水平的经验来熟练应用。特别是在遇到罕见疾病或常见疾病的罕见表现，患者的表现可能远远超出大多数临床医生的经验，往往导致诊断和治疗的延误或错误。在急诊科或医疗保健服务短缺的地区，这一问题可能会加剧，因为在这些环境，临床医生可能需要治疗各种各样的问题。越来越多的患者有多种并发症，这使得治疗决定进一步复杂化，增加了必须考虑的相互作用的可能性。

医疗差错的影响在 2000 年美国医学研究所具有里程碑意义的出版物《人非圣贤，孰能无过》（Institute of Medicine，2000）中有详细记载，并在其后续出版物《跨越质量鸿沟》（Institute of Medicine，2001）中呼吁提高质量。这些出版物侧重于解决医疗质量方面的缺陷，但 2015 年出版的《改善医疗诊断》（Improving Diagnosis in Healthcare）（National Academy of Sciences，Engineering，and Medicine，2015）强调了最初漏诊或延迟诊断导致的持续问题。这样的延误通常会导致正确治疗的延误，这反过来会导致不良结局、心理压力和额外成本，这可能是由于浪费、不正确的治疗，以及在比早期诊断更晚的阶段治疗疾病的成本。

在研究环境中，当前的许多问题都与在昂贵和耗时的临床试验过程中加速个性化和精准医疗应用的挑战有关。

（三）监测

有两种截然不同的监测方式可以而且已经从

AI中获得显著的好处。第一个是公共卫生监测领域，由于越来越多的城市人口和流动人口加速传染病的传播，该领域面临重大挑战。第二是监督形式，如药品不良反应上市后的监督、欺诈识别，以及更好地了解医疗实践及医疗知识的传播和采用。

这两种形式的监测已经超越了最传统的监测和报告方法，纳入了对大量真实世界数据集的分析。同时，这两者的应用都需要先进的技术来调整干扰信息和不完整的数据，以识别有意义的模式。

五、医疗保健应用

AI可以应用于医疗保健领域的各种问题。许多应用侧重于数据密集的医学领域，如基因组学和蛋白质组学，而其他应用则侧重于新的数据源，如在家中使用被动传感器。下面介绍了在医疗保健领域跨越多个学科和应用领域的具有代表性的应用，尽管这些应用并不全面。

（一）临床决策支持

临床决策支持系统出现于20世纪70年代—80年代，旨在减少医疗实践中的差异。这种系统的目的是确保临床医生能够获得关于可用的治疗和诊断选择的信息，甚至能够在给出建议的基础上提出具体建议（Young，1982）。部分由于当时计算能力的限制，许多早期的系统在一个狭窄的应用领域内解决了重点问题，如用于支持危重患者决策的CARE系统（Siegal等，1976；Siegal等，1980）。早期CDS系统主要也是基于规则的，由专家知识衍生而来。随着容量和处理速度的提高，当代的CDS系统现在可以整合连续护理的数据，并可以利用机器学习和深度学习等新技术，但始终需要持续平衡专家和数据驱动的视角（Bezemer等，2019）。有些系统还特别关注诊断方面的挑战，而不仅仅是治疗决策。

（二）因果推断

因果推理是在缺乏能够证明因果关系的直接实验的情况下，通过数学和统计手段建立暴露与结果之间的因果关系的过程。因果推理在流行病学（Susser，1977）等领域已经很好地建立起来，在这些领域中，通过分析人群数据来代替试验，因为基于所需的时间框架、样本大小或伦理考虑，试验是不可行的。过去，这类研究主要基于公共卫生机构和登记处收集的数据，但近年来，这一研究得到了来自大型观察数据存储库的数据的补充，如医保数据和电子健康档案数据。这些数据存储库通常被称为"真实世界数据"，因为它们反映了不同人群的实际医疗实践，并可能反映了比临床试验可行的更长的时间周期。虽然随机临床试验被认为是临床研究的金标准，但所需的成本和时间很多，而且必要的样本量限制会限制所得结论的可推广性。现在可以通过对这些数据库的因果推理来模拟临床试验（Hernán和Robins，2016）。

（三）精密/个性化医疗

AI在医疗保健领域最令人兴奋的潜在应用之一是在精准医疗和更广泛的精准医疗保健。精准医疗的目标是利用个体的基因构成来决定正确的治疗选择和剂量（Collins，2010）。随着基因检测变得不那么昂贵，这个目标似乎已经开始实现。然而，发现这些疾病和治疗决定因素仍是一个持续的过程。个性化医疗和医疗保健允许我们在没有这些知识的情况下，通过将患者相似度算法应用于人口健康数据库，来预测具有相似特征的患者的趋势（Ebadollahi等，2010）。个性化医疗保健还包括从健康到症状，到诊断和治疗，到行为和环境对患者整体体验的影响的整个连续体。

（四）图像和语音分析

AI能力在图像分析中的应用对于减少图像数据解释的变异性尤其重要，最近已被证明与视网膜成像（Hwang 等，2019）和乳房 X 线（Rodriquez-Ruiz 等，2019）等领域的专家分析相一致。

多亏了 AI，语音分析也成了一种有价值的诊断工具，用于诊断传统语音病理学领域之外的疾病。例如，通过使用完全自动化的分析，少量的正常对话已被证明可以跨协议和风险队列预测精神疾病（Corcoran 等，2018）。图像和语音分析都可以改善质量和早期诊断。

（五）物联网

智能设备的广泛采用，加上传感器技术的进步，为 AI 的应用带来了新的机遇，不仅可以将其应用于传统医疗环境，还可以应用于患者可能在的任何地方。家庭和门诊环境中的支持性 IoT 技术可能使老年人和慢性病患者保持更多的独立性，并在适当的地方支持老年人（Darwish 和 Hassanien，2011）。

（六）症状监测

公共卫生监测在收集传染病发病率报告等流行病学数据方面有着丰富的历史，但大多数报告是基于已知疾病的确诊病例。在认识到以前未知情况的出现及新出现和再次出现的情况时，报告已知疾病的确诊病例造成了局限性。症状监测领域的出现是为了将各种计算技术应用于正确识别公共卫生机构关注的模式的任务（Mandl 等，2004）。

（七）药学应用

AI 平台目前被用于药物发现过程中，以预测目标药物的潜在毒性，以及药物再利用，即利用可能具有潜在新临床应用的已批准药物。AI 还可以帮助识别那些可能通过了安全测试，但要么未能通过最初预期用途的药效测试，要么由于其他原因从未商业化的药物（Scheiber 等，2009）。

（八）COVID-19 响应

最近的 COVID-19 大流行凸显了医疗保健体系的许多缺陷。需要改进 AI 应用程序来检测、解决和应对突然、剧烈和快速变化的需求，以及帮助理解和解决我们系统中的医疗不平等，这一点再明显不过了。本章前面描述的一些应用，特别是症状监测、药物再利用和图像分析，已经用于这些目的。可使用自适应 CDS 等工具来支持对分诊和机械通气协议的快速更新。

其他工作，如利用 AI 加速药物和疫苗的研发，需要强大的计算能力，而这往往超出许多组织的能力范围。为了应对这一需求，政府、产业界和学术界的领导者组成了 COVID-19 高性能计算联盟（COVID-19 High Performance Computing Consortium），为支持 COVID-19 研究提供世界上最强大的高性能计算资源。

在面向消费者的 AI 领域，许多组织推出了智能聊天机器人和手机应用程序，以帮助防止错误信息，帮助人们更好地了解自己的风险水平，并实施限制感染的行为（Miner、Laranjo 和 Kocaballi，2020）。一些手机应用程序提供了一种数字接触者追踪形式，这也引发了隐私问题（Soltani、Calo 和 Bergstrom，2020），表明了适当设计和部署此类工具的复杂性和挑战性。

在生物、流行病学和社会层面，AI 应用程序正在帮助支持高级分析，以便更好地了解大流行的各个方面，从病毒本身的遗传特征，到病毒在人群中的行为，再到医疗系统在找到适应方法时的行为，最后是人口本身在控制疫情和重返工作活动方面的行为。在这段困难时期所吸取的经验教训和发现的机会将有助于我们在寻求使我们的医疗体系更具响应性、更具弹性和更公平的时候提供信息。

（九）护理应用

护士将受益于本部分已经描述的其他一些应用。例如，CDS 和 AI 分析可以帮助护士改善质量和安全性，并降低提供护理的成本。IoT 的使用有助于远程评估和监测患者，避免了一些家庭护理访视的需要。但在护理中也有一些独特的应用。

连接到 EHR 的物联网及 NLP 语音识别可以通过自动将医疗设备和语音记录中的数据添加到护理记录中来减轻护理文件负担。AI 可以在护士轮班开始时协助组织和确定护士工作量的优先级，并在轮班期间随着新命令和患者需求的变化调整干预措施。使用带有 AI 的机器人可以在以下情况下帮助护士，从而扩大护士的能力范围：需要克服恐惧的住院儿童、自闭症谱系儿童或患有阿尔茨海默病的成年人。机器人还可以协助药物管理或监测老年人的痴呆症状。AI 应用程序可以充当"护士教练"，帮助患者管理健康状况或通过使用预先录制的视频和由算法触发的训练材料来改变行为，因为每个患者在虚拟会话中都有独特的工作方式。AI 可以支持护理管理应用程序。AI 还可用于协助对护理人员和其他医疗保健专业人员进行模拟培训。

护士处于独特的地位，可以从 AI 的使用中获得价值。然而，为了系统的正确配置和正常工作，护士需要从一开始就参与进来，以确保这样的系统设计良好，可以信任。未来将由数据和智能技术提供信息，这些技术可以基于信息提出行动建议，利用 AI 的力量，护士能够更好、更快、更安全地提供护理。护理工作的职责是持续整合护理的人性化方面，同时使一些检测和推理过程自动化（Sensmeier，2017）。

六、挑战

在医疗保健领域构建和采用 AI 系统面临许多挑战，隐私考虑和访问限制也可能引发潜在的社会问题。

从技术角度来看，AI 应用的主要挑战之一与用于训练系统的数据有关。训练 AI 系统需要标记数据，这些数据集既包含形成决策或分类（如诊断）的基础数据，也包含由专家做出的最终决策。例如，AI 影像系统将根据由专家注释的 MRI 或视网膜扫描数据等数据进行训练，以便记

录上标注诊断。不幸的是，对数据进行标注是一个耗时和昂贵的过程，也将系统限制在标注数据的专家的知识库中。虽然将现有的最高级别的专门知识应用于这项任务通常被认为是积极的，即允许更广泛地接触该领域最专业的见解，但在任何这类过程中仍有可能出现经验偏见。

即使可以解决专家偏见，高质量的标签数据仍然有局限性。例如，一个模型的可推广性可能有限，这是因为它最初来自的群体的特性可能不适用于其他群体。

从临床用户接受的角度来看，主要的问题是透明度、可解释性和有效性。在临床医生看来，许多 AI 系统就像是黑匣子，当他们无法看到建议是如何推导或验证的时候，他们可能会不舒服地接受建议。即使是已经进行了验证研究的系统也可能需要解释其推理，因为最终用户可能不知道验证与指南或实践模式的联系有多紧密，而这些指南或实践模式可能是特定地点特有的（Keikes等，2018）。最有可能成功的系统，尤其是在近期内，将是那些能够根据文献或其他被参考的科学前提解释其结论和建议的基础的系统。随着时间的推移，这样的系统可能会得到更广泛的接受。但是，AI 界应该仔细研究用户群体在决策支持和推荐系统方面的经验，以及对卫生信息技术安全性的广泛担忧。

从可用性的角度来看，有必要确保 AI 系统不会简单地给临床医生增加另一层潜在的警报疲劳。AI 系统如果能够改善当前的流程，并根据关键程度提供智能警报，应该会在用户中被更好地接受。

从患者的角度来看，隐私问题显得尤为突出，但在已经习惯了数字生活的年轻患者中，可能会出现代际转换。

从文化的角度来看，长期以来强调知识获取和保存的医疗和护理教育将会发生变化，但需要考虑如何在知识管理、解释和 AI 的适当应用之间取得最佳平衡（Wartman 和 Combs，2019）。要确定个人需要直接获取和保留多少信息，才能

正确使用和评估他们所使用的系统，这需要时间和仔细思考，但这种适应是医疗保健各个方面进步的正常特征。

从文化的角度来看，考虑 AI 开发和采用的技术炒作周期的影响也是很重要的。对于几乎所有的颠覆性技术，当早期的实现未能达到预期时，最初的热情可能会导致失望和幻灭。新技术需要时间才能最佳地适应其应用的所有现实情况，而医疗保健是 AI 要解决的最复杂领域之一，尤其是由于科学知识的复杂相互关系和相互依赖性及其局限性、监管约束和要求、传统和新兴实践模式、患者和医疗保健提供者的态度和信念，以及组织结构和必要性。尽管存在这种异常复杂性，甚至是因为它产生的迫切需求，人们的期望可能会被不切实际地夸大。只有耐心、智慧和细心，才能找到在医疗保健领域实施 AI 的最佳应用程序和模型，而这项工作仍在进行中。

虽然在可用性和获取方面考虑公平和公正可能为时过早，但重要的是要考虑这样的系统可以发挥的作用，以及它们将如何被临床医生和患者感知和接受。在最好的情况下，AI 可以通过提高诊断和治疗决策的速度和准确性来降低医疗保健成本，从而减少因治疗延误而导致的发病率和死亡率，以及因错误的治疗决策而浪费的费用。此外，AI 系统可以帮助将专家信息传递给患者，这些患者可能因为各种原因无法直接接触这些专家。同样，在最好的情况下，这些系统可以帮助减轻临床医生的负担，从而促进更多的医患互动。不利的一面是，这样的系统也可能加剧患者和临床医生之间的沟通差距，并导致双方的疏远。

七、结论

AI 应用在医疗保健方面的潜在价值已经得到了很好的证明，随着越来越多关于健康各个方面的精确和详细的数据不断积累，这样的系统可能变得几乎不可或缺。AI 可以帮助减少可变性，改善精度，加速发现，并减少差异。AI 可以让患者更有能力，并可能让临床医生更多地关注患者，而不是他们的数据。这可能最终允许医疗保健专业人员充分与他们的患者联系在一起，不再只是有爱心的治疗者，而是由最好的医学研究和分析技术相结合的智慧支持的治疗者。

未来的许多挑战将涉及理解这类系统的最佳用途的过程；解决影响成功实施的技术、系统、监管和态度等方面的障碍，并且最后将这些系统适当地集成到医疗保健和社会结构中。一个有趣的问题是对 AI 反应的演变。在 AI 成为日常生活的一部分之前，医学专家就提出并接受了培训，他们可能会采取谨慎的方式，要求对人工智能系统得出结论的过程进行验证和解释。在数字助手和推荐意见的环境中长大的下一代，可能会少一些怀疑，多一些接受，但他们会不会太过接受呢？与所有新技术一样，将会出现一种适当的平衡，但我们既需要有远见卓识的人推动我们前进，也需要质疑者提出尖锐的问题，以确保实现 AI 在医疗保健领域实现最大可能的益处。

自测题

1. 每年有多少篇新文章被 MEDLINE/PubMed 索引？
   A. 25 000～100 000
   B. 100 000～500 000
   C. 500 000～1000 000
   D. > 100 万

2. 标记数据和未标记数据有什么区别？
   A. 有标记的数据有明确的字段名，无标记的数据没有
   B. 有标签的数据是历史数据，无标签的数据是新的
   C. 有标签的数据包括专家分类，无标签的数据不包括

D.有标签的数据来自一个明确标识的来源，而无标签的数据则不是

3.为什么可以应用因果推理？

　　A.一些假设由于伦理原因无法被检验

　　B.有些数据集太大或太复杂而无法分析

　　C.当临床试验太昂贵或费时

　　D.A 或 C，但不是 B

4.何时将使用症状监测？

　　A.估计特定疾病症状的发生率

　　B.检测未知情况

　　C.将症状与确定的条件联系起来

　　D.识别不正确的诊断

5.如何描述基于 AI 的临床决策支持系统与传统的基于规则的 CDS 系统之间的关系？

　　A.基于 AI 的 CDS 并不完全是数据驱动的

　　B.基于 AI 的 CDS 融合了专家知识

　　C.基于 AI 的 CDS 可能使用机器学习

　　D.以上所有

6.AI 系统的真正特点是什么？

　　A.这个系统可以非常快地处理大量的数据

　　B.系统分析数据比人更快

　　C.系统可以从自己的经验中学习

　　D.系统比人类更精确

7.什么是自然语言处理？

　　A.从叙事文本中提取临床概念的系统

　　B.一种基于语音进行诊断的系统

　　C.从一种语言翻译到另一种语言的系统

　　D.语音病理学中使用的系统

8.分类器是做什么的？

　　A.它使用诊断代码来识别患有特定疾病的患者

　　B.它根据疾病的类别对患者进行分组

C.它尝试根据收过训练的联想来预测结果

D.它对疾病的严重程度进行排序

9.以下哪一项不是实现 AI 系统的挑战？

　　A.对患者隐私的关注

　　B.成熟的 EHR 系统

　　C.培训资料不足

　　D.对黑盒解决方案的关注

10.是什么让临床医生很难做出正确的诊断？

　　A.患者可能等了太久才去看医生

　　B.患者可能出现不寻常的症状或罕见的疾病

　　C.医生以前可能从未见过患者的情况

　　D.B 或 C

答案

1.D。每年有超过 100 万篇新的文章被 MEDLINE/PubMed 索引。

2.C。有标签的数据包括专家分类，无标签的数据不包括。

3.D。当某些假设由于伦理原因无法进行测试，当临床试验太昂贵或太耗时而无法进行时，因果推理可能会被应用。

4.B。症状监测将用于检测未知情况。

5.A。AI CDS 系统并不完全是数据驱动的。

6.C。AI 系统的真正特点是，系统可以从自己的经验中学习。

7.A。自然语言处理是从叙事文本中提取临床概念的系统。

8.C。分类器试图根据受过训练的联想来预测结果。

9.B。一个成熟的 EHR 系统对实现 AI 系统不是一个挑战。

10.D。如果患者出现异常症状或罕见疾病，而且医生以前可能从未见过这种情况，那么医生很难做出正确的诊断。

参考文献

[1] Alper, B. S., Hand, J. A., Elliott, S. G., Kinkade, S, Onion, D.K. & Sklar, B.M. (2004). How much effort is needed to keep up with the literature relevant for primary care? *Journal of the Medical Library Association, 92*(4), 429-437.

[2] Bezemer, T., de Groot, M. C. H., Blasse, E., ten Berg, M. T., Kappen, T. H., Bredenoord, A. L., ... Haitjema, S. (2019). A human(e) factor in clinical decision support systems. *Journal of Medical Internet Research, 21*(3), 2-9.

[3] Buchanan, B. G. (2005). A (very) brief history of artificial intelligence. *AI Magazine, 26*(4), 53-60.

[4] Collins, F. S. (2010). The right drug at the right dose for the right person. In F. S. Collins (Ed.), *The language of life* (pp. 231-250). New York, NY: HarperCollins.

[5] Corcoran, C. M., Carrillo, F., Fernández-Slezak, D., Bedi, G., Klim, C., Javitt, D. C., ... Cecchi, G. A. (2018). Prediction of psychosis across protocols and risk cohorts using auto mated language analysis. *World Psychiatry, 17*(1), 68-75. Retrieved from https://covid19-hpc-consortium.org. Accessed on June 4, 2020.

[6] Darwish, A., & Hassanien, A. E. (2011). Wearable and implantable wireless sensor network solutions for health care monitoring. *Sensors, 11*, 5561-5595.

[7] Ebadollahi, S., Sun, J., Gotz, D., Hu, J., Sow, D., & Neti, C. (2010). Predicting patient's trajectory of physiological data using temporal trends in similar patients: A system for near-term prognostics. *AMIA Annual Symposium Proceedings, 2010*, 192-196.

[8] Friedman, C. (1997). Towards a comprehensive medical lan guage processing system: methods and issues. *Proceedings of the AMIA Annual Fall Symposium*, 595-599.

[9] Hernán, M. A., & Robins, J. M. (2016). Using big data to emulate a target trial when a randomized trial is not available. *American Journal of Epidemiology, 183*(8), 758-764.

[10] Hwang, D. K., Hsu, C. C., Chang, K. J., Chao, D., Sun, C.H., Jheng,Y.C., ... Chiou, S.H. (2019). Artificial intelligence based decision-making for age-related macular degeneration. *Theranostics, 9*(1):232-245.

[11] Information Week. (April 5, 2018). It's about augmented intelligence, not artificial intelligence. Retrieved from https://www.informationweek.com/big-data/ai-machine learning/its-about-augmented-intelligence-not-artificial intelligence/a/d-id/1331460. Accessed on May 27, 2020.

[12] Institute of Medicine. (2000). *To err is human: Building a safer health system* (pp. 26-48). Washington, DC: The National Academies Press.

[13] Institute of Medicine. (2001). *Crossing the quality chasm: A new health system for the 21st century.* Washington, DC: National Academies Press.

[14] Keikes, L., Medlock, S., van de Berg, D. J., Zhang, S., Onno R. Guicherit, O.R., ... van Oijen, M.G.H. (2018). The first steps in the evaluation of a "black-box" decision support tool: a protocol and feasibility study for the evaluation of Watson for Oncology.

Journal of Clinical and Translational Research, 3(Suppl 3), 411-423.

[15] Mandl, K. D., Overhage, J. M., Wagner, M. M., Lober, W.B., Sebastiani, P., Mostashari, F., ... Grannis, S. (2004). Implementing syndromic surveillance: a practical guide informed by the early experience. *Journal of the American Medical Informatics Association, 11*(2), 141-150.

[16] Marshall, T., Champagne-Langabeer, T., Castelli, D., & Hoelscher, D. (2017). Cognitive computing and science in health and life science research: artificial intelligence and obesity intervention programs. *Health Information Science and Systems, 5*(1), 13.

[17] McCarthy, J., Minsky, M. L., Rochester, N., & Shannon, C. E. (1955). A proposal for the Dartmouth summer research project on artificial intelligence. Retrieved from http:// www-formal.stanford.edu/jmc/history/dartmouth/dart mouth.html. Accessed on May 27, 2020.

[18] Miner, A. S., Laranjo, L., & Kocaballi, A. B. (2020). Chatbots in the fight against the COVID-19 pandemic. npj Digital Medicine, 3, 65. https://doi.org/10.1038/ s41746-020-0280-0.

[19] National Academy of Sciences, Engineering, and Medicine. (2015). *Improving diagnosis in health care* (pp. 19-30). Washington, DC: National Academies Press.

[20] National Library of Medicine. (2017). *Yearly citation totals from 2017 MEDLINE/PubMed Baseline.* Retrieved from https://www.nlm.nih.gov/bsd/licensee/2017_stats/2017_ Totals.html. Accessed on May 27, 2020.

[21] Rodriquez-Ruiz, A., Lang, K., Gubern-Merida, A., Broeders, M., Gennaro, G., Clauser, P., ... Sechopoulos, I. (2019). Stand-alone artificial intelligence for breast cancer detection in mammography: comparison with 101 radiologists. *Journal of National Cancer Institute,* pii: djy222. doi: 10.1093/jnci/djy222.

[22] Sager, N., Lyman, M., Buchnall, C., Nhan, N., & Tick, L. (1994). Natural language processing and the representation of clinical data. *Journal of American Medical Informatics Association, 1*(2), 142-160.

[23] Sager, N., Lyman, M., Nhan, N., & Tick, L. (1995). Medical language processing: applications to patient data representation and automatic encoding. *Methods of Information in Medicine, 34*, 140-146.

[24] Scheiber, J., Chen, B., Milik, M., Sukuru, S. C., Bender, A., Mikhailov, D., ... Jenkins J. L. (2009). Gaining insight into off-target mediated effects of drug candidates with a comprehensive systems chemical biology analysis. *Journal of Chemical Information and Modeling, 49*(2), 308-317.

[25] Sensmeier, J. (2017). Harnessing the power of artificial intel ligence. *Nursing Management, 48*(11), 14-19.

[26] Sheldon, N. (2017). This more powerful version of Alpha Go, learns on its own. *Wired.* Retrieved from https:// www.wired.com/story/this-more-powerful-version-of alphago-learns-on-its-own/. Accessed on May 27, 2020.

[27] Siegal, J. H., Fichthorn, J., Monteferrante, J., Moody, E., Box, N.,

Nolan, C. & Ardrey, R. (1976). Computer-based consultation in care of the critically ill patient. *Surgery, 80*, 350-364.

[28] Siegel, J. H., Cerra, F. B., Moody, E. A., Shetye, M., Coleman, B., Garr, L., ... Keane, J.S. (1980). The effects on survival of critically ill and injured patients of an ITU teaching service about a computer- based physiologic care system. *Trauma, 20*, 558-579.

[29] Silver, D., Schrittwieser, J., Simonyan, K., Antonoglou, I., Huang, A., Guez, A., ... Hassabis, D. (2017). Mastering the game of Go without human knowledge. *Nature, 550*(7676), 354-359. doi:10.1038/nature24270

[30] Soltani, A., Calo, R., & Bergstrom, C. Contact tracing apps are not a solution to the COVID-19 crisis. *Brookings*, April 2020. Retrieved from https://www.brookings.edu/ techstream/ inaccurate-and-insecure-why-contact-tracing-apps-could-be-a-disaster. Accessed on June 4, 2020.

[31] Susser, M. (1977). Judgement and causal inference: criteria in epidemiologic studies. *American Journal of Epidemiology, 105*(1), 1-15.

[32] Turing, A. M. (1950). Computing machinery and intelli gence. *Mind, 49,* 433-460.

[33] Wartman, S. A., & Combs, C. D. (2019). Reimagining medical education in the age of AI. *AMA Journal of Ethics, 21*(2), E146-152.

[34] Weber, B. (1997). Swift, and slashing, computer topples Kasparov. *The New York Times*. Retrieved from https:// www.nytimes.com/1997/05/12/nyregion/swift-and-slashing-computer-topples-kasparov.html?module=inline. Accessed on May 27, 2020.

[35] Weiss, S. M., & Kulikowski, C. (1991). *Computer systems that learn* (pp. 1-10). San Francisco, CA: Morgan Kaufmann Publishers.

[36] Young, D. W. (1982). A survey of clinical decision aids for clinicians. *British Medical Journal (Clinical research ed). 285*(6351), 1332-1336.

[37] Yu, D., & Deng, L. (2011). Deep learning and its applications to signal and information processing. *IEEE Signal Processing Magazine, 28*, 145-154.

第38章 远程健康：技术时代的医疗改革

Telehealth: Healthcare Evolution in the Technology Age

Teresa A. Rincon Mark D. Sugrue 著

王 斗 译 陈秀文 校

学习目标

- 描述远程健康的各种应用：过去、现在和新兴的应用。
- 确定提供远程健康服务的好处和挑战。
- 了解影响远程健康服务的采用和有效性的可变因素。
- 确认可用于提供远程健康服务的创新，以提高医疗服务的可及性、及时性和有效性。
- 检查 COVID-19 期间远程健康的影响。

关 键 词

机器人；监测；电信；远程健康；远程 –ICU；远程医疗；远程护理；远程脑卒中

一、概述

根据美国远程医疗协会（American Telemedicine Association，ATA）的说法，远程健康和远程医疗这两个术语可以互换使用，但远程健康包含了一种更广泛的应用，它可以通过先进通信技术在不同医疗地点之间交换健康信息而提供医疗保健服务（American Telemedicine Association，2018b）。远程健康服务通过使用双向视频、电子邮件、统一通信系统、手持设备、无线工具和其他形式电信技术的各种应用程序和服务，通过网络程序、点对点连接、监控中心链接和基于互联网的电子健康患者服务网站（American Telemedicine Association，2018a）。本章将讨论多种急性、亚急性和重症监护远程健康服务。与不同的护理模式有关的术语描述如下。

（一）集中式与分散式

集中式是指一个物理位置，远离患者，团队成员在执行重症监护服务时可以在这里共同工作（Davis 等，2016）。在一个分散式模型中，团队成员通过视听会议和其他远程通信方式相互交流护理需求和目标，而不是集中在一个单一的明确的机构中。

（二）起始站点与远程站点

在远程健康服务手册中，医疗保险和医疗补助服务中心将起始站点定义为患者接受远程健康服务的地点，而远程站点是服务从业者或提供者所在的地点（CMS Medicare Learning Network，2018b）。这本手册还描述了授权的起始站点是医生或开业医生办公室、医院、健康诊所、联邦合格的健康中心、专业护理机构（skilled nursing facility，SNF）和社区精神健康中心（community mental health center，CMHC）。根据服务的不同，用于远程健康服务的医疗通用程序编码系统（Healthcare Common Procedure Coding System，HCPCS）的修改器可能仅限于卫生资源和服务管理局指定的医疗资源匮乏地区／人群（medically underserved areas/populations，MUA/P）的始发地点（HRSA，2019）。根据CMS，合格的远程网站点提供者不仅限于医生，还包括临床心理学家、临床社会工作者（clinical social worker，CSW）、注册营养师或营养专业人士，以及其他高级实践提供者（advanced practice provider，APP），如NP、医生助理（physician assistant，PA）、护士助产士、临床护士专家（clinical nurse specialist，CNS）和注册护士麻醉师（CMS Medicare Learning Network，2018b）。

（三）连续、计划和反应性护理模式

根据ATA，许多远程健康中心都在对特定人群进行持续监测或在特定的时间内进行监测（Davis等，2016）。监测是连续模型的关键组成部分，它被定义为持续整合、解释、合成和分析数据（个人的或人群的），以支持临床决策（clinical decision-making，CDM）和护理协调（Rincon和Henneman，2018）。计划护理模式包括预先安排的远程健康随访，根据预先安排的计划进行定期会诊，可与患者约定时间或在安排在患者床边查房期间。在反应式（也称为响应式）护理模式中，通过电话、页面、文本或其他通知

方式，临床医生会被提示进行虚拟或按需访问。

（四）用户体验和可用性

Usability.gov将用户体验描述为对系统用户想要的、需要的和价值的深刻理解，以及了解他们使用给定系统的局限性和能力（usability.gov，2019b）。作者接着概述了影响用户体验的因素（有用的、可用的、有价值的、可取的、可找到的、可访问的和可信的）。可用性是用户在系统中交互的有效性和效率，以及他们在与系统交互时对体验的满意程度（usability.gov，2019a）。

（五）虚拟护理交互类型

ATA将远程患者监测（remote patient monitoring，RPM）定义为患者使用医疗设备如血糖仪、生命体征和心率监测设备等仪器进行例行测试，并将这些数据发送给医疗保健专业人员（American Telemedicine Association，2018c）。远程会诊（也称为eConsult）被定义为提供商和专家之间使用存储转发或实时电信技术进行的咨询，而远程辅导则被定义为使用电信技术为个人提供指导或方向（American Telemedicine Association，2018c）。存储和转发是一种虚拟的提供者对提供者的接触，通过安全的电子通信使用数字图像和预先录制的视频来寻求诊断和专家意见。它通常用于放射科、皮肤科、眼科和伤口护理（Center for Connected Health Policy，2019a）。虚拟护理互动发生在患者和护理提供者之间，无须在同一个房间，可以通过多种方式进行，如通过文本、电子邮件或其他格式（电子随访）异步交换信息，或通过电话（远程会诊）或视频会议（虚拟访问）同步交换信息（McGrail、Ahuja和Leaver，2017）。

二、远程健康：从过去到现在

早在20世纪20年代，就有一种想法认为应该建立一个便捷的医疗保健系统，当时，远见卓

识的人们设想，医生可以通过视听传输在患者家中为他们看病（Institute of Medicine Committee on Evaluating Clinical Applications of Telemedicine & Field，1996）。但远程健康的历史在这之前很久就已经开始了，当时的试点试验是用麦克风通过电话发送心音。早在 1878 年，医生就开始用电话上的麦克风来检查心音的传递（McKendrick，1878；U.S.National Library of Medicine，2019）。第一次传送心电图是在 1905 年，使用了来自挪威的无线电咨询，意大利和法国在 20 世纪 20 年代、30 年代和 40 年代也陆续投入使用。20 世纪 50 年代，放射图像、视频和其他复杂的健康信息也在美国传播（Bashshur 和 Shannon，2009）。在 20 世纪 70 年代，洛克希德导弹和太空公司（Lockheed Missile and Space Company）、印第安卫生服务部和卫生、教育和福利部（DHEW，现为 HHS）证明了利用电信技术将医疗保健服务提供到偏远地区（如阿拉斯加）的可行性（Freiburger、Holcomb 和 Piper，2007）。

使用电话的医疗通信是今天主要的医疗保健通信方式，早在 100 多年前就被医生采用了（Zundel，1996）。据报道，电话医疗包括急性和慢性疾病的分诊和处方医疗管理，慢性疾

病病例管理，患者教育、咨询，以及交流实验室和影像结果。然而，与电话沟通相关的不良事件是重大且损失严重的患者安全和医疗事故问题（Katz、Kaltsounis、Halloran 和 Mondor，2008）。在 PubMed 按年检索词条 "telephone"、"telemedicine or telehealth"、"telemonitoring or remote patient monitoring"，结果显示，即使在今天，与 "telemedicine or telehealth"、"telemonitoring or remote patient monitoring" 相比，"telephone" 一词仍在文献中占主导地位（图 38-1）。在 1915 年，在执行电话指令时发生了致命的剂量错误后，建议禁止使用电话进行药物指令（Unknown Author，1915）。

电话通信的限制导致了包括医疗保健在内的所有业务领域使用更先进的电信技术。远程患者监测、监测工具和其他远程健康技术的进步正在改变照护的提供方式。在《无围墙的医疗保健：重塑美国医疗保健的路线图》（Health care without walls：A roadmap for reinventing U.S.health care）一书中，健康创新卓越网络（Network for Excellence in Health Innovation，NEHI）向医疗专业人员提出挑战，让他们想象一个能够满足患者在家、工作场所和社区需求的医疗保健系统

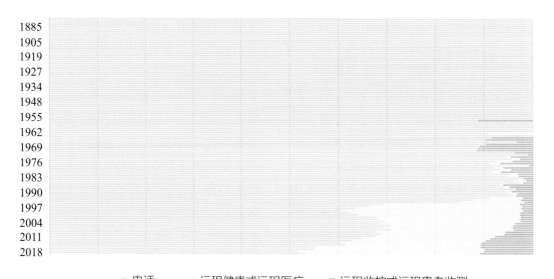

▲ 图 38-1　1878—2018 年，检索词 "电话" "远程健康或远程医疗" "远程监控或远程患者监测" 在 PubMed 中的检索结果

（NEHI，2018）。作者继续描述，医疗保健应该是一种方便、可及且具有成本效益的健康诱导护理系统，其重点是让患者尽可能保持健康。

三、使用远程健康的医疗保健系统的示例

正在努力创建此类护理系统的医疗保健系统的一些示例包括Kaiser Permanente医疗保健系统，在该系统中，约有50%的患者是通过电话、电子邮件或视频接触的；十多年来提供远程健康和数字服务的退伍军人健康管理局；纽约Mount Sinai卫生系统和马萨诸塞州的Atrius提供的居家医院服务；CVS、Target和Walgreens等零售巨头提供现场医疗保健服务及家庭远程健康服务；还有一些人大胆尝试在家庭辅助生活环境中对患者进行远程监控（NEHI，2018）。

四、不同诊断人群的远程健康出版物

图38-2描述了在PubMed中搜索各种搜索词（重症监护、脑卒中、儿科、精神科、专科咨询和慢性健康）与远程医疗或远程健康相关的文章。检索显示，20世纪70年代后期，重症监护提供者开始尝试使用远程医疗来解决与重症监护专家相关的劳动力问题（Grundy等，1977），而儿科医生开始与开业护士（nurse practitioner，NP）一起测试双向交互式有线电视扩大他们的服务范围（Muller等，1977）。20世纪90年代，美国的精神科医生开始讨论远程医疗是否可以成为医疗服务匮乏地区的心理健康访问的解决方案（Preston、Brown和Hartley，1992）。在爱尔兰和西班牙，通过公共电话网络对生理信号和其他数据的远程监测始于20世纪90年代，用于慢性病管理(Rodriguez等，1995)。20世纪90年代后期，有关脑卒中远程医疗应用的文章开始在文献中发表（Levine和Gorman，1999）。图38-2提供了使用在文献中找到的检索词及其发表年份的文章的可视化快照。该图表明远程精神科在远程健康文献中的出版物最多。

五、远程健康解决劳动力问题

根据美国医学院协会委托的一份报告，预计美国所有医生的劳动力短缺61 700～94 770人，

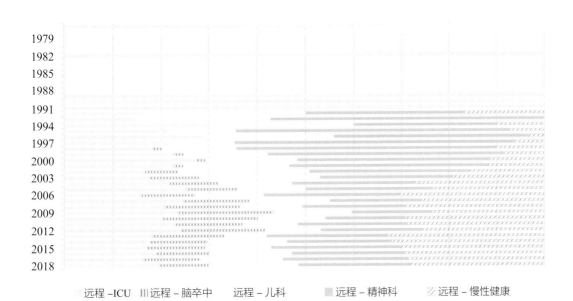

远程 –ICU 远程 – 脑卒中 远程 – 儿科 远程 – 精神科 远程 – 慢性健康

▲ 图 38-2 1978—2018 年间，检索词"远程医疗或远程医疗健康 + 重症监护 / 脑卒中 / 儿科 / 精神科 / 专科咨询和慢性健康"相关的 PubMed 检索结果

非初级保健医生短缺 37 500～60 300 人，这为改善获得保健的机会描绘了一幅悲观的图景（Dall、West、Chakrabarti 和 Iacobucci，2016）。尽管高级实践注册护士（advanced practice registered nurses，APRN）和医师助理一直在协助弥合医师服务方面的差距，但本报告推断 APRN/PA 的供需同样短缺。有人可能会说，没有足够的证据表明远程健康可以填补这一空白。鉴于通过电话进行医疗交流已有 100 多年的历史，为什么不考虑使用更先进的技术呢？

六、远程健康中的护士实践标准和出版物

在一个远程健康项目中，医生、护士、呼吸护理提供者（respiratory care providers，RCP）、药剂师、社会工作者和饮食学专家 / 营养师可以在他们的实践范围内工作，从而影响患者的生活和生活质量。美国门诊护理护士学会（American Academy of Ambulatory Care Nurses，AAACN）于 1997 年发布了他们的第一个远程健康护理实践标准，并持续提供各种资源和工具包，以支持

从事远程健康项目护士的成长和发展（AAACN，2019）。由于专家短缺，APP、NP、PA 和 CN 可以帮助填补护理空白（Kleinpell、Buchman 和 Boyle，2012；Nevidjon 等，2010）。图 38-3 是与护士、药剂师、执业护士和医生的角色相关的出版物的可视化分析，对应检索词"telemedicine"和"telehealth"。这种可视化显示，医生是远程医疗和远程健康领域发表文章最多的医疗保健专业人员，但在过去十年中，护士和 NP 的发表量大幅增加。

七、远程健康和电信支付

CMS 一直在考虑远程健康在人口健康中的经济学效用，并将支付从业者通过交互式电信技术提供的远程健康服务，而不是亲自提供这些服务（CMS MLN，2018b）。CMS 支付远程健康服务有五项法定要求：①起始站点位于符合条件的农村卫生专业人员短缺区（Health Professional Shortage Area，HPSA）或大都会统计区（Metropolitan Statistical Area，MSA）以外的县；②起始站点为八家授权起始站点之一；

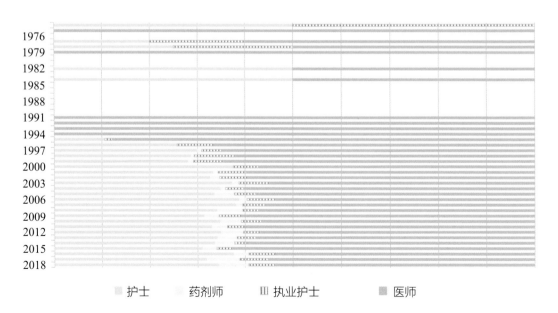

▲ 图 38-3　1974—2018 年，检索词"远程医疗或远程健康 + 护士 / 药剂师 / 执业护士 / 医师"在 PubMed 中的检索结果

③有资格的远程站点从业人员提供服务；④服务接受者与异地从业者通过交互式音视频通信系统进行实时交流；⑤该服务的现行程序术语/医疗保健通用程序编码系统（Current Procedural Terminology/Healthcare Common Procedure Coding System，CPT/HCPC）代码已列入 Medicare 涵盖的远程医疗服务清单。

在过去的几年里，CMS 已经开始取消一些针对特定服务的地域限制。例如，2018 年的《两党预算法案》在医疗保险计划下做出了重要的法定变更，具体涉及远程医疗服务，用于治疗终末期肾病（end-stage renal disease，ESRD）、急性脑卒中和患有物质使用障碍（substance use disorder，SUD）或合并精神健康障碍的个人（Center for Connected Health Policy，2019b）。此外，到 2020 年，Medicare 双边责任医疗组织（Accountable Care Organizations，ACO）可以报销远程医疗提供的家庭服务，并且不受地域限制。其他重要变化影响远程通信的支付和医疗保健优势计划提供远程健康福利。CMS 的这些变化正在引领其他支付者为远程健康服务支付更多费用。

八、远程健康应用：重症监护场景

远程 –ICU 由约翰·霍普金斯医院的 2 名重症医师在 20 世纪 90 年代后期开发，是使用视听通信和健康信息系统网络进行的重症监护应用（ATA TeleICU Practice Guidelines Work Group，2014；Rosenfeld 等，2000）。在 21 世纪初期，第一波远程 –ICU 在全国开放，目前有 40 多个远程 –ICU 中心为全美 400 多个重症监护病房提供服务（Lilly 和 Thomas，2010）。可以使用预定会诊或持续监测模型从集中式或分散式远程站点为重症患者提供服务（Davis 等，2016）。远程 –ICU 团队以四种不同的方式提供服务：①监测生理恶化；②传播循证实践指南；③专家建议和指导；④收集、分析和质量绩效报告（Kahn 等，2018）。

远程 –ICU 团队由重症监护临床专家（如重症医师和其他内科专家）、APP（NP、CNS、PA 等）、药剂师、RCP 和重症监护护士组成，他们的知识和专业技能被广泛应用于各种临床和地理分散的环境中的不同类型的危重患者（Welsh，2019）。这些团队的组成取决于所提供服务的类型。美国重症监护护士协会（Association of Critical Care Nurses，AACN）是世界上最大的专业护理组织，拥有超过 100 000 名成员，已为从事重症监护和急诊工作的护士制订并发布了共识声明、实践范围和标准、临床实践指南、床边和虚拟护理单位的护理工作环境（American Association of Critical Care Nurses，2008、2016 和 2019；American Association of Critical Care Nurses Tele-ICU Task Force，2018）。

远程 –ICU 护理实践不断发展，更加注重监测活动，从而早期发现败血症等致命综合征、预防跌倒和意外拔管，并提高对质量指标的依从性（Rincon 和 Henneman，2018）。Rincon 和 Henneman 解释说，远程 –ICU 护士接受了广泛的培训，并已适应使用临床决策支持工具和其他健康信息系统和资源来对大量高敏度患者进行监测。远程 –ICU 团队成员是重症监护的延伸，因此他们的角色根据实践和执照的范围及专业实践标准而有所不同，从历史上看，远程 –ICU 曾提到通过电信技术提供成人的重症监护服务。大多数远程 –ICU 中心部署持续监控和遥感模型。远程 –ICU 护理能力在美国重症监护杂志（Kleinpell、Barden、Rincon、McCarthy 和 Zapatochny Rufo，2016）上发表的两阶段国家基准调查中进行了探讨。表 38–1 代表远程 –ICU 护理最重要的优先护理领域。

九、远程 –PICU 和远程 –NICU 服务

迄今为止，远程 –PICU 和远程 –NICU 团队已经使用间歇性咨询模式为儿童和新生儿提供重

表 38-1　远程 -ICU 最重要的优先护理领域

1	批判性思维能力	9	血流动力学监测知识
2	具有 ICU 经验的临床专家	10	了解实验室检查值
3	熟练的沟通	11	药物知识
4	临床和远程 -ICU 同事相互尊重	12	监测生命体征的趋势
5	急诊患者的护理管理	13	使用远程 -ICU 系统提高患者安全性
6	监测不稳定的生理状态	14	与多学科互动的能力
7	呼吸机管理知识	15	辅导能力
8	动脉血气与机械通气的相关性		

经 Copyright Clearance Center, Inc 许可转载，引自 Kleinpell, R., Barden, C., Rincon, T., McCarthy, M., & Zapatochny Rufo, R.J. (2016). Assessing the impact of telemedicine on nursing care in intensive care units. *American Journal of Critical Care,* 25(1), e14-20.

症监护服务（Dayal 等，2016；Fang 等，2016；Marcin，2013）。大约 10% 的新生儿需要一些呼吸辅助，不到 1% 的新生儿在分娩后需要更高级的复苏（Wyckoff Myra 等，2015）。不幸的是，医疗保健专业人员不能总是预测哪些怀孕可能导致需要新生儿复苏的高风险事件。越来越多的证据表明，远程 -PICU 和远程 -NICU 服务可以带来更好、更安全的护理、更有效的资源利用、更公平和更具成本效益的护理，以及更高的患者、家长和提供者满意度（Albritton、Maddox、Dalto、Ridout 和 Minton，2018；Ellenby 和 Marcin，2015）（表 38-2）。

十、医疗保健患者的结果

一项使用 2001—2010 年医疗保险索赔数据的全国性研究表明，远程 -ICU 的采用使总死亡率略有下降，而大型城市医院的死亡率下降幅度最大（Kahn 等，2016）。最近从 2766 个摘要中选取 13 项研究，对其进行系统综述和 Meta 分析，远程 -ICU 的实施与总死亡率的降低有关（Fusaro、Becker 和 Scurlock，2019）。一项针对 10 个重症监护病房远程医疗项目的人种学评估在采用后风险调整死亡率发生了各种变化（死亡率降低、死亡率没有变化和死亡率增加）发现，领导力、感知价值和组织结构领域内的可变因素增强了远程 -ICU 项目的有效性（Kahn 等，2018）。

十一、成本结局

2013 年发表的一项系统综述报告说，实施远程 -ICU 项目的相关成本很高（Kumar 等，2013）。2017 年公布的一项财务结果研究表明，采用远程 -ICU 项目后，学术医疗中心的病例数量增加，病例收入相对于直接成本增加，并且住院时间缩短，导致直接贡献利润逐年大幅提高（Lilly 等，2017）。

十二、远程健康应用：远程脑卒中

急性缺血性脑卒中（acute ischemic stroke, AIS）是美国第五大死因，每年有超过 140 000 人死亡（CDC，2017）。在美国，每 40 分钟就有 1 个人脑卒中，但近 50% 的美国人居住在距离初级脑卒中中心 60 多英里（约 96.56km）的地方

表 38-2 提高远程 –ICU 有效性的因素

	有效策略	缺失的后果
领导力	远程医疗和重症监护病房领导之间的定期面对面会议	通过电话会议更新临时领导地位
	专注于定量和叙述质量的报告	不明确的质量期望
感知价值	远程医疗人员精通当地重症监护病房的条款、政策和程序	不一致的条款、政策和程序
	标准化的沟通实践和培训	缺乏沟通
	重症监护病房有远程医疗冠军来保持参与	缺乏参与性以及"我们"vs."他们"的环境
组织架构	远程医疗人员具备重症监护病房的专业临床专业知识	目标重症监护病房中远程医疗的可信度下降
	双摄像头	缺乏人际沟通
	远程医疗人员的常规文件和图表	员工满意度和参与度下降及整合不良
	参加当地重症监护病房培训和在职服务的远程医疗人员	缺乏整合，对运营理解不足

改编自 Kahn et al., 2016.

（CDC，2017）。2013 年，尽管每年发生 800 000 次脑卒中，但美国只有 1100 名血管神经科医生（vascular neurologist，VN）执业（Akbik 等，2017）。2015 年，只有 52% 的合格血管神经科医生获得了重新认证，而 2016 年，34% 的血管神经科医生奖学金培训项目的职位空缺（Kenton 等，2017）。通过对患者进行视频会诊和检查和使用远程脑卒中的脑卒中网络，能够减轻脑卒中分布和发病率与血管神经科医生人力资源有限之间的矛盾（Akbik 等，2017）。专家有限、疾病广泛的地域分布、可以通过视频识别的临床发现、狭窄的治疗窗口及几乎可以在任何地方进行的现有静脉治疗的存在都是 AIS 特别适用于远程医疗的原因（Akbik 等，2017）。

1999 年，Levine 和 Gorman 在 Stroke 上发表的一篇社论中引入"远程脑卒中"一词（Levine 和 Gorman，1999）。Wechsler 等（2017）描述美国脑卒中协会（American Stroke Association，ASA）在 2005 年将远程脑卒中确定为在脑卒中护理系统中提供多维度服务，到 2009 年，美国心脏协会（American Heart Association，AHA）和 ASA 发布了在脑卒中护理系统中实施远程脑卒中的配套建议（Wechsler 等，2017）。据报道，到 2014 年远程脑卒中已成为学术和社区卫生环境中的"主流"临床实践（Mark 和 Bart，2014）。ATA 的远程脑卒中指南中描述了可用于提供远程脑卒中临床服务及运营、管理、行政和经济建议的视听通信平台、设备和计算机系统（Demaerschalk 等，2017）。2019 年，医疗保险和医疗补助服务中心建立了一个新的医疗保健通用操作编码系统修改器，取消了对地理位置的限制，并为远程脑卒中网络打开了获取收入的大门，而不管起始站点指定如何（CMS MLN，2018a）。

十三、急诊科的远程医疗

用于紧急服务的远程医疗被用于支持对脑卒中、心肌梗死、外伤及其他时间敏感和复杂疾病患者的护理（Mohr 等，2017、2018 和 2019）。美国国家急诊部对超过 4500 家急诊科的调查结果表明，超过 1900 家急诊科可接受远程医疗服务，其中大部分服务与脑卒中 / 神经病学、精神病学和儿科相关（Zachrison、Boggs、Espinola 和

Camargo，2018）。

十四、远程健康应用：急性护理场景

（一）精神科

鉴于对专业人员的极度缺乏和高度需求，服务短缺正在推动卫生系统、医院和受益人使用虚拟技术寻求帮助。美国医院协会支持将远程健康服务从急诊科扩展到专科会诊，再到远程患者监测（AHA，2019）。美国精神病学协会（American Psychiatric Association，APA）将远程精神科定义为在各种环境（如私人诊所、诊所、医院、监狱、学校、疗养院和军事治疗设施）中进行精神病学评估、治疗、宣教和药物管理的有效方式（Shore，2017）。美国神经病学协会支持使用远程健康来评估和治疗神经系统疾病（AAN，2019）。

（二）儿科

据文献报道，儿科患者的远程健康服务提供了许多不同的应用程序用于克服医疗资源匮乏人群面临的距离和时间问题（American Academy of Pediatrics Committee on Pediatric Workforce，2015；Burke 和 Hall，2015）。获得的专业护理的显著差异不仅存在于农村地区的婴儿、儿童、青少年及其家庭中，也存在于郊区和城市社区中（American Academy of Pediatrics Committee on Pediatric Workforce，2015）。Olson 等表示，尽管存在技术挑战、缺乏报销、医务人员参与和时间限制，但在过去的 10 年间，儿科远程健康依然在显著进展，其中神经病学、精神病学、心脏病学、新生儿病学和重症监护学成为排名前五的服务线（Olson、McSwain、Curfman 和 Chuo，2018）。

（三）病危和高风险患者

据报道，快速响应团队使用远程健康技术来支持重症监护评估和治疗，被称为一种利用重症监护和其他重症监护资源来改善在成人和儿科环境中的响应时间和救治时间的有效方式（Berrens、Gosdin、Brady 和 Tegtmeyer，2019；Fiero 等，2018；Pappas、Tirelli、Shaffer 和 Gettings，2016；Youn，2006）。两个大型卫生系统 Banner Health 和 Mercy 部署了延续性的远程健康计划，在整个护理过程中提供主动监测和护理协调，以实现病情恶化的早期识别和及时治疗（Banner Health，2018；Mercy，2018b）。警报疲劳和电子健康档案革命所带来的意外后果已成为备受关注的患者安全问题（Agency for Healthcare Research and Quality，2019）。为应对这一日益增长的问题，聘请专业护士进行监测活动的远程健康计划已成为一种潜在的解决方案。

根据美国医疗保健研究和质量机构的数据，美国的医院每年有 70 万～100 万患者跌倒。根据联合委员会于 2015 年 9 月 28 日发布的哨兵事件警报，其中 30%～50% 的跌倒导致受伤。此外，自杀是美国第 10 大死因，2014 年度，自杀导致的死亡人数超过 42 500 人（Curtin、Warner 和 Hedegaard，2016）。美国疾病控制和预防中心估计，2013 年，930 万成年人曾产生过自杀的念头，其中 270 万人制订了计划，130 万人甚至企图自杀（CDC，2015）。此外，CDC 有报告称，2013 年，有 494 169 人因自伤在急诊科接受了治疗。美国精神病学协会在 2003 年表示，美国住院病房中，每年约有 1500 起自杀事件发生。尽管付诸努力，但其中 1/3 发生在对患者进行 15 分钟检查时（practice guideline for the assessment and treatment of patients with suicidal behaviors，2003）。Tele-Sitter 也称为虚拟保姆计划，已在美国部署，使用双向音频 / 视频的方案对高危患者提供全天的连续观察，以防止跌倒和其他不良事件发生（McCurley 和 Pittman，2014；Mercy，2018a；Westle、Burkert 和 Paulus，2017）。

十五、慢性健康问题下的远程健康

对于患有慢性疾病、残疾和年老体弱的人来说，可避免的住院治疗往往较为常见，并且极具消耗性和破坏性，也使人迷茫（Steiner 和 Friedman，2013；Walsh 等，2012）。一项对心力衰竭（heart failure，HF）、脑卒中和慢性阻塞性肺疾病（chronic obstructive pulmonary disease，COPD）患者进行远程健康干预的文献系统综述中，分别有 19 项、21 项和 17 项研究符合最低纳入标准，另外 14 项研究调查了成本（Bashshur 等，2014）。远程健康干预因技术(电话、音频 / 视频、范围、传感器和其他设备）、手动与自动数据输入、同步与非同步访问类型及医务者组合（医生、护士、治疗师等）而异。作者得出的结论是，有"大量证据"支持使用远程健康战略以减少入院 / 再入院、降低死亡率和住院时间，并减少急诊科就诊次数。其他具有积极影响的关键发现是：① 护理过程（及时发现和治疗，及时转诊和随访，以及准确的测量和诊断）；②患者生活质量结果（更好的症状管理、减少残疾、增加满意度和延长寿命）；③成本效益。

在对 54 篇文章的系统评价中，远程患者监测作为远程健康干预显示，糖化血红蛋白或血红蛋白水平与常规护理相比略有改善（Lee、Greenfield 和 Pappas，2018）。据宾夕法尼亚大学医学中心和 Geisinger 健康计划（Geisinger Health Plan）报道，对患有慢性疾病的患者使用 RPM 工具可以更好地管理 HF、晚期疾病、烟草戒断、炎症性肠病等疾病（Beaton，2018）。两个卫生系统的入院 / 再入院率均有所降低，患者留在观察室的需求也大大减少。

在家中、SNF、康复中心和长期急症护理医院，甚至在康复中心中，可以使用远程监控、RPM 和其他远程健康模式来对受益人的慢性健康问题进行有效管理。RPM 服务并不被视为医疗保险远程医疗服务，因此按 CPT 代码计费：

① 99453：设备的设置和患者教育；② 99454：生理参数的远程监测；③ 99457：当月临床工作人员有 20 分钟或更多时间用于患者 / 护理医务人员之间的互动交流（Drobac，2019）。

十六、直接面向消费者的监护

在直接面向消费者的远程医疗护理模式下，患者可以在传统的实体医疗服务场所之外接受护理，有助于增加医疗护理服务的易获性和参与度（Elliott 和 Shih，2019；Vyas、Murren-Boezem 和 Solo-Josephson，2018；Yu、Mink、Huckfeldt、Gildemeister 和 Abraham，2018）。零售药店、带便亭的杂货店和家用电脑都是在远程健康技术中将患者与医务工作者直接联系起来的渠道。2018 年，两个医疗系统（纽约长老会和位于佛罗里达州的 BayCare）相隔数周，相继通过在零售（Walgreens 和 Publix）药房设置远程健康亭的方式来拓展虚拟护理服务的提供范围（Pecci，2018）。这些模式为利用品牌优势寻求利润增长的医疗服务机构提供了潜在的新收入来源。卫生系统正在迅速采用在线平台并投资远程健康技术以扩大服务范围。另一个直接面向消费者的产品例子是 Cleveland Clinic Express Care® Online，其提供了一个可以在智能手机、平板电脑或计算机上运行的免费应用程序，并为 2 岁及 2 岁以上的患者提供了 10 分钟对医疗服务提供者的虚拟访问，可用于解决非紧急问题（Cleveland Clinic，2019）。随着消费者对更快、更有效地获得医疗保健服务的需求不断增加，直接面向消费者的模式很可能将继续发展，并将为早期采用者提供传统访问方式的备选项。

十七、监狱中的远程健康

远程健康服务被认为是监狱内囚犯获取医疗服务问题的潜在解决方案。在对七个数据库（PubMed、CINAHL、Informit、Embase、

Scopus、PsycINFO 和 Cochran Central Register of Controlled Trials）的全面搜索后，研究人员锁定了 2010—2018 年间来自美国、法国和澳大利亚的 36 篇关于远程健康干预措施的文章（Senanayake、Wickramasinghe、Eriksson、Smith 和 Edirippulige，2018）。远程健康干预服务类型包括普通内科、HIV 和丙肝病例管理、传染病咨询、糖尿病视网膜病变管理、精神科服务、心脏病学和其他亚专科评估。

十八、远程药房

2016 年对 50 个州进行的一项调查发现，美国各州在远程使用远程保健技术提供药品服务（药品审查和监测、药物治疗管理、配药和患者咨询）方面的法律有所不同（Tzanetakos、Ullrich 和 Meuller，2017）。研究人员描述远程药房的使用是：①在 23 个州以不同程度地批准使用；② 6 个州正在制定试点方案；③ 5 个州豁免了药店业务要求（行政或立法），以便今后开展远程药房业务；④大约 1/3 的州不允许也并未考虑使用远程药房。根据州法律重新定义"药房实践"，以包括提供远程药房服务并解决州际远程药房互动（允许药剂师向位于其他州的患者提供远程药房服务，这将有助于扩大远程药房服务）。

十九、远程健康的未来：机器人

关于机器人学的定义一直未达成共识，但专家都对机器人的共同特征有相同的见解。根据作者 Matt Simon 在《连线》杂志（Wired Magazine）上的一篇文章，专家们普遍认为机器人是一种智能的、实体化的机器。机器人可以自主执行任务，并可以感知和操纵环境（Simon，2017）。结合人工智能和机器学习，先进机器人技术在卫生保健中的应用潜力是巨大的。Shah 及其同事报告说，机器人已在医学领域使用了数十年（Shah、Vyas 和 Vyas，2014）。从 20 世纪 80 年代后期 CT

引导的大脑活检针放置到 2000 年 FDA 批准执行外科手术的第一台机器人设备，机器人已被应用于各个外科领域。卫生保健环境中的机器人应用从简单的实验室机器人到运送物资、药物和标本的机器人，再到可以协助人类外科医生或独立执行操作的高度复杂的机器人（Meskó，2016）。更先进的机器人技术能力包括认知治疗机器人和机械臂和机器人外骨骼。表 38-3 总结了卫生保健中不同类型的机器人。

Creswell 等于 2018 年的一项研究中确定了在医疗保健中机器人应用的四个主要障碍（Cresswell、Cunningham-Burley 和 Sheikh，2018）。

1. 对专业人士和患者没有明显的吸引力。

2. 对机器人出现的期望和担忧。

3. 对已组织和分配工作方式的破坏。

4. 对新的道德和法律挑战的出现，需要更灵活的责任和道德框架。

随着开发人员在医疗保健环境中对机器人使用案例的继续探索，所有的挑战都需要纳入考量范围。对于那些使机器人更接近患者护理的使用案例，机器人技术的使用将尤为重要。

二十、讨论实施远程健康计划的策略

远程健康虽普遍应用，但差异巨大，并且正在美国和全球范围内激增。根据 ATA 的数据，在美国，大约有 200 个远程健康网络和 3000 多个服务站点，为数百万美国人提供远程健康服务（American Telemedicine Association，2018b）。计划实施远程健康计划或服务线并非没有挑战。从了解医疗保险报销规定到确定满足特定需求所需的临床角色，再到投资正确的技术和模式以支持所需服务，护理提供者都在努力实施有效的远程健康战略。

在一篇最近关于电子咨询文章的系统综述中，一个研究小组使用四重目标框架来综合 43

表 38–3　在医疗保健中使用机器人

类　型	功　能	使用案例
手术精度机器人	自主或半自主，用于协助实施外科手术	达·芬奇
服务机器人	执行一般重复的服务	清洁、消毒机器人
远程监控机器人	轮子上的屏幕，可与远程健康功能结合使用	
供应链机器人	协助库存的机器人	药房机器人
外骨骼	具有手臂和腿功能的复杂机器人	
伴侣机器人	充当社交伙伴以减轻孤独感或治疗心理健康问题的机器人	
类人动物	与患者互动的类人机器人	用于在接种疫苗期间分散儿科患者注意力的机器人（4）

项的成果，其中包含了护理提供者之间在安全的电子媒介上进行的异步指导性咨询（Liddy、Moroz、Mihan、Nawar 和 Keely，2019）。该框架内的四个维度可用于设定远程健康计划的成功指标：①具有明确分母的人口健康结果；②护理经验，如患者报告的结果和经验措施；③人均成本，包括下游医疗保健使用成本和对延迟转诊的影响；④护理提供者的经验，如护理提供者报告的结果和经验措施。该审查框架还考虑了医学研究所的六个改进目标：安全、及时、有效、高效、公平和以患者为中心（safe，timely，effective，efficient，equitable，and patient-centered，STEEEP）（Institute of Medicine，2004）。图 38-4 提供了围绕远程健康制定计划的发展前景。

以 STEEEP 原则为基础设计远程健康战略具有重要意义。虚拟护理交互的类型将决定模式和技术（平台、设备、外围设备、蓝牙连接、带宽、蜂窝和 Wi-Fi 连接及其他要求）。四重目标框架的支柱（护理经验、人口健康、成本和利用及护理提供者经验）确保该结构是围绕从患者和护理提供者的角度提高护理质量及强调成本和人口健康为重点而建立的。患者和护理提供者的体验应包括对可用性和服务交付的用户体验的两方面。

远程健康模式可以扩大任何护理提供者的作用，并且应取决于特定州内的特定医疗保健需求和实践标准范围。患者群体的需求、护理的复杂性以及提供满足 IOM 的 6 个目标的护理所需的知识转化程度，应推动与连续、定期或按需、同步与非同步护理模式相关的决策，以及何时依赖护理协调策略而不是监视策略。

无论有或没有机器人，监护模式都可以为人工智能和机器学习临床决策支持系统提供动力，这些系统不仅可以更快地识别病情，还可以预测哪些患者的风险最高。随着时间的推移，这些工具和护理模式应用可能会继续发展，并越来越被患者和临床医生所接受。能够提供医疗保健服务的新方法，对于提高获得性和服务质量至关重要。在整个开发生命周期中使用核心信息学能力是很重要的。

二十一、COVID-19 对远程健康的影响

在灾害期间，适当、高效和有效的资源管理至关重要。资源容量预测、资源风险评估、适当的技能组合、资源优化、现实时间表 / 截止日期的管理、资源分配的一致性和计划外资源请求

的缓解和限制，以及转移资源以应对问题的能力，都是危机期间资源管理的基本概念（Fan、French、Stading 和 Bethke，2015）。与战略发展相关的决策、战术步骤的执行和解决方案部署的管理也是项目管理中的重要概念。在灾难情况下，遵循事件指挥中心框架可以帮助组织管理资源。有两个关键因素会影响在群体事件（医疗激增）期间提供足够医疗服务的能力：①对增加的患者数量做出反应的能力，如激增能力；②解决不寻常或特殊护理需求的能力，如浪涌能力（Barbera 和 Macintyre，2012）。事件指挥系统中的五个功能区域组织和划分了响应资产的角色和职责（图 38-4）。

在 COVID-19 大流行期间，CDC 开始建议将"保持社交距离"或避免密切接触作为防止病毒传播的一种方法。COVID-19 期间的影响和挑战。大流行危机迫使临床医生和患者使用远程医疗和电信工具来提供和接受护理。这种根本性的转变并非没有痛点。过去和现在都有许多影响这些工具投入使用的因素，可以对其加以审查，并从中吸取教训。

在大流行的最初几周，临床资源的分配、应急能力及其规划、对临床医生进行正确使用个人防护设备的培训是大多数医院组织的主要关注

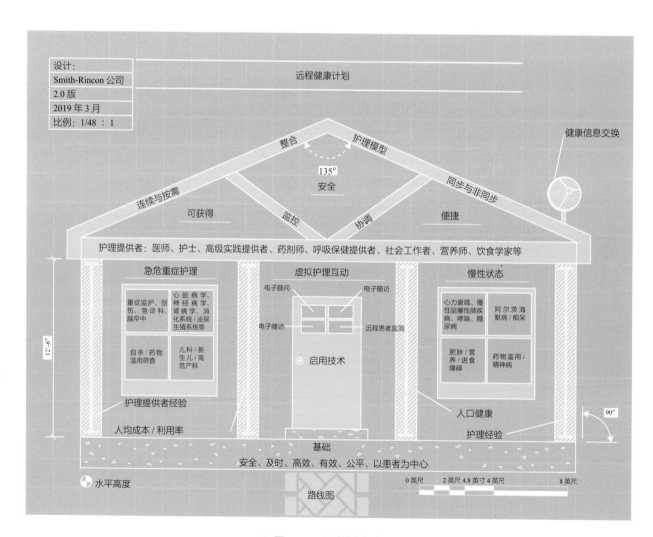

▲ 图 38-4 远程健康计划
高级实践提供者包括执业护士、医师助理、临床护士专家（经许可改编，引自 David Smith，Associate Vice President of Virtual Medicine for UMassMemorial Health Care.）

点。很快便发现，需要快速推行远程医疗和电信工具，以促进专业咨询、远程评估和隔离期间的社交（护理人员与患者或家属，患者和家属）。在美国全国范围内出现了关于虚拟就诊使用迅速增加的报告，高级医疗保险管理员 Seema Verna 描述了在 3 个月内美国全国虚拟就诊增加了 40 倍（Ross，2020）。一个大型卫生系统报告称，2020 年 3 月 2 日—4 月 14 日，虚拟紧急护理访问增加了 683%（Mann、Chen、Chunara、Testa 和 Nov，2020）。美国国家组织开始快速发布材料，以教育护理人员如何实施远程健康技术，阐述远程健康和远程医疗的概念，解释监管和政策变化，并与其他资源建立沟通桥梁（表 38-4）。

二十二、医疗保健信息专家如何填补远程健康的知识空白

IT/IS 和信息学专家都需要熟悉使用远程健康和电信工具的技术知识。2020 年 4 月和

5 月，由护理创新中心赞助的 Dan Kurywchak（Telemedicine.com 创始人兼首席执行官）的网络研讨会系列（https：//www.telemedicine.com/webinars）提供了远程健康技术相关的信息，例如描述许多人遇到的 COVID-19 技术问题、选择平台或医疗设备时的注意事项及故障排除技术的常见问题（telemedicine.com，2020）（图 38-5）。Kurywchak2020 描述了局域网是连接楼层、建筑物内和（或）附近建筑物的计算机网络系统，而广域网是相隔 1 英里（约 1.61km）的 LAN 之间的连接。当用户购买高速互联网时，这仅仅意味着他们可以快速进入互联网高速公路。如果网络拥堵，就像在高峰时段交通可能会变慢一样，由于像素化和缓冲而出现音频或视频问题，视频通话可能会掉线。他提供了有关家庭和办公室设置技术和设备的技巧，以及基本的两路音频视频礼仪，来优化医患体验。

信息专家可以确保医护人员在对患者进行护理和评估期间使用远程健康工具时，可以在 EHR

表 38-4　包含与 COVID-19 大流行相关信息的远程健康工具包

组　织	网　址	您会发现的与远程健康相关的内容
在 COVID-19 大流行期间为 A/I 临床医生提供的美国过敏、哮喘和免疫学学会（American Academy of Allery，Asthma & Immunology，AAAAI）资源	https://education.aaaai.org/resources-for-a-i-clinicians/covid-19	网络研讨会、播客、参考资料，利用远程医疗资源网页的链接
美国家庭医师学会（American Academy of Family Physicians，AAFP）远程医疗和远程健康有什么区别？	https://www.aafp.org/media-center/kits/telemedicine-and-telehealth.html	定义，文档链接库：背景、政策、新闻报道、研究、宣传
美国执业护士协会 2019 年 COVID-19 远程健康更新	https://www.aanp.org/practice/practice-management/technology/telehealth	外部工具和资源的链接、视频、加入专业实践小组的机会
美国妇产科学院 COVID-19 妇产科常见问题解答，远程医疗健康	https://www.acog.org:443/en/Clinical Information/Physician FAQs/COVID19 FAQs for Ob Gyns Telehealth	定义、资源链接、常见问题解答
美国医师学院远程医疗：融入您的实践的实用指南	https://www.acponline.org/clinical-information/clinical-resources-products/coronavirus-disease-2019-covid-19-information-for-internists	指南、政策文件、工具包、CME/MOC 产品、网络研讨会

（续表）

组　织	网　址	您会发现的与远程健康相关的内容
美国医学协会远程医疗实践快速指南	https://www.ama-assn.org/practicemana–gement/digital/ama-quickguide-telemedicine-practice	概述、实施手册、实践技巧、计费和报销、政策、其他资源
互联健康政策中心	https://www.cchpca.org/	与当前国家法律政策和立法法规相关的视频、资源和链接
美国疾病控制和预防中心在 COVID-19 大流行期间使用远程健康扩大对基本医疗服务的访问	https://www.cdc.gov/coronavirus/2019-ncov/hcp/telehealth.html	背景、模式描述、益处和潜在用途、报销、保障措施、潜在限制文章、参考文献
医疗保险和医疗补助服务中心 COVID-19 合作伙伴工具包	https://www.cms.gov/outreach-education/partner-resources/coronavirus-covid-19-partner-toolkit	视频、工具包和其他资源的链接
美国全国远程健康资源中心联盟应对 COVID-19 的远程健康资源	https://www.telehealthresourcecenter.org/covid-19-resources/	定义，文档链接库：背景、工具和资源、资助机会、特定状态的资源
UpToDate2019 年 COVID-19：成人门诊管理	https://www.uptodate.com/contents/coronavirus-disease-2019-covid-19-outpatient-management-inadults	门诊管理和远程护理、电话分诊、远程健康随访等的基本原理
美国卫生与公共服务部远程健康：在 COVID-19 期间安全提供护理	https://www.hhs.gov/coronavirus/telehealth/index.html	视频、HIPAA 灵活性信息、CMS 远程健康豁免和服务临时扩展、成本分摊、计费和报销、其他资源链接

HIPAA.《健康保险流通与责任法案》

搜索词条：远程医疗或远程健康结合工具包、COVID-19、政策和（或）资源

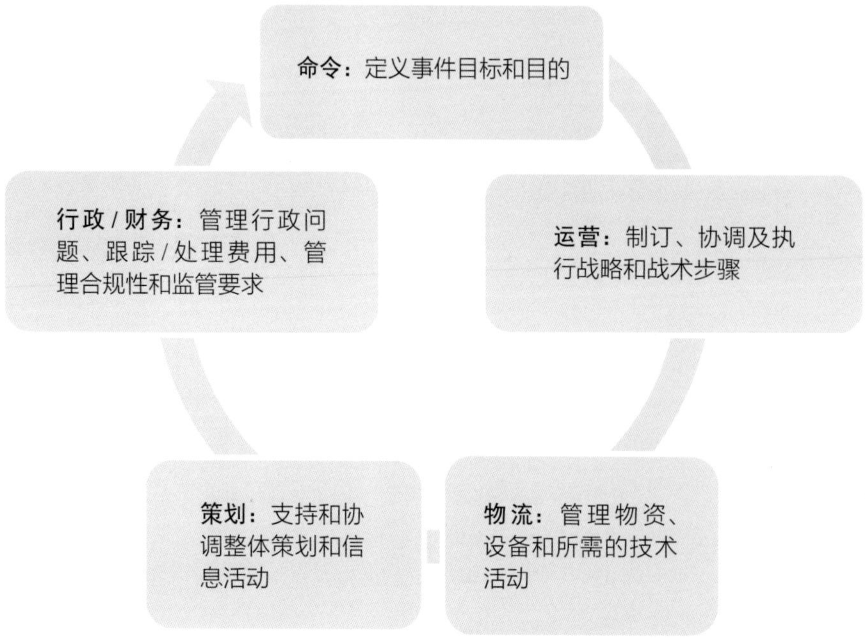

图 38-5　事故指挥系统框架

中进行记录。他们可以检查 EHR 数据，以更好地了解用于进行虚拟访问的利用率和工具。为了更好地了解采用的影响者，信息团队可以通过优化小组、交互式网络研讨会、服务台票据和调查工具的审查以及对远程健康和（或）电信技术用户的半结构化访谈来倾听和记录客户的声音。

包括 Verma 女士在内的许多人都同意，国会最终将需要通过改变将覆盖范围限制在农村地区和州许可附近的人的现有法律，在全国范围内永久扩展远程健康（Ross，2020）。远程健康浪潮已经袭来，现在我们比以往任何时候都更需要医疗信息学家来扩展他们在远程健康技术和服务方面的知识，以便他们能够通过系统设计、人因科学和可用性来指导用户采用。

自测题

1. 远程健康是指专门通过复杂的双向视频技术提供的医疗保健服务。
   A. 正确
   B. 错误

2. 请将以下远程健康定义与适当的术语或标签相匹配。

A. 连续的	1. 提示临床医生进行虚拟或按需访问的护理模式
B. 有计划的	2. 接受远程健康服务的患者的位置
C. 反应性	3. 远程医疗访问是在预先确定的基础上进行的定期咨询
D. 起始	4. 远程健康服务从业者或提供者的位置
E. 远程	5. 在规定的时间段内对特定的患者群体进行持续监测

3. 关于远程健康服务的报销，以下哪项是正确的？
   A. 与传统的面对面办公室访问相同

B. 由于远程医疗技术的成本增加，高于传统的面对面办公室访问
   C. 受限于 CMS（医疗保险和医疗补助服务中心）标准，包括地理位置、实时和交互式通信及适当的编码

4. 远程 –ICU 护理最重要的优先护理领域有哪些？
   ①批判性思维能力；②指导能力；③急诊患者护理管理；④熟练的沟通
   A. ①③
   B. ①②③
   C. ②④
   D. ①②③④

5. 远程 –ICU 护理实践不断发展，重点导致以下哪一项？
   A. 鉴别败血症等致命综合征
   B. 预防跌倒
   C. 防止意外拔管
   D. 改进对质量指标的遵守
   E. 以上所有

6. 有证据支持使用有效的领导、感知价值和组织结构策略的远程 –ICU 可以降低死亡率。
   A. 正确
   B. 错误

7. 什么策略应基于医学研究所的六个改进目标（安全、及时、有效、高效、公平和以患者为中心的护理）？

8. 由于医疗服务的复杂性，医疗机器人的案例仅限于药房机器人和药品库存管理。
   A. 正确
   B. 错误

9. 2019 年，CMS 建立了一个新的 HCPCS 修改器，该修改器取消了对地理位置的限制，以便什么网络可以获取收入，而不管原始站点名称如何？

10. 远程患者监测是指患者使用医疗设施对血糖仪、生命体征和心电监护仪等设备进行常规测试并将这些数据发送给医疗保健专业人员。

    A. 正确

    B. 错误

答案

1. B。远程健康服务通过各种应用程序和服务提供，使用双向视频、电子邮件、统一通信系统、手持设备、无线工具和其他形式的电信技术，通过网络程序、点对点连接、监控中心链接和基于 Web 的电子健康患者服务站点。

2. C-1、D-2、B-3、E-4、A-5。

3. C。

4. D。

5. E。

6. A。

7. 远程健康。

8. B。机器人技术还用于手术、服务、远程呈现、外骨骼、同伴和类人机器人。

9. TeleStroke。

10. A。

参考文献

[1] Agency for Healthcare Research and Quality (AHRQ). (2019, January 2019). Alert Fatigue. *Patient Safety Network.* Retrieved March 6, 2019, from https://psnet.ahrq.gov/ primers/primer/28/alert-fatigue.

[2] Akbik, F., Hirsch, J. A., Chandra, R. V., Frei, D., Patel, A. B., Rabinov, J. D., ... Leslie-Mazwi, T. M. (2017). Telestroke—the promise and the challenge. Part one: growth and current practice. *Journal of NeuroInterventional Surgery, 9*(4), 357. doi:10.1136/neurintsurg-2016-012291

[3] Albritton, J., Maddox, L., Dalto, J., Ridout, E., & Minton, S. (2018). The Effect Of A Newborn Telehealth Program On Transfers Avoided: A Multiple-Baseline Study. *Health Affairs, 37*(12), 1990-1996. doi:10.1377/ hlthaff.2018.05133

[4] American Academy of Ambulatory Care Nursing (AAACN). (2019). Telehealth Nursing Practice. *Professional Development.* Retrieved, from https://www.aaacn.org/ professional-development/telehealth-nursing-practice.

[5] American Academy of Neurology (AAN). (2019). AAN Position: Telemedicine. *Policy and Guidelines.* Retrieved March 24, 2019, from https://www.aan.com/ policy-and-guidelines/policy/position-statements/ telemedicine/.

[6] American Academy of Pediatrics Committee on Pediatric Workforce. (2015). The Use of Telemedicine to Address Access and Physician Workforce Shortages. *Pediatrics, 136*(1), 202. doi:10.1542/peds.2015-1253

[7] American Association of Critical Care Nurses. (2013). AACN Tele-ICU Nursing Practice Guidelines *Clincial Practice: Standards* (pp. 21). Aliso Viejo, CA: American Association of Critical Care Nurses (AACN).

[8] American Association of Critical Care Nurses TeleICU Task Force. (2018). *AACN TeleICU Nursing Practice: An Expert Consensus Statement Supporting High Acuity, Progressive and Critical Care.* Retrieved from Aliso Viejo, CA: https://www.aacn.org/~/media/aacn-website/nursing excellence/standards/aacn-teleicu-nursing-practice.pdf

[9] American Hospital Association (AHA). (2019). Telehealth. Retrieved March 24, 2019, from https://www.aha.org/ telehealth.

[10] American Telemedicine Association. (2018a). About Telemedicine: Delivery Mechanisms. Retrieved March 8, 2018, from http://www.americantelemed.org/main/ about/about-telemedicine/delivery-mechanisms.

[11] American Telemedicine Association. (2018b). About Telemedicine: Q&A. Retrieved March 8, 2019, from http://www.americantelemed.org/main/about/ telehealth-faqs-.

[12] American Telemedicine Association. (2018c). Telemedicine Glossary. Retrieved March 8, 2019, from http://thesource.americantelemed.org/resources/ telemedicine-glossary.

[13] ATA TeleICU Practice Guidelines Work Group. (2014). Guidelines for TeleICU Operations. *ATA Standards & Guidelines, 2014*(June 21). Retrieved from http://www.americantelemed.org/resources/standards/ata-standards guidelines#.U7gm1hbZf1p

[14] Banner Health. (2018). Innovation: Banner Telehealth. *About Banner Health* Retrieved March 24, 2019, from https://www.

bannerhealth.com/about/innovation/ banner-telehealth.

[15] Barbera, J. A., & Macintyre, A. G. (2012). Emergency Management and the Incident Command System. In A. Knebel & E. Trabert (Eds.), Medical Surge Capacity and Capability Handbook. Washington DC: U.S. Department of Health & Human Services. Retrieved from https:// www.phe.gov/ Preparedness/planning/mscc/handbook/ chapter1/Pages/default. aspx.

[16] Bashshur, R. L., & Shannon, G. W. (2009). *History of Telemedicine: Evolution, Context, and Transformation*: Mary Ann Liebert.

[17] Bashshur, R. L., Shannon, G. W., Smith, B. R., Alverson, D. C., Antoniotti, N., Barsan, W. G., ... Yellowlees, P. (2014). The empirical foundations of telemedicine interventions for chronic disease management. *Telemedicine journal and e-health : the official journal of the American Telemedicine Association, 20*(9), 769-800. doi:10.1089/ tmj.2014.9981

[18] Beaton, T. (2018). Payers Can Leverage Telehealth for Chronic Disease Management. *Value-Based Care News*. Retrieved March 24, 2019, from https://healthpayerintel ligence.com/ news/payers-can-leverage-telehealth-for chronic-disease-management.

[19] Berrens, Z. J., Gosdin, C. H., Brady, P. W., & Tegtmeyer, K. (2019). Efficacy and Safety of Pediatric Critical Care Physician Telemedicine Involvement in Rapid Response Team and Code Response in a Satellite Facility. *Pediatr Crit Care Med, 20*(2), 172-177. doi:10.1097/ pcc.0000000000001796

[20] Burke, B. L., & Hall, R. W. (2015). Telemedicine: Pediatric Applications. *Pediatrics, 136*(1), e293. doi:10.1542/ peds.2015-1517

[21] Center for Connected Health Policy. (2019a). Store-and Forward (asynchronous). *About Telehealth*. Retrieved March 30, 2019, from https://www.cchpca.org/about/ about-telehealth/store-and-forward-asynchronous.

[22] Center for Connected Health Policy. (2019b). Telehealth and Medicare. *National Policy*. Retrieved March 20, 2019, from https://www.cchpca.org/telehealth-policy/ telehealth-and-medicare.

[23] Centers for Disease Control and Prevention. (2015). Suicide Facts at a Glance *National Center for Health Statistics*. Retrieved from https://www.cdc.gov/violenceprevention/ pdf/ suicide-datasheet-a.pdf

[24] Centers for Disease Control and Prevention (CDC). (2017). Stroke Facts. *CDC*. Retrieved March 7, 2019, from https://www. cdc.gov/stroke/facts.htm.

[25] Cleveland Clinic. (2019). Cleveland Clinic Express Care online. *Online Services*. Retrieved March 24, 2019, from https:// my.clevelandclinic.org/online-services/ express-care-online.

[26] CMS Medicare Learning Network (MLN). (2018a). New Modifier for Expanding the Use of Telehealth for Individuals with Stroke. *MLN Matters*, 3. Retrieved from https://www.cms. gov/Outreach and-Education/Medicare-Learning-Network-MLN/ MLNMattersArticles/Downloads/MM10883.pdf

[27] CMS Medicare Learning Network (MLN). (2018b). Telehealth Services. *MLN Matters*, 11. Retrieved from https://www.cms. gov/Outreach-and-Education/ Medicare-Learning-Network-MLN/MLNProducts/ downloads/TelehealthSrvcsfctsht.pdf

[28] Cresswell, K., Cunningham-Burley, S., & Sheikh, A. (2018). Health Care Robotics: Qualitative Exploration of Key Challenges and Future Directions. *J Med Internet Res, 20*(7), e10410. doi:10.2196/10410

[29] Curtin, S. C., Warner, M., & Hedegaard, H. (2016). Increase in Suicide in the United States, 1999-2014. *NCHS Data Brief*(241), 1-8.

[30] Dall, T., West, T., Chakrabarti, R., & Iacobucci, W. (2016). *The Complexities of Physician Supply and Demand: Projections from 2014 to 2025*. Retrieved from Washington DC: https:// capa-acam.ca/wp-content/ uploads/2016/06/2016_complexities_ of_supply_and_ demand_projections.pdf

[31] Davis, T. M., Barden, C., Dean, S., Gavish, A., Goliash, I., Goran, S., ... Bernard, J. (2016). American Telemedicine Association Guidelines for TeleICU Operations. *Telemed J E Health, 22*(12), 971-980. doi:10.1089/tmj.2016.0065

[32] Dayal, P., Hojman, N. M., Kissee, J. L., Evans, J., Natale, J. E., Yunru, H., ... Huang, Y. (2016). Impact of Telemedicine on Severity of Illness and Outcomes Among Children Transferred From Referring Emergency Departments to a Children's Hospital PICU. *Pediatr Crit Care Med, 17*(6), 516-521. doi:10.1097/PCC.0000000000000761

[33] Demaerschalk, B. M., Berg, J., Chong, B. W., Gross, H., Nystrom, K., Adeoye, O., ... Whitchurch, S. (2017). American Telemedicine Association: Telestroke Guidelines. *Telemedicine and e-Health, 23*(5), 376-389. doi:10.1089/tmj.2017.0006

[34] Drobac, K. (Producer). (2019, March 14, 2019). Understanding the New and Proposed Medicare Telehealth Policy Changes. *Resources*. [Webinar] Retrieved from https://www.americanwell. com/ resources/understanding-the-new-and-proposed-medi care-telehealth-policy-changes/

[35] Ellenby, M. S., & Marcin, J. P. (2015). The Role of Telemedicine in Pediatric Critical Care. *Crit Care Clin, 31*(2), 275-290. doi:10.1016/j.ccc.2014.12.006

[36] Elliott, T., & Shih, J. (2019). Direct to Consumer Telemedicine. *Curr Allergy Asthma Rep, 19*(1), 1. doi:10.1007/s11882-019-0837-7

[37] Fan, Y., French, M. L., Stading, G. L., & Bethke, S. (2015). Disaster Response: An Examination of Resource

[38] Management in the Early Hour. *Journal of Applied Business and Economics, 17*(2), 22-41.

[39] Fang, J. L., Collura, C. A., Johnson, R. V., Asay, G. F., Carey, W. A., Derleth, D. P., ... Colby, C. E. (2016). Emergency Video Telemedicine Consultation for Newborn Resuscitations: The Mayo Clinic Experience. *Mayo Clinic Proceedings, 91*(12), 1735-1743. doi:10.1016/j.mayocp.2016.08.006

[40] Fiero, M., Bonafide, C., Rosenblatt, S., Snyder, M., Priestley, M., Chuo, J., & Sutton, R. (2018). 1288: TELEMEDICINE-ASSISTED RAPID RESPONSE TEAM EVALUATIONS TO

IDENTIFY CHILDREN AT RISK. *Critical Care Medicine, 46*(1), 627. doi:10.1097/01. ccm.0000529291.41888.c2

[41] Freiburger, G., Holcomb, M., & Piper, D. (2007). The STARPAHC collection: part of an archive of the history of telemedicine. *J Telemed Telecare, 13*(5), 221-223. doi:10.1258/135763307781458949

[42] Fusaro, M. V., Becker, C., & Scurlock, C. (2019). Evaluating Tele-ICU Implementation Based on Observed and Predicted ICU Mortality: A Systematic Review and Meta-Analysis*. *Critical Care Medicine, 47*(4), 501-507. doi:10.1097/ccm.0000000000003627

[43] Grundy, B. L., Crawford, P., Jones, P. K., Kiley, M. L., Reisman, A., Pao, Y. H., ... Gravenstein, J. S. (1977). Telemedicine in critical care: an experiment in health care delivery. *Jacep, 6*(10), 439-444.

[44] HRSA. (2019). Shortage Areas. *Health Workforce.* Retrieved March 16, 2019, from https://data.hrsa.gov/topics/ health-workforce/shortage-areas.

[45] Institute of Medicine. (2004). *The 1rst Annual Crossing the Quality Chasm Summit.* Washington DC: The National Academies Press.

[46] Institute of Medicine Committee on Evaluating Clinical Applications of Telemedicine. (1996). *Telemedicine: A Guide to Assessing Telecommunications in Health Care* F. MJ (Ed.) Retrieved from https://www.ncbi.nlm.nih.gov/ books/NBK45448/ doi:10.17226/5296

[47] Kahn, J. M., Le, T. Q., Barnato, A. E., Hravnak, M., Kuza, C. C., Pike, F., & Angus, D. C. (2016). ICU Telemedicine and Critical Care Mortality: A National Effectiveness Study. *Med Care, 54*(3), 319-325. doi:10.1097/ MLR.0000000000000485

[48] Kahn, J. M., Rak, K. J., Kuza, C. C., Ashcraft, L. E., Barnato, A. E., Fleck, J. C., ... Angus, D. (2018). Determinants of Intensive Care Unit Telemedicine Effectiveness: An Ethnographic Study. *Am J Respir Crit Care Med.* doi:10.1164/rccm.201802-0259OC

[49] Katz, H. P., Kaltsounis, D., Halloran, L., & Mondor, M. (2008). Patient safety and telephone medicine : some lessons from closed claim case review. *Journal of general internal medicine, 23*(5), 517-522. doi:10.1007/ s11606-007-0491-y

[50] Kenton, E., Culebras, A., Fayad, P., Goldstein, L., Kaskie, B., Leira, E., ... Adams, N. (2017). Stroke Call in the United States: Challenges and Opportunities in Vascular Neurology (P3.110A). *Neurology, 88*(16 Supplement), P3.110A.

[51] Kleinpell, R., Barden, C., Rincon, T., McCarthy, M., & Zapatochny Rufo, R. J. (2016). Assessing the Impact of Telemedicine on Nursing Care in Intensive Care Units. *Am J Crit Care, 25*(1), e14-20. doi:10.4037/ajcc2016808

[52] Kleinpell, R., Buchman, T., & Boyle, W. (2012). *Meeting 21st Century Challenges in Critical Care Delivery and Beyond: Nurse Practitioner and Physician Assistant Providers in the ICU.* Mount Prospect, IL: Society of Critical Care Medicine.

[53] Kumar, G., Falk, D. M., Bonello, R. S., Kahn, J. M., Perencevich, E., & Cram, P. (2013). The costs of critical care telemedicine programs: a systematic review and analysis. *Chest, 143*(1), 19-29.

[54] Lee, P. A., Greenfield, G., & Pappas, Y. (2018). The impact of telehealth remote patient monitoring on glycemic control in type 2 diabetes: a systematic review and meta-analysis of systematic reviews of randomised controlled trials. *BMC Health Services Research, 18*(1), 495. doi:10.1186/ s12913-018-3274-8

[55] Levine, S. R., & Gorman, M. (1999). "Telestroke" : the appli cation of telemedicine for stroke. *Stroke, 30*(2), 464-469.

[56] Liddy, C., Moroz, I., Mihan, A., Nawar, N., & Keely, E. (2019). A Systematic Review of Asynchronous, Provider-to Provider, Electronic Consultation Services to Improve Access to Specialty Care Available Worldwide. *Telemed J E Health, 25*(3), 184-198. doi:10.1089/tmj.2018.0005

[57] Lilly, C. M., Motzkus, C., Rincon, T. A., Cody, S., Landry, K., & Irwin, R. S. (2017). ICU Telemedicine Program Financial Outcomes. *Chest, 151*(2), 286-297. doi:http:// dx.doi.org/10.1016/j.chest.2016.11.029

[58] Lilly, C. M., & Thomas, E. J. (2010). Tele-ICU: Experience to date. *J Intensive Care Med, 25*(1), 16-22.

[59] Mann, D. M., Chen, J., Chunara, R., Testa, P. A., & Nov, O. (2020). COVID-19 transforms health care through telemedicine: Evidence from the field. *Journal of the American Medical Informatics Association.* doi:10.1093/ jamia/ocaa072

[60] Marcin, J. P. (2013). Telemedicine in the pediatric intensive care unit. *Pediatr Clin North Am, 60*(3), 581-592. doi:10.1016/j.pcl.2013.02.002

[61] Mark, N., & Bart, M. (2014). The use of telemedicine in the management of acute stroke. *Neurosurgical Focus FOC, 36*(1), E4. doi:10.3171/2013.11.FOCUS13428

[62] McCurley, J., & Pittman, J. (2014). A New Approach to Fall Prevention in Inpatient Care: Implementing Remote Audiovisual Monitoring of At-Risk Patients. *News & Analysis.* Retrieved, 2017, from https://www.psqh.com/ analysis/a-new-approach-to-fall-prevention-in-inpatient care/#.

[63] McGrail, K. M., Ahuja, M. A., & Leaver, C. A. (2017). Virtual Visits and Patient-Centered Care: Results of a Patient Survey and Observational Study. *Journal of medical Internet research, 19*(5), e177-e177. doi:10.2196/jmir.7374

[64] McKendrick, J. G. (1878). Note on the Microphone and Telephone in Auscultation. *British Medical Journal, 1*(911), 856-857.

[65] Mercy. (2018a). Mercy Virtual Services: vSitter. Retrieved March 24, 2019, from http://www.mercyvirtual.net/ vsitter/.

[66] Mercy. (2018b). Mercy Virtual: About. Retrieved March 24, 2019, from http://www.mercyvirtual.net/about/#.

[67] Meskó, B. (2016). Robotics in Healthcare-Get Ready! *The Medical Futurist.* Retrieved from https://medicalfuturist. com/ robotics-healthcare

[68] Mohr, N. M., Harland, K. K., Chrischilles, E. A., Bell, A., Shane, D. M., & Ward, M. M. (2017). Emergency Department Telemedicine Is Used for More Severely Injured Rural Trauma Patients, but Does Not Decrease Transfer: A Cohort Study. *Acad Emerg Med, 24*(2), 177- 185. doi:10.1111/acem.13120

[69] Mohr, N. M., Young, T., Harland, K. K., Skow, B., Wittrock, A., Bell, A., & Ward, M. M. (2018). Emergency Department Telemedicine Shortens Rural Time-To Provider and Emergency Department Transfer Times. *Telemed J E Health, 24*(8), 582-593. doi:10.1089/ tmj.2017.0262

[70] Mohr, N. M., Young, T., Harland, K. K., Skow, B., Wittrock, A., Bell, A., & Ward, M. M. (2019). Telemedicine Is Associated with Faster Diagnostic Imaging in Stroke Patients: A Cohort Study. *Telemed J E Health, 25*(2), 93-100. doi:10.1089/ tmj.2018.0013

[71] Muller, C., Marshall, C. L., Krasner, M., Cunningham, N., Wallerstein, E., & Thomstad, B. (1977). Cost factors in urban telemedicine. *Med Care, 15*(3), 251-259.

[72] Network for Excellence in Health Innovation (NEHI). (2018). *Health Care Without Walls: A Roadmap for Reinventing U.S. Health Care.* Washington DC: NEHI.

[73] Nevidjon, B., Rieger, P., Miller Murphy, C., Rosenzweig, M. Q., McCorkle, M. R., & Baileys, K. (2010). Filling the Gap: Development of the Oncology Nurse Practitioner Workforce. *Journal of Oncology Practice, 6*(1), 2-6. doi:10.1200/ JOP.091072

[74] Olson, C. A., McSwain, S. D., Curfman, A. L., & Chuo, J. (2018). The Current Pediatric Telehealth Landscape. *Pediatrics, 141*(3), e20172334. doi:10.1542/ peds.2017-2334

[75] Pappas, P. A., Tirelli, L., Shaffer, J., & Gettings, S. (2016). Projecting Critical Care Beyond the ICU: An Analysis of Tele-ICU Support for Rapid Response Teams. *Telemedicine and e-Health, 22*(6), 529-533. doi:10.1089/ tmj.2015.0098

[76] Pecci, A. (2018). Two Healthcare Systems Use Telehealth Kiosks to Expand Reach. *Health Leaders.* Retrieved from https://www.healthleadersmedia.com/innovation/two healthcare-systems-use-telehealth-kiosks-expand-reach

[77] Practice guideline for the assessment and treatment of patients with suicidal behaviors. (2003). *Am J Psychiatry, 160*(11 Suppl), 1-60.

[78] Preston, J., Brown, F. W., & Hartley, B. (1992). Using tele medicine to improve health care in distant areas. *Hosp Community Psychiatry, 43*(1), 25-32.

[79] Rincon, T. A., & Henneman, E. (2018). An introduction to nursing surveillance in the Tele-ICU. *Nursing2018 Critical Care, 13*(2), 42-46. doi:10.1097/01. CCN.0000527223.11558.8a

[80] Rodriguez, M. J., Arredondo, M. T., del Pozo, F., Gomez, E. J., Martinez, A., & Dopico, A. (1995). A home telecare management system. *J Telemed Telecare, 1*(2), 86-94. doi:10.1177/1357633x9500100204

[81] Rosenfeld, B. A., Dorman, T., Breslow, M. J., Pronovost, P., Jenckes, M., Zhang, N., ... Rubin, H. (2000). Intensive care unit telemedicine: alternate paradigm for providing continuous intensivist care. *Crit Care Med, 28*(12), 3925-3931.

[82] Ross, C. (2020). 'I can't imagine going back': Medicare leader calls for expanded telehealth access after Covid-19. *STAT Plus Conversations.* Retrieved from https://www.statnews.com/2020/06/09/ seema-verma-telehealth-access-covid19/

[83] Senanayake, B., Wickramasinghe, S. I., Eriksson, L., Smith, A. C., & Edirippulige, S. (2018). Telemedicine in the correctional setting: A scoping review. *J Telemed Telecare, 24*(10), 669-675. doi:10.1177/1357633x18800858

[84] Shah, J., Vyas, A., & Vyas, D. (2014). The History of Robotics in Surgical Specialties. *Am J Robot Surg, 1*(1), 12-20. doi:10.1166/ ajrs.2014.1006

[85] Shore, J. H. (2017). What is Telepsychiatry? *Patients and Families.* Retrieved March 23, 2019, from https://www.psychiatry.org/patients-families/what-is-telepsychiatry.

[86] Simon, M. (2017). The WIRED Guide to Robots. *WIRED.* Retrieved from https://www.wired.com/story/ wired-guide-to-robots/

[87] Steiner, C. A., & Friedman, B. (2013). Hospital utilization, costs, and mortality for adults with multiple chronic conditions, Nationwide Inpatient Sample, 2009. *Preventing chronic disease, 10*, E62-E62. doi:10.5888/pcd10.120292

[88] telemedicine.com. (2020). Telemedicine Webinar Series with Dan Kurywchak brought to you by the Center for Care Innovations. Retrieved May 20, 2020, from https:// www.telemedicine.com/webinars.

[89] Tzanetakos, G., Ullrich, F., & Meuller, K. (2017). Telepharmacy Rules and Statutes: A 50-State Survey. *Rural Policy Brief*(2017 4), 1-4.

[90] U.S. National Library of Medicine. (2019). PubMed. Retrieved March 24, 2019, from https://www.ncbi.nlm. nih.gov/pubmed/.

[91] Unknown Author. (1915). The Telephone in Medical Practice. *Hospital (Lond 1886), 57*(1495), 431-432.

[92] usability.gov. (2019a). Glossary. *What & Why of Usability.* Retrieved March 30, 2019, from https://www.usability. gov/ what-and-why/glossary/u/index.html.

[93] usability.gov. (2019b). User Experience Basics. *What & Why of Usability.* Retrieved March 30, 2019, from https://www. usability.gov/what-and-why/user experience.html.

[94] Vyas, S., Murren-Boezem, J., & Solo-Josephson, P. (2018). Analysis of a Pediatric Telemedicine Program. *Telemed J E Health.* doi:10.1089/tmj.2017.0281

[95] Walsh, E. G., Wiener, J. M., Haber, S., Bragg, A., Freiman, M., & Ouslander, J. G. (2012). Potentially avoidable hospitalizations of dually eligible Medicare and Medicaid beneficiaries from nursing facility and Home- and Community-Based Services waiver programs. *J Am Geriatr Soc, 60*(5), 821-829. doi:10.1111/j.1532-5415.2012.03920.x

[96] Wechsler, L., Demaerschalk, B., Schwamm, L., Adeoye, O., Audebert, H., Fanale, C., ... Switzer, J. (2017). Telemedicine Quality and Outcomes in Stroke: A Scientific Statement for Healthcare Professionals From the American Heart Association/ American Stroke Association. *Stroke, 48*(1), e3-e25. doi:10.1161/ STR.0000000000000114

[97] Welsh, C., Rincon, T., Berman, I., Bobich, T., Brindise, T., Davis, T., & press), i. (2019). TeleICU Interdisciplinary Care Teams. *Crit Care Clin.*

[98] Westle, M. B., Burkert, G. R., & Paulus, R. A. (2017). Reducing

Inpatient Falls by Integrating New Technology with Workflow Redesign. *NEJM Catalyst*. Retrieved from https://catalyst.nejm.org/ reducing-inpatient-falls-virtual-sitter/

[99] Wyckoff Myra, H., Aziz, K., Escobedo Marilyn, B., Kapadia Vishal, S., Kattwinkel, J., Perlman Jeffrey, M., ... Zaichkin Jeanette, G. (2015). Part 13: Neonatal Resuscitation. *Circulation, 132*(18_suppl_2), S543-S560. doi:10.1161/ CIR.0000000000000267

[100] Youn, B. A. (2006). Utilizing robots and an ICU telemedicine program to provide intensivist support for rapid response teams *Chest, 130*(4), 102S. doi:10.1378/ chest.130.4_MeetingAbstracts.102S-a

[101] Yu, J., Mink, P. J., Huckfeldt, P. J., Gildemeister, S., & Abraham, J. M. (2018). Population-Level Estimates Of Telemedicine Service Provision Using An All-Payer Claims Database. *Health Aff (Millwood), 37*(12), 1931- 1939. doi:10.1377/hlthaff.2018.05116

[102] Zachrison, K. S., Boggs, K. M., E, M. H., Espinola, J. A., & Camargo, C. A. (2018). A national survey of telemedicine use by US emergency departments. *J Telemed Telecare,* 1357633x18816112. doi:10.1177/1357633x18816112

[103] Zundel, K. M. (1996). Telemedicine: history, applications, and impact on librarianship. *Bull Med Libr Assoc, 84*(1), 71-79.

第39章 护理在基因组学和信息技术中对精准健康的作用

Nursing's Role in Genomics and Information Technology for Precision Health

Kathleen A. McCormick　Kathleen A. Calzone　**著**

谢长清　**译**　孙铃钰　**校**

学习目标

- 描述基因组学在精准健康中的作用。
- 了解在延续性护理的过程中，护理专业在基因组学中的作用。
- 确定药物基因组学在整个生命周期中的作用和新的指导方针，并提供足够的证据予以实施。
- 定义护士可以将基因组学整合到护理过程中以参与精准健康的四个领域。
- 描述将基因组学整合到电子健康档案中的新技术。
- 总结在护理信息学中，传播、教育和实施基因组学面临的挑战。

关 键 词

文化；教育能力；伦理学；基因组学；延续性护理中的基因组学；精准健康中的护理信息学；药物基因组学；精准健康；快速风险评估；赔付；症状管理

一、概述

近期的一篇文章描述到，实施精准健康所需的新团队应包含医生、护士、药剂师、遗传学家和遗传顾问（McCormick，2017）。本章主要描述了精准健康，同时更新了护理在延续性照护领域基因组学中的专业性角色。本章还介绍了将基因组学整合到电子健康档案中的新技术及EHR中的护理过程。

护理在精准健康方面有着广泛的作用，包括孕产前期评估和咨询、新生儿筛查、风险识别、疾病筛查、疾病预后、治疗学、症状科学，本章还将介绍死亡后的组学数据的利用。药物基因组学为护理在精准健康领域发挥作用提供了条件，因为它与全生命周期的延续性照护密切相关。高级实践护士开具处方后，由注册护士管理药物，并记录药物的治疗效果和不良反应。本章将着重描述药物基因组学，因为它与临床护士的工作信息息相关，并且无须进行任何学术培训。

本章描述了护理专业人员可以通过 EHR 中的护理流程将精准健康整合到护理信息文档中的四个领域，以提高护理质量和改善患者预后，具体内容如下：①快速风险评估相关记录；②家族史和种族；③用药管理和文件；④药物不良反应评估。这些建议最近被纳入了美国护理学会推荐的新政策简报中，题为《加强联邦和地方政策，促进精准健康实施和护士对医疗保健质量与安全的影响》（Strengthen Federal and Local Policies to Advance precision health Implementation and Nurses'Impact on Healthcare Quality and Safety）（Starkweather 等，2018）。本章还总结了未来的挑战和该专业对护士推荐的教育能力。由于基因组学和护理信息学是动态的科学，因此文中还提供了与信息保持同步的额外资源。

本章中，图 39-4 总结了组学科学和护理信息学之间的关系，该图不仅描述了测试基因组学的计算生物学，还描述了将信息集成到临床电子健康数据和人群健康数据中的必要性。这一数据最近由 Mc Cormick 开发，并由 Whende Carroll 于 2020 年在名为《护士的新兴技术：实践的启示》（Emerging Technologies for Nurses：Implications for Practice）（McCormick，2020）一书中发表。

二、精准健康

2016 年，美国国会通过了由奥巴马主推的《21 世纪治愈法案》（NIH，2017）。该法案支持美国卫生与公共服务部通过推进疾病预防、诊断和治疗及实施更多的基因组信息数据共享，以实现精准医疗的研究与应用。美国国立卫生研究院所承担的部分任务在于号召全民参与研究，旨在采集 100 万甚至更多的来自不同族群志愿者的临床、个人、环境与基因组信息及相关不同生活方式、环境和生物学的数据，以探索提供精准医学的途径。并通过使用跟踪可穿戴设备和其他家庭设备及技术来监测个人健康状况，将其与健康结局相关联，从而推进精准健康的发展。

精准健康的宗旨不仅在于治愈疾病，更在于预防疾病及改善急慢性疾病的诊断和治疗期间的症状管理（NINR，2017）。本章采用了 Schroeder 于 2007 在 Shattuck 讲座中提出的健康模型。该模型认为影响健康与医学的因素有四个方面，其详细内容与占比主要为：生活方式和行为（40%），即吸烟、肥胖、压力、营养、血压、酒精和药物使用；与人类生物学相关的基因组学（30%）；环境（20%），含社会环境和环境暴露；可获得的医疗保健（10%）（Schroeder，2007）。图 39-1 描述了基因组学在精准健康中的核心作用，以及其他需要护理协调的主要因素。

护理在基因组学标准与文件规范方面为参与精准医学发生的沿革

在基因组学发展史上，护理从不是一个被动的旁观者。具有关联性的有快速风险评估相关记录；家族史和种族，其是美国护士协会在《护理信息学：实践范围和标准》第 3 版中增加的基

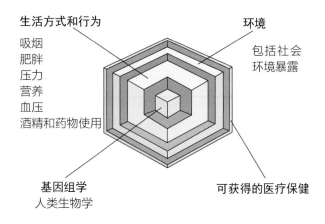

▲ 图 39-1　精准健康的主要助力因素

改编自 Schroeder, S. A. (2007). Shattuck Lecture. We can do better—improving the health of the American people. *New England Journal of Medicine*, 357(12), 1221-1228.

因组学概念。这些实践内容提示护士，其必须要"将遗传、基因组技术及信息学纳入到护理实践中"，并"在实践中证明，根据服务对象的文化程度、宗教、知识水平、读写能力和首选语言，为其定制个性化遗传和基因组信息服务的重要性"。

此外，与用药管理和文件记录相关，也与将药物基因组学实施到护理实践中的药物不良反应评估相关，即医师或开业护士对药物管理拥有专业执业许可授权。就护理文件而言，ANA 的原则是：依注册护士护理文件标准指南要求，护士必须评估药物是否符合患者诊断、剂量是否正确、患者对药物的反应及药物是否产生不良反应（ANA，2010）。

三、护士在整个护理过程中参与基因组学的历史沿革

图 39-2 展示了护士在整个护理过程中参与到基因组学、最常检测到的健康状况及基因组变异领域中的发展过程（McCormick 和 Calzone，2016）。与全球大多数护士一样，在美国，有超过390 万护士对孕前和产前保健期间的基因组学应用是最为熟悉的。在咨询准父母的健康状况时，家族史是至关重要的。因为这涉及是否会遗传给自己的子女。在孕前期，基因组学的应用可以包括在怀孕前检测携带者状态，通常用于常染色体隐性疾病，如 MUTYH 相关息肉病、β- 珠蛋白生成障碍性贫血或镰状细胞特征（Ioannides，2017）。

此外，被发现具有高外显率致病易感性遗传变异的个体可以考虑进行植入前遗传筛查 / 诊断，以避免将该变异传给他们的孩子（SullivanPyke 和 Dokras，2018）。在胎儿期，可做的无创性产前筛查还包括通过提取母体外周血浆中含有的胎儿游离 DNA 片段，进行 DNA 测序，以用生物信息学分析胎儿的遗传信息并检测胎儿非整倍性疾病的风险（Badeau 等，2017）。护士熟悉的另一个领域是新生儿筛查。图 39-2 列举了一些 2018

年美国卫生资源和服务管理局"建议统一筛查包"（Recommended Uniform Screening Panel，RUSP）项目中推荐的筛查项目（HRSA，2018）。根据美国疾病控制和预防中心数据显示，大约 3% 的婴儿在新生儿筛查中发现了严重的出生缺陷。

在风险评估中使用基因组学可以识别具有遗传易感性的个体，随着美国 FDA 批准的一些基因组检测，美国和全球的实验室都在加快使用基因组技术进行筛查，例如用粪便 DNA 检测筛查和诊断结肠癌，以确认疑似诊断。如今，美国各州如雨后春笋般涌现的实验室可提供大约 7500 个基因检测（Phillips、Deverka、Hooker 和 Douglas，2018）。据估计，每周至少有 10 项新的检测更新。基因组测序的成本已从 2001 年的 1 亿美元降至 2017 年的 1000 美元不到，这与其他医疗测试或程序的成本不相上下（NHGRI，2019）。

连续性保健体系中的基因组学还为我们提供了对疾病的更好理解，从而为疾病预后提供信息，如肿瘤基因表达可以揭示乳腺癌的复发风险和治疗决策。了解这种疾病是利用其基因组学（如癌症）来匹配针对这种基因缺陷的治疗，这是精准医学快速发展的一个领域。基因组学还确定了开发新的治疗方法的潜力，以及评估治疗反应的机制。图 39-2 还列举了一些常见的健康风险。靶向治疗是另一个正在发生可观增长和发现的领域。目前，在一个名为 ClinVar（Clinical Genome Resource，2019）的数据库中，有 10 703 个经专家审查的人类基因组变异，在基因型和表现型数据库（dbGaP）中报告了 240 万个分子分析（dbGaP，2019）。迄今为止，用于预后或治疗目的的基因组检测在大多数医疗环境中都有出现，而不再局限于大型学术医院和专科医院（Williams，2019）。

首批由 FDA 积极推动的医疗保险覆盖范围内的产品是 FoundationOne CDx（F1CDx™）。该产品为基于二代测序的体外伴随诊断检测，可检测疾病包括所有实体肿瘤，如非小细胞肺癌、结

651

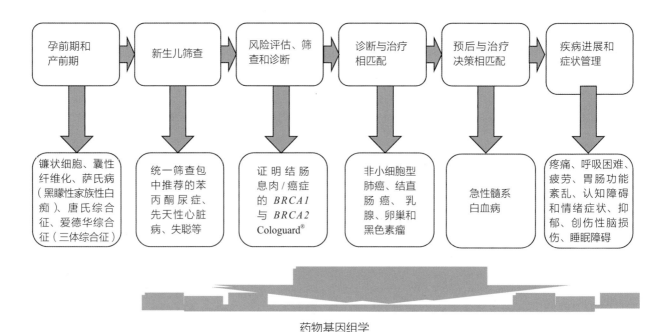

孕前期和产前期	新生儿筛查	风险评估、筛查和诊断	诊断与治疗相匹配	预后与治疗决策相匹配	疾病进展和症状管理
镰状细胞、囊性纤维化、萨氏病（黑矇性家族性白痴）、唐氏综合征、爱德华综合征（三体综合征）	统一筛查包中推荐的苯丙酮尿症、先天性心脏病、失聪等	证明结肠息肉/癌症的 *BRCA1* 与 *BRCA2* Cologuard®	非小细胞型肺癌、结直肠癌、乳腺、卵巢和黑色素瘤	急性髓系白血病	疼痛、呼吸困难、疲劳、胃肠功能紊乱、认知障碍和情绪症状、抑郁、创伤性脑损伤、睡眠障碍

药物基因组学

▲ 图 39-2 通过一些疾病、症状和功能紊乱的例子，说明护理在持续照护过程中参与基因组学

直肠癌、乳腺癌、卵巢癌和黑色素瘤。F1CDx™ 可以在任何实体肿瘤类型中检测 324 个基因的遗传变异和两个基因组特征（FoundationOne CDx，2020）。

连续性保健体系的下一个领域将集中于预后和治疗决策。

该连续性保健体系的最后一个领域是通过新技术监测疾病进展，如肿瘤患者的肿瘤循环 DNA 的监测，再如利用基因组学为疼痛等症状管理提供信息。通过使用基因组技术（如癌症中的循环 DNA），了解和提高监测治疗反应和疾病复发早期证据的能力正在进展（Oellerich 等，2019）。利用基因组学检测疾病进展的技术也在进步中，如进行性帕金森病的表观遗传变化（Henderson-Smith 等，2019）。这些发现不仅有助于了解特定疾病的状态，也为开发其他治疗方案提供了平台。如今，这项研究在几乎所有常见的健康状况中都取得了进展，包括心血管疾病、脑卒中、癌症、关节炎、肌萎缩性脊髓侧索硬化症（amyotrophic lateral sclerosis，ALS）、HIV、多发性硬化症（multiple sclerosis，MS）、1 型和 2 型糖尿病、帕金森病和抑郁症。

通过对精准健康领域中的护理研究，护士在精准医学政策的革新中发挥了特殊作用。护理学发展并应用生物学和行为学的新知识来改善症状，包括基因组学和生物标志物识别。因为基因组学的进步，美国国立卫生研究院的美国国家护理研究院更专注于护士是否具有更好的理解慢性病症状的能力，如疼痛、呼吸困难、疲劳、胃肠功能紊乱、认知和情绪障碍受损、抑郁、创伤性脑损伤和睡眠障碍（Cashion、Gill、Hawes、Henderson 和 Saligan，2016）。研究议程的重点是改进个性化策略，以采用精确的干预措施进行治疗，并在不同环境下为人群提供预防急性和慢性疾病不良症状的整体护理。而症状学领域正在通过战略计划和国家研究议程推进个性化健康战略的实现（Dorsey 等，2019）。

四、药物基因组学

贯穿生命周期所有阶段、影响人口数量最多的连续体中最大的领域是药物基因组学。图 39-2 便描述了从婴儿期开始的整个生命周期中，药物基因组学的重要性。在婴儿期，药物基因组学在注意力缺陷管理，儿童、哺乳母亲和成人的疼痛管理，心血管和脑血管疾病的血栓管理，以及化疗期间的护理评估和药物不良反应观察具有潜力。

人类基因组的变异，特别是 DNA 序列变异，可能会影响药物的药物代谢动力学（pharmacokinetics，PK）、药效学（pharmacodynamics，PD）、疗效和安全性。在护理评估中，最相关的遗传差异可能是与四类基因相关：①与 PK 相关的基因，与吸收、分布、代谢（包括活性代谢物的形成）和排泄（ADME）相关；②编码预期或非预期药物靶点及与药物药理作用相关的其他途径的基因；③与药物的药理学没有直接关系的基因，这些基因可能会诱发免疫反应等毒性反应；④影响疾病易感性或进展的基因。

药物在人体内的命运取决于 ADME。药物基因组学是将 PD、PK 与药物代谢酶的遗传学相结合，从而开发出更有效、安全的药物，并能根据个人基因特征量身定制治疗剂量。2015 年发表了一篇关于药物基因组学及其对护理实践的影响的优秀综述（Cheek、Bashore 和 Brazeau，2015）。

从那以后，药物基因组学的研究更加精确，现已从系统综述中获取了充分的证据形成 46 项指南，并可以将其整合至 EHR 和医疗保健专业决策中。如今，药物基因组学中的基因组检测可以不受年龄因素，确定它是否是正确的药物，是否给予正确的人及是否为正确的剂量的影响。

（一）药物基因组学与护理文件

药物基因组学是精确健康转化为药物管理和不良反应观察护理文件的一个重要因素。得益于 NIH 资助支持的药物基因组学知识库（Pharmacogenomics Knowledgebase，PharmGKB），科学家、研究人员、药剂师和临床医生正在合作整理数据并传播有关人类基因组变异与个体化药物基因组学之间证据的信息。表 39-1 总结了用于对文献进行系统综述和建议更改处方的证据水平及评级标准。类似于美国预防服务工作组制定临床实践指南的

方法，该指南亦对证据水平进行了分级。只有那些具有 A 级证据且准备在临床实施的药物基因组学指南才能被推荐转化为临床实践。

目前，已有数种药物的 A 级证据发表在临床药物基因组学实施联盟（Clinical Pharmacogenetics Implementation Consortium，CPIC）指南中。并且，在 2020 年 CPIC 发布的 24 个指南中，包含的药物高达 62 种（Clinical Pharmacogenetics Implementation Consortium Guidelines，2020）。表 39-2 是当前按药物类型、药物和调节其代谢的基因分类的实践指南列表。该清单包括许多临床实践中常见的药物，旨在帮助临床医生根据现有的基因检测结果优化药物治疗，并在药物不能被个体代谢的情况下观察不良反应。

在 PharmGKB 官方网站上，还列出了 93 个来自荷兰皇家药学促进协会 - 药物基因学工作组（Royal Dutch Association for the Advancement of Pharmacy-Pharmacogenetics Working Group，DPWG）的指南、8 个来自加拿大药物基因组学药物安全性网络（Canadian Pharmacogenomics Network for Drug Safety，CPNDS）的指南及 17 条来自其他专业机构提供的指南（PharmGKB，2020）。除了临床药物基因组学实施联盟（Clinical Pharmacogenetics Implementation Consortium，CPCI），国际联盟正在总结 CPIC 指南中列出的类似药物的大量证据，以及在其国家和人群中发现的其他药物和基因。

此外，FDA 还有一份药物标签中的药物基因组生物标志物清单。目前约有 404 种具有遗传生物标志物的药物包含在现有药物标签中（FDA，2020）。人们可能期望这些将在有足够证据的情况下进行研究，以便在未来纳入 CPIC 指南中。

（二）从 CPIC 指南到传播、实施和衡量护理质量及成本的影响

正如有一些由科学家和临床医生组成的团队致力于 CPIC 指南制订一样，也有团队传播和实

表 39-1　临床药物基因组学实施（CPIC）指南的证据水平

CPIC 水平	临床语义	证据等级	推荐强度
A	基因信息应用于改变受影响药物的处方	证据的优势是高的或中等的，有利于改变处方	中 / 强度建议改变处方
B	基因信息可以用来改变受影响药物的处方，因为替代疗法 / 剂量极有可能与非基于基因的剂量一样有效和安全	证据优势微弱，几乎没有相互矛盾的数据	可以选择改变处方
C	已发表的研究具有不同的证据水平，其中一些具有理论依据，但不建议采取任何处方措施，因为：①基于遗传学的剂量没有令人信服的差异；②替代方案不清楚、可能效果较差、毒性更大或不切实际；③很少有已发表的研究或大部分证据不足，临床作用尚不清楚。对于受其他 CPIC 指南约束的基因或通常包含在临床或直接面向消费者测试中的基因最为重要	证据水平可能有所不同	不建议改变处方
D	目前已发表的研究很少，临床作用尚不清楚，理论依据少，证据薄弱，或有矛盾的数据。如果这些基因没有被广泛用于临床测试，就不需要评估	证据水平可能有所不同	不建议改变处方

引自 CPIC. Level definitions for CPIC genes/drugs. Retrieved from https://cpicpgx.org/prioritization/#leveldef. Accessed on May 28, 2020.

施 CPIC 指南。由来自莫菲特癌症中心（Moffitt Cancer Center）、北岸大学、波士顿儿童医院和圣裘德儿童研究医院的 Hicks 等学者开发的实施模型包括将指导方针转换为工作流算法，然后通过计算机决策支持（computer decision support, CDS）将指导方针合并到 EHR 中（Hicks、Dunnenberger、Gumpper、Haidar 和 Hoffman，2016；Hoffman 等，2016）。梅奥医学中心的一个研究小组也发表了类似的文章，即将 CPIC 指南整合到 CDS 和 EHR 的评估中（Caraballo、Bielinski、St Sauver 和 Weinshilboum，2017）。对于实施指南过程中患者质量、安全及成本的结局正在评估中，但这些审查正在全国各地的网络广播和知识介绍中进行总结，并在出版物中报告了患者种族和民族的差异。

转化为临床实践和影响医疗保健成本的证据水平是非常有希望的。虽然这些研究没有包括护理本身的影响，但它们对患者质量和医疗保健的影响已被记录在案。最近由转化软件科学家发表

的研究综述总结了药物基因组学经济学的几个类别：氯吡格雷和经皮冠状动脉介入治疗、精神药物基因组学、多重用药、二氢嘧啶脱氢酶和氟嘧啶及阿巴卡韦。对 24 项国际研究的审查表明，当研究 CPIC 指南清单上的药物时，药物基因组测试不仅具有成本效益，而且通常可以节省成本（Translational Software，2019）。最显著的益处在精神药物基因组学中得到了证实。当使用药物基因组测试而不是反复试验药物治疗时，平均每个抑郁症患者每年节省的成本是 3000 美元。将这笔费用乘以每年被诊断为抑郁症人数，每年就可以节省数十亿美元。另一个节省成本的领域包括药物不良反应的减少。作者承认在许多类别的药物基因组测试和指南中需要进一步的测试。

五、护理信息学在精准健康领域中的作用

护理信息学参与精准健康领域的方式主要有

表 39-2 24 个临床药物基因组学实施指南清单，62 种与之相关的药物和基因

指　南	药　物	基　因
UGT1A1 和阿扎那韦	• 阿扎那韦	*UGT1A1*
TPMT、*NUDT15* 和巯嘌呤类药物	• 硫唑嘌呤 • 巯嘌呤 • 硫鸟嘌呤	*NUDT15* *TPMT*
SLCO1B1 和辛伐他汀	• 辛伐他汀	*SLCO1B1*
RYR1、*CACNA1S* 和挥发性麻醉药、琥珀胆碱	• 地氟醚 • 安氟醚 • 氟烷 • 甲氧氟醚 • 异氟醚 • 七氟醚 • 琥珀胆碱	*RYR1* *CACNA1S*
IFNL3 和基于聚乙二醇干扰素 α 的方案	• 聚乙二醇干扰素 α-2a • 聚乙二醇干扰素 α-2b • 利巴韦林	*IFNL3*
HLA-B 和别嘌呤醇	• 别嘌呤醇	*HLA-B*
HLA-B 和阿巴卡韦	• 阿巴卡韦	*HLA-B*
HLA-A、*HLA-B* 和卡马西平、奥卡西平	• 卡马西平 • 奥卡西平	*HLA-A* *HLA-B*
G6PD 和拉布立酶	• 拉布立酶	*G6PD*
DPYD 和氟尿嘧啶	• 卡培他滨 • 氟尿嘧啶 • 替加氟	*DPYD*
CYP3A5 和他克莫司	• 他克莫司	*CYP3A5*
CYP2D6、*CYP2C19* 和三环类抗抑郁药	• 阿米替林 • 氯丙咪嗪 • 地昔帕明 • 多塞平 • 丙咪嗪 • 去甲阿米替林 • 曲米帕明	*CYP2C19* *CYP2D6*
CYP2D6、*CYP2C19* 和选择性血清素再摄取抑制药	• 西酞普兰 • 艾司西酞普兰 • 氟伏沙明 • 帕罗西汀 • 舍曲林	*CYP2C19* *CYP2D6*
CYP2D6 和他莫昔芬	• 他莫昔芬	*CYP2D6*

655

（续表）

指 南	药 物	基 因
CYP2D6 和昂丹司琼、托烷司琼	• 昂丹司琼 • 托烷司琼	CYP2D6
CYP2D6 和可待因	• 可待因	CYP2D6
CYP2D6 和阿托莫西汀	• 阿托莫西汀	CYP2D6
CYP2C9、VKORC1、CYP4F2 和华法林	• 华法林	CYP4F2 VKORC1 CYP2C9
CYP2C9、HLA-B 和苯妥英	• 苯妥英	HLA-B CYP2C9
CYP2C19 和伏立康唑	• 伏立康唑	CYP2C19
CYP2C19 和氯吡格雷	• 氯吡格雷	CYP2C19
CYP2B6 和依法韦仑	• 依法韦仑	CYP2B6
CFTR 和依伐卡托	• 依伐卡托	CFTR
CYP2C9 和非甾体抗炎药	• 阿司匹林 • 双氯芬酸 • 塞来昔布 • 氟比洛芬 • 醋氯芬酸 • 布洛芬 • 吲哚美辛 • 氯诺昔康 • 罗美昔布 • 美洛昔康 • 安乃近 • 萘丁美酮 • 萘普生 • 吡罗昔康 • 替诺昔康	CYP2C8 CYP2C9

四种：①快速风险评估相关文件资料；②家族史和种族；③用药管理和文件记录；④药物不良反应评估。这些在图 39-3 中进行了描述，该图与当前的护理流程相结合，由 McCormick 在最近发表的一篇文章中刊出，并在 AAN 的政策概要推荐中得到推荐（McCormick，2017；Starkweather 等，2018）。这些领域可以提高护理质量、患者结局和安全性，这也是"四重目标"的未来导向。

（一）快速风险评估相关文件资料

将基因组学和药物基因组学的优势应用到护理实践中，体现在将快速风险评估纳入护理过程中来加强评估（Maradiegue 和 Edwards，2016）。

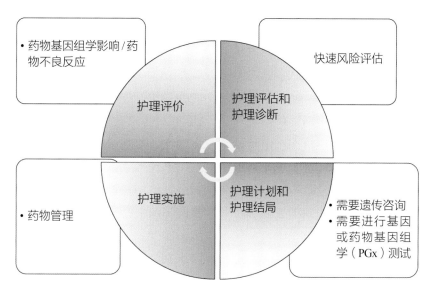

▲ 图 39-3 护理流程与药物基因组学和基因组快速风险评估的整合

经许可转载，改编自 McCormick, K.A. (2017). Together into the future... Pharmacogenomics and documentation. *Nursing Management*, 48(5), 32–40.

快速风险评估包含以下内容：①评估家族史（通常建议至少回溯三代），主要评估他们及其家人是否有药物代谢问题；②确认患者的血统和种族，这变得越来越重要，如来自埃塞俄比亚的患者因代谢可待因的方式会增加毒性风险；③确定遗传条件或药物不良反应的可能性，在咨询 CPIC 指南后，请咨询遗传学家、遗传顾问、遗传护士、药剂师和医生，以确定对药物不良反应的可能易感性。

（二）家族史与种族相关资料

家族史也称为家庭健康肖像或系谱图。家族史是一代、二代和三代家庭及其个人的医疗信息记录，包括与健康状况相关的发病年龄、种族和民族，以及其生物家族的年龄和死因。由于"非处方"基因筛查和血缘鉴定越来越普遍，家族成员的人类遗传数据也更容易获得（FDA，2019 年 9 月）。这些数据正在被用来确定罹患常见病和家族遗传疾病的风险。而针对癌症的风险评估，在美国国家癌症研讨所（National Cancer Institute，NCI）的 医 师 数 据 查 询（physician data query，PDQ）网站上由专业人员进行着全面讨论。美国

公共卫生服务局局长建议，在感恩节晚餐期间，每个家庭应确认家族史并将其添加到家族系谱图中。CDC 网站上的一个工具提供了创建免费家族史的功能（CDC，2019）。

在家庭聚会上，家庭成员们有时会透露祖先差异或隐藏的亲子关系秘密，包括孩子是否被领养或是否存在错误的亲子关系。28%～30% 的情况下，在家庭中被认为是父亲的人并不是亲生父亲（McCormick 和 Hoffman，2006）。如果和（或）当他们与仍然被认为是最值得信赖的医疗保健专业人员的护士分享他们的发现时，可能需要咨询道德顾问和律师。

但如果 EHR 中没有记录家族史和种族资料，护士又如何去记载呢？在最近一项来自 Magnet® 医院的研究中发现，护理管理人员在记录包括 EHR 种族在内的家族史的能力方面发挥了关键作用（Calzone、Jenkins、Culp 和 Badzek，2018）。NIH 临床医学中心（Clinical Center，CC）有一个护士将家族史、种族和药物基因组学纳入 EHR 的例子。2018 年 3 月，在 HIMSS 年会上的一次演讲中，来自 NIH CC 的两名护士介绍了将基因组和家族史整合到 EHR 中的计划。NIH CC 使用

了来自 2bPrecise 精准医学知识俱乐部的具有精准医疗功能的脚本，这是一个将基因组学与表型数据整合在一起的技术平台，并计划将其与临床工作流程整合在一起（Wallen 和 Lardner，2018）。他们建议采取双管齐下的方法：①评估基因组学 EHR 的局限性；②评估护士对基因组学的准备情况。虽然他们发现整合家族史比最初想象的要困难，但他们也强调了护士将家族史或系谱图纳入 EHR 中以扩大护理文件中的家族史的重要性。在准备护士时，他们推荐引入新能力（MINC）实施模型的方法（MINC，2019），其中包括护士在基因组学方面的知识评估、提供员工发展、评估医院政策、提供员工知识、开展专业发展、预测障碍和挑战，计划将其纳入电子病历，并教育护士如何使用这些工具（Wallen 和 Lardner，2018）。

记录种族和血统的必要性。

随着我们研究全球人群中药物代谢（及风险、肿瘤识别和治疗）的遗传差异，在 EHR 中记录种族和血统的需求变得越来越重要（Manolio 等，2015）。世界各地的研究中心都致力于与族群相关的家族遗传病鉴别中，以及 CPIC 指南和 FDA 正在调查的药物中帮助代谢某些药物的酶缺乏症（FDA，2019）。对于在美国工作的护士来说，种族是相关的，因为我们在医院、门诊服务和零售药店看到的患者群体多是许多种族的混合体。

（三）护理在药物管理和文件记录中的作用

如上所述，护理专业有护理药物管理和文件记录的执照要求和专业标准。按照以前的标准赋予护士五项权限是：正确的患者、正确的剂量、正确的药物、正确的路径和正确的时间。如今，随着 CPIC 指南的实施和药物基因组学在不同种族人群中精准健康的建立，无论年龄大小，它都是正确的药物、正确的人和正确的剂量（Collins 和 Varmus，2015）。

在 2018 年 3 月的 HIMSS 年会上，NIH CC 的首席信息官 McKeeby 博士和药学信息官员 Jhanana Patel 博士描述了药物基因组学在 EHR 中的整合（McKeeby 和 Patel，2018）。NIH CC 对大多数患者都进行了基因分型，因为他们处于疾病诊断和治疗的复杂研究方案中。这项研究确定了个体遗传如何影响个体患者对药物的反应。他们开发了 CDS 系统以整合药物基因组测试、提供个性化的药物及提高结果的效率和安全性。项目实施的关键是团队的组成，共包括医生、药剂师、医学检验人员、护理人员和 IT 代表。该项目正在确定哪些药物需要连接决策支持工具，并就谁应该接受药物基因组学（PGx）测试提出进一步的建议。

药物基因组学研究网络的一个小组，即转化药物基因组学计划（Translational Pharmacogenetic Program，TPP）小组发表了一篇总结药物基因组学和决策支持工具整合的综述论文。小组成员分别来自梅奥医学中心、俄亥俄州立大学、圣裘德儿童研究医院、佛罗里达大学、马里兰大学、范德比尔特大学医学中心、芝加哥大学和布莱根妇女医院（Brigham and Women's Hospital）。他们的目标是确定在具有不同患者群体的不同医疗系统环境中实施药物基因组学的模型（Dunnenberger 等，2014）。TPP 是最早发现并克服循证药物基因组学应用的现实障碍，并提出向医疗专业人员广泛传播的解决方案的群体之一。

临床医师最近发表了一篇论文，介绍了先导基因组学和药物基因组学在芝加哥大学 EHR 决策中的应用（Borden 和 O'Donnell，2018）。他们开发了一个基因组处方系统。与 NIH CC 不同，他们试图确定哪些患者应该进行与药物基因组指南相匹配的基因检测。由于开处方的临床医生不熟悉基因组学或药物基因组学，他们使用红光、黄光和绿光来确定患者接受一种他们不能代谢的药物的风险。他们分析了 2200 名门诊患者，其中对 546 人进行了基因分型，发现患者正在服用的药物中有 1/3 与药物基因组学信息有关。当基因组处方系统提醒临床医生注意红灯时，药物换药率就出现了。也就是说，有迹象表明这种药物不应该被给予。26 例患者出现了不应使用药物的适应证。临床医生不仅觉得他们提供了高质量的护理，而且患者对临床医生决定他们不应该服用什么药物而感到满意。就像 NIH CC 一样，芝加哥大学也建立了其对基因测试的注释，以便临床医生更容易理解。

（四）药物不良反应评估

CPIC 指南中列出的药物与不良反应有关，因为该药物对所有人的作用都不同。药物在肝脏中被可能受到基因组学影响的酶分解。例如，在某些人身上，酶是有缺陷的，或者这个人根本不产生酶。在疼痛管理中，这种情况通常发生在服用可待因的人身上，他们没有将可待因转化为吗啡的肝酶。一种叫作 CYP2D6 的基因产生了一种可以将可待因转化为吗啡的酶。有些人的 CYP2D6 有变异，所以他们根本不产生这种酶。这样一来，可待因就不能有效地帮助控制疼痛了。埃塞俄比亚人患 CYP2D6 变异导致酶缺乏的可能性更高。

另一种通常用作心肌梗死、瓣膜修复、近期脑卒中、血栓、心脏移植或其他冠状动脉事件后的血液稀释剂的药物是氯吡格雷。CYP2C19 酶具有超快速、广泛、起媒介作用和较差亚型的特征（CPIC Guidelines，2020）。无法代谢它的人可能会因反复出现血凝块而返回急诊室或诊室，并使用普拉格雷治疗，但普拉格雷无法纠正酶的缺乏。这主要与种族相关，CYP2C19 的变异在亚洲血统的人群中很常见。

华法林是另一种用于预防心律失常、深静脉血栓形成、冠状动脉手术和广泛的骨科手术后的凝血药物。CYP2C9、VKORC1 和 CYP4F2 是已知的与导致患者失血过多的反应相关的基因（CPIC Guidelines，2020）。这可能会导致护士观察到患者发生流鼻血、尿血和失血过多事件。

阿巴卡韦是一种抗逆转录病毒药物，单独或与其他药物联合用于治疗 HIV-1 感染（CPIC Guidelines，2020）。HLA 基因对阿巴卡韦具有特异性，可导致药物超敏反应，范围可从湿疹、荨麻疹和血管性水肿等轻度皮肤反应到瘢痕等严重皮肤不良反应。敏感性可能会危及生命，包括嗜酸性粒细胞增多和全身症状的药物反应 DRESS/DIHS 及 Stevens-Johnson 综合征 / 中毒性表皮坏死松解症（SJS/TEN）。有时过敏反应会导致发热或皮疹，或可影响胃肠道，包括恶心、腹泻、呕吐和胃痛。对于对阿巴卡韦过敏的患者，他们在治疗的 6 周内也可能出现咳嗽、呼吸短促和喉咙痛等呼吸道症状。

每一个例子都在说明，护理评估和观察对于决定患者是否发生药物不良反应是至关重要的。需要对护理文件记录进行新的研究，以回顾性地确定是否观察到不良反应。并前瞻性地确定如果指南与 EHR 中的 CDS 相关联，是否可以预防不良反应。

护理信息应该链接到的一个公共数据库是公共仪表板的 FDA 不良事件报告系统（FAERS）。输入药物名称，并报告不良反应信息（FDA，2020）。信息学领域的护士可能希望考虑使用的另一个数据库是不良反应的术语数据库，称为不良事件通用术语标准（Common Terminology Criteria for Adverse Events，CTCAE）（CTEP，2019）。虽然是为癌症和化疗药物研发的，但该网站有广泛的药物不良事件术语。早期的术语与 MedDRA®v21 相关联，该术语已被用于编码药物和不良事件编码的术语，并在全球范围内使用。

六、未来实施精准医疗的关键技术与策略

将护理评估、记录和估药物不良反应评估、结果等必要信息整合到 EHR 中，在将来会成为精准健康领域的一个挑战。这些技术涉及将大量数据集成到卫生信息网络中，并且需要额外的云存储、安全级别、独特的患者标识符、计算机决策支持工具、人工智能、机器学习和分

析，以评估这些大数据分析质量和结果。人工智能、机器学习和分析的概念在本书第 37 章进行阐述。在护理中使用药物基因组决策和症状管理的成本影响和成本节省需要进行进一步研究。

为了可视化所有包含组学生物技术信息学的信息技术的组成部分（无论基因组来自人、癌症肿瘤还是大流行的病毒），McCormick 绘制了一个图表来合并集成所需的系统。图 39-4 中的图表包括从监测数据到集成到电子病历和个人健康记录中的个人健康数据所捕获的人口健康状况。组学组件需要测试和计算生物学（生物信息学）来确定细胞信号传导和功能。McCormick 对 2020 版本图表的元素进行了更复杂的描述。组学组件改编自 Regan、Engler、Coleman、Daack-Hirsch 和 Calzone 于 2018 年发表的出版物。

在 2019 年最终医疗保健精准医疗调查中，医疗服务提供者确定了他们在实施精准医疗计划方面面临的首要挑战（Definitive Healthcare，

2019）。这些挑战，按重要性排序，可为：①成本；②赔付挑战；③患者的依从性。在接受调查的人中，有 33% 的人认为缺乏专业知识是推进精准医疗项目的障碍（Definitive Healthcare，2019）。

七、挑战：赔付、道德、教育、文化

（一）赔付

如前所述，FDA 批准的第一批覆盖在医疗保险内的基因组肿瘤图谱包括所有实体肿瘤，包括非小细胞肺癌、结肠直肠癌、乳腺癌、卵巢癌和黑色素瘤。2018 年 3 月 16 日，医疗保险和医疗补助服务中心宣布 CMS 对任何实体瘤中的 324 个基因和两个基因组特征进行赔付，以便有针对性地进行靶向治疗（CMS，2018 年 3 月 16 日）。CMS 为医疗保险癌症患者推进创新的个性化医疗采取了行动，CMS 最终确定了国家覆盖范围，

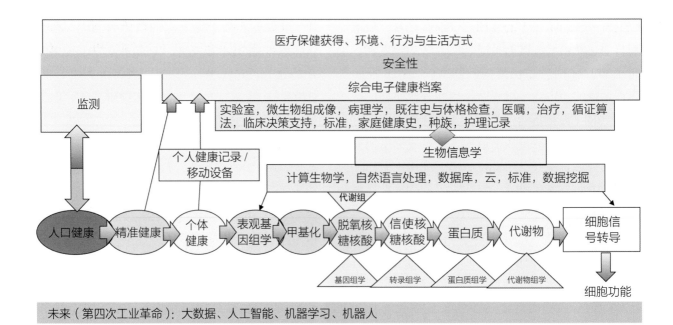

▲ 图 39-4　组学与信息学的关系

经许可转载，引自 McCormick, K. A. (2020). Precision health and genomics. In W. Carroll, Ed., Emerging technologies for nurses: Implications for practice (pp. 155-184). New York, NY: Springer. Omics adapted from Regan, M., Engler, M. B., Coleman, B., Daack–Hirsch, S., & Calzone, K. A. (2018). Establishing the genomic knowledge matrix for nursing science. *Journal of Nursing Scholarship*, 51, 50-57.

包括使用二代测序（Next Generation Sequencing，NGS）对晚期癌症患者进行诊断实验室测试（复发性、转移性、复发性、难治性或Ⅲ期或Ⅳ期癌症）。CMS证明，当这些测试被用作辅助诊断，以识别特定基因突变的患者，可能受益于FDA批准的治疗；这些测试可以帮助患者及其肿瘤医生做出更明智的治疗决定。此外，当一个已知的癌症突变不能与治疗相匹配时，那么使用NGS进行的诊断实验室测试的结果可以帮助确定患者是否适合进行癌症临床试验。

覆盖决定是在与FDA的平行审查后做出的，FDA批准了2017年11月30日基金会一号（F1CDx™）测试（FDA，2017年11月30日）。与此同时，CMS发布了一项关于NGS癌症诊断的全国范围确定方案。F1CDx™是第一次突破性的基于NGS的体外诊断测试，是15种靶向治疗的辅助诊断，并且可以检测任何实体瘤中的324个基因的基因突变和两个基因组特征。

关于药物基因组学对精准健康的影响，IGNITE地图页面提供了美国和管理赔付的CMS医疗保险管理承包商（Medicare Administrative Contractors，MAC）的地图。目前各区域正在赔付以下基因：*CYP2C19*患者接受经皮冠状动脉介入支架治疗，*CYP2D6*治疗阿米替林/去甲替林（抑郁症）或四苯喹嗪，*CYP2C9*抗凝华法林治疗抗凝，*VKORC1*抗凝治疗（IGNITE，2019）。

随着科学进一步深入到风湿病、心血管疾病、神经系统疾病和行为等领域，资金方面面临的挑战将不得不重新评估。

（二）道德

在医疗保健中使用基因和基因组数据的隐私和歧视问题引发了新的伦理和法律问题，基因组学的潜力不仅被用于治疗，而且还用于胚胎和人类的增强。2008年，美国联邦政府通过了《遗传信息反歧视法案》（Genetic Information Nondiscrimination Act，GINA），旨在防止健康保险公司和雇主基于基因组信息的歧视。在GINA通过后，人们认识到现行法律不包括军事人员，也不包括获得人寿保险、残疾保险和长期护理保险的人。题为"加强联邦和地方政策以推进精准健康实施及护士对医疗质量和安全的影响"的AAN政策简报建议加强HIPAA和GINA（Starkweather等，2018）。HIPAA并没有解决包含基因组信息的患者记录中所需的更广泛的安全性。NIH和HHS正在为研究对象讨论其中一些伦理问题。护理专业人员需要保持警惕，监控管理基因组数据的政策和法律，以保护医疗保健消费者。

（三）培养护士在精准健康时代实现基因组能力

基因组学的发现及其在医疗保健和社会中的快速应用推动了学术界、实践、研究和教育领域对基因组学专业护士的需求。AAN政策简报建议：关于基因组学和实施精准健康的充分教育和继续教育；将数据源集成到信息技术基础设施中，为医疗保健提供者提供临床支持，以记录快速风险评估、种族和家族史；包括CPIC临床医生指南和计算机化决策支持；除了政策中概述的其他建议外，还能够记录药物不良反应（Starkweather等，2018）。获得护理基因组学能力的其他资源见表39-3。

（四）文化

2018年7月23日，Francis Collins博士在NIH举办的"利用人工智能和机器学习推进生物医学研究"公开研讨会上表示，医疗保健和信息技术的变化正在推动第四次工业革命（Collins，2018年7月23日）。他认为，大数据、机器人技术、云计算、人工智能和机器语言是计算信息技术变革的主要驱动因素，基因组学、电子病历产生的大量信息，以及基因组学与生活方式和行为、环境和医疗保健访问的测量的集成，都是计算信息技术变革的必要因素。这些就是图39-1中描述的将精准医疗与精准健康区分开来的力

表 39-3　护士基因组学教育资源

标　题	描　述	网　址
基因组学护理能力		
遗传和基因组学护理要点：能力、课程指南和成果指标，第 2 版	无论学术水平、角色或专业如何，所有护士都应具备基因组学能力	https：//www.genome.gov/pages/careers/healthprofessionaleducation/geneticscompetency.pdf
研究生学位的护士必须具有基本的遗传和基因组学能力	具有研究生学位的护士应具备的基因组学能力	http：//www.nursingworld.org/MainMenuCategories/EthicsStandards/Resources/Genetics-1/Essential-Genetic-andGenomic-Competencies-for-NursesWith-Graduate-Degrees.pdf
基因组学案例与故事		
全球遗传学与基因组学社区	在线开展互动的基因组学案例研究	http：//genomicscases.net/en
讲故事，了解现实生活中的遗传学	基于视频剪辑教学和学习资源的故事，包括临床遗传学、伦理、法律和社会影响、家族史、遗传状况、遗传咨询、遗传 / 基因组测试、风险评估	http：//www.tellingstories.nhs.uk/
基因组学教育资源		
遗传学术语词汇表	书面和口头术语描述与相应的图形	https：//www.genome.gov/genetics-glossary
您的基因组	基础生物学、基因组学及对健康和社会的影响	http：//www.yourgenome.org/
基因组学护理组织		
全球基因组学护理联盟（G2NA）	促进基因组学实践和教育融合的全球护理联盟	https：//g2na.org/
国际遗传学护士协会	提供基因组学、科学和专业的成长机会	http：//www.isong.org/
基因组学护理研究资源		
组学护理科学教育网络（ONSEN）	提供信息、资源及网络和数据 / 样本共享机会的协作性 OMIC 研究网络	https：//omicsnursingnetwork.net
基因组学实践：特定的资源		
基因装备：初级保健的遗传学教育	基因组学学习模块、教育网络研讨会和实践资源	https：//www.primarycaregenetics.org/?page_id=109&long=en
引入新能力的方法（MINC）	将基因组学整合到实践环境中的工具包	http：//genomicsintegration.net/

（续表）

标　题	描　述	网　址
药物基因组学资源		
临床药物基因组实施联盟（CPIC）指南	CPIC 实践指南	https：//cpicpgx.org/
药物基因组学知识库（PharmGKB）	药物基因组学资源和指南	https：//www.pharmgkb.org/
CPIC 指南 UTube 视频	14 个 CPIC 指南	https：//www.youtube.com/watch?v=VHIRIeQ2b08&list=PLbP5DJELA1WM1mgVf0OHfhxRoQtyb-QJh
资源库储存		
遗传学和基因组学能力中心（G2C2）	基因组学资源库	http：//genomicseducation.net/
健康教育英国基因组学教育计划	基因组学教育资源	https：//www.genomicseducation.hee.nhs.uk/

量。这些力量正在迫使我们在整合来自许多来源的数据的方式上发生文化转变，我们把患者作为一个个体来看待转变为从一个患者群体来看待健康。这些力量正在将我们的思维从诊断和治疗扩展到预防和症状管理。在患者护理方面的新护理观察包括快速风险评估、家族史、种族、药物管理和记录，以及药物不良反应评估，成为精准健康新文化的一部分，为护士提供了巨大的机会，以提高护理的质量和结局，并改善患者安全。护士一直都是医疗保健技术和变化的早期采用者。患者正在迅速接受基因组学，这是由正在进行的DTC 测试的数量所证明的。为了保持最受信任的职业和实践能力，护士需要接受精准健康所需的文化变革。

自测题

1. 健康是由什么组成的？

　A. 医疗保健

　B. 医疗保健、生活方式和行为、基因组学和环境

　C. 居住环境

　D. 每天的饮食与吸烟量

2. 在整个护理过程中，护理参与到基因组学的六个领域是什么？

　A. 孕前期和产前期健康，新生儿筛查，风险评估和筛查与诊断，诊断与治疗，预后与治疗决定，疾病传播和症状管理

　B. 胎儿，婴儿，慢性病患者，肿瘤学，人口健康，疗养院护理

　C. 在医院，在家里，在门诊，在零售诊所，在个人身上，在熟练的护理中

　D. 护理人员在整个连续的护理过程中都不从事基因组学工作

3. 从出生到死亡，基因组学涉及的领域有什么？

　A. 基因谱分析

　B. 蛋白质组学

　C. 药物基因组学

　D. 直接对消费者测试

4. 2019 年，有多少 CPIC 指南中具备 A 级的证据？

　A. 目前还没有带有 A 级证据的 CPIC 指南

B. 有 100 个带有 A 级证据的 CPIC 指南

C. 有 234 份与不良反应相关的 CPIC 指南证据级别为 A 级

D. 目前有 23 个 CPIC 指南，其中 46 种与之相关的单独药物具有 A 级证据

5. 在精准健康护理中，护理的四个角色是什么？

A. 与遗传学家进行咨询，建立药学伙伴关系，评估家庭家系，解释诊断测试

B. 从消费者基因诊断患者的慢性疾病，纠正医嘱，进行家庭教育，推荐基因检测

C. 记录快速风险评估，记录家族史和种族，用药和记录，以及药物不良反应的评估

D. 评估药物不良反应，更改医生的医嘱，进行患者教育，更改医院的政策

6. 护士可以观察到的至少四种药物毒性不良事件是什么？

A. 淋巴结肿胀，尿血，温度，皮肤湿疹

B. 眼睛疼痛，鼻子发红，体温升高，耳朵疼痛

C. 嗜睡，凝血过度，眼睛疼痛，鼻子发红

D. 疼痛和淋巴结肿大，鼻子出血，眼睛疼痛，过度活跃

7. 哪些 ANA 文件描述了护士在基因组信息学中的潜在作用？

A. ANA 的道德规范和护理文件政策

B. 关于护理文件的 ANA 原则和标准实践的范围

C. ANA 伦理规范和护理信息学实践标准

D. ANA 的利益冲突政策和行为标准

8. 将基因组学转化为护理学所面临的四个挑战是什么？

A. 没有挑战，因为回报巨大

B. 在科学发现、技术支持、伦理学和法律挑战等方面都存在着挑战

C. 报销、伦理、教育和文化都是挑战

D. 报销、科学发现、技术支持和法律挑战

9. 在精准医疗时代，护士是否能够获得相应的能力？

A. 是的，护士可以有很多领域获得精确健康方面的能力

B. 不，护士可以在很多领域获得精确健康方面的能力，但他们处于高级实践水平

C. 是的，只有通过针对行业员工的在线课程才能获得精确健康方面的能力

D. 是的，只有通过为从业人员开设的在线课程才可以获得精确健康方面的能力

10. 新的 AAN2018 政策简报建议，用什么来推进实施精准健康和护理对护理质量和安全的影响？

A. 将药物基因组学的报销纳入护理实践

B. 进行充分的基因组学教育和继续教育，以推进精准健康计划的实施

C. 没有建议护理将精确健康纳入实践或教育

D. 由 ANA 制定的护理标准规范的变化

答案

1. B。根据世界卫生组织及 Schroeder、McCormick 和 Calzone 的报道，健康是由可获得的医疗保健（10%）、生活方式和行为（40%）、基因组学（30%）和环境（20%）组成。

2. A。

3. C。

4. D。具体见表 39-2。

5. C。

6. A。

7. B。

8. C。

9. A。具体见表 39-3。

10. B。

参考文献

[1] America Nurses Association. (2010). *ANA principles for nursing documentation: Guidance for registered nurses*. Silver Spring, MD: American Nurses Association.

[2] American Nurses Association. (2014). *Nursing informatics: Scope and standards of practice* (2nd ed.). Silver Spring, MD: American Nurses Association.

[3] Badeau, M.,., Lindsay, C., Blais, J., Nshimyumukiza, L., Takwoingi, Y., Langlois, S., … Rousseau, F. (2017). Genomics-based non-invasive prenatal testing for detection of fetal chromosomal aneuploidy in pregnant women. *Cochrane Database of Systematic Reviews*, 11, Cd011767.

[4] Borden, B. A., & O'Donnell, P. H. (2018). Implementing preemptive pharmacogenomics in clinical practice. *Clinical Laboratory News*. Retrieved from https://www. aacc.org/ publications/cln/articles/2018/april/implementing preemptive-pharmacogenomics-in-clinical-practice Accessed on April 3, 2019.

[5] Calzone, K. A., Jenkins, J., Culp, S., & Badzek, L. (2018). Hospital nursing leadership-led interventions increased genomic awareness and educational intent in Magnet® settings. *Nursing Outlook, 66*(3), 244-253.

[6] *Caraballo, P. J., Bielinski, S. J., St Sauver, J. L., & Weinshilboum, R. M. (2017)*. Electronic medical record-integrated pharma cogenomics and related clinical decision support concepts. *Clinical Pharmacology & Therapeutics, 102(2), 254-264.*

[7] Cashion, A. K., Gill, J., Hawes, R., Henderson, W. A., & Saligan, L. (2016). National Institutes of Health Symptom Science Model sheds light on patient symptoms. *Nursing Outlook, 64*(5), 499-506. doi:10.1016/j. outlook. 2016.05.008

[8] CDC. (2018). Prevention data and statistics on birth defects. Retrieved from https://www.cdc.gov/ncbddd/ birthdefects/data. html. Accessed on March 28, 2019.

[9] CDC. (2019). *My family health portrait.* Retrieved from https:// phgkb.cdc.gov/FHH/html/index.html. Accessed on April 24, 2019.

[10] Cheek, D. J., Bashore, L., & Brazeau, D. A. (2015). Pharma cogenomics and implications for nursing practice. *Journal of Nursing Scholarship, 47*(6), 496-504.

[11] Clinical Genome Resource. (2019). *ClinGen*. Retrieved from https://clinicalgenome.org/. Accessed on March 26, 2019.

[12] Clinical Pharmacogenetics Implementation Consortium (CPIC) Guidelines. (2020). *PharmGKB*. CPIC Guidelines. Retrieved from https://www.pharmgkb.org/guideline Annotations. Accessed on May 31, 2020.

[13] CMS. (March 16, 2018). CMS finalizes coverage of Next Gener ation Sequencing tests, ensuring enhanced access for cancer patients. Retrieved from https://www.cms.gov/Newsroom/ MediaReleaseDatabase/Press-releases/2018-Press-releases items/2018-03-16.html. Accessed on March 17, 2019.

[14] Collins, F. S. (Opening Statements). (July 23, 2018). *Harness ing artificial intelligence (AI) and machine learning (ML) to advance biomedical research*. Retrieved from https:// videocast. nih.gov/summary.asp?live=28053&bhcp=1. Accessed on February 22, 2019.

[15] Collins, F. S., & Varmus, H. (2015). A new initiative on pre cision medicine. *The New England Journal of Medicine, 372*(9), 793-795. doi:10.1056/NEJMp1500523

[16] CTEP. (2019). *Common Terminology Criteria for Adverse Events (CTCAE) v5.* Retrieved from https://ctep.cancer. gov/ protocoldevelopment/electronic_applications/ctc. htm. Accessed on April 24, 2019.

[17] dbGaP. (2019). *Summary Statistics of dbGaP data.* Retrieved from https://www.ncbi.nlm.nih.gov/projects/gap/ summaries/ cgi-bin/molecularDataPieSummary.cgi. Accessed on March 28, 2019.

[18] Definitive Healthcare. (2019). Precision medicine study. Retrieved from https://blog.definitivehc.com/2019- precision-medicine-study. Accessed on June 1, 2020.

[19] Dorsey, S. G., et al. (2019). Working Together to advance symptom science in the precision era. *Nursing Research, 68*(2), 86-90. doi:10.1097/NNR.0000000000000339 PMCID: PMC6399038

[20] Dunnenberger, H. M., Crews, K. R., Hoffman, J. M., Caudle, K. E., Broeckel, U., Howard, S. C., & Relling, M. V. (2014). Preemptive clinical pharmacogenetics implementation: Current programs in five US medical centers. *Annual Review of Pharmacology and Toxicology, 55*, 89-106. doi:10.1146/ annurev-pharmtox-010814- 124835

[21] FDA. (November 30, 2017). *CMS proposes coverage of first breakthrough-designated test to detect an extensive number of cancer biomarkers.* Retrieved from https://www.fda.gov/ newsevents/newsroom/ pressannouncements/ucm587273.htm. Accessed on February 22, 2019.

[22] FDA. (December 2019). Direct-to-consumer tests. Retrieved fromhttps://www.fda.gov/medical-devices/vitro-diagnostics/ direct-consumer-tests. Accessed on June 4, 2020.

[23] FDA. (2018). *Adverse drug reactions.* Retrieved from https:// www.fda.gov/drugs/guidancecomplianceregulatory information/ surveillance/adversedrugeffects/ucm070093. htm. Accessed on January 27, 2019.

[24] FDA. (2020). *List of biomarkers.* Retrieved from https://www. fda.gov/Drugs/ScienceResearch/ucm572698.htm. February 5, 2020. Accessed on May 20, 2020.

[25] FoundationOne CDx. (2020). Retrieved from https://www. fda. gov/medical-devices/recently-approved-devices/ foundationone-cdx-p170019. Accessed on May 31, 2020.

[26] Health Resources and Services Administration (HRSA). (2018). *Recommended uniform screening panel*. Retrieved from https://www.hrsa.gov/advisory-committees/ heritable-disorders/rusp/index.html. Accessed on March 29, 2019.

[27] Henderson-Smith, A., et al. (2019). DNA methylation changes associated with Parkinson's disease progression: outcomes from the first longitudinal genome-wide methylation analysis in blood. *Epigenetics, 14*(4), 365-382.

[28] Hicks, J. K., Dunnenberger, H. M., Gumpper, K. F., Haidar, C. E., & Hoffman, J. M. (2016). Integrating pharma cogenomics into electronic health records with clinical decision support. *American Journal of Health-System Pharmacy: Official Journal of the American Society of Health-System Pharmacists, 73*(23), 1967-1976. doi:10.2146/ajhp160030

[29] Hoffman, J. M., Dunnenberger, H. M., Kevin Hicks, J., Caudle, K. E., Whirl Carrillo, M., Freimuth, R. R., ... Peterson, J. F. (2016). Developing knowledge resources to support precision medicine: principles from the Clinical Pharma cogenetics Implementation Consortium (CPIC). *Journal of the American Medical Informatics Association, 23*(4), 796-801. doi:10.1093/jamia/ocw027

[30] IGNITE. (2019). *Map of pharmacogenetic test reimbursement according to Medicare Administrative Contractor (MAC)*. Retrieved fom https://dcricollab.dcri.duke.edu/ sites/NIHKR/IGNITE%20Documents%20and%20Links% 20to%20 Content/Clinicians/Clinical%20Implementa tion%20of%20 Genomic%20Medicine%20and%20Pharma cogenomics/ Map%20of%20the%20Pharmacogenetic%20 Test%20 Reimbursement%20According%20to%20MAC. pdf. Accessed May 22, 2020.

[31] Ioannides, A. S. (2017). Preconception and prenatal genetic counseling. *Best Practice and Research Clinical Obstetrics & Gynaecology, 42*, 2-10.

[32] Manolio, T. A., Abramowicz, M., Al-Mulla, F., Anderson, W., Balling, R., Berger, A. C., ... Ginsburg, G. S. (2015). Global implementation of genomic medicine: We are not alone. *Science Translational Medicine, 7*(290), 290ps13. doi:10.1126/scitranslmed.aab0194

[33] Maradiegue, A. H., & Edwards, Q. T. (2016). A primer: Risk assessment, data collection, and interpretation for genomic clinical assessment. In D. C. Siebert, Q. T. Edwards, A. H. Maradiegue, & S. T. Tinley (Eds.), *Genomic essentials for graduate level nurses* (pp. 31-66). Lancaster, PA: DEStech Publications.

[34] McCormick, K. A. (2017). Together into the future ... Pharmacogenomics and documentation. *Nursing Manage ment, 48*(5), 32-40.

[35] McCormick, K.A. (2020). Precision health and genomics. In W. Carroll, Ed. *Emerging technologies for nurses: Implications for practice* (pp. 155-184). New York, NY: Springer.

[36] McCormick, K. A., & Calzone, K. A. (2016). The impact of genomics on health outcomes, quality, and safety. *Nursing Management, 47*(4), 23-26.

[37] McCormick, K. A., & Hoffman, M. (2006). Genomics and bioinformatics relationship to current day electronic health record. In C. Weaver, C. Delaney, P. Weber, & R. Carr (Eds), *Nursing and informatics for the 21st century: An International look at cases, practice, and the future* (1st ed.). Chicago, IL: Healthcare Information and Man agement Systems Society (HIMSS).

[38] McKeeby, J. W., & Patel J. T. (2018). *Pharmacogenomics within the EHR*. Retrieved from https://www.himssconference.org/ session/pharmacogenomics-within-ehr. Accessed on January 27, 2019.

[39] Method of Introducing a New Competency Implementation Model (MINC). (2019). Retrieved from https://genomic sintegration.net. Accessed on April 26, 2019.

[40] National Cancer Institute. (2019). PDQ. Retrieved from https://www.cancer.gov/publications/fact-sheets#Risk+Fa ctors+and+Possible+Causes. Accessed on April 24, 2019.

[41] National Human Genome Research Institute (NHGRI). (2019). *Cost of sequencing a human genome*. Retrieved from https://www.genome.gov/27565109/the-cost-of sequencing-a-human-genome/. Accessed on March 28, 2019.

[42] National Institute of Health (NIH). (2017). *National Institutes of Health All of Us Research Program*. Retrieved from https://allofus.nih.gov. Accessed on February 19, 2019.

[43] National Institute of Nursing Research (NINR). (2017). *Symptom science research: a path to precision health*. Retrieved from https://www.ninr.nih.gov/newsandin formation/events/symptom-science-event. Accessed on February 22, 2019.

[44] Oellerich, M., et al. (2019). Circulating cell-free dna-diagnostic and prognostic applications in personalized cancer therapy. *Therapeutic Drug Monitoring, 41*(2), 115-120.

[45] PharmGKB. (2020). PharmGKB.org/guidelines/annotations. Retrieved from https://www.pharmgkb.org/guidelineAn notations. Accessed on May31, 2020.

[46] Phillips, K. A., Deverka, P.A., Hooker, G.W., & Douglas, M.P. (2018). Genetic Test availability and spending: Where are we now? Where are we going? *Health Affairs (Millwood), 37*(5), 710-716.

[47] Regan, M., Engler, M. B., Coleman, B., Daack-Hirsch, S., & Calzone, K. A. (2018). Establishing the genomic knowledge matrix for nursing science. *Journal of Nursing Scholarship, 51*, 50-57.

[48] Schroeder, S. A. (2007). Shattuck Lecture. We can do better—improving the health of the American people. *New England Journal of Medicine, 357*(12), 1221-1228.

[49] Starkweather, A. R., et al. (2018). Strengthen federal and local policies to advance precision health implementation and nurses' impact on healthcare quality and safety. *Nursing Outlook, 66*(4), 401-406.

[50] Sullivan-Pyke, C., & Dokras, A. (2018). Preimplantation genetic screening and preimplantation genetic diagnosis. *Obstetrics and Gynecology Clinics of North America, 45*(1), 113-125.

[51] Transnational Software. (2019). *An economic evaluation of pharmacogenomics testing*. Retrieved from https://www. translationalsoftware.com/whitepaper-an-economic evaluation-of-pharmacogenomic-testing. Accessed on May 31, 2020.

[52] Wallen, G., & Lardner, M. (March 5-9, 2018). *Genomics nursing and the EHR*. HIMSS2018 conference. Las Vegas, Nevada. Retrieved from http://365.himss.org/sites/ himss365/ files/365/handouts/550240981/handout-130. pdf. Accessed on Jan 27, 2019.

[53] Williams, M. S. (2019). Early lessons from the implementa tion of Genomic Medicine Programs. *Annual Review of Genomics and Human Genetics*. doi:10.1146/ annurev-genom-083118-014924

第 40 章　电子健康档案数据的大数据分析
Big Data Analysis of Electronic Health Record (EHR) Data

Roy L. Simpson　著

谢长清　译　　孙铃钰　校

学习目标

- 明确过去几十年来不断演变的大数据内涵。
- 了解迄今为止大数据在商业和消费者之间的应用。
- 确认电子健康档案作为护理信息大数据源的潜在用途。
- 描述了大数据分析所面临的复杂挑战。

关 键 词

统计分析；大数据；电子健康档案；护理信息学；规则

一、概述

本章从护理的角度探讨了数据科学最重大的突破，即大数据。具体内容包括，描述大数据对护理实践和研究的价值，在当今社会保持同理心视角的作用，以及护士如何通过护理文件参与大数据准备。

仅仅听到"大数据"这个词，就会让许多人感到困惑，尤其是那些从事医疗保健行业的人。许多人认为电子健康档案是大数据，它包含了从整个护理过程中收集到的数千个数据点，但这些只是已知健康数据中的一小部分。在此章节中，将提供使用 EHR 的策略，并描述大数据的基本原理。

额外的困惑源于大数据位于社会科学和统计学、信息和计算机科学的交叉点，这些学科在很大程度上不属于护理领域。最后，护理行业将需要更多受过专业培训的信息学家和研究人员，以高效和有效地挖掘护士在许多患者护理场所的每次轮班中收集的大量数据。

二、以历史的视角定义大数据

20 世纪 80 年代初，美国国立卫生研究院的护士们已经开始尝试检索自动化护理记录的数据。他们根据 NIH 临床中心的第一份电子病历计算得出，一名护士在一个班次中收集的数据点可超过 10.6 万个。这些系统并不符合下文描述的四个 V，而是基于分层数据结构和在 Mumps 无人工智能编程的存储空间。虽然数据量很大，但它们与当今用于清理和对齐数据字典的关系数据库的术语不一致。这项调查分析为我们构建今天的大数据和大数据的未来开了先河。

一篇题为"应用程序控制的核外可视化需求分页"（Application-controlled demand paging for out-of-core visualization）（Cox 和 Ellsworth，1997）的开创性论文被认为是第一次提到大数据概念。然而，直到 11 年后，大数据才以"大数据计算：在商业、科学和社会中创造革命性突破"（Bigdata computing：Creating revolutionary breakthroughs in commerce，science，and society）的方式成为医疗保健领域的主流（Bryant、Katz 和 Lazowska，2008）。这两篇重要的论文都值得我们仔细阅读，以了解当今推动医疗保健领域大数据发展的基础。

在过去的 10 年里，有许多关于定义大数据元素的论文。2013 年，Paul Henchey 描述了医疗保健供应商的大数据，包括大体量、时效性和多样性。那时，医疗保健供应商主要从实验室结果、医疗保险索赔数据和消费者的对医学文献搜索中获得大数据。时效性预计将用于临床决策支持、护理警报差距和预付款欺诈警报的预测分析。多样性则预计来源于众多的门诊医疗 EHR 数据格式、XML、非结构化文本文档、基因组图谱和医疗设备流数据。

2015 年，美国医疗卫生信息和管理系统协会 CNO-CNIO 圆桌会议上依据 Gaffney 和 Huckabee 提出的定义编写了一份关于大数据的白皮书，内容还包括了准确性（Gaffney 和 Huckabee，2014）。为确保数据的完整性、准确性和可信性，护理小组阐明了数据真实的必要。他们进一步描述到由于基因组学的研究，数据量将增长到成千上万。而未来的患者模型还包括其他组学，即基因组学、表观基因组学、脂质组学、蛋白质组学、糖组学、食物组学、转录组学、代谢组学、

药物基因组学和毒理基因组学，这些均为未来 EHR 增添了更多的内涵。除了组学之外，症状管理科学正在增加护理人员需要分析和挖掘的数据量。与症状管理科学和药物基因组学一起，正在为 NIH 的精准健康做出贡献（NINR Symptom Science，2019）。2014 年，Savage 在一项报告中称，单个患者中正常和癌症的基因组组合为 1TB（10^{12} 字节），多个患者的 100 个基因组和组学将产生 1EB（10^{18} 字节）的数据（Savage 2014）。存储和分析这些数据的预估成本约为每年 1 亿美元。

HIMSS 白皮书进一步描述了在护理中使用大数据需要遵循的四个原则。它们包括卫生信息的隐私和安全性、数据标准（包括通用格式）及互操作性，提供以可比且有意义的方式交换数据的能力。护理大数据的重点被定义为临床、药物、活动和成本数据，以及患者行为和情绪数据。他们表示，大数据分析的使用将影响护理在精准健康中的作用，因为在整个护理过程中，基因组学产生的数据量很大。该小组预测，通过收集标准化数据，护士可以使用大数据来提高质量、改善结果，并降低护理成本。

价值的概念是由护士添加的，他们专注于将数据、信息转化为知识、智慧，从而实现对高质量数据、结果和降低成本的大数据分析（Westra 等，2017）。这篇对大数据分析范例的精彩回顾描述了 17 项护理研究人员在多种环境中使用 EHR 的数据。

数据计算领域的领军企业 IBM 的大数据和分析中心（Big Data and Analytics Hub）也提出了四个关键特征，从计算的角度进一步描述大数据（IBM Big Data 和 Analytics Hub，n.d.）。

- 大体量：数据的规模。每天都会有 100 亿的数据产生。100 亿等于 1 后面加上 18 个 0。
- 时效性：流数据的分析。一辆现代汽车有 100 多个传感器，每个传感器几乎都在不断地收集、分析和比较读数。
- 多样性：不同形式的数据。目前有超过 4.2 亿台可穿戴无线健康监测器在使用，每个都

以不同格式收集不同类型的数据。

- 准确性：数据的不确定性。每三位商业领袖中，就有一个人不相信他 / 她用来做决定的信息。

虽然这些特征中的每一个都很重要，但准确性对患者护理的影响非常大，患者护理需要循证。自从大多数护士接受教育以来，几年前是标准的最佳实践可能已经通过循证的研究得到了推进。护士必须及时了解最新研究，并将这些发现融入他们护理患者的方式中。护士必须认真履行职业义务，以实践循证护理。

最近，Simpson 在 2019 年的 ANIA 主题演讲中将大数据定义为，"新数据的轻微曲折创造了一个新信息的大杂烩，而从数学和统计学中的万花筒行动中衍生出新信息，为应用于患者的精准护理提供了新知识"（Delaney、Weaver、Warren、Clancy 和 Simpson，2017；Simpson，2019）。这个定义包含了微妙但关键的细微差别。从不同的角度看数据每次都会产生不同的结果。这些差异与其说与上下文有关，不如说与查询中的微小变化有关，这些变化使数据与不同的结论保持一致。例如，询问一个病区有多少名护士，答案可能是 20 名。如果精炼这个问题，询问有多少护士为患者提供直接护理，答案则会更少，也许只有 10 名。

三、大数据的使用

随着大数据进入临床领域，有一件事变得清晰起来：大数据是传统数据收集的兴奋剂。想想您拥有或使用的每一个电子设备。这些设备不断地收集关于您的数据，即使是在您睡觉的时候。

- 您的电话知道您跟谁联系最为频繁，并知道您最近与每个人通话的时间。
- 您的平板电脑知道您晚餐做了什么，也知道您的食品储藏室需要补充哪些食材。
- 您的 GPS 系统知道您昨天的行程，也知道如果有更好的路线，您需要多长时间到达及您的平均时速。

- 金融应用程序可以即时的、精准的计算出您的净资产。
- 甚至您的床也知道您夜晚的睡眠质量，并知道可以做些什么来改善您的睡眠。

这些不断扩大的数据集已经超越了人类所能理解或使用这一切的能力。总的来说，我们现在知道的数据中有 90% 是在过去两年中创建的。参考下列令人难以置信的数据统计（Marr，2018）。

- 每天有 37 亿人在使用互联网。
- 超过一半的信息检索源来自移动手机。
- 每天，Google 浏览器需要处理 35 亿次检索，即每分钟 4 万次。
- 每一天每一分钟，Twitter 可发出 45 600 条推文。
- 每天有 15 亿人会在 Facebook 上花费时间。
- 每分钟有 1600 万条信息发出。
- 每分钟，有 103 447 520 条邮箱发出。

四、使用大数据改变消费者行为

直到最近，大多数美国人的处方药都是在离自己家或办公室最近的药店开的。如今，一家名为 Good RX 的服务公司发起了一项全国性的实验，使用透明定价和优惠券来改变这种"就近原则"的消费者定价行为。在 www.GoodRx.com 上，可以沿着邮政编码，比较全美任意一家药店由美国 FDA 批准的 70 000 种药物的价格。邮政编码历来定义药物的定价。个人可以下载优惠券以便在配药或续药时使用（GoodRx.com，2019）。在这种情况下，消费者利用大数据参与制药行业的透明定价，而制药行业利用经济激励来改变消费者行为（Marsh，2019）。

五、大数据将收入确认为一项健康指标

收入一直是健康的关键指标。低收入地区的人群更容易罹患环境疾病、传染病和营养

不良。一项对美国 39 个最大的大都市统计区（metropolitan statistical area，MSA）的 5000 多万张处方分析支持了这个长期以来的观点（GoodRx.com，2019）。

分析表明，与收入较高的人相比，收入较低的美国人更容易患上抑郁症、肥胖症和糖尿病。此外，与来自高收入地区的同龄人相比，低收入人群自我报告的整体健康水平较低。如 2018 年，低收入人群开出的处方就少于 105 张 /1000 人。

另一个极端，收入较高的人更有可能为"生活方式问题"开处方，如睫毛生长、勃起功能障碍、脱发、红斑痤疮、面部皱纹和皮肤变色。2018 年，高收入人群每 1000 人中开出约 200 张处方。

除了低收入人群的处方率（约为高收入人群的一半）之间的差异之外，另一个差异也很明显。尽管注意力缺陷多动障碍（attention deficiet hyperactivity disorder，ADHD）、酒精成瘾、焦虑、双相情感障碍、抑郁、饮食失调、疲劳、恐慌症和强迫症等心理健康状况在低收入人群中更为普遍，但处方配药率并不支持这一假设。研究小组指出，获得治疗的途径有限与处方相关的资源更匮乏，是造成这种脱节的两个原因。

六、大数据分析对护理的益处

大数据很快就学会了护理的本质，这是一个一年 365 天、一周 7 天、一天 24 小时的世界，即使在人们休息的时候，世界仍在继续运转，数据也持续在许多不同的计算机平台上以各种格式生成。

尽管存在困惑和资源匮乏，但护理行业不能等待医疗保健内部或外部的另一个专业来解决其大数据难题。利害关系太大，尤其是当考虑到护理可以从大数据中获得什么。

只有大数据才能筛选护理的海量数据集，以揭示推进最佳实践所需的隐藏见解。专业人员将第一次能量化其价值，这

是在美国资本主义社会获得吸引力的先决条件。

它最有可能缩短研究进入临床的时间，目前是令人难以置信的第 17 年。

17 年的等待是一段很漫长的时间！许多经过与受人尊敬的同行评议护理期刊的编辑过的文章有时都是基于 7 年前的数据。出版商和护理人员需要合作来压缩这一时间框架并减少等待时间。大多数护士不明白掠夺性期刊和同行评议的专有期刊之间的区别，前者接受付费后发表你的作品后者对专业的价值驱动接受。并不是所有的出版物都具有同等的价值，护士在投入所有的工作追求专业出版物之前，应该知道哪些出版物具有同等的价值，哪些没有。

一个全国性组织已经向前迈出了一大步，以缩短这 17 年的滞后。美国国家医学图书馆现在正在管理 Twitter，以帮助快速跟踪研究和新信息的传播。如果我们想摆脱长达 17 年的审查和出版过程，就需要更多的创新方法，例如 NLM 正在做的事情。

七、大数据护理应用可能会影响护理质量

为什么人类对与数据准确性相关的常识没有反应呢？例如，人工智能利用科学证据预测一个人的寿命，准确率高达 90%。想象一下，患者一生中大约 80% 的医疗保健花费发生在生命的最后 10 天（并且对医疗结果没有影响时），那为什么即使死亡已经不可避免了，患者和他们的家人仍然坚持要为他们所爱的人做尽所有努力呢？只是因为大脑不想接受这些信息而已。

这个例子为护士提供了一个机会，在患者及其家属面临临终关怀的选择之前，可与他们进行细致的临终关怀讨论。护士的同理心不是将敏感的临终决定归结为一分钱一分货的讨论，而是帮助患者及其家人看到，临终护理极端措施所产生

费用并不能延长生命或提高其生命质量。

每个人都知道适量的健康饮食与锻炼可以延长寿命、提高生活质量。但美国人仍然在为保持健康的体重而奋斗。美国的成人肥胖率为 39.8%，位居世界第二，而与肥胖相关的疾病，如心脏病、脑卒中、2 型糖尿病和某些类型的癌症，仍然是美国可预防死亡的主要原因（CDC，2016）。这种现况会继续存在，因为人们忽略了一个常识，以及数据的价值，尤其是当其提示人们应该做一些他们不想做的事的时候。

八、以电子健康档案中的大数据为基础

在明尼苏达大学的大数据小组推荐的一篇论文中，一组研究人员总结了当前护理使用 EHR 大数据的典型案例（McCormick 等，2015）。

文章中提到，美国三大健康维护组织领头羊，即美国联盟医疗体系（Partners HealthCare）、山间医疗保健公司（Intermountain Healthcare）和恺撒医疗（Kaiser/VA）曾从急诊科的文件中收集和分析护理数据。但数据并没有进行标准化，并且分散在多个平台。那些护理研究人员达成了共识，推荐了未来大数据分析中护理专业大数据分析的九个步骤，分别是：①组建项目团队；②界定项目范围；③确认证据；④识别和协调数据元素；⑤开发概念模型；⑥开发应用案例；⑦描述最优数据集；⑧映射到标准术语，如 SNOMED-CT 和 LOINC；⑨用统一建模语言形式化数据模型。众所周知，当数据是非结构化的且跨越多个平台，上述 9 个步骤就会变得既耗时又费力。为了更有效地向前推进，小组建议使用通用术语输入，这将减少协调数据元素的负担。

在 2019 年 2 月，HIMSS 年会上，匹兹堡大学医学中心首席创新官 Rasu Shrestha 博士描述了用于分析大数据的数据构建模块。图 40-1 总结了他的推荐。在 2015 年的护理内部推荐中，他提出了使用语法互操作性作为"接口 / 数据聚合"

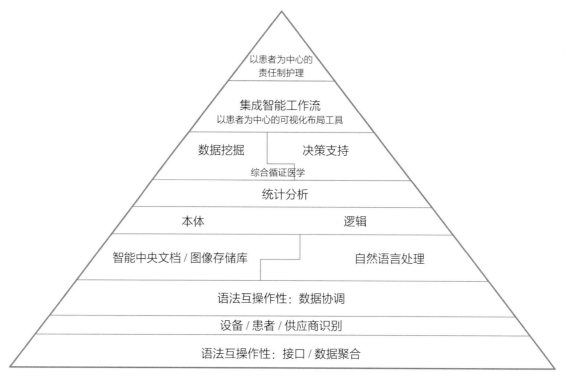

▲ 图 40-1　数据：洞察的基石
经许可转载，引自 Rasu Shrestha, HIMSS 2019.

基础的建议。下一层则是包括设施/患者/供应商标识符。因此，假设数据不以通用的标准化格式输入，语法互操作性：数据协调的建议将类似于 2015 年的护理论文。一旦创建了大型数据存储库，那么推荐的工具包括自然语言处理、统计分析、数据挖掘和决策支持。顶层是集成的智能工作流程和负责任的患者护理。

九、障碍：缺乏分析工具

如果大数据对医疗保健和护理来说是如此强大的资源，那为什么每个医疗保健机构从不挖掘其数据来获得深刻见解呢？发挥所有数据功能的最大障碍在于缺乏能够快速有效地操作这些海量数据集的强大的、易于使用的数据分析工具。当护理信息学家试图将所有数据从 EHR 加载到数据仓库中进行分析时，他们经常在技术层面"碰壁"。计算机只能理解 0 和 1，这使得不同的数据会呈现不同的格式，例如在同一个 EHR 中，患者的出生日期可列为 1986 年 1 月 4 日、01-04-1986 和 04-01-1986，这就导致了数据无法获取。协调这些不同的数据格式，并对齐不兼容的计算平台（这些平台在整个患者护理设施中作为数据孤岛不断扩散），需要埃默里大学（Emory University）内尔霍奇森伍德拉夫护理学院（Nell Hodgson Woodruff School of Nursing）的护理信息学家和数据科学家花 3 年的时间清理数据。在开始第一次分析之前，这是 3 年的工作。大数据的主要挑战之一，因为它太大且太复杂，无法手动或使用当今简单的数据操作工具进行管理。如今，基于数学的工具集供不应求，我们需要这些工具集来揭示大数据的内在价值。传统的分析工具，即数据的原始 GPS，是为了在相对狭窄的信息区域内导航和操作小型数据集而构建的。然而，大数据的价值来自其庞大数据集所包含的丰富信息和视角。

传统数据挖掘和大数据分析的不同之处在于两种类似的输水工具的容量和速度的差异：一种是标准的花园水管，另一种是商用消防水管。为了利用大数据这一"消防水管"，我们需要工业级的工具集。没有扎实的计算机科学背景的博士人才储备，它们是不存在的。随着我们不断突破当今数据分析能力的极限，我们必须实时构建它们。

为了分析护理大数据，首席护理信息官（Chief Nurse Informatician Officer，CNIO）需要计算机科学、统计学和科学研究方法的基础。这些高级技能需要博士水平的储备。统计能力是大数据分析的基石，但考虑到大数据的发展时效性，即使是博士水平的储备也可能不够了。

十、耗时费力的数据清洗

在埃默里大学内尔霍奇森伍德拉夫护理学院，5 年来有超过 100 万的患者记录被放入一个数据仓库。在我们开始使用数据之前，所有的数据都需要使用计算机编码和统计程序进行平滑、聚合、标准化和离散化（Higgins、Simpson 和 Johnson，2018）。埃默里·内尔项目需要 3 年的时间进行数据清理和标准化，才能达到我们为分析阶段做好准备的标准。当需要回顾多次接触的患者数据时，包括临床和财务数据，数据量都是巨大的。患者在其 5 年的医疗保健经验中也可能有数百次遭遇。

这项复杂的工作使用人口统计数据来创建类似患者出院后的表型。例如，我们查看了 300 名带有乳腺癌易感基因（BRCA）的乳腺癌患者就诊记录。然后，我们根据共享特征过滤数据，寻找下一位与该表型中包含的细小特征相匹配的患者。所有这些都是为了分离出与这种表型相关的药物、治疗和护理的精准组合。

护理需要将患者护理引导到这种精准的健康水平，根据患者普遍持有的特征实施个性化的护理。在进行这种复杂的分析时，美国国家肿瘤研究中心（Centro Nacional de Investigaciones Oncológicas，CNIO）必须选择相对容易使用的分析工具。每个工具集都有一个学习曲线，因此必须在项目计划中考虑培训因素，如果摈弃了过时的工具，同时员工也将不得不更新他们的知识以胜任新工具集。通过直接选择一个高质量的工具集，就不必更换工具和重新开始，那么在培训上消耗的时间将降到最低。在计划学习和重新学习新工具的时间时，再怎么强调高质量工具的选择也不过分。

十一、技术的生命周期很重要

选择工具时的另一个考虑因素是了解首选工具集的生命周期。技术的计划性淘汰对大数据产生了重大影响。技术产品和工具集的设计是不断发展的，新产品会在一个可预测的时间内逐步进入和退出市场。正是这种计划性淘汰危及了对大数据至关重要的纵向研究和分析的有效性。

护理信息学家、统计学家和计算机科学家在选择分析工具和大数据分析的其他组成部分时，最好牢记技术的生命周期。知道如何尽可能紧密地同步研究时间表和产品的生命周期至关重要。如果选择了一个接近生命周期末期的工具或平台，那么你的长期努力可能会被严重忽视。

十二、需要一个受过教育的护理社区

该部分主要强调教育与文化。有必要制定一项战略，不仅对护理学生进行教育，而且对所有护士管理人员和决策者进行信息学、统计学和分析工具方面的教育，用以检查大数据。教育他们标准化护理数据的价值及将护理数据纳入 EHR 的重要性。与术语选择同样重要的是，需要公布由不同群体定义的不同健康状况的模型。护理行业需要一个地方来发布不同患者和消费者群体的数据模型。对大数据分析的护理研究的资金来源也多种多样，急诊护理、门诊护理、居家护理和延续护理、人口健康和生物信息学都是必要的。所有这些研究都有助于提高患者结局质量，降低成本。

还需要进行文化变革，以争取具有创新和创业精神的护士重视使用大数据分析来推进以患者为中心的护理，以及其在精准医疗中的作用。虽然本文证明了消费者正在推动这种文化变革，但护士需要通过转移重心配合消费者和患者的趋势，来保持最值得信赖的专业人士的地位。

十三、结论

试想 20 多岁的农民工在现实生活中的困境，他们患上了慢性肾衰竭，这种疾病通常只发生在 70 多岁的患者身上（Butler 等，2018）。大多数工人来到该国采摘生菜和其他应季农产品，然后返回自己的国家。当护理人员对他们进行跟踪时发现，为了使他们的工资（按人均计算）最大化，他们承受无法在 12 小时的轮班期间补水和上厕所的压力。采取一种更富有同理心的方法来管理现场的工人，并取消对休息的资本主义惩罚，产生了奇迹。当每个人被要求停下来 15 分钟喝水和上厕所时，慢性肾衰竭的发病率恢复到正常水平。这个例子很好地地展示了大数据的特征，即准确、一致地捕获信息，如果使用这些数据来管理和预防疾病，可提高患者的生活质量。

大数据将继续存在，因为它太有价值了，而且计算能力太强了，无法以任何其他方式获得。护理行业正处于利用大数据的权威和影响来推进该行业的十字路口。这就是为什么护士必须以基于证据的计算机科学家为导向，从大数据中挖掘出护理对美国资本主义社会的真正价值。2019 年，将护士称为拥有黄金法则的女英雄，再准确不过了。如果护理不利用大数据来量化其对医疗保健的贡献，那么其他有不同观点的人会这样做。正如大数据万花筒告诉我们的那样，当从不同的角度来表述查询时，就会出现不同的结果。

自测题

1. Paul Henchey 在 2013 年将大数据描述为具有哪些特征？

 A. 大体量、时效性和多样性

 B. 大体量、多样性和准确性

 C. 准确性、大体量和多样性

 D. 以上都不是

2. 每 Henchy 时效性的目的是预测分析什么？

 A. 临床决策

 B. 护理警报方面的差距

 C. 付款欺诈

 D. 以上所有

3. Henchy 描述什么将成为 EHR 的一部分？

 A. 基因组学

 B. 糖组学

 C. 食品组学

 D. 药理学

4. Simpson 将大数据中的数据量比作什么？

 A. 大杂烩

 B. 开胃菜

 C. 沙拉吧

 D. 主菜

5. 为了帮助定义大数据，用多少个零来描述 quintillion 字节？

 A. 8 个 0

 B. 10 个 0

 C. 18 个 0

 D. 以上都不是

6. 大数据是护理和医学之外的交叉学科，最常见的三个是什么？

 A. 计算机科学、信息科学和社会科学

 B. 统计学、计算机科学和信息科学

 C. 社会科学、信息科学和统计学

 D. 以上都有

7. 护理行业在大数据领域最大的未来来自什么？

 A. 电子健康档案

 B. 药物基因组学和症状管理

 C. 基因组学和其他组学

 D. 以上所有

8. 要推动护理大数据的发展，需要做出哪两项变革？

 A. 教育和文化变革

 B. 更多的数据和更多的多样性

 C. 更多的大数据平台

 D. 以上都不是

9. 如果没有使用护理内容的通用术语，那么将必须进行哪些耗时的过程？

 A. 计算机化决策支持

 B. 人工智能与算法开发

 C. 数据元素的协调和映射

 D. 以上都不是

10. 护理大数据的 5 个 V 是什么？

 A. 大体量、准确性、多样性、时效性和价值

 B. 活力、冗长、多变、有价值、易变

 C. 大体量、价值、愿景、活力和多变

 D. 以上都不是

答案

1. A。Paul Henchey 在 2013 年将大数据描述为大体量、时效性和多样性。

2. D。每 Henchey 的时效性的目的是预测临床决策分析、护理警报中的差距和付款欺诈。

3. A。Paul Henchey 预测基因组学将成为 EHR 的一部分。

4. A。Simpson 将大数据比如为大杂烩。

5. C。一个 quintillion 字节是 1 后面有 18 个 0。

6. D。大数据位于社会科学与统计学、信息与计算机科学的交叉点。

7. D。上述都是。护理在大数据方面的最大未来来自 EHR、药物基因组学和症状管理、基因组学和其他组学。

8. A。推进护理大数据所需的两项变革是教育变革和文化变革。

9. C。如果不使用护理内容的通用术语，则必须进行数据的协调和映射，并且非常耗时。

10. A。本章描述的护理大数据的五个 V 分别是大体量、准确性、多样性、时效性和价值。

参考文献

[1] Butler-Dawson, J., Krisher, L., Asensio, C., Cruz, A., Tenney, L., Weitzenkamp, D., … Newman, L. S. (2018). Risk factors for declines in kidney function in sugarcane workers in Guatemala. *Journal of Occupational and Environmental Medicine, 1*. doi:10.1097/ JOM.0000000000001284.

[2] Bryant, R., Katz, R. H., & Lazowska, E. D. (2008). Big-data computing: Creating revolutionary breakthroughs in commerce, science, and history. *Computing Community Consortium*. Retrieved from https://www.immagic.com/ eLibrary/ ARCHIVES/GENERAL/CRA_US/C081222B. pdf. Accessed on June 16, 2020.

[3] Centers for Disease Control and Prevention. (2016). *Adult obesity facts*. Retrieved from https://www.cdc.gov/obesity/data/adult. html. Accessed on June 16, 2020.

[4] Cox, M., & Ellsworth, D. (1997). *Application-controlled demand paging for out-of-core visualization*. NASA Ames Research Center. Retrieved from https://www.nas. nasa.gov/assets/pdf/ techreports/1997/nas-97-010.pdf. Accessed on June 16, 2020.

[5] Delaney, C. W., Weaver, C. A., Warren, J. J., Clancy, Th. R., & Simpson, R. L. (2017). *Big data-enabled nursing: Education, research and practice*. Springer. Retrieved from https://www. springer.com/us/book/9783319532998. Accessed on June 16, 2020.

[6] Gaffney, B., & Huckabee, M. (2014, July 8). Part 1: What is big data? HIMSS Data and Analytics Task Force. Retrieved from http://www.himss.org/ResourceLibrary/ genResourceFAQ. aspx?ItemNumber=30730.

[7] GoodRx. (2019). GoodRx.com. Retrieved from https://www. goodrx.com/?gclid=EAIaIQobChMIhKm38YLR4wIVR9 bACh1BFgeKEAAYASAAEgLLOvD_BwE. Accessed on June 16, 2020.

[8] Henchey, P. (2013). *HIMSS clinical & business intelligence primer: Big data for providers*. Retrieved from file:///C:/ Users/scimi/ Downloads/Big%20Data%20for%20 Providers_Clinica%l20& %20Business%20Intelligence%20 Primer_06-30-2013_Web_ Final%20(3).pdf. Accessed on June 10, 2019.

[9] Higgins, M., Simpson, R. L., & Johnson, W. G. (2018). What about big data and Nursing? *American Nurse Today*. Retrieved from https://www.americannursetoday.com/ big-data-nursing. Accessed on June 16, 2020.

[10] HIMSS Nursing Working Group on Big Data. (2015). *CNO CNIO vendor roundtable guiding principles for big data in nursing using big data to improve the quality of care and outcomes*. Retrieved from https://www.himss.org/sites/ himssorg/files/FileDownloads/HIMSS_Nursing_Big_ Data_ Group_Principles.pdf. Accessed on June 10, 2019.

[11] IBM Big Data & Analytics Hub. (n.d.). *The four V's of big data*. Retrieved from https://www.ibmbigdatahub.com/ infographic/ four-vs-big-data. Accessed on June 16, 2020.

[12] Marr, B. (2018, May 21). How much data do we create every day? The mind-blowing stats everyone should read. *Forbes*. Retrieved from https://www.forbes.com/sites/ bernardmarr/2018/05/21/ how-much-data-do-we-create every-day-the-mind-blowing-stats everyone-should read/#5669314b60ba. Accessed on June 16, 2020.

[13] Marsh, T. (2019). *The effect of income on U.S. prescription fill patterns*. Retrieved from https://www.goodrx.com/blog/ income-effects-on-prescription-drug-fills-in-the-united states/. Accessed on June 16, 2020.

[14] McCormick, K. A., Sensmeier, J., Dykes, P. C., Grace, E. N., Matney, S. A., Schwarz, K. M., & Weston, M. J. (June 2015). Exemplars for advancing standardized terminology in nursing to achieve sharable, comparable quality data based upon evidence. *On-Line Journal of Nursing Informatics: OJNI, 19*(2). Retrieved from https://www. himss.org/exemplars advancing-standardized-terminology-nursing-achieve-sharable comparable-quality-data based. Accessed on June 11, 2019.

[15] NINR Symptom Science. (2019, June 27). *Video of presenta tions and slides*. Retrieved from https://www.ninr.nih. gov/ newsandinformation/events/sscevent. Accessed on July 25, 2019.

[16] Savage, N (2014). Bioinformatics: Big data versus the big C. *Nature, 509*, S66-S67.

[17] Shrestha, R (2019). *Big data healthcare: A leaders story*. Retrieved from https://365.himss.org/sites/himss365/ files/365/ handouts/552564087/handout-BG4.pdf. Accessed on June 11, 2019.

[18] Simpson, R (2019, April 13). Kaleidoscope: Twists and turns in big data—General keynote address. *ANIA 2019 Annual Conference*. Retrieved from https://library.ania. org/ania/ search/0/query?q=simpson. Accessed on June 16, 2020.

[19] Westra, B. L., Sylvia, M., Weinfurter, E. F., Pruinelli, L., Park, J. I., Dodd, D.,… Delaney, C. W. (2017). Big data science: A literature review of nursing research exemplars. *Nursing Outlook, 65*, 549-561.

第41章 护理数据科学与高质量的临床结局

Nursing Data Science and Quality Clinical Outcomes

Lynn M. Nagle　Margaret A. Kennedy　Peggy A. White　**著**

谢长清 **译**　李 幸 **校**

学习目标

- 描述护理临床数据标准的演变和现状，以支持测量高质量的临床结局。
- 以加拿大医疗保健系统为例，着重描述了临床数据标准对护士的好处。
- 讨论"大数据"和新兴的"数据科学方法"在护理中的前景。

关 键 词

大数据；临床结局循证实践；数据科学；数据标准；基于实践的证据

一、概述

在过去的 20 年里，发达国家的政府和卫生保健组织在获取和部署卫生信息技术，特别是电子健康档案方面投入了大量资金。在北美，护士通常是最大的卫生职业技术人员群体。因此，他们也是这些系统的主要用户和临床数据的贡献者。为了最佳地利用当前和未来的投资，护士和其他人需要开始利用技术、信息学和数据科学方法来挖掘不断发展的数据存储库并提取基于实践的证据。与经典的研究方法相结合，护士可以实时生成和获取基于实践的证据，有可能成为护理工作的重大变革者。从实践中获得数据产生的证据将扩大护理知识库，展示护理对结果、临床和财务的影响，告知如何提供适当、安全、优质的患者护理，通报卫生政策方向，支持熟练护理资源的适当配置和组合。然而，这些目标的实现很大程度上取决于在所有临床环境（如急救护理、初级护理、长期治疗护理、家庭护理）中采用临床护理数据标准。除了少数例外，包括加拿大在内的大多数国家都在持续为实现这一目标而制定战略并付诸努力。在本章中，我们讨论了通过采用反映护理实践的临床数据标准来优化质量结果的机会，特别是随着"大数据"和"数据科学"方法的出现。此外，来自加拿大背景的示例被展示为通过挖掘丰富的护理实践领域的数据来实现目标的例证。

二、背景

1992 年，加拿大护士就了解护理实践影响所需的数据元素达成共识，包括患者状况、护理干预和患者结局。除了这些临床数据外，加拿大的护士还确定需要独特的护士标识符和护理资源强度信息来代表医疗保健系统中的护理实践（Canadian Nurses Association，1993）。虽然在识别、定义和标准化护理数据方面取得了进展，但这些数据仍未得到一致收集或被广泛整合到 EHR 中。此外，这些数据既不是在管理系统中被获取，也没有被提取到关键数据存储库中。然而，国家认可的数据和文件规范，如 interRAI 患者健康状况风险评估工具、SNOMED-CT、LOINC、ICNP 为更广泛地采用标准奠定了基础。在加拿大的国情背景下，特定护理举措如加拿大改善信息和护理的健康成果项目（Canadian Health Outcomes for Better Information and Care，C-HOBIC）（Hannah、White、Nagle 和 Pringle，2009）和加拿大护理质量报告（National Nursing Quality Report for Canada，NNQR-C）（VanDeVelde、Doran 和 Jeffs，2015），证明了在特定管辖区和医疗保健组织内将护理数据收集标准化的价值。但是目前，无论系统供应商是谁，采用标准化模型、工具和度量的机会正在丧失，因为每个医疗保健组织都采用了自己的方法。具有讽刺意味的是，设计标准化数据存储库和报告工具的潜力是使用 EHR 的最大优势之一，然而这一点尚没有被护理或其他卫生专业广泛认可并得到解决。

随着人口老龄化，慢性病发病率增加，对价值和结果驱动型护理的需求增加（Australian Institute of Health and Welfare，2018；Veillard、Fekri、Dhalla 和 Klazinga，2015），优化技术应用和临床数据收集势在必行。随着人们在医疗保健领域的中转，收集支持连续性、护理协调和结果评估（临床与财政）的标准化信息有可能为卫生政策提供信息并产生相应的改变。鉴于最近的 COVID-19 的全球大流行，毫无疑问，社区和机构内部持续衡量和跟踪临床结果的能力对于有效管理此类危机至关重要；即使不是在全球范围内，至少也是在全国范围内。

为了在实践中为护士提供证据，并支持护士在做出临床决策时实际使用收集到的信息，人们已经做出了大量的努力。最佳实践指南 / 路径的应用、电子化医嘱录入、智能手机应用程序（如药物手册、计算器）、即时记录工具（如条形码阅读器）及对互联网资源的访问均可以促进和支持循证实践。而护士只需要根据护理过程中收集的数据采取适当的临床行动。文件标准应包括使用标准化的护理数据和循证工具来指导护理评估、护理干预、临床决策和结局评价。医疗保健机构需要在整个医疗保健系统内始终如一地启用和支持循证实践和管理。此外，由于采用了标准化数据和记录方法，大量可比较的临床数据将可供分析和研究，从而有助于产生新的知识和证据。事实也的确如此，护理实践的未来发展将以新兴的数据科学领域作为基础。

三、护理数据科学的出现

在过去几十年中，随着数字健康技术渗透到医疗保健的各个方面，它们现在被认为是现代医疗保健和循证护理实践的重要工具。技术的实施和采用不断进步和成熟；因此，注意力正在从数字系统的战术实施转移到战略性地使用患者和医疗保健数据，这些数据作为系统使用的产品被捕获和存储。数据源也激增，包括 EHR、患者监测设备、智能技术和移动健康应用程序、社交媒体、诊断测试和临床评估，所有这些都累积产生了大量关于患者和医疗保健系统的数据。这种巨大的、未开发的信息积累为更多地了解疾病预防和管理、干预（如症状管理）评估和卫生系统使用提供了前所未有的机会。然而，它要求我们以新的视角、新的方法和工具及概念化健康信息管理的新方式来把握这个机会。

早在 2001 年，电子商务和社会驱动力向更大的数字化转变所带来的数据管理挑战被确定为大体量、时效性和多样性（Laney，2001）。尽管"大数据"一词直到后来才出现，但在 2017 年，"3V"就已被采用并嵌入到大数据的定义中（Gu、Li、Li 和 Liang，2017）。大数据通常被认为是一个术语，被用来描述超出传统数据库管理路径和方法的能力，并从分析中获得意义的海量数据集（Brennan 和 Bakken，2015；Gu 等，2017）。尽管关于"大数据"的确切定义仍存在争议，但它又引入了两个截然不同的特征，最终形成了真实性和低价值密度两项附加特征（Westra 等，2017）。如今，大数据的五项基本特征被广泛接受，并且多在大数据定义中被引用。

大体量是指由各种来源生成的数据的绝对规模，许多人认为这是大数据的关键标志（Gu 等，2017；Westra 等，2017）。IBM 整合了行业对数据派生的研究，预计到 2020 年将产生 40ZB 的数据，比 2005 年的数据量增加 300 倍（IBM，n.d.）。此外，IBM 还报道，该值以每天 2.5 万亿字节（QB）的量激增。近来，还有研究人员预测，到 2025 年，医疗保健领域数据的增长速度将快于其他行业，复合年增长率可达 36%（Kent，2018）。时效性反映了大数据空前的处理效率（Westra 等，2017）。IBM 预计，到 2016 年将有 189 亿个网络连接，并报告称就纽约证券交易所在日常交易操作中便可捕获 1TB 的数据。多样性是指不同数据源的范围（Westra 等，2017）。据 IBM 预测，到 2014 年，将有 4.2 亿部智能设备用于健康监测，而数字营销顾问 David Sayce 称，到 2018 年 11 月，Twitter 每秒大约发送出 6000 条推文，每天总计 5 亿条推文，每年的推文更是高达 2000 亿条（Sayce，2019）。数据的准确性反映了数据元素的不确定程度以及数据是否适合二次分析（Topaz 和 Pruinelli，2017；Westra 等，2017）。IBM 报告称，低质量的数据每年给美国造成超过 3 万亿美元的损失，而 30% 的管理人员对用于决策的数据

缺乏信任，并且有近 30% 的被调查者无法确认他们的数据有多少是不准确的（IBM，n.d.）。价值性反映了数据能够为支持组织使命和目标提供的感知贡献。

大数据"5V"特征的出现使人们对其巨大的潜力有了更深入的认知，并希望研究这些数据在多大程度上可以被系统地分析和利用，以改善结局和医疗保健服务。Brennan 和 Bakken（2015）在他们对护理数据科学的开创性综述中指出，2015 年前后出现了一种有原则的、科学的大数据方法，可补充流行的大数据叙述。"数据科学"融合了数据管理的多学科方法，包括数学、计算机科学、统计学、建模、预测分析等，这为数据管理周期的所有阶段提供了更具哲学性和严谨性的方法学（图 41-1）。然而，关于护理数据科学的观点存在差异性。Broom（2016）将大数据科学定义为一个新领域，其应用自动化方法"收集、提取和分析"大量数据来回答以前未解决的问题。Topaz 和 Pruinelli（2017）将数据科学定义为处理数据的多学科学术方法，其指出研究人员需要认识到医疗保健领域数据的"混乱性"，并能够确定解决这一问题的最佳方法及应用适当的分析

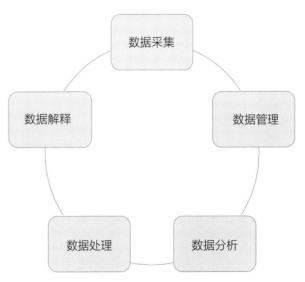

▲ 图 41-1 大数据管理生命周期

改编自 Brennan, P. F., & Bakken, S. (2015). Nursing needs big data and big data needs nursing. *Journal of Nursing Scholarship*, 47(5), 477-484. http://dx.doi.org/10.1111/jnu.12159.

方法，如数据挖掘、人工智能、自然语言处理和可视化。Jeffrey（2019）提出，数据科学是"领域知识、计算机科学、统计学和数据可视化 / 演示"的集合，他通过与护理管理者的对话注意到了各种观点，包括数据科学是一种工具，自然是信息学的一个子集，而另一些人则试图将数据科学与生物医学信息学家的范围、知识区分开来。最终，Jeffrey 得出结论，数据科学只是对信息学家开放的众多专业领域之一。

Brennan 和 Bakken（2015）指出，数据科学调查通常涉及四个特征，包括：①仍在数据所有者管理下的不同数据源；②数据归因和安全性的应用；③研究合作者共享路径和方法的扩展网络；④通过使用二手数据提升研究思路，强调数据的整合而不是实际数据本身。Westra 等（2017）提出了一个护理数据科学研究模型（图 41-2），它阐明了大数据和数据科学驱动的护理研究的核心组成部分。

四、大数据和护理数据科学的发展趋势

随着大数据概念在社会各行各业中的普及，相关论著的数量开始显著增加。Gu 等（2017）在研究健康信息学大数据研究的演变过程中，应用文献计量学分析来跟踪关注大数据相关论著的数量和范围。他们回顾了 2003—2016 年在 Web of Science（WOS）上编入索引并发表的近 2400 项研究，通过分析发现数值随着时间的推移而呈现惊人的增长。2003 年，有 53 篇关于"大数据"的文章被 WOS 收录，这一数字在 2013 年之前逐渐增加。而 2013—2015 年，发表量翻了 1 倍多，从 240 篇增加到了 517 篇。同样，在同一时间线上探索大数据和健康信息学的作者数量也显著增加。关键词分析表明，"大数据、流行病学、个性、乳腺癌和数据挖掘"构成了前五位最常见的关键词。"糖尿病"也是国际研究中最热门的关键词之一。此外，本研究还确定了对大数据论文的贡献数量领先的国家和研究机构，排名前三的是美国（662 篇）、中国（235 篇）和英国（191 篇）。加拿大因在 WOS 中有 84 篇被收录的文章，在 17 个国家中排名第 7。而在世界排名前 10 的机构中，唯一一所发表文章超过 20 篇的机构是加拿大多伦多大学，共发表文章 21 篇（Gu 等，2017）。

加拿大健康信息研究所（Canadian Institute for Health Information，CIHI）（CIHI，2013）在一份 2013 年关于加拿大卫生系统数据使用的远景报告中探讨了 Brennan 和 Bakken（2015）及

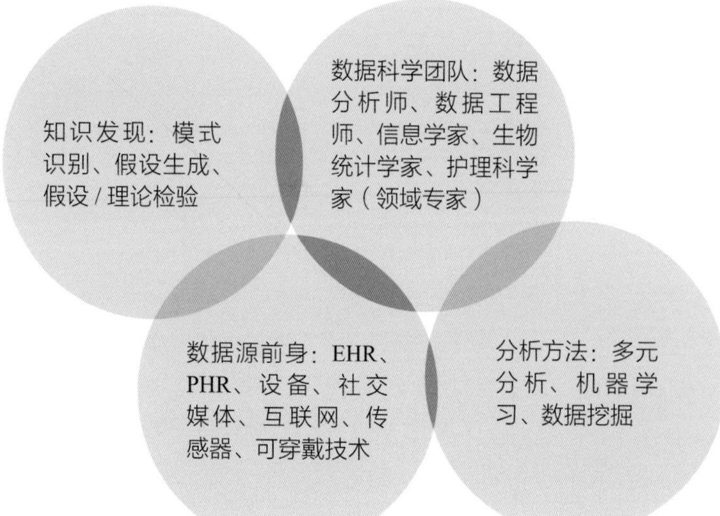

▲ 图 41-2 护理数据科学研究模型

EHR. 电子健康档案；PHR. 个人健康档案

经许可转载，引自 Westra, B.L., Sylvia, M., Weinfurter, E.F., Pruinelli, L., Park, J.I., Dodd, D., ... Delaney, C. (2017). Big data science: A literature review of nursing research exemplars. *Nursing Outlook*, 65, 549-561. © Elsevier. 版权所有

Topaz 和 Pruinelli（2017）提出的许多特征，并指出由于卫生信息的来源多种多样，而且大多是非结构化的，因此非常必要应用结构化和标准化数据以实现编码、集成和可比性。CIHI 的报告还讨论了管理、隐私和安全、技术、数据收集、可用性和使用、能力和文化等概念，这些概念对于促进数据科学和卫生系统数据使用的进步是必要的。图 41-3 突出显示了 CIHI 框架的核心组成部分，以支持利用数据改善健康结局。

随着人们对大数据的广泛重视，许多组织建立了专门的机构来研究这一领域，以促进创新和合作。例如，达尔豪斯大学建立了大数据研究所，并定期举办跨行业的会议活动。加拿大其他特别关注健康的事例还包括，由加拿大信息技术协会（Information Technology Association of Canada，ITAC）主办的第三届物联网、加拿大西部大数据医疗保健峰会，以及由战略研究所主办的第六届加拿大年度大数据与分析峰会。此外，加拿大医疗资讯网（Infoway，2019）正在寻求资金，为加拿大的研究型医院和学术健康科学中心创建数字健康数据平台。鉴于资讯网有在全国范围内开发、采用和有效使用数字健康解决方案方面的专业知识，HealthCareCAN（2019）将与Infoway 进行磋商。

Broom（2016）对大数据科学或护理数据科学将取代传统研究方法的观点提出了质疑，并建议重点应放在确保该专业为未来的护理研究人员和领导者做好充分和适当的准备。这是许多学者和护理领导者共同关心的问题，他们解决了未来护理数据科学家和领导者的能力需求（Brennan 和

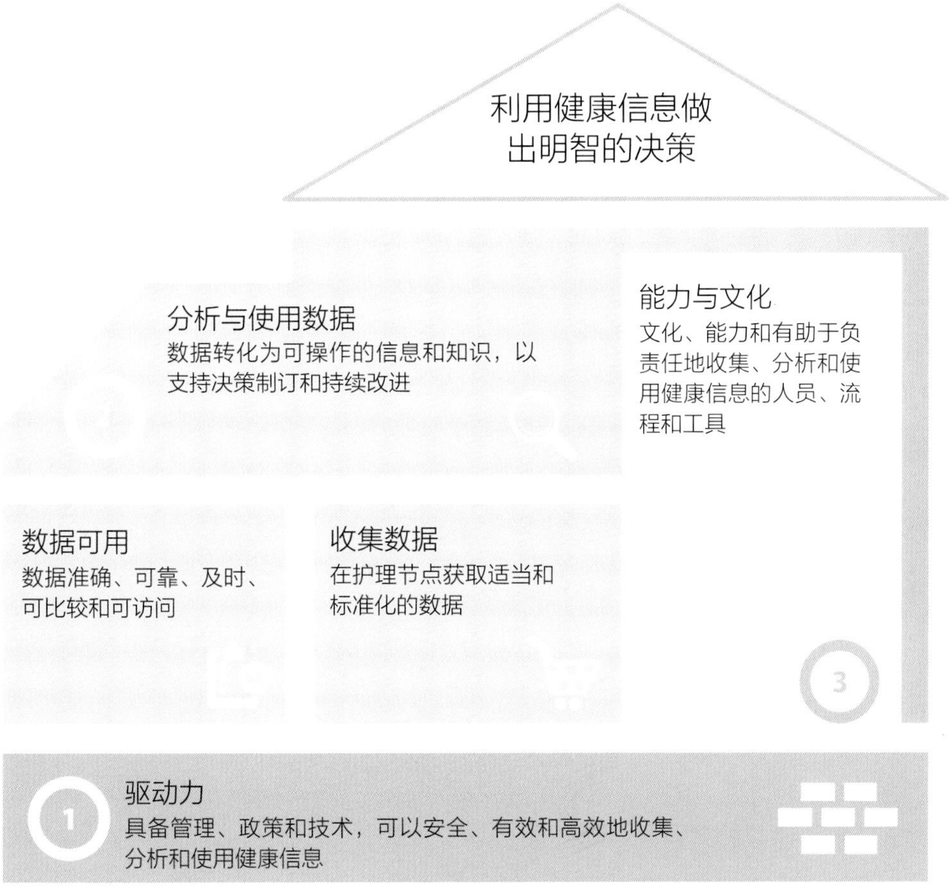

利用健康信息做
出明智的决策

分析与使用数据
数据转化为可操作的信息和知识，以
支持决策制订和持续改进

能力与文化
文化、能力和有助于负
责任地收集、分析和使
用健康信息的人员、流
程和工具

数据可用
数据准确、可靠、及时、
可比较和可访问

收集数据
在护理节点获取适当和
标准化的数据

驱动力
具备管理、政策和技术，可以安全、有效和高效地收集、
分析和使用健康信息

▲ 图 41-3　加拿大健康信息研究所框架的核心组成部分

经许可转载，引自 Canadian Institute for Health Information (CIHI). (2013). *Better information for improved health: A vision for health system use of data in Canada*. Ottawa: CIHI.

Bakken，2015；Jeffrey，2019；Topaz 和 Pruinelli，2017；Westra 等，2017）。具备高级统计、数据建模、可视化、数据挖掘和其他高级数据管理技术的能力，将要求护理人员继续利用新兴的庞大数据集提升知识。在加拿大维多利亚大学可以看到这种战略能力发展的例子，护理专业的学生可以完成护理和计算机科学的双硕士学位，除了高级护理学术研究之外，还可以培养管理数据和系统的技能。其他项目还包括达尔豪斯大学和多伦多大学的健康信息学硕士、韦士敦大学的数据分析硕士和麦吉尔大学的数据科学专业。

五、加拿大的护理数据科学

护士正在投入大量时间利用各种技术（如 EHR、智能设备、远程监控）来记录和获取护理数据。然而，他们很少收到任何实时的评估反馈、报告或结果分析输出，以进一步告知、修改或完善他们的实践（Jeffrey，2019；Westra 等，2015）。Westra 等（2015）将这种现象称为"数据丰富而信息贫乏"（data rich and information poor，DRIP）。越来越多的研究使用数据科学来探索实践结果，以优化临床路径并提供基于实践的证据。然而，在自然语言处理等技术普及并细化到能够理解护理相关的复杂实践之前，大数据和数据科学方法的应用前景仍将受到限制。数据科学应用的可能性很大程度上取决于捕获和共享具有可比性及共享性的数据的能力。也就是说，在整个医疗系统 – 临床数据标准中始终使用的数据和度量。

六、采用临床数据标准：即将实现的益处

尽管加拿大的每个司法管辖区都对技术进行了大量投资，以提高效率并改善加拿大人民的健康状况，但与其他国家类似，加拿大各地的医疗保健组织在 EHR 和临床数据标准整合方面处于不同的成熟状态。在加拿大，有两个国家性组织正在这些领域发挥领导作用。CIHI 是一个全国性组织，其任务是提供可比较和可操作的信息，以在整个延续性护理中加速改善医疗保健、卫生系统性能和人口健康（更多信息，请参阅 https：//www.cihi.ca/en/about-cihi/vision-and-mandate）。CIHI 从医疗保健组织收集临床和管理数据，并将这些信息提供给组织、研究人员和决策者，以检查和比较医疗服务的提供情况并为公共卫生政策提供信息。CIHI 和 interRAI 之间存在合作关系，interRAI 是一个致力于在各种健康和社会服务环境中制定临床标准的研究网络（更多信息，请参阅 http：//www.interrai.org/organization/）。CIHI 是 interRAI 标准的"监管人"，也是医疗保健组织提交的 interRAI 数据的存储库。尽管加拿大的大部分关注点都集中在为家庭护理、延续性护理及住院和社区心理健康提交 interRAI 数据的组织上，但最近人们已经认识到需要来自急救护理的标准化临床数据。作为出院摘要数据库（Discharge Abstract Database，DAD）的一部分，CIHI 目前收集所有与急救护理机构分离的信息，包括人口统计、诊断、并发症、出院、死亡等。从急救护理中收集临床数据，与其他部门的数据相联系，这将有助于当地和全国之间临床结果的比较。此外，在医疗保健系统的所有部门收集一套标准化的基本临床信息将允许跨环境和部门检查一个人的医疗状况，从而支持延续性护理和改善健康结局。

加拿大医疗资讯网是一个全国性组织，其目标是通过与合作伙伴的合作，加快加拿大各地数字卫生解决方案的开发、采用和有效使用数字健康解决方案，以帮助改善加拿大人民的健康状况（更多信息，请参阅 https://infoway-inforoute.ca/en）。通过国家和省级投资，Infoway 在帮助为患者和临床医生提供更高质量和更容易获得的护理以及更有效地提供卫生服务方面发挥着领导作用。Infoway 的 ACCESS2022 是一项新计划，旨在为加拿大人民提供健康信息访问权限，以便

他们更好地管理自己的健康（更多信息，请参阅 https：//www.infoway-inforoute.ca/en/solutions/access-health）。

Infoway 也是互操作性标准（包括数据标准）的来源，通过投资在为患者和临床医生提供更高质量和更有效的医疗服务方面发挥着领导作用。Infoway 为护理和其他学科提供了一个线上社区（InfoCentral），用于讨论和分享在加拿大使用临床数据标准方面的经验和教训（更多信息，请参阅 https：//infocentral.infoway-inforoute.ca/en/）。

七、从循证实践到基于实践的证据

Harrington 提出，在 EHR 上投入时间、精力和资金的最终收益是临床情报，通过这些情报，"可以将准确、相关和及时的临床数据汇集成对临床医生和决策者有意义的信息和可操作的知识"（Harrington，2011）。Matney 等（2017）认为，医疗数据的标准化对于可共享和可比较的数据至关重要。只有通过临床数据的标准化以及一次收集数据并将其用于多种目的的能力，我们才能真正实现对 EHR 投资的价值（图 41-4）（Nagle 和 White，2015）。

O'Brien、Weaver、Settergren、Hook 和 Ivory（2015）讨论了在促进知识生成的同时优化护士文档效率的必要性。当前的大部分护理实践都是基于证据的，即护士使用现有的最佳证据来指导他们的实践。但是，现有证据可能存在缺陷。此外，护士在获取当前研究结果方面可能会遇到挑战。以标准化格式对大量数据进行电子访问，为护理专业创造新知识提供了绝佳的机会。在 EHR 中使用临床数据标准可以促进基于实践的证据，从而在 EHR 中捕获有关患者年龄、诊断、干预和结果的数据，并可以对其进行分析以支持当前的个性化临床实践（Miles 和 Loughlin，2011）。这将使临床医生能够从过去有类似诊断的患者那里了解哪些干预措施产生了更好的临床结果。标

准化临床数据将让患者在不同医疗保健系统的转换中受益，因其使健康信息无缝衔接从而实现信息共享，并增强护理和信息的连续性。例如，患有慢性阻塞性肺疾病的加拿大人民是医疗保健的主要用户（https：//www.cihi.ca/en/copd-a-focus-on-high-users）。将功能状态、呼吸困难和疲劳等临床数据标准化，并在卫生服务提供者和医疗环境之间共享这些信息，将有助于实现更好的医疗保健管理（White，2016）。标准化临床数据的收集能使临床医生可视化基本数据的流程图并识别趋势，并且能将患者当前急性期的护理评估与之前的急症护理或家庭护理评估进行比较，同时结合时间的推移和环境变化的趋势评估信息，以支持实践决策。如果趋势显示出院时呼吸困难持续恶化，那么临床医生需要自问可以改变什么，是否可以在家庭护理期间增加干预措施来维持或改善患者的呼吸困难。随后，汇总数百名类似患者数据的能力将为有效性护理干预的实施提供见解，如哪种职业（如护士或呼吸治疗师）或在哪种环境中最适合提供护理。但如果不采用临床数据标准，就不可能获得可共享的、可比较的数据。至少，在任何情况下都可以识别的一个公认的基本临床数据集。

八、迄今为止的证据

加拿大改善信息和护理的健康成果项目（Canadian Health Outcomes for Better Information and Care，C-HOBIC）是加拿大的一项倡议，旨在促进急性护理环境中对标准的护理敏感性患者结局的采纳与应用（Hannah 等，2009）（更多信息，请参阅 https：//c-hobic.cna-aiic.ca/about/default_e.aspx）。这套基于证据的临床措施包括功能状态、排泄控制力、症状（疼痛、疲劳、恶心、呼吸困难）、跌倒、压疮和治疗性自我护理（Doran，2012）。此类概念使用 C-HOBIC 和 interRAI 措施进行评估，并在各个部门之间进行协调，以支持医疗系统各个部门之间的临床信息共享和相互比较（表 41-1）。

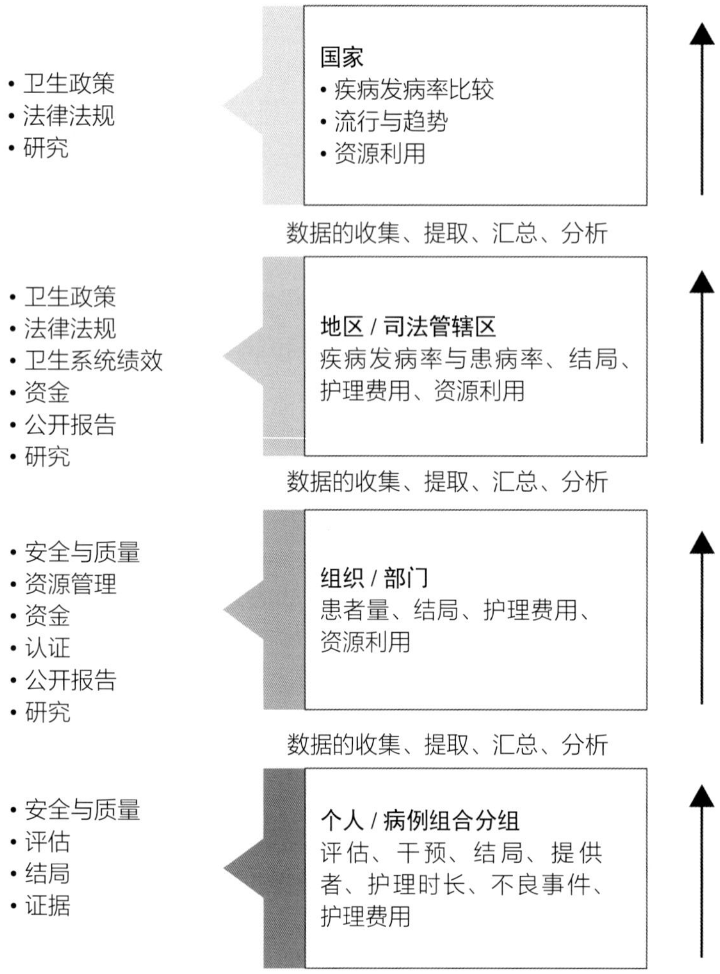

▲ 图 41-4　愿景：一次收集用于多个目的的数据

经许可转载，引自 Nagle, L. M., & White, P. A. (2015). *Towards a pan-Canadian strategy for nursing data standards*. https://infocentral. infoway-inforoute. ca/en/resources/docs/2188-nursing-informatics-vision/view-document.

表 41-1　C-HOBIC 工具 / 措施在不同护理部门的使用

概　念	急性期患者治疗护理	长期照护和复杂的延续性护理	家庭护理
功能状态	interRAI AC	MDS2.0	interRAI HC
排泄控制力	interRAI AC	MDS2.0	interRAI HC
疼痛频率	interRAI AC	MDS2.0	interRAI HC
疼痛强度	0～10 数字	MDS2.0	interRAI HC
疲乏	interRAI AC	MDS2.0	interRAI HC
呼吸困难	interRAI AC	MDS2.0	interRAI HC
恶心	interRAI AC	MDS2.0	interRAI HC
跌倒	interRAI AC	MDS2.0	interRAI HC
压疮	interRAI AC	MDS2.0	interRAI HC
治疗性自护	Doran 和 Sidani 工具（Doran 等，2002）	N/A	Doran 和 Sidani 工具

C-HOBIC. 加拿大改善信息和护理的健康成果项目

自 2006 年以来，收集这一重要临床数据集的标准化工具已被嵌入到以急性护理环境为主的入院和出院评估中，目的是为护士提供实时数据，以评估他们的实践对临床结局的影响。越来越多的机会使这些数据在不同的护理环境中保持一致。

来自安大略省示范项目的研究支持收集 C-HOBIC 工具包的价值。Wodchis（2012）将急救护理数据集与 CIHI 的 DAD 相关联，发现 TSC 评分在第 7 天、第 30 天和第 90 天的再入院急救护理中表现出一致且显著的保护作用。TSC 向患者提出从急性期护理到家庭护理的入院和出院问题，评估他们的药物知识、用药依从性及识别和管理症状的能力。TSC 分数每增加 1 分，再入院的可能性约降低 10%。恶心与早期再入院（第 3 天、第 7 天和第 30 天）密切相关，而呼吸困难与后期再入院(30 天和 90 天)密切相关(Wodchis，2012)。

研究检验了 C-HOBIC 评分在入院时作为替代护理水平和住院时间预测指标的预测能力，发现入院时较高的疲劳和呼吸困难评分与较长的住院时间显著相关。此外，疲劳和跌倒得分高的患者，以及入院时功能得分高的患者，出院后更有可能需要进入长期照护或康复机构，以获得复杂的延续性护理。一项家庭护理研究强调了 TSC 能力在家庭护理环境中对预防再入院和其他不良事件的重要性。研究者发现，TSC 能力高的患者比能力低的患者经历更少的不良事件。该研究表明，有必要关注改善患者的自我护理能力，这一领域经常被卫生专业人员忽视，但本章的作者注意到了这一领域（Sun 和 Doran，2014）。

九、经验教训

将数据标准整合到护理临床文档中是很重要的。C-HOBIC 倡议的评估支持系统设计的重要性在于，收集数据优化临床医生的工作流程（Canadian Nurses Association，2015）。在实施临床数据标准时，组织需要花时间审查现有的评估工具，以确定是否使用了不必要的工具，并检查在现有评估中嵌入标准化问题的机会。需要注意开发仪表板，以便在护理点实时或近乎实时地向临床医生提供临床结果信息，以支持对临床结果的实践评估。关于收集和使用临床数据的教育也很重要。这需要临床医生持续参与，以确定临床信息如何支持实践需要纳入组织的文化。做好这项工作需要大量的专业知识、时间和资源。

组织内各个级别的护理领导是关键。鉴于护理对健康结局的影响，领导者需要使用数据的特定能力来评估护理实践的影响和实施质量改进举措（Englebright 和 Caspers，2016）。为此，除了在美国完成的工作外（Collins、Yen、Phillips 和 Kennedy，2017），目前正在努力为加拿大护理领导者建立一套核心信息能力（Strudwick、Nagle、Kassam、Pahwa 和 Sequeira，2019）。护理领导者负责创造环境，以便临床医生使用临床数据，并支持安全、高质量的护理，因此他们需要具备信息学知识。随着来自 EHR 和其他技术的更多数据在护理点可用来动态地为护理决策提供信息，信息学知识和技能将变得越来越重要。

十、推进加拿大的国家护理数据标准

有人认为在加拿大采用标准化措施，如 C-HOBIC 和 interRAI，将产生标准化数据，以便实现一下目标。

- 能够对整个延续性护理的结果进行持续监测，从而促进安全、优质、延续护理。
- 使国家和同行群体具有可比性，在决策制定上提供宏观和微观的见解，为供资需求和卫生人力资源规划提供信息。
- 改善人口健康，使个人能够使用一致命名、定义和测量的临床结局数据，以了解和管理疾病并改善患者健康。

在过去的 4 年里，超过 150 名来自加拿大各地的护理领导者、供应商、政府代表和专业利益相关的组织（如 CIHI、Infoway、CNA）召开了会议，讨论采用 NNDS 所带来的好处及其必要性。这些座谈会的具体内容集中在以下方面。

- 制订短期目标和行动计划，以促进 NNDS 的通过。
- 确定利益相关者、责任和开展行动所需要的支持，以推进在加拿大的这项工作。

在护理实践和临床护理中，推动数据标准的使用势在必行。在座谈会之后，组织和司法管辖区提出了许多协商请求，就 EHR 实施新旧替代时如何将标准构建到临床评估工具中进行商讨。由研讨会参加者组成的工作组一直专注于临床实践、管理、研究、教育和政策等领域。

在这些团体的努力下开展了许多活动并取得了相关进展，其中一些关键的成果如下。

- 临床：制订适用于所有临床环境的标准化入院和出院评估。
- 教育：编制文件，支持将临床数据标准纳入本科课程。
- 管理：开展一项全国性的德尔菲研究，以达成护士领导者信息能力的共识（Strudwick 等，2019）。
- 研究：开展一项全国性的德尔菲研究，以确定与护理数据标准相关的研究重点。
- 政策：向加拿大护士协会董事会提出并批准一项决议，支持采用国家护理数据标准。

有关讨论和产出的更多详细内容，请参阅每个研讨会已发表论文集，可从以下网址下载：https://www.cna-aiic.ca/en/nursing-practice/the-practice-of-nursing/nursing-informatics。

十一、展望未来

鉴于护士是医疗保健提供者的最大群体，因此有关护理对患者预后影响的信息很容易获得，这一点至关重要。护士和其他临床医生需要采用临床数据标准来支持测量结果，以更好地了解医疗保健系统是否产生了物有所值的效果，并实际改善了健康结局（Veillard 等，2015）。人们开始越来越关注让患者参与到他们的护理中，并与患者/家属共享临床信息，所有临床医生需要对关键的临床概念使用标准化措施，以促进信息共享和相互比较。随着患者对健康记录的访问和贡献的增加，重要的是要证明所有临床医生都在使用一致的衡量标准评估关键临床概念。这种方法将支持患者参与使用他们的健康信息并进行自我保健。通过使用临床数据标准获得更好的数据，为护士和护理领导者提供了一个独特的机会来展示他们对临床、组织和系统结果的影响及贡献。

考虑到目前医疗保健领域所有物联网的增长速度，新的、更多样化的数据类型的产生只会继续加速。卫生保健组织和卫生专业人员面临的共同挑战将是确定如何最好地利用和发挥这些海量数据集的价值。此外，如果护理工作要最大限度地从与护理实践相关的数据分析中获益，采用临床/护理数据标准是基础。如果不能做到这一点，将限制护理工作展示其价值，并阻碍其提供安全、高质量的护理服务的本质，更严峻的后果是这一职业将在未来几年消亡。临床数据标准的采用将确保一个由大数据和创新数据科学技术应用所塑造的未来，这样做的机会是巨大的，不这样做的风险同样也能与巨大的机会相媲美！

自测题

1. 采用临床数据标准的好处包括以下哪一项？
   A. 可靠的实践范围
   B. 临床资料的差异增加
   C. 一致的结果评价方法
   D. 独特的临床记录方法

2. 基于实践的证据可以通过以下哪种方法从实时临床数据分析中获得？
   A. 标准化的叙述说明
   B. 临床路径

C. 循证实践

D. 临床数据标准

3. 标准化临床数据的收集可用于什么情况？

　　A. 激励患者进行自我护理

　　B. 确定护士人员配备要求

　　C. 评估临床实践

　　D. 以上所有

4. 使用以下哪种技术将最好地支持安全、优质的护理？

　　A. 临床方案

　　B. 临床数据标准

　　C. 标准化技术

　　D. 跨专业实践指南

5. 大数据指的是什么？

　　A. 长期住院的数据

　　B. 纵向的个人健康记录

　　C. 有多个来源的大型数据集

　　D. 电子健康档案数据

6. 数据科学方法包括使用哪些信息学工具？

　　A. 人工智能

　　B. 计算机建模

　　C. 模式识别

　　D. 以上所有

7. 采用临床数据标准提供了什么样的机会？

　　A. 提升护理的知名度

　　B. 减少跨专业实践差异

　　C. 加强护理领导力

　　D. 增加护士人力配置

8. 护理领导者可以使用临床数据标准进行以下哪项工作？

　　A. 创建仪表板以支持检查领域的质量改进

　　B. 确定组织内的卓越实践领域

C. 创建出院患者临床状况报告

D. 以上所有

9. 大数据的特点是什么？

　　A. 时效性

　　B. 准确性

　　C. 大体量

　　D. 以上所有

10. 基于实践的证据来自哪里？

　　A. 研究结果

　　B. 实践分析

　　C. 临床方案

　　D. 护理文献

答案

1. C。采用临床数据标准的好处包括一致的结果评价方法。

2. D。基于实践的证据可以从使用临床数据标准的实时临床数据分析中获得。

3. D。标准化临床数据的收集可用于让患者进行自我护理、确定护士人员配备要求和评估临床实践。

4. B。使用临床数据标准将最好地支持安全、优质的护理。

5. C。大数据是指有多个来源的大型数据集。

6. D。数据科学方法包括使用人工智能、计算机建模和模式识别。

7. A。临床数据标准的采用为护理知名度的提高提供了机会。

8. D。护士领导可以使用临床数据标准创建仪表板，以支持检查领域的质量改进，确定其组织内的卓越实践领域，并创建关于出院患者临床状态的报告。

9. D。大数据的特点是时效性、准确性和大体量。

10. B。基于实践的证据来自实践分析。

参考文献

[1] Australian Institute of Health and Welfare. (2018). Patient reported experience and outcomes (Chapter 7). In *Australia's Health 2018*. Australia's Health Series, no. 16, AUS 221. Canberra: AIHW.

[2] Brennan, P. F., & Bakken, S. (2015). Nursing needs big data and big data needs nursing. *Journal of Nursing Scholarship, 47*(5), 477-484. http://dx.doi.org/10.1111/ jnu.12159.

[3] Broom, M. E. (2016). Big data, data science, and big contri butions. *Nursing Outlook, 64*, 113-114.

[4] Canadian Institute for Health Information (CIHI). (2013). *Better information for improved health: A vision for health system use of data in Canada*. Ottawa: CIHI.

[5] Canada Health Infoway. (2019). *Digital health and data platforms: An opportunity for Canadian excellence in evidence-based health research*. Retrieved from http:// www.healthcarecan. ca/2019/01/25/digital-health and-data-platforms-an-opportunity-for-canadian-excellence-in-evidence-based-health-research/" http://www. healthcarecan.ca/2019/01/25/digital-health-and-data platforms-an-opportunity-for-canadian-excellence-in evidence-based-health-research/. Accessed on May 28, 2020.

[6] Canadian Nurses Association. (1993). *Papers from the Nursing Minimum Data Set Conference*. Ottawa: CNA.

[7] Canadian Nurses Association. (2015). *C-HOBIC Phase 2 Final Report*. Retrieved from https://www.cna-aiic.ca/-/ media/ cna/page-content/pdf-en/2015jan_chobic-phase2- final-report. pdf?la=en&hash=F857EFEFDB59BDE7113 0CAE5BA-713DEAE45DC724. Accessed on May 28, 2020.

[8] Collins, S., Yen, P.-Y., Phillips, A., & Kennedy M. (2017). Nursing informatics competency assessment for the nurse leader: The Delphi study. *Journal of Nursing Administration, 47*, 212-218.

[9] Doran, D. (Ed.). (2012). *Nursing outcomes* (2nd ed.). Sudbury, MA: Jones & Bartlett Learning.

[10] Englebright, J., & Caspers, B, (2016). The role of the Chief Nurse Executive in the big data revolution. *Nurse Leader, 14*(4), 280-284.

[11] Gu, D., Li, J., Li, X., & Liang, C. (2017). Visualizing the knowledge structure and evolution of big data research in healthcare informatics. *International Journal of Medical Informatics, 9*, 22-32.

[12] Hannah, K. J., White, P. A., Nagle, L. M., & Pringle, D. M. (2009). Standardizing nursing information in Canada for inclusion in electronic health records: C-HOBIC. *Journal of the American Medical Informatics Association, 16*, 524-530. doi:10.1197/jamia.M2974.

[13] Harrington, L. (2011). Clinical intelligence. *Journal of Nursing Administration, 41*(12), 507-509.

[14] HealthCareCAN. (2019). Digital health and data platforms: An opportunity for Canadian excellence in evidence-based health research. Retrieved from http://www. healthcarecan. ca/2019/01/25/digital-health-and-data platforms-an-opportunity-for-canadian-excellence-in evidence-based-health-research/.

Accessed on May 28, 2020.

[15] IBM. (n.d.). The 4 Vs of big data. Retrieved from https:// www. ibmbigdatahub.com/infographic/four-vs-big-data. Accessed on May 28, 2020.

[16] Irvine Doran, D., Sidani, S., Keatings, M., & Doidge, D. (2002). An empirical test of the Nursing Role Effectiveness Model. *Journal of Advanced Nursing, 38*(1), 29-39.

[17] Jeffrey, A. (2019). ANI emerging leader project: Identifying challenges and opportunities in nursing data science. *Computers in Nursing, 37*(11), 1-3.

[18] Jeffs, L., Jiang, D., Wilson, G., Ferris, E., Cardiff, B., Lanceta, M., …. Pringle, D. (2013). Linking HOBIC measures with length of stay and alternate levels of care: Implications for nurse leaders in their efforts to improve patient flow and quality of care. *Canadian Journal of Nursing Leadership, 25*(4), 48-62.

[19] Kent, J. (December 03, 2018). *Big data to see explosive growth, challenging healthcare organizations*. Retrieved from https:// healthitanalytics.com/news/big-data-to-see explosive-growth-challenging-healthcare-organizations. Accessed on May 28, 2020.

[20] Laney, D. (February 6, 2001). 3D data management: Controlling data volume, velocity, and variety. File 949. Application delivery strategies: META Group. Retrieved from https:// blogs.gartner.com/doug-laney/files/2012/01/ ad949-3D-Data-Management-Controlling-Data-Volume Velocity-and-Variety. pdf" https://blogs.gartner.com/ doug-laney/files/2012/01/ad949-3D-Data-Management Controlling-Data-Volume-Velocity-and-Variety.pdf. Accessed on May 28, 2020.

[21] Matney, S. A., Settergren, T., Carrington, J. A., Richesson, R. L., Sheide, A., & Westra, B. L. (2017). Standardizing physiologic assessment data to enable big data analytics. *Western Journal of Nursing Research, 39*(1), 63-77.

[22] Miles, A., & Loughlin, M. (2011). Models in the balance: Evidence based medicine versus evidence informed indi vidualized care. *Journal of Evaluation of Clinical Practice, 17*(4), 531-536. doi:10.1111/j.1365-2753.2011.01713.x.

[23] Nagle, L. M., & White, P. A. (2015). *Towards a pan-Cana dian strategy for nursing data standards*. Retrieved from https:// infocentral.infoway-inforoute.ca/en/resources/ docs/2188-nursing-informatics-vision/view-document. Accessed on May 28, 2020.

[24] O'Brien, A., Weaver, C., Settergren, T., Hook, M. L., & Ivory, C. (2015). EHR documentation: The hype and the hope for improving nursing satisfaction and quality outcomes. *Nursing Administration Quarterly, 39*(4), 333-339.

[25] Sayce, D. (2019). *Number of tweets per day?* Retrieved from https://www.dsayce.com/social-media/tweets-day/. Accessed on May 28, 2020.

[26] Strudwick, G., Nagle, L. M., Kassam, I., Pahwa, M., & Sequeira, L. (2019). Informatics competencies for nurse leaders: A scoping review. *Journal of Nursing Administration, 49*(6), 323-330.

[27] Sun, W., & Doran, D. (2014). Understanding the relation ship between therapeutic self-care and adverse events for the geriatric home care clients in Canada. *Journal of the American Geriatrics Society, 62*(S1), 1-7.

[28] Topaz, M., & Pruinelli, L. (2017). Big data and nursing: Implications for the future. In J. Murphy, et al. (Eds.), *Forecasting informatics competencies for nurses in the future of connected health.* Switzerland: IMIA and IOS Press. doi:10.3233/978-1-61499-738-2-165.

[29] VanDeVelde, S., Doran, D., & Jeffs, L. (2015). Update on the NNQR(C) pilot project. *Canadian Nurse, 111*, 10-11.

[30] Veillard, J., Fekri, O., Dhalla, I., & Klazinga, N. (2015). Measuring health outcomes more effectively holds great potential to improve the quality and effectiveness of healthcare in Canada, and ensure the system is delivering value for money. Commentary No. 438, November, *Healthcare Policy.* Retrieved from https://www.cdhowe. org/sites/default/files/attachments/ research_papers/ mixed/Commentary_438.pdf. Accessed on May 28, 2020.

[31] Westra, B., Clancy, T., Sensmeier, J., Warren, J., Weaver, C., & Delaney, C. (2015). Big data science: Implications for nurse leaders. *Nursing Administration Quarterly, 39*(4), 304-310.

[32] Westra, B. L., Sylvia, M., Weinfurter, E. F., Pruinelli, L., Park, J. I., Dodd, D., ... Delaney, C. (2017). Big data science: A literature review of nursing research exemplars. *Nursing Outlook, 65*, 549-561.

[33] White, P. (2016). The case for standardized data in nursing. *Canadian Journal of Nursing Leadership, 28*(4), 29-35. doi:10.12927/cjnl.2016.24558.

[34] Wodchis, W. P. (2012). Demonstrating value with HOBIC data. Workshop presentation, February 12, 2012, Toronto, Ontario. Retrieved from https://www.ices.on.ca/ Publications/Atlases-and-Reports/2014/HOBIC-2013. Accessed on May 28, 2020.

第42章 护理信息学创新提高各大洲患者护理质量

Nursing Informatics Innovations to Improve Quality Patient Care on Many Continents

Kaija Saranto Ulla-Mari Kinnunen Virpi Jylhä Pia Liljamo Eija Kivekäs 著

钟丽霞 译 李 幸 校

学习目标

- 介绍护理实践有助于实现高质量护理的里程碑示例。
- 探讨循证护理信息学创新的重要性。
- 强调高质量健康数据的重要性。
- 介绍结构化护理数据的开发、使用和重复利用示例。
- 描述患者作为社会和医疗数字工具的数据生产者和使用者的新角色。

关 键 词

　数字化；电子健康；电子健康档案；循证实践；患者信息门户系统；质量指标

一、概述

　　自从 Scholes 和 Barber（1980）提出护理信息学的开创性定义"计算机技术在护理各个领域的应用：护理服务、护理教育和护理研究"（原文第 73 页）以来，护理信息学教育、实践和研究取得了很大进展。此后也提出了许多不同的定义，但都强调了计算机、新型软件和设备作为护理支持的重要作用。这些定义包括技术、科学、知识、信息结构和过程的进步，以及与患者和其他护理提供者间的联系（Staggers 和 Thompson，2002）。尽管定义中没有直接提及信息学与创新之间的关联，但不管是创新者还是落后者，通过创新都可以从信息学的实施中受益（European Commission，2012a）。这里的创新是指在医疗保健领域开发新重点或目标的想法、实践或方法。在谈到护理信息学时，研究人员通常会以产品（如设备或工具）或过程（如远程医疗）的形式进行技术创新，很少有人将创新描述为社会创新，包括开发、采用和整合用于改变医疗方法的新实践。然而，这两种类型的创新都需要在护理实践中进行应用。世界卫生组织强调了利用技术进行连续性支持和护理协调的重要性，以及成功实施预测风险工具、决策支持工具、算法和指南的研究与创新需求，以做好护理协调工作，并在护理实践中取得最好效果（WHO，2018a）。

二、提高患者护理质量的要求

信息技术的使用，包括用于处理、共享和存储信息的应用程序和工具，以及在个人或行政管理层面的数据衔接。在医疗环境中，通常被称为卫生信息技术或电子健康（European Commission，2012b）。描述信息技术有许多术语，数字化是最新发展出来的术语，但没有得到连贯应用，常用于战略、指导或政策文本中。回顾患者护理记录的历史沿革，术语的复杂性显而易见。过去几十年中，计算机在护理记录中的应用至关重要，使得患者记录通过电子健康档案的使用从模拟形式转换为数字形式，提高了记录的可读性，并提供了便于查找信息的网络结构，从而提高了记录的质量。然而，这个过程并没有真正聚焦于数字化，数字化旨在利用数字网络的动态性和巨大的数字信息流，通过使用新的先进技术创造价值，但护理信息系统还无法实现信息记录的处理工作。

患者安全数据标准委员会根据其核心功能（如提供医疗服务、护理管理和支持流程）对电子健康档案系统进行分类，可根据用户需求将其分类为子功能（D'Agostino等，2018）。核心功能也是根据它们支持的管理流程（如计费和报销）进行的分类，也可以根据用户需求分类为子功能（Tang，2003）。信息系统软件或功能的缺乏仍然是护理信息流的最大障碍；当数据无法被及时访问或同一数据被多次记在不同记录中时，可能会出现严重的安全隐患、决策困难、信息交换不足

和工作流程受挫等问题。

数字化与信息系统的互操作性及各种设备如何共享、使用和产生信息有关。在医疗保健环境中，互操作性是指两个或多个医疗保健提供者结合预组配及背景来交换和利用信息的能力，以改善患者护理。因此，它是无缝护理、服务和数据流的关键。在数字化方面，互操作性通常与技术互操作性相关联，但在医疗保健（如标准、术语）、组织（如结构、角色、责任、政策、协议）和法律（如制度安排、行为、学位、决议）的背景下，互操作性必须使用新的先进技术创造真正的价值（European Union，2017）。护理实践的互操作性指南不仅有效地改善了护理提供者之间的合作，而且通过确保数据共享和流畅的信息流，有效地改善了护理协调和患者结局，从而促进了患者的安全和高质量的护理。

三、质量定义及分析

Florence Nightingale 鼓励护士着重实践指南并确保高质量的护理。在她的年代里，将患者结局与环境条件相关联的统计学报告和护理笔记得到使用。在研究中制订质量指标的过程涉及几个阶段，首先是将证据转化为临床实践指南，这是提供高质量护理的关键组成部分。此外，这些指南还可用于制订质量指标和定义测量质量的参数。这些参数需要用于创建质量和结局测量的最佳指标。

在许多情况下，Donabedian（1992）提出的模型侧重结构、过程和结果的测量，提高了护理质量测量的严谨性。同时，还定义了一些护理质量指标。其中一个指标是患者护理过程和预后的关系及护理人员配置的结构。今天，人们利用电子数据库和登记册等创新手段来更有效地量化这种关系。此外，一些数据源也被用来提高护理质量。例如，可以使用来自医院登记处的管理数据（结构和过程指标）和患者记录（结果指标），以及来自涉及各种工具和技术的患者调查或访谈

的质性数据（结构、过程和结果指标）。这种评估护理质量的方法正在不断发展（Heslop 和 Lu，2014）。特别是面对面的碰触通过数字护理途径转变为虚拟空间接触。同时，患者作为健康相关数据的生成者和使用智能手机或平板电脑等个人设备访问存储库信息的使用者，正在发挥积极作用（Alsahafi 和 Gay，2018）。

数据分析的使用改变了对数据结构的要求。基于标准化护理术语的结构化护理数据使数据能够重复用于多种目的。叙事性数据可以通过多种方法进行分析，如数据或文本挖掘、自然语言处理（Kivekäs 等，2016）。这些方法不仅取决于数据结构，还取决于法律法规，如欧盟出名的《通用数据保护条例》（European Union，2016）。数据重复利用总是与机密性、患者隐私、数据安全有关，而且在统计过程中，必须利用身份验证来保证匿名性。

四、基于证据的健康信息学创新确保高质量的护理

科技的快速发展使创新转化为医疗保健实践成为可能。创新可以采用满足特定需求的可复制产品、流程或结构的形式（Varkey、Horne 和 Bennet，2008）。产品通常由技术或数字服务组成，如软件应用程序或医疗设备。诸如数字护理路径之类的流程改变了使用技术提供护理的方式。结构创新通常会影响到医疗保健组织的内部和外部基础设施，他们需要进行重大的全系统变革并应用新的数字方案。然而，并非所有的发展都是创新。多种特征决定了创新的程度，包括新颖性、有效性、具有证明结果的临床实践的进步程度、使用性、可用性、支持环境、其他背景因素和利益相关者的观点（Hübner，2015）。

护理信息学创新有望提高护理的有效性、安全性、及时性、以患者 / 家庭为中心、护理效率及患者获得服务的机会，从而提高护理质量（Agency for Healthcare Research and Quality，

2014）。但是这些创新可能会无意中对患者、专业人员和组织产生意想不到的负面影响（Rigby 和 Ammenwerth，2016）。因此，新的护理信息学创新的影响需要用实际证据进行仔细评估，如从电子健康档案或其他真实世界来源获得的研究或健康数据。

应用护理信息学创新必须基于证据并仔细考虑预期和可能的意外结果。传统上，干预措施的有效性一直是循证实践的主要焦点。然而如今，循证实践依赖的更多。循证医疗保健是指决策，包括在实践中实施健康信息学创新，并考虑医疗保健实践的可行性、适当性、意义和有效性（Jordan、Lockwood、Munn 和 Aromataris，2019）。可行性被定义为在既定背景下，创新在物理、文化或经济上可行或可能实现的程度。适当性是指创新与提供护理的环境的契合程度。意义与创新采用者的个人经历、观点、价值观、思想、信仰和解释有关，如患者。关于创新意义的证据可能会提高人们对患者将创新视为积极或消极及是否接受这些变化的理解（图 42-1）。

任何护理信息学干预的评估和监管的首要推进原则是产生和综合证据，以证明使用的产品、过程或结构不仅是安全的，而且有益于目标个人、患者、专业人士、社会的健康或医疗保健。研究证据可从原始研究和系统评价中获得。这些研究和评价必须应用各种方法来实现高质量的护理。然而，符合严格方法学标准的系统评价（如由 Cochrane 协作网和 Joanna Briggs Institute 循证卫生保健中心提出的建议）及在既定背景下的综合研究，据说可以提供最佳证据，而不管方法如何。

系统评价的目标是就决策提出建议（这里指的是在医疗保健背景下）。然而，系统评价中采用的方法随着时间的推移发生了变化。这些评价越来越多地用于回答有关社会健康的广泛问题，并考虑随机对照试验及其他形式的研究，如关于创新意义的质性研究。Joanna Briggs Institute 循证卫生保健中心认为，基于任何方法论传统的高

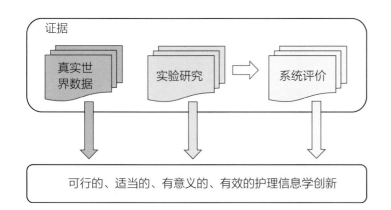

◀ 图 42-1　护理信息学创新的证据来源

质量研究结果比轶事或个人观点更可信（Jordan 等，2019）。由于在实践中实施健康信息学创新是复杂的，需要多个角度的证据来了解影响此类创新的因素，应该只鼓励实施已被证明在医疗保健领域可行、适当、有效、有意义的健康信息学创新。

保证充足的研究证据和真实世界数据（real-world data，RWD）是非常必要的，这样护理信息学创新才将为患者、卫生专业人员和组织带来好处，同时这些创新的任何负面影响都将被降至最低。真实世界数据是一个术语，用于描述与患者健康状况和医疗保健服务相关的数据。它来自随机临床试验以外的各种来源，如回顾性和前瞻性研究、登记册、理赔数据库、电子病历、生物样本库、社交媒体、聊天室和患者社区（Miani 等，2014）。高质量的真实世界数据可用于支持有关护理信息学创新实施的决策。真实世界证据（real-world evidence，RWE）是在临床环境中获得的。根据真实世界数据的分析，它涉及护理信息学创新的使用和潜在风险收益。这对于以新技术为特征且缺乏可用研究数据的情况尤其必要。

技术使各种类型的数据能够通过自动化过程转化为知识。它还提供获取准确信息和知识的途径，这是实施护理信息学创新以实现高质量患者护理的必要条件（Moen 和 Mæland Knudsen，2013）。在未来，将有可能利用数据分析方法对来自不同地区和源头的数据进行合并和处理以生成真实世界证据，从而监控护理结果。真实世界证据将连同研究证据共同作为护理信息学创新的基础。

五、使用护理数据作为高质量患者护理的证据

（一）数据质量的重要性和要求

世界卫生组织（2017）提出，为确保数据的质量，健康数据必须完整、及时、一致、可靠和准确。患者数据质量是患者数据管理中的一个重要问题。北欧国家的电子健康战略强调了患者数据质量的重要性、使用和重复利用数据的可能性，并着重衡量其影响和偏好（Vehko、Ruotsalainen 和 Hyppönen，2019）。

数据质量是评估电子病历数据用于患者护理以及数据二次使用（如研究、统计、治疗方法开发和管理目的）的关键因素（Weiskopf 和 Weng，2013；Meystre 等，2017）。电子病历系统中的记录质量会影响患者护理质量和患者安全（Jylhä，2017；Palojoki，2017）。确切地说，不准确护理诊断的存在可能导致不适当干预措施的实施或对相关结果误解的风险。此外，文件的缺少和不充分会扭曲研究结果并阻碍患者护理和数据重复利用的进一步发展（Sanson、Vellone、Kangasniemi、Alvaro 和 D'Agostino，2017；Sollie、Sijmons、Helsper 和 Numans，2017）。

尽管几十年来人们已经认识到高质量健康数据和对这些数据再利用的价值，但在一些情况

下，全球范围内的护理和医疗记录仍然存在许多问题。虽然统一的数据结构要求可以为患者护理管理和二次使用提供更好的数据质量，但在实施这些结构方面的具体进展却相当少见(Saranto 等，2014；McCormick 等，2015；O'Brien、Weaver、Settergren、Hook 和 Ivory，2015；Meystre 等，2017；Vuokko、Mäkelä-Bengs、Hyppönen、Lindqvist 和 Doupi，2017)。

在全球范围内，有超过 2000 万的执业护士和助产士记录患者的日常护理（WHO，2018b)。因此，讨论和协调如何记录患者数据非常重要。患者的护理过程是医疗保健的核心；而其他行政流程，如信息管理、财务管理、人力资源管理和教育则提供支持作用。医疗保健专业人员每天都会生成大量数据，并在患者护理过程的不同阶段导入数据库，包括护理计划、干预实施和结局评估阶段（Westra、Pruinelli 和 Delaney，2015；Westra 等，2017)。

护理过程模型是护理文件和护理计划的标准。它可以在不同的电子病历系统中实现数据记录和共享（Müller-Staub、de Graaf-Waar 和 Paans，2016)。通过开发标准化护理术语来确保护理数据的可比性和传播能力得到了广泛认可（Westra、Bauman、Delaney、Lundberg 和 Petersen，2008；McCormick 等，2015)。具体而言，需要标准化的护理文件模型和术语来生成可重复使用的有效数据（Liyanage 等，2015；Whittenburg 和 Meetim，2016)。此外，具有标准化术语的数据支持基于循证的决策，并有助于评估护理照护和护理结局（Saranto 等，2014；Müller-Staub 等，2016)。与统一护理文件相关的概念被称为护理内容标准，它们可以采用数据集、代码集、术语、字典、语言、系统命名法、分类、词汇或分类法的形式（Cimino，1998；Saba 和 Taylor，2007；Westra 等，2008)。世界各地的研究人员已经开发了一些构建护理文件的术语。护理分类的交叉映射和协调可以评估使用的内容和概念的可比性，并促进各种护理分

类的共享使用，同时避免信息冗余（Lu、Park、Ucharattana、Konicek 和 Delaney，2006；Park、Lu、Konicek 和 Delaney，2007；Kim、Hardiker 和 Coenen，2014)。

（二）国家护理术语的开发与验证

在过去 10 年中，芬兰国内开发了一个标准化的护理文件模型作为国家健康信息技术项目的一部分，旨在定义国家电子健康档案的核心组成部分。此模型基于护理决策过程、护理核心数据（芬兰护理最小数据集）及根据芬兰护理分类系统（Finnish care classification，FinCC）用于护理计划、总结和记录的标准化护理术语。芬兰护理最小数据集（Finnish cursing minimum Data Set，FNMDS）包括护理诊断、干预措施、患者结局、强度数据和出院总结（Kinnunen、Ensio 和 Liljamo，2011；Kinnunen 等，2014；Liljamo、Kinnunen 和 Saranto，2020)。根据最近对芬兰护士的一项调查，他们在遵循国家核心结构的电子文件方面非常尽职（Kinnunen 等，2019a)。

FinCC 是在临床护理分类系统基础上发展而来的，CCC 以前称为家庭医疗保健分类系统（home health care classification，HHCC），由 Virginia Saba 博士开发。继 HHCC 之后，CCC 具有三级分层格式（Saba，2007 和 2012；Saba 和 Taylor，2007；Ensio、Kinnunen 和 Mykkänen，2012)。对于国际用户，CCC 已被翻译成多种语言，包括汉语、荷兰语、芬兰语、德语、韩语、挪威语、葡萄牙语、斯洛文尼亚语、西班牙语和土耳其语（Saba，2012)。FinCC 包括芬兰护理诊断分类（Finnish classification of nursing diagnoses，FiCND）、芬兰护理干预分类（Finnish classification of nursing interventions，FiCNI）和芬兰护理结局分类（Finnish classification of nursing outcomes，FiCNO)。FinCC 的开发和文化验证始于 2000 年初，当时将护理记录与 HHCC 进行了分组、分析和映射（Saba，2007 和 2012；Saba 和 Taylor，2007；Ensio 等，2012)。

在开发 CCC 的同时，FinCC 的开发工作作为几个国家项目的一部分在芬兰继续进行。FiCND 和 FiCNI 的第一个版本于 2007 年被芬兰国家代码服务器接受，其由芬兰国家卫生和福利研究院组织（Ikonen、Tanttu、Hoffren 和 Mäkilä，2007）。迄今为止，FinCC 是芬兰唯一一被代码服务器接受的护理术语，因此所有供应商都可以免费使用（Kalliokuusi 和 Eerola，2014）。

2005—2009 年，芬兰的国家文件模型通过国家项目得到进一步发展，包括 FinCC。2008 年，东芬兰大学开始负责 FinCC 的维护和发展（Ensio、Saranto、Ikonen 和 Iivari，2006；Ikonen 等，2007；Tanttu 和 Rusi，2007）。2008—2012 年，在与护理教育和护理实践代表合作开展的一个特殊文件项目中，教育机构和各种医疗保健机构界定了使用 FinCC 所需的能力（Rajalahti、Heinonen 和 Saranto，2014）。2010 年，该模型被翻译成瑞典语，可供芬兰的瑞典语地区使用。如今，FinCC 被广泛应用于芬兰的专业和初级医疗保健。

FiCND 和 FiCNI 均包含 17 个组成部分（图 42-2）。每个组件均含不同数量的主要类别和子类别。FinCC 的内容则根据 2004 年（Ensio 等，2006）、2007 年和 2010 年（Kinnunen 等，2011）、2018 年（Kinnunen 等，2019b）的用户反馈进行了修订。FinCC 的参与专家代表了不同的医疗保健组织，包括 THL、芬兰地方和地区当局协会及 UEF。专家组负责监督术语的开发、与用户和研究人员沟通，以及对 FinCC 持续评估和验证工作。

FinCC 的最新更新是在 2018—2019 年实施的。该过程的第一阶段包括从临床指南、其他国家的指南、法律、法规和科学论文中寻找证据。此次更新旨在增加使用不同量表（如疼痛量表、创伤量表、营养不良风险量表）和循证研究来开发术语。首先，制订了 FinCC4.0 版的草案（图 42-2）。其次，向医疗保健机构（n=34）和应用科学大学（n=14）发送了一份电子问卷，问卷包括 34 页关于 FiCND 和 FiCNI 的 17 个组件及所有主要类别和子类别的陈述，以评估新版 FinCC 与实际护理实践的符合程度、实用性及可理解性。采用 Likert 型的 1~5 级评分量表（完全不同意到完全同意）评估主要类别和子类别的可理解性和实用性。此外，参与者也可以在每个陈述后自由发表评论。调查对象包括护士、护理教育者、高级护士、护理领导者和护理学生。FiCND 和 FiCNI 组成部分的平均实用性和可理解性得分为 4.1~4.9。此外，这些评论提出了几个问题，并就问题与不同专家进行了磋商。第三，更新过程包括对术语进行专家验证，并将这些术语纳入芬兰国家代码服务器。新版本的 FinCC 已于 2019 年秋季推出，此后所有供应商均可免费使用。该用户指南也已经以芬兰语和瑞典语出版，并将于 2020 年秋季以英语出版（Kinnunen 等，2019b）。

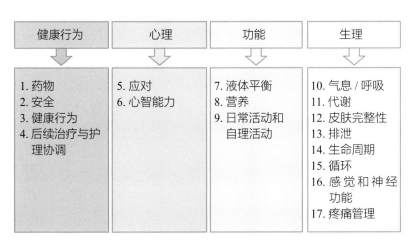

▲ 图 42-2　芬兰护理分类系统 4.0 版的组成部分

（三）利用结构化护理数据获得更好的患者预后

当护士定期使用芬兰国家文件模型记录患者日常数据时，会遵循一个标准化的整体护理流程，包括数据收集、护理诊断、护理计划、护理实施及结局评估。同时，使用临床推理和整个护理过程的文件进行最终评估对于为患者规划适当的干预措施也非常重要（ISO，2014）。根据基于立法的芬兰国家指南，自 2011 年以来，护理总结一直由芬兰 Kanta 服务机构处理。原则上，这意味着护理总结存储在国家电子档案中，无论患者、医生或护士的登陆端口如何，均可以从不同的患者病历记录系统和任何医疗机构查看（图 42-3）。护理总结的结构是基于上述国家核心数据集（包括护理诊断、护理干预、护理结局和患者护理强度）（Kinnunen 等，2014；Liljamo 等，2020）。同时，这些总结使用了所有医疗保健组织采用的标准化术语（Kuusisto，2018）。

结构化数据为数据的重复利用提供了许多可能性（Saranto 和 Kinnunen，2009；Kinnunen 等，2014；Meystre 等，2017）。使用护理术语的结构化数据在数据挖掘中是有价值的，它为文件编制和开发提供了适当的可见区域（表 42-1）。数据挖掘有利于从数据库中发现知识（Kivekäs 等，2016；Kinnunen、Kivekäs、Paananen、Kälviäinen 和 Saranto，2016）。出于管理目的，如护理资源的分配，记录护理数据的数据探查配置文件可以提供信息，并提高整个患者护理过程的可见性、计划护理的实施方式及患者护理需求的结局（Mykkänen、Miettinen 和 Saranto，2016）。在结构化护理数据的重复利用方面，审核护理文书对于实现统一的高质量文档非常重要，这反过来又与高质量的护理相关联（Mykkänen、Saranto 和 Miettinen，2012）。

FinCC 与 Oulu 患者分类（Oulu patient classification，OPCq）进行了交叉映射，旨在测量护理强度（nursing intensity，NI）（Liljamo 等，

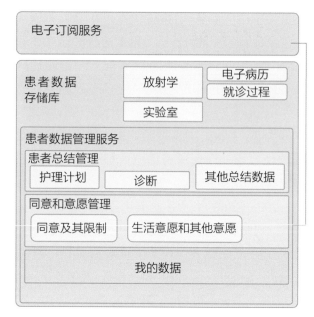

▲ 图 42-3 Kanta 服务

2016；Liljamo 等，2020）。在芬兰，许多医院不但已经使用了这两种护理分类，并且将其作为独立的系统。传统的患者护理分类由于其主观性和增加护士的工作量而受到批判，因其要求每天对患者的 NI 评分进行一次人工评估。这两种分类的交叉映射最初是为了不同的目的而开发的，有助于重新使用 EHR 中已经可用的编码数据来评估 NI（图 42-4）。

而且，FinCC 旨在通过提供 NI 的实时估计，不需要因额外的数据收集或文件而增加护士的工作量。在获得一个电子健康档案的交叉映射结果后，系统可以将编码后的护理数据与 NI 数据结合起来并分析其关系（Liljamo 等，2020）。FinCC 中护理诊断和干预措施的数量与 OPCq 测量的 NI 类别之间存在明显的统计学关系；护理诊断和干预记录越多，NI 水平就越高。2020 年 Liljamo 等的初步研究结果显示，编码的护理数据可用于管理和资源规划。此研究结果为继续阐述 EHR 数据重复利用和信息技术发展提供了良好的基础。

六、通过患者参与提高护理质量

以人为本的护理承认患者作为需要健康相关

表 42-1 基于再利用的结构化护理数据挖掘结局的汇总

数据挖掘和重复利用的目的	结　局	参考文献
• 患者护理流程的研究和开发 • 文件和术语的开发 • 决策	• 护理和医疗文件的可见性和一致性 • 触发器用于指示癫痫患者健康状况的变化 • 文件提醒功能的开发	Kivekäs 等，2016
• 患者护理流程的研究和开发 • 文件和术语的开发 • 决策	• 护理文件的可视性 • 触发器用于指示癫痫患者健康状况的变化 • 患者资料和人群分析	Kinnunen 等，2016
• 护理管理	• 审核护理文书对于实现统一、高质量的文书非常重要，反过来又与高质量的护理相关联	Mykkänen 等，2012
• 护理管理	• 护理资源的分配、记录的护理数据的数据探查配置文件可以提供信息，并提高整个患者护理过程、计划护理的实施方式及患者护理需求的结局的可见性	Mykkänen 等，2016
• 护理管理	• 衡量护理强度	Liljamo、Kinnunen 和 Saranto，2016
• 护理管理	• 资源规划，提供护理信息学的实时估计而不需要因额外的数据收集或分类增加护士工作量	Liljamo 等，2020

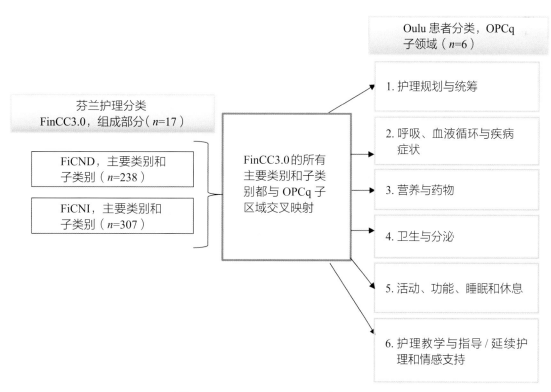

▲ 图 42-4　芬兰护理分类（FinCC）和 Oulu 患者分类（OPCq）的交叉映射

服务的社会公民具备完全自主权，因此它避免了等级森严的患者 – 提供者关系。最近，Rigby 等（2015）将以人为本的卫生服务系统定义为，"支持人们做出明智的决定、成功地管理他们的健康和护理，并邀请其他人代表他们采取行动。以人为本的护理将患者视为在计划、发展和评估护理中的平等伙伴"。由于存储和控制电子信息共享的能力，信息通信技术（information and communication technology，ICT）在促进医疗保健环境中的护理协调方面具有巨大潜力（Rigby 等，2015；Saranto、Kivekäs、Kuosmanen 和 Kinnunen，2018）。

EHR 系统的广泛应用实现了提供医疗保健信息的新途径，例如允许患者查看他们自身的医疗记录、检测结果和药物。电子健康一词是指由互联网提供或增强的健康服务和易于更新的健康相关信息（Niemi、Hupli 和 Koivunen，2016）。在医疗保健干预背景下，此类新技术因其在促进患者参与方面的巨大潜力而得到认可。具体来说，它们能够发展综合、可持续和以患者为中心的服务，并促进护理过程中参与者之间的有效交流（Eysenbach，2000）。此外，诸如由患者自己控制的 EHR 等自我管理技术也可以帮助人们管理和应对疾病（Schneider、Hill 和 Blandford，2016）。因此，为患者提供电子健康档案已成为提高护理质量和安全性的一种有前景的方式（Neves 等，2018）。

患者信息门户是支持以患者为中心的护理的重要技术手段。通常，这些信息门户是由医疗机构开发的基于 Web 的应用程序（Saranto 等，2018），允许访问机构的全部或部分 EHR 数据。更发达的患者信息门户也可能提供旨在增强医疗服务水平的高级通信功能和服务（Rigby 等，2015）。类似患者信息门户和移动健康应用程序之类的工具已经被开发，可以让患者参与他们的护理或家属的护理。早已有相当多的患者使用健康信息技术。所以，面向患者的健康信息技术适应他们的需求是不可缺少的。虽然信息门户功能

各不相同，但大多数患者可以查看实验室和 X 线结果、免疫、药物和过敏信息，并向他们的医生或护士发送安全信息（Kanta，2019）。

然而，患者信息门户可能难以操作，并且患者也许难以理解其医疗信息（Powell，2017；Fraccaro 等，2018）。有研究表明，患者希望他们的医疗服务提供者给予鼓励，并解释如何使用信息门户，同时提供多种培训机会（Sarkar 和 Bates，2017；Vicente 和 Madden，2017）。虽然新技术可以记录和监测患者日常生活中的行为、生理和情绪变量并提供即时反馈，但要求患者反馈不同情绪的自我报告措施也可以达到同样的结果（Barello 等，2016）。

越来越多的人从互联网上获取健康信息。以往的研究表明，在网上咨询症状的人往往趋向于规避风险，并在适宜进行自我护理的时候寻求医疗照护（Semigran、Linder、Gidengil 和 Mehrotra，2015；Powley、McIlroy、Simons 和 Razal，2016）。技术可用于教育这些患者，并为他们提供信息和选择，如基于网络的自我管理工具。这些工具旨在给患者一种控制感，帮助他们更好地应对和管理自身疾病。Schneider 等（2016）认识到患者的信息需求不仅取决于他们的病情，还取决于护理环境。此外，他们发现并非所有患者和家属都愿意为他们的健康管理承担更多的自我管理和责任，或主动地使用技术。研究也发现，患者家庭需求和愿望差异的一个重要来源是他们的应对方式（Kruse、Argueta、Lopez 和 Nair，2015）。

健康素养低与预防服务的使用减少、慢性病的患病风险增加、治疗依从性较差与健康结局较差有关（Champlin、Mackert、Glowacki 和 Donovan，2017）。健康素养也影响了患者与医疗服务提供者之间的沟通。健康素养低的个体更不容易与他们的医疗保健提供者进行共同决策，也不太可能提出问题。患者通过信息门户网站访问其健康信息的意愿和能力受个人因素（年龄、文化水平和健康状况）和医疗保健服务相关因素的

影响（卫生保健服务提供者支持与患者门户系统可及性）（Niemi 等，2016；Neves 等，2018）。

临床医生认为就诊时间短是与患者建立关系和沟通的障碍。此外，在患者访谈期间创建 EHR 降低了临床医生与患者联结的能力，并导致临床医生对临床实践的不满（Anderson 等，2017）。当患者能够在就诊前将待议事项输入到 EHR 记录中时，患者和临床医生都认为就诊期间的沟通得到了改善，并且时间得到了优化。他们对未来由患者编写的待议事项表现出很大兴趣。

自我治疗和数字价值服务（ODA，2019）及虚拟医院 2.0（2019）项目推动了芬兰公民和医疗保健专业人员开发新的电子健康服务。这些电子服务使医疗服务和治疗链能够在初级和专业医疗保健服务网络的不同专业领域以新的方式融合。此外，电子健康服务促使社会福利和医疗服务机构的工作人员之间更好地合作。图 42-5 内护理流程中的数字医疗服务解释提供了将传统服务转变为数字服务时的变化程度的见解。

新服务在不断收集数据进行服务开发的同时，增加了服务区的满意度（Saranto 等，2018）并提升了对患者或用户服务的影响。数字化项目实现了他们的目标。数字服务结合了护理路径，提高了治疗和预防保健的效率，让用户能够在正确的时间获得护理，减少门诊就诊次数，提高护理工作效率（Digital Health Village，2020）。应该使用现代大数据分析方法监控数字服务的使用和影响情况，并基于用户行为和服务影响不断开发服务路径和结构（Sebaa、Chikh、Nouicer 和 Tari，2018）。为患者提供访问其健康记录的途径与医疗保健质量四个主要领域的理论效益相关：

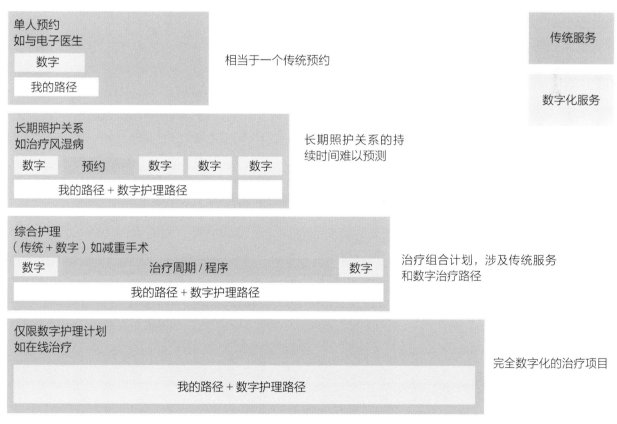

▲ 图 42-5 数字服务的整合

以患者为中心、有效性、安全性和效率（Neves 等，2018）。同时，安全获取医疗和护理记录可提高患者满意度，并增强患者和医疗服务提供者之间的沟通。

七、结论

Florence Nightingale 在护理方面的成就不仅在于实践，还在于知识创造，多数情况下她被认为是第一位护理信息学专家。我们还发现她的成就具有创新性，因为她是第一位使用数据来验证自己决策的护士。

尽管如此，护理信息学创新的实施必须基于充分的证据，以证明对患者、专业人员、组织 / 社会的益处和可能的危害。护理信息学创新的可行性、适宜性、意义性和有效性需要通过研究证据和从护理实践中不断生成的 RWD 进行仔细评估。高质量的健康数据使得实践中有关护理信息学创新影响的可靠信息得以实现，同时也为二次利用健康数据提供了可能。

统一的数据结构能够为患者的护理管理和数据的二次使用提供更好质量的数据，如研究、统计、治疗方法开发和行政目的。因此，在患者护理文件中使用结构化术语至关重要。

在未来，不仅护士和其他卫生专业人员，而且患者也会在医疗保健中使用更多的技术设备。只有在护理实践中提高信息系统的功能性和互操作性才有利于支持信息流。提供数字服务的新方式不仅会改变患者的角色，还会改变护理提供者的角色。这种创新既是通过连贯互动实现的社会创新，也是通过提供信息访问和 RWD 以进行决策的技术创新。

自测题

1. 在医疗保健环境中，互操作性是指什么？
   A. 有两个或两个以上的医疗保健提供者相互交换和利用这些信息的能力

   B. 提供无缝的护理、服务和数据流
   C. 允许同一组织中的医疗保健专业人员之间进行合作
   D. A 和 B

2. 真实世界的数据包括什么？
   A. 来自电子病历的数据
   B. 来自随机对照试验的数据
   C. 来自系统评价的数据
   D. 以上均不是

3. 护理信息学创新的意义意味着什么？
   A. 在特定环境中，创新在物理、文化或经济上的实用性或可能实现的程度
   B. 一项创新如何适应或适合某种情况的程度
   C. 创新采用者的个人经验、观点、价值观、思想、信念和解释
   D. 以上均不是

4. 以下哪一项不符合高质量的患者数据标准？
   A. 叙事性或非结构化的护理数据可以清晰地理解护理实践
   B. 无论如何记录患者数据都不重要
   C. 基于结构化术语的护理文件，通过标准术语和护理语言提供关于患者护理过程的准确信息
   D. A 和 B

5. 其中哪些是结构化护理数据用于患者结局的例子？
   A. 审核护理文件可以证明文件内容质量
   B. 结构化护理数据提供了有关患者护理需求结局的有价值信息
   C. 结构化护理数据为护理总结提供了不明确的信息
   D. A 和 B

6. 结构化数据如何为数据重复使用提供可能性？

A. 很少在医疗保健领域

B. 仅适用于医生

C. 使用数据挖掘

D. A 和 B

7. 在更新护理术语时，谁应该提供输入？

A. 听取护士和最终用户的意见是很必要的

B. 首席医疗信息官的意见是最重要的

C. 研究人员可以只用他们自己的意见来更新这些术语

D. 只有医生

8. 芬兰护理最小数据集中的核心数据是什么？

A. 护理强度、护理病史和护理干预措施

B. 护理诊断、护理干预、护理结局、护理强度、出院总结

C. 护理诊断、护理结局和病史

D. 以上这些都不包含在 FNMDS 中

9. 使用患者信息门户有哪些影响？

A. 健康素养低与预防性服务的使用减少有关

B. 电子工具旨在给患者一种控制感，从而帮助他们更好地应对和管理自己的疾病

C. 为患者提供电子健康档案已成为改善护理质量和安全的一种有前景的方法

D. 以上所有选项

10. 通过什么鼓励患者参与和管理他们的健康和护理？

A. 允许患者在计划、发展和评估护理方面成为平等的合作伙伴

B. 为患者提供电子健康档案

C. 提供旨在增强医疗服务水平的高级通信功能和服务

D. 以上所有选项

答案

1. D。在医疗保健背景中，互操作性是指两个或多个医疗保健提供者相互交换和利用信息及提供无缝护理、服务和数据流的能力。

2. C。真实世界的数据包括来自系统评价的数据。

3. C。护理信息学创新的意义意味着创新用户的个人体验、观点、价值观、思想、信念和解释。

4. D。叙事性或非结构化护理数据及对记录患者数据不作要求并不适用于高质量的患者护理。真正适用的是基于结构化术语的护理文件，通过常见的模式和护理语言提供患者护理过程的准确信息。

5. D。审核护理文件提供了文件内容质量的证据，利用结构化护理数据可提供有关患者结局的有价值的信息，这些信息与衡量患者护理需求结局有关。

6. C。结构化数据通过数据挖掘为重复利用数据提供了可能。

7. A。在更新护理术语时，听取护士和最终用户的意见是必要的。

8. B。芬兰护理最小数据集包括护理诊断、护理干预、护理结局、护理强度和出院总结。

9. D。健康素养低与预防服务的使用减少有关；电子工具旨在让患者有一种控制感，帮助他们更好地应对和管理他们的疾病，为患者提供 EHR 已经成为一种有前景的提高护理质量和安全的方法。所有这些都会影响到患者信息门户网站的使用。

10. D。允许患者在规划、发展和评估其护理方面成为平等的合作伙伴，为患者提供电子健康档案，并为了加强医疗服务水平提供高级沟通功能和服务。所有这些都鼓励患者参与和管理他们的健康和护理。

参考文献

[1] Ahonen, O., Kouri, P., Liljamo, P., Granqvist, H., Junttila, K., Kinnunen, U-M., ... Saranto, K. (2015). *The ehealth strategy of Finnish Nursing Association 2015-2020*. Retrieved from https://nurses-fi-bin.directo.fi/@Bin/70790ee5a 1d6ad5cfca6a 57606000ecb/1506020626/application/ pdf/237208/eHealth_ RAPORTTI%20_ENGLANTI.pdf. Accessed on March 4, 2019.

[2] Alsahafi, A. Y. A., & Gay, B. V. (2018). An overview of electronic personal records. *Health Policy and Technology, 7*, 427-432.

[3] Anderson, M. O., Jackson, S. L., Oster, N. V., Peacock, S., Walker, J. D., Chen, G. Y., & Elmore, J. G. (2017). Patients typing their own visit agendas into an electronic medical record: Pilot in a safety-net clinic. *Annals of Family Medicine, 15*, 158-161.

[4] Barello, S., Triberti, S., Graffigna, G., Libreri, C., Serino, S., Hibbard, J., & Riva, G. (2016). eHealth for patient engagement: A systematic review. *Frontiers in Psychology, 6*, 2013.

[5] Champlin, S., Mackert, M., Glowacki, E. M., & Donovan, E. E. (2017). Toward a better understanding of patient health literacy: A focus on the skills patients need to find health. *Information. Qualitative Health Research, 27*(8), 1160-1176.

[6] Cimino, J. J. (1998). Desiderata for controlled medical vocabularies in the twenty-first century. *Methods of Information in Medicine, 37*(4-5), 394-403.

[7] Digital Health Village. https://www.digitalhealthvillage.com/ en/ home. Accessed on May 10, 2020.

[8] D'Agostino, F., Vellone, E., Cocchieri, A., Welton, J., Maurici, M., Polistena, B., ... Sanson, G. (2018). Nursing diagnoses as predictors of hospital length of stay: A prospective observational study. *Journal of Nursing Scholarship, 511*, 96-105.

[9] Donabedian, A. (1992). The role of outcomes in quality assessment and assurance. *Quality Review Bulletin, 11*, 356-60.

[10] Ensio, A., Kinnunen, U.-M., & Mykkänen, M. (2012). Finnish Care Classification for Nursing Documentation. In V. K. Saba (Ed.), *Clinical care classification (CCC) system, version 2.5 user's guide* (2nd ed., pp. 58-61). New York: Springer Publishing Company.

[11] Ensio, A., Saranto, K., Ikonen, H., & Iivari, A. (2006). The national evaluation of standardized terminology. In H-A. Park, P. Murray, & C. Delaney (Eds.), *Consumer-centered computer-supported care for healthy people. Proceedings of NI2006* (pp. , 122, 749-752). Seoul, Amsterdam: IOS Press.

[12] European Commission. (2012a). *Innovation in healthcare*. Retrieved from http://ec.europa.eu/research/health/ pdf/ innovation-in-healthcare-overview-report_en.pdf. Accessed on April 15, 2019.

[13] European Commission. (2012b). Communication from the commission to the European Parliament, the council, the European economic and social committee and the committee of the regions. *eHealth action plan 2012-2020: Innovative healthcare for the 21st century*. COM/2012/0736 final. Retrieved from https://ec.europa. eu/digital-agenda/en/news/ ehealth-action-plan- 2012-2020-innovative-healthcare-21st-

century. Accessed on February 8, 2019.

[14] European Union. (2016). *Regulation (EU) 2016/679 of the European Parliament and of the Council of 27 April 2016 on the protection of natural persons with regard to the process ing of personal data and on the free movement of such data, and repealing Directive 95/46/EC (General Data Protection Regulation)*. Retrieved from http://data.europa.eu/eli/ reg/2016/679/2016-05-04. Accessed on May 17, 2019.

[15] European Union. (2017). *New European interoperability framework, promoting seamless services and data flows for European public administrations*. Retrieved from https:// ec.europa.eu/isa2/sites/isa/files/eif_brochure_ final.pdf. Accessed on April 14, 2019.

[16] Eysenbach, G. (2000). Consumer health informatics. *BMJ, 320*, 1713-1716.

[17] Fraccaro, P., Vigo, M., Balatsoukas, P., Buchan, I. E., Peek, N., & van der Veer, S. N. (2018). The influence of patient portals on users' decision-making is insufficiently investi gated: A systematic methodological review. *International Journal of Medical Informatics, 111*, 100-111.

[18] Heslop, L., & Lu, S. (2014). Nursing-sensitive indicators: A concept analysis. *Journal of Advanced Nursing, 70*(11), 2469-2482.

[19] Hübner, U. (2015). What are complex eHealth innovations and how do you measure them? *Methods of Information in Medicine, 54*(04), 319-327.

[20] Hyppönen, H., Koch, S., Faxvaag, A., Gilstad, H., Nohr, C., Haroardottir, G. A., ..., Vimarlund, V. (2017). *Nordic eHealth benchmarking: From piloting towards established practice*. TemaNord, 528. Retrieved from https://norden. diva-portal. org/smash/get/diva2:1093162/FULLTEXT01. pdf. Assessed on March 19, 2019.

[21] Ikonen, H., Tanttu, K., Hoffren, P., & Mäkilä, M. (2007). Implementing nursing diagnosis, interventions and outcomes in multidisciplinary practice: Experiences in Finland. In N. Oud, F. Sheerin, M. Ehnfors, & W. Sermeus (Eds.), *Nursing communication in multidis ciplinary practice. Proceedings of the 6thACENDIO Conference, Amsterdam, the Netherlands* (pp. 183-186).

[22] ISO, International Standard, 18104. (2014). *Health informat ics: Categorical structures for representation of nursing diagnoses and nursing actions in terminological systems*. ISO 2014, Switzerland. Retrieved from https://www.iso. org/obp/ ui/#iso:std:iso:18104:ed-2:v1:en. Accessed on December 15, 2018.

[23] Jordan, Z., Lockwood, C., Munn, Z., & Aromataris, E. (2019). The updated Joanna Briggs Institute model of evidence based healthcare. *International Journal of Evidence-Based Healthcare, 17*(1), 58-71.

[24] Jylhä, V. (2017). *Information management in health care: A model for connecting information culture and patient safety*. Publications of the University of Eastern Finland. Dissertations

in Social Sciences and Business Studies, No. 140. Retrieved from http://epublications.uef.fi/pub/urn_ isbn_978-952-61-2384-4/urn_isbn_978-952-61-2384-4. pdf. Accessed on February 11, 2019.

[25] Kalliokuusi, V., & Eerola, J. (2014). *Linguistic and terminolog ical principles for preparing code sets on the social welfare and health care Code Server.* Instructions for preparatory staff and expert groups. National Institute for Health and Welfare, Steering 10/2014, Helsinki. Retrieved from http://www.julkari. fi/bitstream/handle/10024/116286/ URN_ISBN_978-952-302-271-3.pdf?sequence=1. Accessed on December 15, 2018.

[26] Kanta. (2019). *The Social Insurance Institution of Finland.* Retrieved from https://www.kanta.fi/en/citizens. Accessed on April 9, 2019.

[27] Kim, T. Y., Hardiker, N., & Coenen, A. (2014). Inter terminology mapping of nursing problems. *Journal of Biomedical Informatics, 49*(6), 213-220.

[28] Kinnunen, U-M., Ensio, A., & Liljamo, P. (2011). Finnish care classification for nursing documentation: Users' voice. In F. Sheerin, W. Sermeus, K. Saranto, & H. Jesus Elvio (Eds.), *E-health and nursing: How can e-Health promote patient safety? 8th European Conference of ACENDIO* (pp. 250-257). Association for Common European Nursing Diagnoses, Interventions and Outcomes.

[29] Kinnunen, U-M., Junttila, K., Liljamo, P., Sonninen, A-L., Härkönen, M., & Ensio, A. (2014). FinCC and the National Documentation Model in EHR: User feed back and development suggestions. *Studies in Health Technology and Informatics, 201*, 196-202.

[30] Kinnunen, U-M., Heponiemi, T., Rajalahti, E., Ahonen, O., Korhonen, T., & Hyppönen, H. (2019a, February 7). Factors related to health informatics competencies for nurses: Results of a National Electronic Health Record survey. *CIN: Computers, Informatics, Nursing.*

[31] Kinnunen, U-M., Härkönen, M., Kuusisto, A., Liljamo, P., Nissinen, S., & Ukkola, T. (2019b). Updating the FinCC: A survey of nurses' and nursing lectures' opinions of the developed nursing terminology. *ACENDIO Conference Proceedings 2019.* eHealth and nursing: Preparing the profession for the future.

[32] Kivekäs, E., Kinnunen, U-M., Paananen, P., Kälviäinen, R., Haatainen, K., & Saranto, K. (2016). Functionality of triggers for epilepsy patients assessed by text and data mining of medical and nursing records. *Studies in Health Technology and Informatics, 225*, 128-132.

[33] Kinnunen, U-M., Kivekäs, E., Paananen, P., Kälviäinen, R., & Saranto, K. (2016). Testing of triggers by data mining of epilepsy patients' structured nursing records. *Studies in Health Technology and Informatics, 225*, 461-465.

[34] Kruse, C. S., Argueta, D. A., Lopez, L., & Nair, A. (2015). Patient and provider attitudes toward the use of patient portals for the management of chronic disease: A systematic review. *Journal of Medical Internet Research, 17*(2), e40.

[35] Kuusisto, A. (2018). *Securing the continuity of patient care by means of an electronic nursing discharge summary.* University of Eastern Finland, Publications of the University of Eastern Finland Dissertations in Social Sciences and Business Studies; No 165. Abstract in English. Retrieved from http://epublica tions.uef.fi/pub/urn_isbn_978-952-61-2707-1/urn_isbn_978-952-61-2707-1.pdf. Accessed on January 10, 2019.

[36] Liljamo, P., Kinnunen, U-M., & Saranto, K. (2016). Healthcare professionals' views on the mutual consistency of the Finnish Classification of Nursing Interventions and the Oulu Patient Classification. *Scandinavian Journal of Caring Sciences, 30*(3), 477-488.

[37] Liljamo, P., Kinnunen, U-M., & Saranto, K. (2020). Assessing the relation of the coded nursing care and nursing intensity data: Towards the exploitation of clinical data for administrative use and the design of nursing workload. *Health Informatics Journal, 26*(1), 114-128.

[38] Liyanage, H., Correa, A., Liaw, S-T., Kuziemsky, C., Terry, A. L., & de Lusignan, S. (2015). Does informatics enable or inhibit the delivery of patient-centred, coordinated, and quality-assured care: A Delphi study. *Yearbook of Medical Informatics, 24*(01), 22-29. Retrieved from https://doi.org/10.15265/IY-2015-017. Accessed on January 1, 2019.

[39] Lu, D., Park, H., Ucharattana, P., Konicek, D., & Delaney, C. (2006). Nursing outcomes classification (NOC) in SNOMED CT: A cross-mapping validation. *International Journal of Nursing Terminologies & Classifications, 17*(1), 43-44.

[40] McCormick, K., Sensmeier, J., Dykes, P., Grace, E., Matney, S., Schwartz, K., & Weston, M. (2015). Exemplars for advanc ing standardized terminology in nursing to achieve sharable, comparable quality data based upon evidence. *Online Journal of Nursing Informatics (OJNI), 19*(2). Retrieved from http://www. himss.org/ojni. Accessed on April 14, 2019.

[41] Meystre, S., Lovis, C., Bürkle, T., Tognola, G., Budrionis, A., & Lehmann, C. (2017). Clinical data reuse or secondary use: Current status and potential future progress. *IMIA Yearbook, 26*(1), 38-52.

[42] Miani, C., Robin, E., Horvath, V., Manville, C., Cave, J., & Chataway, J. (2014). *Health and healthcare: Assessing the real-world data policy landscape in Europe.* RAND Europe, Cambridge.

[43] Moen, A., & Mæland Knudsen, L. M. (2013). Nursing informatics: Decades of contribution to health informatics. *Healthcare Informatics Research, 19*(2), 86-92. doi:10.4258/ hir.2013.19.2.86.

[44] Müller-Staub, M., de Graaf-Waar, H., & Paans, W. (2016). An internationally consented standard for nursing process: Clinical decision support systems in electronic health records. *CIN: Computers, Informatics, Nursing, 34*(11), 493-502.

[45] Mykkänen, M., Miettinen, M., & Saranto, K. (2016). Standardized nursing documentation supports evidence-based nursing management. *Studies in Health Technology and Informatics, 225*, 466-470.

[46] Mykkänen, M., Saranto, K., & Miettinen, M. (2012). *Nursing audit as a method for developing nursing care and ensuring patient safety.* NI 2012: 11th International Congress on Nursing Informatics, June 23-27, 2012, Montreal, Canada, 301. Retrieved from https://www.ncbi.nlm.nih.gov/pmc/ articles/

PMC3799087/. Accessed on April 14, 2019.

[47] Neves, A. L., Carter, A. W., Freise, L., Laranjo, L., Darzi, A., & Mayer, E. K. (2018). Impact of sharing electronic health records with patients on the quality and safety of care: A systematic review and narrative synthesis protocol. *BMJ Open, 8*, e020387.

[48] Niemi, A., Hupli, M., & Koivunen, M. (2016).The use of electronic communication for patient-professional interaction: Nursing staff's point of view. *FinJeHeW, 8*(4), 200-215.

[49] O'Brien, A., Weaver, C., Settergren, T. T., Hook, M. L., & Ivory, C. H. (2015). EHR documentation: The hype and the hope for improving nursing satisfaction and quality outcomes. *Nursing Administration Quarterly, 39*(4), 333-339.

[50] ODA. (2019). Self-treatment and digital value services. Retrieved from https://www.omaolo.fi/. Accessed on April 10, 2019.

[51] Palojoki, S. (2017). *The understanding and prevention of technology-induced errors in electronic health records: A path toward health information technology resilience.* Publications of the University of Eastern Finland, Dissertation in Social Sciences and Business Studies, 144. Itä-Suomen yliopisto, Kuopio. Retrieved from http://urn.fi/URN:ISBN:978-952-61-2460-5. Accessed on April 14, 2019.

[52] Park, H., Lu, D., Konicek, D., & Delaney, C. (2007). Nursing interventions classification in systematized nomenclature of medicine clinical terms: A cross-mapping validation. *CIN: Computers, Informatics, Nursing, 25*(4), 198-210.

[53] Powell, K. R. (2017). Patient-perceived facilitators of and barriers to electronic portal use: A systematic review. *Computers, Informatics, Nursing, 35*(11), 565-573.

[54] Powley, L., McIlroy, G., Simons, G., & Raza1, K. (2016). Are online symptoms checkers useful for patients with inflammatory arthritis? *BMC Musculoskeletal Disorders, 17*, 362.

[55] Rajalahti, E., Heinonen, J., & Saranto, K. (2014). Developing nurse educators' computer skills towards proficiency in nursing informatics. *Informatics Health Social Care, 1*(39), 47-66.

[56] Rigby, M., & Ammenwerth, E. (2016). The need for evidence in health informatics. *Studies in Health Technology and Informatics, 222,* 3-13.

[57] Rigby, M., Georgiou, A., Hyppönen, H., Ammenwerth, E., de Keizer, N., Magrabi, F., & Scott, P. (2015). Patient portals as a means of information and communication technology support to patient-centric care coordination: The missing evidence and the challenges of evaluation. A joint contribution of IMIA WG EVAL and EFMI WG EVAL. *IMIA Yearbook of Medical Informatics, 10*(1), 148-159.

[58] Saba, V. K. (2007). *Clinical care classification (CCC) system manual: A guide to nursing documentation.* New York: Springer Publishing Company.

[59] Saba, V. K. (2012). *Clinical care classification (CCC) system, version 2.5: User's guide* (2nd ed.). New York: Springer Publishing Company.

[60] Saba, V. K., & Taylor, S. L. (2007). Moving past theory: Use of a standardized, coded nursing terminology to enhance nursing visibility. *CIN: Computers, Informatics, Nursing, 25*(6), 324-331.

[61] Sanson, G., Vellone, E., Kangasniemi, M., Alvaro, R., & D'Agostino, F. (2017). Impact of nursing diagnoses on patient and organisational outcomes: A systematic literature review. *Journal of Clinical Nursing, 26*(23-24), 3764-3783. Retrieved from https://doi.org/10.1111/ jocn.13717. Accessed on May 17, 2019.

[62] Saranto, K., & Kinnunen, U-M. (2009). Evaluating nursing documentation: Research design and methods: Systematic review. *Journal of Advanced Nursing, 65*(3), 464-476.

[63] Saranto, K., Kinnunen, U-M., Kivekäs, E., Lappalainen, A-M., Liljamo, P., Rajalahti, E., & Hyppönen, H. (2014). Impacts of structuring nursing records: a systematic review. *Scandinavian Journal of Caring Science, 28*, 629-647.

[64] Saranto, K., Kivekäs, E., Kuosmanen, P., & Kinnunen, U-M. (2018). Electronic health services in the patients' daily activities - Willingness to use health village services. In A. Ugon, D. Karlsson, G. O. Klein, & A. Moen (Eds.). *Building continents of knowledge in oceans of data: The future of cocreated eHealth.* Amsterdam: IOS Press, *Studies in Health Technology and Informatics, 247*, 586-590.

[65] Sarkar, U., & Bates, D. W. (2017). Care partners and online patient portals. *JAMA, 311*(4), 357-358.

[66] Schneider, H., Hill, S., & Blandford, A. (2016). Patients know best: Qualitative study on how families use patient controlled personal health records. *Journal of Medical Internet Research, 18*(2), e43.

[67] Scholes, M., & Barber, B. (1980). Towards nursing informatics. In D. A. D. Lindberg, & S. Kaihara (Eds.), *MEDINFO: 1980.* Amsterdam, Netherlands.

[68] Sebaa, A., Chikh, F., Nouicer, A., & Tari, A. K. (2018). Medical big data warehouse: Architecture and system design. A case study: Improving healthcare resources distribution. *Journal of Medical Systems, 42*, 59.

[69] Semigran, H. L., Linder, J. A., Gidengil, C., & Mehrotra, A. (2015). Evaluation of symptom checkers for self-diagnosis and triage: Audit study. *BMJ, 351*, h3480.

[70] Sollie, A., Sijmons, R. H., Helsper, C., & Numans, M. E. (2017). Reusability of coded data in the primary electronic medical record: A dynamic cohort study concerning cancer diagnoses. *International Journal of Medical Informatics, 99*(3), 45-52.

[71] Staggers, N., & Thompson, C. B. (2002). The evolution of definitions for nursing informatics: A critical analysis and revised definition. *Journal of the American Medical Informatics Association, 9,* 255-261.

[72] Tang, P. (2003). *Key capabilities of an electronic health record system.* Washington, DC: Institute of Medicine of the National Academies.

[73] Tanttu, K., & Rusi, R. (2007). Nursing documentation project in Finland: Developing a nationally standardized electronic nursing documentation model by 2007. In N. Oud, F. Sheerin, & M. Ehnfors, W. Sermeus (Eds.), *Nursing communication in multidisciplinary practice. Proceedings of the 6th ACENDIO Conference, Amsterdam, the Netherlands* (pp. 213-217). Amsterdam: Oud Consultancy.

[74] Varkey, P., Horne, A., & Bennet, K. E. (2008). Innovation

in health care: A primer. *American Journal of Medical Quality, 23*(5), 382-388. Retrieved from https://doi.org/10.1177/1062860608317695. Accessed on May 17, 2019.

[75] Vehko, T., Ruotsalainen, S., & Hyppönen, H. (2019). E-health and e-welfare of Finland: Checkpoint 2018. Report 07, 2019. Retrieved from http://urn.fi/ URN:ISBN:978-952-343-326-7. Accessed on June 12, 2020.

[76] Vicente, M. R., & Madden, G. (2017). Assessing eHealth skills across European. *Health Policy and Technology, 6*, 161-168.

[77] Vuokko, R., Mäkelä-Bengs, P., Hyppönen, H., Lindqvist, M., & Doupi, P. (2017). Impacts of structuring the electronic health record: Results of a systematic literature review from the perspective of secondary use of patient data. *International Journal of Medical Informatics, 97*(1), 293-303.

[78] Weiskopf, N. G., & Weng, C. (2013). Methods and dimensions of electronic health record data quality assessment: Enabling reuse for clinical research. *Journal of the American Medical Informatics Association, 20*(1), 144-151.

[79] Westra, B. L., Bauman, R., Delaney, C. W., Lundberg, C. B., & Petersen, C. (2008). Validation of concept mapping between PNDS and SNOMED CT. *AORN Journal, 87*(6), 1217-1229.

[80] Westra, B. L., Pruinelli, C. W., & Delaney, C. W. (2015). Nursing knowledge: 2015 big data science. *CIN: Computers, Informatics, Nursing, 33*(10), 427-431.

[81] Westra, B. L., Sylvia, M., Weinfurter, E. F., Pruinelli, L., Park, J. I., Dodd, D.,... Delaney, C. W. (2017). Big data science: A literature review of nursing research exemplars. *Nursing Outlook, 65*(5), 549-561.

[82] Whittenburg, L., & Meetim, A. (2016). Electronic nursing documentation: Patient care continuity using the clinical care classification system (CCC). In W. Sermeus, P. M. Procter, & P. Weber (Eds.), *Nursing Informatics 2016. Studies in Health Technology and Informatics, 225*, 13-17. Retrieved from http://ebooks.iospress.nl/volume/nursing informatics-2016-ehealth-for-all-every-level-collaboration from-project-to-realization. Accessed on May 17, 2019.

[83] Virtual Hospital 2.0. (2019). *Terveyskylä.fi*. Retrieved from http://www.virtuaalisairaala2.fi/en/health-village. Accessed on May 17, 2019.

[84] World Health Organization. (2017). *Data quality review: A toolkit for facility data quality assessment. Module 1. Framework and metrics*. Geneva: World Health Organization, 3.0 IGO. Retrieved from https://apps.who. int/iris/bitstream/handle/10665/259224/9789241512725- eng.pdf;jsessionid=C0FDBC127DE7D46F9120D3EC1246 C4A1?sequence=1. Accessed on April 14, 2019.

[85] World Health Organization. (2018a). *Continuity and coordination of care: A practice brief to support implementation of the WHO Framework on integrated people-centred health services*. Geneva: World Health Organization. Retrieved from https://apps.who.int/iris/bitstream/ handle/10665/274628/9789241514033-eng.pdf?ua=1. Accessed on May 17, 2019.

[86] World Health Organization. (2018b). *Nursing and mid wifery*. Retrieved from http://www.who.int/news-room/ fact-sheets/detail/nursing-and-midwifery. Accessed on December 2, 2018.

[87] Zegers, M., de Bruijne, M. C., Spreeuwenberg, P., Wagner, C., Groenewegen, P. P. & van der Waal, G. (2011). Quality of patient record keeping: An indicator of the quality of care? *BMJ Quality & Safety, 20*, 314-318. Retrieved from http://dx.doi.org/10.1136/bmjqs.2009.038976. Accessed on May 17, 2019.

第43章 全球电子健康和信息学
Global eHealth and Informatics

Hyeoun-Ae Park　Heimar F. Marin　**著**

钟丽霞 **译**　李 幸 **校**

学习目标

- 介绍国际组织及其在推进全球电子健康和信息学方面的作用。
- 讨论护理工作对国际卫生信息学发展的贡献。
- 讨论电子健康技术在全球医疗环境中的应用。
- 探索当前问题和趋势，了解它们对全球电子卫生保健和护理的影响。

关 键 词

电子健康；全球卫生；移动医疗；护理信息学；远程医疗

一、概述

护理和医疗保健信息学在文献中经常被描述为科学（Nelson 和 Staggers，2014）。通常，电子健康的广义概念为在宏观和微观层面使用信息和通信技术提供卫生服务的一组活动、过程或手段。例如，世界卫生组织定义电子健康是利用信息通信技术促进健康。因此，电子健康活动包括使用 ICT 治疗患者、开展研究、教育卫生人员、追踪疾病和监测公共卫生（WHO，n.d.a）。WHO 进一步将电子健康描述为通过电子方式转移卫生资源和医疗服务，包括以下三个主要领域（WHO，n.d.b）。

- 通过互联网和远程通信技术为卫生专业人员和健康消费者提供健康信息。
- 利用 IT 和电子商务的力量改善公共卫生服务，如通过医疗工作者的教育和培训。
- 在医疗卫生系统管理中使用电子商务和电子业务实践。

作为一个职业，护理倡导并促成了多项国际健康信息学和电子健康计划（Abbott 和 Coenen，2008；Coenen、Marin、Park 和 Bakken，2001；Saba、Hovenga、Coenen、McCormick 和 Bakken，2003）。本章是对 Coenen、Bartz 和 Badger 所撰写章节的修订，该章节出现在本书的第 6 版中。这一修订章节的目的是让护士了解这些举措，介绍护士对这些举措的影响，并介绍这些举措在护理服务、教育、管理和研究方面的持续作用。

本章描述了国际卫生组织在全球电子健康和信息学中的作用，讨论了电子健康在全球健康环境中尤其是护理方面的应用，并探讨了与全球电子健康和全球护士有关的医疗保健问题和趋势。

二、影响电子健康和护理的国际组织

随着医疗卫生技术的进步，国际健康相关组织致力于利用电子健康的潜力来改善医疗卫生服务和基础设施。新项目和组织不断建立，以响应国际上电子健康政策和应用的发展与增长（表43-1）。

（一）国际护士理事会

ICN 于 1899 年成立，是世界上最早成立且覆盖范围最广泛的卫生专业人员国际组织。ICN 是由 130 多个国家护士协会组成的联盟，代表着全球超过 2000 万名护士，其使命是在全球范围内代表护理、推进护理专业、提升护士的福祉，并通过所有政策倡导健康。

ICN 参与了专业护理实践、护理管理和护士社会经济福利相关的倡议。其凭借一支有能力且受到认可的护理队伍，提倡人人享有优质护理服务。ICN 支持以经验和研究为基础的护理知识的发展，是其受人尊敬的护理专业的标志（International council of nurses，2019）。

ICN 在许多国际场所代表护理专业，包括联合国、世界卫生组织、世界卫生专业联盟和下面讨论的其他组织。作为护理的国际代言人，其有一个以电子健康为核心的项目。

ICN 长期参与电子健康主要通过国际护理实践分类得到体现。ICNP 是一个为推进地方、地区、国家和国际护理实践的描述和对比而提供国际标准的护理术语体系。其他重要的 ICN 电子健康活动包括"ICN 远程护理网络"，该网络旨在让护士参与和支持远程医疗技术的开发和应用；"护士联络站"为全球护士提供一个分享观点、建议和创新的在线论坛。ICN 力求通过富有远见的 ICT 应用来转变护理并提升健康状况，其主要目标是支持电子健康实践，并作为电子健康的权威获得认可，并且促进护士成为电子健康国际社会的专家。

（二）世界卫生组织

世界卫生组织是联合国系统内指导和协调卫

表 43-1 影响护理和电子健康的国际组织名单

缩　写	组织名称	网　址
HIMSS	美国医疗卫生信息和管理系统协会	www.himss.org
HL7	卫生信息交换国际标准组织	www.hl7.org
ICN	国际护士理事会	www.icn.ch
IHE	医疗信息系统集成	https：//www.ihe.net/
SNOMED	国际医学术语系统开发组织	www.snomed.org
IMIA	国际医学信息学协会	imia-medinfo.org
ISfTeH	国际远程医疗与电子健康协会	www.isfteh.org
ISO	国际标准化组织	www.iso.org
WHO	世界卫生组织	www.who.int

生工作的权威机构，每年都会在瑞士日内瓦召开世界卫生大会（World Health Assembly，WHA），该大会是 WHO 的决策机构。ICN 是 "与 WHO 建立正式关系的非国家行为体"。

WHO 在全球卫生事务方面发挥领导作用，例如制定卫生研究议程、制定规范和标准、阐明循证政策选项、向各国提供技术支持、监测和评估卫生趋势（WHO，n.d.b）。

世界卫生组织国际分类家族网络

WHO 长期以来一直维护并使用国际疾病分类，用于国家和国际发病率和死亡率统计。除了 ICD，世界卫生组织还制定了国际功能、残疾和健康分类（International classification of functioning, disability and health，ICF），用于记录和报告功能状态和健康状况。在 WHO FIC 网络的领导下，国际健康干预分类（International Classification of Health Interventions，CHI）成为一个新的努力方向，这是一种适用于所有卫生专业的干预分类（WHO，2019）。ICNP 被视为 WHO-FIC 中的一种相关分类。

（三）国际医学信息学协会

国际医学信息学协会成立于 1979 年，是一个独立的非政府组织，由国家医学信息学协会、学术机构、企业机构、附属会员、荣誉研究员组成。在健康和生物医学信息学领域，IMIA 的信息科学和技术应用发挥着全球性作用（IMIA，2020）。

国际医学信息学协会 – 护理信息学特别兴趣小组

IMIA 有一个特别兴趣小组，专注于护理信息学研究。组内成员包括超过 25 名社会代表和观察员。SIG 定期在相关信息学会议上开会。IMIA-NI SIG 的重点是促进护士和其他对护理信息学感兴趣的人之间的合作，以促进该领域的发展。IMIA-NI SIG 旨在与全球护士、医疗保健提供者分享关于护理信息学实践和增强信息管理好处的知识、经验和想法（IMIA-NI SIG，2019）。

（四）国际标准化组织

国际标准化组织是世界上最大的自愿性国际标准开发机构。ISO 标准为产品、服务和最佳实践提供了最先进的规范，确保行业更加高效。ISO 成立于 1947 年，此后已发布超过 22656 份报告，涉及包括健康在内的几乎所有技术和商业方面（ISO，n.d.a）。

国际标准化组织健康信息学标准化技术委员会

ISO/TC215 涉及的范围是健康信息资源标准化，包括健康信息和通信技术以促进健康相关数据、信息和知识的捕获、交换和使用，从而支持和启动卫生系统的各个方面。该委员会旨在促进独立系统之间的互操作性，实现健康信息和数据的兼容性和一致性，并减少重复工作和冗余（ISO，n.d.b）。ISO/TC215 负责制定涵盖护理信息学的新技术标准，其由一组不同国家的技术咨询小组（technical advisory groups，TAG）组成。TAG 包括来自标准制定组织、行业、政府或商业组织的人员，以及个人代表。

ISO 最重要的护理产品之一是国际标准 ISO18104：2014（健康信息学 – 术语系统中表示护理诊断和护理行动的分类结构）（ISO，n.d.c）。ISO18104 的目的是建立一个与其他特定健康术语模型目标一致的护理参考术语模型，以提供更统一的参考健康模型。该 ISO 标准已用于评估和支持护理术语的持续发展，特别是在支持制订基于逻辑的组合术语高级模式的定义上，如 ICNP（Hardiker 和 Coenen，2007；Marin、Peres 和 Dal Sasso，2013）。

（五）国际医学术语系统开发组织

国际医学术语系统开发组织是一家总部位于英国的非营利组织。其主要目的是开发和维护 SNOMED-CT。该组织专注于实现可互操作、语义准确的健康记录文档（SNOMED，n.d.a）。

作为国际护理的代言人和 ICNP 的开发者，

ICN 意识到有必要与国际医学术语系统开发组织合作，从而确保国际医学术语系统开发组织成员国的护士可以使用护理领域的内容。2010 年，ICN 宣布与国际医学术语系统开发组织（前身为 IHTSDO）达成合作协议，以促进卫生信息系统的术语协调和互操作性，并提供将 ICNP 编码数据转换为 SNOMED-CT 的工具（ICN，2018）。这些协调工作的一个重要成果包括可以支持 ICNP 和 SNOMED-CT 概念之间数据转换的等效关系表。

（六）国际远程医疗与电子健康协会

国际远程医疗和电子健康协会（International Society for Telemedicine and eHealth，ISfTeH）是一个与 WHO、ICN 及其他国际组织有密切联系的非营利组织。其使命是促进知识和经验的国际传播，并在远程医疗和电子健康领域支持发展中国家。ISfTeH 主要是一个含国家远程医疗和电子健康组织及个人和学术中心的伞状组织，致力于将远程医疗战略和医疗应用整合到一起。它在全球范围内促进和支持远程医疗和电子健康活动，在远程医疗和电子健康领域支持发展中国家，并协助建立新的国家组织。

ISfTeH 远程护理工作组

ISfTeH 远程护理工作组向所有感兴趣的护士和其他医疗保健提供者开放。其任务是为护士和其他正在使用或支持护士使用电子健康应用程序的人提供一个论坛，用以交流知识和经验（ISfTeH，n.d.）。ISfTeH 远程护理工作组的目标是支持远程医疗护理的技术、业务和专业行动。这些行动如下。

- 提倡护士更多地使用和评估远程医疗服务。
- 激发创新想法并推动电子健康举措的进一步发展。
- 支持跨学科远程医疗合作，以改善医疗保健服务和结局。
- 通过传播研究成果、教育计划和实践指南，提高护士在远程医疗方面的知识和技能。

- 倡导以符合伦理的方式使用远程医疗服务。

来自世界各地的护士积极参与每年一度的 ISfTeH 会议，即 Med-e-Tel，介绍他们在电子健康、远程医疗和护理方面的工作和研究。

（七）美国医疗卫生信息和管理系统协会

美国医疗卫生信息和管理系统协会是一个全球性的非营利组织，专注于通过 ICT 改善健康。HIMSS 领导开展协作和会议，以促进 ICT 在医疗保健中的积极应用。在美国、欧洲和亚太地区举行的 HIMSS 会议展示了代表健康 ICT 行业商业利益和非商业利益的参展商（HIMSS，n.d.a）。

HIMSS 护理信息学社区

2003 年，为响应人们对护士在健康信息学中作用的日益认可，HIMSS 护理信息学社区成立。该社区力求接触所有护士并促进从事护理信息学工作人员的参与。HIMSS 护理信息学社区为本组织的活动、倡议及与全球护理信息学和电子健康社区的合作提供该领域的专业知识、领导力和指导（HIMSS，n.d.b）。

（八）护理技术信息学指导教育改革

护理技术信息学指导教育改革始于 2006 年，得到了 70 多个组织的支持（HIMSS，n.d.c）。TIGER 的重点是培养能够利用技术改善护理服务的临床工作人员。HIMSS 目前负责 TIGER。其关键产品之一是一个虚拟学习环境，它充当支持教育改革的在线资源的门户。

（九）卫生信息交换国际标准组织

卫生信息交换国际标准组织是一家非营利性标准开发组织，致力于为电子健康信息的交换、集成、共享和检索提供全面的框架和相关标准，支持临床实践和健康服务的管理、传递和评估。"七层"是指 ISO 七层通信模型的第七层，即开放系统互联模型的应用层。卫生信息交换国际标准组织的愿景是在医疗保健领域创建最佳和最广泛使用的标准，以改善医疗保健服务传递、优化工作流程、减少歧义并加强所有利益相关者之间的知识转移，包括医疗保健提供者、政府机构、供应商社区、其他标准制定组织和患者（HL7 International，n.d.）。

卫生信息交换国际标准组织护士小组

卫生信息交换国际标准组织护士小组于 2009 年在卫生信息交换国际标准组织工作组会议期间成立。护士小组的目标是探索护士如何更多地参与卫生信息交换国际标准组织社区，交流信息，并确保将护理实践和护士纳入卫生信息交换国际标准组织标准的用例和标准中（HL7 International，2019）。

三、全球电子健康和信息学中的应用程序

随着新技术的出现，健康数据和信息的采集、存储和传输正在改变着医疗服务的传递方式。护士是全球电子健康领域的领先者。为了解该领域当前的护理研究、教育和实践，本部分讨论了电子健康的选定应用程序。具体来说，介绍了电子健康档案和远程医疗方面的创新示例。

（一）电子健康档案

EHR 是患者健康信息的纵向电子记录，由整个护理服务环境中的一次或多次接触生成。最佳情况下，EHR 通过提供与医疗环境和流程相适应的内容来支持和提高护理质量，实现决策支持、结局报告和易用性。作为医疗保健领域的重大创新之一，EHR 为全世界人民医疗保健运行系统的改善和更好的健康结局带来了挑战和希望。

WHO 的全球电子健康调查显示，2010—2015 年，国家 EHR 系统的采用率稳步增长，增幅达 46%（WHO，2016）。在参与调查的 121 个国家中，有 57 个国家报告已经引入了国家 EHR 系统。而报告没有国家 EHR 系统的则仍然在地方或区域设施中使用某种形式的 EHR 系统。这些拥有国家 EHR 系统的国家大力支持和促进了医疗保健提供者之间的标准化、互操作性和信息共享。

利用标准化、可互操作的系统应用程序记录医疗保健的能力被认为是释放通过 EHR 共享信息所提供的巨大信息容量的关键。电子捕获、存储和检索遍及健康服务提供者、环境和专业的可比性健康数据是衡量 EHR 价值的基础。

国际护理信息学专家小组最近的举措包括以下努力，以促进应用可互操作系统的资源和工具。

- 作为一个统一的国际护理术语框架，ICNP 在描述护理实践、促进护理过渡及使用一致和准确的数据进行决策和政策制定方面具有巨大潜力。只有在国际范围使用 EHR，ICNP 全部潜力才能得到充分发挥。除了商业软件供应商和医疗保健组织是早期采用者之外，一些国家已经认可 ICNP 作为护理的国家标准。

- 对于将 SNOMED-CT 作为医疗保健跨学科术语实施的国家，护士需要参与并确保护理领域内容的代表性。如本章前文所述，ICN 与国际医学术语系统开发组织合作，促进 ICNP 和 SNOMED-CT 概念的统一（SNOMED，n.d.b）。

- WHO 凭借其全球影响力，有机会通过与 ICN 等其他专业组织合作，实现标准化和互操作性，从而推动全球健康和疾病报告工作。WHO 和 ICN 合作的重点是协调 ICNP 和 ICF（Kim 和 Coenen，2011）及制定国际卫生干预分类。

EHR 除了具有可互操作数据和信息的潜力外，还具有改变健康服务提供者和消费者之间关系的潜力。想象一下，作为一名护士，其在医疗活动中与之互动的客户，无论是个人、家庭或社区，都可以通过电子方式实时获取他们的健康数据和信息。随着 EHR 的发展，护士将使用这一新技术来支持医疗保健模式从"以提供者为中心"

向"以消费者为中心"的模式转变。各种 EHR 应用程序将方便护士接触患者，也方便患者与他们的健康服务提供者接触。

（二）电子健康环境中的远程医疗与移动医疗

护士已经在他们的工作中使用远程医疗应用程序。远程医疗护理延伸了护士的能力和范围，旨在管理医疗保健成本的同时，提升访问能力和服务质量。虽然技术的使用改变了护理传递的媒介并可能需要新的能力，但无论是直接护理、教育还是管理，远程护理的护理过程和实践范围并无显著差异（Schlachta-Fairchild，2007）。

该领域的研究正在增长，有很多实例，包括在 ICU（Rincon 和 Bourke，2011）、外科（Inman、Maxson、Johnson、Myers 和 Holland，2011）、骨科（Jones、Duffy 和 Flanagan，2011）和神经内科（Young-Hughes 和 Simbartl，2011）、传染病领域（Côté 等，2011）、非传染病领域（Baldonado 等，2013；Wakefield 等，2012）和心理健康领域（Badger、Segrin、Pasvogel 和 Lopez，2013；Sands、Elsom、Marangu、Keppich-Arnold 和 Henderson，2013）的护士（Farquharson 等，2012；Kowitlawakul，2011）和护理专业学生（Chaung、Cheng、Yang、Fang 和 Chen，2010；Glinkowski、Pawlowska 和 Kozlowska，2013）。

护士对于建立有关远程医疗应用和技术方面的知识体系来促进医疗保健的获取、质量和成本管理至关重要。

四、电子健康支持和推动的全球趋势

电子健康已经影响了国际卫生领域的许多变化。本部分将主要讨论重要的趋势：护理协调、自我管理、健康公平和患者安全。

（一）护理协调

证据显示（ANA，2012），地方、国家和国际层面的决策者正在认识到延续性护理对于降低成本和提高质量的重要性。随着参与个人护理的医疗保健提供者数量的增加及患者和医疗保健提供者的人口流动，各国正在寻找减少医疗保健分散化的解决方案。除了通过使用 EHR 增加沟通外，另一个建议的解决方案是护理协调计划。

美国护理学会（Cipriano 等，2013）提出了一系列建议来指导 EHR 的发展，以支持整个医疗服务提供过程中的护理协调。除了基础设施需求外，护士参与确定跨环境和服务的护理协调所需的护理数据和信息也至关重要。整合医疗企业是一个旨在让医疗保健专业人员和行业参与来提高互操作性的非营利性倡议组织，该组织委员会专注于患者护理协调（IHE，2013）。IHE 发布了一个用于测试的患者护理协调技术框架，其中包括一个基于护理流程数据元素的患者护理计划。

Hübner、Kinnunen、Sensmeier 和 Bartz（2013）通过他们在电子护理总结文件方面的研究，推进了 IHE 的工作，以促进护理数据的交流和护理协调。德国（Hübner 等，2012）和芬兰（Häyrinen、Lammintakanen 和 Saranto，2010）的研究人员开发了电子护理总结的备用模型。两种模型都包含了护理过程的组成部分。认识到背景和环境对地方和国家执行标准产生的影响后，问题就随之而来，即是否存在国际电子护理总结的通用概念或共享模型。为了在全球范围内吸引更多护士参与，研究人员提议与 IHE、ICN 和 IMIA-NI 进行持续合作，以继续朝着国际化的电子护理总结框架努力。

护理协调以患者为中心。护理协调的一个主要重点是赋予患者作为护理伙伴的权力。促进自我管理已成为护理实践的重要组成部分，尤其是在护理老龄人口、慢性病患者及已知存在健康问题或风险的人群方面。

（二）自我管理

以人为本的护理（Bernabeo 和 Holmboe，2013；Daley，2012）、以人为本的医疗（Miles 和 Mezzich，2011a 和 2011b）、以患者为中心的护理

（Bartz，2013）和个性化医疗（Swan，2012）等概念是当今医疗保健文献中的主题，部分原因是人们认识到数字革命鼓励人们更多地参与他们的健康管理。这种参与的一个结果是朝着自我管理的方向发展，往往在个体家中或其他环境中辅以 ICT。

素养（下面以健康素养和数字素养来描述）是包括在个人和家庭自我管理理论中的许多确定的组成部分之一（Ryan 和 Sawin，2009）。

（三）健康素养

WHO 的健康促进词汇表指出，"健康素养代表认知和社会技能，它决定了个人获取、理解和使用信息以促进和保持健康的动机和能力"（WHO，1998，原文第 10 页）。"使用"一词将健康素养与健康知识区分开来，其中，健康消费者可能对健康促进和疾病预防了解很多，但不愿意或无法将这些知识转化为行动。

Baur（2011）声称，在所有临床学科中，"护理与健康素养有着独特的关系，因为护士负责大多数患者、照护者和社区健康教育和交流"（原文第 63 页）。Speros（2005）补充说，护士致力于提高医疗保健消费者的健康素养，其积极后果包括提高自我报告的健康状况、降低医疗保健成本、增加健康知识、缩短住院时间和减少医疗服务的使用。健康素养低的负面后果包括医疗保健成本增加、依从性差、医疗和药物治疗错误及"缺乏成功协调医疗保健系统所需的技能"（Mancuso，2008，原文第 250 页）。

关于提高患者健康素养的干预措施，一项由护士提供但并非由护士开发的健康素养干预研究表明，阅读能力有限的患者对抗逆转录病毒药物的依从性增加（Kalichman、Cherry 和 Cain，2005）。另一项针对非裔美国人 HIV 药物依从性的护士制订的健康素养干预研究结果表明，对照组和干预组之间差异无统计学意义（Holzemer 等，2006）。尽管相对缺乏已发表的干预研究，但患者和家属获得健康信息与其参与护理之间的关系

得到了支持（Schnipper 等，2012）。随着 EHR 和远程医疗的实施，健康素养作为促进自我管理的因素的重要性更为突出。护士可以带头检查干预措施，以促进其多个专业领域的健康素养。

Schaefer（2008）的研究表明，健康素养干预措施可以按传递方式分为不同类型，包括个人接触、计算机、书面材料及这些类型的任意组合。Visscher 等（2018）确定了三种干预措施，针对不同的健康素养水平量身定制方法，旨在提高健康素养，并在总体上改善健康结局，其中描述了措施对不同健康素养或数字水平的患者的具体影响。此外，Speros（2011）提出了以下促进健康素养的策略：创造一个安全的环境，使用清晰和有目的的沟通方式，以患者为中心进行沟通，加强口语，并核实理解。

（四）数字素养

互联网已成为最普遍的医疗保健信息来源之一。因此，数字素养已成为患者和医疗保健提供者等健康素养的重要组成部分。Gilster（1997）将数字素养定义为"当信息通过计算机呈现时，理解和使用各种来源的多种格式的信息的能力"（原文第 19 页）。

美国医学研究所（IOM，2011）（现为 NAM）在其报告"护理的未来：引领变革，促进健康"（Future of Nursing：Leading Change，Advancing Health）中强调了数字素养对护士和其他医疗保健提供者的重要性。具体来说，NAM 建议医疗保健机构让护士和其他一线医护人员参与医疗设备和 EHR 软件的设计、开发、购买、实施和评估。早期参与使护士能够确保新技术强化而不是阻碍其工作流程，并将基于护理的内容包含在文档软件中。

数字素养具有增强人类生存的诸多方面的潜能。根据 Bill and Melinda Gates 基金会（2019）的观点，获取信息和知识是一个很好的均衡器。它丰富了生活，提供了选择，并使人们为有意义的就业和为社区做出贡献做好了准备。作为盖茨

资助计划的一部分，许多国家都从中受益。在智利，一项全国性的数字素养运动通过 300 多个公共图书馆的网络对数十万人进行了基本技能培训。在墨西哥，公共图书馆为近 2/3 的农村社区提供唯一的互联网端口。在博茨瓦纳农村，公共图书馆充当小企业办公室，帮助人们使他们的企业变得更加成熟和有竞争力。在乌克兰，一个社区利用图书馆互联网访问收集有关农业技术的信息，从根本上改变了他们种植西红柿的方式，并大大提高了农作物质量和产量。

（五）健康公平

在 2014 年的立场声明中，ICN（2014）认识到财富会影响 ICT 的准备情况，高收入国家和低收入国家之间有明确的界限。护士可以在促进全球、区域、国家和地方层面的政策方面发挥领导作用，以提供必要的基础设施和技能，使 ICT 普及在所有社会成员中成为现实，包括那些接受和证实医疗保健的人。

护士与个人、家庭和社区合作，以促进健康、预防疾病、恢复健康和减轻痛苦（ICN，2019）。电子健康具有改变护理和医疗保健的潜力。电子健康不仅仅是关于 ICT，也是关于使用技术进行协作、交流和倡议。同时，除非在获取卫生信息和知识的技术资源方面的机会是平等的，否则电子健康可能会剥夺世界上很大一部分人口及世界上贫困、弱势地区的大量护士和卫生服务提供者的权利。

（六）患者安全

患者安全可以定义为"患者免于与医疗保健相关的不必要伤害或潜在伤害的自由"（Council of the European Union，2009）。自 IOM 于 2001 年发布《人非圣贤，孰能无过》以来，卫生信息技术不断加速发展和应用，以改善患者安全（IOM，2001）。

HIT 通过减少用药错误、减少药物不良反应和提高对实践指南的依从性，为患者安全提供了

重要工具（Ohno-Machado，2017）。这些工具包括 EHR、临床决策支持、电子化化医嘱录入、临床警报系统和电子不良事件报告系统（Alotaibi 和 Federico，2017）。对于医疗保健提供者而言，在将 HIT 引入临床环境之前，了解哪些技术可能有效改善患者安全结果非常重要。然而，这些技术的影响往往不是很清楚。本部分旨在介绍用于提高患者安全的不同健康信息技术及其影响。

1. EHR

正如本章前面所讨论的，EHR 越来越多地用于医疗保健环境，人们相信它们通过改善沟通、获取知识、提供决策支持、规定关键信息以进行正确治疗、协助计算、执行实时检查并协助监控等方式提升了患者的安全（Bates 和 Gawande，2003）。以往的研究探讨了 EHR 对患者安全的影响。Hydari、Telang 和 Marella（2015）的一项研究发现，采用 EHR 的医院总体患者安全事件（patient safety events，PSE）下降了 27%，药物 PSE 下降了 30%。Parente 和 McCullough（2009）发现 EHR 对感染、术后出血和术后肺栓塞等患者安全指标的影响较小。

Tubaishat（2019）采用半结构式访谈的方法，对在约旦的医院使用同样 EHR 系统工作的护士进行了调查，探讨了 EHR 对患者安全的影响。出现了两个主要主题，一个是关于 EHR 对患者安全的增强，另一个是使用这些系统引起的周围问题。根据该研究，EHR 通过最大限度地减少用药错误、改进数据记录、增强数据的完整性和提高数据的可持续性，直接或间接地提高了患者的安全。然而，EHR 也会因数据输入错误、技术问题、最低限度的临床警报及系统通信渠道使用不当而危及患者安全。然而，这些担忧并不能排除 EHR 在减少 PSE 方面的潜在价值。

2. 临床决策支持

CDS 是一个 HIT 组件，可为临床医生或患者提供知识和个人特异性信息，在适当的时间进行智能过滤或呈现，以加强健康和医疗保健。CDS 涵盖了临床工作流程中改进决策的多种工具。这

些工具包括对护理提供者和患者的计算机化警报和提醒、临床指南、特定条件的指令集、重点患者数据报告和总结、文件模板、诊断支持和背景相关的参考信息，以及其他工具（ONC，2019）。

在 LogicNets 进行的 HIMSS 调查中，近一半的医疗保健提供者表示，CDS 是提升患者安全的重要工具。43% 的人认为 CDS 技术通过提供处方协助、标准化用药医嘱、支持循证医学和更明智的诊断决策来减少错误的发生（Bresnick，2015）。根据一项系统评价，规定为有效使用的 HIT 功能与医疗保健重点方面相关联的证据显示，236 项研究中有 57% 评估了 CDS 和 CPOE，而其他有效使用功能很少被评估（Jones、Rudin、Perry 和 Shekelle，2014）。56% 的研究报道了一致的阳性结果，另有 21% 的研究报道了混合的阳性结果。在某些情况下，CDS 对用药安全没有达到预期效果。警报疲劳和不一致的工作流程是成功使用这些系统的障碍。

3. 电子化医嘱录入

CPOE 是指允许医生以电子方式开处方、实验室检查和 X 线检查并进行转诊的系统。CPOE 系统最初是为了减少与难以辨认的笔迹相关的错误而开发的。CPOE 系统是经过最严格评估的 HIT 之一，在减少医疗差错方面拥有高水平的科学证据（Charles、Willis 和 Coustasse，2014）。例如，在医疗团队中实施的电子处方将医疗错误减少了 70%（Devine 等，2010）。在学术医疗中心实施 CPOE 可将医疗和外科单元每 1000 人住院时间缩短 0.9 天、减少 1～3 名患者死亡（Lyons 等，2017）。其他好处包括减少患者纸质图表、改进患者信息的获取及额外的护理协调，并减少医生开具的处方。

CPOE 系统往往与 CDS 结合使用，CDS 通过指导用户，如关于首选药物剂量、给药途径和给药频率，或促使用户采取应根据临床指南建议制订的干预措施，从而充当错误预防工具。CPOE 有很多好处。然而，CPOE 有可能对患者安全和患者结局产生零影响，甚至在设计不当时产生负面影响，如在护理工作流程方面（Al-Dorzi 等，2011；Househ、Ahmad、Alshaikh 和 Alsuweed，2013）。

4. 临床警报

临床警报系统可以提醒护理人员即刻或潜在的患者不良状况，越来越被认为是提高患者安全性的宝贵工具。为了使临床警报有效，它必须由对患者产生不利影响的问题触发，护理人员必须在不良安全事件发生之前，识别警报的来源和含义，并纠正问题。但是，根据设置，每位患者每天的警报信号数量可能达到数百个。据估计，85%～99% 的警报信号不需要临床干预（The Joint Commission，2013）。结果，护理人员遭受"警报疲劳"，在这种状态下，护理人员变得不堪重负并对警报不敏感（Johnson、Hagadorn 和 Sink，2017）。为应对几乎恒定的警报信号，护理人员可能会关闭警报，或将警报设置调整到适合患者的界限之外，而所有这些都可能对患者安全构成严重威胁（Korniewicz、Clark 和 David，2008；Phillips 和 Barnsteiner，2005）。

自 2007 年以来，美国急救医学研究所（Emergency Care Research Institute，ECRI）报告了与警报系统相关的危险。在其每年发布的"十大健康技术危害"列表中，临床警报状况始终出现在与设备相关的第一位或第二位危害中，反映了警报相关问题的严重后果（ECRI Institute，2013）。

美国联合委员会在 2009 年 1 月—2012 年 6 月收到了 98 起警报相关事件的报告。在报告的 98 起事件中，80 起导致死亡，13 起为永久性丧失功能，5 起导致额外护理或延长住院。与警报相关的常见伤害或死亡包括跌倒、治疗延误、呼吸机使用和用药错误。主要促成因素是警报系统缺失或不足（30），警报设置不当（21），不能在所有区域听到警报信号（25），警报信号被不当关闭（36）。

人们采取各种尝试来减轻警报疲劳。例如，Lee、Mejia、Senior 和 Jose（2010）引入了一个自动化系统来过滤电子病历用户的覆盖警报，以便用户可以专注于相关警报以防止有害的药物不良事件。

5. 电子不良事件报告系统

电子不良事件报告系统是基于 Web 的系统，允许参与安全事件的医疗保健提供者自愿报告此类事件。该系统可以与 EHR 集成，以通过触发工具提取数据并自动检测不良事件。借助电子不良事件报告系统，可以标准化报告结构，标准化不良事件行动工作流程，快速识别严重事件和触发事件，同时进行自动化数据输入和分析。临床程序可以通过不良事件报告系统得到改进。然而，几乎没有证据表明电子报告系统最终会减少医疗差错（Stavropoulou、Doherty 和 Tosey，2015）。

五、总结

护士在全球卫生信息学和电子健康的发展中发挥着关键作用。许多国际组织对电子健康和护理都产生了影响，包括 ICN 承诺支持电子健康议程，例如通过 ICNP、WHO 及其 WHO-FIC 网络、IMIA 和 IMIA-NI（以及相关的区域和国家协会）、ISO 及其健康信息学技术委员会、国际医学术语系统开发组织、ISfTeH 及其远程护理工作组、HIMSS 及其护理信息学社区、TIGER、卫生信息交换国际标准组织及其护士小组。护士对于 EHR 等应用领域、远程护理和移动医疗等新的护理服务方式的成功至关重要。最后，护士自然而然地参与护理协调、自我管理、健康公平和患者安全等多种趋势，因为这些早已成为该行业关注的焦点。

致谢

本章是对 Coenen、Bartz 和 Badger 撰写章节的修订版，他们撰写的章节出现在本书的前一版中。作者感谢英国哈德斯菲尔德大学的 Nicholas R.Hardiker 博士（注册护士，美国医学信息学院研究员）对本章的修订所做的贡献。

自测题 ❶

1. 对护理卫生专业人员影响最广泛的国际组织的名称是什么？
   A. 美国护士协会
   B. 国际护士理事会
   C. 国际医学信息学协会
   D. 以上均无

2. 术语系统中的护理特定诊断和行动包括在哪些国际标准中？
   A. 国际标准化组织标准 ISO18104：2014（健康信息学 – 术语系统中表示护理诊断和护理行动的分类结构）
   B. ISO 健康信息学技术委员会中医疗保健信息学工作范围是医疗保健信息资源的标准化，包括护理信息学和远程医疗护理
   C. A 和 B
   D. 以上均无

3. 开发和维护 SNOMED-CT 的国际非营利组织的名称是什么？
   A. 世界卫生组织
   B. 国际护士理事会
   C. 国际医学信息学协会
   D. 国际医学术语系统开发组织

4. ISfTeH 远程护理工作组支持远程医疗护理的技术、业务和专业行动吗？
   A. 对
   B. 错

---

❶ 摘自 Dr. Brixey et al. Study Guide for sixth edition.

答案

1. B。国际护士理事会成立于 1899 年，是世界上最早成立且覆盖范围最广泛的卫生专业人员国际组织。

2. A。ISO18104：2014（健康信息学 – 术语系统中表示护理诊断和护理行动的分类结构）包括针对护理的诊断和行动。

3. D。国际医学术语系统开发组织是一家总部位于英国的非营利性组织。其主要目的是开发和维护 SNOMED-CT。

4. A。对。ISfTeH 远程护理工作组支持远程医疗护理的技术、业务和专业行动。护士通过传播研究成果、教育计划和实践指南，提高护士在远程医疗方面的知识和技能，并倡导以符合伦理的方式使用远程医疗服务。

参考文献

[1] Abbot, P. A., & Coenen, A. (2008). Globalization and advances in information and communication technologies: Impact on nursing and health. *Nursing Outlook, 56*(5), 238-246.

[2] Al-Dorzi, H. M., Tamim, H. M., Cherfan, A., Hassan, M. A., Taher, S., & Arabi, Y. M. (2011). Impact of computerized physician order entry (CPOE) system on the out come of critically ill adult patients: A before-after study. *BMC Medical Informatics and Decision Making, 11*, 71. doi:10.1186/1472-6947-11-71.

[3] Alotaibi, Y. K., & Federico, F. (2017). The impact of health informations technology on patient safety. *Saudi Medical Journal, 38*(12), 1173-1180. doi:10.15537/ smj.2017.12.20631.

[4] American Nurses Association (ANA). (2012). The value of nursing care coordination: A white paper. Retrieved from http://www.nursingworld.org/care-coordination. Accessed on June 14, 2019.

[5] Badger, T., Segrin, C., Pasvogel, A., & Lopez, A. M. (2013). The effect of psychosocial interventions delivered by telephone and videophone on quality of life in early-stage breast cancer survivors and their supportive partners. *Journal of Telemedicine and Telecare, 19*(5), 260-265.

[6] Baldonado, A., Rodriquez, L., Renfro, D., Sheridan, S. B., McElrath, M., & Chardos, J. (2013). A home telehealth heart failure management program for veterans through care transitions. *Dimensions of Critical Care Nursing, 32*(4), 162-165.

[7] Bartz, C. C. (2013). Evidence for person-centeredness in telehealth research. *Journal of the International Society for Telemedicine and eHealth, 1*(3), 86-92.

[8] Bates, D. W., & Gawande, A. A. (2003). Improving safety with information technology. *New England Journal of Medicine, 348*(25), 2526-2534.

[9] Baur, C. (2011). Calling the nation to act: Implementing the national action plan to improve health literacy. *Nursing Outlook, 59*, 63-69.

[10] Bernabeo, E., & Holmboe, E. S. (2013). Patients, providers, and systems need to acquire a specific set of competencies to achieve truly patient-centered care. *Health Affairs (Millwood), 32*(2), 250-258.

[11] Bill and Melinda Gates Foundation. (2019). What we do: Global libraries strategy overview. Retrieved from http://www. gatesfoundation.org/What-We-Do/Global Development/Global-Libraries. Accessed on June 14, 2019.

[12] Bresnick, J. (2015). *43% of orgs use clinical decision support for patient safety.* Retrieved from https://healthitanalytics.com/ news/43-of-orgs-use-clinical-decision-support for-patient-safety. Accessed on June 19, 2019.

[13] Charles, K., Willis, W., & Coustasse, A. (2014). Does com puterized physician order entry reduce medical errors? In *Proceedings of the Business and Health Administration Association Annual Conference 2014*, Chicago, IL.

[14] Chaung, Y. H., Cheng, H. R., Yang, Y. S., Fang, M. C., & Chen, Y. P. (2010). The effects of a web-based supplemen tary program for facilitating nursing students' basic nursing skills. *Computers, Informatics, Nursing, 28*, 305-310.

[15] Cipriano, P. F., Bowles, K., Dailey, M., Dykes, P., Lamb G., & Nayor, M. (2013). The importance of health information technology in care coordination and transitional care. *Nursing Outlook, 61*(6), 475-489.

[16] Coenen, A., Marin, J. F., Park, H., & Bakken, S. (2001). Collaborative efforts for representing nursing concepts for computer-based systems: International perspectives. *Journal of American Medical Informatics Association, 8*(3), 202-211.

[17] Côté, J., Ramirez-Garcia, P., Rouleau, G., Saulnier, D., Guéhéneuc, Y. G., Hernandez, A., & Godin, G. (2011). A nursing virtual intervention: real-time support for managing antiretroviral therapy. *Computers, Informatics, Nursing, 29*(1), 43-51.

[18] Daley, K. A. (2012). Person-centered care—what does it actually mean? *The American Nurse, 44*(6), 3.

[19] Devine, E. B., Williams, E. C., Martin, D. P., Sittig, D. F., Tarczy-Hornoch, P., Payne, T. H., Sullivan, S. D. (2010). Prescriber and staff perceptions of an electronic prescribing system in primary care: a qualitative assessment. *BMC Medical Informatics and Decision Making, 10*(72), 72-83.

[20] ECRI Institute (2013). Top 10 health technology hazards, November 2012. Retrieved from https://www.ecri.org/

Resources/Whitepapers_and_reports/2013_Health_ Devices_ Top_10_Hazards.pdf. Accessed on June 22, 2019.

[21] Council of the European Union. (2009). European Council recommendation on patient safety, including the prevention and control of healthcare associated infections. Retrieved from http://ec.europa.eu/health/ph_systems/ docs/patient_rec2009_en.pdf. Accessed on June 1, 2019.

[22] Farquharson, B., Allan, J. L., Johnston, D., Johnston, M., Choudhary, C., & Jones, M. (2012). Stress amongst nurses working in a healthcare telephone-advice service: Relationship with job satisfaction, intention to leave, sickness absence and performance. *Journal of Advanced Nursing, 68*(7), 1624-1635.

[23] Gilster, P. (1997). *Digital literacy*. New York, NY: John Wiley& Sons.

[24] Glinkowski, W., Pawlowska, K., & Kozlowska, L. (2013). Telehealth and telenursing perception and knowledge among university students in Poland. *Telemedicine and eHealth, 19*(7), 523-529.

[25] Gray, B. H, Bowden, T., Johansen, I., & Koch, S. (2011). Electronic health records: an international perspective on "Meaningful Use." The Commonwealth Fund, November 2011. Retrieved from https://www.commonwealthfund. org/sites/default/files/documents/___media_files_pub lications_issue_brief_2011_nov_1565_gray_electronic_ med_records_meaningful_use_intl_brief.pdf. Accessed on June 13, 2109.

[26] Hardiker, N. R., & Coenen, A. (2007). Interpretation of an international terminology standard in the development of a logic-based compositional terminology. *International Journal of Medical Informatics, 76*(Suppl 2), 274-280.

[27] Häyrinen, K., Lammintakanen, J., & Saranto, K. (2010). Evaluation of electronic nursing documentation—nursing process model and standardized terminologies as keys to visible and transparent nursing. *International Journal of Medical Informatics, 79*(8), 554-564.

[28] Health Level 7 (HL7) International. (2019). HL7 Nurse Group. Retrieved from http://wiki.hl7.org/index. php?title=HL7_ Nurse_Group. Accessed on June 13, 2019.

[29] Health Level 7 (HL7) International. (n.d.). About HL7. Retrieved from http://www.hl7.org/about/index. cfm?ref=nav. Accessed on June 13, 2019.

[30] Healthcare Information and Management Systems Society. (n.d.-a). HIMSS. Retrieved from http://www.himss.org/ Index.aspx. Accessed on June 13, 2019.

[31] Healthcare Information and Management Systems Society. (n.d.-b). Nursing Informatics Committee. Retrieved from https://www.himss.org/get-involved/community/ nursing-informatics. Accessed on June 13, 2019.

[32] Healthcare Information and Management Systems Society. (n.d.-c). The TIGER Initiative (Technology Informatics Guiding Education Reform). Retrieved from https:// www.himss.org/professionaldevelopment/tiger-initiative. Accessed on June 20, 2019.

[33] Holzemer, W. L., Bakken, S., Portillo, C. J., Grimes, R., Welch, J., Wantland, D., & Mullen, J. T. (2006). Testing a nurse tailored HIV medication adherence intervention. *Nursing Research, 55*, 189-197.

[34] Househ, M., Ahmad, A., Alshaikh, A., & Alsuweed, F. (2013). Patient safety perspectives: The impact of CPOE on nursing workflow. *Studies in Health Technology and Informatics, 183*, 367-371. doi:10.3233/978-1-61499-203-5-367.

[35] Hübner, U., Cruel, E., Gök, M., Garthaus, M., Zimansky, M., Remmers, H., & Rienhoff, O. (2012). Requirements engineering for cross-sectional information chain models. *Proceedings of the 11th International Nursing Informatics Conference NI2012*, Montreal.

[36] Hübner, U., Kinnunen, U. M., Sensmeier, J., & Bartz, C. (2013). eNursing summary: Where global standardisation and regional practice meet. *Proceeding of Medinfo 2013*, Copenhagen.

[37] Hydari, M. Z., Telang, R., & Marella, W. M. (2015). Electronic health records and patient safety. *Communications of the ACM, 58*(11), 30-32.

[38] Inman, D. M., Maxson, P. M., Johnson, K. M., Myers, R. P., & Holland, D. E. (2011). The impact of follow-up educational telephone calls on patients after radical prostatectomy: Finding value in low-margin activities. *Urologic Nursing, 31*, 83-91.

[39] Institute of Medicine (IOM). (2011). *The future of nursing: Leading change, advancing health*. Washington, DC: The National Academies Press.

[40] Institute of Medicine. (2001). *Crossing the quality chasm: A new health system for the 21st century*. Washington, DC: The National Academies Press.

[41] Integrating the Healthcare Enterprise. (2013). Patient care coordination. Retrieved from https://www.ihe.net/ ihe_domains/patient_care_coordination/. Accessed on May 29, 2020.

[42] International Council of Nurses (ICN). (2014). Position statement. Retrieved from https://www.icn.ch/ sites/default/files/inline-files/E12a_Right_Connect_ Information_Communication_Technology.pdf. Accessed on June 17, 2019.

[43] International Council of Nurses (ICN). (2018). ICNP to SNOMED CT (diagnoses) equivalency table release notes—January 2018. Retrieved from https://confluence. ihtsdotools.org/display/RMT/ICNP+to+SNOMED+CT+ %28Diagnoses%29+Equivalency+Table+Release+Notes+- +January+2018. Accessed on June 17, 2019.

[44] International Council of Nurses. (2019). Retrieved from http:// www.icn.ch/about-icn/about-icn/. Accessed on June 19, 2019.

[45] International Medical Informatics Association. (2020). Welcome to IMIA. Retrieved from https://imia-medinfo. org/wp/. Accessed on June 1, 2020.

[46] International Medical Informatics Association—Nursing Informatics Special Interest Group (IMIA-NI SIG). (2019). SIG NI nursing informatics. Retrieved from https://imia-medinfo. org/wp/imia-ni-goals-objectives/. Accessed on June 13, 2019.

[47] International Organization for Standardization. (n.d.-a). ISO in figures. Retrieved from https://www.iso.org/iso-in figures.htm. Accessed on June 13, 2019.

[48] International Organization for Standardization. (n.d.-b). ISO Technical Committee (TC) 215 for Healthcare Informatics. Retrieved from https://www.iso.org/committee/54960.html. Accessed on June 13, 2019.

[49] International Organization for Standardization. (n.d.-c). ISO **18104:2014.** Health informatics—Categorial structures for representation of nursing diagnoses and nursing actions in terminological systems. Retrieved from https:// www.iso.org/ standard/59431.html. Accessed on June 20, 2019.

[50] International Society for Telemedicine and eHealth. (n.d.). ISfTeH Telenursing Working Group. Retrieved from https:// www.isfteh.org/working_groups/category/ telenursing, Accessed on June 13, 2019.

[51] Jones, S. S., Rudin, R. S., Perry, T., Shekelle, P. G. (2014). Health information technology: An updated systematic review with a focus on meaningful use. *Annals of Internal Medicine, 160*, 48-54. doi:10.7326/M13-1531

[52] Jones, D., Duffy, M. E., & Flanagan, J. (2011). Randomized clinical trial testing efficacy of a nurse-coached intervention in arthroscopy patients. *Nursing Research, 60*(2), 92-99.

[53] Kalichman, S. C., Cherry, J., & Cain, D. (2005). Nurse deliv ered antiretroviral treatment adherence intervention for people with low literacy skills and living with HIV/AIDS. *Journal of the Association of Nurses in AIDS Care, 16*, 3-15.

[54] Johnson, K.R., Hagadorn, J.I., Sink, D.W. (2017). Alarm safety and alarm fatigue. *Clinics in Perinatology, 44*, 713-728. doi:10.1016/j.clp.2017.05.005.

[55] Kim, T. Y., & Coenen, A. (2011). Toward harmonizing WHO international classifications: A nursing perspective. *Informatics for Health and Social Care, 36*(1), 35-49.

[56] Korniewicz, D. M., Clark, T., & David, Y. (2008). A national online survey on the effectiveness of clinical alarms. *American Journal of Critical Care, 17*(1), 36-41.

[57] Kowitlawakul, Y. (2011). The technology acceptance model: Predicting nurses' intention to use telemedicine technology (eICU). *Computers, Informatics, Nursing, 29*, 411-418.

[58] Lee, E. K., Mejia, A. F., Senior, T., & Jose, J. (2010). Improving patient safety through medical alert management: An automated decision tool to reduce alert fatigue. *AMIA Annual Symposium Proceedings*, pp. 417-421.

[59] Lyons, A. M., Sward, K. A., Deshmukh, V. G., Pett, M. A., Donaldson, G. W., & Turnbull, J. (2017). Impact of computerized provider order entry (CPOE) on length of stay and mortality. *Journal of the American Medical Informatics Association, 24*(2), 303-309. doi:10.1093/ jamia/ocw091.

[60] Mancuso, J. M. (2008). Health literacy: A concept/dimen sional analysis. *Nursing and Health Sciences, 10*, 248-255.

[61] Marin, H. F., Peres, H. H. C., & Dal Sasso, G. R. M. (2013). Categorical structure analysis of ISO 18104 standard in nursing documentation. *Acta Paulista de Enfermagem, 26*(3), 299-306.

[62] Miles, A., & Mezzich, J. E. (2011a). The care of the patient and the soul of the clinic: Person-centered medicine as an emergent model of modern clinical practice. *International Journal of Person Centered Medicine, 1*(2), 207-222.

[63] Miles, A., & Mezzich, J. E. (2011b). The patient, the illness, the doctor, the decision: Negotiating a 'new way' through person-centered medicine. *International Journal of Person Centered Medicine, 1*(4), 637-640.

[64] Nelson, R., & Staggers, N. (2014). *Health informatics, an interprofessional approach*. St. Louis: Mosby.

[65] Ohno-Machado, L. (March 2017). Health information tech nology and patient safety. *Journal of the American Medical Informatics Association, 24*(2), 243. Retrieved from https:// doi. org/10.1093/jamia/ocx008. Accessed date July 2, 2020.

[66] ONC. (2019). *Clinical decision support*. Retrieved from https:// www.healthit.gov/topic/safety/clinical-decision support. Accessed on June 19, 2019.

[67] Parente, S. T., & McCullough, J. S. (2009). Health infor mation technology and patient safety: Evidence from panel data. *Health Affairs (Millwood), 28*(2), 357-360. doi:10.1377/ hlthaff.28.2.357.

[68] Phillips, J., & Barnsteiner, J. H. (2005). Clinical alarms: Improving efficiency and effectiveness. *Critical Care Nursing Quarterly, 28*(4), 317-323.

[69] Rincon, T. A., & Bourke, G. (2011). Standardizing sepsis screen and management via a tele-ICU program improves patient care. *Telemedicine Journal and e-Health, 17*, 560-564.

[70] Ryan, P., & Sawin, K. J. (2009). The individual and family self-management theory: Background and perspectives on context, process, and outcomes. *Nursing Outlook, 57*, 217-225.

[71] Saba, V., Hovenga, E., Coenen, A., McCormick, K., & Bakken, S. (2003). Nursing language: Terminology models for nurses. *International Organization for Standardization (ISO) Bulletin,* September 16-18.

[72] Sands, N., Elsom, S., Marangu, E., Keppich-Arnold, S., & Henderson, K. (2013). Mental health telephone triage: Managing psychiatric crisis and emergency. *Perspectives in Psychiatric care, 49*, 65-72.

[73] Schaefer, C. T. (2008). Integrated review of health literacy interventions. *Orthopaedic Nursing, 27*, 302-317.

[74] Schlachta-Fairchild, L. (2007). *International competencies for telenursing*. Geneva, Switzerland: International Council of Nurses.

[75] Schnipper, J. L., Gandhi, T. K., Wald, J. S., Grant, R. W., Poon, E. G., Volk, L. A., … Middleton, B. (2012). Effects of an online personal health record on medication accuracy and safety: a cluster-randomized trial. *Journal of the American Medical Informatics Association, 19,* 728-734.

[76] SNOMED. (n.d.-a). *Products and services*. Retrieved from https://www.paperturn-view.com/snomed-international/ ps-catalog-digital-v7?pid=MjQ24638&p=9&v=4. Accessed on May 29, 2020.

[77] SNOMED. (n.d.-b). *Strategy, objectives and results*. Retrieved from http://www.snomed.org/our-organization/strategy objectives-and-results. Accessed on June 13, 2019.

[78] Speros, C. I. (2005). Health literacy: Concept analysis. *Journal of Advanced Nursing, 50*, 633-640.

[79] Speros, C. I. (2011). Promoting nurse literacy: A nursing imperative. *Nursing Clinics of North America, 46*, 321-333.

[80] Stavropoulou, C., Doherty, C., & Tosey, P. (2015). How effec tive are incident-reporting systems for improving patient safety? *Milbank Quarterly, 93*, 826-866.

[81] Swan, M. (2012). Health 2050: The realization of personalized medicine through crowdsourcing, the quantified self, and the

participatory biocitizen. *Journal of Personalized Medicine, 2*, 93-118.

[82] The Joint Commission. (2013). Sentinel Event Alert Issue 50—Medical device alarm safety in hospitals. April 8, 2013. Retrieved from https://www.jointcommission.org/ assets/1/6/ SEA_50_alarms_4_26_16.pdf. Accessed on June 19, 2019.

[83] Tubaishat, A. (2019). The effect of electronic health records on patient safety: A qualitative exploratory study. *Informatics for Health and Social Care, 44*(1), 79-91. doi: 10.1080/17538157.2017.1398753.

[84] Visscher, B. B., Steunenberg, B., Heijmans, M., Hofstede, J. M., Devillé, W., van der Heide, I., & Rademakers, J. (2018). Evidence on the effectiveness of health literacy interventions in the EU: a systematic review. *BMC public health, 18*(1), 1414. https://doi.org/10.1186/ s12889-018-6331-7.

[85] Wakefield, J. B., Holman, J. E., Ray, A., Scherubel, M., Adams, M. R., Hills, S. L., & Rosenthal, G. E. (2012). Outcomes of a home telehealth intervention for patients with diabetes and hypertension. *Telemedicine and e-Health, 18*(8), 575-579.

[86] World Health Organization. (2016). Global diffusion of eHealth: making universal health coverage achievable. Report of the third global survey on eHealth. Geneva: World Health Organization; 2016. Licence: CC BY-NC-SA 3.0 IGO.

[87] World Health Organization. (n.d.-a). *WHO definition of eHealth*. Retrieved from http://www.who.int/topics/ ehealth/en/. Accessed on June 17, 2019.

[88] World Health Organization. (n.d.-b). WHO—What we do. Retrieved from https://www.who.int/about/what-we-do. Accessed on June 17, 2019.

[89] World Health Organization. (1998). *Health promotion glossary* (p. 10). Geneva: World Health Organization.

[90] World Health Organization (2019). International Classification for Health Interventions (ICHI). Retrieved from https://www. who.int/classifications/ichi/en/. Accessed on June 17, 2019.

[91] Young-Hughes, S., & Simbartl, L. A. (2011). Spinal cord injury/ disorder teleconsultation outcome study. *Rehabilitation Nursing, 36*(4), 153-172.

第八篇　教育应用

Educational Applications

Diane J. Skiba　**著**

徐艳朵　**译**　　王　璟　张鹤立　**校**

　　第八篇（教育应用）由 Diane Skiba 提供了与医疗保健工作人员信息准备相关的各种教育技术和趋势的概要。这部分强调了护士获得学位或获得专业发展内容的各种远程教育的机会。此外，还将重点介绍在线教育中的教育技术，以及虚拟仿真、虚拟现实、机器人技术和无人机等新兴技术。社交媒体在我们不断发展的医疗保健系统中的使用也得到了解决。此外，还包括护理教育所必要的课程要求和信息学能力，以及技术信息学指导教育改革倡议的演变及其对全球护理教育影响。

　　目前，在医疗保健服务系统变化的基础上，Eun-Shim Nahm、Mary Etta Mills 和 Marisa L. Wilson 在第 44 章"护理课程改革与医疗信息技术"描述了所有护士所必须具备的信息能力。它们提供了护理信息学教育的历史概况，以及医疗保健的趋势如何影响了初始能力的发展。他们就各种倡议进行发言，如护士质量和安全教育、技术信息学指导教育改革，以及它们对护理组织推荐的护理信息学能力发展的影响。护理信息学

或卫生信息技术领域的认证也包括在内。本章最后考察了未来的趋势和在信息学能力方面的潜在差距。

　　在第 45 章中，Toria Shaw-Morawski 和 Joyce Sensmeier 编著标题为"TIGER 倡议的发展"，描述一个根据国家卫生信息技术议程而于 2004 年发起的基层工作（TIGER）。本章重点介绍了这一倡议的演变及其在美国国内和国际上的影响，其影响包括开发一个学习医疗保健信息的虚拟学习环境，以及 TIGER 能力和相关知识资源的开发。

　　Patricia E. Allen、Khadija Bakrim 和 Darlene Lacy 在第 46 章"启动和管理可访问的、有效的在线学习"探讨了在线学习的世界，他们以远程教育的历史开始，以在线教育的未来趋势结束，该课程将对当前用于实施在线学习的技术进行测试，在整个章节中，他们强调了提供高质量、高成本效益和以学习者为中心的教育要求，描述了在线教师的角色和准备工作，不仅要教学而且要开发在线授课的课程材料，还强调了学生支持和

主题交流，以及法律、伦理和版权问题。最后总结了在线教育的有效性、质量标准和认证。

Diane J. Skiba、Sarah Mattice 和 Chanmi Lee 在第 47 章题为"互联网时代的社交媒体工具"中探索互联网时代的演变，以及社交媒体如何融入教育和医疗服务的。本章从历史的角度出发，描述了从计算机接入互联网到移动设备、应用程序和可穿戴技术都相互连接的"万物互联"的运动。这是在连接的护理生态系统的背景下，作者将社交媒体的使用描述为一种数字化工具，它正在被用来改变医疗保健服务系统和消费者。本章探讨了在医疗保健中使用社交媒体的好处和挑战。

为了补充在线学习，LaVerne Manos 和 Nellie Modaress 在第 48 章"模拟中的一个范式转变：虚拟世界中的经验性学习及虚拟现实、机器人和无人机的未来使用"中很好地提供了支持。本章从他们使用"第二人生"作为模拟学习体验来教授护理信息学概念的概述开始。作者强调了虚拟世界中的教学方法，并提供了大量的例子，说明了它们在医疗信息学、博士护理、护士麻醉、营养学和营养计划等研究生教育中的应用，这一章的结尾是对未来教育应用技术的一瞥，如虚拟现实和增强现实技术，以及机器人和无人机的使用。

第44章 护理课程改革与医疗信息技术

Nursing Curriculum Reform and Healthcare Information Technology

Eun-Shim Nahm Mary Etta Mills Marisa L. Wilson 著

徐艳朵 译 王 璟 张鹤立 校

学习目的

- 描述 21 世纪护理信息学教育课程改革的背景及必要性。
- 讨论以前的学术和其他专业组织的努力，以医疗保健信息技术为重点，转变护理教育。
- 列出不同教育水平的护士所需要的信息技术能力。
- 确定当前国家与信息学相关的护理教育的趋势。
- 讲解美国护士资格认证中心护理信息学认证考试及其他信息学认证的内容和流程。
- 确定当前信息学教育的趋势和差距。

关键词

美国护理学院协会护理要点；护理教育课程；电子健康档案；医疗保健信息技术；信息能力；知识、技能和态度；护理信息学；患者安全；护士素质安全教育；信息技术学指导教育改革

护理信息学教育的重点是利用健康信息技术和数据来促进个人和人群的健康，为了在这个快速变化和技术丰富的医疗保健环境中提供高效、有效和安全的护理，护士必须准备好最佳的实践技术，并参与或领导开发、实施、维护、评估和优化技术的小组，至关重要的是要了解各种各样的健康 IT 技术，包括电子健康档案、个人健康记录、移动应用程序、设备、通信技术和远程健康 / 远程护理技术等。为了培养能够有效使用这些技术和数据的临床医生，教育计划不断更新信息内容，以支持当前护理和临床实践的各级护理教育。

一、当前医疗保健的变化和健康信息学的趋势

在过去几年中，医疗保健信息技术已经彻底改变了医疗保健服务的各个方面，包括护理数据生成的方式、数据用于驱动医疗的使用及患者将其医疗数据用于自我保健。目前，医疗保健提供商收集了大量的数字存储数据，这些数据甚至在患者进入医疗机构之前就被用于创建有关患者的

信息，在门诊就诊之前，患者可以通过患者门户网站填写访前评估表，当患者去诊所或医院时，他们会进入注册系统，甚至在他们见到他们的患者之前就完成检查评估；在此之后，随着患者接受治疗，电子护理系统中的个人数据量会逐渐增加；最终，提供者在护理点收集的患者健康数据将存储在医疗系统中，许多数据被转发到财政系统，并发送到必要的保险公司和其他监管机构。目前，一些选定的数据通过卫生信息交换服务与合适的公共卫生机构和其他保健提供者交换，以提供更好的保健。

另一个显著的变化是各种医疗 IT 设备的使用越来越多。随着物联网时代的发展，各种电子设备、软件、传感器被嵌入到网络中，使这些设备能够收集和交换数据（Zanellam、Bui、Castellani、Vangelista 和 Zorzi，2014），随着这些变化，卫生信息交流和互通性已成为国家的优先事项（Bloomfield、PoloWood、Mandel 和 Mandl，2017；Massoudi、Marcial、Tant、Adler-Milstein 和 West，2016）。虽然在线收集了更多的患者数据，并交换了卫生数据，但维护卫生数据的安全和保护措施也变得越来越困难。《HIPAA 综合规则》（HIPAA Omnibus Rule）于 2013 年推出，旨在保护日益扩大的数字时代中患者的隐私和健康信息（U.S.Department of Health and Human Services，2013）。在 2019 年 DHHS 拟议的新规则中重新审议和加强了 2013 的 HIPAA 规则，促进患者和提供者直接在一个安全系统中获得卫生信息，而不是受到信息屏蔽，包括患者的不安全环境和人群（Department of Health and Human Services，2019）。

在系统层面，医疗保健提供者必须确保数据的准确性和完整性，以及系统之间适当的互操作性，同时保护患者的数据。卫生信息技术的实施和维护是复杂和动态的过程，越来越多的卫生信息技术专家和临床医生正在参与其中。卫生保健组织和教育机构面临的一个巨大挑战是，如何培养能够熟练使用卫生信息技术的合格卫生保健信息人员和临床医生。

二、护理信息学教育的历史回顾

（一）概述

在过去的 30 年里，有一些主要的努力改变了医疗保健。美国医学研究所在 2000 年发表的开创性医疗报告《人非圣贤，孰能无过》揭示了美国一个与医疗差错相关的严重医疗问题，并强调了医疗信息技术在预防医疗差错和提高医疗质量方面的重要性（Institute of Medicine，2001；Newhouse、Dearholt、Poe、Pugh 和 White，2007）。从那时起，卫生信息技术和电子健康档案的使用已成为国家的优先事项。ARRA HITECH 法案第 8 部分加速了电子健康档案的发展，当医疗保健提供者安全地使用电子病历以实现特定的护理改善时，医疗保险和医疗补助计划就向临床医生和医院提供激励的方法（Blumenthal，2009；Blumenthal 和 Tavenner，2010），最初的有效使用法规的主要目标是：①提高质量、安全、效率和减少健康差异；②让患者和家属参与；③改善护理和人口与公共卫生的协调；④维护患者信息的隐私和安全。从那时起，MU 更名为 EHR 激励支付计划，并于 2018 年更名为促进互操作性计划（Centers for Medicare 和 Medicaid Services，2019）。最近的变化，即 PI 计划，特别反映了当前医疗保健模式的变化。2016 年，MU 的要求被纳入 2015 年《医疗保险准入和 CHIP 再授权法案》。MACRA 通过鼓励质量、临床实践改进活动和成本控制，支持从服务收费报销模式向基于价值的护理转变（Office of the National Coordinator for Health Information Technology，2019）。

要在动态变化的医疗保健领域中成功采用卫生信息技术，关键是要确保临床医生有能力使用医疗保健 IT。护士使用医疗 IT 和数据的能力尤为重要，因为他们是美国最大的直接医疗保健提供者群体，2017 年占所有医疗保健工作者的 19%（从业者约 290 万人）（U.S.Bureau of Labor

Statistics，2018）。认识到信息学和护士能力在使用卫生信息技术和信息学过程中的重要性，由美国护理学院协会开发的护理实践教育学士、硕士和博士教育已经包括信息和医疗保健技术的能力授权超过 10 年（AACN，2019），此外，护士质量和安全教育项目也描述了所有护士与信息学相关的知识、技能和态度（QSEN，2019a）。这些和其他专业组织都推动了护理课程的内容和毕业生的预期效果。

此外，护理作为一门医疗保健学科一直处于教育医疗保健专业人员的前沿，他们专门从事医疗保健信息技术和信息学理论。例如，护理信息学在 1988 年被马里兰大学护理学院（University of Maryland School of Nursing，UMSON）创建为一个研究生专业领域，并在 1992 年被美国护士协会正式认可为专业实践领域（Gassert，2000）。从那时起，信息学已经成为许多项目的核心课程，许多护理学校提供了侧重于护理和医疗信息学的研究生学位课程。

尽管信息学和卫生信息技术能力得到了提升，但由于许多教师不熟悉信息学内容，许多护理学校仍在努力将信息学和健康 IT 内容纳入其各级的学习项目。一些组织已经认识到这一重大的差距，他们正在努力填补与信息学和保健信息技术在护理中使用有关的教育知识的差距。护理知识大数据科学倡议的教育工作组正在通过为教育者开发资源和工具来解决这一问题（University of Minnesota School of Nursing，2019）。此外，卫生信息和管理系统学会下属的技术信息学指导教育改革项目也旨在通过学者工作组的合作努力，解决教师能力差距（HIMSS，2019a）。本章后面将更详细地描述 TIGER。这些合作和公开的努力应该为支持护士能力发展的教员提供坚实的基础。

信息通信技术和模拟环境的发展也极大地改变了护理教育。许多护理学校都有高仿真模拟实验室，让学生有更多的机会从学校学习实际案例的关键组成部分。利益相关者期望护理学生在到达实践环境时能够胜任使用卫生信息技术。护理作为一门专业，已经认识到护理教育的重大改革，并在护理领域的许多方面做出了重大努力，包括修订各级护理教育的要点（American Association of Colleges of Nursing，2008、2011 和 2014）。自那以来，医疗保健环境发生了巨大变化，美国护士协会正在进一步修订基本内容（American Association of Colleges of Nursing，2019b）。

（二）在护理信息学课程修订中的努力

随着对患者安全意识的提高和卫生保健信息技术的使用，需要改变护理课程。IOM 的报告《健康职业教育：通向质量的桥梁》（Health professions education：A bridge to quality）（Institute of Medicine，2003）是 2002 年峰会的结果，其后是 IOM 的报告《跨越质量鸿沟》（Institute of Medicine，2001）。这次跨学科的峰会是为了讨论卫生专业人员的教育改革，以提高质量和患者安全（Institute of Medicine Committee on Health Education Profession Summit，2002）。该报告提出了医疗专业人员的五项核心能力，这些核心能力之一是信息学的使用（Institute of Medicine，2001；Institute of Medicine Committee on Health Education Profession Summit，2002）。从那时起，护理专业组织和 AACN 做出了许多努力来修订护理课程，使之与国际移民组织的能力相一致。

1. 对护士的质量和安全教育

由 Robert Wood Johnson 基金会支持的 QSEN 项目的三个阶段的总体目标是培养必要的能力，以持续改善护士工作的医疗保健系统的质量和安全（Cronenwett 等，2007；QSEN，2019a 和 2019b）。该项目的第一阶段确定了在执业资格预审护理教育中需要培养的六项能力（表 44-1）。该小组还提出了在知识、技能和态度（Knowledge，skills，and attitude，KSA）领域的具体能力。

表 44-1　护士质量和安全教育能力

以患者为中心的护理	在尊重患者的喜好、价值观和需求的基础上，承认患者或指定人员是控制的来源和全面的合作伙伴，提供富有同情心和协调的护理
团队合作	在护理和跨专业团队中有效发挥作用，促进开放的沟通，相互尊重，共享决策以实现高质量的患者护理
循证实践	将当前最佳证据与临床专业知识、患者/家庭偏好和价值观相结合，以提供最佳的医疗保健服务
质量提高	使用数据来监测护理过程的结果，并使用改进方法来设计和测试变化，以持续提高医疗保健系统的质量和安全性
安全	通过系统的有效性和个人的技术操作，将对患者和提供者的伤害风险降到最低
信息学	使用信息和技术进行交流，运用知识，减少错误，并支持决策

QSEN 第二阶段工作重点是研究生和高级实践护士的能力。QSEN 的教职员工与从事一线的 APN 护士合作，并致力于制订实践标准、教育项目认证和资格认证（Cronenwett、Sherwood 和 Pohl 等，2009）。参与第二阶段工作的工作组为研究生水平的教育人员制订了 KSA。在第三阶段，AACN 致力于发展从事执业前护理教育的教师的能力，指导其学院教师整合基于六个 QSEN 能力的循证内容（QSEN，2012）。在第四阶段，医学研究所提出了增加高级护士人数的建议。这些努力是由三个护理理事会组成，包括美国护理学院协会、美国国家护理联盟、美国护士协会和美国护士管理组织（American Organization of Nurse Executives，AONE）。IOM/QSEN 能力和预认证的 KSA 被嵌入到 AACN 护理教育要点（Cronenwett、Sherwood 和 Gelmon，2009；Cronenwett 等，2009；Dycus 和 McKeon，2009）。

2. 美国护理学院协会护理要领。

为了响应改革医疗保健服务和更好地准备今天的护士专业实践的呼吁，AACN 在 2006 年召集了一个关于基本患者安全能力的工作组（American Association of Colleges of Nursing，2006）。工作组建议了专业护士应具备的特定能力，以确保高质量和安全的患者护理。这些能力被确定为以下方面：①批判性思维；②医疗体系和政策；③沟通；④疾病和疾病管理；⑤道

德；⑥信息和医疗保健技术。从那时起，AACN 在 2008 年修订了专业护理实践学士学位教育要点（American Association of Colleges of Nursing，2008）。

关于研究生课程的要点，AACN 决定到 2015 年将高级实践护理课程（APN 课程）从硕士水平上升到博士水平（DNP 课程）（American Association of Colleges of Nursing，2014）。目前，为培养高级执业注册护士（advanced practice registered nurse，APRN）而开设的硕士课程中，大部分都转向了 DNP 课程。美国护理学院协会（American Association of Colleges of Nursing，2006）于 2006 年制订了《高级护理实践博士教育要点》（The Essentials of Doctoral Education for Advanced Nursing Practice），信息学能力是该教育计划的要点之一。这对研究生教育有重大影响。一些非 APRN 硕士专业课程（如信息学、医疗领导和管理、社区健康护理）仍然保留硕士课程。硕士教育的要点在 2011 年进行了修订，并在 2019 年启动了新的修订程序，以建立教育基准，推进整个医疗保健系统和连续护理的护理实践（American Association of Colleges of Nursing，2019b）。

在护理教育要点方面的各种变化中，主要强调患者安全和卫生信息技术。本章从卫生信息技术的角度关注护理课程，表 44-2 描述了 AACN

信息管理和技术领域的要点。

3. HIMSS 技术信息学指导教育改革计划

最近的技术信息学指导教育改革倡议是护士努力将护理教育改革的高层倡议转化为实践层面的缩影（TIGER，2014）。TIGER 是一项教育改革倡议，通过最大限度地将技术和信息学集成到无缝实践、教育和研究资源开发中，努力促进跨专业社区发展和全球劳动力发展（HIMSS，2019c）。在 TIGER 峰会的第一阶段，来自各个领域的利益相关者，包括护理实践、教育、供应商和政府机构，制定了 10 年愿景和 3 年行动计划，以改变护理实践和教育（HIMSS，2019c）。在第二阶段，TIGER 将跨组织的活动 / 行动步骤形式化为 9 个协作的 TIGER 团队（TIGER，2009），处理特定的主题领域。2014 年，TIGER 转型为 HIMSS，目前正处于跨专业、跨学科、国际化的发展阶段。一些重要的活动包括通过以下途径为临床医生、教育者和信息工作者提供学习机会和支持：①虚拟学习环境中心；②卫生信息技术能力工具（Health Information Technology Competencies tool，HITComp.org）；③信息教育资源导航员（Informatics Education Resource Navigator，IERN）。VLE、HITComp 和 IREN 是基于网络的交互式学习环境，学习者可以在其中学习卫生信息技术领域的知识和技能。

三、临床医生的信息学能力

IOM、AACN、QSEN 和 TIGER 提出了教育项目中需要解决的基本能力问题。在开发可用于实践设置的可执行能力列表方面也做了大量的努力。

（一）美国护理学会

《护理信息学：实践范围和标准》涉及一个特定的领域。护理信息学是任何护士的一个重要组成部分。2015 年发布的《NI 范围和标准矩阵》（NI Scope and Standards matrix）第 2 版包含一套

新的推荐能力（ANA，2015）。这个综合版概述了护理信息学护士和信息学护理专家（硕士准备 INS）的护理信息学能力水平。它还详细说明了临床护士所需的护理信息学能力，跨越所有护理职业和角色。实践的范围涉及了 NI 实践的对象、内容、地点、时间、原因及如何实践的背景。实践的详细范围包括以下主题。

- 护理信息学的结构、概念和工具。
- 护理信息学的功能领域。
- 护理信息学专业实习准备工作。
- 护理信息学中的伦理学。
- 护理信息学的未来。
- 监管变化和质量标准的趋势。

16 个护理信息学标准为评估实践结果和目标提供了一个框架，每个标准都附有一套特定的能力。随着最近的变化，ANA 最近请求一个工作小组修订范围和标准，以反映最近的技术进步、不断变化的医疗保健环境及政策和法规的要求。

（二）TIGER 信息学能力协作建议

在 TIGER 计划的第二阶段，TIGER 信息学能力协作计划（Informatics Competency Collaborative，TICC）建议为所有实习护士和毕业护理学生提供特定的信息学能力（TIGER，2014）。TIGER NI 能力模型包括以下三个方面：①基本的计算机能力；②信息素养；③信息管理。对于基本的计算机能力，TICC 采用了欧洲计算机操作执业证（European Computer Driving License，ECDL）能力并提出了建议。欧洲计算机操作执业证（ECDL）/ 国际计算机操作执业证（ICDL）是国际公认的信息与通信技术和数字素养认证（ECDL Foundation，2019）。TICC 提出的具体建议是以旧的 ECDL/ICDL 大纲 5.0 为基础的。作为对 TICC 的进一步完善，TIGER 国际委员会进一步开展了影响深远的工作，以综合专业和国际消费而产生的信息能力。2015 年，TIGER 国际特别工作组开始开展全面活动，汇编所有推荐的国际信息学能力。这些努力产生了一套建

表 44-2　护理信息管理与技术基础

学士学位教育（https://www.aacnnursing.org/Portals/42/Publications/BaccEssentials08.pdf）（American Association of Colleges of Nursing，2008）	• 基本内容Ⅳ：患者护理技术的信息管理和应用 • 信息管理和患者护理技术的知识和技能对提供高质量的患者护理至关重要	**学士学位毕业生的课程准备** 1. 使用患者护理技术、信息系统和通信设备的技能，以支持安全护理实践 2. 使用电信技术协助在各种医疗保健环境中进行有效通信 3. 应用嵌入在患者护理技术和信息系统中的保障措施和决策支持工具，为患者和医疗工作者提供安全的实践环境 4. 理解使用临床信息系统来记录与实现护士敏感结果相关的干预措施 5. 在护理环境中使用标准化的术语，以反映护理对患者结局的独特贡献 6. 评估包括技术在内的所有相关来源的数据，为护理者提供信息 7. 认识到信息技术在改善患者护理结局和创造安全护理环境中的作用 8. 维护与数据安全、监管要求、保密和客户隐私权相关的道德标准 9. 适当应用患者护理技术，以满足不同患者群体的需求 10. 提倡使用新的患者护理技术，实现安全、优质的护理 11. 认识到工作流程和护理流程的重新设计应先于护理技术的实施，以促进护理实践 12. 通过政策和程序的发展，参与实践环境中信息系统的评估
硕士学位教育（https://www.aacnnursing.org/Portals/42/Publications/MastersEssentials11.pdf）（American Association of Colleges of Nursing，2011）	• 基本内容Ⅴ：信息学和医疗保健技术	**硕士学位毕业生的课程准备** 1. 分析当前和新兴技术，以支持安全的实践环境，并优化患者安全性、成本效益和健康预后 2. 利用当前的通信技术、信息系统和统计原则评估结局数据，以制订减少风险和改善健康预后的战略 3. 促进包含使用卫生信息技术的道德原则和标准的政策 4. 在技术整合方面提供监督和指导，以记录患者的护理和改善患者的结局 5. 利用信息和通信技术、资源和学习原则来教导患者和其他人 6. 在护理环境中使用当前和新兴的技术来支持自我和他人的终身学习
高级护理实践博士教育（https://www.aacnnursing.org/Portals/42/Publications/DNPEssentials.pdf）（American Association of Colleges of Nursing，2006）	• Ⅳ：用于改善和改造医疗保健的信息系统/技术和患者护理技术	**DNP 毕业生的课程准备** 1. 设计、选择、使用和评估项目，这些项目评估护理结局、护理系统和质量改进（包括消费者使用医疗信息系统） 2. 分析和交流选择、使用及评估医疗信息系统和患者护理技术所需的关键元素 3. 展示从实践信息系统和数据库中提取数据的概念能力和技术技能，以开发和执行评估计划 4. 领导评估和解决医疗系统中与信息、信息技术、通信网络和患者护理技术使用有关的伦理和法律问题 5. 评估消费者健康信息来源的准确性、及时性和适当性

议，这些建议属于五个角色类型中的十个核心能力领域，包括临床护理（直接患者护理）、质量管理、专业间护理协调、护理管理、护理中的 IT 管理（Hübner 等，2018）。

（三）护理信息学作为研究生水平的专业课程

ANA 将护理信息学定义为，将护理科学与多种信息和分析科学相结合的专业，在护理实践中识别、定义、管理和交流数据、信息、知识和智慧。NI 支持护士、消费者、患者、跨专业医疗保健团队和其他利益相关方在所有角色和环境下的决策，以实现预期的结果。这种支持是通过使用信息结构、信息流程和信息技术来实现的（ANA，2015）。

NI 的范围和实践标准明确区分信息学护士和信息学护士专家。信息学专家是指在信息学研究生阶段正式准备并获得认证的人员，而 IN 是在该领域获得在职培训但在信息相关领域没有研究生阶段教育准备的综合人员。

随着国家对 HIT 教育的重视，在研究生阶段开设了各种类型的信息学教育课程，如护理信息学、医疗信息学、生物医学信息学等。大多数信息学教育项目正在向在线项目和（或）混合（主要是在线和一些面授的课程）项目发展。课程和学分根据项目的不同有很大的差异。护理信息学领域也具有独特的特点。例如，INS 承担的角色各不相同。2017 年，作为 HIMSS 开展的护理信息学劳动力调查（n=1，2）的一部分，参与者被要求表明他们所担任的职位的头衔（HIMSS，2017）。调查结果显示了一个广泛的职位：护理信息学专家（20%），临床信息学主任（7%），临床分析师（5%），顾问（4%），教育者/讲师（3%），临床应用专家（2%）。实践的领域也各不相同，包括医院、卫生系统、学术、供应商、政府、门诊和其他部门。超过半数（57%）的人拥有多个领域的研究生学位，大多数人对他们在临床信息学方面的工作和职业生涯非常满意。

除了 2017 年 HIMSS 调查发现外，生物医学信息学和基因学方面的最新科学研究，以及大数据和移动健康/电子健康研究的快速增长，对医疗保健信息学和护理信息学专家的角色产生了重大影响。考虑到这些不同的角色和实践领域，每个项目可能有不同的重点或优势是合乎逻辑的。然而，考虑到没有监管机构或专业组织负责制定护理信息学教育项目的标准，每个项目的质量标准保证是特别值得关注的。

（四）护理信息学及相关 HIT 认证

目前，美国护士资格认证中心是一个被认可的机构，提供全科护理信息认证（RN-BC）（American Nurses Credentialing Center，2019）。参加认证考试的最低学历要求是护理学士或更高学历，或相关领域的学士学位。护理信息学认证考试的考试内容可参见 ANCC 网站（https：//www.nursingworld.org/our-certifications/informatics-nurse/；American Nurses Credentialing Center，2014）。截至 2019 年 10 月，主要内容如下。

- 实践基础（77 项，51%）。
- 系统设计生命周期（SDLC）（42 项，28%）。
- 数据管理和医疗保健技术（31 项，21%）。

护理信息人员的主要职责很大程度上取决于他们的工作岗位和工作环境，每个工作岗位可能需要不同的资格证书，如信息主管或信息管理员。在 2017 年 HIMSS 护理信息学劳动力调查中，47% 的受访者持有某种类型的证书，27% 持有 ANCC 提供的护理信息学证书（HIMSS，2011 和 2017）。其他证书包括项目管理证书和医疗信息及管理系统专业认证证书。美国医学信息学协会也在为非医师信息学家开发一种高级健康信息学认证（advanced health informatics certification，AHIC）。AMIA、AHIC 将与 AMIA 为正在进行临床信息学亚专科培训的医生开发的 AHIC 类似。符合 AHIC 资格的专业人员将持有经卫生信息和信息管理认证委员会（Commission on

Accreditation for Health Informatics and Information Management，CAHIIM）审查认证机构的研究生水平学位（Gadd、Williamson、Steen 和 Fridsma，2016）。表 44-3 总结了所选护理信息学相关认证的信息。

（五）教师信息学能力

在过去的几年里，护理教育发生了重大的变化（American Association of Colleges of Nursing，2019a 和 2019b；American Nurses Association，2015）。信息学能力已被认为是这些变化中的一个重要组成部分。此外，目前强调有意义地使用电子病历以实现医疗保健的三重目标，这要求护士具备管理健康数据和信息的能力（Institute for Healthcare Improvement，2019）。这些变化也要求护理教师胜任医疗保健信息学。此外，随着信息通信技术的指数级增长，更多的教学正在使用在线形式或借助教学技术进行。目前视频和社交网络项目的普及，增加了当前的在线学习环境的复杂性。

1. 模拟学习

使用高仿真模拟已经成为当前护理教育的金标准（Boling 和 Hardin-Pierce，2016；Cant 和 Cooper，2017；Keating 和 DeBoor，2018）。 在临床环境中模拟的目的是复制临床情况的重要方面，学生或临床医生可以通过工作来获得知识和经验。大多数护理学校都有多个高科技仿真实验室，包括高仿真模拟器。这些实验室为学生提供各种模拟临床环境。例如，马里兰大学护理学院有一个完整的模拟医院，具有 20 个实验室，包括一个手术室、一个社区 / 家庭保健实验室、一个诊断实验室，以及一个 SIMMan 家庭和一个机器人婴儿。为了增强模拟环境，许多护理学校使用学术版本的电子病历系统。在模拟实验室中实施电子病历可以让学生在进入临床环境之前有机会发展使用卫生信息技术的能力。此外，大多数电子病历有决策支持系统，可以显著增加学生的学习效率（Chung 和 Cho，2017；Herbert 和

Connors，2016）。当学校实施这些学术电子病历系统时，他们必须有一个全面的计划和大量的资源。例如，学校必须有能够支持项目的网络基础设施和能够支持教师的技术人员（Herbert 和 Connors，2016）。此外，学校还需指定一个熟悉系统部署的项目管理者。在开发和系统构建方面承担大量的工作，这也需要临床教员的参与。这将是必要的教育教师的系统，因为他们必须有能力教学生使用电子病历。在实验室内使用系统的策略和程序必须在系统部署之前制订并清楚地与学生沟通。项目管理者还必须考虑各种人为因素和人体工程学问题，以及系统特性（Nielsen，1993）。

2. 跨专业协作

跨专业协作（interprofessional collaboration，IPC）对于为患者实现高效、高质量的结果至关重要（Asmirajanti、Syuhaimie Hamid 和 Hariyati，2018）。有效的沟通、明确的角色定义和团队合作文化是良好运作的跨专业团队的基本原则。护理一直是 ICP 合作的主导力量，而 ICP 一直是护理教育和实践的重要组成部分（Gormley 等，2019；Labrague、McEnroe-Petitte、Fronda 和 Obeidat，2018）。

各种卫生信息沟通工具和电子病历促进和加速 IPC，最终改善患者的预后。因此，护理教育为学生提供发展这些能力的机会是至关重要的。此外，信息学护士在医疗保健提供者实施此类计划时发挥着重要作用，而且必须准备好领导这些项目。在完成系统部署后，他们还需要与各种医疗保健专业人员合作维护和优化这些系统。学习跨学科合作在护理教育中是至关重要的，而且随着技术的进步和医疗保健的复杂化，它也变得越来越重要。

3. 教师信息学能力

只有教师能够熟练运用创新的教学技术，才能取得最佳的教学效果。在前面，我们讨论了必要的教育组成部分，以确保护理学生和实践护士使用医疗保健信息技术和管理信息的能力。随着

表44-3 护理信息学相关证书

认 证	组 织	任职资格	要 求	链 接
信息学护理证书	美国护理资格审查中心	本科以上学历, 护理专业或相关专业	• 在美国的一个州或地区持有当前有效的注册护士执照, 或在另一个国家持有专业的, 法律认可的同等证书。对于美国以外的候选人, 可能会有额外的要求 • 有相当于2年的全职注册护士经验 • 在过去3年内完成了30小时的资讯护理继续教育 • 符合下列要求之一的练习时间 － 在过去3年里从事信息护理至少2000小时 － 在过去3年中, 在信息学护理课程中实践了至少1000小时, 并在任研究生阶段的信息学护理课程中完成了至少12个学期的学术学分 － 已完成信息学护理研究生课程, 包含至少200小时的由教师指导的信息学护理实习	https://www.nursingworld.org/our-certifications/informatics-nurse/
健康信息认证专家管理系统	美国医疗信息和管理系统学会	学士学位	5年相关信息和管理系统的经验, 其中3年在医疗保健领域	https://www.himss.org/health-it-certification/eligibility https://www.himss.org/health-it-certification/cphims
		硕士学位	3年相关信息和管理系统经验, 其中2年在医疗保健领域	http://www.himss.org/health-it-certification?navItemNumber=17564
注册健康信息管理员	美国健康信息管理协会 (AHIIM)	学士学位	• 成功完成由卫生信息学和信息管理教育认证委员会 (CAHIM) 认证的学士学位水平的医学信息管理课程 (HIM) 的学术要求 • 成功完成经CAHIIM认证的硕士水平的HIM课程的学术要求 • 成功完成经CAHIIM认证的HIM学位证书 (学士后) 课程的学术要求 • 从与AHIMA有互惠协议的外国协会批准的HIM课程毕业 • 符合2017年健康信息学和信息管理认证委员会 (CCHIM) 认证的限制性条件的注册的健康信息技术人员 (RHIT)	http://www.ahima.org/certification/RHIA

（续表）

认 证	组 织	任职资格	要 求	链 接
项目管理认证	美国项目管理协会	中等学历（高中文凭、副学士学位或同等学力）	• 至少 5 年 /60 个月的非重叠项目管理经验 • 7500 小时领导和指导项目 • 35 小时的项目管理教育	https：//www.pmi.org/~/media/pmi/documents/public/pdf/certifications/project-man-agement-profes-sional-handbook.pdf?la=en
项目管理专业（具体例子）		四年制学位（本科学位或全球同等学力）	• 至少 3 年 /36 个月的专业项目管理经验 • 4500 小时领导和指导项目 • 35 小时的项目管理教育	
医师委员会临床信息学（作为护理学科的比较）	美国预防医学委员会	医学博士	**一般要求** 1. 在美国的州、特区、领土、联邦、属地或加拿大的省行医，必须有不受限制的、目前有效的行医执照 2. 毕业于美国医学院校，申请人毕业时获医学教育联络委员会认可，获美国骨科协会认可的骨科医学院校，获加拿大认可的医学院，或来自美国和加拿大以外的医学院，董事会认为满意 3. ABMS 委员会认证——初级委员会认证是核心要求。一些 ABMS 委员会接受满足初级认证要求的次级专业认证。在这些情况下，个人将被视列为在初级认证的专业认证。初级认证的状态由每个委员会决定	https：//www.theabpm.org/become-certified/subspecialties/clinical-informatics/

技术的增长，学生在使用技术方面往往超过了他们的教师（Foster 和 Sethares，2017）。当教师需要教授在线课程时，他们不仅要学习如何使用技术，还要重新定位自己，采用一种全新的教学方式。例如，在线学生的反应方式可能与参加面授课程的学生不同。教师必须得到适当的支持，才能充分采用最新的技术。一些针对教师的继续教育模式包括半天的研讨会，每学期开始前的短期进修课程，或在线自学模块。如果学校提供许多在线课程，那么足够数量的教师会成为教学设计专家。

2019 年新型冠状病毒大流行期间，解决教师在教学设计和在线学习以及机构信息技术支持方面的能力问题变得十分明显。从面对面教学转换为在线学习的意外和即时要求，使许多教师在无充分的准备或技术支持以提供高质量教学的情况下，教师要在家工作以适应新媒体，从而陷入两难境地。这一经验强调，即使有其他教学模式可供选择或被认为是更可取的，在应用科技支持学生学习方面，不断发展师资的重要性。

四、当前健康信息技术的趋势，护理信息学的差距

医疗信息学是一个发展迅速的动态领域，需要不断更新教育内容和能力要求。教授此内容的护理教师保持最新状态至关重要。目前，大部分医院正处于电子病历维护和优化阶段。他们不断地实施新技术，并试图满足医疗法规对系统数据的要求。当前的医疗 IT 领域有一些值得注意的趋势，包括更积极地使用移动设备、电子健康和移动健康技术、患者门户、在组织内部建立大数据和数据分析（预测建模）结构，以及保护医疗数据免受网络安全问题的影响。此外，新的医疗保健模式，如以患者为中心的医疗家庭、人口健康和精准医疗，增加了医疗 IT 的复杂性。

目前还不清楚有多少护理学校接受了这一重要的健康信息技术内容，并将其纳入其教育。由于医疗信息学是护理教育的重要组成部分，护理教育机构拥有在这一领域有专业知识的教师是至关重要的。随着学士学位和 DNP 课程大纲的修订，越来越多的信息学课程被要求作为护理项目的核心课程。ANP 项目向 DNP 级别的迁移，进一步加快了创建适合 DNP 学生的教学内容的复杂性。然而，在动态医疗信息领域有专业知识并能教授学生的教师严重短缺（American Association of Colleges of Nursing，2017）。需要更多受过适当教育 / 培训、有博士背景的信息学教员。缓解这种情况的一种策略是建立教育资助机制。不幸的是，教师教育资助通常集中在临床领域，不包括医疗信息学。这一领域需要进一步的改革。

五、结论

信息技术已经彻底改变了当前的医疗保健。消费者现在甚至在来医院之前就可以在网上获取大量的健康信息。医疗保健提供者和学生可以在床边获取基于证据的健康信息。然而，电子病历在医疗保健领域的应用一直很缓慢，导致错失了提供更安全和更高质量护理的机会。最近，政府做出重大努力，在全国范围内实施电子病历，以提供更安全的医疗服务，提高医疗服务的效率。这些变化在医疗保健提供了多种令人兴奋的机会做护理教育。此外，随着信息通信技术的进步，面对面的课程正在被网络课程所取代，高科技、高仿真的模拟护理教育已经成为一种标准。新一代的护士应具备资讯学的能力。本章回顾了在我们现有的医疗保健系统中与资讯科技有关的主要变化，以及护理组织为改革护理课程所做的努力。在过去的 10 年里，护理专业在转变护理实践、教育和研究方面取得了巨大的进步。最近对跨学科合作的重视将进一步加快其发展。

自测题

1. 哪一个主要的卫生保健问题引发了护理教育改革，使信息学能力成为各级护理教育的一个重要组成部分？
   A. 保健日益复杂
   B. 医疗保健中的医疗事故增加
   C. 卫生保健专业人员短缺
   D. 美国护士资格认证中心启动磁性认证

2. 以下哪一个选项没有包含在护士质量和安全教育能力的领域？
   A. 知识
   B. 技能
   C. 沟通
   D. 态度

3. 哪个护理组织定义了护理教育的要领？
   A. 美国护士协会
   B. 美国护理学院协会
   C. 美国护士认证中心
   D. 医学研究所

4. 目前，信息学是所有护理项目的重要组成部分，以下什么情况除外？
   A. 学士学位教育项目
   B. 硕士教育项目
   C. 护理实习医生教育课程
   D. 博士教育项目

5. HIMSS 技术信息学指导教育改革能力的设计是为了谁？
   A. BSN 让护士做好了准备
   B. 信息学护士
   C. 信息学护士研究生信息学学位
   D. 执业护士

6. 哪个护理组织将护理信息学定义为护理专业？
   A. 美国护士协会
   B. 美国护理学院协会
   C. 美国护士认证中心
   D. 医学研究所

7. 信息学护士和信息学护理专家有什么区别？
   A. 没有区别
   B. INS 是由美国护士资格认证中心颁发的护理信息学证书的护理信息学家
   C. INS 是在信息学研究生阶段正式编制的
   D. 医学研究所拥有其他卫生保健领域的硕士学位，医学研究所拥有护理信息学的硕士学位

8. 参加美国护士资格认证中心提供的信息学护理认证考试所需的最低学历要求是什么？
   A. 护理专业大专学历
   B. 护理专业本科学历
   C. 护理硕士学历
   D. 护理实践教育中的医生

9. 信息教育将包括什么信息？
   A. 保健信息技术，道德使用，信息素养
   B. 信息素养，统计，评估
   C. 卫生信息技术，道德使用，计算机修理
   D. 通讯，信息素养，电脑维修

10. ANCC 认证考试包含的内容是什么？
    A. 系统设计生命周期
    B. 护理评估
    C. 预算细节

答案

1. B	2. C	3. B	4. D	5. D
6. A	7. C	8. B	9. A	10. B

参考文献

[1] American Association of Colleges of Nursing (AACN). (2006). Hallmarks of quality and patient safety: Recommended baccalaureate competencies and curricular guidelines to ensure high-quality and safe patient care. *Journal of Professional Nursing, 22*, 329-330.

[2] American Association of Colleague of Nursing. (2008). *The essentials of Baccalaureate education for professional nursing practice*. Retrieved from http://www.aacn.nche.edu/ Education/ pdf/BaccEssentials08.pdf. Accessed June 5, 2019

[3] American Association of Colleges of Nursing (AACN). (2011). *The essentials of master's education in nursing*. Retrieved from https://www.aacnnursing.org/Portals/42/Publications/ MastersEssentials11.pdf. Accessed June 5, 2019

[4] American Association of Colleges of Nursing. (2014). *The doctor of nursing practice*. Retrieved from http://www. aacn.nche.edu/ dnp. Accessed June 5, 2019

[5] American Association of Colleges of Nursing (AACN). (2017). *Nursing faculty shortage*. Retrieved from https:// www. aacnnursing.org/News-Information/Fact-Sheets/ Nursing-Faculty-Shortage. Accessed June 5, 2019

[6] American Association of Colleges of Nursing (AACN). (2019a). *AACN essentials*. Retrieved from https://www. aacnnursing.org/ Education-Resources/AACN-Essentials

[7] American Association of Colleges of Nursing (AACN). (2019b). *Essentials revision task force*. Retrieved from https://www. aacnnursing.org/About-AACN/ AACN-Governance/Committees-and-Task-Forces/ Essentials-Revision. Accessed June 5, 2019

[8] American Association of Colleges of Nursing QSEN Education Consortium. (2012). *Graduate-level QSEN competencies: Knowledge, skills and attitudes*. Retrieved from http://www. aacnnursing.org/Portals/42/ AcademicNursing/Curriculum-Guidelines/Graduate QSEN-Competencies.pdf. Accessed June 5, 2019

[9] American Nurses Association. (2015). *Nursing informatics: Scope and standards of practice* (2nd ed.). Silver Spring, MD: American Nurses Association.

[10] American Nurses Credentialing Center (ANCC). (2014). *Nurse credentialing: Informatics nursing*. Retrieved from http://www. nursecredentialing.org/InformaticsNursing

[11] American Nurses Credentialing Center (ANCC). (2019). *Informatics Nursing Certification (RN-BC)*. Retrieved from https://www.nursingworld.org/our-certifications/ informatics-nurse/

[12] Asmirajanti, M., Syuhaimie Hamid, A. Y., & Hariyati, T. S. (2018). Clinical care pathway strengthens interprofessional collaboration and quality of health service: A literature review. *Enfermeria Clinica, 28*(Suppl 1), 240-244. doi: 10.1016/s1130-8621(18)30076-7

[13] Bloomfield, R. A., Jr., Polo-Wood, F., Mandel, J. C., & Mandl, K. D. (2017). Opening the Duke electronic health record to apps: Implementing SMART on FHIR. *International Journal of Medical Informatics, 99*, 1-10. doi:10.1016/j. ijmedinf.2016.12.005

[14] Blumenthal, D. (2009). Stimulating the Adoption of health information technology. *The New England Journal of Medicine, 360*, 1477-1479. doi:10.1056/NEJMp0901592

[15] Blumenthal, D., & Tavenner, M. (2010). The "Meaningful Use" regulation for electronic health records. *The New England Journal of Medicine, 363*, 501-504. doi:10.1056/ NEJMp1006114

[16] Boling, B., & Hardin-Pierce, M. (2016). The effect of high fidelity simulation on knowledge and confidence in critical care training: An integrative review. *Nurse Education in Practice, 16*(1), 287-293. doi:10.1016/j. nepr.2015.10.004

[17] Cant, R. P., & Cooper, S. J. (2017). The value of simulation based learning in pre-licensure nurse education: A state of-the-art review and meta-analysis. *Nurse Education in Practice, 27*, 45-62. doi: 10.1016/j.nepr.2017.08.012

[18] Centers for Medicare & Medicaid Services. (2019). Medicare and Medicaid Promoting Interoperability Program Basics. Retrieved from https://www.cms.gov/regulations and-guidance/ legislation/ehrincentiveprograms/basics. html. Accessed on April 24, 2019.

[19] Chung, J., & Cho, I. (2017). The need for academic electronic health record systems in nurse education. *Nurse Education Today, 54*, 83-88. doi: 10.1016/j. nedt.2017.04.018

[20] Cronenwett, L., Sherwood, G., Barnsteiner, J., Disch, J., Johnson, J., Mitchell, P., ... Warren, J. (2007). Quality and safety education for nurses. *Nursing Outlook, 55*, 122- 131. doi:10.1016/j.outlook.2007.02.006

[21] Cronenwett, L., Sherwood, G., & Gelmon, S. B. (2009). Improving quality and safety education: The QSEN learning collaborative. *Nursing Outlook, 57*, 304-312. doi:10.1016/ j.outlook.2009.09.004

[22] Cronenwett, L., Sherwood, G., Pohl, J., Barnsteiner, J., Moore, S., Sullivan, D. T., ... Warren, J. (2009). Quality and safety education for advanced nursing practice. *Nursing Outlook, 57*, 338-348. doi: 10.1016/j. outlook.2009.07.009

[23] Dycus, P., & McKeon, L. (2009). Using QSEN to measure quality and safety knowledge, skills, and attitudes of experienced pediatric oncology nurses: An international study. *Quality Management in Health Care, 18*, 202-208. doi:10.1097/ QMH.0b013e3181aea256

[24] European Computer Driving License (ECDL) Foundation. (2019). *European Computer Driving License (ECDL) pro grams*. Retrieved from http://www.ecdl.org/about-ecdl

[25] Foster, M., & Sethares, K. (2017). Current strategies to implement informatics into the nursing curriculum: An integrative review. *Online Journal of Nursing Informatics, 21*(3). Retrieved from https://www.himss.org/library/ current-strategies-implement-informatics-nursing-cur riculum-integrative-review

[26] Gadd, C. S., Williamson, J. J., Steen, E. B., & Fridsma, D. B. (2016). Creating advanced health informatics certi fication. *Journal of the American Medical Informatics Association:*

JAMIA, 23, 848-850. doi: 10.1093/jamia/ ocw089

[27] Gassert, C. (2000). Academic preparation in nursing informatics. In M. J. Ball, K. J. Hannah, S. K. Newbold, & J. V. Douglas (Eds.), *Nursing informatics: Where caring and technology meet* (pp. 15-32). New York, NY: Springer.

[28] Gormley, D. K., Costanzo, A. J., Goetz, J., Israel, J., Hill Clark, J., Pritchard, T., & Staubach, K. (2019). Impact of nurse-led interprofessional rounding on patient experience. *The Nursing Clinics of North America, 54*, 115-126. doi: 10.1016/ j.cnur.2018.10.007

[29] Healthcare Information and Management Systems Society (HIMSS). (2011). *2011 HIMSS Nursing Informatics Workforce survey*. Retrieved from https://s3.amazonaws. com/rdcms-himss/files/production/public/HIMSSorg/ Content/files/2011HI MSSNursingInformaticsWorkforce Survey.pdf

[30] Healthcare Information and Management Systems Society (HIMSS). (2017). *HIMSS 2017 Nursing Informatics Workforce survey*. Retrieved from http://www.himss.org/ sites/himssorg/ files/2017-nursing-informatics-work force-full-report.pdf

[31] Healthcare Information and Management Systems Society (HIMSS). (2019a). *TIGER scholars workgroup*. Retrieved from https://www.himss.org/professionaldevelopment/ tiger-scholars-workgroup

[32] Healthcare Information and Management Systems Society (HIMSS). (2019b). *TIGER virtual learning environment*. Retrieved from https://www. himss. org/professional-development/ tiger-initiative/ virtual-learning-environment

[33] Healthcare Information and Management Systems Society (HIMSS). (2019c). *The TIGER initiative*. Retrieved from https:// www.himss.org/professionaldevelopment/ tiger-initiative

[34] Herbert, V. M., & Connors, H. (2016). Integrating an academic electronic health record: Challenges and success strategies. *Computers, Informatics, Nursing: CIN, 34*, 345-354. doi: 10.1097/cin.0000000000000264

[35] Hübner, U., Shaw, T., Thye, J., Egbert, N., Marin, H. F., Chang, P., … Ball, M. J. (2018) Technology informatics guiding education reform: TIGER. *Methods of Information in Medicine, 57*(S 01), e30-e42. doi:10.3414/ ME17-01-0155

[36] Institute for Healthcare Improvement (IHI). (2019). *The IHI triple aim*. Retrieved from http://www.ihi.org/engage/ initiatives/tripleaim/Pages/default.aspx

[37] Institute of Medicine (IOM). (2001). *Crossing the quality chasm: A new health system for the 21st century*. Washington, DC: The National Academy Press.

[38] Institute of Medicine (IOM). (2003). *Health professions education: A bridge to quality*. Washington, DC: The National Academy Press.

[39] Institute of Medicine (IOM). (2010). *The future of nursing: Leading change, advancing health*. Washington, DC: The National Academies Press.

[40] Institute of Medicine Committee on Health Education Profession Summit. (2002). *Health professions education: A bridge to quality*. Washington, DC: National Academy Press.

[41] Keating, S. B., & DeBoor, S. S. (Eds.). (2018). *Curriculum development and evaluation in nursing education* (4th ed.). New York, NY: Springer.

[42] Labrague, L. J., McEnroe-Petitte, D. M., Fronda, D. C., & Obeidat, A. A. (2018). Interprofessional simulation in undergraduate nursing program: An integrative review. *Nurse Education Today, 67*, 46-55. doi: 10.1016/j. nedt.2018.05.001

[43] Massoudi, B. L., Marcial, L. H., Tant, E., Adler-Milstein, J., & West, S. L. (2016). Using health information exchanges to calculate clinical quality measures: A study of barriers and facilitators. *Healthcare, 4*, 104-108. doi: 10.1016/j. hjdsi.2016.04.003

[44] Newhouse, R. P., Dearholt, S. L., Poe, S. S., Pugh, L. C., & White, K. M. (2007). *Johns Hopkins nursing: Evidence based practice model and guidelines*. Indianapolis, IN: Sigma Theta Tau International.

[45] Nielsen, J. (1993). *Usability engineering*. San Francisco, CA: Morgan Kaufmann.

[46] Office of the National Coordinator for Health Information Technology (ONC). (2019). *Meaningful Use and MACRA*. Retrieved from https://www.healthit.gov/topic/ meaningful-use-and-macra/meaningful-use-and-macra

[47] Quality and Safety Education for Nurses (QSEN). (2019a). *Quality and safety education for nurses*. Retrieved from http:// www.qsen.org/

[48] Quality and Safety Education for Nurses (QSEN). (2019b). *QSEN competencies*. Retrieved from http://qsen.org/ competencies/pre-licensure-ksas/

[49] Technology Informatics Guiding Education Reform (TIGER). (2009). *Collaborating to integrate evidence and informatics into nursing practice and education: An executive summary*. Retrieved from https://www.himss. org/collaborating-integrate-evidence-and-informatics nursing-practice-and-education-executive-summary

[50] Technology Informatics Guiding Education Reform (TIGER). (2014). *Informatics competencies for every practicing nurse: Recommendations from the TIGER collaborative*. Retrieved from http://s3.amazonaws.com/ rdcms-himss/files/production/public/ FileDownloads/ tiger-report-informatics-competencies.pdf

[51] University of Minnesota School of Nursing. (2019). *2018 Workgroups*. Retrieved from https://www.nursing. umn.edu/ centers/center-nursing-informatics/news events/2019-nursing-knowledge-big-data-science-conference/2018-workgroups

[52] U.S. Bureau of Labor Statistics. (2018). *Employment projec tions: Labor force data*. Retrieved from https://www.bls. gov/ emp/data/labor-force.htm

[53] U.S. Department of Health and Human Services (HHS). (2013). *Omnibus HIPAA rulemaking*. Retrieved from https://www. hhs.gov/hipaa/for-professionals/privacy/ laws-regulations/ combined-regulation-text/omnibus hipaa-rulemaking/index.html

[54] U.S. Department of Health and Human Services (HHS). (2019). *HHS proposes new rules to improve the interoper ability of electronic health information*. Retrieved from https://www.hhs. gov/about/news/2019/02/11/hhs proposes-new-rules-improve-interoperability-electronic health-information.html

[55] Zanellam, A., Bui, N., Castellani, A., Vangelista, L., & Zorzi, M. (2014). Internet of things for smart cities. *IEEE Internet Things Journal, 1*(1), 22-32.

第45章 TIGER 倡议的发展

The Evolution of the TIGER Initiative

Toria Shaw Morawski　Joyce Sensmeier　**著**

张志琴 **译**　王 璟 张鹤立 **校**

学习目标

- 讨论 TIGER 倡议议程。
- 描述 TIGER 倡议的发展。
- 描述 TIGER 倡议如何影响教育改革、社区发展和全球劳动力发展的例子。

关 键 词

协作工作组；医疗保健技术十年；电子健康；全球劳动力发展；基层工作；卫生信息学能力；HIMSS TIGER 倡议；跨学科；跨专业；邀请赛峰会；技术信息学指导教育改革；TIGER 倡议基金会；虚拟学习环境

一、概述

这一章讲述了当致力于共同事业的个人走到一起并采取行动时会发生什么的精彩故事。最棒的是，这个故事没有结尾，技术信息学指导教育改革倡议的根源已经在整个医疗保健行业产生了连锁反应，通过 TIGER 完成的工作现在被引用为医学研究所（IOM，2001 和 2003）响应医疗保健改革号召的重要催化剂，将来还会继续被引用。这两份具有里程碑意义的报告提出了临床医生和教育工作者需要的主要变化。第一份报告指出，对于执业的临床医生来说，"使用工具来组织和提供护理已经远远落后于生物医学和临床知识。在自动化临床信息和决策支持系统的支持下，精心设计的循证护理流程最有希望实现慢性病护理的最佳结果。系统必须促进科学知识在实践中的应用，并为临床医生提供必要的工具和支持，以持续和安全地提供循证护理"（IOM，2001，原文第 12 页）。对于教育者来说，第二份报告呼吁健康职业的新方法，它为所有医疗保健专业人员确定了五项核心能力，提供以患者为中心的护理、跨学科团队工作、采用循证实践、应用质量改进和利用信息技术（IOM，2003，原文第 13 页）。这两份报告，以及下文描述的联邦政府为满足广泛采用医疗信息技术的需求所做的努力，是 TIGER 倡议开始及其持续发展的催化剂。

二、医疗保健技术十年（2014 年）

（一）美国国家卫生信息技术议程

2004 年初，时任美国总统 George W.Bush 发表了《卫生信息技术十年》（Decade for Health Information Technology），并成立了美国国家卫生信息技术协调员办公室。2004 年 5 月，时任美国卫生与公共服务部部长的 Tommy Thompson 任命 David Brailer 博士为首任美国国家卫生信息技术协调官。对于致力于卫生信息技术在安全、效率和其他卫生改革工作的重大改进方面发挥变革性作用的卫生专业人士来说，这是一个激动人心的时刻。2004 年 7 月，Brailer 在华盛顿特区召开了第一次全国卫生信息技术峰会，并启动了在 10 年时间内为美国公民提供电子健康档案好处的战略。

（二）护士在哪里？

在第一次 ONC 活动中观察到一个非常重要的现象。全国 300 万，占劳动力 55% 的护理队伍没有代表明确确定为实现 ONC 愿景和战略的重要组成部分。这让许多人不禁要问："护士在哪里？"人们还敏锐地意识到，如果没有护理部门的参与，不仅国家卫生信息技术议程面临风险，而且护理部门也将面临风险，因为没有抓住一个极好的机会大力推进议程，以证据和信息学方式转变实践和教育。Kotter 在他的书《领导变革》（Leading Change）（Kotter，1996）和《危机感》（A Sense of Urgency）（Kotter，2008）中，描述了真正的危机感对大规模有效变革的影响。当尽可能多的人有尽可能高的紧迫感时，领导变革的努力就会越成功。在最初的卫生信息技术峰会之后，护理领域的领导者意识到了开始基层工作的危机感，并开始着手开展一项运动，以确保护理参与其中，并将健康信息技术的主要利益相关者 /

倡导者整合到国家的医疗保健提供系统和学术计划中。

三、TIGER 倡议的诞生（2005 年）

（一）护理面临的挑战和机遇

基层领导力开始采取行动并与其他人建立联系，确定第一步并召集关键人物来考虑护理在未来与健康信息技术相关的角色。第一次正式的 TIGER 活动于 2005 年 1 月 14 日举行，由约翰·霍普金斯大学护理学院主办。一群来自全国各地的护理领导者就 21 世纪医疗保健提供者，护士所需的技能和知识展开了对话。基本技能、批判性思维、变革管理、循证实践、知识工作者、课程整合、专业实践、跨学科、合作实践、领导力、全球军事系统、国家标准、临床文档、公共政策等主题的趋势和模式成为当前护士在这场信息学革命中面临的挑战和机遇。有人指出，这个机会不仅仅是考虑"信息学"，还需要关注高质量和循证护理。TIGER 来说，这是一个独一无二的机会，它可以在信息学成功的基础上，将更多的关键利益相关者联系起来，努力更快地引导真正的变革。最后，TIGER 需要调动 300 万护士的力量，让他们参与到 TIGER 议程的推进中来。当时，政府决定举行一次邀请峰会，努力聚集不同的利益相关者群体（专业组织、政府组织、技术供应商、信息学专家等）增加紧迫感，并采取进一步行动，确保护士能够利用信息技术，向所有人提供安全、高效和以患者为中心的护理。当时，有人就这次峰会是否应包括所有学科来帮助实现美国医学研究所的目标和能力提出了疑问。虽然这被认为是非常重要的，但人们一致认为，关键是要重视护理队伍，然后根据峰会提出的建议扩大这项工作。

（二）为 TIGER 设定愿景

以下愿景声明和预期结果旨在指导 TIGER 计划的早期阶段（表 45-1 和图 45-1）。

表 45-1　TIGER 愿景和预期结果

TIGER 愿景	• 允许护士使用信息学工具、原理、理论和实践，使医疗保健更加安全、有效、高效、以患者为中心、及时和公平 • 将支持技术透明地融入护理实践和教育，使信息技术成为 21 世纪的听诊器
TIGER 预期结果	• 发布峰会报告，包括峰会调查结果和优秀范例 • 制订组织在将信息学知识、技能和能力整合到学术和实践环境中时要遵循的指南 • 设置一个议程，通过这个议程，护理组织指定他们计划做什么来通过信息技术策略弥合质量差距

四、TIGER 峰会（2006 年）

（一）邀请峰会

为了筹备此次邀请峰会，成立了一个计划了 1 年多的计划委员会，还成立了一个筹款委员会确保资金支持 TIGER 峰会和预期的结果。超过 25 个不同的赞助商为峰会做出了贡献，包括从医疗保健研究和质量机构、Robert Wood Johnson 基金会和美国国家医学图书馆获得的赠款。

TIGER 峰会于 2006 年 10 月底举行，由马里兰州贝塞斯达的统一服务健康科学大学主办。来自护理管理、实践、教育、信息学、技术组织、政府机构和其他主要利益相关方的 100 多名国家领导人参加了为期 2 天的互动活动。来自 Bonfire Communications 的外部主持人创造了一个开放的空间体验，包括小型和大型小组对话；独特的图形艺术，捕捉对话和行动计划的愿景、成果；使用互动反馈系统（audience response system，ARS）来捕捉当前现实并获得共识。为了激发想象力和思考，第一天的特色是画廊漫步体验，参与者可以"漫步"并回顾当前医疗保健环境中使用的尖端技术和临床决策支持系统。TIGER 执行和项目委员会认为，在今天的实践和教育中建立国家的榜样是很重要的。共分享了包括与参与者的互动对话七个国家范例。

（二）10 年愿景和 3 年行动步骤

TIGER 峰会的重点是创造契机，就 10 年愿

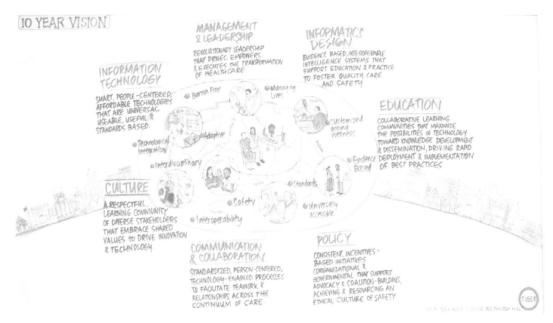

▲ 图 45-1　10 年愿景

经许可转载，引自 HIMSS TIGER Initiative.

景和 3 年行动计划达成共识。通过围绕七大核心开展集体工作，然后将模式和最突出的要点进行内容流式表达，10 年愿景更加清晰。以七个核心和丰富的内容为框架，确定了一个 3 年行动计划，实现证据和信息学转变实践和教育的 10 年愿景。这项工作需要参与者之间紧密的团队合作和协作。

参会者离开峰会前的最后一个行动呼吁是，参会组织的每个领导人都要确定可带回其组织的可定义的行动计划目标。每个参与者都在"TIGER 承诺墙"上签名，以表明他们对愿景和行动计划的承诺，并继续推动和吸引其他人参与 TIGER 倡议。

在 TIGER 峰会之后，建立了一个网站来记录一些事件和行动，并发布新的信息。此外，峰会的报告《证据与信息转化护理：迈向 10 年愿景的 3 年行动步骤》（Evidence and Informatics Transforming Nursing：3-Year Action Steps toward a 10-Year Vision）（2007）已发布并可网站上浏览。该报告提供了峰会的摘要以及针对特定利益相关方群体的建议：专业护理组织、学术机构、信息技术、政府和决策者、医疗保健提供组织和卫生信息管理专业人员 / 卫生科学图书馆。来自美国护理学院、美国护士协会、美国护士主管组织、美国全国护理联盟和 Sigma Theta Tau 国际会议的 5 个主要护理组织的领导确认了他们的承诺和对专业支持 TIGER 倡议的需求。

五、TIGER 协作工作组（2007—2008 年）

峰会几个月后，在与 TIGER 执行指导委员会举行了几次后续会议后，决定进入 TIGER 的第二阶段。在峰会核心和行动计划的基础上，确定了九个关键的"合作者"，深入挖掘，利用护理界更广泛的参与来强调这些建议。每个协作组都被指派了共同领导来促进工作组的工作，撰写报告并分享工作组的调查结果和最终建议。表

45-2 总结了这些已发表报告的目的、结果和访问情况。

六、TIGER 倡议（2009—2019 年）

（一）TIGER 倡议基金会（2009—2014 年）

2009—2010 年，关键的 TIGER 领袖志愿者们一直忙于分享合作报告，并寻求与关键利益相关方、护理和其他跨学科专业组织进一步合作的新机会。在此期间，该基金会正在与美国国家医学图书馆和卫生科学统一服务大学等合作伙伴建立一个虚拟学习环境。2011 年 7 月，TIGER 倡议基金会作为一个 501（c）（3）组织，从事慈善、教育和科学目的的活动。这对 TIGER 来说是一个重要的里程碑，因为它提供了一个战略性增长的架构。TIGER 建立了一个网站，作为 TIGER 成员和分享许多信息的中心枢纽，同时方便参与 TIGER 计划的 1500 多名志愿者开展的活动。

（二）HIMSS TIGER 倡议（2014 年至今）

TIGER 基金会没有足够的资金来维持一个可持续发展的组织。因此，2014 年 9 月 22 日，TIGER 转型进入到得到了专业发展部门支持的美国医疗卫生信息和管理系统协会。HIMSS 是一个通过应用信息和技术来支持健康转型的全球顾问和思想领袖。HIMSS 总部位于伊利诺伊州芝加哥，服务于全球卫生信息和技术社区，主要业务遍及北美、欧洲、英国、中东和亚太地区（HIMSS，2019a）。HIMSS 的全球工作范围和专业知识为该计划提供了完美的新归属。

如今，TIGER 是一个稳定的、基层的倡议，专注于教育改革，利用跨专业方法促进社区发展和全球劳动力发展（Shaw、Sensmeier 和 Anderson，2017）。HIMSS 网站上的 TIGER 登录页面（www.himss.org/tiger）提供了丰富的信息，包括历史文献、里程碑报告、VLE 概述和演

表 45-2　**TIGER 第二阶段协作工作组**

TIGER 协作	目　的	结果总结
标准和互操作性	加快峰会会议确定的下列行动步骤 • 将医疗 IT 互操作性的行业标准与实践和教育的临床标准相结合 • 教育实践和教育社区关于健康 IT 的标准 • 建立标准的使用，并为标准的采用设定严格的截止日期	• 提供标准化和互操作性的定义和基本原理。开发了"护理健康 IT 标准目录"，并提供了基于网络的指南，介绍了互操作系统和标准协调的好处 • 有关更多详细信息见 http://tigerstandards.pbworks.com/w/page/22250630/FrontPage
美国国家卫生信息技术议程	• 确定对 TIGER 和护理专业使命最重要的最相关的健康 IT 议程和政策，并帮助消除政策问题上的任何代表性差距	• 确定了需要护理参与的主要国家卫生 IT 组织。开发指南、教育和鼓励护士参与 HIT 相关的政策制定、医疗改革，并加快 HIT 的广泛采用 • 有关更多详细信息见 https://slideplayer.com/slide/16680193/Request a digital copy from TIGER：tiger@himss.org
信息学能力	• 为所有实习护士和即将毕业的护理学生建立最低的信息学能力	收集了 1000 多项信息学能力，缩小了描述以下能力的最小集合的范围 1. 基本的计算机能力 2. 信息素养 3. 信息管理（包括使用电子健康档案）确定并提供了每种类型的几种教育资源 • 有关更多详细信息见 http://s3.amazonaws.com/rdcms-himss/files/production/public/FileDownloads/tiger-report-informatics-competencies.pdf
教育和教师发展	• 让关键利益相关者参与进来，将信息学融入课程，并创建资源和计划来实施和维持变革。与行业和服务合作伙伴协作，支持教师在课程中创造性地采用信息学工具	• 成立了 7 个工作组（与主要利益相关方合作）。有效地影响认证机构，以确保信息学教育纳入护理课程。NLN 立场申明，题为《准备下一代护士在科技丰富的环境中实践：信息学议程》(*Preparing the Next Generation of Nurses to Practice in a Technology-Rich Environment：An Informatics Agenda*)。AACN 率先将信息学作为护理实践教育学士和博士的基本要素。参与信息学相关的 ADN 和州委员会的调查。HRSA 合作导致了护理教育和实践的综合技术倡议。针对教育工作者的网络研讨会，讨论学校如何将信息学整合到课程和合作伙伴示例中，以教授电子健康档案和临床文档 • 有关更多详细信息见 http://s3.amazonaws.com/rdcms-himss/files/production/public/FileDownloads/tiger-report-education-faculty-development.pdf
领导力发展	• 让护理领导参与，发展革命性的领导能力，推动、授权和执行医疗保健改革	• 当前护理领导能力发展计划，包括资讯科技能力。建立在美国护士管理组织的基础上，开发了一项调查，以确定最紧迫的项目发展需求。该调查提供了领导能力所需的洞察力。与磁性识别计划一致，强调护理领导者如何将主要的 HIT 实施作为磁性旅程的一个组成部分，并满足 14 种磁力。确定了与信息学相关的领导发展标准 • 有关更多详细信息见 https://cdn.ymaws.com/www.texasnurses.org/resource/resmgr/Docs/2014_TIGER_TheLeadershipImpe.pdf

（续表）

TIGER 协作	目　的	结果总结
可用性与临床应用设计	• 进一步定义关键概念、模式、趋势和向 HIT 供应商和从业人员提出的建议，确保在护理点可用临床系统	• 综合了护理和其他学科的文献综述，在确定临床信息需求、安全可用性临床设计、可用性评价和人为因素基础方面进行了分析。收集说明可用性 / 临床应用程序设计的案例研究，这些案例是需要遵循的好例子，也是需要避免的坏例子。回顾了 AAN 技术深入研究（Technology Drill Down，TD2）项目的调查结果。为医疗信息技术供应商和从业者提出建议，以采用健康医疗技术可用性和临床设计的合理原则 • 有关更多详细信息见 http://s3.amazonaws.com/rdcms-himss/files/production/public/FileDownloads/tiger-report-usability-clinical-application-design.pdf
虚拟示范中心	• 探索通过 Web 访问技术应用程序，为所有护士、护理教师和护理学生创建一个虚拟的"画廊漫步"	• 为 IT 支持的实践和教育的远景提供可见性。演示未来的 IT 资源。演示了行业、医疗保健组织、学术机构和专业组织之间的协作，用来创建基于信息学能力的护士教育模块。使用来自不同实践环境的实践例子展示最佳实践、研究结果、案例研究和通过与专业护理组织合作获得的经验教训 • 有关更多详细信息见 http://s3.amazonaws.com/rdcms-himss/files/production/public/FileDownloads/tiger-report-virtual-learning-center.pdf
消费者赋权和个人健康档案（PHR）	• 向护士提供有关 PHR 的信息，并将这些内容纳入护理课程和实践中	• 确定了护士可以影响 PHR 等消费者赋权战略的采用和使用的几种方式 • 有关更多详细信息见 http://tigerphr.pbworks.com/w/page/22248999/Overview Request a digital copy from TIGER：tiger@himss.org

经许可转载，引自 TIGER Initiative Foundation. Copyright © Healthcare Information and Management Systems Society, Inc（HIMSS）.

示，以及正在进行的重点项目的志愿者社区页面（TIGER 国际工作组，学术工作组和 VLE 工作组），重点介绍正在进行的项目、一个营销工具包，以及参与这项重要工作的方法。

（三）刷新 TIGER 焦点

在过渡到 HIMSS 后，TIGER 该倡议认识到卫生信息学教育应扩展到其他临床领域甚至更广泛，因此将其核心重点调整为采用跨专业方法（O'Connor、Hübner、Shaw、Blake 和 Ball，2017）。实际上今天，TIGER 通过开展以下工作，推进了健康信息学的整合，从而改变了教育和实践。

• 使跨专业的临床工作人员使用信息学和技术来改善患者护理。
• 将证据和技术无缝地结合到实践、教育和研究中。
• 培养学习型卫生系统。

TIGER 为学习者提供工具和资源来提高他们的技能，并为教育工作者提供工具和资源来开发技术和健康信息学课程。TIGER 的精神继续支持学习健康系统，会最大限度地将技术和信息学无缝整合到实践、教育、研究和资源开发中（Shaw 等，2017）。

七、虚拟学习环境

2012 年 2 月，TIGER 倡议基金会启动了 VLE，为医疗保健专业人员和消费者提供一个基于网络的交互式学习机会，其中包括有关医疗 IT 和相关主题的信息（Schlak，2013）。TIGER 基于网络的格式提供了有关电子健康档案、可用性、临床决策支持、健康信息交换、护理协调、有效使用、标准和互操作性、消费者健康信息、移动健康、隐私和安全、卫生信息技术，以及护理实践等许多相关话题。

在过渡到 HIMSS 之后，VLE 于 2015 年 2 月和 2019 年 4 月正式重新启动（图 45-2）。TIGER VLE 由 HIMSS 提供支持，是一个面向学术专家、学生、成人学习者和临床教育工作者的交互式在线学习平台。这种个性化的学习体验包括课程和网络研讨会，是以自定进度的方式扩展知识和技能。本质上，VLE 是一种个性化的学习体验，旨在扩展重要卫生信息技术主题的技能和知识，同时突出开放源代码的工作，如美国国家卫生信息技术协调员办公室、护士质量和安全教育及HIMSS 开发的课程等。教育入门网站的几个亮点如下所述。

（一）结业证书与两门以卫生信息技术为重点的课程相匹配

- 卫生信息技术基础：为卫生信息技术领域的新专业人员开设的基础课程，旨在熟悉卫生信息技术在医疗服务中的应用。本课程是与卡内基·梅隆大学开放学习计划（Open Learning Initiative，OLI）合作举办的。该课程与由 HIMSS 管理的 CAHIMS 认证相关。CAHIMS 认证是为那些以前在 IT 或医疗保健领域有经验的人设计的，旨在作为进入卫生信息技术职业生涯的途径（HIMSS，2019b）。有关 CAHIMS 认证的更多信息，请访问 https://www.himss.org/health-it-certification/cahims。

- 医疗保健中的信息技术：HIMSS 为有经验的跨专业人员开设的一门中级课程，他们与医疗卫生信息技术进行交互，并将其集成到工作流程中。

完成所有课程模块，并通过 80% 的考核，即可获得结业证书。

（二）网络研讨会系列和档案

- 提供关注热点话题和新兴趋势的现场活动，展示全球领导者在卫生信息技术信息学方面

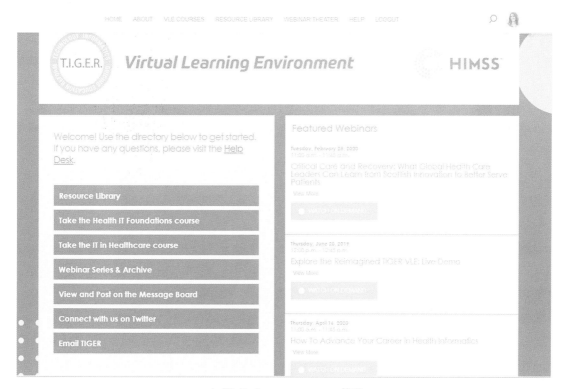

▲ 图 45-2　TIGER VLE 首页
经许可转载，引自 HIMSS TIGER Initiative.

的工作。所有活动都被记录和存档。以便在 VLE 活动剧院按需观看。

目前，在多个国家有超过 400 名个人拥有活跃的 TIGER VLE 会员资格，并且两所大学正在使用 VLE 来增加课堂课程。实践和学术界的跨专业团队有很大的机会利用 TIGERVLE 学习（在某些情况下，代替教科书）和发展有关技术和信息学的知识和技能，以更好地融入他们的日常工作。

通过 TIGERVLE 工作组在 2018 年底的工作，计划在 2019 年春季推出教育平台的更新和完善版本。更多信息参见 https://www.himss.org/professional-development/tiger-initiative/virtual-learning-environment。在这里，您将发现如何成为一名会员，并获得大量优秀的学习材料，同时利用这个动态的全球社区。

（三）国际和跨专业扩展

在 2014 年 HIMSS 过渡之前，TIGER 倡议基金会专注于两个战略优先事项，即扩大 TIGER 的跨国愿景 / 使命，并更积极地让跨专业同事参与教育和实践。向国际扩张的努力始于在加拿大蒙特利尔召开的 NI2012 会议，会上正式成立了国际委员会，包括的国家和地区有巴西、英国、中国台湾、德国和加拿大。TIGER 国际委员会在哥本哈根举行的 2013 年第 14 届世界医学和健康信息学大会（Medical and Health Informatics，MedInfo）上举办了一次 TIGER 会议，引起了其他国家的极大兴趣。2019 年，TIGER 国际任务组（原国际委员会）负责为跨专业社区内的所有活动、倡议和协作提供领域专业知识、领导和指导（HIMSS，2019c）。活动包括以下内容。

- 改革临床医师教育课程，整合信息技术、信息素养、信息学，并在强大的虚拟学习环境中学习技术。
- 发展和实施学习创新；促进教师发展，确保大学和提供者拥有必要的卫生 IT 教育基础设施。

- 确定、建模和实施公共和私营学术企业之间的合作伙伴关系，以启动面向寻求高级学位学生的全球信息学学者计划。
- 通过教育和培训、奖励措施和必要的资源支持，提高教师和学生对卫生信息技术的接受和理解。

如今，TIGER 国际工作队（TIGER International Task Force，TITF）由来自世界各地 29 个国家地区的 60 个成员组成，包括澳大利亚、奥地利、巴西、加拿大、智利、中国台湾、英国、丹麦、芬兰、德国、伊朗、爱尔兰、以色列、日本、墨西哥、新西兰、尼日利亚、巴拿马、秘鲁、菲律宾、葡萄牙、卡塔尔、沙特阿拉伯、新加坡、苏格兰、韩国、瑞士和美国所有地区（HIMSS，2019c）。TITF 成员作为主题专家，为所有项目和研究工作提供信息，同时分享关于当地和区域学习优先事项和需求的信息，形成合作解决问题的方式。如今，医疗保健领域的发展势头越来越大，专注于创造真正的跨专业教育和实践环境（Christopherson 和 Troseth，2013），并且信息学领域的领导者必须意识到这一势头。有关 TITF 的更多信息请访问 https://www.himss.org/professionaldevelopment/tiger-international-task-force。

TIGER 社区还包括一个学者工作组，该工作组于 2017 年启动，目标是提供一个以信息学教育家为中心的网络，通过在学术信息学社区内共享知识和学习最先进的方法和最佳实践来通知和增强当前的教育实践（HIMSS，2019d）。在撰写本章时，工作组正在研究启动一项针对研究生和博士生的学者计划。该计划的任务是通过为未来的信息劳动力做出贡献来促进 TIGER 精神的发展。

最后，VLE 工作组于 2018 年秋季成立，目标是在 2019 年完善和重新推出教育门户网站。自从 VLE 被重新设想以来，已经过去了 4 年，许多令人兴奋的更新正在计划中，升级与学习者行动框架相关的外观、感觉、导航和资源。有关

TIGER 工作组的更多信息，请访问 www.himss. org/tiger。

八、国际竞争力综合项目

2015 年，TIGER 倡议始全面启动国际能力综合项目（International Competency Synthesis Project，ICSP），利用全球视角汇编核心能力。这个项目分三个阶段进行。

- 国家或地区，如澳大利亚、巴西、中国台湾、芬兰、德国（包括奥地利和瑞士）、菲律宾、葡萄牙、英国 – 苏格兰和美国，提交国家案例研究汇编。
- 部署了一项调查，该调查由五个领域的 24 个临床信息学能力领域组成：①临床护理；②护理管理；③质量管理；④护理中的 IT 管理；⑤跨专业护理的协调。该调查来自 21 个国家的 43 名专家的反馈，以真正捕捉全球视角。该调查根据国际医学和健康信息学文献的对比汇编而设计（Hübner 等，2018）。
- 形成了来自案例研究、调查结果和利益相关者的意见建议框架。

健康信息学能力框架是针对护士的，同时为教师和学习者提供一个知识网格，包括信息学能力、专业角色、优先事项和实际的地方经验为例。它也为其他专业 / 学科提供了一个框架开发方法。最后，该框架还为护士和其他卫生专业人员的卫生信息学教育的跨国学习奠定了基础（Hübner 等，2018）。

TIGER 的 ICSP 项目是 EU*US 电子健康工作项目许多产出的基础构件之一。请参阅下文，了解将于 2019 年夏季发布的跨学科建议框架（Recommendation Framework）2.0 版本的详细信息。

九、EU*US 电子健康工作

在其基层基金会和社区支持的基础上，

TIGER 基金会的使命是继续推进其全球推广和利益相关者采用。2016 年 9 月，TIGER 获得了来自欧盟委员会"地平线 2020"（Horizon2020）研究和创新资助计划(HIMSS，2017a)的联合资助，满足 IT 人力资源技能、能力和培训计划的需求、发展和部署（HIMSS，2017a）。

为期 21 个月的 EU*US 电子健康工作项目从 2016 年 9 月持续到 2018 年 5 月（图 45–3），致力于衡量、告知、教育和促进欧盟、美国和全球熟练电子医疗劳动力的发展。白皮书《EU*US 电子健康致力于改善全球劳动力发展》（EU*US eHealth Works to Improve Global Workforce Development）详细介绍了该项目是如何产生的，并全面概述了该项目努力实现的目标。项目的总体目标是在现在和未来（2017）创造一个数字化医疗专业人员的遗产。联盟的成员组织包括担任项目协调员的德国 Omni Micro Systems 和 Omni Med Solutions（Omni Micro Systems and Omni Med Solutions，OMS-UG），比利时欧洲健康远程信息处理协会（European Health Telematics Association，EHTEL），德国 Steinbeis Innovation GmbH（Steinbeis Innovation GmbH，SIG），德国 Applied Sciences Osnabrück 大 学（University of Applied Sciences Osnabrück of Germany，FHOS），芬 兰 Tampere 科 技 大 学（Tampere University of Technology，TUT），以及 HIMSS 基金会（TIGER

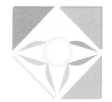

EU*US 电子健康工作

测量　　通知　　教育　　推进

▲ 图 45–3　EU*US 电子健康工作项目标志

经许可转载，引自 European Union's 2020 EU*US eHealth Work Project（该项目已获得欧盟地平线 2020 研究和创新计划的资助，资助协议编号为 727552EUUSEHEALTHWORK）

的项目执行）。

EU*US 电子健康工作项目联盟的任务是描绘技能和能力，为技术娴熟的跨大西洋电子卫生工作人员提供知识、工具和平台，并加强、传播和利用成功成果。该联盟及其全球利益相关者以独特姿态共同响应这一呼吁，形成了来自学术、医疗保健提供者和行业的合作伙伴网络，提供了获取卫生信息学（或电子卫生）教育和培训方面的丰富经验和知识的机会，共同目标是通过提高技能和知识对卫生 IT 人员产生积极影响（HIMSS，2017a）。

电子健康是一个与卫生信息技术对应的术语，在整个 EU*US 都得到普遍使用。它被定义为"医学信息学、公共卫生和商业交叉的一个新兴领域，指的是通过互联网和相关技术提供或增强的卫生服务和信息"（Eysenbach，2001）。

EU*US 电子健康工作项目的工作范围被组织成五个工作包（work package，WP），其相应的交付成果与主要项目里程碑相关联（图 45-4）。

• 第一工作包：管理（由 OMS 领导）。

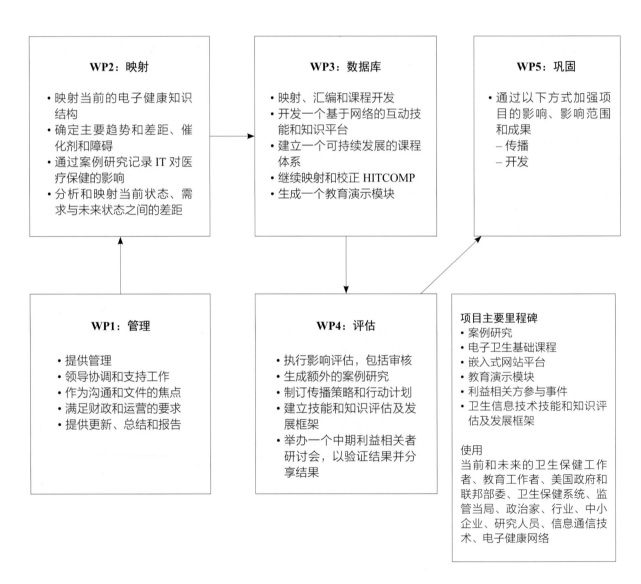

▲ 图 45-4　EU*US 电子健康工作项目主要里程碑

经许可转载，引自 European Union's 2020 EU*US eHealth Work Project（该项目已获得欧盟地平线 2020 研究和创新计划的资助，资助协议编号为 727552EUUSEHEALTHWORK）

- 第二工作包：映射（由 FHOS 领导）。
- 第三工作包：数据库（由 TUT 领导）。
- 第四工作包：评估（由 HIMSS 基金会 / TIGER 牵头）。
- 第五工作包：巩固（由 EHTEL 领导）。

EU*US 电子健康工作项目是 HIMSS 和 TIGER 与欧洲合作伙伴和实施者在国际层面上合作的绝佳机会。作为联盟成员，TIGER 致力于通过劳动力发展中的信息和技术来改变卫生状况。通过映射、量化和发展 IT 技能的预测需求、供应和能力需求，我们正在向实现训练有素、技术熟练的跨大西洋电子医疗劳动力迈进（EU*US eHealth Work Project，2019）。

虽然这个项目已经结束，但我们的工作才刚刚开始。TIGER 与 FHOS 合作，汇编了 22 个全球案例研究（WP5：评估），以实用的方式将调查和差距分析的结果应用到生活中，旨在从中学习和借鉴。TIGER 和 FHOS 继续收集全球研究资料以帮助项目发现。第二个建议框架（2.0）是基于项目调查和案例研究的跨学科发现，将于 2019 年夏季发布。要访问 EU*US 电子健康工作项目的全球案例研究的执行摘要，包括调查结果、差距分析概览、个人研究、讨论等，请访问 https：//www.himss.org/professional-development/tiger-case-studies-executive-summary。

欲了解有关 EU*US 电子健康工作项目的更多信息，以及获取项目工具、资源和利益相关方活动记录，请访问 http：//ehealthwork.eu/。

十、TIGER 能力和信息资源的演变

2010 年，TIGER 信息学能力协作组织成立，为所有实习护士和护理学生提供信息学建议。2011 年，该组织发表了一份具有里程碑意义的报告，即题为《每位执业护士的信息学能力：TIGER 合作组织》（Informatics Competencies for Every Practicing Nurse：Recommendations from the TIGER Collaborative）的建议。

TICC 成立至今已有近 10 年，发生了许多令人激动的变化。TIGER 现在与欧洲计算机操作职业证（European Computer Driving License，EDCL）、卫生信息技术能力工具和知识库（Health IT Competencies Tool and Repository，HITComp）2.0、TIGER 的 VLE、TIGER 的国际能力综合项目（International Competency Synthesis Project，ICSP）和 EU*US 电子健康工作项目合作，并呼吁它们继续围绕能力展开对话，以增加全球、跨学科和跨专业的视角（HIMSS，2017b）。这份名为 TIGER 能力和信息资源的再发展的新报告是对最初的 TICC 里程碑报告的更新，详细讨论了项目、资源和工具。随着重新努力将信息学纳入全球护士和其他卫生专业人员的教育和培训，教育工作者、研究人员、实践者，以及重要的是政策制定者注意到 TIGER，并通过 EU*US 电子健康工作项目合作继续开展工作（O'Connor 等，2017）。有关 TIGER 能力的更多信息，请参考国际能力综合项目部分。

对于那些也在寻求被全国认可为合格护理提供者的护士，我们鼓励其通过与美国护士资格认证中心（https：//www.nursingworld.org/certification/）联系，了解如何获得认证的更多信息。

TIGER 信息学定义

2015 年，TIGER 开始汇编跨专业的信息学定义，以合作定义和记录健康信息学术语，目的是在官方文件和 TIGER VLE 中引用这些术语，为我们的全球社区提供背景信息。目的是让这个资源成为那些寻求学习更多信息学和信息能力的人的有用工具。随着该领域的不断发展和变化，这些定义也将不断变化（HIMSS，2018）。因此，TIGER 承诺每年更新文档条款。2018 年 TIGER 发布了该文档的第 3 版（https：//www.himss.org/library/tiger-informatics-definitions）。TIGER 鼓励通过电子邮件分享新的或修订的术语，地址为

tiger@himss.org。

十一、总结：一朝是 TIGER，一世是 TIGER

2004 年，随着美国宣布这将是医疗保健信息技术的 10 年，开始着手医疗保健改革，重大变化的显而易见。技术信息学指导教育改革的开始，人们迫切需要为护士制订一个愿景和行动方针，进而让所有护士都参与进来。随着数百名护士开始行动，TIGER 这个缩写词再合适不过了。基层的努力站稳了脚跟，成为一种持续增长的创新的社会颠覆。许多 TIGER 都表示，协作和团队合作的意识是一次令人惊叹的经历。志愿者工作时间的数量令人震惊！今天，TIGER 继续扩大其全球范围和影响。这种扩张还包括 Twitter 上的社交媒体。护士可以在 @AboutTIGER 找到我们，也可以通过标签 #tigervle 和 #tigersightings 找到我们。TIGER 倡议的发展在 HIMSS 的稳定结构内继续增长和扩大。这一重要转变带来了许多激动人心的全球项目，并重新启动了 TIGER VLE，继续帮助扩展卫生信息技术、电子医疗和信息知识。将 TIGER 扩展到国际边界和专业领域之外，也有助于传播愿景和推动必要的行动，将证据和技术信息学融入我们的日常工作，使医疗保健更加安全、有效、高效、以患者为中心、及时和公平。TIGER 的未来从未如此光明！

自测题

1. George W. Bush 总统启动了为美国公民提供电子健康档案好处的战略，时间框架是多少年？
   A. 5 年
   B. 10 年
   C. 15 年
   D. 没有给出时间表

2. David Brailer 博士在哪一年被任命为第一任美国国家卫生信息技术协调员？
   A. 2003 年
   B. 2004 年
   C. 2005 年
   D. 2006 年

3. 在第一次 ONC 活动中，护士占劳动力的百分之多少？
   A. 55%
   B. 65%
   C. 75%
   D. 85%

4. 第一次正式的 TIGER 聚会于 2005 年 1 月 14 日在哪个大学校园举行？
   A. 哥伦比亚大学
   B. 哈佛大学
   C. 约翰斯·霍普金斯大学
   D. 美国西北大学

5. TIGER 峰会是在哪一年举办的？
   A. 2005 年
   B. 2006 年
   C. 2007 年
   D. 2008 年

6. TIGER 在哪一年从一个独立的基金会转变为医疗卫生信息和管理系统协会企业？
   A. 2012 年
   B. 2013 年
   C. 2014 年
   D. 2015 年

7. TIGER 致力于推进健康信息学的整合，通过以下方式转变教育和实践，哪个陈述是错误的？
   A. 使跨专业临床工作人员能够使用信息学和技术来改善患者护理

B. 将证据和技术交织到无缝实践、教育和研究中

C. 促进人口健康体系

D. 培养学习型卫生系统

8. TIGER 虚拟学习环境由 HIMSS 提供支持，是一个面向学术专家、临床教师、学生和成人学习者的交互式在线学习平台吗？

A. 错误

B. 正确

9. 今天，TIGER 国际工作队在全世界有多少个国家有代表？

A. 14 个

B. 29 个

C. 42 个

D. 44 个

10. TIGER 国际能力综合项目从以下哪一项得出了一个建议框架？

A. 博客帖子、调查结果和白皮书

B. 案例研究、调查结果和利益相关者的意见

C. 案例研究、电话采访和调查结果

D. 播客、调查结果和白皮

答案

1. B　2. B　3. A　4. C　5. B

6. C　7. C　8. B　9. B　10. B

参考文献

[1] Christopherson, T., & Troseth, M. (2013). Interprofessional education and practice: A 40-year-old new trend experiencing rapid growth. *Computers, Informatics, Nursing.* doi:10.1097/CIN.0000000000000022.

[2] E U*US eHealth Work Project. (2019). *The EU*US eHealth Work Project: Project overview*. Retrieved from http:// ehealthwork. eu/FC/Presentations/EU-US_eHealth_ Work_Project_Overview-Final.pdf. Accessed on May 30, 2020.

[3] Eysenbach, G. (2001). What is e-health? *Journal of Medical Internet Research, 3*(2), E20.

[4] HIMSS. (2017a). *EU*US eHealth works to improve global workforce development*. Retrieved from https://www. himss. org/library/euus-ehealth-works-improve-global workforce-development. Accessed on May 30, 2020.

[5] HIMSS. (2017b). *The evolution of TIGER competencies and informatics resources*. Retrieved from https://www.himss. org/sites/hde/files/media/file/2020/03/10/the-evolution-of-tiger-competencies-and-informatics-resources final-10.2017.pdf . Accessed on May 30, 2020.

[6] HIMSS. (2018). *TIGER informatics definitions 3.0*. Retrieved from https://www.himss.org/library/tiger-informatics definitions. Accessed on May 30, 2020.

[7] HIMSS. (2019a). About HIMSS. Retrieved from https:// www. himss.org/about-himss. Accessed on May 30, 2020.

[8] HIMSS. (2019b). *CAHIMS certification*. Retrieved from https:// www.himss.org/health-it-certification/cahims.

[9] HIMSS. (2019c). TIGER International Task Force. Retrieved from https://www.himss.org/professionaldevelopment/ tiger-international-task-force. Accessed on May 30, 2020.

[10] HIMSS. (2019d). TIGER Scholars Workgroup. Retrieved from https://www.himss.org/professionaldevelopment/ tiger-scholars-workgroup. Accessed on May 30, 2020.

[11] Hübner, U., Shaw, T., Thye, J., Egbert, N., de Fatima Marin, H., Chang, P., O'Connor, S., … Ball, M. J. (2018). Technology Informatics Guiding Education Reform (TIGER)—An international recommendations framework of core competencies in health informatics for nurses. *Methods of Information in Medicine.* doi.org/10.3414/ ME17-01-0155.

[12] Institute of Medicine (IOM). (2001). *Crossing the quality chasm: A new health system for the 21st century*. Washington, DC: The National Academy Press.

[13] Institute of Medicine (IOM). (2003). *Health profession education: A bridge to quality*. Washington, DC: National Academy Press.

[14] Kotter, J. (1996). *Leading change*. Boston, MA: Harvard Business Press.

[15] Kotter, J. (2008). *A sense of urgency*. Boston, MA: Harvard Business Press.

[16] O'Connor, S., Hübner, U., Shaw, T., Blake, R., & Ball, M. (2017). Time for TIGER to ROAR! Technology informat ics guiding education reform. *Nurse Education Today, 58*, 78-81.

[17] Schlak, S., Anderson, C., & Sensmeier, J. (2013). The TIGER has jumped into the virtual learning environment! *Computers, Informatics, Nursing, 31*(2), 57-58.

[18] Shaw, T., Sensmeier, J., & Anderson, C. (2017). The evolution of the TIGER Initiative. *Computers, Informatics, Nursing.* doi:10.1097/CIN.0000000000000369.

第46章 启动和管理可访问的、有效的在线学习

Initiation and Management of Accessible, Effective Online Learning

Patricia E. Allen　Khadija Bakrim　Darlene Lacy　**著**

徐艳朵 **译**　王　璟　李佩涛 **校**

学习目的

- 探索远程教育的过去和现在的观点。
- 比较和对比支持在线学习的重要交互式电子工具。
- 研究在线学习者和教师所需的基本策略和支持类型。
- 认识到在线教育的未来趋势。

关 键 词

远程教育；教师发展；教师的工作量；在线学习

一、定义

文献中仍倾向于使用远程教育、网络教育或在线学习等术语来反映这种非传统教育，在教育现实中，这种非传统教育正成为主流的学习方式。一些定义包括"机构为基础的正式教育，其中学习群体是分开的，并且使用交互式电信系统连接学习者、资源和教师"（Simonson、Smaldino、Albright 和 Zvacek，2014，原文第 6页）。因为在线学习可以在当地或全球范围内体验，在家里、宿舍或工作场所，无论在农村或城市，跨越州界，甚至在国际上都可实现，所以这一概念现在与学习者可及性联系在一起。美国护理学院协会（AACN，2008）继续使用 Reinert、Fryback（1997）和 Russell（1998）的定义，进一步阐明了这种类型的学习作为一套教 / 学策略，以满足学生的学习需求，这与传统的课堂环境和教师的传统角色是分开的。今天，随着互联网的使用，在线教育和在线学习（在本章中将互换使用）正被用来反映这些教育经历的更广泛的观点。

二、本章目标

在简要回顾了远程教育的历史之后，本章重点介绍了当今高质量、高成本、以学习者为中心的在线教育方法，并从学生和教师的角度考察。这包括促进互动性所需的适用教育原则的重要性，法律、伦理和版权问题，主动学习，有效的学习者和学生支持，以及影响教师开发创意课程的一些主要学术和教学问题。

三、历史流变

这种类型的教育总是经历着被接受的起伏和激增。甚至远程教育一词也表示偏远或孤立，以引起人们对其与传统课堂教育的区别。虽然远程教育在 19 世纪之前就已经在美国普及了，而学校和教育工作者往往需要一个理由来发展和实施传统课堂以外的教育。最初的发展主要集中于职业培训。

从历史上看，教育监管机构一直不太支持；如果校址与原来的学校分开，或存在地理障碍，即使两种课程都由同一学院教授，也需要批准校外或扩建场地。一些州甚至规定了审批流程。另一种远程教育方法，取决于学校的技术资源，也可能是指教师开车到校外地点，然后提供面对面（face-to-face，F2F）的教学。

一些学院和学生已经开始意识到网络教育的优点和便利。网络课程的注册人数已经连续 14 年增长。根据 Babson 调查研究集团的一项调查，有 710 多万名学生注册了至少一门大学在线课程（Babson Survey Research Group，2017）。

技术运用

印刷、音频、电视和计算机的出现帮助了远程教育技术，从而促进了在线学习。在美国，远程教育运动始于 1873 年波士顿基地的"鼓励在家学习协会"，随后在 1885 年，威斯康星大学发展了短期课程和农民学院。到 1920 年，宾夕法尼亚一所函授商业学校的入学人数已超过 200 万。不幸的是，辍学率平均在 65% 左右。1919 年，无线电是第一个用于远程教育的技术，随后是电话服务。威斯康星州再次成为使用电话手机、扬声器电话和连接多条电话线的音频会议设备的先驱，为医生和护士提供了第一次双向互动远程教育（Armstrong，2003；Schlosser 和 Anderson，1994）。接下来出现了电视，复杂和抽象的概念可以通过运动和视觉模拟来说明。美国的远程教育卫星技术是在 20 世纪 80 年代早期实施的。随着这些方法越来越成熟和复杂，远程教育的学生开始体验到更大的技术透明度，这也提高了教育体验。随着计算机基础教育（computer-based education，CBE）、计算机辅助教学（computer-assisted instruction，CAI）和计算机管理教学的兴起，计算机逐渐成为远程教育的前沿技术，并迅速普及。然而，正是各种基于网络的交互式技术的结合真正为创造性的教育策略提供了力量，而教师的创新想法也为在线教育提供了动力和影响力。

四、检查在线学习中使用的技术

在线学习采用了多种技术，但并不是所有的在线课程都使用了所描述的技术。

（一）学习管理系统

学习管理系统（learning management system，LMS）是一种软件产品，最初是为企业和政府培训部门设计的，作为一种工具来评估工人的工作岗位技能，然后提供特定的培训，可以是单独的，也可以是集体的。学习管理系统也普遍用于 K-12 教育和高等教育水平，跟踪学生的成果为基础的教育项目（Waterhouse，2005）。LMS 的另一个术语是课程管理系统（如黑板和画布），在学术设置中使用得更频繁。它们提供与 LMS 相同的功能。LMS 软件的一般功能包括课程内容的分发、用户之间的交流、课程资源的互动、考试、评分和跟踪记录。

通过整合 Turnitin、Respondus、Lockdown Browser 等第三方应用程序，LMS 变得更加强大，这些应用程序都提供了一系列复杂的功能。LMS 的主要功能和工具如表 46-1 所示。

（二）网站内容管理

网站内容管理系统是一个学习对象的数据库，其中可能包括许多为教学使用而开发的项目。CMS 允许课程开发人员开发学习对象，如视频、模块、评估或用于在线学习的任何其他材料。它提供了版本跟踪，这样就可以实现对这些学习对象的更改，而不会丢失以前版本。

此类系统的另一个好处是开发人员能够共享学习对象。它们可以按照以前的开发或修改来适应当前课程的需要。最后，设计了与课程管理系统相结合的 CMS。这使得材料的开发可以在课程本身之外进行。然后，构建课程就像选择学习对象并将其放入课程一样简单。像 Canvas 这样的课程管理系统提供了一个内容管理系统，被设计成与他们的系统完全集成。

（三）大规模网络开放课程的出现

慕 课（massive open online course，MOOC）是大规模在线开放课程，是一种免费提供学习内容的模式。除了互联网接入和兴趣之外，许多 MOOC 不需要任何先决条件。最近，MOOC 开始提供学分。MOOC 的概念起源于 2008 年涵盖了广泛的主题的开放教育资源（open educational resources，OER）运动。MOOC 课程设计与基于 CMS 的课程设计有很大的不同。评估是 MOOC 教学中一个具有挑战性的领域，通常采用客观测试或同行评议的方式。

自 2008 年以来，MOOC 已成为独立的在线课程，成千上万的人可以参与其中，并获得不同的结果（Perez，n.d.）。考虑到学生的结业率和基本技能需求，许多大学采用了这种模式。

表 46-1 学习管理系统的特点

学习管理系统的特点	工 具	功 能
同步通信	交流	虚拟办公室
	白板	在线辅导和培训
	视频会议	实时通信
		学生主导会议
		可视化概念
		特邀发言人
非同步通信	研讨会	阅读并回复他人
	电子邮件	同伴交往
	杂志	自我或群体反思
合作项目的发展	维基百科	群体协作
	博客	共享信息
		自我反思
测试和评分	在线测试	形成性和结论性评估
	自我评价	非正式的测试问题
	调查	投票问题
	民意调查	
社交媒体整合	Twitter	社交联系
	Facebook	合作
	YouTube	社区建立
	博客订阅	
跟踪与报告	分析学	活动和跟踪
	统计学	评估呈现的统计数字
内容组织结构	模块	储存和组织课程资料
	文稿	
	文件夹	

MOOC 为学员提供了通常在传统教育环境中使用的课程材料，如示例、讲座、视频、学习材料和习题集。MOOC 通常由高等教育机构提供，通常与 Coursera、edX 和 Udacity 等组织者合作，

但也有一些是由学院或大学直接提供的，如约翰·霍普金斯大学、哈佛大学或麻省理工学院。

MOOC 的世界又增加了一个新选项，即准 MOOC。准 MOOC 可能不是由大学教育者设计的，而是由内容专家团队设计的，如可汗学院（Khan Academy）的在线内容传递。准 MOOC 不会评估学生的学习进度，而是发布内容，向参与者解释复杂或感兴趣的话题（www.khanacademy.org）。

最后，MOOC 在过去几年里为企业界带来了巨大的价值。在这里，连接、参与和扩大规模是大型公司的关键组成部分，如 Microsoft，他们使用 Intrepid 软件在一个非常大的全球销售团队中培训了数千人（Vital Source，2019）。今天的 MOOC 确实为那些可能无法接受传统教育的人提供了联系，让学习者参与进来，也让提供者能够扩大规模，一次可以吸引数千名学习者；这在 2008 年 MOOC 的创立中是无法想象的。

（四）虚拟现实

虚拟现实是一种计算机生成的模拟形式，为教育和培训带来独特的体验。"第二人生"（Second Life）和"活动世界"（Active Worlds）将这些技术带入了环球信息网，使包括教育工作者在内的更广泛的人群可以接触到这些技术。在 VR 被用作一个学习环境时，学习者可以在执行任务或获得新技能的同时与他人互动。VR 似乎为课程内容提供了令人兴奋的现实生活应用，例如解决问题的情况，以及在其他地方和时间无法获得的特殊体验。

五、移动计算机处理技术

新技术的快速变化和随时随地获取内容的方式，使得学习者可以在各种环境中体验学习，而不仅仅是在学校（Prensky，2012）。移动计算设备在我们的个人、职业和教育生活中扮演着越来越重要的角色。移动设备种类较多，包括智能手机、平板电脑和笔记本电脑。因为移动设备方便的体积、互联网连接和多种移动软件应用程序的可用性中内置了强大的计算能力，使得在线学习成为可能（Johnson、Levine、Smith 和 Stone，2010）。由于移动性和强大的互联网连通性，学习变得无处不在和无缝衔接（Liu、Tan 和 Chu，2009）。在线课程的学习者可以在任何地方使用移动设备访问课程内容，完成学习活动，与同学交流，并参与小组项目。许多学生通过手机上可用的应用程序访问 CMS。

移动设备的可用性和功能足以对教育软件行业产生影响，包括 LMS 软件。移动设备的应用程序数量急剧增加。例如，Google 移动文档允许访问、编辑和共享文档。书籍也已经数字化了，对很多人来说，电子书比实体书更受欢迎。读者可以自由地使用 Kindle 或 Nook、平板电脑和智能手机等电子阅读器阅读电子书。

虽然移动计算设备的功能性集成不再是真正的挑战，但主要焦点变成如何使用这项技术来完成学习的核心任务（Cain、Bird 和 Jones，2008）。Adeboye（2016）发现移动设备的有效使用提高了学生作业的质量和数量。

六、教学支援服务

随着在线课程数量的增加，美国州立大学协会强调对具有丰富在线教学经验的教师的迫切需求（Orr、Williams 和 Pennington，2009）。为了帮助进行成功的在线教育，教师必须得到适当的支持、技术专业知识和在线基础设施。在线教师的角色已经发展成为一个促进者，而不是知识传播者。这是通过使用主动学习策略来吸引和引导学生学习关键概念、原则和发展技能来实现的，而不仅仅是讲座材料。

（一）在线教师的角色

随着新技术和新兴技术的发展，教师的角色越来越有利于学生参与更多的活动。讲师的角色从权威的、知识渊博的演讲者转变为推动者、策划者、培训者和沟通者。Oblinger（1999）的经典著作认为，从以教师为中心到以学生为中心的转变可以概括如下。

- 从讲课到辅导。
- 从线下到线上。
- 从需求分配到关联学习。
- 从学分，座位到平时表现标准。
- 从竞争到合作。
- 从图书馆建设馆藏到网络连接。
- 从被动学习到主动学习。
- 从教科书到定制教材，如教科书配套的电子教材。

（二）教师发展

教师发展是任何在线教育成功的关键组成部分，特别是当学院和大学正在使用大量的兼职教师来帮助增加注册学生和教学能力（Allen、Arnold 和 Armstrong，2006）。学术机构正在采取积极主动的方法来支持教师。在课程开发和技术问题方面，许多培训班和一对一的支持是最常见的教师培训类型。教师发展活动旨在协助和改善各级教育计划的教师教学。培训班、研讨会、网络研讨会和辅导是为教师发展提供的服务。这些服务的重点不应限于技术技能的发展，必须包括教学问题。例如，如何创造积极的学习活动、吸引在线学习者或激励在线学生；如果深入探讨，将有助于教师成为更有效的在线教师。今天，许多大学将教师与专业的教学设计师配对，利用最新的资源创建课程。

（三）分解能力

根据 Allen、Keough 和 Armstrong（2013）的研究，一种新的教师内容交付的分类模式已经出现，并被设计为内容交付的一致性，因为该项目要满足大量的学生。这种模式将设计、教学和学生学习评估分离为一个课程交付的团队方法（Rosenbloom，2011）。

Robinson（2013）指出，分类模型有助于在学生学习时建立一个学生支持网络。因为在提供增强学习的知识领域有不同的教师，该模型还提供了多种视角（Robison，2013）。此外，这种分类模式允许大学更快地扩大规模，在保持教育质量的同时，允许课程注册人数激增。

（四）课程发展的支持

如前所述，开发和提供有效的在线课程需要教学和技术方面的专业知识。刚接触网络教学的教师不太可能有这样的技能。我们学校使用的一个例子是 Jumpstart 项目。Hixon（2007）将 Jumpstart 定义为一系列可能需要 1 周以上时间的研讨会。这些研讨会包括一个专业的支持团队，包括教学设计师、图书管理员和媒体制作专家，他们帮助教师提高他们的知识、生产力和教学经验与技术。评估结果表明，Jumpstart 项目对教师在线课程开发过程产生了重大影响。

Allen、Bakrim、Lacy、Boyd 和 Armstrong（2015）指出，在线课程开发需要一个包含教学设计师、技术支持人员和教学专家的团队。教学专家提供应该涵盖主题的大纲。教学设计人员在课程结构、组织和功能方面提供帮助，技术支持人员在技术工具的集成方面提供帮助。这种团队课程开发模式在大多数非学术环境中都很常见，并且已经被许多学术组织采用。然而，在许多提供在线学习的高校中，由授课教师进行课程开发仍然是一种常见的做法。

在线学习的技术工具正在不断发展和改进，目的是使在线学习更有趣和更有效。不管教师的教学经验如何，技术支持在在线教学中是至关重要的。

（五）教师的工作量

教师工作量是指教师所教授的课程数量。高等教育的教师时间分配通常包括教学、奖学金活动和社区服务。由于与传统的面授教学相比，网络教学被认为需要更多的时间和精力，因此学校通常通过调整工作量来促进教师参与到非教学活动中来。

对于增加开发时间的假设实际研究是有限的。Freeman 和 Urbaczewski 的研究结果表明，在线课程开发的时间似乎与课堂教学成正比。与传统的课堂开发一样，通常用于使课程有效和适用的额外时间会在首次交付后显著减少教师时间。他们的研究结果进一步提出了一个在线学习满意度模型，该模型包括课程管理、入学、课程设置及在同一地点上的在线课程经验，这些都是课程满意度的重要预测因素（Freeman 和 Urbaczewski，2019，原文第 44 页）。

尽管学术领袖们认识到在线教育长期规划的关键方面，但仍有重大障碍需要克服。Allen 和 Seaman（2015）指出，78% 的学术领袖和只有 28% 的首席学术官员承认教师接受在线教育的价值。2013 年，在线教育被低估的原因有很多，时间投入和补偿难以跟上不断变化的技术，缺乏对课程开发的支持是主要障碍（Khalil，2013），今天，"远程教育课程和项目为学生提供了灵活的学习机会。2016 年秋季，近 1/3 的本科生（520 万）参加了远程教育，220 万名学生（或 13% 的本科生）专门学习远程教育课程"（National Center for Educational Statistics，2018，原文第 6 段）。拥有适当技术能力及摆脱远程教育基础设施缺陷的学院和大学现在正在采用创造性的、引人入胜的学习管理系统，并利用知识渊博的教师的技能、支持性管理及增加教学设计师来实现高质量的在线教育。

七、课程研发

使用网络课程可以分为三类：混合课程、网络增强的面对面课程和完全在线课程。方法的选择取决于组织的需要、内容的性质和师资，如表 46-2 所示。

在线课程中的学习者评估

评估是学习过程中的一个重要方面。评估被定义为一种收集、总结和解释数据以决定结果的手段，它不同于之前广泛持有的评估作为评估学生表现的测试的定义（Bastable、Grannet、Sopezyk、Jacobs 和 Brunngart，2020；Waterhouse，2005）。使用巴斯塔布尔的定义，学习可以通过多种方式进行评估，具体如下。

- 在线讨论：学生回答问题，回复同学的信息，并讨论课程材料。
- 论文：学生提交研究论文或日志。在线论坛上发表论文可以讨论。为自我评价提供了方向和方法。
- 个人或合作项目：学生通过使用明确的方向和方法，单独或作为小组成员开发一个项目。
- 演示 / 表演：同步通信系统可以用来做演示，甚至有辩论。学生可以在进行现场讨论时使用白板或展示他们希望每个人都能看到的网站。
- 电子作品集：这是一个在线应用程序，收集证明学生个人能力的有意义的作品。电子作品集可以作为一种评估学生能力的手段，随着时间的推移，判断学生是否达到了由教师或学术项目确定的每个目标或学习成果（McDonald，2018）。
- 反思：反思教训、项目、行动和反应，并写下他们学到的东西。然后，让他们考虑如何在实际环境中应用这个概念或技能。
- 同行评议：学生互相评议彼此的工作并提供评价性的反馈。
- 问题导向的活动：向学习者提供一个案例或场景，并期望他们分析情况并提供解决方案或建议。
- 任务导向的模拟：这涉及结合各种多媒体元素和设备来测试实践和实验知识。
- 映射概念：结构、连接或操作与其他概念和上下文相关的概念和内容（Billings 和 Halstead，2019）

表 46-2　每种课程教学模式的优缺点

课程教授模式	说　明	优　点	缺　点
混合型	本课程一部分在线授课，一部分现场授课	• 中等水平的实时社交互动 • 在进入在线环境之前，先建立学习群 • 利用科技和面对面会议扩大沟通 • 适应多种学习方式 • 减少会议时间的灵活性	• 关注面对面和在线的内容 • 在校园安排课程可能不那么灵活 • 需要基本的计算机技能 • 与机构的技术和互联网连接不兼容的可能性 • 需要大量的前期时间和努力
网络增强性教学	面对面课程使用网络技术来促进自学	• 广泛的实时社交互动 • 以各种多媒体工具补充课堂材料，并成为课堂讨论所需的主要信息来源	• 讲座导向课堂 • 技术困难，如果技术没有被正确使用
全部在线课程	所有的内容和交流都完全在线进行，没有面对面的内容	• 24 小时全天候访问，有时间消化和反思内容 • 成本灵活，方便，节省时间 • 学生在网上完成作业和参加考试 • 活动以学生为中心，而不是以教师为中心 • 方便，可访问性，能够花时间在课程内容和课堂讨论上 • 学生出勤率和学习输出情况可以在线跟踪 • 讨论评分——讨论参与可以被跟踪和评分	• 缺乏来自面对面互动的丰富的情境线索，与课堂、老师、同学的潜在分离感，使用技术的困难性 • 缺乏丰富的、情境性的面对面互动的线索，可能与同学和老师产生分离的感觉 • 写作往往比较多 • 要求掌握基本的计算机技能 • 没有监考，考试会有作弊的倾向 • 讨论的速度和讲解讨论的流程较慢 • 有限的本地网络限制 • 计算机及故障排除能力

引自 Aydogdu & Tanrikulu, 2013; Dell, Low, & Wilker, 2010; Herman & Banister, 2007; Brinthaupt, Clayton, Draude, & Calahan, 2014; Iwasiw, Andrusyszyn, & Goldenberg, 2020.

八、学生支持

在网上学习中，学生的支持是最重要的因素之一。今天的学校有广泛的学生支持服务帮助学生成功。这些服务包括课程前指导、免费辅导服务、在线写作中心、获得所需的学习设施、建议、在线图书馆资源、标准化 CMS 和在线技术支持。这些学术服务让学生熟悉技术，并改善学生与教师和学生与学生的交流。主要目标是让学生更容易适应网络环境，并鼓励他们与同龄人保持交流。除了学术支持之外，关注学生事务的服务也对学生的成功和留住学生有重要作用。

（一）面向网络在线环境

为将新学生引入网络环境而设计的迎新项目对于确保顺利过渡至关重要，特别是对于没有网络学习经验的学生。有针对性的辅导和办辅导班可确保学生熟悉在线环境，并取得期望的结果。免费的教程也很有帮助，特别是对于困难或具有挑战性的任务，例如浏览网络空间、使用新的软件包和（或）设备或执行技术程序（如将文件上传到网站）。

（二）通信和灵活性

基于网络的交流有两种基本类型。

- 非同步通信工具，如电子邮件、讨论板和博客。课程参与者在线时使用这些工具；然而，与他们交流的人可能不在线。它们充当通信者之间的消息传递接口。
- 同步通信工具要求参与者同时在线进行通信。这些工具包括聊天、白板、在线会议和视频会议（如 ZOOM）。

为了确保有效的沟通，教师必须为课程选择最合适的工具。这将取决于技术的可及性和学生的技能水平。课程的灵活性对沟通有很大的影响[截止日期和（或）作业提交]。在课程结构中建立灵活性，可以让教师弥补不可预期的技术问题，并提供回应学生反馈的机会。一个成功的交流策略是在课程中使用课程收件箱或电子邮件工具发送电子邮件，而不是允许学生和教师通过大学的电子邮件服务，如 Outlook 进行交流。此建议确保所有的通信被记录，并保持在课程中，没有通信或消息被错过。

九、法律、伦理和版权问题

（一）网上学习的可及性

为了避免在线学习中遇到障碍，联邦和州的法律、当地关于在线学习的指导方针和政策，如《美国残疾人法案》（Americans with Disabilities Act，ADA）和《康复法案》（Rehabilitation Act）（American Disabilities and Rehabilitation Act，Office of Special Education and Rehabilitative Services，U.S.Department of Education，n.d.），要求在线学习应该为最广泛的学习者所接受。在许多情况下，内容的可访问性成为一项法律要求。重要的是，教学内容要以适应不同需求和学习风格的形式呈现。可访问性的一些元素包括图像的替代文本、适当的颜色和对比度、可访问性和一致性、音频/视频材料的字幕等。

可访问性也适用于在线测试。残疾的学生可能有许多不同类型的限制，影响他们参加考试的能力。受残疾立法保护的这些人可以要求替代考试形式和额外时间参加考试。学生必须通过大学的学生服务中心申请调解，并由学校提供。

2010 年，美国教育部规定，要求各州对任何远程或在线教育进行授权。该规定要求，任何从学校所在州以外招收学生的机构，必须获得学生所在州管理机构的授权（Weeden，2015）。

为了帮助管理这一联邦法规，四个地区高等教育契约合作创建了国家授权互惠协议（State Authorization Reciprocity Agreement，SARA）（Weeden，2015）。四个地区性高等教育契约是新英格兰高等教育委员会（New England Board for Higher Education NEBHE）、南部地区性教育委员会（Southern Regional Education Board，SERB）、中西部高等教育部（Midwestern Higher Education Compact，MHEC）和西部州际高等教育委员会（Western Interstate Commission for Higher Education，WICHE）。根据 Weeden(2015)，SARA 是由各州自愿签订的协议，旨在建立最低限度的授权标准和程序，以确保学生的利益得到保护（原文第 5 段）。

每个州都建立了成为 SARA 成员的程序，大多数州需要通过一个适当的实体，如高等教育协调机构的立法程序（Weeden，2015）。要成为 SARA 的成员，有一个申请过程，每个州现在必须为会员支付用户费用。

教师对他们所教授的教育内容负责。然而在这个时代，责任制甚至是教育的最前沿。Eaton（2011）将责任定义为，"高等教育和认证机构对其工作的质量和结果承担责任的方式和程度，并公开回应公众"（原文第 8 页）。

最近，国际护理委员会理事会（National Council of State Boards of Nursing，NCSBN）已经在他们的网站上公布了这些信息，以便确定各州关于跨州教学的规定和条例。

有时护理项目会在其合法所在地以外的地方提供课程。当这种情况发生时，州/领地[定义为州/领地，在州以外/领地，

在临床学生和（或）受护理教育者] 可能
有它自己的规则或规定，除了那些从家乡
州 / 领地，所有护理程序必须遵循合规。

此外，如果所在州不是护士执业认可（Nurse
Licensure Compact，NLC）的一部分，护士教
师可能需要在学生参加教学或临床课程的所有
接收州获得许可。同样，即使教师所在的州是
NLC 的一部分，他们也可能需要学生在那里学
习或完成临床课程所有非 NLC 的接收州获得执
照（National Council of State Boards of Nursing，
2019，原文第 1～2 段）。

2008 年重新授权的《高等教育法案》（Higher
Education Act）对认证机构提出了更多的责任要
求，并在 2009 年和 2010 年制定了进一步扩大责
任的规则（Eaton，2011）。

法律问题与电信技术有关，而伦理问题涉及
远程教育系统不同用户的价值观和信仰。涉及法
律问题的三个主要领域包括版权保护、州际贸
易和知识产权。隐私、保密、审查、言论自由
和对个人信息控制的关注在今天仍然像 1998 年
Bachman 和 Panzarine 一样重要。隐私、保密、
审查、言论自由和对个人信息控制的关注，在
1998 年 Bachman 和 Panzarine（1998）发现的这
些网络道德问题时已经具有了重要意义。

（二）版权保护

版权是知识产权的一个范畴，指的是思想
的创造（World Intellectual Property Organization，
n.d.）。根据世界知识产权组织（World Intellectual
Property Organization，WIPO）的网站（www.
wipo.int/policy/ed/sccr/），版权及相关权利常务委
员会（Standing Committee on Copyrightand Related
Rights，SCCR）目前正在进行有关的讨论。

- 版权的限制和例外规定。
- 网络广播组织。

这种版权保护是基于 1976 年的《版权法案》
（Copyright Act），在 1995 年 11 月最后一次修订

（World Intellectual Property Organization，n.d.）。
版权法保护作者的作品，赋予开发者和出版商控
制对其作品未经授权的利用的权利（Radcliff 和
Brinson，1999）。尽管自 1976 年以来没有新的
联邦法律来解决教育多媒体问题，学院和大学媒
体中心联盟已经发布了教育多媒体的合理使用指
南（Dalziel，1996）。当结合文本、音乐、图形、
插图、照片和软件等内容时，避免侵犯版权是很
重要的（Radcliff 和 Brinson，1999）。此外，1998
年 10 月通过了《数字千年版权法案》（Digital
Millennium Copyright Act）。美国版权局摘要可访
问 www.copyright.gov/legislation/dmca.pdf。正 如
这里引用的日期所指出的，法规和立法指导似乎
滞后于在线教育领域内的技术变化。

（三）知识产权

教师们常问的一个问题是：谁拥有这门课
程？根据 Kranch（2008）的说法，关于谁拥有
学术课程材料有很大的争议。美国版权法旨在提
供个人作品的所有权和控制权。然而，它与教师
生产工作的关系却不是很清楚。尽管教师可能拥
有他们开发的用于在线课程的材料，但最好有一
份备忘录，记录课程材料的具体用途和累积收益
（Billings 和 Halstead，2019）。

"受雇工作"的问题是争议的焦点。根据
2003 年美国版权局的文件 [如 Kranch（2008）所
述]，"受雇工作"的定义如下。

- 雇员在其工作范围内准备的工作。
- 作为对集体作品的贡献而特别订购或委托的
工作。

本部分的底线是教师应该了解他们的雇主有
关知识产权的政策。在过去的几年中，大学、政
府和私人组织都注意到有必要在这一领域明确界
定他们的政策。例如，我们学院成立了一个全校
范围内的委员会，就大学雇员开发的可申请专利
的发现和发明注意事项，以及 / 或可受版权保护
的材料，向教务长提供咨询意见。

麻省理工学院公开课程（2010）是一个免费

和开放的数字教育材料出版物（http：//ocw.edu/index.htm）。然而，开放课程的使用有特定的指导方针和要求。尽管开放课程对任何人开放，但任何开放课程参与者在教学中使用的材料与来自任何大学和（或）学院的材料是一致的。有关开放课程的更多信息，请访问 http：//ocw.mit.edu/help/。

关于知识产权法律和权利的广泛资源可以在以下网站找到。

- 印第安纳大学信息政策办公室（informationpolicy.iu.edu）。
- 德州理工大学技术转让和知识产权办公室，版权所有（https：//www.ttuhsc.edu/administration/documents/ops/op57/op5702.pdf）pdf）。规范知识产权和版权的立法倡议可在《技术、教育和版权法案》（Technology，Education and Copyright，TEACH）（www.arl.org/pp/ppcopyright/index.shtml）。
- 知识共享网站是一个非营利组织，致力于增加作品的创造性，为公众提供免费和合法的共享、使用、再利用和重新组合的讯息（https：//creativecommons.org/about/program-areas/education-oer/）。

OER 已显示使用量有所增加，并具有成本效益。根据 2017—2018 年 Babson 调查研究集团进行的调查，教师对 OER 的认识稳步上升。根据调查显示，大约 50% 的教师报告了对 OER 的认识。尽管据报道，教师们担心教科书的成本，大约超过一半的人仍然不知道 OER 替代方案（Babson Survey Research Group，2017）。

护理专业的道德行为已经被美国护士协会在《道德规范》（ANA，2001），以及美国护理学院协会（AACN，2008）等组织确立为本科护理教育的能力。这些护理价值观和伦理在实践决策中是最基本的，同样适用于护理教育，无论是面对面的教育还是在线教育。Mpofu（n.d.）认为，将在线教学中的伦理考虑看作是在专业实践和机构规定的范围内执行工作。然而，除了专业和制度伦理之外，护士教育工作者还必须应对法律和伦理问题，这些问题在应用于在线教育时呈现出新的维度。虽然版权、隐私、许可、公平和可接受的使用及剽窃等问题肯定不是在线教育所独有的，但它们呈现出了新的维度和不同的比例。

（四）学术诚信

网络为全球提供了获取无限信息和资源的途径。技术的进步创造了在线学习中学术不端行为的新模式和途径（Etter、Cramer 和 Finn，2006）。尽管保持学术诚信在任何教育环境中都是最重要的，但在网络教学中，这往往是一个更大的挑战。

由于缺乏与学生的直接接触，剽窃、作弊和其他不诚实行为等违反学术诚信的行为变得更加容易和普遍（Watson 和 Sottile，2010）。

剽窃是当今学术界的一个持续挑战，由 Story-Jackson、Rogers 和 Palmquist（2018）为教师和学生建立的一个丰富资源可以在 https：//wac.colostate.edu/resources/teaching/guides/plagiarism/ 找到。然而，其他一些销售商将这种情况视为一个机会，他们可以将剽窃检测服务（如 Turnitin.com）和在线监督评估推广到市场上。

无论是面对面授课还是在线授课，创造一个学术诚信的环境都是至关重要的。关于学术诚实和不诚实的制度政策和明确的期望，应该在课程设计及整个授课过程中都有体现。为了创造和鼓励一种诚实的文化，应该明确解释什么构成学术诚实和不诚实，什么是剽窃和不是剽窃，这些信息应该成为课程大纲的一部分。

学生需要被引导去理解在课程和护理专业中作弊是不可接受的。"关于学术诚信如何与职业价值和道德相联系的讨论可以增加学生学术诚信重要性的概念"（Iwasiw、Andrusyszyn 和 Goldenberg，2020，原文第 463 页）。

十、在线教育的有效性

护理课程的在线学习正在爆炸式增长。"针对职场人士的新型在线教育广告"很有吸引力，吸引了许多想在繁忙的工作日程中抽空继续深造的人的注意。然而，仍然有一些传统的学生不重视在线教育，仍然有一些教师回避这一概念，提出质量问题，而不是探索在线学习的教育原则。还有一些人认为教育的唯一黄金标准仍然是传统的课堂设置（Allen 等，2015）。此外，关于课程的有效性也出现了一些问题：真的有可能在家里或工作环境中获得学位，而不需要上课或坐在乏味的课堂上吗？与教师的互动是否等同于课堂上的互动？这真的适用于临床护理吗？

总的来说，市场驱动的教育改革是有需求和创造性的，有远见的教师通过捕捉新的教育经验和创新的教学方式已经转向了在线学习，改变了学术和继续护理教育模式（Allen 和 Seaman，2015；Allen 等，2015）。其结果已授权护理学生和工作专业人员有更多的教育选择。现在，除了质量之外，教育决策通常是基于可访问性和完成课程或项目所需的时间。

在线学习为适应个人情况和教育需求提供了更多的选择。现在，网络课程已经成为高等教育机构普遍接受的教学方法，网络课程的数量也在不断增加，以适应大量的学生注册。在过去的 6 年里，在线招生的增长速度超过了高等教育总招生的速度（Allen 和 Seaman，2018）。根据《斯隆管理学院联盟报告》（Sloan Consortium Report）（2017），2016 年在线注册总人数增加到 600 万，大多数授予博士学位的大学（80%）提供在线课程或项目。

为了追求质量，在校学生和在线学生的教育成果必须是相似的，过去至少 30 年的无数研究都证明了这一点（Dede，2013；Mahan 和 Armstrong，2003；Schlosser 和 Anderson，1994；Campbell、Taylor 和 Douglas，2017；Desteghe

等，2018）。研究结果表明，无论采用何种授课方式，在线学习的学生都获得了相同的成绩，或者比接受传统教学的学生表现得更好。总的来说，学生对在线教育活动的评价很好。从本质上讲，好的在线教育理论和好的教育理论其实是一样的，教育只是超越了时间和空间的障碍。

通过 Brown、Roediger 和 McDaniel（2014）的研究，出现了一个相对较新的教育理论。该研究将学习过程重新定义为三个不同的阶段，以使学习达到长期的效果，而不仅仅是短期的回忆。这个"坚持"理论的阶段是编码、巩固和检索。所有阶段都需要非常具体的学习者互动，但对于在线教育者来说，他们创造了学习机会，可以选择重新学习内容，练习新知识和技能，并将新概念与之前学到的概念结合起来，学习者会有更深入的思考。

十一、项目评审与认定

项目评估是在线教育中一个持续进行的过程，需要教师采用一个评估框架，定义标准和结果，以及衡量结果的时间表。项目评估侧重于评审和改进。在这个正在进行的审查过程中，对课程、资源、教师和工作人员的需求可能会变得明显。项目评估可以让教育者在提供反馈的同时促进有意义的改变。所有的项目评估都会收集用来衡量预定结果的证据。该框架将提供实现成果的步骤。在系统的项目评估中，修订决策是基于发现的证据而不是假设的证据。为了获得这些评估数据，教师、学生和行政人员应该每年完成和分析计划调查。此外，课程调查应由学生在每门课程结束时完成。

地区认证机构协助指导项目保持项目交付标准，地区证书是主要学院和大学所追求的。地区认证是一个涉及整个大学或学院的持续改进过程。许多地区认证机构，如南方学院和学校协会（Southern Association of Colleges and Schools，

SACS），与学院或大学进行持续的自我评估、反思和改进过程，不仅是面对面学习，也包括远程学习（Southern Association of Colleges and Schools，2010）。其他为在线课程评估和评估提供优秀资源的地区认证机构包括西部州际高等教育委员会（Western Interstate Commission on Higher Education，WICHE）和 WICHE 教育技术合作组织（WICHE Cooperative for Educational Technologies，WCET）。WCET 是 WICHE 的一个分支，提供关于优秀实践和政策的信息，以确保在在线教学和学习中有效采用和适当使用技术（wcet.wiche.edu/advance）。

认证机构要求对在线课程的每一个方面进行批判性和逻辑性的评估，以反映课程目标的质量和在课程中指定的结果。在线教育没有单一的认证类型。事实上，对于不同的机构地位，有几种类型的认证，它们被分为地区认证、国家认证和专业认证（表 46-3）。

十二、网络教育的质量标准

为了确保在线教育的质量，各种组织（表 46-4）最近制定了这类教育的标准。这些标准的主要目的是指导高校在线学习项目的开发和评估。

十三、未来趋势

未来在线学习的趋势将由学生授权和技术进步所决定。在过去的 10 年中，人口数量和学生注册人数大幅增长（Allen 和 Seaman，2018），预计在线教育领域将见证高等教育在数量和质量方面的巨大增长，例如，对于各级教育和企业学习而言，预计增长的领域是混合学习，如将翻转课堂与展开案例结合、基于项目的学习、适应性学习（根据学习者的需求调整）、重新设计具有技术知识、可以立即与教师和同伴互动教室、移动学习、学习分析和可视化软件（允许教师和学生查看他们的课程位置，以及哪些内容可能需要教师或学生重新审视）（Lynch，2018）。正如 Skiba（2013）所强调的那样，游戏行业将继续增长。

通过关注实际认知发展的过程，斯坦福大学正在研究新的学习形式，如沉浸式学习，"动手操作、交互式学习是一种有效的方法，因为它使学习者沉浸在体验中。然而，由于资源、空间或距离的限制，并不是所有的学习体验都可以身临其境。我们的团队一直在试验交互式视频、VR 和 360 影像，以数字模拟沉浸式环境，让学习者参与体验"（Adams，2019，原文第 4 段）。此

表 46-3 地区、专业和国家认证

地区认证组织	专业认证
共有 6 个地区认证机构。这些机构根据既定的标准和要求，对公立和私立学校，以及 2 年制或 4 年制学校的课程和教学方法进行评审。在线课程应满足一般机构标准以及其他特定于在线设置的标准，如师资支持、师资资格、学生支持及开发和提供有效的在线教育所需的必要基础设施。更多信息请参见 www.neasc.org	专业认证因学科而异，是界定社区学院、学院或大学的关键。在护理方面，两个广泛认可的专业认证机构是护理教育认证委员会（Accreditation Commission for Nursing Education，ACEN）和大学护理教育委员会（Commission on Collegiate Nursing Education，CCNE）。ACEN 和 CCNE 都得到了美国教育部的认可。CCNE 机构只认可护理学士学位和更高的学位课程。ACEN 为护理学校和部门内的职业和实践护理课程、副学士、文凭、学士、硕士和博士课程提供认证。两者都强调在线教育与基于网站的教育同等重要，学校在认证过程中可能有特定的标准

表 46-4　有标准支持优质在线教育的组织

质量问题	在线学习联盟	iNACOL 国家高质量课程标准
质量问题是另一个评估过程，它采用了一套基于教学设计最佳实践的标准，验证在线或混合课程的质量。它以面向教师的同行评议为导向，为评议过程提供工具，同时更关注课程设计，而不是内容或授课方法。欲了解更多信息，请访问 www.qualitymatters.org	在线学习联盟（2013）致力于使在线学习成为主流的高等教育教学方法，这个国际联盟为教育者提供工具、最佳实践和指导。斯隆管理学院的最佳实践模式，请访问 http://olc.onlinelearningconsortium.org/conference/2014/	iNACOL 为在内容、教学设计、学生评估、技术、课程评估和支持等领域建立高质量的在线课程提供了基准。iNACOL 为在线教学和在线课程制订标准，帮助教师提高在线课程的质量和可访问性。标准将作为地区及组织实施混合式或在线学习的指导方针，请访问 https://www.inacol.org/resource/inacol-national-stan-dards-for-quality-online-teaching-v2/

外，沉浸式虚拟学习环境将根据学习者所需的能力设置进行定制。在这里，学生将进入一个超越现实世界的身临其境的虚拟环境，并与虚拟队友配对，以使学生拥有一定的能力（Dede，2013）。

下一个改变在线学习的明显趋势是技术的进步。我们现在期望的工具是能够通过点击或滑动来浏览地球上的一切和实现基于手势的计算，但未来可能会带来通过微妙的身体手势和可穿戴技术进行计算（Skiba，2013）。随着可穿戴技术，3D 打印将成为普遍的技术（Dede，2013）。普遍存在的设备是指用户已经非常习惯使用它，使用时，用户不再注意设备本身。相反，用户倾向于关注他们从设备中得到的东西，而不是微处理器。普遍计算的目标是使设备智能化，从而创建一个传输网络，能够收集、处理和发送数据，并最终作为一种适应数据和活动的手段进行通信；从本质上说，这是一个能够了解周围环境、改善人类体验和生活质量的网络（Iot，2016，原文第3 段）。今天，我们确实有一个普遍存在的设备作为一个单一的项目或服务来满足我们所有的计算需求。这些计算设备将继续成为令人兴奋的在线学习机会和体验新世界的一部分。

新 媒 体 联 盟（New Media Consortium）的 2017 年《地平线报告》（Horizon Report）描述了未来 5 年内大学可能主流的 6 项技术。

虚拟现实和增强现实就是一个例子。预计它将在各个学科中显示出最大的采用率增长。与健康相关的在线学位课程可以教学生如何与患者互动，这在现实世界中是无法复制的。随着所有在线培训都在模拟工作场所的虚拟环境中进行，虚拟和仿真技术将会增加，并成为常态。员工可以在不担心现实风险的情况下增强自己的技能。

与沉浸式学习一样，自适应学习是另一种正在重塑高等教育和企业培训的方法（Walkington，2013）。这也被称为个性化学习。自适应学习利用人工智能根据每个人的需求、风格和进度调整内容和评估。在 K-12 教育中，一个很好的例子是 Dreambox 公司，该公司教授数学，并根据学习者的理解水平、措施的效率、需要帮助数量和反应的时间，积极地为学习者量身定制内容。预计对 LMS 市场产生影响的自适应学习技术将会增加，LMS 的功能偏离了"一刀切"的方法，以满足学生和教师的特定需求。自适应学习工具的一个例子是移动教科书（www.activetextbook.com）。

微学习是教育和培训领域的另一个发展趋势。微学习是将内容和技能呈现为很小的、单个的学习单元，只提供必要的信息，以帮助学习者实现目标。在在线学习和教学设计领域，这是最新的流行词。如今，微学习最流行的形式之一是播客和短视频。

将来会有更多的技术提供实时交互教学。随着在线教育的发展，对有效的课程管理系统的需求将变得越来越重要。此外，技术的进步也将增加开发利用技术能力的有效教学策略的需求。正如最新的 NMC 报告所指出的那样，MOOC 将继续爆炸式增长（Johnson 等，2013；Adams Becker 等，2017）。而即将到来的行动是让 MOOC 决定学分授予机制（Kolowich，2013）。

Skiba（2016）最近指出，未来的学生将更多地使用移动设备，但仍将重视在线和面对面学习环境的混合，尽管一些技术将实现提高他们的学习目标，连通性还是有限制的，学生们将学术和社交生活分开（Skiba，2014）。

2016 年，Skiba 预测，通过数据挖掘和收集数据，预测分析将得到越来越多的应用，如核实学生的准备情况、进步和补习需求。教育中的预测分析帮助教育者确定学习的最佳方法（Skiba，2016）。Skiba 还指出，使用这些挖掘出来的数据是会引发有关学生的伦理问题。

2020 年的大流行极大地影响了远程教育。今天，随着面对面课程的广泛关闭，所有从幼儿园到博士学习的学生都在经历一个新的学习领域。教育工作者和学生都在学习操纵这个虚拟空间，创新和使用 ZOOM 等视频平台，处于教学的前沿。有许多资源可供快速创新，将课程转变为在线形式。英联邦学习共同体（2020）的一项综合资源可从 https：//www.col.org/resources/keeping- 获取。这种资源解决了行政人员和教师的问题，并提供了丰富的大学资源。

最后，随着平台的不断创建，跨专业的教育机会将继续出现，使各学科能够跨管理系统工作。目前在许多大学中使用的一个平台是 I-Wall，它允许学生从多个站点实时地一起进行案例研究，同时能够使用一个交互式白板将所有人的行动可视化。

自测题

1. 在线学习采用了多种技术，但并不是所有的在线课程都使用了所有的技术。以下哪项是在线递送系统的例子？
   A. 移动通勤
   B. 学习管理系统
   C. 网络提高型
   D. 反射技术

2. 网络课程可分为哪三类？
   A. 混合课程、网络强化的面对面课程和全在线课程
   B. 面对面课程、完全在线课程、移动通勤课程
   C. 移动通勤、混合和完全在线课程
   D. 混合课程、网络增强课程和面对面课程

3. 采用创造性的、引人入胜的学习管理系统，利用知识渊博的教师的技能，支持性的管理和教学设计师的增加可以定义什么？
   A. 学习管理系统
   B. 反射技术
   C. 网络远程教育
   D. 混合课程

4. 在线讨论、文件夹、简报和合作项目都是哪些例子？
   A. 学习者的评估
   B. 教师的评估
   C. 课程架构
   D. 学习者的问题

5. 课程前指导、免费辅导服务、在线写作中心、获得所需的学习设施、建议、在线图书馆资源、标准化的 CMS 和在线技术支持都是以下哪些的例子？
   A. 课程设置的工具

B. 为教师提供的服务

C. 为学生提供的服务

D. 教学技术人员的工具

6. 非同步通信工具包括以下哪些工具？

A. 电子邮件、讨论板和博客

B. 支持聊天、白板、线上会议、ZOOM 等视频会议

C. 电子邮件、白板、会议和博客

D. 视频会议、线上会议和博客

7. "美国残疾人法案"和"康复法案"（www.ed.gov/about/offices/list/osers/ossep）要求做什么？

A. 在线学习不应该让尽可能多的学习者接触到

B. 在线学习可能对最广泛的学习者开放

C. 在线学习可以让最广泛的学习者接触到

D. 在线学习应该让尽可能多的学习者都能接触到

8. 尽管在线教育继续发展，但仍有许多障碍需要克服。根据 Khalil（2013），一些确定的障碍是什么？

A. 时间保证，报酬，以及跟上不断变化的技术

B. 互联网的可访问性，对课程开发缺乏兴趣，以及学生参与度下降

C. 被认为容易剽窃，考试诚信，缺乏同伴支持和学生网络

D. 传统教育仍然是大多数学生和教师的选择方法

9. 教师们的一个常见问题是，谁拥有为在线课程开发的课程。这个课程在哪些方面是与面对面课程不同？

A. 在线课程不在美国版权法的管辖范围内，这就为教师提供了对所创建材料的所有权和控制权

B. 教师在线课程和面对面课程的发展都受美国版权法的保护，但都是大学或学院教师教学的财产

C. 教师应该了解他们的雇主关于在线和面对面课程开发的知识产权政策

D. 由于网络内容的迅速增加，课程内容具有版权，但材料的形式不受版权法律的约束

10. 护理专业的道德行为包括教育已经通过以下哪个组织建立？

A. 促进学术诚信的策略

B. ANA 和 AACN

C. 网络教育质量标准

D. 各州教育委员会

答案

1. B	2. A	3. C	4. A	5. C
6. A	7. D	8. A	9. C	10. B

参考文献

[1] Adams Becker, S., Cummins, M., Davis, A., Freeman, A., Hall Giesinger, C., & Anathanarayanan, V. (2017). *NMC horizon report: 2017 higher education edition*. Austin, TX: New Media Consortium.

[2] Adams, M. (2019). *Innovations*. Stanford Medicine Information Technology. Retrieved from http://med.stanford.edu/ edtech/innovations.html. Accessed on Oct. 27, 2019.

[3] Adeboye, D. (2016, July 20). *Five effective uses of mobile technology in the classroom*. Retrieved from https://elearningindustry.com/5-uses-mobile technology-in-the-classroom. Accessed on Oct. 27, 2019.

[4] Allen, I. E., & Seaman, J. (2015). *Grade level: Tracking online education in the United States*. Retrieved from http:// www.onlinelearningsurvey.com/reports/gradelevel.pdf. Accessed on Oct. 27, 2019.

[5] Allen, I. E., & Seaman, J. (2018). *Grade Increase: Tracking*

distance education in United States. Retrieved from https://onlinelearningsurvey.com/reports/gradeincrease.pdf. Accessed on Oct. 27, 2019.

[6] Allen, P. E., Arnold, J., & Armstrong, M. L. (2006). Accessible effective distance education, anytime, anyplace. In: V. K. Saba, & K. A. McCormick (Eds.), *Essentials of nursing informatics* (4th ed., pp. 533-548). New York, NY: McGraw-Hill.

[7] Allen, P. E., Keough, V., & Armstrong, M. L. (2013). Creating innovative programs for the future. *Journal of Nursing Education, 52*(9), 486-491. doi: 10.3928/01484834-20130819-05.

[8] Allen, P. E., Bakrim, K., Lacy, D., Boyd, E., & Armstrong, M. L. (2015). Initiation and management of accessible, effective online learning. In: V. K. Saba, & K. A. McCormick (Eds.), *Essentials of nursing informatics* (4th ed., pp. 545-557). New York, NY: McGraw-Hill.

[9] American Disabilities and Rehabilitation Act, Office of Special Education and Rehabilitative Services, U.S. Department of Education. (n.d.). Retrieved from www. ed.gov/about/offices/list/osers/osep. Accessed on Oct. 27, 2019.

[10] American Association of College of Nursing. (2008). *The essentials of baccalaureate education for professional nursing practice*. Washington, DC: Author.

[11] American Nurses Association. (2001). *Code of ethics for nurses with interpretive statements*. Washington, DC: Author.

[12] Armstrong, M. L. (2003). Distance education: Using technology to learn. In: V. K. Saba, & K. A. McCormick (Eds.), *Essentials of computers for nurses: Informatics for the new millennium* (3rd ed., pp. 413-425). New York, NY: McGraw-Hill.

[13] Aydogdu, Y., & Tanrikulu, Z. (2013). Corporate e-learning success model development by using data mining meth odologies. *Education and Science, 30*(170), 95-111.

[14] Babson Survey Research Group. (2017). *Grade increase: Tracking distance education in the United States*. Retrieved from https://onlinelearningcon sortium.org/read/. Accessed on Oct. 27, 2019. grade-increase-tracking-distance-education-united-states/

[15] Bachman, J. A., & Panzarine, S. (1998). Enabling student nurses to use the information superhighway. *Journal of Nursing Education, 37*(4), 155-161.

[16] Bastable, S., Grannet, P., Sopezyk, D., Jacobs, K., & Brunngart, M. (2020). *Health professional as educator: Principles of teaching and learning* (2nd ed.). Burlington: Jones & Bartlett.

[17] Billings, D. M., & Halstead, J. A. (2019). *Teaching in nursing: A guide for faculty* (6th ed.). St. Louis, MO: Saunders Elsevier.

[18] Brinthaupt, T. M., Clayton, M. A., Draude, B. J., & Calahan, P. T. (2014). How should I offer this course? The course delivery decision model (CDDM). *MERLOT Journal of Online Learning and Teaching*, 10(2), 326-336.

[19] Brown, H., Roediger, P., & McDaniel, M. (2014). *Make it stick: The science of successful learning*. Boston: Harvard University Press.

[20] Cain, J., Bird, E. R., & Jones, M. (2008). Mobile computing initiatives within pharmacy education. *American Journal of Pharmaceutical Education, 72*(4), 1-7.

[21] Campbell, K., Taylor, V., & Douglas, S. (2017). Effectiveness of online cancer education for nurses and allied health professionals: A systematic review using Kirkpatrick Evaluation Framework. *Journal of Cancer Education*, December 12. doi:10.1007/s13187-017-1308-2

[22] Commonwealth of Learning. (2020). *Keeping the doors open for learning during Covid-19*. Retrieved from https://www.col. org/resources/ keeping-doors-learning-open-covid-19

[23] Dalziel, C. (1996). *Fair use guidelines for educational multimedia*. Retrieved from http://www.libraries.psu.edu/ mtss. fairuse/dalziel.html

[24] Dede, C. (2013). Connecting the dots: New technology based models for postsecondary learning. *EDUCAUSE Review, 46*(5). Retrieved from http://www.educause.edu/ ero/article/connecting-dots-new-technology-based models-postsecondary-learning

[25] Dell, C. A., Low, C., & Wilker, J. F. (2010). Comparing student achievement in online and face-to-face class formats. *Journal of Online Learning and Teaching, 6*(1), 30-42.

[26] Desteghe, L., Germeys, J., Vijgen, J., Koopman, P., Dilling Boer, D., Schurmans, J., . . . Heidbuchel, H. (2018). Effectiveness and usability of an online tailored education platform for atrial fibrillation patients undergoing a direct current cardioversion or pulmonary veinisola tion. *International Journal of Cardiology, 272*, 123-129. doi:10.1016/j.ijcard.2018.07.065.

[27] Eaton, J. S. (2011). U.S. accreditation: Meeting the challenges of accountability and student achievement. *Evaluation in Higher Education, 5*(1), 20.

[28] Etter, S., Cramer, J. J., & Finn, S. (2006). Origins of academic dishonesty: Ethical orientations and personality factors associated with attitudes about cheating with information technology. *Journal of Research on Technology in Education, 39*, 133-155.

[29] Freeman, L., & Urbaczewski, A. (2019). Critical success factors for online education: Longitudinal results on program satisfaction. *Communications of the Association for Information Systems*, 44. Retrieved from https://doi.org/10.17705/1CAIS.04430

[30] Herman, T., & Banister, S. (2007). Face-to face versus online coursework: A comparison of costs and learning out comes. *Contemporary Issues in Technology Education, 7*(4), 318-326.

[31] Hidalgo, J. (2013). *The future of higher education: Reshaping universities through 3D printing*. Retrieved from http://www.engadget.com/2012/10/19/ refreshing-universities-through-3d-printing/

[32] Hixon, E. (2007). *Working as a team: Collaborative online course development*. 23rd Annual Conference on Distance Teaching & Learning. Retrieved from http://www.uwex. edu/disted/conference/Resource_library/proceedings/07_5084.pdf

[33] IoT analytics guide: Understanding Internet of Things data. (2016). Retrieved from https://itexperttraining.com/ core/

courses/pervasive-computing/

[34] Iwasiw, C. L., Andrusyszyn, M., & Goldenberg, D. (2020). *Curriculum development in nursing education* (4th ed.). Burlington, MA: Jones & Bartlett.

[35] Johnson, L., Adams Beccker, S., Cummins, M., Estrada, V., Freeman, A., & Ludgate, H. (2013). *NMC horizon report: 2013 higher education edition*. Austin, TX: The News Media Consortium.

[36] Johnson, L., Levine, A., Smith, R., & Stone, S. (2010). *The 2010 horizon report*. Austin, TX: The New Media Consortium.

[37] Khalil, M. (2013). From resistance to acceptance and use of technology in academia. *Open Praxis, 5*(2), 151-163.

[38] Kolowich, S. (2013, February 7). American Council on Education recommends 5 MOOCs for credit. *Chronicle of Higher Education*. Retrieved from http://chronicle.com/article/American-Council-on-Education/137155

[39] Kranch, D. A. (2008). Who owns online course intellectual property? *Quarterly Review of Distance Education Research That Guides Practice, 9*(4), 350.

[40] Liu, T. Y., Tan, T. H., & Chu, Y. L. (2009). Outdoor natural science learning with an RFID-supported immersive ubiquitous learning environment. *Educational Technology & Society, 12*(4), 161-175.

[41] Lynch, M. (2018, April 2). What is the future of online learning in higher education? *The Tech Advocate*. Retrieved from https://www.thetechedvocate.org/ future-online-learning-higher-education/

[42] Mahan, K., & Armstrong, M. L. (2003). Distance education: What was, what's here, and preparation for the future. In: M. Armstrong, & S. Fuchs (Eds.), *Providing successful distance education and telehealth* (pp. 19-37). New York, NY: Springer.

[43] McDonald, M. (2018). *The nurse educator's guide to assessing learning outcomes*. Burlington: Jones & Bartlett.

[44] MIT Open Courseware Consortium. (2010). *Information about the consortium*. Retrieved from http://ocw.mit. edu./index.htm

[45] Mpofu, S. (n.d.). *Ethics and legal issues in online teaching*. Retrieved from http://www.col.org/pcf2/papers/ mpofu.pdf

[46] National Center for Educational Statistics. (2018). *Fast facts*. Retrieved from https://nces.ed.gov/

[47] National Council of State Boards of Nursing. (2019). *Prelicensure distance education requirements*. Retrieved from https://www.ncsbn.org/671.htm

[48] Oblinger, D. G. (1999). Hype, hyperarchy, and higher education. *Business Officer, 33*(4), 22-24, 27-31.

[49] Online Learning Consortium. (2013). *Going the distance: Online education in the United States*. Retrieved from http://olc.onlinelearningconsortium.org/ conference/2014/ALN/welcome

[50] Orr, R., Williams, M., & Pennington, K. (2009). Institutional efforts to support faculty in online teaching. *Innovation Higher Education, 34*, 257-268.

[51] Perez, M. (n.d.). *What are MOOCs? Examined existence*. Retrieved from https://examinedexistence.com/ what-are-moocs/

[52] Prensky, M. (2012). What can you learn from a cell phone? Almost anything! *Journal of Online Education Innovate, 1*(5).

[53] Radcliff, C. F., & Brinson, R. P. (1999). *Copyright law*. Retrieved from http://library.findlaw.com/1999/ Jan/1/241476.html

[54] Reinert, B., & Fryback, P. (1997). Distance learning and nursing education. *Journal of Nursing Education, 36*(9), 421.

[55] Robison, J. (2013). *A new role for faculty in the virtual classroom*. Retrieved from http://www.evollution.com/distance_online_learning/a-new-role-for-faculty-inthe-virtual-classroom/

[56] Rosenbloom, B. (2011). *Envisioning online learning: The disaggregated professor*. Retrieved from http://onlinelearning.commons.gc.cuny.edu/author/brucelr

[57] Russell, T. L. (1998). *The no significant difference phenomenon*. Retrieved from http://cuda.teleeducation.nb.ca/nosignificantdifference

[58] Schlosser, C. A., & Anderson, M. L. (1994). *Distance education: Review of the literature*. Washington, DC: Association for Educational Communications & Technology.

[59] Seaman, J. E., Allen, I. E., & Seaman, J. (2018). Grade Increase: Tracking Distance Education in the United States Wellesley MA: The Babson Survey Research Group

[60] Simonson, M., Smaldino, S., Albright, M., & Zvacek, S. (2014). *Teaching and learning at a distance: Foundations of distance education* (6th ed.). Boston, MA: Allyn & Bacon & Pearson.

[61] Skiba, D. J. (2013). On the horizon: The year of the MOOCs. *Nursing Education Perspectives, 34*(2), 136-138.

[62] Skiba, D. J. (2014). The connected age: Implications for 2014. *Nursing Education Perspectives, 35*(1), 63-65.

[63] Skiba, D. J. (2016). On the horizon: Trends, challenges, and educational technologies in higher education. *Nursing Education Perspectives, 37*(3), 183-185. doi:10.1097/01.NEP.0000000000000019

[64] Southern Association of Colleges and Schools (SACS). (2010). *Standards and accreditation process for schools*. Retrieved from http://www.sacscoc.org/principles.asp

[65] Story-Jackson, L., Rogers, C. A., & Palmquist, M. (2018). *Dealing with plagiarism: The WAC clearinghouse*. Retrieved from https://wac.colostate.edu/resources/ teaching/guides/plagiarism/.Vital Source technologies. (2019). The corporate MOOC to solve high-stakes business challenges through engaging and applied learning at scale. *Intrepid*. Retrieved from https://news. intrepidlearning.com/microsoft-transforms-global salesforce-corporatemooc?utm_campaign=Intrepid 20%Website&utm_source=ppc&utm_medium=google-corpor atemooc&msclkid=e02e78ae41eb1d5b47e5240c194add5a

[66] Walkington, C. A. (2013). Using adaptive learning technologies to personalize instruction to student interests: The impact of relevant contexts on performance and learning out comes. *Journal of Educational Psychology, 105*(4), 932-945.

[67] Waterhouse, S. (2005). *The power of eLearning: The essential guide for teaching in the digital age*. Boston, MA: Pearson

Education, Inc.

[68] Watson, G., & Sottile, J. (2010). Cheating in the digital age: Do students cheat more in online courses? *Online Journal of Distance Learning Administration*, *13*(1). Retrieved from https://eric.ed.gov/?id=EJ877536

[69] Weeden, D. (2015). Authorizing higher education across state lines, 23 (29). Retrieved from https://www.ncsl. org/research/education/authorizing-higher-education across-state-lines. aspx

[70] World Intellectual Property Organization. (n.d.). *What is intellectual property?* Retrieved from http://www.wipo. int/about-ip/en

第47章 互联网时代的社交媒体工具

Social Media Tools in the Connected Age

Diane J. Skiba　Sarah Mattice　Chanmi Lee　**著**

王艳艳　**译**　张鹤立　李佩涛　**校**

学习目标

- 描述物联网的演变和向互联时代的运动。
- 描述社交媒体工具在互联护理生态系统中的应用及益处。
- 确定在互联护理生态系统中使用社交媒体工具相关的挑战和问题。

关 键 词

互联时代；社交媒体；社交网络

一、概述

互联网已经彻底改变了计算机和通信领域的世界。互联网既是一种世界范围内的传播能力，是一种信息传播机制，也是个人与其计算机之间不用考虑地理位置的协作和互动的媒介（Leinner等，1997，原文第102页）。

毫无疑问，互联网提供了必要的基础设施，彻底改变来自学术界、商界和政府的科学家和研究人员共享数据、交流和协作的方式。但直到万维网的引入，没有计算机编程技能的"普通人"才能够从这场革命中获益。网络不仅改变了政府和企业的运作方式，还影响了社会的各个方面，包括我们如何工作、学习、玩耍，甚至现在，我们如何管理我们的健康。

在这一章中，有一个从互联网发展到网络，从现在再发展到互联时代的简要历史。我们特别关注使用社交媒体作为数字健康工具。当我们从Web2.0时代发展到互联时代时尤其如此，在这个时代不仅是使用社交媒体和用于交流而且是建立关系。正如Sarasohn-Kahn（2008，原文第2页）所指出，"互联网上的社交媒体正在赋予消费者和医疗服务提供者在医疗保健方面的权力、教育"。在互联时代，每个事物和每个人都是相互联系的，这最终将对我们如何学习及我们如何接受医疗保健产生影响。本部分还讨论了不断使用这些工具的益处和挑战。

二、历史观点

（一）国际互联网

早在20世纪60年代，计算机科学家就开始了一个相互连接的计算机网络的创造，科学家可以通过跨网络的交互来共享和分析数据（Leiner等，1997）。根据Cerf（1995）的说法，互联网指的是20世纪70年代通过DARPA赞助的研究设计的协议实现的全球网络无缝连接。因特网被定义为"由使用TCP/IP网络协议来促进数据传输和交换的全球计算机网络组成的计算机网络"（http：//wordnetweb.princeton.edu/perl/webwn）。在接下来的10年里，各种政府机构和公司进行了大量的研究，以支持互联网的发展。直到1985年，一个更广泛的社区，特别是计算机科学家以外的学术界，才被允许接入互联网。美国国家科学基金会对互联网的资助持续了近十年，直到互联网被重新分配到区域网络，最终转向全球各地的互联网络。

随着互联网的发展，Tim Berners-Lee写下了他的开创性论文《信息管理：一项提案》（Information Management：A proposal），并在欧洲核研究理事会（European Council for Nuclear Research，CERN）组织中流传。这篇论文阐述了他的观点，即使用超文本系统在"有链接的笔记网络中存储和检索信息比固定的层次系统要有用得多"（Berners-Lee，1989）。1990年，Berners-Lee的论文被转载，他开始开发一个全球超文本系统，该系统最终成为万维网（WWW）。随着万维网概念的发展，伊利诺伊大学的Marc Andreessen和Eric Bina开发了一种名为Mosaic的浏览器，为用户提供了一个图形界面。这个浏览器被认为是普及网络的原因。

（二）环球网

值得注意的是，尽管许多人使用因互联网和网络作为同义词，但它们之间存在差异。互联网是全球各地相互连接的计算机网络，而网络是

一个支持相互连接的超文本文档系统的应用程序。一个人使用互联网连接到网络上。网络浏览器允许用户查看包含文本、图像和其他多媒体的网页。

1. Web1.0

网络在第一次迭代（Web1.0）中允许用户访问网页上包含的信息和知识，其中包含文本、图像，甚至还有一些多媒体。它被认为是对信息和知识的获取民主化的传播工具。该领域的许多人将1991—2004年的时间段指定为Web1.0。这是一个重要的时代，正如Friedman（2005）所指出，"世界突然变得平淡了"，这是他对全球竞争环境均衡的比喻。个人电脑与互联网世界及其所有服务的融合促进了互联网扁平化。这种扁平化在商业领域尤其强大，但在高等教育领域也呈爆炸式增长，使学生更容易获得他们自己的学术校园之外的知识。对于医疗保健来说，这是一个消费者可以获得没有被锁在学术图书馆或遥远地方的健康信息和知识的时代。

2.Web2.0

O'Reilly和Doughtery在2004年的头脑风暴会议上介绍了Web2.0这个术语（http：//oreilly.com/web2/archive/what-is-web-20.html），他们介绍了dot.com行业的失败。很明显，尽管dot.com行业已经消亡，"网络比以往任何时候都更重要，令人兴奋的新应用程序和网站以惊人的速度不断出现"（O'Reilly，2005）。有几个关键的概念形成了Web2.0的定义。首先，Web被视为一个平台，而不是一个应用程序。其次，网络的力量是通过利用用户的集体智慧来实现的。第三个重要的原则是，网络提供了丰富的用户体验。

Web2.0的引入体现了互联网发起人所构想的互联网社区精神的悠久历史。如Leiner等所述（1997年，原文第206页），"互联网既是技术的集合，也是社区的集合，它的成功在很大程度上归因于满足社区的基本需求，以及有效地利用社区来推动基础设施的向前发展"。

从一个信息传播平台到一个吸引人的、可定

制的、社交的和媒体丰富的环境的转变，是这个下一代网络的缩影。正如 Downes（2005）所说，"网络正在从一个信息传输和消费的媒体转变为一个平台，内容被创建、共享、重新混合、重新利用和传播"。另一个重要的特性是用户的互动和分享信息、想法和内容。Owen、Grant、Sayers 和 Facer（2006）恰当地描述了网络的转变，"我们见证了这个想法的复兴，工具、资源和实践的出现，许多人认为这些都使网络恢复了促进协作和社会互动的早期潜力"。

尽管有些人预测（Berners-Lee、Hendler 和 Lassila，2001）将会有 Web3.0，即语义 Web，但从未像预期那样实现。最近又提到了物联网和互联时代等术语。两者很相似但也有一些区别。Ashton（2009）首次将物联网描述为"一个互联网通过无处不在的传感器连接到物理世界的系统"。在 2012 年的《地平线报告》（Johnson、Adams 和 Cummins，2012，原文第 30 页）中，物联网"是网络感知智能对象连接物理世界和信息的网络感知智能对象的最新进化"。Skiba（2013，原文第 63 页）指出，"有一些属性与这些智能对象相关；它们很小，容易连接，不引人注目，包含唯一的标识符和数据或信息，并且可以按需与外部设备连接（如您的智能手机或平板电脑）连接"。

三、互联时代

Oblinger（2013）在高等教育中引入了互联时代的概念。Abel、Brown 和 Suess（2013）将互联时代描述为一个环境，"提供了连接以前被认为不联系的东西：人、资源、经验、多样的内容和社区，以及专家和新手、正式和非正式的模式、导师和顾问"。Oblinger（2013，原文第 4 页）进一步指出，"连接是关于接触和引入，关于建立协同效应来创造一个大于其各部分总和的整体。连接是一个强有力的隐喻。任何人和任何事（人、资源、数据、想法）都是相互联系的：链接和标

记，发 Twitter 和短信，关注和加好友，任何人都可以参与其中"。正如 Skiba（2014，原文第 63 页）所指出的，"在高等教育中，我们可以把这些看作是学习途径，由个人创造或由其他学生或教师指导。最重要的是，学习的途径是关于连接这些点，在课堂上、在网上，甚至是与传统学术环境之外的人和地方联系起来"。

在医疗保健，Caulfield 和 Donnelly（2013）提供了一个连接健康的模型，"包括术语如无线、数字、电子、移动和远程健康和指健康管理的概念模型设备、服务或干预设计围绕患者的需求，以及健康相关数据共享，以这样一种方式，患者可以接受护理最积极和有效的方式。在这个模式中，患者、护理人员和提供者通过智能化使用数据、设备、通信平台和人员，及时分享和展示有关患者状态的准确信息"。Iglehart（2014，原文第 2 页）同意，互联健康是"一个减少对远程医疗、远程医疗和移动健康定义的混淆"。Iglehart（2014）还认为，互联健康是一种新兴的颠覆性技术，有可能改变医疗保健提供系统。

尽管物联网和联网时代这两个术语都指与一切和每个人的联系，但物联网关注与物理对象的联系，而联网时代指更多的虚拟联系，尤其是与人、资源和想法的联系。Cisco（https：//www.cisco.com/c/dam/global/en_my/assets/ciscoinnovate/pdfs/IoE.pdf）认为这是万物的互联网，因为它代表了一种"人、过程、数据和事物的智能连接"。Skiba 等（2016）称为高科技和高接触的交集（图 47-1）。

正是在互联护理的背景下，我们研究将社交媒体作为一种数字健康工具来使用。数字健康工具越来越多的使用是医疗改革的一部分。根据 Bazzoli（2018）的研究，有六种趋势正在催化这场革命。第一个，也可能是最重要的一个，是消费主义的兴起，患者更希望管控自己的健康；非传统医疗保健服务系统的增长是另一个趋势；随着消费者为医疗保健支付费用的增多，人们对医

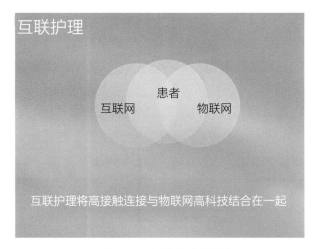

互联护理

患者

互联网　　　　物联网

互联护理将高接触连接与物联网高科技结合在一起

▲ 图 47-1　互联护理的概念

引自 Skiba, D.J. (2016) Nursing & Connected Care: Blending High Touch with High Tech. Faculty Presentation at Florida Atlantic University College of Nursing. Boca Raton, Florida.

疗保健和药品成本的上涨感到相当大的不满；医疗服务提供者不再是医疗保健的看门人，这是第四个趋势；正如 Sarasohn-Kahn（2018）所指出的那样，"新的医疗 / 护理的前门将是患者家的前门"，增加对健康和预防性保健的关注是第五个趋势；最后一个趋势与数据和技术有关。正如 Skiba（2018）所指出的那样，"可以收集和共享的数据越多，患者就越有可能在正确的时间和地点得到正确的护理。数字健康工具越多，消费者就越有可能管理自己的健康"。

其他的研究人员提到将彻底改变医疗保健的五种颠覆者：个性化医疗、消费主义、数字革命、监管变革和亚马孙效应（Murphy 和 Jain，2018）。"亚马孙效应"指的是一个以消费者为中心的组织，它提供在线服务的便利性和可用性。Murphy 和 Jain（2018 年 5 月）表示，"在医疗保健的颠覆事件中，最重要的参与者是患者"。多年来，在何处、何时、如何获得护理的选择受到限制，现在医疗保健消费者有了选择。他们可以从各种模式中进行选择，包括远程医疗、礼宾服务和在线自助。许多人认为技术是破坏者，但根据 Manis（2018），这种破坏来自以消费者为中心的组织，允许更多以消费者为中心的工具。

Manis 表示，"医疗保健客户期望的不仅仅是可获得性、质量和可负担性。他们更期待特殊的、类似零售的体验：易用性和即时服务，如何、何时和何地对他们最方便，而不是我们"（医疗保健系统）。Manis 承认，许多以消费者为中心的组织确实使用数字工具，他们的驱动力是特殊的消费者服务。这一观点在 AMIA（2017）的白皮书中得到了呼应，即《重新定义我们的健康图景：走向一个以人为中心的综合护理、研究、健康和社区生态系统》（Redefining Our Picture of Health：Towards a Person-Centered Integrated Care，Research，Wellness and Community Ecosystem）。在这份报告中，AMIA 指出，过去几年来，新的数据类型和技术为我们提供了一个更完整的个人健康状况。这是由大量现有的患者生成的健康数据（patient-generated health data，PGHD）率先提出的。"这些趋势汇聚在一起描绘了一个更精细、更完整的健康图画，患者在这里可以得到个性化护理，单个患者可以告知和改善人口的健康，'n-of-many' 可以被用来更好地理解 'n-of-1'，反之亦然"（AMIA，2017，原文第 4 页）。

在互联时代，数字工具主要是联系在社交媒体和移动应用程序。每年，我们有创意的社交媒体机构，都会准备一本全球数字年鉴（https://wearesocial.com/global-digital-report-2019）。他们报告的目的是强调互联网和数字工具在发展中国家的增长。2019 年，互联网用户为 43.38 亿（占全球总人口的 57%），独特移动用户 51.12 亿（占全球人口的 67%）。报告显示，用户平均每天上网 6.5 小时，其中最大部分的时间是使用社交媒体工具。虽然社交媒体用户的数量一直在稳步增加，但对特定社交媒体平台的使用量却有所下降。

皮尤研究中心（Pew Research Center）2018 年关于社交媒体使用的报告（Smith 和 Anderson，2018）指出，大多数美国人使用 Facebook 和 YouTube，但年轻一代被聊天和智能所吸引，Twitter 的使用量也有所增加。

社交媒体的数字健康工具

为了更好地理解在互联时代正在使用的工具，定义社交媒体是很重要的。在某些情况下，社交媒体被用作包含所有 Web2.0 工具的广泛类别。Anthony Bradley（2010）在他的博客（blogs.gartner.com/anthony_bradley/2010/01/07/anew-definition-of-social-media）中提供了一个新的定义，"社交媒体是一套技术和渠道，旨在形成和使一个潜在的大量参与者社区能够有效地合作……实现更大规模的合作，并支持以一种以前无法实现的方式挖掘集体的力量"。根据 Bradley（2010）的研究，社交媒体与其他协作和通信 IT 工具之间有六个定义特征。这些特征是参与性、集体性、透明度、独立性、持久性和涌现性。参与性呼应了"人群的智慧"的概念，但请注意，如果人群不参与，就没有智慧。"集体性"一词指的是人们收集或聚集围绕内容的想法，而不是一种个人在 Web1.0 世界中创建和分发内容的方式。透明度指的是每个人都能看到谁做出了贡献，做出了什么贡献。独立性是指随时随地的概念，人们可以参与，无论何时何地。持久性指的是被交换的信息或内容在同步聊天室中被捕获而不是丢失。最后，"涌现性体现了这样一种认识，即个人不能预测、建模、设计和控制所有的人类协作交互，并像优化一个固定的业务流程一样优化它们"（Bradley，2010）。综合这些特征，他们就定义了社交媒体的新世界。

社交网络是一个主要的社交媒体平台，它包含了互联时代的许多定义特征，是互联护理的一个主要组成部分。首先，参与合作是 Web2.0 两个方面的主要主题（Eysenbach，2008），并且是在连接时代具有持续相关性的社交媒体运动背后的驱动力。Eysenbach（2008）进一步指出，"社交网络……涉及人与人之间联系的明确建模，形成一个复杂的关系网络，从而促进协作和协作过滤过程"。社交网络的另一个方面是能够以视频、故事或照片的形式分享用户生成的内容。除了添加和查看内容，消费者还可以向其他人贡献的媒体发表评论，从而为这些网站增加了另一种层次的交流（Skiba，2007）。

在现有的数字工具中，社交网络为同伴支持和消费者参与提供了最多的机会。用户可以与他们已经认识的人建立联系，也可以通过他们创建的关联与他人建立联系（Boyd 和 Ellison，2007）。从本质上说，社交网站是一个强大的、用来吸引和激励消费者分享个人信息、建立关系并与他人交流的工具。随着消费主义的驱动力，其对数字工具，特别是智能手机的使用，我们研究医疗保健系统如何利用社交媒体让患者参与他们的健康，并成为他们护理合作伙伴是很重要的。

医疗保健机构和消费者已经开始利用社交网络的无限效用。许多医院和医疗保健相关组织都有社交网站，患者和访问者可以探索该设施的细节，了解更多可用服务，并找到有关疾病和（或）治疗的信息（Sarasohn-Kahn，2008）。在现有的社交网站中，Facebook 被认为是最受欢迎的网站之一，允许资源共享、交流和协作（Mazman 和 Usleel，2010）。梅奥医学中心是医疗保健领域早期采用社交媒体的机构之一。2010 年，梅奥医学中心社交媒体中心成立，目前仍在推广社交媒体的使用（https：//socialmedia.mayoclinic.org/#）。

从历史的角度来看，医疗保健领域的第一个社交网络是 Matthew Zackery 的 i2y 社交网络（I am too young for this Cancer Foundation）。在第一次健康 2.0 会议上，Zackery 展示了他在为患有癌症的年轻人创建一个设有目标的社交网络方面的经验。要了解更多信息，可以访问 http：//stupidcancer.org/。

美国疾病控制和预防中心已经接受了社交媒体的使用，并最初在他们的 H1N1 运动中被广泛使用。它仍然非常积极地使用 Facebook 和 Twitter 等社交网络工具来传播健康信息，并使人们参与健康促进和健康预防活动。它的网站（https：//www.cdc.gov/socialmedia/index.html）包含了各种各样的资源，如当前的社交媒体工具包，以帮助人们创建他们自己的社交媒体宣传活动，以及他们所有可用的社交媒体工具的列表。

社交网络的另一个先驱是 PatientsLikeMe（https：//www.patientslikeme.com/）。通过这个社交网络，来自世界各地的患者在处理多发性硬化症等慢性疾病时聚集并分享他们的经验（Sarasohn-Kahn，2008）。创造者的兄弟患有肌萎缩性脊髓侧索硬化症（amyotrophic lateral sclerosis，ALS），他是这个网络的灵感来源。两兄弟和一个朋友都是麻省理工学院的工程师，他们创建这个网络的目标包括：①共享健康数据；②发现病情相似的患者；③互相学习。患者被要求分享数据，希望能改善患者的生活。该网站没有任何费用，通过研究意识项目、市场调查和处理过的匿名数据销售收入免费做广告（Brownstein、Brownstein、Williams、Wick和 Heywood，2009）。会员使用别名而不是真名，可以公开分享他们的医疗经验、药物方案和治疗不良反应的细节（Hansen、Neal、Frost 和 Massagli，2008；Sarasohn-Kahn，2008）。这种分享背后的主要动机是询问或提供建议，并在类似情况下与他人建立关系（Hansen 等，2008）。"与其传播医疗建议，不如作为一个平台，让同伴在数据共享的环境中互动"（Brownstein 等，2009，原文第 889 页）。患者实际上已经把他们从网站那里学到的信息带到他们自己的医疗保健提供者那里，要求接受特定的治疗（Goetz，2008）。随着越来越多的患者想要与其他患者互动，这个网络项目正在蓬勃发展。该公司还推出了一个新的数字管理项目，这将使人们能够通过整理和共享多个健康数据来源来参与其中，以更好地了解健康状况和患者的结局。

Moorhead 等（2013）对医疗保健领域的社交媒体进行了系统的回顾。他们指出社交媒体的七个主要用途：向消费者提供信息，提供医疗问题的答案，促进患者与医疗保健提供者之间的对话，收集有关患者经历和意见的数据，作为促进健康的干预措施，减少对特定疾病的耻辱感，并提供在线咨询。

随着移动设备和医疗保健应用程序的出现，社交媒体被复杂地联系在一起。随着新工具在医疗保健中的引入，它不仅改变了医疗服务的提供，而且还改变了医疗保健的动态及消费者与其提供者之间的互动。当人们探索允许连接健康交互的移动设备和应用程序的增长时，这一点尤其如此。许多医疗保健应用程序还包含与用户社区的连接。例如，人们可以决定与朋友分享他们的Fitbit 数据，并在每天保持他们的步伐方面得到鼓励。还有一些社交媒体网站，其中包含消费者评级、医院或医疗保健提供商。

世界卫生组织（2018）最近开发了一种数字干预措施的分类系统。该系统将数字技术分类，用于支持卫生系统、客户（患者）、医疗保健提供者和数据服务。有一类与客户有关，它定义了有针对性和非针对性的客户沟通、客户与客户之间的沟通、个人健康跟踪、基于公民的报告和按需健康信息（https：//www.who.int/reproductivehealth/publications/mhealth/classification-digital-health-interventions/en/）。最近，WHO（2019）发表了《关于加强卫生系统的数字干预措施的建议》（Recommendations on Digital Interventions for Health Systems Strengthening）（https：//www.who.int/reproductivehealth/publications/digitalinterventions-health-system-strengthening/en/）。世界卫生组织在这些准则中指出，"数字卫生，或将数字技术用于医疗卫生，已成为采用常规和创新形式的信息通信技术来解决卫生需求的一个突出实践领域"。它将数字健康定义为，"一个包含电子健康（包括移动健康）的宽泛术语，以及新兴领域，如在'大数据'、基因组学和人工智能中的使用"。

四、社交媒体的好处

为了了解社交媒体的好处，重要的是要检查

随着时间的推移，越来越多的研究。在过去，大多数研究都是描述性的。在 Skiba、Guillory 和 Dickson（2014）的一篇评论中，社交媒体有一般有三个研究领域。第一个项目主要关注在社交媒体上分享的内容，特别是社交网络和 Twitter。第二个领域是糖尿病患者或癌症患者等患者群体对社交媒体的具体使用情况。最后一个领域与使用社交媒体招募患者进行研究有关，从社交媒体中收集数据可以作为研究数据的一种附加形式。一些有趣的发现是，Facebook、YouTube 和 Twitter 是最常见的社交媒体平台，PatientsLikeMe 是迄今为止研究最多的网络（Skiba 等，2014）。

研究的稳步增长已经产生了一些系统综述，为使用这些工具来促进和管理各种患者群体提供了证据。以下是一些系统学研究的样本。Moorhead 等（2013）完成了一项系统的审查，以检查社交媒体在健康传播中的用途、好处和局限性。Capurro 等（2014）对专门从事公共卫生实践和研究的社交网站进行了系统的审查。Chang、Chopra、Zhang 和 Woolford（2013）分析了社交媒体在在线体重管理中的作用的研究。Maher 等（2014）通过社交网络对行为改变干预的有效性进行了系统回顾。虽然大多数研究都发现了期望的结果，但还需要更多的研究。

Smailhodzic、Hooijsma、Boonstra 和 Langley（2016）对患者的影响及与患者的医疗保健专业关系进行了系统回顾。该研究共发表了 22 篇文章，其中一个关键发现是，患者使用社交媒体不是为了绕过医疗保健系统，而是为了满足医疗以外的需求。例如，获得情感支持，了解最新的突破性治疗方法，以及在日常生活中患有特定健康状况的情况。该研究将社交媒体的使用分为以下几类：社会支持，包括情感支持、自尊支持、信息支持和网络支持。另外两个领域被称为情感表达（自由表达情感和担忧）和社会比较（他们的状况与其他领域相比有多糟糕）。此外，我们还分析了不同社交媒体的影响，"患者因健康相关原因使用社交媒体的最常见效果是患者赋权，这通过以下三方面表示：增强主观幸福感，增强心理幸福感，改善自我管理和控制"（Smailhodzic 等，2016，原文第 450 页）。他们还指出，还有其他一些在大多数文献综述中很少提到的影响："主观幸福感下降，失去隐私，沉迷于社交媒体，以及被宣传的目标"（Smailhodzic 等，2016，原文第 442 页）。

这篇系统综述的另一个组成部分是研究社交媒体如何影响他们与个人医疗保健提供者的关系。后来出现了四个主要的主题。首先，患者觉得他们与服务提供者的沟通更加平等；其次，一些患者决定改变服务提供者，因为他们对患者使用社交媒体持负面看法；第三，有一些关于社交媒体如何促进提供者们之间更和谐关系的例子；最后，有时患者和提供者之间的互动欠佳。

Giustini、Ali、Fraser 和 Kamel Boulos（2018）对社交媒体在公共卫生和医学中的使用情况进行了系统的审查。他们的广泛审查得出了 42 项研究，在关键评估技能计划（Critical Appraisal Skills Programme，CASP）工具上获得了 9 分。大多数研究（$n=30$）与患者相关，而其他研究与医疗保健专业人员相关。底线是"社交媒体已经在一系列人群中使用，有积极和消极的影响。一些研究发现，社交媒体对患者的行为和健康结果有积极的影响"。最近评论还发现，"社交媒体在管理健康问题方面引发了积极的健康变化"。还有一些负面影响，包括信息的可靠性、风险行为的增加和幸福感的减弱。总之，研究人员得出结论，"在这篇综述中，关于其益处或危害的证据是不确定的。不出所料，原始研究的质量很弱。此外，这些工具和平台只显示出中等程度的积极与消极影响"。

随着时间的推移，社交媒体渠道用于医疗保健研究的使用有了很大的增长。根据 Azer（2017），社交媒体允许研究人员探究社交网络对慢性病患者的影响及其感知到的社会支持；招募患者进行临床试验；传播有关公共卫生问题的信息和错误信息，如癌症认知和阿片类药物使用；

研究用户如何收集和分享健康信息；研究社交媒体的暴露对某些行为的影响。

Sinnenberg 等（2017）对作为健康研究工具的 Twitter 进行了系统的回顾。共有 137 篇文章符合审查的标准，这一组研究分析了超过 50 亿条推文，1/3 的研究是在 2015 年进行的，公共卫生和传染病至少占这些研究的 43%。他们的研究为 Twitter 在医疗保健研究中的使用提供了一种新的分类方法，第一类是 Twitter 作为一个数据源，包括内容分析、监控和网络分析；第二个是利用 Twitter 作为一个招聘和干预的平台；最后一类是在如何挖掘 Twitter 数据和使用 Twitter 元数据方面来使用 Twitter 数据。

鉴于越来越多的医疗保健系统关注患者体验，以下是《医疗保健周刊》（Healthcare Weekly）内容策略师的一些建议。Bulgaru（2019年2月11日）建议使用以下方式来建立信任，具体来说，医疗保健组织需要做到以下几点。

- 仔细听他们的患者在网上说什么（并实施这些知识）。
- 利用在线影响者的能力来接触人群并传播信息。
- 创造有价值的、可理解的内容，从而教育受众。
- 利用社交网络作为一个打造品牌的刻意空间。
- 参与、支持，并为患者、医生、行业领导者和决策者之间富有成效的对话创造空间。

社交媒体使用的发展和持续研究将会扩大，更多的研究将继续为其有效性提供更多的证据。尽管前景广阔，但互联时代的数字工具并不是没有一定的限制和风险。就像我们数字环境中的任何元素一样，它们也涉及隐私、安全和法律问题。

五、社交媒体的挑战

根据电子健康倡议报告（2014），有几个关键的挑战影响着社交媒体在医疗保健中的广泛采用。首先，人们担心隐私和 HIPAA 的合规性。人们还担心在线个人信息的透明度和匿名性的平衡。信息的质量、效度、可靠性和真实性是一个问题，特别是当用户生成的信息时，这是最重要的，因为社交媒体网站被发布错误信息的喷子入侵。PBS 最近报道了在社交媒体上传播的与疫苗相关的错误信息（https：//www.pbs.org/newshour/health/how-social-media-istrying-to-contain-the-spread-of-misinformation-overvaccines）。鉴于 COVID-19 大流行，有许多存在错误信息的例子。根据世界卫生组织总干事（www.un.org/en/un-coronavirus-communications-team/un-tackling-%E2%80%98infodemic%E2%80%99–misinformation and-cybercrime-covid-19），"我们不只是在抗击一种流行病；我们正在与信息传播者做斗争"。世界卫生组织有一个团队，他们不断地检查网络资源，以识别错误信息。他们使 Facebook、Google、Pinterest、Tencent、Twitter、TikTok 和 YouTube 等社交媒体网站变得缓和。在加州卫生保健基金会的博客（https：//www.chcf.org/blog/finding-cure-pandemic-misinformation/）上写道，"每当信息出现真空，错误信息就会找到办法填补它"。

数字鸿沟也面临挑战，特别是针对不同的人口，如老年人、少数民族、残疾人、生活在农村地区的人，以及贫困或服务不足没有宽带的地区。本报告还提到最后一个挑战，由于缺乏有效性数据，社交媒体缺乏理论和评价模型。Grajales、Sheps、Ho、Novak-Lauscher 和 Eysenbach（2014）也呼应许多相同的挑战，"潜在的违反道德标准、患者隐私、保密和专业实践规范，以及对信息的歪曲，是导致个人和机构对在医疗和医疗保健中使用社交媒体感到恐惧的最常见原因"。不幸的是，许多这些挑战仍然是有效的。

互联时代为受保护的健康信息的共享提供了独特的环境，因为它通常是由患者或消费者驱动的。也就是说，消费者自愿泄露他或她的信息。在这种情况下，HIPAA 法规不适用，然而，医疗保健机构遵守法律的企图可能会阻碍他们对社交媒体工具的采用（Hawn，2009）。这一挑战最近引起了广泛关注，因为许多托管社交媒体的公司正在利用个人数据进行有针对性的营销和销售社交媒体用户数据。例如，Facebook 是一个常见的社交媒体网站，它拥有众多的患者支持小组，一直因其收集和分享个人数据的方式而受到抨击。Matloff（2018）写道，许多参加了一个所谓的私人 Facebook 支持小组的女性，都将自己的个人数据分享给了营销公司（https：//www.forbes.com/sites/ellenmatloff/2018/07/29/facebook-violates-trust-ofp）。

还有一些关于隐私和保密性的问题。他们的担忧并非毫无根据，因为身份盗窃的比率持续存在，而且随着移动设备上的社交媒体的增长，访问个人数据的潜力也越来越大。社交媒体应用程序促进了信息共享和个人信息的显示，如年龄、性别和位置。发布这些内容和其他内容会产生数字足迹或挥之不去的信息，这些信息可以连接回提供它的消费者（Madden、Fox、Smith 和 Vitak，2007）；这些信息可以被找到并合并，形成一个更完整的个人图像，从而否定了明显的透明度（Madden 等，2007）。社交媒体的用户继续面临着社会威胁的风险（Nosko、Wood 和 Molema，2010）。社会威胁被描述为污名化和欺凌，可能对消费者及其关联方构成重大危险（Nosko 等，2010）。Giustini 等（2018）系统评价中的发现支持了这一点。这在 COVID-19 大流行的时代也同样重要。为智能手机开发的接触追踪应用已经迅速增长。这些应用程序被用来跟踪人们及其与他人的互动。有人担心，通过这些工具，使用 GPS 跟踪个人信息，用户隐私可能会受到影响。

此外，还可能存在与风险管理和责任相关的法律问题。人们早就知道，互联网内容不受监管，而且可能不可靠（Eysenbach 和 Diepgen，1998；Powel、Darvell 和 Gray，2003）。互联时代的医疗保健和教育组织也必须认识到其法律

影响。他们不仅要监控网站上共享的内容的适当性、可靠性和质量，还需要确保没有侵犯版权（Lawry，2001）。医疗保健实践许可证也是一个问题，因为在互联时代，没有真正的地理边界（Grajales 等，2014），因此跨州提供医疗建议可能是一个问题。

随着社交媒体在医疗保健研究中的使用越来越多，目前也存在着重要的伦理挑战。许多研究人员使用社交媒体网站来招募潜在的受试者，或实施干预措施或收集数据。这些用途需要机构审查委员会的仔细审查，以确保患者数据的知情权、隐私权、保密性和安全性得到保护。Azer（2017）列出了所有研究人员在选择在医疗保健研究中使用社交媒体工具时所考虑的四个重要建议，包括"在研究中使用社交媒体应该是合理的；社交网站应该被视为私人空间，并应获得参与研究的同意；研究人员应该制订一个计划，以确保收集到的数据的机密性；对潜在的危害或风险来源检查"。

在使用社交媒体的不同人群中，仍然存在着数字鸿沟。尽管移动技术方面在增长，在手机上播放 YouTube 健康视频或参与社交媒体网络都有相关的成本。对于一些消费者来说，他们要么缺乏知识或技能，要么缺乏知识或技能支持其安全、有效地浏览互联网上的信息（Baur 和 Kanaan，2006；Cashen、Dykes 和 Gerber，2004）。即使使用手机，一个不讲英语的人或有视力问题的老年人也很难使用这些小设备来获取和阅读健康信息。缺乏经验描述的是阻碍消费者有效和安全地导航工具的知识和技能缺陷。正如最近的研究所指出的，在种族和性别之间仍然存在着数字鸿沟。例如，越来越多的女性倾向于在医疗保健服务中使用社交媒体。

与大多数创新一样，这些挑战可以通过组织制订和实施包括用户生成网络在内的社交媒体政策来部分解决。这一点尤其重要，因为大多数医疗保健机构在患者护理方面存在风险不利影响。专业组织（如美国护士协会、美国医学协会和国

家护理委员会全国委员会）提供了指导和社交媒体政策（Skiba 等，2014）。

六、结论

毫无疑问，数字工具已经改变了我们周围的世界。通过使用社交媒体等数字工具，消费者可以授权为自己的医疗保健和福祉负责。移动设备的加入促进了社交媒体工具在我们生活的各个方面的不断使用。对于消费者、患者和他们的家庭来说，互联时代为他们提供了更多的机会，通过扩大他们的关系，从家人和朋友扩展到其他像他们一样的患者/消费者，以及一个由他们的特定健康或疾病状况专家组成的医疗专业人员社区来参与他们的医疗决策。

自测题

1. 互联网最初是由哪个机构创建的？
   A. 美国国家安全管理局
   B. 美国卫生与人类服务部
   C. 美国国立卫生研究院
   D. 美国国防高级研究计划局

2. 第一个互联网浏览器的名字是什么？
   A. Google
   B. Chrome
   C. Mosaic
   D. Mozilla

3. 已连接的运行状况包括什么？
   A. 远程医疗/远程保健
   B. 移动健康状况
   C. 电子健康
   D. 以上所有内容

4. 互联护理指的是什么的连接？
   A. 跨医院的连接

B. 患者去药房
C. 与技术相关的信息和人员资源
D. 仅用于患者之间的连接

5. 以下哪个不是社交媒体的一个例子？
   A. Twitter
   B. Formstack
   C. Facebook
   D. PatientsLikeMe

6. 哪些特征与社交媒体无关？
   A. 参与活动
   B. 量化分析
   C. 协作关系
   D. 透明度

7. 基于系统的评论，以下哪个不是社交媒体的好处呢？
   A. "情感支持"
   B. 患者的授权
   C. 信息学方面的支持
   D. 增加了健康方面的结果

8. 医疗保健组织可以使用什么策略来培养人们对社交媒体的信任？
   A. 让用户进行连接
   B. 创建有价值、可理解的内容教育用户
   C. 创造了空间，为富有成效的对话创造了参与其中的空间
   D. 以上所有内容

9. 一条 Twitter 信息提倡使用一种危险的化学物质作为一种预防病毒的方法。这是一个怎样的例子？
   A. 错误的信息
   B. 保护措施
   C. "隐私保护"
   D. 以上这些都没有

10. 在判断一个社交媒体信息时，应该使用的标准是什么？

    A. 质量和认证

    B. 有效性和可靠性

    C. A 和 B

    D. 以上这些都没有

答案

1. D	2. C	3. D	4. C	5. B
6. B	7. D	8. D	9. A	10. C

参考文献

[1] Abel, R., Brown, M., & Suess, J. (2013). A new architecture for learning. *EDUCAUSE Review, 48*(5), 88, 90, 92, 96, 98, 100, 102.

[2] American Medical Informatics Association (AMIA). (2017). *Redefining our picture of health: Towards a person centered integrated care, research, wellness and community ecosystem.* A White Paper of the 2017 AMIA Policy Invitational. Retrieved from: https://www.amia.org/sites/ default/files/API-2017-White-Paper-Redefining-our Picture-of-Health.pdf. Accessed on June 2, 2020.

[3] Ashton, K. (2009, June). That 'Internet of things' thing. *RFID Journal*. Retrieved from http://www.rfidjournal.com/ article/view/4986. Accessed on June 2, 2020.

[4] Azer, S. (2017). Social media channels in health care research and rising ethical issues. *American Medical Association Journal of Ethics, 19*(11), 1061-1069.

[5] Baur, C., & Kanaan, S. (2006, June). *Expanding the reach and impact of consumer e-health tools*. Washington, DC: U.S. Department of Health and Human Services Office of Disease Prevention and Health Promotion Health Communication Activities. Retrieved from https://www. unapcict.org/resources/ictd-infobank/expanding-reach and-impact-consumer-e-health-tools. Accessed on June 2, 2020.

[6] Bazzoli, F. (2018, March 30). *HIT think: Why six trends are pointing to a revolution in healthcare*. Health Data Management. Retrieved from https://www.healthdata management.com/opinion/why-six-trends-are-pointing to-a-revolution-in-healthcare. Accessed June 1, 2019.

[7] Berners-Lee, T. (1989). *Information management: A proposal*. CERN. Retrieved from http://www.w3.org/ History/1989/proposal.html. Accessed on June 2, 2020.

[8] Berners-Lee, T., Hendler, J., & Lassila, O. (2001). The semantic web. *Scientific American, 290*(4), 35-43.

[9] Boyd, D. M., & Ellison, N. B. (2007). Social network sites: Definition, history, and scholarship. *Journal of Computer Mediated Communication, 13*(1), 210-230. Article 11. doi: https://doi.org/10.1111/j.1083-6101.2007.00393.x.

[10] Bradley, A. (2010, January 7). A new definition of social media. *Gartner blog*. Retrieved from http://blogs.gartner. com/anthony_bradley/2010/01/07/a-new-definition-of social-media.

[11] Brownstein, C. A., Brownstein, J. S., Williams, D. S., Wick, P.,

& Heywood, J. A. (2009). The power of social networking in medicine. *Nature Biotechnology, 27*(10), 888-890.

[12] Bulgaru, I. (February 11 2019). Healthcare social media strat egy: 5 Ways to build trust. *Healthcare Weekly*. Retrieved from https://healthcareweekly.com/social-media-in healthcare/. Accessed on June 2, 2020.

[13] Capurro, D., Cole, K., Echavarría, M. I., Joe, J., Neogi, T., & Turner, A. (2014). The use of social networking sites for public health practice and research: A systematic review. *Journal of Medical Internet Research, 16*(3), e79. Retrieved from http:// www.jmir.org/2014/3/e79/. Accessed on June 2, 2020.

[14] Cashen, M. S., Dykes, P., & Gerber, B. (2004). eHealth technology and internet resources: Barriers for vulnerable populations. *Journal of Cardiovascular Nursing, 19*(3), 209-214.

[15] Caulfield, B., & Donnelly, S. (2013). What is connected health and why will it change your practice? *QJM: An International Journal of Medicine, 106*(8), 703-707.

[16] Cerf, V. (1995). *Computer networking: Global infrastructure for the 21st century*. Computer Research Association. Retrieved from http://www.cs.washington.edu/homes/ lazowska/cra/networks.html. Accessed on June 2, 2020.

[17] Chang, T., Chopra, V., Zhang, C., & Woolford, S. J. (2013). The role of social media in online weight management: Systematic review. *Journal of Medical Internet Research, 5*(11), e262. Retrieved from http://www.jmir.org/2013/11/ e262/.

[18] Downes, S. (2005, October 17). E-learning 2.0. *eLearn Magazine*. Retrieved from https://elearnmag.acm.org/ featured.cfm?aid=1104968. Accessed on June 2, 2020.

[19] eHealth Initiative Report. (2014). *A report on the use of social media to prevent behavioral risk factors associated with chronic disease*. California Health Foundation. Retrieved from https:// www.ehidc.org/ resources/report-use-social-media-prevent behavioral-risk-factors-associated-chronic-disease. Accessed on June 2, 2020.

[20] Eysenbach, G. (2008). Medicine 2.0: Social networking, col laboration, participation, apomediation, and openness. *Journal of Medical Internet Research, 10*(3), e22.

[21] Eysenbach, G., & Diepgen, T. L. (1998). Towards quality management of medical information on the internet: Evaluation, labeling, and filtering of information. *British Medical Journal,*

317, 1496-1502.

[22] Friedman, T. (2005). *The world is flat: A brief history of the 21st century*. New York, NY: Farrar, Straus & Giroux Publishers.

[23] Goetz, T. (2008, March 23). Practicing patients. *New York Times*. Retrieved from https://www.nytimes. com/2008/03/23/magazine/23patients-t.html. Accessed on June 2, 2020.

[24] Grajales, F., Sheps, S., Ho, K., Novak-Lauscher, H., & Eysenbach, G. (2014). Social media: A review and tutorial of applications in medicine and health care. *Journal of Medical Internet Research, 16*(2), e13. Retrieved from http://www.jmir. org/2014/2/e13/. Accessed on June 2, 2020.

[25] Giustini, D., Ali, S. M., Fraser, M., & Kamel Boulos, M. N. (2018). Effective uses of social media in public health and medicine: a systematic review of systematic reviews. *Online Journal Public Health Informatics, 10*(2), e215. doi:10.5210/ojphi.v10i2.8270.

[26] Hansen, D., Neal, L., Frost, J. H., & Massagli, M. P. (2008). Social uses of personal health information within PatientsLikeMe, an online patient community: What can happen when patients have access to one another's data. *Journal of Medical Internet Research, 10*(3), e15.

[27] Hawn, C. (2009). Take two aspirin and Tweet me in the morning: How Twitter, Facebook, and other social media are reshaping healthcare. *Health Affairs (Millwood), 28*(2), 361-368.

[28] Iglehart, J. (2014, February). Connected health: Emerging disruptive technologies. *Health Affairs (Millwood), 33*(2), 190. doi:10.1377/hlthaff.2014.0042.

[29] Johnson, L., Adams, S., & Cummins, M. (2012). *The NMC horizon report: 2012 Higher education edition*. Austin, TX: The New Media Consortium. Retrieved from https:// library. educause.edu/resources/2012/2/2012-horizon report. Accessed on June 2, 2020.

[30] Lawry, T. C. (2001). Recognizing and managing website risks. *Health Progress, 82*(6), 12-13, 74.

[31] Leiner, B., Cerf, V., Clark, D., Kahn, R., Kleinrock, L., Lynch, D., ... Postel, J. (1997). The past and future history of the Internet. *Communications of the Association of Computing Machinery, 40*(2), 102-108.

[32] Madden, M., Fox, S., Smith, A., & Vitak, J. (2007). *Digital footprints: Online identity management and search in the age of transparency*. Washington, DC: Pew Internet and American Life Project.

[33] Maher, C. A., Lewis, L. K., Ferrar, K., Marshall, S., De Bourdeaudhuij, I., & Vandelanotte, C. (2014). Are health behavior change interventions that use online social networks effective? A systematic review. *Journal of Medical Internet Research, 16*(2), e40. Retrieved from http://www. jmir. org/2014/2/e40/. Accessed on June 2, 2020.

[34] Manis, J. L. (2018, April 9). Let's stop talking about digital disruption. *Becker's Hospital Review*. Retrieved from https:// www.beckershospitalreview.com/hospital-man agement-administration/let-s-stop-talking-about-digital disruption.html. Accessed June 2, 2020.

[35] Matloff, E. (July 8 2018). Facebook violates trust of 'private'

patient groups. *Forbes Magazine*. Retrieved from https://www. forbes.com/sites/ellenmatloff/2018/07/29/ facebook-violates-trust-of-private-patient groups/#513958901524. Accessed June 2, 2020.

[36] Mazman, S. G., & Usluel, Y. K. (2010). Modeling educational usage of Facebook. *Computers & Education, 55*(2010), 444-453.

[37] Moorhead, S. A., Hazlett, D. E., Harrison, L., Carroll, J. K., Irwin, A., & Hoving, C. (2013). A new dimension of health care: Systematic review of the uses, benefits, and limitations of social media for health communication. *Journal of Medical Internet Research, 15*(4), e85. Retrieved from http://www.jmir. org/2013/4/e85/. Accessed June 5, 2020.

[38] Murphy, K., & Jain, N. (2018, May 1). Riding the disruption wave in healthcare. *Forbes Magazine*. Retrieved from https:// www.forbes.com/sites/bain insights/ 2018/05/01/riding-the-disruption-wave-in healthcare/#2d3e15872846. Accessed June 2, 2020.

[39] Nosko, A., Wood, E., & Molema, S. (2010). All about me: Disclosure in online social networking profiles: The case of FACEBOOK. *Computers in Human Behavior, 26*, 406-418.

[40] O'Reilly, T. (2005, September 30). *What is Web 2.0?* Retrieved from https://www.oreilly.com/pub/a/web2/ archive/what-is-web-20.html. Accessed June 2, 2020.

[41] Oblinger, D. G. (2013). The connected age for higher education is here. Are we ready for the future? *EDUCAUSE Review, 48*(5), 4-5. Retrieved from https://er.educause. edu/articles/2013/4/higher-education-in-the-connected age. Accessed June 2, 2020.

[42] Owen, M., Grant, L., Sayers, S., & Facer, K. (2006). *Social software and learning*. Future Labs. Retrieved from http://www. futurelab.org.uk/research/opening_education.htm.

[43] Powel, J. A., Darvell, M., & Gray, J. A. (2003). The doctor, the patient and the World Wide Web: How the Internet is changing healthcare. *Journal of the Royal Society of Medicine, 96*, 74-76.

[44] Sarasohn-Kahn, J. (2008, April). *The wisdom of patients: Healthcare meets online social media*. Oakland, CA: California HealthCare Foundation. Retrieved from om:www.chcf.org/ publication/the-wisdom-of-patients health-care-meets-online-social-media/. Accessed on June 2, 2020.

[45] Sarasohn-Kahn, J. (2018, January 10). Health care comes home at CES 2018. *Huffington Post*. Retrieved from www. huffingtonpost.com/entry/healthcare- comes-home-at ces-2018_us_5a553760e4b0e3dd5c3f8cec. Accessed on June 2, 2020.

[46] Sinnenberg, L., Buttenheim, A. M., Padrez, K., Mancheno, C., Ungar, L., & Merchant, R. M. (2017). Twitter as a tool for health research: A systematic review. *American Journal of Public Health, 107*(1), e1-e8.

[47] Skiba, D. (2007). Nursing education 2.0: YouTube. *Nursing Education Perspectives, 28*(2), 100-102.

[48] Skiba, D. (2013). The Internet of things (IOT). *Nursing Education Perspectives, 34*(1), 63-64.

[49] Skiba, D. (2014). The Connected Age: Implications for 2014. *Nursing Education Perspectives, 35*(1), 63-65. doi:10.5480/1536-5026-35.1.63.

[50] Skiba, D. (2018). The invisible health care professional: Exploring the Intersection of data, devices and artificial

intelligence. *Nursing Education Perspectives, 39*(4), 264-265.

[51] Skiba, D., Barton, A., Estes, K., Gilliam, E., Knapfel, S., Lee, C., Moore, G., & Trinkley, K. (2016). Preparing the next generation of advanced practice nurses for connected care. In P. Weber, W. Seremus, & P. Proctor (Eds.), *The 13th International Nursing Informatics Congress*. IOS Press.

[52] Skiba, D., Guillory, P., & Dickson, E. (2014). Social media in health care. In: N. Staggers & R. Nelson (Eds.), *Health informatics: An interprofessional approach*. St. Louis, MO: Elsevier.

[53] Smailhodzic, E., Hooijsma, W., Boonstra, A., & Langley, D. (2016). Social media use in healthcare: A systematic review of effects on patients and on their relationship with healthcare professionals. *BMC Health Services Research, 16,* 442. doi:10.1186/s12913-016-1691-0.

[54] Smith, A., & Anderson, M. (March 2018). *Social media use in 2018*. Pew Center Research. Retrieved from https:// www. pewresearch.org/internet/2018/03/01/social media-use-in-2018/. Accessed on June 2, 2020.

[55] World Health Organization (WHO). (2018). *Classification of digital health interventions v1.0: A shared language to describe the uses of digital technology for health*. WHO Reference Number WHO/RHR/19.06. Retrieved from http://www.who.int/ reproductivehealth/publications/ mhealth/classification-digital-health-interventions/en/. Accessed on June 2, 2020.

[56] World Health Organization. (2019). *WHO guideline: Recommendations on digital interventions for health sys tem strengthening*. Retrieved from https://www.who.int/ reproductivehealth/publications/digital-interventions health-system-strengthening/en/. Accessed on June 2, 2020.

第48章 虚拟仿真及智能设备的发展

A Paradigm Shift in Simulation: Experiential Learning in Virtual Worlds and Future Use of Virtual Reality, Robotics, and Drones

E. LaVerne Manos　Nellie Modaress　著

王艳艳　译　　张鹤立　李佩涛　校

学习目标

- 描述虚拟世界的使用，如第二人生作为模拟学习。
- 讨论在虚拟世界中驱动教学和学习的教学方法。
- 为虚拟世界中的教育创新创造一个支持性的学习环境。
- 描述在虚拟世界中增强学习能力的常见应用程序。
- 讨论利用虚拟世界、虚拟现实、机器人技术和无人机进行学习的未来趋势。

关 键 词

增强现实；健康专业教育；信息学教育；混合现实；在线教育第二人生®；模拟用户；计算机界面虚拟环境；虚拟现实；虚拟世界

一、概述

全球数百所领先的学校和大学使用多个用户虚拟世界（Virtual worlds，VW），如 SecondLife®（Second Life，SL）作为其教育课程和项目的创新组成部分。在线视频在教学和学习中有多种用途。这种环境增强了学生对课程内容的参与，发展了学生和教师之间的团体意识，并为互动体验创造了一个强大的平台，带来了新的维度来支持学习的最佳实践。在这个虚拟环境中，世界上的任何地方学生和教师一起工作，为教育提供一个全球的视角和扩大的范围。

在线教育面临的一个主要挑战是学生的参与程度和对技能成就的评估。虚拟世界提供了一个在线的、虚拟的实验室来解决这一挑战。教师和学生的角色可以在身体和口头上实时互动，从而促进学生展示技能习得的模拟。教师可以指导技能的发展，因为他们现在控制着环境，并可以看到学生在做什么。这种在真实或模拟环境中的评估，在以前在线课程中是无法实现的。此外，

VW 的环境还为我们提供了一个供学生演示和与现场观众互动的论坛。到其他 VW 的实地考察为旅行创造了机会，以磨炼在信息搜索和观察活动和设置方面的技能，可以被教师和其他学生看到。虚拟学习环境的实践及数字设备的先进使用已经发展到包括虚拟现实和增强现实。此外，虚拟学习环境已经引导实践者对体验式学习的研究做出了贡献。

本部分将深入讨论虚拟世界的教育应用，重点是第二人生，并展望未来几种技术在医疗保健教育中的应用，包括介绍新的创新技术；还介绍了一个描述当前技术创新实施的范例和一个探索创新技术未来在教育中的潜在应用的案例。结尾的示例和用例分别涉及虚拟现实、混合现实（mixed reality，MR）、增强现实（augmented reality，AR）、机器人技术和无人机。

二、虚拟世界：第二人生

第二人生（www.secondlife.com）是一款由 Linden 实验室开发的三维的虚拟世界，由其居民独特的想象和创造，2003 年推出。虚拟世界和增强现实是虚拟现实的子集，它被定义为"通过计算机提供的感官刺激（如视觉和声音）体验到的人工环境，其中一个人的行为部分决定了环境中发生了什么"（Merriam-Webster，n.d.b）。

SecondLife 被认为是最大的虚拟世界，拥有数千万平方米的虚拟土地和超过 3600 万的注册用户。SL 是目前教育中最成熟、最流行的虚拟世界平台。有几十个虚拟世界与 SL 有严重的竞争，其中大多数很小，即使是最大的也无法接近第二人生的巨大土地和用户基础。在过去的 10 年里，许多学院和大学在 SL 中存在（Michels，2008；Knapfel、Moore 和 Skiba，2014；Vrellis、Avouris 和 Mikropoulos，2016）。这些努力主要用于教学课程，但也包括为未来学生提供的招聘活动、筹款和研究工作。如今，一些机构对虚拟世界不抱幻想，仍然相信自己的教育价值，它们

已经开始建立自己的环境，在那里他们对学习空间有更多的控制空间（DePaul，2018；Young，2010）。

三、在虚拟世界中的教学和学习

在虚拟环境中教学与传统的在线课程不同，因为 3D 设置和虚拟形象的使用代表参与者的存在感（Hellyar、Walsh 和 Altman，2018；Johnson，2009；Calongne，2008；Richardson 和 Swan，2003）。

缺乏存在感一直是在线教育的主要困难和点评，远程学习者的教育者面临着满足学生需求的压力。技术是一个平台，它提供了机会来减少在线学习者的孤立感和距离感。SL 这样的虚拟世界促进了他们之间的实时互动。此外，环境可以被控制或模拟，以创造由教师设计的学习经验，实现教学目标。这些计划中的学习环境以前必须放在一个物理位置（如学习实验室、临床设施）。SL 通过将地理位置转移到一个虚拟空间来支持在线教育，从而为教师和学生创造一种存在感。存在感对学习者的参与很重要，无论体验是真实的还是虚拟的。存在感被定义为"生活在一个地方或环境中的主观体验，即使一个人在身体上位于另一个地方"（Witmer 和 Singer，1998）。当在世界上，学生们觉得他们实际上是在虚拟环境中。沉浸感对学习也是必要的，沉浸感是一种被环境包围并与环境互动的感觉。参与感是"一种心理状态，它是将精力和注意力集中在一组连贯的刺激或有意义的相关活动和事件上的结果"（Witmer 和 Singer，1998）。第二人生的活动和模拟为教师和学生创造了存在感和沉浸感，无论他们是在传统课堂上还是在在线课堂上。参与 SL 学习的学生报告了一种"存在感和联系感"（Tiffanny 和 Hoglund，2014）。

教师使用虚拟环境进行学习活动，要求学生使用更高阶的思维。学生有机会通过创造力，概念应用、分析、综合，利用课程内容和以前的知

第48章 虚拟仿真及智能设备的发展

A Paradigm Shift in Simulation: Experiential Learning in Virtual Worlds and Future Use of Virtual Reality, Robotics, and Drones

识来解决问题及锻炼更高层次的思维技能。教学策略包括角色扮演、游戏、模拟社交和临床技能、协作、社交网络，以及参与现场活动，如讲座、会议和庆祝活动。教师们发现，他们可以进行临床模拟引导学生通过细胞结构内部，或展示其他富有想象力的教学练习。这些练习由于成本、日程安排、位置或安全问题而无法在"现实生活"中完成。事实是，我们还不知道用这个教育工具能做什么和不能做什么的所有可能性。有活跃的教育特殊兴趣小组、会议和列表服务，使教师能够分享教学策略、想法和模拟。正如Knapfel、Moore 和 Skiba（Knapfel 等，2014）所建议的那样，需要继续研究以探索在教育和实践中使用虚拟环境的最佳实践。

四、虚拟世界中教学方法

虽然本部分的目的不是详细讨论学习理论，但了解虚拟世界中支持教学的学习理论是很重要的。教学技术的选择应始终与教学方法相适应。首先考虑课程的目标，然后选择有助于满足预期结果的技术工具和策略。

首先，SL 的学习者都是成年人，因此Malcom Knowles（Knowles，1984）的语言学理论为成人学习者设计学习活动提供了一个总体框架。成人教育学基于以下关于成人学习者的假设：①成年人是自我导向的，目标导向的，需要知道为什么他们需要学习一些东西；②他们将学习作为以问题为中心而不是以内容为中心；③他们需要认识到学习的价值，以及如何将学习融入他们的工作或个人生活中；④他们通过经验学习，将不同的生活经历融入新知识的发展中。由于成人学习者对自己的学习负有很大的责任，这就改变了教师在一般的学习环境中的角色，尤其是在像 SL 这样的虚拟世界中。还应该注意的是，像 SL 这样的环境非常适合应用成人学习理论的假设；然而，教师和学习者必须适应这种范式的转变和这种新的环境。

其他利用教育者最常应用于 SL 的学习理论有经验学习理论、社会学习理论、建构主义、连接主义和协作学习理论（Kolb、Boyatzis 和 Mainemelis，2000；Bandura，1977；Bruner，1966；Bruner，1996；Siemens，2004；Smith 和 MacGergor，1992）。这些理论中有许多有重叠的原则，可以混合和匹配，加强教育的最佳实践（Chickering 和 Gamson，1987）。技术进步和社交网络工具，如 SL，为开发和促进丰富的学习环境，促进学习活动，促进这些理论的使用。在作者看来，没有一个模式最适合它，因为它取决于课程的目标及教师和学生的教学风格。此外，在像 SL 这样的虚拟世界中，一个特定理论的某些组成部分可能无法得到满足。今天，尽管这项技术的增长和使用是爆炸性的，但学院、大学和使用虚拟世界的培训项目被看到的只是冰山一角。随着这项技术使用，教育工作者和研究人员将实现现有理论扩展，并发展新理论和学习模式。

（一）设计学习空间

在虚拟世界中工作并不总是直观的。教师们需要重新思考课程材料的结构和交付方式。他们需要技术援助来完成与教学方法、教学策略和结果相一致的复杂的教学设计决策。教师不应被期望成为技术专家；相反，他们应该与技术专业人员合作，提供与技术培训和技术问题相关的设计和交付支持。作为一个团队，他们将共同努力，促进、指导、采用和整合这项技术，作为教学、学习和研究的创新实践。教师们面临的挑战是确定他们的受众的各种细微差别，理解内容，确定交付内容的最佳方法，以及提高技术的舒适度（Hodges 和 Collins，2010）。

虚拟世界学习空间的设计通常是为了复制传统的学习空间。发展的领域是为了支持广泛定义的教育活动。这些虚拟区域通常包括用于演讲的大型讲堂或礼堂，用于讨论的小教室，用于展示学生作品的展览厅，以及用于与学生会面的教师办公空间。这种用于虚拟学习空间的现实世界方法对可能发生的教学和学习类型带来了类似的限制（Gerald 和 Antonacci，2009）。例如，大型演讲厅，无论是在现实世界还是虚拟世界中，都是基于客观主义的课程设计方法，而这样的空间很少支持更多的协作和建构主义学习方法。Gerald 和 Antonacci（Gerald 和 Antonacci，2009）建议，除了设计空间以满足传统的学习需求，大部分的学习空间可以被设计为满足课程项目的规范。这些空间可能包括一个为了实践评估和补救残疾问题的家，一个作为数据库开发的社区生活中心，一个学习复杂程序的模拟手术室，一个与模拟患者和跨专业团队成员互动的健康诊所，或者一个杂货店、一个餐馆或教学习者健康生活技能的锻炼设施。教师应该投射目标，并让个人的创造力来指导设计。在设计虚拟世界学习空间时，需要考虑的重要因素是定位和课程设计。

（二）引导学生

Calongne（2008）指出，虽然开设大众课程很诱人，但学生们需要行动和兴奋来帮助他们想象，技术将如何丰富他们的学习经验。其建议教师们先推销这些福利，然后讨论它是如何运作的。首先从其他课程或研究项目中获得的令人兴奋的例子开始，使体验有真实性、个性化参与性，然后提供一个简短的介绍，演示如何有效地使用该工具。请记住，在高等教育中，并不是所有参加该课程的学生都处于相同的技术素养水平。对一些学生来说，创建一个化身并弄清楚如何移动、观察和与他人互动可能是一个挑战，但不是所有的学生。让每个人都进入世界级的网站可能需要额外的时间，所以做好计划。可能有必要提供替代的通信支持，以增加帮助。最后，如果一些学生感到犹豫，减轻任何与使用该技术相关的恐惧或风险可以帮助创建一个安全的学习环境。

引导学生进入虚拟世界应该遵循体验式学习

的原则。SL 网站有非常明确的方向，可以下载门户到环境，然后引导个人创建一个化身。鼓励学生参与下载软件和创建一个化身的体验，并确保他们正在开发健康信息学的能力。还需要有参与 SL 的特定方向。在本练习的说明中，实现这一目的的可能声明如下。

第二人生是一个沉浸式的虚拟环境。化身是用户以三维模型的形式进行的自我表现。在第二人生中，创造您的化身是您与其他居民互动的一部分。有些人把他们的化身设计成自我的生活表现。随着第二人生的日益流行，在这个虚拟世界中将会出现许多专业会议；请给您的化身穿上休闲或专业的衣服。用户通过鼠标或键盘控制化身行走、飞行和坐下。化身可以通过即时信息或音频功能（使用耳机）与其他角色互动。

一旦化身被创建，就有几个视频教程来教学生如何在 SL 中导航他们的化身（表 48-1）。在完成教程后，教师和学生的角色应该准备好进入 SL。学生需要有足够的能力来完成所需的任务和满足学习目标。基本上，他们应该能够移动，四处张望，定制化身，以及相互互动。在第一次 SL 活动中，精通 SL 技术的支持人员应该可以处理软件和麦克风使用的故障处理问题。在第一次 SL 体验之后，学生们已经准备好参与更多的活动，并公开分享他们对这种互动的热情。随着教师开始设想更多的活动，他们将需要额外的支持来实现这些活动，而不需要花时间成为 SL 使用和构建 SL 的专家。

（三）课程设计

虚拟世界混合使用媒体丰富的课程材料来适应学习活动和学生的学习需求。学习活动是体验式的，可以被设计为同步的或异步的，允许学生与主题互动，在教师的监督下学习、讨论、创建

第48章 虚拟仿真及智能设备的发展

A Paradigm Shift in Simulation: Experiential Learning in Virtual Worlds and Future Use of Virtual Reality, Robotics, and Drones

表 48-1 面向新的第二人生（SL）用户的资源

可提供面向新的 SL 用户的资源	网址和 SL 网址
虚拟能力，http：//www.virtualability.org/	如果存在 SL 帐户，请访问 http：//maps.secondlife.com/secondlife/Virtual%20Ability/127/127/23
YouTube 视频创建的虚拟能力	第 1 部分：ww.youtube.com/watch?v=XAjG4Tv6LvU 第 2 部分：www.youtube.com/watch?v=AVzyi0MOsJM&feature=related 第 3 部分：www.youtube.com/watch?v=Cnyt6rASfo0&feature=related
开始在第二人生中学习	http：//wiki.secondlife.com/wiki/Help：Getting_started_with_LSL http://community.secondlife.com/t5/English-Knowledge-Base/Second-Life-Quickstart/ta-p/1087919
由 Savin-Bade、Tombs、White、Poulton、Kavia 和 Woodham 开启第二人生	www.jisc.ac.uk/publications/generalpublications/2009/gettingstartedsecondlife.aspx

和表达他们对内容的观点。教师的角色从权威专家转移到主导专家，同时提供结构、指导、反馈和评估（Calongne，2008）。虚拟世界为创新提供了巨大的机会，培养新的方式来满足更高层次的学习。比起讲座，课堂活动可能涉及学生团队虚拟实地考察，收集信息，然后通过 SL 群聊天空间或协作创建一个演示文稿、项目管理计划或其他学术产品来提交他们的作业，从而说明学习的应用程序、分析、综合或评估。下面的范例描述了一个机构的设计原则和设计。

五、在第二人生中学习的典范

（一）堪萨斯大学的背景和经验

堪萨斯大学医学中心（University of Kansas Medical Center，KUMC）分为三个主要学院：药学、护理和医疗专业。这些学校由位于信息资源司内的教学技术系（Teaching and Learning Technology，TLT）提供支持。在 20 世纪 90 年代初，KUMC 的信息资源司与所有三所学校和继续教育司合作，开始了一项战略规划进程，为新的技术型教育浪潮确定学术环境。这一规划过程形成了一个重新设想的学术支持部门，即教学技术系。该部门位于 KUMC 信息资源部的范围内。

该部门随着时间的推移不断发展到支持是其核心的使命。

其中一项技术是第二人生，KUMC 的教师将其用于交流、演示、沉浸式学习活动，包括模拟和角色扮演，以及研究项目。TLT 部门的工作人员在 2004 年开始探索和研究第二生命虚拟世界，当时它刚刚从测试版中发布。对于新学习空间的教育潜力，TLT 的员工开始与感兴趣的教师合作，将现实世界的课程内容与虚拟世界的学习活动联系起来。由于教师对信息学、护理麻醉、物理和职业治疗项目的兴趣，KUMC 的管理者在 2007 年决定购买自己的岛屿或私人空间，并将其命名为 KUMC Isle。这是一个岛屿或私人区域，允许限制访问和在虚拟大陆上无法提供的其他级别的控制。教师与 TLT 密切合作，为 SL 教学建立目标，并建立必要的学习空间。校园学术项目之间的合作有助于制定标准，创造高效和有效的学术环境，并模拟真实世界的学术环境。基于在健康信息学、物理治疗和护士麻醉方面的成功经验，其他 KUMC 项目开始使用 SL 来加强学习和进行研究。

TLT 也意识到有前途的新技术，并有技术和教学支持来探索和评估这些工具的教育可能性。随着技术的成熟，那些最有潜力的人将融入我们的核心技术，建立创新和成功的模式。随着教育技术的进步，这个包括教学设计师和技术专家在内的基础建设在随后的几年里为校园提供了良好的服务，变得更加实惠和可接受。KUMC 成功的关键是教师和 TLT 工作人员之间的合作关系，以设计、开发和使用增强技术实施课程，并在 KUMC 学术项目中合作，发展一个彼此分享想法和挑战的技术教育工作者社区。

（二）研究生健康信息学项目

要想学习成为一名健康信息学家，就需要发展识别技术用例和临床环境中工作流程的技能。这些都是经验技能，很难在网络环境中掌握。模拟和临床经验是教授这些技能的传统方法，但在学生居住在多个州和时区的在线课程中却不可行。然而，虚拟现实环境为模拟环境提供了体验和实践信息学技能的在线平台，而 SL 被选为我们的在线健康信息学研究生项目的模拟环境。这些模拟促进了对未来工作环境的信息学能力发展。

在课程中，我们教授信息系统设计和数据库开发等技能。一个 SL 模拟被促进学习这些技能。教员设计了 Jayhawk 社区生活中心（Jayhawk Community Living Center，JCLC），一个辅助生活设施。JCLC 的设计包括可容纳 6 名居民的房

间、休息室、餐厅、诊所、护士站、医疗记录室、药房、主任办公室和会议室。建造了美化景观，包括 KUMC 岛周围水域的甲板，以增强模拟的真实性（图 48-1）。关于信息系统需求的线索和文物被放置在 JCLC 的不同位置，以便学生学会观察环境。其中一些线索是针对居民的多部电话、工作人员的计算机位置及工作流程的平面图。教师的化身模拟了护理主任和专职护士的角色。

一个特定模拟的目的是为 JCLC 设计一个跌倒风险管理信息系统。这将是 JCLC 的第一份电子健康档案。学生们会得到一个建议请求和关于跌倒的信息：基于循证的协议、跌倒风险管理的工作流程和政策，以及关于跌倒风险的居民数据。他们的第一个任务是在 JCLC 会议室会见护理主任，以澄清对信息系统的要求。本次会议通过 SL 内部的短信进行，通过会议记录进行分析（图 48-2）。

接下来，学生们将去参观 JCLC，就像他们在现实生活中一样，观察并提出问题，以满足跌倒风险信息系统的要求。学生必须设计整个系统，包括架构、软件、互联网接入、安全和保密性限制，以及其他相关的系统功能。该设计的可交付成果是故事板、案例、案例图、工作流程图及当前和未来状态的活动图。

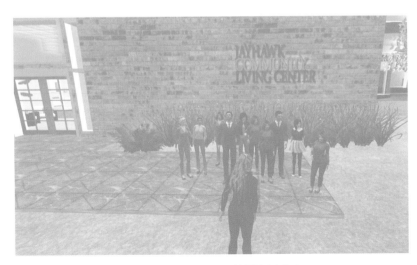

▲ 图 48-1　Jayhawk 社区生活中心

第48章　虚拟仿真及智能设备的发展

A Paradigm Shift in Simulation: Experiential Learning in Virtual Worlds and Future Use of Virtual Reality, Robotics, and Drones

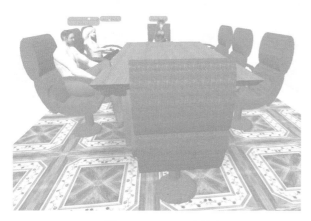

▲ 图 48-2　JCLC 会议室

在数据库理论课程中，学生们回到 JCLC，设计一个关于跌倒风险管理评估的访问数据库。他们必须再次与工作人员合作，以确定数据库表结构（概念数据模型、逻辑数据模型和物理数据模型）、数据输入表单、标准数据查询、所需的报告和培训需求。这一次，线索非常重要，因为学生必须意识到，每个居民都有两部电话，必须作为数据库中的字段、其他关于数据收集和输入的物理线索。字段内容不正确是数据库设计中普遍存在的问题。每个居民的信息都张贴在居民房间外的"触摸我"（Touch Me）卡上（图 48-3）。由学生生成的数据库必须包含所有的信息，并解决嵌入在模拟中的每个设计挑战（ http://www.u.arizona.edu/~nhuber/Ambiguity article DRAFT.pdf ）。

学生享受体验，要求更多的上课时间，并成功开发信息学项目。SL 是一种模拟设施的好方法，这样学生就可以引出用户对信息系统的需求。面临的挑战包括安排会议时间、管理小组互动、在小组互动中练习礼仪，以及学习使用 SL 技术。

学生们用 SL 语言展示海报，作为展示学习的一种方式。许多演示文稿介绍了可用性和设计问题、系统安全方法、影响信息学学科的联邦法规及数据库管理系统。该模拟可以帮助学生学习准备一张海报，并在海报会议上回答与会者的问

题。使用 6 个海报板创建了一个海报亭模块（图48-4 ）。可以重新创建此模块，以根据需要容纳尽可能多的演示者。

作为 SL 模拟所涵盖的主要内容的副产品，学习者通过新技术获得实践经验，并对歧义性有更大的认识和容忍。学习者在活动过程中经常产生技术困难。学生可能会有麻烦，需要排除麦克风使用的问题，或者角色功能有困难，例如允许角色坐在物体上的命令。讨论了各种困难，以及在虚拟活动结束时明确的歧义容忍对话，作为活动后汇报的一部分。

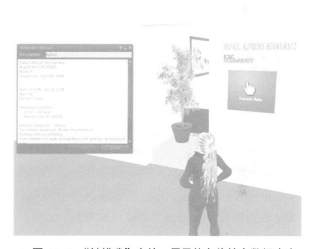

▲ 图 48-3　"触摸我"卡片，居民信息将放在数据库中

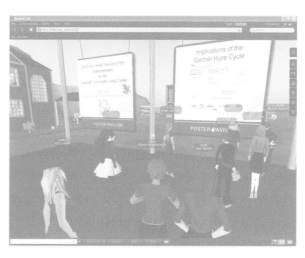

▲ 图 48-4　海报厅

（三）课程评估

使用 SL 的一个偶然发现是在 KUMC 岛创建海滩作为庆祝课程结束的地方，让学生与教师们分享什么有效、什么无效。早些时候，学生们建议最后一节课后到海滩去。教师促进了会议，并让学生参与关于使用 SL 的非正式讨论。学生们分享了他们对 SL 的热情，然后又开始分享他们对该课程的看法。课程之外的非正式环境鼓励了非常有成效的讨论，这导致教师改变了几个课程策略。现在，一个海滩派对正在进行任务汇报。学生们非常希望帮助这些课程发展为非常成功的经验。海滩位置如图 48-5 所示。

（四）第二人生在博士护理课程中的应用

在第一学期，所有博士生都参加一门技术和信息学课程。本课程旨在帮助学生发展技能，完成一个在线博士课程，而 SL 是面向学生的几个 Web2.0 课程之一。需要将团队项目的正式演示作为会议演示的模拟演示。学生们使用即时消息和 SL 作为一个团队来组织他们的项目工作，从而提高他们的信息学技能。演讲是在会议中心使用麦克风和扬声器进行。学生们能够看到观众，加快演示节奏，并像在现实世界中一样回答问题（图 48-6 和图 48-7）。这些学生在课程结束时也很喜欢海滩派对，并帮助使这门课程非常受欢迎。

（五）第二人生在护士麻醉计划中的使用

TLT 的工作人员与护理麻醉计划的教员合作开发了一个虚拟世界模拟手术室，以帮助一年级护理麻醉学生学习基本的诱导程序。护理麻醉教员已经有过物理患者模拟器的经验，如 SimMan®；然而，他们对虚拟模拟特别感兴趣，因为他们的许多项目专门训练操作流程。这个项目的目标是学习手术室是如何组织的，进行环境介绍，学习工作流程和组织技能，并在进入实际的手术室之前实践基本的入职程序。SL 手术室的设计与 KU 医院的手术室完全一样（图 48-8）。时钟、桌子和其他物体与在真实手术室相同的位置，这使得学生在体验真实的环境之前就可以接触到手术室的布局。此外，SL 空间中的一些设备被设计为交互式的，以便学生可以操纵它并获得信心。要了解学生如何在这个学习活动中取得进展，以及这些物体如何相互作用，请查看第二人生手术室的视频教程（http://www.youtube.com/watch?v=70CkcswfDe4）。

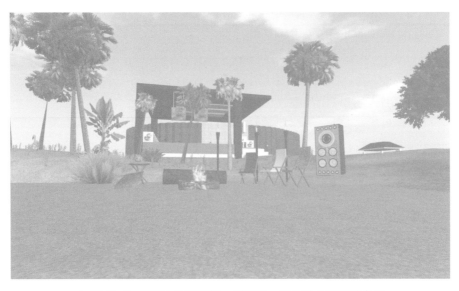

▲ 图 48-5　海滩上有棕榈树、燃烧坑、坐的地方和提基火把

第48章　虚拟仿真及智能设备的发展

A Paradigm Shift in Simulation: Experiential Learning in Virtual Worlds and Future Use of Virtual Reality, Robotics, and Drones

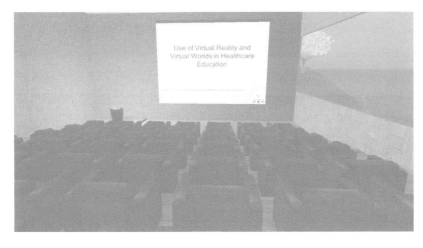

◀ 图 48-6　用于正式演讲的会议中心

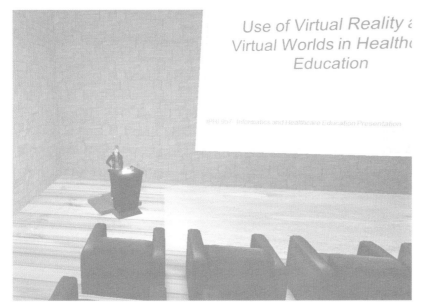

◀ 图 48-7　学生做幻灯演示

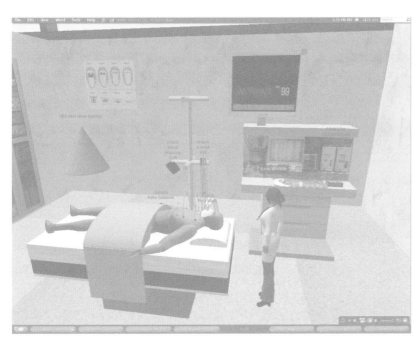

◀ 图 48-8　手术室

（六）在物理和职业治疗项目中使用第二人生

物理和职业治疗教员与 TLT 工作人员合作，开发第二人生的虚拟家庭环境（图 48-9 和图 48-10）。家庭环境是日常生活的重要组成部分，是参与日常生活活动和日常生活的工具性活动。这些住宅的设计重点是室内的对象，以帮助学生识别环境障碍和支持，并为客户做出有关环境和任务修改的关键决定。学生的学习成果包括专业间的协作、以患者为中心的决策，以及对功能流动性和职业表现的环境和社会环境的欣赏。

物理和职业治疗的学生在团队中使用 SL 来评估一个残疾客户的家。有一系列的三个家庭有不同的危险需要识别。学生们会得到一份关于患者能力和残疾信息的记录。然后，他们进行了一次演练，并为创造一个更安全的家庭环境提出了建议。教师控制视觉线索和危险，因此知道学生何时做出准确的评估。一旦学生提出建议，TLT 的工作人员就会根据建议修改家庭，教师和同事也会根据支持水平、意外的挑战和客户偏好来评估修改。看到他们在 SL 中推荐的结果是有价值的，因为学生并不总是能够看到他们的修改在现实世界中进行的（Sabus、Sabata 和 Antonacci，2011）。

（七）在饮食和营养体重管理计划中使用第二人生

饮食与营养系的一名教员看到了一名职业治疗的教员的演讲，立即认为这将是一个很好的体重管理环境（Sullivan 等，2013）。Sullivan 的研究团队对 20 名超重和肥胖的人进行了研究，为期 3 个月，每周参加一次现实生活或虚拟现实会议。在此结束时，所有受试者都参加了使用 SL 的体重维持计划。Sullivan 发现，虽然虚拟现实在控制减肥方面有利于面对面的互动，但它真正的好处在保持体重方面更容易明显。在这项研究中，参与者创造了可以与群体中其他网络居民互动的化身。培训和教育是在 KUMC 岛上进行的。参与者使用耳机和麦克风与小组内的其他人进行交流。由于 SL 可以自动与像 YouTube® 这样的网站合作，以便在模拟中使用内容，所以小组领导可以在虚拟会议室的化身会议上展示视频或展示其他材料。

KUMC 最初的岛屿环境包括一个会议室、房子、体育馆（图 48-11 和图 48-12）、食品杂货

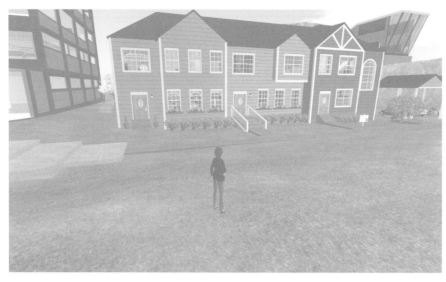

▲ 图 48-9 用于家庭评估的一排房屋

第48章　虚拟仿真及智能设备的发展

A Paradigm Shift in Simulation: Experiential Learning in Virtual Worlds and Future Use of Virtual Reality, Robotics, and Drones

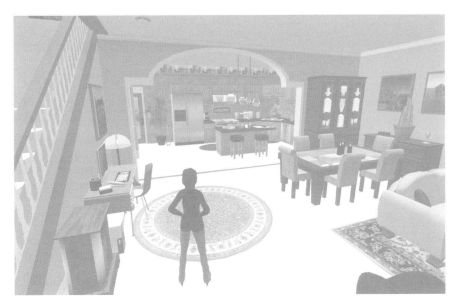

▲ 图 48-10　一排房屋中的客厅和厨房，显示出安全隐患

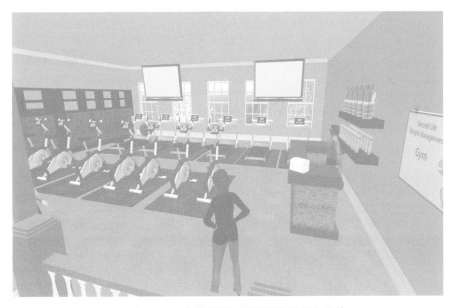

▲ 图 48-11　为体重管理项目而设计的体育馆

店（图 48-13）、餐厅和自助餐。每个空间都为化身提供了一个相互互动的设置，以及检查食物中的热量数量、运动中燃烧的热量和其他有用的信息。通过使用 SL，参与者可以模拟现实生活中的情况，而不会模拟现实生活中发生的许多后果和后果。例如，这些化身可以在杂货店、外出就餐或参加节日聚会的热量计算，所有这些都是在匿名的网络空间中。这个模拟的目标是创造一个友好的环境，让人们可以花时间研究更健康的生活方式，而不用害怕被评判。

由于 Sullivan 的初步研究，她和她的团队获得了美国国立卫生研究院的拨款来继续这项研究。通过这笔赠款，KUMC 创建了一个名为 KUMC Healthy U 的新岛屿，为参与者扩大了机

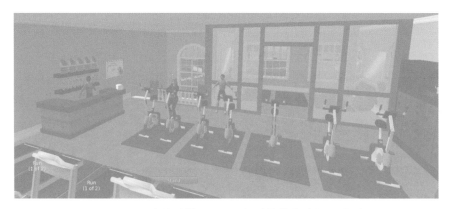

▲ 图 48-12　为体重管理项目而设计的体育馆（不同角度）

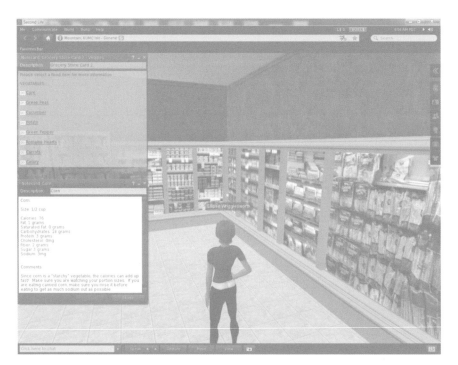

▲ 图 48-13　带有便笺卡的杂货店

会。在 KUMC Healthy U 上，化身可以利用收银员在顾客结账时托盘上的热量总量。一个被称为"快餐狂热"的信息亭将头像链接到各种餐馆的网站上，让他们可以计算出食物中的热量。新岛包括一个更精致的体育馆，还有一个游泳池，化身可以在那里记录游泳、涉水或参加水中活动时燃烧的热量。在健身房里的教练可以通过回答基本的健身问题来帮助研究对象。化身还可以在跑步机上模拟跑步的同时观看健身视频。这个新岛

屿的亮点之一是小径，化身可以步行、跑步或骑自行车，而 SL 则密切关注燃烧的热量。本研究的所有参与者都将接受为期 6 个月的相同减肥计划，然后被随机分配到虚拟现实或传统方法中进行 12 个月的减肥维持。总体目的是比较两组患者在减肥维持能力方面的差异。

随访 18 个月的随机试验采用了新的 SL 岛，包括 128 名参与者（Sullivan 等，2016）。Sullivan 的研究包括了那些在经过 6 个月的减肥干预后体

第48章 虚拟仿真及智能设备的发展

A Paradigm Shift in Simulation: Experiential Learning in Virtual Worlds and Future Use of Virtual Reality, Robotics, and Drones

重减轻了 5% 的参与者。参与者被随机分为两组，接受体重维持干预：一组接受电话会议干预，另一组接受 SL 干预。Sullivan 的研究结果表明，"基于互联网的虚拟现实平台，如 SL，可能是一种有效的体重维持方法，因为有证据表明，在虚拟环境中获得的技能和行为会转移到现实世界"（Sullivan 等，2016，原文第 82 页）。

在 SL 中为这个研究项目开发的资源也被其他教师用于满足他们的课程目标。例如，信息学学生开发了可用于减肥和维护的智能手机应用程序。本科生可以被分配到虚拟杂货店购物或在许多餐馆用餐，以了解健康食品的选择。虚拟世界是研究人类行为的有价值的新研究工具，研究人员可以廉价地制作原型，并以独特的方式探索数据可视化。

六、利用创新技术发展的未来趋势

在很短的时间内，创新技术在教育中的应用激增。医疗保健教育中的一些技术适合于"创新"群体，包括虚拟现实、AR、机器人和无人机。教育工作者受益于在其他行业已经完成的发展和迭代。融入学习的成本更低，因此增长速度也要快得多。创新的另一个驱动力是智能手机设备的普及，它们现在可以用作虚拟现实和增强现实设备，以及这些设备上用于 VR 和增强现实及机器人和无人机的应用程序。根据 Newzoo® 的分析数据（Newzoo，2018），2018 年全球智能手机用户总数达到 30 亿。在美国，智能手机的普及率占总人口的 71.5%。这种发展的爆炸式增长展示了我们当前的现实，即我们正在"带着自己的设备"（bring your own device）的时代（Skiba，2016）。所有这些趋势都在降低成本，并使教育工作者更容易利用这项技术。

由于需要创新的发展、在教育中更广泛的使用和更好的用户体验，各机构正在建立自己的虚拟现实环境，并与行业合作，将创新技术用于教育目的。惠普（Hewlett Packard）与

EDUCAUSE® 为未来校园项目开展的合作就是一个例子（https：//er.educause.edu/blogs/2018/8/the-campus-of-the-future）。这次合作涉及美国 11 家机构，它们将 AR、VR 和 3D 打印和扫描纳入了课程。惠普支持并提供硬件、软件和技术支持，而教育工作者则协助了它的设计和研究方面（DePaul，2018）。

（一）虚拟现实技术和增强现实技术

在虚拟环境和增强环境中存在一定的差异。例如，增强现实技术允许用户主要通过使用设备上的摄像头功能，将数字片段或图层添加到"实时"视图中。增强的体验可能包括使用 Snapchat 镜头或滤镜，或《入侵》（Ingress）、《口袋妖怪》（Pokemon Go）或《龙狂传奇》（Dragon Mania Legends）等游戏。另一方面，虚拟现实是通过耳机完全沉浸式的，允许用户体验所构建的虚拟环境，可以是视觉和听觉的。通过集成 AR（也被称混合现实）增强了对虚拟现实的使用，扩大了校园和在线课程的教学和学习机会。

Google 眼镜® 等智能眼镜就是增强现实技术的一个例子。它们是类似于一副标准的眼镜，并集成了一个摄像头，可以拍摄 500 万像素的照片和 720p 的视频。这种眼镜有一个触摸板，位于铰链附近，用来导航菜单系统，并通过说"好的，眼镜"语音来激活命令。使用这个命令激活眼镜，用户就可以执行"录制视频"、"拍照"等命令。OculusRift® 是一款虚拟现实耳机，与游戏软件合作，并与 3D 音频和手持控制器集成。混合现实智能眼镜，如 Microsoft 的全息透镜，是一个头戴式显示器，连接到一个可调节的缓冲的内头带。内部头带允许全息透镜上下或向前和向后倾斜，更好地进行可视化显示。用户将全息透镜安装在头部，通过使用头带后面的调整轮将其固定在尖顶上。

通过使用 Google 眼镜、VR 头盔和全息镜头，创建动态模拟，同时能考虑学生学习者 / 用户如何与环境交互，将改善学习结果。集成这些工具

增加了在虚拟环境中可用的沉浸感和交互性，允许更大的存在感，这被认为有助于有意义的学习，特别是当课程是在线的时候。

（二）机器人和无人机

机器人是虚拟的或自动化或半自动化的实体，被用来执行复杂的活动，通常模仿人类活动。它们还促进了重复的活动模式，并被用来代替人类（Merriam-Webster，n.d.a）。机器人也可以用于被认为对人类来说太危险的活动。大约在 1985 年，在实验室和外科设备中开始使用机器人（Hussain、Malik、Halim 和 Ali，2014）。医疗保健中的机器人技术包括许多用途：远程医疗或者是远程呈现，机器人辅助手术，机器人麻醉给药，纳米机器人，帮助残疾患者，肌肉骨骼辅助设备，转移 / 提升患者机器人（All on robots：Medical robots of today and tomorrow，n.d.）（Deloitte，2016）

机器人技术在医疗保健教育中的应用比较滞后。机器人技术和无人机的广泛使用将改变学生的学习方式，并提高他们需要知道的实践知识。就像医疗保健中的其他技术一样，最好的教学方式是让学生用户体验在护理中发生的使用。此外，环境可以被控制或模拟，以创造由教师设计的学习经验，以实现教学目标。

机器人技术可用于医疗保健教育，为缺乏专业知识的偏远地区的学生提供教师的专业知识。这可以使用教师机器人作为虚拟教师专家来完成。该机器人是一个移动基地，可以前后移动，可以 360° 旋转，并有一个显示器，教员显示在屏幕上。移动性购物车配备了照相机、打印机和 360° 旋转的显示器。移动基地设备由远程教员控制。该机器人可用于仿真和教学反馈方法。

无人机（unmanned aerial vehicles，UAV）通常被称为无人机，它本质上是飞行机器人。这些车辆是没有人类飞行员的各种类型的飞机。无人机可以通过与人工操作员的遥控飞行，或通过使用带有飞行计划编程的机载计算机系统和利用全球定位系统或 GPS 接收器（https：//www.dronezon.com/learn-about-drones-quadcopters/what-is-dronetechnology-or-how-does-drone-technology-work/）。自主飞行随着扩大农村地区医疗保健的需求的增加，无人机的使用成为未来技术工具箱的一部分。

（三）管理考虑事项：创建支持性环境

教育创新是为满意的学习者和未来的知识工作者带来新的教学策略的一个过程。它是一种将新知识转化为增值成果的方法。教育方面的创新不仅包括技术进步，还包括教学方法。

大多数创新的教育者都在认识到并试验创新技术的教育可能性，包括虚拟现实、虚拟世界、机器人和无人机。学生对这些学习形式的热情也很强烈，创造了独特而强大的互动和引人注目的教育可能性。与此同时，对许多教员来说，使用创新技术进行教学可能会令人生畏。学习新技术，满足技术多样化的学生的需求，理解创新的技术教学法，以及管理工作量和时间，这些都是其中的一些挑战。学术管理人员应该提供支持和资源，以鼓励教师使用新技术，如第二人生和其他新兴技术。其目标是尽量减少阻碍学生和教师成功的组织障碍。需要预见组织层面的挑战，应该制定政策、程序和指导方针，以帮助减轻它们对教师和学生的影响。想要使用创新技术的教师需要被倾听，感受到支持，并建立一个基础设施，不仅支持当前，而且允许增长和奖励教师的努力。为成功地适应创新的教学策略创造一个支持性的环境需要资源，但更重要的是，这需要许多学术机构的文化转变。

（四）创新文化

随着技术的进步，今天的学习环境需要传达一种创新的文化和战略规划来应对变革的挑战。每个学术组织都有自己的文化，问题在于该组织是否以及如何支持创新。创新文化提供了竞争优势，因为组织更灵活，应对变化的能力更增强。要想成功，创新文化应该反映出在允许思想流动的开放和围绕这些想法创造控制和支持之间的

第48章　虚拟仿真及智能设备的发展

A Paradigm Shift in Simulation: Experiential Learning in Virtual Worlds and Future Use of Virtual Reality, Robotics, and Drones

平衡。

学术界沉浸在一种等级信仰的传统中，研究和学术得到奖励，而教育创新则不是。为了将创新文化完全整合到组织中，关键概念需要反映在组织的使命、愿景、领导能力、核心价值观、雇佣实践、指标、奖励和薪酬中。这些概念要求建立新的互动和伙伴关系，包括团队的教学、学习和研究方法。成功还需要来自领导层的清晰沟通，以描述机构如何理解教育创新，然后将这种理解建立到领导者所模仿的组织行为中。教师和员工应该感到舒适和支持承担风险，而不害怕失败或报复。正如 Melnyk 和 Davidson 所指出的，"在创新文化中的成功被视为充满热情地从一个失败到另一个失败"（Melnyk 和 Davidson，2009，原文第 2 页）。

（五）护理学院的行政支持

护理学院（School of Nursing，SON）管理部门完全支持 SL 的教学，并作为教师和 TLT 管理者之间的联络人，以确保学术创新和学术课程的质量和完整性。满足关于教师的教学需求的沟通对于良好的结果至关重要，并确保教师得到他们所需要的支持。在这种新的学习环境中取得冠军的教师需要被鼓励去冒险，并且应该因为他们的努力而得到奖励。为了证明其对创新的承诺，SON 利用 Boyer 的奖学金模式，修改了其任命、晋升和终身职位的标准，以反映创新在教育、实践和研究中的价值。博耶尔提出了一个基于四个功能的教授内部学术的扩展定义：发现、整合、应用和教学（Boyer，1997）。他认为，所有形式的奖学金都应该得到认可和奖励，这将导致获得终身教职的更个性化和更灵活的标准。Boyer 建议使用"创意合同"，强调教学中的质量和创新，同时促进专业成长，以支持个人和他们的激情（Boyer，1997）。平衡地关注各种形式的学术项目，对于应对创建和维持创新学术项目的挑战至关重要。使用这种模式，教师在教学实践中被鼓励、支持和奖励设计思维的冒险、试点测试和奖励。

SON 中的技术服务支持是管理部门支持使用 SL 和其他受技术支持的实践的另一个例子。这些服务包括为所有教职员工提供的先进技术环境，与 KUMC 校园层面的所有服务相协调。SON 支持一个专业人员，专门服务于学校的技术需求。学校的支持人员还提供服务，如笔记本电脑支持的教职工，协助购买硬件和软件，以支持研究和教育创新，以及协助移动计算设备。通常需要一台规格很高的计算机才能使用创新技术进行教学。通过这些技术服务和未来主义的规划，SON 确保教师拥有利用创新技术成功地教授课程的能力（资源量见表 48-2）。

教师是使用创新技术和创新教学策略整体成功的最重要因素。如果教师们感到得到了良好的支持（技术、设计、行政），并在决定促进创新环境的政策和程序方面有发言权，他们将更愿意适应和采用创新技术。具体来说，教师需要培训、专业发展和时间来应对最初增加的工作量和设计问题。由于教师与教学设计和技术专家合作，认识到培训需要从软件方面的培训转向对他们进行新的教学方法、教学设计策略和工作量管理主题的培训。请记住，在教学中使用创新技术可能并不适合每个人；与榜样一起工作，让他们成为动力，树立标准。通过让支持者在教师会议和专业发展会议上展示他们的工作来庆祝成功。

（六）未来的趋势：利用技术将这一切结合在一起

教育工作者，特别是医疗保健教育，在教学时添加概念和能力的挑战。这些概念包括专业间的能力、信息学能力和许多其他政策驱动的外部组成部分，并包括学习计划的核心组成部分。创新技术往往没有得到充分利用，作为将所有组件结合在一个技术增强的活动中的支点。事实是，我们不知道用教育领域的创新工具做什么。

虚拟现实技术、增强现实技术、机器人技术和无人机等技术的使用，通过促进教师与学生与地理位置不同的学生之间的互动来支持教育。这

表 48-2　学习更多关于虚拟现实和虚拟世界的教师资源

论文	Antonacci, D., et al.(2009).The power of virtual worlds：A second life primer and resource for exploring the potential of virtual worlds to impact teaching and learning.*Angel Learning White Paper*. Retrieved from http：//www.angellearning. com/products/secondlife/downloads/The%20Power%20of%20Virtual%20Worlds%20in%20Education_0708.pdf
	Dangleish, K., &Laurenso, M.(2019).Practical learning in virtual worlds：Confronting literature with health educator perspectives.*Journal for Virtual Worlds Research* 12(1). Retrieved from https：//jvwr-ojs-utexas.tdl.org/jvwr/index. php/jvwr/article/view/7314
	EDUCASE.7 Things you should know about Virtual Worlds. Retrieved from https：//www.educause.edu/ir/library/ pdf/ELI7015.pdf
	Green, J., Wyllie, A., &Jackson, D.(2014).Virtual worlds：A new frontier for nurse education.*Collegian* 21(2).https：// www.sciencedirect.com/science/article/pii/S1322769613001212
	Oaks, S.(2011).Real learning in a virtual world.*The International HETL Review* 1(3). Retrieved from https：//www. hetl.org/feature-articles/real-learning-in-a-virtual-world/
	Skiba, D. (2009). Nursing education 2.0: A second look at Second Life. *Nursing Education Perspectives*, 30(2), 129–131. *Journal of Virtual Worlds Research*. Retrieved from https://jvwr.net/category/home/
	Wiecha, J.(2010).Learning in a virtual world：Experience with using second life for medical education.*Journal of Medical Internet Research* 12(1)
图书	Boellstorff, T.(2010).*Coming of age in second life：An anthropologist explores the virtually human*.Princeton, NJ：Princeton University Press
	Krotoski, A., Cezanne, P., Rymaszewski, M., Rossignol, J., Wagner, &Au, J.(2008).*Second Life：The official guide*(2nd ed.).New York：John Wiley &Sons
	Robbins, S., &Bell, M.(2011).*Second life for dummies*.New York：John Wiley &Sons
	Bruns, A.(2008).*Blogs, Wikipedia, Second Life, and beyond：From production to produsage*.New York：Peter Lang Pub Inc
	Weber, A., Rufer-Bach, K., Platel, R.(2007).*Creating your world：The official guide to advanced content creation for Second Life*. New York：John Wiley&Sons
	Wankel, C., &Kingsley, J.(2009).*Higher education in virtual worlds：Teaching and learning in second* life.Emerald Group Publishing
	Percival, S.(2008).*Second Life：In-world travel guide*.Indianapolis, IN：Que Publishing
网址	*Examples of education and non-profits in SL*. Retrieved from http：//secondlife.com/destinations/learning
	Second Life education Wiki. Retrieved from http：//wiki.secondlife.com/wiki/Second_Life_Education

796

第48章　虚拟仿真及智能设备的发展

A Paradigm Shift in Simulation: Experiential Learning in Virtual Worlds and Future Use of Virtual Reality, Robotics, and Drones

些技术，再加上一点想象力和关于这些技术的能力的知识，可以用来创建由教师设计的模拟学习体验，以实现教学目标。

想象一下，在一个要求学生进行批判性思维的活动中使用无人机。模拟是一个工具，创建一个环境，学生在那里学习和应用模拟的核心概念，并作为一个副产品的技术解决问题。然后把它们放在一起，学生和教师一起进行一个关于未来使用技术的头脑风暴。以模拟和汇报为指导，引导学生在真实的医疗保健环境中理解应用程序的目标，模拟创建了一个环境，以综合和认识到他们所学习的东西适用于许多环境，学生将扮演从业者的角色。所描述的模型使用医疗保健主题的技术模拟，允许医疗保健教育整合研究项目的核心能力，并满足已添加到许多研究项目中的信息学和专业间能力。

七、结论

随着计算机能力和网络速度的不断发展，用于学习的创新技术将继续向前发展。问题是，大多数教育工作者都准备好进入这个领域了吗？许多教师和管理人员都没有想象力，因为这项技术可以做什么，或者如何使用它来加强学习。然而，随着"游戏玩家"一代变得更加成熟，并且能够从他们过去的经验中认识到沉浸式学习的价值，这种情况可能会发生改变。

当前和发展中的创新技术的未来充满了光明。据估计，现有虚拟世界数量 450 个。一些教育机构对 SL 的定价和政策变化不抱幻想，已经转向其他平台，如 OpenSim®、ReactionGrid®、OSgrid®、Active Worlds® 等。这些都是不断发展的开源 VR 在线平台。每个虚拟世界都有优点和缺点。例如，SL 拥有大量的教育者，他们分享想法、内容和教学策略，并跨学习空间进行协作。随着机构在对虚拟空间的选择中变得更加分散，这种凝聚力可能会丧失。随着虚拟空间的这些其他选择的成熟，提倡互操作性必须使虚拟空间和内容能够从一个虚拟空间传输到另一个虚拟空间。

在选择任何创新的技术平台时，重要的是要考虑机构需求、可负担性、可用性、维护、供应商稳定性及创建现实环境的能力。提供出色支持的强大用户群也是在任何平台上都可以寻找的东西。选择和利用技术来提供最接近的现实世界体验将帮助学习者感到沉浸在活动中，因为他们认为它是真实的。这些结果非常值得产生高质量的学习经验所需的努力和资源。虚拟环境和技术已经将教育工作者的范围扩展到了无界的世界。这些世界不受自己的约束，可以接受新的思考、想象、表达和构建方式。教育中的技术使用，包括虚拟现实、虚拟世界、机器人和无人机，可以提供许多独特的学习机会；然而，重要的是使用技术来促进学习，而不是为了使用工具。此外，随着这些技术在使用上的不断发展和扩大，进行研究以确定最佳实践将至关重要。

八、范例和用例

下面是在教育中使用创新技术的例子。范例和用例是一种格式。以下的例子描述了一个机构的设计原则和学习活动。用例包括当前的、创新的和潜在的未来技术在教育中使用的例子。为了我们的目的，一个用例概述了内容及在某些情况下如何使用技术。所提供的用例实例旨在用作一个模块化模板，用于不同的核心内容，通过删除一个组件，并根据学生和教师的需要"插入"另一个组件。

（一）范例：堪萨斯大学医学中心（Google 眼镜模拟）

理学学士的学生在四年级可以接触 Google 眼镜和 Vibe。这两种技术都允许学生与不同形式的现实进行互动。

Google 眼镜被用来记录角色扮演模拟，其中五组的两组，一组是患者，另一组是护士，练习护理技能。护士戴着眼镜，记录他们获取患者健康史的互动，并解释他们的情况。模拟从护士的角度记录下来，然后患者切换并佩戴眼镜。然后又进行了同样的模拟，这次是从患者的角度，并用 Google 眼镜记录下来。这些录音将提供给学生和临床教员，随后将进行任务汇报。技能被讨论，学生们讨论非语言互动的重要性和沟通过程中的各种方法，决定哪种方法最适合模拟。

Google 眼镜是通过 KUMC 的医学院和 KU 的健康信息学跨专业中心提供的拨款购买的。与教学技术系的合作允许学生接受关于如何使用眼镜的简短技术培训，并记录小组课程。在这些活动结束后的临床课程中，学生们可以观看视频并反思他们的技能，这些技能是通过 TLT 从 Google 眼镜下载到共享驱动器后的电子学习专家为 SON 提供的链接提供的。

（二）无人机用例

跨专业同步和异步用例：这个用例是一个 5 万英尺（约 15.24km）的视图，关于机器人无人机如何用于跨专业（interprofessional，IPE）模拟，包括三个不同的专业，即医学、护理学和药学。该模拟可以用作一个跨大学的模拟或在一个有几个校区的大学。学术电子健康档案（academic electronic health record，AEHR）可用于订单和文件的编制。该仿真可以利用同步和异步交互来实现。

该案例被设计为在概念层面上呈现，以便它可以保持足够的可塑性，与其他学习概念一起扩展和使用，或调整以满足机构的需要。也许校园里没有医学院或药房，这个活动可以成为一个跨大学的模拟，或者可以专注于高级实践护士提供者作为处方者。该设计旨在帮助教师开始思考如何将核心学习与创新技术作为一种工具。

一个例子是一个整合了来自医学、护理学和药学专业的能力技能的案例。学生需要演示：评估、阅读和回顾患者的病史，下达医嘱，开具处方药物，护士和药房查对、咨询和取药，其次是

交付的药物或供应远程无人机到农村地区包括护士诊所护理接收药物和分发患者。在模拟中建立的课程将促进学生理解沟通技能，其中每个职业都能理解如何根据各自的角色来表达和传达信息，并包括关于如何操作无人机和学习其交付程序的指导。

模拟课程可以包括基于跨专业教育技术和信息学的学习目标和能力技能。作为模拟的一部分，学生的任务可以包括对 AEHR 的预教学和交互性访问。电子健康门户可以在患者、提供者和其他卫生专业人员之间发送安全电子邮件，从而帮助理解隐私和安全概念。通过这个模拟，学生们还将学习如何操作无人机，监控其里程和充电过程，并验证或排除其交付或其在交付或返回时可能面临的任何挑战。

学习概念

学习目标可以写成许多不同的学习领域，包括核心内容、IPE、技术和信息学。

1. 患者病史回顾。

2. 人口卫生 / 农村卫生和特定服务不足社区的需求。

3. 了解药物处方的开具过程。

4. 从其他职业中学习。

5. 专业间沟通。

6. 与药物治疗相关的患者教学。

7. 技术和信息学目标。

特定医学任务如下。

• 既往史。

• 医嘱下达。

• 药物处方。
  药学特定任务。

• 患者用药史检查。

• 药房订单验证（验证患者、过敏情况、药物 - 药物相互作用、年龄、体重、实验室检查、适当的药物、剂量和途径）。

• 订单填写。

• 发射无人机。

• 交付的目视验证。

第48章　虚拟仿真及智能设备的发展

A Paradigm Shift in Simulation: Experiential Learning in Virtual Worlds and Future Use of Virtual Reality, Robotics, and Drones

- 药房/护士通过电话沟通验证药物传递。
  护理特定任务如下。
- 对患者病史的回顾和评估。
- 接受无人机运送的药物治疗。
- 护士/药房通过电话沟通验证药物传递。
- 护士分发药物。
  所有学生任务如下。
- 理解每个职业的任务和清晰的表达。
- 人口健康读数。
- 对患者病史的回顾和评估。
- 了解无人机的使用。
  - 要使用的无人机。
  - 每次收费里程。

　　汇报可以遵循多种方法，包括 PEARLS 框架（Eppich 和 Cheng，2015）。这个框架包括学习者对模拟的感受表达，模拟的过程的描述，与学习目标相关的教师指导，学习者描述什么内容进行得顺利、什么失败，在模拟活动中是否存在不足或需要，教师提供几个关键点。对于具有创新技术的模拟，还应该有关于技术的未来使用的讨论。模拟和汇报应该引导教师指导学生在真实的医疗保健环境中理解应用程序。

自测题

1. 在虚拟环境中的教学与在传统的在线课程中教学有何不同？
   A. 在虚拟环境中，用户沉浸在 3D 设置中，并使用虚拟角色来表现自己和他们的存在感
   B. 这两种环境之间没有区别
   C. 非常类似于在线学习，用户需要电脑、麦克风耳机和操纵杆来操纵虚拟世界
   D. A 和 C

2. 本章中提到的哪一种学习理论被用来提供一个在第二生命中创造一些学习活动的总体框架？
   A. 系统设计理论
   B. 以人为本的设计理论

C. 认知能力理论
D. 农业学理论

3. 在线课程的教学有哪些挑战？（多选）
   A. 接受技术援助，以帮助完成与教学法、教学策略和结果相一致的复杂教学设计决策
   B. 一旦您将课程材料加载到学习管理系统中，就没有其他任务了
   C. 寻找创造性的解决方案来解决看似缺乏教师在场的问题
   D. 新技术并不总是直观的

4. 如何定义虚拟现实？
   A. 将数字信息覆盖到现实世界中的技术
   B. 来自现实世界的虚拟对象可以像它们是真实的对象一样进行交互和响应
   C. 通过 VR 设备（如头盔）提供了一个完全沉浸式的环境，允许用户体验所构建的虚拟环境（可以是视觉和听觉的）
   D. 现实被模拟到用户无法区分它是否真实的地方

5. 什么是增强现实技术？
   A. 主要通过使用移动设备上的相机功能，在"实时"视图中添加数字部件或图层
   B. 能够呈现基本的文本和数据，这恰好是免提的
   C. 一个由数字创造的图像或声音组成的人工世界，它可以受到人类行为的影响
   D. 这意味着一个完全的沉浸式体验

6. 还有什么其他的可以应用的学习理论呢？
   A. 体验式学习理论、社会学习理论、建构主义、连接主义、协作学习理论
   B. 行为主义学习理论
   C. 以人为本的设计理论
   D. 连接主义学习理论

7. 什么是混合的现实？

　A. 对游戏玩家的一种娱乐形式

　B. 通过增强现实的集成增强了虚拟现实的使用

　C. 非常像电影院的体验

　D. 一种沉浸式的技术，它可以阻止任何体育活动

8. 无人机的其他名字是什么？

　A. 新英格兰达特桑跑车车主

　B. 以防御和救援导向的导航专家

　C. UAV

　D. 用数字方式记录我们国家的存在

9. 随机学理论的原则是什么？

　A. 成年人是自我导向的，有目标导向的，需要知道为什么他们需要学习

　B. 成年人把学习作为以问题为中心，而不是以内容为中心

　C. 成年人需要认识到学习的价值，以及如何将这些学习融入他们的工作或个人生活中

　D. 以上所有的内容

10. 什么时候适合在在线教学中集成虚拟世界？

　A. 当想要模拟在现实生活中实现将有害的过程和过程时

　B. 当期望学生们有高阶的思维 / 批判性推理时

　C. A 和 B

　D. 以上这些都不是

答案

| 1. A | 2. D | 3. ACD | 4. C | 5. A |
| 6. A | 7. B | 8. C | 9. D | 10. C |

参考文献

[1] *All on robots: Medical robots of today and tomorrow.* (n.d.). Retrieved from http://www.allonrobots.com/medical robots.html Accessed date Feb, 2019.

[2] Bandura, A. (1977). *Social learning theory.* New York: General Learning Press.

[3] Boyer, E. L. (1997). *Scholarship reconsidered: Priorities of the professoriate.* San Francisco: Jossey-Bass.

[4] Bruner, J. (1966). *Towards a theory of instruction.* Cambridge, MA: Harvard University Press.

[5] Bruner, J. (1996). *The culture of education.* Cambridge, MA: Harvard University Press.

[6] Calongne, C. M. (2008). Educational frontiers: Learning in a virtual world. *Educause Review, 43*(5), 36-42.

[7] Chickering, A. E., & Gamson, Z. F. (1987). Seven principles for good practice in undergraduate education. *AAHE Bulletin, 39*(7), 3-6.

[8] Deloitte. (2016). *Deloitte insights: Will patients and caregivers embrace technology-enabled healthcare?* Findings Deloitte Survey of US Health Care Consumers. Retrieved from https://www2.deloitte.com/insights/us/en/focus/ internet-of-things/digitized-care-use-of-technology-in-health-care.html Accessed date Feb, 2019.

[9] DePaul, K. (2018). Blog-EDUCASE review. *XR-based learning: How institutions engage through immersive experiences.* Retrieved from https://er.educause.edu/blogs/2018/11/ xr-based-learning-how-institutions-engage-through immersive-experiences Accessed date Feb, 2019.

[10] Eppich, W., & Cheng, A. (2015). Promoting Excellence and Reflective Learning in Simulation (PEARLS): Development and rationale for a blended approach to health care simulation debriefing. *Simulation in Healthcare, 10*(2), 106-115.

[11] Gerald, S. P., & Antonacci, D. M. (2009). Virtual world learning spaces: Developing a Second Life operating room simulation. *EDUCAUSE Quarterly, 32*(1).

[12] Hellyar, D., Walsh, R., & Altman, M. (2018). Improving digital experience through modeling the human experience: The resurgence of virtual (and augmented and mixed) reality. In: V. R. Lee, & A. L. Phillips (Eds.), *Reconceptualizing libraries (*pp. 115-136). New York, NY. Routledge.

[13] Hodges, E. M., & Collins, S. (2010). Collaborative teaching and learning in virtual worlds. *Educause Review, 45*(3), 62-63.

[14] Hussain, A., Malik, A., Halim, M. U., & Ali, A. M. (2014). The use of robotics in surgery: A review. *International Journal of Clinical Practice, 68*, 1376-1382.

[15] Johnson, C. M. (2009). Virtual worlds in healthcare higher education. *Journal of Virtual Worlds Research, 2*(2), 3-12.

[16] Knapfel, S., Moore, G., & Skiba, D. J. (2014). Second Life and other virtual emerging simulations. In: P. R. Jeffries (Ed.),

第48章 虚拟仿真及智能设备的发展

A Paradigm Shift in Simulation: Experiential Learning in Virtual Worlds and Future Use of Virtual Reality, Robotics, and Drones

Clinical simulations in nursing education: Advanced concepts, trends, and opportunities (pp. 90-100). Philadelphia, PA: J.B. Lippincott, Williams, and Wilkins.

[17] Knowles, M. (1984). *The adult learner: A neglected species* (3rd ed.). Houston, TX: Gulf Publishing.

[18] Kolb, D., Boyatzis, R., & Mainemelis, C. (2000). Experiential learning theory: Previous research and new directions. In: R. J. Sternberg & L. F. Zhang (Eds.), *Perspectives on cognitive, learning and thinking styles*. Mahwah, NJ: Lawrence Erlbaum.

[19] Melnyk, B. M., & Davidson, S. (2009). Creating a culture of innovation in nursing education through shared vision, leadership, interdisciplinary partnerships, and positive deviance. *Nursing Administration Quarterly, 33*(4), 288-295.

[20] Merriam-Webster. (n.d.-a). Robotics. Retrieved from https://www.merriam-webster.com/dictionary/robotics

[21] Merriam-Webster. (n.d.-b). Virtual reality. Retrieved from https://www.merriam-webster.com/dictionary/virtual%20reality. Accessed date Feb, 2019.

[22] Michels, P. (2008, February 26). Universities use Second Life to teach complex concepts. *Government Technologies.* Retrieved from http://www.govtech.com/ gt/252550?topic=118264. Accessed date Feb, 2019.

[23] Newzoo. (2018, September). *Top 50 countries/markets by smartphone users and penetration*. Retrieved from https://newzoo.com/insights/rankings/top-50-countries by-smartphone-penetration-and-users/. Accessed date Feb, 2019.

[24] Richardson, J. C., & Swan, K. (2003). Examining social pres ence in online courses in relation to students' perceived learning and satisfaction. *Journal of Asynchronous Learning, 7*(1), 68-88.

[25] Sabus, C., Sabata, D., & Antonacci, D. M. (2011). Use of a virtual environment to facilitate instruction of an inter professional home assessment. *Journal of Allied Health, 40*(4), 199-205.

[26] Siemens, G. (2004, December 12). Connectivism: A learning theory for the digital age. *Elearnspace.* Retrieved from http://www.elearnspace.org/Articles/connectivism.htm. Accessed date Feb, 2019.

[27] Skiba, D. J. (2016). On the horizon: Trends, challenges, and educational technologies in higher education. *Nursing Education Perspectives* (National League for Nursing)*, 37*(3), 183-185.

[28] Smith, B. L., & MacGergor, J. T. (1992). *What is collaborative learning?* Retrieved from https://umdrive.memphis.edu/ggholson/public/collab.pdf. Accessed date Feb, 2019.

[29] Sullivan, D. K., Goetz, J. R., Gibson, C. A., Washburn, R. A., Smith, B. K., Lee, J., ... Donnelly, J. E. (2013). Improving weight maintenance using virtual reality (Second Life). *Journal of Nutrition Education and Behavior, 45*(3), 264-268.

[30] Sullivan, D., Goetz, J., Gibson, C., Mayo, M., Washburn, R., Lee, Y., ... Donnelly, J. (2016). A virtual reality intervention (Second Life) to improve weight maintenance: Rationale and design for an 18-month randomized trial. *Contemporary Clinical Trials, 46*, 77-84.

[31] Tiffany, J., & Hoglund, B. A. (2014). Teaching/Learning in second life: Perspectives of future nurse-educators. *Clinical Simulation In Nursing, 10*(1), e19-e24.

[32] Vrellis, I., Avouris, N., & Mikropoulos, T. A. (2016). Learning outcome, presence and satisfaction from a science activity in Second Life. *Australasian Journal of Educational Technology, 32*(1).

[33] Witmer, B. G., & Singer, M. J. (1998). Measuring presence in virtual environments: A presence questionnaire. *Presence, 7*(3), 229-240.

[34] Young, J. R. (2010, February 14). After frustration in second life colleges look to new virtual worlds. *The Chronicle of Higher Education.*

第九篇　研究应用程序

Research Applications

Veronica D. Feeg　**著**

付佳丽　**译**　　张鹤立　李佩涛　**校**

　　第九篇，这是这本书的最后一部分，命名为"研究应用程序"，包括计算机使用和软件应用在护理研究中，以推动循证调研、专业协作和实践、信息素养和计算机化信息资源，以及帮助执业护士识别和应用必要的支持性计算机资源。

　　第49章由 Veronica D. Feeg、Theresa A. Rienzo、Marcia T. Caton 和 Olga S. Kagan 讨论了"计算机在护理学研究中的应用"。计算机是研究人员推动个人或合作项目不可或缺的资源。随着新兴的技术和应用，研究人员发现了在开展科学方面的效率和创新，而使用者则体验到其应用于提供高质量循证护理研究后的实时好处。本章总结了科学家在定量和定性方法的应用程序，并链接到有用的资源。它还着重于健康信息技术及使用者对其许多产品的研究发表。

　　第50章由作者 Diane S. Pravikoff 和 June Levy 讨论了"信息素养与计算机信息资源"。具有信息素养是护士的一种基本能力。易于获得和访问的电子资源可以帮助护士维持和加强他们的专业实践。如何搜索和如何使用可用的资源是本章的一部分。这些资源有助于与已发表文献的信息保持最新关系，开发实践、研究和（或）教育的来源列表，并与同事合作。

第 49 章　计算机在护理学研究中的应用
Computer Use in Nursing Research

Veronica D. Feeg　Theresa A. Rienzo　Marcia T. Caton　Olga S. Kagan　**著**

付佳丽 **译**　　张鹤立　王 璟 **校**

学习目标

- 描述与护理研究相关的一般数据和计算机应用，包括定量研究和定性研究（研究计算机使用）中的提案开发和项目实施。
- 讨论云计算如何改变研究的管理、提案和报告的开发、共享文档和数据的存储，以及数据收集和数据共享等程序的执行。
- 总结一系列基于计算机的网络创新、平板计算机和创新的移动应用程序（应用程序），这些创新可以促进或支持研究过程的步骤，包括数据收集、数据管理和编码、数据分析和结果报告。
- 比较和对比选择的计算机软件应用程序，可用于定量和定性的研究数据，分析相关的研究过程的步骤。
- 描述文献中的具体研究，举例说明定量和定性方法在医疗保健中的计算机应用。
- 侧重于医疗保健中计算机使用和数字技术的研究，从临床应用和信息学集成到健康和保健（关于计算机使用的护理研究）。
- 描述"大数据"的驱动因素和对 D2K 日益增长的兴趣如何通过信息学研究和计算机应用促进人口健康，并改变未来的医疗保健（护理信息学、数据挖掘、人工智能）。

关 键 词

人工智能；大数据；计算机应用程序；D2K；数据分析；数据收集；数据管理；数据挖掘；互联网研究；Meta 分析；移动应用程序；护理信息学研究；定性；定量；研究应用；研究方法；研究过程；二次分析

一、概述

护理研究涉及研究人员在整个研究过程中广泛使用的工具和资源。从个人或协作项目开始，通过思想的细化、方法的选择及开发，获取数据，分析结果和传播，计算机应用都是研究者不可或缺的资源。研究人员必须为研究活动做好各种计算机化技术的充分准备，因为他们将被用于调查的知识领域。如果没有技术力量的支持，当代的研究将无法达到发现和理解复杂的健康和疾病的水平。随着新兴的技术应用，研究人员将继续发现在开展科学方面的效率和创新，而使用者将感受到对医疗保健服务进行计算机技术研究的实时好处。

除了传统的科学方法外，今天的研究人员在知识的发展方面有了新的探索途径。挖掘现有的"大数据"以进行评估、发现，将数据转化为知识，在进行研究的过程和发现的产品之间形成了桥梁。用于自动获取和分析的新工具正在改变各种方法。新的在线策略和移动平板应用程序呈指数级增长，正在作为研究健康和健康干预的产品来实施。计算机在护理中的使用也随之激增，包括可下载到供研究人员和患者使用的智能手机上的移动应用程序，以及用于探索已经获取的大型数据集的工具。

今天，医院范围内的信息技术是所有医疗保健服务的脊柱，由于它与报销有关，不可避免地形成了卫生系统用来研究改进和结果驱动问题的数据引擎。随着云技术的普及支持全系统集成的力量，护理正在成为一门必须以数据为中心的学科，让护理人员发挥作用的同时提供关怀。因此，如果要了解计算机和护理研究是如何共存的，就必须通过信息学研究来了解潜在的术语和数据来源、相关信息的链接，以及护理环境中的元素。

云计算重塑了IT行业，它有潜力改变组织如何购买和实现技术的很大一部分，并允许管理、通信、分析和共享大型系统数据库的能力。软件开发可以作为一种服务呈指数级增长，它可以重新设计信息的存储和报告方式。云计算是指通过互联网作为服务交付的应用程序，以及提供这些服务的数据中心中的硬件和系统软件（Armbrust等，2010）。用于存储、通信、访问统计数据和其他许可研究产品的云服务的可用性将增强研究人员在从想法到传播的整个调查周期中的活动。

电子健康档案和计算机化卫生系统之外，在互联网技术的快速变化、机器学习和人工智能应用程序日益增长的时代，信息管理和计算机增强交互研究使计算机的使用产生了一个新的科学，并且这种趋势将继续增长。将计算机使用（工具和过程）和计算机使用研究（信息学研究、二次分析、数据挖掘和人工智能）中的重点相结合，需要对过程和产品进行了解。本章将概述两种独立的、根本不同的研究方法的研究过程，即定量研究和定性研究，并讨论与这些方法相关的计算机应用和使用。讨论将辅以当前关于使用计算机作为工具的信息学、电子记录、治疗和综合技术的影响的科学研究案例。

今天的研究工具在研究过程的许多方面都得到了发展，并且已经超越了它曾经局限于数据处理和业务交易的历史应用。现场笔记、活页夹、环形片、索引卡和纸质日志在研究人员的世界里几乎都消失了。个人计算机、笔记本计算机、平板计算机和iPad，以及手持设备已经成为研究人员开展项目或研究的必要资源的一部分。无线技术无处不在，它将人与人及研究人员与设备连接起来。如今，云计算将不同的企业与稳定的软件和数据源连接起来，这些软件和数据可以被任何人在任何时间或任何地方共享或使用。著名的文本处理产品已经添加了许多增强功能，以存储和管理数据，从而减少了每个研究办公室的时间和精力。此外，在研究产品市场上还出现了广泛的新型手持、移动、灵活和互联的"蓝牙"技术，用于数据库管理和共享主题、联系人或物流。护理研究人员除了使用特定于研究数据收集、分析、结果报告和传播的工具和设备外，还使用一系列用于研究开发操作的硬件和软件应用程序。新的应用程序不断出现，并根据数据收集、管理或分析过程进行定制。

在当今的电子医疗保健环境中，相对于护理、健康和卫生服务中的一般临床应用，数据收集的来源已经取得了许多进展。针对大型临床企业的系统实施也为护士和卫生服务研究人员提供了从现有的计算机资源中识别和提取信息的机会。从这些系统抓取丰富的护理数据，可以管理和挖掘高级分析，应该承认的是，开发电子病历和其他来源促进组织（如医院）成为"学习组织"，是共享和学习分析不断集成到组织计划的变化，是提高护理的结果。

此外，基于网络的应用程序的时代催生了广泛的输入数据的创新方法，包括以前不可能实现的自动收集数据的方式。随着临床系统、可接受的术语和词汇表的进步支持护理评估、干预和评价，计算机正越来越多地用于临床和患者护理研究。虽然研究是一个复杂的认知过程，但进行研究的某些方面可以通过软件应用程序得到帮助。例如，对护理 / 患者结果和干预措施效果的检查在过去是令人望而却步的，但借助计算机和对大数据的访问，许多健康结果可以进行定量和定性分析。软件中内置的数据分析和使用现有数据的大样本的可视化功能可以帮助预测最佳结果。例如，一家医院通过对不同系统中不同的全系统数据进行快速分析，检查了手术程序，以确定如何尽量减少术后感染的并发症。他们的术前程序标准化了，并在 6 个月内进行了改变，这在过去需要数年的随机试验（Englebright，2013）。

从护理研究中计算机使用的更广泛视角，本章的目标有四个方面：①概述了与研究过程阶段相关的系统、软件和移动应用创新；②描述了新技术和移动无线工具如何促进研究者在定量和定性方面的工作；③强调了医疗保健中广泛技术的研究如何影响患者护理和卫生系统；④关注临床和护理信息学研究类别的激增。这些将作为参照，对未来计算机使用及相关技术的研究产生影响。

本章首先重点提出了与研究方案相关的后勤和准备、项目规划和预算的一些观点，然后是方案的实施，包括数据获取、数据管理、数据分析和信息展示。方案制订、准备和实施的一般步骤适用于定量和定性方法，并解释了这些过程中可用的应用程序。然而，如果不承认计算机在研究中出现的研究范围，这些文献研究了创新技术、集成和基于网络的应用程序如何在患者护理中使用的轨迹。随着对医疗保健成本和质量的日益重视，计算机数据来源和计算机作为干预手段必须成为当今护理研究中计算机使用的一部分。这一章以对跨医疗保健、学习组织的 D2K 计划和人工智能前景的预测结束，这些人工智能将很快打破我们今天所知道的医疗服务。

二、方案开发、准备和实施

研究从一个好想法开始。好的科学通常是基于护理研究者对一个问题的识别，该问题可以从理论角度进行研究和现有的证据选择范式方法进行研究。这为选择调查问题或发展想法的相关方法奠定了基础，因为理论范式源于实验过程，而且理论观点将随后推动组织进行研究，所以区分这两种不同的方法，即定量或定性，或混合方法的某些结合是很重要的（Polit 和 Beck，2017）。每种方法都可以在不同点上进行促进。建议过程与选择的计算机应用程序，将按照它们与方法的关系加以说明。

（一）定量或定性方法学

定量和定性方法之间的重要区别是，定量研究成功，研究者必须在充分开发研究方案的各个方面之前收集任何数据，即先验；而定性研究成功，研究者允许收集的数据确定后续步骤展开过程和（或）分析。定量研究源于经验主义和逻辑实证主义的哲学取向，通过量化的精确性将多个步骤联系在一起（Polit 和 Beck，2017）。假设驱动或数值描述方法的要求是特定理论及其相关原则的逻辑或对应结果。这个假设可以通过统计学上的检验来支持或反驳预先做出的预测。统计软件包是定量方法学家的支柱，但并不是研究者与计算机的唯一连接。

定性方法提供了不同的研究传统（如现象学、解释学、人种学和扎根理论等），这些传统都对现实有共同的看法，其中包括归因于数据的意义，如一个人的生活经历（Creswell 和 Cresswell，2018；Cresswell 和 Poth，2018）。根据这一观点，理论并没有被检验，而是从参与者的叙述中得出的观点和意义被描述和分析。对于护理定性研究，知识的发展是基于参与者的经验和对健康、疾病和治疗的体验和反应。定性方法的要求是哲学框架的函数，通过这些哲学框架，数据展开，并由研究者演变为有意义的解释（Polit 和 Beck，2017）。有很多新的访谈转录设备用于数据采集和分析软件应用程序，以帮助定性方法学家进入，包括组织、框架、编码、重新排序，并合成文本、音频、视频，有时还有数字数据。

（二）提案编制中的一般注意事项

云计算已经彻底改变了其连通性，成为所有使用软件和共享的用户不可或缺的连接。它促进了研究的制订、与团队成员的沟通、文件的编制，以及在实施研究时将进行的活动规划。这些程序包括广泛的基于云计算的办公项目，包括文字处理、电子表格和数据库管理应用程序。Office365 是 Microsoft 发布的新版本（microsoft365.com），具有云功能的程序，继续提供改进的文书工具来管理各种来源的文本，并将它们组装在一个有组织的软件包中。云连接使研究人员可以从任何地方访问所有的程序和数据。从智能手机到平板电脑到个人电脑，所有版本的用户硬件都为研究人员拓宽了连接范围，采用一系列手持应用程序，使用户在整个项目的执行过程中不断地与研究进展、参与者登录和持续的数据分析保持联系。

基于云计算的产品，从 Google（google.com）到 Microsoft Office365 提供了一个可以集成的功能和平台。表格、图表和图像可以在提案形成时被插入、编辑和移动，最终产品将以可发布的形式出现。线条艺术和扫描图像使用 Adobe 行业标准，如 Illustrator CC（www.adobe.com）或 Photoshop CC（www.photoshop.com），现在具有

云功能，可以集成到文档中，以获得清晰的视觉效果。这些为研究人员和管理人员提供了工具来生成提案、报告和手稿，这些手稿可以直接提交电子或使用 AdobeAcrobat（www.Adobe.com）的格式（pdf）或其他可用的转换产品。

有各种基于网络的参考管理软件产品可作为文字处理的附加组件，其价格和功能都利用了与团队成员的连接和共享的力量。例如，独特的模板插件给 Microsoft Word 在 Microsoft Office365 具有生成格式化样式文档的额外功能。书目管理应用程序出现，常常用来帮助图书馆管理员找出保持参考资料有序排列的最佳方法。公共网络资源，如基于订阅的引用管理器，维护任何地方的用户可用资源。例如，从 ProQuest 中（https://www.proquest.com/products-services/refworks.Html）提供了来自集中托管网站的参考管理选项。在线搜索是这些应用程序的一个功能，然后在参考数据库和提案文档的文本之间工作是高效和简单的，在需要时使用"在完成文档时引用"功能调出引用。研究团队的成员可以共享文档、材料和正在进行的提案的发展，可以选择输出样式表以匹配发布或提案指南。

研究应用程序和提案请求通常可以从互联网上下载到交互式形式，每个字段可以编辑，文档可以以一种可移植、可填充的格式保存，如 Adobe Acrobat、打印或从网络上提交。该网络还允许研究人员探索许多可行的建议，以设计一个适合潜在基金会考虑的供资提案。呼吁提出提案、竞赛和竞争性资助可以提供来自网站的链接，让研究人员对提案中的预期有一个深入的理解。如今，有越来越多的本土企业提交拨款、期刊手稿和基于网络指令的会议"呼吁摘要"的程序。这些通常将文档自动转换为 PDF 提交，并对关键数据字段进行组织和排序，以便于审查过程。使用说明是为用户而定制的。

（三）研究实施

对大多数研究人员来说，受资助的研究成为

管理过程步骤的后勤挑战。对信息管理的众多要求，要求研究者保持程序的忠实度，管理主题信息和纸张流程，并保持数据的保密和安全。这些过程要求研究人员使用可靠的数据库管理系统。一些 DBMS 软件应用程序的存在和发展，全程帮助研究者实施研究。这些应用程序是以操作为导向的，也用于非研究项目，可以帮助研究人员管理时间、人员、资金、产品并最终传播，具有审查和审计的报告能力。

无处不在的 Microsoft Office365 套件和 Google 系统包括：①管理关系数据库（Microsoft Access）的程序；②平面数据库（Microsoft Excel）中的数字处理；③通过超链接网络功能的文档存储共享的程序。专有数据库应用程序和新的自定义的、更复杂的、集成的和专有的数据库管理应用程序，为研究人员提供了在项目过程中操作人员、主题、表格、访谈、日期、时间和（或）跟踪系统的方法。许多这些专有系统可以在一个解决方案中绘制出受试者注册、同意和数据获取的研究流程。临床试验管理软件（clinical trials management software，CTMS）可从各种供应商获得。例如，供应商 Trial By Fire Solutions 是 SimpleTrials 背后的团队，这是一个电子临床软件应用程序，专注于临床试验管理，以改进临床试验的计划、执行和跟踪（www.Simpletrials.com/why-simpletrials-overview）。如果研究需要复杂的连接，大多数这些应用程序都需要特殊设计的荧幕，这些荧幕是项目特有的，简单的邮件列表、受试者地址和联系信息的邮政编码对研究人员也非常有用。其中一些传统设计的临床工具应用程序正在成为具有智能手机和平板计算机等设备的便携应用程序（表 49-1）。

调度和项目规划软件也可以从云产品，如 Microsoft 项目，允许项目主管有效地组织工作，并在项目的生命周期中使用甘特图跟踪时间表和截止日期。在更复杂的研究办公室中，定制的跟踪和数据获取设备、程序和系统已经推出，包括最近来自美国人口普查的数据管理工具的范例。

人口普查，通过数据工具（https：//www.census.gov/quickfacts/fact/table/US/PST045218）获取并为研究人员提供了数据。

对于经验丰富的研究者或新手，制订计划的一个更重要的考虑是向机构审查委员会提交提案。拥有 IRB 的家庭机构将为研究人员提供具体的程序和表格，它们可以从电子提案开发中受益。在一些机构中，IRB 管理是通过与外部互联网组织签订合同来完成的，这些组织提供发布 IRB 材料、管理所需的在线认证及与主要调查人员沟通的机制。IRBNet.org 就是这样一个例子，它为组织提供托管服务。

管理与研究企业相关的 IRB 和其他管理文件，并报告了跨 50 个州和 1600 多个组织的使用情况（IRBNet，n.d.）。总之，发展和开展研究的一般考虑都是基于哲学上的方法，并将决定研究者将使用哪种方法来发展研究。这将随后影响在执行项目中所使用的研究和计算机应用程序，然后是编制提案的步骤，这取决于所选择的对拟计划的定量或定性研究最有用的应用程序。在确定研究问题后，研究者必须通过以下步骤过程，其中计算机扮演着对每种方法都很独特的重要角色。

三、定量的方法

（一）数据采集和数据收集

数据获取和数据收集是从定量和定性的角度来看不同的过程。根据研究的类型和内部变量，数据收集可以采取多种形式。计算机用于纸笔调查和问卷调查的数据收集，以及在定量或描述性患者护理研究中获取生理和临床护理信息。我们最近还开发了独特的自动数据获取应用程序，可以帮助在单个联系人中获取大群数据，或者允许将纸质版本的问卷直接扫描到准备进行分析的数据库中进行分析，或者使用基于网络的调查工具在线提供。

表 49-1 临床应用工具

应用程序名称	描 述	网络链接 / 设备
CalcKit	创建个性化的计算器、超过 150 个独特的计算器和单位转换器，一个高度可定制的科学计算器，建立自己的计算器和转换器的能力	兼容 iPhone、iPad 和 iPod touch（https://play.google.com/store/apps/details?id=com.ivanGavrilov.CalcKit&hl=en_US）
eLABJournal	一个基于网络的电子实验室笔记本计算机，帮助实验室以符合 GLP 的方式有效地跟踪研究数据。此外，该系统还提供了标准化实验室协议的工具，保持跟踪实验室库存，促进实验室内的协作和沟通。它是一个 eLABJournal 网络应用程序的扩展，并兼容 eLABJournal 云及 eLABJournal 私有云和 eLABJournal 本地安装	兼容 iPhone、iPad 和 iPod touch（https://itunes.apple.com/us/app/elabjournal/id932410151?mt=8），以及来自 Google 播放的 Android 系统
BrightLab™	这个配套的应用程序使科学家和实验室经理的库存管理毫不费力	兼容 iPhone、iPad 和 iPod touch（https://itunes.apple.com/us/app/brightlab/id1441291610?mt=8），以及来自 Google 播放的 Android 系统
MDCalc Medical Calculator	该应用程序提供了超过 450 个易于使用的临床决策工具，包括风险评分、算法、方程式、诊断标准、公式、分类、剂量计算器等	兼容 iPhone、iPad 和 iPod touch（https://itunes.apple.com/us/app/mdcalc-medical-calculator/id1001640662?mt=8），以及来自 Google 播放的 Android 系统
Statistics and Sample Size	一种计算科学研究的样本量和做基本统计数据的工具	兼容 Android 系统（https://play.google.com/store/apps/details?id=thaithanhtruc.Info.stat）
PatienTrials	PatienTrials 帮助制药公司和临床医生在一个封闭的社区环境中更有效地进行虚拟全球临床试验。一个基于 HIPAA 和 GDPR 兼容的协作平台封闭社区设置。它旨在改善患者在一个促进自我护理的社区环境中的依从性。它通过实时消息、人工智能和机器人的解决方案来获取高质量患者生成的数据。通过使用专利人工智能药物监测不良事件，PatienTrials 降低了研究风险和开发成本	兼容 iPhone、iPad 和 iPod touch（https://itunes.apple.com/us/app/patientrials/id1386748565?mt=8），以及来自 Google 播放的 Android 系统
GoLifeLab	GoLifeLab 将临床试验和远程患者监测带到人们的家中。它提供端到端分散的服务，允许研究人员和赞助商简化试验设置，提高招募速度，提高患者保留率，并提供丰富的数据集。数据也可以从可穿戴设备和一个完全集成的液体生物标志物服务中收集。GoLifeLab 旨在通过使用技术改善患者体验和简化患者数据收集来减少护理时间和成本	兼容 iPhone、iPad 和 iPod touch（https://itunes.apple.com/us/app/golifelab/id1432587883?mt=8）
Clinical Research Trials	在移动设备和 iPad 上提供了一个易于使用的界面，以搜索在美国和世界各地进行的联邦和私人支持的临床试验。获取内容包括试验目的、参与人员、地点和电话号码，以了解美国和世界许多国家正在进行的临床试验的更多细节	兼容 iPhone、iPad 和 iPod touch（https://itunes.apple.com/us/app/clinical-research-trials/id511192008?mt=8），以及来自 Google 播放的 Android 系统

（续表）

应用程序名称	描　　述	网络链接 / 设备
TrialX	使患者和医生能够找到他们附近的相关临床试验，并与试验研究人员建立联系，该数据库包括超过 17 000 个当前从 ClinicalTrials.gov、CenterWatch 和 TrialX.com 的注册网站 / 研究人员招募的临床试验。一些关键功能包括能够搜索匹配用户健康状况、年龄、性别和其他参数的试验；使用 iPhone 的内置位置服务，根据用户的最新位置自动过滤搜索结果；在列表视图或地图视图中显示搜索结果，结果根据与用户的邮政编码的距离排序。地图视图还提供了特定试验地点的方向；患者能够选择感兴趣的试验，并使用"呼叫调查员"或"电子邮件调查员"按钮与试验人员联系；让医生为患者选择试验，并使用"转诊患者"按钮将患者与试验调查人员连接起来	兼容 iPhone、iPad 和 iPod touch（https://itunes.apple.com/us/app/trialx/id333747465?mt=8）
Research Hive	有助于节省现场时间，招募更多高质量的患者进行临床试验研究，以最小的努力改进临床试验登记。该应用程序有数据加密和其他内置的保障措施，以确保 HIPAA 的遵从性，保护患者的隐私和组织安全	兼容 iPhone、iPad 和 iPod touch（https://itunes.apple.com/us/app/research-hive/id1040112330），以及来自 Google 播放的 Android 系统
TrialKit	TrialKit 的移动性和通用性允许随时随地从移动设备上无缝采集符合法规（21CFR 第 11 部分）的数据。一旦收集到数据，就可以很容易地聚合、分析和共享数据，从而使研究团队之间的协作更有成效。主要特征包括可使用任何 iOS 设备，在没有编程专业知识的情况下，构建 / 实现无纸化和符合要求的研究；在任何能够访问的地方，于 iOS 设备上从头到尾管理一项研究，随时监控和审查数据或响应查询；最大限度提高生产率和降低成本。特点和功能：学习管理器、用户管理器、表单管理器	兼容 iPhone、iPad 和 iPod touch（https://itunes.apple.com/us/app/trialkit/id907547854
Trial Explorer	Trial Explore 是一个非商业性的应用程序，旨在教育和研究，使患者和研究人员可访问临床试验数据。患者可以搜索目前正在招募的试验。研究人员根据疾病、干预措施、位置和时间框架来看待其领域的高水平分析。这个应用程序可以在几秒钟内找到顶级调查人员和顶级设施，根据自定义过滤器查看时间线、图表和地图，并导出数据和数字以供外部使用	兼容 iPhone、iPad 和 iPod touch（https://itunes.apple.com/us/app/trial-explorer/id1355971655?mt=8）和来自 Google 播放的 Ardroid 系统
Randomizer for Clinical Trial	这个应用程序是为那些寻找一个实用、直观和可靠的随机化系统的人设计的。该系统非常适合 I 期和 II 期的单中心研究或多中心研究。这个临床试验随机器可以生成多个随机化，自动平衡每个组的研究设备，设置研究名称、设备名称、随机分组的大小、预期的患者数量，将患者的可选信息设置为姓名、出生日期、ICF 签名、纳入标准匹配，可以访问随机化随访表，可以访问随机化列表，可以访问患者详细信息表（随机化编号、患者姓名、随机化日期和时间、设备分配）	兼容 iPhone、iPad 和 iPod touch（https://itunes.apple.com/us/app/randomizer-for-clinical-trial/id578254014?mt=8）

（续表）

应用程序名称	描 述	网络链接 / 设备
PatientOne	通过向患者提供特定程序的视频、小测验和与提供者的直接沟通，极大地提高了知情同意。它获取了患者的进展和对云提供的教程的理解。提供者可以被参与者立即访问。提供了前所未有的书面知情同意，改善了患者和提供者的预后	Android 应用系统（https：//play.google.com/store/apps/details?id=com.patientone.patientone）

1. 纸质问卷

纸质和小册子调查今天仍然存在于数据收集方面，但新改进有助于研究者在活动方面节省时间。调查和调查问卷可以被扫描或编程成一个计算机应用程序。研究人员还使用计算机通过自动数据获取将数据直接将数据输入到研究中，受试者通过一个设备输入自己的回答，同时对问题的回答进行编码。这些在线调查工具可以提供广泛的应用程序，包括纸质或便携式版本，以及价格和功能的范围。许多专有工具已经被自动化，由研究人员执行，并分发给个人研究的受试者，以在网络上有效地获取数据，并提供一些分析和比较规范参考分数（capterra.com）。其中一个例子是通过中枢神经系统生命体征在线产生并提供给受试者的计算机化神经认知测试（https：//www.cnsvs.com/），证明了信度和效度（Gualtieri 和

Johnson，2006）。

临床医生和研究人员对问题的基于网络的回答问题的方法已经增加。受访者或其代理人可以通过互联网接入将信息直接输入计算机或网站。有几个研究的例子，包括慢性疾病患者使用计算机应用程序或互联网作为干预及数据获取设备；患者或护理人员直接回答问题，数据用相同的系统处理（Berry 等，2010；Berry、Halpenny、Bosco、Bruyere 和 Sanda，2015）。

2. 自动数据获取

在研究中，关于独特的数据获取的其他例子包括单个设备，如用于测量患者对药物的依从性的"智能帽"。药物事件监测系统（MEMS®6）（图49-1）自动化数字化数据，可下载用于患者依从性研究的分析（El Alili、Vrijens、Demonceau、Evers 和 Hiligsmann，2016；Figge，2010）。

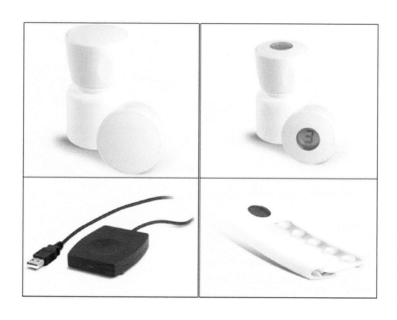

◀ 图 49-1 药物事件监测系统（MEMS）智能帽包含一个液晶显示屏，MEMS 阅读器将加密的数据从 MEMS 监视器传输到网络门户
经许可转载，引自 MWV Aardex Group，www.aardexgroup.com.

各种在线调查工具也为研究人员提供了利用互联网从远处收集数据的能力，而不需要支付邮资。这些应用程序可以根据软件的价格和功能，以理想的图形格式呈现问卷数据，通过电子邮件、网站、博客，甚至 Facebook 或 Twitter 等社交网站发送。博客和推文等社交媒体机制经常提供数据分析的来源，尽管这是科学的，但有时被用来为研究人员提取意义。尽管网络调查以前被批评为回复率比传统邮件低（Granello 和 Wheaton，2004），但它正变得越来越受欢迎，并被认为适合其成本和后勤效益（Dillman，2011）。可以从互联网数据下载进行分析，一些应用程序提供实时汇总统计数据，可以在数据收集期间进行监控。其中一些项目是免费提供的，但用途有限；其他产品产生的先进产品，可以纳入研究中，赋予流动性（如智能手机）和灵活性（如扫描或在线输入）到数据获取过程。其中一些应用程序包括：① Survey Monkey（www.surveymonkey.com）；② E-Surveys Pro（www.esurveyspro.com）；③ Qualtrics（www.qual-trics.com）。许多这些产品通过统计分析、图形和定性叙述输出，继续增强功能、团队和共享能力（capterra.com）。

软件包也可以与研究人员的扫描器集成，以光学扫描个人设计的问卷，并将受试者的回答放在一个数据库中，准备进行分析。OmniPage19（Nuance Imaging，2014）是一个顶级的光学字符识别（optical character recognition，OCR）程序，可以将扫描页面转换为纯文本。SNAP 调查软件（www.Snapsurveys.com）和 Remark Office OMR 10（www.remarksoftware.com）等程序可以方便地快速、准确地扫描大量的调查问卷。这些产品随着基于网络的产品而更加增强，以非常低的错误风险提高了数据输入的准确性，从而提高了数据上限、收集和输入过程的效率。

3. 生理数据

收集患者的生理参数长期以来一直被用于生理学研究。其中一些参数可以直接从患者设备中测量，如心律、心率、液体或电解质的监测，并可在医院系统的患者护理记录中记录。例如，医院已经制订了一种机制，利用重症监护病房数据提供的信息来计算晚期死亡率和资源使用的基准。现在，许多类型的成像技术（如神经、心血管和细胞）中的测量数据都已经被数字化，它们也可以直接从患者那里输入计算机程序进行分析。这些应用程序每个都是独特的措施，例如用来捕捉心脏功能和（或）肺容量的系统，可以传递收缩的设备，或远程接收电子信号的监视器。许多对强度、振幅、模式和形状的测量可以用电脑程序来收集并用于研究。例如，apache Ⅳ 系统及其多个开发开发版本已经在在 ICU 几组患者的生理数据中进行了测试（Dahhan、Jamil、Al-Tarifi、Abouchala 和 Kherallah，2009；Paul、Bailey、Van Lint 和 Pilcher，2012；van Wagenberg、Witteveen、Wieske 和 Horn，2017）。每一个测量系统都是随着针对其问题的研究的展开而发展，在每个学者社区中，关于从这些生理设备中提取的电子数据的功能、准确性和可靠性的问题都存在争议。

随着临床诊断手段的不断增加，独特的计算机应用程序已经迅速扩大，为这些临床系统的数据分析和记录提供来源。数百万千兆字节的数据存储在机器中，可以对现有数据进行多重存储。数据挖掘是知识发现过程中的一个强大工具，现在可以通过许多商业和开源软件包来完成（Khokhar 等，2017）。数据挖掘和不断发展的"大数据"举措，使患者护理数据可用，并引入了操作现有信息系统的新方法。

随着人们对比较有效性研究（comparative effectiveness research，CER）的日益关注，一些政府和私人组织正在鼓励研究人员磨炼技术技巧，从这些大数据集中提取有效和可靠信息（Sox 和 Greenfield，2009）。例如，医疗保健研究和质量机构开发了其有效医疗保健（Effective Health Care，EHC），并与研究人员合作，以检验科学证据和比较有效性（https：//effectivehealthcare.ahrq.

gov/）。有效医疗保健方案于 2005 年启动，目的是为不同医疗干预措施的相对有效性提供有效证据支持，帮助消费者、医疗保健提供者和其他人在替代治疗方案中做出知情的选择。通过其比较有效性审查，该方案支持对有关高优先级健康状况治疗的现有科学证据进行系统评估。它还通过识别现有科学证据中的差距和支持新的研究来促进和产生新的科学证据。完整的报告可在 http：//www.effectivehealthcare.ahrq.gov/reports/final.cfm. 上获得。

数据挖掘是一种对大量数据的探索和分析机制，发现有意义的模式和规则，应用于大型生理数据集和临床数据源。数据的性质和研究问题决定了工具的选择（数据挖掘算法或技术）。分析工具和顾问的存在可以帮助不熟悉这些数据挖掘算法的研究人员使用数据挖掘进行分析、预测和报告（Lebied，2018）。数据挖掘的许多第一个商业应用都是在客户分析和市场营销分析中。今天，许多特殊技术可以应用，例如通过基因组学研究来预测生理现象（如遗传模式）有望在下一代进行治疗（Issa、Byers 和 Dakshanamurthy，2014）。

美国国立卫生研究院正在采取若干举措，以应对与大数据相关的挑战和机遇。作为 NIH-wide 战略的一个组成部分，共同基金与所有 NIH 研究院和中心合作，在 2012 年支持大数据到知识倡议，该倡议旨在促进生物医学大数据的广泛使用，开发和传播分析方法和软件，加强对大规模数据分析相关学科的培训，建立生物医学大数据卓越中心（NIH，2012）。大量的数字数据，可以来自多个来源，如电子病历、基因组学、监测设备、人口调查、自动获取编码健康相关报告和护理相关数据元素，都有可能提供数据，可用于二次分析来描述、探索、预测、比较和评估健康相关数据回答可研究的问题（Westra 和 Peterson，2016）。为提供患者护理而获取的患者数据有可能随后被用于患者护理之外的其他目的，从而从大数据中提取新的见解（Brennan 和 Bakken，

2015）。

4. 研究中独特的护理数据

来自不同学科的技术人员正在努力确定数据和信息的领域，可以在不同情况、地点或环境下进行传输，可以通过电子方式捕获，用于广泛的分析，以了解卫生系统如何影响其所服务的患者。美国护士协会已经支持标准化基于计算机的患者护理系统的护理术语的必要性。结构化记录代表着护理的临床和经济的重要性被认可，以护理最小数据集为代表（Werley、Lang 和 Westlake，1986）。自 20 世纪 90 年代以来，随着电子病历的普及，ANA 逐渐接受了多种描述护理实践的术语，包括北美护理诊断协会护理诊断分类、临床护理分类系统、护理干预分类、护理结局分类、患者护理数据集、奥马哈家庭保健（Omaha Home Healthcare）和国际护理实践分类。临床护理分类系统（sabacare.com）护理术语已被美国卫生与公共服务部（DHHS，2007）接受为 HITSP 互操作性规范中的指定标准，提交给美国健康信息社区（American Health Information Community，AHIC）（一个联邦咨询健康小组）会议的健康记录、生物监测和消费者赋权（Saba，2012 和 2014）。2014 年，发布了《可共享和可比较的护理数据国家行动计划》（National Action Plan for Sharable and Comparable Nursing Data for Transforming Health and Healthcare），以协调许多个人的长期努力。将护理数据整合到大数据科学和研究编码中的基础是在电子病历中实现标准化护理术语、公共数据模型和信息结构。该计划建立在现有的联邦卫生政策的基础上，这些标准化数据与电子病历和临床质量测量相关（Westra 等，2015）。

自第一次会议以来，该小组继续通过最初 12 个小组的努力推进该国家行动计划，其中包括护理协调、护理背景、移动健康、护理价值及健康工作组的社会和行为决定因素，直至 2019 年（https：//www.nursing.umn.edu/centers/center-nursing-informatics/news-events/2019-nursing-knowledge-big-data-science-conference）。在接下来的几年里，该会议在继续增长，并扩大了其影响范围。除了《护理知识：大数据科学委员会》（Nursing Knowledge：Big Data Science Committee）的明确计划外，支持国家和国际医疗保健组织的高级护理领导，如首席护理官和首席护理信息官，对于影响未来数据系统采用和标准化护理语言在电子病历中的集成至关重要。

尽管多个工作组的标准化产品尚未成为单一标准，但他们为结构化编码系统提供指导，记录护理行动、护理患者实施的实际护理行动的有效性，研究人员可以分析大型护理数据（Bakken，2013；Byrne 和 Lang，2013；Englebright、Aldrich 和 Taylor，2014）。随着联邦政府的"互操作性"激励以加强跨平台兼容性和协作，护理和 SNOMED-CT（Coenan，2012；Coenen 和 Jansen，2013）"协调"数据元素对利用护理数据开展护理研究至关重要。对护理结果的研究是这一大规模政策的核心内容之一，该政策已经开始显示出对医疗保健中的综合信息技术的影响，从而可以改变实践。从标准化术语中获取的护理实践的护理研究将对于记录护理结果至关重要。大数据举措将促进护理数据的数据挖掘，从而推动以护理为重点的卫生服务研究的持续发展（Glassman 和 Rosenfeld，2015；Khokhar 等，2017；Westra 和 Peterson，2016）。

（二）数据编码

在大多数定量研究中，收集感兴趣的变量数据被收集用于数值分析。这些数值在编码过程中被输入到指定的字段中。在生成的生理数据和许多电子调查的软件程序中，编码可能是固有的。编码可以由计算机程序从通过成像或生理监测直接获得的测量值生成，或由患者或研究人员从打印输出，或将问卷或调查输入到计算机的数据库程序中。大多数统计程序包含数据编辑器，允许研究人员输入数据作为统计应用程序的一部分。在这种情况下，字段被指定，数值也

可以输入到适当的字段，而无须使用额外的程序。对于将源数据转换为预先进行分析的机制，像 Microsoft Excel 这样的通用程序提供了从基本到复杂的统计分析和可视化选项。其他分析工具也最大限度地实现可视化，如开放访问的"R"（www.r-project.org）和具有强大图形功能的专用表（www.Tableau.com）。

编码数据是一种精确的操作，需要仔细考虑，并向研究人员提出了保证技术或认知应用的挑战。编码数据是一个结合了认知决策和机械文书记录反应的数字形式的组合，有许多可能发生错误的地方。在进行分析之前，有几种方法可以检查和"清理"数据。一些计算机程序允许相同的数据输入两次，称为双数据输入或两次验证。这最好是由不同的人来做，检查是否有错误，前提是如果两个条目不匹配，则有一个条目是错误的。人们还必须检查缺失的数据，并在编码和分析中考虑到它们。新版本的高级统计软件有助于开展这些活动。

另一种类型的数据编码可以在使用编码策略将患者护理文档中转换数据的示例中进行描述。目前关于使用标准化编码中的标准化护理术语编码护理数据的研究在文献中的一些研究中很明显（Englebright 等，2014）。例如，使用来自标准化术语的精确编码数据可以产生可以聚合并统计分析为有意义的信息数据。在 Saba 和 Taylor（2007）、Moss 和 Saba（2011）、Dykes 和 Collins（2013）等的研究中，研究人员讨论了聚集护理行动类型的机制，如评估、执行、教学或管理，成为关于护士在一天中花费的时间或精力及相关成本的汇总信息。

（三）数据分析

数据分析的方法很多。这些数据分析的重点集中在对感兴趣的护理问题的广泛研究类型和一般研究上。这些目标可能需要不同的统计检验：①描述性和（或）探索性分析；②假设检验；③置信区间的估计；④通过多 Meta 分析建立模

型；⑤路径分析和结构方程模型的建立。各种类型的护理研究可能包含一些这样的目标。例如，为了使用实验设计或准实验设计来测试干预措施，可以首先进行描述性或探索性分析，然后对假设进行测试。质量改善、患者预后和生存分析研究同样可能根据特定的研究问题包含许多不同类型的分析。

这些分析都可以使用传统的统计软件包进行计算，这些传统的统计软件包经过了多个版本的发展，每个新版本都增加了编辑、排版和导出功能。最近的功能升级包括了在软件包的可视化图形生产中具有不同强度的建模能力。目前使用的两个最受欢迎的程序是 IBM SPSS 统计软件包 24[以前是社会科学统计软件包（Statistical Package for Social Sciences）]（https：//www.ibm.com/analytics/spss-statistics-software）和统计分析服务（Statistical Analysis Services，SAS）（https：//www.Sas.com/en_us/software/stat。html）；然而，还有各种其他的软件包和程序，如 STATA15（https：//www.stata.com）或开放获取的"R"软件（www.r-project.org），可供免费下载。R 软件是 SPSS、SAS 和 Stata 等传统统计软件包的免费替代品，因此它是针对 Windows、Macintosh、UNIX 和 Linux 平台的一个可扩展的开源语言和计算环境。它执行各种各样的基本到高级的统计和图形技术，对用户几乎没有成本。与其他统计软件相比，这些优势鼓励了 R 软件在尖端社会科学研究中越来越多的使用（Muenchen，2009）。选择哪些包取决于用户的个人偏好、特定的优势和应用程序的限制，包括变量的数量、分析的选项和易用性。这些软件包使用户能够相对轻松地操作大型数据集，并测试出在曾经花费的一小部分时间内以指数级改进了分析的统计组合。

研究目标所要求的分析的不同类型将得到进一步解决。本描述之后将介绍一些护理研究类型的分析。

1. 描述性分析和探索性分析

研究人员可以首先探索数据的平均值、模式、分布模式和标准偏差，并检查图形表示，如散点图或柱状图的测试。关联性或显著性差异的检验可以通过卡方、相关性、各种单变量、双变量和三变量分析及四分位数的检验来探索。在这个分析过程中，研究人员可以通过数学上将分数除以特定的对数或因子值来重新编码或转换数据。组合几个现有的变量也可以创建新的变量。这些转换或"重表达式"或"虚拟编码"允许研究人员在适当的和可解释的尺度上分析数据。然后，研究人员可以很容易地识别有关变量及感兴趣的研究对象组的模式。这两个商业统计软件包 IBM SPSS 统计软件包 24（https：//www.ibm.com/analytics/spss-statistics-software）和 SAS（https：//www.sas.com/en_us/software/stat.html）都提供了计算这些测试，并以多种方式以图形方式显示结果的能力。使用 SPSS，研究人员可以使用各种强大的统计数据快速生成决策信息，理解并有效地以高质量的表格和图形输出呈现结果，使用各种报告方法与其他人共享结果，包括安全的网络发布。SAS 为研究人员提供工具，可以在一个可靠的框架内编写代码数据，提取数据用于质量保证、探索或分析，执行描述性和推理数据分析，维护数据库以跟踪和报告管理活动，如数据收集、主题注册或授予支付，并以适当的格式提供报告内容。SAS 允许在变量操作中创建独特的编程，并且通常是用于二次分析的大型公开可用数据集的格式。SAS 的产品列表扩大了人工智能的应用潜力，特别是涉及商业企业。

作为探索性分析的一部分，简单的、二元的和多元回归分析可以用来检查所选变量和感兴趣的相关度量之间的关系。建模是这些统计应用程序的一个新领域，它将变量操作成可推广的数学公式。相关矩阵的打印输出、对样本的数据假设的广泛的内部测试和回归分析表为研究人员提供了有关相关关系的浓缩的、可读的统计信息。

2. 假设检验或验证性分析

假设检验和高级分析是基于对关系的兴趣，并描述如果零假设被统计上拒绝会发生什么，而保留替代方案为真实。这些是基于研究选择的变量的条件关系，只有在满足测试的假设时，使用典型的数学表和软件来确定 P 值才是准确的（Polit 和 Beck，2017）。某些统计概念，如统计能力、Ⅱ类错误，选择 α 值来平衡Ⅱ类错误和抽样分布是研究人员必须做出的决定，无论计算机软件的类型如何。例如，一个基于网络的计算功率的应用程序是 G*Power（http：//www.psycho.uni-duesseldorf.de/abteilungen/aap/gpower3/），这是一个免费的、可下载的计算器。这些概念在研究方法学课程中有更详细的介绍，并且超出了目前讨论的范围。

3. 模型建设

用于多 Meta 分析的验证性假设检验方法的一个应用是结构方程建模（structural equation modeling，SEM）（Byrne，1984）。Byrne 将这个过程描述为包括两个方面：①所研究的因果过程由一系列结构（回归）方程表示；②这些结构关系可以通过图片建模，以使所研究的理论得到更清晰的概念化。该模型可以在对整个变量系统的同时分析中进行统计检验，以确定其与数据的一致性程度。如果拟合优度是足够的，那么该模型就论证了变量之间假设关系的合理性（Byrne，1984）。大多数研究人员可能希望咨询统计学家来讨论数据的基本假设和测试模型的计划。

IBM SPSS22 提供了 Amos22（https：//www.ibm.com/us-en/marketplace/structural-equation-modeling-sem），这是一个功能强大的 SEM 和路径分析附加组件，可以创建比单独使用标准多变量方法或回归更现实的模型。Amos 是一个可视化的扫描电镜和路径分析的程序。具备用户友好的功能，如绘图工具、可配置的工具栏和拖放功能，帮助研究人员建立结构方程模型。拟合模型后，Amos 路径图显示了变量之间关系的强度。Amos 建立的模型能够真实地反映复杂的关系，因为任何变量，无论是观察到的（如调查数据）或潜在的（如满意度或忠诚度），都可以用来预测任何其他变量。

4. Meta 分析

Meta 分析是一种技术，它允许研究人员结合跨研究的数据，以实现对人口参数的更集中的估计，并在多个研究中检查一种现象或干预的影响。它使用效应量作为研究有效性的共同度量，并处理在一些不同的研究中使用个体显著性检验所固有的统计问题。它加权了研究结果与样本量的比例，并关注结果的大小，而不是它们是否显著。

虽然计算可以借助一个可靠的商业统计包如 Meta 分析（Borenstein、Hedges、Higgins 和 Rothstein，2009），研究者在执行 Meta 分析需要考虑以下具体问题（Polit 和 Beck，2017）：①证明哪些研究是可比较的；②依赖实质性领域的知识来识别相关的研究特征；③评估和解释研究质量的差异；④评估领域的结果的通用性。在执行 Meta 分析之前，这些问题都必须经过批判性的审查来解决。

Meta 分析提供了一种方法来检验一些符合 Meta 分析研究人员标准的定量研究的结果。Meta 分析克服了在使用不同样本量和工具的研究中遇到的问题。软件应用程序综合 Meta 分析（https：//www.meta-analysis.com/pages/features.php？cart=BD482503003）为用户提供了各种工具来检查这些研究。它可以创建一个研究数据库，导入原始论文的摘要或全文，或输入研究者自己的笔记。Meta 分析使用一个可以被广泛修改的原理图来显示，因为用户可以指定要显示哪些变量及以什么顺序显示。研究可以按任何变量进行排序，包括效应量、发表年份、分配给研究的权重、样本量或任何用户定义的变量，以方便研究者进行的批判性审查（图 49-2）。

5. 图形化数据的显示和分析

在有些情况下，数据需要以图形形式显示出来，作为对信息的分析和解释的一部分，或为了对计算和分析的结果进行更基本的交流。可视化软件随着可视化科学变得越来越有用，结合来自"第四范式"的大数据的新考虑，可视化软件正

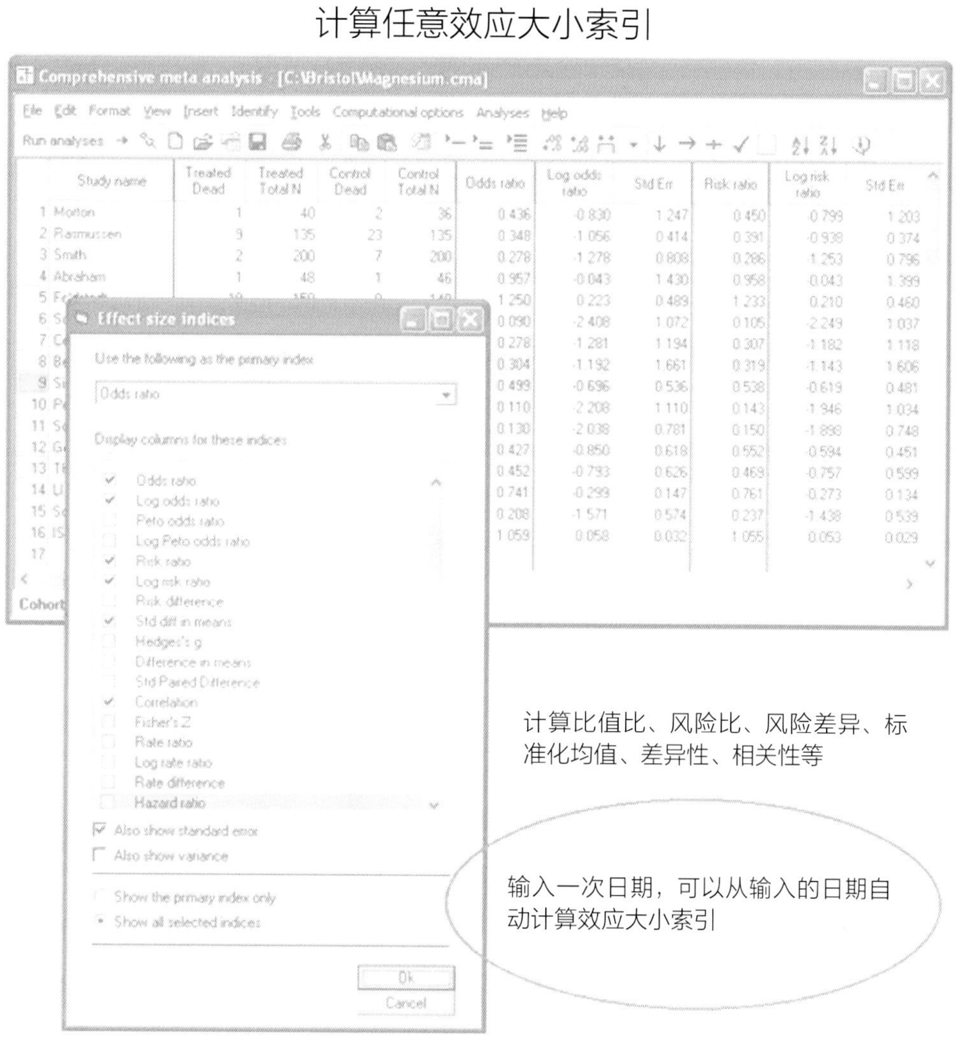

计算任意效应大小索引

计算比值比、风险比、风险差异、标准化均值、差异性、相关性等

输入一次日期，可以从输入的日期自动计算效应大小索引

▲ 图 49-2 综合 Meta 分析用户界面

经许可转载，引自 Biostat, Inc., https://www.meta-analysis.com/pages/features.php?cart=BD482503003.

变得更加有用（Hey、Tansley 和 Tolle，2009）。这些想法开始的前提是，对数据密集型发现的有意义的解释需要可视化，以促进理解和展开新模式。护士们目前正在发现通过这些可视化技术以有意义的方式呈现信息的新方法（Delaney、Westra、Monsen、Gillis 和 Docherty，2013）。

大多数统计软件包，包括 SPSS、SAS、STATA 和 R，甚至像 Excel 这样的电子表格，都为用户提供了简单到复杂的数字信息图形翻译的工具，从而允许研究人员以有意义的方式显示、存储和通信聚合的数据。用于空间表示的特殊工具存在，如地图和地理显示，以便研究人员可以可视化和解释数据中固有的模式。地理信息系统技术正在超越传统的 GIS 社区，成为信息的一个组成部分为研究人员提供的可视化工具的基础设施。例如，地理信息系统可以帮助流行病学家绘制地图收集有关疾病暴发的数据或帮助卫生服务机构研究人员图形化地交流护士的短缺领域。GIS 技术说明了人际关系，在任何一个数据集中都不一定是明显的连接和模式，使研究人员能够看到总体上的相关因素。由 ESRI 提供的 ArcGIS 在线系统（https：//www.arcgis.com/home/index.htm）是几种基于 GIS 网络的系统之一，其中一些是开放访问的，用于管理、分析和显示地理知识，并使用一系列信息集来表示。Tableau（www.tableau.com）是一种基于云计算的个人订阅服务，用户可以在任何计算机或笔记本计算机上使用。表例包括广泛的分析和可视化导出。它还包括具有三维覆盖能力的地图和地球仪，以描述网络、拓扑结构、地形、测量和特征（图 49-3）。

总之，本部分的主要重点提供了关于传统、统计考虑因素和计算机应用的简要讨论，帮助研究者进行定量数据分析。随着计算机继续将数据管理功能与传统的统计计算能力集成起来，研究者们已经能够发展更广泛和复杂的收集数据的项目。激光器或穿孔卡的时代过去了，因为研究人员的台式机或笔记本计算机计算能力具有的速度和功能都变得触手可及。增强动态研究的人工智能能力的机器学习的未来就在我们身上。

四、定性的方法

（一）数据采集和数据收集

定性方法侧重于研究过程中的活动步骤，包括收集技术、编码、分析和解释，这与定量方法在基本数据的来源上有很大的差异。因此，计算机成为一种不同类型的工具，研究者在大部分方面的研究都是通过捕捉和记录叙述或文本数据开始的。

在需要叙述内容分析的定性研究方面，用电脑可以记录研究者的观察结果、研究对象的叙述陈述和备忘录，以便于未来的编码。帮助研究人员进行转录任务的软件应用程序包括文本扫描器、语音记录器和语音识别软件（表 49-2）。市场上也有新的数字录音机，它们使用复杂且成本更高的语音识别软件。通过这些技术，研究人员

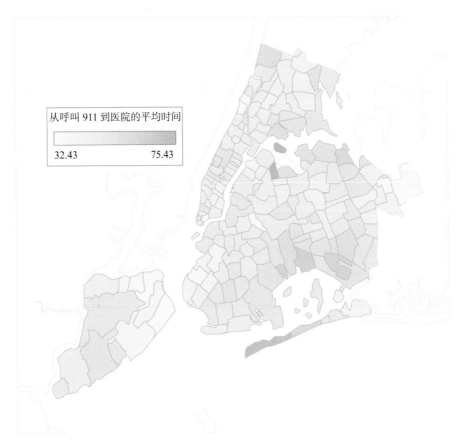

▲ 图 49-3 **Tableau Map** 荧幕截图：从救护车到医院的时间地理地图，使用邮政编码在纽约市的 **5** 个行政区的救护车时间
经许可转载，引自 V. Feeg, the author.

表 49-2　语音和听写应用程序

应用程序名称	描　述	网络链接 / 设备
Dictation-Talk toText	允许口述消息输入设备，而不是打字。它使用语音到文本的语音识别技术。使用剪贴板技术，几乎所有可以发送和接收文本信息的应用程序都可以被配置为与它一起操作。语音到文本的识别引擎是内置的 iOS 设备之一。它提供了方便，节省了时间，并且不需要打字。这个应用程序支持多种语言	兼容 iPhone、iPad 和 iPod touch（https://itunes.apple.com/us/app/dictation-talk-to-text/id1124772331）
Otter Voice Notes	Otter 创造了智能语音笔记，结合音频、翻译、说话者识别、内嵌照片和英文摘要关键词。它可以帮助人们在会议、访谈、讲座和其他重要的对话中更加专注、协作和有效率	兼容 iPhone、iPad 和 iPod touch（https://itunes.apple.com/us/app/otter-voice-notes/id1276437113?mt=8），以及来自 Google 播放的 Android 系统
Cogi	一个记笔记和录音的应用程序，只记录重要的部分对话，让个人添加图像、标签和文本笔记，把所有东西都放在一个地方。提高生产力，与他人分享和协作，并将所有内容都保存在 Cogi 云中	兼容 iPhone、iPad 和 iPod touch（https://itunes.apple.com/us/app/cogi-beyond-notes/id804942087?mt=8），以及来自 Google 播放的 Android 系统
Voicea A.I.Note Taker	Voicea 提供了企业语音助理 EVA。EVA 是一个人工智能程序，倾听、做笔记、捕捉会议中的重要时刻。将 EVA 添加到电话会议、直接电话会议或面对面会议中，EVA 将自动通过电子邮件发送会议记录。Voicea 目前只可用于英语语言	兼容 iPhone、iPad 和 iPod touch（https://itunes.apple.com/us/app/voicea-a-i-note-taker/id1174858245），以及来自 Google 播放的 Android 系统
Dragon Anywhere	Dragon Anywhere 在任何地方都能得到文档，是一个专业级别移动听写程序。轻松地口述任何长度的文档，并直接从 iPhone 或 iPad 上编辑格式和共享它们，无论是访问客户、工作网站还是在当地的咖啡店时	兼容 iPhone、iPad 和 iPod touch（https://itunes.apple.com/us/app/dragon-anywhere/id1024652126?mt=8），以及来自 Google 播放的 Android 系统
Dictate2us	Dictate2us 是一个准确分型的转录服务提供商，具有快速周转时间的文档。打字员在特定的领域中都很有经验，并且熟悉不同的术语和格式化风格。数据受到 ICO 的保护，并完全符合 HIPAA 标准	兼容 iPhone、iPad 和 iPod touch（https://itunes.apple.com/us/app/dictate2us-transcription/id341741314?mt=8），以及来自 Google 播放的 Android 系统
SmartRecorder and transcriber	SmartRecorder 是一个全功能的录音机和转录器，提供转录器的许多功能，如记录、电子邮件 / 共享、转录、剪辑 / 编辑或组织	兼容 iPhone、iPad 和 iPod touch（https://itunes.apple.com/us/app/smart-recorder-and-transcriber/id700878921?mt=8）
TranscribeMe	TranscribeMe 使用语音识别和人类转录员将任何音频或视频文档转换为文本。iOS 应用程序使转录变得更容易。直接在应用程序中录制音频，或从其他应用程序如 Dropbox 和语音演示中导入音频和视频文档。转换文本可以直接发送到电子邮件中，并可以通过应用程序内或网络浏览器获得。转录和附带的媒体文档可以通过该应用程序以电子邮件或文本的形式共享	兼容 iPhone、iPad 和 iPod touch（https://itunes.apple.com/us/app/transcribeme/id543407200?mt=8），以及来自 Google 播放的 Android 系统

（续表）

应用程序名称	描　述	网络链接 / 设备
Voice Dictation-Speechy Lite	Speechy 是一种功能强大的、基于人工智能的实时听写解决方案，它使用了一个强大的语音识别引擎，Speechy 可以轻松地记录单词和想法。文本和音频文档可以与 Evernote、Dropbox、Google Drive、OneDrive、Facebook、Twitter、Snapchat、WhatsApp 和其他 iOS 支持的共享应用程序共享。Speechy 面向全球，识别口述并将其翻译成其他语言（目前支持超过 88 种语言）	兼容 iPhone、iPad 和 iPod touch（https://itunes.apple.com/us/app/voice-dictation-speechy-lite/id1239150966?mt=8）
Rev Voice Recorder	Rev Voice Recorder 用于免费录制和共享音频。剪辑一段录音或添加录音到一段现有的录音中。使用 Dropbox 自动同步所有录音。发送录音到 Evernote、Google Drive、iCloud Drive 和更多软件。由专业打字员完成订单记录，并以 Word 文档发送或通过电子邮件发送。在 12 小时或更少时间内完成。录制 30 分钟以下的录音	兼容 iPhone、iPad 和 iPod touch（https://itunes.apple.com/us/app/rev-voice-recorder/id598332111?mt=8），以及来自 Google 播放的 Android 系统
AudioNote2 Voice recorder	AudioNote 将笔记链接到录制的音频，从而产生一个链接的录音索引，快速为笔记提供宝贵的音频背景。其他功能：组织文档，使用 iCloud 或 Dropbox 进行设备同步，并通过电子邮件、AirDrop、Wifi 等方式分享	兼容 iPhone、iPad 和 iPod touch（https://itunes.apple.com/us/app/audionote-2–voice-recorder/id1118127184?mt=8）
QuickVoice Recorder by Rev	QuickVoice 是一款全功能的 iPhone/iPad/iPod 录音机。记录想法、语音备忘录、语音电子邮件、听写、列表、会议、课程或整个讲座。可以与其他应用程序一起使用，同时仍然在后台录音和铃声录音。免费转换 QuickVoice 录音到 iPhone 铃声	兼容 iPhone、iPad 和 iPod touch（https://itunes.apple.com/us/app/quickvoice-recorder/id284675296?mt=8）
Temi Record and transcribe	Temi 是一个专业的录音机，捕捉和转录重要的想法和对话。自动转录记录与记录同步记录	兼容 iPhone、iPad 和 iPod touch（https://itunes.apple.com/us/app/temi-record-and-transcribe/id1269856195?mt=8），以及来自 Google 播放的 Android 系统
Trint	Trint 使用智能手机记录和发送文档直接到 Trint 进行转录。音频可以直接从其他 iOS 应用程序上传到网上的 Trint；从移动应用程序（音频和视频）中查看和播放最近的片段，能够管理多个录音，并在录音时放下一个标记来记录重要的点	适用于 iPhone 和 iPad（https://itunes.apple.com/us/app/trint/id1312813822?mt=8）
M*Modal Mobile Microphone	该移动应用程序允许临床医生使用 M*Modal Fluency Direct 桌面应用程序口述，而不需要一个物理麦克风连接到 PC。一旦移动应用程序与 M*Modal Fluency Direct 直接用户 ID 一次性配对，应用程序的用户可以指示使用 M*Modal Fluency Direct 直接运行，而不需要对接、蓝牙或物理连接。该应用程序使用安全的数据传输将音频从移动设备直接传输到 M*Modal Fluency Direct，直接运行在其他地方。它建立在相同的基于云的 M*Modal Speech Understanding™ 技术上，支持所有的 M*Modal 解决方案，因此现有的临床医生语音配置文件可以轻松和实时地使用，以获得最佳的准确性	兼容 iPhone、iPad 和 iPod touch（https://itunes.apple.com/us/app/m-modal-mobile-microphone/id975544301?mt=8），以及来自 Google 播放的 Android 系统

（续表）

应用程序名称	描 述	网络链接 / 设备
Informed Consent and Dictation	Informed Consent and Dictation 程序通常是在工作中学习的技能。鉴于这两项任务的重要性，此应用程序已作为一个指南开发。申请有知情同意和听写程序的模板	兼容 iPhone、iPad 和 iPod touch（https://itunes.apple.com/us/app/informed-consent-and-dictation/id1376735775?mt=8）
Rati-Fi	Rati-Fi 知情同意系统是一款支持移动健康的移动应用程序，可以提高患者对预处理和预后护理的教育和理解能力。Rati-Fi 使用高质量的医疗动画来解释治疗选项、测试理解、调查测量患者满意度并使用基于视频的知情同意过程来记录与医生的对话，视频和 PDF 签名文档存储于符合 HIPAA 的云服务器	兼容 iPhone、iPad 和 iPod touch（https://itunes.apple.com/us/app/rati-fi/id1053252809#?platform=iphone）
cubeCONSENT	cubeCONSENT 支持电子知情同意书解决方案。它为未来的受试者提供了一个最佳的学习环境，并确保受试者同意书的签署是基于患者对测试的准确理解和参与责任。它与 cubeCDMS 相互操作，实时获取受试者的知情同意信息	兼容 iPhone、iPad 和 iPod touch（https://itunes.apple.com/us/app/cubeconsent/id1350698986?mt=8）

或转录员可以很容易地操纵记录并逐字键入数据。甚至 iPhone 和智能手机也有高质量的记录应用程序，有助于定性研究捕捉叙事陈述。这些叙述性陈述就像定量调查一样，既可以被编程用于其他应用程序，也可以将受试者的回答直接输入计算机。

定性数据收集

在定性研究中，录音通常用于访谈，其中内容被转录成一个文字处理程序进行分析。叙述陈述的存储是根据人们的理论框架进行后续编码和排序。通过分析，从数据中得出的类别由研究者进行解释。需要指出的是，对于定量和定性的数据，计算机应用程序只是一个机械的、文书的工具，以帮助研究人员操纵数据。在定性研究中使用互联网进行间接和直接的数据收集，也可以为数据分析提供一个工具，从而产生定量分析和定性分析。计算机不仅能够记录受试者对问题的回答，而且还可以记录受试者在线的分钟数和他们登录的次数。许多新的在线技术正在为定性研究提供功能，例如 Audacity（audacity.

sourceforge.net）是一个开源的免费录音包，可以编辑捕获的声音和导出要分析的音频数据；相反，简单、免费的在线调查包，如 SurveyMonkey（surveymonkey.com），现在可以将参与者的免费文本数据导出到定性软件包中。

（二）数据编码和分析

从历史上看，定性研究人员依赖于叙事笔记，通常首先记录为音频，后来由打字员转录。编码定性的文本数据是一项耗时的任务，通常涉及数千页的打字笔记，以及使用剪刀和胶带来开发编码和类别。随着计算机软件包的出现，编码和排序的机械方面已经减少了。研究人员必须决定哪些文本可能会感兴趣，并可以使用文字处理程序搜索文本文档中的单词、短语或其他标记。然而，这个过程繁琐且耗时，因为将文本聚合成有意义的组合，以便从叙述中识别主题的方法有限。

一些为定性数据分析（qualitative data analysis，QDA）开发的新软件包直接与最流行的文字处理软件包接口。这些程序帮助研究者建立数据代码的索引，并寻找编码类别之间的关系。研究人员可以借助计算机程序轻松地对大量数据进行编码和重新编码，这鼓励研究人员尝试以不同的方式思考数据并对它们进行重新分类。通过计算机存储，方便地进行了数据的类别或元素的检索。随着新技术的不断发展，改进了用户界面和图形功能，包括 QSR NVivo12（https：//www.qsrinternational.com/nvivo/nvivo-products/nvivo12-plus）、MAXQDA（https：//www.maxqda.com）和atlas.ti8.4（https：//atlasti.com/）的最新版本。

定性研究就像定量研究一样，不是一个单一的实体，而是一套相关的但又独立的转换、目标和方法。定性研究中的一些个别传统是民族学、基础理论、现象学和解释学。定性研究的主要特征在于，其目标是理解现象的质量或本质，以及关注这些事件对研究中的参与者或受访者的意义。数据的形式通常是受访者或举报人的文字，而不是数字。计算机化对研究人员处理大量的数据特别有帮助。但是，必须强调的是，计算机应用程序作为一种管理工具而不是一种分析工具来帮助分析。数据的合成仍然是研究者的解释工作。

1. 对定性数据的数据分析

定性的数据分析通常发生在一个持续的基础上，以一种反射性和迭代的方式收集数据。数据应该何时开始收集和分析结束没有明确的界限。在一段时间内获得观察、访谈和其他数据的过程中，会产生大量的叙述，其中可能包括数百或数千页的现场笔记和研究者备忘录。虽然计算机应用程序可以在组织和分类大量的数据，关于概念和主题的决策的理论和分析方面必须由研究者得出。研究人员只能使用这些工具来帮助创建方法学家在编码级别和分类集群中描述的组合（Polit和 Beck，2017）。

例如，计算机使用扎根理论（定性研究的一种方法）在数据分析中可以促进的如下一些任务。一旦研究人员确定了访谈和观察的哪些部分

可以被标记为类别，某些属性或维度就可以通过级别来确定和编码。研究人员会进行"持续的比较"，比较所有被相似分类的事件的含义。这个过程会继续进行，直到研究人员确定这些类别是内部一致的，与数据相吻合，并且是饱和的。当研究人员无法为某一类别找到更多属性，并且新数据与旧数据相比存在冗余时，就会达到饱和（Cresswell 和 Cresswell，2018；Cresswell 和Poth，2018）。这些认知过程将被研究者使用软件应用于叙事性访谈、现场笔记和补充数据的数据分析中。

2. 计算机应用程序

许多通用的或特定的软件包可以用于定性分析：一个软件包是一个免费的文本检索程序，如在文字处理程序中可用的程序；另一个是任意数量的标准数据库管理或索引程序；第三个软件包是专门为定性分析而开发的程序。

3. 专用软件

为了分析定性数据，一些 QDA 软件产品已经得到了发展和改进。从数据收集过程中转录的叙述和其他收集的元素，包括视频、图形和网站参考资料，做定性分析的研究人员可以将这些文档导入或打开到各种专有的、基于订阅的或许可的应用程序中。来自 QSR（http：//www.qsrinternational.com/nvivo/case-studies/software-to-xsight）为研究人员提供了具有多种优势的新一代软件工具。由于定性研究有多种形式，这两种应用程序可以根据用户的具体方法目标、研究的性质和规模及计算机设备来选择。虽然 NVivo12 支持流动的、丰富的数据、详细的文本分析和理论构建，但它还可以管理文档、音频和视频文档作为类别、属性或节点，显示文档的结构和属性（图 49-4）。最新版本的 NVivo12 还允许研究人员从其他应用程序导入输出的数据，如在线调查工具 Survey Monkey，以及书目管理项目、Facebook 和 Twitter。新的分析工具提供了以有意义的方式聚类、映射和可视化文本和图像的研究方法，以帮助定性分析中的解释过程。

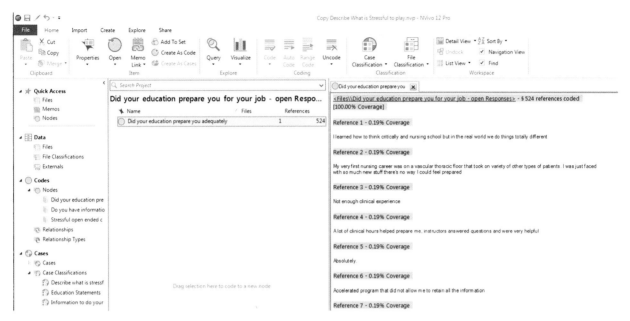

▲ 图49-4 NVivo11-SurveyMonkey® 的截图，关于新护士在工作场所中的压力数据——一个带有评论的节点
经许可转载，引自 V. Feeg，the author.

4.概念网络系统

一种被称为概念图、语义网或概念网络的系统，是一种以图形方式表示信息的系统。一个概念系统中的对象（如年龄和经验）是用一个方框图（节点）来编码和表示。对象（通过弧）链接到其他对象以显示关系。与基于规则的系统一样，语义网络也被广泛应用于人工智能工作中。为了查看系统中一个对象的关系，研究者遵循图之间的弧来检查图中的节点。语义网络应用程序可能在模型构建并提供图片概述。NVivo12 有这些额外的功能和决策浏览器（Decision Explorer 和 Banxia，2014）为用户提供了一套强大的映射，帮助观众进行决策过程的工具回应活动。想法可以被映射和结果进一步分析认知（图49-5）。这个软件有许多实际用途，如收集构建访谈数据，并作为战略中的一种辅助过程。该软件主要被描述了作为一种记录和促进工具的启发思想，以及一个构建和交流的工具。定性资料它允许用户收集和分析定性数据，从而理解许多定性数据片段，以便实现对给定的一个问题或多个问题的连贯描述（Banxia，2014）。

（三）结果的传播

虽然研究结果的传播继续通过传统方式进行，例如在专业会议上发表演讲和在期刊和专著上发表文章，但在线报告正变得越来越普遍。其他越来越多地使用的研究传播形式包括各种播客、YouTube、网络直播视频，以及最著名的 "Ted Talks" 风格的演示。一些期刊要求在提交研究报告时提供视听幻灯片。护士经常光顾的一些网站都是同行评议的期刊，如在线护理信息学杂志（www.cisnet.com），以及在各种网站上选择的护理文章，如 ANA（www.nursing-world.org）。由各类专业护理组织 [如美国护理杂志（American Journal of Nursing）、Sigma Theta Tau 国际会议和美国全国护理联盟（National League for Nursing）] 赞助的护理论坛通常允许参与者在指定的时间内与演讲者或作者在线聊天。几乎所有的组织都有自己的网站，如阿尔茨海默病教育和转诊中心（Alzheimer's Disease Education and Referral Center）（www.Alzheimers.org）、美国心脏协会（www.Americanheart.org）、美国医学信

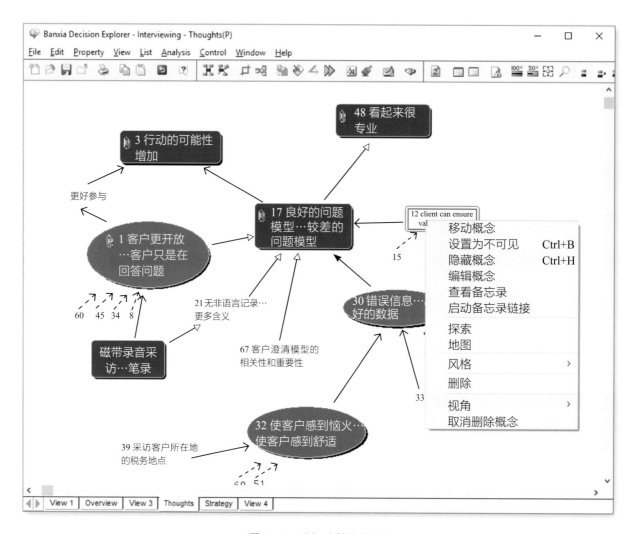

▲ 图 49-5 认知映射分析的例子

经许可转载，引自 BANXIA® Software Ltd., www. banxia.com/dexplore/screenshots/.

息学协会（www.Amia.org）和 RAND Corporation（www.Rand.org）。Cochrane Collection 的收藏中心通过 Cochrane Collaborative（www.Cochrane.org）的合作组织在世界各地拥有许多中心。与所有在线出版物和纸质出版物一样，用户必须评估所访问的信息是否适合所要访问的目的。如今，大型出版商都在推广分享和开放科学讨论。

向大多数政府和一些非官方机构提交报告，要求研究人员在网上提交一份转换后的文档。目前，提交给联邦政府的拨款提案需要在线提交并转换为 PDF。NIH 的申请者被引导到一个有可下载程序的页面，在提交文档之前转换文件格式（www.Grants.gov/help/download.software.jsp）。事

实上，有一种趋势是所有的手稿都在网上印刷、在线或两者兼有。在线期刊继续增长，此外，开放获取期刊的数量也有所增加，这为研究人员提供了更多的传播途径选择。护理界和学术界对在线期刊的讨论褒贬不一，虽然它允许文章的研究者和消费者能够搜索更广泛的公开科学，但出版界和学术界的其他利益相关者一直在关注这种颠覆性创新的后果（Broome，2014）。NIH 的资助接受者被要求公开他们的科学发现，并且数据的使用符合基金资助的研究，特别是临床试验，这改变了一些传统的出版流程。

本章总结了定量的假定过程和定性研究的过程，并描述了选择计算机化的工具，可以帮助研

究人员在提案准备、数据收集、数据编码、数据分析和对这两种研究类型的传播。下文强调了计算机使用和护理信息学研究的三个类别的例子：①电子数据，如大型电子数据集的数据挖掘和电子护理文档；②基于网络的交互；③临床实践中的专业计算机应用。这些例子包括定量研究和定性研究，在提案开发、数据收集、变量测量、分析和传播活动中，护理研究人员不可避免地使用了各种软件工具。

五、研究的例子

虽然计算机与引导研究有着千丝万缕的联系，但在护理文献中也有关于计算机应用的很好的例子。以下几个例子也描述了计算机化的过程，引导定量和定性的研究方法。这些例子重点提供了计算机使用和信息学的相关护理研究，以及在做研究的过程中使用计算机。

（一）使用计算机的临床干预措施

使用互联网应用程序在各种临床试验中测试旨在改善临床患者的饮食。例如，一组研究人员开发了前列腺癌患者的个人档案（personal patient profile-prostate，P3P），为针对新诊断的男性提供的网络决策支持系统，它在就诊前评估患者的偏好，并给予提供者和患者的信息来帮助在治疗选择中做出决策。治疗研究表明，决策支持在技术支持方面是可行的，决策后悔是否显著受个人特征和治疗后症状的显著影响，尽管 P3P 本身对该研究测量的结果并不显著（Berry、Wang、Halpenny 和 Hong，2012）。在另一个基于网络的干预后，护理人员被随机分配到两种类型的在线支持组之一，并与不活跃的参与者就其抑郁症状、照顾者负担和生活质量方面进行比较。在这项研究中，与不活动的参与者相比，这两种类型的在线支持小组都减少了抑郁症状，改善了生活质量（Klemm、Hayes、Diefenbeck 和 Milcarek，2014）。

（二）技术、电子数据和电子数据文档研究

有几个不同的研究强调在数据挖掘或护理文档中使用电子数据和电子病历。

1. 大数据集的二次分析

护理研究人员越来越多可以获得大型公共数据集来探索健康相关的问题。这些网站提供教程和帮助，使它们更容易进行二次分析。例如，美国疾病控制和预防中心、医疗保健研究和质量机构为临床研究人员和卫生服务研究人员提供了各种健康相关系统的工具和数据源。其中一个数据来源是医疗支出调查小组（Medical Expenditure Panel Survey，MEPS）数据库，多年来一组针对美国各地的家庭和个人、医疗提供者和雇主的大规模调查（meps.ahrq.gov）。医疗支出调查小组是关于医疗保健和健康保险覆盖范围（AHRQ.gov）的成本和使用情况的最完整的数据来源。各种护理研究人员使用的另一个收集数据是来自 AHRQ 的 HCUP 数据集。HCUP 数据库汇集了州数据组织、医院协会、私人数据组织和联邦政府的数据收集工作，以创建一个具有接触级医疗保健数据的国家信息资源。它包括最大的纵向医院护理数据收集；对广泛的卫生政策问题进行研究，包括卫生服务的成本和质量、医疗实践模式、医疗保健项目的获取，以及国家、州和地方市场层面的治疗结果（hcup-us.ahrq.gov）（AHRQ，2014）。

今天的电子病历经常为研究提供源数据。Cooley 等（2017）进行了一项定性研究，探讨患者和护理人员对决策支持组成部分的看法，通过使用电子健康系统加强与临床医生关于生活质量管理的沟通。64 例患者通过焦点小组和问卷调查参与了本研究。癌症患者在与医疗保健提供者的互动中面临着大量的信息，他们往往依赖护理人员来帮助他们了解，决策支持是护理的一个重要组成部分，以协助患者管理症状，因为患者和护理人员往往不确定出现什么样的无法控制的症状时，才需要打电话给临床医生。研究结果表明，

电子健康的功能，如跟踪症状的能力、获取疾病特定信息和提醒临床医生症状严重程度，已显示出增加沟通和减少症状痛苦有效性。

在另一个例子中，Almasalha（2012）研究了电子病历。研究人员检查了 596 次护理，其中将疼痛作为患者护理计划中的一个问题，使用统计和数据挖掘工具来确定临终（end-of-life，EOL）住院患者信息中隐藏的模式。研究结果表明，对患者护理有了新的认识；例如，住院时间少于 3 天的 EOL 患者比住院时间较长的患者更不太可能达到疼痛缓解目标。此外，Westra 等（2011）使用 EHR 数据研究了家庭健康患者的尿失禁和肠失禁，以预测改善情况。在这些情况下，EHR 作为数据源。

2. 护理计划的计算机化文档

Feeg、Weiner、Raposo 和 Saba（2015） 研究了临床护理分类的可用性，以经验提出护理行动，以代表对住院患者进行的护理干预的范围。使用描述性方法对来自三家新英格兰医院获取的数据进行二次分析，研究人员发现了有关护理组成部分、护理行动、预期结果和实际结果的信息。本研究证明了使用临床护理分类来记录护理干预措施的可行性。

使用另一个系统，Bose、Maganti、Bowles、Brueshoff 和 Monsen（2019）研究了最小冗余 – 最大相关性（minimum redundancy-maximum relevancy，mRMR）的使用，以提高公共卫生护理和妇幼家访的效率和减少记录负担。由于花在患者身上的资源和时间减少，有一个压缩的数据集表示，虽然体积相对小得多，但产生相同的分析结果将是有益的。研究人员测试了两种不同的特征选择机器学习技术，即 mRMR 和 glmnet，并将它们应用于公共卫生，护士使用奥马哈系统生成的数据集上。mRMR 的 206 个特征减少到 50 个元素，而 glmnet 的 206 个特征减少到 63 个元素。该调查得出的结论是，特征选择技术通过识别预测风险状态所需的最关键的数据元素，有望减少公共卫生文档负担。

Moss 和 Saba（2011）研究了使用 CCC 术语对五种最常见的干预措施进行成本核算护理的效用。通过对在急症护理单位中开展常规护理的护士进行的观察研究，研究人员通过专门的数据收集程序收集数据，并直接输入 PC 数据库。共观察、编码和分析了 251 种干预措施，通过对每一种干预措施所花费的时间的分析，研究人员可以通过平均成本和活动的百分比来描述这四种行动类型。本研究证明了基于标准化的 CCC 术语来评估患者护理的可行性。在 Dykes（2013）的一项研究中，护理提供分析使用 CCC 编码通过医院观察护理干预和在由 Feeg 和 Greenidge-Adams（2018）后续的研究中，护士估计选择 CCC 编码干预的成本，开始理解潜在成本估计选择护理干预措施编码。

3. 基于网络的工具和干预措施

关于如何将互联网作为一种做研究的工具，以及针对网络设计的临床问题干预措施的研究，已经进行了大量的研究。例如，Cooley 等（2018）测试了一个基于算法的临床决策支持程序的网络模拟模型的可用性，该模型可用于癌症症状的自我管理。癌症患者必须了解预期的症状，如何自我管理症状，以及何时打电话给临床医生。研究人员通过使用焦点小组、访谈和对癌症患者、护理人员和临床医生的调查，测试了模拟症状评估和人工管理干预自我护理临床决策项目的可用性。临床决策支持的模拟模型使用该原型识别了患者的障碍和临床问题。这一调查结果可用于指导其他慢性疾病的自我管理的临床决策支持资源的发展。

在决策支持应用研究中，Berry 等（2015）开发了西班牙版前列腺癌患者的个人文档案，这是一个针对新诊断为前列腺癌的拉丁裔男性的网络决策支持系统，它在就诊前评估患者的偏好，并提供提供者和患者的信息，以帮助在治疗选择中做出决策。虽然该研究确定了可用性问题，如不熟悉互联网使用和导航问题；然而，在技术支持下，基于网络的决策辅助是可行的。

在另一种基于网络的临床干预研究中，Geraghty等（2017）在50岁的患者中进行了一项单盲随机对照试验，年龄为1岁及以上，平均年龄为67岁，来自54家初级保健机构，此前2年均有头晕症状。随机化过程是自动化的和在线的，来自54家诊所的296名患者被随机分为以互联网为基础的前庭康复或传统护理。实验组接受了为期6周的6次基于互联网的自动干预。前庭康复运动的方案是基于患者的症状。前庭康复练习是通过视频演示和音频描述来演示的。本研究表明，在没有临床支持的情况下，接受网络前庭康复的老年患者头晕症状和头晕所致的相关残疾有所减少。

Yen和Bakken（2009）测试了一种基于网络的工具，测试其用于管理护理单位的开放式轮班的可用性。通过护理观察和访谈方法，他们评估了网络沟通工具（BidShift），该工具允许管理者宣布开放轮班，以征求员工对自己工作班次的要求。他们使用专门的软件来捕捉荧幕和声音片段，因为参与者被要求在完成与开式轮班管理过程相关的三个子任务时大声思考。任务完成后，参与者被问及这个过程，并记录他们的回答。此外，他们的数据还使用Morae进行管理和编码，这是一种为可用性测试开发的专门软件（https：//www.techsmith.com/morae.html）。这个定性研究的例子报告了参与者的使用模式和他们对沟通工具的可用性的相关感知主题。

在Lichenstein、McDonough和Matura（2013）的一项定性研究中，98名自认为是肺动脉高压（pulmonary hypertension，PH）患者的照顾者的参与了在肺动脉高压协会（Pulmonary Hypertension Association）发布的为期18个月的在线讨论板。收集的临床变量为药物和氧气使用情况，以及诊断后的年份。主题分析产生了四个主题：①恐惧和沮丧；②问题和担忧；③值得倾听的人；④继续生活。结果显示，肺动脉高压患者的照顾者可能由于缺乏知识或心理压力而缺乏照顾其亲人的能力。

在一篇关于基于网络的慢性疼痛认知行为干预的综述中，研究人员进行了系统的综述和云分析，以量化治疗慢性疼痛患者的干预效果。研究人员使用来自联机医学文献分析和检索系统（MEDLINE）的数据和其他来源的数据做了11项对比研究，发现基于网络的干预措施与等待对照组相比，使用网络干预干预组的慢性疼痛减轻较小（Masear、Gajos、Calil和Fregni，2010）。

4. 在临床护理中的专业计算机应用

在一段时间内，计算机算法已经成为确定健康模式差异的可靠手段。与疾病相关的传感器数据模式的变化会向临床医生发出潜在疾病或功能下降的早期干预警报，以进行早期干预。TigerPlace使用这种增强的技术来主动管理住在当地住房的老年人的健康。Rantz等（2015）比较了居住在TigerPlace的52名居民和81名没有嵌入式传感器系统的普通居民的住院时间。此外，这些学者还评估了这种增强的技术对当地住房老龄化人口成本的影响。研究结果表明，有传感器的老年人比没有传感器的老年人多活1.7年。此外，通过TigerPlace传感器技术的生活成本与疗养院的成本估计显示，每人节省了3万美元，医疗补助计划每人节省了8.7万美元。

今天，移动技术也在与健康相关的应用程序激增。例如，智能手机服务端口支持监测和管理患者的健康状况。Naslund等（2016）的研究强调了使用Fitbit可穿戴设备和配套的智能手机来支持严重精神疾病患者的行为改变。此外，Wu等（2018）研究探讨了使用智能手机药物提醒应用促进青少年和年轻人坚持口服药物的可行性和可接受性。100%的参与者（n=23）至少使用过一次该应用程序，超过50%的人在收到提醒后立即服药。

一些研究已经结合了智能手机的使用来促进患者和医疗保健系统之间的积极互动。Serrano等（2016）探讨了患者与医疗保健提供者用电子方式交换健康信息的意愿。研究人员分析了 2013 年健康信息全国趋势调查中收集的 3165 名患者的数据。该研究发现，年龄、社会经济地位、对临床医生的信任程度和教育程度与某些交换类型信息的意愿相关。调查结果表明，受访者（尤其是 50 岁及以上的受访者）不太愿意通过移动设备交换可能被认为是敏感或复杂的信息。

同样，Tofighi 等（2017）研究一项基于办公室的丁丙诺啡项目，通过短信预约提醒来提高患者依从性的可行性，研究人群（$n=93$）完成了两次可行性调查，第一次是在发送初始短信提醒之后，第二次是在 6 个月后，该研究证明了丁丙诺啡程序在办公室进行短信预约提醒的可接受性和可行性。此外，丁丙诺啡项目的参与者年龄大小和项目持续时间长短并没有减少接收短信提醒的兴趣。

智能手机应用程序有潜力消除阻碍优质医疗保健的障碍。mHealth 提供了一个通过使用智能手机高质量摄像头来管理手术后手术部位感染的机会。临床医生将能够实时收集有关现场的数据，并与患者进行沟通。Sanger 等（2014）采用半结构化访谈和调查的混合方法设计，以了解患者对手术部位移动健康管理的看法。参与者（$n=13$）出院后有手术伤口并发症，主题来自患者出院后伤口并发症自我管理的访谈：自我护理和自我监测的知识、在家自我护理和伤口监测的有效性，以及与提供者的沟通。尽管如此，患者发现移动健康伤口监测应用是一个可接受的解决方案，使患者能够进行伤口监测。

智能手机作为一种自我分类的工具，已被用于治疗腹痛、流感样疾病、性健康问题和儿科紧急护理。"Should I see a doctor"智能手机应用程序是急性初级护理的自我分类工具。此外，该设备还有一份内置的调查问卷，以确定用户是否计划遵循该应用程序的建议。在常规初级保健环境中对应用程序用户（$n=4456$）进行的前瞻性横断面研究表明，所有年龄段的患者都使用过该应用程序，81% 的参与者认为该应用程序的建议

与分诊呼叫结果相对应（Verzantvoort、Teunis、Verheij 和 Velden，2018）。

开发"知情"移动应用程序，促进年轻成年女性完成 HPV 疫苗系列。Teitelman、Kim、Wass、DeSanna 和 Duncan（2018）确定了生活在城市社区的年轻成年女性中关于完成 HPV 疫苗接种的强烈信念，并将这些信念纳入移动健康应用程序的开发，以促进疫苗完成情况。研究结果表明，为人群量身定制的内容有可能促进 HPV 疫苗系列的完成。

电子药物分配设备，如药物事件监测系统（medication event monitoring systems，MEMS）（El Alili 等，2016）和移动技术，在今天的健康相关应用领域中也迅速普及。不管是使用简单的手机发送短信或是使用复杂的智能手机网络界面程序，支持患者药物管理系统的研究都已经开始。MyMediHealth 是一个药物管理系统，包括一个药物调度程序、一个药物管理提醒引擎，能发送短信到患者的电话（Stenner、Johnson 和 Denny，2012）。

这些和其他将计算机技术与护理实践联系起来的创新已经出现，以支持它们的功能、实用性和有效性。随着技术变得越来越便宜、更小、无线，并且现在与云计算互联，创新的范围一直令人震惊。今天的护理研究和计算机，在使用计算机进行研究和研究计算机对患者护理的影响这两个领域都是不可分割的。

六、结论

本章回顾了两种研究范式和哲学取向，即定性和定量方法，它们指定了不同的基础研究方法，以及在研究过程的不同阶段使用计算机。它还强调了用这些定量和定性方法进行计算机使用研究的例子。各种计算机应用程序可以通过商业化的软件包，服务于护理研究人员进行研究。随着无线开发和交付应用程序的进步，以及智能手机技术等小型设备的广泛使用，创新和健康研究

的潜力越来越巨大。在促进技术创新的大型联盟的推动下，如研究人员和企业家的年度会议健康数据分析协会（healthdatapalooza.org），人们可以期待在不久的将来，在智能手机、平板计算机和迷你手机的帮助下，会出现许多循证干预措施。联邦政府促进使用大数据、D2K、精准健康和比较有效性研究帮助研究人员解决现有的数据集，再加上云来容纳和连接远程研究人员和受试者，人们可以期待使用二手数据的研究技术和可接受的证据的扩散。此外，对计算机应用和信息学的研究是一个日益增长的科学主体，它将继续出现在文献中，其新的目的是收集和存储有意义的数据的多种用途。

计算机技术和数据是护理人员未来的中心。护理研究（获取、编码、统计、组织和分析卫生保健和护理数据，以回答重要的问题）将为护理实践中的准确测量和有临床意义的进展奠定基础。Brennan 和 Bakken（2015）提出，"大数据包含超出人类理解的数据，这些数据是标准计算机系统无法管理的，其速度不受研究者控制，并具有传统调查中没有的不精确程度"（原文第477 页）。所有行业中人工智能的激增都是数据呈指数级增长的结果，特别是非结构化数据，算法开发的进步和廉价的计算能力（IBM Research Blog，2017）。随着数据科学方法的出现，护理研究者可以探索、编码、组织和开发新的见解，护理实践来自大数据。使用为分析效率而优化的数据元素对于改善护理和医疗保健提供系统的研究至关重要。理解大数据和导航和同步的工具，这些实践水平的改进、监测、人口健康和决策支持是护理研究者的优先事项。根据 Sensmeier（2015）的说法，我们正在为大数据做准备，未来数据的洪流、创新和访问将使可能我们推进医疗系统的愿景成为可能。向具有计算机技术、研究工具和大数据科学益处的学习型医疗保健系统（IOM，2012）的演变将有助于我们"为患者和医疗保健系统之间的合作提供最佳证据"（原文第 117 页）

自测题

1. 云计算重塑了研究过程。下列哪项是云计算领域中唯一麻烦的过程？
   A. 数据收集
   B. 数据泄露
   C. 数据共享
   D. 数据存储

2. 我们使用了基于 Web 的参考文献管理软件来组织参考文献。该工具可以执以下操作，除了哪一项？
   A. 按字母顺序插入引用
   B. 创建不同的书目样式
   C. 修改数据库中记录的不准确或不完整的信息
   D. 从互联网搜索引擎中自动提取引文

3. 移动技术已经变得无处不在，因为世界上大约 99% 的人口可以使用互联网。护士研究人员可以使用移动卫生技术进行定量和定性查询来获取什么信息？
   A. 行为改变
   B. 坚持用药
   C. 自我护理知识
   D. 以上所有

4. 统计软件包与计算机软件协同工作，为护士研究人员提供工具，以便在定量研究中进行简单到复杂的数字信息的图形翻译。计算机软件程序可以执行以下操作，除了哪一项？
   A. 保护数据免受病毒攻击
   B. 获取生理学数据和临床护士信息
   C. 通过 SharePoint 在线共享文档
   D. 管理数据库中的数据

5. 关于数据输入，研究人员可以使用计算机软件应用程序进行什么操作？
   A. 实时捕获数据分布

B. 实时编码对问题的回答

C. 快速准确地扫描大量调查

D. 以上全部

6. 数据分析的重点是下列哪项？

 A. 将数据转换为可用的形式

 B. 评估数据效率

 C. 确定数据源，以便以后再包含在这些数据源中

 D. 从各种来源收集数据

7. 有几种计算机软件可用于定性研究和数据分析。该软件可协助护士研究员执行以下工作，除了下列哪项？

 A. 数据的编码和排序

 B. 建立一个代码的索引

 C. 减少偏差，提高可靠性

 D. 识别编码类别之间的关系

8. 美国护士协会支持需要标准化基于计算机的患者护理系统的护理术语。坚持一门标准化的护理语言将会导致什么情况？

 A. 一个更广泛的关于干预措施的数据库

 B. 改进了对护理结果的评价

 C. 提高护理能力

 D. 这是国家互操作性中的一个障碍

9. 哪些文档阐明了电子健康档案中护理术语、通用数据模型和信息结构的标准化？

 A.《健康保险流通与责任法案》

 B.《护士道德规范与解释性声明》

C.《21 世纪治愈法案》

D. 关于改变卫生和卫生保健的可共享和可比护理数据的国家行动计划

10. Meta 分析的原则包括重点评估以下哪项对人口、现象的影响及干预？

 A. 教育水平

 B. 多项研究

 C. 年代

 D. 社会经济阶层

11. 下列哪些软件与绘制疾病暴发情况有关？

 A. SPSS

 B. SAS

 C. GIS

 D. STATA

12. 虽然一些护士研究人员继续在专业会议上传播研究结果，但使用互联网提供了其他传播模式，例如下列哪一项？

 A. 播客

 B. YouTube

 C. Ted Talks

 D. 以上所有

答案

1. B	2. C	3. D	4. A	5. D
6. A	7. C	8. B	9. D	10. B
11. C	12. D			

参考文献

[1] Agency for Healthcare Research and Quality (AHRQ). (2011). *Medical Expenditure Panel Survey (MEPS)*. Rockville, MD: Agency for Healthcare Research and Quality. Retrieved from www.meps.ahrq.gov/mepsweb/. Accessed on April 18, 2019.

[2] Agency for Healthcare Research and Quality (AHRQ). (2014, January). HCUP Home. *Healthcare cost and utilization project (HCUP)*. Rockville, MD: Agency for Healthcare Research and Quality. Retrieved from www.hcup-us.ahrq. gov/home.jsp. Accessed on April 18, 2019.

[3] Agency for Healthcare Research and Quality (AHRQ). (n.d.). Comparative effectiveness program (AHRQ. gov). Retrieved from www.effectivehealthcare.ahrq.gov/ reports/final.cfm.

Accessed on April 18, 2019.

[4] Almasalha, F., Xu, D., Keenan, G., Khokhar, A., Yao, Y., Chen, Y., ... Wilkie, D. (2012). Data mining nursing care plans of end-of-life patients: A study to improve healthcare decision making. *International Journal of Nursing Knowledge, 24*(1), 15-24.

[5] Armbrust, M., Fox., A., Griffith, R., Joseph, A., Katz, R., Konwinski, A., ... Zaharia, M. (2010). A view of cloud computing. *Communications of the ACM, 53*(4), 50-58. doi:10.1145/1721654.1721672.

[6] ATLAS.ti 7. (2014). Retrieved from http://www.atlasti.com. Accessed on June l 15, 2019.

[7] Bakken, S. (2013, December 3). Why a nursing terminology? *Presentation at the CCC Workshop,* Nashville, TN.

[8] Banxia. (2014). *Decision explorer.* Cumbria, UK: Banxia Software Ltd, Kendal. Retrieved from http://www.banxia. com/dexplore. Accessed on April 18, 2019.

[9] Berry, D. L., Halpenny, B., Bosco, J. L. F., Bruyere, J., & Sanda, M. G. (2015). Usability evaluation and adaptation of the e-health personal patient profile-prostate decision aid for Spanish-speaking Latino men. *BMC Medical Informatics and Decision Making, 15*, 56.

[10] Berry, D. L., Halpenny, B., Wolpin, S., Davison, J., Ellis, W., Lober, W. B., ... Wulff, J. (2010). Development and evaluation of the personal patient profile-prostate (P3P), a web-based decision support system for men with newly diagnosed with localized prostate cancer. *Journal of Medicine Internet Research, 12*(4), e67.

[11] Berry, D. L., Wang, Q., Halpenny, B., & Hong, F. (2012). Decision preparation, satisfaction and regret in a multicenter sample of men with newly diagnosed localized prostate cancer. *Patient Education Counseling, 88*(22), 262-267.

[12] Bose, E., Maganti, S., Bowles, K. H., Brueshoff, B. L., & Monsen, K. A. (2019, January/February). Machine learning methods for identifying critical elements data elements in nursing documentation. *Nursing Research, 68*(1), 65-72.

[13] Brennan, P., & Bakken, S. (2015). Nursing needs big data and big data needs nursing. *Journal of Nursing Scholarship, 47*(5), 477-484.

[14] Borenstein, M., Hedges, L., Higgins, J., & Rothstein, H. (2009). *Introduction to meta-analysis.* Chichester, UK: John Wiley & Sons.

[15] Broome, M. (2014). Open access publishing: A disruptive innovation. *Nursing Outlook, 62*(2), 125-127.

[16] Byrne, B. M. (1984). *Structural equation modeling with EQS and EQS/Windows: Basic concepts, applications, and pro gramming.* Thousand Oaks, CA: Sage.

[17] Byrne, M., & Lang, N. (2013). Examination of nursing data elements from evidence-based recommendations for clinical decision support. *Computers, Informatics, Nursing, 31*(12), 605-614.

[18] Coenan, A. (2012). Harmonizing nursing terminologies: CCC System© and ICNP® . In V. Saba (Ed.), *Clinical Care Classification (CCC) System, Version 2.5 User's Guide.* New York, NY: Springer.

[19] Coenen, A., & Jansen, K. (2013, December 3). Harmonising ICNP and the CCC—International Council of Nursing. *Presentation at the CCC Workshop*, Nashville, TN.

[20] Cooley, M. E., Abrahm, J. L., Berry, D. L., Rabin, M. S., Braun, L. M., Paladino, J., ... Lobach, D. F. (2018, May). Algorithm-based decision support for symptom self management among adults with cancer: Results of usability testing. *BMC Medical Informatics and Decision Making, 18*(1), 31.

[21] Cooley, M. E., Nayak, M. N., Abrahm, J. L., Braun, L. M., Rabin, M. S., Brzozowski, J., ... Berry, D. L. (2017, August). Patient and caregiver perspectives on decision support for symptom and quality of life management during cancer treatment: Implications for eHealth. *Psychooncology, 26*(8), 1105-1112.

[22] Creswell, J. W., & Cresswell, J. D. (2018). *Research design: Qualitative, quantitative, and mixed methods approaches* (5th ed.). Thousand Oaks, CA: Sage.

[23] Creswell, J. W., & Poth, C. N. (2018). *Qualitative inquiry and research design: Choosing among five approaches* (4th ed.). Thousand Oaks, CA: Sage.

[24] Dahhan, T., Jamil, M., Al-Tarifi, A., Abouchala, N., & Kherallah, M. (2009). Validation of the APACHE IV scoring system in patients with severe sepsis and comparison with the APACHE II system. 29th International Symposium on Intensive Care and Emergency Medicine. *Critical Care,* (Suppl 1). doi: doi.org/10.1186/cc7675.

[25] Delaney, C., Westra, B., Monsen, K., Gillis, C., & Docherty, S. (2013, November 6). Big data 4th paradigm nursing research: Informatics exemplars. *Presentation at the CTSA Nurse Scientists SIG Meeting*

[26] Department of Health and Human Services (DHHS). (2007, January). *Breaking news: Nationwide health information technology standard for nursing.* Washington, DC: Department of Health and Human Services.

[27] Dillman, D. (2011). Mail and Internet surveys: The tailored design method—update (2nd ed.). Hoboken, NJ: John Wiley & Sons.

[28] Dykes, P. (2013, December 3). Coding Clinical Care Classification System Research Model. *Presentation at the CCC Workshop,* Nashville, TN.

[29] Dykes, P. C., & Collins, S. A. (2013). Building Linkages between Nursing Care and Improved Patient Outcomes: The Role of Health Information Technology. *Online Journal of Issues in Nursing, 3*(18). doi:10.3912/OJIN. Vol18No03Man04.

[30] El Alili, M., Vrijens, B., Demonceau, J., Evers, S. M., & Hiligsmann, M. (2016, May). A scoping review of studies comparing the medication event monitoring system (MEMS) with alternative methods for measuring medication adherence. *British Journal of Clinical Pharmacology, 82,* 268-279. doi:10.1111/bcp.12942.

[31] Englebright, J. (2013, December 3). Who is adopting the CCC? Nurse executives. *Presentation at the CCC Workshop,* Nashville, TN.

[32] Englebright, J., Aldrich, K., & Taylor, C. (2014). Defining and incorporating basic nursing care actions into the electronic health record. *Journal of Nursing Scholarship, 46*(1), 50-57.

[33] Feeg, V., & Greenidge-Adams, L. (2018). A Delphi study to explore clinical nurses' report of frequency and estimated duration for selected nursing actions using the Clinical Care Classification (CCC) standardized terminology on four hospital medical surgical units. December 2018. *Video presented at the HCA-CCC Conference*, Nashville, TN.

[34] Feeg, V. D., Weiner, K., Raposo, D., & Saba, V. (2015, March/April). Electronic nursing documentation: A descriptive analysis of coded nursing actions from three hospitals using the standardized terminology of the Clinical Care Classification (CCC) system. *Nursing Research, 64*(2), E7.

[35] Figge, H. (2010). Electronic tools to measure and enhance medication adherence. *U.S. Pharmacist, 36*(4), (Compliance and Adherence suppl.) 6-10.

[36] Geraghty, A. W. A., Essery, R., Kirby, S., Stuart, B., Turner, D., Little, P., … Yardley, L. (2017, May). Internet-based vestibular rehabilitation for older adults with chronic dizziness: A randomized controlled trial in primary care. *Annals of Family Medicine, 15*(3), 209-216.

[37] Glassman, K., & Rosenfeld, P. (2015). *Data makes the difference: The smart nurse's handbook for using data to improve care*. Silver Spring, MD: American Nurses Association.

[38] Granello, D., & Wheaton, J. (2004). Online data collection: Strategies for research. *Journal of Counseling and Development, 82*, 387-393.

[39] Gravic, Inc. (2014). Remark Office(R), remark Classic(R), Remark Web Survey(R). Retrieved from from http:// www. remarksoftware.com.Accessed on June l 15, 2019.

[40] Gualtieri, T., & Johnson, L. (2006). Reliability and validity of a computerized neurocognitive test battery, CNS Vital Signs. *Archives of Clinical Neuropsychology, 21*, 623-643.

[41] Hey, H., Tansley, S., & Tolle, K. (2009). *The fourth paradigm: Data-intensive scientific discovery*. Seattle, WA: Microsoft Corporation.

[42] IBM Research Blog (Staff Writer). (October 11, 2017). The era of AI—and the technologies that will deliver it. Retrieved from https://www.ibm.com/blogs/ research/2017/10/ai-era-technologies/. Accessed on April 18, 2019.

[43] Institute of Medicine (IOM). (2012). *Best care at lower cost: The path to continuously learning health care in America*. Washington, DC: The National Academies Press. Retrieved from http://nationalacademies.org/hmd/ Reports/2012/Best-Care-at-Lower-Cost-The-Path-to Continuously-Learning-Health-Care-in-America.aspx. Accessed on April 18, 2019.

[44] IRBNet (n.d.). Innovative solutions for compliance and research management. Retrieved from https://www.irbnet.org/release/index.html. Accessed on April 18, 2019.

[45] Issa, N. T., Byers, S. W., & Dakshanamurthy, S. (2014). Big data: The next frontier for innovation in therapeutics and healthcare. *Expert Review of Clinical Pharmacology, 7*(3), 293-298.

[46] Klemm, P., Hayes, E., Diefenbeck, C., & Milcarek, B. (2014). Online support for employed informal caregivers: psychosocial outcomes. *Computers, Informatics, Nursing, 32*(1), 10-20.

[47] Khokhar, A., Lodhi, M. K., Yao, Y., Ansari, R., Keenan, G., & Wilkie, D. (2017). Framework for mining and analysis of standardized nursing care plan data. *Western Journal of Nursing Research, 39*(1), 20-41.

[48] Lebied, M. (July 18, 2018). 12 Examples of big data analytics. *Healthcare That Can Save People, Business Intelligence.* Retrieved from https://www.datapine.com/blog/big-data examples-in-healthcare. Accessed on April 18, 2019..

[49] Lichenstein, S., McDonough, A., & Matura, L. (2013). Cyber support: Describing concerns of caregivers of people with pulmonary hypertension. *Computers, Informatics, Nursing, 31*(12), 581-588.

[50] Macea, D., Gajos, K., Calil, Y., & Fregni, F. (2010). The efficacy of web-based cognitive behavioral interventions for chronic pain: A systematic review and meta-analysis. *Journal of Pain, 11*(10), 917-929.

[51] Moss, J., & Saba, V. (2011). Costing nursing care: Using the Clinical Care Classification System to value nursing intervention in an acute-care setting. *Computers, Informatics, Nursing, 29*(8), 455-460.

[52] Muenchen, R. A. (2009). *R for SAS and SPSS Users*. Springer Series in Statistics and Computing. New York, NY: Springer.

[53] Naslund, J. A., Aschbrenner, K. A., Scherer, E. A., McHugo, G. J., Marsch, L. A., & Bartels, S. J. (2016, October). Wearable devices and mobile technologies for supporting behavioral weight-loss among people with serious mental illness. *Psychiatry Research, 244*, 139-144.

[54] National Institutes of Health, Big Data to Knowledge (BD2K). (2012 Update 2018). Big Data to Knowledge Program Resources. Retrieved from https://commonfund.nih.gov/ bd2k/ resources. Accessed on June l 15, 2019.

[55] Nuance Dragon Solutions. (2014) *Dragon Naturally Speaking (R)10*. Retrieved from https://www.nuance.com/dragon. html. Accessed on June l 15, 2019.

[56] Nuance Imaging. (2014). *OmniPage Pro(R)17*. Burlington, MA. Retrieved from http://www. nuance.com/imaging. Accessed on June l 15, 2019.

[57] Paul, E., Bailey, M., Van Lint, A., & Pilcher, D. (2012). Performance of APACHE III over time in Australia and New Zealand: A retrospective cohort study. *Anaesthesia Intensive Care, 40*, 980-994.

[58] Polit, D. F., & Beck, C. T. (2017). *Nursing research: Generating and assessing evidence for nursing practice* (10th ed.). Philadelphia, PA: Wolters Kluwer/Lippincott, Williams & Wilkins.

[59] Rantz, M., Lane, K., Phipps, L. J., Despins, L. A., Galambos, C., Alexander, G. L., … Miller, S. J. (2015). Enhanced registered nurse care coordination with sensor technology: Impact on length of stay and cost in aging in place housing. *Nursing Outlook, 63*, 650-655.

[60] Saba, V. K. (2012). *Clinical Care Classification (CCC) System, Version 2.5 User's Guide*). New York, NY: Springer.

[61] Saba, V. K. (2014). Overview of Clinical Care Classification: A national nursing standard coded terminology. In V. K. Saba & K. A. McCormick (Eds.), *Essentials of nursing informatics* (6th ed.). New York, NY: McGraw-Hill.

[62] Saba, V., & Taylor, S. (2007). Moving past theory: Use of a standardized, coded nursing terminology to enhance nursing visibility. *Computers, Informatics, Nursing, 25*(6), 324-331.

[63] Sanger, P. C., Hartzler, A., Han, S. M., Armstrong, C. A. L., Stewart, M. R., Lordon, R. J., Lober, W. B., Evans, H. L. (2014, December). Patient perspectives on post-discharge surgical site infections: Towards a patient-centered mobile health solution. *PLoS ONE, 9*(12), 1-14.

[64] Sensmeier, J. (2015). Big Data and the future of nurs ing knowledge. *Nursing Management, 46*(4), 22-27. doi: 10.1097/01.NUMA.0000462365.53035.7d.

[65] Serrano, K. J., Mandi, Y., Riley, W. T., Patel, V., Hughes, P., Marchesini, K., & Atienza, A. A. (2016, January/ February). Willingness to exchange health information via mobile devices: Findings from a population-based survey. *Annals of Family Medicine, 14*(1), 34-40.

[66] Sox, H. C., & Greenfield, S. (2009). Comparative effectiveness research: A report from the Institute of Medicine, *Annals of Internal Medicine, 151*, 203-205.

[67] Stenner, S., Johnson, K., & Denny, J. (2012). PASTE: Patient centered SMS text tagging in a medication management system. *Journal of the American Medical Informatics Association, 19*, 368-374.

[68] Teitelman, A. M., Kim, S. K., Wass, R., DeSanna, A., & Duncan, R. (2018, November). Development of the NOWIKNOW mobile application to promote completion of HPV vaccine series among young adult women. *Journal of Obstetrics Gynecology & Neonatal Nursing, 47*(6), 844-852.

[69] Tofighi, B., Grazioli, F., Bereket, S., Grossman, E., Aphinyanaphongs, Y., & Lee, J. D. (2017, September). Text message reminders for improving patient appointment adherence in an office-based Buprenorphine program: A feasibility study. *The American Journal on Addictions, 26*(6), 581-586.

[70] The Thomson Corporation. (2009). *Reference Manager (Version 8)*. Carlsbad, CA: Thomson ISI Research Soft. Retrieved from http://www.refman.com/pr-rm11.asp. Accessed on April 18, 2019.

[71] Van Wagenberg, L., Witteveen, E., Wieske, L., & Horn, J. (2017). Causes of Mortality in ICU-Acquired Weakness. *Journal of Intensive Medicine, XX*. doi:10.1177/0885066617745818.

[72] Verzantvoort, N. C., Teunis, T., Verheij, T. J. M., & Velden, A. W. V. (2018, June). Self-triage for acute primary care via a smartphone application: Practical, safe and efficient? *PLOS ONE*. Retrieved from https://doi.org/10.1371/journal.pone.0199284. Accessed on February 8, 2019.

[73] Werley, H. H., Lang, N. M., & Westlake, S. K. (1986). The nursing minimum data set conference: Executive summary. *Journal of Professional Nursing, 2*, 217-224.

[74] Westra, B., Latimer, G., Matney, S., Park, J. I., Sensmeier, J., Simpson, R., …, & Delaney, C. (2015). A national action plan for sharable and comparable nursing data to support practice and translational research for transforming health care. *Journal of the American Medical Informatics Association, 22*, 600-607.

[75] Westra, B., & Peterson, J. (2016). Big data and perioperative nursing. *AORN Journal, 104*, 286-292.

[76] Westra, B., Savik, K., Oancea, C., Chormanski, L., Holmes, J., & Bliss, D. (2011). Predicting improvements in urinary and bowel incontinence for home health patients using electronic health record data. *Journal of Wound, Ostomy and Continence Nursing, 38*(1), 77-87.

[77] Wu, Y. P., Linder, L. A., Patsaporn, K., Fowler, B., Parsons, B. G., MacPherson, C. F., & Johnson, R. H. (2018). Use of a smartphone application for prompting oral medication adherence among adolescents and young adults with cancer. *Oncology Nursing Forum, 45*(1), 69-76.

[78] Yen, P., Lober, W. B., & Bakken, S. (2009). Usability testing of a web-based tool for managing open shifts on nursing units. In K. Saranto, M. Tallberg, A. Ensio, P. Flatley, & H. Park (Eds.), *Connecting health and humans*. Fairfax, VA: IOS Press.

相关网站

[1] Acrobat (www.adobe.com)

[2] AHRQ Medical Expenditures Panel (MEPS) (www.meps.ahrq.gov)

[3] ArcGIS Online system (ESRI) (https://www.arcgis.com/home/index.html)

[4] Audacity (www.audacity.sourceforge.net)

[5] Clinical Care Classification System (www.sabacare.com)

[6] Clinical Trials (www.simpletrials.com/why-simpletrials-overview)

[7] CNS Vital signs (https://www.cnsvs.com/

[8] Endnotex9 (Clarivate Analytics) (https://endnote.com/)

[9] Electronic Data Capture Software Tools (EDC) Capterra.com (https://www.capterra.com/sem-compare/electronic-data-capture-software)

[10] E-Surveys Pro (www.esurveyspro.com)

[11] G*Power (http://www.psycho.uni-duesseldorf.de/abteilungen/aap/gpower3/)

[12] Google (google.com)

[13] HCUP from AHRQ (www.hcup-us.ahrq.gov)

[14] Health Datapalooza (www.healthdatapalooza.org)

[15] IBM SPSS Statistics 24 (formerly Statistical Package for Social Sciences) (https://www.ibm.com/analytics/spss-statistics-software)

[16] Illustrator CC (www.adobe.com)

[17] IRBNet (www.IRBNet.org)

[18] Microsoft Office 365 (http://microsoftoffice365.com)

[19] Morae (https://www.techsmith.com/morae.html)

[20] NVivo 12 from QSR (https://www.qsrinternational.com/nvivo/

nvivo-products/nvivo-12-plus)

[21] Photoshop CC (www.photoshop.com)

[22] Qualtrics (www.qualtrics.com)

[23] RefWorks from ProQuest (https://www.proquest.com/products-services/refworks.html)

[24] "R" (www.r-project.org)

[25] Remark Office OMR 10 (www.remarksoftware.com)

[26] SNAP Survey software (www.snapsurveys.com)

[27] STATA 15 (https://www.stata.com)

[28] Statistical Analysis Services (SAS) (https://www.sas.com/en_us/

home.html)

[29] Survey Monkey (www.surveymonkey.com)

[30] Survey tools (Capterra.com) (https://www.capterra.com/sem-compare/survey-software)

[31] Tableau (www.tableau.com)

[32] United States Census Bureau (https://www.census.gov/quickfacts/fact/table/US/PST045218)

[33] XSight from QSR (http://www.qsrinternational.com/nvivo/case-studies/software-to-xsight)

第50章　信息素养与计算机信息资源

Information Literacy and Computerized Information Resources

Diane S. Pravikoff　June Levy　**著**

张志琴　**译**　　李佩涛　王　璟　**校**

学习目标

- 定义信息素养。
- 确定选择合适数据库的步骤。
- 确定计划计算机搜索信息的步骤。
- 识别实习护士的信息来源。
- 识别必要的和支持性的计算机化资源之间的区别。

关 键 词

健康参照数据库；信息素养；信息资源；信息检索

一、概述

这一章介绍了关于电子资源的信息，这些信息很容易获得，可以帮助护士维持和提高他们的专业实践。这些资源有助于与出版的文献保持同步，有助于开发实践、研究和（或）教育的资源列表，有助于与同事合作。

最近，大部分的焦点都集中在电脑化的患者记录、急诊系统和医嘱系统上。然而，计算机的主要用途之一是搜索信息。计算机上有许多可用的资源，检索到的信息可以用来完成不同的目的。电脑也有各种尺寸，提高了携带性和可用

性，无论护士在哪里执业。以下部分中描述的许多资源都可以通过移动设备获得。

为了保持专业信誉，护理专业人员必须达到以下要求。

- 与出版的文献保持同步。
- 为实践、研究和（或）教育开发和维护一份有关具体主题的书目和其他资源清单。
- 就专业实践的细节与同事进行协作和联系。

电子资源可以满足这些需求。这一章阐述了专业信誉的每一项要求，并讨论了可用于满足这些要求的基本和支持性计算机资源。必要的计算机化资源被定义为那些对实践者实现特定目标至

关重要和必要的研究应用的资源。例如，在维持流通的情况下，这些资源包括书目检索系统（如 MEDLINE 或 CINAHL 数据库）、当前的新通知服务、评论服务、护理要点工具栏，并可以在万维网上访问。支持性的计算机化资源是那些有用的、有趣的、能提供良好信息的资源，但对专业实践来说不一定是必要的。为了满足维持流通的需要，支持性的计算机化资源包括文件递送服务、电子出版商和万维网上的各种网站。有许多资源可以满足上述对专业信誉的每一个要求。为了本章的目的，有选择性的资源被确定并作为可用信息类型的例子加以讨论。各种资源的网站也包括在内。重要的是，护理专业人员在开始寻找之前确定她或他的确切要求。本章将重点介绍搜索的计划。

二、注册护士的信息查询行为

多个实践标准组织（IOM、AHRQ、ANCC 磁性认证计划、AACN、NLN 和 TJC）坚持认为护理应基于从最佳实践证据中获得的信息。为了识别最佳证据并将其应用于患者护理，护士必须应用美国图书馆协会（American Library Association，2018）定义的信息素养流程。

- 认识到证据的必要性。
- 知道如何搜索和找到相关信息。
- 在实践环境中访问、利用和评估这些信息。

这些组成部分被确定为初级护士的能力（American Nurses Association，2015）。1989 年，美国图书馆协会将具备"信息素养"的人描述为能够"识别何时需要信息，并具有定位、评估和有效使用所需信息的能力"（American Library Association，1989）。美国图书馆协会继续将其确定为高等教育的一项基本能力（American Library Association，2018）。

虽然强调了保持与已出版文献同步的重要性，但研究表明，护士经常无法获得这样做所需的工具。如果有的话，他们也没有能力在工作环境中使用这些工具。2004 年对美国 3000 名获得执业许可的护士进行了一项全国性研究，以更好地了解护士根据其信息素养知识和能力、利用循证护理实践的准备情况（Pravikoff、Pierce 和 Tanner，2005）。这项里程碑式的研究表明，许多护士没有意识到他们信息需求；一旦他们认识到需求，可供他们使用的网上资源就不足了，而且也没有教受访者如何使用联机数据库来搜寻他们所需的资料。此外，他们不重视研究作为制订和实施患者护理的基础。

自这些研究结果发表后，许多后续研究在不同的专业领域和国家进行，取得的结果相似（Ross，2010；Majid、Foo 和 Luyt，2011；O'Leary 和 Mhaolrunaigh，2011；Yadav 和 Fealy，2012）。Melnyk、Fineout-Overholt、Gallagher-Ford 和 Kaplan 随机调查了美国护士协会的成员，发现超过 70% 的受访者需要或强烈需要以下帮助。

- 实施循证实践的工具。
- 循证实践中的在线教育和技能培养模块。
- 一个"在线资源中心，为患者提供最好的电子病历，并有专家提供咨询"（Melnyk、Fineout-Overholt 和 Gallagher-Ford，2012，原文第 412 页）。

他们和其他人（Miglus 和 Froman，2016）认为护士重视并准备好实践循证护理，但需要几样东西才能做到这一点：更多的时间、知识、技能、途径和支持性的组织文化。这些障碍继续抑制循证实践能力的发展（Melnyk、Gallagher-Ford 和 Thomas，2016；Sadoughi、Azadi 和 Azadi，2017）。

卫生信息技术（如电子健康档案）的发展速度是惊人的；此外，临床知识呈指数增长，传播方法也在改变，包括学术数据库和社交网络。尽管有 EBP 的需求，护士仍然很难找到他们在实践中需要的信息，他们更喜欢同事作为他们的主要来源（Marshall、West 和 Aitken，2011）。Alving、Christensen 和 Thrysøe 在 2010—2015 年进行的研究综述中，将 Google 和同事或同行确定为首选信息来源（Alving、Christensen 和 Thrysøe，2018）。搜索技能差和时间压力可能是原因之一。加拿大一项研究的研究人员发现，护理学生"主要使用移动信息来支持与患者护理相关的任务，但没有访问基于研究的期刊文章来支持循证实践"（Doyle、Furlong 和 Secco，2016，原文第 300 页）

护士（学生、临床医生、教育工作者和管理人员）必须制订高效和有效的搜索策略，将信息素养作为搜索无数信息资源的框架。根据最近的努力，教育正在通过嵌入设计良好的课程来接纳这种变化，这些课程提供了在整个计划课程中发展这些技能的机会（Moreton，2013；Powel 和 Ginier，2013；Stombaugh、Sperstad 和 Van Wormer，2013）。结果表明，这样的课程确实有效地提高了护士在寻找证据的技能和信心（Boden、Neilson 和 Seaton，2013；Clapp、Johnson 和 Schwieder，2013；Friesen、Brady 和 Milligan，2017；Sleutel、Bullion 和 Sullivan，2018）。实践文化的改变需要在整个工作场所注入信息素养。

本章介绍的资源和搜索策略为读者提供了将成为护士终身学习基础的工具，即循证护理实践工具。

三、保持出版文献的流通

很明显，护士必须满足的最重要的义务之一是在她或他的实践领域保持流行。随着临床环境在时间和工作量方面的极端需求，护士需要易于访问的资源来回答与实践相关的问题，并确保他们使用最新和最有证据支持的信息进行实践。需要关于当前治疗、趋势、药物、安全问题、商业实践和新的健康问题等主题的信息。

从下面列出的资源中检索信息的目的是使护士能够在他们选择的领域中保持最新和最有证据的信息。数量和质量都必须考虑。使用资源时，请检查以下项目。

- 该资源涵盖所需的专业 / 领域。
- 包括该领域里的主要期刊和外围材料。
- 该资源定期更新，并且是最新的。
- 资源涵盖适当的期间。
- 该资源包括以不同国家和语言出版的材料。
- 存在某种形式的同行评审、证明人调查或其他评估手段。

（一）必要的计算机资源

维持流通的基本计算机资源包括期刊文献的书目检索系统、当前认知服务、期刊文献的评论服务、即时护理工具和当前出版的书籍。所有这些都有助于护士收集最新和可靠的信息。

（二）文献索引型数据库检索系统

获取当前实践信息的最有用资源之一是期刊文献。虽然在一篇文章的写作和发表之间可能会有一段时间的延迟，但这段时间很少会超过几个月。细读这些文献的最好方法是通过书目检索系统，因为出版的文献太多了，无法全部阅读。书目检索系统也允许对这些大量的出版资料进行过滤和分类。

书目检索系统数据库允许护士检索包含索引材料的书目细节、主题标题和作者摘要的引文列表。护士可以使用特定的主题词或关键词搜索这些系统。大多数书目检索系统都有一个受控词汇表，也称为同义词库或主题标题列表，使电子主题搜索更加容易。因此，词汇表是针对数据库的特定内容的。这些受控词汇作为数据库的一部分可在线获得。当没有主题词来涵盖被搜索的概念时，关键词搜索是必要的。护士还可以通过特定的字段进行搜索，包括作者、作者所属机构、期刊标题、期刊序列号（ISSN）、授权名称或编号或出版物类型。在书目检索系统中，记录中的大多数字段都有词索引，可以单独搜索以检索特定信息。

这些系统以前是印刷索引，现在可以通过在线服务或万维网以电子方式获得。要访问它们，需要一台带有调制解调器和（或）互联网接入的计算机。

由于每一个书目检索系统都有其特定的内容，护士可能不得不搜索几个系统来检索某一特定主题的引用的完整列表。在互联网上的许多网站上都可以找到书目检索系统的描述目录，如大学 [加州大学旧金山分校（www.library.ucsf.edu），堪萨斯大学医学中心 A.R.Dykes 图书馆（https：//guides.library.kumc.edu/az.php）] 和政府机构 [美国国家医学图书馆（https：//eresources.nlm.nih.gov/nlm_eresources/）]。

首先应该考虑的主要书目检索系统是 MEDLINE/PubMed 和 CINAHL 数据库，但也有几个其他的要考虑。这些将在下面讨论（表 50-1）。

1. MEDLINE/PubMed

NLM 提供了对许多在线资源的免费访问（互联时代的社交媒体工具）。MEDLINE 是其中之一，涵盖了 40 种语言的 5200 种期刊（较老的期刊为 60 种语言），从 1946 年（包括 OLDMEDLINE 数据）到现在，涉及医学、护理学、基础临床科学、保健系统、兽医和牙科等领域的超过 2500 万篇参考文献。MEDLINE 的护理分类涵盖了 112 种护理期刊。该数据库每周在万维网（https：//www.nlm.nih.gov/bsd/medline.html—Fact Sheet MEDLINE®：Description of the Database 12/27/18 U.S.National Library of Medicine，2013）上更新。NLM 的数据库使用一个名为 MeSH 的受控词汇表（同义词典）（MeSH：https：//www.ncbi.nlm.nih.gov/mesh）。这些索引术语有助于在数据库中进行主题搜索。

MEDLINE 和护理子集可在万维网上通过 NLM 的主页 https：//www.nlm.nih.gov 免费获得。该数据库也可以通过下面提到的商业供应商（如 ProQuest、Ovid、EBSCO）获得。这些选项允许护士按主题、关键词、作者、标题或这些选项的组合进行搜索。图 50-1 和图 50-2 显示了使用 EBSCOhost 界面的不同搜索示例。

Loansome Doc 允许护士通过 PubMed（https：//docline.gov/loansome/login.cfm）从医学图书馆订购一篇文章的副本。一些期刊文章的全文可以通过 PubMed 摘要或记录显示链接到出版商的网站获得。一些全文是免费提供的。这些链接表示，下订单之前在 Loansome Doc 订单页面上及订单完成后立即在 Loansome Doc 订单发送页面上显示免费全文。NLM 为 Loansome 文档用户提供了一个说明书，包括注册过程，如何下订单，订单确认，检查订单状态和更新帐户信息（https：//www.nlm.nih.gov/loansomedoc/loansome_home.html）。

2. CINAHL

CINAHL 数据库由 EBSCO 信息服务的一个部门 Cinahl Information Systems 制作，提供了从 1937 年到现在护理和联合健康的文献的全面覆盖。CINAHL 已经扩展到提供五个数据库，包括三个全文版本。该数据库涵盖护理和 17 个相关卫生学科，以及脊椎按摩疗法、足病、健康促进和教育、卫生服务管理、生物医学、验光、女性健康、消费者健康和替代疗法。最全面的版本是 CINAHL Complete，为来自世界各地的近 5500 种期刊提供索引。它的全文可以追溯到 1937 年，有 600 多万条记录。护士可以通过 CINAHL Complete 和 CINAHL Plus 版本获得接触时间。

3. Medline Plus

MedlinePlus 是美国国立卫生研究院为患者及其家属提供的网站，以个人能理解的语言提供有关疾病、状况和健康问题的信息。它提供了关于最新的治疗方法、药物或补充剂、单词的含义及访问医学视频或插图的信息。您也可以找到关于您的主题的最新医学研究的链接，或者找到关于一种疾病或状况的临床试验。MedlinePlus 每天更新，可以在 RL 上添加书签：https：//medlineplus。gov/。这个网站没有广告，MedlinePlus 也不支持任何公司或产品。

MedlinePlus Connect 帮助医疗保健提供者和患者在需要时在医疗 IT 系统中访问消费者健康信息。患者门户、患者健康记录系统和电子健康

表 50-1 选择在线数据库

数据库	网 址	主 题	类 型
通用数据库			
AIDSInfo	https: //aidsinfo.nih.gov	HIV/AIDS 临床试验；预防、医疗实践指南	事实和参考
ClinicalTrials.gov	https: //clinicaltrials.gov	患者药物和治疗研究	事实和参考
卫生服务研究项目（HSRPro）	https: //wwwcf.nlm.nih.gov/hsr_project/home_proj.cfm	正在进行的保健服务研究补助金和合同	研究项目的描述
卫生服务和科学研究资源（HSRR）	https: //wwwcf.nlm.nih.gov/	卫生服务研究中使用的研究数据集和工具（链接到 PubMed）	事实
卫生服务/技术评估文本（HSTAT）	https: //www.ncbi.nlm.nih.gov/books/NBK16710/	提供健康信息和支持健康护理决策的全文文档	全文
LocatorPlus	shttps: //locatorplus.gov	美国国家医学图书馆持有的书籍、视听资料和期刊文章的目录	文献引用
MEDLINE/PubMed	https: //medlineplus.gov/	成千上万的生物医学期刊文章摘要	文献引用
MedlinePlus	https: //medlineplus.gov/organizations/all_organizations.html	提供专业信息服务的组织目录	事实和参考
MedlinePlus	https: //medlineplus.gov	健康信息，包括插图和视频	事实，可能包括链接到来自 PubMed Central 和出版商网站的全文和内容
MeSH Vocabulary File	https: //www.nlm.nih.gov/mesh/meshhome.html	生物医学相关术语辞典	事实
女性健康资源	https: //www.nichd.nih.gov/health/topics/womenshealth/resources	关于女性健康的健康主题和研究倡议	事实

（续表）

数据库	网 址	主 题	类 型
TOXNET 数据库（毒理学数据网络）			
化学致癌研究信息系统（CCRIS）	https：//toxnet.nlm.nih.gov/newtoxnet/ccris.htm	化学致癌物、诱变剂、肿瘤促进剂和肿瘤抑制药	事实
化学鉴别资料库（ChemIDplus）	https：//chem.nlm.nih.gov/chemidplus/chemidlite.jsp		事实
发育和生殖毒理学数据库（DART）	https：//toxnet.nlm.nih.gov/newtoxnet/dart.htm	畸形学、发育学和生殖毒理学	文献引用
GENE-TOX（基因毒理学数据库）	https：//toxnet.nlm.nih.gov/newtoxnet/genetox.htm	化学品遗传毒理学检测结果	事实
Haz-Map	https：//hazmap.nlm.nih.gov/	接触化学品的影响，将工作和危险任务与职业病联系起来	事实
综合风险信息系统（IRIS）	https：//toxnet.nlm.nih.gov/newtoxnet/iris.htm	化学品的危害识别和剂量反应	事实
国际毒性风险评估（ITER）	https：//toxnet.nlm.nih.gov/newtoxnet/iter.htm	人类健康风险评估数据	事实
毒理学文学在线（TOXLINE）	https：//toxnet.nlm.nih.gov/newtoxnet/toxline.htm	毒理学文献超过 300 万篇	文献引用
有毒物质排放清单（TRI）	https：//toxnet.nlm.nih.gov/newtoxnet/tri.htm	每年有超过 600 种有毒化学物质排放到环境中，转移到处理场的数量，以及来源减少和回收的数据	数字

引自 U.S. National Library of Medicine. (2018). *NLM Products and Services: Databases, resources & APIs*. Retrieved from https://eresources.nlm.nih.gov/. Accessed on January 30, 2019.

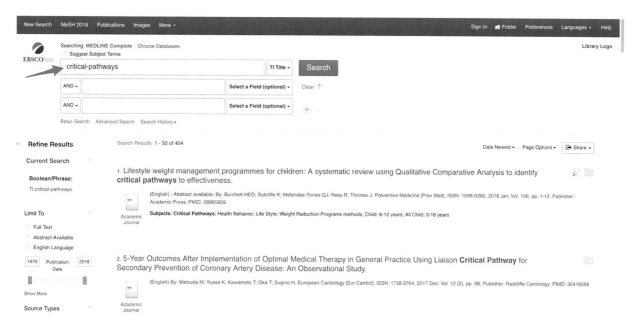

▲ 图 50-1　MEDLINE 检索页面

经许可转载，引自 EBSCO Information Services.

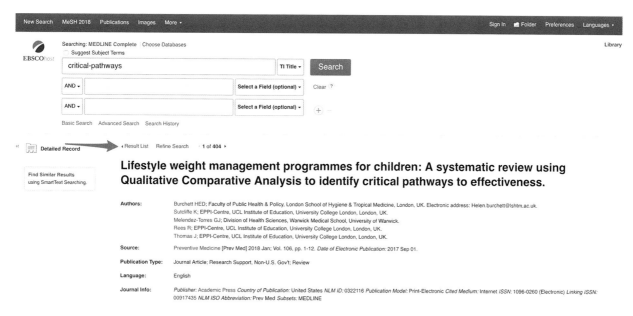

▲ 图 50-2　MEDLINE 检索结果页面

经许可转载，引自 EBSCO Information Services.

档案系统可以使用 MedlinePlus Connect 为患者、家属和医疗保健提供者提供健康信息，使用标准临床词汇进行诊断（问题代码）、药物治疗和实验室检查。MedlinePlus Connect 是美国国家医学图书馆、美国国立卫生研究院及美国卫生与公共服务部的一项免费服务。

4. OVID EmCare

与 Elsevier 合作的 Ovid EmCare 是一个护理和联合健康数据库，包含 3500 种期刊的 500 多万条记录。它使用了 ENTRÉE 词典，并扩展了护理和相关健康术语（www.ovid.com/site/catalog/databases/14007：jsp）。

5. ProQuest Nursing and Allied Health Database

ProQuest 提供护理和相关健康文献、视频、参考资料和循证资源，包括学位论文和系统综述。

6. ProQuest British Nursing Index

ProQuest 的护理索引是一个支持英国护士和助产士的全文数据库。

7. ProQuest Health & Medical Collectio

这个集合是一个全面的医学资源，提供全文期刊内容、电子书和基于证据的信息，包括学位论文和系统综述。它包括 MEDLINE，其中包含来自世界各地的生物医学文献的期刊引文和摘要。

8. Elsevier's ScienceDirect

其包含 3800 多种期刊和期刊，以及 37 000 本书籍。数字档案可以追溯到 1823 年。有 600 多种同行评审的开放存取期刊。

9. ERIC

ERIC 数据库由美国教育部教育科学研究所（Institute of Education Sciences，IES）赞助，包含超过 1 600 000 次引用教育相关文献。它几乎涵盖了从 1966 年到现在所有出版和未出版的印刷品（Educational Resources Information Center，2018）。目前有超过 1000 种期刊在 ERIC 中被索引。每月更新一次。这个数据库比任何其他书目检索系统都能给护士提供更全面的教育覆盖。Eric Descriptors 词库是一种受控词汇表，通过万维网帮助计算机在互联网上搜索该数据库（Educational Resources Information Center，2018）。与提到的其他两个书目数据库一样，护士可以通过搜索、使用主题标题或关键词或在特定领域搜索一个（多个）字来访问 ERIC 中每个记录中的所有数据。

10. PsycINFO

由美国心理学协会创建的 PsycINFO 数据库提供了从 19 世纪 80 年代至今的 2500 多种期刊、论文、报告、学术文献、书籍和书籍章节中心心理学相关文献，引用文献超过 300 万篇。每周更新，有来自 50 多个国家发表的材料的摘要或内容摘要。使用超过 8400 个受控术语和交叉引用的心理学索引词库，护士可以有效地搜索特定的概念。还提供关键词和特定领域搜索（Educational Resources Information Center，2018）。

11. 社会科学引文索引

社会科学引文索引（Social Sciences Citation Index，SSCI）可以通过科学网（Web of Science）核心馆藏付费获取。作为 Clarivate Analytics 的一部分，科学网提供了来自 20 000 多种期刊的引文，这些期刊经过精心挑选、评估和索引，以提供有影响力的科学信息。SSCI 包含各种社会科学领域的 600 多万条记录，涵盖社会、行为和相关科学领域的近 3000 种期刊。《社会科学的世纪》（The Century of Social Sciences）是一部涵盖 1900—1955 年的综合性背景资料。护士可以及时来回搜索，跟踪研究趋势和发现。

12. SocINDEX

SocINDEX 使用社会学术语词库对来自 800 多种全文社会学期刊的 250 多万条记录进行索引，其中包括来自 1500 多种其他期刊的摘要。它还全文提供了一些会议论文。它涵盖了社会学和社会工作的所有分支学科，包括社会心理学、性别或种族问题、刑事司法和宗教（SocINDEX：EBSCO，2018）。

13. Google 学术

Google 学术（Google Scholar，GS）提供了一个大多数护士都熟悉的 Google 搜索引擎版本。事实上，每月超过 1700 亿次互联网搜索中，约有 67% 是使用 Google 进行的（Sullivan，2013）。和 PubMed 一样，GS 可以免费访问和使用一些全文文章的链接。它提供了跨越许多学科和文学类型的广泛搜索能力，包括来自学术期刊、论文、书籍、网站和法院意见的文章。这种能力在对一个主题进行初步搜索以获得概述时可能是有用的，但是对于特定的搜索可能不够精确。有限的高级搜索功能是可用的，但是搜索者不能局限于特定的资源类型（如研究、临床试验）或学科。良好的分析和评估技能至关重要（Badke，2013）。GS 不是上述学术数据库的替代品，而是一个与它们结合使用的数据库。事实上，由于搜索引擎的性质，搜索结果的可重复性是不可依赖的（Bramer，2016）。对于不容易进入通常存放这种书目数据库的医院或学术图书馆的护士来说，这可能特别有用。

14. ProQuest's Ex Libris Primo Discovery Service（Primo）

作为下一代研究方法，发现解决方案已经成为大多数学术图书馆系统的关键组成部分，在展示图书馆馆藏价值、提供统一索引和改变资源搜索方式方面发挥着重要作用。随着人们关注的焦点从印刷资源转向电子期刊、电子书、主题索引和全文数据库，人们对搜索体验的感知和习惯也发生了变化。

Primo 提供了获取大量学术内容的途径，包括印刷、电子和数字收藏。Primo 的搜索和相关性排名算法基于搜索的上下文和用户的个人资料，确保最相关的结果。

15. EBSCO Discovery Service

EBSCO Discovery Service（EDS）通过单个搜索框提供快速、简化的搜索，但在更好的体验环境中，它将直观的特性和功能、索引和即时访问结合在一起从 EBSCOhost 研究平台和数据库及关键信息提供者获得全文。

（三）新知通报服务

大多数书目检索系统每周或每月更新一次。除了在数据库中编入索引的材料的写作和出版之间的延迟之外，在材料的接收、索引及最终将索引材料的引用包括在数据库中之间也存在延迟。为了获得比书目数据库中更多的当前资料，护士应该使用新知通报服务。

当与书目检索系统一起使用时，新知通报服务是有帮助的。这些服务提供对期刊目录的访问，并允许个人请求感兴趣的文章。它们不仅包括期刊论文，还包括会议、研讨会、专题讨论会和其他会议的记录。通常，医院或大学图书馆员也可以提供这些服务。与使用受控词汇的主题搜索可用的书目数据库不同，在新知通报服务或数据库中，只有针对主题、作者、标题或期刊的关键词搜索可用。

一些新知通报服务或数据库是 Web of Science Current Contents Connect、MEDLINE（以前的 PREMEDLINE）的过程中数据库和 EBSCOHost 上的 PreCINAHL 记录。来自 Clarivate 分析的"当前内容连接 Current Contents Connect"为超过 10 000 种学术期刊的目录、摘要和书目信息提供网络友好的新知通报服务（Web of Science platform：Current Contents Connect，2018）。

由 CINAHL 信息系统（EBSCO 的一个部门，CINAHL 数据库的出版商）提供的 PreCINAHL 记录提供了一种在引文被正式索引之前访问基本信息、摘要或有时是全文的方法。记录作为主题搜索的一部分被检索。它们也可以从主题搜索中排除。

CINAHL 信息系统提供的第二种感知是在书目数据库本身，搜索者能够从 36 个具体或特殊兴趣类别中进行选择，这些类别实际上起着"虚拟"数据库的作用。可能性包括高级护理实践、病例管理、家庭保健或军事/制服服务等领域。通过选择这些类别中的一个，检索在该领域的特定期刊中或者被索引器选择为该领域的那些人感兴趣的文件。结果可能会受到数据库中任何可用限制的限制，如出版物类型（如研究）、期刊子集（如同行盲审），以及全文的存在。时间有限的护士可以通过这种方式阅读其中一个领域的最新文献（图 50-3）。

（四）评论服务

虽然书目检索系统和新知通报服务和数据库对日益膨胀的文献量起着过滤器的作用，但有时需要对检索到的信息进行评估，以确定其是否合适。例如，可以在书目和当前认知数据库上进行每月的文献搜索，然后在评论服务中

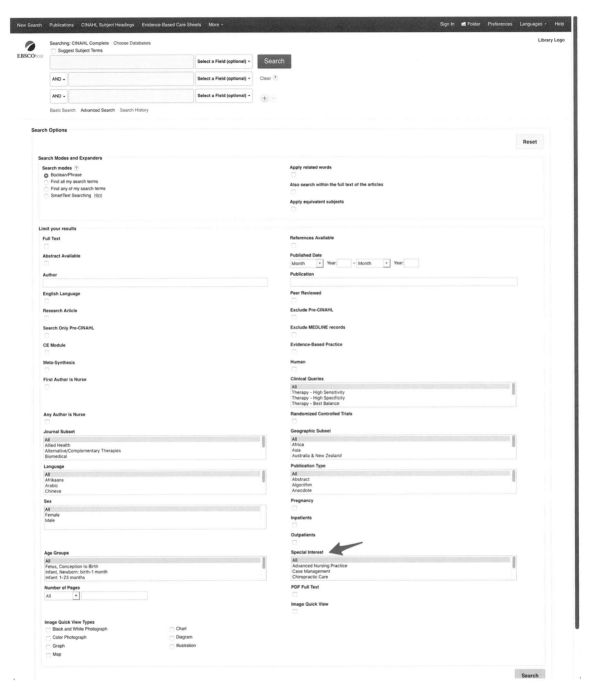

▲ 图 50-3　搜索特殊兴趣类别

经许可转载，引自 EBSCO Information Services.

检查对所检索资源的评论。综合文献的支持性计算机化资源包括 Joanna Briggs 研究所（Joanna Briggs Institute，JBI）（joannabriggs.org）、最佳实践（Best Practice）（BMJ 出版社）（https：//bestpractice.bmj.com/）或 Cochrane 图书馆系统综述数据库（https：//www.Cochrane Library/cdsr/about-cdsr）。点评服务，如多方点评服务（https：//www.doody.com/dej/）或者在书目数据库或评论期刊中注明的评论，如循证护理、循证实践、最佳实践和 ACP 期刊俱乐部，也可用于评估来源。评论服务向搜索者提供关于最近出版的书籍、期刊文章、视听材料和软件的信息。这些评论可能还包括对材料的评级、意见或评论。

Doody's Review Service 是一项服务，会员可以建立一个档案，并通过电子邮件发送一份每周公告，介绍符合档案参数的书籍和软件。据网站介绍，这项服务目前包含 32 000 多篇每周更新的评论。搜索者可以使用作者姓名、书名、专业、出版商、星级和关键词来查找感兴趣的书籍。提供的信息允许认真考虑这本书以及帮助做出选择的信息。

众所周知，书籍通常处于开发阶段，不像期刊文章或万维网上的文档那样及时；然而，必须考虑书中呈现的材料的深度。例如，对心脏康复各方面的深入讨论可能对护理规划有价值，但由于篇幅所限，可能不会在期刊文章中发表。然而，这对于维持该领域的流通仍然是必要的。

（五）即时护理资源

即时护理资源是在床边支持患者护理和临床决策的资源。

1. Dynamic Health

由 EBSCO 信息服务出版的《动态健康》（Dynamic Health）是一个基于证据的资源，帮助护士和相关的健康专家掌握床边的关键技能。提供超过 2200 项核心护理能力、跨文化护理、患者教学、物理和职业治疗、语言治疗和饮食治疗方面的技能。

2. Elsevier 临床技能

Elsevier 将 1600 多种基于证据的技能和程序与能力管理功能相结合。内容每年更新一次，如果需要，更新频率会更高。继续教育技能遵循美国护士资格认证中心的教育设计。临床能力是有记录的，教育可以分配以解决知识差距。

3. Lippincott® Procedure

Lippincott 提供了在现阶段即时护理需要的基于证据的信息。有超过 1700 个程序和技能，来自各种各样的护理专业（lippincottsolutions.lww.com/solutions/procedures.html）。对产品进行了更

新，以反映当前指南和标准的变化。对所有程序至少每年进行一次审查，以便进行更新。

4. Nursing Reference Center Plus

EBSCO 出版的护理参考中心 Plus（Nursing Reference Center Plus，NRCP）是一个护理工具，旨在为护士和其他医疗保健专业人员提供相关的临床资源。它从数以千计的全文文件提供最好的可用的和最近的临床证据。NRCP 包含超过 4700 个快速学习课程和循证护理表，涵盖条件和疾病、文化能力、患者教育资源、药物信息、继续教育、实验室和诊断细节、法律案件、研究工具和最佳实践指南。它还包含超过 1600 个护理技能和程序，详细说明了在特定护理任务中达到熟练的必要步骤。超过 2800 个继续教育模块，通过 ANCC 和国际继续教育和培训协会认证。超过 50 个 CE 模块已经被个案管理认证。有 8700 份基于证据的可定制的患者手册（英语和西班牙语），以及数千份详细的医学插图。内容每年更新一次，如果需要，更新频率更高。

（六）支持性计算机资源

帮助护士保持流通的支持性计算机资源提供了额外的信息，并提高了前述基本计算机化资源的价值。

获取参考书目只是获取特定主题信息的第一步。在仔细评估引文后，无论是从标题和（或）摘要，还是在使用前面描述的审查过程之一后，护士都需要获得检索源的全文。许多文章可以直接通过搜索书目数据库全文获得。如果没有的话，当地的图书馆或学术机构将是一个可以找到搜索结果的地方。

1. 文献传递服务

文献传递服务是付费获取全文的第二来源。费用视情况而定服务、请求的紧急程度及出版商的收费。副本通常通过传真或电子传递发送。许多图书馆通过如 DocLine 这样的服务互相提供文献传递，DocLine 是由美国国家医学图书馆提供的自动馆际互借（interlibrary loan，ILL）请求路

由和查询系统。

2. 电子出版商

许多出版物现在都以电子方式出版，或者仅仅作为"电子期刊"，或者作为带有电子增刊的印刷期刊。这种出版形式有几个优点，如速度快、容易获得和出版所需的空间。在这些期刊中查找信息相对容易。由疾病控制和预防中心出版的《发病率和死亡率周报》（Morbidity and Mortality Weekly Report，MMWR）就是这样一种电子出版物，可以通过电子邮件订阅和提供。电子出版材料来源的可信度和准确性必须像在印刷出版物中一样加以考虑。上述标准及后面讨论的附加标准对评估这种材料是有用的。纯电子护理期刊的两个例子是由美国护士协会出版的在线护理问题期刊和由 HIMSS 出版的在线护理信息学期刊。其他期刊，如皇家护理学院出版的《护理标准在线》（Nursing Standard Online），也有印刷版，但可能只有电子版。

护理出版商和组织有自己的网站，上面有新出版物的详细信息，有时还有一些最新期刊文章的全文、组织的官方立场声明和（或）实践指南。为了识别护理出版商和组织的网站，搜索网站索引，如 Yahoo！（www.google.com）或 Google（www.google.com），或者浏览如布法罗大学图书馆（http：//library.buffaloedu）或 Allnurses.com 网站（https：//allnurses.com）的网站上的网站列表。在如 Yahoo！或 Google 对"护理和出版商"、"护理和组织"或"护理和协会"进行一般性搜索，或以出版商和组织的具体名称（如 Sage、Sigma Theta Tau 国际会议）进行搜索，还可进行高级搜索选项。

Lippincott Williams 和 Wilkins（https：//www.Nursing-Wilkins）已经收录了近 70 种期刊，包括《美国护理杂志》（American Journal of Nursing，AJN）、《护理研究》、CIN、《护理管理杂志》（Journal of Nursing Administration，JONA）等，在这些杂志页上有一些从 1996 年 1 月到现在的期刊。该网站有搜索功能，允许关键词搜索网站

上的期刊内容。该网站上有免费和收费的文章，以及 CE Connection 中的 1900 多项继续教育活动。

许多护理组织为实习护士提供了大量的支持。他们出版期刊，并作为会员福利提供。他们还提供对其立场声明和（或）实践指南全文的访问。这些资源中的一些是美国护士协会的网站护理世界（www.nurs-ingworld.org）和美国执业护士学会的网站（www.Aanp.org）、围术期注册护士协会的网站（https：//www.aorn.org）、内外科护士学会的网站及许多其他网站。关于新出版物和订购项目的详细信息可以在大多数出版商的网站上找到。

由于万维网上有如此多的信息，识别和评估网站对于确定哪些网站提供有效信息是非常重要的。护士至少应考虑以下几点。

- 谁创建了这个网站？
- 其目的和意图是否明确？
- 信息是否准确和及时？
- 网站设计好了，稳定了吗？
- 多久更新一次？

此外，还要考虑谁赞助或受益于该网站，是否涉及费用，它的基础是否有证据依据。

此外，提供关于特定疾病的信息或讨论的网站也应以同样的方式进行评估 [例如，美国糖尿病协会的网站（www.diabetes.org）和美国心脏协会（https：//www.heart.org）]。

四、为研究／实践／教育开发和维护资源清单

（一）重要的计算机化资源

从这些信息资源中检索信息的目的是使护士能够回答与研究、实践和（或）教育相关的特定问题。

- 一名护士需要找到信息与她的或他的同事分享口腔护理和预防肺炎。
- 一名护理专业学生必须完成一篇学期论文，并需要找到五项护理研究照顾一名西班牙裔

心肌梗死患者。

- 一名护理管理者需要找到研究和轶事材料，显示最好的预防患者在她或他的医疗机构跌倒的方法。

1. 书目检索系统

回答这些问题的基本资源包括书目数据库和各种网站。同样，需要仔细评估资源的覆盖范围和流通性。一旦选择了资源，护士将她或他的需求分解成搜索语句，例如，"我需要口腔护理和预防肺炎的信息"。关于这个主题的信息最好在书目数据库中找到。在这样的数据库中，最好的搜索方法是使用受控词汇进行主题搜索（MEDLINE 中的网状标题、CINAHL 数据库中的 CINAHL 主题标题等）。

2. 搜索策略

搜索文献的一个最重要的方面是制订从资源中获取信息的准确策略，无论是从书目检索系统还是网站。规划搜索策略有六个步骤。

(1) 提前计划搜索策略。

(2) 将搜索主题分解成组件。要查找关于口腔护理和预防肺炎的信息，记得包括同义词或相关术语。上述搜索的组成部分是口腔卫生、口腔护理和预防肺炎。有时搜索的术语将是数据库的主题标题列表（通常称为同义词库）中的主题标题；在其他情况下，他们不会这样做（图 50-4）。

(3) 检查主题列表中的术语（如果有）。如果这个概念是新的，并且没有主题标题，那么文本

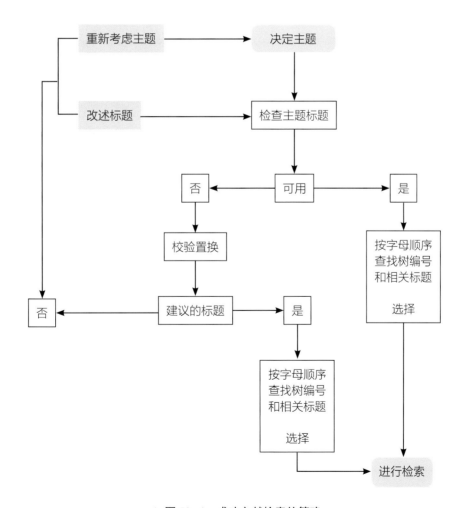

▲ 图 50-4　成功文献检索的策略

经许可转载，引自 EBSCO Information Services.

词或关键词搜索是必要的。例如，在术语"关键路径"或"关键途径"被分别添加到 CINAHL 或 MeSH 主题标题列表之前，有必要对这个概念进行文本单词搜索。使用广义术语"案例管理"进行搜索会检索到许多不一定讨论或包含关键路径的文章。结合这两个概念会产生一个更具体的结果，包含关键路径的案例管理文章。

(4) 选择操作符，这些操作符是用于连接搜索的不同或同义组件的单词。例如，AND 运算符使搜索范围更窄或更具体，因为对两个不同术语的搜索结果将只产生包含这两个术语作为主题词的记录（图 50-5）。OR 运算符可用于连接同义或相关术语，从而扩大搜索范围（图 50-6）。图 50-7 显示了一个用 OR 和 and 运算符组合主题词的例子。NOT 运算符可用于排除术语（图 50-8）。

(5) 运行搜索。对于口腔护理和肺炎的搜索，选择标题为口腔卫生和口腔护理的选项。这将确保检索上的文章大标题和更具体的标题。例如，口腔卫生的具体标题是"刷牙"。

(6) 查看结果。

3. 实践指南和立场声明

通常可以从个人专业组织的网站上访问和获得组织特定的实践指南、立场声明和实践标准。这些都是非常有用的文件，提供了关于实践范围、资历和教育等重要细节的信息。此外，CINAHL 信息系统目前包括护士实践作为其在 CINAHL 数据库的出版物类型之一。这些可能以全文形式出现，可以在线阅读或打印。

4. 继续教育和计算机辅助学习

许多护士没有时间或金钱来参加会议和研讨会，以了解其专业领域的最新信息，或完成继续教育的必要单元或学分，以进行再授权或重新认证。万维网对护士来说是一个很好的资源，可以用来满足他们对 CE 的要求。要识别 CE 网站，请访问护士友好的国家消费者健康目录（http：//

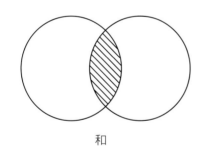

和

概念 1"和"概念 2，这意味着只搜索同时具有概念 1 和概念 2 的文章。

▲ 图 50-5　维恩图"和"

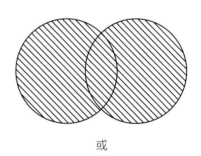

或

概念 1"或"概念 2，这意味着搜索具有概念 1 或概念 2 的文章。

▲ 图 50-6　维恩图"或"

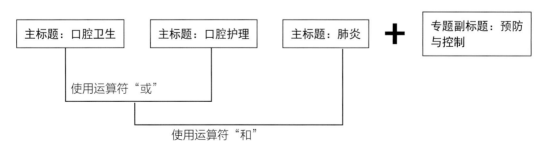

▲ 图 50-7　使用 OR 和 AND 运算符的主题标题

经许可转载，引自 EBSCO Information Services.

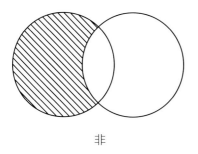

概念 1 "非" 概念 2= 这意味着搜索包含概念 1 但不包含概念 2 的文章。

▲ 图 50-8　维恩图"非"

www.nurse friendly.com/ceu/），或者使用几个搜索引擎中的一个（www.google.com、www.Yahoo.com 或 www.Ask.com）获取 CE 护理站点。有许多护理网站或即时护理资源提供在线 CE 和 CEU 证书，例如通过 EBSCO、RnCeus.com 和 Lippincott Williams & Wilkins 网站（https://nursing.ceconnection.com）。护士免费在线继续教育机会的目录可以在 nurseCEU.com 上找到。正如本章开头所提到的，护士使用计算机有许多目的。计算机辅助教学、计算机辅助学习和交互式视频光盘提供了使用计算机轻松的学习体验。

（二）支持性计算机资源

辅助实践、研究和教育的支持性计算机资源包含所有类型的健康信息，包括药物和治疗信息、解剖学和生理学。特定产品，如《默克诊断和治疗手册》（Merck Manual of Diagnosis and Therapy）（www.merck.com）或《处方医生的数字参考资料》（Prescribers'Digital Reference）[以前为《医师桌上参考资料》（Physician's Desk Reference）]，可通过 https://www.pdr.net/ 获得，也可以在万维网上找到。可视化人体工程（https://www.nlm.nih.gov/research/Visible/visible_human.html）包括完整的、解剖学上详细的、男性和女性人体的三维再现。美国国家医学图书馆声称是"世界上最大的健康科学图书馆"。

对这一类别特别感兴趣的其他网站包括护理理论网页（Nursing Theory Page）（https://www.sandiego.edu/Nursing/research/Nursing_Theory_research.php）和 Virginia Henderson 全球护理电子知识库（Virginia Henderson Global Nursing e-Repository）（https://www.nursinglibrary.org/about）。

五、关于专业实践问题的协作和网络

护士经常从他们的人际网络中收集信息，无论是在工作场所还是在专业会议上。计算机可用性的增加使得与其他专业人员的联系变得更加容易，从而产生了迄今为止不可能的联网和协作的可能性。通过这种方法检索的信息使护士能够从他们同事的经验中学习。在考虑与谁交往时，应该根据经验、他们在自己领域发表的材料及他们所属机构进行的研究来评估这个人的专业。这些信息中的大部分都没有发表，也无法通过传统的信息资源获得。用于协作和联网的计算机资源在几个技术细节上有所不同（如焦点、是否有一个主持人来监控消息、参与者的数量及交互水平）。

（一）必要的计算机资源

电子邮件、即时消息和文本消息

用于协作和联网的一个重要的基本计算机资源是电子邮件，它是几乎任何电子通信的核心。电子邮件的必要组成部分是访问互联网服务（通常由有线电视和当地电话公司提供）和电子邮件查看软件，如 IE 浏览器、Google 浏览器或火狐浏览器。电子邮件允许个人之间一对一的交流，并可以对与实践相关的问题提供即时响应。使用 Skype、Messenger 或 WhatsApp 等应用程序的即时消息允许个人通过互联网与其他人进行实时通信。发信息或短信需要使用手机网络或互联网连接。这两种方法都允许个人或群体之间一对一的交流。

（二）支持性计算机资源

社交网络和社交媒体。

社交网络和社交媒体用于个人之间的互动和信息共享。这些网站不断被创建，并以各种形式出现，包括电子公告牌、论坛、聊天室、新闻组，所有这些网站都被设计成允许个人提问、提供答案或简单地陈述观点。电子网络站点在交互性和设计方面已经变得越来越复杂。每一个背后的前提都差不多。一个人发布一条关于某个主题的消息（称为主题），供其他人阅读和回复。Allnurses.com 有一个"休息室"，这是一个普通的话题区，护士被邀请讨论他们特别感兴趣的任何事情。新闻组的运作方式大致相同。Nursezone.com 是一个在线新闻杂志，提供博客、就业中心和各种护士相关信息。所有这些资源都是交互式的，但都有延迟。个人可以立即回复消息，也可以等待几天。另一方面，聊天室是实时互动的。聊天室的交谈可以比作电话交谈。LinkedIn 上的"护理聊天室"就是一个特别关注精神护理的例子。

每一种合作和建立网络的方法都为护士提供了一种选择，让他们可以就对他们重要的问题与其他专业人员联系并建立关系。LinkedIn、Facebook 和 Twitter 等社交网站为分享实践问题的经验和想法提供了巨大的潜力。使用智能手机的功能，如发短信，也增加了交流的机会。

所有上述网站为最终用户提供了传播他们认为有用的实践和（或）产品信息的能力。通过"喜欢"特定站点，最终用户可以被包括在关于该站点上的新信息的任何通知中。例如，生产胰岛素泵的商业实体可以创建一个 Facebook 账户，发布有关其运营或产品的信息，并向其他账户持有人推销自己。

另一个支持性的电子资源包括使用 WebEx、Skype、Zoom、GoToMeeting 或其他几个工具的视频会议。这些网站提供网络研讨会、小组会议和信息共享。大多数需要手机和互联网连接。

六、总结

虽然这三类信息需求在讨论时似乎是相互独立的，但护士可能经常会发现她或他的需求超越了这三类，或者每次都属于不同的类别，这取决于任务。例如，护士可能需要研究评估和管理疼痛的最佳方法。检索适当信息的过程是首先搜索关于疼痛测量和疼痛管理主题的研究和轶事材料。这将包括使用基本的计算机资源，如 MEDLINE 或 CINAHL 数据库等文献检索系统，搜索疼痛测量或疼痛治疗、药物治疗和诊断。护士还会咨询护理工具，如 Lippincott 顾问或护理参考中心 Plus，以找到特定患者护理主题的最新证据。

与面临同样任务的其他专业人员建立联系将是这一过程中的一个额外步骤。在文中提到的护理列表将是一个重要和必要的资源，而给疼痛领域的专家同事发电子邮件或短信将是一个支持资源。为了找到专家，可以在文献检索系统中搜索关于疼痛测量或管理的研究。检索到的记录中的作者所属机构字段将有助于跟踪作者所属的机构。社交网站有助于识别和评估特定实践领域的专家。

通过使用当前认知服务或网站，确保及时了解有关疼痛测量和疼痛管理的任何新材料，这对于查找有关该主题的信息也是至关重要的。书目检索系统已经被用作一种重要的资源，可以每月进行搜索，以评估就这一主题发表了哪些新材料。支持性的计算机资源可能包括在 Cochrane 图书馆的系统综述数据库中进行类似的论文搜索。

识别和使用这些基本的和支持性的计算机资源的一个重要部分是对每一个资源进行评估，以确定它们是否包含所需的信息。因此，护士必须确定她或他在寻找什么，确定最合适的资源来找到所需的信息，并使用本章讨论的标准，评估资源是否有效、及时和准确。

最后，重要的是要认识到计算机的信息资源就像一个"移动的目标"，因为技术变化如此之快，以至于今天使用的资源明天就可能消失、不可用或过时。书目检索系统和搜索引擎的使用鼓励通过主题或概念进行搜索，这是应对技术不断变化的最可靠方式。这对于保持已出版文献的流通性、开发和维护实践、研究和（或）教育感兴趣主题的来源列表，以及与同事就专业实践问题进行协作和建立网络至关重要。

自测题

1. 为了识别最佳证据并将其应用于患者的护理，护士必须应用信息素养过程。该流程包括以下哪些步骤？

　　A. 认识到证据的必要性

　　B. 知道如何搜索信息

　　C. 访问、利用和评估信息

　　D. 以上所有

2. 对护士利用循证实践的准备情况的研究表明了什么？

　　A. 护士重视作为实践基础的研究

　　B. 护士被教授如何使用在线数据库

　　C. 缺乏时间、技能和非支持性的组织文化是循证实践的障碍

3. 以下哪些是保持专业信誉所必需的？

　　A. 与出版的文献保持同步

　　B. 为实践、研究和（或）教育开发和维护有关特定主题的书目和其他资源列表

　　C. 在专业实践的细节方面与同事合作和交流

　　D. 以上所有

4. CINAHL 数据库中的索引涵盖了以下哪些职业？

　　A. 护理

　　B. 商业 / 金融

　　C. 验光

　　D. 生物医学

　　E. 上述全部

　　F. A、C 和 D

5. 关于适当的信息资源，以下哪一项陈述不准确？

　　A. 资源经过了同行评审

　　B. 资源不定期更新

　　C. 该资源完全涵盖了所需的专业

　　D. 包括该领域的主要期刊和周边材料

6. 搜索策略包括以下哪些步骤？

　　A. 提前计划搜索

　　B. 将搜索分成几个部分

　　C. 检查主题列表中的术语

　　D. 以上所有

7. 对协作和联网有用的基本计算机资源包括以下哪些？

　　A. 电子邮件

　　B. 文本消息传送

　　C. 即时消息

　　D. 社会化媒体

　　E. A、B、C

8. 在护理实践中保持流通的基本计算机化资源包括以下哪一项？

　　A. 书目检索系统

　　B. 当前认知服务

　　C. 文件传递服务

　　D. A 和 B

9. 网站的关键评估包括以下哪些考虑因素？

　　A. 网站的目的和意图

　　B. 信息的流通性和准确性

　　C. 场地的稳定性

　　D. 网站的创建者 / 发起人

E. 上述全部

D. 以上所有

10. 以下哪一项是对 AND 运算符的准确描述？

　　A. 这就缩小了搜索范围

　　B. 它用于排除术语

　　C. 它连接同义词或相关术语

答案

1. D	2. C	3. D	4. F	5. B
6. D	7. E	8. D	9. E	10. A

参考文献

[1] Alving, B. E., Christensen, J. B., & Thrysøe, L. (2018). Hospital nurses' information retrieval behaviours in relation to evidence based nursing: A literature review. *Health Information & Libraries Journal, 35,* 3.

[2] American Library Association. (1989). Presidential Committee on Information Literacy. *Final Report.* Retrieved from http://www.ala.org/acrl/publications/ whitepapers/presidential. Accessed date May 20, 2019.

[3] American Library Association. (2018). *Information literacy competency standards for higher education.* Retrieved from http://www.ala.org/Template. cfm?Section=Home&template=/ContentManagement/ ContentDisplay.cfm&ContentID=33553.

[4] American Nurses Association. (2015). *Nursing : Scope and standards of practice.* Silver Spring, MD, ANA.

[5] American Psychological Association: *PsychInfo.* (2018). Retrieved from https//www.apa.org/pubs/databases/psycinfo/ index.aspx. Accessed date May 20, 2019.

[6] Badke, W. (2013). Coming back to Google Scholar. *Online Searcher, 37,* 65.

[7] Boden, C., Neilson, C. J., & Seaton, J. X. (2013). Efficacy of screen-capture tutorials in literature search training: A pilot study of a research method. *Medical Reference Services Quarterly, 32,* 314.

[8] Bramer, W. M. (2016). Variation in number of hits for complex searches in Google Scholar. *Journal of the Medical Library Association, 104,* 143.

[9] Clapp, M. J., Johnson, M., Schwieder, D., et al. (2013). Innovation in the academy: Creating an online information literacy course. *Journal of Library & Information Services in Distance Learning,7,* 247.

[10] Clarivate Analytics: Social Sciences Citation Index. (2018). Retrieved from http://wokinfo.com/products_tools/multi disciplinary/webofscience/ssci/ Accessed date May 20, 2019.

[11] Doyle, G. J., Furlong, K. E., & Secco, L. (2016). Information literacy in a digital era: Understanding the impact of mobile information for undergraduate nursing students. *Studies in Health Technology and Informatics, 225,* 297.

[12] Educational Resources Information Center. (2018). *Who con tributes to ERIC?* Retrieved from https://eric.ed.gov/?faq.

[13] Friesen, M. A., Brady, J. M., Milligan, R., et al. (2017). Findings from a pilot study: Bringing evidence-based practice to the bedside. *Worldviews on Evidence Based Nursing, 14,* 22.

[14] Majid, S., Foo, S., Luyt, B., et al. (2011). Adopting evidence based practice in clinical decision making: Nurses' perceptions, knowledge, and barriers. *Journal of the Medical Library Association, 99,* 229.

[15] Marshall, A. P., West, S. H., & Aitken, L. M. (2011). Preferred information sources for clinical decision making: Critical care nurses' perceptions of information accessibility and usefulness. *Worldviews on Evidence Based Nursing, 8,* 224.

[16] Melnyk, B. M., Fineout-Overholt, E., Gallagher-Ford, L., et al. (2012). The state of evidence-based practice in US nurses: Critical implications for nurse leaders and educators. *The Journal of Nursing Administration, 42,* 410.

[17] Melnyk, B. M., Gallagher-Ford, L., Thomas, B. K., et al. (2016). A study of chief nurse executives indicates low prioritization of evidence-based practice and shortcomings in hospital performance metrics across the United States. *Worldviews on Evidence Based Nursing, 13,* 6. Accessed date May 20, 2019.

[18] Miglus, J. D., & Froman, R. D. (2016). Evaluation of an evidence-based practice tutorial for nurses: A useful tool and some lessons learned. *The Journal of Continuing Education in Nursing, 47,* 266.

[19] Moreton, E. (2013). Embedding information literacy into evidence-based practice. *Nursing and Allied Health Resources Section (NAHRS) Newsletter, 33,* 5.

[20] O'Leary, D. F., & Mhaolrunaigh, S. N. (2011). Information seeking behaviour of nurses: Where is information sought and what processes are followed? *Journal of Advanced Nursing, 68,* 379.

[21] Powell, C. A., & Ginier, E. C. (2013). Lessons learned: Year-by year improvement of a required information competency course. *Medical Reference Services Quarterly, 32,* 290.

[22] Pravikoff, D. S., Pierce, S. T., & Tanner, A. B. (2005). Readiness of U.S. nurses for evidence-based practice. *American Journal of Nursing, 105,* 40.

[23] Ross, J. (2010). Information literacy for evidence-based practice in perianesthesia nurses: Readiness for evidence based practice. *Journal of PeriAnesthesia Nursing, 25,* 64.

[24] Sadoughi, F., Azadi, T., & Azadi, T. (2017). Barriers to using electronic evidence based literature in nursing practice: A systematised review. *Health Information & Libraries Journal,*

34, 187.

[25] Sleutel, M., Bullion, J. W., & Sullivan, R. (2018). Tools of the trade: Improving nurses' ability to access and evaluate research. *Journal of Nursing Management, 26*, 167.

[26] SocINDEX: EBSCO. (2018). Retrieved from https://www.ebscohost.com/nursing/products/socindex. Accessed date May 20, 2019.

[27] Stombaugh, A., Sperstad, R., Van Wormer, A., et al. (2013). Using lesson study to integrate information literacy throughout the curriculum. *Nurse Educator, 38*, 173.

[28] Sullivan, D. (2013). *Google still world's most popular search engine by far, but share of unique searchers dips slightly.* Retrieved from http://searchengineland.com/google worlds-most-popular-search-engine-148089. Accessed date May 20, 2019.

[29] Web of Science platform: Current Contents Connect. (2018). Retrieved from https://clarivate.libguides.com/webof scienceplatform/ccc. Accessed date May 20, 2019.

[30] Yadav, B. L., & Fealy, G. M. (2012). Irish psychiatric nurses' self-reported barriers, facilitators and skills for developing evidence-based practice. *Journal of Psychiatric and Mental Health Nursing, 19*, 116.

附录　临床护理分类系统：概述、应用和分析

Clinical Care Classification (CCC) System: Overview, Applications, and Analyses

Virginia K. Saba　Luann Whittenburg　著

杨　磊 译　　李佩涛　王　璟 校

学习目标

- 描述临床护理分类系统的特点。
- 列出临床护理分类系统编码结构的好处和信息模型，用于聚合和解析护理计划数据。
- 突出 HHS 认可的国家护理术语标准，用于电子信息化采集编码数据，以推进循证实践。
- 定义包含编码的护理计划的优势，从电子护理记录中以测量和预测护理工作量和护理成本。
- 确定用于计算护理和相关医疗护理服务的相对价值单位和工作量价值单位的两个工作量行为测量方法流程。

关 键 词

分析；应用；临床护理分类系统；护理计划；工作量行为测量方法

一、概述

本附录介绍了临床护理分类系统，由几个部分组成。附录首先描述了 CCC 系统，其中包括两个相互关联的 CCC 术语：① CCC 护理诊断和护理结果；② CCC 护理措施。每个都由一个护理元素分类以形成一个单一的系统。接下来是对 CCC 系统信息模型的回顾，该模型可用于护理程序的六个步骤来记录护理计划内容（ANA，2010）。介绍了一个为期 3 天的住院患者的案例。该模拟案例是一个包含编码的护理计划，护理计划使用 CCC 术语，以提供基于证据的护理和其他护理服务信息。附录还提供了一个分析，从而说明基于护理数据的统计分析和应用如何生成新信息，如患者工作量和护理需求数据，称为工作量行为测量方法（workload actions measures method，WAMM）。

附录 CCC 系统"应用指南"（图 A-6）是使用标准化数据和使用 CCC 系统实现护理数据共享的指导性资源。CCC 系统提供了改善患者护理质量和健康结局的证据。该指南也提供了 CCC 系统术语清单列表，作为开展研究、指导记录临床护理实践和（或）发展电子健康档案系统的电子护理计划（见第 27 章）。

二、现状

EHR 系统中对编码、结构化和标准化护理概念的迫切需求比以往任何时候都更加重要。护理不能再依赖基于经验证据的错误方法和（或）基于高级护士直觉的叙述性护理记录。作为一个职业，护理必须利用当前的医疗信息技术系统来调查护理实践、产生新的护理知识并验证临床证据以改善医疗照护结果。护理还需要向利益相关者证明为什么适当的护理人员配备水平很重要，并影响有关"护理实践范围"的地方、州、国家和国际政策。护理可以通过使用标准化护理术语及编码记录护理实践来研究"护理的本质"来实现这些目标。"只有"护士知道，仅靠医疗诊断无法解释或完全了解患者的护理情况（Saba 和 Taylor，2007）。

三、背景

在 20 世纪 90 年代，临床护理分类系统是由美国联邦政府资助研究开发的。CCC 也是根据临床患者的真实护理数据信息开发的（Saba，1992）。该研究收集了美国医疗机构出院患者的数据。本项目的主要研究成果是开发了两种临床 CCC 术语，经过验证，两种临床 CCC 术语被统计整合形成护理元素分类，并针对基于计算机的处理进行了结构化。CCC 系统于 1992 年被美国护士协会认证为用于护理实践电子文档的标准化护理术语（ANA，1994、1998、2008 和 2014）。

在 2007/2008 年，CCC 系统被美国卫生与公共服务部部长选定为第一个可交互操作的国家护理术语标准，满足美国国家健康信息协调员办公室所需和严格的可用性标准，用于 EHR 中的患者护理服务的可共享交互文档记录（HHS，2008，原文第 3975 页）。

CCC 系统是目前唯一具有编码概念和信息模型的护理术语标准。CCC 系统信息模型将护理程序（ANA，2010）的六个步骤用于护理实践的电子文档。CCC 系统的框架由编码及标准化的术语组成，包括 CCC 信息模型，允许在跨学科护理计划中高效和有效地处理护理服务。

根据 ONC 的交互操作要求，这两个临床 CCC 术语还映射到 SNOMED-CT 和 LOINC。推荐用于交互操作性标准咨询流程的 ONC 是一份出版物，用于协调、识别、评估和公众共识实施的规范，用于解决临床、公共卫生和研究目的的医疗交互操作性问题（https：//www.healthit.gov/isa/）。CCC 被 HL7 认定为符合 HL7 标准，并符合"受控医学术语的需求"（Cimino，1998）中为电子健康档案术语确定的主要标准。CCC 已被纳入美国国家医学图书馆、3M、CINAHL 等多个护理数据库。CCC 系统也已从英文翻译成多国语言版本，将 CCC 系统应用于记录临床护理实践。例如，CCC 系统被翻译成意大利语、西班牙语、韩语、挪威语、德语、斯洛文尼亚语、葡萄牙语、波斯语和汉语。

在 2019—2020 年，田纳西州纳什维尔的 HCA Healthcare 成为临床护理分类系统的管理负责人，延续了 Virginia K.Saba 博士和 CCC 系统的非凡遗产。HCA Healthcare 已在 180 家 HCA 医院的绝大多数中实施了 CCC 系统，并正在为 CCC 系统投入更多的时间、资源和承诺。HCA Healthcare 正在为 CCC 的持续维护和开发而创建一个 CCC 系统专家小组。CCC 受版权保护以保护术语的完整性。CCC 系统与技术相结合，实现了医疗保健机构内部和跨机构的护理协作和数据共享，以推进护理实践、教育和研究。对于未来的 CCC 系统请求、建议和版权使用，请通过 https：//careclassification.org/contact 联系 HCA Healthcare。

四、CCC 框架

CCC 系统由两个相互关联的临床护理术语组成：CCC 护理诊断及护理结果和 CCC 护理措施。两者都代表一个单一系统的护理元素分类（Saba，2012；Saba 和 Taylor，2007）。CCC 系统由一个四级框架组成，允许将编码的护理数据向上聚合及向下解析为原子级数据（元素）（Saba 和 McCormick，2015，原文第 835 页）（图 A-1）。

（一）第一级

CCC 系统由一个四级框架组成，允许将编码的护理数据向上聚合及向下解析为最小数据集数据（Saba 和 McCormick，2015，原文第 835 页）（图 A-1）。CCC 系统框架的第一级包括四种医疗照护分类：①生理；②心理；③功能；④健康行为。四种医疗照护分类用于对 CCC 系统的第二级进行分类，该系统由 21 个护理元素组成。

（二）第二级

第二级护理元素定义为，"护理元素代表一组数据集，描述了四种医疗照护分类并代表了对患者的整体护理"（Saba，2012 年，原文第 97 页）。护理元素为护理计划的电子信息化提供标准化框架，该框架基于护理程序的六个步骤：①体征/症状（评估）；②诊断；③预期结果/目标；④护理措施（护理计划）；⑤不同照护措施的实施（护理措施实施）；⑥实际护理结果（护理评价）（ANA，2010）。

（三）第三级

第三级包括两个临床 CCC 术语：①护理诊断；②护理措施。

1. 护理诊断

CCC 系统包含 176 个护理诊断（第三级）和 528 个护理结果（第四级），176 个护理诊断，每个护理诊断都有 3 种护理结果（表 A-1）。

ANA 的护理诊断定义为，"反映患者实际或潜在健康状况或需求的临床判断。护理诊断为确定实现预期护理结果的护理计划提供了基础"（ANA，2010，原文第 64 页）。

2. 护理措施

CCC 包含 201 类护理措施（第三级）和 804 个护理措施（第四级），201 类护理措施，每一类都有 4 种照护类型（表 A-2）。

护理措施定义为，"护士负责的针对医疗/护理诊断结果的护理照护行动"（Saba，2012，原文第 99 页）。

（四）第四级

第四级术语元素是 176 个护理诊断和 201 类护理措施的扩展术语。将护理诊断与结果及护理措施与照护类型相结合的策略使术语具有灵活性和可扩展性。CCC 系统易于使用，可直接对患者护理进行编码、记录、分类、检索和分析。通过将每个三级术语元素与一个四级术语元素结合起来，形成一个新的、具有不同含义和代码的独特术语。新术语元素的特殊性提供了新数据，并且当添加到时间因素时，可用于衡量实际结果、工作量和最终成本。

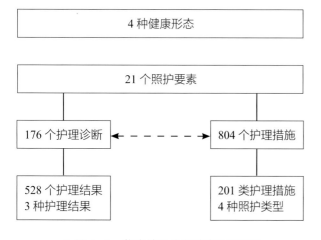

▲ 图 A-1　临床护理分类系统四级框架

表 A-1　三种结果：临床护理分类护理诊断的预期结果（目标）和（或）实际结果

预期结果（目标）	实际结果
改善：改善 / 解决	已改善：已改善 / 已解决
稳定：没有变化	稳定：没有变化
恶化：恶化 / 死亡	恶化：已恶化 / 死亡

表 A-2　四种照护类型：临床护理分类护理措施照护类型

照护类型	定　义
评估或监测	收集、分析和监测健康状况数据
执行或提供护理	执行治疗 / 治疗操作
教育或指导	提供知识和（或）教育
管理或转介	协调照护程序

1. 预期和（或）实际结果

CCC 的三个预期结果与患者的诊断或医疗状况相关，代表有计划的护理照护服务（也称为护理措施）和（或）诊疗方案的目标。实际结果代表患者 / 护理服务和（或）患者诊断或医疗状况的医疗结果。CCC176 个护理诊断至少与三个结果中的一个结合，共 528 个预期和（或）实际护理结果（表 A-1）。预期结果与实际结果的比较提供了护理有效性的证据。

2. 照护类型

CCC 系统护理措施（也称为护理照护服务）与照护类型的结合代表了一个独特的编码数据元素或数据结构。四种照护类型中的每一种都扩大了单一措施的范围。在 CCC 照护类型（评估、执行、教学和管理）中，有一个总是与措施相结合。每类措施 / 照护类型独特结合创建一个新的特定代码。照护类型提供了用于确定护理过程状态和（或）临床决策制订的证据的措施。每类护理措施必须与四类照护类型的一个相结合，形成总共 804 个护理措施（Saba，2012）（表 A-2）。

护理措施的照护类型始终是必需的，用于记录代表针对患者护理诊断的特定护理照护服务（护理措施）。不应使用不同照护类型护理措施来记录潜在或可能的护理照护服务的提醒。研究表明，护理措施的数量通常是护理诊断的 2 倍。发生这种情况是因为通常需要不止一个护理措施来为单个护理诊断提供护理。在最初的 CCC 研究中，每位纳入研究的患者列出了 3～5 个护理诊断和 8～10 个护理照护服务 [和（或）护理措施]

（Saba，1992）。

总结一下，CCC 系统框架由两个临床护理术语组成。这两个术语中的每一个都由照护元素分类，形成一个独特的系统。这四个层次共同构成了护理实践的设计、开发和记录的框架。

五、编码结构

CCC 系统使用五个字符的字母数字结构来编码两个术语，从而允许标准化的含有编码的护理文档链接和跟踪患者护理过程中的护理和（或）健康状况（Saba，2012）（表 A-3）。CCC 编码结构基于《疾病和相关健康问题国际统计分类：第 10 版》（第 1 卷）（WHO，1992）的字母数字编码结构。CCC 编码结构可以根据经验应用于表示护理实践的统计分类。

六、护理计划

（一）住院护理

入院护士和入院医师对入院患者进行检查和评估。两位医疗专业人员都为住院期间的医疗和（或）护理服务书写患者医嘱和护嘱，用于制订诊疗照护护理计划。患者的医嘱和（或）护嘱的护理计划被转换为可执行的照护计划，并按时间和频率输入计算机。这些医嘱和护嘱由护理人员和其他医疗专业人员在住院期间执行，并以电子方式记录在 EHR 中。处理和（或）存储的包含编码的患者护理计划生成描述性数据和信息。

表 A-3　临床护理分类（CCC）系统的五个字母数字编码结构：护理诊断、护理措施

编码位置	字母 / 数字	分级名称	举 例
第 1 级	字母	照护元素分类	A～U
第 2/3/4 级	3 个数字（两位数和一个小数点）	护理诊断或护理措施	01.0
第 5 级	1 个数字	照护类型或护理结果	01.0.1
完整的 CCC 编码	5 个字母数字组合	护理诊断 / 结果或护理措施 / 照护分类	A01.0.1

POC 还可用于提供有关基本护理频率的数据或用于其他基本分析。可以汇总频率 / 数据以生成敏锐度、工作量、护理需求及最终的护理成本。

（二）演示案例

演示案例展示了一个综合护理计划，该计划使用 CCC 系统的护理术语记录"护理的本质"，并遵循 CCC 系统信息模型的六个步骤（图 A-2）。

案例研究：一名急诊入院诊断为腹部伤口的术后患者。入院护士评估患者的症状和体征，如护理元素"皮肤完整性"。入院护士还通过将医嘱与护嘱相结合，并使用 CCC 系统术语将医嘱输入 EHR 来开发综合护理计划。这些医嘱用于在患者发病的 3 个住院日中的每一天执行护理照护服务。第 4 天，患者出院，并生成了 3 天中每一天的数据元素摘要作为输出病历，其中包含描述性频率、百分比和其他分析。

七、护理计划举例说明

上面讨论的案例护理计划说明了 CCC 信息模型的六个步骤，以及支持 POC 的其他信息。案例包括：①评估症状和体征（S/S）；②护理诊断，每个护理诊断都由 S/S 确定；③护理诊断的预期结果 / 目标；④患者护理照护服务的实际医嘱和护嘱；⑤将医嘱 / 护嘱转换为含有编码的护理照护服务，包括何时及如何管理；⑥护理诊断的实际结果；⑦还生成数据以提供衡量患者结果的证据；⑧护理措施照护类型生成用于分析的护理照护服务。

检索含有编码的护理计划的数据元素，可以导出后进行审查和进行统计分析。编码数据元素生成护理照护服务频率数据，可用于评价护理结果。数据元素也是可用于分析测试的数据，以描述护理服务的范围，当与工作量和护理需求公式相结合时，可以创建护理照护服务的算法和方案。

患者出院后，可以运用含有 CCC 编码的护理照护服务数据对患者住院期间的照护情况进行总结分析。编码数据映射到 SNOMED-CT 生成参考术语数据，可用于与其他医疗机构进行信息共享，以实现诊疗护理的连续性。含有编码的护理大数据可以进行描述性和推论性统计研究，例如 t 检验、方差分析、卡方检验、Tukey-Kramer 检验、Dunn 检验等，以描述或总结更大的样本数据。

八、演示案例研究分析

（一）数据元素

腹部伤口"评估皮肤完整性"的护理服务总结见表 A-4。该表列出了含有 CCC 代码的"皮肤完整性"相关的四种护理诊断（皮肤切口、感染、疼痛和焦虑），并描述了患者的 3 个住院日的护理照护服务。患者接受了六种个性化的护理措施，每种护理干预措施都有一个特定的照护类型。照护类型包括四种护理行动类型（.2）、一种评估类型（.1）和一种教导类型（.3）。

CCC评估症状及体征	CCC照护元素 护理诊断/编码	CCC预期结果/目标	医嘱/护嘱	CCC护理措施	CCC实际结果/评价	患者结局证据	照护类型护理措施量
•伤口：渗液 •气味：恶臭 •伤口引流液：脓性	皮肤完整性：R 皮肤切口：R46.4	R46.4.1 皮肤切口改善	每8小时生理盐水清洗	执行伤口护理：R55.0.2 3次/天 ×3天	R46.4.1 皮肤切口已改善	•伤口：无渗液 •气味：无 •伤口引流液：无	执行皮肤照护 3次/天 ×3天=9
•伤口：开放			每8小时包扎伤口	执行换药：R55.2.2 3次/天 ×3天		伤口闭合	执行换药 3次/天 ×3天=9
•少量脓性引流流液	身体调节：K 感染：K25.6	K25.6.2 感染稳定	每8小时检查引流液增加情况	评估感染情况：K30.0.1 3次/天 ×3天	K25.6.2 感染已稳定	没有脓性引流液	评估感染情况 3次/天 ×3天=9
			每8小时给予一次头孢唑啉	执行药物治疗：H24.4.2 3次/天 ×3天			执行药物治疗：3次/天 ×3天=9天
疼痛评估 10分	感知：Q 疼痛：Q63.0	Q63.0.1 疼痛改善	疼痛评分＞3分，每8小时给予镇痛药物	执行疼痛管理：Q47.0.2 3次/天 ×3天	Q63.0.2 疼痛稳定	疼痛评分0分	评估疼痛控制情况 3次/天 ×3天=9
担忧	自我概念：P 焦虑：P40.4	P40.4.1 焦虑改善	每天检查患者的状况	指导促进精神心理健康：P45.2.3 1次/天 ×3天	P40.4.1 焦虑已改善	患者没有长时间焦虑发生	指导促进精神心理健康 1次/天 ×3天=3

开始和（或）使用的标题代表CCC模型中的六个步骤之一，而其他栏目支持并扩展了CCC的发现

▲ 图 A-2 住院患者腹部伤口皮肤完整性护理计划
CCC. 临床护理分类

表 A-4　住院患者护理诊断为皮肤切口、感染、疼痛和焦虑的 3 天护理措施

护理诊断	护理措施 / 照护类型	护理措施编码	护理措施 / 照护类型量
皮肤切口（R46.4）	• 执行伤口护理 • 执行换药	• R55.0.2 • R55.2.2	9 9
皮肤切口（汇总）	2		18
感染（K25.6）	• 评估感染控制 • 执行药物治疗	• K30.0.1 • H24.4.2	9 9
感染（汇总）	2		18
疼痛（Q63.0）	执行疼痛管理 / 控制	Q47.0.2	9
疼痛（汇总）	1		9
焦虑（P40.0）	指导促进心理精神健康	P45.2.3	3
自我概念（汇总）	1		3
合计 =4	合计 =6		合计 =48

（二）诊断和干预 / 行动类型数据

护理照护服务由护士按要求执行 [每天 3 次和（或）4 次]，在整个住院期间总共与患者进行 48 次护理（表 A-4）。经过验证，护理措施的频率可用于预测护理方案，以预测针对具有相同或相似状况的患者群体所需要的护理照护服务（护理方案）。出院时不同频率、不同照护类型的护理措施为护理方案提供了研究的证据，以描述患者的最佳护理方案。

（三）频次数据

在案例中，针对护理诊断"皮肤切口"，有 9 次"执行伤口护理"和 9 次"执行换药"的护理措施。住院 3 天内腹部伤口皮肤完整性的护理服务频率数据见表 A-4 和表 A-5。每个护理诊断的护理措施总数提供了一个基于证据的方案。护理照护服务的 CCC 证据可能支持关于换药频次有效性的循证证据方案。基于频次数据的循证方案可以更快地促进伤口愈合，并有助于确定伤口换药的最佳频率以预防感染。

表 A-5　腹部伤口患者住院 3 天有关皮肤完整性的护理措施频率和百分比

护理措施照护类型	频次数据	频次占比
评估	9	18.8%
执行	36	75.0%
教导	3	6.3%
管理	0	0.0%
汇总	48	100%

（四）照护类型数据

照护类型数据也按数量和类型列出，并为护理计划中的四个护理诊断提供描述性措施。护理措施的四种照护类型与住院患者住院的护理计划数据分开分析（表 A-5）。在 3 天住院期间，护士对患者的护理措施执行频次如下："评估" S/S 为 9 次（18.8%），"执行"护理服务为 36 次（75%），"教导"特定的流程或程序为 3 次（6.3%），而"管理"护理措施为 0，没有为患者提供间接相关护理措施。数据如图 A-3 所示。

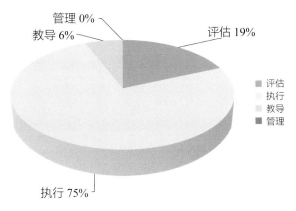

护理措施照护类型统计

管理 0%
教导 6%
评估 19%
执行 75%

■ 评估
■ 执行
■ 教导
■ 管理

▲ 图 A-3 腹部伤口患者住院 3 天有关皮肤完整性的护理措施照护类型的频率和百分比统计

（五）预期结果（目标）和实际结果数据

表 A-6 显示了预期结果（目标）与实际结果的比较。结果数据展示了护理服务的影响和价值。四个护理诊断中的其中两个诊断："皮肤切口"和"焦虑"实际结果为"已改善"。虽然每个护理诊断的预期结果（目标）都是"改善"，但实际结果评价出患者的护理诊断有 50% 已改善。护理诊断"感染"和"疼痛"在住院后需要持续护理，"感染"和"疼痛"的实际结果评价为"稳定"。有了含有编码的护理计划，护士将有"基于证据"的指标数据来支持和验证他们的经验观察。

总而言之，作为频次分析的 CCC 护理数据元素将为护理人员、护理管理人员和其他相关管理者提供各种信息。而且，如果护理措施频次数

据与其他统计公式相结合，含有编码的护理数据可以提供新知识和其他分析。下面描述了一种新的分析方法的示例：工作量行为测量方法。

九、工作量和护理要求

（一）工作量行为测量方法

当 EHR 将 CCC 系统集成到多学科和专业内护理计划中时，CCC 护理措施 / 照护类型可用于确定护理工作量措施和护理需求，并最终确定基本护理成本。研究表明，获得准确的工作量不仅需要 CCC 护理照护类型，还需要将照护类型与"时间"相结合来执行。这一发现与患者健康状况或医疗保健状况的测量和强度相结合，以获得预测的工作量（Bureau of Health Manpower，Division of Nursing DHEW，1978）。

一种称为工作量行为测量方法的新技术解决方案被开发出来，以一致和系统地测量工作量。该方法使用 POC 的护理记录和 EHR 中 CCC 系统的含有编码的标准化护理术语。例如，有些特殊病况的患者（如新型冠状病毒感染）可以通过含有术语编码的医疗护理记录互通数据以实现医疗照护的连续性（Whittenburg、Lekdumrongsak、Klaikaew 和 Meetim，2017）。随着全球走向健康信息共享时代，护士能够共享护理数据并使用护理理论模型来综合数据以改善患者护理。Gordon（2005）指出，临床记录可能是患者治疗和康复的最关键因素，了解护理对患者预后的影响可能是提高医疗卫生系统护理质量的关键。

表 A-6 腹部伤口患者有关皮肤完整性的 4 种护理诊断的预期结果（目标）与实际结果的比较

护理诊断	预期结果（目标）	预期结果编码	护理措施数量	实际护理结果	实际护理结果编码
皮肤切口 R46.4	改善（.1）	R46.4.1	2	已改善（.1）	R46.4.1
感染 K25.6	改善（.1）	K25.6.1	2	已稳定（.2）	K25.6.2
疼痛 Q63.0	改善（.1）	Q63.0.1	1	已稳定（.2）	Q63.0.2
焦虑 P40.0	改善（.1）	P40.0.1	1	已改善（.2）	P40.0.1

（二）描述

WAMM© 旨在为特定患者在特定时间范围（每班次或每天）内生成有效和可靠的数据。WAMM© 基于两个独特的临床价值："护理价值"和"敏锐价值"。第一个是临床"护理价值"，它是基于 CCC 护理措施（照护类型）的总实际"时间"汇总，以执行护理措施的频次和汇总的加权相对值单位类型。第二个是来自加权"指标"的临床"敏锐度值"（表示在疾病发作期间对患者医疗状况的护理要求的公式／测量）。这两个临床值来自 POC 数据集，这些数据集是单独收集并结合在一起以提供工作量时间和护理需求。

（三）护理价值

第一个临床"护理价值"是加权相对价值单位（relative value unit，RVU），它基于所有 CCC 护理措施的护士 – 患者照护类型"时间"的频率和总结。记录的护士对患者执行护理操作（估计或实际）的"时间"针对整个疾病发作进行汇总，并应用于预先建立的相对价值单位公式以获得护理 RVU 或"护理价值"。

相对价值单位

用于确定"护理价值"的预先确定的相对价值单位，专为临床医生设计应用。RUV 是交互式医疗服务、干预措施或操作的编码列表，具有单位值，以指示提供给患者的每项服务的相对工作量。RVU 最初由 RVSI 开发，通过对另一项护理研究中的护理措施（照护类型）进行分组，以解决为低收入医疗保险患者提供医疗服务的医生进行"按绩效付费"护理实际成本（ABC Codes，2019；Painter 和 FitzGerald，1980）。

对照护类型值进行平均以确定相对值。每个 RVU 值都适用于对提供者的调查，并基于五个因素：①时间；②技能；③对患者的风险；④对护士的风险；⑤疾病特点。这些发现确定了 WAMM© 的 RVU 公式来确定估计的工作量小时和（或）分钟（时间）。

（四）敏锐度值

第二个临床价值是"敏锐度值"，一个加权基值单位（base value unit，BVU），它基于证据的"指标"，代表需要医院、诊所和（或）护理服务的患者的医疗状况。BVU"指标"代表患者身体状况或医疗状况所需的护理程度。"指标"源自描述患者医疗保健状况的循证护理诊断，并按四种医疗保健模式之一进行分类。"指标"应用于预先建立的基本价值单位公式，以获得患者的 BVU"敏锐度值"。

基本价值单位

用于确定"敏锐度值"的预先确定的基本价值单位基于四种 CCC 健康形态：生理、心理、功能和健康行为（图 A-4）。健康形态是四个"指标"，它们来自一项研究，被确定为对患者评估的护理诊断进行分类（Bureau of Health Manpower，Division of Nursing DHEW，1978；Saba，1992）。176 个 CCC 护理诊断中的每一个都代表基于患者特定体征和症状的特定"护理水平"。每个诊断都由四种健康形态中的一种和 21 个照护元素中的一种来表示，作为特定护理水平的指标（图 A-5）。下面列出了四种 CCC 健康形态、照护元素和护理诊断的描述，它们代表了患者所需的"护理水平"指标。

随着临床 RVU"护理值"和 BVU"敏锐度值"的建立，最后的方法步骤是将两组护理服务值进行整合，以关联"护理值"和 BVU"敏锐度值"之间的关系。"护理价值"和"敏锐度价值"一起提供了由护士为住院期间的特定患者、时间和各个班次，管理或执行的所有护理措施（不同照护类型）的汇总"时间"工作量（小时／分钟）（表 A-7 和表 A-8）。

总而言之，工作量行为测量方法使用两个护理临床值，即 RVU"护理值"和 BVU"敏锐度值"，两个指标的联合来实现对患者特定医疗状况的量化，以确定护理工作量和护理要求（Saba，1988 和 2012）。

"生理"（健康形态）：代表身体生理系统的指标
用作——主要复杂 / 加强"敏锐度值"
包括肠道 / 胃、心脏、代谢、身体调节、呼吸、皮肤完整性、组织灌注、泌尿或生命周期（照护元素）的护理诊断

"心理"（健康形态）：代表心理健康状况的指标
用作——高于平均 / 中等"敏锐度值"
包括认知 / 神经、应对、角色关系或自我概念（照护元素）的护理诊断

"功能"（健康形态）：代表日常生活状况的指标
用作——平均"敏锐度值"
包括活动、体液容量、营养、自我照护和感知（照护元素）的护理诊断

"健康行为"（健康形态）：代表针对患者护理状况的专门方法路径的指标
用作——最小"敏锐度值"
包括在药物、安全或健康行为中的护理诊断

▲ 图 A-4　"敏锐度值"的四类健康形态指标

引自 Saba, V. K. (2007). Clinical Care Classification (CCC) System manual: A guide to nursing documentation (p. 155). New York, NY: Springer; Saba, V. K. (2012). Clinical Care Classification (CCC) System: Version 2.5 (2nd ed., p. 89). New York, NY: Springer.

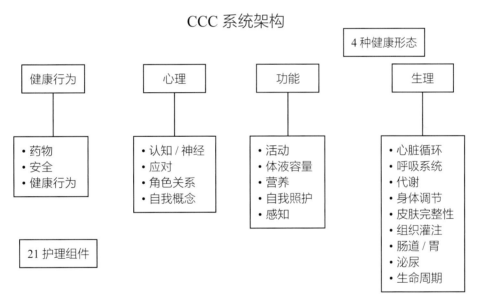

▲ 图 A-5　临床护理分类（CCC）系统框架在确定基本价值单元的健康形态、照护要素和护理诊断之间的关系

引自 Saba, V. K. (2012). Clinical Care Classification (CCC) System: Version 2.5 (2nd ed., p. 7). New York, NY: Springer.

最终，一旦具有相同诊断和（或）医疗 / 身体状况的患者的工作量"时间"得到验证，"护理值"可用于预测 WAMM© "护理值"（工作量"时间"），以及未来具有类似医疗条件的患者所需的"护理要求"。"护理价值"和"敏锐度价值"也可用于护理薪资的管理（Dykes、Wantland、Whittenburg、Lipsitz 和 Saba，2013）。工作量行为测量方法在任何环境（包括家庭）中具有创新性，涵盖所有护理专业，并且被认为普遍适用于任何患者、任何年龄、任何临床诊断及全程健康管理的各个环节。

（五）影响

对于 CCC 编码数据的统计分析可用于预测护士和其他医疗卫生专业人员的"护理时间"、"工作量时间"。对于腹部伤口患者，护理诊断为"皮

表 A–7　案例：WAMM© 数量和百分比，护理照护服务过程中四种照护类型措施的
预计时间（分钟）、RVU 数值和"护理价值"

照护类型	数值	百分比	预计时间	RVU 数值时间 /min	护理价值（h）
评估	36	35%	6.5 × RVU	31.20	0.52
执行	43	42%	16.25 × RVU	207.03	3.45
教导	12	12%	4.75 × RVU	5.89	0.10
管理	11	11%	18.50 × RVU	25.90	0.43
汇总	**102**	**100%**	总时间	**207.02**	**4.5**

RVU. 加权相对价值单位

表 A–8　WAMM© 的"敏锐度值"示例：四种健康形态的 BVU 敏锐度值

健康形态	照护要素	健康照护要素分类	护理措施
生理	皮肤完整性	R	执行伤口护理
生理	皮肤完整性	R	执行换药
生理	生理调节	K	评估感染控制情况
健康行为	药物	H	执行药物治疗
功能	感知	Q	执行疼痛控制
心理	自我概念	P	教导促进精神健康

BVU. 加权基值单位

"应用"指南

"应用"指南（图 A-6）提供了用于按照 CCC 系统模型记录护理计划的编码数据元素。CCC 术语统一为一个单一系统，用于记录和编码"护理的本质"，并跟踪所有护理环境中护理过程的文档。护理照护元素将 CCC 护理诊断和结果与 CCC 护理干预 / 行动联系起来。这些联系帮助 EHR 的开发人员根据评估的体征和症状考虑建议的诊断和（或）干预措施。标题中列出了 3 种预期结果和 4 种照护类型，以便于将结果与适当的诊断相结合及将照护类型与护理措施相结合。

肤切口"，通过使用 CCC 系统，护士有定量的"护理时间"证据（在表 A-7 中预测为 4.5 小时）。需要这些标准化数据来衡量护理照护行动的工作量与护士对使用基于科学基础的循证实践的患者护理的影响之间的关系。CCC 代码可以应用于为"疾病严重程度"和（或）"服务强度"指标，用于确定个体患者所需的护理时间和水平。一旦建立了一个共同的护理衡量标准，CCC 系统就可以用于计算每项护理服务的价值，即"护理价值"和

"敏锐度价值"。随着国家向全面运行的健康信息记录系统迈进，护士必须了解和理解护理"照护类型"如何与其他信息系统的数据元素结合，以改善患者护理。

CCC 的使用为护理提供了急需的数据，以生成改善患者护理和医疗结果的护理证据。CCC 是实现护理结果、资源和工作量之间信息交互的工具。对于不同的医疗卫生系统和患者护理环境，CCC 系统是分析护理和辅助医疗的可交互数据标

照护要素（A~U）	护理诊断和结局		护理措施 / 活动
编码结构由五位字母数字组成 第 1 位：A~U：照护要素 第 2/3 位：主要类别 第 4 位：次分类 第 5 位：限定符	**预期结局和实际结局** 可以改善（.1） 可以稳定（.2） 恶化（.3）	已改善（.1） 已稳定（.2） 已恶化（.3）	**护理措施 / 活动类型** 评估或监测（.1） 执行或护理（.2） 教导或指导（.3）
	例：期望结局：活动改变——可以改善——A01.0.1 例：实际结局：活动情况有改善——A01.0.1		管理或转介（.4） 例：评估活动护理——A01.0.1 例：执行活动护理——A01.0.2 例：教导活动护理——A01.0.3 例：管理活动护理——A01.0.4
A. 活动要素 涉及在进行肌肉、骨骼和身体动作时使用能量的一组要素	**活动改变——A01.0** 身体使用能量状况的改变或调整 　**活动无耐力——A01.1** 　缺乏生理或心理的日常活动能力 　**活动无耐力风险——A01.2** 　存在生理或心理的日常活动能力缺乏的风险 　**娱乐活动缺乏——A01.3** 　对休闲活动缺乏兴趣或参与感 　**疲惫——A01.4** 　筋疲力尽，并且影响身体与心理活动能力 　**身体活动功能障碍——A01.5** 　独立完成活动的能力减弱 　**睡眠模式紊乱——A01.6** 　正常睡眠周期的失衡 　**睡眠剥夺——A01.7** 　缺乏正常睡眠周期 **肌肉、骨骼改变——A02.0** 肌肉、骨骼或支持结构的改变		**活动护理——A01.0** 有关心理或生理的日常活动的照护措施 　**体能节约——A01.2** 　有关保存能量的照护措施 **骨折护理——A02.0** 有关骨折的照护措施 　**石膏护理——A02.1** 　有关硬式包扎的照护措施 　**制动护理——A02.2** 　有关夹板、石膏或规定卧床休息的照护措施 **运动治疗——A03.0** 有关对移动能力缺失者的建议与指导 　**步行治疗——A03.1** 　鼓励步行的活动 　**辅助设备治疗——A03.2** 　使用产品或辅具以协助自我照护 　**转运护理——A03.3** 　协助从一个地方到另一个地方的移动活动 **睡眠模式控制——A04.0** 维持睡眠与清醒周期的活动 **骨骼肌肉护理——A05.0** 恢复身体功能的活动 　**关节活动度——A05.1** 　提供主动与被动运动来维持关节功能 　**康复训练——A05.2** 　促进身体功能的活动 **卧床护理——A61.0** 个人卧床相关活动 　**体位变换护理——A61.1** 　支持身体位置改变的行为 **娱乐护理——A77.0** 促进对休闲活动或娱乐的兴趣

▲ 图 A-6　临床护理分类系统 2.5 版：CCC 护理诊断具有 3 种护理结局和 4 种活动类型，按定义可分为 21 个照护元素 [a, b,]

B. 肠 / 胃要素 涉及胃肠道系统的一组要素	**肠蠕动改变——B03.0** 消化系统的改变或调整 **排便失禁——B03.1** 非自愿排便、排便失控 **腹泻——B03.3** 排便频率异常与液态粪便 **粪便梗阻——B03.4** 粪便在肠道填塞 **感知性便秘——B03.5** 无原因的排便困难或不常解便，伴大便干结 **便秘——B03.6** 排便困难，伴大便干结 **胃肠道改变——B04.0** 胃或肠道的改变或调整 **恶心——B04.1** 厌恶食物 / 液体和呕吐欲念 **呕吐——B04.2** 胃内容物经由口排出	**肠道护理——B06.0** 控制与恢复肠道功能的措施 **肠道训练——B06.1** 提供肠道排空的措施 **粪石嵌塞去除——B06.2** 人工措施来清除粪便 **灌肠——B06.3** 经由直肠给予液体，达到清除肠道内粪便的目的 **腹泻护理——B06.4** 管理异常频率和水样便的行为 **肠道造口护理——B07.0** 人工造口以清除肠道排泄物的行为 **肠道造口冲洗——B07.1** 冲洗或清洗造口以清除肠道排泄物的行为 **胃肠护理——B62.0** 有关胃肠功能改变的照护措施 **呕吐护理——B62.1** 对厌恶食物及呕吐感的照护
C. 心脏要素 涉及心脏和血管的一组要素	**心输出量改变——C05.0** 心搏活动的改变或调整 **心血管改变——C06.0** 心脏或血管的改变或调整 **血压改变——C06.1** 舒张压或收缩压的改变或调整 **出血风险——C06.2** 血容量丢失的风险	**心脏护理——C08.0** 有关心血管功能变化的照护措施 **心脏康复——C08.1** 恢复心脏健康的活动 **心脏起搏器护理——C09.0** 有关以心脏节律设备维持正常心搏的照护措施
D. 认知 / 神经要素 涉及认知、心理、大脑和神经过程的一组要素	**脑部改变——D07.0** 思考过程或心理活动的改变或调整 **混乱 / 模糊——D07.1** 失去判断力（头脑不清楚的），处于迷失方向的状态 **知识缺乏——D08.0** 缺乏资讯、了解力或理解力 **诊断知识缺乏——D08.1** 缺乏疾病确认或健康评估的资讯 **饮食方案知识缺乏——D08.2** 缺乏食物或水分摄取处方的资讯 **病程知识缺乏——D08.3** 缺乏发病过程或治疗的资讯 **体液容积知识缺乏——D08.4** 缺乏体液容积摄取需求的资讯 **用药知识缺乏——D08.5** 缺乏用药的资讯 **安全知识缺乏——D08.6** 缺乏预防受伤、危险或损失的资讯 **治疗方案知识缺乏——D08.7** 缺乏疾病治疗方针的资讯 **思维过程改变——D09.0** 认知过程的改变或调整 **记忆功能障碍——D09.1** 回忆往事的能力减少或缺乏	**行为护理——D10.0** 维持对明显内外刺激反应的活动 **定向治疗——D11.0** 促进环境中自我定向的能力 **漫游管理——D63.0** 对异常移动的照护措施 **失忆护理——D64.0** 对无法回忆起想法或事件的人的照护 **神经系统护理——D78.0** 对神经系统相关问题的照护

▲ 图 A-6（续） 临床护理分类系统 2.5 版：CCC 护理诊断具有 3 种护理结局和 4 种活动类型，按定义可分为 21 个照护元素 [a,b]

E. 应对要素 涉及处理责任、问题或困难的能力的一组要素	**濒死过程——E10.0** 与死亡有关的身体和行为的反应 **社区应对无效——E52.0** 面对问题或困难不适当的社区反应 **家庭应对无效——E11.0** 面对问题或困难不适当的家庭反应 　**家庭应对能力缺陷——E11.2** 　家庭功能失调 **个人应对无效——E12.0** 面对问题或困难不适当的个人反应 　**调整障碍——E12.1** 　不适当的调整或改变健康状态 　**决策冲突——E12.2** 　决定行动时所产生的挣扎 　**防御应对——E12.3** 　防止自己受威胁的自我保护策略 　**否认——E12.4** 　拒绝接受感觉或事实以试图减少焦虑 **创伤后反应——E13.0** 与创伤事件相关的持续性行为 　**强暴创伤综合征——E13.1** 　强迫性行为后产生的相关症状 **精神状态改变——E14.0** 精神或心灵的改变或调整 　**精神困扰——E14.1** 　与精神或心灵相关的苦难 **悲伤——E53.0** 感觉极度哀伤 　**预期性悲伤——E53.1** 　在事件或失落发生之前就感到极度哀伤 　**功能性悲伤——E53.2** 　长期的极度哀伤	**咨询服务——E12.0** 提供帮助他人的建议或指导 　**应对支持——E12.1** 　维持个人处理责任、问题或困难的活动 　**压力控制——E12.2** 　维持身体对刺激产出生理反应的措施 　**危机治疗——E12.3** 　维持个人处理情景、事件或彻底改变状况的措施 **情感支持——E13.0** 保持积极情绪状态的措施 　**心理护理——E13.1** 　实施去控制、恢复或促进精神健康的活动 **临终护理——E14.0** 临终阶段的相关照护措施 　**丧亲支持——E14.1** 　为死者的家人/朋友提供心理安慰的相关措施 　**临终/死亡护理措施——E14.2** 　有关死亡过程的相关活动执行 　**葬礼安排——E14.3** 　葬礼筹备相关行为
F. 液体容量 涉及液体消耗的一组要素	**体液容量改变——F15.0** 体液的改变或调整 　**体液不足——F15.1** 　脱水或失水 　**体液不足风险——F15.2** 　脱水或失水的可能性增加 　**体液过多——F15.3** 　体液潴留、过多或水肿 　**体液过多风险——F15.4** 　体液潴留、过多或水肿的可能性增加 **电解质失衡——F62.0** 过高或过低水平的电解质	**输液治疗——F15.0** 与提供水分液体相关的措施 　**入量控制——F15.1** 　控制体液平衡状态相关活动 　**入量——F15.3** 　测量液体摄入的总量 　**出量——F15.4** 　测量液体流失的总量 **血流动力学护理——F79.0** 维持正常血流动力学的护理 　**静脉护理——F79.1** 　与液体输入设备使用相关的护理 　**静脉导管护理——F79.2** 　对静脉输注部位及管路的护理 　**动脉导管护理——F79.3** 　对动脉输注部位及管路的护理

▲ 图 A-6（续）　临床护理分类系统 2.5 版：CCC 护理诊断具有 3 种护理结局和 4 种活动类型，按定义可分为 21 个照护元素 [a,b]。

G. 健康行为要素 涉及维持或恢复健康的行动的一组要素	健康维持变化——G17.0 管理健康相关需求能力的改变或调整 　　发育迟缓，成长发育不良——G17.1 　　不能正常地成长与发展 　寻求健康行为改变——G18.0 　采取行动改善健康状况的能力改变或调整 　持家能力改变——G19.0 　没有能力维持安全、健康的环境 　不遵从——G20.0 　不遵从治疗建议 　　不遵从诊断检测——G20.1 　　不遵从疾病或健康检测的治疗性建议 　　不遵从饮食方案——G20.2 　　不遵从处方所规定的食物或液体摄取方法 　　不遵从体液容量要求——G20.3 　　不遵从体液容量摄取需求 　　不遵从用药方案——G20.4 　　不遵从药物处方 　　不遵从安全注意事项——G20.5 　　不遵从预防受伤、危险或损失的措施 　　不遵从治疗方案——G20.6 　　不遵从疾病或健康的治疗处方	社区延伸护理——G17.0 提供特别社区服务的建议或资讯 　成人日间中心——G17.1 　在特定的地点直接提供成人日间活动 　临终关怀（安宁护理）——G17.2 　给终末期疾病患者提供用品 / 提供照顾 　送餐到家——G17.3 　直接提供送餐到家的社区活动 依从性护理——G18.0 使患者依从治疗建议相关措施 　依从性饮食——G18.1 　使患者依从摄取食物或液体的相关活动 　依从性补液——G18.2 　采取措施鼓励依从液体摄入治疗 　依从性服药——G18.3 　依从医生的服药照护计划的措施 　依从性药物治疗——G18.4 　依从药物处方的措施 　依从安全注意事项——G18.5 　依从保护自己或他人免于受伤、危险或损失的措施 　依从治疗方案——G18.6 　依从健康照护计划相关的措施 护理联系——G19.0 联络其他护理人员的措施 　权利陈述——G19.1 　陈述关于在发病期间权利的相关措施 　护理方案协调——G19.2 　护理人员整合照护计划的相关措施 　护理状况报告——G19.3 　护理人员记录患者健康状况 医师联系——G20.0 与医生沟通 　医嘱方案——G20.1 　支持医师治疗计划的相关措施 　医师状况报告 / 病程记录——G20.2 　医师记录患者健康状况 专业 / 辅助服务——G21.0 健康团队成员执行照护措施 　健康助理服务——G21.1 　保健助理员执行照护措施 / 健康相关支持照护措施 　社工服务——G21.2 　由社工提供建议或指导 　专家护理——G21.3 　由护理专家提供建议或指导 　职业治疗师服务——G21.4 　由职业治疗师提供建议或指导 　物理治疗服务——G21.5 　由物理治疗师提供建议或指导 　语言治疗服务——G21.6 　由语言治疗师提供建议或指导 　呼吸治疗服务——G21.7 　由呼吸治疗师提供建议或指导

▲ 图 A–6（续）　临床护理分类系统 2.5 版：CCC 护理诊断具有 3 种护理结局和 4 种活动类型，按定义可分为 21 个照护元素 [a, b]

H. 药物要素 涉及药物的一组要素	用药风险——**H21.0** 药物发生不良反应的可能性增加 　**多重用药——H21.1** 　同时使用 2 种或 2 种以上药物	**化疗护理——H22.0** 对抗肿瘤药物的管制和监测 **注射给药——H23.0** 皮下注射给药 **用药护理——H24.0** 有关药物使用的照护措施 　**药物作用观察——H24.1** 　对处方药物预期反应的监测和支持 　**药物预备——H24.2** 　确保处方药物能持续供应 　**药物不良反应——H24.3** 　处方药物所致的不良反应或状况 　**药物治疗——H24.4** 　给予药物相关措施 **放射线治疗护理 H25.0** 有关放射线治疗照护的措施
I. 代谢要素 涉及内分泌和免疫过程的一组要素	内分泌改变——**I22.0** 内分泌或激素的改变或调整 **免疫改变——I23.0** 免疫系统的改变或调整	**控制过敏反应——I26.0** 减轻或预防过敏症状 **糖尿病护理——I27.0** 控制糖尿病病情的相关措施 **免疫护理——I65.0** 对特定疾病的预防措施
J. 营养要素 涉及食物和营养物质摄入的一组要素	营养状况改变——**J24.0** 食物与营养素的改变或调整 　**营养不良——J24.1** 　食物与营养素摄取或吸收不足 　**营养不良风险——J24.2** 　食物与营养素摄取或吸收不足的可能性增加 　**营养过剩——J24.3** 　食物与营养素摄取或吸收太多 　**营养过剩风险——J24.4** 　食物与营养素摄取或吸收太多的可能性增加 　**吞咽障碍——J24.5** 　无法将食物从口中移动到胃里 **婴儿哺育障碍——J54.0** 婴儿正常的哺喂习惯失衡 **母乳喂养障碍——J55.0** 母乳喂养婴儿的能力减弱	**胃肠管护理——J28.0** 肠内引流管使用相关照护措施 　**留置胃肠管——J28.1** 　放置肠内引流管的措施 　**胃肠管灌洗——J28.2** 　冲洗或洗涤肠管的措施 **营养护理——J29.0** 维持食物与营养素摄取的相关措施 　**鼻饲技术——J29.2** 　提供营养的特殊措施 　**正常饮食——J29.3** 　依据营养标准来摄取食物与营养素的措施 　**特殊饮食——J29.4** 　摄取特殊规定的食物与营养素的措施 　**肠内营养——J29.5** 　经由肠内提供营养的措施 　**肠外营养——J29.6** 　经由静脉或皮下路径提供营养 **哺乳——J66.0** 通过哺乳为婴儿提供营养 **控制体重——J67.0** 控制肥胖或消瘦相关措施

▲ 图 A-6（续）　临床护理分类系统 2.5 版：CCC 护理诊断具有 3 种护理结局和 4 种活动类型，按定义可分为 21 个照护元素 [a,b.]

| K. 物理调节要素
涉及身体过程的一组要素 | **身体调节改变——K25.0**
身体控制的改变或调整
　自主性反射障碍——K25.1
　T_7 以上的脊髓损害以致交感神经受到抑制
　体温过高——K25.2
　异常高的体温
　体温过低——K25.3
　异常低的体温
　体温恒定障碍——K25.4
　体温在过高与过低之间波动
　感染风险——K25.5
　受致病菌感染的可能性增加
　感染——K25.6
　受致病菌感染
　颅内调适能力障碍——K25.7
　颅内体液容积失调 | **感染控制——K30.0**
控制传染性疾病的蔓延
　综合防护——K30.1
　防止感染和传染病传播的相关措施
身体健康护理——K31.0
改善身体问题的措施
　健康史——K31.1
　获取既往病史及健康状况信息的行为
　健康促进——K31.2
　加强健康行为的相关措施
　体格检查——K31.3
　观察身体情况的相关措施
　临床测量——K31.4
　有关身体情况评估的行为
样本采集 / 检验——K32.0
收集和（或）检验样本的措施
　血液样本采集 / 检验——K32.1
　收集和（或）检验血液样本的措施
　大便样本采集 / 检验——K32.2
　收集和（或）检验粪便样本的措施
　尿液样本采集 / 检验——K32.3
　收集和（或）检验尿液样本的措施
　痰液样本采集 / 检验——K32.5
　收集和（或）检验痰液样本的措施
生命体征——K33.0
测量体温、呼吸、脉搏与血压
　血压——K33.1
　测量舒张压与收缩压
　体温——K33.2
　测量体温
　脉搏——K33.3
　测量心率
　呼吸——K33.4
　测量呼吸功能 |
| **L. 呼吸要素**
涉及呼吸和肺的一组要素 | **呼吸功能改变——L26.0**
呼吸功能的改变或调整
　呼吸道清除功能障碍——L26.1
　无法清除气管中的分泌物 / 阻塞物
　呼吸模式障碍——L26.2
　吸入或呼出气体量不足
　气体交换障碍——L26.3
　氧气和二氧化碳在肺与血管系统之间的转换失衡
呼吸机依赖——L56.0
无法降低呼吸器支持程度 | **氧疗护理——L35.0**
有关氧气治疗的措施
肺部护理——L36.0
有关维持肺部卫生的措施
　呼吸训练——L36.1
　有关呼吸道或吸氧治疗的措施
　胸部物理治疗——L36.2
　有关体位引流训练的措施
　雾化吸入治疗——L36.3
　有关呼吸治疗的措施
　呼吸机机械通气护理——L36.4
　有关控制与监控呼吸机使用的措施
气管切开护理——L37.0
有关气管切开的照护措施 |

▲ 图 A-6（续）　临床护理分类系统 2.5 版：CCC 护理诊断具有 3 种护理结局和 4 种活动类型，按定义可分为 21 个照护元素 [a, b]

M. 角色关系要素 涉及人际工作、社会、家庭及性别关系的一组要素	角色紊乱——**M27.0** 履行职责的改变或调整 　父母角色冲突——**M27.1** 　挣扎于父母亲的职位与责任间 　父母功能改变——**M27.2** 　促进养育成长的能力改变或调整 　性功能障碍——**M27.3** 　性反应能力差 　照顾者角色障碍——**M27.4** 　给予他人或患者身体或情感上照顾与支持的人过度紧张 沟通障碍——**M28.0** 交换想法、建议或信息的能力减弱 　语言障碍——**M28.1** 　通过口语交换想法、建议或信息的能力减弱 家庭作用改变——**M29.0** 相关群体功能性运作的改变或调整 性生活模式的改变——**M31.0** 个人性反应的改变或调整 社会化行为改变——**M32.0** 个人认同的改变或调整 　社交功能改变——**M32.1** 　个人关系的数量或质量不足 　社会隔离——**M32.2** 　缺乏与他人互动的孤独情况 　环境改变应激综合征——**M32.3** 　对搬移到新的地方过度紧张	沟通护理——**M38.0** 有关口语信息交流和（或）传递交换的措施 心理护理——**M39.0** 心理与社会支持措施 　家庭情况分析——**M39.1** 　有关分析居住环境的措施 　人际关系动态分析——**M39.2** 　有关分析人与人之间的关系的驱动力的措施 　家庭历程分析——**M39.3** 　对调和亲友关系的支持措施 　性行为分析——**M39.4** 　改变或调整个人性反应的支持措施 　社交网络分析——**M39.5** 　改善个人关系的措施
N. 安全要素 涉及伤害、危险、损失或虐待的一组要素	伤害风险——**N33.0** 遭受危险或损伤的可能性增加 　误吸风险——**N33.1** 　物质进入气管支气管通路的可能性增加 　废用综合征——**N33.2** 　限制活动后所产生的症候群 　中毒风险——**N33.3** 　暴露于或摄取到危险物质 　窒息风险——**N33.4** 　无足够空气供给呼吸的可能性增加 　创伤风险——**N33.5** 　组织意外损伤的可能性增加 　跌倒风险——**N33.6** 　发生跌倒的可能性增加 暴力风险——**N34.0** 伤害自己或他人的可能性增加 　自杀风险——**N34.1** 　蓄意自杀的可能性增加 　自我伤害风险——**N34.2** 　自己伤害肢体或身体重要部分的可能性增加 围术期损伤风险——**N57.0** 手术过程带来伤害的可能性增加 　围术期体位性损伤——**N57.1** 　手术过程挪位的伤害 　术后恢复延迟——**N57.2** 　外科手术后的复原缓慢或延迟 物质滥用——**N58.0** 过度使用毒害性物质 　烟草滥用——**N58.1** 　过度使用烟草制品 　酒精滥用——**N58.2** 　过度使用酒精类饮品 　药物滥用 N58.3 　过度使用会上瘾的药物	控制物质滥用——**N40.0** 控制物质过度使用以避免或最小化伤害 　控制烟草滥用——**N40.1** 　避免、降低或控制烟草使用的相关措施 　控制酒精滥用——**N40.2** 　避免、降低或控制酒精使用的相关措施 　药物滥用控制——**N40.3** 　避免、降低或控制任何会上瘾药物使用的相关措施 紧急护理——**N41.0** 管理突然或意外事件的相关措施 安全注意事项——**N42.0** 有关预先避免危险或伤害的措施 　环境安全——**N42.1** 　预防或减少环境伤害的措施 　设备安全——**N42.2** 　预防或减少设备伤害的措施 　个人安全——**N42.3** 　预防或减少个人伤害的措施 控制暴力——**N68.0** 控制可能造成自己或他人伤害的措施 围术期伤口护理——**N80.0** 与围术期伤口护理相关的措施

▲ 图 A-6（续）　临床护理分类系统 2.5 版：CCC 护理诊断具有 3 种护理结局和 4 种活动类型，按定义可分为 21 个照护元素 [a, b]

O. 自我照护要素 涉及自我照顾能力的一组要素	**沐浴 / 卫生能力缺乏——O35.0** 自我清洁能力的不足 **穿着 / 修饰能力缺乏——O36.0** 穿着和打扮自己的能力不足 **进食能力缺乏——O37.0** 自我进食的能力不足 **自我照顾能力缺乏——O38.0** 维持日常自我生活的能力不足 　**日常生活自理能力改变——O38.1** 　维持日常自我生活的能力改变或调整 　**工具性日常生活能力改变——O38.2** 　进行较之日常生活行为更复杂的活动能力的改变或调整 **如厕能力丧失——O39.0** 排泄、排尿的自我照顾能力不足	**个人护理——O43.0** 有关照顾自己的措施 　**日常生活功能——O43.1** 　维持个人一般活动的措施 　**工具性日常生活活动——O43.2** 　维持个人基本生活技能的措施
P. 自我概念要素 涉及个体心理自我形象的一组要素	**焦虑——P40.0** 不明原因感觉痛苦或忧虑 **恐惧——P41.0** 因某种原因感觉害怕或困扰 **意义改变——P42.0** 针对事件的特殊性、目的与价值的了解能力改变或调整 　**无望感——P42.1** 　感觉绝望或无能为力和被动参与 　**无能为力——P42.2** 　感觉无奈或无力行动 **自我概念改变——P43.0** 保持自己形象能力的改变或调整 　**自我形象紊乱——P43.1** 　对身体外观自我知觉的失衡 　**个人认同紊乱——P43.2** 　区分自我与非自我的能力失衡 　**长期自我贬低——P43.3** 　持续对自我的负面评价 　**情境性自我贬低——P43.4** 　面对失去或改变时有自我负面评价	**健康心理护理——P45.0** 促进情感健康的措施 　**心理健康史——P45.1** 　获取关于过去或现在情感状态的措施 　**心理健康促进——P45.2** 　鼓励或促进情感健康的措施 　**心理健康检查——P45.3** 　系统性地检查情感状态的措施 　**心理健康治疗——P45.4** 　对情绪问题的支持措施
Q. 感觉系统要素 包括疼痛在内的感觉的一组要素	**感觉知觉改变——Q44.0** 对刺激的反应改变或调整 　**听觉改变——Q44.1** 　听觉能力的减弱或调整 　**味觉改变——Q44.2** 　味觉能力的减弱或调整 　**方向感改变——Q44.3** 　移动能力的减弱或调整 　**嗅觉改变——Q44.4** 　嗅觉能力的减弱或调整 　**触觉改变——Q44.5** 　触觉能力的减弱或调整 　**单侧感觉丧失——Q44.6** 　缺乏身体单边的警觉 　**视觉改变——Q44.7** 　视觉能力的减弱或调整 **舒适改变——Q45.0** 令人感到痛苦的感觉的改变或调整 **疼痛——Q63.0** 身体受伤或者痛苦 　**急性疼痛——Q63.1** 　短时间内的严重疼痛 　**慢性疼痛——Q63.2** 　疼痛持续较长时间	**疼痛控制——Q47.0** 有关管理伤害或损伤反应的措施 　**急性疼痛控制——Q47.1** 　控制身体痛苦、伤害或悲痛的措施 　**慢性疼痛控制——Q47.2** 　控制持续性身体痛苦、伤害或悲痛的措施 **舒适护理——Q48.0** 加强或改善健康的措施 **耳部护理——Q49.0** 改善耳朵问题的措施 　**助听器护理——Q49.1** 　提供助听器使用的措施 　**耳垢清除——Q49.2** 　移除耳垢的措施 **眼部护理——Q50.0** 改善眼睛问题的措施 　**白内障护理——Q50.1** 　控制白内障状况的措施 　**视力护理——Q50.2** 　控制视力问题的措施

▲ 图 A-6（续） 临床护理分类系统 2.5 版：CCC 护理诊断具有 3 种护理结局和 4 种活动类型，按定义可分为 21 个照护元素 [a,b]

		压力性损伤护理——R51.0
		预防、检测与治疗皮肤破损的措施
		压疮 1 期护理——R51.1
		预防检测与治疗第 1 期皮肤破损的措施
		压疮 2 期护理——R51.2
		预防检测与治疗第 2 期皮肤破损的措施
	皮肤完整性改变——R46.0	**压疮 3 期护理——R51.3**
	皮肤状态改变或调整	预防检测与治疗第 3 期皮肤破损的措施
	口腔黏膜受损——R46.1	**压疮 4 期护理——R51.4**
	保持口腔组织完整的能力降低	预防检测与治疗第 4 期皮肤破损的措施
	皮肤完整性受损——R46.2	口腔护理——R53.0
R. 皮肤完整性要素	维持表皮完整的能力下降	有关处理口腔问题的措施
涉及黏膜、角膜、外	**皮肤完整性受损风险——R46.3**	**假牙护理——R53.1**
皮肤、皮下等身体结	皮肤受损的可能性增加	处理假牙使用的措施
构的一组要素	**皮肤切口——R46.4**	**皮肤护理——R54.0**
	切割表皮 / 皮肤	控制保护皮肤的措施
	乳胶过敏反应——R46.5	**控制皮肤损伤——R54.1**
	对乳胶产品的病理性反应	应对皮肤问题的措施
	周围神经系统改变——R47.0	**伤口护理——R55.0**
	四肢神经末梢改变	处理开放性皮损区域
		引流管护理——R55.1
		处理引流管的措施
		敷料更换——R55.2
		更换伤口敷料
		切口护理——R55.3
		处理手术伤口的措施
		烧伤护理——R81.0
		对身体烧伤部位的护理措施
		足部护理——S56.0
		应对足部问题的措施
		会阴护理——S57.0
		应对会阴问题的措施
S. 组织灌注要素		**控制水肿——S69.0**
包括循环系统和血管	**组织灌流改变——S48.0**	控制组织内液体过多的措施
系统在内的涉及组织	组织氧合作用的改变或调整	**循环系统——S70.0**
氧合的一组要素		维持血液循环的措施
		血管系统——S82.0
		为控制血管系统问题而采取的措施
	排尿改变类型——T49.0	**膀胱护理——T58.0**
	肾脏排泄废物的改变或调整	有关尿液引流的照护措施
	功能性尿失禁——T49.1	**膀胱灌注——T58.1**
	难以预测的非自愿性排尿	由导管滴注液体进入膀胱的措施
	反射性尿失禁——T49.2	**膀胱训练——T58.2**
	可预测时间间隔的非自愿性排尿	有关尿液排泄训练的措施
T. 排尿改变要素	**压力性尿失禁——T49.3**	**透析护理——T59.0**
涉及泌尿生殖系统的	当压力增加导致的排尿	有关透析治疗的措施
一组要素	**急迫性尿失禁——T49.5**	**血液透析护理——T59.1**
	急迫且非自愿性排尿	有关血液透析治疗的措施
	尿潴留——T49.6	**腹膜透析护理——T59.2**
	无法完全排空膀胱	有关渗透性腹膜透析的措施
	肾功能改变——T50.0	**导尿管护理——T60.0**
	肾功能改变或调整	有关导尿管使用过程中的措施

▲ 图 A-6（续）　临床护理分类系统 2.5 版：CCC 护理诊断具有 3 种护理结局和 4 种活动类型，按定义可分为 21 个照护元素[a,b]

		留置导尿管——T60.1
		有关留置导尿管的措施
		冲洗导尿管——60.2
		有关冲洗导尿管的措施
		尿失禁护理——T72.0
		有关应对尿失禁 / 非自主性排尿的护理措施
		肾脏护理——T73.0
		有关肾脏的照护措施
		膀胱造瘘护理——T83.0
		有关保持造瘘口以排出尿液的措施
		膀胱造瘘冲洗——T83.1
		与膀胱造瘘冲洗有关的措施
U. 生命周期要素 涉及个体寿命的一组要素	**生殖风险——U59.0** 基因复制或生产过程的伤害可能性增加 **生育风险——U59.1** 受孕的可能性增加 **不孕风险——U59.2** 受孕的可能性减少 **避孕风险——U59.3** 由避孕导致伤害的可能性增加 **围产期风险——U60.0** 小孩出生前、中、后期受伤害的可能性增加 **妊娠期风险——U60.1** 妊娠期间受伤害的可能性增加 **待产风险——U60.2** 待产期间受伤害的可能性增加 **分娩风险——U60.3** 分娩时受伤害的可能性增加 **产后风险——U60.4** 分娩后急性期受伤害的可能性增加 **生殖发育的改变——U61.0** 特定年龄正常生长标准和（或）发展技能的改变或调整	**生殖护理——U74.0** 有关生产的措施 **生育护理——U74.1** 增加受孕的措施 **不孕症护理——U74.2** 有关不孕者照护的措施 **避孕护理——U74.3** 有关避孕的措施 **围产期护理——U75.0** 有关处理产前、产中和产后问题的措施 **妊娠期护理——U75.1** 有关处理妊娠期间问题的措施 **产前护理——U75.2** 有关处理生产前问题的措施 **分娩护理——U75.3** 有关处理生产时问题的措施 **产后护理——U75.4** 有关处理生产后问题的措施 **生长发育护理——U76.0** 有关维持各年龄层正常标准的发展技能与行为表现的措施

▲ 图 A-6（续） 临床护理分类系统 2.5 版：CCC 护理诊断具有 3 种护理结局和 4 种活动类型，按定义可分为 21 个照护元素[a,b]

a. 临床护理分类系统 2.5 版（以前称为临床护理分类系统 2.0 版，2004 年出版；家庭医疗保健分类系统 1.0 版，1994 年出版），在 2012 年授权 Virginia K.Saba（EdD，RN，FAAN，FACMI，LL）再次修改出版，只有经书面许可才能使用（版权表格可从网站查看：http://careclassifcation.org）

b. 1992 年、1994 年、2004 年、2006 年和 2011 年修订

准，以促进护理协作、连续性、患者安全和高质量的专业护理记录。

当护士从评估患者的体征和症状中得出 CCC 护理诊断，并基于护理诊断制订护理计划，每个选定的护理诊断都需要确定护理目标或预期结果。针对每个护理诊断还需要选定一个或多个 CCC 护理措施（不同照护类型）。没有护理诊断就没有护理措施。如果没有护理诊断，在护理程序中就没有实施护理措施的合理逻辑。"CCC 应用指南"支持识别护理和跨专业患者护理的护理措施（不同照护类型）。对患者制订的护理计划，针对每个护理诊断选择的护理措施（不同照护类型）可以是重复的。一旦制订了 POC，护士就可以使用 POC 来记录所提供的护理，方法是在每个班或工作日的每次护理行动中选择计划 / 实施的不同照护类型的护理措施。CCC 应用指南中，

每个护理诊断都需要确定其实际结果，这意味着需要确定护理诊断在出院时或出院之前得到改善、稳定或恶化的时间点。POC 的 CCC 编码会留存在电子信息系统的数据库中，可进行结果汇总及统计分析。

十、结论

附录提供了电子 POC 的设计策略，并从对临床护理实践原则的理解开始。护理计划是护士和医疗人员用于记录"护理本质"的文件（并含有编码）。这意味着护士开始开发基于临床护理分类护理诊断的 POC，该诊断源自 CCC 照护元素框架下的患者体征和症状。每个选定的护理诊断都需要确定护理目标或预期结果。针对每个护理诊断都需要从 CCC 护理措施列表中选择一个或多个护理措施，以作为推荐护理实践的基础。使用 CCC 编码结构提供了护理的证据。使用 WAMM© 提供了与患者临床护理需求相关的护理时间和成本的证据。这些基于护理计划的特定程序，可以促进护理专业提升到更高水平。

自测题

1. 哪一个最能说明为什么需要用护理术语来记录护理？

　A. 护理工作基于资深护士的直觉而过时

　B. 基于试验和错误经验的护理

　C. 基于叙事护理记录的护理

　D. 编码护理数据，旨在改善患者护理和护理结局

2. CCC 体系框架的四个层次是什么？

　A. 健康行为

　B. 照护元素

　C. 护理诊断和护理结局

　D. 护理措施和执行

　E. 以上都是

F. 以上都不是

3. ANA 护理流程的六个步骤中哪一个是 CCC 信息模型的基础？

　A. 评估

　B. 症状和体征

　C. 护理诊断

　D. 干预措施

　E. 评价

　F. 机会

　G. 以上都是

　H. 以上都不是

4. 什么活动被认为是 CCC 系统的护理干预行动类型限定因素？

　A. 执行导尿管护理

　B. 评估急性疼痛

　C. 管理无护理的活动

　D. 教导与疾病相关护理

　E. 监督健康服务

　F. 提供血液透析护理

　G. 以上都是

　H. 只有 A、B、E 和 F

5. 谁为住院患者制订护理计划？

　A. 物理治疗师和（或）社会工作者

　B. 社会工作者和（或）注册护士

　C. 注册护士和（或）医生

　D. 医生和（或）物理治疗师

6. 使用 CCC 系统提供了哪些统计数据

　A. 评估提供者的护理成本

　B. 护理患者所用时间的百分比

　C. 提供者与患者接触的频率

　D. 提供者教导患者的时间

　E. 以上都是

　F. 除了 A 都是

7. WAMM 的价值是什么？

    A. 护理价值和敏感价值

    B. 只有护理价值数

    C. 只有相对价值

    D. 只有价值敏感

    E. 只有 A

    F. 以上都是

8. 如何衡量 WAMM©？

    A. 工作时间

    B. 动作类型时间

    C. 成本的工作量

    D. 工作量动作时间

    E. 以上都是

    F. 以上都不是

9. WAMM© 的价值是什么？

    A. 测量动作的时间

    B. 测量工作量的时间

    C. 测量患者健康状况的强度

    D. 决定行动类型的成本

    E. 以上都是

    F. 以上都不是

10.《即时使用指南》如何协助 POC 用户？

    A. 将护理诊断与护理干预联系起来

    B. 将评估的体征和症状与结果联系起来

    C. 将护理干预措施与结果联系起来

    D. 将护理诊断与行动类型联系起来

    E. 以上都是

    F. 只有 A

答案

1. D。护士仍然对护理负有责任，并在法律上负有责任，但护理记录不能包含全部干预措施、活动和其他的服务，这些都是根据直觉或试验和错误写成的叙述性进度记录。护理行动的文件在卫生信息技术应用和电子病历中不可见，没有编码的护理术语。

2. E。临床护理分类系统是电子健康档案和健康信息系统中护理记录的统一信息框架方法。CCC 系统由两个相互关联的术语组成，护理诊断和护理结果护理干预和护理评价，它们由 4 种健康形态的 21 个照护类型，形成了一个被美国护士协会（1991）和卫生与公共服务部（2007）认可的单一标准护理术语。

3. G。CCC 系统框架使用 ANA 护理过程作为记录护理的理论框架。这个框架允许 ccc 编码的概念来记录、链接和跟踪护理过程中的六个步骤，以便在护理过程中做出专业决策。

4. H。四种 CCC 行动类型，即评估、执行、教导和管理，以及 CCC 批准的同义词，用于修改 201 个护理干预的概念。将护理干预与行动类型相结合的策略使 CCC 的术语具有灵活性和可扩展性，可用于记录、分类、检索和分析患者的护理。

5. C。在许多临床环境中，护士每天 24 小时、每周 7 天、一年 365 天对患者负有法律责任。按照现行的实践标准，入院评估和入院计划必须完成。护理入院评估为护理所需的临床判断提供信息

6. F。编码的 POC 提供了基本护理频次和百分比数据。

7. E。WAMM 是基于两种独特的护理价值和敏感价值。第一个护理值是根据 CCC 护理服务（干预行动类型）的总实际时间的频次和汇总来进行护理干预行动类型的相对值价值。第二个是患者的敏感度值，由一个指标（公式）推导而来，该指标表示患者在发病期间的医疗保健状况的护理需求。

8. E。在建立 WAMM RVU 护理值和 BVU 敏感度值的基础上，WAMM 的最终方法步骤是将两组护理服务值进行耦合，来关联护理值和 BVU 敏感度之间的关系。护理价值和敏感度一起提供了一个汇总的时间工作量（小时 / 分钟），所有护

理干预（服务）行动类型（护理），在疾病发作期间由护士为特定的患者实施或执行，包含时间和班次。

9. E。工作量行为测量方法在任何环境（包括家庭）下都是创新的，涵盖所有护士专业，并被认为普遍适用于任何患者、任何年龄、任何临床诊断和健康连续体的任何点。一旦验证了具有相同诊断和（或）医疗/身体条件的患者的工作负荷时间，就可以使用护理值来预测 WAMM 护理值（工作负荷时间）和未来具有类似医疗条件

的患者所需的护理需求。护理值和敏感度值也可以用来计算类似医疗条件的患者的护理服务成本，应用于护理工资信息。

10. E。《即刻使用指南》（Ready-to-Use-Guide）提供了 176 项护理诊断和 201 项护理干预措施，这些措施是基于根据 21 个护理成分分类的评估体征和症状。标题中列出了三个预期结果和四个行动类型，以方便将结果与适当的诊断相结合，并将行动类型与干预相结合。

参考文献

[1] ABC Codes. (2019). *ABC coding solutions*. Accessed June 6, 2020. Retrieved from https://abccodes.com/.

[2] American Nurses Association (ANA). (1994, 1998, 2008, 2014). *Scope and Standards of Nursing Practice: Nursing Informatics.* Silver Springs, MD: American Nurses Association.

[3] American Nurses Association (ANA). (2010) *Nursing: Nursing scope and standards of practice.* Silver Spring, MD: ANA.

[4] Bureau of Health Manpower, Division of Nursing DHEW (1978). *Methods for studying nurse staffing in a patient unit: A manual to aid hospitals in making use of personnel* (Pub # HRA 78-3). Hyattsville, MD: U.S. DHEW.

[5] Cimino, J. J. (1998) Desiderate for controlled medical vocabularies in the twenty-first century. Method of Information in Medicine, 37, 394-403.

[6] Department of Health and Human Services (HHS) (2008). Notice of Availability: Secretarial Recognition of Certain Healthcare Information Technology Standards Panel (HITSP) Interoperability Specifications as Interoperability Standards for Health Information Technology (Recognition as the 1st National Nursing Terminology, the Clinical Care Classification System (CCC) by the Office of the National Coordinator, Health Information Technology Standards Panel (HITSP), Bio-surveillanceUse Case). *Federal Register, 73*(15):3973-3977. Accessed June 6, 2020. Retrieved fromhttps://www.govinfo.gov/content/pkg/FR-2008-01-23/html/08-234.htm.

[7] Dykes, P. C., Wantland, D., Whittenburg, L., Lipsitz, S., & Saba, V. K. (2013). A pilot study to explore the feasibility of using the clinical care classification system for developing a reliable costing method for nursing services. In *AMIA 2013 Annual Symposium Proceedings* (Vol. 2013, p. 364). Chicago, IL: American Medical Informatics Association.

[8] Gordon, S. (2005). *Nursing against the odds: How health care cost cutting, media stereotypes, and medical hubris undermine nurses and patient care.* Ithaca, NY: Cornell University Press.

[9] Painter, R., & FitzGerald, R. M. (1980). Relative Value Studies, Incoporated (RVSI) Retrieved from http://www.rvsdata. com. Accessed June 6, 2020.

[10] Saba, V. K. (1988). *Overview of nursing information systems. Identification of the nursing minimum data set* (pp. 89-102). New York, NY: Springer.

[11] Saba, V. K. (1992). The classification of home health care nursing diagnoses and interventions. *Caring, 10*(3), 50-57.

[12] Saba, V. K. (2012). *Clinical Care Classification (CCC) System: Version 2.5* (2nd ed.). New York, NY: Springer.

[13] Saba, V. K. & McCormick, K. A. (2015). *Essentials of nursing informatics* (6th ed.). New York, NY: McGraw-Hill.

[14] Saba, V.K., & Taylor, S. L. (2007). Moving past theory: Use of a standardized coded nursing terminology to enhance nursing visibility. *Computers, Informatics, Nursing, 25*(6), 324-331.

[15] Whittenburg, L., Lekdumrongsak, J., Klaikaew, A., & Meetim, A. (2017). The IHE® Patient Plan of Care profile implementation in an Electronic Nursing Documentation System in Bangkok, Thailand. In L. Bright & J. Goderre (Eds.), *Underlying standards that support population health improvement.* Batavia, IL: Taylor & Francis.

[16] World Health Organization (WHO) (1992). *International statistical classification of diseases and related health problems: Tenth revision: Volume 1 (ICD-10).* Geneva, Switzerland: WHO

相关网站

[1] AHRQ. (2020). *National quality strategy annual reports*. Rockville, MD: Agency for Healthcare Research and Quality (AHRQ). Retrieved from https://www.ahrq.gov/ workingforquality/reports/index.html. Accessed June 6, 2020.

[2] American Nurses Association. (2019). *Nursing process.* Retrieved from https://www.nursingworld.org/practice policy/workforce/what-is-nursing/the-nursing-process/. Accessed on June 3, 2020.

[3] Brief Description of the Problem (2008, September 10). *IHE PCC profile proposal, clinical documentation of patient assessments using a coded nursing terminology*. Retrieved from Wiki.ihe.net/images/7/75/IHE_Clinical_ Documentation_Proposal_10Sep08_vks_law_(2)_(3).doc. Accessed on June 3, 2020.

[4] Moss, J., Andison, M, & Sobko, H. (2007, November). *An analysis of narrative nursing documentation in an otherwise structured intensive care clinical documentation system*. Paper presented at the meeting of the American Medical Informatics Association, Washington, DC.

[5] Nightingale, F. (1860). *Notes on nursing: What it is, and what it is not*. New York, NY: D. Appleton & Company.

[6] Whittenburg, L. (2009). Nursing terminology documentation of quality outcomes. *Journal of Healthcare Information Management, 23*(3):51-55.

[7] Yura, H. & Walsh, M. B. (1978). *Human needs and nursing process*. New York, NY: Appleton-Century-Crofts.

[8] Yura, H. & Walsh, M. B. (1983). *The nursing process: Assessing, planning, implementing, evaluating*. New York, NY: Appleton-Century-Crofts.

相 关 图 书 推 荐

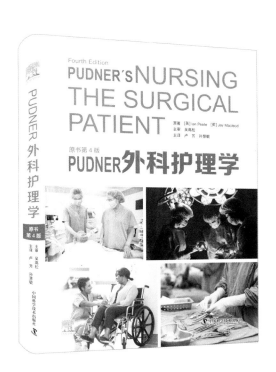

原著　[英] Ian Peate

　　　[英] Jay Macleod

主审　吴高松

主译　卢　芳　孙慧敏

定价　198.00 元

　　　本书引进自 Elsevier 出版社，由英国直布罗陀卫生局卫生研究学院院长、《英国护理杂志》主编 Ian Peate 教授，以患者为中心，依据循证研究成果，与当代外科护理全新发展同步，汇集了外科护理的所有关键原则编写而成。全书分上、下两篇，不仅简述了外科护理的基础，还全面涵盖了外科所有主要领域的腔镜微创手术和开放手术的日间护理实践的新发展和新技术；同时在上版的基础上增加了患者安全、知情同意、护士在当前立法中的角色等内容；并将心理学的内容，融入到日间手术和围术期护理，相信无论是护理专家还是助理护士，又或是其他外科医护专业人员都能从书中获益。

相 关 图 书 推 荐

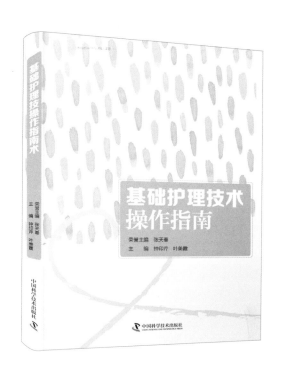

荣誉主编　张天奉

主　　编　钟印芹　叶美霞

定　　价　39.80 元

全书介绍了 55 项基础护理技术操作。全书共分三部分 11 章，包括铺床、清洁护理、患者搬运等生活护理技术，无菌技术操作、生命体征观察、冷热疗护理、鼻饲、胃肠减压、排泄护理、给药护理等治疗性护理技术，以及急救和临终护理技术等。每项技术运用案例教基本按照"目的""操作流程""评分标准""指导内容""注意事项""相关理论知识"等依次予以细致阐述。本书内容全面，叙述简明，适合各级护理专业在校生和临床护理工作者参考、阅读。

中国科学技术出版社官方旗...

扫码进店御游